Strümpell=Seyfarth

Lehrbuch der
speziellen Pathologie und Therapie
der inneren Krankheiten
für Studierende und Ärzte

Einunddreißigste und zweiunddreißigste
völlig neu bearbeitete Auflage

von

Dr. med. et phil. C. Seyfarth

a. o. Professor ⟨für innere Medizin⟩ an der Universität Leipzig
Leitender Arzt ⟨Med. Abt.⟩ des Städt. Krankenhauses zu St. Georg in Leipzig

Zweiter Band

Mit 220 Abbildungen und 5 Tafeln

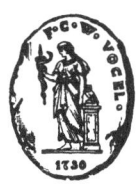

Berlin
Verlag von F. C. W. Vogel
1934

ISBN-13:978-3-642-89454-1   e-ISBN-13:978-3-642-91310-5
DOI: 10.1007/978-3-642-91310-5

Inhaltsverzeichnis.

Zweiter Band.

Krankheiten der Harnorgane.

Stoffwechselkrankheiten.

Nährschädenkrankheiten (Avitaminosen) und verwandte Krankheitszustände.

Krankheiten des Nervensystems.

———————

Inhalt des ersten Bandes:

Akute allgemeine Infektionskrankheiten.

Krankheiten der Atmungsorgane.

Krankheiten der Kreislauforgane.

Krankheiten der Verdauungsorgane.

KRANKHEITEN DER HARNORGANE.

Krankheiten der Nieren.

Erstes Kapitel.

Allgemeine Vorbemerkungen zur Pathologie der Nierenkrankheiten.

Obgleich einzelne Kenntnisse von dem Vorkommen und der Bedeutung der Nierenleiden schon von älteren Ärzten gewonnen waren, so gebührt doch dem englischen Arzt RICHARD BRIGHT (geb. 1789, gest. 1858 als Leibarzt der Königin Viktoria) unzweifelhaft das Verdienst, zuerst auf die Häufigkeit dieser Erkrankungen hingewiesen, sowie ihre wichtigsten anatomischen Formen und ihre hauptsächlichsten klinischen Symptome klar erkannt zu haben. BRIGHTS erstes Werk über diesen Gegenstand erschien im Jahre 1827. Er führte hierin den Nachweis, daß in vielen Fällen von allgemeiner Wassersucht, die mit der Ausscheidung eines eiweißhaltigen Harns verbunden sind, ein *primäres Leiden der Nieren* als die eigentliche Ursache der Erkrankung angesehen werden müsse. Seitdem wurde die von ihm beschriebene Krankheit fast allgemein „*Morbus Brighti*" oder „*Brightsche Nierenkrankheit*" genannt, ein Name, der zwar noch gegenwärtig gebraucht wird, an dessen Stelle aber zweckmäßiger die anatomischen Bezeichnungen gesetzt werden, da unter ihm früher manches zusammengefaßt wurde, was nach unseren gegenwärtigen genaueren Kenntnissen voneinander zu trennen ist.

Die Angaben BRIGHTS wurden in der Folgezeit bald von zahlreichen anderen Forschern teils bestätigt, teils erweitert. In *England* waren es vorzugsweise CHRISTISON, OSBORNE und R. WILLIS, in *Frankreich* namentlich RAYER und M. SOLON, die sich dem Studium der Nierenkrankheiten zuwandten. Die erste größere Arbeit in *Deutschland* gab FRERICHS im Jahre 1851 heraus. Seine auf die histologischen Untersuchungen REINHARDTS sich stützende Einteilung des Morbus Brighti in drei verschiedene „*Stadien*" wurde lange Zeit ziemlich allgemein anerkannt, bis erst allmählich die erweiterten klinischen Erfahrungen ihre Unhaltbarkeit dartaten. Zuerst von England aus (JOHNSON, S. WILKS u. a.), dann in Deutschland (TRAUBE, BARTELS) wurde eine den klinischen und anatomischen Tatsachen besser entsprechende Einteilung der Nierenkrankheiten angestrebt. Hierbei zeigten sich aber nicht geringe Schwierigkeiten, da sich weder eine einheitlich nach *anatomischen* Gesichtspunkten, noch eine einheitlich nach *ätiologischen* Gesichtspunkten geordnete Einteilung durchführen ließ, die zugleich auch allen *klinischen* Anforderungen entsprach. Noch mehr vermehrt wurden diese Schwierigkeiten einer Einteilung der Nierenkrankheiten durch den Umstand, daß in bezug auf manche Nierenerkrankungen die Entscheidung oft unsicher blieb, ob es sich dabei wirklich um ein primäres Leiden der *Nieren* selbst oder nur um sekundäre Nierenstörungen infolge eines *primären Gefäßleidens* handelt. So kommt es, daß die ganze Lehre von den Nierenkrankheiten trotz der bis in die neueste Zeit fortgesetzten eifrigen Arbeit zahlreicher ausgezeichneter klinischer und anatomischer Forscher (E. WAGNER, WEIGERT, SENATOR, H. STRAUSS, SCHLAYER, LÖHLEIN, VOLHARD und FAHR, F. MÜLLER u. v. a.) noch immer zu keinem ganz klaren und allgemein anerkannten Abschluß gekommen ist.

Es scheint, daß die hauptsächlichste Ursache dieses unbefriedigenden Zustandes der Nierenpathologie in dem sachlich und logisch unberechtigten Streben gelegen ist, eine für alle Fälle akuter und chronischer Nierenerkrankung passende „Einteilung" zu finden, d. h. eine Reihe von besonderen „Formen" und „Arten" aufzustellen, in die nun jeder einzelne Fall sich ordentlich und passend einfügen lassen soll. Eine solche Einteilung der Nierenkrankheiten ist aber von vornherein *unmöglich*, da die Erkrankungen der Niere größtenteils gar keine selbständigen, ätiologisch und anatomisch fest umgrenzten Krankheitsformen sind, sondern *Mitbeteiligungen der Nieren* an den *verschiedenartigsten*, auch sonst im übrigen Körper mehr oder weniger wirksamen Krankheitsvorgängen. Die Nieren, als das wichtigste Ausscheidungsorgan des Körpers, können von fast allen Schädlichkeiten, die in den Körper eingedrungen oder in ihm entstanden sind, und die nun durch die Niere wieder ausgeschieden werden müssen, in Mitleidenschaft gezogen werden. Nur insofern, als diese Mitbeteiligung der Nieren in der Tat häufig den in klinischer Hinsicht wichtigsten und maßgebendsten Umstand darstellt, ist es gerechtfertigt, den ganzen Krankheitsprozeß nach diesem wichtigsten Krankheitsvorgang als „Nierenleiden" zu bezeichnen. Von einer Einteilung nach *ätiologischen* Gesichtspunkten kann aber bei der großen Menge und Mannigfaltigkeit der möglichen Krankheitsursachen keine Rede sein, um so weniger, als sehr verschiedene Krankheitsursachen in klinischer Hinsicht ganz ähnliche Wirkungen haben können. Will man aber andererseits eine Einteilung nach rein *anatomischen* Gesichtspunkten vornehmen, so zeigt sich bald, daß die Verschiedenheiten der Krankheitsentstehung trotz ähnlicher anatomischer Veränderungen so mannigfache Arten der Krankheitserscheinungen und des Krankheitsverlaufs bedingen, daß hierdurch die Berechtigung der aufgestellten anatomischen Formen als allgemein gültige Einteilungsrichtschnur wiederum in Frage gestellt wird.

So entspricht es also unseres Erachtens den wissenschaftlichen Anforderungen am meisten, auf eine streng durchgeführte allgemein-schematische Einteilung der Nierenerkrankungen überhaupt zu verzichten. In praktischer Hinsicht ist es vollkommen genügend, einige große Gruppen zu unterscheiden, in die man zunächst hauptsächlich nach den vorherrschenden klinischen Symptomen und nach dem allgemeinen klinischen Verlauf die einzelnen Fälle unterbringt. Die eigentliche diagnostische Arbeit des wissenschaftlichen Untersuchers liegt nun aber nicht darin, jeden einzelnen vorkommenden Fall einer besonderen, fertig abgegrenzten Krankheitsgruppe zuzuteilen, sondern vielmehr darin, ihn nach seinen *besonderen individuellen Verhältnissen* möglichst genau zu erforschen, seine *besondere* Entstehung, soweit wie möglich, festzustellen, die vorliegenden anatomischen Veränderungen in der Niere zu erkennen und hiernach ein Verständnis für die vorhandenen klinischen Erscheinungen und deren allgemeine Bedeutung zu gewinnen. Wie in der Pathologie überhaupt, so hat ganz besonders in der Nierenpathologie die wissenschaftliche Diagnostik stets den *Einzelfall* zu berücksichtigen. Wir sollen nicht „Krankheiten" diagnostizieren, sondern · die einzelnen vorliegenden Krankheitsfälle möglichst eingehend erforschen und allseitig klarlegen.

Der hauptsächlichste Grund, warum die Nieren so häufig teils allein, teils im Verein mit anderen Organen erkranken, ist, wie gesagt, darin zu suchen, daß der Körper das Bestreben hat, schädliche Stoffe aller Art, die im Blut kreisen, zu einem großen Teile durch die Nieren auszuscheiden. Infolge hiervon macht sich die Wirkung jener Schädlichkeiten oft vorzugsweise in den Nieren geltend, indem diese den Dienst, den sie dem übrigen Körper leisten, mit ihrer eigenen Erkrankung gewissermaßen bezahlen müssen. Ihrer Natur und Beschaffenheit nach sondern sich die in Betracht kommenden Schädlichkeiten vorzugsweise in zwei große Gruppen: in die *chemisch-toxischen* und in die *bakteriell-infektiösen*. Dabei ist aber zu bemerken, daß bei Infektionen verhältnismäßig nur selten die pathogenen Keime als solche in die Niere gelangen und sich dort ansiedeln. Meist handelt es sich auch bei den infektiösen Nephritiden um die Wirkung *toxischer Stoffe*, die sich infolge der Infektionsvorgänge im Körper gebildet haben, durch die Nieren ausgeschieden werden und dadurch eine Nierenerkrankung hervorrufen. Bei zahlreichen Vergiftungen mit anorganischen und organischen Stoffen und ebenso auch bei der großen Mehrzahl aller infektiösen Erkrankungen können die Nieren auf diese Weise in Mitleidenschaft gezogen werden, wobei freilich, wie wir später sehen werden, gewisse chemische und infektiöse Gifte ganz besonders häufig und in besonders schwerer oder in besonders kennzeichnender Art ihre Wirkung ausüben. Neben dieser häufigsten und daher stets in erster Linie zu berücksichtigenden Entstehungsweise der Nierenkrankheiten durch *vom Blutstrom* aus einwirkende Schädlichkeiten („*hämatogene Nierenerkrankungen*") kommt in zweiter Linie die Einwirkung von Schädlichkeiten in Betracht, die *vom Harnstrom* aus nach aufwärts in die Nieren eindringen („*urogene, aszendierende Nierenerkrankungen*"). Auf diese Weise entstehen die Nierenkrankheiten im Gefolge von Cystitis, Pyelitis u. dgl. Endlich machen sich natürlich auch in den Nieren allgemeine und örtliche *Kreislaufstörungen*, allgemeine *Stoffwechselstörungen*, angeborene *Veränderungen* und endlich *mechanisch-traumatische Schädlichkeiten* geltend. Zu welchen *anatomischen Veränderungen* alle diese verschiedenen Umstände führen können, wird später genauer erörtert werden.

Die *klinischen Symptome* der verschiedenen Erkrankungsformen der Nieren beziehen sich nur zum kleinsten Teile unmittelbar auf das erkrankte Organ selbst. Bei den Nierenkrankheiten treten verhältnismäßig selten besonders kennzeichnende *örtliche Symptome* (örtliche Schmerzen u. dgl.) auf, und ebenso ermöglichen es die anatomische Lage und die physiologischen Verhältnisse der Niere nur ausnahmsweise, aus der unmittelbaren Untersuchung der Niere etwaige Veränderungen ihrer Größe, ihrer histologischen Beschaffenheit u. dgl. zu erschließen. Man ist daher bei der Diagnose und Beurteilung der Nierenkrankheiten vorzugsweise auf die Untersuchung zweier Gruppen von Erscheinungen angewiesen: einmal auf die Untersuchung des *Nierensekretes*, des *Harns*, dessen Beschaffenheit sich erfahrungsgemäß beim Bestehen einer Nierenerkrankung wesentlich ändern kann, und zweitens auf den Nachweis gewisser in unmittelbarer Abhängigkeit von dem Nierenleiden auftretenden *Folgeerscheinungen* in anderen Gebieten des Körpers. Da sowohl die pathologischen Veränderungen des Harns, als auch die Symptome von seiten anderer Organe bei fast allen einzelnen Formen der Nierenerkrankung viel Gemeinsames und Übereinstimmendes zeigen, so empfiehlt es sich, die *allgemeine Symptomatologie der Nierenkrankheiten* wenigstens in ihren Hauptpunkten zunächst zu besprechen. Wir werden dann in den folgenden Kapiteln nur noch nötig haben, die näheren Umstände des Vorkommens und des Auftretens jener in ihrer allgemeinen Bedeutung schon bekannten Symptome hervorzuheben.

1. Die Albuminurie.

Das regelmäßigste Symptom, das in vielen Fällen schon allein mit völliger Bestimmtheit das Bestehen eines Nierenleidens anzeigt, ist die *Albuminurie*, d. h. das Auftreten von *Eiweiß*, und zwar vorzugsweise von *Serumalbumin* und (in weit geringerer Menge) *Serumglobulin* im Harn. Streng genommen muß *jede Albuminurie als etwas Krankhaftes aufgefaßt werden.* Zwar weiß man seit langem, daß in keineswegs seltenen Fällen auch bei *Gesunden*, namentlich im Anschluß an körperliche Anstrengungen, an Gemütserregungen, kalte Bäder, reichliche Mahlzeiten, ferner nicht selten nach stärkerem Druck auf die Nierengefäße bei der *Palpation der Nieren* ein geringer, vorübergehender Eiweißgehalt des Harns vorkommen kann. Zu erwähnen ist auch die geringe Albuminurie, die man fast regelmäßig bei *Neugeborenen* findet, und die nach etwa 8—10 Tagen verschwindet. In allen diesen Fällen handelt es sich aber doch, wie schon aus den veranlassenden Ursachen hervorgeht, bei Erwachsenen um geringe, rasch wieder verschwindende und keine weiteren Folgeerscheinungen machende *Störungen* der Niere, und auch der Albuminurie der Neugeborenen liegt eine rasch abklingende Schädigung der Nierenfilter zugrunde, die auf die verschiedenste, uns im einzelnen noch unbekannte Weise ausgelöst werden kann. Man kann also in solchen Fällen wohl von einer vorübergehenden bedeutungslosen, nicht aber eigentlich von einer „physiologischen" Albuminurie sprechen. Neben der Albuminurie finden sich unter den erwähnten Umständen, besonders nach sehr kalten Bädern, gelegentlich auch einige Zylinder und rote Blutkörperchen im Harn.

Intermittierende, orthostatische (orthotische) Albuminurie. Ähnlich liegen die Verhältnisse in den nicht seltenen Fällen von sogenannter *intermittierender* oder *orthotischer Albuminurie.* Gewöhnlich durch Zufall wird bei den sich im allgemeinen völlig wohl fühlenden, meist noch in *jugendlichem Alter* („*Pubertätsalbuminurie*") stehenden Menschen ein geringer oder sogar nicht unbeträchtlicher Eiweißgehalt im Harn gefunden. Nicht selten handelt es sich um durchaus kräftige, gesund aussehende Kinder, in anderen Fällen auch um anämische oder nervöse Kinder, die aber doch sonst keinen eigentlich kranken Eindruck machen. Französische Forscher haben darauf hingewiesen, daß die orthotische Albuminurie besonders oft bei Jugendlichen mit *tuberkulöser* Veranlagung oder bereits beginnender *Lungentuberkulose* findet. Es ist aber wohl kaum auf diesen Umstand besonderes Gewicht zu legen. Manche Kinder klagen über Mattigkeit, Kopfweh, allgemeine Schlaffheit und Unlust zur Arbeit, Gliederschmerzen, Herzklopfen, schlechten Appetit u. dgl. Andere Kinder haben aber, wie gesagt, nicht die geringsten Beschwerden. Irgendeine Entstehungsursache für das auffallende Symptom und irgendeine sonstige Störung des Körpers, höchstens abgesehen von einer leichten Steigerung der Pulsfrequenz, von einer etwas erregten Herztätigkeit u. dgl., lassen sich nicht nachweisen. Geht man der Sache näher nach, so zeigt sich, daß der Harn keineswegs immer, sondern *nur zu gewissen Zeiten* eiweißhaltig ist („*zyklische* oder *periodische Albuminurie*"), und *fast immer* läßt sich leicht feststellen, daß dieser auffallende Wechsel der Albuminurie vor allem von der abwechselnden körperlichen *Ruhe* und *Bewegung*, oder richtiger gesagt, von der *liegenden* und *aufrechten Körperstellung* abhängt. Sobald die betreffenden Kinder ruhig im Bett liegen oder ganz still sitzen, ist der danach entleerte Harn (darum auch jeder Morgenharn) völlig frei von Eiweiß. Sobald die Kinder aber auch nur kurze Zeit außer Bett sind, sich rascher bewegen, etwas turnen u. dgl., tritt deutliche Albuminurie auf. Am Nachmittage oder gegen Abend wird der Harn meist (nicht immer) auch bei gewöhnlicher Lebensweise eiweißfrei. Wenn die Kinder sich während des Tages ins Bett legen, wird der danach abgesonderte Harn ebenfalls eiweißfrei, um nach dem Aufstehen alsbald von neuem einen Eiweißgehalt zu zeigen. Man hat daher dieser *keineswegs seltenen* Form der Albuminurie den Namen der *orthotischen* oder *orthostatischen Albuminurie* gegeben.

Bemerkenswert ist, daß der Harn meist schon beim Zusatz von Essigsäure eine deutliche Trübung gibt, oder daß die Eiweißtrübung des Harns nach dem Erwärmen erst nach Essigsäurezusatz auftritt (s. unten). Der Harn enthält also bei der orthostatischen Albuminurie fast regelmäßig einen mit Essigsäure fällbaren Eiweißkörper (*Essigsäurekörper*). Harnzylinder sind dabei im Urin meist nicht vorhanden; zuweilen findet man aber doch im Zentrifugat einige oder selbst zahlreiche hyaline Zylinder. Manchmal weisen auch sonstige geringe Abweichungen der Nierenfunktion (Oligurie, verlangsamte NaCl-Ausscheidung u. a.) auf eine funktionelle Untüchtigkeit der Niere hin. Die Deutung dieses praktisch wichtigen Zustandes ist nicht ganz sicher. Mit dauernden organischen Veränderungen in der Niere hängt er offenbar nicht zusammen, vielmehr wahrscheinlich mit Kreislaufstörungen und vor allem mit einer gewissen *konstitutionellen Empfindlichkeit der Niere*, mit einer konstitutionell mangelhaften Abdichtung des Filters zwischen Blut- und Harnstrom (*konstitutionelle Albuminurie*). Viele Beobachter haben darauf hingewiesen, daß man bei Kindern mit orthostatischer Albuminurie nicht selten auch sonstige Zeichen einer konstitutionellen Schwäche findet. Das zuweilen beobachtete *familiäre* Auftreten des Zustandes spricht ebenfalls für eine konstitutionelle Anlage. JEHLE hat zuerst darauf aufmerksam gemacht, daß fast alle Kinder mit orthotischer Albuminurie beim Stehen eine auffallend starke *Lordose der Lendenwirbelsäule* zeigen, die sich beim Liegen ausgleicht. Diese Lordose scheint in der Tat eine wichtige Vorbedingung zu sein, indem sie durch Druck auf die Nierengefäße den Nierenkreislauf beeinträchtigt. Macht man bei Kindern mit orthotischer Albuminurie während des Liegens durch ein untergeschobenes Polster eine künstliche Lordose, so tritt ebenfalls Albuminurie auf. Daher spricht man jetzt oft auch von *lordotischer Albuminurie*. Daß aber die Lordose die einzige maßgebende Ursache bei der orthotischen Albuminurie darstellt, ist nicht anzunehmen. Wahrscheinlich kommen auch noch andere konstitutionelle Verhältnisse in Betracht.

Praktisch wichtig ist es zu wissen, daß der Zustand sich mit der Zeit *von selbst völlig verliert*. Nach dem 25. bis 30. Lebensjahre kommt die orthotische Albuminurie nur noch selten vor. Sie ist daher als unbedenklich zu bezeichnen, wenn sie auch immerhin als Anomalie und daher mit einer gewissen Vorsicht zu betrachten ist. Eine *Behandlung* ist jedoch nicht nötig. Insbesondere haben längeres Bettliegen der Kinder und Beschränkungen in der Beköstigung gar keinen Zweck. Die Kinder dürfen ihre gewohnte Lebensweise fortsetzen. Notwendig ist nur eine Hebung und Kräftigung des Allgemeinzustandes.

Chemischer Nachweis der Albuminurie.

Der *Nachweis* des *Eiweißgehaltes im Harn* zu klinischen Zwecken, wobei auf die Trennung von Serumalbumin und Serumglobulin meist keine Rücksicht genommen wird, geschieht am einfachsten vermittelst der sogenannten *Kochprobe*.

Kochprobe: Ist der Harn trübe, so muß er vor dem Kochen *filtriert* werden. Ferner ist stets zuvor die *Reaktion* des Harns zu prüfen. Ist diese, wie gewöhnlich, sauer, so wird der Harn ohne jeden weiteren Zusatz im Reagenzgläschen erhitzt. *Nur wenn* der Harn neutral oder sogar alkalisch reagiert, ist er vor dem Kochen durch einige Tropfen verdünnter Essigsäure leicht anzusäuern. Enthält der Harn Eiweiß, so tritt beim Kochen eine deutliche flockige Ausscheidung des koagulierten Eiweißes ein. Eine Täuschung in dieser Beziehung kann aber dadurch entstehen, daß nicht selten beim neutralen oder schwach sauren Harn während des Erhitzens eine Trübung des Harns durch ausfallende *Phosphate* und *Karbonate* (phosphorsauren oder kohlensauren Kalk und Magnesia) entsteht. Um einen derartigen Niederschlag nicht mit einem Eiweißniederschlag zu verwechseln, ist es in jedem Falle notwendig, *nachdem* der Harn eine kurze Zeit gekocht hat und ein etwaiger Niederschlag entstanden ist, einige Tropfen *Salpetersäure* oder *Essigsäure* zuzusetzen. Hierbei löst sich ein Phosphat- oder Karbonatniederschlag (letzterer unter Entweichen von Kohlensäure) sofort auf, *während ein Eiweißniederschlag bestehen bleibt*. Die beim Zusatz der Salpetersäure zuweilen entstehende Farbenveränderung des Harns beruht auf der Einwirkung der Säure auf die Harnfarbstoffe.

Aus der Höhe, die der abgesetzte Eiweißniederschlag am Boden des Reagenzgläschens einnimmt, kann man ein natürlich unsicheres Maß für die im Harn enthaltene Eiweißmenge entnehmen. Man spricht oft von „$\frac{1}{2}$, $\frac{1}{4}$ usw. Volum Eiweiß". Annäherungsweise entspricht ein Eiweißniederschlag, der nach dem Absetzen $\frac{1}{2}$ Volumen der Harnsäule einnimmt, etwa 1 Gewichtsprozent Eiweiß, ein Eiweißniederschlag von $\frac{1}{3}$ Volumen etwa $\frac{1}{2}$%, $\frac{1}{10}$ Volumen etwa 0,1%.

Die quantitative Schätzung des Eiweißgehaltes durch den viel gebrauchten *Esbachschen Albuminimeter*, wobei dem Harn das *Esbachsche Reagens* (Pikrinsäure und Zitronensäure) zugesetzt wird, gibt nicht viel genauere Werte. Es ist dabei auch zu beachten, daß die ESBACHsche Methode nach dem Gebrauch von Chinin, Urotropin und einigen anderen Medikamenten zu hohe Werte anzeigt. Eine völlig sichere quantitative Bestimmung ist nur durch Wägung des ausgefällten und getrockneten Eiweißes möglich.

Essigsäure-Ferrozyankalium-Probe: Außer der Kochprobe ist für die Praxis am meisten empfehlenswert die einfache und sehr scharfe Probe mit *Essigsäure* und *Ferrozyankalium.* Setzt man zu einem eiweißhaltigen Harn ziemlich reichlich (etwa $^1/_{10}$ Volumen) Essigsäure hinzu und läßt nun tropfenweise eine 10%ige Ferrozyankaliumlösung hinzutreten, so bildet sich meist sofort, bei sehr geringem Eiweißgehalt erst etwas später, ein deutlicher Eiweißniederschlag.

Die **Hellersche Probe** ist ebenfalls zweckmäßig und sehr scharf. Im Reagenzgläschen wird etwas Urin vorsichtig auf konzentrierte Salpetersäure aufgeschichtet. Ist der Urin eiweißhaltig, so bildet sich an der Berührungsstelle beider Flüssigkeiten eine deutliche ringförmige Trübung. Irrtümer können dadurch entstehen, daß zuweilen auch Urin mit sehr reichlichem Harnsäuregehalt oder Urin von Personen, die harzige oder balsamische Mittel eingenommen haben, ebenfalls eine Trübung durch Salpetersäure zeigen.

Sulfosalizylsäure-Probe: Auch ganz geringe Eiweißmengen können nachgewiesen werden, indem man dem Harn 5—10 Tropfen einer 20%igen Lösung von Sulfosalizylsäure zusetzt. Eine Trübung oder ein flockiger Niederschlag zeigt die Anwesenheit von Eiweiß an. In der Praxis ist die Sulfosalizylsäure-Probe jedoch nicht anzuwenden, da sie zu scharf ist und schon eine physiologische Albuminurie anzeigt.

Ist der Gehalt des Harns an Eiweiß mit Sicherheit nachgewiesen, so muß noch entschieden werden, ob es sich hierbei wirklich um eine *echte renale Albuminurie* handelt, wobei der Harn schon eiweißhaltig von den Nieren *abgesondert* wird, oder ob nicht vielleicht dem an sich ganz normal oder wenigstens eiweißfrei sezernierten Harn das Eiweiß erst später in den Nieren selbst oder in den Harnwegen (Nierenbecken, Blase) beigemischt wird (*unechte, akzidentelle Albuminurie*). Eine derartige unechte Albuminurie kommt zustande, wenn der Harn mit *Blut* (bei Blutungen aus den Nieren, den Nierenbecken, der Harnblase und der Harnröhre) oder mit *Eiter* (Pyelitis, Cystitis usw.) verunreinigt wird, wobei selbstverständlich das im Blutserum und im Eiterserum enthaltene Albumin im Harn nachweisbar ist. Die unechte Albuminurie ist jedoch meist leicht zu erkennen, da der gleichzeitige Gehalt des Harns an Eiter oder Blut durch das Aussehen des Harns und durch die mikroskopische Untersuchung des Sediments (rote Blutkörperchen, Leukozyten) unmittelbar den richtigen Hinweis auf den Ursprung der Albuminurie gibt. Außerdem ist die Menge des Eiweißes in diesen Fällen gewöhnlich nur gering und entspricht der im Harn enthaltenen Eiter- oder Blutmenge. Ein Mißverhältnis in dieser Beziehung muß den Verdacht erregen, ob nicht vielleicht *neben* der unechten Albuminurie *gleichzeitig* auch ein Nierenleiden mit einer echten renalen Albuminurie besteht. Die Entscheidung hierüber ist nicht immer ganz leicht. Doch gelingt auch sie meist durch das Auffinden anderer, für das Bestehen einer Nierenkrankheit unzweideutig sprechender ungewöhnlicher Formbestandteile des Harns, der *Harnzylinder* (s. u.).

Welche *allgemeine pathologische Bedeutung* kommt nun der echten renalen Albuminurie zu, und welches sind die *Ursachen* ihrer Entstehung? Die Antwort auf diese Frage lautet zunächst einfach so: *jede echte Albuminurie ist durch einen abnormen Übertritt von Bluteiweiß in den Harn bedingt.* Der Übertritt von Eiweiß aus den Lymphgefäßen und Lymphspalten in den Harn, sowie der Eintritt von Eiweiß in den Harn durch zerfallende Nierenepithelien spielen daneben jedenfalls nur eine ganz geringe Rolle. Die Niere hat, wie alle drüsigen Organe, nicht nur die Fähigkeit, gewisse Stoffe aus dem Blut *auszuscheiden*, sondern ebenso das Vermögen, gewissen anderen Stoffen den Austritt aus dem Blut zu versperren. Zu den letzten Stoffen gehört das Serumalbumin, und jeder Übertritt von Serumalbumin in den Harn weist daher unmittelbar auf eine Schädigung des Nierenparenchyms hin. Diese Schädigung betrifft sowohl die Wandungen der *Blutgefäße* (in Analogie mit allen entzündlichen Gefäßveränderungen), als auch und sogar vorzugsweise die *Epithelien*. Sind die Gefäßwandungen ungewöhnlich durchlässig geworden, und tritt das Eiweiß durch die erkrankten Epithelien hindurch, so findet ein Übertritt von Eiweiß in den sezernierten Harn statt und wird mit diesem ausgeschieden. Als Ort der Eiweißausscheidung betrachtete man früher vorzugsweise die *Glomeruli* und hielt die Erkrankung der Glomerulusepithelien für die Hauptursache der renalen Albuminurie. Diese Auffassung ist aber sicher zu einseitig.

Wir wissen zwar durch experimentelle Untersuchungen, daß die Eiweißausscheidung in den Glomeruli erfolgen kann, aber ebenso sicher kann sie auch in den gewundenen und in den geraden Harnkanälchen stattfinden. Ein gutes Beispiel für den Eiweißaustritt aus den Glomeruli liefert die experimentell erzeugte Albuminurie, die jedesmal eintritt, wenn durch eine kurz dauernde Verengerung der Nierenarterie die Zufuhr von arteriellem Blute zu der Niere behindert wird. Die Epithelien der Glomeruli erleiden hierdurch eine mikroskopisch sichtbare Veränderung. Werden die Nieren in diesem Zustande möglichst rasch herausgeschnitten und nach dem Vorschlage von POSNER gekocht, so kann man das hierdurch zum Gerinnen gebrachte Eiweiß mikroskopisch in den *Kapseln der Glomeruli* nachweisen (RIBBERT), als sicherstes Zeichen, daß in der Tat in den Glomeruli der Austritt des Eiweißes aus den Blutgefäßen in die Harnwege erfolgt ist.

Andererseits wissen wir aber durch Versuche von SENATOR, daß bei künstlicher *venöser Blutstauung* die Epithelien der Harnkanälchen früher leiden als die Glomerulusepithelien, und endlich kennen wir verschiedene Arten *toxischer* Nierenerkrankungen, so insbesondere die von EHRLICH und A. HEINEKE studierte Nierenerkrankung nach *Vinylaminvergiftung*, bei der die Rinde der Niere fast ganz unverändert bleibt, während die Markkegel erkranken. Auch bei diesen Schädigungen der Epithelien der Harnkanälchen tritt stärkste Albuminurie auf. Ähnliche Verhältnisse finden sich bei der *Chromnephritis* u. a.

Wir finden also auch bei *Erkrankungen der Tubuli* Eiweißausscheidungen. Wahrscheinlich ist der Ort der hauptsächlichsten Eiweißausscheidungen bei den verschiedenen krankhaften Vorgängen nicht immer gleich. Man wird auch jetzt daran festhalten können, daß in vielen Fällen die *Glomeruli* als der hauptsächlichste Ort der Eiweißausscheidung zu betrachten sind. Aber auch toxische, degenerative und nekrotische Erkrankungen der *Harnkanälchenepithelien* liefern Eiweißausscheidungen, und zwar oft in bedeutender Menge.

Gegenüber den Veränderungen des Nierengewebes mit Einschluß der Nierengefäße spielen sonstige Umstände jedenfalls nur eine Nebenrolle bei dem Zustandekommen der Albuminurie, während sie freilich auf die *Menge* des ausgeschiedenen Eiweißes von Einfluß sein können. Die *Veränderungen der Blutmischung*, auf die von einzelnen Forschern ein großes Gewicht gelegt wurde, insbesondere die *Hydrämie* und *Hypalbuminose* (der verminderte Eiweißgehalt) des Blutes, haben wahrscheinlich nur eine indirekte Bedeutung, indem bei einer derartig fehlerhaften Beschaffenheit die Ernährung der Glomeruluswandungen und der Nierenepithelien leidet und dieser Umstand dann wiederum die eigentliche Ursache der Eiweißausscheidung beeinflußt. Ebenso ist früher die *Bedeutung des Blutdrucks* und der Blutzirkulation für das Zustandekommen der Albuminurie sehr überschätzt worden. Nach der älteren Anschauung glaubte man, daß bei einer *Erhöhung* des Blutdrucks die Eiweißmoleküle des Blutes durch das Filter der Glomerulusmembranen hindurchgepreßt werden können. Diese Annahme ist namentlich durch die Versuche RUNEBERGS widerlegt worden, welcher nachwies, daß bei der Filtration von Eiweißlösungen durch tierische Membranen ein *Steigen* des Filtrationsdrucks eine *Abnahme*, ein *Sinken* des Drucks dagegen eine *Zunahme* des prozentischen Eiweißgehaltes im Filtrate zur Folge hat. Indirekte Beeinflussungen der Größe der Eiweißausscheidung durch Zirkulationsstörungen treten oft und deutlich hervor. Leidet durch die Kreislaufstörung die Beschaffenheit der Nierenepithelien, so führt dies häufig zum Eintritt oder zu einer Steigerung der Eiweißausscheidung (s. u. das Kapitel über Stauungsniere).

Die Hauptmenge des bei den Nephritiden im Harn ausgeschiedenen Eiweißes ist *Serumalbumin*. Die Bestimmung des in wechselndem Verhältnis gleichzeitig ausgeschiedenen Globulins hat bis jetzt keine praktische Bedeu-

tung gewonnen. Dagegen erwähnen wir hier noch den besonders bei orthostatischer Albuminurie (s. o.) häufig nachweisbaren, in der Kälte durch *Essigsäure* fällbaren Eiweißkörper, der auch beim Ikterus, bei leichter akuter
Nephritis u. a. im Harn vorkommt. Seine frühere Bezeichnung als „*Nukleo-
albumin*" ist wahrscheinlich nicht berechtigt. Es handelt sich um eine Sub
stanz, die entsteht, wenn eiweißfällende Stoffe (Chondroitinschwefelsäure u. a.)
in vermehrter Menge mit dem Harn ausgeschieden werden. Das Auftreten
dieser Stoffe hängt mit einem Zerfall von Tubularzellen zusammen.

2. Die Harnzylinder und die übrigen abnormen, geformten Bestandteile des Harns bei Nierenkranken.

Neben der Albuminurie sind für die Diagnose der Nierenkrankheiten vor
allem noch gewisse eigentümliche, mikroskopisch sichtbare Formbestandteile
des Harns von Wichtigkeit, die zuerst 1842 von HENLE in ihrer Bedeutung
richtig erkannten *Harnzylinder*. Sie stellen zylindrische Gebilde dar, deren
Breite der Weite der Harnkanälchen entspricht, deren Länge nur ausnahmsweise 1 mm erreicht, und die ihrer chemischen Zusammensetzung nach
größtenteils aus geronnenem Eiweiß bestehen. Diesem Umstande verdanken
sie ihre frühere, unrichtige Bezeichnung als „Fibrinzylinder" oder „Faser-
stoffzylinder".

Da die näheren Verhältnisse des Vorkommens und der Beschaffenheit der
Harnzylinder bei den einzelnen Nierenkrankheiten später besprochen werden,
sind hier nur die allgemeinen Eigenschaften, die Entstehung und die Bedeutung der Zylinder zu erörtern.

1. **Hyaline Zylinder:** Die häufigste und wichtigste Art der Zylinder, gewissermaßen
die Grundform für verschiedene Abarten, bilden die *hyalinen Zylinder*. Sie sind von völlig
gleichmäßiger Beschaffenheit, glashell und durchscheinend. Man findet sie bald breiter,
bald schmäler, zuweilen kurz abgebrochen, zuweilen ziemlich lang, meist gerade, in
manchen Fällen zum Teil gewunden (Abb. 1). Mit Karmin, Neutralrot, Gentianaviolett
u. a. sind sie leicht zu färben. Beim Erhitzen des Harns lösen sie sich auf, während sie
sich Säuren gegenüber recht widerstandsfähig verhalten.

Sehr häufig sind die hyalinen Zylinder zum größeren oder kleineren Teile mit allerlei
Auflagerungen versehen, die sich meist schon in der Niere selbst an die zähe Zylinder-
masse festsetzen, manchmal aber auch erst später haftengeblieben sein mögen. Diese Auflagerungen können sein: a) *Rote Blutkörperchen*. Dies Verhalten ist wichtig,
weil es mit Sicherheit auf das Vorhandensein von Blutungen in den *Nieren* selbst hin-
weist. b) *Weiße Blutkörperchen*. Diese sind nicht selten stark gequollen, so daß man
sich vor Verwechslungen mit Epithelien zu hüten hat. c) *Nierenepithelien*, die durch
ihre Größe, ihre mehr eckige Form und durch ihre Kerne kenntlich sind. Häufig
findet man freilich die Epithelien stark körnig getrübt oder auch atrophisch und geschrumpft (Abb. 2). d) *Fettkörnchenkugeln*, d. h. sowohl verfettete Epithelien, als auch weiße
Blutkörperchen, die sich mit den Fetttröpfchen der fettig degenerierten Zellen angefüllt
haben. e) Kleine *körnige Massen*, deren Natur nicht immer leicht zu erkennen ist. Entweder sind es geronnene *Eiweißkörnchen, Fetttröpfchen, harnsaure Salze, Bakterien* oder endlich *Hämatoidinkörnchen*, die aus zerfallenen roten Blutkörperchen hervorgegangen und
durch ihre dunkle, braungelbe Farbe gekennzeichnet sind.) f) *Lipoidtröpfchen*, die aus
lipoiden Substanzen zusammengesetzt sind, und die die *Lipoidzylinder* bilden. Man
erkennt die Lipoide als solche nur bei Betrachtung im polarisierten Licht.

Über die *Entstehung* der hyalinen Zylinder ist man trotz vieler Untersuchungen noch
immer nicht vollständig im klaren. Nach Ansicht der meisten Forscher handelt es sich
um *Produkte der Gerinnung* aus dem ausgeschiedenen Eiweiß, entstanden unter dem
Einflusse der absterbenden Epithelien und ausgewanderten Leukozyten. Zur Zylinderbildung bedarf es hiernach stets zweier Faktoren, der Ausscheidung von gerinnungsfähigem
Eiweiß und dem Vorhandensein von Gerinnungserregern. So erklärt es sich, daß wir
zuweilen starke Albuminurie bei nur sehr spärlicher Zylinderbildung sehen. Wo wir
andererseits Zylindrurie ohne Albuminurie beobachten, handelt es sich wohl meist nicht
um die gewöhnlichen hyalinen Zylinder, sondern um andersartige zylindrische Bildungen
in den Harnkanälchen (s. u.). Manche Forscher sehen das Material zur Zylinderbildung

in gewissen Tropfen, die in den erkrankten Nierenepithelien auftreten („hyaline tropfige Degeneration") und von diesen in die Harnkanälchen hinein abgegeben werden. Übrigens entspricht die Menge der im *Harn* gefundenen Zylinder nicht immer dem Grade der Zylinderbildung überhaupt. Bei den schwersten akuten Nephritiden können fast alle Harnkanälchen von Zylindern verstopft sein, deren Fortschwemmung nur in geringem Maße erfolgt.

2. **Granulierte Zylinder** oder **gekörnte Zylinder** (Abb. 1): Die granulierten Zylinder sind aus zahlreichen kleineren oder größeren Körnchen zusammengesetzt, deren Natur durchaus nicht immer leicht festzustellen ist. In manchen Fällen sind die Körnchen als Zerfallsprodukte der Epithelien zu betrachten. Solche echte Körnchenzylinder weisen daher stets auf einen stärkeren degenerativen Zerfall von Nierenepithelien hin. In vielen Fällen sind aber die Körnchen *Auflagerungen* auf einer hyalinen Grundsubstanz. Es sind entweder körnige Eiweißniederschläge oder auch Fettkörnchen, Lipoidkörnchen, Hämatoidinkörner oder feine Niederschläge von Uraten, Bakterien u. a. Zuweilen können auch geronnene Eiweißmassen oder Hämatoidinkörner selbst sich zu zylindrischen Gebilden zusammenformen.

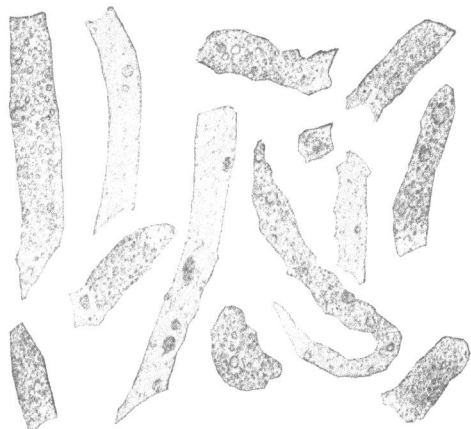

Abb. 1. Verschiedene Formen von hyalinen und gekörnten Zylindern.

3. Die **Epithelzylinder** sind ausschließlich aus Nierenepithelien zusammengesetzt, obgleich auch hier wahrscheinlich nicht selten ein hyaliner Zylinder den Grundstock für die anhaftenden Epithelien abgibt (Abb. 3). Die Epithelzylinder sind meist leicht zu erkennen und weisen stets auf eine starke Epithelabstoßung in den erkrankten Nieren hin. Zu hüten hat man sich, wie schon erwähnt, vor einer Verwechslung von Nierenepithelien mit gequollenen weißen Blutzellen. Auch an den Epithelzylindern können die einzelnen Epithelien verschiedene Veränderungen (körnige Trübung, *Verfettung*, Atrophie u. dgl.) darbieten. Mitunter ist die Verfettung der Epithelien so weit fortgeschritten, daß die Zellen nicht mehr erkennbar sind. Die Zylinder scheinen dann nur aus Fetttröpfchen zu bestehen (**Fetttröpfchenzylinder**, Abb. 3).

4. Die **Wachszylinder** stellen fast immer ziemlich breite, oft nur kurze, zumeist mit Einkerbungen versehene, gleichmäßig gelblich gefärbte, opake Zylinder dar von offenbar viel derberer Beschaffenheit als die hyalinen Zylinder (Abb. 4). Wir fanden sie am häufigsten bei schwerer akuter Nephritis (nach Scharlach, akuter Glomerulonephritis); doch kommen sie auch bei den schwereren Formen der chronischen Nephritis vor. Was ihre Entstehung betrifft, so konnten wir uns deutlich davon überzeugen, daß sie manchmal gewiß aus Epithelzylindern hervorgehen, indem die aneinandergefügten Nierenepithelien zu wachsigen Schollen degenerieren und allmählich miteinander verschmelzen. Man kann in der Tat alle Übergänge zwischen den Epithelzylindern und den fast völlig homogenen Wachszylindern beobachten.

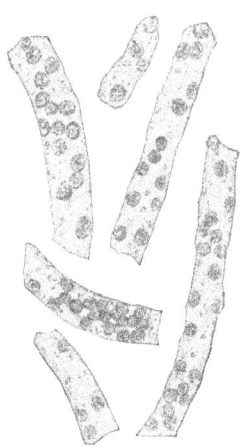

Abb. 2. Hyaline Zylinder mit vereinzelten zum Teil fettig degenerierten Nierenepithelien und Leukozyten besetzt.

FÜRBRINGER bezeichnet diese daher als *metamorphosierte Zylinder* und betont mit Recht, daß sie stets auf eine schwere Erkrankung der Niere hinweisen.

5. **Blutkörperchenzylinder** sind nicht sehr häufig. Die **Erythrozytenzylinder** bestehen aus zusammengebackenen roten Blutzellen. Sie erscheinen gelb, gelbrot oder bräunlich, mitunter auch farblos (Abb. 5). Zweifellos sind es Abgüsse der Harnkanälchen, in die hinein eine Blutung stattfand. **Leukozytenzylinder** treten sehr selten und dann zumeist neben den Erythrozytenzylindern auf. Sie bestehen aus Leukozyten. Nicht selten finden sich Mischformen von Erythrozyten- und Leukozytenzylindern (Abb. 5).

6. Als **Zylindroide** bezeichnet man lange, schmale, wenig scharf begrenzte, mitunter verzweigte zylindrische Gebilde, die aus muzinartigen Stoffen bestehen. Man findet

sie zuweilen im normalen Harn, besonders zahlreich in manchen Fällen leichter oder
abheilender Nephritis.

Die *klinisch-diagnostische Bedeutung der Harnzylinder* ist sehr groß. Sie
sind zunächst immer ein sicheres Anzeichen für das Bestehen einer Nierenerkrankung überhaupt, da Zylinder im normalen Harn

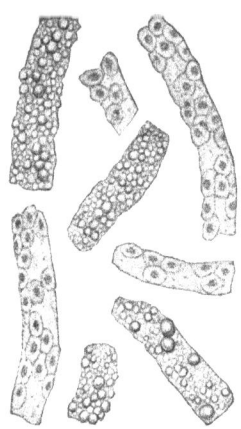

gar nicht oder höchstens ausnahmsweise und vereinzelt vorkommen (s. o.). Ferner ist die Bedeutung der
besonderen Formen der Zylinder und ihrer Auflagerungen von großer diagnostischer Wichtigkeit, da hieraus zwar niemals unmittelbar die Form der Nierenerkrankung im allgemeinen erschlossen, wohl aber
eine Reihe bestimmter *pathologisch-anatomischer Vorgänge in den Nieren* mit Sicherheit erkannt werden
kann. FRERICHS bezeichnete daher die Harnzylinder
passend als „Boten der Vorgänge in den Nieren". Die
Blutzylinder und die an den Zylindern anhaftenden
roten Blutkörperchen weisen auf das Vorhandensein
von *Nierenblutungen*, die Epithelzylinder auf eine
Desquamation der Epithelien in den Nieren, die weißen
Blutkörperchen auf eine *Auswanderung* farbloser Zellen
aus den Gefäßen, die Fettkörnchen auf das Vorhandensein *fettig-degenerativer Vorgänge* in den Nieren hin. Die

Abb. 3. Epithelzylinder und
Fetttröpfchenzylinder.

Lipoidkörnchen haben eine besondere Bedeutung für die Beurteilung der
Nephrosen gewonnen (s. u.).

Die *übrigen im Harnsediment bei Nierenkranken außer den Zylindern vorkommenden geformten Bestandteile* haben wir im vorhergehenden schon zum

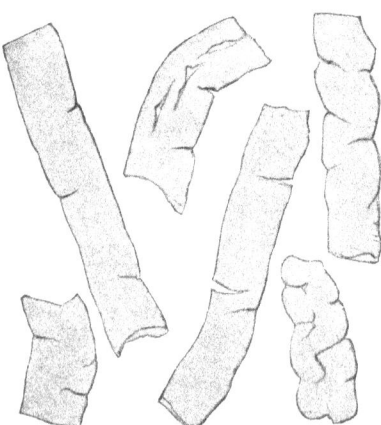

Abb. 4. Wachszylinder.

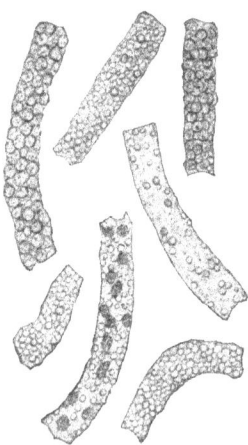

Abb. 5. Erythrozytenzylinder und Leukozytenzylinder.

größten Teil als gelegentliche Auflagerungen auf den Zylindern kennengelernt. Noch einmal kurz zusammengestellt sind es:

1. **Rote Blutkörperchen.** Ein stärkerer Blutgehalt des Harns (*Hämaturie*) ist fast
immer schon an der blutig-roten Farbe erkennbar. Sicher nachweisbar ist der Blutgehalt
des Harns durch die *mikroskopische Untersuchung des Sediments auf rote Blutkörperchen*
und durch *chemische Blutproben*.

Die **Hellersche Blutprobe** besteht darin, daß der Harn in einem Reagenzröhrchen mit
Natronlauge oder Kalilauge einige Zeit gekocht wird. Die Blutkörperchen werden hier-

durch aufgelöst, und das aus dem Blutfarbstoff gebildete Hämatin schlägt sich gleichzeitig mit den Phosphaten nieder, wodurch der Niederschlag eine kennzeichnende blutrote Farbe erhält.

Die **van Deensche Probe** ist ebenfalls sehr scharf und leicht ausführbar. Man gießt auf den zu untersuchenden Harn eine jedesmal neu zubereitete Mischung aus gleichen Teilen alten *Terpentinöls* (oder *Wasserstoffsuperoxyds*) und frischer *Guajaktinktur*. An der Berührungsstelle beider Flüssigkeiten bildet sich bei dem geringsten Blutgehalt des Harns nach leichtem Schütteln alsbald ein schöner *blauer Ring*. Sehr empfehlenswert ist es, die Probe in der Weise anzustellen, daß man zunächst einen Teil des gut umgeschüttelten Harns filtriert, den feuchten Filter dann ausbreitet und nun einen Tropfen der Guajak-Terpentinmischung darauf tut. Wenn der Harn bluthaltig ist, bildet sich eine tiefblaue Färbung. Wichtig zu wissen ist es aber, daß auch *eiterhaltiger* Urin die Guajakprobe gibt.

Der spektroskopische Nachweis. Endlich kann natürlich auch das *Spektroskop* zum Nachweis der Hämaturie dienen. Es müssen dabei die Spektra von Hämoglobin, Oxyhämoglobin und Methämoglobin beachtet werden.

Daß die im Harn nachweisbaren roten Blutkörperchen aus den *Nieren* und nicht aus den tieferen Harnwegen stammen, kann man nur dann sicher sagen, wenn sie den gleichzeitig vorhandenen Harnzylindern aufsitzen. — Die *Hämoglobinurie* wird später in einem besonderen Kapitel besprochen werden.

2. **Weiße Blutkörperchen.** Daß die Leukozyten aus den Nieren und nicht aus den tiefer gelegenen Harnwegen stammen, kann man ebenfalls nur dann sicher annehmen, wenn sie auch an den Harnzylindern haften. Bemerkenswert ist, daß die Leukozyten im Harn bei den akuten und subakuten Nephritiden meist mononukleär sind.

3. **Nierenepithelien.**

4. **Fetttröpfchen, Lipoidtröpfchen und Fettkörnchenzellen.** Sie weisen unmittelbar auf eine vorhandene starke fettige oder lipoide Degeneration der Nierenepithelien hin.

5. **Harnsäurekristalle, Urate und oxalsaurer Kalk, Bakterien u. a.**

Zur mikroskopischen Untersuchung der Harnsedimente läßt man den Harn sich in einem hohen *Spitzglase* absetzen. Bequemer und bei geringem Gehalt des Harns an geformten Bestandteilen weit zuverlässiger ist die Untersuchung des Harnsediments mit Hilfe einer *Zentrifuge*. Es ist aber dabei zu bedenken, daß namentlich die Harnzylinder durch starkes Zentrifugieren häufig mechanisch geschädigt werden.

3. Das Ödem der Nierenkranken.

Während die Veränderungen des Harns bei der Diagnose eines jeden Nierenleidens zwar ausschlaggebend sind, gibt es doch noch gewisse andere Symptome, die ebenfalls in unmittelbarer Abhängigkeit von der Nierenerkrankung auftreten, nicht selten überhaupt zuerst den Verdacht auf das Bestehen eines Nierenleidens hinlenken und infolge davon die genauere Untersuchung des Harns erst veranlassen. Unter diesen Symptomen ist die *Wassersucht des Nierenkranken* eins der häufigsten und wichtigsten. Zwar kann, keineswegs selten, sowohl bei akuten als auch bei chronischen Nephritiden und sonstigen Nierenerkrankungen jede ödematöse Anschwellung ganz fehlen; in zahlreichen Fällen steht der Hydrops jedoch durchaus im Vordergrund des gesamten klinischen Krankheitsbildes.

Wenn man sich fragt, welche *Ursache* das häufige Auftreten der Wassersucht bei Nierenkranken habe, so scheint die Antwort hierauf auf den ersten Blick nicht schwierig zu sein. Da es eine der Hauptaufgaben der Niere ist, für die Ausscheidung des Wassers aus dem Körper zu sorgen, und da, wie wir später sehen werden, die erkrankte Niere in zahlreichen Fällen diese Aufgabe nicht mehr oder wenigstens nur noch in geringem Maße erfüllen kann, so liegt es in der Tat sehr nahe, die *Zurückhaltung des Wassers im Körper* als die Hauptursache der dabei auftretenden Ödeme zu betrachten. Die klinische Beobachtung scheint dieser Annahme im allgemeinen vollkommen zu entsprechen. Die Ödeme der Nierenkranken treten meist nur dann auf, wenn die tägliche Harnmenge vorher schon eine gewisse Zeitlang unter das gewöhnliche Maß herabgesunken war, während andererseits in solchen Fällen, in denen die Menge des ausgeschiedenen Harns trotz des bestehenden Nierenleidens eine normale oder sogar eine ungewöhnlich reichliche ist, die Ödeme vollständig ausbleiben. Auch im einzelnen Erkrankungsfalle beobachtet man häufig, daß eine Abnahme der Ödeme mit einer Steigerung der Harnmenge, eine Zunahme der Ödeme mit einer entsprechenden Verminderung der Harnausscheidung verbunden ist. Demnach scheint also der pathologische Vorgang darin zu bestehen, daß das Wasser, das aus dem Körper nicht ausgeschieden werden kann, in diesem sich anhäuft, aus den Gefäßen hinaus transsudiert und so die Entstehung der Ödeme veranlaßt.

Bei genauerer Betrachtung stellen sich aber dieser anscheinend so einfachen Auffassung doch manche Bedenken entgegen. Zunächst sollte man meinen, daß der Körper bei einer stattfindenden Wasserretention die anderen ihm zu Gebote stehenden Ausfuhrwege (Haut, Darm) in erhöhtem Maße benutzen müßte, um sich des überschüssigen Wassers zu entledigen. Da sich ferner die ersten Anfänge der Wasserretention im Körper zeitlich nie genau feststellen lassen, so könnten die eben erwähnten klinischen Erfahrungen auch so gedeutet werden, daß die verminderte Harnausscheidung nicht die Ursache der Ödeme, sondern daß vielmehr umgekehrt das Auftreten der Ödeme, also die Wasserabgabe aus dem Blute in die Gewebe hinein, die Ursache der geringeren Wasserausscheidung durch die Niere ist. Auch die sonstigen klinischen Tatsachen sprechen gegen die Abhängigkeit der Ödeme von der einfachen Wasseranhäufung im Blute. Wir sehen bei gewissen Formen der Nephritis, so insbesondere bei der Scharlachnephritis, sehr häufig rasch die stärksten Ödeme auftreten, während andererseits manche schwere Nephritiden (z. B. bei Diphtherie, septischen Erkrankungen, Pneumonie u. a.) ganz oder fast ganz ohne Ödeme verlaufen, obwohl auch bei ihnen die Harnmenge beträchtlich abnimmt. Ferner hat man wiederholt Fälle beobachtet, wo infolge von Verstopfungen der Ureteren oder von Druck auf die Ureteren 5—8 Tage und länger andauernde *vollständige Anurie* entstand, ohne daß sich auch nur eine Spur von Ödemen entwickelte. Auch die experimentellen Untersuchungen haben entsprechende Ergebnisse gehabt. Die doppelseitige Ureterenunterbindung bei Tieren führt selbst nach mehreren Tagen nicht zu dem Auftreten von Ödemen. COHNHEIM und LICHTHEIM infundierten reichliche Mengen einer $1/2$%igen Kochsalzlösung in das Gefäßsystem eines Tieres und sahen trotz dieser starken künstlichen „hydrämischen Plethora" keine Ödeme entstehen, selbst dann nicht, wenn den Tieren dabei auch noch die Nierenarterien unterbunden wurden. Nur durch langsame anhaltende Infusionen können Ödeme hervorgerufen werden (GÄRTNER, FRANCOTTE).

Somit müssen wir also zur Erklärung der nephritischen Ödeme noch nach einer anderen Ursache suchen, und diese finden wir aller Wahrscheinlichkeit nach hauptsächlich, wenn auch nicht ausschließlich, in einer besonderen, infolge der Nierenerkrankung oder mit ihr zugleich eintretenden *Veränderung der Gefäßwände*, wodurch diese in einen Zustand gesteigerter Durchlässigkeit geraten und nun dem im Blut angehäuften Wasser den Austritt in das Gewebe gestatten. Worin freilich diese Veränderung der Gefäßwände des näheren besteht, und wodurch sie hervorgerufen wird, ist noch unbekannt. Wahrscheinlich sind es *chemische Schädlichkeiten*, durch welche die Gefäßwände verändert werden, seien es nun dieselben Stoffe, die auch die Nephritis hervorrufen, oder erst sekundär gebildete Stoffe, oder gewisse wegen der mangelhaften Nierentätigkeit im Blut zurückgehaltene Produkte des Stoffwechsels. Daß ganz besondere Umstände bei der Entstehung der Ödeme von Einfluß sein müssen, geht schon aus der großen Verschiedenheit im Auftreten der Ödeme hervor. Manche klinischen Formen der Nephritis führen zu starken Ödemen, andere nicht. Auch bei den experimentellen Nephritiden ist das Auftreten der Ödeme von besonderen Verhältnissen abhängig. Gewisse Nierengifte (Chromsalze, Kantharidin u. a.) machen stets Nephritis *ohne* Ödeme, während andererseits die durch Uransalze hervorgerufenen Nephritiden fast immer mit starken Ödemen verbunden sind. In dem Blutserum der mit Uran vergifteten Tiere ist ein Stoff vorhanden, der Ödem macht. Ruft man bei einem Tier eine Chromnephritis hervor und spritzt ihm noch Blutserum oder Ödemflüssigkeit von einem Tier mit Urannephritis ein, so tritt jetzt bei der Chromnephritis auch Ödem ein (A. HEINEKE).

Von größtem Einfluß auf die Entstehung oder wenigstens auf die Stärke der Ödeme bei Nierenkranken sind sicher die *Störungen im Salzstoffwechsel*, vor allem in der *Kochsalzausscheidung*. WIDAL und H. STRAUSS haben zuerst darauf hingewiesen, daß bei hydropischen Nierenkranken die NaCl-Ausscheidung durch den Harn oft sehr beträchtlich abgenommen hat. Sie bezogen diese Tatsache zunächst auf eine *verminderte Ausscheidungsfähigkeit der Niere* für Kochsalz. Vielfach hat man angenommen, daß die NaCl-Ausscheidung hauptsächlich im tubulären Apparat der Niere stattfindet. Damit scheint auch übereinzustimmen, daß starke Ödeme besonders bei den sog. tubulären Nephritiden oder Nephrosen (s. u.) auftreten. Die mangelhafte Ausscheidung des NaCl durch den Harn müßte eine Erhöhung des NaCl-Gehaltes im Blut bewirken. Da diese aber zu erheblichen Störungen des osmotischen Gleichgewichts führen würde, so sucht der Körper den notwendigen konstanten Kochsalzgehalt des Blutes von 0,7% dadurch festzuhalten, daß er das überschüssige NaCl mit den entsprechenden Wassermengen in die Lymph-maschen des Bindegewebes außerhalb der Gefäße abgibt. Mit dieser Annahme stimmt die klinische Erfahrung überein, daß vermehrte Kochsalzzufuhr bei Nierenkranken oft zu einer Zunahme der Ödeme führt, während man bei hydropischen Nierenkranken durch eine möglichst salzfreie Diät zuweilen eine auffallend rasche Abnahme des Hydrops er-zielen kann. Indessen stellen sich der Annahme einer primären Beeinträchtigung der NaCl-Ausscheidung durch die Nieren als Ursache der nephritischen Ödeme auch manche Bedenken entgegen. Wir kennen Fälle von starkem allgemeinen *„akuten essentiellen Hydrops"*, bei denen überhaupt keine Störung der Nieren, keine Albuminurie usw. nach-weisbar sind. Manche Forscher sind daher der Ansicht, daß die primäre Ursache der Ödembildung überhaupt nicht in der Niere, sondern durchaus *extrarenal* zu suchen sei. Der geringe NaCl-Gehalt des Harns sei nicht die Ursache, sondern die Folge der vermehrten NaCl- und Wasserausscheidung in die Gewebe. Möglicherweise ist also die Wassersucht gar nicht immer als *Folge* der Nierenkrankheit, sondern als eine der Nierenerkrankung *beigeordnete* Störung anzusehen. Jedenfalls spielen die Vorgänge an den Kapillaren, die hier erfolgende Wasser- und Salzausscheidung, die gewiß nicht als ein einfacher Filtrations-prozeß, sondern als eine Art sekretorischer Vorgang zu betrachten sind, eine wesentliche Rolle. Welche Umstände aber die vermehrte Durchlässigkeit der Kapillarwände hervor-rufen, ist uns noch ganz unbekannt. Vielleicht kommen physikalisch-chemische Vor-gänge (kolloidale Quellungszustände, osmotische Verhältnisse u. dgl.) dabei in Betracht. EPPINGER hat auf Grund zahlreicher klinischer und experimenteller Beobachtungen den Nachweis zu führen gesucht, daß sogar die *Funktion der Schilddrüse* durch ihren Einfluß auf den Austausch von Flüssigkeit und Salzen zwischen Blut und Geweben für die Entstehung der Ödeme in Betracht käme. Doch dürfte diese Annahme höchstens für einige besondere Fälle zutreffen. Schließlich soll nicht unerwähnt bleiben, daß auch bei der Ödembildung, wie bei so vielen anderen Krankheitsvorgängen, teleologische Ge-sichtspunkte nicht ganz außer Betracht zu lassen sind. Bei der Ödembildung entledigt sich das Blut gewisser schädlicher Stoffe, die anderweitig nicht ausgeschieden werden können, in die Gewebslücken hinein, wo sie wenigstens zunächst als solche keinen Schaden anrichten.

Bemerkenswert sind gewisse *klinische Eigentümlichkeiten* der renalen Ödeme. Im allgemeinen kann man sagen, daß die Ödeme bei Nierenkranken sich zu-nächst in der Haut (*„Anasarka"*), und zwar auffallend oft zuerst besonders im *Gesicht* um die *Augen* herum zeigen, was namentlich charakteristisch ist im Gegensatz zu den Stauungsödemen der Herzkranken, die meist an den Fußknöcheln und Unterschenkeln beginnen. Aus dem *gedunsenen, auffallend blassen Gesicht* kann man oft auf den ersten Blick das Bestehen eines Nieren-leidens vermuten. In schweren Fällen entwickelt sich die Wassersucht oft am ganzen Körper (Rumpfhaut, namentlich an den abhängigen Teilen, Glied-maßen, Skrotum) in stärkstem Maße, so daß die Kranken einen traurigen Anblick gewähren. Dann sind meist auch *hydropische Ergüsse in den inneren Körperhöhlen* (Hydrothorax, Aszites, Hydroperikardium) vorhanden, wodurch die Beschwerden noch gesteigert werden. Bemerkenswerterweise kann aber auch manchmal beträchtliche Höhlenwassersucht (Aszites, Hydrothorax) be-stehen, ohne daß stärkeres Anasarka vorhanden ist. Ferner kann der Hydro-thorax zuweilen auf einer Seite auffallend reichlicher sein als auf der anderen. Alle diese Tatsachen weisen auf besondere *örtliche* Verhältnisse, eben die vor-ausgesetzten Gefäßveränderungen, hin. Noch mehr ist dies der Fall bei den zuweilen vorkommenden *Schleimhautödemen:* Ödeme der Conjunctivae, Ödeme am weichen Gaumen, an den Ligamenta aryepiglottica (Glottisödem) u. a. Solche Ödeme zeigen manchmal geradezu einen leicht „*lokalentzündlichen*" *Charakter*, wie überhaupt eine gewisse Verwandtschaft der „entzündlichen" Ödeme mit den „nephritischen Ödemen" nicht in Abrede gestellt werden kann. Auch die renalen Hautödeme können zuweilen an einzelnen Körper-stellen Andeutungen entzündlicher Erscheinungen (leichte Rötung, Schmerz-haftigkeit) zeigen. Von den Ödemen der inneren Organe hat das renale *Lungen-ödem* eine große praktische Bedeutung. Die Frage nach dem Vorkommen und der etwaigen Bedeutung eines *Gehirnödems* wird unten besprochen werden (s. Urämie).

Bei jeder stärkeren Ödembildung findet die Ansammlung des flüssigen Transsudats in den erweiterten Gewebslücken (Lymphspalten) statt. Durch Fingerdruck entstehen in der ödematösen Haut die bekannten Dellen. Aus einem Einstich in die ödematöse Haut tropft die Ödemflüssigkeit ab. Es ist aber sehr wahrscheinlich, daß schon *vor* der Ansammlung des Transsudats in den Gewebslücken eine Wasseransammlung (Quellung) in den *Gewebszellen* selbst stattfindet (*Präödem*). Darauf weist die nicht seltene starke *Zunahme des Körpergewichts* schon *vor* dem Auftreten des eigentlichen Ödems hin. Überhaupt liefert die Waage die besten Anhaltspunkte zur Beurteilung der Zunahme oder Abnahme der Wasserretention im Körper.

Die bisherige Erörterung bezieht sich nur auf die echten „*renalen Ödeme*". Wie wir später noch genauer sehen werden, haben die Ödeme, namentlich in Fällen von chronischer Nephritis, oft auch eine ganz andere Entstehungsweise. Ist es nämlich zu Herzhypertrophie gekommen, so kann auch durch ein *Erlahmen der Herztätigkeit* schließlich Hydrops entstehen. Diese Ödeme sind dann natürlich *Stauungsödeme* (*kardiale Ödeme*) und den Ödemen bei nicht kompensierten Herzfehlern völlig gleichzustellen.

Betreffs der *chemischen Zusammensetzung* der Ödemflüssigkeit bei Nierenkranken ist zu bemerken, daß ihr *Wassergehalt* etwa 97—98% beträgt. Der *Eiweißgehalt* ist meist sehr gering (oft nur $^1/_2$—$^1/_3$% im Gegensatz zu den 5—7% Eiweiß im Blutserum), der *Kochsalzgehalt* (1—1,5%) dagegen stets etwas höher als im Blutserum. Der hohe Kochsalzgehalt der Ödemflüssigkeit hängt jedenfalls mit der obenerwähnten Störung im NaCl-Stoffwechsel zusammen.

4. Die Urämie.

Wenn die erkrankte Niere ihre sekretorischen Funktionen nicht mehr in genügender Weise erfüllen kann, so leidet hierdurch sowohl die Wasserausscheidung aus dem Körper, als auch die Ausscheidung der für den Harn bestimmten gelösten Stoffe. Die Salze, der Harnstoff und die sonstigen Endprodukte des Stoffwechsels müssen im Blut zurückgehalten werden und sich daselbst anhäufen. Man findet daher das *Blut* bei Nierenkranken häufig nicht nur wasserreicher als unter normalen Verhältnissen (so daß das spezifische Gewicht des Serums von 1030 auf 1020 und noch tiefer sinken kann), sondern es ist, wie zahlreiche Untersuchungen dargetan haben, in vielen Fällen, bei denen eine Abnahme der Harnausscheidung stattfindet, auch reicher an Harnstoff und in entsprechendem Verhältnisse wahrscheinlich oft auch reicher an den übrigen Harnbestandteilen und deren Vorstufen.

Die Anhäufung von Harnbestandteilen im Blut und weiterhin auch in den Geweben selbst ist die Ursache einer Reihe von Erscheinungen, die nicht selten bei den Erkrankungen der Nieren auftreten. Die Beziehungen der Wasser- und der Kochsalzretention zu dem Auftreten der nephritischen Ödeme haben wir bereits besprochen. Wir kommen jetzt zur Erörterung einer Reihe anderer, hauptsächlich nervöser Krankheitserscheinungen, die mit der Retention der übrigen Harnbestandteile zusammenzuhängen scheinen und daher als *urämische Symptome* bezeichnet werden. Freilich muß von vornherein bemerkt werden, daß sicher nicht *alle* bei Nierenkranken auftretenden nervösen Symptome als „urämisch" im strengen Sinne des Worts aufzufassen sind.

Daß aber die echte Urämie im wesentlichen als eine *Intoxikation* des Körpers durch nicht ausgeschiedene Stoffwechselprodukte aufgefaßt werden muß, unterliegt wohl keinem Zweifel. Zahlreiche experimentelle Untersuchungen haben dargetan, daß man auch bei Tieren durch Exstirpation der Nieren oder durch Unterbindung der Ureteren einen durch Erbrechen, Konvulsionen und

Koma charakterisierten, der Urämie bei Nierenkranken völlig entsprechenden Symptomenkomplex hervorrufen kann. Fragt man aber, welche Harnbestandteile im besonderen die urämischen Erscheinungen hervorrufen, so muß die Antwort hierauf noch vollständig unbestimmt lauten.

Lange Zeit glaubte man, daß der *Harnstoff* die Hauptrolle beim Zustandekommen der Urämie spiele. Allein die Ergebnisse der Tierversuche sprechen nicht zugunsten dieser Annahme. Man kann Tieren große Mengen von Harnstoff in die Blutbahn oder in die Peritonealhöhle injizieren, ohne daß irgendwelche Vergiftungserscheinungen auftreten. Voit zeigte freilich, daß die gesunden Nieren äußerst rasch das Blut von den überschüssigen Mengen Harnstoff befreien, und daß deshalb urämische Erscheinungen wohl auftreten, wenn man bei der Fütterung eines Tieres mit großen Harnstoffmengen die Ausscheidung des Harnstoffs durch gleichzeitige Entziehung von Wasser erschwert. Immerhin bedarf es hierzu so großer Harnstoffmengen, wie sie bei der gewöhnlichen Urämie der Nierenkranken nicht in Betracht kommen können, und außerdem könnte die Wasserentziehung ja auch die Ausscheidung sonstiger Stoffe verhindern. Auch die eine Zeitlang vielfach angenommene Hypothese von Frerichs, wonach der Harnstoff im Blut der Nephritiker durch Fermentwirkung in kohlensaures Ammoniak verwandelt werde und dieses die urämischen Erscheinungen hervorrufen sollte, ist allgemein verlassen worden. Sicher ist nur, daß der von der Darmschleimhaut bei Urämie ausgeschiedene Harnstoff auf der *Darmoberfläche* in kohlensaures Ammoniak übergeht, und daß dieses wahrscheinlich zum Entstehen der *urämischen Enteritis* wesentlich mit beiträgt. Nur bei ammoniakalischer Zersetzung des Harns in den Harnwegen können durch Resorption des NH_3 Symptome von *Ammoniämie* (s. u.) entstehen. Somit müssen wir in anderen giftigen Substanzen die Ursache der Urämie suchen.

Manche Experimente schienen dafür zu sprechen, daß die *Kalisalze* giftig wirken, während andere Forscher besonders die *Extraktivstoffe* (Kreatinin u. a.) beschuldigten. Bouchard hat die Annahme zu begründen gesucht, daß gewisse alkaloidähnliche, angeblich bei der Eiweißverdauung entstehende und im normalen Harn stets nachweisbare giftige Substanzen („Urotoxine") für die Entstehung der Urämie verantwortlich zu machen seien. Allein die Angaben über die Abnahme der Giftigkeit des Harns und die Zunahme der Giftigkeit des Blutes bei der Urämie, auf die Bouchard seine Lehre vorzugsweise stützte, haben sich nicht durchweg bestätigt.

Andere Forscher (Ascoli u. a.) glaubten die Entstehung der giftigen Stoffe mit den Vorgängen der Nierenerkrankung selbst in näheren Zusammenhang bringen zu können. Ausgehend von der jedenfalls beachtenswerten Tatsache, daß die Unterdrückung der Harnsekretion bei sonst *gesunden* Nieren (z. B. durch Steineinklemmung in den Ureteren) viele Tage lang ertragen werden kann, ohne daß Urämie auftritt, sprachen sie die Vermutung aus, daß vielleicht beim Zerfall der Nierenepithelien selbst Giftstoffe (Nephrolysine, Nephrotoxine) entstehen, deren Aufnahme ins Blut urämische Symptome hervorruft. Daß man bei der Erklärung der urämischen Symptome nicht nur die Anhäufung der normalen Stoffwechselprodukte im Blut infolge der sekretorischen Niereninsuffizienz, sondern auch den gesamten krankhaften *nephritischen* Prozeß mit berücksichtigen muß, ist sehr wahrscheinlich. Es ist zu auffallend, wie rasch zuweilen bei akuter Nephritis die schwersten urämischen Erscheinungen auftreten, und daß andererseits, wie oben erwähnt, trotz vieltägiger Anurie infolge von Steineinklemmung in einem Ureter jede Spur von Urämie fehlen kann. Auch bei der Sublimatvergiftung kommt es nicht selten zu einer 8—10 tägigen Anurie ohne alle urämischen Erscheinungen. Diese Tatsachen weisen doch darauf hin, daß der gesamte, durch besondere Ursachen entstandene *nephritische Krankheitsprozeß* zur Bildung toxischer Stoffe führen kann, deren Anhäufung im Blut und in den Geweben neben der Anhäufung der normalen Stoffwechselprodukte die urämischen Krankheitserscheinungen hervorruft.

Auch die nähere Untersuchung des *Blutes* bei der Urämie hat bis jetzt nur gewisse allgemeine Tatsachen kennen gelehrt. Wir wissen, daß die *molekulare Konzentration* des Blutes bei der Urämie erhöht ist, ohne daß aber ein regelmäßiger Parallelismus zwischen der Schwere der urämischen Erscheinungen und dem Grade der Konzentration besteht. Die elektrische Leitfähigkeit des Blutes ist bei der Urämie nicht erhöht, was dafür spricht, daß die *anorganischen* Blutsalze bei der Urämie keine wesentliche Rolle spielen. In chemischer Hinsicht ist die wichtigste bei der Urämie bisher festgestellte Tatsache die *Erhöhung des* Reststickstoffs im Blut, d. h. die Erhöhung des nach völliger Ausfällung des Eiweißes im Blut noch übrigbleibenden Stickstoffes (H.

STRAUSS). Während die Menge des Reststickstoffs in 100 ccm Serum unter normalen Verhältnissen etwa 20—40 mg beträgt, findet man bei Urämischen oft Werte über 120 mg, ja bis zu 300 mg. Gerade das sehr wechselnde Verhalten des Reststickstoffs bei der Urämie ist der Hauptanlaß gewesen, die ganze bisherige Anschauung über das Wesen der Urämie einer erneuten Prüfung zu unterziehen (s. u.). Außer durch die Erhöhung des Reststickstoffs zeigt sich die Insuffizienz der Nierensekretion bei vielen Urämischen auch durch die Erhöhung des *Indikangehalts* im Blutserum. Übrigens ist mit Bezug auf alle chemischen Untersuchungen des *Blutes* bei der Urämie zu bedenken, daß die zurückgehaltenen Stoffe sich keineswegs nur im Blut, sondern auch in den Geweben selbst (z. B. im Gehirn u. a.) anhäufen können.

Wie über die chemische Natur der toxischen Stoffe, so ist man auch über die *Art ihrer Wirkung* noch keineswegs völlig im klaren. Sicher ist nur, daß es sich bei der Urämie größtenteils um *zerebrale*, und zwar hauptsächlich um *kortikale* Störungen handelt. Ob aber dabei eine unmittelbare Schädigung der nervösen Elemente stattfindet (was wir mit Rücksicht auf das unten zu erwähnende Vorkommen von urämischen Herdsymptomen für das Wahrscheinlichste halten), oder ob es sich auch um Wirkungen auf die *Blutgefäße* (*Gefäßkrampf*) und die infolge davon eintretende Anämie und Ernährungsstörung bestimmter Gehirngebiete handelt, ist noch ungewiß.

Wenn wir also auch über die nähere Art der urämischen Intoxikation noch sehr unvollkommen unterrichtet sind, so kann doch im allgemeinen die Annahme einer Zurückhaltung von zur Ausscheidung bestimmten Stoffen im Körper als Ursache schwerer nervöser Störungen bei Nierenkranken nicht in Abrede gestellt werden. Mit dieser Annahme stehen auch die klinischen Erfahrungen in guter Übereinstimmung. In den meisten Fällen treten die urämischen Symptome nur dann auf, wenn die täglichen Harnmengen vorher auf sehr niedrige Werte gesunken sind, oder die Harnsekretion zuweilen selbst mehrere Tage fast ganz aufgehört hat. Daß hierbei nicht nur die Wasserausscheidung, sondern auch die Ausscheidung der übrigen Harnbestandteile stark herabgesetzt ist, haben auf diesen Punkt gerichtete Untersuchungen mit Sicherheit ergeben.

Nun kann aber nicht in Abrede gestellt werden, daß einzelne klinische Erfahrungen mit dem bisher Gesagten nicht recht in Übereinstimmung zu bringen sind. Wenn wiederholt Fälle beschrieben worden sind, wo bei einer Nephritis trotz mehrtägiger Anurie keine urämischen Symptome auftraten, so beweist dies viel, da man hierbei doch niemals eine richtige Schätzung der wirklich im Blut angehäuften, zur Ausscheidung bestimmten Stoffe machen kann. Denn sicher ist der Organismus imstande, sich der Endprodukte des Stoffwechsels auch auf anderen Wegen als durch die Nieren zu entledigen (Haut, Darm, Ödemflüssigkeit s. u.), und ferner ist auch die Art und Menge der aufgenommenen Nahrung, sowie die individuell sehr verschiedene Toleranz des Körpers und insbesondere des Nervensystems gegen alle Giftwirkungen zu berücksichtigen. Schwerer zu erklären sind dagegen diejenigen zuweilen vorkommenden Fälle, wo urämische Erscheinungen plötzlich bei Nierenkranken auftreten, ohne daß eine irgendwie bemerkbare Abnahme der Harnsekretion vorhergegangen ist. Man darf aber hierbei annehmen, daß trotz der reichlichen *Wasser*ausscheidung, also trotz der normalen Harnmenge, doch eine wenn auch nur geringe Retention von *festen* Bestandteilen stattgefunden habe. Daß eine *lange Zeit fortdauernde Zurückhaltung auch sehr kleiner Mengen von Giftstoffen ganz plötzlich den Ausbruch schwerster Erscheinungen bewirken kann*, ist nach Analogie mit anderen Vergiftungen sehr wohl denkbar. Bei der chronischen Blei- und Quecksilbervergiftung treten die krankhaften Symptome auch oft ganz plötzlich auf, obwohl die Vergiftung des Körpers langsam und allmählich erfolgt ist. Auf diese Weise könnte man das nicht ganz seltene plötzliche Auftreten schwerer urämischer Symptome, insbesondere bei Kranken mit Schrumpfnieren (s. u.) erklären, bei denen scheinbar kein einziges vorhergehendes Symptom den drohenden Ausbruch der Intoxikation angekündigt hat. Manchmal können auch besondere Umstände den Eintritt der Urämie begünstigen, so z. B. eine Erlahmung der Herztätigkeit, wodurch der Blutdruck sinkt und die Harnausscheidung erschwert wird. In einigen Fällen beobachtet man ferner, daß das Auftreten von Urämie zusammenfällt mit dem Verschwinden von vorher bestehenden Ödemen. Man erklärt dieses Verhalten dadurch, daß mit der raschen Aufsaugung der Ödemflüssigkeit gleichzeitig auch die in ihr etwa enthaltenen, nicht ausgeschiedenen giftigen Stoffwechselprodukte in verhältnismäßig großer Menge ins Blut gelangen.

Immerhin muß aber zugegeben werden, daß sowohl das zuweilen beobachtete plötzliche Auftreten urämischer Erscheinungen anscheinend ohne vorhergehende erhebliche Störung der Nierensekretion, als auch vor allem die schon erwähnten Erfahrungen über das wechselnde Verhalten des Reststickstoffs im Blut die Frage nach einer etwa möglichen andersartigen Erklärung der urämischen Erscheinungen immer wieder aufs neue nahegelegt haben. Die hierbei noch jetzt hauptsächlich in Betracht kommende Theorie hat TRAUBE bereits im Jahre 1861 aufgestellt. TRAUBE sprach zuerst die Ansicht aus, daß die urämischen Erscheinungen von einem *akut entstehenden Gehirnödem* und der infolge davon entstehenden *Gehirnschwellung* und *Gehirnanämie* abhängig seien. Diese Theorie kann gewiß nicht als allgemeingültig aufgefaßt werden. Immerhin ist man neuerdings wieder geneigt, dem eintretenden Gehirnödem wenigstens für eine gewisse Gruppe von Urämiefällen eine ursächliche Bedeutung zuzuerkennen. STRÜMPELL selbst hat schon früher darauf hingewiesen, daß manche „urämische" Symptome einen so ausgesprochenen zerebralen Herdcharakter zeigen (urämische Hemiplegien, Monoplegien, partielle epileptische Krämpfe, Hemianopsie, Amaurose, Aphasie u. a.), daß man unbedingt zur Annahme einer umschriebenen zerebralen Herderkrankung kommen muß. Nun wissen wir aber, daß bei der Nephritis ziemlich plötzlich an manchen inneren Organen akute Entzündungen auftreten können, daß namentlich an der aus nervösen Elementen bestehenden Retina die nephritische Retinitis etwas ganz Gewöhnliches ist, daß endlich, wie schon erwähnt, auch die nephritischen Ödeme oft einen ausgesprochen örtlich-entzündlichen Charakter zeigen. Somit ist die Annahme umschriebener akuter entzündlich-ödematöser Veränderungen im Gehirn bei Nephritikern zur Erklärung derartiger lokalisierter nervöser Erscheinungen durchaus naheliegend. Was aber der uneingeschränkten Erklärung der urämischen Erscheinungen durch ein eingetretenes Gehirnödem vor allem im Wege steht, ist einmal die Erfahrung, daß man die ödematöse Beschaffenheit des Gehirns in tödlichen Fällen von Urämie zwar häufig, aber keineswegs immer anatomisch nachweisen kann, und ferner, daß die Entstehung des angenommenen Gehirnödems selbst der Erklärung bedarf, und daß man hierbei wiederum auf die Einwirkung zurückgehaltenen Kochsalzes oder zurückgehaltener Stoffwechselprodukte im Blut zurückkommen muß. So scheint also zwischen diesen beiden Erklärungsweisen der Urämie — der Retentionstheorie und der Gehirnödemtheorie — keine ganz scharfe Grenze zu bestehen, wenn auch zuzugeben ist, daß die Sonderung der Urämiefälle in solche *mit* einer sicher nachweisbaren Zurückhaltung von Harnbestandteilen im Blut (Erhöhung des Reststickstoffs) und in solche *ohne* eine derartige Zurückhaltung, d. h. ohne Erhöhung des Reststickstoffs im Blut, einen beachtenswerten Fortschritt in der Urämielehre bedeutet (s. S. 21). Zu bedenken ist freilich, daß diese Unterscheidung sich in einseitiger Weise nur auf das Verhalten des Reststickstoffs im Blut stützt und die Möglichkeit einer Retention von Stoffwechselprodukten, die sich nicht im Verhalten des Reststickstoffs kundgibt, ganz außer acht läßt.

Fragen wir nun zunächst ohne nähere Rücksicht auf die Art ihrer Entstehung nach den **klinischen Erscheinungen** der als „Urämie" bezeichneten Zustände der Nierenkranken, so ist zunächst zu bemerken, daß die Urämie alle möglichen Übergänge von den leichtesten, nur angedeuteten bis zu den schwersten, mitunter unmittelbar den Tod herbeiführenden nervösen Symptomen darbietet. Die *schweren*, mit Koma und Konvulsionen verbundenen Formen der Urämie können sich zuweilen fast plötzlich einstellen, während ihnen in anderen Fällen längere Zeit *leichtere urämische Erscheinungen* vorhergehen, die dann als *Vorboten* bezeichnet werden. Manchmal treten die schwersten Symptome überhaupt nicht auf, und nur die leichteren Erscheinungen bestehen eine kürzere oder längere Zeit hindurch, ein Verhalten, das man als *chronische Urämie* oder als *chronisches Nierensiechtum* (s. u.) bezeichnet.

Die chronischen *urämischen Erkrankungen*, die entweder allein oder als Vorläufer oder Folgeerscheinungen einer schweren akuten Urämie beobachtet werden, bestehen in *Kopfschmerzem*, in *Somnolenz* und *psychischer Verwirrtheit*, zuweilen verbunden mit *beschleunigter Atmung*, sehr häufig in *Übelkeit*, *krampfhaftem Aufstoßen* und wiederholtem *Erbrechen*. Sehr charakteristisch für die urämische Intoxikation sind *motorische Reizerscheinungen*, insbesondere einzelne kurze *Muskelzuckungen* oder auch anhaltendere *tonische Muskelstarre* in den Gliedmaßen oder im Gesicht. Auch *sensible Reizerscheinungen*, Kribbeln und Vertaubungsgefühl in den Fingern, sowie namentlich quälendes anhaltendes *Hautjucken* sind nicht selten. Für das klinische Gesamtbild dieser chronischen Form der Urämie ist neben dem *Erbrechen* häufig die *eigentümliche Unruhe* und *Präkordialangst* der Kranken besonders kennzeichnend. Nicht selten spricht man daher von einem *Asthma uraemicum* (s. u.).

Das am meisten charakteristische Symptom der *akuten schweren Urämie* ist der *urämische Krampfanfall.* Der Krampf entspricht in seinen Einzelheiten ganz einem *epileptischen Anfall;* er beginnt meist ohne Schrei mit einem kurzen tonischen Anfangsstadium, wobei der ganze Körper opisthotonisch gestreckt wird, dann folgen lebhafte klonische Zuckungen im Gesicht und in den Gliedmaßen. Das Gesicht wird zyanotisch, blutiger Schaum tritt vor den Mund, die Pupillen sind gewöhnlich weit und reaktionslos, die Atmung ist beschleunigt, setzt aber zeitweise infolge eines eintretenden Krampfes der Respirationsmuskeln aus, der Puls ist klein und beschleunigt, dabei freilich nicht selten noch immer ungewöhnlich gespannt, schließlich an der Radialarterie zuweilen kaum fühlbar, die Körpertemperatur ist erhöht. In anderen Fällen beginnen die Krämpfe mit kurzen, stoßartigen Zuckungen in einer Extremität, z. B. im Arm, gehen dann auf die Rumpfmuskulatur, die Gesichtsmuskulatur und die Beine über. Nicht selten ist die eine Körperhälfte stärker an den Anfällen beteiligt als die andere. Gewöhnlich hören die Krämpfe nach wenigen Minuten allmählich auf, und ihnen folgt dann ein tiefes, oft mehrere Stunden oder noch länger anhaltendes *Koma* mit tiefer schnarchender Respiration oder auch mit CHEYNE-STOKESscher Atmung. Kurz vor und insbesondere nach dem Krampfanfall findet man meist deutlichen BABINSKIschen Zehenreflex. Nur selten bleibt es bei einem einzigen Krampfanfall. Vielmehr wiederholen sich die Anfälle nach längeren oder kürzeren Pausen, so daß zuweilen 20 und noch weit mehr Anfälle in 24 Stunden auftreten können. Macht man während dieser Zeit eine Lumbalpunktion, so findet man fast ausnahmslos eine starke *Steigerung des Liquordruckes.* Während dieser ganzen Zeit hält manchmal die vollständige Bewußtlosigkeit an. Doch kann das Bewußtsein während längerer Pausen zwischen den einzelnen Anfällen auch wieder vollständig oder teilweise zurückkehren. Nicht selten wechseln auch schwere ausgebildete epileptiforme Anfälle mit geringeren Zuckungen ab.

Außer den Konvulsionen verdienen noch einige andere, zum Teil schon kurz angeführte urämische Symptome eine etwas genauere Erwähnung.

Besonders bemerkenswert ist die zuweilen vorkommende *urämische Amaurose.* Meist bleibt sie nach den glücklich überstandenen Konvulsionen zurück. Nur selten geht sie den Krampfanfällen vorher oder tritt auch ohne sie auf. Sie entwickelt sich dann stets ziemlich rasch, so daß die anfängliche Sehstörung bald in völlige Blindheit übergeht. Dabei bleibt die Reaktion der Pupillen gegen Licht fast immer erhalten, und der Augenspiegel ergibt einen vollkommen normalen Netzhautbefund. An welcher Stelle des Sehapparates hierbei die Schädigung ihren Sitz hat, ist noch unbekannt. Manche Forscher vermuten ein Ödem der Optikusscheiden, während andere (auch wir selbst) eine Störung der zerebralen Sehzentren, insbesondere der Rinde des Okzipitalhirns, für wahrscheinlicher halten. Die Prognose der urämischen Amaurose ist im ganzen *günstig,* da die Sehstörung meist nach einigen Tagen, zuweilen aber auch erst nach längerer Zeit, wieder vollständig verschwindet. — Im Gebiet der übrigen Sinnesnerven sind Veränderungen seltener beobachtet worden, verhältnismäßig am häufigsten noch *urämische Schwerhörigkeit* oder selbst vollständige *Taubheit.*

Außer den Zuckungen und Konvulsionen sind andere *motorische Störungen* selten. Nur in einzelnen Fällen hat man hemiplegische oder monoplegische

Lähmungen, Kontrakturen, Zitterbewegungen u. dgl. beobachtet. Häufiger sind *urämische Psychosen.* Wiederholt wurden bei Urämischen andauernde Zustände von völliger geistiger *Verwirrtheit* mit auffallender Schwäche der Merkfähigkeit, ähnlich wie bei der sogenannten Korsakoffschen Psychose beobachtet. Die geistige Verwirrtheit macht sich vor allem auch in einer völligen Verkennung der örtlichen und besonders der zeitlichen Verhältnisse bemerkbar (ganz falsche Angaben über die Krankheitsdauer, die Tages- und Jahreszeit u. dgl.). Auch ausgesprochene *Delirien, maniakalische,* in anderen Fällen auch *depressive Zustände* schließen sich zuweilen an das urämische Koma an oder gehen ihm vorher.

Ein großes Interesse haben diejenigen urämischen Erscheinungen, welche als eine Art Selbsthilfe des Organismus aufzufassen sind, da sie häufig zu einer *vikariierenden Ausscheidung von Harnstoff* und vermutlich auch von anderen Stoffwechselprodukten führen. Hierher gehört in erster Linie das schon erwähnte *urämische Erbrechen.* Man beobachtet Erbrechen als ein häufiges und oft äußerst hartnäckiges Symptom sowohl bei der akuten als namentlich auch bei der chronischen Urämie. In vielen Fällen ist es zentralen Ursprungs und dem bei Gehirnerkrankungen verschiedener Art so häufigen Erbrechen gleich zu setzen. Außerdem wird es aber auch oft durch die Reizung der Magenschleimhaut durch den ausgeschiedenen Harnstoff oder vielmehr durch das aus diesem entstandene kohlensaure Ammoniak herbeigeführt. Dieses bildet sich aus dem Harnstoff stets erst im Magen selbst, und im Erbrochenen der Urämischen läßt sich teils noch unzersetzter Harnstoff, teils kohlensaures Ammoniak in nicht unerheblichen Mengen nachweisen. Hält man über das Erbrochene, nachdem man es mit etwas Natronlauge gekocht hat, einen Glasstab mit einem Tropfen Salzsäure, so bilden sich deutliche Nebel von Chlorammonium. Denselben Salmiaknebel kann man manchmal schon in der Exspirationsluft der urämischen Kranken hervorrufen. Zuweilen tritt neben dem Erbrechen auch ein ziemlich heftiger *Singultus* auf.

Dieselbe Bedeutung, wie das urämische Erbrechen, hat der *urämische Durchfall,* der wohl meist durch das aus dem Harnstoff im *Darm* entstandene kohlensaure Ammoniak hervorgerufen wird. Dieses verursacht in der Schleimhaut des Dickdarms starke katarrhalische, ja sogar nekrotisierende dysenterie-ähnliche Entzündungen.

Ein anderer Weg, auf dem sich der Organismus zuweilen der in ihm angehäuften Harnstoffmengen zu entledigen sucht, sind die *Schweißdrüsen.* Schottin beschrieb zuerst bei der Cholera-Urämie den merkwürdigen Befund eines *Harnstoffbeschlages der Haut,* eine Beobachtung, die seitdem oft auch in anderen Fällen von Urämie bestätigt worden ist. Am häufigsten zeigt sich der Beschlag im Gesicht, besonders zu beiden Seiten der Nase, woselbst sich nach dem Verdunsten eines zähen Schweißes kleine mattglänzende, durch die chemische Untersuchung als Harnstoff erkennbare Schüppchen ansetzen. An anderen Hautstellen ist die Harnstoffausscheidung viel seltener. Doch hängt vielleicht das mitunter auftretende starke *urämische Hautjucken* von einer Reizung der Hautnerven durch ausgeschiedene Harnbestandteile ab.

Außer der Haut und dem Verdauungskanal kommen andere Organe als Vermittler einer vikariierenden Harnstoffausscheidung nur selten in Betracht. Doch konnten gelegentlich auch im Speichel und Auswurf von urämischen Kranken beträchtliche Mengen von Harnstoff nachgewiesen werden.

Zu besprechen ist endlich noch das *Verhalten des Pulses,* der *Körpertemperatur* und der *Atmung* bei der Urämie. Der *Puls* ist oft vor dem Eintreten der schwereren Symptome deutlich *verlangsamt,* zuweilen bis auf 48 bis

40 Schläge; dabei ist er fast immer (s. u.) gespannt und hart. Der *Blutdruck* zeigt hohe Werte. Auch bei der chronischen Urämie kommt eine mäßige Pulsverlangsamung nicht selten vor. Beim Eintritt urämischer Konvulsionen wird der Puls dagegen meist klein und frequent, namentlich in den ungünstig endenden Fällen. — Die *Körpertemperatur* bleibt bei einer schwereren Urämie nur selten unverändert. Sind Konvulsionen vorhanden, so steigt sie meist um mehrere Grade, in schweren Fällen selbst bis auf 41—42° C. Derartige hohe Temperaturen werden besonders als terminale Steigerungen bei ungünstigem Ausgang beobachtet, obwohl manchmal auch noch in solchen Fällen eine Besserung eintreten kann. Andererseits kommen auch tiefe Senkungen der Eigenwärme bis auf 35 und 34° C vor, am häufigsten wiederum als terminale Kollapstemperaturen in den Fällen, die in tiefem Koma ohne erhebliche motorische Reizerscheinungen endigen. Die *Atmung* ist bei Urämischen zuweilen auffallend beschleunigt und vertieft, eine Erscheinung, die an die eigentümliche Atmung beim diabetischen Koma (s. d.) erinnert. Gewisse stärkere Anfälle von Dyspnoe bei Nierenkranken hat man als „*urämische Dyspnoe*" oder als „*Asthma uraemicum*" beschrieben. Doch ist meist schwer zu entscheiden, ob es sich hierbei wirklich um ein nervös-urämisches Symptom handelt, da ähnliche Zustände plötzlich eintretender Atemnot auch von gleichzeitigen Erkrankungen des Herzmuskels infolge von Koronarsklerose und von Insuffizienzzuständen des linken Ventrikels oder auch von Ödem und entzündlichen Erkrankungen der Lunge abhängen können. Das Auftreten des CHEYNE-STOKESschen Atemtypus bei der Urämie wurde schon oben erwähnt.

Über die *Dauer der urämischen Erscheinungen* und über die verschiedene Art und Weise, wie sich die einzelnen urämischen Symptome zu dem klinischen Gesamtbild vereinigen, muß hier noch einiges hinzugefügt werden. Die schon angeführte Unterscheidung der Urämie in eine *akute* und eine *chronische Form* ist im allgemeinen praktisch wohl brauchbar. Dabei handelt es sich bei der akuten Form meist um die schweren urämischen Erscheinungen, vor allem um die *urämischen Konvulsionen* und das *urämische Koma*. Daneben kommen aber auch urämisches Erbrechen, Amaurose und andere Symptome nicht selten vor. Man beobachtet diese schwere akute Urämie besonders bei der akuten Nephritis, insbesondere bei der Scharlachnephritis und bei den verschiedenen Formen der Schrumpfniere. Die schwere akute Urämie kann, wie erwähnt, fast ganz plötzlich zum Ausbruch kommen. Ziemlich häufig treten aber zunächst leichte urämische Erscheinungen (Kopfschmerz, Erbrechen, allgemeine Unruhe, einzelne kleine Muskelzuckungen u. a.) auf, denen alsdann plötzlich urämische Krampfanfälle oder sonstige schwere urämische Symptome folgen.

Anders verhalten sich die mehr chronisch verlaufenden Fälle von Urämie, die auch als chronisches „*Nierensiechtum*" bezeichnet werden. Das Krankheitsbild entwickelt sich allmählich und ist recht charakteristisch. Die Kranken fühlen sich ungemein matt und hinfällig, klagen über leichtes Kopfweh und Benommenheit, sind oft ausgesprochen unklar und verwirrt. Sie verwechseln dann Zeit und Ort, sind schläfrig und verfallen schließlich in einen andauernden Zustand von Halbschlaf oder gar von tiefem Sopor. In anderen Fällen klagen die Kranken freilich auch über Schlaflosigkeit. Der Appetit liegt vollständig darnieder, die Zunge ist trocken und schmierig belegt. Meist besteht quälender Durst. Aus dem Mund haben die Kranken einen eigentümlichen „urinösen" Geruch. Zuweilen entwickelt sich eine schwere Stomatitis. Oft tritt Aufstoßen, Übelkeit und Erbrechen ein. Nicht selten sieht man *in den Muskeln kleine Zuckungen (Sehnenhüpfen)*. Die Atmung ist meist vertieft und dyspnoisch, in schweren Fällen unregelmäßig und aussetzend mit Übergang in den CHEYNE-STOKESschen Atemtypus. Oft können die Kranken nicht liegen, sondern müssen die Zeit im Bett oder im Lehnstuhl sitzend zubringen. Viele Kranke werden von anhaltendem *Hautjucken* gequält, das den Schlaf stört und zu verschiedenartigen Kratzerscheinungen an der Haut führen kann.

Der *Ausgang der Urämie* ist in allen schweren Fällen zweifelhaft, aber keineswegs immer ungünstig. Besonders gilt das von der akuten Krampfurämie. Selbst nach mehrtägigem Koma mit den heftigsten, oft wiederholten Krampfanfällen können die urämischen Symptome wieder vollständig verschwinden, während freilich andererseits die akute Urämie auch eine keineswegs seltene Todesursache bei den verschiedensten akuten und chronischen Nierenkrankheiten ist. Bei der prognostischen Beurteilung der *akuten* Urämie ist auf das Verhalten des Pulses, der Atmung und der Eigenwärme das meiste Gewicht zu legen; daneben kommen selbstverständlich auch die Verhältnisse der Harnsekretion und vor allem auch die übrigen von dem Grundleiden abhängigen Krankheitserscheinungen in Betracht. Die schweren *chronisch-urämischen* Zustände des Nierensiechtums geben im allgemeinen eine schlechte Prognose. Nur selten gelingt es, von neuem eine ausreichende Regelung der Nierenfunktion und des Kreislaufs herbeizuführen.

Wie schon vorhin bemerkt wurde, haben VOLHARD und andere Forscher den Versuch gemacht, die bisher unter dem Sammelbegriff der „Urämie" zusammengefaßten Krankheitserscheinungen in *zwei* ihrer Entstehung nach durchaus verschiedene Gruppen zu trennen. Diese Trennung gründet sich vor allem auf die Tatsache, daß bei der *einen* Form der Urämie, und zwar besonders bei der akuten, durch *epileptiforme Anfälle* und *Koma* gekennzeichneten „akuten Krampfurämie", in der Regel *keine* Erhöhung des Reststickstoffs im Blut gefunden wird. Diese Zustände faßt VOLHARD daher gar nicht als echte Urämie auf, sondern erklärt sie durch das bei den Sektionen in der Tat häufig gefundene *Hirnödem*, das sich schon zu Lebzeiten der Kranken meist durch den erhöhten Liquordruck bei der Lumbalpunktion kundgibt. Im Gegensatz zu dieser akuten eklamptischen Form findet man bei der oben näher geschilderten, durch allgemeine Schwäche, Benommenheit und Verwirrtheit, Übelkeit, vertiefte Atmung, einzelne Muskelzuckungen gekennzeichneten „*chronischen Urämie*" (dem Nierensiechtum) fast immer eine beträchtliche Erhöhung des Reststickstoffs im Blut. Hier handelt es sich also um eine echte Retentionsurämie im ursprünglichen Sinne („**azothämische Urämie**").

Diese Unterscheidung bedeutet einen Fortschritt in der Lehre von der Urämie. Ob sie sich freilich in voller Strenge wird aufrechterhalten lassen, erscheint zweifelhaft. Übergänge zwischen beiden Formen kommen nicht ganz selten vor, und, wie schon erwähnt, können wir auch zur Erklärung des Hirnödems die Annahme einer Retention von Stoffwechselprodukten (nach WIDAL insbesondere einer Retention von Kochsalz im Gehirn) nicht umgehen. Zu bedenken scheint auch, daß die Anhäufung von Stoffwechselprodukten bei der chronischen Urämie doch viel leichter einen hohen, chemisch leicht nachweisbaren Grad erreichen kann als bei der akuten, oft ganz plötzlich eintretenden Krampfurämie. Die hierbei etwa wirksamen toxischen Stoffe sind vielleicht in so geringer Menge im Blut anwesend, daß sie sich gar nicht durch eine Erhöhung der N-Zahlen im Blut bemerkbar machen. Andererseits ist zu bedenken, daß man zuweilen sehr hohe Werte vom Reststickstoff im Blut beobachtet (so z. B. in einem Fall von Sublimatvergiftung in der Leipziger medizinischen Klinik über 220 mg) ohne jede Spur urämischer Erscheinungen! Wahrscheinlich hängen die verschiedenen urämischen Symptome also auch mit der verschiedenen Art der im Blut zurückgehaltenen giftig wirkenden Stoffe zusammen.

Schließlich muß erwähnt werden, daß nervöse Erscheinungen bei Nierenkranken auch noch durch ganz andersartige Ursachen hervorgerufen werden können. Schon die bestehende Erhöhung des Blutdrucks, ferner Kreislaufstörungen durch Stauung infolge von Herzinsuffizienz, endlich die mannigfachen Folgeerscheinungen der oft gleichzeitigen arteriosklerotischen Gefäßerkrankung, angiospastische Vorgänge u. a. können zu verschiedenartigen nervösen Symptomen führen, die sich zuweilen sogar mit echt urämischen Erscheinungen vereinigen. Man sieht also wiederum, daß jeder einzelne Fall des eingehenden Studiums und der besonderen Erörterung bedarf.

5. Die Veränderungen des Kreislaufsystems bei Nierenkrankheiten.

Obwohl es schon der Beobachtung BRIGHTS nicht entgangen war, daß gleichzeitig mit den Erkrankungen der Niere auch Veränderungen am *Herzen* vorkommen können, wurde dieses Verhalten doch erst allgemein bekannt, als TRAUBE 1856 in einer berühmt gewordenen Abhandlung die große Häufigkeit einer Veränderung des Herzens bei gewissen Nierenerkrankungen nachwies und damit den hauptsächlichsten Anstoß gab zu den seitdem zahlreich angestellten klinischen und experimentellen Untersuchungen über den Zusammenhang von Herz- und Nierenkrankheiten.

Dieser Zusammenhang kann sich, allgemein betrachtet, in dreifacher Weise gestalten: Zunächst kann der *Herzfehler* zweifellos die *primäre Erkrankung* darstellen und erst sekundär zu einer Erkrankung der Niere führen. Auf diese Weise entstehen vor allem die *Stauungsniere* (s. u. und Bd. I), die embolische Herdnephritis bei akuter oder bei rekurrierender ulzeröser Endokarditis und die sonstigen *embolischen Vorgänge in der Niere* (s. u.). Ferner können Herzleiden und Nierenerkrankung sich *unabhängig voneinander infolge einer gleichzeitig beide Organe betreffenden Schädigung* entwickeln. So führt z. B. eine *allgemeine Arteriosklerose* zu Herzhypertrophie oder zur Myodegeneratio cordis und außerdem infolge der Beteiligung der Nierengefäße zu einer Schrumpfniere (s. u.). Ebenso können gewisse sonstige Schädlichkeiten (infektiöse, toxische und konstitutionelle Einflüsse, Alkohol, Syphilis, unzweckmäßige Lebensweise) *gleichzeitig* eine Erkrankung des Herzens, der kleinen Gefäße und der Nieren bewirken. Späterhin, wenn beide Affektionen sich entwickelt haben, bleibt freilich auch ein gegenseitiger Einfluß nicht aus, ein Umstand, der die Beurteilung der Verhältnisse nicht unwesentlich erschweren kann. Drittens endlich — und dies ist der Punkt, auf den es hier hauptsächlich ankommt — kann die *Nierenkrankheit das primäre Leiden sein*, welches selbst die Ursache einer Veränderung am Herzen wird, und zwar vorzugsweise einer *sekundären Hypertrophie des Herzens, hauptsächlich des linken Ventrikels*, aber auch der übrigen Herzabschnitte. Über die Tatsache dieser Abhängigkeit kann kein Zweifel sein. Zahlreiche Beobachtungen haben gelehrt, daß die sekundäre Entwicklung der Herzhypertrophie keineswegs, wie anfangs geglaubt wurde, nur bei der *Schrumpfniere*, sondern ebenso häufig auch *bei anderen Formen der chronischen* und sogar auch bei länger dauernder *akuter Nephritis*, und zwar hauptsächlich bei allen mit wesentlicher Beteiligung der *Glomeruli* einhergehenden akuten und chronischen Nephritiden (der sog. *Glomerulonephritis*) vorkommt. Über die nähere Natur dieses Zusammenhanges und die hierbei wirksamen Ursachen sind aber die Ansichten auch gegenwärtig noch geteilt. Die von TRAUBE selbst zur Erklärung der Herzhypertrophie bei der Nephritis aufgestellte Theorie beruhte auf den Voraussetzungen, daß erstens dem Blut bei der Nephritis weniger Wasser zur Bildung des Nierensekretes entzogen, und daß zweitens der Abfluß des arteriellen Blutes ins Venensystem durch die Veränderungen in den Nieren, insbesondere durch den Untergang zahlreicher kleiner Gefäße in diesen erschwert würde. Beide Umstände müßten den Druck im Arteriensystem erhöhen und daher allmählich zur Herzhypertrophie führen. Diese TRAUBEsche Theorie kann jedoch nicht aufrechterhalten werden. Der erste angeführte Grund trifft nicht zu, weil eine Verminderung

der Wasserausscheidung durch die Nieren in zahlreichen Fällen von chronischer Nierenschrumpfung mit gleichzeitiger Herzhypertrophie niemals stattfindet und außerdem
auch an sich niemals eine arterielle Drucksteigerung bewirken könnte. Gegen die zweite
Annahme, daß der Untergang oder die Verengerung zahlreicher kleiner *Nierengefäße*
eine allgemeine arterielle Drucksteigerung hervorrufen müsse, spricht allein schon die
Tatsache, daß sogar die vollständige Unterbindung beider Nierenarterien den Druck
im Arteriensystem nicht erhöht, weil das Blut sofort in andere sich erweiternde Gefäßgebiete ausweicht.

An Stelle der „*mechanischen Theorie*" hat später die in gewissem Sinne
schon von BRIGHT u. a. aufgestellte „*chemische Theorie*" der Herzhypertrophie
zahlreiche Verteidiger gefunden. Nach dieser Anschauung ist die *Zurückhaltung von Harnbestandteilen* (und von *sonstigen Stoffen*) *im Blut* die Ursache
der Herzhypertrophie, da die zurückgehaltenen Stoffe *zunächst zu einer
Blutdrucksteigerung* und, falls diese lange genug anhält, zu einer als Folge
davon notwendig eintretenden Hypertrophie des linken Ventrikels führen.
Soviel steht durch die klinische Erfahrung unzweifelhaft fest, daß viele
schwere akute Glomerulonephritiden mit gestörter Harnausscheidung schon
in wenigen Tagen zu einer durch die *vermehrte Spannung des Pulses*, durch
Blutdruckwerte bis zu 200 mm Hg und durch die *Verstärkung des zweiten
Aortentons* leicht nachweisbaren *Zunahme des arteriellen Druckes* führen. Diese
Steigerung des Blutdrucks, *die sicher der Herzhypertrophie vorhergeht*, erklärt
man durch die Annahme, daß gewisse nicht zur Ausscheidung gelangende
Stoffe eine Kontraktion der kleinen arteriellen Gefäße bewirken.

Jetzt nimmt man an, daß die *infektiös-toxischen Stoffe*, die die ganze
Krankheit verursachen, eine Schädigung und dadurch eine *Verengerung der
Arteriolen und Kapillaren des ganzen Körpers* hervorrufen. Diese primäre
Verengerung der Kapillaren ist die Ursache der *Blutdrucksteigerung*. Infolge
dieser Verengerung der feinsten Hautgefäße sehen die Nierenkranken *blaß* aus
(*blasser Hochdruck*). Der eigentlichen Nierenerkrankung und dem Auftreten
von Eiweiß im Urin kann die Blutdrucksteigerung vorangehen (*pränephritische
Blutdrucksteigerung*). Möglicherweise ist die primäre allgemeine Erkrankung
aller Kapillaren, die der Blutdrucksteigerung zugrunde liegt, durch gleichzeitige Erkrankung der Nierengefäße und -kapillaren erst die Ursache *der
eigentlichen Glomerulonephritis*. Vielleicht spielen dieselben infektiös-toxischen
Stoffe, die zur allgemeinen Kapillarschädigung und dadurch zur Blutdrucksteigerung führen, auch unmittelbar durch Reizung des Herzmuskels bei der
Entstehung der *Herzhypertrophie* eine ursächliche Rolle.

Jedenfalls ist die eintretende Erhöhung des Blutdrucks für den Körper
von *Nutzen*, da aller Wahrscheinlichkeit nach durch den hohen Blutdruck die
Nierentätigkeit und Harnausscheidung befördert werden. Treten bei einer
akuten Nephritis nach Tagen oder Wochen wieder normale Verhältnisse ein,
so verliert sich die erhöhte arterielle Spannung wieder, ohne daß am Herzen
weitere merkbare Folgezustände eingetreten wären. Dauern aber die Nephritis
und damit die Erschwerung der Harnsekretion und der erhöhte Blutdruck
länger an, so sehen wir oft schon nach 6—8 Wochen unter unseren Augen
eine klinisch vor allem durch die Verstärkung und Verlagerung des Herzspitzenstoßes oder auch röntgenologisch aufs deutlichste nachweisbare Hypertrophie des linken Ventrikels eintreten. Sie ist die notwendige Folge der
Mehrarbeit, die das Herz zur Überwindung des vermehrten Widerstandes
im Arteriensystem leisten muß.

Genau dieselben Verhältnisse liegen bei den chronischen Formen der Nephritis vor, nur daß sie sich langsamer und schleichender entwickeln. Mit der
Niereninsuffizienz geht die Blutdrucksteigerung einher, die zum Ausgleichen

des Fehlers dient. Durch die eintretende Hypertrophie des linken Ventrikels kann das Herz den gestellten Anforderungen lange Zeit hindurch genügen. Die Herzhypertrophie ist somit *eine wichtige Kompensationseinrichtung*, durch die der Körper vor dem Eintritt urämischer Intoxikationserscheinungen geschützt wird. Ebenso wie jeder Kranke mit einem Herzklappenfehler viel früher zugrunde gehen müßte, wenn sein Herz in den entsprechenden Abschnitten nicht hypertrophisch würde, so müßte auch der üble Ausgang bei der chronischen Nephritis viel früher erfolgen, wenn der Körper nicht imstande wäre, durch die eintretende anhaltende Erhöhung des Blutdrucks sich wenigstens eine Zeitlang gegen den drohenden Feind zu wehren.

Was die Form der bei Nephritis eintretenden Herzhypertrophie anlangt, so handelt es sich zunächst um eine sogenannte *konzentrische Herzhypertrophie*, da zu vermehrten Füllungen und somit zu einer Erweiterung der Herzkammern kein Grund vorliegt. Früher als die Verbreiterung der Herzdämpfung fällt daher oft die *Verstärkung des Spitzenstoßes* auf. Erst später, bei eingetretener Nachgiebigkeit des Herzmuskels, kommt zu der Hypertrophie des Muskels die Erweiterung der Herzhöhlen hinzu. Außerdem ist noch hervorzuheben, daß die Hypertrophie zwar stets vorzugsweise den *linken* Ventrikel betrifft, daß aber doch in der Regel *daneben*, wenn auch später, auch der *rechte* Ventrikel hypertrophisch gefunden wird. Nimmt man eine unmittelbare Reizung des Herzmuskels an (s. o.), so hat dieses Verhalten nichts Auffallendes. PAESSLER betont dagegen, daß die rechte Herzhälfte bei der Nephritis erst dann hypertrophisch wird, wenn sich an der linken Herzhälfte bereits Zeichen eintretender muskulärer Insuffizienz geltend machen. Die eintretende Stauung im Lungenkreislauf führt dann zu Hypertrophie der rechten Herzkammer.

6. Die Nierenfunktionsprüfungen.

Wie bei den Erkrankungen anderer Organe, so hat man auch bei den Erkrankungen der Nieren versucht, neben der *anatomischen* Diagnostik, d. h. der Erkennung der anatomischen Organveränderungen, eine *funktionelle* Diagnostik, d. h. eine Beurteilung der näheren Art und des Grades der Störungen in den *physiologischen Funktionen* der Niere auszubilden. Überaus zahlreiche mühevolle Arbeiten sind diesem Ziele gewidmet worden und haben wertvolle Einzelheiten zutage gefördert. Viele der angewandten Untersuchungsmethoden haben freilich ihrer Umständlichkeit wegen in die allgemeine Praxis keinen Eingang gefunden. Andere dagegen, wie insbesondere der *Wasserversuch* und der *Konzentrationsversuch*, haben eine große praktische Bedeutung erlangt.

1. Das Ausscheidungsvermögen der Niere für Wasser, Kochsalz und Harnstoff. Die Gesamtfunktion der Nieren setzt sich aus einer großen Reihe von Einzelfunktionen zusammen, die an verschiedene Teile der Niere gebunden sind und daher bei Erkrankungen nicht alle in gleicher Weise gestört zu sein brauchen. *Wasser, Kochsalz* und *Harnstoff* lassen sich am leichtesten quantitativ feststellen und werden deshalb vorzugsweise bei der Beurteilung der Funktionstüchtigkeit der Nieren berücksichtigt. Dabei sind die Verhältnisse in Wirklichkeit aber meist viel komplizierter, als es bei oberflächlicher Betrachtung zu sein scheint, da neben der Nierentätigkeit gleichzeitig stets auch andere Ausscheidungswege (Haut, Darm, Ödembildung u. a.) in Betracht gezogen werden müssen. Man nimmt gegenwärtig an, daß Wasser und Harnstoff hauptsächlich in den Glomeruli ausgeschieden werden, Kochsalz vor allem in den gewundenen Harnkanälchen. Am leichtesten ausführbar ist die Prüfung der unter normalen Verhältnissen weitgehenden Fähigkeit der Nieren, sich der wechselnden *Wasserzufuhr* rasch anzupassen durch entsprechende Absonderung eines reichlichen, verdünnten oder eines spärlichen, konzentrierten Harns. Diese Prüfung geschieht einerseits durch den *Wasser-* und andererseits durch den *Konzentrationsversuch.*

Der **Wasserversuch (Wassertag)** wird in der Weise angestellt, daß man den im Bett ruhenden Kranken nach mehrtägiger gleichmäßiger Diät früh auf nüchternen Magen innerhalb $^1/_2$ Stunde 1500 ccm Wasser oder kalten dünnen Tee trinken und nun alle halben Stunden den abgesonderten Urin entleeren läßt. Unter normalen Verhältnissen wird fast die gesamte zugeführte Flüssigkeit in etwa 4 Stunden ausgeschieden, wobei das spezifische Gewicht des stark verdünnten Urins in der zweiten und dritten Stunde nach der Wasserzufuhr auf sehr niedrige Werte (etwa 1003—1001) sinkt. Weit über die Hälfte wird in den ersten 2 Stunden, der kleinere Teil in den nächsten 2 Stunden ausgeschieden, wie es das folgende Beispiel zeigt:

<table>
<tr><td colspan="3">*Wasserversuch*</td><td colspan="3">*Konzentrationsversuch*</td></tr>
<tr><td colspan="6" align="center">bei einem Nierengesunden.</td></tr>
<tr><td colspan="3">Von 7.30 Uhr bis 8.00 Uhr 1500 ccm Wasser getrunken:</td><td colspan="3">Am folgenden Tage erhielt der Kranke innerhalb 24 Stunden nur *Trockenkost* und 400 ccm Gesamtflüssigkeit.</td></tr>
<tr><td>Zeit</td><td>Harnmenge ccm</td><td>Spez. Gew.</td><td colspan="3">Körpergewicht am Konzentrationstag morgens 58,5 kg</td></tr>
<tr><td>8.00</td><td>120</td><td>1014</td><td colspan="3">Körpergewicht am folgenden Tage</td></tr>
<tr><td>8.30</td><td>250</td><td>1004</td><td colspan="3">morgens 58,2 kg</td></tr>
<tr><td>9.00</td><td>300</td><td>1002</td><td></td><td></td><td></td></tr>
<tr><td>9.30</td><td>320</td><td>1001</td><td>Zeit</td><td>Harnmenge ccm</td><td>Spez. Gew.</td></tr>
<tr><td>10.00</td><td>200</td><td>1001</td><td></td><td></td><td></td></tr>
<tr><td>10.30</td><td>120</td><td>1002</td><td>10.30</td><td>220</td><td>1019</td></tr>
<tr><td>11.00</td><td>80</td><td>1002</td><td>15.30</td><td>120</td><td>1025</td></tr>
<tr><td>11.30</td><td>50</td><td>1003</td><td>20.00</td><td>110</td><td>1028</td></tr>
<tr><td>12.00</td><td>30</td><td>1005</td><td>5.30</td><td>100</td><td>1032</td></tr>
<tr><td></td><td>1470 ccm</td><td></td><td></td><td>550 ccm</td><td></td></tr>
</table>

Beim **Konzentrationsversuch (Trockentag)** erhält der Kranke einen Tag lang nur Trockenkost (Zwieback, Brot, Butter, Ei, Kartoffeln) und 400 ccm Gesamtflüssigkeit. Der innerhalb 24 Stunden beliebig oft entleerte Harn wird in gesonderten Gefäßen aufgefangen. Die Gesamtharnmenge während dieser Zeit beträgt beim Nierengesunden 300—750 ccm. Das spez. Gew. der einzelnen Harnmengen steigt auf 1020—1030 und mehr. Wenigstens eine Harnportion hat beim Normalen ein spez. Gew. von mindestens 1025 (siehe obiges Beispiel).

Bei kranken Nieren erfolgt beim Wasserversuch die Wasserausscheidung viel *langsamer* und *unvollständiger*, so daß ein stark verdünnter reichlicher Harn überhaupt nicht ausgeschieden wird. Bei schweren Störungen des Wasserausscheidungsvermögens sinkt das spez. Gew. nur wenig ab und bleibt auf etwa 1008—1010 stehen. Dies beweist stets eine starke Schädigung der Nierenfunktion (bei allen schwereren Glomerulonephritiden und Nephrosen). Noch wichtiger ist das Fehlen der Konzentrationsfähigkeit der Nieren beim Trockenversuch, so daß trotz geringer Harnmengen das spezifische Gewicht niedrig bleibt („*Hyposthenurie*"). Bei größerer Schädigung der Konzentrationsfähigkeit kann dabei eine stärkere Körpergewichtsabnahme (mehr als etwa 500 g) festgestellt werden. Diese Störung ist besonders für manche Formen der Schrumpfniere (s. d.) kennzeichnend.

Zur Prüfung der **Kochsalzausscheidung,** die hauptsächlich in den *Tubuli* der Nieren stattfinden soll, dient der *Kochsalzversuch.* Er wird in der Weise angestellt, daß nach mehrtägiger gleichmäßiger Kochsalzzufuhr eine einmalige Zulage von etwa 10 g NaCl zu der Nahrung erfolgt. Bei normaler Kochsalzausscheidung wird dieser Überschuß in etwa 2 Tagen wieder ausgeschieden. Bei Nierenkranken ist die Kochsalzausscheidung oft erheblich gestört, vor allem bei solchen Formen, die zur Ödembildung neigen (s. u.). Da aber *extrarenale* Einflüsse bei der Kochsalzausscheidung eine große Rolle spielen und da die Belastung mit 10 g Kochsalz bei vielen Nierenkranken *nicht unbedenklich* ist, scheint uns der Kochsalzversuch wenig geeignet, um Funktionsstörungen der Nieren zu beurteilen.

Die **Harnstoffausscheidung** gilt wiederum als Funktion der *Glomeruli*. Eine Zulage von 20 g Harnstoff bei vorheriger gleichmäßiger N-Zufuhr wird von der gesunden Niere in 1—2 Tagen wieder ausgeschieden. *Mangelhafte* oder *verzögerte Harnstoffausscheidung* läßt eine Niereninsuffizienz erkennen. Auch dieses Belastungsverfahren hat jedoch *extrarenale* Fehlerquellen.

2. Die **Ausscheidung körperfremder Stoffe** durch die Nieren wird ebenfalls zur Beurteilung ihrer Funktionstüchtigkeit benutzt.

Zu diesem Zwecke wurde namentlich *Jodkalium* verwendet. Bei gesunden Nieren dauert die Jodausscheidung im Harn nach der inneren Darreichung von 0,5 Jodkalium etwa 1—2 Tage, während bei Nierenkranken diese Ausscheidungszeit oft auf 50—60 Stunden und mehr verlängert ist. Nach SCHLAYER wird das Jodkali hauptsächlich durch den *tubulären* Apparat der Nieren ausgeschieden. Doch ist diese Annahme nicht allgemein anerkannt worden.

Andererseits soll der *Milchzucker* nach SCHLAYER hauptsächlich durch die *Glomeruli* ausgeschieden werden. Aber auch die Milchzuckerausscheidung hat sich zur Prüfung der Nierenfunktion praktisch nicht bewährt.

Ferner werden zahlreiche *Farbstoffe* zur Prüfung der Nierenfunktion verwandt, vor allem das *Methylenblau* und das *Indigokarmin*. Nach subkutaner Injektion von 1 ccm einer 5%igen Methylenblaulösung wird der Harn unter normalen Verhältnissen schon nach 1 Stunde blau gefärbt. Nach $1^1/_2$—2 Tagen ist der Farbstoff völlig ausgeschieden. Bei Nierenkranken tritt die Ausscheidung später ein und hält viel längere Zeit an.

Nach intravenöser Injektion von *Indigokarmin* in physiologischer Kochsalzlösung (20 ccm einer 0,4%igen Lösung) beginnt die Ausscheidung durch die Tubuli einer funktionstüchtigen Niere schon nach 5—6 Minuten, bei kranken Nieren oft erst nach $^1/_2$ Stunde. Diese Farbstoffe werden unter Anwendung des Ureterenkatheterismus bei der zystoskopischen Prüfung der gesonderten Funktion jeder einzelnen Niere benutzt.

3. **Blutuntersuchungen.** Von den zahlreichen Blutuntersuchungen, durch welche Störungen der Nierenleistungen festgestellt werden sollen, sind die folgenden nach unseren Erfahrungen für die Praxis am wichtigsten.

Bestimmung des Reststickstoffs (Rest-N). Um die Gesamtmenge der stickstoffhaltigen Endprodukte des Stoffwechsels im Blutserum, die durch die Nieren ausgeschieden werden (Harnstoff, Harnsäure, Kreatinin, Indikan u. a.) festzustellen, bestimmt man den *Rest-N*, d. h. die Stickstoffmenge, die nach völliger Ausfällung des Eiweißes im Blut noch übrigbleibt. Dazu ist die Kjeldahlbestimmung im Filtrat des Blutserums nach sorgfältiger Enteiweißung notwendig. Zum Mikro-Kjeldahl sind 20 ccm Venenblut nötig. Während die Menge des Rest-N in 100 ccm Blutserum beim Gesunden 20—40 mg beträgt, sind Werte von 45 mg% und darüber bereits als krankhaft aufzufassen. Bei Urämischen findet man Werte über 120 mg%, ja bis zu 300 mg%.

Von großer praktischer Bedeutung ist die **Bestimmung der Darmfäulniserzeugnisse im Blutserum**, da diese nach BECHER bei allen Nierenerkrankungen, die mit Urämie einhergehen, erhöht sind. Man benutzt dazu die *Indikan-* und die *Xanthoproteinreaktion*. Beide können als einfache Proben zum raschen Nachweis einer Niereninsuffizienz verwendet werden.

Indikanreaktion (nach JOLLES und HAAS). 1,5 ccm Blutserum werden mit der gleichen Menge dest. Wassers und mit 3 ccm einer 20%igen Trichloressigsäure zur Eiweißausfällung versetzt. Nach Durchschütteln wird durch ein kleines Faltenfilter in ein Reagenzglas filtriert und das Filter mit dem Rückstand vorsichtig ausgepreßt. Zum Filtrat fügt man 1 ccm einer 5%igen alkoholischen Thymollösung und 6 ccm Obermeyers Reagens hinzu, schüttelt gut durch und läßt 2 Stunden lang stehen. Dann wird mit 2 ccm Chloroform ausgeschüttelt. *Rosafärbung* des Chloroforms läßt auf eine geringe Stickstoffretention schließen, eine *blauviolette* Färbung spricht für einen urämischen Zustand.

Xanthoproteinreaktion (nach BECHER). 5 ccm Blut werden mit 5 ccm 20%iger Trichloressigsäure zur Eiweißausfällung versetzt. Nach sorgfältigem Durchschütteln wird filtriert. Zu 2 ccm des Filtrats gibt man im Reagenzglas 0,5 ccm reiner konzen-

trierter Salpetersäure, kocht $^1/_2$—1 Minute und fügt nach dem Abkühlen 1,5 ccm einer
33%igen Natronlauge hinzu. Im durchfallenden Licht betrachtet erscheint die Flüssigkeit bei Gesunden nur *ganz schwach gelb*. Bei Niereninsuffizienz tritt eine *deutliche
Gelbfärbung* auf, die bei urämischen Zuständen stark *braungelb* wird.

Zweites Kapitel.

Die akuten hämatogenen Nierenerkrankungen.

(Akute Nephrose und akute Nephritis. Tubuläre Nephritis und Glomerulo-
nephritis.)

**Begriffsbestimmung. Einteilung nach ätiologischen und nach anatomischen
Gesichtspunkten.** Alle diejenigen Erkrankungen der Nieren, welche durch
toxisch-infektiöse, vom *Blutstrom* her einwirkende Schädlichkeiten entstehen,
wurden früher meist mit dem Namen der „Nephritiden" zusammengefaßt.
Da diese Schädlichkeiten sehr mannigfacher Art sein können, so ist die Zahl
der nach ätiologischen Gesichtspunkten geordneten Nephritiden fast
unübersehbar groß. Denn es gibt eigentlich kaum eine einzige Infektionskrankheit, bei der nicht gelegentlich einmal eine sekundäre Nierenerkrankung
auftreten kann, und ebenso ist die Zahl der chemischen Gifte, nach deren
Aufnahme ins Blut und bei deren Ausscheidung durch die Nieren diese geschädigt werden, ungemein groß. Nun zeigt sich aber, daß die Art der Nierenerkrankung doch nicht immer gleich ist, und daß sie bis zu gewissem Grade
von der besonderen Art der einwirkenden Schädlichkeit abhängt. Die Unterschiede beruhen im wesentlichen auf der besonderen *Art der Wirkung*, die
die betreffenden Schädlichkeiten auf die Nieren ausüben. Diese Wirkung
beurteilen wir zum Teil nach ihren *klinischen* Folgen, am schärfsten aber nach
ihren *pathologisch-anatomischen* Äußerungen. Die bei den einzelnen Erkrankungen der Nieren gemachten pathologisch-anatomischen Untersuchungen
haben die wichtige Tatsache kennen gelehrt, daß nicht immer alle einzelnen
Gewebsteile der Niere von den verschiedenen Schädlichkeiten in gleicher Weise
betroffen .werden. Vor allem machen sich die Unterschiede in der Hinsicht
geltend, daß bei einem Teil der Erkrankungen fast ausschließlich der *tubuläre
Abschnitt der Harnkanälchen*, und zwar vor allem die Epithelien der gewundenen Harnkanälchen, erkrankt sind, während man in anderen Fällen vorzugsweise die *Glomeruli der Nieren* verändert findet (vgl. Abb. 6). Ebenso
wie schon die normalen Harnbestandteile an verschiedenen Stellen der Niere
ausgeschieden werden (s. o.), wirken offenbar auch die verschiedenen Schädlichkeiten je nach ihrer besonderen Art auf die verschiedenen Abschnitte
des Nierengewebes ein. Man kann tubulotrope und glomerulotrope Schädlichkeiten unterscheiden und dementsprechend tubuläre Nephritiden und
Glomerulonephritiden. Da es sich aber bei den tubulären Erkrankungen im
wesentlichen meist nur um verschiedenartige *degenerative Veränderungen der
Epithelien in den gewundenen Harnkanälchen* handelt, ohne eigentliche entzündliche Gefäßveränderungen (Hyperämie, Blutungen, Exsudation, Auswanderung weißer Blutzellen), während bei den Erkrankungen der Glomeruli
gerade diese entzündlichen Veränderungen an den Gefäßknäueln besonders
stark hervortreten, so rechnet man die rein degenerativen tubulären Nierenerkrankungen gar nicht zu den eigentlichen Nierenentzündungen und bezeichnet sie auch nicht mehr als Nephritiden, sondern nach dem Vorschlag
von F. MÜLLER als „*Nephrosen*". Die echten Nierenentzündungen stellen sich
somit meist als *Glomerulonephritiden* dar. Außerdem gibt es aber auch ge-

wisse entzündliche Erkrankungen der Niere, die sich vorzugsweise an einzelnen Stellen im interstitiellen Bindegewebe und Gefäßapparat abspielen und daher als *interstitielle Nephritis* oder *embolische Herdnephritis* bezeichnet werden.

Die Trennung der hämatogenen Nierenerkrankungen in die beiden Hauptgruppen der Nephrosen und der Nephritiden (Glomerulonephritiden) entspricht sicher einem wichtigen tatsächlichen Verhalten. Immerhin muß man sich dessen bewußt bleiben, daß diese Trennung doch nur auf der einseitigen Betonung *eines* nur in einem Teil der Fälle scharf hervortretenden Unterschiedes beruht. Keineswegs selten wirkt dieselbe Schädlichkeit sowohl auf die Glomeruli als auch unmittelbar auf die Epithelien der Harnkanälchen schädigend ein, so daß die Aufstellung *„glomerulo-tubulärer Mischformen"* unvermeidlich ist. Auch die Trennung der vaskulär-entzündlichen und der epithelial-degenerativen Veränderungen darf nicht zu schematisch durchgeführt werden, da auch bei den Glomeruluserkrankungen die Veränderungen des Glomerulusepithels aufs deutlichste hervortreten. Wenn also im folgenden eine Trennung der „Nephrosen" von den „Nephritiden" vorgenommen wird, so ist doch hervorzuheben, daß sich diese Trennung nicht immer scharf durchführen läßt, und daß mannigfaltige Übergangsformen und Kombinationen vorkommen.

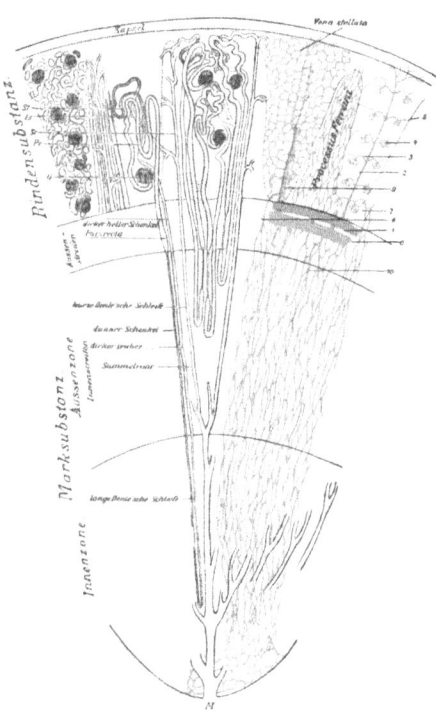

Abb. 6. Nierenschema (nach J. SCHAFFER).
G Glomerulus; *Is* initiales Sammelrohr; *M* Mündung eines Ductus papillaris an der Papillenspitze; *Pc* Pars contorta; *Sr* Sammelrohr; *St* Schaltstück; 1 Art. arciformis; 2 Art. interlobularis; 3 Vas afferens; 4 Glomerulus; 5 Vas efferens; 6 Arteriola recta vera; 7 Arteriola recta spuria; 8 Vena arciformis; 9 Vena interlobularis; 10 Venula recta.

Außer der verschiedenen Lokalisation macht sich natürlich auch die Art und vor allem die verschiedene Schwere der Erkrankung in den einzelnen Fällen geltend.

Nach der Stärke, Art und Dauer der schädigenden Einwirkung bilden die Nephrosen und die Nephritiden je eine vollkommen stetige Reihe von den leichtesten, rasch vorübergehenden bis zu den schwersten Formen. Für die ärztliche Beurteilung ist vor allem die Unterscheidung in die rasch entstandenen und die unmerklich schleichend sich entwickelnden Formen, d. h. also in die *akuten* und in die *chronischen* Erkrankungen, von Bedeutung. Das Wesentliche des klinischen Begriffs der akuten Nephrose und der akuten Nephritis muß sich stets auf die Art des verhältnismäßig *raschen und plötzlichen Anfangs* beziehen. Die akute Nierenentzündung kann heilen, kann rasch zum Tode führen oder — sehr häufig — auch der Ausgangspunkt für ein langwieriges *chronisches* Nierenleiden werden. Selbstverständlich verwischen sich häufig die Unterschiede zwischen akuten und chronischen Erkrankungen, so daß man oft von *„subakuten"* oder *„subchronischen"* Nephritiden und Nephrosen spricht.

Ätiologie der akuten Nephrosen und Nephritiden. Trotz der bis zu gewissem Grade berechtigten Trennung der Nephrosen von den Nephritiden halten wir doch ihre gemeinsame Besprechung aus praktischen Gründen für ratsam, zumal gerade hierbei die trennenden Unterschiede schärfer hervorgehoben werden können, während sich andererseits auch die Unmöglichkeit einer gar zu strengen Unterscheidung zeigen wird. Einzelne besonders kennzeichnende und klinisch wichtige Formen akuter Nierenerkrankung werden dann noch ihre eigene Besprechung erfahren.

Von großer praktischer Wichtigkeit ist zunächst die Tatsache der häufigen Schädigung der Niere durch in den Körper eingeführte *chemische Stoffe* (*toxische Nierenerkrankungen*). Dies ist um so bemerkenswerter, als es sich hierbei gar nicht immer um eigentliche *Gifte*, sondern nicht selten um die unerwünschte Nebenwirkung eingeführter *Arzneimittel* handelt. Unter Umständen können sogar gewisse Nahrungs- und Genußmittel eine Nierenschädigung hervorrufen. Eine Aufzählung aller für die Niere gefährlichen Stoffe ist gar nicht möglich. Wir beschränken uns auf die Anführung der praktisch wichtigsten. Von eigentlichen *Giften* sind hier zu nennen: die *Mineralsäuren* (Schwefelsäure, Salzsäure, Salpetersäure), *Oxalsäure, Phosphor, Blei, Arsen, Quecksilber* (vor allem *Sublimat*), *Chrom* (chromsaures Kali) u. a. Von *innerlichen Arzneimitteln*, die bei unvorsichtiger Anwendung oder bei ungewöhnlich großer individueller Empfindlichkeit zu einer Nierenerkrankung führen können, nennen wir: Kantharidin, die balsamischen Mittel (Kopaivabalsam, Terpentin), Salizylsäure, chlorsaures Kali (Hämoglobinurie!) u. a. Sehr wichtig ist es, zu wissen, daß auch zahlreiche auf die *äußere Haut* eingeriebene oder aufgelegte Arzneimittel nach ihrer Resorption von der unversehrten Haut oder von kleinen Abschürfungen, Pusteln u. dgl. aus schwere Veränderungen der Niere hervorrufen können. Hierher gehören *Kantharidenpflaster, Teerpräparate, Petroleum, Styrax, Naphthol, Pyrogallussäure* u. a. Namentlich ist hier auch auf die nicht ganz geringe Gefahr hinzuweisen, die der Niere durch zu lange und zu starke Einreibungskuren mit grauer *Quecksilbersalbe* drohen. Im Anschluß hieran muß die *Salvarsannephrose* nach intravenösen Salvarsaninjektionen erwähnt werden. Von *Nahrungs-* und *Genußmitteln*, die in einzelnen Fällen bei übermäßigem Genuß Schädigungen der Niere hervorrufen können, sind zu nennen: scharfe *Gewürze, Senf, Rettich, Alkohol* u. a. — In bezug auf die wichtige Frage nach den Beziehungen der verschiedenen Gifte zu den einzelnen Abschnitten der Niere sei hier nur kurz bemerkt, daß im allgemeinen bei den toxischen Nierenschädigungen die rein degenerativen und nekrotischen *Epithelveränderungen* (*Nephrosen*) vorherrschen. Namentlich die *Sublimatniere* bietet eins der reinsten Beispiele dar für eine schwere tubuläre Erkrankung bei fast unveränderten Glomeruli. Bei vielen anderen Giften läßt sich aber diese Trennung nicht so scharf durchführen. Vorherrschende Glomerulusveränderungen finden sich bei der Kantharidinnephritis, ferner bei Uran- und Chromvergiftung.

Die wichtigste Rolle in der Ätiologie der akuten Nephrosen und Nephritiden spielen die *Infektionskrankheiten*. Wie schon erwähnt, sind es weniger die spezifischen Krankheitserreger selbst als die von ihnen gebildeten Toxine, die das Nierengewebe schädigen. Dabei zeigen sich aber bei den verschiedenen Infektionskrankheiten große Unterschiede in bezug auf die Art, Häufigkeit und Schwere der eintretenden Nierenerkrankung. Leichtere Nephrosen beobachtet man vorzugsweise beim Typhus, beim Fleckfieber, bei der Pneumonie, Grippe, Meningitis u. a. Schwerere *Nephrosen* kommen besonders bei der *Diphtherie*, bei der *Cholera*, bei *sekundärer Syphilis*, bei *Tuberkulose* u. a. vor. Die echte *Glomerulonephritis* tritt vor allem als Nachkrankheit beim Scharlach auf, außerdem im Anschluß an *Anginen, septische Infektionen, Erysipel* u. a. Das Gemeinsame scheint in vielen Fällen zu sein, daß es sich um *Streptokokkenerkrankungen* handelt, und zwar sind es vor allem Streptokokkenerkrankungen, die die Rachenorgane und die oberen Atmungswege betreffen. Doch können auch bei manchen der oben als Ursachen von Nephrosen erwähnten akuten Infektionskrankheiten (Typhus, Fleckfieber, Pneumonie u. a.) echte Glomerulonephritiden auftreten, so daß sich auch hierbei wiederum die Grenzen zwischen Nephrosen und Nephritiden verwischen.

In nicht ganz seltenen Fällen tritt eine akute Nierenerkrankung scheinbar *primär* ohne nachweisbare Ursache auf. Die Zahl dieser „kryptogenetischen" Nephrosen und Nephritiden wird aber immer geringer, je genauer man durch eine sorgfältige Anamnese nach der etwaigen Entstehungsursache forscht. Vor allem ist auf vorhergehende leichte *Anginen* zu achten, die oft auf die Eintrittspforte der anzunehmenden Infektion hinweisen. Bei Ausbruch des Nierenleidens können die entzündlichen Herde bereits abgeheilt sein. Auch akute Entzündungen des *Nasen-Rachenraumes* können dieselbe Rolle spielen, zuweilen auch *pustulöse* oder vor allem *furunkulöse* Erkrankungen der *Haut*, weit seltener leichte *Magen-* oder *Darmkrankheiten*. Welcher Art die hier in Betracht kommenden Infektionen sind, läßt sich oft nicht entscheiden. Wahrscheinlich gehören sie meist zu den sogenannten „septischen Infektionen" (Streptokokkeninfektionen u. a.). Manche post-anginöse akute Nephritis mag auch eine versteckte Scharlachinfektion sein. Läßt sich keine Infektionsquelle für die Entstehung der Nephritis nachweisen (vgl. auch „*fokale Infektionen*" Bd. I, S. 208), so forscht man nach etwaigen *Erkältungen, Durchnässungen* oder *Abkühlungen*, die in einzelnen Fällen das Entstehen einer Nephritis zu begünstigen scheinen. Doch sind die Fälle von „Erkältungsnephritis" wohl so zu deuten, daß die Abkühlung der Haut die Einwirkung toxisch-infektiöser Einflüsse auf die Nieren erleichtert. Schließlich ist noch darauf hinzuweisen, daß manche scheinbar primäre akute Nephritis nur ein plötzliches akutes Aufflammen eines schon vorher bestehenden, aber fast symptomlos verlaufenen chronischen Nierenleidens ist (*akute rekurrierende Nephritis*).

Gewisse besondere Formen akuter Nierenerkrankung, so insbesondere die *Schwangerschaftsnephrose*, werden später besprochen werden.

Pathologische Anatomie. Schon die Mannigfaltigkeit der schädigenden Einwirkungen, die zur Entstehung einer akuten Nierenerkrankung führen können, machen es verständlich, daß auch die *anatomischen Veränderungen* hierbei große Unterschiede zeigen. Zunächst ist die *Stärke* der Erkrankung unterschiedlich, sodann die *Art* der Veränderungen und endlich die besondere *Lokalisation* des krankhaften Vorganges. Wie schon wiederholt hervorgehoben, machen sich die örtlichen Unterschiede in der Wirkung der verschiedenen Schädlichkeiten namentlich in der Hinsicht geltend, daß die einen vorzugsweise die *Epithelzellen des tubulären Apparats*, die anderen vorzugsweise *neben* den epithelialen Schädigungen auch den *Gefäßapparat* der Niere, und zwar hauptsächlich die *Glomeruli*, betreffen. Die degenerativen Veränderungen der Nierenepithelien bei den *Nephrosen* zeigen untereinander mannigfache Verschiedenheiten und sind unter den verschiedensten Namen beschrieben worden. Man unterscheidet jetzt gewöhnlich vor allem die *albuminöse Degeneration* (trübe Schwellung der Zellen, Auftreten hyaliner Tröpfchen in ihnen), die *fettige Degeneration* (Auftreten feinster und gröberer Fetttröpfchen im Protoplasma der Zellen, oft vorwiegend an deren Basis), die *lipoide Degeneration* (Auftreten von lipoiden, d. h. das polarisierte Licht doppeltbrechenden Körnchen in den Zellen) und die *nekrotische Degeneration*, d. h. die völlige Nekrose der Nierenzellen, kenntlich am Untergang des Zellkerns und dem körnigen Zerfall des Protoplasmas.

Die anatomischen Veränderungen der *Glomerulonephritis* zeigen dagegen einen aus-gesprochen entzündlichen Charakter. Die Nieren erscheinen im ganzen etwas geschwollen, ihre Rinde verbreitert. Die Glomeruli treten als kleine rote oder blasse (anämische) Punkte hervor. Die Nierenkapsel ist leicht abziehbar, die Oberfläche der Niere sieht graurot oder graugelb aus, ist fleckig, durch Blutungen gesprenkelt. Bei *mikroskopischer Betrachtung* findet man die Glomeruli geschwollen, das Lumen der Gefäßschlingen er-weitert, aber meist nicht mit Blut, sondern prall mit Leukozyten erfüllt. Die Endo-thelien der Gefäßschlingen selbst sind stark vermehrt, auch der Raum zwischen den Glomerulusschlingen und der Kapsel ist mit weißen und mitunter auch mit roten Blut-körperchen erfüllt. Ferner beteiligen sich die Epithelien der Kapsel durch Proliferation an dem Prozeß, so daß der Innenraum zwischen Kapsel und Gefäßschlingen außer mit den ausgewanderten Leukozyten auch mit gewucherten Epithelien ausgefüllt ist. In den Anfangsstadien ist die Leukozytenansammlung in den Glomeruli vorherrschend. Später beherrscht die Endothelvermehrung in den großen und überaus kern-, d. h. zell-reichen Glomeruli das mikroskopische Bild. Oft findet man auch noch in der Umgebung der Kapsel Kernvermehrung. Findet man stärkere Blutungen innerhalb der Glomeruli und in den Harnkanälchen, so spricht man von einer *hämorrhagischen Glomerulonephritis*. Neben den Glomerulusveränderungen ist aber auch der tubuläre Apparat der Nieren in der Regel keineswegs unverändert, so daß sich also auch hier entzündliche und degene-rative Veränderungen miteinander vereinigen. Zwar kann man die degenerativen tubu-lären Veränderungen zum Teil als *die Folge* der Glomeruluserkrankung ansehen, da die Blutversorgung der Harnkanälchen von den Vasa efferentia der Glomeruli aus ge-schieht (s. o. Abb. 6) und die Verödung der Glomeruli daher die Blutversorgung der Tubuli schädigen und dadurch zu Ernährungsstörungen des Nierenparenchyms führen muß. Allein andererseits sind die degenerativen Epithelveränderungen zum Teil gewiß auch selbständiger Art, Wirkungen *derselben* Schädlichkeit, die sowohl Gefäßwände als auch Epithelien schädigt. Geht die Glomeruluserkrankung nicht in Heilung über, so entarten und veröden die Glomeruli zu kleinen, kernarmen, bindegewebigen und später hyalinen Gebilden. Die erkrankten und abgestoßenen Epithelien können wiedergebildet werden. Erfolgt keine Regeneration, so veröden die Nephrone, und es tritt Bindege-webe an ihre Stelle (s. u. chronische Glomerulonephritis).

Klinische Symptome und Krankheitsverlauf. Verschiedene Formen der akuten Nierenerkrankung. Das wichtigste und für die Diagnose fast aus-schließlich entscheidende Symptom der akuten Nierenerkrankung ist die ab-norme Veränderung des Harns. In nicht seltenen Fällen ist die Harn-beschaffenheit sogar die *einzige* klinische Erscheinung, welche auf die Er-krankung der Nieren hinweist. Der Arzt muß es sich daher zur Regel machen, in *jedem* Krankheitsfall, bei dem auch nur die Möglichkeit des Ein-tritts einer Nierenerkrankung besteht, den Harn einer wiederholten sorg-fältigen Untersuchung zu unterwerfen.

Die *Untersuchung des Harns* hat zunächst die täglich ausgeschiedene *Harn-menge* festzustellen. Nehmen wir als Durchschnittzahl der täglichen Harn-menge unter normalen Verhältnissen etwa 1500 ccm an, so finden wir diese Zahl bei akuten Nierenerkrankungen oft beträchtlich *herabgesetzt*. Dies be-ruht teils unmittelbar auf der Verminderung der Wasserausscheidung in den erkrankten Glomeruli, teils auf der Verstopfung der Harnkanälchen durch Zylinder, abgestoßene Epithelien u. dgl. Die täglich entleerte Harnmenge be-trägt häufig nur 400—700 ccm, sinkt aber zuweilen auf noch viel niedrigere Werte bis zu völliger Anurie. Im allgemeinen, wenn auch keineswegs aus-nahmslos, geht die Verminderung der Harnmenge der Schwere der anatomi-schen Veränderungen in den Nieren parallel. Namentlich zeigt sich die Besse-rung der Krankheit sehr häufig zuerst in einer Zunahme der ausgeschiedenen Harnmengen. Wenn vorhandene Ödeme aufgesaugt werden, dann steigt die tägliche Harnmenge oft bis auf sehr beträchtliche Werte (3000—4000 ccm und mehr). Auch ohne vorherige Ödeme kann bei heilenden Nephritiden starke Diurese eintreten. Insoweit es sich dabei nicht doch um die Ausschei-dung im Körper zurückgehaltenen Wassers handelt, kommt hierbei vielleicht auch eine ungewöhnliche Durchlässigkeit der Glomerulusschlingen in Be-

tracht (ähnlich wie zuweilen nach Ablauf eines schweren Typhus u. a.). —
Das *spezifische Gewicht* des Harns hängt vor allem von den ausgeschiedenen
Wassermengen ab, wird aber außerdem noch besonders durch die ausgeschiedenen Eiweißmengen beeinflußt. Die geringen Harnmengen bei schwerer
akuter Nephritis können ein sehr hohes spezifisches Gewicht zeigen (1025 bis
1030 und mehr), während in der Rekonvaleszenz oft reichlicher dünner Harn
von etwa 1008—1005 Gewicht ausgeschieden wird. Für die Beurteilung der
besonderen anatomischen Verhältnisse in den Nieren bieten Harnmenge und
spezifisches Gewicht keine wesentlichen Anhaltspunkte dar, da sowohl bei
den schweren Nephritiden als auch ebenso bei den schweren Nephrosen
(z. B. der Sublimatniere) die Wasserausscheidung durch die Nieren aufs
stärkste herabgesetzt sein kann. Der *Wasserversuch* zeigt sowohl bei den
Nephrosen als auch bei den Nephritiden die erhebliche Erschwerung der
Wasserausscheidung. Die *Konzentrationsfähigkeit der Nieren* (*Durstversuch*)
leidet dagegen bei den Nephrosen meist in höherem Grade als bei den
Nephritiden.

Die für die Erkennung der Nierenerkrankung wichtigste Untersuchung
betrifft, wie schon erwähnt, den Nachweis der *Eiweißausscheidung* im Harn
(s. o. S. 5). Zwar gibt es wohl sicher Nierenerkrankungen ohne Albuminurie,
kenntlich zuweilen an dem Auftreten von Harnzylindern, Epithelien und
Blutkörperchen im Harn. Im allgemeinen ist aber doch die *Albuminurie* das
wesentliche und entscheidende Merkmal der Nierenerkrankung. Die ausgeschiedenen Eiweißmengen wechseln von den geringsten Spuren bis zu
Mengen von 1—3% und mehr. Die täglich ausgeschiedene Gesamtmenge
des Eiweißes kann bis zu 5—10 g und noch wesentlich höher ansteigen. Für
die besondere anatomische Form der Nierenerkrankung bietet die Albuminurie im allgemeinen keine ausschlaggebenden Kennzeichen dar. Bei schweren
Nephrosen können aber noch stärkere Eiweißausscheidungen auftreten als
bei den akuten Glomerulonephritiden.

Neben dem Nachweis der Albuminurie ist für jede Nierenerkrankung die
genaue Untersuchung der ausgeschiedenen *abnormen Formbestandteile* von
größter Wichtigkeit. Ihre Anwesenheit und zum Teil auch ihre Art lassen
sich oft schon aus dem *äußeren Ansehen* des Harns vermuten. Zu beachten
sind die trübe Beschaffenheit des frisch entleerten Harns, starke Sediment-
bildung und vor allem die rötliche oder gar dunkelrote und schwarzrote Färbung, nicht selten im auffallenden Licht mit grünlichem Schimmer, bei Blut-
beimengung. Genauen Aufschluß über die krankhaften geformten Bestandteile gibt erst die *mikroskopische Untersuchung* des Harnsediments oder des
Zentrifugats. Die verschiedenen Arten der *Harnzylinder* haben wir bereits
kennengelernt. Sie kommen bei allen Nephrosen und ebenso bei den mit ausgedehnten Epithelveränderungen verbundenen Nephritiden vor. Körnige und
wachsartige Zylinder finden sich vorzugsweise bei den schwereren Formen.
Die Auflagerungen von Epithelzellen, Leukozyten, Fettkörnchenzellen, einzelnen Fettkörnchen und Lipoidkörnchen, von roten Blutkörperchen usw.
sind alles unmittelbare Hinweise auf die entsprechenden Vorgänge der Epithel-
degeneration, Epithelabstoßung, Leukozytenauswanderung und Blutung in
der erkrankten Niere. Von besonderer diagnostischer Bedeutung ist stets der
Nachweis des *Blutgehaltes* im Harn. Jeder Blutgehalt bei akuter Nierenerkrankung weist auf den *entzündlichen* Charakter des Leidens hin. Die
Hämaturie ist eins der wichtigsten Unterscheidungsmerkmale zwischen den
fast immer ohne Hämaturie verlaufenden, rein degenerativen „*Nephrosen*"
und den entzündlichen *Nephritiden* (Glomerulonephritiden). Nephritiden mit

stärkerer, sich oft schubweise wiederholender Hämaturie werden als *hämor-rhagische Glomerulonephritis* bezeichnet.

Während in manchen leichteren Fällen akuter Nierenerkrankung der übrige Körper verhältnismäßig wenig oder fast gar nicht zu leiden scheint, treten in andern Fällen die schwersten *Begleit-* und *Folgeerscheinungen* auf. Unter diesen nehmen die *Ödeme* die erste Stelle ein. Bei jedem akuten wie chronischen Nierenleiden entsteht vor allem die Frage, ob es sich um eine „*hydropische*" oder „*anhydropische*" Form handelt. Welches die eigentlichen, für die Entstehung des renalen Hydrops maßgebenden Nierenveränderungen sind, wissen wir nicht. Die Annahme, daß der Hydrops vor allem mit den tubulären Epitheldegenerationen zusammenhängt, entspricht keineswegs den Tatsachen. Die schwere Sublimatnephrose verläuft ohne Hydrops, und die als Typus der Glomerulonephritis geltende akute Scharlachnephritis führt oft zu den stärksten Ödemen.

So können wir den Hydrops nur im allgemeinen als eins der wichtigsten klinischen Merkzeichen für ein aufgetretenes Nierenleiden bezeichnen. Häufig ist der beginnende Hydrops das erste Zeichen, das den Arzt oder den Patienten und dessen Angehörige auf die eingetretene Erkrankung aufmerksam macht. Sehr wichtig ist die Tatsache, daß die *renale* Wassersucht (im Gegensatz zum *kardialen* Hydrops) sich oft zuerst im *Gesicht* und gleichzeitig oder erst etwas später an den Beinen und den abhängigen Rumpfteilen zeigt. An dem blassen, gedunsenen, oft etwas glänzenden Gesicht mit den geschwollenen Augenlidern kann der Arzt zuweilen auf den ersten Blick das Nierenleiden vermuten. Außer dem Gesicht sind die Knöchelgegenden, die Unterschenkel, die inneren und hinteren (abhängigen) Teile der Oberschenkel, das Skrotum, die seitlichen Teile der Bauchdecken, die untere Rücken- und Kreuzbeingegend, Arme und Handrücken der Hauptsitz des *Ödems*, dessen Stärke und Ausdehnung in den einzelnen Fällen natürlich die größten Verschiedenheiten darbietet. Entwickelt sich ein hochgradiger allgemeiner Hydrops, so werden dadurch die Beschwerden der Kranken sehr erheblich. Die Beweglichkeit des Körpers ist stark gehemmt, alle Lageveränderungen sind erschwert, anstrengend und schmerzhaft. Bei den stärksten Graden des Hydrops können in der Haut kleine Einrisse entstehen, aus denen die hydropische Flüssigkeit heraussickert. Derartige kleine Wunden werden zuweilen der Ausgangspunkt erysipelatöser Entzündungen u. dgl. Ist starke Hautwassersucht vorhanden, so findet sich meist gleichzeitig ein mehr oder weniger starker *Hydrops der serösen Höhlen* (Hydrothorax, Aszites, Hydroperikardium). Der Nachweis des Hydrothorax ist oft durch das bestehende Hautödem erschwert. Nicht selten ist der Hydrothorax auf der einen (besonders der linken) Seite stärker als auf der anderen. Durch die Ergüsse in den inneren Höhlen entsteht eine oft qualvolle Behinderung der Atmung. An den *Schleimhäuten* entwickelt sich nur selten stärkeres Ödem. Doch kommt in einzelnen Fällen Ödem der Conjunctivae, des weichen Gaumens und Glottisödem vor. Von den Ödemen der *inneren Organe* ist das nicht selten gegen Ende des Lebens eintretende *Lungenödem* wohl weniger Teilerscheinung des allgemeinen Ödems als vielmehr eine Folge der schließlichen Herzschwäche. Das *Gehirnödem* haben wir bereits oben (S. 17) als wahrscheinliche Ursache schwerer nervöser (urämischer) Erscheinungen kennen gelernt.

Neben dem Hydrops verdient vor allem das Verhalten der *Kreislauforgane* auch bei den akuten Nierenerkrankungen die regste Aufmerksamkeit. In dem Verhalten des *Pulses* und des *Blutdrucks* zeigt sich vor allem der Unterschied zwischen den degenerativen Nephrosen und den Glomerulonephri-

tiden. Während Blutdruck und Pulsspannung bei den Nephrosen im allgemeinen unverändert bleiben, treten bei akuter Nephritis oft schon nach
wenigen Tagen die Zeichen einer Beeinflussung des Kreislaufs auf, der Puls
nimmt an Spannung zu, der zweite Aortenton wird verstärkt, und die Blutdruckmessung zeigt Werte über 150 mm Hg. Die Pulsfrequenz ist anfangs
oft etwas erniedrigt, später wird der Puls meist beschleunigt. Eine beginnende
Hypertrophie der linken Herzkammer kann man bei schwererer akuter Nephritis nach 4—6 Wochen oft schon klinisch nachweisen, vor allem durch das
Verhalten des Herzspitzenstoßes. Mit der vermehrten arteriellen Spannung
hängt vielleicht das zuweilen auftretende *Nasenbluten* zusammen. — Im Anschluß an die erwähnte allgemeine Beeinflussung des Kreislaufs sei hier auch
noch das gelegentliche Auftreten einer *sero-fibrinösen Perikarditis* bei akuter
Nephritis erwähnt. Man faßt sie gewöhnlich als „urämische"Perikarditis auf, verursacht durch die im Blut zurückgehaltenen Stoffwechselprodukte. Auch *Pleuritiden* und in seltenen Fällen *Peritonitis* können in ähnlicher Weise auftreten.
        Von den *sonstigen inneren Organen* verdienen vor allem die *Lungen* Be-
achtung. Nicht selten entwickelt sich in ihnen eine diffuse *Bronchitis*, zuweilen auch eine eigentümliche Form von *Pneumonie*, die gewissermaßen ein
starres, entzündliches Ödem darstellt und bei akuter wie bei chronischer Nephritis nicht selten gefunden wird. Die Entstehung eines echten *allgemeinen
Lungenödems* als Folge einer eingetretenen Schwäche der linken Herzkammer ist
schon oben erwähnt worden. Doch mögen auch hier entzündliche Vorgänge
mitunter eine Rolle spielen. *Magen-* und *Darmerscheinungen* (Erbrechen,
Durchfälle) treten nicht selten auf. Sie werden meist als urämische Symptome
gedeutet. Die *Retinitis albuminurica* (s. u.) wird bei akuter Nephritis nicht
oft beobachtet.
        Bei der nun folgenden Besprechung der klinisch wichtigsten einzelnen
Formen der akuten Nierenerkrankung sondern wir diese in die beiden Hauptgruppen der *akuten Nephrosen* und der eigentlichen *akuten Nephritiden* im
engeren Sinne.

1. Akute Nephrosen.

Als akute *Nephrosen* bezeichnet man, wie bereits oben erwähnt, diejenigen
akuten Krankheitszustände der Nieren, bei denen die vorauszusetzende
toxische, vom Blut aus wirkende Schädlichkeit vorzugsweise oder fast ausschließlich die *tubulären epithelialen* Elemente der Nieren schädigt und zur
Degeneration bringt. Der vaskuläre Teil und insbesondere die Glomeruli der
Niere sind dagegen so gut wie gar nicht betroffen, es fehlen somit alle eigentlich entzündlichen Veränderungen. In *klinischer* Hinsicht zeichnet sich der
Harn durch seinen oft hohen Eiweißgehalt und die reichlichen Zylinder aus.
Hämaturie fehlt vollständig oder ist höchstens in ganz geringem Grade vorhanden. Kochsalz- und Wasserausscheidung sind erheblich gestört, die Ausscheidung des Stickstoffs ist aber unverändert. Dementsprechend liegt keine
Urämiegefahr vor. Der Reststickstoffgehalt des Blutserums ist gewöhnlich
normal. Es bestehen keine Erhöhung des Blutdrucks, keine Herzhypertrophie
und keine Veränderungen des Augenhintergrundes. Oft sind hochgradige Ödeme
vorhanden. Derartige rein degenerative nephrotische Krankheitszustände
kommen insbesondere unter folgenden Verhältnissen vor:
        1. Leichte Nephrosen mit albuminöser Degeneration der Nierenepithelien
sind die anatomische Grundlage der so häufigen „*febrilen Albuminurien*"
bei den verschiedensten akuten Infektionskrankheiten (Typhus, Fleckfieber,
Pneumonie, Grippe, Erysipel u. a.). Die klinischen Erscheinungen machen

sich fast ausschließlich am Harn bemerkbar: geringer Eiweißgehalt, Auftreten von meist nicht besonders zahlreichen hyalinen oder granulierten Zylindern. Nicht selten freilich findet man daneben auch einige weiße und rote Blutkörperchen, ein Zeichen, daß der Gefäßapparat der Niere nicht ganz unversehrt geblieben ist, und daß sich also die Grenzen zwischen Nephrose und Nephritis in Wirklichkeit doch oft verwischen.

Schwerere degenerative Nephrosen treten bei der *Diphtherie* und bei der *Cholera* auf (s. d.).

2. Zahlreiche *toxische Substanzen* bewirken — oft neben anderen Organschädigungen — schwere degenerative Nierenveränderungen. Von besonderem Interesse ist die *Nephrose bei akuter Sublimatvergiftung*. Sie führt zu einer starken Abnahme der Harnausscheidung, die sich zu vollständiger, tagelang andauernder *Anurie* steigern kann. Der spärliche Harn enthält mehr oder weniger reichlich Eiweiß, zahlreiche Zylinder, abgestoßene und degenerierte Epithelien, zuweilen auch Blut. Auffallend ist das meist völlige Fehlen von Ödemen und auch der seltene und späte Eintritt urämischer Symptome, obwohl der Reststickstoff im Blut bei der Sublimatnephrose meist ungewöhnlich vermehrt ist. Das Verhalten des Blutdrucks wird verschieden angegeben. In der Regel ist der Blutdruck nicht erheblich gesteigert. Die schweren Fälle enden fast alle tödlich, leichtere kommen zur Heilung, wobei sich offenbar die Nierenepithelien in ausgedehntem Maße regenerieren. Die *anatomische Untersuchung* der Nieren in den tödlich endenden Fällen ergibt eine ausgedehnte Nekrose der Epithelien, die zum Teil in eigenartiger Weise mit Kalk inkrustiert sind. Entzündliche Veränderungen an den Glomeruli fehlen so gut wie ganz. — Ähnliche schwere Nephrosen mit Nekrose des Epithels können auch durch *Salvarsan* hervorgerufen werden.

3. *Die Syphilisnephrose.* Während des Sekundärstadiums der Syphilis werden Nierenveränderungen nicht selten beobachtet, teils kenntlich durch das Auftreten einer einfachen Albuminurie ohne erhebliche weitere Symptome, teils verbunden mit sonstigen Erscheinungen. In den schwereren Fällen der syphilitischen Nierenerkrankung findet man im Harn starken Eiweißgehalt (1—2%), viele Zylinder und oft reichlich Fettröpfchen, die sich bei der Betrachtung im polarisierten Licht zum Teil als *doppeltbrechende Lipoidsubstanzen (Lipoidnephrose)* erweisen. Meist treten hochgradige Ödeme auf, dagegen fehlen Hämaturie, Blutdrucksteigerung, Herzhypertrophie und Augenhintergrundveränderungen. Die Harnstoffausscheidung ist normal, der Reststickstoffgehalt des Blutserums nicht vermehrt. Die Krankheit kann — namentlich bei sachgemäßer Behandlung — in Heilung übergehen, wenn auch erst nach wochen- oder monatelanger Dauer. Andererseits kommt aber auch ein Übergang in ein chronisches, unheilbares Nierenleiden vor in Form der Schrumpfniere. Die Behandlung der Syphilisnephrose muß — wie gleich hier erwähnt werden mag — in sehr vorsichtiger Weise mit den spezifischen Mitteln erfolgen, vor allem mit Jod und Salvarsan.

Als sehr seltene Nierenerkrankung kann eine *Lipoidnephrose*, wie im Sekundärstadium der Syphilis, bei Jugendlichen bei Diphtherie, Tuberkulose, Pneumokokkeninfektion u. a. auftreten. Gelegentlich ist die Ursache einer Lipoidnephrose nicht festzustellen (*genuine Nephrose*).

4. *Die Schwangerschaftsnephrose* beginnt meist allmählich in der zweiten Hälfte, gewöhnlich in den letzten 6—10 Wochen der ersten Schwangerschaft. Häufiger Harndrang und Ödem der unteren Gliedmaßen (nur ausnahmsweise des Gesichts!) stellen sich ein, außerdem nicht selten Übelkeit und Neigung zum Erbrechen. Oft sind aber diese Beschwerden so gering, daß die Nieren-

erkrankung leicht übersehen werden kann. Untersucht man den Harn, so findet man ihn gewöhnlich ziemlich reich an Eiweiß, aber verhältnismäßig arm an körperlichen Bestandteilen. Der Eiweißgehalt kann 2—3% erreichen, das meist nicht sehr reichliche Sediment besteht aus hyalinen Zylindern, einzelnen Leukozyten und Epithelien. Rote Blutkörperchen fehlen in vielen Fällen, der Blutdruck ist mitunter nicht erhöht — kurzum, der Zustand zeigt oft die Kennzeichen der *Nephrose*, womit auch die anatomischen Befunde übereinstimmen. Aber auch hier verwischen sich die Grenzen zwischen Nephrose und Nephritis. Denn es gibt Fälle mit deutlicher, ja zuweilen ziemlich starker Hämaturie, andere mit beträchtlicher Blutdrucksteigerung bis über 200 mg Hg, die also wohl als „Schwangerschaftsnephritis" bezeichnet werden müssen. Auch reichliche Hämatoidinkristalle im Harn sind in einzelnen Fällen beobachtet worden. Praktisch wichtig sind die bei der Schwangerschaftsniere nicht ganz selten auftretenden schweren *Sehstörungen*. Sie kommen vor ohne nachweisbare Veränderung in der Netzhaut (*ischämische Amaurose*) oder auch verbunden mit ausgesprochener *Retinitis albuminurica*.

Die einfache Schwangerschaftsnephrose dauert fast immer bis zum Ende der Schwangerschaft. In den günstig verlaufenden Fällen verschwindet die Albuminurie nach der Geburt rasch und vollständig, es tritt völlige Heilung ein. Allein zuweilen dauert die Albuminurie doch noch längere Zeit an, und auch die Möglichkeit des Übergangs in ein chronisches Nierenleiden ist nicht ganz ausgeschlossen. Bei neu eintretenden Schwangerschaften können Rezidive des Leidens eintreten. Auch bei sonstigen Nierenerkrankungen wirkt, wie hier bemerkt werden mag, eine eintretende Schwangerschaft oft ungünstig ein.

Ein besonderes praktisches und theoretisches Interesse gewinnt die Nierenerkrankung der Schwangeren durch ihre Beziehungen zur *Eklampsie*, die besonders oft dann auftritt, wenn schon vorher Albuminurie bestanden hat. Doch kann die Albuminurie auch erst mit der Eklampsie zugleich erscheinen. Eklampsie ohne Nierenschädigung soll auch vorkommen, ist aber jedenfalls sehr selten. Die Eklampsie tritt nach leichten Vorboten (Kopfschmerzen, Erbrechen, Sehstörungen) oder auch ganz plötzlich auf, kurze Zeit vor der Entbindung, während der Entbindung oder in seltenen Fällen auch erst bald nach der Geburt. Die eklamptischen Anfälle sind echte *epileptiforme Konvulsionen* mit völliger Bewußtlosigkeit, weiten, starren Pupillen, von etwa 1½—2 Minuten langer Dauer. Sie können in großer Zahl auftreten bei anhaltendem, tiefem Koma. Dabei ist der Puls meist gespannt, der Blutdruck erhöht. Die Harnausscheidung kann fast bis zu Anurie sinken. Der eiweißreiche Harn zeigt oft starke Hämaturie oder auch Hämoglobinurie.

Die Ursache der Eklampsie ist trotz vieler Untersuchungen noch nicht geklärt. Man denkt an Autointoxikationen von der Plazenta aus u. dgl. Das noch unbekannte „Eklampsiegift" soll einerseits die degenerativen Veränderungen der Tubuli und andererseits spastische Gefäßveränderungen im ganzen Körper verursachen, die die klinischen Erscheinungen hervorrufen. Bemerkenswert ist, daß bei der Eklampsie, ebenso wie bei der Krampfurämie, keine Erhöhung des Reststickstoffs im Blut gefunden wird, wohl aber eine beträchtliche Druckerhöhung des Liquor cerebrospinalis.

Die Prognose der Eklampsie ist auch in schweren Fällen nicht ganz ungünstig. Immerhin rechnet man noch immer mit etwa 10—20% Sterblichkeit. Tritt Heilung ein, so verschwindet die Albuminurie meist rasch. Für die Vorgänge der Geburt besteht häufig völlige *retrograde Amnesie*. Die

Behandlung kann von wesentlichem Nutzen sein. Sie besteht in Aderlaß, Lumbalpunktion und Chloralhydrat durch Klysma. Näheres hierüber, über die etwaige künstliche Beschleunigung der Geburt, sowie über die verschiedenen Theorien der Eklampsie findet man in den Lehrbüchern der Geburtshilfe.

2. Akute Nephritiden.

Die akuten Nierenerkrankungen, bei denen es sich nicht nur um degenerative Veränderungen des tubulären Epithels, sondern daneben oder sogar vorherrschend auch um entzündliche exsudative Vorgänge an den Gefäßen handelt, werden, wie erwähnt, als *Nephritiden* oder im Hinblick auf den wichtigsten und oft vorzugsweise betroffenen Teil des renalen Gefäßapparats als *Glomerulonephritiden* bezeichnet. Die Verschiedenheit der Ursachen, der anatomischen Lokalisation und auch gewisser klinischer Erscheinungen rechtfertigt diese Unterscheidung, die aber andererseits unseres Erachtens auch nicht zu streng und schematisch durchgeführt werden kann, da, wie schon wiederholt erwähnt, Vereinigungen und Übergänge zwischen Nephrosen und Nephritiden oft genug vorkommen. Die degenerativen Epithelveränderungen können zwar bei der Glomerulonephritis zum Teil durch den gestörten Zufluß infolge der Glomeruluserkrankung bedingt werden, sind aber andererseits gewiß auch oft den entzündlichen Gefäßveränderungen beigeordnet. In *klinischer* Hinsicht sind alle akuten Nephritiden gekennzeichnet durch den *Blutgehalt* des Harns neben dem Eiweißgehalt und der Zylindrurie. Außer der Wasser- und Kochsalzausscheidung ist auch die Ausscheidung des Stickstoffs meist gestört, daher besteht Erhöhung des Reststickstoffs im Blut und Urämiegefahr. Ferner findet man meist bald eine arterielle Blutdrucksteigerung und beginnende Hypertrophie der linken Herzkammer. Die akute Glomerulonephritis beobachten wir vorzugsweise unter folgenden Umständen:

1. *Akute Glomerulonephritis* tritt bei vielen akuten Infektionskrankheiten auf, vor allem beim *Scharlach*, dann im Anschluß an schwerere, aber auch an scheinbar leichte fieberhafte *Anginen*, ferner bei *Pneumonie*, *Erysipel*, *Sepsis*, *Typhus* u. a. Die klinischen Erscheinungen der *Scharlachnephritis* haben wir bereits im I. Bande näher besprochen. Praktisch besonders wichtig ist die verhältnismäßig häufige *Nephritis nach Angina*, die von vielen Forschern auf eine Streptokokkeninfektion bezogen wird. Die Nierenerkrankung tritt zuweilen schon während der noch bestehenden Halsentzündung, nicht selten aber erst 8—14 Tage nach Aufhören der Halsbeschwerden ein. Ob es sich in manchen Fällen um versteckte Scharlachinfektionen handelt, muß meist unentschieden bleiben. Die Nierenerkrankung macht oft so geringe Allgemeinsymptome, daß sie ohne sorgfältige Untersuchung des Harns leicht übersehen wird. In allen ausgesprochenen Fällen enthält der Harn Eiweiß, Zylinder und vor allem auch mehr oder weniger reichlich rote Blutkörperchen. Ödeme fehlen oft völlig, treten aber doch gelegentlich auf. Der Blutdruck ist in der Regel anfangs nur wenig erhöht. Der Verlauf kann gutartig sein, so daß die ganze Erkrankung in wenigen Wochen abheilt. Andererseits kommen aber wiederholt Nachschübe mit neuer Hämaturie nicht selten vor. Dies beobachtet man namentlich in den Fällen, in denen sich in den Tonsillen alte versteckte Eiterherde gebildet haben, von denen aus wahrscheinlich die sich stets erneuernden Rezidive erfolgen. Hieraus ergibt sich die praktisch wichtige Regel, in allen Fällen akuter hartnäckiger Nephritis die Tonsillen genau fachärztlich untersuchen zu lassen und etwa vorhandene alte Eiterherde durch Entfernung der Mandeln zu beseitigen.

Tritt die Nierenerkrankung als scheinbar primäre Erkrankung bei vorher gesunden Menschen in akuter Weise auf, so wird man auch hier bei genauem Nachfragen oft genug eine vorhergehende leichte infektiöse Erkrankung der Tonsillen, des Rachens, des Nasenrachenraumes, zuweilen auch des Magen-Darmkanals u. dgl. nachweisen. Gelegentlich wird man eine Erkältung oder Durchnässung des Körpers mit als Ursache annehmen können. Mitunter kennzeichnet sich die anscheinend primäre Nierenerkrankung als *akute Allgemeininfektion* durch anfängliche leichte Fiebererscheinungen, vor allem durch häufiges Frösteln. Dazu kommen bei der akuten Glomerulonephritis oft örtliche Beschwerden in Form schmerzhaften Drucks in der Nierengegend, wahrscheinlich bedingt durch die Spannung der Nierenkapsel infolge der Schwellung des ganzen Organs.

Im Anschluß an diese leichten Vorläufererscheinungen macht sich fast immer die Krankheit zuerst deutlich bemerkbar durch das Auftreten *ödematöser Schwellungen* im Gesicht, an den Beinen u. a. Die akute Glomerulonephritis ist in der Regel eine *hydropische Nephritis*, und die oft sehr stark werdenden *allgemeinen Ödeme* beherrschen in den meisten Fällen das Krankheitsbild. Durch die Schwellung des Skrotum, des Oberschenkels und der abhängigen Rumpfteile werden die Bewegungen der Kranken sehr erschwert. Hydropische Ergüsse in den serösen Höhlen (Pleura, Peritoneum) können zu starken Atembeschwerden führen, die durch hinzutretende Bronchitiden noch vermehrt werden. Die auffallende *Blässe* der meisten Nephritiker hängt von dem verminderten Blutgehalt der spastisch kontrahierten Hautgefäße und nicht von einer sekundären Anämie ab.

Der *Harn* wird oft mit einigen Beschwerden entleert. Seine Menge ist meist stark vermindert, sein Aussehen infolge der vorhandenen krankhaften Formbestandteile trübe, oft deutlich rötlich oder braunrötlich. Der meist reichliche Eiweißgehalt und die Anwesenheit zahlreicher Zylinder sind entscheidende diagnostische Kennzeichen der eingetretenen Nierenerkrankung, während der Gehalt des Harns an roten und weißen Blutkörperchen das besondere Kennzeichen der bestehenden *entzündlichen* Veränderungen ist. Der Blutdruck, anfangs noch normal, steigt im Laufe der nächsten Krankheitswochen deutlich an, zugleich verstärkt sich der zweite Aortenton und, wie schon früher erwähnt, nach 5—6 wöchiger Krankheitsdauer kann sich bereits eine beginnende Herzhypertrophie bemerkbar machen.

Urämische Erscheinungen können, namentlich bei sinkender Harnausscheidung, jederzeit eintreten. Die anfänglichen Kopfschmerzen und das nicht seltene Erbrechen sind vielleicht noch Folgen der eingetretenen Primärinfektion und Intoxikation. In der späteren Zeit sind sie oft schon als urämische Symptome aufzufassen. Dann muß man, namentlich bei starkem Ansteigen des Blutdrucks, auch auf die Möglichkeit des Eintritts urämischer Krampfanfälle gefaßt sein.

Der *Verlauf der akuten Glomerulonephritis* gestaltet sich recht verschieden. Es gibt leichte, mittelschwere und schwere Fälle. Nicht selten tritt, zuweilen nach mehrfachen Schwankungen der Symptome, nach einigen Wochen oder auch erst einige Monate später unter langsamem Zurückgehen aller Krankheitserscheinungen völlige und dauernde *Heilung* ein. In anderen Fällen geht aber der Prozeß in einen chronischen Krankheitszustand über, eine klinisch wichtige Tatsache, auf die wir in den beiden folgenden Kapiteln noch wiederholt zurückkommen werden. Jedenfalls ist bei der Prognosestellung auf diesen Punkt stets Rücksicht zu nehmen.

3. Als *akute Kriegs- oder Feldnephritis* hat man eine während des Weltkrieges sowohl im Osten als auch im Westen in auffallender Häufigkeit aufgetretene Form primärer akuter Glomerulonephritis bezeichnet. Man ist vielfach geneigt, sie als Folge einer besonderen Infektion aufzufassen. Die Krankheit entwickelt sich zuweilen im Anschluß an Erkältungen und Anstrengungen, nicht selten aber auch ohne besondere Veranlassung. Sie beginnt meist plötzlich mit Frost, hohem Fieber und mit heftiger Laryngitis und Bronchitis. Oft entwickeln sich bald ausgedehnte Bronchopneumonien, die zu starken Atembeschwerden führen. Alsbald machen sich auch die nephritischen Symptome bemerkbar: Schmerzen in der Nierengegend, Blut- und Eiweißgehalt des spärlichen Urins, Zylindrurie, ausgedehnte Ödeme. Ziemlich rasch entwickelt sich eine deutliche, oft sehr erhebliche Zunahme des arteriellen Drucks mit den entsprechenden Veränderungen am Herzen. Nicht selten tritt Urämie ein, gewöhnlich in der eklamptischen Form. Verhältnismäßig häufig findet sich eine Retinitis albuminurica. Trotz schwerster Erscheinungen kann die Krankheit nach einigen Wochen oder nach längerer Zeit eine günstige Wendung nehmen und in Heilung übergehen. Die letzten Veränderungen des Harns verschwinden freilich oft nur sehr langsam, und Rückfälle kommen nicht selten vor, namentlich bei unvorsichtigem Verhalten. Auch Übergang in chronische Nephritis und sekundäre Schrumpfniere (s. u.) wird beobachtet. In den rasch tödlich endenden Fällen findet man neben den meist vorhandenen Lungen- und Herzveränderungen eine echte Glomerulonephritis mit verhältnismäßig geringen tubulären Epithelveränderungen. Die Milz ist oft vergrößert, ein Umstand, der ebenfalls auf die infektiöse Art der Krankheit hinweist.

4. *Die akute interstitielle Nephritis* und *herdförmige Glomerulonephritis*. Außer der akuten *diffusen* Glomerulonephritis gibt es auch *herdförmige* akute Nephritiden, bei denen die einzelnen Entzündungsherde von der örtlichen Anwesenheit eingeschwemmter kleinster Bakterienherde (meist Streptokokken) abhängen. Entweder handelt es sich um rein interstitielle entzündliche Zellanhäufungen, wie sie namentlich beim Scharlach zuweilen in den Nieren gefunden werden, oder daneben auch um bakterielle Infektionen einzelner Glomeruli mit nachfolgenden Veränderungen der Gefäßwände. Nicht *alle* Glomeruli der Nieren werden gleichmäßig befallen wie bei den diffusen Glomerulonephritiden, sondern nur einzelne in mehr oder weniger großer herdförmiger Ausdehnung. Die als „*embolische Herdnephritis*" bezeichnete Form der herdförmigen Nephritiden findet man bei Streptokokkeninfektionen, besonders bei der Streptococcus viridans Sepsis. Aber auch bei Krankheiten, die durch Staphylokokken, Colibazillen und andere Bakterien hervorgerufen werden, kann diese embolische Herdnephritis beobachtet werden.

Die rein interstitielle akute Nephritis tritt klinisch oft wenig hervor, während die herdförmige Glomerulonephritis sich vor allem durch die *starke Hämaturie* auszeichnet, aber ohne alle Blutdrucksteigerung, ohne Ödem- und Urämieneigung verläuft. Die Nierenfunktion bleibt normal, da zwischen den Entzündungsherden ausgedehnte Teile unveränderten Nierengewebes erhalten bleiben. Aus diesem Grunde kommt es auch nicht zur Erhöhung des Reststickstoffs im Blut und zur Niereninsuffizienz. Sie tritt nie als primäre Krankheit, sondern als Teilerscheinung septischer Infektionen (nach Scharlach, Angina, Sepsis, akuter Endokarditis, Erysipel u. dgl.) auf. Ihre scharfe klinische Abgrenzung ist nicht immer möglich, da sie sich mit diffusen entzündlich-degenerativen Veränderungen vereinigen kann. Auch geht sie ohne scharfe Grenze in die eigentliche *embolische Nephritis* (Nierenabszesse) über (s. u. Kapitel 6).

Die leichten Formen der herdförmigen Nephritis geben *an sich* keine ungünstige Prognose und gelangen oft zu völliger Heilung. Anderseits kommt freilich häufig die Neigung zu Rezidiven und der Übergang in chronische Erkrankungsformen in Betracht (s. u.).

Diagnose der akuten Nierenerkrankungen. Das Gesagte zusammenfassend, heben wir noch einmal kurz hervor, daß zunächst die oft erwähnten *Ver-*

änderungen des Harns das Bestehen einer Nierenerkrankung anzeigen. Ist diese im allgemeinen festgestellt, so bedarf es zunächst einer *eingehenden Anamnese*, um über den akuten Zustand der Erkrankung und über die etwa vorliegenden besonderen ätiologischen Verhältnisse möglichst genauen Aufschluß zu erlangen (vorhergehende Infektionskrankheiten, Scharlach, Diphtherie, Grippe vor allem *Anginen*, ferner Intoxikationen, medikamentöse Schädigungen, Erkältungen usw.). Ist das Bestehen einer akuten Nierenschädigung festgestellt, so ergibt sich nach den allgemeinen Erfahrungen oft schon aus der Art ihrer Entstehung ein Urteil über die besondere Form der Erkrankung, insbesondere über die Frage, ob eine Nephrose oder eine Nephritis vorliegt. *Blutgehalt des Harns* und bald eintretende *Blutdrucksteigerung* sind die wesentlichsten Kennzeichen der echten akuten Nephritis, während das Fehlen dieser Erscheinungen trotz vorhandener Albuminurie und Zylindrurie für den nephrotischen Charakter der Erkrankung spricht. Die Hauptsache ist aber nicht die Einordnung des einzelnen Falles unter einem besonderen Namen, sondern die möglichst genaue Darlegung seiner Entstehung, seiner klinischen und anatomischen Eigentümlichkeiten auf Grund allseitiger Untersuchung.

Prognose. Die Prognose einer jeden akuten Nierenerkrankung muß mit einiger Vorsicht gestellt werden. Die Gefahren der Krankheit liegen teils in der fast niemals ganz auszuschließenden Möglichkeit des Eintritts bedrohlicher Erscheinungen (schwerer allgemeiner Hydrops, Urämie, entzündliche Komplikationen), teils in der ebenfalls stets im Auge zu behaltenden Möglichkeit des Übergangs der akuten Erkrankung in ein chronisches, zu völliger Ausheilung nicht mehr gelangendes Nierenleiden. Auf diesen praktisch sehr wichtigen Punkt werden wir in den folgenden Kapiteln noch oft zurückkommen.

Immerhin ist zu betonen, daß zahlreiche akute Nierenerkrankungen auch in völlige, dauernde Heilung übergehen. Im allgemeinen sind bei den akuten Nephrosen die Heilungsaussichten noch günstiger als bei den Nephritiden. Aber auch echte hämorrhagische Nephritiden können völlig heilen, und zwar nach mehrwöchiger oder selbst nach monatelanger Krankheitsdauer. Hat die Krankheitsdauer die Zeit von etwa 6 Monaten überschritten, so werden die Heilungsaussichten freilich immer geringer, der eingetretene Übergang in ein chronisches Leiden wird sehr wahrscheinlich.

Therapie der akuten Nierenerkrankungen. Da uns eine unmittelbare Beeinflussung der degenerativen und entzündlichen Vorgänge in den Nieren kaum möglich ist, so hat die Behandlung aller Nierenerkrankungen als Hauptziel ins Auge zu fassen, nach Möglichkeit alles zu verhüten, was die natürliche Heilung stören, und alles zu tun, was sie fördern kann. Außerdem sind wir in der Lage, auf gewisse Folgeerscheinungen der Erkrankung in erheblicher Weise günstig einzuwirken.

Unter den *allgemein-diätetischen Maßregeln* ist zunächst die *strenge Bettruhe* hervorzuheben. Auch bei leichten Erkrankungen ist beständiges Bettliegen anfangs durchaus notwendig. Nur zu oft kann man bemerken, daß bei vorzeitigem Aufstehen eine Zunahme des Blut- und Eiweißgehaltes im Harn auf eine Verschlimmerung des Nierenleidens hinweist. Im allgemeinen empfiehlt es sich, die Kranken ziemlich warm zuzudecken zur Anregung einer vermehrten Hauttätigkeit. Erst nach völligem Verschwinden der Harnveränderungen dürfen die Kranken das Bett verlassen. Zieht sich das Leiden freilich sehr in die Länge, so kann man bei sonst günstigem Allgemeinbefinden trotz fortbestehender Albuminurie einen vorsichtigen Versuch wagen, den

Kranken das Aufstehen zu erlauben, aber nur bei sorgsamer Beobachtung, ob keine Verschlimmerung des Zustandes danach eintritt.

Von größter Wichtigkeit ist die *Regelung der Diät*. Drei wichtige Gesichtspunkte kommen hierbei in Betracht: Einschränkung der Flüssigkeit-, der Kochsalz- und der Eiweißzufuhr. Hierdurch befördert man das Verschwinden der Ödeme und vermeidet nach Möglichkeit Blutdrucksteigerung und Urämie. *Vollständige Entziehung der Nahrung und der Flüssigkeit*, wie sie VOLHARD für schwere Fälle fordert, haben, wenn die Kranken die Tatkraft dazu aufbringen, vollen Erfolg. Man kann unbedenklich drei bis fünf Tage unter sorgfältiger Überwachung hungern und dursten lassen. Milchkuren und das früher häufig verordnete Trinken großer Mengen von Mineralwasser sind auf jeden Fall zu verwerfen. Nach 3 bis 5 Hunger- und Dursttagen erhält der Kranke etwa 8 Tage lang täglich nur 500—600 ccm *Himbeerwasser* und 500 g *frisches Obst* (Bananen, Apfelsinen, Äpfel, Weintrauben usw.) sowie 200 g *Kompott*.

Kommt die Diurese durch die strenge Diät nicht in Gang, kann man einen sog. „*Wasserstoß*" versuchen: Die Kranken erhalten früh nüchtern $1\frac{1}{2}$ l Lindenblüten- oder Equisetumtee etwa in $\frac{1}{2}$—1 Stunde zu trinken. Zuweilen kommt hiernach die Diurese in Gang.

Sind die Ödeme verschwunden, kann die Nahrung etwas reichlicher bemessen werden. Allmählich steigend werden bis 200 g *Pudding*, 2—300 g *Grieß- oder Reisbrei* und 60 g *ungesalzene Butter* gegeben. Vom 20. Krankheitstag an sind ferner *Weißbrot*, leichte *Gemüse, Mehlspeisen, Kartoffeln, salzarme Käsesorten*, noch später *Fleisch, Eier* und *Milch* erlaubt. Als *Getränke* (750 g täglich) kommen ausschließlich Himbeer- und Zitronenwasser und dünner Tee in Betracht. Zum Würzen der Speisen können Zitronen, Thymian, Dill oder Lorbeer benutzt werden. Später werden die Speisen zweckmäßig mit *kochsalzfreiem Diätsalz (Curtasal, Hosal, Zitrofinsalz)* nachgesalzen.

Gelingt die Beseitigung der Ödeme durch die diätetische Behandlung allein nicht, so kann man versuchen die *Wasserausscheidung der Haut durch Schwitzkuren* zu vermehren. *Warme Bäder* sind bei akuten Nierenkrankheiten nicht anzuraten. Sie sind oft recht unbequem und anstrengend für die Kranken. Auch die mit den Bädern verbundene Erkältungsgefahr muß vermieden werden. Man ersetzt Bäder besser durch *heiße feuchte Einwicklungen* oder durch die Anwendung *trockener Hitze*. Im ersten Falle wird der Kranke in ein heißes, nasses Bettuch vollständig eingepackt; zu beiden Seiten des Kranken kommen mehrere, ebenfalls in feuchte Tücher eingewickelte, mit heißem Wasser gefüllte Wärmflaschen. Dann wird der Kranke mit trockenen wollenen Decken zugedeckt. Die Dauer einer derartigen Einpackung beträgt etwa 2—3 Stunden. Auch im Bett anwendbare *Glühlichtbügel* können benutzt werden. Die Schweißabsonderung wird noch mehr angeregt, wenn der Kranke während der Einwicklung heißen *Fliedertee* zu sich nimmt. Zuweilen scheint auch die gleichzeitige Darreichung eines innerlichen Diaphoretikum 0,3—0,5 *Pulv. Doveri* oder $\frac{1}{2}$—1 Teelöffel *Liquor Ammonii acetici (Spiritus Mindereri)* in einer Tasse Fliedertee, die Diaphorese zu erleichtern. Tüchtiges Abreiben des ganzen Körpers mit verdünntem, warmem Franzbranntwein vor und nach der Einwicklung haben wir manchmal nützlich gefunden.

Auf diese Weise gelingt es in vielen Fällen, eine beträchtliche Schweißabsonderung hervorzurufen, so daß die Kranken bei jeder Schwitzkur mehrere Pfund an Körpergewicht abnehmen, und ein bestehender Hydrops zuweilen in kurzer Zeit vollständig zum Verschwinden gebracht werden kann. Doch darf andererseits nicht verschwiegen werden, daß gerade Nierenkranke, zumal bei vorhandenem Hautödem, manchmal sehr schwer zum Schwitzen zu bringen sind, und daß ferner *die Schwitzkuren von manchen Kranken überhaupt nicht gut vertragen werden*. Dies ist namentlich der Fall, wenn die Patienten dyspnoisch sind, und wenn sich bereits Zeichen von Herzschwäche eingestellt haben. Manche Ärzte sind daher von der früher fast allgemein üblichen Anwendung der Schwitzkuren bei den Nephritiden ganz abgekommen. Wir halten dies nicht für richtig, da die Schwitzkuren zuweilen von entschiedenem Nutzen sind. Doch muß man bei der Verordnung von Schwitzkuren *die besonderen Verhältnisse des einzelnen Falles stets berücksichtigen*.

Von *inneren* Diaphoretika ist noch das aus Folia Jaborandi dargestellte *Pilocarpinum hydrochloricum* zu erwähnen. Man wendet es in Form einer subkutanen Injektion (0,01—0,02 auf einmal) an; doch kann das Mittel auch innerlich in Pillenform in der gleichen Menge gegeben werden. Da aber neben der Schweißsekretion meist ein starker und sehr lästiger Speichelfluß eintritt, ist der Gebrauch des Pilokarpins nicht zu empfehlen.

Große Sorgfalt ist auch auf die *Hautpflege* zu legen. Mehrmals täglich ist die Haut des ganzen Körpers mit verdünntem, warmen Franzbranntwein abzuwaschen, gut trocken zu reiben und gut vorgewärmte frische Leibwäsche anzulegen. Örtlich können *elektrische Heizkissen* mehrmals täglich etwa 15 Minuten bei Seitenlage auf die Nierengegend angewendet werden. Ständig kann die Nierengegend mit einem *wollenen Tuch* bedeckt werden.

Nächst der Haut ist die *Darmschleimhaut* dasjenige Organ, von welchem man noch am ehesten eine für die Nieren vikariierend eintretende Ausscheidung von Wasser und auch von Harnstoff erwarten könnte. Nierenreizende vegetabilische oder salinische Abführmittel sind selbstverständlich zu vermeiden. *Honig, Malzextrakt, Feigen, Pflaumen* und auch *Rizinusöl* können verwendet werden. Gegebenenfalls sind Verstopfungen durch *Öl- oder Glyzerineinläufe* zu beheben.

Endlich fragt es sich, ob man nicht die sekretorische Funktion der Nieren selbst durch die Darreichung von *Diuretika* anregen soll. Gegen die Anwendung stärkerer Diuretika spricht das Bedenken, daß wir hierdurch nur noch mehr reizend und daher schädigend auf die Nierenepithelien einwirken könnten. Man verzichtet bei akuten Nierenentzündungen am besten ganz auf medikamentöse Mittel. Wenn die Diurese in Gang gekommen ist, kann man, ebenso wie bei subakuten Nephritiden, versuchen, die Diurese durch vorsichtige Darreichung von Diuretika zu steigern. Die milderen Diuretika, insbesondere *Kalium* und *Natrium aceticum* (in Gaben von täglich etwa 5,0—10,0), ferner *Kalium bitartaricum* und *Tartarus boraxatus* werden meist gut vertragen und zeigen zuweilen eine günstige Wirkung. Auch die diuretischen Tees (Herba Equiseti, Species diureticae, Hagebuttenkörnertee, Birkenblättertee, Bohnenhülsentee u. a.) können mit guter Wirkung angewandt werden, insoweit man nicht eine Einschränkung der Wasserzufuhr für nötig hält (s. o.). Ferner können in vorsichtigen Mengen die diuretischen *Theobrominpräparate* gegeben werden. Von *Diuretin* (dreimal täglich 0,5—1,0) und den verwandten Mitteln (*Agurin, Theocin, Euphyllin, Theophyllin*) sieht man öfter guten Erfolg. Weniger stark in der Wirkung ist das *Coffeinum natriosalicylicum*. *Kalomel, Salyrgan* und andere Quecksilber enthaltende Mittel sollten als Diuretika bei Nephritis niemals angewandt werden.

In jedem Falle, vor allem bei Zeichen der Herzschwäche, empfiehlt sich das Darreichen von *Digitalispräparaten* (*Verodigen, Digipurat* u. a.). Gutes leisten ferner eine intravenöse *Strophanthinbehandlung* und *Kampfer-* oder *Cardiazolinjektionen*.

Besteht hochgradiger Hydrops, der für die Kranken sehr lästig ist, so kann man den Versuch machen, den Hydrothorax und den Aszites zu punktieren. Gerade bei akuter Nephritis darf man hoffen, hierdurch zuweilen das Leben des Kranken bis zum Eintritt der Besserung zu erhalten. Gegen die „Nierenpneumonie" sind *Aderlaß, intravenöse Strophanthininjektionen, Sauerstoffeinatmung, Lobelin, Cardiazol* oder auch intravenöse Injektion von 5—10 ccm 10%iger *Chlorcalziumlösung* zu versuchen. Manchmal schaffen *feuchte Einwicklungen* Erleichterung.

Bei hartnäckigen *nephrotischen* Ödemen können *Theobrominpräparate* wertvolle Dienste leisten. Auch *Harnstoff* (*Urea*), der bei Glomerulonephritiden nicht angewandt werden darf, kann in Tagesmengen zunächst von 20 g (in der doppelten Menge Wasser mit Fruchtsaft), später von 40—80 g versucht werden. Ferner leisten gelegentlich *Szillapräparate* Gutes. Mitunter bewährt sich eine lange fortdauernde *Calziumbehandlung.*

Behandlung der Urämie. Bei drohender Urämiegefahr (bedenkliche Abnahme der Harnausscheidung, Kopfweh, Erbrechen, Schläfrigkeit, Benommenheit) versucht man, soweit wie möglich, durch strenge Diät (*Hungertage!*), Schwitzkuren, Diuretika u. dgl. den Eintritt schwerer Erscheinungen zu verhüten. Von den Formen der ausgebrochenen Urämie kommt bei akuter Nephritis hauptsächlich die eklamptische Form in Betracht, verbunden mit Blutdrucksteigerung und wahrscheinlich akuter Hirnschwellung. Hier ist unbedingt ein ausgiebiger *Aderlaß* (500—1000 ccm) das wirksamste Mittel. Manche Ärzte empfehlen eine nachfolgende Infusion von physiologischer Kochsalzlösung oder $3^1/_2$%iger Traubenzuckerlösung. Wir halten dies nicht für zweckmäßig und verordnen höchstens einen Tröpfcheneinlauf ins Rektum mit einfachem Wasser oder Zuckerlösung. Neben dem Aderlaß ist bei der Krampfurämie das wirksamste Mittel die *Lumbalpunktion.* Man entleert von dem fast immer unter hohem Druck stehenden Liquor 20—30 ccm oder soviel, bis der Druck auf die normale Höhe von etwa 12—13 cm gesunken ist. Zuweilen hören die urämischen Anfälle unmittelbar nach der Lumbalpunktion auf. Dauern sie trotzdem fort, so kann man *Chloralhydrat* (2,0 g in Mucil. Salep 20,0, Aquae dest. ad 200,0, die Hälfte als Klysma zu nehmen), *Luminalnatrium* (0,1 bis 0,3 g in 20%iger Lösung intramuskulär) oder *Skopolamin* (0,00025—0,0003 subkutan) versuchen. Sind die Anfälle nicht sehr häufig, besteht aber starke Somnolenz oder Koma, so werden *feuchtwarme Einwicklungen* oft mit entschiedenem Vorteil angewandt. Bei großer nervöser Unruhe können *Brompräparate* oder *Luminal* in mäßigen Mengen nützlich sein. Große Aufmerksamkeit ist dem *Verhalten des Herzens* zuzuwenden. Sobald der Puls klein und schwach wird, müssen *Reizmittel (Strophanthin, subkutane Kampfer-* oder *Cardiazolinjektionen)* angewandt werden. Treten die Zeichen von Herzschwäche schon vor Beginn der schweren urämischen Erscheinungen auf, so verordnet man *Digitalispräparate.* Durch die blutdruckerhöhende Wirkung dieses Mittels (unter Umständen in Verbindung mit *Kalium aceticum* empfehlenswert) tritt zuweilen eine Besserung der Diurese und damit ein Schwinden der drohenden Urämie ein. Doch ist vorsichtige Überwachung der Kranken dabei dringend notwendig, um toxische Wirkungen der Digitalis zu vermeiden.

Gegen das urämische *Erbrechen* und die urämischen *Durchfälle* schreitet man nicht gern ein, weil diese Erscheinungen als eine Art Selbsthilfe des Organismus anzusehen sind. Nur wenn diese Symptome sehr quälend sind, gibt man *Chloralhydrat* (3,0 : 150, stündlich 1 Eßlöffel). Auch *Magenspülungen* mit Wasser oder mit schwachen Lösungen von Karlsbader Salz lindern oft das Erbrechen. Ferner sind *hohe Darmeinläufe* nützlich. Enthält das Erbrochene Ammoniak, so ist es zweckmäßig, täglich mehrmals 10—15 Tropfen *Acid. hydrochloricum dil.* in Wasser zu verabreichen.

Kurz zu erwähnen ist noch, daß man schon wiederholt bei schwerer Nephritis mit anhaltender Anurie und drohender oder bereits ausgebrochener Urämie (insbesondere auch bei der Eklampsie der Schwangeren) den kühnen Versuch gemacht hat, durch operative *Spaltung der Nierenkapsel* und Dekapsulation der Nieren das geschwollene Nierengewebe von seinem inneren Druck zu befreien und dadurch die unterdrückte Harnsekretion wieder in Gang zu bringen. Im ganzen hat dieses Behandlungsverfahren nicht viel Verbreitung gefunden, obwohl einige überraschend gute Erfolge erzielt wurden. Jedenfalls verdient der geistreiche Vorschlag EDEBOHLS Erwähnung.

Man sieht sonach, daß uns zur Behandlung der Nephritis mannigfaltige Mittel zu Gebote stehen, unter denen die richtige Auswahl im einzelnen Falle dem persönlichen Ermessen des Arztes auf Grund der besonderen Verhältnisse des einzelnen Falles anheimgestellt ist. Auch nach eingetretener Heilung ist *noch längere Zeit große Vorsicht notwendig.* Die Kranken müssen sich vor körperlichen Überanstrengungen, Diätfehlern und Erkältungen hüten.

Drittes Kapitel.

Die subchronisch und chronisch verlaufenden diffusen Nierenerkrankungen.

(Chronische Nephrosen und chronische Glomerulonephritis.)

Ebenso wie die akuten Nierenerkrankungen in eine große Anzahl ätiologisch, anatomisch und klinisch unterschiedener Formen getrennt werden müssen, so stellen auch die in diesem Kapitel zusammengefaßten, mehr *chronisch* verlaufenden Nierenerkrankungen keine einheitliche Krankheitsform dar, sondern müssen vielmehr nach ähnlichen Gesichtspunkten wie die akuten Nephropathien ebenfalls in verschiedene Hauptgruppen gesondert werden. Gemeinsam ist ihnen allen ein mehr chronischer, sich auf Monate oder sogar einige Jahre erstreckender Krankheitsverlauf. Die rascher verlaufenden Fälle gehen natürlich ohne scharfe Grenze in die subakuten Nierenerkrankungen über, während die länger dauernden Fälle schon deutliche Beziehungen zur *Nierenschrumpfung* (s. das folgende Kapitel) zeigen. Im allgemeinen gilt aber als *anatomisches* Kennzeichen der hier zu besprechenden Nierenerkrankungen, daß die diffus erkrankten Nieren deutlich vergrößert sind oder mindestens noch etwa ihre normale Größe haben, ohne äußerliche Zeichen der Schrumpfung (Granulierung).

Das klinische Zustandsbild aller dieser chronisch-diffusen Nierenerkrankungen unterscheidet sich eigentlich kaum von dem Zustandsbild der im vorigen Kapitel besprochenen entsprechenden akuten Nephrosen und Nephritiden. Nur die teils durch die Anamnese, teils durch die unmittelbare Beobachtung festgestellte erheblich längere Dauer und die damit verbundene Unheilbarkeit der Krankheit unterscheiden sie von den akuten Nierenkrankheiten. Die nahe Beziehung der chronischen zu den akuten Nephropathien tritt auch dadurch zutage, daß sich die chronischen Nephrosen und Nephritiden wenigstens in einem Teil der Fälle sicher aus einem *akuten Anfangsstadium* entwickeln. Jedenfalls sollen wir in jedem einzelnen Fall durch eine sorgfältige Anamnese auf diese Möglichkeit Rücksicht nehmen, weil sich hierdurch wenigstens zuweilen bestimmte ätiologische Gesichtspunkte ergeben (s. das vorige Kapitel). In einem nicht geringen Teil der Fälle läßt sich aber ein derartiger akuter Anfang nicht nachweisen. Die Krankheit entwickelt sich von vornherein in durchaus schleichender Weise, ohne jede erhebliche nachweisbare Ursache. Je nach den vorherrschenden anatomischen Veränderungen und den damit in Verbindung stehenden klinischen Symptomen können wir auch die chronischen diffusen Nierenerkrankungen in dem früher erörterten Sinne und mit den früher gemachten Einschränkungen (s. S. 28) in Nephrosen und Nephritiden einteilen.

1. Chronische Nephrosen.

Hierher gehören nach der früher gegebenen Einteilung alle diejenigen Fälle, bei denen die *anatomische Untersuchung* diffus über beide Nieren verbreitete *degenerative Veränderungen des tubulären Epithels* ohne erhebliche Veränderungen der Glomeruli ergibt. Wir müssen aber immer wieder betonen, daß diese scharfe Trennung der tubulären und der glomerulären Erkrankung sich keineswegs für alle Fälle durchführen läßt, und daß daher alle Forscher das Vorkommen von *Mischformen* zugeben müssen.

Bei einer vorherrschend *nephrotischen* Erkrankung sind die Nieren etwas oder sogar oft erheblich *vergrößert*, ihre Oberfläche ist *glatt*, die Kapsel ist leicht abziehbar. Die ganze Niere ist von weißlich-gelber Farbe (daher die früher oft gebräuchliche Bezeichnung „*große, weiße Niere*"), auf dem Durchschnitt heben sich die dunklen roten Markkegel von der breiten gelben Rinde ab. Die mikroskopische Untersuchung zeigt die diffuse Degeneration des Nierenepithels, meist in Form der *fettigen* oder der *lipoiden Degeneration*. Die Harnkanälchen sind vollgestopft mit abgestoßenen degenerierten Epithelien, zahlreiche Leukozyten haben sich mit den Fett- und Lipoidkörnchen beladen und bilden die (auch oft im Harn zu findenden) *Fettkörnchenzellen*. Die Glomeruli sind wenig oder fast gar nicht verändert, Blutungen fehlen oder sind nur ganz spärlich vorhanden. An den Stellen, wo die Degeneration der Epithelien schon zu einem stellenweisen Untergang des Nierengewebes geführt hat, kann man die beginnende interstitielle Bindegewebsneubildung nachweisen.

Die soeben kurz geschilderte Nierenveränderung kann unter verschiedenen Umständen entstehen, denen allen aber wohl die Einwirkung *toxischer Einflüsse* auf das ausscheidende Nierenepithel gemeinsam ist. In manchen Fällen läßt sich die Beziehung dieser Intoxikation zu einer vorliegenden bestimmten Infektions- oder sonstigen Allgemeinerkrankung nachweisen. So können sich insbesondere bei *Tuberkulose*, bei *Malaria*, ferner beim *Diabetes mellitus*, selten beim *Morbus Basedowi* u. a. chronische Nephrosen entwickeln. Besonders wichtig ist die in ihrer akuten Form schon früher (S. 35) erwähnte *Syphilisnephrose*, ausgezeichnet durch die vorherrschend lipoide Degeneration. Auch die *Schwangerschaftsnephrose* kann zuweilen einen chronischen Verlauf nehmen.

Als eine besondere klinische Form hat Fr. Müller die sogenannte *genuine chronische Nephrose* („genuine kryptogene Nephrose") abzugrenzen versucht, die sich meist bei jüngeren Leuten ohne jede nachweisbare wesentliche Ursache in durchaus schleichender Weise entwickelt. Bei den Kranken zeigt sich allmählich eine auffallende *Mattigkeit* und *blasse Gesichtsfarbe*. Der Verdacht eines entstandenen Nierenleidens wird gewöhnlich erst dann erregt, wenn sich die ersten *Ödeme* einstellen, an den Beinen und namentlich auch im Gesicht. Untersucht man jetzt den Harn, so findet man meist schon einen *beträchtlichen Eiweißgehalt* (5—15$^0/_{00}$ und mehr) des spezifisch schweren und an Menge verminderten Harns (etwa 500—1000 ccm). Der Harn ist durch abnorme Formbestandteile getrübt, die sich unter dem Mikroskop als reichliche hyaline, wachsige oder gekörnte *Zylinder* erweisen, oft besetzt mit Fetttröpfchen, Fettkörnchenzellen, abgestoßenen Epithelien und Leukozyten. Rote Blutkörperchen fehlen ganz oder sind nur spärlich vorhanden. Genauere Funktionsprüfungen der Nieren zeigen stark gestörte Wasser- und Kochsalzausscheidung, aber gute Harnstoffausscheidung. Dementsprechend kommt es auch nach längerer Krankheitsdauer zu keiner Blutdrucksteigerung und zu keiner Herzhypertrophie. Auch die Urämiegefahr ist gering, ebenso selten der Eintritt einer Retinitis albuminurica. Aber alle diese negativen Kennzeichen der Nephrose (Fehlen von Hypertension, von Hämaturie, Urämie und Retinitis) können sich doch schließlich in geringerem oder höherem Grade entwickeln (Mischformen). Dagegen beherrscht der *Hydrops* in fast allen Fällen das Krankheitsbild. Er kann den höchsten Grad erreichen, zu unförmlichen Schwellungen der Beine, des Skrotum, der Rumpfwand, der Arme und des Gesichts führen und ebenso durch die Ergüsse in den inneren Höhlen (Hydrothorax, Aszites) qualvolle Atemnot verursachen.

Der *Verlauf* bietet oft viele Monate hindurch dasselbe Krankheitsbild dar, eine Geduldsprobe für den Patienten und auch — für den Arzt. Schließlich tritt nach $1/2$—1 jährigem oder noch längerem Verlauf der Tod ein, sei es unmittelbar durch die Nierenkrankheit, sei es durch zufällig hinzugetretene Komplikationen (Pneumonie, Erysipel, Bronchitis u. a.). In leider nicht häufigen Fällen tritt aber schließlich doch Besserung ein: die Harnmenge nimmt zu, die Ödeme nehmen ab, das Allgemeinbefinden bessert sich. In vereinzelten Fällen kann nach nicht zu langer Krankheitsdauer (etwa $1/2$ bis 1 Jahr) diese Besserung in wirkliche Heilung übergehen. Meist handelt es sich nur um *relative Heilung*, d. h. bei gutem Befinden der nicht mehr hydropischen Kranken behält der Harn doch dauernd bei reichlicher ausgeschiedener Menge einen geringen Gehalt an Eiweiß und Zylindern. Dieses günstige Stadium kann einige Jahre lang dauern. Schließlich tritt dennoch eine neue Verschlechterung ein, sei es in Form einer Wiederkehr der Nephrosesymptome oder im Anschluß an die allmählich eingetretene Entwicklung einer *sekundären Schrumpfniere* (s. das folgende Kapitel).

Das soeben gezeichnete Krankheitsbild wird in der Tat nicht selten beobachtet. Zweifelhaft ist nur die Berechtigung, die betreffenden Erkrankungen wirklich als reine Nephrosen aufzufassen. Bei der anatomischen Untersuchung entpuppen sich manche Fälle als Amyloid-Nieren (z. B. nach Syphilis u. a.), während bei anderen die Beteiligung auch der Glomeruli an dem Krankheitsvorgang deutlich hervortritt.

2. Chronische Glomerulonephritis.
(*Chronische hämorrhagische Nephritis.*)

Die chronische Glomerulonephritis (LÖHLEIN) ist ebenso wie die akute Glomerulonephritis wohl in allen Fällen infektiösen Ursprungs, aber ohne einheitliche Ätiologie. Zuweilen kann man ihr Entstehen aus einem *akuten Anfangsstadium* beobachten oder wenigstens durch eine sorgfältige Anamnese erweisen. In nicht seltenen Fällen beginnt aber die Krankheit so schleichend, daß die genaue Zeit des Beginns überhaupt nicht feststellbar ist. Meist sind es neben den Allgemeinerscheinungen wiederum vor allem die eintretenden *Ödeme*, die auf das Leiden aufmerksam machen, und die auch späterhin das Krankheitsbild beherrschen.

Was aber die chronische Glomerulonephritis von der chronischen Nephrose unterscheidet, ist einmal das Verhalten des Harns und dann vor allem das Verhalten des Gefäßapparats. Der *Harn* ist an Menge ebenfalls mehr oder weniger stark vermindert (etwa 500—1000 ccm), zeigt ein erhöhtes spezifisches Gewicht, einen reichlichen Eiweißgehalt (etwa 5—10⁰/₀₀ und mehr), mehr oder weniger reichliche, teils hyaline, teils granulierte Zylinder, als kennzeichnenden Bestandteil aber einen zwar wechselnden, aber kaum jemals ganz verschwindenden *Blutgehalt*. Jede reichlichere Hämaturie ist aus der Farbe des Harns schon mit bloßem Auge zu erkennen. Der Nachweis geringer Blutmengen im Harn ist jedoch nur mit Hilfe des Mikroskops oder der üblichen chemischen Blutproben möglich. Selbstverständlich wechselt der Blutgehalt des Harns bei den verschiedenen Erkrankungen ziemlich beträchtlich, und ebenso ist in demselben Falle der Harn häufig während des Krankheitsverlaufs zu gewissen Zeiten viel stärker bluthaltig als zu anderen.

Auch die gesondert aufgefangenen einzelnen Harnmengen zeigen hierin oft ziemlich große Verschiedenheiten. So ist namentlich der Tagharn meist stärker bluthaltig als der Nachtharn. Aus dem Nachweis der Nierenblutungen überhaupt (natürlich im Verein mit den übrigen Symptomen) ergibt sich stets mit Sicherheit die Diagnose einer „chronisch-hämorrhagischen Nephritis". An den Gefäßen fällt meist sofort beim Betasten des Pulses die erhöhte Arterienspannung auf. Der Blutdruck zeigt Werte von 150—200 mm Hg und mehr. Diese Blutdrucksteigerung kann natürlich nicht ohne Einfluß auf den linken Ventrikel bleiben, und so findet man in allen ausgesprochenen Fällen regelmäßig eine Hypertrophie der linken Herzkammer. Diese Herzhypertrophie ist das entscheidende Zeichen für die bereits längere Dauer des Leidens. Der Nachweis dieser Hypertrophie ist bei den hydropischen Kranken nicht immer leicht. Indessen kann bei gehöriger Berücksichtigung des akzentuierten zweiten Aortentons, des zwar meist nicht stark verlagerten, aber deutlich verstärkten („massiven") und hebenden Spitzenstoßes und einer Herz-Röntgenaufnahme die Diagnose richtig gestellt werden. Oft läßt sich schon zu Lebzeiten der Kranken auch die Vergrößerung der rechten Herzhälfte vermuten, die man bei den Leichenöffnungen fast regelmäßig findet.

Eine weitere klinisch wichtige, fast nur bei den echten Nephritiden, nicht bei den Nephrosen auftretende Erscheinung sind die Veränderungen der Retina (Retinitis albuminurica). Bei der akuten Nephritis ziemlich selten, sind sie in der Mehrzahl der hierher gehörigen Fälle vorhanden. Zuweilen weisen schon die Sehstörungen der Kranken (undeutliches Sehen, mangelhaftes Farbensehen, Gesichtsfeldeinschränkungen) auf die Erkrankung der Netzhaut hin. Sicher festzustellen ist diese aber nur durch die Untersuchung mit dem Augenspiegel. Gewöhnlich tritt die Retinitis albuminurica beiderseitig auf. Sie beginnt meist mit einer leichten Neuritis optica. Dann treten, zunächst gewöhnlich in den benachbarten Netzhautteilen, Retinalblutungen und weiße Flecke und Streifen auf (Abb. 7). Die Entstehung der Flecke, die wachsen und wieder verschwinden können, ist noch nicht ganz klar. Jedenfalls handelt es sich um umschriebene fettige Degenerationen der spezifischen Netzhautelemente. Der Grad der Amblyopie hängt vorzugsweise von der besonderen Örtlichkeit der Veränderungen (Macula lutea usw.) ab.

In bezug auf alle übrigen Symptome können wir uns kurz fassen, da sie mit denjenigen der akuten Nephritis im wesentlichen übereinstimmen. Die Gehirnerscheinungen, namentlich Kopfschmerz und leichter Schwindel, können zum Teil von dem gesteigerten Blutdruck abhängen. Anderenfalls sind sie ein urämisches Symptom (s. u.). In vereinzelten Fällen sind Gehirnblutungen mit nachfolgender Hemiplegie beobachtet worden. Häufiger, aber meist ohne klinische Bedeutung, sind Blutungen an der Innenfläche der Dura mater. Mundhöhle, Rachen und Kehlkopf bieten, abgesehen von zufällig hinzukommenden Entzündungen, meist nichts Besonderes. Zu erinnern ist nur noch einmal an das gelegentliche Vorkommen eines meist sehr quälenden oder sogar lebensgefährlichen Ödems des weichen Gaumens oder der Ligamenta aryepiglottica (Glottisödem). In den Bronchien und Lungen kommen ähnliche Bronchitiden und Pneumonien vor wie bei akuter Nephritis. Bronchitis und chronisches Lungenödem treten in den vorgerückten Stadien der Krankheit auch als Folge der Herzinsuffizienz auf. Auch Anfälle akuter asthmatischer Dyspnoe, zuweilen mit seröser Expektoration, kommen vor. Endlich ist hier noch einmal an die Behinderung der Atmung durch den Hydrothorax und an die urämische Dyspnoe zu erinnern. Die Veränderungen am Herzen sind bereits besprochen worden. Endokarditis und Perikarditis kommen vor, sind aber selten.

Von seiten des *Magens* ist *Appetitlosigkeit* ein sehr häufiges Symptom. Stärkeres, andauerndes *Erbrechen* ist meist als chronisch-urämische Erscheinung zu deuten. Der *Stuhl* ist in der Regel *angehalten.* Doch kommen, wie bei der akuten Nephritis, auch starke *Durchfälle* vor. In schweren Fällen, meist in den letzten Stadien der Krankheit, sind wiederholt *ulzeröse* und *dysenterische Prozesse* im Dickdarm und unteren Dünndarm beobachtet worden. Sie werden durch eine vikariierende Harnstoffausscheidung in den Darm und Zersetzung des Harnstoffs in kohlensaures Ammoniak erklärt. *Peritonitis* kann vorkommen, ist aber äußerst selten. *Leber* und *Milz* bieten meist keine Besonderheiten.

Urämische Erscheinungen, sowohl chronischer Art, als auch in ihrer schwersten akuten Form, können jederzeit eintreten, obgleich sie nicht so häufig sind wie bei der Schrumpfniere (s. u.). Im *Blut* findet sich meist eine deutliche Vermehrung des *Reststickstoffs. Indikan-* und *Xanthoproteinreaktion* sind fast immer positiv.

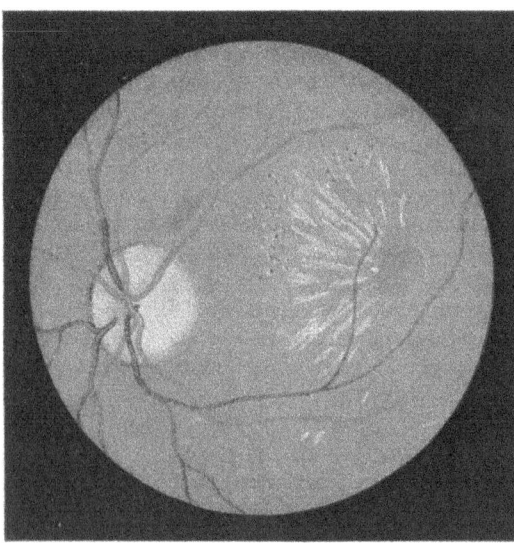

Abb. 7. Augenhintergrund bei Nierenleiden (*Retinitis albuminurica*). Fall von chronischer Glomerulonephritis.

Die *Körpertemperatur* bleibt in der Regel normal, solange sie nicht durch komplizierende Entzündungen oder durch eine eingetretene Urämie beeinflußt wird.

Tritt der Tod nach ungefähr $1/2$—$1^1/_2$jähriger Krankheitsdauer ein, sei es durch die zunehmende Erschwerung der Atmung, sei es durch Urämie, so zeigen die Nieren etwa folgenden *anatomischen Zustand.* Sie sind mindestens normal groß, nicht selten auch etwas oder sogar stärker vergrößert, fühlen sich fester als gewöhnlich an, ihre Kapsel haftet beim Abziehen oft an einigen Stellen der Oberfläche.

Diese sieht entweder mehr gleichmäßig graurot oder mehr bunt, gefleckt aus, indem rote Stellen mit hellen grauen oder auch gelben Stellen abwechseln („große bunte, gefleckte Niere"). Die roten Flecke lassen sich nicht abwischen und stellen sich als *Blutungen* heraus. Auf dem Durchschnitt ist die Rindensubstanz verbreitert, ihre Zeichnung verwaschen, ihre Farbe graurot oder ebenfalls bunt und streifig. Mikroskopisch findet man neben den degenerativen Epithelschädigungen vor allem deutliche Veränderungen an den *Glomeruli.* Die Kapsel der Glomeruli ist durch Wucherung der Epithelien stark verdickt. Bindegewebe wächst von hier aus in den Kapselraum ein, füllt ihn dann ganz aus und bildet mit dem hyalin entarteten Glomerulus eine zusammenhängende Masse. Viele Glomeruli sind schließlich völlig *verödet,* so daß sie für den Blutstrom nicht mehr durchgängig sind. Hierdurch leidet auch die Ernährung des übrigen Nierenparenchyms, da die Blutversorgung der Harnkanälchen, wie erwähnt, von den Glomeruli aus stattfindet. Indessen kann es unseres Erachtens wohl kaum bezweifelt werden, daß bei der „chronischen Glomerulonephritis" auch gleichzeitig degenerative Veränderungen des *tubulären Epithels* auftreten. Diese sind bedingt durch die *unmittelbaren Schädigungen,* die durch die *Krankheitsursache* hervorgebracht werden. Wo diese Degeneration schon zu einem stärkeren Verlust an Nierengewebe geführt hat, findet sich auch hier bereits eine sekundäre Bindegewebsentwicklung. Diese ist ebenso wie die bereits eingetretene Herzhypertrophie das anatomische Kennzeichen für den chronischen Verlauf des Krankheitsvorganges.

Verlauf, Dauer und Ausgänge der chronischen Glomerulonephritis. Im allgemeinen bietet der gesamte Krankheitsverlauf der chronischen Glomerulonephritis eine ziemlich große Einförmigkeit dar. Zwar können die einzelnen Symptome innerhalb größerer Zeitabschnitte gewisse Schwankungen zeigen. Oft weisen aber die Kranken monatelang Tag für Tag fast das gleiche Krankheitsbild auf. Die Gesamtdauer des Leidens zeigt alle Übergänge von den subakuten (3—6 Monate) bis zu den schon ausgesprochen chronisch verlaufenden Formen (2—3 Jahre und mehr). Die Fälle der letztgenannten Gruppe gehören schließlich fast alle der *sekundären Schrumpfniere* an (s. das folgende Kapitel). Sie zeigen zuweilen auch in ihrem *klinischen* Verhalten den Übergang der vergrößerten in die granulierte Niere an, indem das Krankheitsbild sich allmählich ändert und in manchen Zügen demjenigen bei der echten Schrumpfniere ähnlicher wird: die Ödeme nehmen ab, verschwinden ganz oder verharren wenigstens in einem geringeren Grade. Die Harnmenge wird erheblich reichlicher, das spezifische Gewicht und der Eiweißgehalt des Harns entsprechend geringer. Dabei wird auch der Allgemeinzustand der Kranken erheblich besser, so daß der Beginn einer Heilung des Leidens vorgetäuscht wird. Aber schließlich tritt leider doch fast immer eine neue Kompensationsstörung ein, sei es von seiten der Nieren oder von seiten des Herzens. Die Ödeme nehmen wieder zu, die Harnausscheidung vermindert sich, urämische Symptome treten auf.

Somit ist der schließliche *Ausgang* der chronischen Glomerulonephritis fast immer ungünstig. Bei den schweren Formen erfolgt der Tod schon nach $^1/_2$—1 Jahr, entweder infolge der allgemeinen Wassersucht oder durch eine eintretende Urämie, durch hinzutretende Entzündungen u. dgl. Entschieden günstiger gestalten sich die Verhältnisse bei Übergang der Nephritis in sekundäre Schrumpfung, insofern die Kranken hierbei wenigstens eine Zeitlang sich in erträglichem Zustande befinden können. Vollständige *Heilungen* der diffusen chronischen Nephritis sind sehr selten. Je mehr bei einer Nephritis die Dauer der Krankheit das erste halbe Jahr überschreitet, um so weniger ist noch eine Heilung zu erwarten. Durch den Eintritt sekundärer Schrumpfung kann, wie gesagt, eine *scheinbare Heilung* vorgetäuscht werden, dadurch daß der Kranke sich fast vollkommen wohl befindet. Auch nach bedeutender Besserung sind jedoch *Rückfälle* stets zu befürchten. Ferner kommen erneute *akute Anfälle im Verlauf der chronischen Nephritis vor.*

Chronisch-hämorrhagische Nephritis ohne Ödeme. Diese schon oben erwähnte und nicht immer genügend beachtete Form der chronischen Nephritis, von der wir nicht wenige Fälle selbst beobachtet haben, verdient noch eine kurze besondere Besprechung. Die Krankheit zeigt einen ziemlich chronischen Verlauf. Die Beschwerden der Kranken sind namentlich bei genügender Schonung lange Zeit gering. Der Harn wird meist in reichlicher Menge entleert. Er enthält sehr wenig Eiweiß, aber immer oder fast immer *kleine* Mengen Blut, die während vieler Monate und oft auch länger nachzuweisen sind. Von Zeit zu Zeit tritt, besonders bei unzweckmäßiger Lebensweise, doch auch ohne Veranlassung, eine stärkere, sogar sehr beträchtliche *Hämaturie* auf, so daß der Harn ein reichliches dunkel-braunrotes Sediment enthält. Das Sediment besteht aus teils erhaltenen, teils schon zerfallenen roten Blutkörperchen und nicht sehr reichlichen hyalinen Zylindern. Diese sind meist mit roten Blutkörperchen oder Hämatoidinkörnchen und Detritus besetzt. Vorübergehend nimmt die Harnmenge ab, um rasch wieder anzusteigen. Der Blutdruck ist nicht erhöht. Herzhypertrophie ist meist nicht nachweisbar. *Ödeme fehlen gänzlich.* Retinitis haben wir bei dieser Form noch nicht beobachtet. Urämie ist selten, kommt aber vor. Der Verlauf ist, wie gesagt, langwierig. In einzelnen Fällen tritt nach 2—3jähriger Krank·

heitsdauer anscheinend völlige Heilung ein. Immerhin muß man stets auf
Rückfälle gefaßt sein. Schließlich entwickelt sich wahrscheinlich oft eine
sekundäre Schrumpfniere.

Über die *Ätiologie* dieser Form der chronischen Nephritis ist zu bemerken,
daß es sich meist um eine chronische septische Infektion oder Intoxikation
zu handeln scheint. Oft liegen Krankheitszustände vor, die von chronischen
Infektionsherden ausgehen (*Herdinfektionen*, s. Bd. I, S. 208). Vielleicht handelt es sich um eine Art chronischer interstieller Nephritis oder ,,herd-
förmiger Glomerulonephritis'' in dem oben (s. S. 39) näher erörterten Sinn.

Therapie. Die Therapie der chronischen Glomerulonephritis entspricht in
allen Einzelheiten so sehr der Behandlung der akuten Nephritis, daß wir
fast ganz auf das vorige Kapitel verweisen können.

Die Hauptsache ist auch hier ein *diätetisch-symptomatisches Verfahren*. Die
Kranken müssen sich stets warm halten (Wolle tragen). Beim Bestehen von
Ödemen müssen sie das Bett hüten. Die diätetischen Vorschriften richten
sich im allgemeinen ganz nach den bei der Besprechung der akuten Nephritis
angeführten Regeln. Kochsalzarme Diät ist in den zur Ödembildung neigen-
den Fällen stets angezeigt. Ebenso wird man bei hydropischen Kranken
zunächst meist einen Versuch mit einer Einschränkung der Wasserzufuhr
machen. Aber andererseits soll man mit der Verordnung der Flüssigkeitszufuhr nicht zu sehr nach rein theoretischen Anschauungen verfahren. Man
sieht nicht selten, daß durch geeignete Mineralwässer, diuretische Tees
u. dgl. die gehemmte Diurese in Gang kommt und die Ödeme abnehmen. Nur
alkoholische Getränke sind zu vermeiden. *Diuretika* (Diuretin, Theocin,
Euphyllin u. a.) können, mit Vorsicht angewendet, sichtlichen Nutzen haben.
Zuweilen empfiehlt sich ihr längerer Gebrauch in kleinen Gaben (z. B. täglich
0,3 Diuretin). *Novasurol* oder *Salyrgan* ist bei hydropischen Nierenkranken
nicht zu empfehlen. Nur bei *syphilitischer Nephrose* sahen wir davon einen
guten Erfolg. Eine recht wirksame Verbindung von pflanzlichen diuretischen Stoffen (Squilla u. a.) mit salinischen *Abführmitteln* ist das *Ne-
phrisan*, ein Mischpulver, von dem täglich 2—3 Teelöffel verbraucht werden
können. Bei Zeichen von Herzschwäche kommen *Digitalispräparate* und
intravenöse *Strophanthininjektionen* in Betracht. Auf sorgfältige *Hautpflege*
(Bäder, warme spirituöse Abwaschungen) ist Wert zu legen. Besonders gern
werden Neurogenbäder, ferner Fluinolbäder, Bäder mit Kiefernadelextrakt,
Sauerstoffbäder u. a. empfohlen. *Schwitzkuren* wird man nach den früher
erörterten Grundsätzen häufig versuchen, zuweilen mit gutem Erfolg. Bei
anhaltender stärkerer *Hämaturie* kann man einen Versuch mit Kalziumpräparaten u. dgl. machen. Meist haben diese Mittel keinen sichtlichen
Nutzen. Über die Behandlung der Urämie ist schon S. 43 das Nötige
gesagt worden.

Fehlen schwerere Folgeerscheinungen der Nephritis, so beschränkt man
sich auf ein allgemein diätetisches Verfahren und auf die Verordnung häufiger
warmer Bäder und Abreibungen. In solchen Fällen kann auch der Aufenthalt
in einem Kurort empfohlen werden. *Brückenau, Wildungen, Karlsbad, Marienbad* u. a., sowie die *Solbäder* kommen vorzugsweise in Betracht. In leichteren
Fällen kann ferner die Frage einer *klimatischen Kur* erwogen werden.
Sicher ist der Aufenthalt in einem gleichmäßigen wärmeren Klima (Sizilien
u. a.) für solche Kranke oft von Nutzen. Besonders gerühmt werden für
Nierenkranke die Vorzüge des trockenen, warmen Klimas von *Ägypten*
(Hellouan und namentlich Assouan). Doch darf man die Erwartungen von
derartigen, oft mit großen Opfern erkauften Kuren nicht zu hoch spannen.

Jedenfalls kann eine klimatische Kur nur dann einen Nutzen haben, wenn gleichzeitig auch alle anderen Vorbedingungen für eine zweckmäßige Behandlung der Kranken an dem betreffenden Kurorte erfüllt sind.

Viertes Kapitel.

Die Schrumpfnieren.

(Sekundäre Schrumpfniere, genuine Schrumpfniere und vaskuläre Schrumpfniere. Nephrosklerose.)

Begriffsbestimmung und Ätiologie. Die Aufstellung des Krankheitsbegriffs der „Schrumpfniere" erfolgte zunächst nach rein *anatomischen* Gesichtspunkten. Als „Schrumpfniere" oder „granulierte Niere" bezeichnet man diejenigen Erkrankungsformen der Niere, bei denen das Organ im ganzen mehr oder weniger erheblich *verkleinert* ist und eine deutlich granulierte, höckerige Oberfläche hat. Auf dem Durchschnitt ist namentlich die Rindenschicht stark verschmälert. Schon die flüchtige mikroskopische Untersuchung lehrt, daß die Niere einen großen Teil ihres sezernierenden Parenchyms verloren hat. Sowohl die Glomeruli als auch die Tubuli sind großenteils durch Atrophie untergegangen, an ihre Stelle ist narbiges interstitielles Bindegewebe getreten. Die Niere ist daher im ganzen kleiner, oft sogar erheblich verkleinert, aber dabei derber und fester.

Über die Entstehungsursachen der Schrumpfniere gingen und gehen die Meinungen der Forscher vielfach auseinander. Immerhin darf man jetzt als gesichert annehmen, daß man zwei große Gruppen von Schrumpfnieren voneinander trennen kann: 1. die Fälle, in denen der Krankheitsprozeß wesentlich vom *Nierengewebe selbst* ausgeht und 2. die Fälle, in denen der Krankheitsvorgang vom *Gefäßapparat* der Niere ausgeht.

Wenden wir uns zunächst der ersten Gruppe zu, so ist für eine große Reihe von Fällen mit größter Wahrscheinlichkeit anzunehmen, daß der erste Anstoß zur Erkrankung durch dieselben Schädlichkeiten erfolgt ist, die der akuten Nephritis zugrunde liegen, daß also die „Schrumpfniere" den Endausgang und das letzte Stadium eines langen Krankheitsvorgangs darstellt, dessen erster Ausgangspunkt in einer mehr oder weniger akut entstandenen Nephritis gelegen ist. Jedenfalls haben wir bei jeder Schrumpfniere an diese Möglichkeit zu denken und durch eine möglichst genaue Anamnese nach etwaigen früheren akuten oder subakuten Nierenentzündungen zu forschen. Wir haben im vorigen Kapitel gesehen, wie sich eine Schrumpfniere aus einer chronischen Glomerulonephritis entwickeln kann, und wie wir zuweilen klinisch unmittelbar den Übergang dieses Krankheitsbildes in das der sekundären Nierenschrumpfung verfolgen können. Aber auch aus einer echten *akuten* Nephritis kann sich die Schrumpfniere entwickeln. Freilich durchläuft der ganze Krankheitsprozeß dann nur ausnahmsweise alle drei Stadien: erstens der akuten Entzündung, zweitens der „chronischen diffusen Nephritis" und endlich drittens der ausgebildeten Nierenschrumpfung. Weit häufiger ist es, daß die vielleicht schon jahrelang zurückliegende akute Nephritis (z. B. eine Scharlachnephritis) scheinbar zur Heilung gelangt. Ein geringer Rest von ihr, gewissermaßen ein leises, unter der Asche fortglimmendes Feuer, vielleicht auch nur eine gewisse verminderte Widerstandskraft der Nierenepithelien gegenüber den „physiologischen Schädlichkeiten", bleibt übrig, setzt ganz im geheimen das Zerstörungswerk langsam fort, und vielleicht erst nach vielen Jahren zeigen sich die Symptome einer ausgesprochenen

Nierenschrumpfung. Alle derartigen Schrumpfnieren, die also in letzter Hinsicht auf eine frühere *akute* Nephritis oder auf eine chronische Glomerulonephritis zurückzuführen sind und somit einen ausgesprochenen entzündlichen Ursprung haben, bezeichnet man als „*sekundäre Schrumpfnieren*".

Manche Forscher sind sogar geneigt, *alle* Schrumpfnieren, die nicht zur zweiten, später zu besprechenden Gruppe der „*vaskulären*" Schrumpfnieren gehören, als derartige sekundäre Schrumpfnieren aufzufassen. Kann die vorhergehende akute Nephritis nicht sicher nachgewiesen werden, so nehmen sie trotzdem eine leichte, vom Kranken selbst übersehene und nicht erkannte akute Nephritis als ursprüngliche Ursache an. Obwohl eine derartige Annahme auf einige Fälle zutreffen mag, so darf man doch nicht alle *nicht* vaskulären Schrumpfnieren als „sekundäre Schrumpfniere" auffassen. Vielmehr ist es wahrscheinlich, daß manche Schrumpfnieren durch einen *in einer vorher gesunden Niere* von vornherein ganz allmählich und chronisch beginnenden und sehr langsam fortschreitenden *primären atrophisch-degenerativen* Untergang des Nierenparenchyms zustande kommen. Jedenfalls ist es zweifelhaft, ob man alle im mittleren Lebensalter z. B. bei Frauen auftretenden Fälle typischer Schrumpfniere ohne jede nachweisbare Ätiologie und ohne jeden nachweisbaren akuten Anfang für vaskulären Ursprungs ansehen kann, und ob nicht manche dieser Fälle noch jetzt als „*genuine Schrumpfniere*" bezeichnet werden können.

Fragen wir — ohne Rücksicht auf die besondere Art ihrer Wirksamkeit — unter welchen Umständen wir die Entstehung der scheinbar primären Schrumpfnieren besonders häufig beobachten, so haben wir zunächst vor allem drei Schädlichkeiten zu nennen: *chronischen Alkoholismus, chronische Bleivergiftung* und *gichtische* oder *harnsaure Diathese*. Als weitere Ursache kommt vielleicht in manchen Fällen die *Syphilis* in Betracht. Ferner ist wenigstens in einigen dieser Fälle eine *angeborene* Widerstandsschwäche, eine Minderwertigkeit des Nierengewebes in Betracht zu ziehen. Zuweilen läßt sich bei genauer Anamnese eine gewisse *familiäre* und *erbliche Veranlagung* nachweisen.

Für alle diese „genuinen" Schrumpfnieren wird aber von vielen namhaften Forschern (VOLHARD und FAHR, JORES, LÖHLEIN u. a.) das entscheidende Gewicht auf die *primäre Gefäßschädigung* gelegt. Damit wird der Begriff der „genuinen Schrumpfniere" im alten Sinne ganz ausgeschaltet und der „*sekundären Schrumpfniere*" nur die „*vaskuläre Schrumpfniere*" gegenübergestellt. Hierbei soll der primäre Krankheitsvorgang die Erkrankung und Verdickung der *Nierengefäße*, insbesondere der kleinen zuführenden *Glomerulusarterien* sein. Die dadurch entstehende Verminderung des arteriellen Blutzuflusses zu dem eigentlichen Nierengewebe führt erst sekundär zu einer allmählich immer mehr fortschreitenden langsamen Atrophie der Nephrone, und somit schließlich zur Entwicklung des anatomischen Bildes der Schrumpfniere.

Daß sich bei einer primären Gefäßerkrankung in den Nieren sekundär eine Schrumpfniere entwickeln kann, unterliegt keinem Zweifel. Bei der gewöhnlichen allgemeinen Altersarteriosklerose sind die Nierenarterien fast immer miterkrankt, wodurch die „*arteriosklerotischen Schrumpfnieren*" entstehen. Ferner gehört hierher die „*embolische Schrumpfniere*", entstanden durch mehrfache *Embolien* in die kleineren Nierenarterien (bei Herzfehlern u. dgl.) und dadurch bewirkte umschriebene, zur Atrophie des Gewebes führende Niereninfarkte. Auch sei hier noch bemerkt, daß die seltenen anatomischen Befunde von *einseitiger Nierenschrumpfung* fast immer auf eine syphilitische Erkrankung der betreffenden A. renalis zurückzuführen sind. Allein, an diese schon lange bekannten verschiedenen Formen der arteriosklerotischen Schrumpfniere denkt man nicht, wenn man gegenwärtig von einer „vaskulären Schrumpfniere" spricht. Hierbei soll es sich vielmehr um eine besondere, zuweilen schon im frühen Lebensalter beginnende allgemeine Gefäßerkrankung handeln, die zur Verdickung der Gefäßintima und Media führt. Vorzugsweise werden auch die Nierenarterien, und zwar die *Vasa afferentia der Glomeruli* befallen. Wahrscheinlich bedingt ein seit Jahren bestehender *hoher Blutdruck (Hypertension,* s. Bd. I, S. 570 ff.), der zunächst sehr schwankt, später aber *fixiert* ist, eine hyperplastische Gefäßerkrankung des ganzen Körpers und dadurch auch die Herzhypertrophie. Als Teilerscheinung der allgemeinen Gefäßerkrankung entstehen dabei auch die Veränderungen der Vasa afferentia in den Nieren. Diese Nierenerkrankung führt allmählich zur Atrophie der Glomeruli und des übrigen Nierenparenchyms. Auch für die Fälle von alkoholischer, gichtischer, syphilitischer und Bleischrumpfniere wird ein derartiger vaskulärer Ursprung angenommen. Mitunter bereitet eine konstitutionelle, familiäre Veranlagung den Boden für die Erkrankung der Gefäße des ganzen Körpers vor.

Auf Schwierigkeiten, die dieser Auffassung entgegenstehen, kann hier nicht näher eingegangen werden. Übrigens ist die Aufstellung der „vaskulären Schrumpfniere" kein ganz neuer Gedanke. GULL und SUTTON haben schon im Jahre 1872 die Schrumpfniere als Folgezustand einer allgemeinen Erkrankung der kleinen Arterien („*Arteriocapillary fibrosis*") erklären wollen.

In bezug auf das Vorkommen der Schrumpfniere nach *Alter* und *Geschlecht* ergibt sich schon aus dem Vorhergehenden, daß die Krankheit am häufigsten im *vorgerückteren Alter* auftritt. Das *männliche Geschlecht* ist entschieden häufiger befallen als das *weibliche*. Die sekundäre Schrumpfniere wird nicht selten auch schon bei *jüngeren Menschen* und bei *Frauen* beobachtet. Selbst bei *Kindern* kommt, wenn auch selten, die Nierenschrumpfung vor. In allen Fällen bei Jugendlichen wird man daher in der Anamnese genau nach einer etwaigen früheren *akuten Nephritis* (nach Scharlach, Diphtherie, Masern u. dgl.) nachforschen.

Die Beziehungen der Nierenschrumpfungen zum *Amyloid* der Niere (*Amyloidschrumpfniere*) und zu chronischen *Erkrankungen der Harnwege*, insbesondere des Nierenbeckens (*pyelitische Schrumpfniere*), werden später in den betreffenden Kapiteln besprochen.

Pathologische Anatomie. Bei der echten Nierenschrumpfung sind stets beide Nieren in annähernd gleichem Maße verkleinert. Ihre Größe ist zuweilen bis auf die Hälfte, ja sogar auf ein Drittel vermindert. Die Nieren fühlen sich fest und derb an und zeigen auf ihrer Oberfläche eine feinere oder gröbere, gleichmäßige oder mehr unregelmäßig angeordnete *Granulierung*. Beim Abziehen der oft etwas verdickten fibrösen Nierenkapsel tritt diese Granulation noch stärker hervor, und gewöhnlich haftet die Kapsel ziemlich fest an den eingesunkenen Stellen. Fast immer sind die erhabenen Partien dunkler und röter (d. i. blutreicher) als die helleren, mehr grau aussehenden Einsenkungen. Ob die ganze Niere mehr rot oder mehr weiß aussieht, hängt ebenfalls hauptsächlich von dem Blutgehalt des Organs (Stauung u. a.) ab. Man unterscheidet die „kleine weiße" von der „kleinen roten Schrumpfniere". Die erste soll besonders der „sekundären Schrumpfniere", die letzte der „vaskulären Schrumpfniere" entsprechen.

Durchschneidet man die Schrumpfniere, so findet man die Rinde stark verschmälert, atrophische blasse Streifen wechseln mit dunkleren Gebieten ab. Auch die Pyramiden sind etwas verkleinert, dabei in der Regel dunkler als die Rinde. In dem oft etwas erweiterten Nierenbecken liegen zuweilen einige Harnsäurekonkremente. Streifige Harnsäureinfarkte in den Pyramiden sind ein Merkmal für die geschrumpfte *Gichtniere*. Das *Mikroskop* zeigt den vorgeschrittenen Untergang des Nierengewebes und dessen Ersatz durch ein noch kernreiches oder bereits kernarmes narbiges Bindegewebe. Anzeichen der Degeneration und Atrophie der Epithelien, sowie vereinzelte Zylinderbildung sind in den noch vorhandenen, aber bereits erkrankten Harnkanälchen stets nachweisbar. An zahlreichen Glomeruli finden sich Atrophie, Kapselverdickung, hyaline Verödung u. dgl. Besondere Beachtung wird man stets dem Verhalten der *Gefäße*, namentlich der Glomerulusgefäße, schenken. Fast immer sind die Wandungen der kleinen Gefäße, vor allem der zuführenden Glomerulusarterien, verdickt, zunächst durch eine Wucherung der elastischen Fasern der Intima, später auch durch Endothelverdickung. Ist dadurch die Blutzufuhr zu den Glomeruli so gut wie aufgehoben, so tritt eine Atrophie der betreffenden Glomeruli ein. Die Frage, ob die gefundenen Gefäßveränderungen als die *primäre* und nicht als eine *sekundäre* oder *koordinierte* Krankheitsveränderung anzusehen sind, ist nicht leicht zu entscheiden. Jedenfalls ist der pathologische Anatom nicht in der Lage, ohne Kenntnis des gesamten Krankheitsverlaufs jeden einzelnen Fall von Schrumpfniere seiner Entstehung nach mit Bestimmtheit als „sekundäre" oder als „genuine" oder „vaskuläre" Form zu deuten.

Klinische Symptome und Krankheitsverlauf. Abgesehen von den Fällen, bei denen man die Entstehung der Schrumpfniere auf eine vorher durchgemachte akute oder chronische Nephritis zurückführen kann, entwickeln sich die klinischen Erscheinungen der Schrumpfniere ebenso allmählich und unmerklich wie der anatomische Vorgang selbst. Es unterliegt keinem Zweifel, daß eine Nierenschrumpfung bereits jahrelang bestehen kann, ohne daß der Kranke auch nur durch ein einziges ernsteres Symptom auf sein Leiden aufmerksam gemacht wird. Dies folgt teils aus den zufälligen Sektionsbefunden einer Nierenschrumpfung bei Leuten, die auf irgendeine andere Weise ums Leben gekommen sind, namentlich aber auch aus den Fällen, wo bei vorher für ganz gesund gehaltenen Menschen *plötzlich* die schwersten, nicht selten unmittelbar zum Tode führenden Erscheinungen (Urämie, Gehirnblutung) auftreten, als deren eigentliche Ursache die Leichenöffnung eine oft schon ziemlich weit vorgeschrittene Schrumpfniere ergibt. Je weniger mithin die subjektiven Symptome der Nierenschrumpfung in den früheren Stadien der Krankheit in den Vordergrund treten, um so mehr sind die *objektiven Veränderungen* zu beachten, die in der Tat bei genauer Untersuchung des Kranken die Diagnose des Leidens meist schon ziemlich früh gestatten. Treten *subjektive Krankheitserscheinungen* ein, so beziehen sie sich nur selten auf die Nieren selbst. Immerhin kommt es ausnahmsweise vor, daß die Kranken über anhaltende oder zeitweise sich steigernde *Schmerzen in der Nierengegend* klagen. Weit häufiger sind es leichte *Herzbeschwerden* (Atembeschwerden, geringe Ödeme an den Beinen) oder anhaltende *Kopfschmerzen*, die den Kranken zum Arzt führen. Nicht sehr selten geben auch die eingetretenen *Sehstörungen* die erste Veranlassung zur genaueren ärztlichen Untersuchung ab. Ist der Krankheitszustand der Schrumpfniere bis zu einem gewissen Grade bereits entwickelt, so bietet er ein in den meisten Fällen ungemein charakteristisches Krankheitsbild, das sich auch bei den in ätiologischer Hinsicht (s. o.) verschiedenen Formen der Schrumpfniere in annähernd so gleichartiger Weise darstellt, daß wir dieses Krankheitsbild zunächst im allgemeinen besprechen können. Dabei beziehen sich die wichtigsten Erscheinungen stets einerseits auf das Verhalten der *Harnausscheidung,* andererseits vor allem aber auf das Verhalten des *Gefäßapparats.*

Was zunächst das *Verhalten des Harns* anbetrifft, so kann als Regel gelten, daß bei der Schrumpfniere ein ungewöhnlich *reichlicher, wässeriger* und daher *heller* und *spezifisch leichter Urin* von nur *geringem Eiweißgehalt* (aus den erkrankten Teilen stammend) entleert wird. Die tägliche *Harnmenge* beträgt oft 2000—3500 ccm oder noch mehr, der Harn sieht strohgelb und klar aus, enthält nur wenige körperliche Bestandteile, hat ein spezifisches Gewicht von 1010—1005 oder sogar noch weniger und gibt beim Kochen nur einen *geringen* Niederschlag von Eiweiß, dessen Verhältniswert etwa $^1/_2-1^1/_2\,^0/_{00}$, dessen ausgeschiedene Gesamtmenge in 24 Stunden etwa 2,5—5,0 g beträgt. Bemerkenswert ist, daß nicht selten die während der Nacht bei horizontaler Körperlage ausgeschiedene Harnmenge erheblich größer ist (*Nykturie*), als die Menge des Tagesharns. Bei *mikroskopischer Untersuchung* des Harns gelingt es meist, einige *hyaline Zylinder* aufzufinden, deren Anzahl nur ausnahmsweise größer wird. Außerdem enthält der Harn oft einige weiße, seltener auch einige rote Blutkörperchen. Sehr bemerkenswert ist es, daß der Harn *zeitweise* oder sogar während des größten Teiles der Krankheit *gar kein Eiweiß oder nur Spuren davon enthält.* Dies erklärt sich vielleicht zum Teil aus dem Umstand, daß die erkrankten Glomeruli ihre Sekretion ganz eingestellt haben und der Harn somit nur von den noch gesunden Teilen der Niere abgesondert wird. Besonders häufig fehlt die Albuminurie bei der *vaskulären* Schrumpfniere. Bei dieser kann jahrelang das Krankheitsbild der einfachen Hypertension (hoher Blutdruck, Herzhypertrophie) bestehen, ohne daß der Harn Eiweiß enthält. Dabei ist aber die Harnmenge nicht selten vermehrt und das spezifische Gewicht des Harns anhaltend auffallend niedrig. Erst später tritt dann eine geringe Albuminurie ein.

Die eigentliche Ursache dieser auffallenden Polyurie bei der Nierenschrumpfung ist noch nicht völlig geklärt. In Betracht kommen der hohe Druck in den noch gesunden Glomeruli, vielleicht auch eine ungewöhnliche Durchlässigkeit der Glomeruluswandungen bei beginnender Erkrankung und eine verminderte Rückresorption des Harnwassers in den Harnkanälchen. Alles in allem ist auch die Polyurie wohl sicher als eine Kompensationserscheinung anzusehen. Hierdurch ist es möglich, daß das stark verringerte Nierenparenchym trotzdem durch die erfolgende starke Wasserausscheidung die notwendige Menge der festen Harnbestandteile zur Ausscheidung bringt. Denn das Kennzeichnende der Schrumpfnierensekretion liegt darin, daß die erkrankte Niere überhaupt nicht mehr imstande ist, einen konzentrierten Harn auszuscheiden. Beschränkt man willkürlich die Wasserzufuhr („*Konzentrationsversuch*"), so nimmt zwar die Harnmenge ab, der Harn bleibt aber erheblich spezifisch leichter, als es unter gleichen Umständen beim Gesunden der Fall ist (*Hyposthenurie*). Die Kochsalzausscheidung ist bei der Schrumpfniere meist nur wenig gestört. Hierdurch und durch die reichliche Wasserausscheidung erklärt es sich, daß oft auch nach jahrelangem Verlauf bei der Schrumpfniere *keine Ödeme* auftreten. Auf die Dauer nicht ganz so günstig wie die Ausscheidung des Wassers und des Kochsalzes verhält sich die Ausscheidung der übrigen festen Harnbestandteile. Daß die Prozentzahlen der letzteren abnehmen, versteht sich bei der vermehrten Gesamtmenge des Harns von selbst. Doch auch die im ganzen ausgeschiedenen Mengen Harnstoff, Harnsäure, Phosphorsäure usw. sind zuweilen im Verhältnisse zur Nahrung etwas geringer als normal. Daher findet man im Blut nicht selten eine *Erhöhung des Reststickstoffs.* Immerhin ist aber die Verminderung der Nierentätigkeit, solange die Arbeitsleistung des Herzens ausreichend ist, nicht sehr beträchtlich, und namentlich in den früheren Perioden der Krankheit kann sie ganz fehlen. Man beobachtet demgemäß auch, daß die von einer Anhäufung der Harnbestandteile im Blut abhängigen Symptome lange Zeit gar nicht auftreten. So kommt es, daß die Kranken sich noch vollkommen wohl fühlen können zu einer Zeit, wo die Untersuchung des Harns und des Herzens schon deutliche pathologische Veränderungen nachweist. Die Polyurie fällt manchen Kranken auf, wird aber oft nicht weiter beachtet und auf das reichlichere Getränk geschoben. Die Kranken gewöhnen sich daran, selbst wenn sie viel öfter als früher und selbst des Nachts (s. o.) ihren Urin entleeren müssen.

Neben den Veränderungen des Harns und zumeist, wie gesagt, noch viel frühzeitiger als diese, treten die *krankhaften Erscheinungen an den Kreislaufs-organen* auf. In vielen Fällen bemerkt der erfahrene Arzt schon beim Fühlen des Pulses die *ungewöhnlich gefüllte, gespannte und verdickte Arterienwand.* Noch deutlicher als an den Radialarterien tritt die vermehrte Puls-spannung oft an den sichtbar ‚pulsierenden und geschlängelten harten *Brachialarterien* hervor, deren genaue Besichtigung und Betastung daher niemals zu unterlassen ist. Mißt man den Blutdruck, so findet man Werte von 200—250 mm Hg oder noch mehr. Bei der Untersuchung des Herzens ist auf das *Verhalten des Spitzenstoßes* das meiste Gewicht zu legen. Er ist an-fangs nicht erheblich nach außen verlagert, aber deutlich verstärkt und hebend (*konzentrische Hypertrophie der linken Herzkammer*). Auch im *Röntgen-bild* macht sich diese Hypertrophie durch stärkere Rundung und Ausbuch-tung der linken Herzgrenze bemerkbar. Bei der *Auskultation des Herzens* sind die Herztöne rein, der *zweite Aortenton aber oft auffallend verstärkt und klingend.* Wir finden somit alle Zeichen des *gesteigerten arteriellen Blut-drucks* und der davon abhängigen Hypertrophie der linken Herzkammer und Verdickung der Arterienwandung. Diese Verdickung ist zumeist nicht wie bei der vorgeschrittenen Arteriosklerose mit einer Verkalkung der Intima verbunden, sondern beruht zunächst auf einer Hypertrophie und Ver-fettung der Media und der Intima. Übrigens treten die starren erweiterten Arterien nicht in allen Fällen von Schrumpfniere gleich deutlich hervor. Es gibt auch Fälle mit erhöhtem Druck, aber ziemlich engen Arterien. — In den späteren Stadien der Krankheit tritt zur Hypertrophie des linken häufig auch eine Hypertrophie des *rechten* Ventrikels hinzu (vgl. S. 24).

Solange der durch die Herzhypertrophie unterhaltene hohe Blutdruck die Verhältnisse des Kreislaufs und der Nierensekretion in der oben beschrie-benen Weise reguliert, ja zum Teil sogar überkompensiert, solange zeigt auch der Zustand der Kranken in der Regel keine besonderen krank-haften Erscheinungen. Wie von einem kompensierten Herzfehler, so kann man auch von einer kompensierten Schrumpfniere sprechen. Höchstens kommt es vor, daß schon jetzt gewisse Gehirnsymptome, namentlich Anfälle von *Kopfschmerz* und *zeitweiliger Schwindel*, auftreten, die zunächst auf den vermehrten Druck in den Gehirngefäßen zu beziehen sind. Auch öfteres *Nasenbluten* ist zuweilen die Folge des ungewöhnlich hohen Blutdrucks. Bei vorübergehend gesteigerten Anforderungen an die Herztätigkeit kommt es ebenfalls zu Beschwerden. Bei raschem Gehen, beim Treppensteigen u. dgl. empfinden die Kranken etwas *Kurzatmigkeit* oder ein *Druckgefühl* am Herzen und an der Aorta.

Ganz anders gestaltet sich aber das Krankheitsbild, sobald sich die ersten Zeichen einer *beginnenden Herzinsuffizienz* einstellen, d. h. sobald die Hypertrophie des linken Ventrikels nicht mehr imstande ist, den Kreislauf in genügender Weise zu unterhalten. Die Störung tritt ein, wenn entweder der linke Ventrikel selbst erlahmt, oder wenn er trotz angestrengtester Tätig-keit die allmählich zu weit fortgeschrittenen krankhaften Verhältnisse nicht mehr ausgleichen kann. Der Puls ist frequent, bleibt aber dabei voll und hart. Im Falle eines Nachlassens der Herzkraft selbst verliert der Puls an Spannung. Nicht selten tritt ausgesprochener *Pulsus alternans* auf. Die *Herztöne* bleiben rein, nur der erste Ton wird manchmal undeutlicher. Ver-hältnismäßig oft hört man am Herzen bei vorgeschrittener Kompensations-störung deutlichen *Galopprhythmus*, d. h. einen deutlichen Vorschlag vor dem ersten Herzton. Die *Harnmenge* nimmt ab, der Harn wird etwas konzentrierter, sein Gehalt an Eiweiß nimmt zu. In allen diesen Fällen setzen sich die Symptome aus den unmittelbaren Folgen der Kreislaufstörung zusammen.

Gewöhnlich fangen die Beschwerden der Kranken mit Schrumpfniere ganz allmählich an, verschwinden zeitweilig, um dann wieder von neuem aufzutreten und ganz allmählich immer mehr und mehr zuzunehmen. Abgesehen von dem Gefühl *allgemeiner Mattigkeit* und *Müdigkeit* sind es meist die zunehmenden *Atembeschwerden*, die auf das bestehende Leiden aufmerksam machen. Die Kranken werden kurzatmig, schon geringe körperliche Anstrengungen fallen ihnen schwer und greifen sie an, auch *Herzklopfen* stellt sich zeitweilig ein. Nicht selten tritt die *Atemnot* in den vorgerückteren Stadien der Krankheit in ausgesprochenen Anfällen von *asthmatischem Charakter* auf. Dieses schon lange bekannte Asthma der Nierenkranken hat nicht immer den gleichen Ursprung. Meist hängt es von den eintretenden Anfällen von Herzschwäche ab, ist also ein reines *Asthma cardiale* und entspricht dann in seinen einzelnen Symptomen der Dyspnoe der Herzkranken. Oft treten die asthmatischen Atembeschwerden besonders des Nachts oder abends beim Einschlafen ein. Sehr eigentümlich endlich ist das Krankheitsbild in allen Fällen, wo die Atemnot mit den Anzeichen eines *akuten Lungenödems* verbunden und von dem Auftreten feuchter Rasselgeräusche über den Lungen oder von der *reichlicheren Expektoration eines schaumig-serösen, manchmal etwas blutigen Sputums* begleitet ist. Diese Zustände können wieder vorübergehen und sich öfter von neuem wiederholen. Es kann zweifelhaft erscheinen, ob man das Lungenödem hierbei als ein reines Stauungstranssudat infolge der Herzschwäche oder als ein durch die Nephritis bedingtes, gewissermaßen „entzündliches Ödem" auffassen soll. In dem letzten Stadium der Krankheit besteht oft ununterbrochene Dyspnoe. Sie bildet die Hauptbeschwerde der Kranken. Sie ist dann oft von verschiedenen, gleichzeitig wirkenden Verhältnissen abhängig: von der Stauung in der Lunge, von diffuser Bronchitis und Pneumonie (s. u.), vom Hydrothorax u. a.

Als eine weitere Folgeerscheinung der eintretenden Kompensationsstörung stellen sich im späteren Verlauf der Krankheit nicht selten *Ödeme* an verschiedenen Körperteilen ein. Die Ödeme sind bei der Schrumpfniere gewiß der Hauptsache nach *kardialen Ursprungs*, sind also als reine *Stauungsödeme* aufzufassen, doch sind andererseits auch die bei den nephritischen Ödemen sonst noch in Betracht kommenden ursächlichen Verhältnisse (s. o.) nicht immer ganz von der Hand zu weisen. Zuweilen fehlt die Wassersucht bei der Schrumpfniere vollständig. Dies ist aber nur dann der Fall, wenn der Tod vor der ausgesprochenen Herzinsuffizienz durch irgendeinen Zwischenfall eintritt. Im übrigen treten Ödeme bei der Schrumpfniere keineswegs selten ein. Sie zeigen sich, entsprechend ihrem Ursprung als kardiale Stauungsödeme, anfangs gewöhnlich an den Knöcheln, an den abhängigen Teilen des Rumpfes und der Oberschenkel, am Präputium usw., verschwinden bei ruhigem Verhalten der Kranken wieder, treten nach kürzerer oder längerer Pause von neuem auf, bis sich schließlich in der letzten Zeit des Leidens ein hochgradiger allgemeiner Hydrops entwickeln kann. Frühzeitiges Ödem der Augenlider und des Gesichts ist wohl meist „renalen" Ursprungs (s. u.).

Neben den kardialen Symptomen treten bei der Schrumpfniere in den vorgerückteren Stadien der Krankheit die *zerebralen Erscheinungen* immer deutlicher hervor. Die anfänglichen *Kopfschmerzen* sind zunächst lange Zeit die Folge der Hypertension, später sind sie aber häufig wohl auch *urämisch-toxischer Art*. Sie verbinden sich dann mit Schwindelerscheinungen, gestörtem, unruhigem Schlaf, allgemeiner Unruhe, trüber oder mürrischer Gemütsstimmung. Nehmen die Erscheinungen weiter zu, so tritt das Bild der *chronischen Urämie* oder des sogenannten *Nierensiechtums* immer deutlicher hervor, gekennzeichnet durch große allgemeine Schwäche, Somnolenz, Verwirrtheit, die sich zu einer förmlichen Psychose steigern kann, urämisch-dyspnoische Atmung u. dgl. Fast immer bestehen gleichzeitig *Magen-Darmerscheinungen*, die ebenfalls zum Teil auf der Kreislaufstörung, zum Teil auf der urämischen Intoxikation beruhen. Der Appetit liegt gänzlich danieder, Übelkeit und Erbrechen können sich einstellen, der Stuhl ist angehalten oder zuweilen auch durchfällig. Der Einfluß der kardialen Insuffizienz macht sich natürlich auch in der *Nierenfunktion* selbst bemerkbar. Mit dem Auftreten sonstiger Stauungserscheinungen erleidet auch die *Harnausscheidung* eine Abnahme. Die Harnmenge ist weniger reichlich, geht unter 1500 bis 1000 ccm und noch tiefer herab, das spezifische Gewicht steigt, wenn auch selten hoch, so doch deutlich etwas an, etwa auf 1010—1012 und darüber. Der Harn behält zwar oft ziemlich lange seine helle Farbe, kann aber schließlich dem echten Stauungsharn immer mehr und mehr ähnlich werden. Was aber vor allem in Betracht kommt, ist die gleichzeitig stärker werdende Zurückhaltung der festen Harnbestandteile im Blut (Vermehrung des Reststickstoffs u. a.) und die damit nahe liegende Möglichkeit des Auftretens schwererer *urämischer Erscheinungen*.

Zwar muß hervorgehoben werden, daß gerade bei der Schrumpfniere die unmittelbaren Veranlassungsursachen der Urämie nicht immer klar zutage liegen. So ist es namentlich eine bekannte und klinisch wichtige Tatsache, daß die schwersten, oft tödlichen urämischen Konvulsionen zuweilen ganz *plötzlich* die Kranken mitten *im anscheinend besten Wohlbefinden* überfallen können. Wiederholt sind von anderen Beobachtern und von uns selbst Fälle gesehen worden, wo die täglich ausgeschiedenen Harnmengen nachweisbar an den der Urämie vorhergehenden Tagen keineswegs eine Verminderung gezeigt hatten. Wahrscheinlich handelt es sich aber hierbei, wie auch die Vermehrung des Reststickstoffs im Blut zeigt, doch um die andauernde Zurückhaltung geringer Mengen toxischer Stoffe im Blut, die lange Zeit keine bemerkbaren Folgen haben, bis plötzlich als Ergebnis einer *lange fortgesetzten Summation* von geringen schädlichen Einwirkungen das schwere Krankheitsbild der *Urämie* ausbricht. Diese Fälle von plötzlich eintretender Urämie erinnern an die ähnliche Erscheinung bei anhaltender chronischer Blei- oder Quecksilbervergiftung, wo auch erst im Anschluß an die lange Zeit fortgesetzte Aufnahme kleinster Giftmengen endlich oft mit einem Schlage die Vergiftungserscheinungen auftreten. Daß in manchen Fällen die urämischen *Krämpfe* nicht als toxisches Symptom, sondern als Folge eines akuten Gehirnödems aufzufassen sind, ist bereits früher erwähnt worden. In vielen Fällen von Urämie bei Schrumpfniere ist sicher der Zustand des Herzens von großer Bedeutung. Je nachdem die infolge der Herzinsuffizienz eintretende Stockung der Harnsekretion sich langsamer oder rascher einstellt, entwickeln sich auch die urämischen Erscheinungen verschieden. Im ersten Falle beobachten wir das Bild der *chronischen Urämie* (S. 20), bestehend in Kopfschmerz, großer allgemeiner Schwäche, Somnolenz, geistiger Verwirrtheit, Sehnenhüpfen, Erbrechen, Durchfällen, starkem Hautjucken usw., Symptome, die sich selbstverständlich oft mit den unmittelbaren Stauungserscheinungen vereinen und nicht immer leicht und scharf von diesen zu trennen sind. Derartige Zustände von chronischer Urämie bei Schrumpfnierenkranken bieten oft ein sehr trauriges Krankheitsbild dar, zumal das unstillbare, immer wiederkehrende Erbrechen, die Kopfschmerzen und die allgemeine geistige

Schwäche und Unruhe wochenlang andauern können. Die schwere *akute Urämie* schließt sich entweder an die vorhergehenden chronisch-urämischen Symptome an oder tritt sofort mit den schwersten Symptomen auf: allgemeine, häufig wiederkehrende Konvulsionen, Koma usw. Die Urämie kann auch bei der Schrumpfniere wieder vorübergehen. Ziemlich oft wird sie aber zur unmittelbaren Todesursache.

Außer den bisher besprochenen Symptomen ist jetzt noch eine Reihe von *Komplikationen* zu erwähnen. Ihrer diagnostischen und klinischen Wichtigkeit nach gehört hierher in erster Linie die uns schon aus dem vorigen Kapitel bekannte *Retinitis albuminurica*. Sie kann zu jeder Zeit des Krankheitsverlaufes auftreten; nicht selten entwickelt sie sich aber, wie erwähnt, schon so früh, daß die Kranken zu dieser Zeit von ihrem sonstigen Leiden noch gar nichts wissen. Sie ziehen zunächst einen Augenarzt zu Rate, und dieser erkennt dann häufig zuerst aus dem Augenspiegelbefund (s. S. 47) den eigentlichen Sitz der Grundkrankheit. Auch in den Fällen, in denen gar keine Sehstörungen vorhanden sind, ergibt die Retinauntersuchung zuweilen einen positiven Befund. Überhaupt ist die Schrumpfniere diejenige Form der Nierenerkrankung, bei welcher Retinaveränderungen entschieden am häufigsten vorkommen.

Eine andere, zwar seltenere, aber auch klinisch wichtige Komplikation sind die *Blutungen* innerer Organe, deren Ursache teils in dem gesteigerten Blutdruck, teils in einer krankhaften Zerreißlichkeit der Gefäßwände zu suchen ist. Verhältnismäßig am häufigsten treten die Blutungen im *Gehirn* auf. Sie bewirken sowohl leichtere als auch schwerere apoplektische Anfälle, die vollständig oder mit zurückbleibender Hemiplegie vorübergehen, zuweilen sogar unmittelbar den Tod herbeiführen. Bei jedem apoplektischen Anfall jüngerer Leute soll man (außer an Syphilis und Herzfehler) in erster Linie an Hochdruckkrankheit und an Schrumpfniere denken. Außer im Gehirn selbst kommen auch Blutungen an der Innenfläche der *Dura mater* vor. Von Bedeutung ist ferner das bei manchen Kranken häufige und sehr hartnäckige *Nasenbluten*. Wir haben mehrere Fälle gesehen, in denen der tödliche Ausgang unmittelbar durch unstillbares Nasenbluten herbeigeführt wurde. In allen anderen Organen sind Blutungen seltener; doch hat man sie auch in der Haut, im Magen, Darm, in den Lungen u. a. beobachtet. In einzelnen Fällen scheint sich geradezu eine Art hämorrhagischer Diathese zu entwickeln.

Endlich haben wir auch bei der Schrumpfniere wieder an den wichtigen Satz zu erinnern, daß bei Nierenkranken alle inneren Organe gewissermaßen eine erhöhte Neigung zu sekundären Entzündungen haben. An den *Schleimhäuten* entwickeln sich oft begleitende katarrhalisch-entzündliche Erkrankungen, chronische *Laryngitis, Bronchitis, Magenkatarrh, Darmkatarrh* u. a. Wenn diese Katarrhe ihrer Entstehung nach auch zum Teil als Stauungskatarrhe aufzufassen sind, so hängen sie andererseits gewiß auch manchmal mit der Zurückhaltung von Stoffwechselprodukten zusammen. An den *serösen Häuten* beobachtet man *Pleuritis, Endokarditis, Perikarditis*, selten auch *Peritonitis*. Von diesen ist die „*urämische Perikarditis*" in klinischer Hinsicht am wichtigsten. Sie ist nicht ganz selten die letzte Todesursache. Anatomisch stellt sie sich als eine verschieden starke sero-fibrinöse Entzündung des Perikards dar mit vollkommen *sterilem* Exsudat. Die *äußere Haut* zeigt zuweilen eine Neigung zu hartnäckigen *Ekzemen*. Von den sonstigen Entzündungen innerer Organe sind die *Pneumonien* am häufigsten und wichtigsten; sie kommen teils in lobärer kruppöser, teils in der allen Nephritiden eigentümlichen entzündlich-ödematösen Form vor. Diese macht sich anfangs durch ausgebreitetes Knisterrasseln kenntlich. — Daß auch in der *Niere* selbst *aufflackernde Entzündungen* auf dem Boden der chronischen Erkrankung entstehen können, wurde schon früher erwähnt.

Was endlich die *allgemeine Ernährung* der Kranken betrifft, so zeigen sich hierin ziemlich große Verschiedenheiten. In den meisten Fällen, in denen sich das Leiden ganz allmählich bei Leuten im mittleren oder vorgerückteren Lebensalter entwickelt, zeigt der allgemeine Ernährungszustand lange Zeit keine auffallende Änderung. Die Kranken sind sogar oft zu der Zeit, wo die ersten Herzbeschwerden anfangen, noch gut genährt, ja sogar korpulent. Der geübte aufmerksame Beobachter erkennt freilich meist schon ein gewisses leidendes Aussehen der Kranken, das später immer ausgesprochener wird. Die Kranken magern dann ab und bekommen eine fahle, oft leicht zyanotische Hautfarbe. Stärkere *Anämie* bildet sich gewöhnlich nur bei den Schrumpfnierenkranken jüngeren Alters aus.

Verschiedene Formen der Schrumpfniere. Wir haben schon wiederholt darauf hingewiesen, daß die Nierenschrumpfung keinen ätiologisch einheitlichen Krankheitsvorgang darstellt. Es ist daher die Aufgabe des Arztes, *jeden einzelnen Fall*, soweit wie möglich, nach seinen besonderen Eigenheiten klarzulegen, seine Ätiologie, seinen Ursprung, seine Verlaufsart und seine Einzelsymptome festzustellen.

Verhältnismäßig am klarsten ist die Deutung derjenigen Fälle, bei denen entweder die Anamnese oder die Krankheitsbeobachtung selbst eine Entstehung aus einer früheren akuten Nephritis oder einer diffusen chronischen Nephritis ergeben (s. o.). Bei diesen „*sekundären Schrumpfnieren*" tritt der „nephritische Einschlag" im Krankheitsbild zuweilen noch mehr oder weniger deutlich hervor. Oft handelt es sich um *jüngere* Kranke (etwa zwischen 30 und 40 Jahren). Ihr Aussehen ist blaß, mitunter leicht gedunsen. Der Harn entspricht durch seine vermehrte Menge und sein niedriges spezifisches Gewicht dem echten „Schrumpfnierenharn", die Eiweißmenge ist aber manchmal nicht ganz unbeträchtlich (2—3⁰/₀₀), reichliche Zylinder, Leukozyten und gelegentlich auch Erythrozyten im Harn weisen auf die entzündlich-degenerativen Vorgänge in den Nieren hin. Der Blutdruck ist erhöht, die linke Herzkammer hypertrophisch, die Arterien (Radiales, Brachiales) sind verdickt und geschlängelt, wenn auch selten in so hohem Maße wie bei der „vaskulären Form". Die Ödeme fehlen zuweilen ganz; wenn sie auftreten, können sie neben dem kardialen Ursprung zum Teil auch einen anscheinend nephritischen Charakter zeigen (Lidödem u. a.). Häufig tritt Retinitis auf, auch sonstige entzündliche Komplikationen können sich einstellen. Die Gefahr der Urämie ist stets vorhanden. Die Krankheit verläuft chronisch, mit mannigfachen Schwankungen, aber im allgemeinen doch rascher als die folgende Form.

Unklarer in ihrer Entstehung sind die sich von vornherein langsam und chronisch entwickelnden Fälle. Abgesehen von den ätiologisch wohl charakterisierten Formen der Bleiniere, der Gichtniere und allenfalls noch der Alkoholniere, lassen sich sichere Ursachen zumeist nicht nachweisen (s. o.). Von praktischer Wichtigkeit sind hier zunächst diejenigen häufigen Fälle, bei denen anfangs lange Zeit die Erscheinungen von seiten des *Gefäßapparates* fast ausschließlich hervortreten. Meist handelt es sich um Kranke im mittleren oder sogar schon etwas vorgerückten Lebensalter. Sie sehen nicht blaß, sondern oft sogar eher etwas plethorisch aus, und nicht selten kann man wirklich eine gewisse Polyglobulie durch Zählung der roten Blutkörperchen feststellen. Ihr allgemeiner Körperbau entspricht oft dem pyknischen (plethorischen, apoplektischen) Habitus. Die ersten oft lange Jahre vorausgehenden Krankheitserscheinungen bestehen vor allem in einer dauernden *Erhöhung des Blutdrucks* (RIVA-ROCCI 180—200, gespannter Puls, verdickte Arterien) und in einer infolge hiervon eintretenden Hypertrophie des linken Ventrikels. Der Harn kann lange Zeit an Menge und spezifischem Gewicht fast normal sein. Erst später tritt eine geringe, oft nicht einmal anhaltende Albuminurie ein. Im klinischen Bild treten im übrigen, wie schon erwähnt, die *kardialen* Symptome (Atemnot, stenokardische Beschwerden u. a.) durchaus in den Vordergrund. Nach der herrschenden Auffassung beginnt der ganze Vorgang als eine mit Hypertension einhergehende funktionelle Störung des gesamten Gefäßapparats. Diese bedingt eine organische Erkrankung der kleinen Gefäße, eine allgemeine Arteriolosklerose. Erst allmählich im weiteren Verlauf der Krankheit führt die gleichzeitig entstandene Sklerose der kleinen Nierenarterien zur Atrophie und Schrumpfung des Nierengewebes. Der Harn nimmt dann in stärkerem oder geringerem Maße die Eigenheiten des „Schrumpfnierenharns" an. Die Albuminurie bleibt gering, solange keine stärkere Stauung eintritt, Harnzylinder findet man nur spärlich. Die möglichen Komplikationen (Blutungen, Urämie u. a.) sind früher ausführlich besprochen worden. Der Verlauf kann sich auf viele Jahre, ja vielleicht Jahrzehnte erstrecken. Dieses Dauerstadium ist im Kapitel „*Der hohe Blutdruck (Hypertension)*" unter den Gefäßkrankheiten Bd. I, S. 570 ff. bereits besprochen worden. VOLHARD bezeichnet die sich daran anschließende Form, die er vorzugsweise auf die Sklerose der kleinen Nierenarterien zurückführt, als „*gutartige hypertonische Nierensklerose*", ohne stärkere degenerativ-atrophische Vorgänge im Nierenparenchym. Im Gegensatz — wenn auch ohne scharfe Grenze — zu diesen schon durch ihre langjährige Krankheitsdauer gutartigen Fällen steht die erheblich rascher und ungünstiger verlaufende „*Kombinationsform*" VOLHARDS, die sich teils von vornherein, teils auch aus der gutartigen Form entwickeln kann. Hier handelt es sich neben den vaskulären Veränderungen um ausgesprochene renale Degenerationen. Diese sollen auf das Hinzutreten eines *allgemeinen Gefäßkrampfes*, einer *Ischämie*, zurückzuführen sein. Erkennbar ist dieser durch das Blaßwerden der Hautfarbe, besonders des Gesichts (Übergang vom *roten* zum *weißen Hochdruck* nach VOLHARD). Im Krankheitsbild treten entsprechend die renalen Erscheinungen (stärkere Albuminurie, Zylinderbildung, renale Insuffizienzerscheinungen, Ödeme, Retinitis albuminurica u. a.) stärker hervor.

Diagnose. Auf die einzelnen Symptome, welche die Diagnose der Schrumpfniere in ihren vollentwickelten Formen ermöglichen, braucht nicht noch einmal eingegangen werden. Der Verdacht einer sich entwickelnden Nierenschrumpfung soll namentlich in allen den Fällen zur Untersuchung des Harns und des Blutdrucks auffordern, wo die Kranken über häufige Kopfschmerzen, über kongestive Zustände, über Herzklopfen und Kurzatmigkeit, asthmatische Anfälle, Sehstörungen, allgemeine Mattigkeit und dyspeptische Erscheinungen klagen, ohne daß sich für diese Beschwerden ein anderer Grund auffinden läßt. Die Polyurie, der helle, spezifisch leichte, in geringem Maße eiweißhaltige Harn im Verein mit den Zeichen an den Kreislauforganen, dem gespannten Puls, der Hypertrophie des linken Ventrikels, lassen die Krankheit in den meisten Fällen richtig erkennen. Wie erwähnt, gehen häufig die Zeichen der *Hypertension* lange Jahre den ausgesprochenen renalen Symptomen vorher. Auf eine genaue *Blutdruckmessung* ist daher in allen verdächtigen Fällen das größte Gewicht zu legen. Solange dabei keine Albuminurie, keine Vermehrung der Harnmenge und keine Abnahme der Konzentration des Harns besteht,

kann freilich die Berechtigung zweifelhaft sein, solche Fälle bereits als
„Schrumpfniere“ zu diagnostizieren. Es gibt aber zweifellos Fälle, die bis
ans Ende ohne Albuminurie verlaufen, zu Lebzeiten der Kranken meist als
„genuine Hypertension“ gedeutet werden, bei denen aber die Sektion eine
ausgesprochene, schon makroskopisch erkennbare Nierenatrophie ergibt. Sind
Retinaveränderungen vorhanden, so können diese zur Sicherung der Diagnose
viel beitragen. Ebenso verdienen selbstverständlich auch die ätiologischen
Verhältnisse (Blei, Gicht, Alkoholismus usw.) Berücksichtigung.

Recht schwierig ist meist die Diagnose, wenn die Kranken erst im Stadium
der ausgebildeten Kompensationsstörung zur Beobachtung kommen. Die
Merkmale des Schrumpfnierenharns treten nicht besonders hervor. Der Harn
zeigt vielmehr die Eigenschaften des *Stauungsharns*. Er ist spärlicher,
dunkler, eiweißreicher. Immerhin sind die Werte des spezifischen Harn-
gewichts meist doch etwas niedriger (etwa 1010—1015) als bei dem rein
kardialen Stauungsharn. Auch beim Durstversuch erreicht der Harn keine
starke Konzentration (s. S. 25). So kann die oft recht schwierige Frage, ob
es sich um ein primäres Herzleiden mit sekundärer Stauungsniere oder um
ein primäres Nierenleiden mit sekundärer Herzinsuffizienz handelt, bei genauer
Berücksichtigung aller Symptome (Blutdruck, spezifisches Gewicht des
Harns) und des gesamten Krankheitsverlaufs doch wenigstens in manchen
Fällen richtig entschieden werden.

Endlich ist die Diagnose der Schrumpfniere in den Fällen erschwert, wo
die erste Untersuchung des Kranken während einer plötzlich eingetretenen
Urämie oder nach einem *apoplektischen Insult* vorgenommen wird. Immerhin
weisen der Eiweißgehalt des Harns, die gespannten Arterien und die Herzhypertrophie oft deutlich auf das Bestehen einer Nierenerkrankung hin.

Therapie. Sobald die Diagnose der Schrumpfniere oder auch der dauernden
Hypertension festgestellt ist, muß das ganze diätetische Verhalten des Kranken, ohne ihn unnötig ängstlich zu machen, in der Weise geregelt werden,
daß das Fortschreiten des Leidens in jeder möglichen Weise verhindert
wird. Zwei Indikationen sind in dieser Beziehung zu erfüllen: das Verhüten
aller auf die Nieren und den Blutdruck schädlich einwirkenden Reize und die
möglichste Erleichterung der Herzarbeit, damit die Insuffizienz des Herzens
so lange wie möglich hinausgeschoben wird. Die *Diät* muß genau geregelt
werden. Sie muß dabei meist entsprechend der Körperkonstitution des
Kranken knapp bemessen sein. Die Berücksichtigung des *Salzgehalts* der
Nahrung richtet sich nach den früher hervorgehobenen Gesichtspunkten.
Die Speisen werden zweckmäßig mit kochsalzfreiem Diätsalz (*Natrium
formicicum, Curtasal, Hosal, Bromhosal, Zitrofinsalz*) nachgesalzen. Die *Flüssig-
keitszufuhr* darf ein gewisses mittleres Maß, 1—1¹/₂ l täglich, nicht übersteigen.
Der *Fleischgenuß* ist im allgemeinen einzuschränken, während leichte Mehl- und
Eierspeisen, Milch, Gemüse und Früchte zu bevorzugen sind. Daß wirklich, wie
gegenwärtig vielfach angenommen wird, die sogenannten *weißen Fleischsorten*
(Geflügel, Kalb, Lamm) weniger schädlich sind als das sogenannte schwarze
Fleisch (Rind, Wild), läßt sich nicht nachweisen. In der Praxis wird man
trotzdem hierauf meist Rücksicht nehmen. Recht zweckmäßig scheinen bei
der Ernährung von Nierenkranken die leichteren *Fischspeisen* (Forelle, Schleie,
Hecht, Zander, Steinbutt u. a.) zu sein. Von *Gemüsen* sind am meisten Mohrrüben, kleine weiße und gelbe Rüben (Teltower Rübchen), Kohlrabi, Spargel,
Tomaten, Schwarzwurzel, Blumenkohl, Rosenkohl, Petersilie u. a. zu empfehlen. *Alkoholische Getränke* sind nur in geringen Mengen zu gestatten.
Zu empfehlen sind Mineralwässer (Fachinger, Wildunger, Wernarzer Wasser

u. a.), Fruchtwässer, besonders Zitronenlimonaden u. dgl. Wichtig ist eine *sorgsame Hautpflege.* Regelmäßige warme Bäder oder Salzbäder, tägliche Abwaschungen des ganzen Körpers mit Franzbranntwein oder warmem Essig sind zweckmäßig. Alle körperlichen Überanstrengungen sind zu vermeiden, während mäßige Körperbewegung bei korpulenten Kranken anzuraten ist. Für regelmäßige Stuhlentleerung ist stets mit größter Sorgfalt durch geeignete Mittel (diätetische Vorschriften, Obst, Bitterwasser) zu sorgen. Der Allgemeinzustand wird durch Luft- und Erholungskuren oft wesentlich gebessert, und in diesem Sinne ist der Gebrauch eines nach den besonderen Verhältnissen im Einzelfall ausgewählten Bades (z. B. Brückenau, Kissingen, Nauheim, Ems, Baden-Baden, Marienbad, Karlsbad usw.) von Nutzen. In geeigneten Fällen kann ein Winteraufenthalt im Süden (Riviera, Abbazia, Südtirol, Ägypten u. a.) in Betracht kommen (s. o. S. 50).

Sichere Mittel, dem Fortschreiten der Krankheit vorzubeugen, gibt es nicht. Von den vielfach angewandten *Jodpräparaten* (*Sajodin, Jodglidine, Jodfortan* u. a.) sieht man selten ausgesprochenen Nutzen. Auch die *Nitrite* (*Natrium nitrosum, Nitroglyzerin*) kann man versuchen. Näheres über die Behandlung der *Hypertension* ist Bd. I, S. 573 ff. nachzulesen. Bestehen bei hohem Blutdruck anhaltende Beschwerden, insbesondere Kopfschmerzen, so ist ein *Aderlaß* nicht selten von sehr guter Wirkung. Dieses altehrwürdige, lange Zeit mit Unrecht fast ganz außer Gebrauch gekommene Mittel wird jetzt wieder vielfach bei allen mit Hypertension verbundenen Zuständen mit bestem Erfolg angewandt. Man kann den Aderlaß (Entziehung von 300—500 ccm Blut) unter Umständen mehrmals wiederholen.

Treten *Kompensationsstörungen* ein, so ist die *diätetische Regelung* und möglichst große *körperliche und seelische Ruhe* noch strenger anzuraten, außerdem je nach den vorliegenden Erscheinungen eine *symptomatische Behandlung* einzuleiten. Vor allem muß der Versuch gemacht werden, durch Darreichung von *Digitalis* und *Digitalispräparaten* (z. B. Verodigenzäpfchen) die Herzkraft von neuem anzuregen. Die Einzelheiten der Therapie sind hier fast ganz dieselben, wie sie bei der Behandlung der chronischen Herzleiden (s. d.) in Betracht kommen. Sehr oft — vor allem bei eingetretener Niereninsuffizienz — wird man auch von den *Diuretika* Gebrauch machen, teils allein, teils in Verbindung mit der Digitalis und den übrigen Herzmitteln. *Diuretin, Agurin, Theocin, Theophyllin, Euphyllin* u. a. kommen vorzugsweise zur Anwendung. Als besonders wirksam erwies sich uns das *Euphyllin* (auch die *innerliche* Darreichung). Sehr undankbar ist leider oft die Behandlung der in dem letzten Stadium der Krankheit auftretenden *dyspnoischen* und *chronisch-urämischen* Erscheinungen. Doch gelingt es wenigstens zuweilen durch verschiedene äußere Applikationen auf die Brust und den Kopf (Eisblase oder heiße Umschläge), durch die verschiedenen *Nervina* (*Bromkali, Nitroglyzerin* u. a.), durch die *Kombination von Herzmitteln mit Diuretika* symptomatische Besserung zu erzielen. Sehr wichtig ist auch stets eine Regelung und Einschränkung der Kost. Eine strenge Karellkur (täglich ausschließlich 5 mal 200 ccm Milch) kann sehr gute Erfolge haben. In den schwersten Fällen sind *Narkotika*, und die verschiedenen Schlafmittel (*Adalin, Bromural, Veronal*), unentbehrlich. In bezug auf weitere Einzelheiten kann auf die vorhergehenden Kapitel verwiesen werden.

Fünftes Kapitel.

Die Amyloidniere.

Ätiologie. Die Amyloidniere ist fast immer eine Teilerscheinung der auch im übrigen Körper mehr oder weniger ausgebreiteten Amyloiddegeneration der Organe. Sie ist aber in *klinischer* Beziehung von allen Amyloiderkrankungen am wichtigsten, da sie für das gesamte *klinische* Krankheitsbild der Amyloidentartung bei weitem die größte Bedeutung hat.

Wie bekannt, versteht man unter *amyloider Degeneration* die Ablagerung eines eigenartigen Eiweißkörpers, des *Amyloids*, in bestimmten Geweben. Dieser Vorgang wird unter gewissen pathologischen Verhältnissen am *Bindegewebe* und vornehmlich an den *kleineren Gefäßen* beobachtet. Die Wandungen der Gefäße zeigen die „*amyloide Entartung*" zuerst in der Media. In den Kapillaren lagert sich das Amyloid in Form von hyalinen Massen dem Endothelrohr an, dieses nach und nach verengend. Die Gefäßwände verbreitern sich, erhalten ein glänzendes, homogenes Aussehen und zeigen bei der Behandlung mit bestimmten Färbemitteln eigentümliche Reaktionen. Diese beruhen eben auf der Anwesenheit einer eigenartigen Substanz, des *Amyloids*. Das Amyloid wird entweder aus dem Blut in das Gewebe hinein abgelagert, oder es entsteht an Ort und Stelle selbst aus den vorhandenen Eiweißsubstanzen.

Über die *eigentlichen Ursachen* jener eigentümlichen Umwandlung des Eiweißes der Bindesubstanzen in das Amyloid ist nichts Sicheres bekannt. Man kennt nur eine Anzahl von Grundkrankheiten, bei denen sich erfahrungsgemäß die Amyloidentartung als Folgezustand in den verschiedenen Organen verhältnismäßig häufig entwickelt. Diese Leiden haben größtenteils das Gemeinsame, daß sie mit einer *allgemeinen Kachexie* und *Schwächung* des Körpers einhergehen. Ihnen liegt meist ein irgendwo im Körper befindlicher chronischer Krankheitsherd, besonders eine *langwierige Eiterung*, zugrunde. Möglicherweise bedingt der starke Eiweißverlust, den der Körper durch die fortdauernde Bildung von weißen Blutzellen oder von Geschwulstzellen erleidet, die Umwandlung der normalen Eiweißsubstanzen in das Amyloid.

Die Zustände, bei denen die Amyloiddegeneration überhaupt und somit auch die Amyloidniere vorzugsweise beobachtet wird, sind folgende:

1. Die chronische ulzeröse *Lungenphthise* und Lungentuberkulosen, die mit *tuberkulösen Darmgeschwüren* einhergehen.

2. Die *Syphilis*, vorzugsweise, wenn auch nicht ausschließlich, die Fälle mit ulzerösen (meist tertiären) Knochen- und Schleimhauterkrankungen.

3. Langdauernde *chronische Eiterungen* an den Knochen oder Weichteilen, namentlich chronisch-tuberkulöse und aktinomykotische Erkrankungen mit Knochen- oder Gelenkfisteln, Empyemfisteln, Wirbelkaries u. dgl.

4. *Sonstige ulzeröse* oder mit *chronischer Eiterung verbundene Prozesse*, sackförmige *Bronchiektasien*, chronische *Darmgeschwüre* (z. B. dysenterischen Ursprungs), eitrige *Pyelocystitis*, *Blasenscheidenfisteln*, *ulzerierte Geschwülste* (Karzinome, Hypernephrome) u. dgl.

5. In seltenen Fällen ist das Amyloid auch bei anderen chronischen Erkrankungen, z. B. bei chronischer Pneumonie (insbesondere bei der durch FRIEDLÄNDERsche Kapselbazillen hervorgerufenen), bei *Leukämie* und bei *Lymphogranulom*, bei *Malaria*, bei der *Gicht* und anderen chronischen Gelenkleiden (Arthritis deformans) beobachtet worden.

6. In einer kleinen Reihe von Fällen endlich, von denen wir selbst einige Beispiele beobachtet haben, findet sich auch bei der Sektion *gar keine nachweisbare Ursache* für die meist ziemlich ausgebreitete Amyloidentartung. Hier scheint es sich also um eine nicht nachgewiesene Infektion (Syphilis?) oder Intoxikation mit nachfolgender amyloider Erkrankung zu handeln.

Pathologische Anatomie. Bei wenig ausgebreiteter Amyloidentartung bieten die Nieren ein vollkommen normales Aussehen dar. Nur die genaue mikroskopische Untersuchung ergibt die amyloide Entartung einzelner *Gefäßwände* in der Rinden- und namentlich auch in der Marksubstanz.

Die häufigste und kennzeichnendste Form des Nierenamyloids ist die *große weiße Amyloidniere* (Wachsniere, Speckniere). Die Niere ist vergrößert und von derber Konsistenz, die Oberfläche ist glatt und von grauweißer oder gelblicher, meist etwas gefleckter Färbung. Auf dem Durchschnitt ist die Rinde verbreitert, ebenfalls von weißgelblicher Farbe und läßt nicht selten schon mit bloßem Auge die Glomeruli als ziemlich große, glasige, mattglänzende, durchscheinende Pünktchen erkennen. Blutungen kommen fast niemals vor. Die Marksubstanz ist entweder ebenfalls blaß oder dunkler. Die blaßgelbe Färbung hängt teils von der Anämie, teils von der Verfettung ab, während die amyloiden Stellen eine mehr durchscheinende, speckig-glänzende Beschaffenheit zeigen.

Untersucht man die Niere *mikroskopisch*, so findet man die amyloide Entartung in wechselnder Ausbreitung und Kombination am häufigsten in den Kapillarschlingen der Glomeruli, ferner in den Vasa afferentia und efferentia, den Vasa recta, und zuweilen auch in den Membranae propriae der Harnkanälchen. Bei reinen Amyloidnieren verhält sich das übrige Nierengewebe normal. In vielen Fällen findet man außerdem durch die Amyloidentartung sekundär bedingte Veränderungen an den *Epithelien*, und zwar deren Verfettung, Desquamation und Zerfall. Sehr reichlich befinden sich in den Harnkanälchen „*wachsartige Zylinder*", von den gewöhnlichen Zylindern durch Glanz und Dichte unterschieden. Sie färben sich nicht amyloid und gehen aus den Eiweißsubstanzen zerfallender Epithelien hervor. Infolge der Kompression der kleinsten Gefäße und Glomerulusschlingen kommt es zu einer so starken Hemmung und Verlangsamung des Blutkreislaufs in den Amyloidnieren, daß ausgedehnte *Venenthrombosen* die Folge sind. Als weißliche Streifen und Pfröpfe sind diese in den venösen Gefäßen auf den Nierendurchschnitten in manchen Fällen zu sehen. Mitunter setzen sich die Thromben bis in die Vena renalis, ja bis in die Vena cava inferior fort.

Die neben der amyloiden Degeneration gefundenen parenchymatösen Veränderungen treten oft so stark hervor, daß man von einer *Kombination* des Amyloids mit einer echten Nephrose oder Nephritis sprechen muß (*Amyloid-Nephrose* oder *Amyloid-Nephritis*). Hat der Prozeß bereits längere Zeit bestanden, so führt er, wie bei der gewöhnlichen Nephritis, teilweise zu vollständiger Gewebsatrophie mit entsprechender Bindegewebsvermehrung. Dann sinkt das Nierengewebe an den betreffenden Stellen ein, und an der Oberfläche der Niere entstehen deutliche Unebenheiten. Es gibt vollkommen ausgebildete (rote oder weiße) Schrumpfnieren, in denen sich reichliches Amyloid findet, und die man daher als *Amyloidschrumpfnieren* bezeichnet. Hierbei entsprechen die parenchymatösen und interstitiellen Veränderungen vollkommen denjenigen bei der gewöhnlichen Schrumpfniere, nur daß eben noch die amyloide Degeneration dazu kommt.

Klinische Symptome und Krankheitsverlauf. Bei der Verschiedenheit der Ausbreitung des Amyloids in den Nieren und den mannigfachen Kombinationen des Amyloids mit entzündlichen Vorgängen ist ein einheitliches Symptomenbild für die Amyloidniere nicht aufzustellen. Hierzu kommt noch, daß die Erscheinungen der Amyloiderkrankung zumeist in der verschiedensten Weise von dem Grundleiden verändert werden.

Manche Fälle von geringer Ausbreitung des Amyloids in den Nieren lassen sich durch *gar kein klinisches Zeichen* erkennen. Namentlich kann die Albuminurie vollständig fehlen. Hiervon abgesehen, zeigt aber der von Amyloidnieren abgesonderte *Harn* in der Regel deutliche Veränderungen, die je nach der Art des einzelnen Falles große Unterschiede darbieten. Die *Menge des Harns* ist am häufigsten normal oder etwas vermindert, bei bestehendem Hydrops ist sie stark vermindert auf etwa 300—500 ccm, in anderen Fällen dagegen bedeutend vermehrt, so daß 2500—3000 ccm in 24 Stunden entleert werden können. Ziemlich häufig beobachtet man bei demselben Kranken zu verschiedenen Zeiten nicht unbeträchtliche Schwankungen der Harnmenge.

Die *Farbe des Harns* ist fast immer *hellgelb*. Das *spez. Gew.* ist meist niedrig (unter 1015). Kennzeichnend für die Amyloidniere ist der meist *beträchtliche*, nicht selten 1—2% und mehr betragende *Eiweißgehalt* des Harns. In manchen Fällen freilich, so namentlich bei der Amyloidschrumpfniere, ist der Eiweißgehalt geringer, obwohl meist immer noch erheblich reichlicher als bei reiner Schrumpfniere. Bis zu einem gewissen Grade für Amyloidniere spricht der auffallend starke Wechsel in der Stärke der Eiweißausscheidung, so daß der Harn zu manchen Zeiten 1—2%, zu andern nur etwa 3—5⁰/₀₀ Eiweiß enthält.

Im *Harnsediment* findet man gewöhnlich nur *spärlich hyaline Zylinder* und einige *weiße Blutkörperchen*. Im allgemeinen ist der erhebliche Eiweißgehalt im Gegensatz zu dem geringen Sedimentbefund für die Amyloidniere kennzeichnend. Bei der Vereinigung des Amyloids mit stärkeren *nephrotischen* oder *nephritischen* Veränderungen, wie man dies namentlich bei der Tuberkulose nicht selten beobachtet, ist das Sediment reichlicher. Man findet zahlreiche hyaline oder mäßig verfettete wachsartige Zylinder, reichlich weiße Blutkörperchen, mitunter einzelne Nierenepithelien und *selten* auch *rote Blutkörperchen*. Zuweilen finden sich zahlreiche Körnchen von Fett oder von lipoiden Substanzen.

Die *übrigen Krankheitserscheinungen* bei der Amyloidniere hängen teils von dieser selbst, teils von der gleichzeitigen Amyloidablagerung in anderen Organen und teils von dem Grundleiden ab.

Als unmittelbare *Folgeerscheinungen der Amyloidniere* treten *Ödeme* mäßigen oder selbst stärksten Grades auf. Sie können aber auch vollkommen fehlen. Für viele Fälle ist der ungewöhnlich starke und anhaltende allgemeine Hydrops, verbunden mit einer alabasternen Blässe der Haut, kennzeichnend. In vielen Fällen finden sich mitunter reichliche Mengen eines blassen, spezifisch leichten, oft milchig getrübten Transsudates in den Pleurahöhlen und im Bauchraum. *Urämische Erscheinungen* sind bei der Amyloidniere entschieden selten. Sie werden aber doch, namentlich in ihren leichten Formen (Erbrechen), zuweilen beobachtet. Eine Steigerung des *Blutdrucks* und eine *Hypertrophie des linken Ventrikels* werden in den meisten Fällen von Amyloidniere *vermißt*. Bei der *Amyloidschrumpfniere* haben wir sekundäre Hypertrophie des linken Ventrikels wiederholt beobachtet. Die *Retinitis albuminurica* tritt bei der reinen Amyloidniere niemals auf. Bei der Amyloidschrumpfniere ist sie dagegen einige Male beobachtet worden. Ebenso selten sind die *sekundären Entzündungen* in den inneren Organen (Nierenpneumonie, Perikarditis usw.) und die *Blutungen* (Gehirnblutungen u. a.).

Der *Allgemeinzustand* der Kranken ist zum Teil von dem Nierenleiden, meist aber von dem Grundleiden abhängig. Die Kranken mit Amyloidniere sind gewöhnlich *kachektisch* und zeigen eine *blasse Hautfärbung*. Tritt noch allgemeiner Hydrops hinzu, so entsteht ein durch die alabasterne Schwellung der Haut für die Amyloiderkrankung kennzeichnendes äußeres Krankheitsbild. In einzelnen Fällen (Syphilis, Bronchiektasien, einseitige Lungenschrumpfung) kann der Ernährungszustand jedoch längere Zeit hindurch leidlich gut bleiben.

Von diagnostischer Bedeutung sind die auf eine *gleichzeitige Amyloidablagerung in anderen Organen* hinweisenden Erscheinungen, obwohl keineswegs selten die Nierenamyloidose klinisch die einzig hervortretende Erscheinung der Amyloiderkrankung ist. Zu beachten sind die Erscheinungen von seiten der *Leber* (Vergrößerung, ungewöhnliche Festigkeit und harter, scharfer unterer Rand), der *Milz* (Vergrößerung und Härte) und des *Darmes* (anhaltende, durch keine Mittel zu stillende Durchfälle). Die Deutung der Durchfälle ist freilich meist schwierig. Sie können ebenso von (tuberkulösen) Darmgeschwüren wie vom Amyloid des Darmes abhängen.

Über den *Gesamtverlauf* und die *Dauer* der Amyloidniere lassen sich kaum allgemeine Angaben machen, da hierbei vor allem die Art des Grundleidens in Betracht kommt. Was die Zeit betrifft, während der sich bei einer bestehenden primären Erkrankung die Amyloidentartung entwickeln kann, so kann diese zuweilen sicher schon nach einigen Monaten vorhanden sein. Die genaue Bestimmung ihres Beginnes ist natürlich fast niemals möglich, da die ersten Anfänge der Amyloidentartung in den Nieren sich durchaus nicht gleich durch eine eintretende Albuminurie erkennen zu geben brauchen (s. o.). Die Dauer der Amyloidniere ist je nach der Schwere des Falles sehr verschieden: sie kann bis zum Tode nur wenige Wochen oder Monate betragen, während in anderen Fällen eine jahrelange Dauer mit Sicherheit festgestellt worden ist, so namentlich bei der Amyloidschrumpfniere.

Die **Prognose** der Amyloidniere ist in den meisten Fällen ungünstig. Daß aber bei heilbarer Grundkrankheit (bei Syphilis, bei manchen chronischen Eiterungen) eine bereits entwickelte Amyloidablagerung wieder vollständig zurückgehen kann, ist wiederholt festgestellt worden.

Die **Diagnose** der Amyloidniere kann gestellt werden, wenn die Zeichen einer Nierenerkrankung zu solchen Krankheiten hinzutreten, die erfahrungsgemäß häufig den Anlaß zur Entstehung der Amyloidentartung abgeben. Dieser Nachweis einer *Ursache* des Amyloids ist stets eine der Hauptbedingungen der Diagnose. Ob es sich in solchen Fällen um reines Amyloid oder um eine andere Nierenerkrankung oder um eine Kombination beider handelt, ist nur aus dem Verhalten des Harns einigermaßen sicher zu entscheiden: Ein heller, nur wenige körperliche Elemente enthaltender, aber eiweißreicher Harn spricht für reines Amyloid, während jeder reichlichere Gehalt des Harns an Zylindern, weißen und roten Blutkörperchen auf die Anwesenheit entzündlicher Veränderungen in den Nieren hinweist. Die Diagnose der Amyloidschrumpfniere kann dann gestellt werden, wenn die Symptome der Schrumpfniere (reichlicher blasser Harn, sekundäre Herzhypertrophie) in Verbindung mit solchen Krankheitszuständen auftreten, die erfahrungsgemäß leicht zu einer Amyloiderkrankung Anlaß geben. Wichtig ist dann der verhältnismäßig reichliche Eiweißgehalt und das dementsprechend höhere spezifische Gewicht des Harns. In manchen Fällen von Amyloidniere ist der erwähnte rasche und häufige Wechsel in der Menge und im Eiweißgehalt des Harns diagnostisch verwertbar.

Eine wesentliche und daher stets zu suchende Stütze für die Diagnose der Amyloidniere ist der *Nachweis des Amyloids in anderen Organen.* Die wichtigsten hierauf bezüglichen Symptome von seiten der *Leber*, der *Milz* und des *Darmes* sind oben erwähnt worden.

Um die Differentialdiagnose der Amyloidentartung der Organe gegenüber anderen Organveränderungen stellen zu können, kann man sich der *Kongorotprobe* nach BENNHOLD-PAUNZ bedienen.

Diese ist nach unseren Erfahrungen ein sehr brauchbares Mittel zur Feststellung der Amyloidose. Sie beruht darauf, daß im Gegensatz zu anderen Krankheiten bei Amyloid intravenös injizierte Kongorotlösung schon nach kurzer Zeit nicht mehr nachgewiesen wird, da die Farblösung in der amyloiden Substanz in Leber, Milz und Nieren reichlich abgelagert wird.

Morgens wird die Harnblase bei nüchternem Magen entleert. Sofort danach werden einige Kubikzentimeter Blut aus der Ellbogenvene entnommen. Dann wird eine Rekordspritze an die Nadel gesetzt und auf je 10 kg Körpergewicht 2 ccm 0,6%iger Kongorotlösung in destilliertem Wasser, die durch leichtes Sieden sterilisiert ist, in die Vene injiziert. Eine Stunde hierauf werden wieder einige Kubikzentimeter Blut entnommen und vom Kranken Urin gelassen. Das Serum der Blutproben wird verglichen. Die Untersuchung wird noch dadurch ergänzt, daß man je einen Tropfen konzentrierter Salzsäure hinzufügt. Diese Säure erzeugt im Serum einen elfenbeinweißen Niederschlag, der bei Anwesenheit von allerkleinsten Farbstoffmengen ausgesprochen blau wird. Die Blaufärbung wird also ausbleiben, wenn Amyloid vorliegt.

Therapie. Soweit es möglich ist, wird man das *Grundleiden* zu bessern suchen. Die Möglichkeit einer wirksamen Behandlung liegt namentlich vor bei manchen chronischen Eiterungen und außerdem in den Fällen von Amyloid bei Syphilis (*Jod, Wismut*). Im übrigen ist die Therapie rein diätetisch und symptomatisch. Besteht kein stärkerer Hydrops, so kann man sich auf eine möglichst ausgiebige allgemeine Kräftigung des Körpers durch gute Ernährung, Freiluftkuren, Eisen- und Chinapräparate u. dgl. beschränken. Bei hydropischen Kranken ist zunächst vor allem die Wasser- und Salzzufuhr zu beschränken und die Wasserausscheidung durch Schwitzkuren und Diuretika (s. die vorigen Kapitel) zu befördern.

Sechstes Kapitel.

Die Nierenabszesse und die paranephritischen Abszesse.

1. Die Nierenabszesse.

Ätiologie. Obgleich bei den bisher beschriebenen Formen der Nephritis wiederholt das Vorkommen von interstitiellen Zellanhäufungen erwähnt worden ist, so kommt es doch bei ihnen allen *niemals* zu einer echten Eiterung, d. h. zu einer eitrigen Einschmelzung des Gewebes, zu einer wahren Abszeßbildung. Die Entstehung von *Nierenabszessen* ist vielmehr stets an das Eindringen ganz bestimmter *pathogener Keime* in die Nieren gebunden.

Zwei Wege sind es hauptsächlich, auf denen die Krankheitserreger in die Niere gelangen: der *arterielle Blutstrom* und die *Harnwege*. Die erstgenannte Eingangspforte kommt bei allen den Fällen von Nierenabszessen in Betracht, die als Teilerscheinung von Sepsis, sowie von gewissen Formen der *ulzerösen Endokarditis* auftreten (s. hierüber Bd. I). Weit seltener entwickeln sich auf diese Weise Nierenabszesse als Komplikation bei anderen Krankheiten, z. B. bei *Dysenterie*. Auch bei *Aktinomykose* kommen Nierenabszesse vor.

Den zweiten Weg nehmen die pathogenen Keime in denjenigen Fällen, in denen sich die Nierenabszesse an eine Entzündung der tiefer gelegenen Harnwege, des Nierenbeckens, der Harnblase usw., anschließen. Hierbei gelangen die fast stets von *außen* unmittelbar in die Harnwege (Harnröhre, Harnblase) eingedrungenen pathogenen Keime allmählich *aufwärts*, von der Blase durch die Ureteren ins Nierenbecken, von diesem in die Mündung der Sammelröhren und in die Harnkanälchen der Niere, überall eine eitrige Entzündung anregend. Man bezeichnet daher diese Formen der Nierenabszesse mit Rücksicht auf ihren Ursprung als *eitrige Pyelonephritis*.

Endlich ist noch zu bemerken, daß bei unmittelbaren *Verwundungen der Niere* durch Wundinfektion *Nierenabszesse* und *paranephritische Abszesse* (s. u.) entstehen können.

Pathologische Anatomie. Je nach ihrer Entstehungsweise (von den traumatischen Abszessen sehen wie hier ab) zeigen die Nierenabszesse kennzeichnende Eigentümlichkeiten und Unterschiede.

Die *hämatogenen Nierenabszesse bei septischen und ähnlichen Erkrankungen* sind herdförmige Eiterungen, die nur ausnahmsweise eine größere Ausdehnung erreichen, aber doch meist schon mit bloßem Auge als zahlreiche, die ganze Niere durchsetzende, kleine graue oder gelbliche Flecke und Streifen von etwa $1/2-1$ mm Durchmesser zu erkennen sind. Bei mikroskopischer Untersuchung erweisen sich diese Herde als echte kleine Abszesse, in deren Bereich das eigentliche Nierengewebe vollständig untergegangen ist. In ihrer Mitte findet man häufig noch die ursprüngliche, in einem zentral gelegenen Gefäße sitzende *Kokkenkolonie* („den Kokkenembolus"). Noch anschaulicher werden die Verhältnisse, wenn man jüngere Stadien des Prozesses aufsucht. Man findet Gefäße (Glomerulusschlingen oder umspinnende Kapillaren), die mit Kokken vollgestopft sind, in deren Umgebung das Nierengewebe noch ganz normal ist. Weiterhin sieht man aber auch entsprechende Stellen, wo in der Umgebung der Kokkenkolonie das Nierengewebe bereits in Nekrose begriffen und von ausgewanderten Zellen infiltriert ist. Diese Herde zeigen dann endlich einen ununterbrochenen Übergang zu den vollendeten Abszessen, die zumeist von einem hyperämischen oder selbst hämorrhagischen Hofe umgeben sind.

In etwas anderer Weise stellen sich die Nierenabszesse bei der urogenen und aszendierenden Form, bei der *eitrigen Pyelonephritis*, dar. Während die hämatogenen Formen der Nierenabszesse regelmäßig doppelseitig auftreten, ist die urogene Form manchmal nur auf eine Niere beschränkt. Entsprechend der Ausbreitung der Entzündung längs der geraden Harnkanälchen zeigen auch die Abszesse ein charakteristisches *streifenförmiges Aussehen*. Sie reichen oft von der Spitze der Nierenpapillen durch die Rinde hindurch bis an die Oberfläche des Organs heran, so daß man hier von außen diese Abszesse als gelbliche Punkte durchscheinen sieht. Durch Konfluenz der benachbarten Streifen entstehen die breiteren Abszesse; an der Nierenoberfläche erscheinen schließlich kleine, meist in Gruppen angeordnete Herde. Das Mikroskop zeigt die eitrige, von den Gefäßen des interstitiellen Bindegewebes ausgehende Entzündung, in deren Bereich die Harnkanälchen selbstverständlich zugrunde gehen. Den wichtigsten Befund bilden die *Kokkenhaufen*, die sich ursprünglich in den Harnkanälchen ansiedeln und die eigentliche Ursache der Nekrose des Epithels und der Entzündung sind.

Klinische Symptome. Über die klinischen Symptome der Nierenabszesse können wir uns an dieser Stelle sehr kurz fassen, da sie nie scharf von den Symptomen des primären Leidens getrennt werden können. Die *septischen* Nierenabszesse und die Abszesse bei der ulzerösen Endokarditis machen fast niemals besondere klinische Erscheinungen, so daß ihr Vorhandensein erst am Sektionstisch erkannt wird. Da die Abszesse meist nicht mit den Harnkanälchen im Zusammenhang stehen, so ist gewöhnlich nicht einmal ein stärkerer Eitergehalt des Harns vorhanden.

Die klinischen Erscheinungen der *Pyelonephritis* hängen ebenfalls weniger von den Nierenabszessen, als von der vorausgehenden oder begleitenden Pyelitis und Zystitis ab. Bei der Besprechung dieser Krankheiten werden wir daher auch auf die Nierenabszesse zurückkommen.

2. Die paranephritischen (perinephritischen) Abszesse.

Ätiologie. Als paranephritische Abszesse bezeichnet man die Eiterungen in der Umgebung der Niere, insbesondere in ihrer Fettkapsel und in dem perirenalen Bindegewebe. Abgesehen von einer etwaigen *traumatischen Entstehung* derartiger Abszesse, entwickeln sich diese verhältnismäßig am häufigsten *im Anschluß an Nierenabszesse* oder eitrige *Pyelitis*. Teils vom Ureter oder vom Nierenbecken, teils von der Niere aus kann der Durchbruch des Eiters erfolgen, der das umgebende Gewebe mit in die Eiterung hineinzieht. Die Art des primären Leidens ist dabei sehr verschieden: Entweder sind es einfache eitrige Pyelitiden, oder Pyelitiden durch Nierensteine bedingt, zuweilen auch tuberkulöse Prozesse und endlich vereiterte Geschwülste (Hypernephrome, Karzinome), Echinokokken u. dgl. Auch von anderen Organen der Nachbarschaft aus können die paranephritischen Abszesse ihren Ausgang nehmen. So hat man z. B. Fälle gesehen, in denen sich die paranephritischen Abszesse an einen periappendizitischen Abszeß, an Gallenblasen- und Leberabszesse, an parametritische Eiterungen nach Fehlgeburt oder Wochenbett, an Psoasabszesse (nach Wirbelleiden) u. a. anschlossen. Endlich können paranephritische Eiterungen auch durch Aktinomykose bedingt sein.

Sehr wichtig ist die Tatsache, daß paranephritische Abszesse sich auch als scheinbar *primäres Leiden* bei vorher anscheinend ganz gesunden Menschen (besonders bei Männern in den mittleren Lebensjahren) ohne alle nachweisbare Ursache entwickeln können. Wie und auf welchem Wege (metastatisch auf dem Blutwege? vom Darm aus?) die Eiterungserreger hierbei ins pararenale Bindegewebe gelangen, ist zuweilen nicht sicher festzustellen. Oft kann man aber in einer *Angina*, besonders häufig in einem vorhergehenden *Furunkel*, in einer infizierten *Hautverletzung* oder dgl. die Quelle der Infektion nachweisen.

Symptome und Krankheitsverlauf. Diese Fälle sind in klinischer Beziehung sehr wichtig, weil sie zu einem anfangs oft schwer zu deutenden Krankheitsbild Anlaß geben. Es entsteht *Fieber*, meist mit ausgesprochen intermittierendem, septischem Charakter; daneben entwickeln sich dumpfe, unbestimmte *Schmerzen* in der Lendengegend oder im Leib, *Stuhlbeschwerden*, *Störungen des Allgemeinbefindens* u. dgl. Die örtlichen Symptome können aber auch lange Zeit sehr gering sein. Das anhaltende *Fieber* und die in der Regel (freilich nicht immer!) zunehmende *Leukozytose* lassen immer wieder an einen verborgenen Eiterherd im Körper denken, den man aber oft lange Zeit nicht auffinden kann. Erst allmählich wird die Ursache aller dieser Symptome durch die immer deutlicher werdenden örtlichen Erscheinungen klar.

Bei fast allen paranephritischen Abszessen wird nämlich die Eiteransammlung schließlich so beträchtlich, daß sich — *meist in der Lumbalgegend* —

eine immer deutlicher werdende *Vorwölbung* entwickelt. Diese ist anfangs
nur schwer erkennbar. Doch findet man schon frühzeitig auf der befallenen
Seite stärkere Spannung der Lendenmuskulatur, sowie Schiefhaltung der
Lendenwirbelsäule. Allmählich wird die Haut in der Lendengegend leicht
ödematös, wölbt sich immer mehr und mehr vor, nimmt eine entzündlich-
hyperämische Röte an, bis schließlich eine eintretende deutliche Fluktuation
das Vordringen des Abszesses bis unter die Haut anzeigt. In anderen Fällen
erstreckt sich der entzündliche Tumor mehr nach vorn in die Fossa iliaca
hinein. Oberhalb des POUPARTschen Bandes entsteht dann ebenfalls eine
ungewöhnliche Resistenz und Dämpfung. Auch nach oben hin, nach dem
Zwerchfell zu, kann der Tumor sich so ausbreiten, daß dieses in die Höhe
gedrängt wird und starke Atemnot entsteht. Sehr häufig kommt es infolge
Durchwanderns der Erreger zu einer *exsudativen Pleuritis* auf der befallenen
Seite. Die Beziehungen des Tumors zum Colon descendens sind dieselben
wie bei den Geschwülsten der Niere (vgl. Kapitel 8).

Außer dem Tumor besteht fast ausnahmslos eine große *Schmerzhaftigkeit*
der befallenen Gegend, teils spontan, teils gegen Druck. Sowohl zur Feststellung eines etwaigen Tumors, als auch zur Prüfung der Schmerzhaftigkeit
empfiehlt sich stets die *kombinierte Palpation mit beiden Händen*, von
denen die eine hinten auf die Lumbalgegend, die andere vorn auf den Leib
gelegt wird. Drückt die Geschwulst auf die in der Nähe gelegenen
größeren Nervenstämme, so entstehen heftige *ausstrahlende Schmerzen*, zuweilen auch Vertaubungsgefühl und Parese *in dem Bein* der gleichen Seite.
Das Bein wird dann oft in einer ähnlichen Stellung wie bei einer Koxitis
gehalten.

Durch das anhaltende, meist intermittierende und oft mit Schüttelfrösten
verbundene Fieber, die Schmerzen usw. kommen die Kranken sehr herunter,
magern ab und können schließlich einem traurigen Allgemeinzustand verfallen. Der *Harn* ist nur dann eiterhaltig, wenn eine gleichzeitige Eiterung
in der Niere oder im Nierenbecken besteht, oder wenn der Abszeß mit den
Harnwegen irgendwie in Verbindung steht.

Eine *Genesung* kann eintreten, wenn der Abszeß auf irgendeine Weise nach
außen entleert wird. Abgesehen von operativen Eingriffen ist am günstigsten
der *spontane Durchbruch* des Eiters in den *Darm* (Kolon) mit Entleerung des
Eiters durch den Stuhl oder in die *Harnwege* (Nierenbecken, Blase). Weit
langwieriger gestaltet sich der Krankheitsverlauf, wenn sich der Eiter durch
die Haut hindurch einen Weg bahnen muß. Durchbrüche von paranephritischen Abszessen nach außen treten am häufigsten in der Lendengegend ein,
seltener nach Art der Psoasabszesse unter dem POUPARTschen Bande. Auch
in die Pleura- und die Peritonealhöhle hinein kann der Durchbruch eines
paranephritischen Abszesses stattfinden und dann eitrige Pleuritis oder rasch
tödliche Peritonitis zur Folge haben. In anderen Fällen entwickelt sich eine
langdauernde *Sepsis*, die oft tödlich verläuft.

Die **Diagnose** stützt sich vorzugsweise auf die auftretende Geschwulst, die
Schmerzhaftigkeit, das intermittierende Fieber, die Leukozytose und die Berücksichtigung der ursächlichen Umstände. Die Hauptsache ist, überhaupt
an die Möglichkeit eines paranephritischen Abszesses rechtzeitig zu *denken!*
Entscheidend ist das Ergebnis einer *Probepunktion*. Verwechslungen können
vorkommen mit Hydronephrose, Psoasabszeß, festen Nierentumoren, Gallen-
blaseneiterungen u. a. Wichtige Ergebnisse kann zuweilen eine *Röntgenuntersuchung* des Abdomens liefern. Neben den genauen Untersuchungen
ist stets auch Gewicht auf eine sorgfältige Anamnese zu legen.

Die **Therapie** kann, abgesehen von der Erfüllung einzelner symptomatischer Indikationen, nur *chirurgisch* sein. Sie besteht in der Eröffnung und Drainage des Abszesses. Der Erfolg hängt dann vorzugsweise von dem Allgemeinzustand des Kranken und von der Art des Grundleidens ab. Näheres ist in den Lehrbüchern der Chirurgie nachzulesen.

Siebentes Kapitel.

Die Kreislaufstörungen in der Niere.

1. Die Stauungsniere. Während *örtliche* Behinderungen des Venenabflusses aus der Niere (z. B. durch Thrombose der Nierenvene) fast niemals eine klinische Bedeutung gewinnen, ist die Teilnahme der Nieren an einer *allgemeinen venösen Stauung*, wie sie vorzugsweise bei *Herzleiden*, bei *Lungenemphysem* u. dgl. vorkommt, wichtig, da wir gerade in dem Verhalten des Harns einen ziemlich genauen Gradmesser für die Stärke, sowie für die Zunahme und Abnahme der Stauung besitzen.

Anatomisch ist die Stauungsniere leicht zu erkennen. Das Organ ist oft etwas vergrößert, fühlt sich fest an und zeigt sowohl an der Oberfläche als auch auf dem Durchschnitt eine dunkelblaurote Färbung („*zyanotische Induration*"). Mikroskopisch sieht man die beträchtliche Erweiterung und pralle Füllung der Venen und Kapillaren. Das Parenchym ist normal oder zeigt in vorgeschritteneren Fällen bereits eine beginnende Verfettung der Epithelien infolge des mangelhaften arteriellen Blutzuflusses. Das interstitielle Gewebe ist anfangs nur wenig verändert. Hält aber die Stauung lange Zeit an, so kann sich allmählich ein stärkerer Untergang von Nierengewebe mit reichlicher Bildung eines interstitiellen schrumpfenden Bindegewebes entwickeln („*Stauungsschrumpfniere*").

Die *klinischen Symptome* der Stauungsniere betreffen nur die *Veränderungen des Harns*. Entsprechend der Herabsetzung des Blutdrucks und der verminderten Stromgeschwindigkeit nimmt die *Menge* des Harns ab. Es werden täglich nur 800—500 ccm oder, noch weniger (300—200 ccm) ausgeschieden. Gleichzeitig ist der Harn *konzentrierter* (spez. Gew. 1025—1040), *dunkler* und läßt oft ein reichliches Sediment aus harnsauren Salzen ausfallen. Oft zeigt er einen vermehrten Urobilingehalt. Sind infolge der Stauung schon Ernährungsstörungen in den Glomerulusepithelien eingetreten, so wird der Harn auch *eiweißhaltig*. Der Eiweißgehalt ist bei reiner Stauungsniere meist gering (etwa 1—2⁰/₀₀), kann aber vorübergehend auch höhere Werte erreichen. Außerdem enthält der Harn oft spärlich hyaline Zylinder, einige oder auch reichlich weiße und rote Blutkörperchen. Diese weisen auf eingetretene kleine Stauungsblutungen hin. Die Ausscheidung des Harnstoffs, wie überhaupt der stickstoffhaltigen Stoffwechselprodukte, ist bei der Stauungsniere zumeist nicht vermindert. Der Reststickstoffgehalt des Blutserums ist daher nur sehr selten erhöht. Augenhintergrundsveränderungen fehlen. Liegen Blutdrucksteigerungen **vor**, so sind sie nicht durch die Stauungsnieren bedingt.

Treten die genannten Veränderungen an Teilerscheinungen einer allgemeinen venösen Stauung und demnach mit Zyanose, Hydrops usw. verbunden auf, so kann die Diagnose der Stauungsniere mit Sicherheit gestellt werden. Gelingt es, durch geeignete Mittel (Digitalis, Diuretika) den Kreislauf wieder in Gang zu bringen, so wird der Harn sofort wieder reichlicher, heller, und sein Eiweißgehalt verschwindet. Andernfalls dauern die Erscheinungen des Stauungsharns bis zum Tode des Kranken fort.

2. Der Niereninfarkt (Nierenembolie). Die Niereninfarkte, so große pathologisch-anatomische Bedeutung sie auch haben, sind nur selten klinisch wichtig.

Tritt (bei Herzfehlern u. dgl.) eine embolische Verstopfung einer kleineren Nierenarterie ein, so muß, da alle Nierenarterien Endarterien sind, der betreffende außer Zirkulation gesetzte Organabschnitt absterben. Die Epithelien erfahren die bekannten Veränderungen der Koagulationsnekrose (Verschwinden des Zellkerns, Zerfall), und das Gewebe wird ganz oder meist nur zum Teil hämorrhagisch infarziert. So entstehen in der Niere die charakteristischen *keilförmigen roten* (hämorrhagischen) oder weit häufiger *graugelblichen* (anämischen), oft von einem hämorrhagischen Hofe umgebenen Infarkte, deren Basis an der Nierenoberfläche sitzt und eine Breite von ¹/₂—1 cm und mehr erreichen kann, während ihre Spitze sich verschieden weit in die Rinde oder selbst bis in die Marksubstanz hinein erstreckt. Im weiteren Verlauf wird das nekrotische Gewebe des Infarkts resorbiert, Granulationsgewebe wächst von den Randteilen des Infarkts hinein, und allmählich entsteht an Stelle des früheren Infarkts eine *bindegewebige, eingezogene Narbe*. Manche Nieren können durch zahlreiche Infarktnarben eine so stark granulierte Oberfläche bekommen, daß man sie passend als „*embolische Schrumpfnieren*" bezeichnen kann.

Die eben kurz geschilderten anatomischen Vorgänge machen in den meisten Fällen *keine besonderen klinischen Erscheinungen.* In einigen Fällen kann man aber doch das Auftreten größerer hämorrhagischer Niereninfarkte mit Wahrscheinlichkeit oder fast mit Sicherheit diagnostizieren, wenn bei Herzfehlerkranken plötzlich unter leichten oder selbst stärkeren Fiebersteigerungen *Schmerzen* in der Nierengegend und danach *Hämaturie* oder, wie wir in einem Falle beobachtet haben, *Hämoglobinurie* auftreten.

Achtes Kapitel.
Die Geschwülste der Niere.

1. Mischgeschwülste (*embryonale Adenosarkome*) *der Niere.* Von den in der Niere vorkommenden *primären* Geschwulstformen sind zunächst die im *Kindesalter* nicht selten beobachteten, oft großen Tumoren wichtig. Es handelt sich um Neubildungen, die auf *kongenitale Entwicklungsstörungen* zurückzuführen sind und daher einen sehr wechselnden, sogar in derselben Geschwulst bald mehr *sarkomatösen,* aus Spindel- oder Rundzellen bestehenden, bald mehr adenomatösen oder *karzinomatösen* Bau zeigen. Besonders wichtig ist aber, daß in diesen Geschwülsten auch Gewebselemente auftreten können, die in der Niere normalerweise überhaupt nicht vorkommen. So sind insbesondere *quergestreifte Muskelfasern* in derartigen, dann als *embryonale Adenomyosarkome* bezeichneten Geschwülsten gefunden worden, in anderen Fällen elastische Fasern, Fett-, Knorpel- und Knochengewebe u. a. Diese Beobachtungen haben für die allgemeine Theorie der Geschwülste eine große Bedeutung gewonnen, da sie mit Bestimmtheit auf die Entwicklung der Neubildung aus geschwulstartig gewucherten embryonalen Keimen hinweisen.

Hinsichtlich des embryonalen Ursprungs dieser Nierengeschwülste ist die von uns gemachte Beobachtung linksseitiger Nierensarkome bei zwei *Brüdern* wichtig. Beide Kinder starben im Alter zwischen 2 und 3 Jahren, und die Sektion ergab bei beiden fast genau denselben Befund: außer der fast kindskopfgroßen Geschwulst, die die Stelle der linken Niere einnahm, zahlreiche Metastasen in der Leber und in den Lungen. Übrigens können diese Tumoren auch eine beträchtliche Größe erreichen, ohne Metastasen zu machen.

2. Karzinome und Sarkome. Echte *Karzinome* der Niere werden nicht selten beobachtet. Die *Karzinome* können teils vom Nierengewebe selbst, teils von der *Nierenbeckenschleimhaut* ausgehen. Die weit selteneren Sarkome sind zum Teil *Rundzellensarkome* und *Lymphosarkome.* Nierenkarzinome kommen schon im jugendlichen Alter vor, am häufigsten aber natürlich bei älteren Leuten. Zuweilen scheinen *Nierensteine* den Anlaß zur Karzinombildung zu geben, ein Verhalten, das an die früher erwähnten Beziehungen zwischen Gallensteinen und Krebs der Gallenwege erinnert. Gewöhnlich wird nur eine, und zwar, wie es scheint, vorzugsweise die linke Niere befallen, doch hat man einige Male auch in beiden Nieren gefunden. Die Nierenkrebse sind bald derber, bald weicher (Medullarkrebse). Sie können die ganze Niere durchsetzen und sie in große, bis zu 5—10 kg schwere Tumoren verwandeln. Sehr oft finden im Innern der Geschwulst Erweichungen, Blutungen u. dgl. statt. Ein Übergreifen der Wucherung auf die Nachbarschaft, insbesondere auf das Nierenbecken, ist wiederholt beobachtet worden, ebenso *Metastasenbildung* in anderen Organen (Lymphknoten, Leber, Lunge u. a.). Auch das mehrfach beobachtete gleichzeitige Vorkommen von Nierenkarzinom und Hodenkrebs ist zu erwähnen.

3. Hypernephrome. Die häufigste und daher praktisch weitaus wichtigste Form der Nierengeschwülste sind die *Hypernephrome,* d. h. Geschwülste, die von versprengten und daher unter der Nierenkapsel oder in die Nierensubstanz verlagerten *Keimen der Nebenniere* ausgehen („*Grawitzsche Tumoren*"). Die Hypernephrome können eine erhebliche Größe erreichen. Ihr histologischer Bau läßt die Herkunft der Geschwulstzellen von versprengten Zellen der Nebenniere erkennen. Andere Untersucher widersprechen freilich dieser Annahme und bezeichnen auch diese Tumoren als Adenome der Niere. Doch gibt es sicher auch echte *Hypernephrome,* die von der Nebenniere selbst ausgehen und auf die Niere übergreifen. Infolge reichlichen Fettgehaltes zeigen diese Geschwülste meist eine rot-gelbliche, weiche Schnittfläche mit Neigung zu Zerfall und zu häufigen *Blutungen.* Oft sind die etwa apfelgroßen Tumoren auf dem Durchschnitt von dem übrigen normalen Nierengewebe scharf abgegrenzt. *Nicht selten wachsen sie ins Nierenbecken oder in eine Nebenniere hinein, von der Nierenvene sogar in einzelnen Fällen weiter bis in die Cava inferior.* Dieses Einwachsen in die Vene kann zu ausgedehnten Ödemen und zu *Metastasenbildungen* in der Lunge, im Gehirn, in der Haut, besonders häufig in den Knochen (Klavikel, Schädel, Femur u. a.) führen.

4. Gutartige Geschwülste. Cystennieren. Von *gutartigen Geschwülsten* der Niere
haben die seltenen *Lipome* eine gewisse klinische Bedeutung, da sie größere Tumoren
bilden können. Außerdem sind aber vor allem die wichtigen *Cystengeschwülste* der Niere
zu erwähnen (*Cystennieren*), die ebenfalls als kongenitale Bildungsanomalie aufzufassen
sind. Dafür spricht ihr Vorkommen als *angeborene Mißbildung*, ferner ihr zuweilen beobachtetes *familiäres* Auftreten und endlich die nicht seltene Vereinigung mit anderen
Entwicklungsstörungen (Mißbildungen der Ureteren und Nierengefäße, gleichzeitige
Cystenbildung in der Leber u. a.). Fast immer sind beide Nieren von zahllosen Cysten
durchsetzt. Das ganze Organ ist oft nicht unbeträchtlich vergrößert. Schon auf der
Oberfläche, besonders aber auf dem Durchschnitt treten die wabigen einzelnen Hohl-
räume deutlich hervor. Die angeborene Cystenniere ist fast stets mit einer gleichzeitigen
Cystenleber verbunden. Manche Fälle von Cystennieren sind auch als multilokuläre
Adenokystome aufgefaßt worden, wobei die Cysten nicht aus Harnkanälchen, sondern
aus atypischen Drüsenwucherungen hervorgehen sollen.

Die klinischen Symptome der Neubildungen in den Nieren machen sich in
einem Teil der Fälle zunächst durch das Auftreten einer *Geschwulst* bemerkbar. Bei Kindern (s. o.) können die Nierentumoren eine sehr beträchtliche
Größe mit Auftreibung des ganzen Leibes erreichen. Aber auch sonst sind die
Nierengeschwülste bei sorgsamer Palpation oft genug in der Lumbal- oder
unteren seitlichen Bauchgegend deutlich fühlbar. Es empfiehlt sich, immer
mit *beiden* Händen zu palpieren, so daß die eine Hand von hinten-unten her
in der Nierengegend nach vorn drückt, die andere Hand von vorn-oben
her entgegendrückt. So kann man oft den Tumor zwischen beide Hände
bekommen. Kennzeichnend ist hierbei für die Nierentumoren das fühlbare
Anschlagen des Tumors an die vordere Hand, wenn man mit der hinteren
Hand einzelne kurze Stöße auf die Nierengegend ausübt (*Ballotement renal*
nach GUYON). Die Geschwulst fühlt sich fest, bald glatt, bald mehr höckrig
an; eine der Respiration entsprechende Beweglichkeit ist in der Regel *nicht*
vorhanden, kann aber doch, insbesondere bei Tumoren der rechten Niere,
zuweilen deutlich beobachtet werden. Diagnostisch wichtig ist bei linksseitigen Nierentumoren die *Beziehung der Geschwulst zum Colon descendens*.
Da dieses durch das Wachstum der Geschwulst nach vorn gedrängt wird
und zwischen der Neubildung und der vorderen Bauchwand zu liegen kommt,
so gelingt es nicht selten, das betreffende, vorn über den Tumor hinziehende
Darmstück durch die Perkussion, durch die Palpation oder am sichersten
durch die Röntgenuntersuchung nach Kontrasteinlauf nachzuweisen. Auch
sonst muß die *Röntgenuntersuchung* zu der nicht immer leichten Differentialdiagnose zwischen Nieren- und Dickdarmtumoren herangezogen werden. Bei
rechtsseitigen Nierentumoren kommen entsprechende Erscheinungen am
Colon ascendens ebenfalls, aber seltener vor. Verdrängungen des Zwerchfells nach oben und seitliche Verschiebungen der Nachbarorgane sind fast bei
allen größeren Nierentumoren zu beobachten.

Neben dem Auftreten einer fühlbaren Geschwulst sind noch eine Reihe
anderer klinischer Erscheinungen zu beachten. Manchmal machen diese sich
auch schon früher bemerkbar und veranlassen erst die genauere palpatorische
Untersuchung des Abdomens. In einer dritten Reihe von Fällen entzieht sich
die Nierengeschwulst überhaupt ganz dem unmittelbaren Nachweis, so daß
nur die Begleit- und Folgeerscheinungen klinisch hervortreten.

Örtliche Symptome in Form von *Druckgefühl* und *Schmerzen* treten oft
nur wenig hervor. In anderen Fällen sind sie aber heftig und andauernd.
Hartnäckige Neuralgien, zuweilen verbunden mit ausgesprochenen Paresen,
entstehen manchmal durch Druck der Geschwulst auf benachbarte Nervenstämme (Ischiadikus u. a.). Bemerkenswert ist das bei Nierentumoren nicht
seltene Vorkommen einer gleichseitigen *Varikozele*, bedingt wahrscheinlich

durch Druck auf eine Vena spermatica und dadurch eintretende venöse Stauung.

Von größter Wichtigkeit ist das *Verhalten des Harns.* Zwar kann der Harn gelegentlich ein *völlig normales Verhalten* zeigen, wenn er nur aus der anderen gesunden Niere oder aus den normalen Teilen der erkrankten Niere stammt. Sehr oft treten aber doch von Zeit zu Zeit geringere oder stärkere *Blutbeimengungen* zum Harn auf. Die *Hämaturie* ist in vielen Fällen das erste Zeichen, das auf das bestehende Nierenleiden hinweist. Bei den kongenitalen Nierengeschwülsten der Kinder ist Hämaturie freilich selten, recht häufig dagegen ist sie bei den *Karzinomen* der Erwachsenen und vor allem bei den viel häufigeren *Hypernephromen.* Oft tritt die Hämaturie schon zu einer Zeit auf, wo von einem Tumor der Niere noch nichts zu fühlen ist. Mit Schmerzen ist sie nur dann verbunden, wenn größere Gerinnsel die Harnwege passieren müssen. Dann treten Anfälle von Nierenkolik und Hämaturie auf, die durchaus den Kolikanfällen bei den Nierensteinen ähnlich sind. In manchen Fällen von Hypernephromen tritt anfallsweise Hämaturie auf, die von selbst wieder plötzlich verschwindet und sich oft erst nach langen, völlig beschwerdefreien Pausen wiederholt. Derartige rezidivierende Hämaturien müssen stets an die Möglichkeit eines Hypernephroms denken lassen. — Der Nachweis von Geschwulstzellen und Gewebsteilchen im Harn ist bisher nur selten gelungen.

Die Einwirkung der Geschwulst auf das *Allgemeinbefinden* ist recht verschieden. Bei den kongenitalen Nierengeschwülsten kann der Allgemeinzustand der Kinder lange Zeit gut bleiben. Im übrigen treten dieselben Erscheinungen wie bei allen anderen Geschwülsten auf. Sehr wichtig ist das wiederholt beobachtete Auftreten von leichten *Addison-Symptomen* bei Hypernephromen. Man achte daher stets sorgsam auf etwaige Pigmentveränderungen (Pigmentierung der Gesichtshaut, der Hand- und Fingerfalten, Pigmentflecke in der Mundschleimhaut u. a.). Auch eigentümliche *nervöse Zustände* (anhaltende Somnolenz, komatöse Zustände) haben wir in solchen Fällen wiederholt gesehen. Bei den Nierengeschwülsten der Kinder kommt häufig eine ungewöhnlich frühzeitige Entwicklung der Scham- und Achselhaare vor. Mehrmals ist bei Frauen mit Hypernephromen beobachtet worden, daß sich männliche Geschlechtskennzeichen, wie Bartwuchs, entwickelten.

Von klinischer Bedeutung ist die schon erwähnte Neigung der Nierengeschwülste, besonders der Hypernephrome, in die Nierenvene und weiter in die Vena cava inf. hineinzuwachsen. Durch den Verschluß der Cava inferior kommt es zu einem starken *Ödem der unteren Körperhälfte.* Das Hereinwachsen der Geschwulst in die Venen ist auch die Ursache der häufigen *Metastasenbildung* (in der Leber, in den Lungen, im Gehirn, in den Knochen usw.). Wiederholt sahen wir Fälle von scheinbar primären „Gehirntumoren", die sich bei der Sektion als Metastasen kleiner primärer Nierengeschwülste herausstellten. In einem Fall scheinbar primärer Kompression des Rückenmarks durch einen Tumor handelte es sich ebenfalls um Metastasen eines Hypernephroms. Auch bei multipeln Knochenmetastasen unklaren Ursprungs muß man (außer an Karzinom der Brustdrüse, Schilddrüse, Prostata, Bronchien und Magen) stets auch an die Möglichkeit eines Hypernephroms denken. In einigen Fällen fand sich bei Hypernephromen eine gleichseitige *Varikozele* (s. o. S. 73).

Die *doppelseitigen Cystennieren* können ein in klinischer Hinsicht der Schrumpfniere ähnliches Krankheitsbild geben: Entleerung eines hellen Urins mit geringem Eiweißgehalt, Entwicklung von Hypertension und Herzhypertrophie, schließlich Urämie. Die Diagnose ist dadurch möglich, daß man bei genauer Untersuchung die vergrößerten, unebenen Nieren fühlen kann. In anderen Fällen von Cystenniere treten anfallsweise

Schmerzen und Blutungen auf, so daß eine Verwechslung mit Nephrolithiasis möglich ist. Endlich kann sich die Cystenniere mit eitriger Infektion der Harnwege vereinigen, so daß das Krankheitsbild einer eitrigen Cystopyelitis entstehen kann.

Die **Diagnose** der Nierengeschwülste ist in vielen Fällen mit ziemlich großer Sicherheit zu stellen, in anderen Fällen sehr schwierig. Die Lage der Geschwulst, ihre oft nur geringe Verschieblichkeit, ihr Verhalten zum Dickdarm, die Möglichkeit, den Tumor bei der gleichzeitigen Palpation von der Nieren- und Bauchseite aus deutlich zwischen beide Hände fassen und bewegen zu können, vor allem auch die Erfahrungen über das Vorkommen von Nierentumoren bei Kindern lassen oft sofort an das Richtige denken. In vielen Fällen ist die einmalige oder wiederholt auftretende *Hämaturie* das erste Symptom, das auf die Möglichkeit des Bestehens einer Nierengeschwulst (Hypernephrom, Karzinom) hinweist. *Derartigen Hämaturien und der durch sie fast immer hervorgerufenen, oft beträchtlichen sekundären Anämie ist die größte Bedeutung für die Frühdiagnose von Nierengeschwülsten beizumessen.* Fehlen alle Veränderungen im Harn, so können Nierentumoren leicht mit anderen Geschwülsten (Tumoren der retroperitonealen Lymphknoten, Ovarialgeschwülsten, Darmtumoren, Milztumoren u. a.) verwechselt werden. — Auf die große diagnostische Wichtigkeit des *Ureterenkatheterismus*, der *Röntgenuntersuchung* und der Verbindung beider Verfahren nach Füllung des Nierenbeckens mit kontrastgebenden Flüssigkeiten (*Pyelographie*) kann hier nur kurz hingewiesen werden (vgl. Tafel I, Abb. 3).

Die **Prognose** ist selbstverständlich ungünstig, falls keine chirurgische Heilung möglich ist. Die Dauer der bösartigen Nierengeschwülste beträgt zuweilen nur wenige Monate, zuweilen auch 1—2 Jahre. Hypernephrome können aber in einzelnen Fällen wahrscheinlich viel längere Zeit bestehen, ehe sie ernstere Symptome machen.

Therapie. Die einzige Aussicht auf Erfolg kann nur eine *operative Entfernung* der Geschwulst haben. Geschieht dies rechtzeitig, ehe es zu einer Metastasenbildung gekommen ist, so kann dauernde Heilung eintreten. Cystennieren dürfen, da sie so gut wie immer *doppelseitig* sind, nicht operativ entfernt werden. Die übrigbleibende Niere ist infolge des geringen vorhandenen funktionierenden Parenchyms nicht in der Lage, die Funktion der exstirpierten Cystenniere zu übernehmen.

Neuntes Kapitel.

Die Parasiten der Nieren und der Harnwege.

1. Echinokokkus der Niere[1]**.** Obgleich viel seltener als in der Leber, sind Echinokokkusblasen doch auch wiederholt in der Niere gefunden worden (1—3% aller Echinokokkenfälle). Gewöhnlich ist nur *eine* Niere befallen, und zwar sitzt der Parasit im Nierengewebe selbst, nur ausnahmsweise zwischen diesem und der Nierenkapsel. Die Größe der Echinokokkusblasen kann sehr beträchtlich (bis zu 20 und mehr cm Durchmesser) werden.

Klinische Erscheinungen treten gewöhnlich erst auf, wenn der Tumor durch die Bauchdecken hindurch fühlbar wird. Beschwerden können auch dann noch ganz fehlen. Erst später entstehen allmählich schmerzhafte Druckempfindungen. Der Tumor hat gewöhnlich eine annähernd kuglige Gestalt. Seine Beziehung zu den Nachbarorganen (insbesondere zum Kolon) sind dieselben, wie wir sie im vorigen Kapitel bei Besprechung der Nierentumoren kennen gelernt haben. Das angeblich kennzeichnende Gefühl des „*Hydatidenschwirrens*" bei stoßweise mit der flachen Hand ausgeführter Palpation des Tumors ist nur äußerst selten vorhanden.

---

[1] In bezug auf den Entwicklungsgang des Echinokokkus siehe Band I, S. 859.

Verhältnismäßig oft kommt es vor, daß der Echinokokkussack ins Nierenbecken hinein berstet. Dann werden gewöhnlich unter heftigen *kolikähnlichen Schmerzen*, die vollkommen den Nierensteinkoliken gleichen, einzelne Echinokokkusblasen oder wenigstens Membranfetzen, Scoleces u. dgl. mit dem Urin entleert. Derartige Anfälle können sich öfter wiederholen und sich bei einer anhaltenderen Verlegung der Harnwege (Blase, Harnröhre) zu einem sehr schweren Krankheitsbild gestalten. Nicht selten gesellen sich in solchen Fällen noch die Erscheinungen einer sekundären Pyelitis und Cystitis hinzu. Perforationen nach einer anderen Richtung hin sind viel seltener. Einige Male hat man den Durchbruch eines Nierenechinokokkus in den Magen, in den Darm und selbst in die Lunge mit Aushusten von Echinokokkusblasen beobachtet. Zuweilen, namentlich nach Traumen, *entzündet sich der Echinokokkssack*, vereitert und führt zu einem allgemein septischen Zustand.

Die *Diagnose* des Nierenechinokokkus ist nur dann möglich, wenn ein der Niere angehöriger Tumor nachweisbar ist, und wenn Echinokokkusteile mit dem Harn oder bei einer etwaigen *Probepunktion* entleert werden. Daß man aber mit der Probepunktion sehr vorsichtig sein soll, ist schon früher bemerkt worden (Bd. I, S. 862). Verwechslungen sind am häufigsten vorgekommen mit Hydronephrose (s. d.) und bei Frauen mit Ovarialtumoren. Die bei fast allen tierischen Parasiten auffallende *Eosinophilie* im Blut

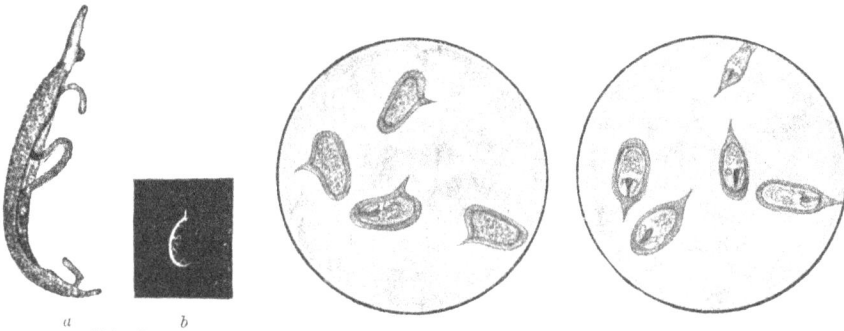

Abb. 8.

Schistosomum haematobium.
Kopuliertes Pärchen. *a* etwa
5 fach vergr. *b* natürl. Größe.
(Nach NEUMANN-MAYER.)

Abb. 9.
Eier von Schistosomum
mansoni aus den Fäzes.
Etwa 70 mal vergrößert.

Abb. 10.
Eier von Schistosomum haematobium.
Aus Sediment von zentrifugiertem Urin.
Etwa 70 mal vergrößert.
(Beobachtung von C. SEYFARTH in Cairo-Ägypten.)

kann zuweilen den Verdacht auf einen Echinokokkus erregen oder ihn bekräftigen. Auch die bereits Bd. I, S. 862 erwähnte *Komplementbindungsmethode* und die *Kutanreaktionen* können diagnostisch wertvolle Hinweise geben.

Die *Prognose* ist nicht ungünstig. Wiederholt hat man, namentlich nach Bersten in die Harnwege und einmaliger oder wiederholter Entleerung des Echinokokkussackes, schließlich dauernde Heilung beobachtet. Selbstverständlich ist aber ein Nierenechinokokkus auch mit mannigfachen Gefahren (Vereiterung des Sackes usw.) verbunden. Immer ist der gesamte Krankheitsverlauf sehr langwierig.

Eine wirksame *Therapie* ist nur auf chirurgischem Wege möglich.

2. Schistosomum (Distomum) haematobium, Bilharzia (s. Abb. 8) ist ein

zu den Saugwürmern (Trematoden) gehöriger, namentlich in Ägypten, Abessinien, Afrika und Kleinasien vorkommender Parasit.

Die Infektion geschieht beim Baden oder Trinken mittels des Wassers, in das mit dem entleerten Urin Eier eines an *Schistosomiasis urogenitalis* Leidenden gelangt sind. Die im Wasser aus den Eiern geschlüpften Embryonen (*Miracidien*) dringen zunächst in einen Zwischenwirt, eine Wasserschnecke, ein und entwickeln sich in deren Leber weiter. Nachdem sie als *Cercarien* wieder frei ins Wasser gelangt sind, suchen sie ihren endgültigen Wirt, den Menschen, auf. Sie bohren sich durch die Haut des Menschen, der sich beim Baden oder bei der Feldarbeit in infiziertes Wasser begibt, unmittelbar ein, wandern in die Venen und pflanzen sich hier zu Schistosomen fort. Nach erlangter Geschlechtsreife beginnt von dem Lieblingssitz in den *Beckenvenen* aus wieder die Eiablage. Eingeborene werden natürlich viel häufiger befallen als Europäer.

Die Schistosoma haematobia haben, wie gesagt, ihren Hauptsitz in den Verzweigungen der *Pfortader* und besonders in den Venenplexus der Harnblase und des Urogenitalsystems. Ihre Eier werden in großer Menge in die Schleimhaut des Nierenbeckens, der Ureteren und der Harnblase abgesetzt, so daß die Gewebe davon „infarciert" sind. Die Eier bewirken hier sehr heftige Entzündungen, Geschwürsbildungen mit nachfolgenden Strikturen, Konkrementablagerungen, Blasensteinen u. dgl. Auch in den *Geschlechtsorganen* kommen ähnliche heftige Entzündungen vor (*Bilharziakrankheit des Urogenitalsystems*). Tumorartige Wucherungen an den Geschlechtsteilen (*Bilharziatumoren*), aus denen sich nicht selten Karzinome entwickeln, können die Folge sein. Der Verlauf der Krankheit ist sehr chronisch. Das Hauptsymptom der *Schistosomiasis* oder *Bilharziosis* ist anhaltende *Hämaturie*, zu der sich später die örtlichen Entzündungserscheinungen, inbesondere die Zeichen einer schweren Cystitis, hinzugesellen.

Ein nahe verwandter Parasit (*Schistosomum mansoni*) gelangt auf die gleiche Weise in den menschlichen Körper. Er setzt sich jedoch vor allem in den Venen des *Darmes* fest und verursacht durch die „Eiinfarcierung" der Darmwand ruhrartige Erscheinungen, entzündliche und polypöse Veränderungen der Darmschleimhaut, besonders des Rektum (*Darmbilharziose*). Bilharziatumoren des Rektum, am After und am Oberschenkel können die Folge der *Schistosomiasis intestinalis* sein.

Die *Diagnose* des Leidens kann durch das Auffinden der Eier im Urin (Abb. 10) oder im Stuhl (Abb. 9) mit Sicherheit gestellt werden.

Therapie. Eine unmittelbare spezifische Wirkung auf die Würmer und ihre Eier ist dem *Tartarus stibiatus* zuzuschreiben. Man gibt intravenös 0,05—0,1 g in 1%iger Lösung jeden zweiten Tag einen Monat lang und setzt diese Behandlung mit geeigneten Pausen fort. Auch *Fuadin* (*Neo-Antimosan*) wird mit gutem Erfolg angewendet. Man gibt bei Erwachsenen intramuskulär am 1. Tag 1,5 ccm, am 2. Tag 3,5 ccm, am 3., 5., 7., 9., 11., 13., 15. und 17. Tag je 5 ccm. Zu gleicher Zeit erfolgt eine lokale Behandlung der Cystitis usw.

3. **Eustrongylus gigas** (*Palisadenwurm*), ein bei manchen Tieren (Hund, Wolf, Marder) und äußerst selten auch beim Menschen im Nierenbecken vorkommender Parasit, an Größe und Farbe einem gewöhnlichen Regenwurm nicht unähnlich. Er soll die Erscheinungen einer schweren Pyelitis mit Blutungen, Kolikschmerzen usw. hervorrufen.

4. **Filaria sanguinis Bancrofti.** Die zu den Rundwürmern gehörige *Filaria Bancrofti* des Menschen hat die Aufmerksamkeit der Kliniker auf sich gezogen, seitdem sie durch die Untersuchungen von WUCHERER in Bahia (1868) und LEWIS in Ostindien (1870) als die Ursache der tropischen *Chylurie* und einiger verwandter Krankheiten (*Lymphskrotum, Elephantiasis Arabum, chylöser Aszites* u. a.) erkannt wurde.

Das geographische Verbreitungsgebiet der Krankheit sind fast alle tropischen und subtropischen Gegenden. Am häufigsten ist sie bisher beobachtet worden in Afrika, in Brasilien, auf den Antillen, in ganz Ostasien, in der Südsee, in Australien u. a., vereinzelt auch in Spanien und Nordamerika.

Die ausgewachsene Filarie („*Filaria Bancrofti*") ist ein pferdehaardünner, im Menschen nur schwer aufzufindender Wurm. Die Weibchen sind 7—9, die Männchen 4—5 cm lang. Die Infektion geschieht durch Stechmücken (Culex- und Anophelesarten), die filarienhaltiges Blut Erkrankter gesogen haben. Durch den Stich der infizierten Mücken werden die Larven dem Menschen überantwortet. Sie dringen in die Epidermis ein und gelangen mit dem Lymphstrom in das Innere des Körpers. Nach längerer Frist, etwa einem Jahre, ist hier ihre Entwicklung zur geschlechtsreifen Filarie vollendet. Diese siedeln sich in den *Lymphgefäßen* in der Umgebung der Cysterna chyli, des Samenstrangs und des Hodens, sowie in den *Lymphknoten*, besonders der Leistengegend, an. Von hier aus senden die Weibchen, die fast immer lebendige Junge gebären, diese, die sogenannten *Mikrofilarien*, ins kreisende Blut. Die jungen Larven finden sich zumeist zu Millionen im Blut. In den Hautgefäßen werden sie jedoch nur während der Nacht (*Microfilaria nocturna*) gefunden. Nachts aber haben die Stechmücken ihre Schwärmzeit und somit Gelegenheit, sich und sodann gesunde Menschen zu infizieren.

In den Anfangsstadien sind die Erscheinungen der *Filariasis* gering, sodaß ein zufälliger Befund von Mikrofilarien im Blut sehr überraschen kann.

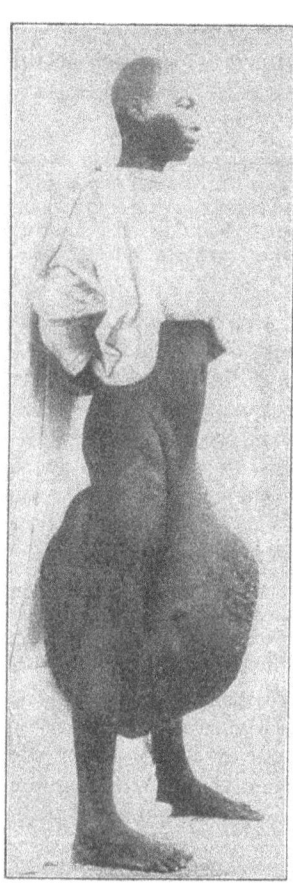

Abb. 11. Elephantiasis des Hodensackes bei Filariasis. (Beobachtung von C. SEYFARTH bei einem Mgujaneger in Zanzibar.)

Später kommt es zu Fieber, Anämie und typischen Erkrankungen an den Körpergegenden, wo sich die Filarien in den Lymphgefäßen festgesetzt haben. Es entstehen Entzündungen, Erweiterungen und bei längerem Bestand Verdickungen der Lymphgefäße, sowie chronische Lymphstauungen mit ihren Folgezuständen (chronische Bindegewebshyperplasie, *Elephantiasis*). Die in tropischen Gegenden nicht seltenen unförmlichen Veränderungen der befallenen Körperteile, Elephantiasis eines oder beider Beine, des Hodensackes (Abb. 11), der Schamlippen, seltener der Arme, sind eine Folge der Filariasis. *Chylurie* ist eine weitere kennzeichnende Begleiterscheinung. Bei der Chylurie nimmt man an, daß die Parasiten wahrscheinlich in den Wurzelstämmen des Ductus thoracicus sitzen, jedenfalls an einer solchen Stelle, daß hierdurch eine Lymphstauung in den Lymphgefäßen der Blase oder auch in denen des Nierenbeckens und der übrigen Harnwege eintritt. Erfolgt nun ein Bersten der varikös erweiterten Lymphgefäße, so ergießt sich die Lymphe (oder der Chylus) in die Harnwege und wird mit dem Harn entleert. Da sich dieser Vorgang oft wiederholen kann, so erklärt sich hierdurch der intermittierende Verlauf der Chylurie. Die einzelnen Anfälle der Krankheit können mit wochen- und monatelangen Pausen Jahre hindurch auftreten. Sie sind oft mit Schmerzen und Fiebererscheinungen verbunden.

Am meisten kennzeichnend ist dabei das *Verhalten des Harns*, der in manchen Fällen fast vollständig wie Milch aussieht. An der Oberfläche setzt sich eine rahmähnliche Fettschicht ab. Schüttelt man den Harn mit Äther, so kann man den größten Teil des Fettes entfernen und den Harn klären. Der Fettgehalt des Harns kann 2—3% betragen. Nicht selten ist die Chylurie mit einer *Hämaturie* (aus geplatzten erweiterten Venen stammend) verbunden. Der Harn sieht dann blutig-rötlich aus und zeigt bei der mikroskopischen Untersuchung außer den Fetttröpfchen zahlreiche rote Blutkörperchen. Oft bilden sich reichliche Gerinnsel im Harn. Den diagnostisch wichtigsten Befund im Harn bilden aber die, wenn auch nicht in allen, so doch in vielen Fällen von Chylurie aufzufindenden *Mikrofilarien*, 0,2—0,3 mm lange Gebilde, deren Durchmesser etwa demjenigen eines roten Blutkörperchens gleichkommt. Die Mikrofilarien sind von einer sehr zarten, am Ende des Tieres oft vorragenden Scheide eingehüllt und zeigen eine beständige, lebhaft schlängelnde Bewegung.

Der viel leichter und häufiger zu führende Nachweis der Mikrofilarien im *kreisenden Blut* bestätigt in allen Fällen von Filariasis die Diagnose. In Blutaus-strichen oder besser in „dicken Tropfen"präparaten (Abb. 12) sind die Parasiten sehr leicht und zwar, wie erwähnt, fast stets nur zur Nachtzeit in beträchtlicher Menge nachzuweisen.

Der Gesamtverlauf der Filaria-krankheit gestaltet sich recht verschieden. Manche Kranken erreichen ein hohes Alter, bei anderen stellen sich schwere All-gemeinerscheinungen (Anämie, Abmagerung) ein. Die einzelnen Formen, in denen die Krank-heit auftritt, Chylurie, Lymph-scrotum, Elephantiasis usw., ver-einigen sich nicht selten in mannigfacher Weise.

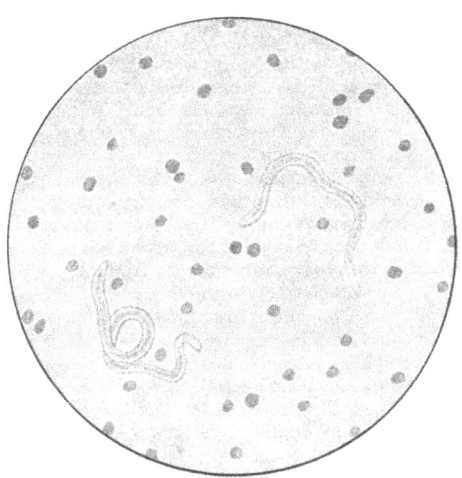

Abb. 12. Microfilaria nocturna Bancrofti im Blut. *Dickes Tropfenpräparat.* Der Blutstropfen wurde dem Ohr-läppchen zur Nachtzeit entnommen. Giemsafärbung. (Beobachtung von C. SEYFARTH in Zanzibar.)

In *therapeutischer Beziehung* ist, abgesehen von etwaigen chirur-gischen Eingriffen, das *Kalium picronitricum* (0,2—0,5 mehrmals täglich in Pillen oder Kapseln) oder *salz-saures Phenocoll* (4,0—8,0 täglich) symptomatisch zu versuchen. Bisher ist es jedoch nicht gelungen, durch irgendwelche chemotherapeutische Mittel die Mikrofilarien im Blut zu vernichten. *Antimon* und *Salvarsan* sind unwirksam. Dagegen sollen die Mikrofilarien durch *Röntgenstrahlen* zum Teil abgetötet werden können.

Zehntes Kapitel.

Die bewegliche Niere (Wanderniere, Nephroptose).

Ätiologie. Sehr oft kann man bei einiger Übung in der Untersuchung auch unter ganz normalen Verhältnissen die Nieren, namentlich die *rechte* Niere, fühlen („*fühlbare Niere*"). Bei Frauen mit schlaffen, nachgiebigen Bauchdecken ist dies weit häufiger der Fall als bei Männern. Bei jeder Inspiration wird die Niere ein wenig nach abwärts geschoben. In vielen Fällen fühlt man daher die Niere oder wenigstens ihre untere Hälfte nur bei tiefem Einatmen. Kann man nicht nur die untere, sondern auch die *obere* Hälfte der Niere fühlen, und kann man die ganze Niere mehr oder weniger stark mit der Hand verschieben, so handelt es sich um eine *ungewöhnlich bewegliche Niere*, eine *Wanderniere*.

Ursächlich kommen in den meisten Fällen *angeborene* anatomische Verhältnisse des Bauchfells und der sonstigen Umgebung der Niere in Betracht, worauf namentlich das gelegentlich schon bei Kindern festgestellte Vorkommen einer beweglichen Niere hinzu-weisen scheint. Manchmal spielen äußere Ursachen eine gewisse Rolle. In erster Linie ist die *Ausdehnung* und *Erschlaffung der Bauchdecken* infolge von *Schwangerschaften*, und zweitens allgemeine *Abmagerung* des Körpers, wobei das die Niere stützende und die Bauchdecken anspannende abdominale Fett schwindet, zu nennen. So erklärt sich die Tatsache, daß die bewegliche Niere hauptsächlich bei verheirateten *Frauen* gefunden wird. Aber auch bei mageren Mädchen mit langem Brustkorb und *allgemein asthenischem Körperbau* ist die ungewöhnliche Beweglichkeit mitunter vorhanden. Meist sind dabei die Verschieblichkeit und der Tiefstand der Niere nur eine Teilerscheinung einer allgemeinen „*Enteroptose*" und daher verbunden mit gleichzeitiger Gastroptose, Koloptose usw. Daß die Wanderniere weit häufiger auf der *rechten* Seite als auf der linken angetroffen wird, beruht wahrscheinlich auf einer von vornherein vorhandenen geringeren Befestigung und tieferen Lage der rechten Niere.

In der Leiche ist die bewegliche Niere nur dann zu erkennen, wenn die Niere gerade in einer ungewöhnlichen Lage (vor der Wirbelsäule, unter den Bauchdecken u. a.) angetroffen wird. Zuweilen liegt dann ihr äußerer Rand nach unten, der innere nach oben.

Klinische Symptome. Die klinische Bedeutung der beweglichen Niere wird von den Ärzten recht verschieden aufgefaßt. Während manche sie als eine häufige Ursache von mannigfachen Beschwerden im Unterleib ansehen, sind andere geneigt, ihr fast jede klinische Bedeutung abzusprechen. Wir selbst glauben, daß eine bewegliche Niere als solche in der Tat zuweilen wohl unangenehme Erscheinungen hervorrufen kann, daß dies aber nur *sehr* selten der Fall ist. Wie oben erwähnt, ist das Fühlbarsein und eine leichte Verschieblichkeit der rechten Niere eine bei Frauen so häufige Erscheinung, daß man, sobald die Aufmerksamkeit hierauf gerichtet ist, diesen Zustand sehr oft vorfindet.

Ein Krankheitsbild der *mit Sicherheit* von einer Wanderniere hervorgerufenen Symptome läßt sich *schwer* geben. Vor allem sind *Schmerzen* zu nennen, die einigermaßen örtlich bestimmbar sind, aber dabei doch oft ins Epigastrium, in die Kreuz- und Lendengegend, vor allem aber in die Blasen- und Leistengegend ausstrahlen und zuweilen einen kolikartigen Charakter annehmen. Nicht selten sind sie mit *Übelkeit* und *Brechneigung* verbunden. Durch stärkere Bewegungen der Kranken (Reiten, Fahren, Hochheben der Arme, Rückwärtsbiegen des Rumpfes u. dgl.) nehmen die Beschwerden zu; bei ruhigem Liegen sind sie gering oder verschwinden ganz. In *vereinzelten* Fällen können bei der Wanderniere *Einklemmungserscheinungen* auftreten. Die Anfälle treten zeitweise auf. Sie bestehen in einem plötzlich auftretenden heftigen Schmerz, das sich fast zum Schüttelfrost steigern kann, in großer Druckempfindlichkeit und Spannung der Bauchdecken, in geringem Fieber, Erbrechen und allgemeinen Kollapserscheinungen. Die Harnentleerung ist während dieser Zeit meist herabgesetzt und steigt erst wieder an, wenn der Anfall nach 3—5 Tagen nachläßt. Die Ursache dieser Symptome ist in einer durch Abknicken oder Achsendrehung des Ureters plötzlich eintretenden Harnstauung zu suchen. Es entsteht dann eine *intermittierende Hydronephrose*, deren Folgeerscheinungen erst aufhören, wenn die Harnentleerung wieder möglich geworden ist. In anderen Fällen soll durch Abknickung der *Nierenvene* eine akute Schwellung der Niere und Anspannung der Nierenkapsel entstehen. In allen anderen als Folge einer „Wanderniere" gedeuteten Krankheitszuständen stellt sich schließlich eine andere Krankheitsursache heraus (Gallensteine, chronische Appendizitis, Adnexleiden usw.).

Der *Nachweis* der beweglichen Niere ist durch die *Palpation* meist leicht möglich. Man untersucht die Kranken in flacher Rückenlage oder besser im Stehen, indem man mit der linken Hand die rechte Lendengegend von hinten nach vorn drückt und mit der rechten Hand von vorn entgegenfühlt. Oft gelingt es dann, gegebenenfalls nur bei tiefer Inspiration (s. o.), die Niere zwischen beide Hände zu bekommen und Aufschluß über ihre Lage und Verschieblichkeit zu gewinnen. Der sicherste Nachweis erfolgt durch die *Pyelographie*. Das Urteil, ob in dem einzelnen vorliegenden Falle die vorhandenen Beschwerden wirklich von der gefundenen beweglichen Niere abhängig sind, oder ob diese nur ein zufälliger Nebenbefund ist, kann nur nach sorgfältiger allgemeiner Untersuchung und mit Berücksichtigung des gesamten Krankheitsbildes gefällt werden. Vor allem ist der Zustand des *Magens* (Gastritis, Ulkus usw.) und des *Darmes* (chronischer Dickdarmkatarrh, Colica mucosa, chronische Appendicitis u. a.) genau festzustellen, namentlich sind auch *Gallensteine* in Betracht zu ziehen, die oft ein ähnliches Krankheitsbild hervorrufen. Da Gallensteine besonders häufig bei Frauen mit Enteroptose vorkommen, so erklärt es sich leicht, daß man gerade bei der Cholelithiasis nicht selten gleichzeitig den an sich vollkommen nebensächlichen Befund einer beweglichen Niere vorfindet. Bei „Einklemmungssymptomen" muß ferner die Möglichkeit von *Nierensteinen* in Betracht gezogen werden. Auch *Adhäsionsbeschwerden* (Beschwerden infolge von Verwachsungen zwischen einzelnen Baucheingeweiden) und vor allem *Adnexerkrankungen* können in ähnlichen schmerzhaften Anfällen auftreten. Kurzum, jeder Fall erfordert eingehende Untersuchung (Röntgenuntersuchung, gynäkologische Untersuchung, Bestimmung der Magensaftverhältnisse, Stuhluntersuchung usw.). Nur nach Ausschluß aller anderen Möglichkeiten wird man in ganz vereinzelten Fällen die beobachteten Beschwerden auf die ungewöhnlich bewegliche Niere beziehen.

In vielen Fällen von „Wanderniere" handelt es sich um jene bekannten, bei Frauen so häufigen konstitutionellen Zustände allgemein „nervöser" Natur, die als *Hysterie* oder *Neurasthenie* bezeichnet werden. Derartige Frauen leiden sehr oft an allen möglichen schmerzhaften Empfindungen im Leib, und sehr häufig findet man bei ihnen auch eine fühlbare bewegliche Niere, weil der allgemeine „asthenische Habitus" einerseits so oft mit einer Enteroptose, andererseits mit einer neuro- und psychopathischen Konstitution verbunden ist. Daß in solchen Fällen häufig auch die Abdominalbeschwerden nervöser oder konstitutioneller Natur sind, läßt sich aus dem Allgemeinzustand der Kranken (den psychischen Symptomen, den gleichzeitigen zerebralen Erscheinungen, nervösen Herzsymptomen usw.) und aus den Erfolgen einer psychisch-suggestiven Behandlung oft leicht feststellen. Manche Fälle können jedoch große diagnostische Schwierigkeiten machen. Immer ist eine genaue allseitige Untersuchung, vor allem eine Röntgenuntersuchung, notwendig. Findet man eine bewegliche Niere, so ist es nicht immer ratsam, die Kranken hiervon in Kenntnis zu setzen. Denn zuweilen genügt schon die bloße Vorstellung, eine „wandernde Niere" zu besitzen, um ein Heer von Beschwerden und Empfindungen hervorzurufen.

Therapie. Bei einer erworbenen Nephroptose ist das Tragen einer *elastischen Leibbinde* zuweilen zweckmäßig. Außerdem ist der Ernährungszustand der Kranken zu beachten. Bei mageren Personen ist eine *Ruhekur* mit *möglichst reichlicher Ernährung* („Mastkur") vorzuschreiben. Durch die zunehmende Fettablagerung gewinnen die Nieren einen besseren Halt. Daneben sind Abwaschungen des Leibes mit kaltem Wasser oder Franzbranntwein, Massage, schottische Duschen, elektrotherapeutische Behandlung u. dgl. anzuraten.

Bei etwaigen „Einklemmungssymptomen" ist natürlich völlige Bettruhe anzuordnen, daneben heiße Umschläge. Man kann auch den vorsichtigen Versuch einer manuellen *Reposition* machen. Nur wenn sich derartige Anfälle wiederholen, und wenn die Diagnose durch *Pyelographie* gesichert ist, ist die Möglichkeit einer chirurgischen Behandlung (*Nephrorhaphie* oder *Nephropexie*, d. h. das Annähen der Niere) ins Auge zu fassen. In einer Reihe von Fällen sollen die Kranken auf diese Weise von ihren Beschwerden geheilt worden sein.

ZWEITER ABSCHNITT.

Krankheiten der Nierenbecken und der Harnblase.

Erstes Kapitel.

Die Nierenbeckenentzündung (Pyelitis).

Ätiologie. Primäre Pyelitiden sind als selbständige Krankheit häufiger, als man früher annahm. Sowohl bei Erwachsenen, besonders Frauen, als auch bei *Kindern* werden *primäre Pyelitiden* oder *Pyelocystitiden* nicht selten beobachtet. In den meisten Fällen handelt es sich um Infektionen der Harnwege mit *Colibazillen*, und es ist wahrscheinlich, daß die Infektion ihren Ausgang *vom Darm her* nimmt. Ob man freilich ein unmittelbares Überwandern der Bazillen vom Darm her durch den Lymphstrom in die Harnwege annehmen darf, oder ob nicht vielmehr die Bazillen zuerst in den Blutstrom und erst dann in die Harnorgane übertreten, ist nicht entschieden. Primäre Pyelitiden, bei denen die Infektion wahrscheinlich meist vom Darm her erfolgt, werden namentlich häufig bei *Kindern* beobachtet. Sie können ein sehr langwieriges und hartnäckiges Leiden darstellen. Eine besondere, nicht seltene und praktisch wichtige Form der Pyelitis ist die *Pyelitis gravidarum*. Fast immer handelt es sich um eine Infektion mit *Colibazillen*. Ob die Infektion aber hämatogen entstanden ist, oder ob das Nierenbecken durch eine aufsteigende Infektion von der Harnblase her erkrankt, ist oft zweifelhaft. Wahrscheinlich spielen zumeist mechanische Verhältnisse, insbesondere der Druck des vergrößerten Uterus auf Blase und Ureteren eine begünstigende Rolle. Die dadurch bedingte *Harnstauung* in den Ureteren und Nierenbecken ermöglicht pathogenen Keimen, aus der infizierten Blase auf dem Wege der stagnierenden Harnsäule nach den Nierenbecken zu gelangen. Die Pyelitis gravidarum entsteht meist ziemlich plötzlich im 3. oder 4. Monat der Schwangerschaft, zuweilen auch noch später.

Häufiger als die primäre Nierenbeckenentzündung ist die *sekundäre Pyelitis*. Sie ist eine Teilerscheinung oder ein Folgezustand anderer Erkrankungen und tritt hierbei in vielen Fällen nicht wesentlich in Erscheinung. So findet man zuweilen eine meist mäßige Pyelitis bei *schweren allgemeinen Infektionskrankheiten* (Typhus, Pocken, Diphtherie, Sepsis usw.). In den meisten Fällen finden sich auch hierbei *Colibazillen* im Harn. Bei der *typhösen* Pyelitis wirken wahrscheinlich die mit dem Harn oft reichlich ausgeschiedenen *Typhusbazillen* unmittelbar schädigend auf die Schleimhaut der Harnwege ein. Wiederholt beobachteten wir eine sekundäre akute Pyelitis auch bei *Grippe*. Von bestimmten Giften, die eine Pyelitis verursachen können, sind vor allem die Kanthariden und gewisse balsamische Stoffe (Kopaivabalsam u. a.) zu erwähnen.

Oft entsteht die Pyelitis durch eine *unmittelbare Fortleitung der Entzündung von benachbarten Organen* her. Dies kann bei entzündlichen Krankheitsvorgängen in der Leber, im Darm, im M. psoas usw. der Fall sein. In vielen Fällen akuter und chronischer *Nephritis* nimmt das Nierenbecken in geringerem oder stärkerem Grade an der Entzündung teil.

Weit häufiger ist aber eine *aufsteigende* Ausbreitung der Entzündung von *primären Erkrankungen der Harnröhre oder der Harnblase* her. Jede irgendwie entstandene Urethritis oder Cystitis kann sich bei längerer Dauer nach aufwärts auf die Ureteren und auf die Nierenbecken fortsetzen, so daß man in schweren Fällen häufig eine Entzündung der gesamten harnleitenden Wege, eine *Pyelocystitis* mit oder ohne gleichzeitige „*Ureteritis*" findet. Daß die Entzündung sich hierbei noch weiter, auf die Nieren selbst, ausbreiten kann (*Pyelonephritis*), ist schon früher (vgl. S. 68) erwähnt worden und wird noch wiederholt besprochen werden. Unter allen diesen Formen aufsteigender Entzündung in den Harnwegen ist keine so häufig und praktisch so wichtig, wie diejenige infolge andauernder *Verengerung der Harnröhre* (Strikturen, Hypertrophie der Prostata) und dadurch eintretender Harnstauung. Wir werden auf diese wichtige Form bei der Besprechung der *Hydronephrose* zurückkommen. Sehr oft entsteht die aufsteigende Pyelitis im Anschluß an die Cystitis bei *Rückenmarkskranken* mit *Blasenlähmung*. Auch bei allen auf andere Weise entstandenen Cystitiden kann zuweilen von der Blase aus eine *aufsteigende Infektion* des Nierenbeckens eintreten. Besonders oft beobachtet man dies bei der *gonorrhoischen* Cystitis, namentlich bei Frauen. Jedenfalls soll man auch bei allen scheinbar primären Pyelitiden an die Möglichkeit einer Infektion von den unteren Harnwegen aus denken. Außer den bereits erwähnten *Colibazillen* und den *Gonokokken* rufen *Proteusbazillen* und auch *Staphylokokken*, seltener *Streptokokken* hartnäckige Pyelitiden hervor. Besonders bösartig verlaufen durch *Mischinfektionen* bedingte Entzündungen des Nierenbeckens.

Schließlich kann eine Pyelitis durch die *Anwesenheit fremder Körper im Nierenbecken* verursacht werden. Hierher gehört vor allem die durch mechanische Reizung bei Nierensteinen veranlaßte *Pyelitis calculosa*. Sie wird später eine besondere Besprechung finden. Weit seltener rufen zurückgehaltene *Blutgerinnsel, Parasiten* (s. o.) und sonstige Fremdkörper Pyelitis hervor.

Pathologische Anatomie. Bei der *einfachen katarrhalischen Entzündung* ist die Schleimhaut des Nierenbeckens gerötet, leicht geschwollen und mit reichlichem Sekret bedeckt, das in wechselnder Menge Leukozyten und Epithelien enthält. Nicht selten findet man bei stärkeren Entzündungen zahlreiche kleine *Hämorrhagien* in der Schleimhaut, zuweilen auch kleine graue, geschwollenen Lymphfollikeln entsprechende Knötchen. In schweren Fällen, wie sie fast nur als Teilerscheinung einer ausgebreiteten Erkrankung der Harnwege (Pyelocystitis usw.) vorkommen, handelt es sich um eine *eitrige,* *ulzeröse* Entzündung, die sogar eine *diphtherische* Form annehmen kann. Hierbei sind fast immer auch die *Nieren* mit beteiligt (*Pyelonephritis*). Brechen die nephritischen Abszesse ins Nierenbecken durch, so entstehen ulzeröse Zerstörungen des Nierengewebes, so daß das mit Eiter erfüllte Nierenbecken von ausgebuchteten, oft tief in das Gewebe der Niere hineinreichenden Geschwüren begrenzt wird (*Pyonephrose*). Die meist streifenförmig angeordneten, bis an die Nierenoberfläche heranreichenden pyelonephritischen Abszesse sind schon im vorigen Abschnitt erwähnt worden.

Anders verhält sich die Beteiligung der Niere in manchen Fällen von *chronischer Pyelitis,* wie sie am häufigsten als Folgezustand von Harnstauung auftritt und daher meist mit einer Erweiterung des Nierenbeckens verbunden ist. Hierbei findet man in den Nieren infolge des anhaltenden Drucks auf das Nierengewebe zuweilen ausgesprochene *Schrumpfungsvorgänge,* d. h. teilweise Atrophie des Nierengewebes, Vermehrung des interstitiellen Bindegewebes und deutliche narbige Einziehungen an der Oberfläche, also mit einem Wort eine im Anschluß an die *Pyelitis* entstandene *pyelitische Schrumpfniere,* die sich nur in ihrer Ursache von den anderen Formen der Nierenschrumpfung unterscheidet.

Klinische Symptome. Da die Pyelitis sich in vielen Fällen nur als Teilerscheinung eines ausgedehnteren Krankheitsvorgangs entwickelt, so treten auch ihre klinischen Symptome in dem gesamten Krankheitsbild oft nur wenig hervor. Wir müssen daher hier vor allem diejenigen Symptome hervorheben, aus denen man bei einer bestehenden Erkrankung in den Harnwegen auf die Beteiligung der Nierenbecken schließen darf.

Das wesentlichste Merkmal, das der *Harn* bei allen entzündlichen Erkrankungen der Harnwege darbietet, sein *Schleim-* und *Eitergehalt*, wird im Kapitel über die Cystitis (s. u.) näher besprochen werden. Auch bei der Pyelitis muß sich das schleimig-eitrige Sekret der Nierenbeckenschleimhaut dem Harn beimengen, und bei jeder stärkeren eitrigen Entzündung wird der Gehalt des Harns an *Leukozyten* recht beträchtlich werden. Allein aus dem bloßen Vorhandensein des Eiters im Harn kann niemals mit Sicherheit auf den *Ort* geschlossen werden, wo die Zumischung des Eiters zum Harn erfolgt, ob schon im Nierenbecken oder in der Harnblase oder gar erst in der Harnröhre. Nur wenn man außer den Leukozyten noch andere kennzeichnende Formelemente nachweisen könnte, deren Ursprung aus dem Nierenbecken mit Sicherheit anzunehmen wäre, würde aus diesen die Diagnose der Pyelitis sicher hervorgehen. Jedoch lassen die mikroskopischen Harnbefunde in dieser Hinsicht zu wünschen übrig.

Das meiste Gewicht hat man früher auf den Befund von *Nierenbeckenepithelien* gelegt. Insbesondere die dreieckigen, langgeschwänzten, zuweilen noch dachziegelförmig übereinander gelagerten Epithelzellen sollten für eine Beteiligung des Nierenbeckens an der Entzündung sprechen. Leider ist aber die diagnostische Bedeutung dieser Zellen recht gering, da sie einerseits bei schwerer Pyelitis fehlen können, während andererseits durchaus ähnliche Epithelformen auch in der Blasenschleimhaut vorkommen. Größeren Wert legt man gewissen Abgüssen aus den Ausführungsgängen der Harnkanälchen (Ductus papillares) bei, deren Mitbefallensein von der Entzündung bei jeder schwereren Pyelitis kaum zweifelhaft sein kann. Einzelne breite hyaline Zylinder, röhrenartige Epithelzylinder, zylindrische Gebilde aus Leukozyten und vor allem *Kokkenzylinder* sind wiederholt bei Pyelitis im Harnsediment gefunden worden.

In bezug auf das sonstige Verhalten des Harns ist zu bemerken, daß er bei Pyelitis oft in auffallend *reichlicher Menge* entleert wird, und daß er dann blaß aussieht und ein verhältnismäßig niedriges spezifisches Gewicht hat. Die *Reaktion* des Harns ist trotz der Eiterbeimengung meist *sauer*. Daß aber hierin ein durchgreifender Unterschied vom Verhalten des Harns bei der Cystitis liegt, kann nicht behauptet werden (s. u.). Nur soviel läßt sich sagen, daß die Neigung des Harns zur ammoniakalischen Gärung bei bestehender Cystitis entschieden größer ist als bei Pyelitis. Der *Eiweißgehalt* des Harns bei Pyelitis entspricht seinem Eitergehalt oder ist infolge der oft gleichzeitig bestehenden Nierenreizung etwas größer als bei ausschließlicher Cystitis.

Ein hoher Eiweißgehalt muß den Verdacht auf eine gleichzeitige *Nephritis* erwecken. Entscheidend in dieser Hinsicht ist aber nur der Nachweis von echten Harnzylindern. *Blut* kommt im Harn bei einfacher Pyelitis nur ausnahmsweise, häufig dagegen bei der *Pyelitis calculosa* (s. d.) vor.

Außer der Beschaffenheit des Harns ist vor allem der örtliche, von selbst auftretende oder erst durch Druck hervorgerufene *Schmerz in der Nierengegend* ein Symptom, das in vielen Fällen von Pyelitis vorhanden und daher von großer diagnostischer Bedeutung ist. Die Schmerzen sind manchmal recht heftig und ziehen sich längs den Ureteren nach der Blase hinab. Andererseits können sie manchmal auch fehlen, so daß also nur ihr Vorhandensein *für* Pyelitis, ihre Abwesenheit nicht gegen diese spricht.

Alle übrigen Erscheinungen können zwar noch von der Pyelitis unmittelbar abhängen, sind aber meist ebensosehr auf die übrigen gleichzeitigen Erkrankungen zu beziehen. Hierher gehört in erster Linie das *Fieber*, das entweder einen unregelmäßigen, remittierenden Verlauf zeigt oder in einzelnen hohen, meist mit *Schüttelfrösten* verbundenen Steigerungen auftritt. Diesen septischen Charakter zeigt das Fieber indessen fast nur bei den schweren eitrigen Formen, bei denen es sich meist bereits um die Bildung von Nierenabszessen, also um eine Pyelonephritis handelt. Neben dem Fieber bestehen in schweren Fällen oft allgemeine nervöse Erscheinungen, wie *Kopfschmerzen, Delirien, Sopor* u. dgl. Man bezieht diese Symptome zum Teil auf die eintretende *Niereninsuffizienz* und *Urämie*, zum Teil auf die *septische Allgemeininfektion* des Körpers. Nicht selten

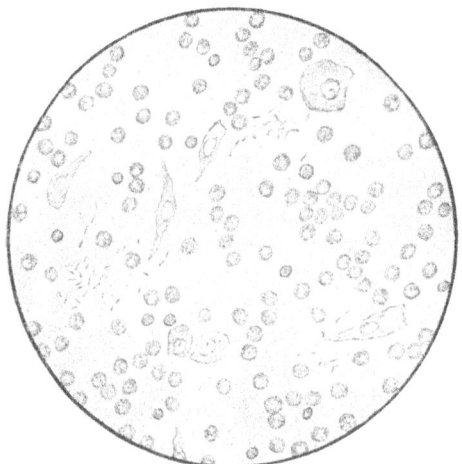

Abb. 13. *Massenhaft Leukozyten* und vereinzelte Erythrozyten, Epithelien der ableitenden Harnwege und Blasenepithelien, Bakterien und Schleim im Harnsediment bei schwerer Coli-Pyelitis.

kann man die Colibazillen im Blut und damit eine *Colisepsis* (s. Bd. I. S. 206) nachweisen.

Der *gesamte Krankheitsverlauf* der Pyelitis gestaltet sich je nach dem vorhandenen Grundleiden so verschieden, daß sich hierüber nichts allgemein Gültiges aussagen läßt. Leichtere, oft rasch wieder vorübergehende Formen finden sich verhältnismäßig am häufigsten im Wochenbett, ferner zuweilen bei akuten Infektionskrankheiten, Intoxikationen und im Anschluß an leichte Cystitiden. Die *Pyelitis gonorrhoica* ist bei der gonorrhoischen Infektion der Harnwege keine seltene Komplikation. Sie macht meist höheres Fieber und deutliche Schmerzen in der Nierengegend. Bei ihrer Entstehung spielen neben den Gonokokken wahrscheinlich häufig auch Mischinfektionen mit Colibazillen, Streptokokken u. a. eine Rolle. Die *Pyelitis gravidarum*, eine keineswegs seltene Erkrankung, tritt meist ziemlich plötzlich, wie gesagt, etwa im 3.—5. Monat der Schwangerschaft ein. Die Krankheit beginnt mit Frost, Fieber und ausgesprochenen Kreuzschmerzen, entweder einseitig oder in beiden Nierengegenden. Anfängliches Erbrechen, auch vorhergehende Durchfälle haben wir wiederholt beobachtet. Das Fieber in der Höhe von etwa 38°—39,5° kann 8—14 Tage anhalten und läßt dann meist allmählich nach. Im Harn findet man einen mäßigen

Gehalt an Leukozyten und fast immer reichlich Colibazillen. Die Entstehung der Schwangerschaftspyelitis ist noch nicht völlig geklärt, jedoch deuten die nicht selten vorhergehenden geringen Blasenbeschwerden auf eine ascendierende Infektion der Harnwege (s. o.). Zuweilen heilt die Krankheit nach einigen Wochen. Nicht selten bleibt ein geringer Eitergehalt des Harns bis zum Ende der Schwangerschaft bestehen. — Auch im Anschluß an die Menses, nach der Defloration, an eine Entbindung u. a. tritt öfters akute Pyelitis auf. Alle diese Pyelitiden zeigen die Neigung zu mehrfachen *Rezidiven*, gehen schließlich aber doch meist in Heilung über.

Die anscheinend *primären*, namentlich bei Kindern und jugendlichen weiblichen Personen auftretenden Pyelitiden beginnen mit den oft zunächst schwer zu deutenden Allgemeinerscheinungen einer akuten fieberhaften Infektionskrankheit. Bei unzureichender Untersuchung kann die Pyelitis leicht verkannt werden. *Örtliche Schmerzen* in den Nierengegenden und vor allem der *Gehalt des Harns an Leukozyten* ermöglichen die Diagnose. Das *Fehlen* von Blasentenesmus und häufigem Harndrang ist beachtenswert gegenüber dem Hervortreten dieser Erscheinungen bei jeder stärkeren *Cystitis*. Oft werden gleichzeitig Magendarmstörungen beobachtet. Häufig ist eine *Achylia gastrica* die Ursache des Überwucherns der Colibazillen im Darmkanal und der Colibazillose. Bei geeigneter Pflege und Behandlung tritt meist nach 8—14 Tagen Heilung ein.

Die *Mitbeteiligung der Nieren* ergibt sich durch die Anwesenheit einer reichlicheren Eiweißmenge und von *Zylindern* im Harn neben großen Mengen weißer Blutkörperchen. In den oben erwähnten Fällen, in denen einer chronischen Cystopyelitis eine chronische Pyelonephritis und später eine pyelogene Schrumpfniere folgt, verhält sich der Harn in mancher Beziehung ähnlich wie bei der genuinen Schrumpfniere. Er ist reichlich, hat meist ein niedriges spezifisches Gewicht und enthält außer Leukozyten meist spärlich kurze, hyaline Zylinder. Allmählich bildet sich Hochdruck und Hypertrophie des linken Ventrikels aus. Der Rest-N im Blut ist erhöht. Schließlich entwickelt sich das Krankheitsbild der chronischen Urämie.

Große Fortschritte in der genaueren Diagnostik der mit Pyurie verbundenen Erkrankungen verdankt man der *Cystoskopie* und der namentlich durch das *Katheterisieren der Ureteren* ermöglichten Untersuchung des aus jeder einzelnen Niere kommenden Harns. Näheres über diese wichtigen Untersuchungsverfahren findet man in den betreffenden Fachschriften.

Therapie. In allen fieberhaften Fällen von Pyelitis ist *strenge Bettruhe* und *gleichmäßige Wärme* zu verordnen. Alle Speisen, die die Harnwege reizen, vor allem Gewürze und alkoholische Getränke, sind zu vermeiden. Auf *regelmäßige Stuhlentleerung* ist sorgfältig zu achten. Durch pflanzliche Abführmittel, besser noch durch Einläufe, ist für *Darmreinigung* und *guten Stuhlgang* zu sorgen. Bei der bei Colipyelitis häufig bestehenden *Anazidität* oder *Achylie* ist regelmäßige, lange Zeit durchgeführte *Salzsäuredarreichung* notwendig. Reichliche *Flüssigkeitszufuhr* (Mineralwässer, Wildunger, Fachinger, Obersalzbrunnen, Lindenblütentee usw.) ist zumeist nützlich. In manchen Fällen führt jedoch *zur Erzielung eines konzentrierten und sauren Harns die Einschränkung der alkalischen Mineralwässer* und die Darreichung von *Salzsäure* (3mal tgl. 15 Tropfen), von *Phosphorsäure* (3mal tgl. 0,5 in Limonade) oder von *Natrium biphosphoricum* (3mal tgl. 5,0), von *Ammonium chloratum* (3mal tgl. 1,0) oder *Acidol (Betainchlorhydrat)* (3mal tgl. 1,0) schneller zur Heilung.

Vor allem hat sich uns bei der Pyelitisbehandlung die sorgfältige Durchführung von „*Wechseltagen*" außerordentlich bewährt. Es wechseln längere

Zeit hindurch ganz regelmäßig zwei „*alkalische*" oder „*Flüssigkeitstage*" mit zwei „*sauren*" oder „*Trockentagen*" ab. An diesen sauren Tagen werden *Urotropin* oder verwandte Präparate gegeben.

An den *alkalischen* Tagen findet eine sehr reichliche Zufuhr alkalischer Flüssigkeit (s. o.) statt. Gleichzeitig verordnet man *basische* Kost (Milch, Gemüse, Obst, Mehlspeisen, Zucker), ferner kann zum Alkalisieren des Urins tgl. 10—30 g *Natrium bicarbonicum* gegeben werden.

An den *sauren* Tagen wird am zweckmäßigsten *Ammonium chloratum* (3 mal tgl. 1,0) verordnet. Gleichzeitig ist eine Einschränkung der gesamten Flüssigkeitszufuhr und eine *saure* Kost (Hafermehl, Fleisch, Fisch, Eier) zu empfehlen.

Von *inneren Mitteln* wird an diesen sauren Tagen das Einnehmen von *Urotropin* (Hexamethylentetramin, 2—3 g tgl. in Pulvern zu 0,5—1,0) empfohlen. Auch *Hexal* (Urotropin und Salizylsäure), *Neohexal* (Urotropin und Sulfosalizylsäure), *Helmitol* (Urotropin und Zitronensäure), *Borovertin* (Urotropin und Borsäure) können verwendet werden. *Myrmalyd* (Urotropin und Ameisensäure) hat sich uns oft als wirksam erwiesen.

Die Eigenschaft des *Urotropins* als Harndesinfizienz tritt nur bei Spaltung des Hexamethylentetramins in Formaldehyd (und Ammoniak) auf. Nur bei *saurer* Reaktion des Harns geht diese Abspaltung in stärkerem Maße vor sich. Auf dieser Erwägung beruht bei der Pyelitis- und Cystitisbehandlung die Darreichung der Urotropinpräparate an „*sauren*" Tagen.

Man gibt an zwei „*sauren*" oder „*Trockentagen*", an denen die Flüssigkeitseinnahme stark eingeschränkt wird,

am 1. Tag dreimal 1 g *Ammonium chloratum* in Kapseln und dreimal 1 g *Urotropin*,
„ 2. „ dreimal 1 g „ „ „ „ „ dreimal 1 g „

An den zwei darauffolgenden „*Flüssigkeitstagen*", die zur Ausschwemmung und zum Alkalischmachen des Harns dienen, wird reichlich Flüssigkeit (insbesondere Fachinger Wasser, Lindenblütentee usw.) gereicht (s. o.). In der Folge wechseln mehrmals zwei „*Dursttage*" mit zwei „*Trinktagen*" ab. Diese Vorschrift kann natürlich von Fall zu Fall abgeändert werden.

Oft wirkt *Cylotropin* (Urotropin mit Salizylsäure und Koffein), 5 ccm intravenös gegeben, gut. Seltener kommen *Salol* (2—3 mal tgl. 1 g), *Borsäure* (0,3—0,5 3 mal tgl.), *Kampfersäure* u. a. zur Anwendung. Auch *Amphotropin* (Urotropin und Kampfersäure, 3 mal tgl. 1—2 Tabl. zu 0,5 g) kann versucht werden. In manchen Fällen leistet *Neotropin*, ein antibakterielles Farbstoffpräparat (3 mal tgl. 1 Dragée zu 0,1), gute Dienste. Der Farbstoff *Pyridium* scheint nicht besser zu wirken. Ferner erfreuen sich *Pflanzentees* (*Bärentraubenblätter, Birkenblätter* u. a.) großer Beliebtheit bei der Behandlung der Pyelitis. Folia uvae ursi werden als Tee (2 mal tgl. 1 Tasse) oder als Decoct. Folior. uvae ursi 10,0 : 100,0 (2 mal tgl. 1 Eßl.) verordnet.

Neosalvarsan- und auch *Trypaflavininjektionen* scheinen bei der *gonorrhoischen Pyelitis* mitunter von auffallend günstiger Wirkung zu sein. Bei chronischer Pyelitis gonorrhoischen Ursprungs oder bei hartnäckiger Coli-, Staphylokokken- und Streptokokken-Pyelitis sind *Nierenbeckenspülungen* mit *Argentum nitricum* 1 : 5000 bis 1 : 200 oder *Argolaval* 1 : 5000 bis 1 : 100, von geübten Fachärzten ausgeführt, mitunter von ausgezeichneter Wirkung. Bei *Colipyelitis* kann in hartnäckigen Fällen auch eine Behandlung mit einer aus dem eigenen Colibazillenstamm hergestellten Vakzine von Erfolg sein. Diese wird aller 4—5 Tage in steigenden Mengen subkutan injiziert. Bei der *Pyelitis gravidarum* empfiehlt sich neben Bettruhe und Lagern auf die linke Seite zur Beseitigung der häufig vorliegenden Kompression des rechten Ureters die Durchführung der oben beschriebenen Wechseltage.

Örtliche Anwendungen in der Nierengegend (warme Umschläge, Heizkissen) sind bei stärkeren Schmerzen angezeigt. Gute Dienste leisten zuweilen *warme Bäder*. *Blasentenesmen* werden durch Suppositorien mit Extract. Belladonnae 0,03 und Extracti Opii 0,03 schnell gebessert.

Zweites Kapitel.
Die Nierensteine (Nephrolithiasis).

Ätiologie. Die Konkrementniederschläge von Harnbestandteilen, die sich im Nierenbecken bilden und von hier aus mit dem Harn ausgeschieden werden können, werden je nach ihrer Größe und Beschaffenheit als *Nierensand* (feine, pulverförmige Niederschläge), *Nierengrieß* („gravelle", Konkrementkörner etwa von der Größe der gewöhnlichen gröberen Sandkörner, die den Ureter meist noch ohne besondere Schwierigkeit durchgleiten können) oder als *Nierensteine* (größere Konkrementbildungen) bezeichnet. Die Nierensteine zeigen etwa die Größe eines Hirsekorns oder einer Erbse, doch kommen gelegentlich größere Steine vor, sogar förmliche Abgüsse des Nierenbeckens. Gewöhnlich befinden sich die Steine nur in *einer* Niere, doch können auch beide Nieren befallen sein.

Was die *chemische* Beschaffenheit der Nierenkonkremente anbetrifft, so bestehen sie am häufigsten aus *Harnsäure* und harnsauren Salzen (*Uratsteine*). Die Harnsäuresteine sind hart, haben eine braunrote oder schwärzliche Farbe, zeigen eine kristallinische, bei den größeren Steinen meist deutlich geschichtete Bruchfläche und eine im ganzen glatte, wenn auch unregelmäßig geformte Oberfläche. Zerreibt man einen kleinen Teil des Steines, und dampft man das Pulver in einer Porzellanschale mit etwas konzentrierter Salpetersäure bis zum Eintrocknen ein, so entsteht auf Zusatz von Ammoniak ein purpurroter Fleck, dessen Farbe sich bei Zusatz von Natronlauge in Violett verwandelt (*Murexidprobe* auf Harnsäure). Seltener bestehen die Nierenkonkremente aus *oxalsaurem Kalk*. Die Oxalatsteine sind äußerst hart, haben eine dunkelbraune, fast schwärzliche Farbe und eine höckrige, oft mit allerlei Fortsätzen versehene Oberfläche, weshalb sie häufig „*Maulbeersteine*" genannt werden. Ihre Bruchfläche zeigt zuweilen eine radiäre, niemals eine geschichtete Anordnung. Nicht selten kommen auch Steine vor, die aus abwechselnden Lagen von Harnsäure und oxalsaurem Kalk bestehen oder einen Kern aus Harnsäure und einen Mantel aus oxalsaurem Kalk haben. Eine andere Gattung von Nierenkonkrementen sind die *Phosphatsteine*. Jedoch handelt es sich hierbei nur selten um Steine, die ausschließlich aus basisch phosphorsaurem Kalk oder aus phosphorsaurer Ammoniakmagnesia bestehen, häufiger um *sekundäre*, in *alkalischem* Harn entstandene Auflagerungen von Phosphatschichten auf ursprüngliche Harnsäuresteine oder Maulbeersteine. Auch die reinen oder mit etwas kohlensaurem Kalk untermischten Phosphatsteine sind meist sekundäre Steinbildungen bei vorhergehender Eiterung im Nierenbecken und alkalischer Zersetzung des Harns. Sie haben eine grauweiße Färbung und sind ziemlich weich, mit dem Finger zerdrückbar. Die größten Phosphatsteine findet man in der Regel nicht im Nierenbecken, sondern in der Harnblase. Doch kommen auch im Nierenbecken Phosphatsteine ohne Harnsäurekern vor. Alle sonstigen Steinbildungen — hellgelbe *Cystinsteine*[1]) mit wachsartig glänzender Oberfläche, *Xanthinsteine*, *Indigosteine*, *Karbonatsteine* — sind außerordentlich selten.

Die näheren *Ursachen der primären Steinbildung* im Nierenbecken sind nicht genau bekannt. Zum Zustandekommen eines Steines ist ein *organisches Gerüst*, „*Eiweißstroma*", nötig, in das sich die aus dem Harn ausfallenden *Steinbildner* ablagern, und das sie inkrustieren. Die erste Veranlassung für die Bildung des Eiweißstromas geben Epithelfetzen, Schleim- und Blutgerinnsel, Bakterienklumpen, Parasiteneier usw. Um diese Massen als *Kerne* bildet sich

---

[1]) Das Cystin ist ein Spaltungsprodukt der schwefelhaltigen Eiweißkörper und wird gewöhnlich im Körper weiter zersetzt. In einzelnen *Familien* kommt die Cystinurie als eigentümliche Anomalie des Stoffwechsels vor (s. u.).

die Gerüstsubstanz durch Ausfällung *eiweißartiger Kolloide aus dem Harn*, da alle genannten Körper eine gemeinsame physikalische Eigenschaft haben, nämlich die dem Harn fremde Oberfläche (LICHTWITZ). Die im Harn vorhandenen steinbildenden chemischen Substanzen inkrustieren dann das an solchen Oberflächen angereicherte gerinnende Kolloid. Durch fortdauernde Wiederholung der Kolloidfällung und der Inkrustierung entstehen die geschichteten Steine.

Die *Steinbildner* fallen aus dem Harn aus. Die *Harnsäure* entsteht aus den Eiweißsubstanzen der Zellkerne, den sogenannten Nukleinen. Insbesondere scheint ein vermehrter Zerfall der Leukozyten mit einer Steigerung der Harnsäureausscheidung verbunden zu sein. Die Bildung fester Niederschläge der Harnsäure ist an eine stark *saure* Beschaffenheit des Harns gebunden. Die *Oxalsäure* im Harn stammt zum größten Teil aus der mit der *vegetabilischen* Nahrung in den Körper eingeführten Oxalsäure, zum Teil entsteht sie aber auch vielleicht aus der Zersetzung von Eiweißkörpern. Das Ausfallen von Kalkoxalatkristallen im sauren Harn neben Harnsäurekristallen ist bekanntlich ein sehr häufiges Vorkommnis, während die eigentliche Steinbildung aus Oxalaten ziemlich selten ist. Die Ursache der Ausscheidung von *Phosphatkonkrementen* kann nur in einer eintretenden *alkalischen* Reaktion des Harns gesucht werden. Hier gehen also wohl stets eine Erkrankung des Nierenbeckens und das Eindringen von Erregern der alkalischen Harngärung der Entstehung der Konkremente vorher.

In bezug auf die *prädisponierenden Ursachen* zur Steinbildung ist vor allem zu erwähnen, daß diese nicht selten schon bei *Kindern* vorkommt, am häufigsten aber im 3.—4. Lebensjahrzehnt. *Männer* zeigen eine größere Neigung zu Nierensteinen als Frauen. Eine gewisse Rolle scheint auch die *Erblichkeit* zu spielen, da schon wiederholt die Steinkrankheit bei verschiedenen Mitgliedern derselben Familie beobachtet worden ist. Die vielfachen Beziehungen, die man zwischen der Steinbildung und gewissen Verhältnissen der Lebensweise und der Ernährung vermutet hat, entbehren noch der sicheren Begründung. Wichtig ist, daß bei Ratten, deren Nahrung kein Vitamin A enthält, häufig Phosphat- und Oxalatsteine in Nierenbecken und Harnblase auftreten. Beim Menschen soll *jede* einseitige Ernährung die Steinbildung in den Harnwegen begünstigen. Einseitiger Gebrauch von vegetabilischen Nahrungsmitteln soll bei *Oxalatsteinen* in Betracht kommen. Bei *harnsauren Steinen* wird in dieser Beziehung eine übermäßige Fleischnahrung beschuldigt, in anderen Fällen der reichliche Genuß von sauren jungen Weinen, von kalkhaltigem Trinkwasser u. dgl. Auffallend ist es, daß die Steinkrankheit in manchen Ländern und Gegenden (England, inneres Rußland, Holland, Türkei, in Deutschland angeblich Südbayern) häufiger vorkommt als in anderen. In den Nachkriegsjahren hat man im Deutschen Reich eine auffallende Zunahme des Nierensteinleidens beobachtet. — Über die wichtigen, aber freilich noch wenig aufgeklärten Beziehungen der Steinbildung zu anderen Stoffwechselstörungen, insbesondere zur allgemeinen „harnsauren Diathese", vergleiche man das Kapitel über die *Gicht*.

Die durch die Nierensteine verursachten anatomischen Veränderungen. Die Anwesenheit von Konkrementen im Nierenbecken ruft nicht immer, aber doch häufig, eine *sekundäre bakterielle Infektion* und infolge davon eine *Pyelitis* hervor. Diese kann alle Grade von einer einfachen katarrhalischen bis zu einer stark eitrigen Entzündung der Nierenbeckenschleimhaut zeigen. Infolge der mechanischen Reizung kommt es dabei verhältnismäßig oft zu kleinen oder größeren *Hämorrhagien*. Hat sich eine schwere eitrige Pyelitis entwickelt, so kann diese alle Folgezustände nach sich ziehen, die wir früher kennen gelernt haben. Der Vorgang kann in schweren Fällen auf die Nieren übergreifen, es entsteht eine *Pyelonephritis* mit eitriger Einschmelzung des Nierengewebes und unter Umständen sogar eine Perinephritis mit ausgedehnter Eiterung in der Umgebung der

Niere, zuweilen mit Durchbruch in die Nachbarorgane usw. Sind die Nierensteine vorher nach außen gelangt, so werden sie, obgleich sie den eigentlichen Ausgangspunkt des Leidens bilden, bei der Sektion nicht mehr gefunden. Nicht selten ist aber die Eiterhöhle noch ganz mit Steinen gefüllt.

Ein zweiter sich zuweilen ausbildender wichtiger Folgezustand der Nierensteine ist die *Hydronephrose* (s. d.). Sie entsteht, wenn ein großer Stein den Eingang aus dem Nierenbecken in den Ureter verlegt, oder wenn ein kleiner Stein im Ureter dauernd stecken bleibt und hier den Durchgang für den Harn völlig absperrt. In diesem Falle kann es übrigens auch zur Drucknekrose und Perforation des Ureters kommen. Selbstverständlich können sich auch Entzündung und Hydronephrose (*Pyonephrose*) miteinander vereinigen.

Klinische Symptome. Kommt es in den Harnwegen nur zur Bildung von Nierensand oder Nierengrieß, so ist dieser Zustand manchmal überhaupt nicht mit irgendwelchen Beschwerden verbunden. Die kleinen Körner werden von dem Harn fortgespült und entleert, wobei höchstens zuweilen leichte Schmerzen in der Nierengegend und im Leib auftreten. Aber auch größere Steine können ganz oder fast ganz symptomlos sein, wenn sie zu keinen besonderen Folgen Anlaß geben.

Die Symptome der Nephrolithiasis hängen teils von der Anwesenheit der *Nierensteine* als solchen, teils von der etwaigen *sekundären Infektion* des Nierenbeckens und der übrigen Harnwege ab. Die unmittelbaren Folgen der Nierensteine bestehen in der mechanischen Reizung des Nierenbeckens oder in der Einklemmung eines Steines im Ureter. Dieser zuletzt erwähnte Vorgang ruft ähnlich wie das Geschehen bei der Einklemmung eines Gallensteines das diagnostisch wichtigste Symptom der Nierensteine hervor: die *Schmerzen*, die sogenannte *Nierensteinkolik*. Ein derartiger Kolikanfall tritt zuweilen ganz plötzlich und unerwartet auf; in anderen Fällen wird er durch irgendeine Gelegenheitsursache (Springen, Laufen, Fahren, Reiten u. dgl.) hervorgerufen. Der *Schmerz* erreicht oft eine furchtbar quälende Stärke; er strahlt vom Rücken und von den Seitenteilen des Leibes längs der Richtung der Ureteren nach unten und oft auch nach oben aus, verbreitet sich besonders gegen die Blase, die Hoden, bis in die Oberschenkel, nach oben den Rücken hinauf. Gegen Druck empfindlich ist besonders oft eine der Krümmung des Ureters entsprechende Stelle des Leibes, die rechts fast ganz mit dem MAC BURNEY schen Punkt übereinstimmt. Beachtenswert ist auch die nicht selten vorhandene Druckempfindlichkeit des gleichseitigen Hodens. Sehr häufig besteht *Übelkeit* und wiederholtes *Erbrechen*. Der *Stuhl* ist angehalten, die *Flatus* gehen nicht ab, so daß der Darm leicht meteoristisch aufgetrieben und empfindlich wird. Der *Puls* ist beschleunigt und oft ungewöhnlich gespannt, die *Temperatur* gewöhnlich etwas erhöht. Selten beobachtet man Schüttelfrost. Bei stärkeren Anfällen tritt oft ein allgemeiner *Kollapszustand* mit kleinem, raschem Puls, kaltem Schweiß und Ohnmachtsanwandlungen ein. Der *Harn* wird meist in spärlicher Menge, aber unter häufigem, schmerzhaftem Harndrang entleert. Zuweilen ist er an Menge und Beschaffenheit aber auch fast ganz normal, wenn er ausschließlich von der anderen, freigebliebenen Niere herstammt. Oligurie oder selbst vollständige Anurie mit ihren lebensgefährlichen Folgen treten regelmäßig dann ein, wenn beide Ureteren verstopft sind. Auch bei nur *einseitiger Steineinklemmung* kann jedoch die Harnentleerung infolge einer auf noch unbekannte Weise eintretenden reflektorischen Hemmung der Nierensekretion in der anderen Niere gering sein oder fast ganz aufhören. Man hat schon wiederholt bei *einseitiger* Nierensteineinklemmung eine fast völlige bis zu 8 Tagen und länger anhaltende *Anurie* beobachtet. In diesen Fällen besteht die Gefahr der *Urämie*, obwohl es auffallend ist, wie selten diese gerade bei Steineinklemmung eintritt. Stets muß eine genaue Untersuchung des Harns vorgenommen werden. Auch wenn der Harn makroskopisch normal zu sein scheint, ergibt die mikroskopische Untersuchung des Harnsediments oft einige Leukozyten und *rote Blutkörperchen*, vereinzelte hyaline Zylinder und namentlich oft Kristalle von Harnsäure. Auch stärkerer, schon mit bloßem Auge erkennbarer *Blutgehalt des Harns* kann namentlich gegen Ende des Anfalls auftreten. — Die *Dauer* der Nierensteinkolik hängt von der Dauer der Einklemmung ab; sie kann wenige Stunden oder mehrere Tage betragen. Nicht selten endet der Anfall mit dem Abgang des Steines nach außen. Häufig tritt nach dem Aufhören des Anfalls eine stärkere (reflektorische?) Polyurie auf.

In der Zeit zwischen den einzelnen Anfällen befinden sich manche Kranke fast ganz wohl, während bei anderen leichtere Symptome von Kreuz- und Rückenschmerzen, zuweilen auch ausgesprochen in die Gegend der einen Niere lokalisiert, ferner gastro-intestinale Störungen, häufigerer Harndrang u. dgl. dauernd fortbestehen. Namentlich bei körperlichen Bewegungen und Erschütterungen (Eisenbahnfahren u. a.) steigern sich die Beschwerden. Dann kann auch leichter Blutgehalt des Harns eintreten. *Gerade der häufige Blutgehalt des Harns infolge der mechanischen Verletzungen der Schleimhaut des Nierenbeckens ist eine für die Nephrolithiasis kennzeichnende Erscheinung.* Vielfältiger werden die Erscheinungen, wenn sich zur einfachen Nephrolithiasis noch eine infektiös-entzündliche Erkrankung des Nierenbeckens hinzugesellt (*Pyelitis calculosa*). Jeder stärkere *Eitergehalt* des Harns weist unzweideutig auf eine derartige Komplikation hin. Noch schwerer werden die Krankheitserscheinungen, wenn es zu einer stärkeren *eitrigen Pyelitis* und *Pyelonephritis* kommt. Die Einzelheiten (Schmerzen, Fieber, Geschwulstbildung, Perforation nach innen oder nach außen) brauchen nicht noch einmal besprochen zu werden, da sie mit dem früher Gesagten (siehe das vorige Kapitel) übereinstimmen. Der Symptomatologie der *Hydronephrose* ist weiter unten ein besonderes Kapitel gewidmet.

Der *Gesamtverlauf* der Nephrolithiasis ist in der Regel sehr chronisch. Da die Neigung zur Steinbildung meist fortbesteht, und da auch die einmal entstandenen Folgezustände lange anhalten können, so entwickelt sich häufig ein langwieriger Krankheitszustand, der sich in wechselnder Weise und mit mannigfachen Verschlimmerungen und Besserungen aus Kolikanfällen, Blutungen, pyelocystischen Beschwerden usw. zusammensetzt. In manchen Fällen kann eine vollständige *Heilung* erfolgen. Die vorhandenen Steine werden entleert, neue werden nicht gebildet, die entstandene Pyelitis verliert sich, und damit hören natürlich auch alle Krankheitserscheinungen dauernd auf. Andererseits schließt die Nephrolithiasis aber auch eine Anzahl von *Gefahren* in sich, die das Leben ernstlich bedrohen. Diese bestehen, von der seltenen Urämie abgesehen, vor allem in der Entwicklung von *Pyelonephritis* und von ausgedehnten Eiterungen und allgemeinem Kräfteverfall, septischen Zuständen usw. Eine mögliche Gefahr bei derartigen chronischen Eiterungen liegt auch in dem Auftreten einer allgemeinen *Amyloiddegeneration* der inneren Organe.

Unter den vorkommenden *Komplikationen* von seiten anderer Organe ist wichtig, daß zuweilen *Gallensteine* und *Nierensteine* bei einem und demselben Kranken gefunden werden. Auch an die Kombination von Nierensteinen mit *gichtischen Erkrankungen* (s. d.) und anderen Konstitutionskrankheiten (Diabetes, Arteriosklerose) ist hier noch einmal zu erinnern.

Diagnose. Sind typische Anfälle von *Nierenkolik* mit *Abgang von Steinen* bereits wiederholt aufgetreten, oder verbinden sich die Kolikanfälle mit aus-

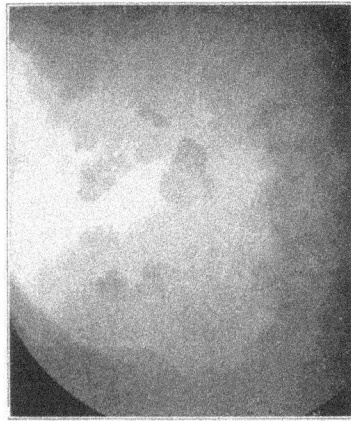

Abb. 1. Steine im Becken und in den
Kelchen der rechten Niere.

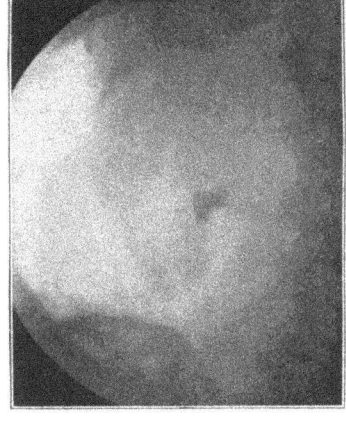

Abb. 2. Oxalatstein im rechten
Nierenbecken.

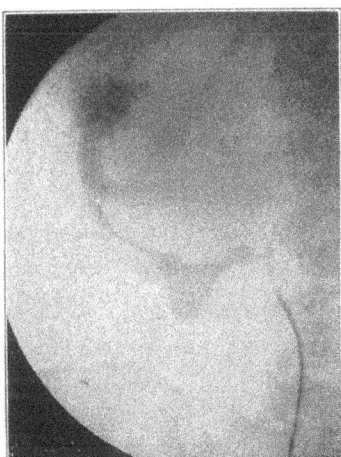

Abb. 3. Hypernephrom (Operation). Das
mit Kontrastfüllung dargestellte Nierenbecken wird durch den im oberen Teil
der Niere sitzenden Tumor nach außen
und unten verdrängt.

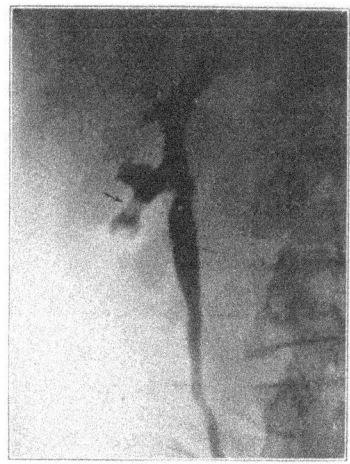

Abb. 4. Nierenstein. Mit Kontrastfüllung
dargestelltes Nierenbecken. Im untersten
Kelch eine Aufhellung im Füllungsschat-
ten durch einen Nierenstein (Pfeil).

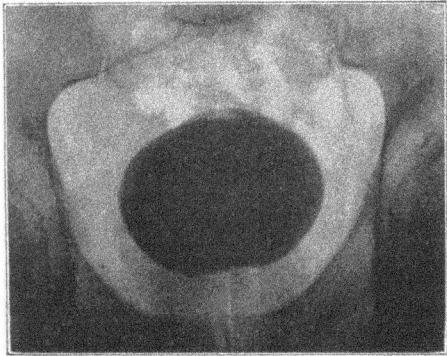

Abb. 5. Blasenstein, der fast die ganze Harnblase
ausfüllt (durch Operation entfernt).

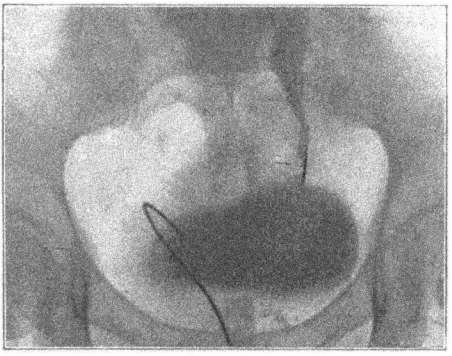

Abb. 6. Stein (Pfeil) im Ureter kurz vor dessen Ein-
mündung in die Harnblase. Neben dem Stein Ureter-
sonde. Oberhalb des eingeklemmten Steines ist der
Ureter stark erweitert. Kontrastfüllung der Harnblase
und des Ureters.

Verlag von F. C. W. Vogel in Berlin.

gesprochenem *Blut-* und *Eitergehalt des Harns,* so hat die Diagnose der Nephrolithiasis keine Schwierigkeit. Anders ist es dagegen in den Fällen, wo noch niemals Steine abgegangen sind und die Kranken nur über Schmerzen, gastrointestinale Störungen u. dgl. klagen. Hier handelt es sich vor allem darum, neben den anderen in Betracht zu ziehenden Krankheiten von vornherein auch an die Möglichkeit von Nierensteinen zu *denken* und die Anamnese und Untersuchung danach zu richten. Schwierig ist namentlich oft die Unterscheidung von Gallensteinkoliken, von rezidivierenden Erkrankungen des Wurmfortsatzes, vom akuten Darmverschluß, von rein nervösen Störungen u. dgl. Auf alle Einzelheiten der Differentialdiagnose kann hier nicht noch einmal eingegangen werden. Die Hauptsache ist immer wieder: an alles *denken,* sorgfältig *ausfragen* und genau *untersuchen!* Die Annahme einer Nephrolithiasis stützt sich dann vor allem auf die genaue Berücksichtigung der Art der Schmerzen (Ausstrahlen in die Blase und Geschlechtsteile), die Druckempfindlichkeit der Nierengegend und des Ureters, den häufigen Harndrang bei bestehender Oligurie, die vermehrte Pulsspannung und vor allem auf die genaue mikroskopische Untersuchung des Harns (*Erythrozyten,* Leukozyten, einzelne hyaline Zylinder, Harnsäurekristalle). Oft kann natürlich erst eine längere Beobachtung des Krankheitsfalles die sichere Diagnose ermöglichen.

Von großer Wichtigkeit ist es, namentlich in bezug auf eine etwaige operative Behandlung, festzustellen, welche Niere der Sitz des Leidens ist, und dann ob die andere Niere noch völlig gesund ist oder nicht. Bei der Beurteilung dieser Fragen muß man sich zunächst von dem hauptsächlichsten Sitz der Schmerzen, von dem Verhalten des Harns (Zunahme seines Eitergehalts durch Druck auf die kranke Niere, zeitweilige Entleerung normalen Harns bei Verstopfung des Ureters auf der kranken Seite u. a.) und von den etwaigen Ergebnissen der äußeren Untersuchung (Schmerzhaftigkeit, etwaige Tumorbildung bei Hydronephrose u. dgl.) leiten lassen. In allen Fällen ist eine *fachärztliche Untersuchung* mit Hilfe der Cystoskopie, der getrennten Untersuchung des von jeder Niere abgesonderten Harns u. a. notwendig. Den größten Fortschritt hat die Diagnose der Nephrolithiasis durch die Einführung und Ausbildung der *Röntgenuntersuchung* erfahren. Diese darf heutzutage in keinem verdächtigen Fall unterbleiben. Röntgenaufnahmen lassen die Anwesenheit von Nierensteinen und auch Sitz, Größe und Zahl der Steine, wenn auch nicht in allen, so doch in sehr vielen Fällen, erkennen. Wertvolle Aufschlüsse gibt die *Pyelographie* nach Kontrastfüllung des Nierenbeckens vom Ureter aus oder durch intravenöse Injektion von Kontrastmitteln.

Therapie. Da die aus *Harnsäure* bestehenden Steinbildungen die bei weitem häufigsten sind, so beziehen sich auch die meisten der bei der Nephrolithiasis üblichen Heilverfahren zunächst auf diese.

Ist bei einem Kranken die Neigung zur Harngrießbildung festgestellt, oder sind schwerere Symptome der Nephrolithiasis eingetreten, so hat man zunächst eine Anzahl von *allgemeinen diätetischen Vorschriften* zu machen, welche die Harnsäurebildung beschränken und die Löslichkeit der gebildeten Harnsäure nach Möglichkeit fördern sollen. Ohne uns auf theoretische Überlegungen einzulassen, geben wir im folgenden die als praktisch erwiesenen Maßregeln wieder. Zunächst ist *jede übermäßige Zufuhr von Nahrungsmitteln überhaupt* und namentlich eine zu *reichliche Fleischnahrung zu verbieten.* Nukleinreiche Speisen (Leber, Kalbsbries, Kalbsniere u. dgl.) sind vollständig zu vermeiden. Den Kranken ist eine vorherrschend vegetabilische Diät (*reichlich Obst und Gemüse*), mäßiger Fleischgenuß, außerdem auch Milch zu empfehlen. Alkoholische Getränke dürfen gar nicht oder nur in geringer Menge, saure Speisen und Getränke überhaupt nicht genossen werden. Zweckmäßig ist es, durch regelmäßige Körperwägungen die Nahrungszufuhr zu beaufsichtigen, um bei allen normal genährten Personen jeden weiteren Ansatz zu vermeiden, bei Fettleibigen eine Abnahme des Körpergewichts zu erzielen. Außerdem sollen, soweit es der Allgemeinzustand der Kranken erlaubt, regelmäßige *Körperbewegung* und *Muskelarbeit* (Turnen, Sägen, Gartenarbeit usw.), sowie der häufige Gebrauch warmer *Bäder* (Solbäder, Radiumbäder) den Stoffverbrauch fördern, und endlich muß durch eine *reichliche Flüssigkeitszufuhr* der Harn verdünnt und somit sein *Lösungsvermögen* erhöht werden.

Mit der reichlichen Durchspülung der Nieren verbindet man meist auch die Absicht, die saure Reaktion des Harns durch *Zufuhr von Alkalien* herabzusetzen und damit die Niederschläge der Harnsäure möglichst zu erschweren. Hieraus ergibt sich die bei der Nephrolithiasis sehr verbreitete Anwendung der *Alkalien* und *alkalischen Mineralwässer*. Durch Versuche hat man in der Tat nachzuweisen vermocht, daß der *Harn* nach dem Gebrauch derartiger Wässer und Arzneimittel ein gesteigertes Lösungsvermögen für Harnsäure erhält. Am einfachsten ist es, wenn man *Natrium biphosphoricum* (täglich 5—15 g) oder besser *Natrium bicarbonicum* (5—10 g) oder endlich das besonders empfohlene *Lithium carbonicum* (mehrmals täglich 0,1—0,5) in reichlichen Mengen von einfachem Wasser, kohlensaurem Wasser oder Fruchtlimonade auflösen und von den Kranken trinken läßt. Auch Mischungen der genannten Mittel (z. B. Natr. bicarb. 0,5, Lithion carbon. efferv. 0,25, Kal. citric. 1,0) oder das sogenannte *Uricedin*, aus Natrium- und Lithiumcitrat, Natriumsulfat und Chlornatrium bestehend (davon mehrmals täglich 1,0) und außerdem die *Magnesia borocitrica* (dreimal täglich ein Teelöffel in Sodawasser mit Zucker) werden oft mit gutem Erfolg angewandt. Von den natürlichen Mineralwässern sind die Quellen von *Fachingen, Wildungen* (*Georg Victor-Quelle*), *Brückenau, Salzbrunn, Neuenahr, Vichy, Karlsbad* u. a. am meisten in Gebrauch. Die natürlichen Lithionwässer (*Aßmannshausen, Salzschlirf*) enthalten so geringe Mengen des Lithionsalzes, daß man ihnen im allgemeinen die *künstlichen Lithionwässer* vorziehen wird. Doch hat sich namentlich die Salzschlirfer Bonifaziusquelle einen großen Ruf bei allen auf harnsaurer Diathese beruhenden Erkrankungen erworben.

Die Versuche, durch Zufuhr bestimmter chemischer Substanzen die Löslichkeitsverhältnisse für die Harnsäure zu erhöhen, haben trotz vielfacher Bemühungen nicht zu eindeutigen Ergebnissen geführt. Die im menschlichen Körper obwaltenden Bedingungen sind eben wesentlich andere als im Reagenzglas. Das mehrfach empfohlene *Piperazin* (1,0—3,0 täglich) hat sich als wenig wirksam erwiesen, und auch mit dem *Lysidin* (1,0—4,0 täglich), dem *Urotropin* (täglich 1,0—1,5 in Wasser) u. a. sind bei der Nephrolithiasis noch keine sicheren Erfolge erzielt worden. Immerhin sind weitere Versuche mit diesen Mitteln, vor allem dem Urotropin, nicht unberechtigt.

Sehr wichtig ist die *symptomatische Behandlung*. Insofern sie sich auf den begleitenden *Nierenbecken-* und *Blasenkatarrh* beziehen muß, kann auf die betreffenden Kapitel dieses Buches verwiesen werden. Bei *Nierenblutungen* können intravenöse Injektionen von *Chlorkalzium-* oder 10%iger *NaCl-Lösung* oder subkutane *Gelatineinjektionen* (100—150 g einer sterilisierten 1—2%igen Lösung) oder auch die innerliche Darreichung einer etwa 5%igen Gelatineabkochung (durch Zusatz von Himbeersaft schmackhaft gemacht) versucht werden. Am besten ist es aber, sich darauf zu beschränken, *Bettruhe* zu verordnen. In der Ruhe hören auch heftige Nierenblutungen fast immer von selbst auf. Von großer praktischer Bedeutung ist die Behandlung der *Kolikanfälle*. Sie erfordern *Atropin* und *Narkotika* (*Morphium, Dilaudid* oder *Pantopon*) innerlich, in Form von Suppositorien, oder bei sehr heftigen Schmerzen am besten subkutan. Außerdem wirken *warme Bäder, warme Umschläge, narkotische Einreibungen* (Chloroformöl) oft mildernd ein. Manche Kranke empfinden eine Erleichterung ihrer Schmerzen durch Hochlagerung des Beckens und tiefe Lage des Rumpfes. Vibrationsmassage der Nierengegend und vorsichtiges nach abwärts Massieren längs des Ureters wird von einigen Ärzten empfohlen, aber nicht immer von den Kranken gut vertragen.

Bei Uretersteinen bis zu Erbsengröße kann mit Erfolg versucht werden, den Steinabgang künstlich zu erzielen. In etwa 75 % der Fälle gelingt dies mit Mitteln der inneren Therapie. Ein Erfolg ist vor allem von der Darreichung von *Glyzerin* (1—2 Eßlöffel in 1—2 Liter Tee oder von 200 g in 1 Liter Himbeerwasser bei möglichst langer Zurückhaltung des Urins und dann plötzlicher Entleerung) zu erwarten. Man spritzt gleichzeitig 1—2 ccm *Hypophysin* subkutan ein. Dabei auftretende Koliken können durch *Papavydrinzäpfchen* gemildert werden. Ist Glyzerin unwirksam, kann *Enatin* versucht werden. Dieses besteht aus Ol. Terebinthinae, Ol. Juniperi, Ol. Menthae pip. und einem sulfurierten Öl und wird in weichen Gelatinekapseln verabfolgt. Gründliche Entleerung des Darms durch *Abführmittel* oder durch *hohe Einläufe* und mehrfache Anwendung des *subaqualen Darmbades* befördern die Darmperistaltik und den Durchtritt eines nicht zu großen Steines. Uretersteine können mitunter auch durch einen *Ureterenkatheter* gelockert und der Steinabgang durch Einspritzen von *Glyzerin* in den Ureter in Gang gebracht werden.

Ein *operativer Eingriff* ist bei sekundär infizierten Nierenbecken, die sich durch Fieber und Pyurie äußern, anzuraten. Auch bei Einklemmung eines großen Uretersteines nahe am Nierenbecken, bei beträchtlich erweitertem Nierenbecken, ferner bei lange bestehenden schweren Nierenblutungen und bei immer wiederkehrenden heftigen Kolikschmerzen ist die Operation (*Pyelotomie, Nephrotomie* oder *Nephrektomie*) angezeigt. Wichtig ist weiterhin ein rechtzeitiger chirurgischer Eingriff in den gefährlichen Fällen, wo bei Nephrolithiasis unter heftigen Schmerzen eine andauernde, fast völlige *Anurie* eintritt. Hält die Anurie länger als 2—3 Tage an, so ist die Operation meist notwendig.

Das bisher Gesagte gilt, wie erwähnt, vorzugsweise für die Behandlung der harnsauren Steine. Bei *Oxalatsteinen* (Nachweis von Oxalatkristallen im Harnsediment) ist die Einschränkung der *vegetabilischen* Nahrung geboten. Vor allem darf kein Spinat, Sauerampfer, Rhabarbar, kein Blattgemüse und kein Kakao genossen werden. Auch bei Oxalatsteinen hat sich der Gebrauch alkalischer Wässer bewährt. Besondere Vorschriften für die Behandlung etwaiger *Cystinsteine* kennen wir nicht. Dagegen ist beim Vorhandensein von *Phosphatsteinen*, die sich nur aus alkalischem Harn niederschlagen können, die Anwendung von Säuren, von *Milchsäure* (0,5—1,0 innerlich in wäßriger Lösung) und *Salizylsäure*, ferner insbesondere von *Salzsäure* und *Phosphorsäure* zu empfehlen. Die Hauptsache wird freilich bei Phosphatsteinen stets die Behandlung des der Steinbildung zugrunde liegenden Leidens der Harnwege sein.

Drittes Kapitel.

Die Tuberkulose der Nieren und der Urogenitalorgane.

Ätiologie und pathologische Anatomie. Bei der Anwesenheit der verschiedensten tuberkulösen Herde im Körper können Tuberkelbazillen *auf dem Wege des Blutstroms* in die Nieren gelangen und hier eine tuberkulöse Erkrankung veranlassen. Dementsprechend findet man bei der akuten Miliartuberkulose, bei der Lungentuberkulose usw. ziemlich häufig in den Nieren einzelne oder zahlreiche *miliare Tuberkel*, die über die ganze Niere oder manchmal nur im Gebiete *eines* Arterienastes verbreitet sind.

Während die *Miliartuberkulose* der Niere aber ohne jede klinische Bedeutung ist, gibt es auch eine *ausgedehnte örtliche Tuberkulose der Niere*, die entweder auf eine oder auf beide Nieren beschränkt oder, in den späteren Stadien der Krankheit fast immer, mit einer tuberkulösen Erkrankung des übrigen Harnapparates und der Geschlechtsorgane verbunden ist (*Urogenitaltuberkulose*). Derartige Erkrankungen kommen zuweilen im Anschluß an ausgesprochene vorhergehende Tuberkulose in anderen Organen, insbesondere in den Lungen, vor, oder sie treten als anscheinend selbständiges Leiden auf. Die Infektion der Nieren mit Tuberkelbazillen erfolgt wohl fast immer *auf dem Wege des Blutstroms*, und man wird meist annehmen dürfen, daß schon vorher irgendwelche, wenn auch vielleicht verborgene, tuberkulöse Herde im Körper vorhanden waren (Lungen, Bronchialdrüsen, andere Lymphknoten, Knochen u. a.). Immerhin ist hervorzuheben, daß eine anscheinend primäre, oft zunächst einseitige Nierentuberkulose ohne klinisch nachweisbare Tuberkulose eines anderen Organs, wenn auch sehr selten, vorkommt. Bei gleichzeitiger Nieren- und *Blasentuberkulose* ist die Nierenerkrankung fast immer der primäre Vorgang. Später erkranken dann häufig die *Prostata*, die *Samenbläschen* und die *Hoden*. Kommen die Fälle zur Sektion, so ist die Tuberkulose oft so ausgedehnt, daß man den Ort des ersten Beginns nicht mehr mit Sicherheit feststellen kann. Bei *Frauen* lokalisiert sich die Tuberkulose zuweilen vorherrschend in den Genitalorganen (*Uterus-* und *Ovarialtuberkulose*).

Wie bei allen tuberkulösen Erkrankungen, so spielt auch bei der Urogenitaltuberkulose die Disposition (Verbreitung tuberkulöser Erkrankungen in der Familie) eine nicht zu übersehende Rolle. Bemerkenswert ist, daß vorhergehende *gonorrhoische* Erkrankungen (gonorrhoische Epididymitis, gonorrhoische Cystopyelitis), bei Frauen gelegentlich puerperale Pyelitiden den Boden für die tuberkulöse Infektion vorbereiten.

In den *Nieren* geht die *tuberkulöse Infiltration* meist von dem Nierengewebe aus und nur ausnahmsweise vom Nierenbecken. Es entstehen gelbe, käsige Herde, die schließlich zerfallen und dadurch zu einer wirklichen „*Nephrophthisis*" führen. Ist das Nierenbecken von der Tuberkulose befallen, so werden gewöhnlich die Nierenpapillen ergriffen. Es bilden sich geschwürige Ausbuchtungen des Nierenbeckens, und schließlich wird das ganze Nierenbecken in eine mit nekrotischem Gewebe und käsigem Detritus bedeckte Geschwürfläche verwandelt. In vorgeschrittenen Fällen ist fast die ganze Niere zerstört. Wie oben erwähnt, ist die Erkrankung anfangs oft *einseitig*, später ist sie aber in der Regel beiderseitig, auf der einen Seite freilich häufig weiter vorgeschritten als auf der anderen. Zuweilen findet sich die eine Niere tuberkulös erkrankt, die andere sekundär amyloid entartet.

Setzt sich die Erkrankung auf den *Ureter* fort, so ist seine Wandung ebenfalls tuberkulös infiltriert und daher verdickt, während die Schleimhaut häufig zum größten Teil in eine nekrotische Geschwürfläche verwandelt ist. Ganz entsprechende Verhältnisse finden sich in der *Harnblase* und in seltenen Fällen auch in der *Harnröhre*, während es in der *Prostata*, den *Samenbläschen* und den *Hoden* meist zur Bildung käsiger Herde, seltener zum Zerfall und zum Durchbruch des tuberkulösen Granulationsgewebes kommt.

Klinische Symptome. Das Krankheitsbild der entwickelten und bereits fortgeschrittenen Nierentuberkulose entspricht in den meisten Einzelheiten vollständig demjenigen einer chronischen Pyelocystitis. Die etwaigen *örtlichen Beschwerden* sind Schmerzen in der Nieren- und Blasengegend. Diese können zuweilen eine große, kolikähnliche Heftigkeit annehmen, wenn durch zerfallende bröcklige Massen eine zeitweilige Verstopfung eines Ureters eintritt. Wichtig ist auch der *örtliche Druckschmerz* in der erkrankten Niere bei bimanueller Palpation. Ist auch die Blase befallen, so entsteht vermehrter Harndrang und Schmerz beim Urinieren. Oft läßt ein ständiger krampfhafter Harndrang die Kranken nicht zur Ruhe kommen. Das Fassungsvermögen der geschrumpften Blase sinkt auf 100 oder selbst auf 50 ccm. In manchen Fällen sind aber die örtlichen Beschwerden während der ganzen Krankheit nur gering. Störungen und Veränderungen der Harnentleerung, insbesondere *häufiger Urindrang, vermehrte Harnmenge* und *unangenehme Gefühle beim Wasserlassen,* wie leichtes Brennen in der Urethra und an der Urethralmündung können die frühsten Zeichen der Nierentuberkulose sein. Oft werden sie irrtümlich für Erscheinungen einer einfachen Cystitis gehalten.

Die diagnostisch wichtigsten Veränderungen zeigt der *Harn.* Die *Harnmenge* kann lange Zeit normal bleiben, häufiger ist sie *vermehrt.* Die Reaktion des Urins ist im Gegensatz zu sonstigen Cystitiden fast immer *schwach sauer,* nur wenn in schweren Fällen eine Mischinfektion eintritt, kann sie auch alkalisch werden. Anfangs ist der Urin noch klar, sehr bald stellt sich leichte Trübung ein. Fast ausnahmslos enthält dann der Urin einen reichlichen, aus *Leukozyten* und *Detritus* bestehenden Bodensatz. Diagnostisch wertvoll ist der zuweilen mögliche Nachweis von *Gewebsfetzen* (elastischen Fasern und Bindegewebe) im Harn, weil dieser Befund unmittelbar für einen geschwürigen Vorgang spricht. Weit wichtiger ist aber der *Nachweis von Tuberkelbazillen im eitrigen Harnsediment.* Er ist ein unbedingt entscheidendes Merkmal für die Diagnose. In vorgeschrittenen Fällen gelingt es fast immer Tuberkelbazillen nachzuweisen. Man findet sie besonders in kleinen, im Sediment befindlichen käsigen Bröckeln. Bisweilen sind sie in großen Mengen, zopfartig dicht gelagert festzustellen. In den Anfangsstadien fehlen die Tuberkelbazillen nicht selten, sowohl bei der mikroskopischen Untersuchung, als auch bei den Anreicherungsverfahren.

Der Nachweis der Tuberkelbazillen im Harn erfährt ferner insofern eine praktisch zuweilen recht störende Beeinträchtigung, als durch das gewöhnliche, beim Sputum stets anwendbare Färbungsverfahren im Harnsediment nicht selten auch andere Bazillen (*Smegmabazillen*) gefärbt und daher fälschlich für Tuberkelbazillen gehalten werden können. Leicht anwendbare, sichere Unterscheidungsmerkmale zwischen beiden Bazillenarten sind noch nicht gefunden worden, und so kann in zweifelhaften Fällen erst die *Reinkultur* und die *Impfung eines Meerschweinchens* mit dem Sediment die Entscheidung liefern. Immerhin wird man, wenn man den Harn mit dem Katheter entnimmt und gleichzeitig alle übrigen Erscheinungen berücksichtigt, in der Regel mit dem einfachen Färbeverfahren auskommen. Andere Bakterien *fehlen* meist vollständig im Harn bei tuberkulöser Pyurie.

Blutbeimengungen zum Harn kommen bei der Urogenitaltuberkulose nicht selten vor. In manchen Fällen unserer Beobachtung war eine geringe oder auch stärkere *Hämaturie* das erste Symptom, das den Kranken auf ein Blasenleiden aufmerksam machte. Gewöhnlich geht aber die Pyurie der Hämaturie vorher. Stärkere Nierenblutungen treten meist nur in den früheren Stadien der Krankheit auf. Dagegen sind geringe Blutbeimengungen häufig während der ganzen Krankheit mikroskopisch nachweisbar. In manchen Fällen fehlt jeder Blutgehalt des Harns.

Die *örtliche Untersuchung* der Nieren ergibt meist ein negatives Ergebnis. Nur in einzelnen Fällen kann man die erkrankte Niere als Geschwulst durch die Bauchdecken hindurch fühlen, was gewöhnlich weniger von der tuberkulösen Infiltration, als vielmehr von der *Erweiterung* des Nierenbeckens abhängt. Zuweilen kann auch der stark verdickte Ureter und die in ihrer Wandung verdickte *Harnblase fühlbar* sein. Diagnostisch sehr wichtig ist die *örtliche Untersuchung der Prostata* und der *Hoden*. An diesen fühlt man oft die der tuberkulösen Infiltration entsprechende, sich vorzugsweise am Nebenhoden bemerkbar machende *Verhärtung*, während man die Härte und Vergrößerung der Prostata und der Samenbläschen meist leicht durch die Palpation vom Mastdarm aus nachweisen kann. Entsprechend ist auf Erkrankung des *Uterus*, der *Tuben* und der *Ovarien* sowie auf die Zeichen beginnender *Peritonealtuberkulose* zu achten.

Unter den *Allgemeinerscheinungen* ist vor allem das *Fieber* hervorzuheben, das nur ausnahmsweise ganz fehlt und in den schweren Fällen gewöhnlich einen ausgesprochen remittierenden, hektischen Charakter zeigt. Die übrigen Allgemeinerscheinungen sind dieselben wie bei den meisten übrigen tuberkulösen Erkrankungen: *Anämie*, andauernd *erhöhte Pulsfrequenz, Abmagerung, Appetitlosigkeit, zunehmende Körperschwäche* u. dgl. — Ein besonderes Augenmerk hat man auf das etwaige gleichzeitige Vorhandensein *anderweitiger tuberkulöser Erkrankungen* im Körper (Lungen, Darm, Knochen usw.) zu richten, die indessen auch vollständig fehlen können, so daß man es mit einer scheinbar rein örtlichen Urogenitaltuberkulose zu tun hat.

Der *Verlauf* des Leidens schreitet, wenn nicht noch rechtzeitig chirurgische Hilfe möglich ist, meist unaufhaltsam fort. Heilungen kommen, wenigstens in allen einigermaßen ausgebreiteten Fällen, nicht vor. Die Dauer der Krankheit beträgt einige Monate bis 1—2 Jahre, bisweilen aber auch viel länger. Der *Tod* erfolgt meist durch die zunehmende *allgemeine Schwäche*, selten unter den Erscheinungen der *Urämie*, zuweilen auch durch eine *Miliartuberkulose* oder eine sonstige tuberkulöse Erkrankung (Lungentuberkulose, tuberkulöse Meningitis u. a.) oder allgemeine *Amyloiderkrankung*. Nicht selten führt die Nierentuberkulose auch zu sekundären Eiterungen in der Umgebung der Niere (*Perinephritis*), sei es in Form eines chronischen „kalten Abszesses", sei es in Form einer durch sekundäre Streptokokkeninfektion entstandenen akuten, mit Fieber und Schüttelfrösten verbundenen Eiterung.

Diagnose. Die Diagnose der Urogenitaltuberkulose ist in den entwickelten Fällen meist nicht schwierig, da sie durch den Nachweis der Tuberkelbazillen neben dem Eitergehalt im Harn mit voller Sicherheit gestellt werden kann. Freilich ergibt sich hieraus nichts über die *örtliche Ausbreitung* des Prozesses. Um über diese ein Urteil zu gewinnen, müssen die örtlichen Beschwerden und die Untersuchung der einzelnen Organe hinzugezogen werden. Von großer diagnostischer Bedeutung ist die *Cystoskopie* und der *Ureterenkatheterismus* geworden. Auch wenn die Blase noch gesund ist, erscheint die Einmündungsstelle des Ureters auf der erkrankten Seite bei der cystoskopischen Untersuchung oft etwas klaffend, gerötet und geschwollen. Das gesonderte Auffangen des Urins aus beiden Ureteren ermöglicht dann ein sicheres Urteil über die Einseitigkeit oder Doppelseitigkeit der Erkrankung. Ferner gibt die *Pyelographie* wertvolle Aufschlüsse über die Ausbreitung des Krankheitsvorgangs. Näheres hierüber ist in den Fachschriften nachzulesen.

Bei dem ersten Verdacht auf Nierentuberkulose ist die familiäre Belastung, der Körperbau der Kranken und deren Allgemeinzustand, zu berücksichtigen. Der letzte kann längere Zeit hindurch sehr gut sein. Ferner ist der Nachweis sonstiger tuberkulöser Erkrankungen (vor allem auch Untersuchung der Blase, der Hoden, der Prostata und der Samenbläschen oder des Uterus, der Tuben und der Ovarien), das hektische Fieber und der langwierige, nur schwer günstig zu beeinflussende Verlauf diagnostisch wichtig. Von großer praktischer Bedeutung ist die richtige Beurteilung der *beginnenden Erkrankungen.* Oft wird man imstande sein, aus den Frühsymptomen (s. o.) auch die leichteren und beginnenden Fälle des keineswegs sehr seltenen Leidens sicher zu erkennen. Insbesondere ist *jede längerdauernde Pyelitis und jede anhaltende Cystitis mit saurer Harnreaktion* als tuberkuloseverdächtig zu untersuchen. Man muß es sich ferner zur Regel machen, *in allen Fällen von scheinbar spontan eintretender Hämaturie und insbesondere von andauerndem Eitergehalt des Harns, die nicht anderweitig zu erklären sind,* sich nicht mit der bequemen Diagnose einer „chronischen Cystitis oder Pyelitis" zu beruhigen, sondern eine genaue Untersuchung und insbesondere *eine Untersuchung des Harnsediments auf Tuberkelbazillen* (s. o.) vorzunehmen.

Therapie. Daß eine spezifische Behandlung der Urogenitaltuberkulose mit dem KOCHschen Tuberkulin oder dessen Ersatzmitteln Aussicht auf dauernden Erfolg hat, ist kaum anzunehmen. Ein in vorsichtiger Weise angestellter Versuch dürfte in manchen Fällen immerhin gerechtfertigt sein. Niemals darf jedoch, wenn eine *Frühoperation* möglich ist, durch eine Tuberkulinbehandlung Zeit verloren werden. Im übrigen sind wir bei der Behandlung der doppelseitigen Tuberkulose der Harnwege auf dieselben Mittel angewiesen wie bei der gewöhnlichen chronischen Pyelitis und Cystitis. Auch *Mast-* und *Ruhekuren, Helio-* oder *Röntgentherapie* können symptomatisch angewandt werden. Von inneren Mittel haben wir *Terpentin, Kreosot* und die *Guajakolpräparate* am häufigsten verordnet und namentlich von letzteren einige Erfolge gesehen.

Von größter Bedeutung ist die *chirurgische Behandlung,* insbesondere die *Frühoperation* der Nierentuberkulose. Kann durch eine genaue Untersuchung eine *einseitige* Nierenerkrankung nachgewiesen werden, was im Anfang der Krankheit in der überwiegenden Mehrzahl der Fälle zutrifft, so ist die Exstirpation der erkrankten Niere angezeigt und schon oft mit gutem, auch dauerndem Erfolg ausgeführt worden. Wird die tuberkulöse Niere *frühzeitig* entfernt, heilen tuberkulöse Geschwüre der Blase und des Ureters meist von selbst aus. Darum ist, wie bereits betont, eine möglichst *frühzeitige Diagnose* der Krankheit von größter Wichtigkeit. Auch die mit der Nierentuberkulose nicht selten gleichzeitig verbundene Tuberkulose des Hodens ist oft Gegenstand chirurgischer Behandlung.

Viertes Kapitel.

Die Sackniere (Hydronephrose).

(Erweiterung des Nierenbeckens.)

Ätiologie. Entsteht an irgendeiner Stelle der Harnwege eine Verengerung, die den Abfluß des Urins hemmt, so staut sich der Harn in dem nach rückwärts von der Stenose gelegenen Abschnitt und führt hier allmählich infolge des Druckes der gestauten Flüssigkeit zu einer immer mehr und mehr zunehmenden Erweiterung der Harnwege und besonders des Nierenbeckens mit Druckatrophie des sezernierenden Gewebes. Im allgemeinen zeigt sich, daß *allmählich* zustande kommende *Verengerungen* der Harnwege und *periodische,* von freien Zwischenzeiten unterbrochene Verschließungen derselben (z. B. durch Steine) zu stärkeren Graden der Hydronephrose führen als rasche vollständige Verschließungen. Unter den erstgenannten Umständen, bei der *intermittierenden Hydronephrose*, hält die Absonderung der Niere nämlich viel länger an und ist reichlicher als im letzten Falle, bei der *geschlossenen* oder *permanenten Hydronephrose*, bei der sie gewöhnlich bald ganz aufhört. Vielleicht kann aber auch dann noch eine weitere langsame Ausdehnung des Nierenbeckens erfolgen, wenn nämlich deren *Schleimhaut* fortfährt, ein Sekret oder Exsudat zu bilden. Die Oberfläche und die Gesamtgestalt der Niere zeigen bei der Hydronephrose mittleren Grades oft Unebenheiten und bucklige Vortreibungen („*hydronephrotische Schrumpfniere*"). Diese beruhen teils auf mechanischen Wirkungen, teils auf kompensatorisch-hypertrophischen Vorgängen. Bei den höchsten Graden der Hydronephrose bildet die Niere einen großen, mit Flüssigkeit gefüllten Sack, in dessen Wandungen kaum noch Reste von Nierengewebe nachweisbar sind. Sitzt das Hindernis in einem Ureter, so entsteht eine *einseitige Hydronephrose*. Hat aber das Hindernis seinen Sitz in der Harnröhre, so erweitern sich allmählich die Harnblase und beide Ureteren, und schließlich entsteht eine *doppelseitige Hydronephrose*.

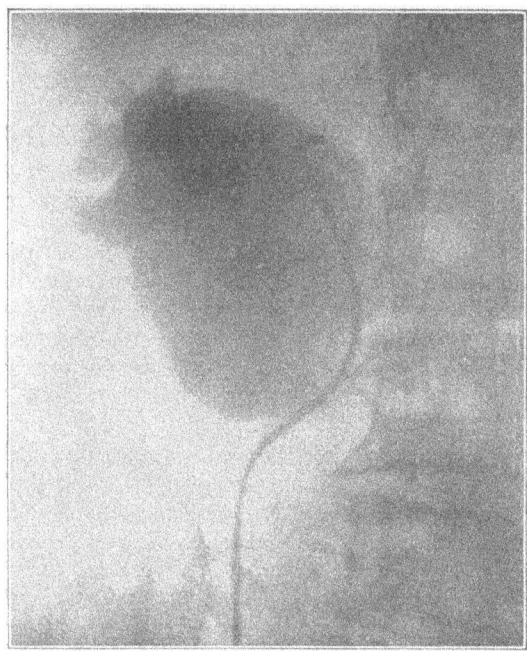

Abb. 14. Rechtsseitige, sehr große *Hydronephrose (Sackniere)*, verursacht durch ungünstigen Abgang (Knickung) des Ureters am oberen Ende des Nierenbeckens und dadurch bedingten zeitweisen Abschluß. *Röntgenaufnahme*. Ureter durch eingeführten schattengebenden Katheter dargestellt. Füllung des Nierenbeckens und der Nierenkelche mit kontrastgebender Flüssigkeit.

Ein *Verschluß des Ureters* kommt beim Erwachsenen am häufigsten durch eingeklemmte *Nierensteine* zustande, ferner durch Geschwülste in der Umgebung (Uterus, Ovarien), die den Ureter von außen komprimieren. Auch der gravide Uterus kann einen derartigen Druck auf die Harnleiter ausüben, daß eine (oft doppelseitige) Hydronephrose die Folge davon ist. Ferner kommen Narbenstrikturen, Klappenbildungen und Knickungen im Ureter vor, wodurch ein Hindernis für den Harnabfluß entsteht. Endlich kann bei Karzinomen der Blase oder bei Uteruskarzinomen die untere Ausführungsöffnung des Ureters verengt oder ganz verschlossen werden. *Verengerungen der Harnröhre*, die schließlich zu einer beiderseitigen Hydronephrose führen, kommen am häufigsten durch Strikturen infolge von Gonorrhoe zustande, außerdem namentlich durch Vergrößerungen der Prostata. In seltenen Fällen kann sogar eine Präputialphimose das Hindernis bilden.

Bemerkenswert ist, daß die Hydronephrose auch *angeboren* vorkommt. Sie kann auf kongenitalen Bildungsfehlern der Ureteren oder der übrigen Harnwege beruhen. Mitunter setzt der Abgang des Ureters spitzwinklig am Nierenbecken an, so daß bei starker Füllung des Nierenbeckens die Abgangsstelle des Ureters klappenartig verschlossen wird (*Klappenhydronephrose*).

Im späteren Lebensalter wird die Hydronephrose bei Frauen im allgemeinen häufiger beobachtet als bei Männern.

Pathologische Anatomie. Die pathologische Anatomie der Hydronephrose ist im ganzen sehr einfach. Es handelt sich um eine Erweiterung des Nierenbeckens und eine damit verbundene Druckatrophie des Nierengewebes. Die Papillen werden abgeflacht, die Harnkanälchen und Glomeruli obliterieren allmählich immer mehr und mehr, und schließlich kann sich die ganze Niere in einen mit Flüssigkeit gefüllten, bindegewebigen, häutigen, meist mit Leisten versehenen Sack verwandeln, in dessen Wandungen sich nur noch spärliche Reste von Nierengewebe nachweisen lassen. Die Größe solcher hydronephrotischen Säcke wird zuweilen so beträchtlich, daß sie mehrere Liter Flüssigkeit enthalten können. Diese besteht anfangs natürlich aus Harn. Je weiter aber die Atrophie der Niere fortschreitet, desto mehr besteht der Inhalt nur noch aus dem Sekret oder Exsudat der Schleimhaut. *Entzündliche Zustände* findet man in der Hydronephrose nur dann, wenn sie schon vorher bestanden haben (z. B. bei einer Pyelitis calculosa), oder wenn nachträglich noch pathogene Keime in das Nierenbecken hineingelangen. Dann tritt *sekundäre Eiterung* auf, und die Hydronephrose verwandelt sich in eine *Pyonephrose*.

Klinische Symptome. Da das gesamte Krankheitsbild in vieler Hinsicht von der Art des Grundleidens abhängig ist, so haben wir hier nur diejenigen Symptome zu besprechen, die auf die Entwicklung einer Hydronephrose hinweisen. Nicht selten macht eine solche übrigens keine besonderen klinischen Erscheinungen, so daß man das Vorhandensein einer Hydronephrose höchstens aus dem Bestehen einer Abflußbehinderung vermuten kann.

Einen sicheren Anhalt zur Diagnose einer Hydronephrose gibt erst das Auftreten einer sicht- und fühlbaren *Geschwulst*. Diese zeigt sich zuerst in der betreffenden Nierengegend, vergrößert sich dann aber allmählich nach dem Hypochondrium und der Mittellinie des Leibes zu und kann schließlich sehr bedeutenden Umfang zeigen. *Respiratorische Verschiebungen* sind bei linksseitiger Hydronephrose in der Regel *nicht* vorhanden; rechtsseitige Hydronephrosen können aber manchmal bei tiefer Inspiration deutlich nach abwärts rücken. Die Resistenz des hydronephrotischen Tumors ist meist ziemlich beträchtlich, doch kann gelegentlich auch ein deutliches *Fluktuationsgefühl* vorhanden sein. Bei der Perkussion gibt die Geschwulst einen dumpfen Schall, von dem sich zuweilen der tympanitische Schall des vorn vor der Geschwulst verlaufenden Kolons (s. S. 73) abhebt. Ein wichtiges diagnostisches Merkmal ist es, wenn der Tumor zeitweise *Schwankungen seiner Größe* zeigt, indem er mit einer gleichzeitigen Steigerung der Diurese abnimmt, dann wiederum während eines Geringerwerdens der Harnmenge an Größe zunimmt. Ja, es kann vorkommen, daß der Tumor zeitweise völlig verschwindet, wenn zufällig durch eine Lageveränderung usw. des Kranken die Knickung oder der abnorme Abgang des Ureters vorübergehend wieder ausgeglichen wird, so daß die aufgestauten Harnmengen abfließen können („*intermittierende Hydronephrose*"). Sehr eigentümlich ist in solchen Fällen auch der Wechsel in den übrigen klinischen Erscheinungen. Zur Zeit der verminderten Harnausscheidung leiden die Kranken an heftigen Schmerzen, Erbrechen, Frösteln u. dgl., während mit dem Eintritt reichlicher Harnsekretion alle diese Beschwerden rasch verschwinden.

Die *Harnabsonderung* kann bei einseitiger Hydronephrose, wenn die andere gesunde Niere vikariierend eintritt, vollkommen normal sein. Bei einer Striktur in der Urethra und ebenso bei doppelseitiger Ureterenverengerung ist dagegen natürlich ein Hindernis für die Harnentleerung vorhanden, so daß die Harnmenge ungewöhnlich gering wird. Es kann sogar zu zeitweiliger vollständiger *Anurie* und zu *urämischen* Symptomen kommen. Die *Beschaffenheit des Harns* richtet sich ganz nach der Art des Grundleidens. Sezerniert nur die gesunde Niere, so ist der entleerte Harn normal. Besteht gleichzeitig eine Pyelitis oder Cystitis, so ist der Harn eiter- oder bluthaltig. Kann der Harn aus der erkrankten Niere zeitweise abfließen, zu anderen Zeiten nicht, so bietet, wie früher erwähnt, der Harn eine wechselnde Beschaffenheit dar.

In vielen Fällen von Hydronephrose sind beständig ziemlich starke *örtliche Beschwerden* vorhanden; nicht selten bestehen in der Geschwulst sogar heftige, nach dem Oberschenkel zu ausstrahlende *Schmerzen*. Freilich sind diese örtlichen Erscheinungen zuweilen auch auffallend gering. — Was die Symptome von seiten *anderer Organe* betrifft, so zeigen sich am häufigsten *gastrische Störungen*, Übelkeit, Appetitlosigkeit, Erbrechen, Aufstoßen. Der *Stuhl* ist in einigen Fällen angehalten, in anderen bestehen hartnäckige Durchfälle. Sehr wichtig ist es, daß sich, namentlich bei doppelseitiger Hydronephrose zuweilen *Blutdrucksteigerung*, sowie deutliche *Hypertrophie des linken Ventrikels* mit allen ihren Folgeerscheinungen entwickelt. Ihr Zustandekommen erklärt sich wie bei der chronischen Nephritis (s. o. S. 23) durch die Einwirkung im Blut zurückgehaltener Harnbestandteile. Hat eine *eitrige Infektion* des Nierenbeckens stattgefunden und die Hydronephrose sich in eine *Pyonephrose* verwandelt, so treten meist bald *septische Allgemeinerscheinungen* auf (Fieber, Fröste u. dgl.).

Der *Gesamtverlauf* des Leidens ist stets chronisch. Schwankungen in seinem Verlauf kommen oft vor, doch können allgemein gültige Angaben hierüber nicht gemacht werden, weil sich die einzelnen Fälle je nach der Art des Grundleidens zu verschieden verhalten. Die meisten Fälle von Hydronephrose enden tödlich, sei es infolge der Grundkrankheit oder infolge sekundärer *pyelonephritischer* und *perinephritischer* Entzündungen, durch Urämie u. a. *Heilungen* kommen in seltenen Fällen vor, namentlich wenn die eine Niere ganz normal ist und kein unheilbares Grundleiden besteht. Sie können spontan erfolgen (Perforation, Obliteration) oder durch ein operatives Verfahren künstlich herbeigeführt werden.

Die bei der **Diagnose** der Hydronephrose besonders zu berücksichtigenden Punkte sind bereits hervorgehoben worden. Die Diagnose ist, namentlich wenn man die Ursache nicht kennt, meist schwierig, und Verwechslungen mit anderen Nierengeschwülsten und Nierenechinokokken, mit Ovarialtumoren, selbst mit Milz- und Lebergeschwülsten sind schon öfters vorgekommen. Von größter diagnostischer Bedeutung sind die *Cystoskopie* und die *Röntgenuntersuchung*. Bei der Füllung des Nierenbeckens mit kontrastgebender Flüssigkeit (*Pyelographie*) kann die Hydronephrose im Röntgenbild sehr gut dargestellt werden (Abb. 14). Außer dem Nachweis der Hydronephrose ist stets noch die *Ursache* der Hydronephrosenbildung festzustellen (Steinbildung durch Röntgenuntersuchung, Tuberkulose durch Nachweis von Tuberkelbazillen und tuberkulösen Erkrankungen anderer Organe, Untersuchung der Prostata usw.).

Therapie. Abgesehen von der symptomatischen Behandlung der Schmerzen und der etwaigen begleitenden Pyelocystitis muß eine wirksame Therapie der Hydronephrose auf *chirurgischem* Wege versucht werden. Näheres hierüber findet man in den chirurgischen Fachschriften.

Fünftes Kapitel.

Der Blasenkatarrh (Cystitis).

Ätiologie. In den meisten Fällen von Blasenkatarrh gelangen die pathogenen Keime von außen durch die Harnröhre in die Blase hinein. Das in dieser Beziehung unzweideutigste Experiment wird leider manchmal von den Ärzten selbst angestellt, wenn durch den Gebrauch eines *nicht sterilen Katheters* oder Bougies eine Cystitis hervorgerufen wird. Das Zustandekommen des Blasenkatarrhs wird in solchen Fällen meist noch dadurch erleichtert, daß es sich hierbei gewöhnlich um eine mangelhafte Harnentleerung (Prostatahypertrophie, Strikturen der Harnröhre, Detrusorlähmung) handelt, und daß daher gleichzeitig eine Harnstauung stattfindet, bei der die Wirksamkeit der Bakterien sich ungestört entfalten kann. Ein Eindringen pathogener Keime von der Urethra aus in die Harnblase findet auch bei der *Incontinentia urinae* statt. Hier können wegen des mangelhaften Sphinkterverschlusses, durch den fortdauernd langsam abfließenden Urin begünstigt, die in der Harnröhre vorhandenen Bakterien in die Blase eindringen. Auf diese Weise entstehen zahlreiche Fälle von Cystitis *bei Nervenkranken mit Lähmung der Blase*, und ebenso auch viele der nicht seltenen Cystitiden bei aus irgendeinem sonstigen Grunde *schwerkranken, benommenen Personen* (*Typhus* u. dgl.).

Nicht selten schließt sich die Cystitis an *Erkrankungen der benachbarten Harnwege* an. Am häufigsten ist es die *gonorrhoische Urethritis*, die sich unmittelbar auf die Blase fortsetzt und zu einer *gonorrhoischen Cystitis* führt. Hierbei können die Gonokokken selbst durch ihr Vordringen in die Harnblase Cystitis bewirken, oder die gonorrhoische Infektion bereitet den Boden für die sekundäre Ansiedlung und Ausbreitung anderer pathogener Keime (Staphylokokken u. a.) vor (s. u.). Sehr beachtenswert ist es übrigens, daß die Entstehung einer gonorrhoischen Cystitis durch unzweckmäßig ausgeführte Injektionen in die Harnröhre entschieden begünstigt wird. — Bei Frauen kommt es verhältnismäßig leicht zu einem Eindringen von pathogenen Keimen aus der *Scheide* durch die kurze weibliche Urethra in die Harnblase. So entstehen namentlich die häufigen *Cystitiden im Wochenbett*. In einzelnen Fällen können sich auch Kommunikationen zwischen der Blase und gewissen Nachbarorganen bilden (*Blasenmastdarmfisteln, Blasenscheidenfisteln*), wodurch wiederum pathogenen Keimen der Zugang zur Blase geöffnet ist.

Eine andere Gruppe von Cystitiden ist durch die Anwesenheit fremder, die Blasenschleimhaut mechanisch reizender Körper bedingt. Hierher gehört vor allem die Cystitis, welche die *Blasensteine* so häufig begleitet. Doch ist zu bemerken, daß der hierbei bestehende Blasenkatarrh nicht von den Steinen unmittelbar abhängt, sondern erst durch die Untersuchung mit Kathetern, Steinsonden u. dgl., kurz durch *sekundäre Infektionen* hervorgerufen worden ist.

Gegenüber den bisher besprochenen „*aszendierenden*" Entstehungsweisen der Cystitis von der *Urethra* aus ist die Anregung der Entzündung auf dem Wege des Harns *von den Nieren und den Ureteren* aus viel seltener. Am wichtigsten in dieser Beziehung sind gewisse, schon früher (S. 82) erwähnte *chemische Substanzen*, die durch die Nieren ausgeschieden werden und eine Entzündung der Harnwege hervorrufen. Die heftigste derartige Wirkung zeigt das *Kantharidin*, das eine förmliche *kruppöse Cystitis* verursachen kann. Auch nach gewissen Nahrungs- und Genußmitteln (z. B. nach jungem Bier) treten manchmal leichte Reizzustände der Blase ein. Bei den Infektionskrankheiten kommen verschiedene Möglichkeiten in Betracht. Da viele Bakterien (z. B. Typhusbazillen) mit dem Urin ausgeschieden werden, so ist die Möglichkeit des Entstehens einer sekundären Cystitis von den Nieren aus (*hämatogen*) vorhanden. Andererseits bedingt aber der schwere Allgemeinzustand sehr oft auch eine Infektion von der Urethra aus (s. o.). — Ferner kann eine zu Cystitis führende Entzündung durch die Blasenwand hindurch von unmittelbar der Blase bebenachbarten Krankheitsherden (Salpingitiden, Perimetritiden, Periproctitiden) fortgeleitet werden. — Daß in einzelnen Fällen auch eine scheinbar idiopathische *primäre Cystitis* nach *Erkältungen* auftritt, ist möglich. Natürlich ist die Erkältung hierbei nur als die disponierende Ursache zur Entstehung einer Infektion aufzufassen. Mitunter handelt es sich auch in solchen Fällen um frisches Aufflackern einer alten chronischen (z. B. gonorrhoischen) Cystitis.

Über die besondere Art der pathogenen Keime bei der Cystitis herrscht noch keinswegs vollständige Klarheit. In manchen Fällen, besonders bei den puerperalen Cystitiden, handelt es sich wahrscheinlich um die gewöhnlichen Eiterkokken (Streptokokken und Staphylococcus pyogenes), bei gonorrhoischer Cystitis ist das Eindringen der Gonokokken in die Harnblase wenigstens für einen Teil der Fälle sicher nachgewiesen worden. Im übrigen scheint aber besonders das *Bacterium coli* eine große Rolle bei der Cystitis zu spielen. Namentlich bei manchen scheinbar primär (z. B. bei Kindern) auftretenden Cystitiden soll eine vom Darm herstammende Infektion mit Colibazillen in Betracht kommen. Übrigens sei hier bemerkt, daß zuweilen reichlich Colibazillen im Harn vorkommen, ohne daß gleichzeitig Zeichen eines Schleimhautkatarrhs (Pyurie) vorhanden sind. Derartige als *Bakteriurie* bezeichnete, oft sehr hartnäckige Zustände, sind ebenfalls namentlich bei Kindern beobachtet worden. Das Zustandekommen der *ammoniakalischen Harngärung* (s. u.) ist indessen nicht vom Bacterium coli, sondern meist von besonderen Mikroorganismen abhängig. Man kennt eine ganze Reihe von Organismen, die den Harnstoff zersetzen (Micrococcus ureae, Bacillus ureae, Diplococcus ureae liquefaciens). Auch die Proteusarten kommen in manchen Fällen in Betracht. Alle diese Erreger der ammoniakalischen Harngärung kommen wahrscheinlich stets von außen in die Harnblase herein. Sie sind also keine Erreger der Schleimhautentzündung. Das durch ihre Einwirkung gebildete *Ammoniak* schädigt jedoch die Blasenschleimhaut schwer.

Schon aus den früheren Kapiteln ergibt sich, wie häufig die Cystitis nur eine Teilerscheinung einer ausgebreiteteren Erkrankung der Harnwege ist. Wie sich eine Cystitis durch die Ureteren hindurch auf die Nierenbecken fortsetzen kann, so kann umgekehrt auch eine irgendwie primär entstandene Pyelitis weiter abwärts die Blase in Mitleidenschaft ziehen.

Pathologische Anatomie. Die pathologische Anatomie der Cystitis bietet dieselben Verhältnisse dar wie die Entzündung aller übrigen Schleimhäute. Bei der akuten *katarrhalischen Cystitis* ist die Schleimhaut ödematös und fleckig gerötet, im Harnsediment finden sich Leukozyten und Schleim. Bei älterer chronischer Cystitis ist die Blasenwand schwer verändert. Die Schleimhaut zeigt durch Pigmentbildung im Anschluß an zahlreich erfolgte kleine Blutungen eine schiefrige, grauschwarze Färbung, die Submukosa ist infiltriert, das intermuskuläre Bindegewebe gewuchert. Durch Abstoßung des Epithels bilden sich Erosionen, aus denen tiefe Geschwüre entstehen können. In manchen Fällen sieht man, besonders am Blasenhals, zahlreiche stecknadelkopfgroße Lymphfollikelschwellungen (*Cystitis granulosa*). Erwähnenswert ist auch die bei chronischer Cystitis nicht selten gefundene *Inkrustation der Schleimhaut* mit Harnsalzen, besonders mit phosphorsaurer Ammoniakmagnesia. — Hängt die Blasenerkrankung mit einer Verengerung der Harnröhre zusammen (Striktur, Hypertrophie der Prostata), so ist die Blase meist stark erweitert. Die Muskelschicht ist hypertrophisch und springt in Form von Leisten und Wülsten ins Innere der Blase vor (*Balkenblase*). Die schweren Formen der Cystitis, wie sie

z. B. bei Rückenmarkskranken nicht selten beobachtet werden, bezeichnete man früher als *Blasendiphtherie*. Hierbei kommt es zu einer Nekrose der oberflächlichen Schleimhautschichten, zur Bildung fibrinöser, pseudomembranöser Beläge und zu flächenhaften Geschwürsbildungen. In schweren Fällen von *eitriger* und *jauchiger* Cystitis mit phlegmonöser Veränderung der Blasenwand entwickeln sich zuweilen auch *paracystische* und *pericystische Abszesse*, die in der verschiedensten Weise in die Umgebung perforieren und mitunter auch zu allgemeiner *Peritonitis* führen können.

Klinische Symptome. Die *örtlichen Beschwerden* in der Harnblase sind bei der Cystitis oft sehr heftig, in anderen Fällen aber nur gering. Im allgemeinen zeigen sie in den akuten Fällen eine größere Heftigkeit als bei chronischer Cystitis. Die Schmerzen in der Blasengegend sind selten beständig, meist treten sie vorzugsweise bei der Harnentleerung auf, sind dabei oft recht quälend und strahlen bis an die Mündung der Harnröhre aus. Da die entzündete Blasenschleimhaut eine erhöhte Reizbarkeit zeigt, und da außerdem der krankhaft veränderte Harn (s. u.) auch einen abnormen Reiz auf die Schleimhaut ausübt, so tritt fast immer ein *vermehrter Harndrang* ein. Die Kranken müssen viel häufiger als gewöhnlich die Blase entleeren, und in schweren Fällen entsteht ein fast beständiger *schmerzhafter „Blasentenesmus"*, wobei durch jeden Versuch zu urinieren nur ganz geringe Mengen Harn unter lebhaftem Brennen entleert werden. Infolge der erhöhten Erregbarkeit der Blasenschleimhaut tritt zuweilen auch ein sehr lästiger *reflektorischer Sphinkterkrampf* ein, durch den die Beschwerden noch vermehrt werden.

Für die Diagnose entscheidend ist die *Beschaffenheit des Harns*. Der Harn wird, falls keine Komplikation von seiten der Nieren vorliegt, in vollkommen normaler Menge und Beschaffenheit abgesondert. In der Blase wird er aber mit den Produkten der erkrankten Schleimhaut gemischt und ist hier außerdem in einer gleich zu besprechenden Weise der Einwirkung der Bakterien ausgesetzt. Die *abnormen Beimengungen* zum Harn bestehen vor allem in *Leukozyten*, in *Blasenepithelien* und in etwas von der Schleimhaut gebildetem *Schleim*. Regelmäßig enthält der cystitische Harn außerdem eine zahllose Menge von *Bakterien*, und unter ihrem Einfluß (s. o.) findet jene wichtige und für jede schwere Cystitis charakteristische *chemische Umwandlung des Harnstoffs in kohlensaures Ammoniak* statt, die man mit dem Namen der „alkalischen Harngärung" bezeichnet. Das Ammoniak, sowie andere Zersetzungsprodukte des Harns wirken ungemein schädlich, oft nekrotisierend auf die Blasenschleimhaut ein. Die Harnstauung ist ein den ganzen Vorgang sehr begünstigender Umstand, da, wie erwähnt, die Wirksamkeit der Bakterien sich hierbei viel besser entfalten kann, als wenn die Blase durch den stets neu nachrückenden Harn gewissermaßen beständig gereinigt und ausgespült wird. Durch bloße *Harnstauung allein* kann aber *keine* Cystitis erzeugt werden.

Sobald ein Teil des Harnstoffs in kohlensaures Ammoniak verwandelt worden ist, muß die saure Reaktion des Harns abnehmen. Der *Harn reagiert schwach sauer, neutral*, ja zuweilen ist er sogar bei der Entleerung *schon deutlich alkalisch*. Doch ist dies nur selten der Fall, wird aber häufig dadurch vorgetäuscht, daß der Harn erst untersucht wird, nachdem er einige Zeit gestanden hat. Da während dieser Zeit die einmal eingeleitete alkalische Harngärung rasche Fortschritte macht, so reagiert der gestandene cystitische Harn sehr häufig alkalisch. Im Harn bilden sich dann neben einem Niederschlag von amorphen Phosphaten zahlreiche Kristalle von phosphorsaurer Ammoniakmagnesia (Tripelphosphat), die durch ihre „*Sargdeckelform*", und von harnsaurem Ammoniak, die durch ihre „*Stechapfelform*" (s. Abb. 15) leicht zu erkennen sind.

Fassen wir also das Gesagte noch einmal kurz zusammen, so ist die Harnmenge bei der Cystitis etwa normal. Der Harn sieht gewöhnlich gelb aus
und zeigt ein reichliches, oft schon mit bloßem Auge als eitrig zu erkennendes Sediment, in dem sich *mikroskopisch* Leukozyten, oft Harnblasen-
epithelien und regelmäßig zahllose Bakterien (meist kurze, lebhaft sich be-
wegende Stäbchen) nachweisen lassen. Die alkalische Harngärung gibt sich
meist schon durch einen *stechenden ammonikalischen Geruch* und außerdem, wie
erwähnt, durch die Reaktion des Harns zu erkennen. Bei den schweren
diphtherischen Formen der Cystitis findet man ganze nekrotische Gewebsfetzen im Harn. Kommt es zu Blutungen in der Blase, so enthält der Harn

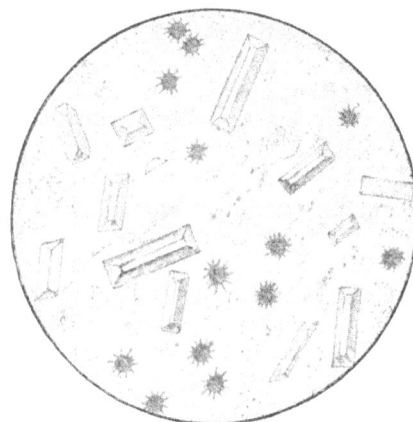

oft rote Blutkörperchen und zuweilen
selbst größere Blutgerinnsel. — Der
Schleimgehalt des Harns zeigt sich in
leichteren Fällen als eine wolkige Trübung („Nubecula"). Die *fadenziehenden,
zähschleimigen Massen*, die bei schwerer
Cystitis meist reichlich im Harn vorhanden sind und mitunter völlig gallert-
artige Abgüsse vom Boden des Urin-
glases bilden können, sind aber *kein
Mucin*, sondern entstehen aus den im
alkalischen Harn *aufquellenden und sich
auflösenden Leukozyten* und *Epithelien*
und geben daher Eiweißreaktionen. Daß
jeder cystitische Harn schon durch die
Beimengung des aus den entzündeten
Gefäßen ausgeschwitzten Exsudats eiweißhaltig ist, versteht sich von selbst
(vgl. S. 6). Für die gonorrhoische Cystitis

Abb. 15. Kristalle von phosphorsaurer Ammoniakmagnesia (*Sargdeckelform*) und harnsaurem Ammoniak (*Stechapfelform*) im Harnsediment bei
schwerer Cystitis.

ist die Anwesenheit von schleimigen Fäden im Harn, sogenannten „*Tripper-
fäden*", kennzeichnend.

Es kann, wie gesagt, keinem Zweifel unterliegen, daß der sich *zersetzende
alkalische Harn als chemischer Entzündungserreger* auf die Blasenschleimhaut
einwirkt. Die Cystitis entsteht daher vielleicht oft in der Weise, daß die in
die Blase gelangten Bakterien zunächst nur eine alkalische Harngärung hervorrufen, und daß erst dann die Schleimhaut von dem Reiz der gebildeten
Ammoniaksalze getroffen wird. Zuweilen widersteht aber die Schleimhaut
lange Zeit diesem Reiz, und so erklärt es sich, daß man manchmal alkalische
Harngärung beobachtet, während die spätere Sektion ein fast normales Verhalten der Blasenschleimhaut ergibt. — Neben der alkalischen Harngärung
können sich wahrscheinlich noch zahlreiche andere Zersetzungsvorgänge im
Harn entwickeln, worauf schon der verschiedenartige üble Geruch des Harns
bei schwerer Cystitis hinweist. In einzelnen Fällen ist sogar eine *Gasent-
wicklung* (von CO_2, N, H) im Urin beobachtet worden (*Pneumaturie*). Diese
Erscheinung weist auf die Entwicklung besonderer gasbildender Bakterien
hin. Bei gleichzeitigem Diabetes mellitus kann Pneumaturie auch durch
Gärung des Zuckers in der Blase entstehen.

Die mit der Cystitis verbundenen sonstigen Krankheitserscheinungen
hängen meist nur zum Teil von dieser selbst, zum anderen Teil von dem bestehenden Grundleiden ab. Am wichtigsten ist das *Fieber*, das häufig unmittelbar auf die Cystitis zurückzuführen ist. Es kann in schweren Fällen sehr
heftig werden und nimmt oft einen septischen, intermittierenden Charakter

an, namentlich wenn pericystitische Eiterungem entstanden sind, oder wenn die Cystitis sich weiterhin auf Nierenbecken und Nieren fortgesetzt hat (s. S. 68). Auch eine akute Cystitis kann mit Frost und hohem Fieber beginnen. Ist dagegen der Abfluß des eitrigen Harns stets ungestört, so kann das Fieber trotz bestehender Cystitis ganz fehlen.

Zuweilen treten bei schwerer Cystitis mit starker alkalischer Harngärung gewisse *nervöse Symptome* auf, wie Kopfschmerz, Schwindel, Benommenheit, Übelkeit u. dgl. Man hat die Vermutung aufgestellt, daß es sich hierbei um eine Selbstintoxikation des Körpers handle, indem Ammoniak und vielleicht auch andere Fäulnisprodukte (z. B. Schwefelwasserstoff ?) aus der Blase ins Blut resorbiert werden (*Ammoniämie*) und auf diese Weise die erwähnten Vergiftungserscheinungen hervorrufen.

Dem *Gesamtverlauf der Krankheit* nach unterscheidet man eine *akute* und eine *chronische Cystitis*. Die akute Cystitis, die z. B. nach einem Katheterismus, bei einer Gonorrhöe u. a. auftreten kann, läuft oft schon nach wenigen Tagen oder Wochen günstig ab. Der Schleim- und Eitergehalt des Harns bleibt gering. Die *chronische Cystitis* beobachtet man namentlich als Teilerscheinung bei sonstigen Erkrankungen der Harnwege (Strikturen), bei chronischen Rückenmarkskranken mit Blasenlähmungen u. a. Sie ist sehr oft unheilbar, weil das Grundleiden keiner Besserung fähig ist und die Krankheitsursache daher andauert. Je länger eine Cystitis dauert, desto näher ist die Möglichkeit der Entstehung schwerer und *gefährlicher Komplikationen* gerückt, so namentlich die Entwicklung einer Pyelonephritis, die Bildung pericystitischer Eiterungen u. dgl. Auf diese Weise kann die Cystitis, namentlich oft bei langwierigen Nervenkrankheiten, zur unmittelbaren Todesursache werden.

Die **Diagnose** ist aus den geschilderten Krankheitserscheinungen, insbesondere aus der Häufigkeit der Harnentleerungen, den Schmerzen und der Beschaffenheit des Harns leicht zu stellen. Es muß die Ursache der Cystitis (s. o.) ermittelt werden, ferner ist festzustellen, ob die Entzündung auf die Nierenbecken (s. S. 82) und die Nieren übergreift. Bei allen länger andauernden Fällen ist eine *bakteriologische Untersuchung* des mit Katheter steril entnommenen Harns notwendig. *Colibazillen* finden sich am häufigsten. Bei alkalischer Reaktion des Harns werden zumeist *Proteusbazillen* nachgewiesen. *Staphylokokken* oder *Streptokokken* sind seltener. *Mischinfektionen*, der gleichzeitige Nachweis mehrerer Bakterienarten, finden sich mitunter bei besonders hartnäckigen Cystitiden. Sind mittels der üblichen bakteriologischen Methoden Mikroorganismen nicht nachweisbar, muß stets an eine *Blasen- oder Nierentuberkulose* gedacht und danach gefahndet werden. Auch an die Möglichkeit des Vorliegens einer *Blasengeschwulst*, an *Blasensteine* und an *Blasendivertikel* ist zu denken. Die wesentlichsten diagnostischen Aufschlüsse liefert hierbei die *Cystoskopie*, die in keinem verdächtigem Falle unterlassen werden darf,

Therapie. Die oben erwähnten Gefahren müssen uns dringend die *Prophylaxe* der Cystitis nahelegen. Zum Glück kann in dieser Beziehung auch ziemlich viel getan werden, in erster Linie durch Vermeidung alles unnötigen Bougierens und Katheterisierens, durch sorgsamste Asepsis bei der Anwendung aller hierauf bezüglichen Instrumente und durch rechtzeitige Behandlung aller derjenigen Zustände, welche zu einer Cystitis führen können.

Die *Therapie der Cystitis* ist in den leichteren und den akuten Fällen *diätetisch* und *medikamentös*, während in den schwereren Fällen nur eine sorgfältige *örtliche Behandlung* Nutzen schaffen kann.

Bei jeder schwereren, namentlich bei jeder akuten Cystitis ist die größte *körperliche Ruhe*, womöglich *Bettruhe*, dringend wünschenswert, da sonst eine Steigerung der Beschwerden und eine Verlängerung des Krankheitsverlaufes die fast unausbleiblichen Folgen sind. Die *Diät* muß mild und reizlos sein. Gewürzte Speisen und alkoholische Getränke sind zu verbieten, eine reichliche Flüssigkeitszufuhr dagegen, durch die der Harn verdünnt und die Blase ausgespült wird, ist zu empfehlen. Man läßt die Kranken reichlich gewöhnliches Wasser, Tee (Folia uvae ursi, Flores Tiliae o. dgl.) oder ein geeignetes Mineralwasser (Wildunger, Fachinger, Wernarzer u. dgl.) trinken. In manchen Fällen führt jedoch zur Erzielung eines konzentrierten und sauren Harns die Einschränkung der Flüssigkeitszufuhr, besonders der alkalischen Mineralwässer und die Darreichung von *Salzsäure* (3mal täglich 15 Tropfen) und *Phosphorsäure* (3mal täglich 0,5 in Limonade) oder noch besser von *Natrium biphosphoricum* (3mal täglich 5,0), *Ammonium chloratum* (3mal täglich 1,0) oder *Acidol* (*Betainchlorhydrat*) (3mal täglich 1,0) schneller zur Heilung. Sehr zweckmäßig ist eine vorwiegende *Milchdiät*, bei der die cystitischen Beschwerden oft überraschend schnell nachlassen.

Von *inneren Mitteln* kommen solche in Betracht, die mit dem Harn ausgeschieden werden und hierdurch auf die erkrankte Schleimhaut oder auch unmittelbar auf die pathogenen Keime und die eingetretene ammoniakalische Gärung einzuwirken imstande sind. Am stärksten wirken *Urotropinpräparate*, die in den Harnwegen bei *saurer* Reaktion des Harns (s. S. 86) Formaldehyd abspalten. Am gebräuchlichsten sind *Urotropin* (Hexamethylentetramin. 0,5 in Pulvern 4—6mal täglich), *Myrmalyd* (Urotropin und Ameisensäure), *Hexal* (Urotropin und Salizylsäure), *Neohexal* (Urotropin und Sulfosalizylsäure), *Borovertin* (Urotropin und Borsäure) und *Helmitol*. Auch mit intravenösen Injektionen von *Cylotropin* (Urotropin mit Salizylsäure und Koffein) jeden 2. Tag 1 Ampulle zu 5 ccm ist eine gute Wirkung zu erzielen. Sehr bewährt hat sich die Darreichung der Hexamethylentetramin enthaltenden Präparate an „*sauren*" Tagen und das Abwechseln mit „*alkalischen*" Tagen (s. S. 86). Die *Folia uvae ursi* enthalten ein Glykosid *Arbutin*, welches im Urin zu Hydrochinon umgewandelt wird und dadurch eine entwicklungshemmende Wirkung auf die Bakterien ausübt. Keimtötend wirken ferner *Salol* (2—3mal täglich 1 g) und auch *Aspirin*. In Fällen mit starker eitriger Sekretion, namentlich wenn die anfänglichen Reizerscheinungen nachgelassen haben, kann man oft mit gutem Erfolg *harzige Mittel* verordnen, am besten *Kopaivabalsam* (mehrmals täglich 0,5 g in Gelatinekapseln) oder *Santalöl*.

Bestehen *heftige örtliche Beschwerden*, so verordnet man warme Umschläge (elektrisches Wärmekissen, Termophor usw.) auf die Blasengegend. Im übrigen sind *Extract. Belladonnae* 0,02—0,05 oder *Papavydrin* in der Form von Stuhlzäpfchen bei starken Schmerzen und Tenesmus das beste Mittel. Endlich ist die Anwendung von *warmen Bädern* (Sitzbädern und Vollbädern) in manchen Fällen sehr zu empfehlen.

Bei der *chronischen Cystitis* kommen alle bisher genannten Mittel ebenfalls in Betracht. Meist sind sie aber allein nicht ausreichend und jedenfalls weit weniger wirksam als eine methodische *örtliche Behandlung*. Diese besteht in schweren Fällen in regelmäßig täglich vorgenommenen Ausspülungen der Blase mit Hilfe eines *keimfreien* elastischen Katheters, an dem ein längerer Gummischlauch mit einem Trichter angebracht ist, durch dessen Heben und Senken man die Blase anfüllen und entleeren kann. Man läßt eine mäßige Menge (100 bis 200 ccm) der erwärmten Flüssigkeit in die Blase so oft wiederholt einlaufen und wieder abfließen, bis das Entleerte ganz klar aussieht. Dabei bedient man sich entweder einer einfachen $1/2$%igen Kochsalzlösung oder zweckmäßiger einer erwärmten verdünnten Lösung von 3%iger *Borsäure*, 4%iger *Salizylsäure*, *hypermangansaurem Kali* (1 : 1000) oder dgl. In hartnäckigen Fällen von eitriger Cystitis empfiehlt sich die örtliche Anwendung des *Höllensteins*. Nachdem die Blase ausgespült ist, läßt man etwa 150 g einer schwachen Lösung von *Argentum nitricum* (anfangs 1 : 3000, später stärker bis 1 : 1000 und 1 : 500) einlaufen. Die Lösung bleibt etwa 2—3 Minuten in der Harnblase und wird dann wieder entleert. Weniger Schmerzen und eine geringere Reizung bei der gleichen Wirkung verursachen Spülungen mit *Argolaval* (Argentum mit Urotropin), das genau wie Arg. nitr. gebraucht wird. Zweckmäßig sind die JANETschen Blasenspülungen, bei denen die Flüssigkeit aus einem Irrigator unter starkem Druck durch Überwindung des Sphincter vesicae von der Harnröhre aus in die Blase eindringt. Der Vorteil liegt in der gleichzeitigen Ausdehnung und Durchspülung des hinteren Abschnittes der Harnröhre. Sehr wichtig ist beim chronischen Blasenkatarrh die Berücksichtigung der etwaigen kausalen Indikation, also z. B. die Behandlung vorhandener Strikturen, die Entfernung von Blasensteinen, die Besserung von Lähmungszuständen der Blase u. dgl. Bei pericystischen Eiterungen ist verhältnismäßig nur selten noch eine chirurgische Behandlung möglich. Meist muß man sich dabei auf ein rein symptomatisches Verfahren beschränken.

Sechstes Kapitel.

Die Geschwülste der Harnblase.

1. Blasenkrebs. Das *primäre Karzinom* der Blase ist selten. Es bildet umschriebene, zuweilen gestielte Geschwülste oder breitet sich diffus über die Wandung der Harnblase aus und führt dann zu einer so beträchtlichen Verdickung derselben, daß man die Blase manchmal als festen Tumor von außen durch die Bauchdecken hindurch fühlen kann. Nicht selten gehen Blasenkrebse von einem *Divertikel* der Blase aus. Bösartige Geschwülste der Blase werden vor allem bei älteren Männern beobachtet. Auffallend ist ihre Häufigkeit bei Arbeitern in Anilinfabriken. *Sekundäre Karzinome* der Blase entstehen durch unmittelbares Übergreifen der Geschwulstbildung von der Umgebung (Uterus, Prostata, Rektum) her.

Die *Symptome* des primären Blasenkrebses bestehen anfangs in oft schwer zu deutenden Störungen der Harnentleerung. Sichere Zeichen der örtlichen Erkrankung treten gewöhnlich erst dann auf, wenn der Harn eine veränderte Beschaffenheit annimmt, was wahrscheinlich erst mit der beginnenden Ulzeration der Geschwulst eintritt. Dann entwickelt sich rasch das volle Krankheitsbild der schweren chronischen Cystitis, wobei namentlich der häufige, wenn auch wechselnde *Blutgehalt* des Harns kennzeichnend ist. Zuweilen läßt sich die verdickte Wandung der Harnblase von außen her deutlich durchfühlen. Die qualvollsten Zustände entstehen, wenn die innere Harnröhrenöffnung durch die Neubildung verlegt wird. Allgemeine Krebskachexie entwickelte sich in den Fällen, die wir gesehen haben, und von denen der eine einen noch jungen Mann betraf, erst ziemlich spät. Im allgemeinen beträgt aber die gesamte Krankheitsdauer selten mehr als 1—2 Jahre.

Die *Diagnose* des Blasenkrebses ist, namentlich im Beginn der Krankheit, nicht immer leicht. Die Hauptsache ist, daß man überhaupt bei jedem ohne sonstigen hinreichenden Grund entstandenen chronischen Blasenleiden an die Möglichkeit der schweren Erkrankungen (Tuberkulose, Karzinom) denkt und danach die genauere Untersuchung einrichtet. Das Auffinden von Geschwulstteilchen im Harn kann zuweilen die Diagnose sichern, ist aber keineswegs in allen Fällen möglich. Die wesentlichsten diagnostischen Aufschlüsse, vor allem hinsichtlich des frühzeitigen Erkennens der Blasengeschwülste, liefert die *Cystoskopie*, die in keinem verdächtigen Falle unterlassen werden darf. Über die *operative* Entfernung der Blasengeschwülste ist in den chirurgischen Fachschriften nachzulesen.

2. Das **Papillom** (*Zottengeschwulst*) der Blase ist meist eine im Trigonum oder Fundus der Blase sitzende, sehr weiche Geschwulst, deren zarte, flottierende, papilläre, bindegewebige Ausläufer mit einem mehrschichtigen Zylinderepithel überkleidet sind. Mitunter entwickeln sich aus den ursprünglich gutartig erscheinenden Zottengeschwülsten Blasenkarzinome. Die örtlichen Beschwerden, die diese nicht sehr seltene Geschwulstform hervorruft, sind oft gering, *um so bedeutungsvoller aber die anhaltenden, durch nichts zu stillenden Blutungen.* Monate- und jahrelang kann die Hämaturie mit geringeren oder größeren Unterbrechungen anhalten, wobei die Blutgerinnsel beim Durchtritt durch die Harnröhre oft eine längliche, wurmförmige Gestalt annehmen. Stärkere Beschwerden beim Wasserlassen treten nur dann ein, wenn sich Geschwulstteile der inneren Mündung der Urethra vorlagern. Wer, wie wir, es erlebt hat, daß ein sonst gesunder, kräftiger Mann durch unstillbare Blutungen aus einem kaum walnußgroßen Papillom zugrunde geht, kann nicht nachdrücklich genug den Wert einer frühzeitigen sicheren Diagnose (Entleerung von Geschwulstteilchen, vor allem *Cystoskopie*) und *operativen* Behandlung betonen.

Siebentes Kapitel.

Das Bettnässen (Enuresis nocturna).

Die Enuresis nocturna ist eine bei Kindern beiderlei Geschlechts keineswegs seltene und daher in praktischer Beziehung recht wichtige nervöse **Blasenerkrankung**. Selbstverständlich ist bei kleinen Kindern keine scharfe Grenze zwischen normalem und pathologischem Verhalten zu ziehen. Entschieden krankhaft ist es aber, wenn größere Kinder von 4—10 und noch mehr Jahren trotz entwickelter Vernunft und angeblich bestem Willen den Harn während des Schlafes mehr oder minder häufig ins Bett entleeren. Dieser Zustand kann sich bis in die Jahre der Pubertät und sogar noch darüber hinaus hinziehen und ist dann oft ein die Kranken psychisch sehr deprimierendes Leiden. Besondere Ursachen sind in den *meisten* Fällen nicht zu entdecken. Gewöhnlich handelt es sich um ein *funktionelles Leiden*, um eine *Blasenneurose.* Der ,,Blasenschwache" hat die erlernte Zügelung eines erworbenen Reflexes verloren, die Harnentleerung ist wieder zu einem mitunter krankhaft gesteigerten reinen Reflexvorgang herabgesunken. Am häufigsten wird die Enuresis bei *neuropathisch veranlagten Kindern* beobachtet. Die meisten (freilich nicht alle) ,,Bettnässer" gehören zu den psychopathisch und neuropathisch ,,Minderwertigen". Die bei Röntgenaufnahmen der Lendenwirbelsäule bei Bettnässern gelegentlich zu findenden abnormen *Spaltbildungen (Spina bifida* u. dgl.) sind nicht ätiologisch, sondern nur als weiteres Zeichen allgemeiner Degeneration zu bewerten. — Jedenfalls tritt beim nächtlichen Bettnässen der Vorgang der Harnentleerung in rein reflektorischer Weise ein. Manchmal ist er von gewissen auf die Harnentleerung bezüglichen *Traumvorstellungen* begleitet. Daß der Schlaf hierbei besonders tief sei, gilt nicht für alle Fälle. Manche Patienten bemerken das Unglück freilich erst am Morgen, andere wachen aber fast jedesmal gleich danach auf. Gewöhnlich erfolgt die unwillkürliche Harnentleerung in den ersten Stunden nach dem Einschlafen, zuweilen aber auch später und sogar erst gegen Morgen. Am *Tage* ist die Harnentleerung oft völlig normal; nicht selten besteht aber auch dann eine merkliche *Blasenschwäche*, so daß die Kinder häufiger als gewöhnlich den Harn entleeren müssen und manchmal auch am Tage das Hemd naß machen.

Obgleich, wie erwähnt, gewöhnlich keine besondere Ursache für das Leiden aufzufinden ist, so können doch in einigen seltenen Fällen gewisse **krankhafte** Veränderungen an den Harnorganen die Veranlassung zur Enuresis abgeben. Man soll daher in jedem Falle wenigstens an die Möglichkeit von Blasensteinen, angeborenen Phimosen und Verwachsungen des Präputiums mit der Eichel, von Oxyuren und Askariden, von entzündlichen Zuständen, Fremdkörpern in der Scheide u. dgl. denken und die Untersuchung der Genitalien und der Harnwege daher niemals versäumen. Auch auf eine etwaige durch Diabetes oder Nierenleiden bedingte Polyurie ist Bedacht zu nehmen, und endlich ist selbstverständlich bei der Diagnose der rein nervösen Enuresis nocturna das Bestehen eines wirklich anatomischen Spinalleidens auszuschließen.

Therapie. In allen soeben erwähnten Fällen wird sich die Behandlung natürlich vor allem auf das Grundleiden zu beziehen haben. Bei der gewöhnlichen Enuresis nocturna hat dagegen die Therapie zunächst darauf Rücksicht zu nehmen, den Eintritt der nächtlichen Harnentleerung möglichst zu erschweren. Die Kinder dürfen nachmittags und abends nur sehr wenig Flüssigkeit erhalten und müssen veranlaßt werden, unmittelbar vor dem Schlafengehen oder sogar noch einmal später ihre Blase zu entleeren, gegebenenfalls müssen sie alle drei Stunden geweckt werden. Das früher empfohlene Verhindern der Rückenlage im Bett und das zu diesem Zwecke angewandte Hausmittel des Aufbindens einer Bürste auf den Rücken wirken ebenso wie die Gesäßhochlagerung durch Hochstellen des unteren Bettendes nur suggestiv.

Eine *psychisch etwas strenge Behandlung* ist oft recht wirksam, da hierdurch die Achtsamkeit auf den Vorgang, wenn auch unbewußt, gesteigert wird und die Kinder oft noch zur rechten Zeit aufwachen lernen. Manche Fälle von Enuresis, die bei häuslicher Behandlung ungebessert blieben, sahen wir bei Aufnahme der Kinder in der Klinik oder bei sonstiger Veränderung der äußeren Verhältnisse ziemlich rasch heilen. Die Anwendung der Rute ist freilich nicht statthaft. Oft hat man im Gegenteil die Kinder vor den unverständigen Eltern in Schutz zu nehmen. Zumeist kommt man bei der gewöhnlichen Enuresis nocturna mit einer auf das Kind zugeschnittenen *Suggestionsbehandlung* zum Ziele. Man gewinne das Vertrauen des Kindes und der Angehörigen, stärke den Heilwillen und vermeide jede an Strafe anklingende Maßnahme.

Innere Mittel, so z. B. die früher empfohlene *Tinct. nucis vom.*, helfen selten. Man wendet zuweilen *Atropin* (0,02 : 10,0, abends soviel Tropfen wie das Kind Jahre zählt) oder *Tinct. Rhois aromatica* (nachmittags und abends vor dem Schlafengehen 15 Tropfen) an. Gute Erfolge sind neben erzieherischen Maßnahmen von uns auch mit der Darreichung von *Cadechol* (Kampfercholeinsäure) erzielt worden (täglich 4 Tabletten, gegebenenfalls in Verbindung mit Calcium lacticum). Wirksam ist häufig, wenn auch vielleicht nur durch die psychische Beeinflussung, eine *elektrische Behandlung*.

Man setzt eine größere Elektrode aufs Kreuzbein, eine kleinere auf die Blasengegend oder aufs Perineum auf und läßt einen *nicht schmerzhaften* galvanischen Strom von etwa 3—5 MA 10 Minuten lang durchströmen. Eindrucksvoller sind faradische Ströme, die man 1—2 Minuten lang, und zwar ohne daß sie Schmerz verursachen, einwirken läßt. Die Sitzungen sind 2—3mal wöchentlich zu wiederholen, aber abzubrechen, wenn sich nach etwa einem Monat kein Erfolg gezeigt hat.

Bei zarten und schwächlichen Kindern vergesse man nicht das Allgemeinbefinden durch zweckmäßige *Ernährung*, *Freiluftbehandlung* und vorsichtige *Hydrotherapie* zu heben. Es ist von Vorteil, abends vor dem Schlafengehen den ganzen Körper und besonders Blasen- und Lendengegend mit kaltem Wasser abreiben zu lassen. Andererseits haben sich in manchen Fällen *warme Sitzbäder*, Auflegen von *Termophoren* in der Blasengegend oder sonstige Wärmeanwendung bewährt.

Auch in den Fällen, wo trotz sorgfältigster Behandlung zunächst kein anhaltender Erfolg erzielt wird, ist die Prognose doch insofern günstig, als bei einfacher Enuresis der krankhafte Zustand mit zunehmendem Alter gewöhnlich allmählich von selbst verschwindet.

KRANKHEITEN DER BEWEGUNGSORGANE.

Erstes Kapitel.

Der akute Gelenkrheumatismus
(Polyarthritis rheumatica acuta).

Ätiologie. Der akute Gelenkrheumatismus ist eine *infektiöse*, aber nicht *kontagiöse* Krankheit. Dies ergibt sich aus allen klinischen und anatomischen Eigentümlichkeiten der Krankheit, und wenn wir auch den spezifischen Krankheitserreger noch nicht kennen (s. u.), so ist doch ein richtiges Verständnis der Symptome und des Verlaufs der Krankheit nur unter der Voraussetzung eines infektiösen Krankheitserregers möglich.

Die Krankheit kommt in allen Breiten, selbst in den Tropen vor. In den gemäßigten Zonen ist sie eine der häufigsten Krankheiten. Eine *epidemische Steigerung* in der Häufigkeit ihres Auftretens kann gelegentlich nachgewiesen werden. In Leipzig, wo der Gelenkrheumatismus zu den häufigsten akuten Krankheiten zählt, konnte STRÜMPELL schon vor vielen Jahren die Beobachtung machen, daß zu gewissen Zeiten nur vereinzelte Fälle vorkommen, während zu anderen Zeiten eine auffallende Vermehrung der Krankheit eintritt. Ganz dieselbe Beobachtung hat er auch in Erlangen und in Breslau gemacht. Gewöhnlich fällt das Maximum der Erkrankungen in die kalten und in die Frühjahrsmonate, doch können sich andererseits zuweilen auch gerade die heißen Monate durch eine besondere Häufigkeit der Polyarthritis rheumatica auszeichnen.

Unter den Hilfsursachen des akuten Gelenkrheumatismus wird in erster Linie stets die *Erkältung* angeführt. In der Tat läßt es sich auch bei vorurteilsfreier Betrachtung nicht leugnen, daß Erkältungseinflüsse häufig die Entstehung der Krankheit herbeiführen. Jedoch sind es selten starke einmalige Erkältungen, sondern weit häufiger anhaltende, „*rheumatische Schädlichkeiten*", namentlich die dauernde Einwirkung naßkalter Witterung, gewisser Beschäftigungen, wie z. B. Waschen und Scheuern, der Aufenthalt in ungeheizten, feuchten, wenig lüftbaren Wohnungen u. dgl., die auf das Auftreten der Polyarthritis rheumatica einen Einfluß haben. Gewisse Berufsarten, wie Wäscherinnen, Kellner, Droschkenkutscher u. a. sind daher vorzugsweise zur Erkrankung an Gelenkrheumatismus geneigt. Andererseits kann man auch keineswegs selten das Auftreten einer Polyarthritis ohne irgendwelche nachweisbare Erkältung beobachten.

Das *Geschlecht* übt keinen bemerkenswerten Einfluß auf die Disposition zur Erkrankung aus. Was das *Lebensalter* betrifft, so ist der akute Gelenkrheumatismus am häufigsten bei *jugendlichen Menschen* von etwa 10—35 Jahren. Späterhin, namentlich im höheren Alter, wird er seltener. Bei kleineren Kindern tritt die Krankheit nur ausnahmsweise auf.

Von welcher Art die besonderen Krankheitserreger des akuten Gelenkrheumatismus sind, wissen wir, wie gesagt, nicht. Manche Forscher neigen der Ansicht zu, den akuten Gelenkrheumatismus als eine *Streptokokken-* oder *Staphylokokkeninfektion*, also gar nicht als eine spezifische Krankheit, sondern als besondere Form gutartiger septischer Infektion aufzufassen. Von anderer Seite sind dagegen angeblich *spezifische Infektionserreger* im Blut und im Exsudat der entzündeten Gelenke gefunden worden. Manche Forscher meinen, daß der Erreger des Gelenkrheumatismus ein *besonderer, noch unbekannter Keim* sei, und daß es im Verlauf der Krankheit häufig zu *Mischinfektionen mit Keimen der Streptokokkengruppe* käme. Alle diese Angaben haben aber noch keine Bestätigung gefunden. Daß zwischen der Polyarthritis und den „septischen Erkrankungen" (im weiteren Sinne des Wortes) eine nahe *klinische* Verwandtschaft besteht, ist unbestreitbar. Multiple Gelenkschwellungen sind bekanntlich eins der häufigsten Symptome septischer Infektionen, und ebenso ist, genau wie beim Gelenkrheumatismus, das Auftreten einer Endokarditis oder von Entzündungen anderer seröser Häute (Pleuritis, Perikarditis u. a.) eine gewöhnliche Erscheinung bei allen Staphylokokken- und ebenso bei vielen Streptokokkeninfektionen. Will man aber die Bezeichnung einer „leichten septischen Infektion" für die akute Polyarthritis nicht als berechtigt anerkennen, so empfiehlt es sich, in allen hierher gehörigen, eng miteinander verwandten Krankheitsformen von einer „*rheumatischen Infektion*" zu sprechen, wobei mit dem Worte „rheumatisch" ein besonderer *ätiologischer* Begriff verbunden werden muß.

Faßt man den akuten Gelenkrheumatismus in der soeben bezeichneten Weise als eine klinisch besonders gekennzeichnete Allgemeininfektion auf, so muß natürlich die Frage nach dem Ort der Infektion, nach der Eingangspforte der Infektionserreger entstehen. Dieser Ort ist wahrscheinlich nicht immer gleich. Oft ist die Eingangsstelle der Infektion gar nicht zu ermitteln. Sehr häufig kann man aber bei *genauer Anamnese* doch erfahren, daß dem Auftreten der Polyarthritis eine *Angina* vorangegangen ist. Seltener schließt sich ein Gelenkrheumatismus an eine *Rhinitis* oder *Laryngitis* an. Es ist wahrscheinlich, daß solche Angaben und Befunde einen Fingerzeig abgeben, von welchem Ort aus die Infektion stattgefunden hat. Namentlich die *Rachenorgane* (*Mandeln, Rachentonsille*) scheinen am häufigsten die Eingangspforte für die Infektion zu sein. Jedenfalls ist der so sehr häufige Zusammenhang des akuten Gelenkrheumatismus *mit mehrfach überstandenen Anginen* in diesem Sinne zu deuten.

Was die Fälle von sogenanntem „*sekundären Gelenkrheumatismus*" bei vorhergehenden anderen akuten Krankheiten (insbesondere *Scharlach, epidemische Meningitis* u. a.) betrifft, so handelt es sich dabei nicht um sekundäre, „rheumatische" Infektionen. Zumeist rufen die betreffenden spezifischen Krankheitserreger selbst multiple Gelenkentzündungen hervor. Die multiplen *eitrigen* Gelenkentzündungen bei *schweren* septischen Infektionen entstehen am häufigsten durch Streptokokken. Praktisch wichtig ist das oft zu beobachtende Auftreten der Polyarthritis bei einem bereits *vorher* bestehenden *chronischen Herzklappenfehler*. Diesen Vorgang muß man als eine erneute akute Allgemeininfektion von dem im Körper bereits vorhandenen chronischen Krankheitsherd aus auffassen.

Sehr bemerkenswert ist endlich die Tatsache, daß der akute Gelenkrheumatismus nicht zu denjenigen Infektionskrankheiten gehört, welche den Menschen in der Regel nur *einmal* befallen. Er zeigt im Gegenteil die Eigentümlichkeit, daß er, ähnlich wie die Pneumonie, das Erysipel u. a. sogar auffallend häufig mehrmals bei derselben Person auftritt, so daß also nach dem einmaligen Überstehen einer Polyarthritis, auch wenn diese ohne alle Folgeerscheinungen abgelaufen ist, eine *gesteigerte* Neigung zu neuer Erkrankung zurückzubleiben scheint. Man beobachtet daher nicht selten Menschen, die vier- bis fünfmal und noch häufiger in ihrem Leben einen akuten Gelenkrheumatismus durchgemacht haben.

Die überstandene Krankheit hinterläßt also eine besondere Empfänglichkeit, eine *Allergie*, gegen Neuinfektionen, die von ruhenden Herden im Körper oder von außen stattfinden. Diese *allergische Gewebsreaktion des Körpers* halten manche Forscher, vor allem F. Klinge, für die Ursache der rheumatischen Erkrankungen. Die Verfechter dieser Theorie glauben, daß für den Gelenkrheumatismus ein besonderer Erreger nicht verantwortlich zu machen sei. Vielmehr seien die Gelenkschwellungen bei dieser Krankheit ganz entsprechend wie bei Serumanaphylaxie, bei der man ähnliche Gelenkschwellungen beobachtet, der Ausdruck einer *allergischen Reaktion des Körpers*. Diese soll durch Umstimmung (Sensibilisierung) der Gewebe von einem lokalen Infekt ausgehen. Durch die bisherigen experimentell-pathologischen Untersuchungen usw. ist jedoch *noch nicht einwandfrei geklärt*, welche Rolle einer *besonderen allergischen Reaktionsfähigkeit des Körpers* beim Gelenkrheumatismus beizumessen ist.

Allgemeines Krankheitsbild. Das wesentlichste Symptom des Gelenkrheumatismus ist eine *akute, fieberhafte*, fast immer *in mehreren Gelenken auftretende Synovitis*, die mit Anschwellung und Schmerzhaftigkeit in den befallenen Gelenken verbunden ist. Mitunter ist diese Gelenkerkrankung überhaupt die erste und zuweilen sogar die einzige Krankheitserscheinung. Häufiger gehen ihrem Auftreten ebenso wie bei anderen Infektionskrankheiten einzelne *Prodromal-* oder *Initialsymptome* voraus. Diese bestehen entweder in einem leichten allgemeinen Unwohlsein, am häufigsten aber in dem Auftreten einer *Angina catarrhalis* oder *lacunaris* oder, wie wir, allerdings ganz vereinzelt, beobachtet haben, einer *Laryngitis*. Diese Vorläufer sind meist nur leicht und werden häufig übersehen. In einzelnen Fällen zeigen sich anfangs nur *Fiebererscheinungen*, entweder ohne sonstige oder mit stärkeren Allgemeinerscheinungen, und erst einige Tage später treten die kennzeichnenden Gelenkschwellungen auf. Diese Erscheinung hat bei der oben entwickelten Anschauung von der Natur des Gelenkrheumatismus nichts Unerklärliches. Hierbei gehen eben die Symptome der Allgemeininfektion längere Zeit der örtlichen Lokalisation der Krankheit vorher.

Die *Gelenkerkrankung* entwickelt sich fast immer sehr rasch. Gewöhnlich werden zuerst einige der *größeren* Gelenke befallen, die Gelenke der unteren Gliedmaßen vielleicht etwas häufiger als diejenigen der oberen. Fast nie werden alle überhaupt in Mitleidenschaft gezogenen Gelenke auf einmal ergriffen. Vielmehr ist es für den akuten Gelenkrheumatismus kennzeichnend, daß er „von einem Gelenk zum anderen springt", daß also heute dieses, morgen jenes Gelenk ergriffen wird, wobei die Erkrankung des erstbefallenen Gelenkes entweder ungestört fortdauert oder auch schnell wieder verschwindet. In dieser Weise werden je nach der Art des Falles entweder nur wenige oder die meisten Gelenke in dieser oder jener bald rascheren oder langsameren Reihenfolge ergriffen. In vielen leichten Fällen ist die Erkrankung sehr flüchtig, während sie sich in anderen Fällen sehr hartnäckig in einem oder in mehreren Gelenken festsetzen kann.

Neben der Gelenkerkrankung besteht meist *Fieber*. Es ist jedoch in der Regel nicht besonders hoch, so daß die Temperatur von 39,5° selten überschritten wird. Das Fieber *verläuft dem Auftreten neuer Gelenkaffektionen im allgemeinen* entsprechend, zeigt keinen ausgesprochenen typischen Verlauf, sondern ist unregelmäßig remittierend. Einen Beginn der Krankheit mit einem anfänglichen Schüttelfrost haben wir fast niemals beobachtet. Auch die fieberhaften Allgemeinerscheinungen (Kopfschmerzen, Benommenheit, Hitzegefühl) sind beim Gelenkrheumatismus meist auffallend gering entwickelt, ein Zeichen, daß die *Allgemeinintoxikation* des Körpers bei der besonderen Art der rheumatischen Infektion *in der Regel keinen hohen Grad* erreicht. Nur die starke Neigung der Haut zum *Schwitzen* ist bemerkenswert, wobei aber die Schweiße keineswegs, wie bei anderen Krankheiten, von plötzlichen Temperaturerniedrigungen abhängig sind.

Mit abwechselnder Besserung und Verschlimmerung der örtlichen Symptome und des Fiebers zieht sich die Krankheit, zumal wenn sie nicht behandelt wird, eine oder einige Wochen, ja zuweilen noch länger hin. Häufig setzt sich dann der gesamte Krankheitsverlauf aus einzelnen „*Anfällen*" (s. u.) zusammen, indem sich mehrmals nach eingetretener Besserung von neuem Gelenkschwellungen und Fieber einstellen. Endlich kommt es aber doch zu einem völligen Nachlassen der Erscheinungen, und es tritt eine langsame, dauernde Genesung ein.

Erscheinungen von seiten der einzelnen Organe und besondere Verlaufsarten. 1. Gelenke und Sehnenscheiden.

Obgleich man bei der Gutartigkeit des akuten Gelenkrheumatismus verhältnismäßig selten eine *anatomische Untersuchung* der erkrankten Gelenke vornehmen kann, so ist es doch zweifellos, daß es sich in den meisten Fällen nur um eine einfache *seröse Synovitis* handelt, d. h. um eine Entzündung der Synovialis, bei der ein vorwiegend seröses, nur wenig Fibrin und Leukozyten enthaltendes Exsudat in die Gelenkhöhle ergossen wird. Die Synovialis selbst ist etwas stärker injiziert, getrübt und verdickt. Knorpelnekrosen kommen nur in schweren und in mehr chronisch verlaufenden Fällen vor. Mikroskopisch finden sich in dem straffen Bindegewebe der Gelenkkapseln und auch in den Sehnenansätzen und Faszien ebenso wie im lockeren Bindegewebe des Herzmuskels (s. S. 115) und an vielen anderen Stellen des Körpers die für den Gelenkrheumatismus spezifischen *rheumatischen Granulome* (GRÄFF). Es handelt sich bei diesen „*Rheumatismusknötchen*" um herdförmige Nekrosen und Verquellungen des Bindegewebes, die von kennzeichnenden reaktiven Zellanhäufungen umgeben sind.

In klinischer Beziehung macht sich die Gelenkerkrankung vor allem durch den *Schmerz* bemerkbar, den die Kranken bei allen Bewegungen des Gelenkes und bei jedem Druck auf dieses empfinden. Häufig steht die große Schmerzhaftigkeit in auffallendem Gegensatz zu der scheinbar nur geringfügigen anatomischen Entzündung, da manche Gelenke, denen man äußerlich fast gar keine Erkrankung ansieht, doch sehr empfindlich sind. Meist finden sich jedoch an den Gelenken auch die *Zeichen der Synovitis*. Durch den Erguß in die Gelenkhöhle erscheint das befallene Gelenk deutlich *geschwollen*, wie man dies namentlich an den *Kniegelenken*, außerdem an den *Fuß-, Hand-, Schulter-* und *Ellbogengelenken*, zuweilen auch an den kleinen *Finger-* und *Zehengelenken* (besonders an der großen Zehe), seltener an den *Hüftgelenken* wahrnehmen kann. Indessen ist zu bemerken, daß die Schwellung der Gelenkgegend besonders an den Hand- und Fußgelenken oft weniger auf dem synovialen Erguß als vielmehr auf einem entzündlichen *periartikulären Ödem* beruht, das sich z. B. fast über den ganzen Handrücken ausbreiten kann. Überhaupt sind beim akuten Gelenkrheumatismus *keineswegs immer die Gelenke allein befallen*, sondern nicht selten findet man entzündliche Erscheinungen auch in den *Sehnenscheiden*, den *Schleimbeuteln*, ja manchmal nehmen sogar Faszien und Muskeln an der Erkrankung teil. Sehr häufig zeigt die Haut über den ergriffenen Gelenken eine deutliche *entzündliche Rötung*, meist in Gestalt größerer blaßroter Flecken, wie sie besonders am Fuß-, Knie- und Handgelenk sichtbar sind. Daß die *Sensibilität der Haut* über den ergriffenen Gelenken, wie man behauptet hat, herabgesetzt ist, halten wir nicht für richtig.

Die Zahl und Reihenfolge der ergriffenen Gelenke wechselt natürlich in den einzelnen Fällen sehr beträchtlich, doch ist immerhin die *Vielheit* des Befallenseins für den akuten Gelenkrheumatismus so kennzeichnend, daß jede monartikuläre Gelenkentzündung nur mit großer Vorsicht hierher zu zählen ist (s. u. Diagnose). In leichten Fällen sind freilich oft nur zwei oder drei, und zwar gewöhnlich einige der größten Gliedmaßengelenke schmerzhaft, wobei man manchmal sogar erst durch genaueres Befragen und Untersuchen neben dem stärkeren Befallensein *eines* Gelenkes auch eine geringe Erkrankung anderer Gelenke nachweisen kann. In schweren Fällen ist die Zahl der ergriffenen Gelenke dagegen oft sehr groß. Die Hilflosigkeit der Kranken wird hierdurch sehr beträchtlich, da fast alle Bewegungen gar nicht oder nur unter den größten Schmerzen ausführbar sind. Die Kranken liegen meist mit gebeugten Beinen und plantarflektierten Füßen im Bett und beantworten jeden Versuch, ihrem Körper eine andere Stellung zu geben, mit lebhaften Schmerzäußerungen. Fast nur in derartigen schweren Fällen beteiligen sich außer den Gelenken der Gliedmaßen zuweilen auch die *Gelenke des Stammes* an der Erkrankung, insbesondere die Wirbelgelenke, das Sternoklavikulargelenk, Kiefergelenk, die Beckensymphysen u. a.

Wenn einerseits die *Flüchtigkeit der Gelenkerkrankungen* beim Gelenkrheumatismus als kennzeichnend hervorzuheben ist, da in der Tat nicht selten ziemlich starke Gelenkschwellungen in kurzer Zeit zurückgehen und neuen Entzündungen in anderen Gelenken Platz machen, so sieht man doch andererseits nicht selten auch ein sich hartnäckiges *Festsetzen der Krankheit* in *einem* Gelenk, und zwar in Fällen, in denen eine *gonorrhoische* Monarthritis ausgeschlossen werden kann. Entweder von vornherein oder nach dem Verschwinden der Entzündung in den leichter ergriffenen Gelenken ist dann *ein* Gelenk (selten mehrere) besonders stark befallen und bleibt oft noch wochenlang geschwollen oder schmerzhaft, nachdem alles andere längst abgeheilt ist.

2. Erscheinungen von seiten des Herzens. Nächst der Gelenkerkrankung ist das Verhalten des Herzens beim akuten Gelenkrheumatismus weitaus am wichtigsten. Es ist daher Pflicht des Arztes, in jedem, auch dem leichtesten Falle von Gelenkrheumatismus diesem Punkt stetige Aufmerksamkeit zu widmen.

Namentlich durch die ersten genaueren auskultatorischen Untersuchungen BOUILLAUDS (1836) wurde es allgemein bekannt, daß sich im Verlauf des akuten Gelenkrheumatismus auffallend häufig eine *Endokarditis* und nicht selten auch eine *Perikarditis* entwickelt. Diese Komplikation kann in *jedem* leichten oder schweren Falle eintreten, während sie andererseits auch in jedem, selbst dem schwersten Falle fehlen kann. Sie entwickelt sich entweder schon zu Beginn oder erst in der späteren Zeit der Krankheit. Ihr Auftreten ist oft von *keinerlei Beschwerden* begleitet, so daß es nur durch eine genaue Untersuchung des Herzens erkannt werden kann. In manchen Fällen macht sich dagegen der Eintritt der Herzerkrankung durch ein *neues Ansteigen des Fiebers*, zuweilen auch durch sich einstellendes *Herzklopfen*, durch schmerzhafte Empfindungen in der Herzgegend, Atembeengung u. dgl. bemerkbar.

Was zunächst die rheumatische *Endokarditis* betrifft, so handelt es sich fast immer um die gutartige *verruköse Form*. Sie beruht auf einer Ansiedlung der im Blut kreisenden Krankheitserreger an den Herzklappen (s. Bd. I, S. 465ff.). Die verrukösen Auflagerungen sitzen an den Mitralsegeln, seltener gleichzeitig an den Aortenklappen. Die Endokarditis gibt sich daher meist durch ein blasendes systolisches Geräusch an der *Herzspitze* zu erkennen. Ihre Diagnose wird dadurch erschwert, daß man gerade beim Gelenkrheumatismus nicht selten an der Spitze oder an der Basis des Herzens *akzessorische Geräusche* hört. In einem Falle von hyperpyretischem Rheumatismus (s. u.), der im Leben ein deutliches derartiges Geräusch darbot und zur Sektion kam, konnten wir uns selbst von der normalen Beschaffenheit der Herzklappen überzeugen. Da die Deutung mancher Herzgeräusche auch dem Geübten eine Zeitlang zweifelhaft sein kann, so erklärt sich zum Teil auch hieraus die Verschiedenheit der Angaben über die Häufigkeit der Herzkomplikation beim Gelenkrheumatismus. Im allgemeinen darf man etwa in $^1/_3$—$^1/_4$ der Fälle das Vorkommen von Herzveränderungen annehmen. Die etwaigen weiteren Folgeerscheinungen der Endokarditis brauchen hier nicht noch einmal besprochen zu werden. Die akute Endokarditis kann wieder vollständig heilen. Sehr häufig bildet sie aber leider den Grund zu einer chronischen Endokarditis, d. h. zu einem während des ganzen weiteren Lebens bestehenden *Herzklappenfehler*.

Die rheumatische *Perikarditis* ist ebenfalls nicht selten, obgleich sie natürlich nicht so häufig wie die Endokarditis vorkommt. Sie kann klinisch nur aus dem Auftreten eines kennzeichnenden *Reibegeräusches* festgestellt werden. Der anatomischen Form nach handelt es sich um eine sero-fibrinöse Perikarditis, zuweilen nur leichten Grades, zuweilen aber auch sehr schweren, mit großem flüssigen Exsudat, heftigster Atemnot usw. In einzelnen, zum Glück jedoch seltenen Fällen kann die Perikarditis zum Tode führen. Gewöhnlich heilt sie ab. In schweren Fällen bleibt oft eine *Obliteration des Herzbeutels* und deren etwaige Folgeerscheinungen zurück.

Was die Art der *Entstehung der Perikarditis* anlangt, so ist für die meisten Fälle wahrscheinlich eine unmittelbare Infektion des Perikards vom Blut aus anzunehmen. Für vereinzelte Fälle liegt aber auch die Vermutung nahe, daß die Infektion des Perikards vom Endokard, und zwar von den *Aortenklappen* aus geschieht. Mitunter tritt bei vorher scheinbar gesundem Herzen nach Ablauf der rheumatischen Perikarditis eine *Aortenklappeninsuffizienz* deutlich hervor.

Neben der rheumatischen Endokarditis und Perikarditis ist wohl regelmäßig auch eine *rheumatische Myokarditis* vorhanden (s. a. Bd. I, S. 513ff.). Man ist zu ihrer Annahme namentlich dann berechtigt, wenn länger dauernde *Unregelmäßigkeit des Pulses* bei Abwesenheit von Geräuschen eintritt. Auch *anhaltende Pulsbeschleunigung* oder *Bradykardie* hängen zumeist mit myokarditischen Veränderungen zusammen. Beschwerden brauchen mit der Myokarditis nicht verbunden zu sein. Zuweilen treten aber doch ungewöhnliche Empfindungen am Herzen (Herzklopfen, Stenokardie) auf. Die rheumatische Myokarditis kann ohne nachweisbare Folgeerscheinungen wieder verschwinden oder auch den Grund zu einer zurückbleibenden chronischen Myokarditis legen. Zumeist ist die rheumatische Endokarditis und Myokarditis vereinigt. Weniger häufig besteht gleichzeitig eine Perikarditis. In diesen Fällen spricht man von einer *rheumatischen Pankarditis*.

Anatomisch findet sich bei der rheumatischen Myokarditis eine bei anderen Krankheiten nicht vorkommende Bildung von nur mikroskopisch sichtbaren, *zellreichen Knötchen* im perivaskulären Bindegewebe des Herzmuskels (ASCHOFF und TAWARA). Wichtig ist die Lage dieser Knötchen dicht unter dem Endokard. Sie vermögen dadurch eine Schädigung des hier verlaufenden Reizleitungssystems herbeizuführen. Diese „*rheumatischen Granulome*" sind auch im Perikard, im Endokard, in den Kranzgefäßen, in den großen herznahen Gefäßen und an vielen anderen Stellen (s. S. 113) des Körpers nachgewiesen worden.

3. **Seröse Häute und Schleimhäute.** Außer der Perikarditis kommen beim Gelenkrheumatismus auch Entzündungen der Pleura und des Peritoneum vor. Man kann in der Tat den Satz aufstellen, daß beim akuten Gelenkrheumatismus vorzugsweise *alle serösen Häute* des Körpers einschließlich der Gelenke befallen werden. Immerhin ist aber die *rheumatische Pleuritis*

und namentlich die *rheumatische Peritonitis* sehr viel seltener als die Endo-
und Perikarditis. Doch haben wir in schweren Fällen rheumatische *Pleuritiden* mit *serösem* Flüssigkeitserguß auf einer oder auch auf beiden Seiten
häufig beobachtet. Mitunter findet man bei solchen schweren Erkrankungen gleichzeitig mehrere seröse Höhlen (Perikard und Pleura) befallen,
so daß sich die Entzündung in solchen Fällen vom Perikard auf die Pleura
oder umgekehrt fortgesetzt haben kann. Eine unmittelbare Infektion
der Pleura vom Blut aus ist jedoch ebenfalls möglich. Wiederholt beobachteten wir Fälle von akut entstandener doppelseitiger Pleuritis oder von
Pleuritis und Perikarditis mit sehr *geringen* Gelenkerkrankungen. Zuweilen kann nur durch eine genaue Anamnese der Beginn der Krankheit

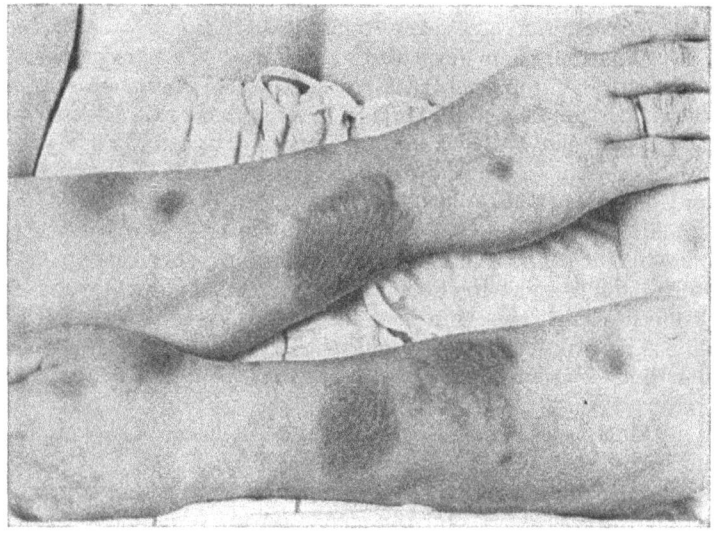

Abb. 16. *Erythema nodosum.* Linsen- bis walnußgroße, schmerzhafte Knoten, die unter der Haut, besonders an der Streckseite der Arme und Unterschenkel, liegen. Die Haut über ihnen ist hochrot verfärbt.

mit Gelenkschmerzen festgestellt werden. Derartige Fälle bezeichnet man
am besten als „*rheumatische Polyserositis*". Die Exsudate enthalten — im
Gegensatz zu den tuberkulösen Exsudaten — keine Lymphozyten. Die rheumatische *Peritonitis* (Auftreibung des Leibes durch mäßigen Flüssigkeitserguß, Schmerzhaftigkeit) ist nur in einzelnen Fällen allein oder als Teilerscheinung einer rheumatischen Polyserositis mit Sicherheit festgestellt worden.
Auch hierbei kann die Entzündung selbstständig auftreten oder von der Pleura
her durchs Zwerchfell fortgeleitet sein.

Erkrankungen der *Schleimhäute* spielen beim akuten Gelenkrheumatismus als Eingangspforte der Erreger und Ausgangspunkt der „rheumatischen
Infektion" eine große Rolle. Daß im *Beginn* der Krankheit sehr häufig entzündliche Erkrankungen der *Rachenorgane* (besonders der *Tonsillen*), mitunter
auch des *Kehlkopfs*, des *Magens* oder des *Darmes* vorkommen, ist bereits besprochen worden. *Bronchitis* ist nach älteren Veröffentlichungen häufig. Doch
hängt sie wahrscheinlich in den meisten Fällen nicht unmittelbar mit dem
Grundleiden zusammen, sondern tritt als Komplikation, wie bei allen bettlägerigen Schwerkranken, auf.

4. Haut. Erscheinungen von seiten der Haut sind im Verlauf des Gelenkrheumatismus nicht selten. Auch hierin zeigt sich wiederum die Ähnlichkeit
des Gelenkrheumatismus mit den septischen Erkrankungen. Zunächst ist die
auffallende *Neigung der Rheumatismuskranken zum Schwitzen* hervorzuheben,
wobei der Schweiß sich oft durch seinen sauren Geruch und seine stark saure
Reaktion auszeichnet. Bei vielen Kranken bilden sich daher auf der Haut
reichliche *Sudamina*, namentlich ist der Rücken in schweren Fällen oft ganz
mit einer starken *Miliaria* bedeckt. Außerdem kommen aber zuweilen auch
sonstige Exantheme auf der Haut vor. Kombination mit *Erythema exsudati-*
vum multiforme wird öfters beobachtet.

Wichtig ist ferner das *Erythema nodosum.* Es tritt an der Streckseite der Unterschenkel,
meist auch gleichzeitig an den Armen als unter der Haut liegende, linsen- bis walnußgroße Knoten auf, die sehr schmerzhaft sind. Diese bleiben eine oder mehrere Wochen
bestehen. Die darüber gelegene, zunächst hochrote, später purpurfarbene oder blaurote
Haut verfärbt sich grünlich-braun und blaß später ganz ab. Allmählich verschwinden
die Knoten. Zumeist tritt dieses Erythema nodosum während des akuten Stadiums
des Gelenkrheumatismus auf, kann diesem aber auch vorangehen oder bei einem Nach-
schub zum Ausbruch kommen. Mitunter tritt es ohne jede Gelenkbeteiligung auf. Die
meisten Forscher halten das Erythema nodosum für eine rheumatische Erkrankung,
nach anderen stellt es eine ganz besondere Form der subkutanen Tuberkulide dar. Der
Zusammenhang des Erythema nodosum einerseits mit der Tuberkulose, andererseits
aber auch mit dem Gelenkrheumatismus ist jedoch noch nicht geklärt.

Eigenartige stecknadelkopf- bis erbsengroße und umfangreichere, gewöhnlich schmerzlose Knoten unter der unveränderten Haut treten mitunter beim Gelenkrheumatismus
im Kindesalter und bei Jugendlichen auf. Es handelt sich bei diesem **Rheumatismus**
nodosus um schwere, fast stets mit Endokarditis einhergehende Fälle. Die Knoten finden
sich oft symmetrisch in der Umgebung der erkrankten Gelenke, an den Ellbogen, Händen,
Knien, Knöcheln, Schultern, Hüften, über den Dornfortsätzen, am Hinterkopf u. a.
Sie entsprechen hinsichtlich ihres Aufbaues den S. 113 und 115 erwähnten, zuerst von
Aschoff im Herzmuskel beim Gelenkrheumatismus beschriebenen Knoten.

Auch *Urtikaria* ist nicht selten, während *Herpes labialis* nach unseren
Erfahrungen nur in sehr wenigen Fällen beobachtet wird. Bei den mannigfachen Beziehungen, die zwischen Gelenkleiden und den sogenannten „hämorrhagischen Erkrankungen" bestehen, ist es wichtig, daß auch beim echten akuten Gelenkrheumatimus ausgedehnte *hämorrhagische Erkrankungen*
der Haut vorkommen. Mehrere Male sahen wir eine *hämorrhagische Urtikaria*,
d. h. ein Exanthem, welches mit der Bildung von Quaddeln anfing, in deren
Mitte dann eine sich immer mehr ausbreitende Hämorrhagie entstand. Auch
einfache *Hautblutungen* kommen vor, in schweren Fällen als Teilerscheinung
einer *allgemeinen hämorrhagischen Diathese* (Schleimhautblutungen u. a.). Alle
diese Erscheinungen sprechen aufs deutlichste dafür, daß zwischen diesen
Krankheiten nur künstlich Grenzen aufgestellt werden können. Sie alle gehören in die Gruppe der „rheumatischen Infektionen". Über die früher als
Purpura rheumatica oder *Peliosis rheumatica* (Schoenlein) bezeichnete
Krankheitsform ist im Kapitel über die *Purpuraerkrankungen* nachzulesen.

5. Muskeln und Nervensystem. Sehr beachtenswert ist in vielen
Fällen akuter Polyarthritis das *Verhalten der Muskeln.* In der Umgebung
eines längere Zeit befallenen Gelenkes sind die Muskeln ebenfalls oft
druckschmerzhaft, manchmal anscheinend auch leicht geschwollen. Besonders wichtig sind aber die nach Abheilung der Gelenkentzündung nicht
selten zurückbleibenden *Muskelatrophien* und *Muskellähmungen*. Jede schwere
und andauernde Erkrankung eines Gelenkes hat notwendigerweise eine
Atrophie der betreffenden, das Gelenk bewegenden Muskeln zur Folge. Besonders stark werden meist die *Strecker* des Gelenkes von dieser Atrophie befallen. Die *Inaktivität* der Muskeln infolge der Schmerzhaftigkeit und Erschwerung aller Gelenkbewegungen hat man vor allem als Ursache der ein-

tretenden Atrophie anzunehmen. Andererseits kommen vielleicht auch noch besondere *örtliche Einflüsse* in Betracht: Übergreifen der entzündlichen Veränderungen, örtliche Einwirkung gebildeter Toxine u. dgl. Hat sich beim akuten Gelenkrheumatismus die Erkrankung längere Zeit in einem Gelenk festgesetzt, so tritt regelmäßig eine sekundäre Muskelatrophie ein. Bei weitem am häufigsten und am meisten ausgebildet sieht man dieses Verhalten bei hartnäckigen Entzündungen des *Schultergelenkes*, wobei sich eine oft sehr erhebliche *Atrophie des Deltoideus* entwickelt. Diese Muskelatrophie kann wesentlich zur Steigerung der Funktionsstörung beitragen. Wir haben wiederholt Fälle gesehen, wo die Kranken nach abgelaufener Schultergelenkentzündung, trotzdem der Arm passiv leicht gehoben werden konnte und also *keine* Ankylose im Schultergelenk bestand, ihren Oberarm aktiv fast gar nicht erheben konnten, was lediglich von der Untätigkeit des atrophierten Deltoideus abhing. Man kann dann sehr wohl von einer *rheumatischen Muskellähmung* sprechen. Ähnliche Muskellähmungen nach akutem Gelenkrheumatismus sahen wir auch in den übrigen Oberarmmuskeln, ferner im *Quadriceps femoris*, einmal sogar im *Pectoralis major*. Bemerkenswert ist, daß die atrophischen Muskeln auf den faradischen Strom stets gut reagieren und keine Anzeichen von Entartungsreaktion darbieten.

Von *nervösen* Erscheinungen, die im Zusammenhang mit einem akuten Gelenkrheumatismus entstehen können, ist zunächst das Auftreten einer *Chorea* (s. d.) im Anschluß an diesen zu nennen. Bei der Chorea handelt es sich um eine *metastatische rheumatische Erkrankung der Stammganglien*. Verhältnismäßig am häufigsten beobachtet man diese Komplikation bei Kindern. Eine Endokarditis kann gleichzeitig bestehen, fehlt aber auch nicht selten.

Wichtig sind jene eigentümlichen Fälle von Gelenkrheumatismus, bei denen sich in akuter Weise die schwersten zerebralen Symptome entwickeln, und die man als „*Zerebralrheumatismus*" oder wegen der fast immer dabei eintretenden ungewöhnlich hohen Steigerung der Körpertemperatur als „*hyperpyretischen Gelenkrheumatismus*" bezeichnet. Die Krankheit beginnt in diesen Fällen entweder von vornherein mit stärkeren nervösen Symptomen, namentlich Delirien, oder sie zeigt anfangs einen scheinbar durchaus gutartigen Verlauf, und erst nach einigen Tagen oder selbst noch später tritt ganz plötzlich eine bedeutende Verschlimmerung des Zustandes ein. Die Eigenwärme erhebt sich auf 40—41° C, heftige Unruhe und Delirien stellen sich ein, nicht selten zeigen sich auch motorische Reizsymptome, allgemeine Konvulsionen oder tonische Starre in den Gliedern, Trismus u. dgl. Das Gesicht wird blaßzyanotisch, der Puls klein und äußerst frequent. Die Temperatur steigt mit geringen Unterbrechungen unaufhaltsam an und erreicht namentlich im präagonalen Stadium zuweilen eine hyperpyretische Höhe von 42—43° C. Wie schon aus dem Gesagten hervorgeht, ist der Ausgang meist ungünstig. Nur in einzelnen Fällen ist trotz bereits eingetretener bedenklicher Symptome noch eine Heilung beobachtet worden.

Daß vom Zerebralrheumatismus vorzugsweise Trinker und Leute mit schon vorher geschwächtem Nervensystem befallen werden, können wir aus eigener Erfahrung nicht bestätigen. Kein Fall ist vor dem Eintritt der Hyperpyrexie ganz gesichert. Doch ist sie immerhin eine zum Glück *sehr seltene* Erscheinung, die unter vielen hundert Fällen einmal vorkommt. Der *antomische Befund* im Gehirn ist beim Zerebralrheumatismus negativ. Man kann den Zustand daher nur als die Folge einer ungewöhnlich schweren Infektion oder Intoxikation mit vorzugsweiser Beteiligung der zerebralen, sensoriellen, motorischen und wärmeregulierenden Zentren auffassen.

Endlich haben wir kurz zu erwähnen, daß bei bestehender Endokarditis *embolische Vorgänge* im Gehirn auftreten können, und daß sich im Verlauf oder häufiger im Anschluß an einen Gelenkrheumatismus *akute Psychosen* entwickeln können. Sie treten entweder unter dem Bild eines oft mit starken Erregungen und Angst verbundenen depressiven Zustandes oder einer allgemeinen Verwirrtheit auf. Ihre Prognose ist fast immer günstig. Zuweilen kann sich die rheumatische Psychose mit einer *Chorea* (s. o.) als „*choreatische Psychose*" verbinden.

6. Andere Organe. Von den bereits besprochenen Erkrankungen des Herzens, der serösen Häute und des Gehirns abgesehen, sind die übrigen inneren Organe beim Gelenkrheumatismus nur selten in bemerkenswerter Weise beteiligt. Hervorgehoben werden muß nur noch die rheumatische Erkrankung des Auges, die als hartnäckige *rheumatische Iritis* nicht ganz selten beobachtet wird. *Lobäre Pneumonien* kommen nur in besonders schweren Fällen vor: man beobachtet sie dann zuweilen in ziemlich großer Ausdehnung, so daß sie eine starke Dyspnoe hervorrufen können. Ihre Abheilung nimmt gewöhnlich längere Zeit in Anspruch. Ob es sich hierbei wirklich um spezifische „rheumatische Pneumonien" handelt oder um Komplikationen mit gewöhnlicher lobärer Pneumonie, ist nicht entschieden. Unter Umständen entwickeln sich bei schweren Gelenkrheumatismen auch gewöhnliche lobuläre Aspirationspneumonien. Akute *Nephritis* ist einige Male mit Sicherheit beobachtet worden, aber immerhin sehr selten. Die *Milz* kann in manchen Fällen etwas anschwellen; in der Regel ist aber ein deutlicher Milztumor, wie bei anderen akuten Infektionskrankheiten, nicht nachweisbar.

7. Allgemeine Symptome. Während der Allgemeinzustand der Kranken in vielen Fällen nur wenig betroffen wird, scheint der Gelenkrheumatismus zuweilen einen eigentümlichen Einfluß auf die blutbildenden Organe auszuüben. Dies kann sich namentlich in dem Auftreten einer auffallenden sekundären *Anämie* zeigen, die wir, auch ohne daß eine Herzkomplikation vorlag, wiederholt beobachtet haben. Beim gewöhnlichen Gelenkrheumatismus findet man im *Blut* meist eine geringe *neutrophile Leukozytose*. Die *Senkungsgeschwindigkeit* der roten Blutkörperchen ist stets stark beschleunigt. — Eine andere, weit gefährlichere, aber sehr seltene Komplikation, die hier noch einmal kurz erwähnt werden muß, ist das Auftreten einer *allgemeinen hämorrhagischen Diathese*, die fast immer mit hohem Fieber und schweren Allgemeinerscheinungen verbunden, meist zum Tode führt. Derartige Fälle gehören wohl alle zu den schweren septischen Infektionen.

Verlauf, Dauer und Prognose. Der akute Gelenkrheumatismus darf im allgemeinen als ein *günstig* verlaufendes Leiden bezeichnet werden, da die Krankheit als solche in der Regel in Heilung übergeht. Nur bei einer sehr kleinen Anzahl der Fälle tritt unmittelbar der *Tod* ein, entweder durch schwere akute Herzkomplikationen (Perikarditis), oder durch die Entwicklung jener seltenen schweren Formen des Gelenkrheumatismus, die mit *Hyperpyrexie* oder mit einer *allgemeinen hämorrhagischen Diathese* verbunden sind.

Die *Gesamtdauer* der Krankheit wechselt sehr, je nach der Schwere der Erkrankung. Es gibt leichte Fälle, die nach wenigen Tagen vorübergehen, und andererseits solche, die wochen- und monatelang dauern, weil immer wieder von neuem Rückfälle in diesem oder jenem Gelenke auftreten. Diese Form zeigt sich bei genauerer Betrachtung des gesamten Krankheitsverlaufes und insbesondere der Temperaturkurven oft sehr deutlich aus einzelnen *Anfällen* zusammengesetzt. In jedem solchen Anfall (s. Abb. 17) steigt die Temperatur einige Tage lang an und geht dann allmählich wieder zurück, so daß die Gesamtdauer eines Anfalles etwa 7—13 Tage dauert. Es folgt ein fieberfreies Intervall von einigen Tagen, darauf ein erneutes Ansteigen der Temperatur usw. Dem Wiederauftreten des Fiebers entspricht meist eine neue in einem oder in mehreren Gelenken auftretende Entzündung oder auch eine andere neu hinzutretende rheumatische Erkrankung, eine Endokarditis, Pleuritis u. a., während in der fieberfreien Zeit die örtlichen Erscheinungen in den Hintergrund treten und die Kranken sich fast ganz wohl fühlen.

Nicht selten gehen die anfänglichen schweren akuten Erscheinungen ziemlich rasch zurück, aber geringere Symptome, Schmerzen und Steifigkeit in einzelnen Gelenken, bleiben noch lange Zeit bestehen. Im allgemeinen gilt es als Regel, daß die Schwere und Dauer des Falles der Anzahl der befallenen Gelenke parallel geht. Doch kommen hiervon zahlreiche Ausnahmen vor, da sich die Krankheit mitunter gerade in *einem* Gelenk mit besonderer Hartnäckigkeit festsetzt. Von großem Einfluß auf die Gesamtdauer der

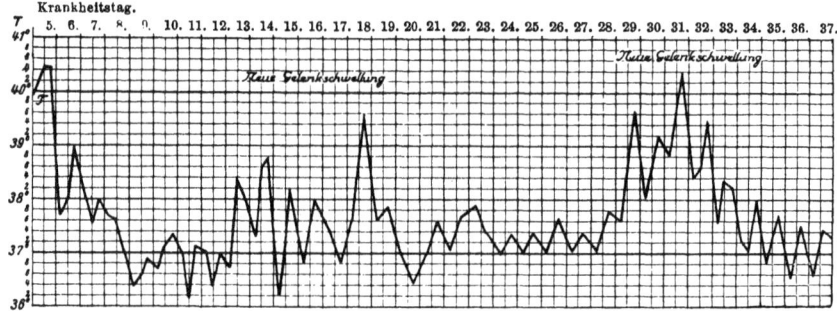

Abb. 17. Temperaturkurve bei akutem Gelenkrheumatismus.

Krankheit ist natürlich der Eintritt von etwaigen Komplikationen (Herzleiden usw.) und Folgekrankheiten (Muskelatrophien, Gelenkankylosen, Chorea u. a.). Unter diesen nehmen die *zurückbleibenden Herzfehler* weitaus die wichtigste Stelle ein. Dies ist ein Punkt, der bei der Prognose des akuten Gelenkrheumatismus stets berücksichtigt werden muß. Denn wenn die Krankheit als solche auch in den meisten Fällen zur Heilung gelangt, so legt sie doch, wie erwähnt, oft genug den Grund zu einem langwierigen und meist unheilbaren Herzleiden. Freilich kann auch die akute Endokarditis beim Gelenkrheumatismus ganz heilen. Entschieden häufiger bildet sie sich aber nicht vollständig zurück, sondern geht in eine *chronische Endokarditis* über. Dabei schließen sich zuweilen die Symptome des Herzfehlers unmittelbar an den Gelenkrheumatismus an, so daß die Kranken von der Zeit an beständig über Herzklopfen, Kurzatmigkeit u. dgl. zu klagen haben. Oder es tritt eine scheinbar völlige Genesung ein, und nur das kundige Ohr des Arztes erfährt durch das zurückbleibende Herzgeräusch etwas von dem dauernden Schaden, den der Körper erlitten hat. Die Kranken können sich noch jahrelang völlig wohl fühlen, bis endlich früher oder später die Kompensationsstörungen auftreten. — Weiterhin ist hier noch einmal an die wichtige Tatsache zu erinnern, daß nach überstandenem Gelenkrheumatismus die Neigung zu einer neuen Erkrankung an Gelenkrheumatismus oft für das ganze spätere Leben zurückbleibt.

Diagnose. Die Diagnose des Gelenkrheumatismus ist in den meisten Fällen leicht, da die Krankheit durch das akute Auftreten multipler Gelenkschmerzen und Gelenkschwellungen hinreichend gekennzeichnet ist. Immerhin darf

man nicht vergessen, daß Gelenkschwellungen auch im Verlauf anderer
Krankheiten vorkommen, und daß öfter Verwechslungen stattfinden. Namentlich wenn von Anfang an schwere fieberhafte Allgemeinsymptome vorhanden
sind, muß an die Möglichkeit einer *Sepsis*, einer *akuten Osteomyelitis* u. dgl.
gedacht werden, bei denen bekanntlich multiple Gelenkschwellungen keine
seltene Teilerscheinung sind. In der Regel wird bei gehöriger Aufmerksamkeit
der weitere Krankheitsverlauf in solchen Fällen darauf hinweisen, daß es sich
nicht um einen einfachen akuten Gelenkrheumatismus handeln kann.
Auch die im Wochenbett auftretenden Gelenkschwellungen sind zumeist
septischen Ursprungs und mit dem echten Gelenkrheumatismus nur entfernt verwandt. Die dem Gelenkrheumatismus ähnelnden „*rheumatischen
Erkrankungen*" bei Scharlach, Ruhr, epidemischer Meningitis und Pneumonie sind infolge der leicht erkennbaren Grundkrankheit fast immer richtig zu deuten.

Stets zweifelhaft muß es die Diagnose machen, wenn die Erkrankung von
vornherein nur *ein* Gelenk befällt. Diese *monartikulären Gelenkentzündungen*
entpuppen sich zumeist später als etwas ganz anderes, besonders häufig als
gonorrhoische Arthritiden, zuweilen auch als *tuberkulöse* oder als mit einem
osteomyelitischen Herde zusammenhängende Erkrankungen. Endlich ist hier
noch daran zu erinnern, daß bei der *Syphilis* im Beginn des sekundären
Stadiums nicht selten multiple Muskel- und Gelenkschmerzen auftreten,
die einen akuten Gelenkrheumatismus vortäuschen können.

Zweifelhaft ist zuweilen die Diagnose in den mit *Hautblutungen* (Purpura, Peliosis, s. u.) und *Erythema nodosum* verbundenen Fällen insofern,
als man hier ungewiß bleiben kann, was man als primäre, was als sekundäre
Erscheinung auffassen soll. Solange man die Ursache aller dieser Krankheitszustände nicht kennt, wird es nur ein Streit um den *Namen* bleiben,
ob man den einzelnen Fall so oder so bezeichnen will. Unseres Erachtens
hängen alle diese Fälle ätiologisch eng miteinander zusammen. — Sehr wichtig
ist oft die Differentialdiagnose zwischen Gelenkrheumatismus und echter
Gicht. Wir werden bei Besprechung der Gicht (s. u.) auf diesen Punkt näher
eingehen. — Endlich ist noch hervorzuheben, daß die *akute multiple Neuritis*
(s. d.), wenn sie mit Fieber und starken Schmerzen in den Gliedmaßen beginnt,
bei nicht genügender Aufmerksamkeit anfangs leicht mit einer Polyarthritis
verwechselt werden kann.

Therapie. Der akute Gelenkrheumatismus gehört zu den wenigen Krankheiten, gegen die es mehrere allgemein anerkannte *spezifische Heilmittel*
gibt. Das zuerst entdeckte Sondermittel war die auf Anregung KOLBES in die
Therapie eingeführte und seit 1876 gegen den Gelenkrheumatismus angewandte
Salizylsäure. Wenn auch die überraschend günstigen Wirkungen dieses
Mittels nicht in allen Fällen in gleich schneller und vollständiger Weise zur
Geltung kommen, so ist doch die Beeinflussung des Krankheitsvorganges
durch die Salizylsäure in den meisten Fällen unverkennbar. Ja, wir möchten
behaupten, diese Wirkung ist so regelmäßig, daß man aus der *völligen* Wirkungslosigkeit der Salizylsäure in einem *frischen* Fall sogar einen Zweifel
in die Richtigkeit der Diagnose setzen kann. So sieht man namentlich bei
gonorrhoischen, septischen u. a. Gelenkentzündungen fast gar keinen günstigen Einfluß des Mittels.

Die beiden ursprünglich angewandten Präparate der Salizylsäure waren
die reine Säure, *Acidum salicylicum*, und das *Natrium salicylicum*. Die reine
Salizylsäure wird jetzt nur noch selten gegeben. Das *salizylsaure Natrium*
verabreicht man in einzelnen größeren Gaben zu 4,0—6,0, am besten in

Oblaten oder in einer Lösung mit etwa 20,0—30,0 Aqua Menthae pip. Recht empfehlenswert ist wegen des widerwärtigen Geschmacks die Darreichung in einem Glase Ungarwein oder in starkem, schwarzem, nicht gesüßtem Kaffee. Der Vorzug des *Natrium salicylicum* liegt darin, daß man es in *einmaliger* größerer Dosis verabreichen kann, und daß es daher höchstens 2—3 mal am Tage eingenommen zu werden braucht. Im allgemeinen soll die in 24 Stunden verbrauchte Gesamtmenge nicht 10 g übersteigen, meist kommt man mit 6,0—8,0 g am Tage aus. Bei *Kindern* sind die betreffenden Gaben natürlich geringer, etwa 2,0—5,0 g pro die. Recht wirksam ist auch die Anwendung des Natr. salicylicum in *Klysmaform*, 6,0—10,0 in 60,0 Wasser gelöst.

Gegenwärtig wird auch das *Natrium salicylicum* seltener angewandt, hauptsächlich wegen des schlechten Geschmacks und wegen der oft nicht unerheblichen „*Salizylerscheinungen*". Hierher gehören zunächst *Übelkeit*, schlechtes Gefühl im Magen und selbst Erbrechen, dann vor allem *Ohrensausen*, das sehr heftig und mit starkem Schwindelgefühl verbunden sein kann. Mitunter beobachtet man eine eigentümliche Einwirkung auf das Sensorium. Namentlich bei jungen Mädchen tritt manchmal eine auffallend erregte, im ganzen jedoch heitere Stimmung ein, die nach größeren Gaben sogar in einen förmlichen „*Salizylrausch*" übergehen kann. Bemerkenswert ist auch der Einfluß auf die *Atmung*, die zuweilen auffallend tief und beschleunigt wird (*Salizyldyspnoe*).

Diese Nebenwirkungen haben zu dem Bestreben geführt, nach *Ersatzmitteln für die Salizylsäure* zu suchen, die ohne lästige Nebenerscheinungen von gleich guter therapeutischer Wirkung sein sollten. Von den zahlreichen empfohlenen Ersatzmitteln hat sich das *Aspirin* (Azetylsalizylsäure) einen guten Ruf erworben. In Pulvern zu 0,5—1,0 mehrmals täglich (4,0—6,0 pro die) wird es fast stets gut vertragen und hat sicher einen sehr günstigen Einfluß auf die rheumatische Erkrankung. Das gleiche kann vom *Novacyl* (Azetylsalizylsaures Magnesium) behauptet werden. Man gibt es in denselben Mengen wie Aspirin. Außerdem verdienen *Diplosal* und *Salol* (Salizylsäurephenylester) Erwähnung.

Auch die Antipyretika der Pyrazolongruppe, vor allem *Pyramidon*, aber ebenso *Antipyrin, Phenacetin, Laktophenin, Citrophen* u. v. a. wirken auf den rheumatischen Vorgang günstig ein, obwohl ihre Wirkung schwächer ist als die der Salizylpräparate. Zuweilen kann man jedoch in Fällen, bei denen die Salizylpräparate im Stich lassen, durch größere *Pyramidongaben* (6 mal 0,4 g täglich) guten Erfolg erzielen. Auch *Salipyrin, Melubrin, Novalgin* (Methylmelubrin), *Gardan* (Pyramidon-Novalgin) und *Veramon* sind gerühmt worden. Alle diese verschiedenen Ersatzmittel der Salizylsäure kommen namentlich in den länger andauernden Fällen zur Anwendung, wo es erwünscht ist, *mit den Mitteln wiederholt zu wechseln*.

Weiterhin hat sich noch ein anderes Mittel in der Behandlung des akuten Gelenkrheumatismus einen Ruf erworben: das *Atophan* (Phenylchinolin-Karbonsäure). Ursprünglich nur bei der Gicht (s. d.) empfohlen, übt das Atophan auch auf den akuten Gelenkrheumatismus einen unverkennbar günstigen Einfluß aus. Wiederholt haben wir Fälle gesehen, die zunächst mit Salizylpräparaten ohne erheblichen Erfolg behandelt wurden, während dann das Atophan rasch und günstig einwirkte. Man verordnet 2—3 mal täglich 2 Tabletten zu 0,5 Atophan, aber nicht länger als 3—4 Tage lang. Sehr oft verschwinden die Krankheitserscheinungen schon nach wenigen Tagen. Atophan kann auch durch das besser schmeckende *Novatophan*, das in der gleichen Weise angewandt wird, ersetzt werden. Sehr gerühmt wird ferner das *Atophanyl* (Atophannatrium, Natrium salicylicum und Novokain) wegen

seiner schnellen, schmerzlindernden Wirkung. Es können 1—3 Ampullen
mit 5 ccm pro die *intravenös* oder *intramuskulär* gegeben werden.

Auch wenn es durch Aspirin, Novacyl, Atophan oder dgl. gelungen ist, die
Krankheitserscheinungen zum Verschwinden zu bringen oder wenigstens bedeutend zu bessern, so ist hiermit doch nur in der Minderzahl der Fälle der
gesamte Krankheitsvorgang abgelaufen. Sehr häufig tritt bald früher, bald
später ein *Rezidiv* ein mit neuen Schmerzen oder selbst neuen Anschwellungen
eines oder mehrerer Gelenke. Um diesen stets möglichen Rezidiven vorzubeugen, hat man empfohlen, die Salizylpräparate oder das Atophan nach
den anfangs gegebenen größeren Gaben noch einige Zeitlang in kleineren
Mengen fortgebrauchen zu lassen. Wir sind hiervon aber im allgemeinen wieder
abgekommen, und zwar aus dem Grunde, weil diese *kleineren* Dosen das Auftreten von Rezidiven doch nicht verhindern, wohl aber geeignet sind, dem
Kranken den Geschmack an dem Mittel zu verderben und das Vertrauen auf
dieses zu mindern. Daher empfehlen wir, sobald die Patienten völlig schmerzlos geworden sind, die inneren Mittel ganz auszusetzen und die Kranken durch
Schutz vor Erkältungen (s. u.) vor Rezidiven möglichst zu bewahren. Treten
aber doch neue Schmerzen ein, so gibt man gleich wieder Aspirin, Atophan
oder ein ähnliches Mittel in *größerer* Menge und kann dann häufig auch das
Rezidiv sofort wieder beseitigen. Nur in den Fällen, wo geringe Gelenkbeschwerden fortdauern, kann man auch kleine Gaben der oben genannten
Mittel längere Zeit fortnehmen lassen. Atophan verordnen wir nicht länger
als 3—4 Tage und lassen dann stets eine Unterbrechung eintreten.

Leider ist die Wirksamkeit aller Mittel beim Gelenkrheumatismus in manchen
Fällen beschränkt. Neben zahlreichen Erkrankungen, die rasch und günstig verlaufen, beobachtet man mitunter auch Polyarthritiden, bei denen die Wirkung
der Salizylpräparate und der anderen Mittel von Anfang an versagt oder
wenigstens sehr bald nachläßt. Derartige Fälle stellen oft an die Geduld des
Arztes und des Kranken große Anforderungen. Namentlich die Fälle, wo sich
die Erkrankung in einem oder in mehreren Gelenken festsetzt, werden oft fast
gar nicht beeinflußt. Dann läßt man die inneren Mittel ganz oder wenigstens
eine Zeitlang beiseite und geht zu einer anderen Behandlung über. Zu versuchen sind äußere Anwendungen, vor allem die BIERsche Stauung (Gummi-
binden oberhalb der befallenen Gelenke, täglich $\frac{1}{4}$—$\frac{1}{2}$ Stunde und länger),
ferner örtliche heiße Umschläge, Umschläge von 30%igem Alkohol u. dgl.
Auch die *äußere* Anwendung resorbierbarer Salizylpräparate (*Analgit, Mesotan,
Rheumasan, Spirosal, Salit*) ist zuweilen nicht ganz unwirksam, doch muß man
sich vor den leicht eintretenden Hautentzündungen in acht nehmen. Ferner
können *Jodtinkturpinselungen* oder Einschmieren mit *Jodvasogen, Isapogen*
oder *Ichthyolsalbe* versucht werden. Geht die Krankheit in ein mehr chronisches Stadium über, so kommen allgemeine und örtliche *Schwitzkuren* (*Heiß-
luftbäder*, elektrische *Glühlichtbestrahlungen, Diathermie*), Einpackungen mit
erhitzter *Moorerde*, mit *Fango* u. dgl. in Betracht. Besonders die *Diathermie*
kann guten Erfolg zeigen. Auch die *Galvanisation* und die *Massage* der Gelenke ist mitunter von Nutzen. Vor der zu frühzeitigen Anwendung warmer
Bäder ist im allgemeinen zu warnen, da hiernach oft erneute Schmerzen
in den Gelenken eintreten.

Von nicht zu unterschätzender Wichtigkeit ist die allgemeine *hygie-
nisch-diätetische Behandlung* der Kranken. Vor allem ist für eine gleichmäßige Zimmerwärme zu sorgen, da erfahrungsgemäß Kälte, Zugluft, Nässe
u. dgl. häufig einen ungünstigen Einfluß auf die Krankheit haben und neue
Schmerzen hervorrufen. Die Kranken sind daher warm zu halten. Fast immer

wirken *Watteeinwicklungen* der erkrankten Gelenke sehr wohltätig. Stärker
befallene Gelenke werden oft zweckmäßig in festen Verbänden ruhig gestellt. Besonders wichtig ist, daß die Kranken auch in den leichtesten Fällen ständig das Bett hüten und dieses *nicht zu früh verlassen.* Wir lassen
die Kranken wenn möglich noch 8 Tage, nachdem sie schmerzfrei sind, im
Bett liegen. Durch zu frühzeitiges Aufstehen werden oft Rückfälle herbeigeführt. — Was die *Diät* anlangt, so ist vorzugsweise *Milch* zu empfehlen,
daneben leichte Suppen und Breie, Gemüse, rohes und gekochtes Obst und Eier.

Über die *Behandlung der Komplikationen* und *Nachkrankheiten* brauchen
wir nichts hinzuzufügen, da sie ganz nach den in den betreffenden Kapiteln
besprochenen Regeln geschieht. Vielfach erörtert worden ist die Frage nach dem
etwaigen *Einfluß der Salizylpräparate* und des *Atophans auf den Eintritt von
Komplikationen*, namentlich der Herzerkrankungen. Soviel steht fest, daß
diese durchaus *nicht* sicher durch diese Mittel verhütet werden können und
oft genug auch während dieser Behandlung eintreten. Andererseits glauben
wir aber doch, daß die Abkürzung der gesamten Krankheit durch die spezifisch wirksamen Mittel die Wahrscheinlichkeit der Entwicklung einer Endokarditis etwas verringert. Ist aber eine Herzkomplikation einmal eingetreten,
so haben Aspirin, Atophan usw. auf sie keinen nennenswerten Einfluß.

Von Bedeutung ist auch die Frage nach der Wirksamkeit der Heilmittel bei den schweren
Formen des Gelenkrheumatismus, namentlich bei der *zerebralen Form.* In dieser Beziehung
ist zunächst zu bemerken, daß die „Zerebralrheumatismus" überhaupt seit Einführung
der Salizylbehandlung viel seltener geworden zu sein scheint. In der Zeit vor der Einführung der Salizylbehandlung kam in Leipzig fast in jedem Jahr ein Fall von Hyperpyrexie vor. Seitdem haben wir unter vielen Hunderten von Polyarthritiden nur noch einen
Fall von Hyperpyrexie beobachtet. Bei diesem bereits mit hyperpyretischen Erscheinungen zur Beobachtung gekommenen (vorher nicht mit Salizylsäure behandelten) Falle
sahen wir trotz großer Gaben keinen Erfolg. Immerhin würden wir die Salizylpräparate
und das Atophan auch fernerhin in erster Linie versuchen, daneben *kühle Einpackungen*
anwenden, durch die jedenfalls am raschesten der gefährlichen Einwirkung der ungewöhnlich hohen Eigenwärme entgegengetreten werden kann. *Reizmittel*, vor allem
Kampfer und *Cardiazol*, dürfen in solchen schweren Fällen nicht gespart werden.

Auch bei den *schweren hämorrhagischen Formen* sind zunächst die obengenannten antirheumatischen Mittel anzuwenden. Die leichteren hämorrhagischen Erscheinungen beim Gelenkrheumatismus (hämorrhagische Urtikaria) bedürfen keiner besonderen Behandlung.

Geht die akute Entzündung in einzelnen Gelenken in eine *chronische Gelenksteifigkeit* und *Gelenkschwellung* über (Handgelenk, Schultergelenk), so
ist die Behandlung dieselbe wie beim chronischen Gelenkrheumatismus. Die
besten Erfolge erzielen BIERsche Stauung, örtliche Hitzeanwendungen (heiße
Luft, Fango, Glühlicht), *Diathermie*, allgemeine Schwitzkuren, Massage,
passive Bewegungen, Galvanisation u. dgl. Außerdem kommen in solchen
Fällen auch die warmen *Bäder* (Teplitz, Wiesbaden u. a.) in Betracht (s. das
folgende Kapitel). Diese Bäder werden auch häufig als zweckmäßige *Nachkur*
nach überstandener Krankheit verordnet. — Die zurückbleibenden *Muskelatrophien* und *Muskellähmungen* heilen am raschesten unter *elektrischer Behandlung, Massage* und *Übungsbehandlung.*

Prophylaxe. Die Vorbeugung des Gelenkrheumatismus besteht vor allem in der Vermeidung aller jener „rheumatischen Schädlichkeiten" (Erkältung, Nässe), deren Einfluß
auf die Entstehung der Krankheit nicht zu leugnen ist. Namentlich müssen Leute,
die bereits einmal eine Polyarthritis durchgemacht haben, sich in dieser Beziehung besonders in acht nehmen, da ihre Bereitschaft zur Erkrankung, wie erwähnt, entschieden
gesteigert ist. Diese Vorsicht schließt aber keineswegs aus, daß sie durch kalte Abreibungen u. dgl. die Empfindlichkeit ihrer Haut gegen Erkältungen abzustumpfen suchen.
Als prophylaktische Maßregel empfiehlt es sich ferner, bei Kindern und bei Jugendlichen,

die zu Anginen und zu Anfällen von Gelenkrheumatismus neigen, die hypertrophischen oder vernarbten und zerklüfteten *Tonsillen* zu entfernen. Man nimmt an, daß kleine Infektionsherde in den Mandeln den Ausgangspunkt für die sich stets wiederholenden Anfälle bilden. Die bisherigen Erfolge sprechen zugunsten einer Verminderung der Rückfälle. Recht häufig ist Stillstand der Erkrankung oder völlige Heilung erzielt worden.

Anhang.
Die gonorrhoischen Gelenkerkrankungen.

Erkrankungen der Gelenke sind die häufigste Komplikation bei der gonorrhoischen Allgemeininfektion. Gewöhnlich treten gonorrhoische Arthritiden im Verlauf einer akuten Gonorrhöe ein. Seltener entstehen sie beim chronischen Tripper, wenn irgendwelche auslösende Ursachen ein Neuaufflackern des Krankheitsvorganges herbeiführen.

Krankheitsbild. Der Tripperrheumatismus beginnt plötzlich mit nicht sehr hohen Fiebersteigerungen. Zuweilen sind anfangs mehrere Gelenke befallen, aber sehr bald setzt sich die Erkrankung in *einem* Gelenk fest, am häufigsten im *Kniegelenk* oder in einem *Fuß-* oder *Handgelenk*, seltener in einem *Hüftgelenk*, in einem *Fingergelenk*, in einem *Ellbogen-, Schulter-* oder *Kiefergelenk* u. a. (*Monarthritis gonorrhoica*). Die gonorrhoischen Gelenkentzündungen zeichnen sich durch die meist starke, diffuse periartikuläre Schwellung, die große Schmerzhaftigkeit schon bei den leichtesten Berührungen und geringen Bewegungen und ihre oft lange Dauer aus. Sie führen nicht selten zu völliger Versteifung des Gelenkes, die nur sehr mühsam wieder zu beseitigen ist. *Endokarditis*, *Perikarditis* oder *Pleuritis* komplizieren nur selten die gonorrhoischen Arthritiden.

Diagnose. Das Befallensein nur *eines* Gelenkes, der hartnäckige Verlauf und die Unwirksamkeit von Salizylpräparaten müssen an gonorrhoische Arthritis denken lassen. Der bakteriologische Nachweis einer gonorrhoischen Urethritis, gegebenenfalls nach Provokationsverfahren, bestätigt die Diagnose. Gelegentlich können auch in der Punktionsflüssigkeit aus dem erkrankten Gelenk Gonokokken nachgewiesen werden.

Therapie. Eine *örtliche Behandlung der Grundkrankheit* wird zu Beginn der akuten Gelenkerkrankung nicht vorgenommen. Erst nach Abklingen der schweren Erscheinungen wird sie in vorsichtiger Weise eingeleitet. Völlige *Bettruhe* und *leichte Kost* sind unbedingt nötig. *Ruhigstellung* des erkrankten Gelenkes, *zweckmäßige Lagerung* und *Einpackungen, Wärme-* und *Heißluftbehandlung*, vor allem aber regelmäßig angewandte *Biersche Stauung* beschleunigen die Heilung. Von innerlichen Mitteln können *Jodkali, Salizylpräparate* oder *Atophan* gegeben werden. *Atophanylinjektionen* lindern die Schmerzen wesentlich. Auch intravenöse *Trypaflavininjektionen* sollen einen guten Einfluß auf die erkrankten Gelenke ausüben. Von größtem Wert ist eine *Vakzinebehandlung* mit Autovakzine oder frisch hergestellter polyvalenter Gonokokkenvakzine. Als haltbare Polyvakzine haben sich *Arthigon, Gonargin, Gonokokkenvakzine Merck, Gono-Yatren* u. a. bewährt. Zuerst werden kleine, später allmählich steigende Dosen intramuskulär oder intravenös injiziert, und zwar, wenn keine starken Fieberreaktionen eintreten, in Abständen von 2—3 Tagen, andernfalls muß man die Zwischenräume vergrößern, bis das Fieber jeweils gefallen ist. Nach Abklingen der akuten Erscheinungen muß durch passende Lagerung, durch *aktive und passive Bewegungen*, durch *Massage, Diathermie, Bäder-* und *Heißluftbehandlung* usw. dem Zustandekommen von Gelenkversteifungen vorgebeugt werden.

Die syphilitischen Gelenkerkrankungen.

Syphilitische Arthritiden sind nicht so selten wie man früher annahm. Entzündliche, durch Spirochäteninfektion verursachte Erkrankungen der Gelenke können schon in frühen Stadien der *erworbenen Syphilis* auftreten. Häufiger sind entzündliche und gummöse Gelenkerkrankungen in späteren Stadien (*Arthro-Lues tardiva*). Die kongenitale *Syphilis* kommt als Ursache fungusähnlicher oder symmetrischer Arthritiden, die sich oft erst im Pubertätsalter ausbilden, nur bis etwa zum 20. Lebensjahre in Betracht.

Krankheitsbild. Die syphilitischen Gelenkerkrankungen können akut mit Fiebersteigerungen oder schleichend mit nur geringen Temperaturerhöhungen beginnen. Sie verlaufen oft nur mit geringen Gelenkergüssen. Schmerzen fehlen zumeist vollkommen, mitunter sind sie besonders nachts sehr ausgesprochen. Oft sind mehrere Gelenke, und zwar die Kniegelenke, dann Fuß-, Hand-, Schulter- und Ellbogengelenke betroffen. Aber auch Finger-, Wirbel- und andere Gelenke können befallen sein. Auffallend häufig sind *doppelseitige, symmetrische Gelenkerkrankungen*, z. B. beider Kniegelenke. Ein Wechsel der erkrankten Gelenke findet nicht statt. Die syphilitischen Gelenkerkrankungen verlaufen chronisch, heilen aber zumeist unter den Erscheinungen der Arthritis deformans aus.

Die **Diagnose** ist leicht bei entsprechender *Anamnese*, beim Vorliegen *anderer Zeichen der syphilitischen Infektion* und bei positivem Ausfall der WASSERMANNschen *Reaktion*. In nicht wenigen Fällen von *Arthro-Lues tardiva* kann aber die WaR des Blutserums dauernd negativ sein. Mitunter gibt dann die WaR der *Gelenkflüssigkeit*, die durch Punktion gewonnen wurde, noch ein positives Ergebnis.

Differentialdiagnostisch ist an den *akuten* und *chronischen Gelenkrheumatismus*, an *tuberkulöse, gonorrhoische, traumatische* und *septische Gelenkerkrankungen*, sowie an die *Osteoarthrosis* (*Arthritis*) *deformans* zu denken. Bei den metasyphilitischen Erkrankungen der Gelenke (bei tabischen Arthropathien) handelt es sich nicht um wirkliche syphilitische Veränderungen, sondern um Folgen einer schweren Schädigung der sensiblen und trophischen Nerven.

Therapie. Im Beginn der Erkrankung werden die befallenen Gelenke mit *Ruhigstellung, Einpackungen, Wärme* und *Stauung* behandelt. Bald setzen *Bewegungsübungen* und *Massage* ein. *Salizylpräparate* sind nutzlos. Ausgezeichnete Dienste leisten oft *Jodkalium* oder *Jodnatrium* (3 g wochenlang täglich). Später wird eine vorsichtige Allgemeinbehandlung (zunächst *Quecksilber*, später *Neosalvarsan*) eingeleitet.

Zweites Kapitel.

Der chronische Gelenkrheumatismus.
(Polyarthritis rheumatica chronica.)

Begriffsbestimmung und Ätiologie. Über das Wesen und die Ursachen der *chronischen* polyartikulären Erkrankungen sind unsere Kenntnisse trotz der großen Häufigkeit der hierher gehörigen Krankheitsbilder noch gering. Lassen wir die *tuberkulösen, syphilitischen* und die *gonorrhoischen* Gelenkerkrankungen mit ihrer feststehenden Ätiologie beiseite, so sind wir bei fast allen übrigen polyartikulären Erkrankungen in ursächlicher Hinsicht höchstens auf Vermutungen angewiesen. Unter dem Namen „*Arthritis chronica deformans*" faßte man bisher die ätiologisch verschiedenartigsten „*deformierenden*" Veränderungen an den Gelenken zusammen, gleichgültig ob diese als End- und Folgezustände der chronischen Polyarthritiden auf *entzündlichen* oder wie in anderen Fällen auf *nichtentzündlichen*, auf degenerativen Erkrankungen der Gelenke beruhten. Nach FR. MÜLLER und H. ASSMANN ist aber gerade die Trennung der *entzündlichen* von den *nichtentzündlichen* (degenerativen) Gelenkerkrankungen das erste erstrebenswerte Ziel jedes Einteilungsversuches, wenngleich natürlich Übergangsformen vorkommen. Auch im folgenden wird diese für praktische Verhältnisse gute Einteilung durchgeführt. Im nächsten Kapitel werden die *nichtentzündlichen* (degenerativen) Gelenkerkrankungen besprochen, im vorliegenden die *entzündlichen Gelenkleiden*. Diese teilen wir folgendermaßen ein:

1. **Sekundäre chronische Polyarthritis.** Bei einer Reihe hierher gehöriger Krankheitsfälle handelt es sich um denselben, nur in chronischer Form auftretenden Krankheitsvorgang wie bei der akuten Polyarthritis rheumatica. Für diese Fälle ist somit der Name „*sekundärer chronischer Gelenkrheumatismus*" gerechtfertigt. Besonders deutlich zeigt sich die ätiologische Verwandtschaft zwischen akuter und chronischer Polyarthritis in den Fällen, in denen sich das chronische Gelenkleiden an *eine oder an wiederholte Erkrankungen an akutem Gelenkrheumatismus unmittelbar anschließt*. Hier kann es nicht zweifelhaft sein, daß es dieselben spezifischen Krankheitserreger wie bei der akuten Polyarthritis oder deren Toxine sind, die sich in den Gelenken dauernd festsetzen und die chronisch-entzündlichen Veränderungen hervorrufen. Derartige Fälle von *sekundärer chronischer Polyarthritis rheumatica* sind von uns wiederholt beobachtet worden. Sie kommen in leichteren und ebenso auch in den schwersten Formen vor.

2. Primäre chronische Polyarthritis. Allein diese Fälle, die sich aus einem sicheren akuten Gelenkrheumatismus heraus entwickeln, sind immerhin selten im Verhältnis zur großen Mehrzahl der chronischen Polyarthritiden, die von vornherein in ganz langsamer und schleichender Weise entstehen. Wohl können wir *vermuten*, daß auch hier zum Teil dieselben Schädlichkeiten wirksam sind, wie beim akuten Gelenkrheumatismus, aber ein sicherer Beweis liegt nicht vor. Am ehesten wird man noch geneigt sein, von einer „*chronisch-rheumatischen Polyarthritis*" dann zu sprechen, wenn man wenigstens die äußeren „*rheumatischen Schädlichkeiten*" als wahrscheinlich wirksam annehmen kann (häufige Erkältungen, Durchnässungen, Wohnen und Arbeiten in feuchten, kalten Räumen, in neugebauten Häusern u. dgl.). Daher ist man auch geneigt, gewisse Berufsarten (Wäscherinnen u. a.) als dem chronischen Gelenkrheumatismus besonders ausgesetzt zu betrachten, und hat früher den chronischen Gelenkrheumatismus als „*Arthritis pauperum*" der „Gicht der Reichen" (d. h. der *Arthritis urica*) gegenübergestellt.

3. Spezifische chronische Polyarthritiden. Von einigen bestimmten Infektionskrankheiten wissen wir, daß sie zu schweren chronischen Gelenkveränderungen führen können. So sind namentlich die *chronisch-gonorrhoischen* (s. S. 125) und die *chronisch-syphilitischen* (s. S. 125) *Gelenkerkrankungen* als ätiologische Sonderformen abzugrenzen.

Auch die *Tuberkulose* scheint eine Rolle bei der Entstehung chronischer multipler Gelenkerkrankungen zu spielen. Bei diesem **„Poncetschen Rheumatismus"**, der bei gutartigen, zirrhotischen Lungentuberkulosen beobachtet wird, handelt es sich nach den pathologisch-anatomischen und bakteriologischen Befunden nicht um Gelenktuberkulosen. Manche Forscher glauben, daß diese chronischen polyartikulären Gelenkentzündungen unter dem Einfluß toxischer Einwirkungen infolge der tuberkulösen Infektion entstehen. Wahrscheinlicher ist, daß es sich um einen besonderen allergischen Ablauf einer chronischen rheumatischen Gelenkerkrankung bei Tuberkulösen handelt.

Als **Stillsche Krankheit** bezeichnet man eine Sondergruppe der chronisch-entzündlichen Gelenkerkrankungen, die am häufigsten im *Kindesalter* vorkommt, und die den Gelenkerkrankungen bei septischen Krankheiten nahe steht. Vielleicht beruht der Stillsche Symptomenkomplex auch auf einer chronischen Sepsis. Die Ätiologie ist unbekannt. Es besteht Schwellung verschiedener, meist symmetrischer Gelenke, Fieber, *Milzvergrößerung* und allgemeine Lymphknotenschwellung. Meist besteht remittierendes oder geringes, lang anhaltendes Fieber.

Pathologische Anatomie. Kennzeichnend für die chronischen rheumatischen Gelenkerkrankungen sind die S. 113 und 115 erwähnten, mikroskopisch nachweisbaren *rheumatischen Granulome*. Diese finden sich als *rheumatische Knötchen und Infiltrate* im straffen Bindegewebe, vor allem des Herzmuskels und der Gefäße.

Die *Synovialis* eines befallenen Gelenkes ist *entzündet* (*Synovitis chronica*). Oft zeigen die *Synovialkapsel* des Gelenkes und das *periartikuläre Bindegewebe* sehr beträchtliche entzündliche Verdickung (*Synovitis hyperplastica*), die Gelenkserosa ist trüb, die Menge der Synovialflüssigkeit ist durch Abscheidung eines fibrinreichen Exsudates in die Gelenkhöhle etwas oder in stärkerem Maße vermehrt (*S. serosa* oder *chronischer Hydrarthros*). Nicht selten bilden sich bindegewebige Verwachsungen zwischen den einzelnen Teilen der Synovialis, so daß die Beweglichkeit des Gelenkes hierdurch bedeutend eingeschränkt wird. Durch Schrumpfungen des Bindegewebes entstehen dauernde Kontrakturstellungen der befallenen Gelenke. Zuweilen (z. B. Schulter-, Kniegelenk) kommt es zu sekundärem Schwund des Knorpels und zu *bindegewebigen*, später *knöchernen* völligen Ankylosenbildungen. In späteren Stadien des entzündlichen Vorganges verwandelt sich das von der Kapsel ausgehende neugebildete Bindegewebe in straffes, schrumpfendes Narbengewebe. Infolge solcher Schrumpfungen kommt es zu oft bedeutenden *Stellungsveränderungen* und *unregelmäßigen Verkrümmungen* der Gliedmaßen, besonders an den Fingern und Zehen.

Klinische Symptome und Krankheitsverlauf. Die klinischen Symptome der chronischen entzündlichen Gelenkerkrankungen bieten im ganzen ein gleichförmiges Bild dar. Sie beziehen sich fast ausschließlich auf die *örtlichen Gelenkerkrankungen* und hängen unmittelbar von diesen ab. Große Verschiedenheiten zeigt aber der Gesamtverlauf der Krankheit. Sowohl in bezug auf die Lokalisation und Ausbreitung der Krankheit, als auch in bezug auf das Vorherrschen gewisser anatomischer Vorgänge (Exsudation, Ankylosenbildung, Deformierungen u. a.) beobachtet man in den einzelnen Fällen recht mannigfache Unterschiede. Manchmal beschränkt sich die Erkrankung nur auf ein Gelenk oder auf wenige Gelenke, manchmal werden schließlich fast alle Gelenke befallen.

Der *sekundäre* chronische Gelenkrheumatismus schließt sich an einen oder mehrere Schübe eines akuten Gelenkrheumatismus an. Nach der akuten Erkrankung tritt keine völlige Genesung ein. In manchen Fällen bleiben noch lange Zeit geringe Temperatursteigerungen bestehen, bis plötzlich erneut Gelenkschwellungen und Schmerzen auftreten (*subakute Polyarthritis rheumatica*). In anderen Fällen bleiben die Betreffenden monate- oder jahrelang anscheinend beschwerdefrei, bis sich allmählich fortschreitend oder häufiger mehr schubweise das Bild der chronischen Polyarthritis entwickelt, das im folgenden geschildert wird. Fast immer bleibt in solchen Fällen nach Abklingen der akuten Erkrankung auch in den fieber- und beschwerdefreien Zeiträumen die *Senkungsgeschwindigkeit der roten Blutkörperchen* erheblich beschleunigt.

Der sekundäre chronische Gelenkrheumatismus ist dadurch von der primären Polyarthritis unterschieden, daß, durch die Anamnese nachweisbar, ein oder mehrere Schübe einer akuten Erkrankung dem langwierigen, chronisch fortschreitenden Gelenkleiden vorausgegangen sind. Ferner verläuft der sekundäre chronische Gelenkrheumatismus im allgemeinen meist langsamer und gutartiger als die primäre chronische Polyarthritis. Nicht ganz selten ist aber auch beim sekundären chronischen Gelenkrheumatismus die allmähliche Entwicklung von Ankylosen und anderen schweren Veränderungen in den Gelenken zu beobachten. Im Gegensatz zur primären chronischen Polyarthritis, bei der Veränderungen an den Herzklappen zu den Seltenheiten zu rechnen sind, treffen wir chronische endokarditisch-rheumatische Erkrankungen beim sekundären chronischen Gelenkrheumatismus sehr häufig an, so daß die Herzklappenfehler mit allen ihren Folgen mitunter vollständig im Vordergrund des klinischen Krankheitsbildes stehen.

Die *primäre chronische Polyarthritis* beginnt ohne akutes Stadium ganz allmählich und schleichend. *Schmerzen* im Gelenk, namentlich bei Druck und Bewegungen, sowie *Steifigkeit* des Gelenks sind die ersten subjektiven Erscheinungen. Die Steifigkeit fällt am meisten auf, wenn das Gelenk vorher eine Zeitlang sich in Ruhe befunden hat. Sie ist daher gewöhnlich des Morgens nach dem Aufwachen am größten. Die Schmerzen strahlen oft längs der Gliedmaßen aus und haben einen brennenden, seltener einen neuralgischen Charakter. Auch in den späteren Stadien der Krankheit treten die heftigen Schmerzen nur bei Bewegungen in den erkrankten Gelenken ein, während sie bei völliger Körperruhe meist nachlassen oder ganz aufhören. Außer eigentlichen Schmerzen beobachtet man nicht selten im Beginn der Krankheit eigentümliche *Parästhesien* und ähnliche nervöse Symptome, namentlich in den Fingern. Sehr frühzeitig nimmt die *Bewegungsfähigkeit* in den erkrankten Gelenken ab, anfangs infolge der Schmerzen und einer gewissen reflektorischen Hemmung und Unsicherheit der Muskeltätigkeit, später infolge der rein mechanischen Behinderungen und der sich ausbildenden Muskelatrophie.

Bald nach Beginn der erwähnten Beschwerden treten in allen schwereren Fällen auch *Veränderungen an den erkrankten Gelenken* hervor. Die Gelenke erscheinen häufig aufgetrieben und verdickt, und bei passiven Bewegungen, die schmerzhaft und oft nur in geringer Ausdehnung ausführbar sind, hört und fühlt man das *Knacken* und *Knirschen*, das durch die Reibung der rauhen und unebenen Gelenkflächen gegeneinander hervorgerufen und sehr oft auch von den Kranken selbst wahrgenommen wird. Bei der chronischen *Arthritis sicca* fehlt jede stärkere Schwellung des Gelenkes. Trotzdem treten die Schmerzhaftigkeit, die Krepitation und die Hemmung der Beweglichkeit meist deutlich hervor. In anderen Fällen bilden sich dagegen reichlichere *seröse Ergüsse* in den Gelenken, am stärksten gewöhnlich in den Kniegelenken. Die hierdurch entstehenden Anschwellungen der Gelenke zeigen oft mehrfache Schwankungen. Die Exsudate werden zeitweise resorbiert, treten dann aber von neuem, oft in verstärktem Maße, wieder auf.

Mit dem allmählichen Fortschreiten der Krankheit bilden sich meist *starke Deformierungen* an den Gelenken aus. An den *Händen* sind sie oft am auf-fallendsten. Die Metakarpophalangeal-gelenke sind verdickt und aufgetrieben und treten um so mehr hervor, als der Handrücken infolge der Atrophie der Interossei eingesunken ist. Da die Basis der ersten Phalangen schräg nach ab-wärts rückt, gelangen die Finger immer mehr und mehr in eine Subluxations-stellung, sind gegen den Handrücken gebeugt und außerdem ulnarwärts ver-schoben (Abb. 18), so daß sie manch-mal sogar übereinander zu stehen kommen. Die Hohlhand ist oft grubig vertieft, und auch an den Finger-gelenken finden nicht selten Verschie-bungen statt. Zwischen erster und zweiter Phalanx besteht häufig ein dorsalwärts offener stumpfer Winkel, während die Endphalangen die Nei-gung haben, sich bei gestreckt blei-bender zweiter Phalanx zu beugen (Abb. 19). Trotz dieser Veränderungen können viele Kranke, zumal die Be-weglichkeit des Daumens verhältnis-

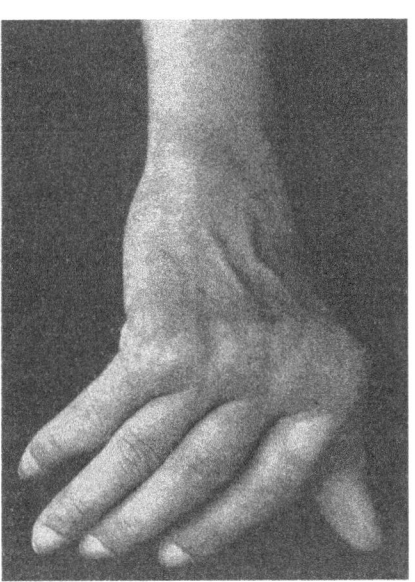

Abb. 18. *Primäre chronische Polyarthritis.* Ab-weichung der Finger im Grundgelenk ulnarwärts. „*Seehundsflosse*".

mäßig gut bleibt, mit ihren Händen, wenn auch mühsam und langsam, noch feinere Handarbeit machen, schön schreiben u. dgl. Zu wirklichen Ankylosen in den kleinen Fingergelenken kommt es nur ausnahmsweise. In einigen Fällen treten so auffallende Atrophien und Verunstaltungen der einzelnen Gelenke und kleinen Handknochen auf, daß die ganze Hand dadurch ein vollständig verändertes Aussehen erhält (s. Abb. 19).

Hier mögen auch die sogenannten *Heberdenschen Knoten* an den kleinen Gelenken des 2. bis 5. Fingers erwähnt werden. Es handelt sich um Verdickungen der anstoßenden *Knochenenden* der Interphalangealgelenke. Man beobachtet sie besonders bei älteren Frauen, zuweilen verbunden mit sonstigen Zeichen des chronischen Gelenkrheumatismus. Ob sie, wie manche Ärzte annehmen, auch mit echter *Gicht* oder mit *innersekretorischen Störungen (Klimakterium)* zusammenhängen können, läßt sich nicht sicher sagen.

In den *Ellbogengelenken* bilden sich oft starke Auftreibungen. Die Vorderarme geraten meist in eine Pronations- und zugleich in eine mehr oder weniger starke Beugekontraktur. Auch in den *Schultergelenken* nimmt die Beweg-lichkeit mehr und mehr ab, so daß die Arme schließlich fast nicht mehr ge-hoben werden können. Dabei entsteht eine Adduktionskontraktur.

An den unteren Gliedmaßen werden die *Hüft- und Kniegelenke* in der Regel stärker befallen als die Fußgelenke. Die kleinen *Zehengelenke* bleiben in der Regel völlig verschont. In den größeren Gelenken handelt es sich bald mehr um die chronisch-ankylosierende Form der Arthritis mit Schrumpfung des Bandapparates, bald mehr um chronisch-hyperplastische Zustände und seröse Exsudation. Sind die Gelenke der unteren Gliedmaßen in stärkerem Maße befallen, so wird natürlich das Aufstehen und Gehen immer schmerzhafter und unbeholfener und ist schließlich nur noch mit fremder Hilfe oder vermittelst Krücken möglich. Sehr oft entwickeln sich in den Hüft- und namentlich in den Kniegelenken starke *Beugekontrakturen*, die wohl vorzugsweise von der Schrumpfung der Sehnen und der Gelenkkapseln abhängen. In solchen Fällen können die Kranken nur mit gebeugten ("kontrakten") Beinen im Bett sitzen (s. Abb. 20). An den Hüftgelenken bilden

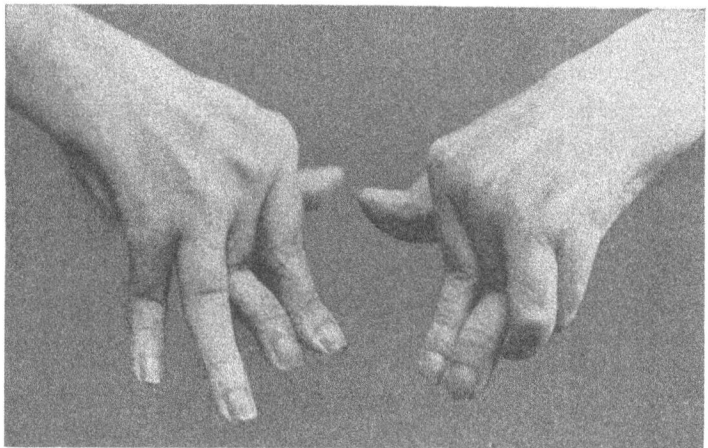

Abb. 19. Verunstaltungen der Hände bei chronischem Gelenkrheumatismus.

sich zuweilen Subluxationen aus, so daß der Femurkopf nach hinten und oben rückt. Ähnliches beobachtet man in sehr schweren Fällen auch am Kniegelenk. Im einzelnen bieten die Fälle der chronischen Polyarthritis manche Verschiedenheiten dar. Zuweilen treten die *Anschwellungen* der Gelenke durch Ergüsse in die Gelenkhöhlen auffallend stark hervor, in anderen Fällen fehlen alle Ergüsse, und es bilden sich allenthalben feste *Ankylosen*.

Diese allgemeine *chronisch-ankylosierende Polyarthritis* (*"Rheumatismus fibrosus"*, JACCOUD) scheint eine besondere klinische Form der Krankheit darzustellen. Sie kann sich beim sekundären, aber auch beim primären chronischen Gelenkrheumatismus entwickeln. Die Neigung zur Bindegewebsneubildung ist so groß, daß die Veränderungen an *allen* Gelenken zu *bindegewebigen* und später selbst zu *knöchernen* Ankylosen führen. Schließlich wird *der ganze Körper (Gliedmaßen, Wirbelsäule, Hals, Kiefergelenke) durch die knöcherne Ankylose aller Gelenke völlig starr und steif*. Wir sahen nicht wenige Fälle dieser traurigen Krankheitsform, bei der alle Gelenke der Befallenen *allmählich und unaufhaltsam völlig versteiften*. Bei mehreren hatte der Krankheitsvorgang in den Zehen angefangen und sich dann langsam nach oben ausgebreitet. Nicht selten geht dem ankylotischen Stadium eine stärkere Exsudation in dem Gelenk vorher. Manchmal sind die oberen Gliedmaßen am stärksten befallen, häufiger vorwiegend die Gelenke der Beine.

Beim chronischen Gelenkrheumatismus sind außer den Gelenken die übrigen Organe des Körpers meist ganz unbeteiligt. Nur die *Muskeln* machen hiervon eine Ausnahme, da jene schon oben (vgl. S. 117) besprochenen *arthrogenen Muskelatrophien* (Interossei, Schultermuskeln, Waden- und Oberschenkelmuskulatur usw.) oft aufs deutlichste nachweisbar sind und meist schon auffallend frühzeitig hervortreten. Ihre Hauptursache ist sicher die andauernde *Inaktivität* der Muskeln. Daneben kommen vielleicht noch unmittelbare Schädigungen des Muskelgewebes in Betracht. Sehr wichtig sind auch die begleitenden *Muskelkontrakturen*, die zum Teil mit chronisch-entzündlichen Schrumpfungsvorgängen in den Sehnen und Faszien zusammenhängen. Auch die *Sehnenscheiden* und *Schleimbeutel* sind oft mitergriffen. Zuweilen erscheint die *Haut* über den befallenen Gelenken, besonders an der Hand,

eigentümlich *welk* und *schlaff*, dabei aber nicht selten gleichzeitig *glatt* und *atrophisch*. Mitunter ist die Haut im Gesicht und an den Händen eigenartig *straff* und *glänzend* und zeigt *Pigmentverschiebungen*. Wir sahen einige Fälle, die mit ausgesprochener *Sklerodermie* verbunden waren. Trophische Störungen an den *Fingernägeln* werden ebenfalls beobachtet.

Die *inneren Organe* sind unverändert. Appetit und Verdauung bleiben gut, abgesehen von einer häufigen leichten chronischen Verstopfung. Begleitende *Herzklappenfehler* sind gewöhnlich nur in den Fällen von chronischer Polyarthritis vorhanden, die aus einem akuten Gelenkrheumatismus hervorgegangen sind. Nur

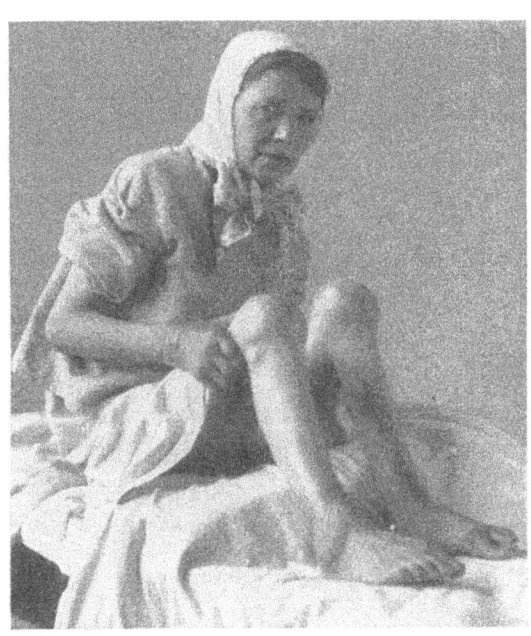

Abb. 20. Kontraktur der Hüft- und Kniegelenke bei chronischem Gelenkrheumatismus.

ganz vereinzelt haben wir sie auch in den von vornherein chronischen Fällen beobachtet, was in ätiologischer Beziehung (Verwandtschaft mit dem akuten Gelenkrheumatismus) wichtig ist.

Im allgemeinen verlaufen die chronisch-polyartikulären Erkrankungen *ohne Fieber*. Zuweilen beobachtet man jedoch — abgesehen von akuten Steigerungen einzelner Entzündungen — auch anhaltende leichte Temperaturerhöhungen auf 37,5—38°, eine Tatsache, die auf das Bestehen chronisch-infektiöser Vorgänge hinweist. Fast immer findet sich eine starke *Beschleunigung* der *Blutkörperchensenkungsgeschwindigkeit.* Ebenso ist zumeist eine auf toxisch-infektiöser Grundlage beruhende geringe *sekundäre Anämie* festzustellen. — Gewisse, öfters zu beobachtende Begleiterscheinungen, wie Kopfschmerzen, psychische Depression, Bronchitiden u. dgl., hängen nicht unmittelbar mit der Krankheit zusammen, sondern sind leicht erklärliche sekundäre Folgeerscheinungen.

Sehr wertvolle Aufschlüsse über die Art und Ausbreitung der Erkrankung liefert die *Röntgenuntersuchung* der befallenen Gelenke. Sie zeigt mit

9*

großer Deutlichkeit alle Auswüchse, Abschleifungen und Verschiebungen an den Gelenkenden der Knochen, ebenso aber auch die stärkere Ausdehnung oder andererseits das schließliche Verschwinden der Gelenkspalten bei der Ankylosenbildung. Den *verschmälerten Gelenkspalt* und die *Ankylosierung zahlreicher Gelenke* zeigt der *chronische Gelenkrheumatismus* am häufigsten (s. Abb. 21), während die *größeren, unregelmäßigen Knochenwucherungen*, welche die *Osteoarthrosis (Arthritis) deformans* kennzeichnen (s. Abb. 23), meist vollkommen fehlen.

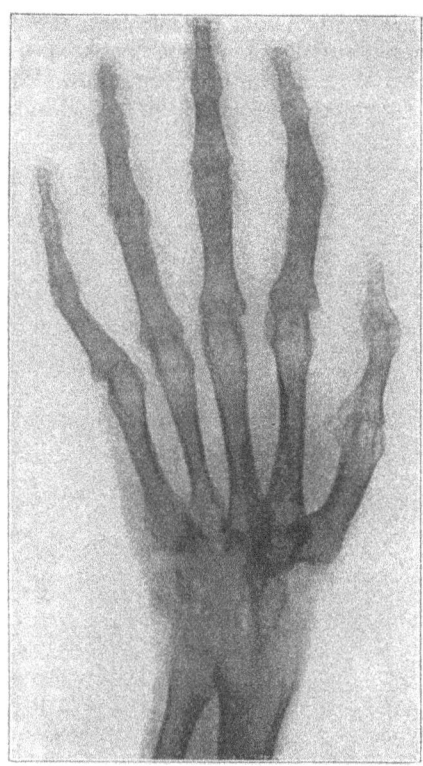

Abb. 21. *Sekundärer chronischer Gelenkrheumatismus.* („*Rheumatismus fibrosus*".) Vollkommene Ankylose sämtlicher Interphalangeal- und Metakarpophalangealgelenke, sowie des Handgelenks. Die Finger sind in fast gerader Stellung versteift. Knochenatrophie.

Die dem erkrankten Gelenk benachbarten Knochenabschnitte zeigen, besonders bei der chronischen Polyarthritis, seltener bei der Osteoarthrosis (Arthritis) deformans, eine deutliche Aufhellung (*Knochenatrophie*). Ist ein Gelenk längere Zeit ganz außer Funktion, so erleiden die zugehörigen Knochen eine allgemeine *Inaktivitätsatrophie*.

Verlauf und Prognose. Der Gesamtverlauf der chronischen Polyarthritis ist äußerst schleichend. Die Krankheit kann jahre- und selbst jahrzehntelang dauern. Nicht selten treten scheinbare Stillstände des Leidens ein, so daß monatelang oder sogar noch länger keine Veränderung in dem Zustand zu bemerken ist. Auch Besserungen und neue mehr akute oder chronische Verschlimmerungen im gesamten Krankheitszustand oder in einzelnen Gelenken kommen häufig vor. Im allgemeinen schreitet jedoch die Krankheit stetig fort. Sie führt, wie oben beschrieben, in jahrelangem Verlauf zu schweren Gelenkveränderungen und zu dauerndem Siechtum.

Heilungen sind nur in beginnenden Fällen zu erzielen. Günstig ist, daß das Leiden, namentlich bei geeigneter Pflege und Behandlung der Kranken, meist so langsam verläuft, daß der Allgemeinzustand, abgesehen von den örtlichen Beschwerden, sehr lange Zeit leidlich erträglich sein kann. Eine unmittelbare Lebensgefahr wird durch die Krankheit nicht herbeigeführt. Der *Tod* erfolgt schließlich entweder infolge zunehmender allgemeiner Schwäche oder durch zufällige Komplikationen.

Etwas günstiger ist die Prognose in den leichten Fällen von chronischem Gelenkrheumatismus, wo die anatomischen Veränderungen geringfügiger sind und sich auf die Synovialis beschränken. Indessen sind auch hier Heilungen keineswegs häufig, und die allmähliche Entwicklung von Ankylosen und anderen schweren Veränderungen in den Gelenken ist stets zu befürchten.

Die **Diagnose** der chronischen polyartikulären Erkrankungen als solche hat meist keine Schwierigkeit. Schwierig ist nur die genaue Beurteilung des einzelnen Falles nach seiner Ätiologie, nach den vorliegenden anatomischen Veränderungen und nach seiner Zugehörigkeit zu den *entzündlichen* oder *nicht-entzündlichen* Gelenkerkrankungen. Dies kann, soweit es überhaupt möglich ist, nur auf Grund einer genauen *Anamnese* und einer eingehenden Untersuchung, insbesondere auch *Röntgenuntersuchung* geschehen. Ferner kann die *Blutkörperchensenkungsgeschwindigkeit* bei vorsichtiger Bewertung und den nötigen Einschränkungen diagnostische Aufschlüsse geben.

Therapie. In allgemein-diätetischer Beziehung sind zunächst alle diejenigen Maßregeln zu ergreifen, welche die Abhaltung äußerer Schädlichkeiten bezwecken. Soweit es die Verhältnisse der Kranken erlauben, ist eine möglichst trockene und warme Wohnung anzuraten. Unter Umständen kann sogar mit Rücksicht auf das Klima ein Wechsel des Wohnortes wünschenswert sein. Zuweilen kann wenigstens ein Winteraufenthalt in einem warmen, sonnigen Klima ermöglicht werden. Die Kranken müssen sich warm kleiden, ohne jedoch, was häufig geschieht, sich gar zu sehr zu verweichlichen. Die Nahrung muß gut und kräftig sein.

Eine *ursächliche Behandlung* ist kaum möglich, da wir noch zu wenig über die Entstehung der akuten und der chronischen Polyarthritis wissen. In manchen hartnäckigen Fällen von chronischem Gelenkrheumatismus ist die *Entfernung der Tonsillen*, des vermutlichen Ausgangspunktes, von auffallend gutem Erfolg. Sind die Mandeln hypertrophisch oder stark zerklüftet oder vernarbt, und bergen sie Eiterherde, so ist jedenfalls ein Versuch mit der Entfernung der Mandeln zu machen. Kann *Syphilis* als Ursache des Gelenkleidens angenommen werden, so ist eine *spezifische Behandlung* (s. S. 126) einzuleiten. Die Behandlung der *gonorrhoischen Arthritiden* ist S. 125 besprochen worden. *Gichtische* Gelenkerkrankungen erfordern *Gichtmittel* (s. das betreffende Kapitel) und eine besondere *Gichtdiät*.

Die Behandlung der Krankheit selbst kann zum Teil mit *inneren Mitteln* versucht werden, muß aber vorzugsweise *örtlich* sein und die Gelenke unmittelbar angreifen. Von *inneren Mitteln* kommen zunächst die *Salizylpräparate* in Betracht. Der zeitweise Gebrauch von *Aspirin, Natrium salicylicum, Novacyl* u. a. (etwa 2,5—4,0 täglich) wird von manchen Ärzten empfohlen. Sie sind schmerzlindernd und fördern die Resorption von Exsudaten. Gegen die bindegewebigen Schrumpfungen, gegen die Versteifungen und Ankylosen sind sie machtlos. Sie sind besonders bei etwaigen akuten Verschlimmerungen des Leidens zu verordnen. Mehr Nutzen scheinen *Atophan* und *Novatophan* zu haben. Wenigstens kennen wir eine ganze Reihe von Fällen, wo die Kranken durch Atophangebrauch (3—4mal täglich 0,5) entschiedene Besserungen erzielten. Wegen der Gefahr der Leberschädigung sind Atophanpräparate jedoch nur 3—4 Tage lang und dann erst wieder nach längerer Pause zu geben. Vorübergehend gut wirksam ist *Atophanyl* (1—3mal 5 ccm täglich intravenös oder intramuskulär). Auch *Jodkalium* kann versucht werden. Nennenswerte Erfolge sind aber nur bei *syphilitischen* Gelenkleiden zu erwarten. Eine gewisse günstige Einwirkung wurde einige Male von *Arsenik* beobachtet. Man verschreibt das Arsen am besten in Pillen zu je 0,001—0,002 Acidum arsenicosum 2—3mal täglich und steigert dann langsam die Dosis. Soll ein Erfolg erzielt werden, so muß das Mittel monatelang, unter Umständen mit kleinen Unterbrechungen, gebraucht werden. *Eisen, Chinapräparate, Lebertran* u. dgl. sind zuweilen bei abgemagerten, anämischen Kranken von ausgezeichnetem Erfolg. Bei beginnenden Verwachsungen und Versteifungen kann man die narbenlösende Wirkung von subkutanen *Thiosinamininjektionen* (2—3mal wöchentlich 1 Ampulle) oder seines Salizyldoppelsalzes *Fibrolysin* versuchen.

Unter den *örtlichen* Behandlungsverfahren nehmen gegenwärtig die *Wärme-behandlung* und die BIERsche *Stauung* den ersten Rang ein. Allgemeine und örtliche *Schwitzkuren* durch *Heißluftkästen, elektrische Glühlichtbäder* u. dgl. haben zweifellos in manchen Fällen recht guten Erfolg. Hieran schließen sich die *heißen örtlichen Umschläge und Einpackungen* (Moorerde, Fango, verschiedene Schlammsorten, heiße Sandbäder u. dgl.). Von besonders günstiger Wirkung ist mitunter die *Diathermie*. Auch unmittelbare *Sonnenbestrahlungen* (Sonnenbäder) und Bestrahlungen der erkrankten Gelenke mit der künstlichen *Höhensonne* (Quarzlampe) scheinen zuweilen von Nutzen zu sein. Die BIERsche *Stauung* (täglich 1—2 Stunden und länger in verschiedener Abstufung) kann günstig wirken. Gar zu große Hoffnungen darf man freilich in schwereren Fällen auch auf sie nicht setzen. Ferner kommt die *Massage* in Betracht, wenn auch ihre Erfolge natürlich nur selten von Dauer sind. Immerhin vermag sie manchmal die Resorption der entzündlichen Exsudate wesentlich zu beschleunigen, vermag ferner die Exkursionsfähigkeit der Bewegungen in den Gelenken zu vergrößern und endlich durch Kräftigung der Muskeln eine bessere Beweglichkeit und allgemeine Stärkung der Kranken zu erzielen. Sehr wichtig sind in allen Fällen frühzeitig zu beginnende und methodisch fortzusetzende *heilgymnastische Übungen*, durch welche die Beweglichkeit der Gelenke für lange Zeit nach Möglichkeit erhalten bleiben kann. Von guter Wirkung ist auch der *elektrische Strom*. Sowohl die galvanische Behandlung der erkrankten Gelenke, als auch die Faradisation der atrophischen Muskeln ist oft von Erfolg begleitet.

Örtliche *Einreibungen* der Gelenke mit reizenden (*Linimentum ammoniato-saponatum oder camphoratum* (*Opodeldok*)) oder narkotischen (*Chloroformöl*) Mitteln wirken durch die damit verbundene Massage. In der Praxis sind sie nicht zu entbehren. Auch das Einpinseln mit *Jodtinktur* hat zuweilen einen gewissen Nutzen, ebenso das *Ichthyol*. Besser wirken oft vorsichtige *Schmierseifeneinreibungen* und *Alkoholumschläge*. Die örtliche Anwendung resorbierbarer Salizylpräparate (*Mesotan, Rheumasan, Salit*) kann ebenfalls mit Vorsicht versucht werden. Mit der Darreichung von Narkotika (Morphium) sei man bei der langen Krankheitsdauer so zurückhaltend wie möglich. Gerade unter den Kranken mit chronischen Gelenkleiden gibt es nicht wenige Morphinisten. Man versuche daher bei stärkeren Schmerzen, so lange wie möglich, mit *Melubrin, Pyramidon, Veramon, Novalgin, Gardan, Helon, Togal* u. dgl. auszukommen.

Allgemein gebräuchlich bei den chronischen Gelenkleiden ist die Anwendung der *Bäder*. Wenn ihre Wirkung auch nicht überschätzt werden darf, so ist ihr wohltätiger Einfluß in manchen Fällen doch nicht zu leugnen. Einfache warme Wasserbäder, Bäder mit Fichtennadelextrakt, Fluinol, Salzbäder oder Neurogenbäder (5—10 Pfund ins Bad) können fast in jeder Haushaltung eingerichtet werden. Von den Kurorten kommen bei chronischen Gelenkleiden erfahrungsgemäß am meisten in Betracht: die *indifferenten Thermen* (z. B. *Wildbad, Gastein, Teplitz, Ragaz, Baden in der Schweiz*), die warmen Kochsalzbäder in *Wiesbaden*, die Kochsalzsäuerlinge in *Oeynhausen* und *Nauheim* u. a. Recht gute Erfolge sieht man, namentlich in beginnenden Fällen, von *Moorbädern* (Elster, Marienbad, Franzensbad, Aibling u. a.), sowie von den verschiedenen *Schlammbädern* (Fangobädern u. a.). Ferner werden die *Schwefelbäder* (Aachen, Baden bei Wien, Pöstyén (Pistyan) und Trencsin-Teplitz in der Tschechoslowakei u. a. vielfach gerühmt. Einen verhältnismäßig recht günstigen Erfolg haben wir wiederholt auch von der Anwendung heißer *Sandbäder* gesehen, die, namentlich örtlich an den Händen und Füßen, auch in der Wohnung der Kranken gemacht werden können. Besondere Vorrichtungen hierzu findet man in *Bad Köstritz.* Doch können jetzt fast in jedem gut eingerichteten Kranken-hause *allgemeine heiße Sandbäder* verabfolgt werden. Bei den Sandbädern scheint außer der Temperatur auch noch die gleichmäßige und andauernde Kompression eine günstige Wirkung zu haben.

Auch den *radiumhaltigen* Bädern (Kreuznach, Münster a. St., Teplitz, vor allem *Oberschlema* und *Joachimsthal*) werden gute Wirkungen zugeschrieben. Radiumkompressen, Radiuminhalationen und der innerliche Gebrauch von Radiumwässern sind vielfach bei chronischen Gelenkleiden versucht worden, ebenso die entsprechenden *Mesothoriumpräparate.* Die Wirkung dieser Mittel ist jedoch noch sehr fraglich.

Nach intramuskulärer oder intravenöser (also parenteraler) Einspritzung körperfremder Eiweißstoffe (*Reiz-[Proteinkörper-]therapie mit Blut, Sanarthrit [Extrakt aus tierischem Knorpelgewebe], Milch, Aolan, Caseosan, Yatrencasein, Omnadin, Novoprotin, Sufrogel* u. a.) oder nach intramuskulärer Verabreichung von *Schwefel* (Sulfur. praecipit. 0,2 in Olivenöl) werden neben fieberhafter All-gemeinreaktion frische örtliche Reaktionen und zuweilen auch Besserungen bei chronisch-entzündlichen Gelenkerkrankungen erreicht. In manchen Fällen kann man auf diese Weise erfreuliche Erfolge erzielen; zu hoch darf man aber seine Erwartungen nicht spannen.

Alles in allem kommt es darauf an, *je nach der Art der jeweils vorliegenden Veränderungen,* durch den Gebrauch der angeführten Mittel, mit denen man in verschiedener Weise abwechseln muß, das Fortschreiten der Krankheit nach Möglichkeit zu verzögern. Eine ausdauernde Behandlung wird dann in vielen Fällen wenigstens durch zeitweilige, nicht ganz unerhebliche Erfolge belohnt werden.

Anhang.

Die chronische ankylosierende Versteifung der Wirbelsäule.

(Strümpell-Mariesche Krankheit.)

Im Anschluß an die chronischen polyartikulären Gelenkerkrankungen be-sprechen wir hier noch eine nicht sehr seltene, besonders bei Männern im mittleren Lebensalter zu beobachtende eigenartige Erkrankung der *Wirbelsäule* die sehr langsam und im allgemeinen mit geringen, nur selten mit stärkeren Schmerzen verläuft und schließlich zu einer so völligen Versteifung der Wirbel-säule führen kann, daß die ganze Wirbelsäule vom Kreuzbein bis hinauf zum Atlanto-Occipitalgelenk ein vollständig starrer Stab wird. Alle Bewegungen des Rumpfes und des Kopfes, ferner das Liegen und Sitzen, weniger das Stehen und Gehen sind dadurch nicht unerheblich beeinträchtigt. In weniger weit fortgeschrittenen Fällen ist die Versteifung noch nicht so vollständig. In der Regel fängt die Krankheit im Lendenteil der Wirbelsäule an und schreitet von da nach aufwärts. Weit seltener ist eine absteigende Ausbreitung des ankylosierenden Vorgangs. In den meisten Fällen bleibt die Gesamtform der Wirbelsäule ziemlich gerade. Die normalen Krümmungen der Wirbel-säule, insbesondere die normale Lendenlordose, werden eher geringer. Doch gibt es auch Fälle mit starker rundlicher Kyphose. Wahrscheinlich hängen diese Unterschiede mit dem vorhergehenden Zustand der Wirbelsäule und wohl auch mit der Beschäftigung und Arbeit der Kranken zusammen. Die Muskeln des Rückens, namentlich die langen Rückenmuskeln, atrophieren in-folge ihrer Untätigkeit. Eine ausgesprochene Beteiligung der spinalen Nerven-wurzeln fehlt in den meisten Fällen. Gelegentlich können jedoch, nament-

lich bei der kyphotischen Form der Wirbelsäulensteifigkeit, neuralgische
Schmerzen, Muskelspannungen u. dgl. beobachtet werden, die vielleicht auf
einer Reizung der Rückenmarkswurzeln beruhen (BECHTEREWsche *Form
der Wirbelsäulenversteifung*).

Sehr auffallend ist, daß der Krankheitsvorgang sich in manchen Fällen ganz
auf die *Wirbelsäule* beschränkt und alle anderen Gelenke vollständig frei läßt.
Andererseits kommt auch eine gleichzeitige Beteiligung der Gliedmaßengelenke nicht selten vor. Vor allem treten in den großen *proximalen* Gelenken
(daher die Bezeichnung *Spondylose rhizomélique*), seltener auch in den anderen
Gelenken, ähnliche ankylosierende oder anscheinend chronisch-arthritische
Veränderungen auf. In dem ersten Fall, den STRÜMPELL im Jahre 1879
beobachtete, bestand neben vollständiger Steifheit der Wirbelsäule eine völlige
Ankylose beider Hüftgelenke, so daß der Kranke einen höchst eigentümlich
veränderten Gang hatte: er ging gewissermaßen in den Knien.

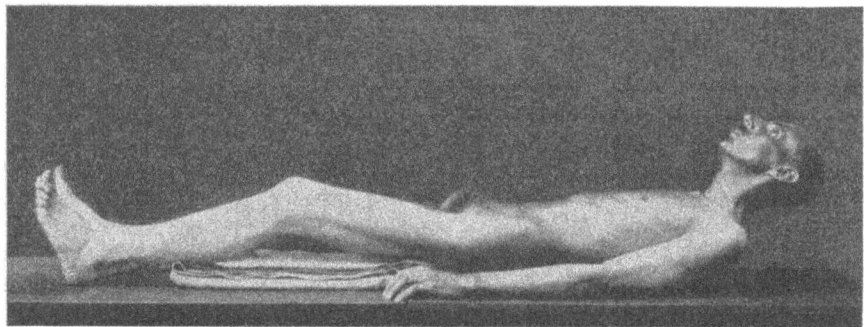

Abb. 22. Vollständige Ankylose der ganzen Wirbelsäule und beider Hüftgelenke. Alle anderen Gelenke frei.

Pathologisch-anatomisch haben wir zwei Formen der Wirbelsäulenversteifung, eine auf *entzündlicher* und eine auf *nichtentzündlicher* Basis erfolgende, zu
unterscheiden.

Zumeist handelt es sich um eine *entzündliche* Erkrankung der kleinen
Wirbelgelenke und um eine Verknöcherung des Bandapparates, so daß die
einzelnen Wirbelkörper durch zunächst *feine, gleichmäßige, dünne* Knochenspangen miteinander verbunden werden. Auch zwischen den Proc. spinosi
können sich solche Knochenspangen bilden. Sehr oft sind auch die Gelenke
zwischen Wirbeln und Rippen ankylosiert, was zu einer Veränderung des
Atemtypus führen kann. Die Zwischenwirbelscheiben, die im Röntgenbild
immer eine gleichbleibende Höhe zeigen (s. u.), können lange Zeit erhalten
bleiben, schließlich aber auch verknöchern, ebenso die kleinen Gelenke zwischen den Gelenkfortsätzen der Wirbel.

Von dieser *chronisch-entzündlichen*, von den kleinen *Wirbelgelenken* ausgehenden Wirbelsäulenversteifung ist ein rein degenerativer, sicher *nichtentzündlicher* Vorgang abzutrennen, der in ähnlicher Weise ebenfalls zur Wirbelsäulenversteifung führt. Er beginnt mit einer Degeneration der *Zwischenwirbelscheiben*. Entsprechend dem verschiedenen Grad der Degeneration
ist die sonst gleichmäßige Höhe der Zwischenwirbelscheiben (s. o.) verschieden.
Starke, klammerartige Zackenbildungen an den Rändern der Wirbelkörper
überbrücken die zusammengepreßten, verbreiterten Zwischenwirbelscheiben.

Bei der *entzündlichen* Form spricht man gewöhnlich von einer „*chronisch
ankylosierenden Spondylitis*" (*Spondylarthritis* [*Spondylitis*] *ankylopoetica*). Für

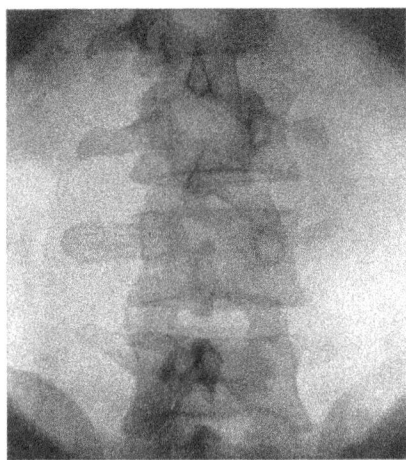

Abb. 1. *Normale Wirbelsäule* (Lendenwirbel).

Wirbelkörper deutlich voneinander getrennt (Zwischenwirbelscheiben). Proc. spinosi und transversi abgegrenzt sichtbar.

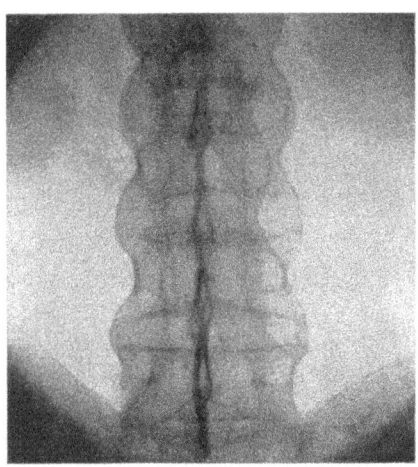

Abb. 2. *Spondylitis ankylopoetica.*

Wirbelgelenkspalten verschwunden. Völlige Verknöcherung der Zwischenwirbelscheiben und der Bänder, insbesondere der Lig. interspinalia. Hochgradige Knochenatrophie. Die Proc. transversi sind deshalb auf der Reproduktion fast gar nicht sichtbar.

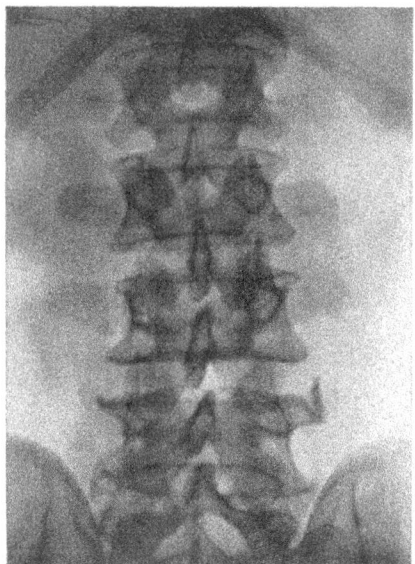

Abb. 3. *Spondylarthrosis deformans.*

Randwulst(Zacken)bildungen am 3. und besonders am 4. Lendenwirbelkörper.

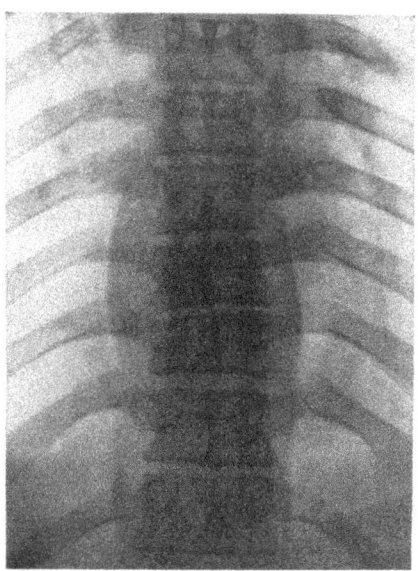

Abb. 4. *Spondylitis tuberculosa.*

Kariöse Zerstörung des 8. und 9. Brustwirbels. Paravertebraler tuberkulöser Abszeß, der beiderseits von der Wirbelsäule bogenförmig nach aufwärts und nach unten sich erstreckende ovale Schatten bildet.

Verlag von F. C. W. Vogel in Berlin.

die Anschauung, daß die chronische Versteifung der Wirbelsäule nur eine besonders lokalisierte Form der *allgemeinen ankylosierenden chronischen Polyarthritis* ist, sprechen die Fälle, in denen sich der Vorgang in der Wirbelsäule mit der Erkrankung mehr oder weniger zahlreicher anderer Gelenke verbindet. Andererseits scheint doch die auffallende Verknöcherung des Bandapparates etwas Eigenartiges darzustellen.

Ätiologisch handelt es sich bei dieser auf *entzündlichen* Vorgängen beruhenden *Spondylarthritis ankylopoetica* um *infektiös-toxische* (chronisch-rheumatische, recht häufig gonorrhoische, sehr selten syphilitische) Veränderungen der Wirbelgelenke und -knochen. Die ältere Ansicht, daß *Traumen* (Sturz auf den Rücken, Verschüttung u. dgl.) eine ursächliche Rolle bei der Spondylarthritis ankylopoetica spielen, hat sich nicht bestätigt.

In den *nichtentzündlichen* Fällen (*Spondylarthrosis* [*Spondylosis*] *deformans*), die sich fast völlig schmerzlos, sehr langsam und scheinbar „von selbst" entwickeln, handelt es sich um eine *endogen als Abnutzungskrankheit entstandene allmähliche metaplastische Umwandlung des Bindegewebes und Knorpels in Knochengewebe*, die der Osteoarthrosis (Arthritis) deformans (s. u.) gleichzusetzen ist.

In *ätiologischer* Hinsicht kommt bei der *Spondylosis deformans*, die als eine *Abnutzungs- und Altersveränderung* der Wirbelsäule aufzufassen ist, eine allgemeine Disposition zu osteoarthrotischen Veränderungen *aller* Gelenke in Betracht. Genaue klinische und vor allem röntgenologische Untersuchungen lassen fast immer neben der Spondylosis deformans entsprechende Veränderungen auch an scheinbar gesunden Gelenken (z. B. an den Kniegelenken) nachweisen (s. Kap. Osteoarthrosis [Arthritis] deformans). Gelegentlich wird der Beginn dieser Wirbelsäulenerkrankung auf einen Sturz auf den Rücken, Verschüttung u. dgl. zurückgeführt. *Einmalige traumatische Einwirkungen* können jedoch das Leiden nur *auslösen* oder *verschlimmern*, und auch dies ist nur bei einem sehr erheblichen, schweren Unfall anzunehmen. Wahrscheinlich führen jedoch die Unsumme *wiederholter geringfügiger Traumen* während des ganzen Lebens bei gewissen Berufen (Lastträgern, Landwirten u. a.) oder fortdauernde ungewöhnliche Belastung oder sonstige Veränderungen der statischen Verhältnisse zu einer fortschreitenden osteoarthrotischen Versteifung der Wirbelsäule.

Die *Diagnose* ist bei gehöriger Aufmerksamkeit und genauer Untersuchung der Beweglichkeit der Wirbelsäule nicht schwierig. Sehr lehrreich sind *Röntgenaufnahmen* der Wirbelsäule, die insbesondere die Spangenbildung zwischen den einzelnen Wirbelkörpern sehr deutlich erkennen lassen, ebenso die etwaigen Veränderungen der Zwischenwirbelscheiben (s. Tafel II). Röntgenologisch können die beiden Formen der Wirbelsäulenversteifung, die *Spondylarthritis ankylopoetica* und die *Spondylarthrosis deformans* meist gut auseinandergehalten werden.

Eine Heilung des Zustandes ist nicht möglich. Gewisse symptomatische Besserungen können aber durch Bäder, vorsichtige heilgymnastische Übungen, Massage, Sanarthrit- und Fibrolysin-Injektionen u. dgl. erzielt werden.

Drittes Kapitel.

Die Osteoarthrosis (Arthritis) deformans.

Entsprechend der auf S. 126 gegebenen Einteilung werden im folgenden die *nichtentzündlichen (degenerativen) chronischen Gelenkerkrankungen* besprochen. Wir unterscheiden bei diesen:

1. **Osteoarthrosis (Arthritis) deformans.** Die historische *Arthritis deformans* hat H. ASSMANN, da sie ja ihrem Wesen nach mit einer Entzündung nichts zu tun hat, also keine . . . itis ist, *Osteoarthrosis deformans* genannt. Es handelt sich um eine *degenerative Gelenkerkrankung*, die meist durch Abnutzung des

Knorpels eingeleitet wird, weiterhin kommt es auch häufig zu Abschleifungen des Knochens.

Die *Ursachen*, die zur Schädigung des Knorpels und zu dem primären Knorpelschwund führen, sind sehr verschieden. Vor allem sind *Ernährungsstörungen* des Knorpels durch *arteriosklerotische Veränderungen der zuführenden kleinen Gefäße* anzuschuldigen. In manchen Fällen, vor allem bei Frauen in den Wechseljahren, führen *endokrin-spastische Gefäßstörungen* zu den gleichen Knorpelschädigungen und ihren Folgen. Auch *statische Überbelastungen* und andere *Veränderungen der Statik* eines Gelenks, *verstärkte Inanspruchnahme* oder *chemische Schädigungen* (wie z. B. bei der *Osteoarthrosis alcaptonurica*) spielen ursächlich eine Rolle. Ferner ist der *Konstitution, einer ererbten, angeborenen oder erworbenen Minderwertigkeit des Gelenkapparats oder einzelner gelenkeigener Gewebe*, eine Bedeutung beizumessen (PAYR).

Die Osteoarthrosis deformans ist vorzugsweise eine Erkrankung des *höheren Alters*. Gewisse, meist monartikuläre Formen hat man als *Osteoarthrosis senilis* bezeichnet, so namentlich das *Malum coxae senile*. Auch die häufigste, gewöhnliche, polyartikuläre Form der Osteoarthrosis deformans kommt erst *nach dem 35. Lebensjahre* vor. Es gibt jedoch von dieser Regel Ausnahmen. Ein besonderer Einfluß des Geschlechts auf die Entstehung der Krankheit — vielleicht abgesehen von einzelnen bestimmten, zur Zeit des Klimakteriums auftretenden Formen — kommt nicht in Betracht.

2. **Osteoarthrosis deformans juvenilis.** Gewisse wesensähnliche Erkrankungen kommen auch bei *Jugendlichen* zur Beobachtung. Einerseits können das *Hüftgelenk* (PERTHESsche *Krankheit*), andererseits das *Os naviculare pedis* (KÖHLERsche *Krankheit*), das *Metatarsale II* (KÖHLER), oder verschiedene *Handwurzelknochen* (*Os lunatum* und *Os naviculare*, KIENBÖCK) betroffen werden.

Außer *äußeren Schädlichkeiten* schaffen *Störungen der Drüsen mit innerer Sekretion*, Entwicklungs- und Wachstumsstörungen, über die wir jedoch noch nichts Genaueres wissen, die Disposition zu diesen Knochen- und Gelenkerkrankungen. Diese gehören jedoch mehr in das Gebiet der Chirurgie und werden hier nur der Vollständigkeit halber erwähnt.

3. **Osteoarthrosis deformans neuropathica.** Auch bei organischen Nervenleiden (*Tabes dorsalis, Syringomyelie*) können hochgradige Gelenkveränderungen entstehen. Die nähere Art der in diesen Fällen in erster Linie anzuschuldigenden *trophoneurotischen Einwirkungen* auf die Gelenke ist noch unbekannt.

4. **Gelenkgicht.** Während bei der *Alkaptonurie* die *Homogentisinsäure* unter Braunfärbung den Knorpel allmählich zerstört, ruft bei der Gicht die *Harnsäure* durch chemisch-toxische Schädigungen schwere Gelenkveränderungen hervor. In vielen Fällen entwickeln sich die stärksten chronisch-deformierenden Gelenkentzündungen aus einer echten, ursprünglich durch akute Gichtanfälle gekennzeichneten Gicht. Solche Fälle echter *chronischer Gelenkgicht* sind bei aufmerksamer Anamnese und Untersuchung meist leicht zu erkennen.

Pathologische Anatomie. Die Osteoarthrosis (Arthritis) deformans nimmt im Gegensatz zur chronischen Polyarthritis ihren Ausgangspunkt in den *Gelenkknorpeln*. Erst später greifen die Veränderungen auf die *Synovialis* und auf die *knöchernen Gelenkenden* über und führen schließlich zu den Verunstaltungen der befallenen Gelenke, die zum Teil auch durch die mechanischen Einflüsse der Bewegung, Reibung u. dgl. entstehen. In manchen Fällen besteht der krankhafte Vorgang nur in einer Auffaserung, Zerstörung und Usur der Gelenkknorpel, gewöhnlich beginnend an deren äußerem Rande. Schließlich wird der Knochen freigelegt und ebenfalls ulzeriert. Dabei kann die Gelenkkapsel längere Zeit unbeteiligt bleiben und jeder seröse Erguß ins Gelenk fehlen (*Arthrosis sicca*). In anderen Fällen treten aber bald Wucherungszustände hinzu, sowohl im Knorpel selbst, als auch in der Synovialis und den Gelenkbändern. Die Innenfläche der Synovialis erhält ein zottiges Aussehen durch regenerativ-entzündliche Wucherungen; in manchen der aus Granulationsgewebe bestehenden, zottigen Auswüchse können sich Fettgewebe und Knorpelgewebe bilden und selbst Verknöcherungen einstellen. Mitunter lösen sie sich ab und werden zu „*freien Gelenkkörpern*". An den Gelenkknorpeln treten ebenfalls Wucherungen auf, die zum Teil wieder zerfallen und zu immer tieferen Gewebsverlusten führen. Vom Knorpel greift der Vorgang auf die Knochen über, und so werden schließlich oft die Gelenkenden der Knochen zu einem großen Teil vollständig zerstört. Sehr häufig nimmt an den Gelenken das Periost durch eine *ossifizierende Periostitis* an der Erkrankung teil. Es kommt zu den kennzeichnenden Sporn-, Randwulst- und Zackenbildungen. Meist schreitet der Prozeß auch weiter auf die benachbarten *Sehnen* und *Sehnenscheiden, Schleimbeutel* usw. fort. Bei der *mikroskopischen Untersuchung* der erkrankten Gelenke findet man einen fibrillären Zerfall der Knorpelgrundsubstanz, daneben an den Knorpelzellen einerseits Wucherungs- und Teilungsvorgänge, andererseits Untergang der neugebildeten Zellen durch einfachen und fettigen Zerfall.

Daß die normale Form des Gelenkes durch alle diese Vorgänge schließlich fast vollständig untergeht, ist selbstverständlich. Die Gelenkenden werden immer mehr und mehr zerstört, nehmen neue Stellungen zueinander ein, indem sich durch Abschleifung der zugekehrten Teile neue Gelenkflächen bilden. Außen wird das Gelenk meist immer mehr und mehr verdickt, was um so auffälliger hervortritt, als die *umgebenden Muskeln einer beträchtlichen Atrophie verfallen.* Ansammlungen von Synovialflüssigkeit fehlen häufig während der ganzen Krankheit, können sich aber zuweilen (z. B. in den Kniegelenken) in beträchtlichem Maße entwickeln.

Klinische Symptome und Krankheitsverlauf. Je nach der Ausbreitung der Erkrankung unterscheidet man eine *polyartikuläre* und eine *monartikuläre* Form der Osteoarthrosis (Arthritis) deformans. Die *polyartikuläre* Form ist in der überwiegenden Mehrzahl der Fälle zu finden. Sie ist immer eine *Abnutzungs-* und *Alterserkrankung,* die mitunter bereits im 4. oder 5., meist aber erst im 6. und 7. Lebensjahrzehnt, vor allem bei Leuten, die ihr ganzes Leben lang schwere körperliche Arbeiten verrichtet haben, beobachtet wird.

Die Krankheit beginnt gewöhnlich in den *Kniegelenken* oder in den *kleinen Hand- und Fingergelenken.* Allmählich werden alle größeren Gelenke nach und nach ergriffen, und zwar im allgemeinen symmetrisch an beiden Körperhälften, doch immerhin so, daß das Leiden nicht selten in dem einen Gelenk stärker entwickelt ist als in dem anderen. Zumeist beteiligt sich auch die *Wirbelsäule* in geringerem oder stärkerem Grade an der Erkrankung. Mitunter steht diese *Spondylarthrosis (Spondylosis) deformans* vollständig im Vordergrund des Krankheitsbildes (s. S. 137). Ganz frei bleiben in der Regel die *Kiefergelenke.*

Die Krankheit entwickelt sich ganz allmählich und unmerklich. Ohne daß die Kranken Beschwerden hatten, fühlt man gelegentlich bei passiven Bewegungen mit der auf das *Kniegelenk* aufgelegten Hand Reiben, Knirschen, Knacken und Knarren. In anderen Fällen machen sich von vornherein *Beschwerden* bemerkbar, und zwar zunächst ein Gefühl der *Steifigkeit,* vor allem wenn das Gelenk sich vorher eine Zeitlang in Ruhe befunden hat. *Schmerzen* stellen sich zumeist erst später bei Bewegungen und bei längerer Inanspruchnahme der betroffenen Gelenke ein. Gelegentlich treten, meist durch geringfügige mechanische Verletzungen hervorgerufen, in dem einen oder anderen Gelenk *entzündliche Schwellungen* auf. Diese gehen mit schmerzhaften Empfindungen einher, die besonders nachts recht lästig werden können. Mitunter entstehen starke *seröse Ergüsse.* Recht häufig kommt es in bereits stärker veränderten Gelenken, besonders in den Knie- und in den Ellbogengelenken, durch spontane Ablösung von Knorpelteilen oder von Zotten der gewucherten Gelenkkapsel zur Bildung von „*freien Gelenkkörpern*". Durch Einklemmungen können diese eine plötzliche Bewegungssperre und heftigste Schmerzen (*Einklemmungserscheinungen*) zur Folge haben. Durch Kapselwucherungen werden

die Gelenke bisweilen *verdickt*. Bei zunehmenden Abschleifungen der Gelenkflächen entstehen *fehlerhafte Stellungen*, gelegentlich sogar *Subluxationen* und
Luxationen. *Kapselschrumpfungen* können zu starken Bewegungseinschrän-
kungen führen. Es entstehen jedoch nie *knöcherne Ankylosen*.

Zumeist verursacht die Erkrankung hauptsächlich nur in einem oder in
einigen größeren Gelenken Beschwerden, am häufigsten in den *Knie-* und in
den *Hüftgelenken*. Schmerzen und Bewegungsbehinderungen in den *Schulter-*
und *Ellbogengelenken* und in den *Hand-* und *Sprunggelenken* sind seltener.
Recht häufig sind Schmerzen im Rücken und in der Lendengegend, über die
nach Heben großer Lasten oder nach schwerem Tragen geklagt wird. Diese
meist als Lumbago, Muskelrheumatismus oder Ischias gedeuteten Schmerzen
beruhen, wie die Röntgenuntersuchung zeigt, auf einer Osteoarthrosis deformans der *Wirbelsäule* oder der *Hüftgelenke*.

Die *monartikuläre* Form der Osteoarthrosis deformans hat ihren Sitz am
häufigsten in einem Hüftgelenk (*Malum coxae senile*), viel seltener in einem
Knie oder in einer *Schulter*. Sie beruhen bei älteren Menschen auf den gleichen
Ursachen, die bei der polyartikulären Form (s. o.) angeschuldigt werden.

Von dieser *primären* monartikulären Form, die also als Aufbrauch- oder Alterskrankheit
aufzufassen ist, muß eine *sekundäre* monartikuläre Form der Osteoarthrosis (Arthritis)
deformans unterschieden werden, die durch *bestimmte lokalisierte Schädigungen des Gelenks*
hervorgerufen wird. So schließt sich diese *sekundäre* Osteoarthrosis deformans an *traumatische Verletzungen* von Knorpel- oder Knochenteilen eines Gelenks, an *schlechtgeheilte
Knochenbrüche*, an *schwere Gelenkinfektionen* oder an *andere Gelenkerkrankungen* an. Diese
Erkrankungen gehören jedoch zum Bereich der Chirurgie und sollen hier nicht besprochen
werden.

Außer den Gelenken sind bei der Osteoarthrosis deformans die *übrigen Organe
des Körpers* und der *Allgemeinzustand* nicht verändert. Die Erkrankung verläuft ohne *Fieber*. *Arthrogene Muskelatrophien* (Waden- und Oberschenkelmuskulatur, Schultermuskeln u. a.), die auf der *Inaktivität* der Muskeln beruhen, sind bei vorgeschrittener Erkrankung oft auffallend frühzeitig festzustellen. Meist ist die Krankheit mit anderen Alters- und Abnutzungserschei-
nungen, die auf arteriosklerotischer Grundlage beruhen, verbunden.

Die wichtigsten Aufschlüsse über die Art und die Ausbreitung der Osteoarthrosis deformans gibt die *Röntgenuntersuchung*. Kennzeichnend sind im
Beginn der Erkrankung die feinen, oft nur in zarten Umrissen zu erkennenden
Zacken-, Sporn- und Spitzenbildungen an den Knorpelgrenzen der Gelenkenden.
Meist sind die Gelenkspalten durch den Knorpelschwund verschmälert, aber
völlig frei. In vorgeschrittenen Fällen sind selbst die knöchernen Gelenkflächen
durch Abschleifen zerstört. An Stelle der zuerst feinen, zackigen Knochenwucherungen sind *große, plumpe und unregelmäßige Knochenwucherungen* zu
erkennen. Am *Hüftgelenk* nimmt der Gelenkkopf durch Abschleifung oft eine
Pilzform an. Der Schenkelhals erscheint verkürzt. Zackige Randwülste und
Knochenwucherungen umgeben die Pfanne (Abb. 23), die völlig ausgeschliffen
werden und ihre Gestalt verändern kann. Entsprechende Abschleifungen und
Verunstaltungen können sich an den Kniegelenken, an den Oberarm- und Ellbogengelenken finden. Gelegentlich sind innerhalb der Gelenke ein oder
mehrere „*freie Gelenkkörper*" sichtbar.

Auffällig ist oft, daß röntgenologisch und klinisch nachweisbare schwerste
Veränderungen mit geringen Beschwerden einhergehen. Andererseits stehen
mitunter glaubhafte heftige Klagen anscheinend in keinem Verhältnis zu dem
geringen Befund.

Verlauf und Prognose. Der Verlauf der Osteoarthrosis deformans ist außerordentlich langwierig. Monate- und jahrelang bestehen die Beschwerden. Zeit-

weise können sie ganz verschwinden. Gelegentlich treten akute Verschlimmerungen in einzelnen Gelenken auf und bessern sich wieder. Immer aber schreitet die Krankheit, wenn auch langsam, so doch stetig fort. Eine Rückbildung der Gelenkveränderungen ist nicht möglich. Allmählich entstehen in jahrelangem Verlauf schwere Deformierungen. Das Leiden verläuft jedoch so langsam, daß der Zustand, abgesehen von den Gelenkbeschwerden, sehr lange Zeit erträglich sein kann.

Diagnose. Oft ist das Vorliegen einer Osteoarthrosis deformans an den großen Gelenken sowie an der Wirbelsäule durch den Nachweis der *Bewegungsbeschränkung* zu stellen. So ist beim Malum coxae senile die Drehung des Beines in der Hüfte nach außen meist sehr stark beeinträchtigt und äußerst schmerzhaft. Ferner läßt das *Reiben, Knarren* und *Knirschen* in den befallenen Gelenken oft die Krankheit erkennen. Diagnostisch ausschlaggebend sind jedoch *Röntgenaufnahmen* der Gelenke. Unbedingt nötig ist es dabei stets, zu Vergleichszwecken *beide* Kniegelenke, *beide* Ellbogengelenke usw. röntgenologisch aufzunehmen. Gegebenenfalls sind auch Aufnahmen von verschiedenen Ebenen aus vorzunehmen. Weiterhin ist die

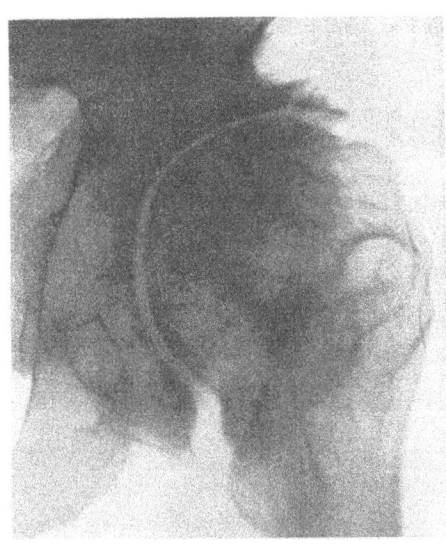

Abb. 23. *Osteoarthrosis (Arthritis) deformans coxae (Malum coxae senile)* bei einem 55jährigen Mann. Pilzförmige Deformierung des Gelenkkopfes. Verkürzung des Schenkelhalses. Knochenwucherungen am oberen und unteren Pfannendachrand. Gelenkspalt frei.

Bestimmung der *Blutkörperchensenkungsgeschwindigkeit* zur Diagnose heranzuziehen. Diese ist bei der Osteoarthrosis deformans *nicht* beschleunigt, solange nicht *entzündliche* Komplikationen in dem einen oder anderen Gelenk vorhanden sind.

Therapie. Hinsichtlich der Behandlung der Osteoarthrosis deformans gilt das S. 133 ff. Gesagte. Im Vordergrund stehen *örtliche physikalisch-therapeutische Maßnahmen, Massage, aktive und passive Bewegungstherapie und Bäderbehandlung.*

Viertes Kapitel.

Die Ostitis fibrosa (v. Recklinghausen).

Die *Ostitis fibrosa cystica generalisata* hat v. Recklinghausen im Jahre 1891 zuerst beschrieben. Die Krankheit ist durch vollständigen *Knochenumbau* gekennzeichnet, bei dem es zu einer weitgehenden *Entkalkung der Knochen* und zur Bildung eines eigenartigen *fibrösen Markes* kommt, das von zahlreichen *Zysten* durchsetzt ist. *Auftreibungen, Verbiegungen* und *Spontanfrakturen* der Knochen sind die Folgen dieses Vorgangs.

Die Ostitis fibrosa wird vorwiegend im *jugendlichen* und *mittleren* Lebensalter, und zwar häufiger beim *weiblichen* Geschlecht beobachtet. Gelegentlich zeigen mehrere Angehörige einer Familie diese eigenartige Knochenerkrankung.

Ätiologie. Bei der Ostitis fibrosa handelt es sich um eine *Störung im Kalkstoffwechsel.* Mit einer gewissen Regelmäßigkeit werden bei dieser Krankheit

Hyperplasien (*Adenome*) eines oder mehrerer *Epithelkörperchen*, mitunter bis zu Taubeneigröße, gefunden. Da sich die Krankheitserscheinungen nach der operativen Entfernung dieser Epithelkörperchengeschwülste bessern, scheint der Zusammenhang zwischen Epithelkörperchenerkrankung (*Hyper- oder Dysfunktion*) und Ostitis fibrosa erwiesen zu sein. Tierversuche bestätigten diese Ansicht. Bei Ratten und Meerschweinchen, denen monatelang Nebenschilddrüsenpräparate (*Parathormon*) eingespritzt wurde, rief der Hyperparathyreoidismus einen erhöhten Kalkspiegel im Blutserum und eine vermehrte Ausscheidung von Kalk im Urin hervor. Außer der Entkalkung aller Knochen zeigten sich in den langen Röhrenknochen die für die Ostitis fibrosa des Menschen kennzeichnenden Veränderungen.

Pathologische Anatomie. Bei der Ostitis fibrosa handelt es sich um einen gesteigerten Abbau alten Knochens und um die Bildung neuen kalklosen oder kalkarmen Knochengewebes. Das Knochenmark wird durch ein fibröses faseriges Gewebe ersetzt. In diesem Fasermark bilden sich durch stellenweise Verflüssigung glattwandige, meist mehrkammerige Hohlräume, *Zysten*. Weiterhin entstehen in diesem fibrösen Knochenmark an besonders belasteten und gereizten Stellen sarkomartige Riesenzellenwucherungen, die gewöhnlich infolge kleiner Blutungen reichlich Blutpigment enthalten. Diese „*braunen Tumoren*" sind als reaktive Granulationsvorgänge von echten Sarkomen zu unterscheiden.

Symptome und Krankheitsverlauf. Meist lenken *Spontanfrakturen* die Aufmerksamkeit auf die Krankheit. Mitunter klagen die Kranken über „rheumatische" Beschwerden, über Schmerzen und Ziehen in den Gliedern, über Mattigkeit und Abgeschlagensein. In vorgeschrittenen Fällen sind *Auftreibungen* und *Verbiegungen* der befallenen Knochen, *Knocheninfraktionen*, *Spontanfrakturen* und schwere *Verunstaltungen des Skeletts*, die den Veränderungen bei der Osteomalazie ähneln, festzustellen. Gang- und Bewegungsstörungen und heftigste Knochenschmerzen sind die Folge.

Nicht immer sind alle Knochen gleichmäßig befallen. Mitunter bleiben manche Knochen völlig unverändert. In anderen Fällen sind ausschließlich ein oder zwei benachbarte Knochen erkrankt. Warum der Vorgang in dem einen Fall *monostitisch* bleibt und in dem anderen in die *generalisierte Form* übergeht, ist noch unbekannt. Ebenso ist es nicht sicher, ob die lokalisierte Ostitis fibrosa völlig wesensgleich mit der gewöhnlichen generalisierten Form ist. Epithelkörperchenvergrößerungen sind bisher bei der Ostitis fibrosa localisata nicht nachgewiesen worden.

Während die morphologischen Blutbestandteile bei der Ostitis fibrosa nicht verändert sind, ist der *Kalziumspiegel im Blutserum stark erhöht* (*Hyperkalzämie*) und zwar werden Werte über 10 mg%, meist 15—25 mg%, gefunden. Nach SNAPPER u. a. ist ferner stets die *Kalkausscheidung im Urin erheblich gesteigert*. Statt 100—200 mg können 400 mg Kalk im Harn ausgeschieden werden.

Röntgenaufnahmen zeigen die hochgradige allgemeine Kalkarmut der Knochen und deren Veränderungen der äußeren Gestalt. Die Knochen sind stellenweise von *wabenartigen, zystischen Hohlräumen* durchsetzt. Die Rindenschichten über diesen Zysten sind außerordentlich verdünnt. Im Bereich dieser aufgehellten Stellen sind die Infraktionen und Spontanfrakturen der Knochen zu erkennen (Abb. 24).

Prognose. Schwere Fälle der Ostitis fibrosa cystica generalisata schreiten unaufhaltsam fort, führen zur Kachexie und zum Tode. Aber auch die spontane Heilung der Krankheit ist einige Male beobachtet worden. An Stelle der früheren Zystenbildungen wurden dann auffällig stark sklerosierte Knochenstrukturen gefunden. Vollkommene Heilungen können jetzt durch die operative Entfernung der Epithelkörperchen (s. u.) erzielt werden.

Bei der Ostitis fibrosa localisata ist die Prognose ebenfalls nicht günstig, falls nicht operativ eingegriffen wird. In vereinzelten Fällen sind jedoch auch hierbei Spontanheilungen beschrieben worden. Mitunter kommt es nach einiger Zeit jedoch wieder zu Zystenbildungen an anderen Knochen.

Diagnose. Die Diagnose kann durch die *Röntgenuntersuchung* leicht gestellt werden. Bei ungeklärten ,,rheumatischen" Schmerzen in den Gliedmaßen ist stets auch an Ostitis fibrosa zu denken und durch Röntgenaufnahmen danach zu fahnden. Neben dem Röntgenbefund ist die *Hyperkalzämie* und die *gesteigerte Ausscheidung von Kalk im Urin* für die Diagnose Ostitis fibrosa cystica generalisata entscheidend. In seltenen Fällen können sehr große *Epithelkörperchengeschwülste* unter der Haut am Hals unmittelbar gefühlt werden. Differentialdiagnostisch sind vor allem Knochenzerstörungen durch Tumoren auszuschließen.

Therapie. In einer ganzen Reihe von Fällen generalisierter Ostitis fibrosa ist Heilung durch *operative Entfernung der Epithelkörperchengeschwülste* erzielt worden. Nach der Operation sinkt der erhöhte Kalkgehalt des Blutes stark ab. Der Blutkalkspiegel wird wieder normal. Die Ausscheidung des Kalkes im Urin wird regelrecht, und die Knochenveränderungen heilen aus. Gelegentlich wurde nach der Operation eine *Tetanie* beobachtet, die jedoch in den bisher beobachteten Fällen spontan zurückging. Bei der Nachbehandlung leisten *Höhensonnenbestrahlungen* und die Darreichung von *Vigantol* und *Calcium lacticum* wertvolle Dienste.

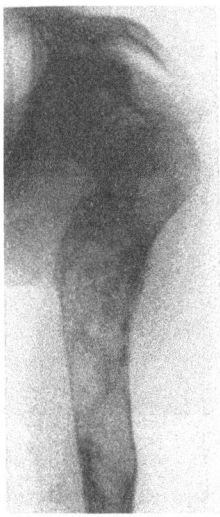

Abb. 24. *Ostitis fibrosa*
(V. RECKLINGHAUSEN).
14jähriger Junge. Linker
Oberarmknochen. Entkalkung und Zystenbildungen
im oberen Humerusschaft
mit in Heilung begriffenen
Spontaninfraktionen.
(Chir. Klinik, St. Georg.)

Die lokalisierten Formen der Ostitis fibrosa müssen durch Inzision des Herdes mit nachfolgender Auskratzung und postoperativen Röntgenbestrahlungen behandelt werden.

Fünftes Kapitel.

Die Ostitis deformans (Paget).

Die von PAGET 1877 zuerst beschriebene chronische Erkrankung wird durch eine auffällige *Verdickung und Verbildung der befallenen Knochen* gekennzeichnet. Sie ist eine Krankheit *älterer Leute*, die sich meist zwischen dem 40. und 50. Lebensjahr zuerst bemerkbar macht, und zwar bei Männern häufiger als bei Frauen.

Ätiologie. Die Ursache der Krankheit ist noch nicht bekannt. Wahrscheinlich liegt eine uns noch unbekannte *Stoffwechselstörung* zugrunde. Daß *Störungen der Drüsen mit innerer Sekretion*, insbesondere der Epithelkörperchen, bei der Ostitis deformans (PAGET) eine ursächliche Rolle spielen, hat sich bisher nicht bestätigt. Nach dem jetzigen Stand unserer Kenntnisse hat die Ostitis deformans (PAGET) anscheinend keine Beziehungen zur Ostitis fibrosa (V. RECKLINGHAUSEN). Manche Forscher nehmen jedoch an, daß die Ostitis deformans eine Ausheilungs- oder Altersform der Ostitis fibrosa darstelle.

Pathologische Anatomie. Alle Knochen oder auch nur einzelne, besonders aber Schädel, Wirbelsäule, Beckenknochen und lange Röhrenknochen, können an dem Krankheitsvorgang beteiligt sein. Die Knochen sind, zumeist in symmetrischer Weise, auffällig verdickt und zeigen eigenartige Verbildungen. Meist nimmt der *Schädel* an Umfang ge-

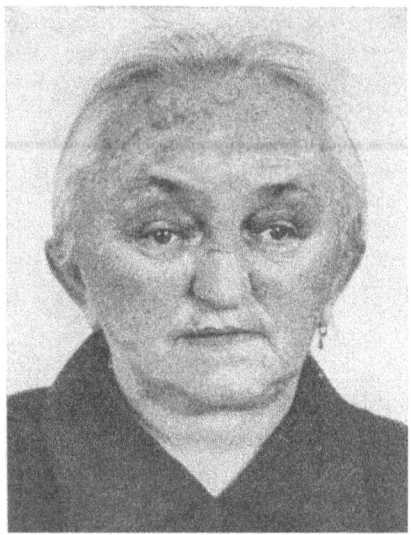

Abb. 25. *Ostitis deformans* (PAGET). 56 jährige Frau mit auffälliger Vergrößerung des Kopfumfangs. Stirn- und Scheitelbeine wölben sich bukkelig vor. Vgl. Schädelröntgenaufnahme Abb. 26.

waltig zu, die Dicke des Schädeldaches kann 3—4 cm betragen. Die der Belastung ausgesetzten Knochen, Wirbelsäule und lange Röhrenknochen, zeigen ungewöhnliche *Verbiegungen. Femur* und *Tibia* krümmen sich zumeist nach vorwärts, seltener nach außen. Die hochgradige Deformierung der Wirbelkörper führt zur *Kyphose*.

Mikroskopisch handelt es sich um eine Störung im Anbau und Abbau der Knochensubstanz, um die Erscheinungen eines gesteigerten Knochenschwundes und um Neubildung *osteoiden Gewebes*, das ganz unregelmäßig verkalkt.

Symptome und Krankheitsverlauf. Die Krankheit beginnt schleichend, so daß fast nur weit vorgeschrittene Fälle zur Beobachtung kommen. Meist werden die Kranken zunächst auf das *Größerwerden des Kopfes* oder auf *Verkrümmungen der Schienbeine* aufmerksam, die im Laufe von Jahren entstehen. Allmählich werden viele Teile des Skeletts befallen. Nur die Hände und Füße zeigen im Gegensatz zur Akromegalie keine wesentlichen Veränderungen. Am auffälligsten ist zumeist das *Größerwerden des Schädels*, so daß die Kranken klagen, daß „ihre Hüte

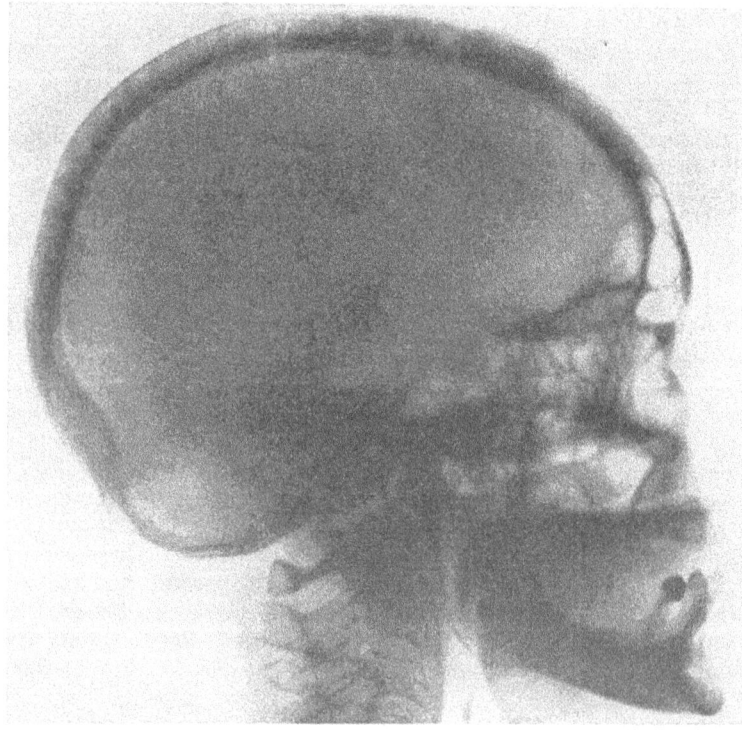

Abb. 26. *Ostitis deformans* (PAGET). Starke Verdickung des Schädeldachs. Schwammig-wolkige Auflockerung der Schädelknochen.

immer enger würden". Tatsächlich nimmt der Umfang des Schädels im Laufe von Jahren meßbar zu, z. B. von 66 auf 68—71—73 cm (Abb. 25 u. 26). Der Schädel erhält eine unförmige Gestalt. Stirn- und Scheitelbeine wölben sich buckelig vor. In anderen Fällen treten auch die Jochbeine und der obere Orbitalrand stark hervor. Die Gesichtsknochen bleiben aber meist frei, so daß das Gesicht im Verhältnis zu dem unförmigen Schädeldach zu klein erscheint. Auch an der Schädelbasis treten entsprechende Veränderungen auf. Durch Verengerungen von Knochenkanälen können infolge des Druckes auf die austretenden Nerven *Seh- und Hörstörungen*, ferner *Reizungen und Lähmungen der Gesichtsnerven* auftreten. Auffallend häufig ist die Ostitis deformans mit *geistigen Störungen*, und zwar mit *Psychosen* verschiedener Art verbunden.

Auch an der *Wirbelsäule* und an den *langen Röhrenknochen* schreitet die Krankheit unter heftigen „rheumatischen" Schmerzen, gelegentlich ohne wesentliche Beschwerden, unaufhaltsam fort. Kennzeichnend ist das *kyphotische Zusammensinken der Wirbelsäule* und die dadurch allmählich entstehende *Verkleinerung* der Kranken, deren Größe z. B. von 168 auf 159—148 cm herabgeht. Die zunehmende *Verkrümmung der Unterschenkel* bedingt, daß diese hochgradig nach vorn und außen gerichtet sind. Die Hände reichen bei aufrechter Haltung bis über die Kniee. Beim Gehen schleifen die Füße am Boden. Die Kranken zeigen dabei eine eigenartige „menschenaffenähnliche" Haltung. Meist werden diese Verkrümmungen für Alterserscheinungen gehalten.

Im *Röntgenbild* sind die schweren Veränderungen der Knochen leicht zu erkennen. Die Knochenschatten sind stark verbreitert. Die Ober-

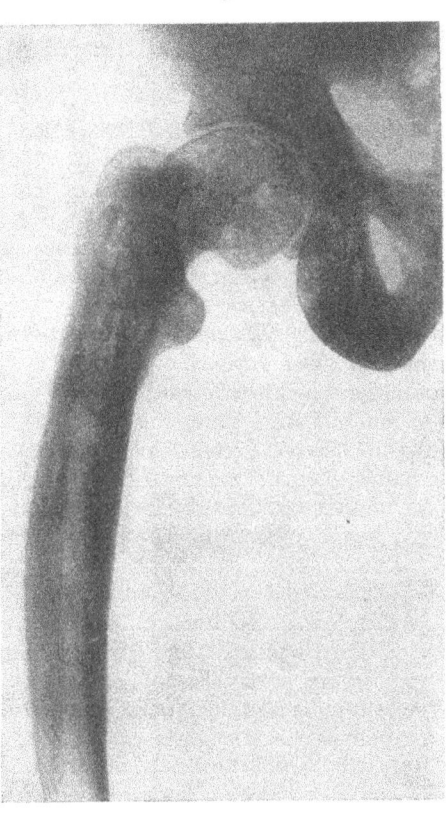

Abb. 27. *Ostitis deformans* (PAGET). 52 jähriger Mann. Auflockerung und Verdichtung der Kompakta des rechten Oberschenkels mit statischer Verbiegung nach außen. Sowohl der Oberschenkel, als auch die Beckenknochen zeigen den für Ostitis deformans kennzeichnenden wabigen Umbau.

fläche ist meist unregelmäßig wellig gestaltet. Die Kortikalis ist breit, oft nur undeutlich von der Spongiosa abgesetzt. Wabenartige Aufhellungen und wolkige Trübungen durchsetzen die befallenen Knochen in wechselnder Weise („watteähnliches Aussehen"), so daß die verengten Markräume von einem grobmaschigen Netzwerk durchsetzt zu sein scheinen.

Prognose. Zwanzig Jahre und länger kann die Krankheit bestehen. Mitunter tritt ein völliger Stillstand ein. Die Krankheit selbst führt nicht zum Tode. Meist erlöst ein arteriosklerotisches Herz- oder Gefäßleiden oder auch eine hinzukommende Bronchopneumonie die Kranken von ihrem Leiden.

Diagnose. Eine sichere Diagnose der Krankheit ist nur durch die *Röntgenuntersuchung* zu stellen. Veränderungen des Kalziumgehalts des Blutserums oder der Kalkausscheidung im Urin sind bei der Ostitis deformans (PAGET) nicht nachzuweisen.

Therapie. Eine wirksame Behandlung der Ostitis deformans ist nicht bekannt. *Röntgenbestrahlungen* der erkrankten Knochen sind mehrfach ohne Erfolg versucht worden. Die *Exstirpation der Epithelkörperchen* ist nach SNAPPER bei der Ostitis deformans (PAGET) wirkungslos.

Sechstes Kapitel.

Der akute und chronische Muskelrheumatismus.

(Myalgia oder Myositis rheumatica.)

Begriffsbestimmung und Ätiologie. In den Muskeln kommen primär entstandene akute Erkrankungen vor, die allem Anschein nach *entzündlicher* Natur sind, nicht selten aus Anlaß einer einwirkenden „rheumatischen Schädlichkeit", einer Erkältung o. dgl. auftreten und deshalb nach Analogie mit dem akuten Gelenkrheumatismus als *„akuter Muskelrheumatismus"* oder *Myositis rheumatica acuta* bezeichnet werden. Daß diese Erkrankungen ebenfalls infektiöser Art sind, ist möglich, aber doch noch vollständig unbewiesen. Der Vergleich mit dem akuten Gelenkrheumatismus darf nicht zu weit getrieben werden, weil beide Vorgänge nur selten gleichzeitig auftreten, da ferner die akute Myositis nicht „polymuskulär" ist, sondern sich meist (s. u.) auf *einen* Muskel oder *eine* Muskelgruppe beschränkt, da sie meist gar nicht oder höchstens in geringem Grade mit Fieber verbunden ist, und da sie endlich fast niemals zu der Entstehung einer akuten Endokarditis Anlaß gibt. Gemeinsam ist beiden Erkrankungen also nur eine gewisse Ähnlichkeit der Symptome (Schmerz, Bewegungshemmung) und die häufige, aber freilich auch nicht immer nachweisbare „rheumatische", d. h. in diesem Falle mit einer *Erkältung* zusammenhängende Entstehungsursache.

Außer dieser echten akuten Myositis gibt es aber noch zahlreiche Fälle von akut auftretenden Muskelschmerzen („Myalgien"), bei denen eine Veränderung am Muskel nicht nachweisbar und deren Deutung daher keineswegs immer leicht ist. In der Praxis bezeichnet man auch diese Fälle gewöhnlich als Muskelrheumatismus, zumal wenn sie sich auf rheumatische Ursachen zurückführen lassen, und viele mögen in der Tat nur die leichtesten Grade echter entzündlicher Erkrankungen darstellen. Doch ist es auch sehr wohl möglich, daß irgendwelche *chemischen* oder *physikalischen Veränderungen in der Muskelsubstanz*, vielleicht Änderungen im Aggregatzustand des Muskelplasmas, ungewöhnliche Gerinnungszustände, vorübergehende Änderung des kolloidalen Zustandes des Muskelgewebes (*Myogelosen?*), die örtlichen Störungen bedingen. Daß *Erkältungsursachen* hierbei oft, wenn auch nicht immer, von Einfluß sind, erscheint uns unzweifelhaft. Es gibt Menschen, die fast unfehlbar nach jeder Einwirkung einer stärkeren *Zugluft* auf den Nacken einen „steifen Hals" bekommen, andere, die sich bei jeder *Erkältung* leicht einen Lumbago zuziehen usw. Die Annahme ist berechtigt, daß die Muskeln in solchen Fällen in individueller Weise durch äußere *Kälteeinwirkungen* beeinflußt werden. Jedoch können natürlich auch andersartige Schädlichkeiten von Einfluß sein. Hervorzuheben sind namentlich die sehr häufigen *traumatischen Muskelschmerzen*, d. h. Schmerzen, die auf einer übermäßigen Zerrung, sehr häufig wahrscheinlich auch auf einer Zerreißung einzelner Muskelfasern beruhen und in den meisten Fällen auf zu starke Muskelanstrengung, also auf anstrengende körperliche Arbeit, zurückzuführen sind. Wer viele Kranke aus der schwer arbeitenden Bevölkerung sieht, kennt diese Leiden zur Genüge.

STRÜMPELL beobachtete bei einem *Orgelspieler*, der täglich viele Stunden lang die Pedale treten mußte, eine äußerst schmerzhafte, mit Anschwellung verbundene Erkrankung der unteren Gliedmaßen, die nur als eine *akute traumatische Myositis* gedeutet werden konnte.

Noch unsicherer als die Abgrenzung des akuten Muskelrheumatismus ist die Abgrenzung jener ebenso häufigen wie ihrem Wesen nach wenig bekannten Leiden, die als „*chronischer Muskelrheumatismus*" bezeichnet werden. Hier läßt sich der Vergleich mit dem chronischen Gelenkrheumatismus gar nicht durchführen, abgesehen höchstens von dem einen offenbar nebensächlichen Punkt, daß auch der chronische Muskelrheumatismus nicht selten von den Einflüssen der Witterung abhängig zu sein scheint. Während aber die anatomischen Veränderungen bei dem chronischen Gelenkrheumatismus fast immer in sehr erheblicher Weise hervortreten, ist dies beim chronischen Muskelrheumatismus fast nie der Fall. Im Gegenteil rechnet man dazu gewöhnlich solche Fälle, bei denen Schmerzen in den verschiedensten Muskeln vorhanden sind, *ohne* daß sich äußerlich irgend etwas Krankhaftes an den Muskeln entdecken läßt. Über anatomische, akut- oder chronisch-entzündliche Veränderungen in den Muskeln (wozu wahrscheinlich die „*rheumatischen Schwielen*" und die „rheumatischen Knötchen" mancher Autoren gehören) ist erst wenig Sicheres bekannt. Die Massagespezialisten sprechen allerdings viel von fühlbaren Verdickungen und kleinen Knötchen in den schmerzenden Muskeln. Ob diese den von ASCHOFF, GRÄFF, KLINGE u. a. beim Gelenkrheumatismus gefundenen „*Rheumatismusknötchen*" (s. S. 115) entsprechen, müssen erst weitere Untersuchungen erweisen.

Man darf daher mit Recht daran zweifeln, ob alle Fälle von chronischem Muskelrheumatismus ihren Namen wirklich verdienen. Am ehesten ist er jedenfalls noch gerechtfertigt in den freilich nicht seltenen Fällen, die wenigstens mit einiger Sicherheit auf „rheumatische" Schädlichkeiten zurückzuführen sind und bei jeder neuen Erkältung, bei jedem Eintritt schlechter Witterung u. dgl. eine so deutliche Steigerung ihrer Erscheinungen zeigen, daß viele Patienten nach ihrer Meinung in ihren Beinen das beste Wetterglas haben. Dies ist der „alte Rheumatismus" bei Leuten, die ihr Leben lang viel im Freien ohne Rücksicht auf Wind und Wetter zugebracht haben. Aber in anderen Fällen stimmt diese Deutung nicht. Da findet man Muskelschmerzen, die sicher mit allgemeinen Stoffwechselkrankheiten (vor allem *Gicht* und *harnsaurer Diathese* u. a.), mit Infektionskrankheiten (*postgrippöse Myalgien*) oder mit *Knochenveränderungen* (*Osteoarthrosis* [*Arthritis*] *deformans* u. a.), mit *Erkrankungen der Füße*, besonders mit *Plattfüßen* u. a., zusammenhängen, ferner Muskelschmerzen bei Fettleibigen und Hypertonikern, die vielleicht von Kreislaufstörungen herrühren, weiterhin solche, die wahrscheinlich durch chronisch-toxische Einflüsse (Alkohol, Blei u. a.) verursacht werden. Namentlich die „rheumatischen Schmerzen", die bei Alkoholikern nicht selten sind und vielleicht gar nicht in Veränderungen der Muskeln selbst ihren Grund haben, sondern auf feineren Ernährungsstörungen in den Nerven beruhen, gehören hierher. Endlich ist hier an die vielen undeutbaren Schmerzen bei Hysterischen und Nervösen zu erinnern, für die der Arzt keinen Grund auffinden kann. Für diese und ähnliche Krankheiten gibt es keine besonderen Namen, und der Praktiker bezeichnet sie alle daher häufig als „Muskelrheumatismus", womit auch der Patient sich meist einverstanden erklärt.

Klinische Symptome und Krankheitsverlauf. Der echte akute *Muskelrheumatismus* (die akute *rheumatische Myositis*) ist, wie schon oben erwähnt, meist auf *eine* bestimmte Muskelgruppe beschränkt. Der befallene Muskel erscheint oft im ganzen deutlich etwas geschwollen, infiltriert, ist bei Druck sehr schmerzhaft, seine Funktion ist fast ganz aufgehoben oder wenigstens so sehr erschwert, daß der betreffende Körperteil seine Beweglichkeit beträchtlich eingebüßt hat.

In den meisten gewöhnlichen Fällen von akutem Muskelrheumatismus sind besondere äußere Veränderungen kaum festzustellen. Der oft sehr heftige *Schmerz* tritt weniger bei unmittelbarem Druck auf den Muskel, als vielmehr bei jeder funktionellen Anspannung (Kontraktion) des Muskels ein. Nicht selten sitzt dann der Hauptschmerz an den *Ansatzstellen* des Muskels, also anscheinend mehr in den *Faszien* und *Sehnen* als im Muskel selbst. *Die einzelnen Formen des akuten Muskelrheumatismus* hat man je nach der Lokalisation der Erkrankung mit verschiedenen Namen belegt. Am häufigsten sind:

1. Der Rheumatismus der Halsmuskeln (Mm. splenius, trapezius, sternocleidomastoideus u. a.), die *Myalgia cervicalis* oder der *Torticollis rheumaticus*. Der Schmerz sitzt im Nacken und in den Seitenteilen des Halses und ist meist *einseitig*. Der Kopf wird schief und steif gehalten, um den schmerzhaften Muskel zu entspannen; das Hinterhaupt neigt sich nach der schmerzenden, das Kinn dreht sich nach der gesunden Seite. Alle aktiven und passiven Bewegungen, bei denen die erkrankten Muskeln angespannt werden, sind sehr gehemmt und schmerzhaft.

2. Die *Myalgia lumbalis* oder der *Lumbago*, die häufigste Form des akuten Muskelrheumatismus, im Volk wegen ihres oft plötzlichen Eintritts *Hexenschuß* oder *Drachenschuß* genannt, ein allgemein bekanntes Leiden. Die Kreuz- und Lendengegend in größerer oder geringerer Ausdehnung (Gegend der Mm. erector trunci, quadratus lumborum u. a.) ist sehr empfindlich, alle Bewegungen des Rumpfes, wie Bücken, Drehen usw., sind sehr schmerzhaft und erschwert. Bei schwerem Lumbago kann der Kranke sich kaum rühren. Die Krankheit ist bei Männern häufiger als bei Frauen. Gewisse Menschen scheinen besonders dazu disponiert zu sein. Übrigens ist zu bemerken, daß gerade der Lumbago nicht immer rheumatischer, sondern gelegentlich auch traumatischer Natur (schweres Heben, unvorsichtiges rasches Bücken) ist. Andererseits mag aber oft auch die schon vorher im Entstehen begriffene Muskelkrankheit erst bei einem derartigen Anlaß in die Erscheinung treten.

3. Der *Schulterrheumatismus*, die Myositis des Deltoideus, auch *Omalgie* genannt, wobei die ganze Schultergegend geschwollen, der Muskel sehr schmerzhaft und der Oberarm aktiv fast unbeweglich ist, während die passive Beweglichkeit im Schultergelenk mit Vorsicht ohne alle Schmerzen ausgeführt werden kann.

Vor Verwechslungen mit Erkrankungen des Schultergelenks, vor allem mit einer beginnenden *Osteoarthrosis (Arthritis) deformans* können sorgfältige Röntgenuntersuchungen *beider* Schultergelenke schützen.

Mitunter handelt es sich bei diesem „Schulterrheumatismus" um ein Krankheitsbild besonderer Art, um eine *Periarthritis humero-scapularis*. Diese beruht auf entzündlichen Veränderungen in den zahlreichen periartikulären Schleimbeuteln des Schultergelenks. Meist tritt dieses Leiden, das auf einer infektiös-entzündlichen, vielleicht „rheumatischen" Erkrankung beruht, mit einem plötzlich einsetzenden, sehr heftigen Schmerz bei irgendeiner geringfügigen Gelegenheitsursache oder bei einer Überanstrengung des betreffenden Armes in Erscheinung. Besonders kennzeichnend sind die Klagen der Kranken, daß die Schulterschmerzen vor allem *nachts* heftig seien. Die Periarthritis humero-scapularis kann zu langwierigen Kapselschrumpfungen und Bewegungsbehinderungen des Schultergelenks führen. Das Leiden tritt nach unseren Beobachtungen meist spontan auf, ohne daß die Kranken imstande sind, eine Ursache, z. B. Verletzung, Quetschung oder Fall auf das Schultergelenk oder den betreffenden Arm anzugeben.

4. Der *Rheumatismus der Brustmuskeln*, besonders der Interkostales, kann recht heftige Beschwerden machen, da das Atmen, Husten, Niesen usw. dabei sehr schmerzhaft ist. Mit der Diagnose dieser seltenen Form sei man außerordentlich vorsichtig, um Verwechslungen mit Pleuritis und Rippenperiostitis oder gar mit beginnender Angina pectoris zu vermeiden. Mitunter sind die für rheumatisch gehaltenen Brustbeschwerden auch traumatisch bedingt, d. h. sie beruhen auf Zerrungen und Zerreißungen einzelner Muskelfasern im Pektoralis u. a. infolge schwerer körperlicher Arbeit.

5. Der *Kopfrheumatismus* gehört wahrscheinlich auch hierher, obgleich die Erkrankung sich meist nicht allein auf die Muskeln der Kopfhaut beschränkt, sondern oft sogar vorzugsweise die Faszie zu betreffen scheint. Das Leiden tritt nicht sehr selten nach ausgesprochenen Erkältungen auf, der Schmerz ist ziemlich heftig und namentlich ist jede Verschiebung der Kopfhaut sehr empfindlich. Die Diagnose ist natürlich nur dann zu stellen, wenn nach sorgfältigster Untersuchung die verschiedenen Arten des Kopfschmerzes (s. u.) ausgeschlossen werden können.

Der *Verlauf des akuten Muskelrheumatismus* ist von kurzer Dauer. Meist lassen die Beschwerden schon nach wenigen Tagen nach; nur die Neigung zu Rezidiven bleibt längere Zeit bestehen. Es gibt aber auch Fälle, die — wenn auch in geringerem Grade — wochenlang andauern. *Allgemeinerscheinungen* neben der örtlichen Erkrankung sind in der Regel gar nicht oder nur in geringem Maße vorhanden. Immerhin beobachtet man zuweilen Fälle, wo der akute Muskelrheumatismus mit *Fieber* und stärkeren Störungen des Allgemeinbefindens verbunden ist.

Beim *chronischen Muskelrheumatismus* sind in der Regel keine nachweisbaren Veränderungen vorhanden. Die Angaben der Masseure über fühlbare Knötchen, Schwielen, Muskelhärten u. dgl. sind bereits erwähnt worden. Die Schmerzen sind selten in einem Gebiet fixiert; häufiger treten sie hier und da auf („herumziehende", „vagierende Schmerzen"), nehmen gewöhnlich bei schlechter Witterung zu, während sie bei warmem Wetter nachlassen. Die Beeinträchtigung der Beweglichkeit ist in den meisten Fällen nur gering. Höchstens besteht zeitweise eine gewisse Steifigkeit in den Muskeln, die nach vorheriger Ruhe am meisten hervortritt.

Die **Diagnose** des chronischen Muskelrheumatismus stützt sich demnach vorzugsweise nur auf die Angaben der Kranken. Daher besteht auch so häufig, namentlich bei gewissen Krankenhauspatienten, Verdacht der Simulation. Indessen soll man hierin nicht zu weit gehen, da zweifellos Fälle vorkommen, bei denen jahrelang ziemlich heftige Schmerzen bald in diesen, bald in jenen Muskeln auftreten, ohne daß sich irgendein nachweisbarer Grund für diese Schmerzen auffinden läßt. Dabei vergesse man niemals, daß auch andere Leiden sich anfangs nur durch Schmerzempfindungen äußern können. So kommt es namentlich keineswegs selten vor, daß die lanzinierenden Schmerzen der *Tabes* lange Zeit für „rheumatisch" gehalten werden. Auch langsam sich entwickelnde *Geschwülste* (insbesondere metastatische Knochenkarzinome), *Wirbelleiden*, *Pleuritiden*, ferner *Osteomyelitis*, *Osteoarthrosis* (*Arthritis*) *deformans*, *Ostitis deformans*, *Osteomalazie*, *Nephrolithiasis* und *Erkrankungen der Unterleibsorgane* (besonders bei Frauen) können mit Lumbago verwechselt werden. Eine genaue Untersuchung, vor allem auch *Röntgenaufnahmen* der Wirbelsäule, der Hüftgelenke usw., sind daher in jedem Falle notwendig. BITTORF hat angegeben, daß bei echten rheumatischen Muskelleiden im Blut mitunter eine *Eosinophilie* nachweisbar ist.

Therapie. Eine gemeinsame Eigenschaft des *akuten Muskelrheumatismus* mit dem akuten Gelenkrheumatismus liegt darin, daß auch er von den Salizyl-präparaten meist in günstiger Weise beeinflußt wird. Bei der echten akuten rheumatischen Myositis ist ihre Anwendung (*Aspirin, Novacyl, Diplosal, Gardan, Melubrin, Novalgin* u. a.) in der früher besprochenen Weise oft schon nach 12—24 Stunden von auffallend guter Wirkung. Außer den Salizylpräpa-raten kann auch *Atophan* und *Novatophan* mit gutem Erfolg versucht werden. Außerdem erzielt die *örtliche Behandlung* des erkrankten Muskels gute und rasche Erfolge. Zunächst verdient hier die *Massage* (Streichmassage und Vibra-tionsmassage) Erwähnung. Wird diese kunstgerecht ausgeführt, so kann ein heftiger Hexenschuß oder eine Omalgie u. dgl. zuweilen in kürzester Zeit erheb-lich gebessert werden. Dieselben günstigen Erfolge sieht man auch bei den traumatischen Muskelschmerzen. Die meisten der gegen den Rheumatismus so häufig verordneten *Einreibungen* (Kampferspiritus, Senfspiritus, Chloroformöl u. a.) wirken weniger durch den Hautreiz als durch die damit verbundene Massage. Dieser an Wirksamkeit am nächsten kommt die *Elektrizität*. Den Vorrang verdient die *Diathermie*, aber auch die Anwendung sowohl des kon-stanten als auch des faradischen Stromes ist häufig von Erfolg begleitet. Sehr wohltuend ist in der Regel die *örtliche Anwendung der Wärme* (Auflegen heißer, trockener Tücher, heiße Breiumschläge, Diathermie, elektrische Wärmkissen, Heißluftapparate u. dgl.). Einfache Hautreize (*Senfteige*) wirken zwar oft auch palliativ, aber doch weit weniger als die zuerst ge-nannten Mittel. In manchen Fällen ist die gute Wirkung eines aufgelegten hautreizenden Pflasters (*Senf-* oder *Capsicumpflaster* u. a.) nicht zu leugnen. Erfolgreich ist häufig auch eine *Schwitzkur* (allgemeine heiße Einpackung des Körpers). Die Anwendung der *Dampfbäder* beim Muskelrheumatismus ist so allgemein bekannt, daß die Kranken sie sich häufig selbst verordnen. Auch elektrische *Glühlichtbäder* sind empfehlenswert.

Beim *chronischen Muskelrheumatismus* sind die *Salizylpräparate* und das *Atophan* nur von vorübergehendem Nutzen und daher höchstens zeitweise beim akuten Aufflackern der Schmerzen zu versuchen. Wirksamer sind *Massage* und *Elektrizität*, die, längere Zeit fortgesetzt, auch in hartnäckigen Fällen gute Ergebnisse erzielen. Vielfach mit Erfolg verordnet werden *Schwitz-* und *Bade-kuren. Dampfbäder* und elektrische Glühlichtbäder sind oft sehr zweckdienlich, dürfen aber von überernährten Menschen mit Neigung zu Blutdrucksteige-rungen, Herzschwäche u. dgl. nur mit großer Vorsicht gebraucht werden. Empfehlenswert sind auch *Moorbäder, Kiefernadelbäder, heiße Sandbäder, Salz-bäder, Diathermie,* ferner Badekuren in *Wiesbaden, Baden-Baden, Teplitz, Warmbrunn* u. a.

Sehr zu berücksichtigen in manchen Fällen von chronischem Muskelrheuma-tismus ist die *allgemeine Konstitution* der Kranken. Namentlich wenn es sich um übermäßig genährte, an Alkoholgenuß gewöhnte Kranke handelt, wird ein Erfolg oft nur durch eine zweckmäßige Beschränkung der *Diät* und durch Anordnung *ausreichender Muskelbewegung* herbeigeführt. Bei solchen Kranken kann daneben auch eine vorsichtig geleitete *Kaltwasserkur* gute Dienste leisten, durch die namentlich auch die große Empfindlichkeit gegen Erkältungen abgeschwächt wird.

Siebentes Kapitel.

Die akute Polymyositis.

Durch Beobachtungen von E. WAGNER, UNVERRICHT u. a. ist man zur
Kenntnis einer Krankheit gelangt, die im wesentlichen in einer akut eintretenden Entzündung des größten Teils oder sogar anscheinend aller Körpermuskeln
besteht. Das Leiden tritt vorzugsweise bei Personen im jugendlichen und
mittleren Lebensalter auf, ist aber auch im höheren Lebensalter bereits wiederholt beobachtet worden.

Ätiologie. Zuweilen schließt sich die Polymyositis an eine vorhergehende
Erkrankung und zwar, wie es scheint, namentlich an Allgemeininfektionen
an (Puerperalerkrankungen, Erysipel, Grippe u. dgl.). Dieser Umstand scheint
darauf hinzuweisen, daß es sich bei der Polymyositis um eine schwere Allgemeininfektion oder -intoxikation handelt. Die eigentliche Ursache ist aber
noch unbekannt.

Krankheitssymptome und Verlauf. Die Krankheit beginnt entweder ziemlich plötzlich oder mehr allmählich, meist mit ausgesprochenen Allgemeinerscheinungen, mit Mattigkeit, Kopfschmerz, Störung des Appetits, Erbrechen
u. dgl. Sehr bald treten die kennzeichnenden *Muskelschmerzen* auf, ziehende
und oft krampfartige Schmerzen in den Armen, Beinen und im Rumpf, die
bald rascher, bald langsamer eine beträchtliche Bewegungsstörung zur Folge
haben. Untersucht man die schmerzhaften Stellen, so findet man eine bedeutende *Druckempfindlichkeit* der Muskeln und ebenso eine große Schmerzhaftigkeit bei passiven Bewegungen. Bald macht sich auch eine deutliche
Schwellung der befallenen Teile bemerkbar. Diese hängt z. T. von einer
entzündlichen Anschwellung der Muskeln selbst ab, vor allem aber von
einer sehr bald eintretenden starren, *entzündlich-ödematösen Anschwellung*
der darüber liegenden Haut. Entsprechend dem gewöhnlich stärkeren Befallensein der *oberen* Gliedmaßen sind auch hier die entzündlichen Ödeme
meist am stärksten. Die *Vorderarme* schwellen namentlich in der Gegend der
Muskelbäuche an und nehmen daher bei dem Freibleiben der Handgelenks-
gegend oft eine charakteristische, eigentümlich *spindelförmige Gestalt* an.
Auch im Gesicht, am Rumpf und an den unteren Gliedmaßen treten ähnliche, wenn auch meist geringere Schwellungen der Haut oder der tieferen
Weichteile, namentlich an den Streckseiten auf. Dabei ist die Haut oft deutlich entzündlich gerötet, so daß man beinahe an eine *erysipelatöse* Entzündung erinnert wird („*Dermatomyositis*"). Auch sonstige *Exantheme* (Erytheme,
Urtikaria, Herpes) kommen zuweilen vor. — Dauert die Erkrankung längere
Zeit an, so nimmt die Schwellung allmählich ab, und es tritt eine deutliche *Atrophie* der Muskeln ein. Die *Patellarreflexe* sind meist von Anfang
an erloschen. Die *elektrische Erregbarkeit* der Muskeln nimmt rasch ab
und ist schließlich aufgehoben. In einzelnen Muskeln beobachtet man zuweilen galvanische Entartungsreaktion, doch ist die genaue elektrische Untersuchung wegen der bestehenden Schmerzhaftigkeit stets sehr schwierig. Die
Sensibilität der Haut bleibt in Fällen von reiner Polymyositis (s. u.) vollständig normal.

Eine auffallende Verschlimmerung des gesamten Krankheitsbildes tritt
ein, sobald die *Schling-* und *Atemmuskulatur* befallen wird. Die Nahrungsaufnahme wird immer mehr und mehr erschwert, heftige *Dyspnoe* stellt sich
ein. Bald entwickeln sich Bronchitis und Bronchopneumonien, die um so
quälender für den Kranken werden, als die Expektoration immer mehr beein-

trächtigt, schließlich ganz unmöglich wird. Die Nahrungsaufnahme wird oft noch besonders gestört durch eine *Stomatitis*. Auch *Angina* ist wiederholt beobachtet worden. Die *Schweißsekretion* ist stark gesteigert, im *Harn* findet man zuweilen kleine Mengen Eiweiß. *Milzschwellung* ist namentlich in den akuten Fällen wiederholt sicher festgestellt worden. Die *Körpertemperatur* ist oft erhöht (38,5—39,5°), die Pulsfrequenz bis auf 100—120 Schläge gesteigert.

In bezug auf den *Krankheitsverlauf* muß man die *akuten* von den mehr *chronisch* verlaufenden Fällen unterscheiden. Erstere können nach 2—3 Wochen den Ausgang in *Genesung* nehmen. Oft tritt aber nach kürzerem oder längerem Krankheitsverlauf (von etwa 3 Wochen bis 3 Monaten) der *Tod* ein, wohl meist infolge von Atmungsstörungen, sekundären Pneumonien u. dgl. Bei chronischem Krankheitsverlauf kann sich das Leiden über 1 Jahr und noch länger hinziehen.

Pathologische Anatomie. Die anatomische Untersuchung ergab in den bisher beobachteten Fällen eine *echte akute Entzündung der Muskeln*. Nicht nur die Muskelfasern zeigen alle Formen der Degeneration und des Zerfalls (fischfleischähnliches, körniges Parenchym, zum Teil wachsartig oder vakuolär degeneriert), sondern auch im interstiellen Gewebe der Muskeln finden sich echte entzündliche Erscheinungen (ödematöse Durchtränkung, kleine Blutungen, Ansammlung von Lymphozyten und Leukozyten). In einem von uns selbst untersuchten Falle waren diese Veränderungen anscheinend in der gesamten Körpermuskulatur (auch in der Zunge, in den Augenmuskeln u. a.) nachweisbar. Die *peripherischen Nerven* sind bei der echten Polymyositis im allgemeinen vollkommen normal. Doch sind auch Beobachtungen bekannt geworden, bei denen sich neben echten polymyositischen Veränderungen auch echte *Polyneuritis* vorfand (*Neuromyositis*). Diese Fälle weisen auf eine wahrscheinlich nahe ätiologische Beziehung zwischen der Polymyositis und der Polyneuritis (s. d.) hin. Klinisch kann sich das Hinzutreten einer Polyneuritis durch leichte *Sensibilitätsstörungen* bemerkbar machen, außerdem durch eine Druckempfindlichkeit der Nervenstämme. Das nicht selten zu beobachtende Übergreifen der entzündlichen Veränderungen auf die übrigen Weichteile und die Haut (*Dermatomyositis*) ist schon oben erwähnt worden.

Die **Diagnose** der Polymyositis ist im allgemeinen nicht schwierig: die Muskelschmerzen, die Anschwellungen, die Bewegungsstörungen, die entzündlichen Hautveränderungen usw. geben ein kennzeichnendes Krankheitsbild. Wichtig ist die Unterscheidung von einer etwaigen *Trichinose*. Hierbei dürften die ätiologischen Anhaltspunkte, die anfänglichen Magen- und Darmerscheinungen und die Ödeme des Gesichts vor allem in Betracht zu ziehen sein. Daß zwischen Polymyositis und Polyneuritis keine scharfe Grenze zu bestehen scheint, ist schon oben hervorgehoben worden. Ein der Polymyositis recht ähnliches Krankheitsbild wird durch eine eigentümliche, zuerst von KUSSMAUL und MAIER beschriebene *Erkrankung der kleinen Arterien* (,,*Periarteriitis nodosa*", s. Bd. I, S. 585 ff.) hervorgerufen. Sind die kleineren Muskelarterien befallen (Entzündung der Gefäßwand, Thrombenbildung u. dgl.), so kommt es in den Muskelfasern zu degenerativen Veränderungen und damit zu Anschwellungen, Schmerzen und Funktionsstörungen der Muskeln. Daneben bestehen meist schwere Allgemeinerscheinungen, Fieber, Anämie, Nephritis, heftige Leibschmerzen u. a.

Therapie. In frischen Fällen von akuter Polymyositis wird man einen Versuch der Behandlung mit *Aspirin, Pyramidon, Antipyrin* u. dgl. machen. Im übrigen muß man rein symptomatisch verfahren: Einreibungen mit Chloroformöl, Narkotika u. dgl. Unter Umständen kann auch eine galvanische Behandlung von Nutzen sein.

KRANKHEITEN DES BLUTES

Erstes Kapitel.

Allgemeine Vorbemerkungen zur Pathologie der Blutkrankheiten.

In wenigen Teilen der Pathologie haben unsere Anschauungen und Kenntnisse in den letzten Jahrzehnten eine solche Erweiterung und Vertiefung erfahren wie in der Lehre von den Erkrankungen des Blutes und der blutbildenden Organe. Dabei haben die pathologischen Untersuchungen anregend und befruchtend auch auf die Erforschung der normalen Verhältnisse, namentlich der anatomischen und histogenetischen, eingewirkt. Hierdurch ist eine so enge Verbindung zwischen den normalen und den pathologischen Befunden entstanden, daß zum besseren Verständnis der letzten eine kurze Übersicht über die allgemeine Morphologie des Blutes notwendig ist. Freilich handelt es sich um ein schwieriges Gebiet, in dem über viele Punkte noch Meinungsverschiedenheiten auch unter den erfahrensten Forschern herrschen. Die folgende kurze Übersicht kann daher nur die wichtigsten, allgemein anerkannten Punkte berücksichtigen[1]).

Den Ausgangspunkt für alle neueren Untersuchungen auf dem Gebiete der Blutkrankheiten bildet die Entdeckung der *Leukämie* durch VIRCHOW im Jahre 1845. VIRCHOW und MAX SCHULTZE lehrten auch schon, die ersten Unterschiede zwischen den einzelnen Formen der weißen Blutzellen zu erkennen. Die größte Anregung für den weiteren Fortschritt bildete im Jahre 1870 die Entdeckung NEUMANNS in Königsberg von der blutbildenden Funktion des Knochenmarks. Damit trat dieses bis dahin wenig beachtete Organ mit einem Schlage in den Mittelpunkt aller weiteren Untersuchungen. Einen großen Fortschritt brachten dann die grundlegenden, geistreichen Arbeiten PAUL EHRLICHS, auf denen noch jetzt das ganze Gebäude der pathologischen Morphologie des Blutes zum größten Teil ruht.

Wir unterscheiden unter den geformten Elementen des Blutes bekanntlich die *roten Blutkörperchen* (Erythrozyten), die *weißen Blutkörperchen* (Leukozyten) und die *Blutplättchen* (Thrombozyten).

Die roten Blutkörperchen (Erythrozyten).

Die roten Blutzellen entstehen bei der embryonalen Entwicklung aus den Zellen der primitiven Gefäßanlagen, deren peripherische Zellen sich in Endothelien und deren zentrale Zellen sich in kernhaltige Vorstufen der roten Blutzellen und weiterhin in rote Blutzellen umwandeln. Die Bildung der roten

---

[1]) Zur Einführung in ein genaueres Studium der Blutkrankheiten sind vor allem O. NAEGELI, Blutkrankheiten und Blutdiagnostik, 5. Aufl., Berlin 1931, J. Springer; P. MORAWITZ (unter Mitwirkung von G. DENECKE), Blut und Blutkrankheiten in MOHR-STAEHELIN, Handbuch der inneren Medizin, 2. Aufl., Bd. 4, Teil 1, 1926, S. 1—306 und H. HIRSCHFELD, Lehrbuch der Blutkrankheiten, 2. Aufl., Berlin 1928, J. A. Barth zu empfehlen.

Zellen geht der Entstehung der weißen Blutzellen (Leukozyten) erheblich voraus, eine grundsätzlich wichtige Tatsache, weil sie die früher angenommene Entstehung der Erythrozyten aus Leukozyten schon von vornherein höchst unwahrscheinlich macht. Mit der fortschreitenden Entwicklung des Embryo lokalisiert sich die Blutbildung immer mehr auf einzelne bestimmte Organe. Sie ist zunächst namentlich stark ausgebildet in der *Leber*, dann in der *Milz*, und vom 3. Embryonalmonat an beginnt sie im *Knochenmark*. Im postembryonalen Leben hört die Blutbildung in Leber und Milz ganz auf, sie wird ausschließlich vom *Knochenmark* besorgt, bei Kindern sowohl in den langen Röhrenknochen, als auch in den kurzen, platten Knochen. Im späteren Alter enthalten gewöhnlich nur die letzten (Sternum, Rippen, Wirbelkörper, Schädelbasis) noch „rotes" blutbildendes Mark.

Beim Embryo findet man als früheste rote Blutzellen kernhaltige Zellen von ganz besonderer Größe mit lockerem, netzförmigem, feinem Bau des Kernes und blassem, basophilem, hämoglobinarmem Protoplasma. Diese **Megaloblasten** (Taf. III, Abb. 1 u. 2) sind doppelt so groß oder größer als Normoblasten. Die Megaloblasten verlieren allmählich durch Schrumpfung und Auflösung ihren Kern (s. u.), während das Protoplasma immer hämoglobinreicher wird. Es entstehen aus den kernhaltigen Megaloblasten die zunächst *polychromatischen* und im ausgereiften Zustande *orthochromatischen* kernlosen **Megalozyten.** Infolge ihrer Größe und ihres Volumens haben diese orthochromatischen Megalozyten (Taf. III, Abb. 3) einen entsprechend höheren Hämoglobingehalt als normale Erythrozyten.

In einem späteren Embryonalstadium entsteht eine *zweite Generation* von roten Blutzellen, die wesentlich kleiner als die eben beschriebenen Megaloblasten und Megalozyten sind: die *Normoblasten (Erythroblasten)* und die *Normozyten (Erythrozyten)*. In gewissen Embryonalstadien findet man die Zellen beider Generationen nebeneinander. Dann verschwinden die Megaloblasten und Megalozyten allmählich. Übergangsformen zwischen der Megaloblastenreihe und der Normoblastenreihe, deren Formen wir nun beim Normalen während des ganzen Lebens im Knochenmark und im Blut finden, gibt es nicht. Megaloblasten kommen postembryonal im normalen Knochenmark nicht oder nur vereinzelt vor. Man betrachtet sie als ontogenetisch und phylogenetisch älteste Bildungsform der roten Blutzellen. Das Auftreten zahlreicher Megaloblasten bei manchen schweren Anämien, insbesondere bei der perniziösen Anämie wurde daher von EHRLICH als eine Art *Rückschlag in embryonale Verhältnisse* gedeutet.

Aus den **Erythroblasten** dieser eben erwähnten zweiten Generation gehen die während des ganzen Lebens sich bildenden gewöhnlichen kernlosen Erythrozyten hervor. Diese Erythroblasten sind normalerweise im Knochenmark stets anzutreffen, aber nicht im strömenden Blut, in das nur die ausgereiften fertigen Zellen eintreten. Ob im postembryonalen Leben daneben auch Erythroblasten aus hämoglobinfreien Zellen (*Hämatogonien, Hämozytoblasten*) entstehen, ist noch nicht sicher entschieden. Die *Erythroblasten* (Taf. III, Abb. 4) sind größer als normale Erythrozyten und haben ein basophiles, zumeist sich polychromatisch färbendes Protoplasma, dessen Hämoglobingehalt bereits deutlich zu erkennen ist, sowie einen runden, stark färbbaren, chromatinreichen Kern, der radspeichenartigen Bau zeigt.

Bei *älteren Erythroblasten* (**Normoblasten**) ist der Kern kleiner und färbt sich dunkler. Er schrumpft und verdichtet sich, während das Protoplasma hämoglobinreicher, zunächst polychromatisch, später immer mehr orthochromatisch wird (Taf. III, Abb. 5). Die weitere Umformung der kernhaltigen Normoblasten in die kernlosen Erythrozyten erfolgt durch *Karyolyse*, d. h. durch chemische intrazelluläre Auflösung der Kernsubstanz, durch *Karyorrhexis*, d. i. durch Zerbröckelung des Kernes, und durch *Pyknose*, d. h. durch Schrumpfung der Kernsubstanzen, die sich zu Kernkugeln verdichten und sich immer mehr verkleinern (*Howell-Jolly-Körper*, Taf. III, Abb. 7). Auch diese schrumpfen weiter, bleiben als kleine *Chromatinstäubchen* übrig und verschwinden schließlich ganz.

Die von manchen Forschern angenommene Ausstoßung des Kerns kommt wahrscheinlich beim Lebenden nicht vor. Die für diese Ansicht sprechenden, vielfach anzutreffenden Bilder sind als Kunstprodukte in den Blutausstrichen und in den histologischen Präparaten anzusehen.

Die **Zahl der roten Blutkörperchen** beträgt unter normalen Verhältnissen beim erwachsenen Mann etwa 5,0 Millionen, bei der Frau 4,5 Millionen im Kubikmillimeter. Der *Hämoglobingehalt* des Blutes entspricht bei Krankheiten keineswegs immer der Zahl der Erythrozyten, so daß offenbar ziemlich große Schwankungen im Hämoglobingehalt der Erythrozyten vorkommen. Man bestimmt den Hämoglobingehalt des Blutes gewöhnlich auf kolorimetrischem Wege (Hämometer von SAHLI-GOWERS u. a.). Normal sind korrigierte Hämoglobinwerte von 90—100% gleich 13 g Hämoglobin in 100 g Blut. Ein Hämoglobingehalt z. B. von 50% bedeutet somit eine Verminderung des Hämoglobins um die Hälfte. Durch Vergleichen der Erythrozytenzahl mit dem Hämoglobingehalt $\left(\text{normal } \dfrac{100}{2 \times 50} = 1\right)$ gewinnt man ein Urteil über den Hämoglobingehalt der einzelnen roten Blutkörperchen (den *Färbeindex*). Beträgt z. B. der Hämoglobingehalt des Blutes 50%, während die Zahl der roten Blutkörperchen etwa auf 4 Millionen vermindert ist $\left(\dfrac{50}{2 \times 40} = \dfrac{5}{8}\left[<1\right]\right)$, so bedeutet dies eine erhebliche *Abnahme* im Hämoglobingehalt der einzelnen roten Blutkörperchen. Der Färbeindex ist kleiner als 1. Umgekehrt zeigt ein Hämoglobingehalt von 50% bei einer Abnahme der roten Blutkörperchen auf 1,5 Millionen $\left(\dfrac{50}{2 \times 15} = \dfrac{5}{3}\left[>1\right]\right)$ einen *vermehrten* Hämoglobingehalt der einzelnen Erythrozyten **an**. Der Färbeindex ist größer als 1.

Außer der *Zahl* und dem *Hämoglobingehalt* der roten Blutkörperchen kommen noch deren *Größen-* und *Formveränderungen* in Betracht. Im normalen Blut sind alle Erythrozyten fast gleich groß (ihr Durchmesser beträgt etwa 7,5 μ, die normalen Schwankungen bewegen sich zwischen 6 und 9 μ). Bei Blutkrankheiten fällt oft sofort die beträchtliche Ungleichheit in der Größe der roten Blutkörperchen auf (**Anisozytose**), und zwar findet man neben den normal großen *Normozyten* ungewöhnlich kleine *Mikrozyten* und ungewöhnlich große *Makrozyten* und *Megalozyten*. Die **Mikrozyten** sind verkümmerte, schlecht entwickelte Zellen mit abnormen Bildungen in der Zellstruktur (Taf. III, Abb. 9). Die **Makrozyten** sind jugendliche, meist polychromatische Zellformen. Sie sind zu jung in die Blutbahn ausgeschwemmt worden, bevor sie die normalerweise im Knochenmark vor sich gehende Verkleinerung durchgemacht haben (Taf. III, Abb. 9). Die **Megalozyten** sind bereits besprochen worden. Sie sind im kreisenden Blut fast immer orthochromatisch und haben entsprechend der Vergrößerung des Zellvolumens einen vermehrten Hämoglobingehalt. Zeigen die roten Blutkörperchen statt der normalen runden Gestalt unregelmäßige Formen, ähnlich einer Birne, einem Amboß u. dgl., so spricht man von **Poikilozytose** (Taf. III, Abb. 10). Sie beruht auf einer abnormen Widerstandsschwäche der zu jung in die Blutbahn ausgeschwemmten roten Blutkörperchen gegen physikalische und mechanische Einflüsse. Ein Teil der Poikilozyten sind auch pathologisch deformierte Formen oder Abschnürungsprodukte („*Schizozyten*“).

Schließlich haben wir noch gewisse Abweichungen der normalen Färbungseigenschaften zu erwähnen, die offenbar auf veränderte chemische und strukturelle Verhältnisse hinweisen. Die normalen roten Blutkörperchen färben sich z. B. mit sauren Farbstoffen (Eosin), aber nicht mit basischen (Methylenblau). Manche roten Blutkörperchen nehmen auch basischen Farbstoff an und erhalten dadurch bei der Färbung mit Eosin-Methylenblau oder mit Giemsalösung einen verwaschenen violetten Farbton (**Polychromasie**) (Taf. III, Abb. 11). Diese polychromatischen roten Blutkörperchen sind als *junge, zu früh in die Blutbahn ausgeschwemmte* Zellen anzusehen, da man im Knochenmark und im embryonalen Blute stets massenhaft polychromatische Zellen findet. Ihr Erscheinen im kreisenden Blut ist wenigstens zum Teil dem Erscheinen der kernhaltigen roten Blutkörperchen gleich zu setzen.

Durch Vitalfärbungen kann man an den **vitalgranulierten Erythrozyten (Retikulozyten)** (s. Abb. 31, S. 191) die jugendlichen Blutzellen mit Sicherheit erkennen.

Die Vitalgranulierung und die Polychromasie sind wahrscheinlich nur verschiedene Färbungsausdrücke ein und derselben Substanz. Nach den Untersuchungen von SEY-FARTH haben wir in der *Substantia granulo-filamentosa*, die bei der Vitalfärbung in den jugendlichen Erythrozyten auftritt, einen Rest des ursprünglichen Blutzellprotoplasmas vor uns und zwar einen Rest, der ganz allmählich bei der Reifung der Erythroblasten und der Normoblasten entsprechend der Pyknose und der Karyolyse des Kernes schrumpft und sich auflöst und bei weiterer Reifung der Erythrozyten allmählich verloren geht. Die Substantia granulo-filamentosa stellt einen konstanten Durchgangszustand, eine morphologische Entwicklungsform im normalen Reifungsvorgang aller hämoglobinhaltigen Blutzellen bei Mensch und Tier dar.

Beim Normalen ist die Zahl und das Auftreten der vitalfärbbaren roten Blutkörperchen bestimmten Gesetzen unterworfen. Bei Embryonen nimmt die Zahl der vitalgranulierten Erythrozyten, nachdem zu einem gewissen Zeitpunkt *alle* Zellen des gesamten erythropoetischen Gewebes Vitalgranulation gezeigt haben, fortschreitend bis zur Geburt ab. Bei eben Geborenen finden sich im kreisenden Blut noch zu einem sehr hohen Prozentsatz Erythrozyten, welche die Substantia granulo-filamentosa enthalten. Mit dem Einsetzen des extrauterinen Lebens geht die Zahl der vitalfärbbaren Erythrozyten sehr schnell zurück, um sich ganz allmählich auf eine bestimmte niedrige, unter normalen Verhältnissen beim Erwachsenen annähernd gleichbleibende Zahl im kreisenden Blut einzustellen.

Unter pathologischen und physiologischen Verhältnissen muß das vermehrte Auftreten der vitalgranulierten Erythrozyten im allgemeinen als das sicherste und früheste *gesetzmäßig* auftretende Zeichen der feinsten Reaktion des Knochenmarks gelten.

Endlich ist noch die **basophile Tüpfelung der roten Blutkörperchen,** d. h. das Auftreten feiner, mit basischen Farbstoffen sich kräftig färbender *Körnchen* in den roten Blutzellen zu erwähnen (Taf. III, Abb. 12). Eine besondere diagnostische Bedeutung hat diese Erscheinung dadurch erlangt, daß sie fast regelmäßig bei *Bleivergiftung* zu beobachten ist, außerdem aber auch bei verschiedenen *anämischen* Zuständen, namentlich bei *perniziöser Anämie* vorkommt.

Bei *Embryonen* können diese basophil getüpfelten Erythrozyten auch im normalen Blut gefunden werden. Es handelt sich nach SEYFARTH um Störungen in der normalen Auflösung der Substantia granulo-filamentosa (s. o.), mit der diese Körnchen identisch sind. Das Auftreten von basophil getüpfelten Erythrozyten im kreisenden Blut ist nach ihm die Erscheinung einer *embryonalen* oder einer *pathologischen Reizung des Knochenmarks*, die dem Auftreten von polychromatischen Zellen oder von Retikulozyten entspricht. Andere Forscher halten die basophil getüpfelten Erythrozyten für *toxisch degenerierte* junge rote Blutzellen. Auf jeden Fall sind sie zu früh in die Blutbahn ausgeschwemmte junge Erythrozyten.

Die weißen Blutkörperchen (Leukozyten).

Die weißen Blutzellen müssen in *zwei* große Gruppen getrennt werden, je nachdem sie *myeloischen* oder *lymphatischen* Ursprungs sind. Das *myeloische* Gewebssystem ist, wie erwähnt, beim Erwachsenen hauptsächlich im *Knochen-*

mark lokalisiert; während des embryonalen Lebens haben Leber und Milz (Pulpa) ebenfalls myeloische und demgemäß auch leukopoetische Funktionen, die unter pathologischen Verhältnissen aufs neue auftreten können. Das *lymphatische Gewebsystem* tritt ontogenetisch später auf als das myeloische. Es lokalisiert sich zunächst hauptsächlich in dem *Thymus*, dann in den *Lymphknoten* und den zahlreichen sonstigen lymphatischen Geweben (*Follikel der Milz, Tonsillen, Schleimhautfollikel* usw.). Die von diesen beiden Gewebssystemen abstammenden Zellen bedürfen einer gesonderten Besprechung.

Zu den *myeloischen Zellen (Granulozyten)* gehört zunächst der Hauptanteil der gewöhnlichen, im Blut stets vorkommenden weißen Zellen, die man als **neutrophile polynukleäre (polymorphkernige) Leukozyten** bezeichnet (Taf. III, Abb. 21). Ihre Zahl beträgt normalerweise 6000—8000 im Kubikmillimeter, d. i. etwa 65—70% aller weißen Zellen. Ihr Protoplasma zeichnet sich durch die neutrophile, d. h. mit Farblösungen neutral färbbare Granulation aus. Die Kerne treten in eigentümlich gelappter Gestaltung oder in vermehrter Zahl (2—5) auf.

Die polynukleären Leukozyten besitzen die Fähigkeit zu lebhafter amöboider Bewegung, können die Kapillarwände durchwandern und bilden daher die überwiegende Mehrzahl der „*Eiterkörperchen*". Sie produzieren proteolytische Fermente („eitrige Einschmelzung des Gewebes") und arbeiten als Phagozyten. Ferner enthalten sie oxydierende Fermente und geben daher die *Oxydasereaktionen*. Vielfach nimmt man an, daß die Antitoxine und die bakteriziden Stoffe an die neutrophilen Leukozyten gebunden sind.

Die Abstammung der neutrophilen Leukozyten aus dem Knochenmark ist sicher erwiesen. Sie gehen aus den **neutrophilen Myelozyten** hervor, die physiologisch im Knochenmark stets anzutreffen sind, unter pathologischen Verhältnissen aber auch ins Blut übertreten. Die Myelozyten (Taf. III, Abb. 18, 19) sind *größer* als die neutrophilen Leukozyten (15—20 μ Durchmesser). Sie haben einen großen, rundlichen, blassen Kern ohne Nucleolus und reichliches, fein granuliertes Protoplasma. Eine Vorstufe der Myelozyten sind die **Myeloblasten**, d. h. große Zellen mit einem großen Kern, aber ungranuliertem Protoplasma (Taf. III, Abb. 13). Im Knochenmark sind sie stets vorhanden. Unter Umständen (vor allem bei der myeloischen Leukämie) können sie auch in großer Zahl ins Blut übertreten.

Als Übergangsformen zwischen Myelozyten und polymorphkernigen Leukozyten sind die **stabkernigen Leukozyten** wichtig. (Taf. III, Abb. 20.) *Diese* zeigen noch wenig differenzierte Kernformen. Das Auftreten dieser stabkernigen Leukozyten im kreisenden Blut (die sog. *Linksverschiebung*) weist auf pathologische Verhältnisse, insbesondere auf infektiöse Vorgänge hin.

Während sich, wie soeben erwähnt, aus den Myeloblasten größtenteils *neutrophile* Myelozyten und aus diesen *stabkernige* und später *polymorphkernige neutrophile* Leukozyten entwickeln, gehen aus den Myeloblasten, wenn auch in weit geringerer Anzahl, noch zwei andere Formen von Myelozyten hervor, die sich durch die *eosinophile (azidophile)* (Taf. III, Abb. 14, 15) und die *basophile* (Taf. III, Abb. 22, 23) Körnelung ihres Protoplasmas auszeichnen. Aus ihnen entwickeln sich dann die *eosinophilen Leukozyten* (Taf. III, Abb. 16, 17) und die *basophilen Leukozyten* oder *Mastzellen* (Taf. III, Abb. 24, 25), Zellen, denen wahrscheinlich eine bestimmte, uns aber bisher erst wenig bekannte physiologische Bedeutung zukommt. Im normalen Blut kommen diese beiden Leukozytenformen stets vor, wenn auch nur in geringer Zahl. Die Eosinophilen bilden etwa 2—4% aller Leukozyten, die basophilen Mastzellen nur etwa $\frac{1}{2}$%.

Jede der drei oben genannten Zellarten ist als eine besondere biologische Form anzusehen, nicht als Ausdruck eines jeweiligen physiologischen Funktionszustandes. Die verschiedenen Formen der Leukozyten gehen daher nie ineinander über. Ihre Granula sind als Produkte des spezifischen Zellstoffwechsels oder des spezifischen Zellwachstums zu betrachten. Namentlich die *eosinophilen Zellen* haben eine große diagnostische Bedeutung gewonnen (reichliches Vorkommen bei allen tierisch-parasitären Erkrankungen, vor allem bei der Trichinosis, ferner beim Bronchialasthma, bei gewissen Hautkrankheiten, wie Pemphigus, Psoriasis u. a.). Sehr interessant ist das Auftreten einer starken Eosinophilie beim *anaphylaktischen Schock*. Man hat daher Grund zu der Annahme, daß die eosinophilen Zellen eine wichtige Rolle spielen bei der Unschädlichmachung von artfremdem, parenteral eingeführtem Eiweiß. Daher erklärt sich z. B. die Eosinophilie bei der Trichinose vielleicht durch den Untergang von Muskelsubstanz. — Eine Vermehrung der basophilen Mastzellen findet man besonders häufig bei der myeloischen Leukämie (s. d.).

Vom myeloischen System streng geschieden ist das *lymphatische*, dessen Zellprodukte als **Lymphozyten** bezeichnet werden. Diese bilden 20—25% der Gesamtzahl der weißen Blutzellen. Die gewöhnlichen Lymphozyten des normalen Blutes haben etwa die Größe von roten Blutkörperchen. Sie haben einen rundlich-ovalen, meist mit einer scharfen, kleinen Einkerbung versehenen, chromatinreichen Kern mit grobbalkigem Kerngerüst und ein oder zwei kleinen Nukleolen. Der Kern ist von einer schmalen, nicht granulierten Protoplasmahülle umgeben (Taf. III, Abb. 33). Zuweilen finden sich im Protoplasma einige spärliche, ziemlich grobe, *azurophile*, nur bei Giemsafärbung sichtbare und zwar leuchtendrot gefärbte Granula. Oxydasen sind nie nachweisbar, diese Körnchen sind daher grundsätzlich verschieden von den Granulationen der Zellen des myeloischen Gewebes. Die Lymphozyten haben nur geringe Beweglichkeit, bilden keine proteolytischen oder oxydierenden Fermente. Ihre Bildung findet in den Lymphknoten und den Follikeln der Milz statt. Die Milz ist gewissermaßen die Lymphdrüse des Blutes. Außerdem findet sich aber noch lymphatisches Gewebe vielfach in anderen Organen zerstreut, in geringem Maße sogar wahrscheinlich im Knochenmark. Das lymphatische Gewebe besteht fast durchweg aus *Lymphfollikeln*, in deren Zentrum (*Keimzentrum*) die Neubildung der Zellen stattfindet. Die Vorstufen der kleinen Blutlymphozyten sind die *großen Lymphozyten*, ebenfalls mit großem, rundem Kern und schmaler Protoplasmazone (Taf. III, Abb. 32). Diese jüngeren, großen Lymphozyten wieder gehen aus **Lymphoblasten** hervor, die an ihrer Größe und an ihrem lockeren, jugendlichen Kernbau zu erkennen sind (Taf. III, Abb. 31). Unter pathologischen Verhältnissen (lymphatische Leukämie) treten sie in reichlicher Zahl ins Blut über, wie die Myelozyten bei myeloischer Leukämie. Die Trennung in *große* und *kleine* Lymphozyten ist zu verwerfen. Es ist besser zwischen *alten (kleinen), jungen (großen)* und *pathologischen* Lymphozyten zu unterscheiden.

Als eigenartige Entwicklungsformen der Lymphozyten sind die **Plasmazellen** anzusprechen (Taf. III, Abb. 34). Es sind kleinere oder größere Zellen mit stark basophilem, oft Vakuolen zeigendem Protoplasma und einem kleinen, oft exzentrisch liegenden Kern, der eine radspeichenartige Anordnung des Chromatins zeigt. Bei Färbung mit Methylgrün-Pyronin (Pappenheim-Unna) färbt sich das Protoplasma tief rot, der Kern blaugrün. Türk, der zuerst feststellte, daß das Auftreten dieser eigenartigen Zellen im kreisenden Blut einen Reizungszustand des Knochenmarks bedeutet, schlug für sie den Namen *Reizungsformen (Türksche Reizzelle)* vor. Andere Forscher haben den Namen *Plasmazellen* eingeführt. Sie kommen sehr selten im normalen Blut vor, häufiger unter pathologischen Verhältnissen (bei Leukämien, bei Röteln und bei Keuchhusten). Ihre Hauptbedeutung liegt in ihrem oft sehr reichlichen Auftreten im Gewebe bei *chronisch-entzündlichen* Prozessen.

Im Anschluß an die bisher aufgeführten Zellen haben wir noch die **Monozyten** zu besprechen, deren Herkunft viel umstritten worden ist. Man versteht darunter die *großen mononukleären Zellen* (Taf. III, Abb. 26—29) und die „*Übergangsformen*" (Taf. III, Abb. 30), die früher oft mit den großen einkernigen Lymphozyten verwechselt wurden. Sie sind aber von ihnen zu trennen. Fraglich ist es auch, ob man sie zum *myeloischen* System rechnen kann.

A. Erythrozyten.

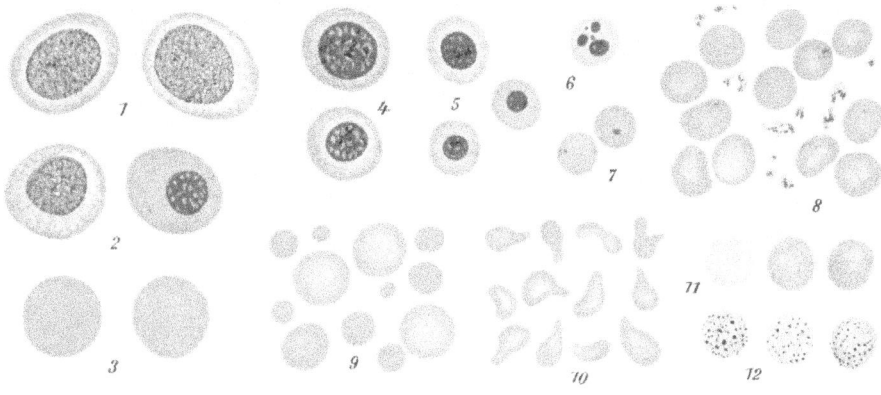

B. Granulozyten.

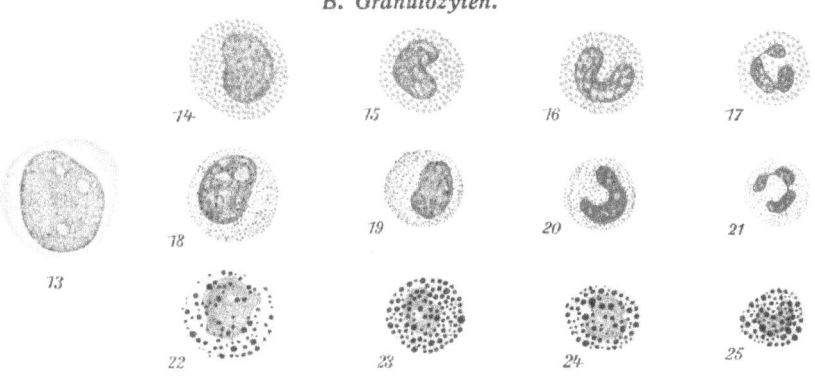

C. Monozyten u. Übergangsformen.

D. Lymphozyten.

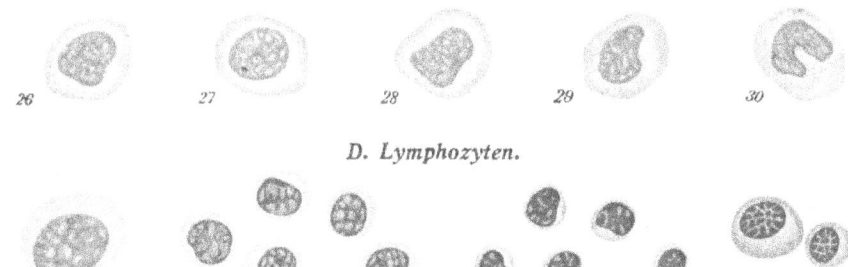

Tafelerklärung.

Sämtliche Abbildungen sind nach Blutausstrichen, die mit kombin. May-Grünwald-Giemsa Färbung behandelt wurden, gez.

A. Erythrozyten. 1. Jüngere Megaloblasten. 2. Ältere Megaloblasten. 3. Megalozyten. 4. Erythroblasten. 5. Normoblasten. 6. Normoblast mit Kernzerfall. 7. Erythrozyten mit Howell-Jollykörperchen. 8. Normale Erythrozyten und Blutplättchen. 9. Makrozyten und Mikrozyten. 10. Poikilozyten. 11. Polychromatische Erythrozyten. 12. Basophil punktierte Erythrozyten.

B. Granulozyten. 13. Myeloblast. 14, 15. Eosinophile Myelozyten. 16, 17. Eosinophile Leukozyten. 18, 19. Neutrophile Myelozyten. 20. Stabkerniger neutrophiler Leukozyt. 21. Polymorphkerniger neutrophiler Leukozyt. 22, 23. Basophile Myelozyten (Mastmyelozyten). 24, 25. Basophile Leukozyten (Mastzellen).

C. Monozyten. 26—29. Große Mononucleäre. 30. Übergangsform.

D. Lymphozyten. 31. Lymphoblast. 32. Jüngere (große) Lymphozyten. 33. Ältere (kleine) Lymphozyten. 34. Plasmazellen.

Herschel et Seyfarth pinx.   Verlag von F. C. W. Vogel in Berlin.   Lith. Anst. v. E. A. Funke, Leipzig.

Wahrscheinlich sind sie eine besondere, von anderen weißen Blutzellen vollständig unabhängige Zellart, die vom retikuloendothelialen Zellsystem des Körpers abstammt (Gefäßwandendothelien, Pulpazellen der Milz, Kupffersche Sternzellen der Leber u. a). Die Monozyten bilden im normalen Blut 4—8% aller weißen Blutkörperchen. Es sind große Zellen, deren ziemlich chromatinarmer Kern eine beträchtliche Größe hat und zumeist rundlichoval, selten leicht eingebuchtet und nur bei älteren Formen etwas gelappt ist. Das verhältnismäßig umfangreiche Protoplasma der Monozyten färbt sich leicht basophil und enthält eine feine, sehr reichliche „*Monozytengranulation*", die am deutlichsten bei langdauernden Giemsafärbungen hervortritt. Monozyten mit hufeisenförmig gelapptem Kern wurden von EHRLICH für *Übergangsformen* zu neutrophilen Leukozyten gehalten. Diese Auffassung ist jedoch völlig verlassen worden. Nur der Name „*Übergangsformen*" ist für diese Zellen erhalten geblieben.

Als das Wesentlichste aller bisherigen Darlegungen ist hervorzuheben, daß wir somit im Blut den Sammelplatz von Zellen aus verschiedenen Gewebssystemen haben, aus dem *erythropoetischen*, dem *myeloisch-leukopoetischen*, dem *lymphatischen* System und dem *Retikuloendothel*. Die genaue Untersuchung der Blutzellen gibt uns Aufschlüsse zunächst über Abweichungen in der *Funktion* dieser Gewebssysteme, indem die Zahl und die Art der im Blut gefundenen Zellen auf eine *herabgesetzte*, eine *gesteigerte* oder eine *qualitativ geänderte* Tätigkeit der betreffenden Gewebssysteme, aus denen die Zellen stammen, hinweist. Im Verein mit anderen Symptomen ergeben sich aus dieser *funktionellen* Diagnostik weiterhin auch oft gewisse Schlüsse auf das *anatomische* Verhalten der betreffenden Gewebe oder der von ihnen gebildeten Organe (Knochenmark, Lymphknoten, Milz u. dgl.). Alle diese Sätze werden in den folgenden Kapiteln ihre näheren Erläuterungen finden.

Die Blutplättchen (Thrombozyten).

Die Blutplättchen (Taf. III, Abb. 8) sind kleine (2—3 μ Durchmesser), ungefärbte Körperchen, die sich in jedem Blut finden. Sie haben die Neigung, sich rasch zu kleinen Häufchen zusammenzuballen. Einen eigentlichen Kern besitzen sie nicht, lassen sich aber mit Farblösungen gut färben. Ihre Zahl im Kubikmillimeter beträgt etwa 250000—500000 (Verfahren zur *Zählung der Blutplättchen* s. im Kapitel über Purpuraerkrankungen). Die Blutplättchen scheinen eine gewisse amöboide Beweglichkeit zu haben. Die Entstehung der Blutplättchen ist durch WRIGHT festgestellt worden. Es sind abgeschnürte Teilchen von den Protoplasmafortsätzen der *Knochenmarksriesenzellen (Megakaryozyten)*. Sie gelangen zunächst in die Venen des Knochenmarks und von da ins Blut. Über ihre physiologische Bedeutung wissen wir nur, daß sie eine wichtige Rolle bei der *Blutgerinnung* und bei der *Thrombenbildung* spielen.

In bezug auf verschiedene wichtige Verfahren zur näheren Untersuchung des Blutes: *Bestimmung der Viskosität (Klebrigkeit) des Blutes, Untersuchung der Farbe und des Eiweißgehaltes des Blutserums, Berechnung des Volumgehaltes der Blutzellen in der Raumeinheit* (40—50%) *im Vergleich zum Plasmavolumen* (60—50%) u. a. muß auf die Fachschriften verwiesen werden. Die *Feststellung der Senkungsgeschwindigkeit der Blutkörperchen* ist bei Besprechung der Diagnose der Lungentuberkulose (Bd. I, S. 391) erwähnt worden. Die *Untersuchung der Resistenz der roten Blutkörperchen* wird im Kapitel über die konstitutionelle hämolytische Anämie besprochen, die Bestimmung der *Blutungszeit* und der *Blutgerinnungszeit* wird bei den hämorrhagischen Diathesen erwähnt werden.

Zweites Kapitel.
Die sekundären Anämien.

Einteilung der Anämien. Unter dem Worte „*Anämie*" (richtiger „Olig-ämie") ist eigentlich nur die *Verringerung der gesamten Blutmenge* zu ver-stehen, wie sie z. B. unmittelbar nach einem starken Blutverlust des Kör-pers vorhanden ist. Es wird jedoch gewöhnlich bei dem Gebrauch des Wortes weniger auf die Menge des Blutes überhaupt, als vielmehr auf seine Beschaffenheit, und zwar insbesondere auf die Anzahl und Beschaffenheit der roten Blutkörperchen Gewicht gelegt. Die Gesamtmenge des Blutes unterliegt überhaupt lange nicht so großen Schwankungen wie die Zahl der roten Blut-körperchen, da die Menge des Blutes nur von seinem Wasserreichtum abhängt, und da die Flüssigkeit selbst nach großen Blutverlusten ziemlich rasch wieder durch neue Aufnahme aus den Geweben ersetzt wird. Dies findet sicher bei den meisten akuten Blutverlusten statt. Auch bei den chronischen Anämien ist, wenn sie nicht mit einer allgemeinen Abmagerung, mit behinderter Wasser-aufnahme (anhaltendes Erbrechen, Schlinglähmung) oder mit reichlichen Wasserverlusten (Choleradurchfälle u. dgl.) verbunden sind, kein Grund vor-handen, ohne weiteres eine Abnahme der Gesamtmenge des Blutes anzunehmen. Man betrachtet daher als die wesentlichsten Kennzeichen der Anämie die *Abnahme der Zahl der roten Blutkörperchen*, die *Oligozythämie*, und vor allem die *Verminderung des Hämoglobins in der Volumeinheit*. Wir werden später sehen, daß auch trotz einer normalen Anzahl von roten Blutkörperchen ihre abnorme *Beschaffenheit* und insbesondere die *Abnahme ihres Hämoglobin-gehaltes* auf ausgesprochene Schädigungen des Blutes hinweisen können.

Anämien entstehen, wenn das Gleichgewicht zwischen *Blutverbrauch* und *Blutbildung* gestört ist. Zumeist liegen wohl beide Erscheinungen, ein vermehrter Untergang der Erythrozyten und eine verminderte Blutbildung, gleichzeitig vor. Immerhin überwiegt aber offensichtlich der *Blutverbrauch* einerseits bei unmittelbaren *Blutverlusten* und anderer-seits beim *gesteigerten Blutzerfall innerhalb des Körpers* (z. B. Schädigung der Blutzellen durch Gifte, durch Parasiten u. dgl.). Dagegen ist bei *Schädigungen und Zerstörungen des Knochenmarks* (z. B. durch Geschwülste, Osteosklerose usw.), sowie bei *funktionellem Versagen der Haematopoese* vorwiegend die *Blutbildung* geschädigt.

Betrachtet man die mannigfachen Verhältnisse, unter denen die Anämien beobachtet werden, so ist es nach unserem derzeitigen Stand der Kenntnisse vorläufig am besten noch an der Einteilung in zwei Gruppen festzuhalten: in die *primären Anämien* und die *sekundären Anämien*. Die primären Anämien entwickeln sich als anscheinend selbständige Krankheiten bei vorher gesunden Menschen, während die sekundären Anämien nur Folge-erscheinungen von bereits bestehenden anderweitigen Krankheitszuständen sind. Wie leicht aber auch diese Trennung in theoretischer Beziehung durch-zuführen ist, so ist doch in der Praxis die Beurteilung, ob ein einzelner vor-liegender Fall als primäre oder sekundäre Anämie aufzufassen ist, oft ziem-lich schwierig, da sekundäre Anämien vorkommen, bei denen die eigent-liche primäre Ursache durchaus nicht leicht festzustellen ist und auch nach eingehendster Untersuchung nicht entdeckt werden kann. Dies ist aber bei der sehr großen Zahl der zu Anämien führenden Ursachen nicht sehr verwunderlich.

Als *primäre Anämien* können wir nur noch die *Chlorose* und die *perniziöse Anämie* bezeichnen. Früher rechnete man hierher noch die „*einfachen kon-stitutionellen Anämien*". In den meisten Fällen, die man so nannte, hat jedoch die genauere Untersuchung und Forschung festgestellt, daß es sich um *sekundäre Anämien* oder um *konstitutionelle hämolytische Anämien (hämo-lytischen Ikterus)* handelt.

Bei anderen Menschen, die beständig oder wenigstens während einer langen Zeit ihres Lebens ein auffallend blasses Aussehen zeigen, braucht eine derartige *Blässe* des Gesichts *keineswegs* auf wirklicher Anämie zu beruhen, es kann sich um eine *Scheinanämie (Pseudoanämie)* handeln. Sie kann von mangelhafter Entwicklung oder Durchblutung der Hautkapillaren, abnormer Verteilung des Blutes u. dgl. abhängen.

Im folgenden Kapitel werden zunächst die sekundären Anämien besprochen.

Ätiologie der sekundären Anämien. Die *sekundären Anämien* sind also nicht selbständig, sondern als zumeist nachweisbare Folgen andersartiger Krankheitsvorgänge entstanden.

Die einfachste und ohne weiteres verständliche Form dieser Anämien bildet die *sekundäre Anämie nach Blutverlusten.* Nach starken Magenblutungen, Lungenblutungen, Uterusblutungen, Darmblutungen, Nierenblutungen, nach traumatischen Blutungen aus verletzten größeren Arterien u. dgl. tritt selbstverständlich ein Zustand mehr oder weniger starker Anämie ein. In gleicher Weise wie eine einmalige starke Blutung wirken lange Zeit *fortgesetzte kleinere Blutungen.* So sieht man sekundäre Anämien höchsten Grades bei *Ulcus ventriculi oder duodeni,* bei immer wiederkehrendem *Nasenbluten* (z. B. bei hämorrhagischer Diathese, Schrumpfniere), bei anhaltenden *Uterusblutungen,* bei fortdauernden kleinen *Hämorrhoidalblutungen,* bei fortgesetzten *Blutungen aus der Harnblase,* verursacht durch Papillome u. a.

Nur teilweise auf beständige kleine Blutverluste, zum Teil aber auch auf *toxisch* wirkende Substanzen ist die *sekundäre Anämie bei Geschwülsten,* besonders Karzinomen (*Karzinomanämie*) zu beziehen. Durch Knochenmetastasen oder Zerfallsprodukte der Geschwülste können gleichzeitig schwere Schädigungen des Knochenmarks entstehen.

Auch bei den durch *Darmparasiten* hervorgerufenen sekundären Anämien liegt diese zweifache Art der Schädigung vor. Die Blutarmut kann, z. B. bei Ankylostomiasis, durch unmittelbaren Blutverlust verursacht werden. Die Würmer sondern aber auch toxische Stoffe ab, die schädigend auf das Blut einwirken.

Sekundäre Anämien beobachtet man ferner nach dem Ablauf gewisser *akuter Infektionskrankheiten* (Typhus, Sepsis, Gelenkrheumatismus u. a.). Wahrscheinlich handelt es sich um *infektiös-toxische Schädigungen* des Blutes und der blutbildenden Organe. Von den chronischen Infektionen führt namentlich die *Syphilis* nicht selten zu einer auffallenden Anämie. Sie tritt zuweilen schon im Sekundärstadium der Syphilis auf (sogenannte *syphilitische Chlorose*) oder auch in späteren Stadien (z. B. bei der Aortitis syphilitica). Von sonstigen chronischen Erkrankungen geben die *Malaria,* die *Tuberkulose,* die *Nephritiden,* die *Amyloiderkrankung* u. a. häufig den Anlaß zur Entwicklung einer auffallenden sekundären Anämie.

Sehr wichtig ist die Einwirkung zahlreicher *toxischer Chemikalien* auf das Blut. Auf die eigentümlichen Wirkungen der eigentlichen *Blutgifte (Nitrobenzol, Anilin, Pyrogallussäure, chlorsaures Kali* u. a.) können wir hier nicht näher eingehen und erwähnen nur kurz die bei gewissen chronischen gewerblichen Vergiftungen durch *Blei, Quecksilber, Arsen, Zinn* u. a. auftretenden sekundären Anämien.

In einer Reihe von Fällen ist die Anämie ferner eine *Teilerscheinung* einer *fehlerhaften Ernährung* oder einer sonstigen *den gesamten Körper treffenden Ernährungsstörung.* Derartige Anämien finden sich z. B. schon bei fast allen schweren akuten und chronischen Krankheiten und sind meist mit einer mehr oder weniger starken Abmagerung und allgemeinen Schwäche verbunden. Der schlechte Appetit, der Mangel an frischer Luft und freier Bewegung, zuweilen die ungenügende Verdauung und Aufnahme der Nahrungsstoffe u. v. a. sind neben *toxischen Wirkungen* die Ursachen, die in leicht verständlicher Weise den ganzen Körper schädigen. Es ist nicht auffallend, daß auch die blutbildenden Organe und das Blut betroffen werden. Daher sehen die meisten chronisch Kranken blaß aus, so namentlich die Magenkranken, viele Lungenkranke, Nervenkranke usw. Bei *Kindern* können einseitige *Milchnahrung* infolge *Eisenmangels, Mehlnährschäden* oder *Mangel an Vitaminen* in der Nahrung u. a. zu sekundären Anämien führen (s. u.).

Schwere sekundäre Anämien entstehen weiterhin dadurch, daß *metastatische oder primäre Tumoren des Knochens* oder *leukämische Wucherungen* große Knochenmarksgebiete zerstören („*Myelopathische Anämien*“).

Eine besondere Gruppe der sekundären Anämien sind die *achlorhydrischen Anämien* oder *achylischen Chloranämien*. Diese entwickeln sich, vor allem bei Frauen mittleren oder höheren Alters, ohne daß eine der bisher genannten Ursachen nachzuweisen wäre; bei den Erkrankten besteht jedoch immer eine *Achylia gastrica* oder wenigstens eine *Achlorhydrie* (vgl. auch Bd. I, S. 686ff.). Die achlorhydrische Anämie ist eine *hypochrome, sekundäre Anämie*. Sie ist dadurch von der *perniziösen Anämie* zu unterscheiden, der sie im übrigen klinisch völlig gleicht, und zu der wahrscheinlich enge Beziehungen bestehen. Die ursächlichen Zusammenhänge der An- oder Subazidität des Magensaftes mit dem Entstehen dieser Form der Anämien sind noch nicht geklärt. Ob es sich wirklich um eine Blutarmut durch Eisenmangel handelt, dadurch, daß das Eisen aus der Nahrung infolge des Salzsäuremangels nicht genügend aufgenommen werden kann, ist noch unbewiesen.

Symptome und Krankheitsverlauf. Dasjenige Symptom, welches in jedem Falle von Anämie zuerst die Aufmerksamkeit des Arztes auf sich zieht, ist die *Blässe der Haut und der sichtbaren Schleimhäute*. Sie ist fast immer im Gesicht am meisten ausgesprochen, tritt aber auch an allen anderen Körperteilen in deutlichster Weise hervor. Ein besonderer Wert wird gewöhnlich auf die Blässe der *Schleimhäute* (*Lippen, Conjunctivae*) gelegt, da deren Färbung nicht durch Pigmentierung oder durch eine dicke Epidermis, wie oft an der äußeren Haut, verdeckt werden kann. Die Stärke der Hautblässe zeigt natürlich große Unterschiede und wechselt von geringen bis zu den höchsten Graden, wobei der ganze Körper ein wachsartiges, gelbliches Aussehen darbietet. Eine derartige Blässe kann natürlich nur durch eine sehr beträchtliche Abnahme in der Menge des färbenden Blutbestandteils, des *Hämoglobins*, bewirkt werden. Die *Abnahme des Hämoglobins* ist bei der sekundären Anämie die unmittelbare Folge einer Abnahme der *Zahl* der an sich normalen roten Blutkörperchen, jedoch zeigen auch die roten Blutkörperchen zweifellos selbst einen ungewöhnlich verminderten Hämoglobingehalt.

Neben der anämischen Hautfarbe beobachtet man in allen Fällen eine Reihe von Symptomen, deren letzter Grund wohl vorzugsweise in einer durch den Mangel an arteriellem Blut bedingten *Abschwächung der normalen Innervationsvorgänge* zu suchen ist. Hierher gehört in erster Linie die *allgemeine motorische Schwäche*, das verhältnismäßig rasche Ermüden der willkürlich innervierten Muskeln und das damit verbundene beständige Mattigkeitsgefühl. Bei den stärksten Anämien (z. B. nach schweren Blutverlusten) kann die motorische Schwäche so beträchtlich sein, daß die Kranken nicht gehen und nicht stehen können; doch auch bei den geringeren Graden der Anämie tritt die allgemeine Kraftlosigkeit in höherem oder geringerem Maße deutlich hervor.

Eine entsprechende Abnahme der Innervationsvorgänge findet sich zuweilen auch auf *sensoriellem* und *psychischem Gebiet*. Das macht sich namentlich geltend in der allgemeinen *geistigen Mattigkeit*, in der Unfähigkeit zu jeder angestrengteren Denktätigkeit, in der beständigen Müdigkeit und Schläfrigkeit. Bei schweren sekundären Anämien sind häufige *Ohnmachtsanwandlungen* und wirkliche Ohnmachten infolge Gehirnanämie nichts Seltenes. — Klagen über *schlechtes Sehen, Flimmern vor den Augen*, Augenschmerzen u. dgl. sind recht häufig. In vereinzelten Fällen, insbesondere nach sehr großen Blutverlusten (z. B. nach starker Hämatemesis), entwickelt sich eine vollkommene *Amaurose*. Die Untersuchung mit dem Augenspiegel ergibt außer der Anämie der Netzhaut keinen ungewöhnlichen Befund. — Abnahme des *Gehörs* wird nur ausnahmsweise beobachtet. Sehr störend ist dagegen häufig das starke *Ohrensausen*, das offenbar von ungewöhnlichen Reizzuständen im Gehörnerv oder vielleicht auch in den nervösen Gehörzentren abhängt.

Weniger stark beeinflußt werden die *sekretorischen Vorgänge*. Zwar beobachtet man bei Anämischen oft eine auffallende *Trockenheit der Zunge* und des *Mundes*; doch ist dies meist nach großen Blutverlusten der Fall und beruht daher wahrscheinlich weniger auf der verminderten Tätigkeit der Schleim- und Speicheldrüsen, als vielmehr auf dem Wasserverlust der Gewebe. Von den übrigen sekretorischen Funktionen ist nur das Verhalten der *Magensaftsekretion* näher untersucht worden. Nach früheren Tierversuchen war man lange Zeit der Ansicht, daß bei Anämischen allgemein die Abscheidung der Salzsäure im Magensaft herabgesetzt sei. Durch zahlreiche Untersuchungen hat sich aber herausgestellt, daß diese Annahme nicht richtig ist. Obwohl zuweilen die bei den sekundären Anämien gefundenen Werte für die Salzsäure des Magensaftes gering sind oder sogar ein völliges Fehlen freier Salzsäure im Magensaft nachgewiesen werden kann, so werden doch andererseits auch *völlig normale*, ja oft sogar *ungewöhnlich hohe Salzsäuremengen* im Mageninhalt gefunden. Es hat sich ferner herausgestellt, daß bei manchen sekundären Anämien, und zwar bei den achlorhydrischen Anämien oder achylischen Chloranämien (s. o.) der Salzsäuremangel nicht die *Folge*, sondern die *Ursache* der Anämien ist. Auch die motorischen Funktionen des Magens bleiben meist ungestört. Dagegen hängt vielleicht die bei Anämischen so oft auftretende *Stuhlträgheit* wenigstens zum Teil mit einer herabgesetzten Wirksamkeit der Darmperistaltik zusammen.

Während die bisher besprochenen Folgeerscheinungen der Anämie zum Teil auf einer verminderten Organtätigkeit beruhen, beobachtet man andererseits bei Anämischen auch gewisse *Reizungserscheinungen von seiten des Nervensystems*. Sie sind aller Wahrscheinlichkeit nach auf die Reizung gewisser Nervengebiete durch abnorme (unvollständig oxydierte?) Stoffwechselprodukte zu beziehen. Einige dieser Erscheinungen, wie das lästige *Ohrensausen*, das *Flimmern* vor den Augen, das *Schwindelgefühl*, sind bereits oben erwähnt worden. Besonders hervorzuheben sind ferner das *Aufstoßen* und namentlich das *Erbrechen* der Anämischen, das sicher meist zentralen Ursprungs ist und bei schweren Anämien eine sehr quälende Erscheinung sein kann. Ebenso erklärt sich der zuweilen auftretende heftige *Singultus*, ferner das häufige krampfhafte *Gähnen* u. dgl. Ein wichtiges Symptom ist endlich der *anämische Kopfschmerz*, ein meist den ganzen Kopf, vorzugsweise die Stirngegend betreffendes drückendes Schmerzgefühl, das eine große Heftigkeit erreichen kann.

Zwei andere wichtige Reizsymptome beziehen sich auf das Verhalten des *Pulses* und der *Atmung* und haben anscheinend zum Teil einen regulatorischen Charakter. Der *Puls* ist bei den meisten schweren Anämien *beschleunigt* (80—100 Schläge in der Minute und darüber). Dabei ist er überhaupt sehr

leicht erregbar, so daß schon geringe äußere Anlässe seine Häufigkeit vorübergehend steigern. Obgleich aus der vermehrten Pulsfrequenz keineswegs
ohne weiteres eine Erhöhung des Blutdrucks oder eine vermehrte Stromgeschwindigkeit zu folgern ist, so ist doch nicht zu leugnen, daß die vermehrte
Schlagfolge des Herzens in dieser Hinsicht günstig wirken *kann* und somit
vielleicht als regulatorisches Symptom aufzufassen ist. Wie der Puls, so ist
auch die *Atmung* bei Anämischen meist beschleunigt. Bei sehr starker Anämie
wird die Atmung zuweilen so tief und geräuschvoll, daß man mit vollem Recht
von einer „*anämischen Dyspnoe*" sprechen kann, die der unmittelbare Ausdruck des Sauerstoffhungers des Körpers ist. Es liegt auf der Hand, daß
durch eine derartig vermehrte Atmung wenigstens *eine* der Bedingungen der
Sauerstoffaufnahme erleichtert wird.

Im Anschuß an das oben besprochene Verhalten der Pulsfrequenz bei
Anämischen muß hier noch einiger anderer *Erscheinungen* an den *Kreislaufs-*
organen gedacht werden. Entsprechend dem früher erwähnten Umstand,
daß die Gesamtmenge des Blutes bei der Anämie (natürlich abgesehen von
unmittelbaren Blutverlusten) keineswegs herabgesetzt zu sein braucht, ist
der Puls der Anämischen durchaus nicht immer klein, sondern im Gegenteil
nicht selten sogar verhältnismäßig groß und kräftig. Eigentümlich ist namentlich die manchmal zu beobachtende *Zelerität des Pulses*, die anscheinend auf
der starken herzsystolischen Anspannung der Arterie bei deren geringer mittlerer Spannung beruht. Hiermit hängt es zusammen, daß bei schweren Anämien
mitunter ein laut *hörbarer Femoralton*, in einzelnen Fällen sogar ein Doppel-
ton über der Femoralis, wie bei der Insuffizienz der Aortenklappen, auftritt.

Schon lange bekannt, ihrer Entstehung nach aber auch jetzt noch nicht
geklärt, sind die bei Anämischen häufigen *akzidentellen Geräusche am Herzen*
(die „*anämischen Geräusche*"). Man hört sie am lautesten meist über der Herzbasis, in der Gegend der Pulmonalklappen und an der Herzspitze. Sie sind
in der Regel rein systolisch, doch haben wir in einem Falle von perniziöser
Anämie mit Sicherheit auch ein lautes diastolisches anämisches Geräusch
gehört. Ihrem Klangcharakter nach sind sie blasend, gelegentlich jedoch so
rauh, daß sie fast wie perikardiale Reibegeräusche klingen. Man hat daher
sogar die Vermutung ausgesprochen, daß manche anämische Geräusche wirklich durch das Aneinanderreiben der ungewöhnlich trockenen Perikard-
blätter entstehen. Im übrigen wird ihre Entstehung gewöhnlich auf abnorme Schwingungsverhältnisse der Herzklappen, vielleicht im Zusammenhang mit der fettigen Entartung des Herzmuskels (s. u.), zurückgeführt.
Auch relative Klappeninsuffizienzen, z. B. durch Herzdilatation oder ungenügende Papillarmuskelwirkung herbeigeführt, sind möglicherweise zuweilen in Betracht zu ziehen. Freilich ist es nicht festgestellt, ob bei Anämischen echte *Dilatationen des Herzens* wirklich häufiger vorkommen. Die
nicht selten zu beobachtende *Verbreiterung der Herzdämpfung* beruht meist
nur auf einer Retraktion der Lungen.

Neben den Herzgeräuschen, häufig auch ohne diese, hört man bei Anämischen oft laute *Geräusche über den großen Halsvenen*, das sogenannte *Nonnen-*
sausen. Obgleich vielfach angegeben wird, daß Jugulargeräusche ebensooft
auch bei Gesunden zu hören sind, müssen wir nach unserer Erfahrung doch
daran festhalten, daß die lauten Venengeräusche bei Anämischen häufiger als
bei anderen Menschen vorkommen, und daß ihnen daher doch eine gewisse
diagnostische Bedeutung zukommt.

Von großer Wichtigkeit, aber leider noch nicht völlig geklärt, ist das
Verhalten des *Stoffwechsels bei hochgradiger Anämie*. Wenn man von vorn-

herein erwarten sollte, daß der *respiratorische Gaswechsel* infolge der Hämo-
globinverarmung des Blutes eine Verminderung erfahre, so ist dies nach den
übereinstimmenden Ergebnissen zahlreicher Untersuchungen durchaus nicht
der Fall. Vielmehr zeigen der O_2-Verbrauch und die CO_2-Produktion auch bei
schweren Anämien normale Werte. Wir müssen also annehmen, daß
der Körper über regulatorische Hilfsmittel (Beschleunigung der Atmung,
des Pulses u. a.) verfügt, die eine genügend große O_2-Aufnahme ermöglichen.
Auffallendere Veränderungen zeigt die Eiweißzersetzung. Wie STRÜMPELL
schon vor Jahren nachwies, und wie seitdem wiederholt bestätigt worden ist,
findet man bei schwerer Anämie zuweilen — wenn auch nicht immer — eine
im Verhältnis zur Eiweißaufnahme *auffallend hohe N-Ausscheidung* im Harn,
also einen vermehrten Eiweißzerfall. Der *Harn* im ganzen ist meist hell,
seine Menge ist manchmal verhältnismäßig groß (1500—2000 ccm), sein
spezifisches Gewicht ziemlich hoch (1015—1021), was vielleicht mit dem hohen
Harnstoffgehalt (s. o.) zusammenhängt. *Albuminurie* kommt bei einfacher
Anämie nur ausnahmsweise vor.

Von klinischer Bedeutung ist die bei fast allen schweren Anämien vorkommende *fettige Degeneration* der inneren Organe (Herz, Nieren, Gefäße),
die auf mangelhafter Verarbeitung (Oxydation) der in den betreffenden Organ-
zellen abgelagerten Fettröpfchen beruht. Schon oben ist erwähnt worden,
daß die fettige Entartung des Herzmuskels vielleicht gewisse Unregelmäßigkeiten der Herztätigkeit verursacht. Doch ist zu betonen, daß man diese
Einwirkung nicht zu hoch anschlagen darf, da man sich oft über die Kraft
des Herzens trotz starker Verfettung seiner Muskelfasern wundern muß. Wichtig
sind aber die *Veränderungen der Gefäßwände*, deren Folgen klinisch häufig hervortreten, vor allem in der Neigung vieler Anämischen zu *Blutungen*. In
machen Fällen (z. B. bei Leukämie, s. u.) bildet sich eine förmliche hämorrhagische Diathese aus. Doch werden wir später sehen (s. d. Kapitel über die
perniziöse Anämie), daß vielleicht auch andere Umstände bei dem Zustandekommen der kapillären Blutungen bei schweren Anämien eine Rolle spielen.
Auch eine *ungewöhnliche Durchlässigkeit der Gefäßwände* muß bei Anämischen
angenommen werden. Auf ihr beruht das häufige Auftreten leichter *Ödeme*,
die gewiß nur selten als Stauungsödeme, durch Herzschwäche bedingt, aufzufassen sind. Eine ungewöhnliche Durchlässigkeit der Nierengefäße zeigt sich
zuweilen auch durch die bei Anämischen vorkommende, schon erwähnte
Polyurie.

Schließlich haben wir noch das *Verhalten der Körpertemperatur* bei den
Anämien zu erwähnen. Bei höheren Graden sekundärer Anämie (z. B. nach
starken Magenblutungen u. a.) kann man vorübergehend „*anämisches Fieber*"
beobachten. Die Eigenwärme der Kranken zeigt unregelmäßige, gewöhnlich
des Abends eintretende Steigerungen bis auf 38,0°, ja sogar noch etwas darüber. Anscheinend hängt dieses Fieber nicht von entzündlichen Organveränderungen ab. Es wird angenommen, daß es eine Folge der Anwesenheit von
toxisch wirkenden Eiweißstoffen im Blut ist.

Blutbefund bei den sekundären Anämien. Bei allen durch die verschiedenen
Ursachen hervorgerufenen sekundären Anämien finden sich annähernd die
gleichen Blutveränderungen. Die *Zahl der Erythrozyten* ist verhältnismäßig
wenig vermindert. Es können normale oder relativ hohe Werte gefunden
werden. Der *Hämoglobingehalt* ist jedoch *sehr stark* herabgesetzt. Der *Färbeindex* des Blutes ist somit bei der sekundären Anämie *erniedrigt*. Er beträgt
zumeist nicht über 0,6—0,7, auf jeden Fall ist er **kleiner als 1**. Man kann also
annähernd normale Blutkörperchenzahlen finden (etwa **4 Millionen**) und doch

einen Hämoglobingehalt von nur 50—60%. Meist beträgt die Zahl der roten Blutkörperchen etwa 3—3$^1/_2$ Millionen, in schweren Fällen noch erheblich weniger, während der Hämoglobingehalt des Blutes verhältnismäßig noch tiefer gesunken ist. Zweifellos ist also der Hämoglobingehalt der einzelnen roten Blutkörperchen bei der sekundären Anämie ungewöhnlich gering.

In gefärbten Blutpräparaten finden sich auffallend *blasse* rote Blutzellen. *Anisozytose* und *Poikilozytose* kommen bei sekundären Anämien häufig vor. Infolge gesteigerter Knochenmarkstätigkeit sieht man gelegentlich *kernhaltige* Vorstufen der *Erythrozyten*, und zwar fast ausschließlich *Normoblasten*. Noch viel häufiger sind andere Jugendformen der roten Blutkörperchen, insbesondere die *Retikulozyten* (s. S. 156). Am reichlichsten sind sie bei guter Regeneration, insbesondere nach der Eisenbehandlung. Das gleiche gilt von den *polychromatischen Erythrozyten*. Einzelne rote Blutzellen können *basophile Punktierung* zeigen.

Die *weißen Blutzellen* zeigen meist keine besonderen Veränderungen. Zumeist wird *Leukozytose* oder auch eine normale Zahl der Zellen gefunden, je nach der funktionellen Reaktion des Knochenmarks. Die *Lymphozyten* fand NAEGELI fast regelmäßig vermindert, was auf eine herabgesetzte Funktion des lymphatischen Apparates hinweist. Die Zahl der *Blutplättchen* ist fast immer regelrecht, mitunter ist sie ziemlich stark erhöht.

In manchen Fällen schwerster Knochenmarksschädigung findet sich eine ungewöhnliche Abnahme aller im Knochenmark gebildeter morphologischer Blutbestandteile (Erythrozyten, Granulozyten und Blutplättchen). Gleichzeitig fehlen alle Zeichen beschleunigter Blutbildung. Von den weißen Blutzellen sind überwiegend Lymphozyten nachweisbar. Die Gesamtleukozytenzahl ist dabei sehr niedrig. Diese seltenen „*aplastischen Anämien*" sind der Endzustand der verschiedensten Schädigungen (septische Infektionen, Intoxikationen, Schwarzwasserfieber u. a.). Da fast immer eine ausgesprochene hämorrhagische Diathese besteht, werden diese Fälle auch als „*hämorrhagische Aleukie*" bezeichnet.

Ähnliche Blutbefunde wie bei den aplastischen Anämien mit hämorrhagischer Diathese und Blutplättchenmangel werden gelegentlich bei den „*agastrischen Anämien*" (MORAWITZ) beobachtet. Hierunter versteht man Anämien, die ein oder mehrere Jahre nach großen Resektionen des Magens eintreten. Mitunter werden danach auch leichte *sekundäre Anämien*, in anderen Fällen ferner echte *perniziöse Anämien* (s. u.) beobachtet.

Die **Prognose** der sekundären Anämien richtet sich ganz nach der Grundkrankheit und der Möglichkeit, diese zu beseitigen. Recht beträchtliche Blutmengen können in monatelanger Krankheit verlorengehen, ehe der Tod eintritt. Überraschend schnell bessert sich das Allgemeinbefinden der Kranken nach Beseitigung der Ursache der Blutung oder der Blutzerstörung, während es oft lange dauert, bis sich wieder ein normaler Blutbefund herstellt.

Wertvolle Anhaltspunkte für die Ansprechbarkeit des Knochenmarks im Verlauf der Krankheit und bei deren Behandlung gibt bei den Anämien die Beobachtung der *Retikulozyten* (s. S. 156).

Diagnose. Mitunter ist die Ursache der sekundären Anämie leicht zu erkennen, andererseits können alle Bemühungen vergebens sein, die Ätiologie der sekundären Anämie, die nach dem kennzeichnenden Blutbefund zweifellos vorliegt, zu klären. Niemals sollte eine genaue *Röntgenuntersuchung des Magendarmkanals* und die Untersuchung der Fäzes nach mehrtägiger fleischfreier Kost auf *okkulte Magendarmblutungen* unterlassen werden. Auch die *Rektoskopie* zur Erkennung fortgesetzter kleiner Blutungen aus Hämorrhoiden, Polypen der unteren Darmabschnitte u. a. muß zu Hilfe genommen werden. Stets ist bei unklaren Anämien ferner eine genaue Prüfung der *Magensaftsekretion* vorzunehmen.

Am wichtigsten für die Trennung der sekundären Anämie von der perniziösen Anämie ist die Feststellung, daß die sekundäre Anämie nicht mit

erhöhtem Färbeindex und *Megalozytose* einhergeht. Ferner ist bei den sekundären Anämien *Leukozytose*, besonders der *neutrophilen Leukozyten*, vorhanden,
während *Leukopenie* mit *relativer Lymphozytose* auf perniziöse Anämie hinweist. Die perniziöse Anämie ist außer durch den *Blutbefund* auch durch ihre
klinischen Symptome, ihren *Verlauf* und ihre *unbekannte Ätiologie* gekennzeichnet (s. u.).

Auffallende *Eosinophilie* in den Blutausstrichen (noch schneller in dicken
Tropfenpräparaten zu erkennen) deutet auf eine durch *Wurminfektion* hervorgerufene sekundäre Anämie hin. Dabei ist stets zu bedenken, daß während
und nach der Durchführung der Leberdiät oder bei Einnahme von Leberpräparaten bei *allen* Anämien eine mitunter hochgradige *Eosinophilie* (bis zu
60 % aller weißen Blutzellen) auftreten kann. Der Nachweis der Parasiteneier
im Stuhl sichert die Diagnose. Das reichliche Auffinden *basophil gekörnter*
roter Blutkörperchen kann für die Frühdiagnose der *Bleianämie* wichtig sein.

Therapie. Das Wichtigste ist selbstverständlich die *Behandlung des Grundleidens*. Gelingt es, dieses zu heilen und die Ursache der sekundären Anämie
zu beseitigen, so verschwindet diese allmählich.

In den schwersten Fällen wirken *Bluttransfusionen* (300—500 ccm) in der
bei der Behandlung der perniziösen Anämie näher besprochenen Weise außerordentlich anregend auf die Blutbildung.

Im übrigen müssen eine *allgemein-diätetische* und *medikamentöse* Behandlung versuchen, den Blutkörperchenverlust wieder voll auszugleichen. Zunächst ist *körperliche* und *seelische Ruhe* dringend wünschenswert. Bei fortschreitender Besserung unterstützen *Freiluftliegekuren* und *viel Sonne* die Genesung.

Bei der *Ernährung* Anämischer ist eine leicht verdauliche *vegetabilische* Kost
am zweckmäßigsten. *Muskelfleisch* ist bei allen Anämischen möglichst zu vermeiden. Auch *Fette* und *Öle* sind auf eine geringe Menge zu beschränken, da
sie schädigend auf die Blutbildung einwirken. Man gibt höchstens 20—30 g
Fett (Butter oder Rahm) täglich, das zur Speisenzubereitung benutzt wird.
Milch ist ebenfalls für Anämische ein unzweckmäßiges Nahrungsmittel. Die
Milch begünstigt wesentlich die sich häufig findende Verstopfung. Meist ist
den Kranken auch selbst der aufgezwungene Milchgenuß eine Qual, und wir
haben uns mehrfach den Dank der Patienten erworben, die wir von der nur
mit Widerwillen genommenen Milch befreiten. Die früher zuweilen verordneten
„Milchkuren", d. h. eine fast ausschließliche Milchernährung, ist vollends ganz
unzweckmäßig. Besonders anzuraten ist dagegen der Genuß von *Eigelb*, insofern Eier von den Kranken vertragen und nicht zu ungern genommen
werden. Das Eidotter ist verhältnismäßig reich an *Hämatogen*, d. h. derjenigen
nukleinartigen Eisenverbindung, aus der wahrscheinlich das Hämoglobin gebildet wird. Ebenso ist der häufige Genuß von *Leber* (in jeder Form zubereitet)
anzuraten. In der Leber sind die Stoffe, die der Körper zum Blutaufbau
braucht, in ganz besonders günstiger Weise vorbereitet. Insbesondere sahen
wir bei sekundären Anämien infolge großer oder anhaltender Blutverluste
gute Ergebnisse durch die Darreichung der Leberkost im Verein mit der Eisenbehandlung. Auch *Nieren* enthalten Stoffe, die besonders leicht in Hämoglobin umgesetzt werden können. Gelegentlich gibt man daher zur Abwechslung *Nieren*, hin und wieder auch *Taube* oder *Huhn*. Besonders ist Gewicht
zu legen auf den reichlichen Genuß *grüner Gemüse* (Spinat u. dgl.), die sich
alle durch einen hohen Eisengehalt auszeichnen. Aber auch sonst sind *Vegetabilien* in jeder Form gestattet, vor allem soll sehr viel *frisches Obst* genossen
werden, da der Grad und die Stärke der Blutbildung von der Menge an zu-

geführtem Vitamin A abhängt. *Leicht verdauliche Mehlspeisen*, Brötchen und Brot werden von Anämischen meist gut vertragen. Auf die Verordnung *alkoholischer Getränke* wird von manchen Seiten Wert gelegt. Sie können in mäßiger Menge gestattet werden, aber nur wenn die Kranken selbst danach Verlangen haben und der Appetit dadurch angeregt wird. Im allgemeinen sind sie zu vermeiden. Als Getränke dienen Wasser, Fruchtsäfte, Tee und Kaffee.

Unter den zur Behandlung aller Formen der Anämie gebräuchlichen *medikamentösen* Mitteln nehmen die *Eisenpräparate* schon seit langer Zeit den ersten Rang ein. Wie sie wirken, ist freilich bis jetzt noch unklar, da der Eisenbedarf des Körpers so gering ist, daß hierfür schon der Eisengehalt der gewöhnlichen Nahrungsmittel vollkommen ausreichend sein müßte. Es scheint, daß die Eisenpräparate einen besonderen Reiz auf die blutbildende Funktion des Knochenmarks ausüben. Übrigens tritt die günstige Einwirkung des Eisens in sichtbarer Weise am meisten bei der *Chlorose* und bei den *achylischen Chloranämien* hervor; bei allen anderen Anämien ist die Wirkung der Eisenpräparate zwar zuweilen auch nachweisbar, aber im allgemeinen doch entschieden weniger ausgesprochen und zweifelhafter.

Die Zahl der empfohlenen und im Gebrauch befindlichen Eisenpräparate ist sehr groß, und sie wird, ohne daß ein wirkliches Bedürfnis hierzu vorliegt, von geschäftstüchtigen Arzneimittelfabrikanten noch fortwährend vermehrt. Fast jeder Arzt hat sein Lieblingspräparat, dem er die beste Wirkung zuschreibt. STRÜMPELL wandte bei Anämischen am häufigsten die seit langer Zeit bekannten „BLAUDschen *Pillen*" an. Diese werden fast immer gut vertragen und bewirken häufig auffallend rasche, erhebliche Besserungen der Anämie. Die Pillen werden gewöhnlich in folgender Form verschrieben: Ferri sulfurici, Kalii carbonici puri ana 10,0, Tragacanth. q. s. ad pilulas 100, dreimal täglich 2—3 Pillen *nach dem Essen* zu nehmen.

Von uns wird jetzt fast ausschließlich das *Ferrum Hydrogenio reductum* angewandt, ein vollständig reines, sehr fein verteiltes Pulver, das als solches oder in Pillenform zu 0,2—0,5 mehrmals täglich verabreicht wird. Wir verordnen es oft auch als *Feomettae* (Ferr. metallic. tabulettae). Jede Tablette enthält 0,1 g Ferr. red. Auch das *Ferrostabil* (*Ferrochlorid*) kann versucht werden. Um Erfolge zu erzielen, müssen nach den neueren Erfahrungen *große* Mengen Eisen gegeben werden, und zwar täglich etwa 1—3 g Fe. Die Wirksamkeit der Eisenbehandlung zeigt sich am deutlichsten bei den *achylischen Chloranämien*. Während hier Leberkost, Arsen u. a. unwirksam sind, hat die Darreichung großer Eisenmengen überraschende und ausgezeichnete Erfolge zu verzeichnen. Gleichzeitig wird bei diesen Anämien *Salzsäure* in der Bd. I, S. 693 angegebenen Weise verordnet.

Ferrum carbonicum, F. oxydatum, F. lacticum und die *Eisentinkturen* (*T. ferri pomati* u. a.) sind nach unseren praktischen Erfahrungen wenig empfehlenswert.

Außer den genannten Eisenmitteln hat die Industrie eine fast unübersehbare Anzahl von organischen Eisenpräparaten (vielfach aus Blut hergestellt) in mannigfacher Zusammensetzung auf den Markt gebracht. In der Praxis haben sich viele dieser Mittel (*Ferratin* und *Ferratose, Triferrin, Hämatinalbumin, Hämatogen, Sanguinal, Hämol* u. v. a.) einen gewissen Ruf erworben, und wir wollen ihre Wirksamkeit auch nicht ganz in Abrede stellen. Daß sie aber bessere Heilerfolge erzielen als die alten einfachen Mittel, dafür ist noch nie ein Beweis geliefert worden. Höchstens sind ihr höherer Preis und ihre schöne Verpackung geeignet, bei manchen Leuten gewisse Suggestivwirkungen hervorzurufen. In einigen Fällen wird Eisen nicht vertragen. Es führt Verdauungsbeschwerden, Durchfälle u. dgl. herbei. Man muß dann mit dem Präparat wechseln oder die Menge herabsetzen.

Ziemlich verbreitet ist die Verordnung des Eisens in der Form von *Mineralwässern*, obgleich die auf diese Weise dem Körper zugeführten Eisenmengen so gering sind, daß ihre therapeutische Wirksamkeit schwer verständlich ist. Unter den künstlich dargestellten Wässern ist das *pyrophosphorsaure Eisenwasser* das beste. Es wird auch bei schwachem Magen meist gut vertragen. Die natürlichen Eisenwässer werden ebenfalls vielfach verschickt. Wenn sie an Ort und Stelle oft eine größere Wirksamkeit entfalten, so beruht dies wohl nur darauf, daß die allgemein hygienischen Verhältnisse der Kranken sich an den Kurorten meist viel günstiger gestalten als zu Hause. Die bekanntesten und besuchtesten Eisenquellen in Deutschland und der Schweiz sind in *Cudowa, Rippoldsau, Elster, Schwalbach, Pyrmont, Steben, Kohlgrub, Driburg, Liebenstein, St. Moritz* u. a. Auch „*Stahlbäder*" werden vielfach angewandt, doch kommt es hierbei nicht auf den Eisengehalt des Wassers, sondern auf den Kohlensäuregehalt und die Temperatur an. Überhaupt scheint es, daß *Bäder* bei Anämischen oft von entschiedenem Nutzen sind. Wir verordnen daher einfache *warme Bäder, Salzbäder* (5—6 Pfund Salz zum Bade, 32—33° C, zwei- bis dreimal wöchentlich ein Bad von 10—15 Minuten Dauer) oder *kohlensaure Bäder*. Günstige Wirkung sieht man gelegentlich von *Schwitzkuren*, besonders von *elektrischen Glühlichtbädern*. Hierdurch scheint unmittelbar eine anregende Wirkung auf die Blutbildung erzielt zu werden. In gleicher Hinsicht werden mit bestem Erfolg regelmäßige Bestrahlungen mit der „*Höhensonne*" angewandt.

Außer dem Eisen kommen noch einige andere innere Mittel bei der Behandlung der Anämien in Betracht. Namentlich das *Arsenik* übt zuweilen einen günstigen Einfluß auf die Gesamtkonstitution aus und verdient daher besonders auch bei Anämischen Anwendung, allein oder auch in Verbindung mit Eisen (s. d. Rezepte im Anhang). Besonders die Verbindung von Eisen mit kleinen Mengen Arsen (0,001—0,002 dreimal täglich) wirkt mitunter günstiger als die beiden Mittel für sich allein. Wirksam erweisen sich häufig die BLAUDschen Pillen in Verbindung mit kleinen Arsengaben (Ferri sulfurici, Kalii carbonici ana 5,0—8,0, Acidi arsenicosi 0,05—0,1, Gummi Tragacanth. q. s. ad pilul. 100, täglich 4—6 Pillen). Man kann Arsen ferner als „*asiatische Pillen*" oder als „*Fowlersche Lösung*" in steigenden und dann wieder abfallenden Dosen geben (Rezepte s. im Anhang). Auch *Elarson* (3mal täglich 1 Tablette, die 0,5 mg Arsen enthält) ist sehr wirksam. Man verordnet das Arsen ferner in der Form der *natürlichen Arsenwässer* (Dürkheimer Maxquelle, Guberquelle, Levicowasser, Roncegnowasser u. a.). Häufig werden Arsenpräparate in subkutaner oder intramuskulärer Injektion angewandt (*Solarson, Arsamon, Arsylen, Natr. kakodylicum* u. a.). Auch mit *Chinin* und sonstigen *Bittermitteln*, ferner mit *Abführmitteln* (Pil. aloeticae ferratae) werden die Eisenmittel häufig kombiniert.

Obwohl die Allgemeinbehandlung und die Eisentherapie stets die Hauptsache bleiben, so erfordern doch zuweilen einzelne Symptome noch eine besondere Berücksichtigung. Heftige *Kopfschmerzen* werden durch *Antipyrin, Pyramidon* u. dgl. gemildert. *Magenbeschwerden* sind vor allem durch sorgsame diätetische Vorschriften zu behandeln. Die innerliche Darreichung von *Salzsäure* ist dann unbedingt nötig, wenn die Untersuchung des Magensaftes eine Abnahme des Salzsäuregehalts ergeben hat. Bei der gelegentlich vorhandenen (s. o.) reichlichen Salzsäuresekretion sind *Magnesium-Perhydrol, Palliacol* u. a. zu versuchen. Bestehende *Verstopfung* suche man durch diätetische Vorschriften (mechanisch etwas mehr reizende Kost, Obst, Graham-brot), durch vorsichtige Massage, Heilgymnastik u. dgl. zu bessern, und nur dann, wenn dies nicht gelingt, durch Einläufe oder leichte Abführmittel zu beheben.

Drittes Kapitel.

Die Chlorose.

Als *Chlorose* oder *Bleichsucht* bezeichnet man eine bestimmte Form primärer essentieller Anämie, die ausschließlich beim *weiblichen* Geschlecht, und zwar in den Jahren der *Pubertätsentwicklung* (insbesondere vom 14. bis etwa 20. Le-bensjahre) vorkommt. Die Krankheit tritt entweder ziemlich rasch bei vorher ganz gesunden Mädchen auf und kann dann nach einigen Wochen oder Mo-naten wieder völlig verschwinden, oder der Verlauf ist mehr chronisch, nicht scharf umgrenzt. In vielen Fällen kann man auch passend von *Rezidiven* der Chlorose sprechen, da stärkere Anfälle von Bleichsucht nicht selten wiederholt bei demselben jungen Mädchen auftreten.

Die Chlorose ist jetzt eine *sehr seltene* Erkrankung. Noch vor wenigen Jahrzehnten gehörte sie zu den alltäglichen Fällen. Heute macht es Mühe, den Studierenden eine Chlorose vorzustellen. Es besteht kein Zweifel, daß die Chlorose in neuerer Zeit an Häufigkeit abgenommen hat, zum Teil wohl scheinbar, da die Diagnose früher nicht so sparsam gestellt wurde wie jetzt, zum Teil aber auch aus anderen Gründen (s. u.).

Ätiologie. Bestimmte Ursachen für das Auftreten der Chlorose sind zu-meist nicht nachweisbar, in anderen Fällen scheinen unzweckmäßige *sitzende Lebensweise* (Näherinnen), *Aufenthalt in schlechter Luft* (Fabrikarbeiterinnen), *Mangel an Sonnenlicht* (Kellnerinnen in künstlich beleuchteten Gaststätten, manche Fabrikarbeiterinnen u. a.), *geistige* und *körperliche Überanstrengungen* (Lehrerinnen, Erzieherinnen, Schülerinnen), *psychische Einflüsse* (*Aufre-gungen*, anhaltende seelische Erregungen) u. dgl. die Entstehung der Krank-heit zu *begünstigen*.

Manchmal erscheint die Chlorose nur als eine zeitweilige stärkere Steigerung einer schon lange Zeit bestehenden Anämie, besonders bei Mädchen von schwächlicher asthenischer Konstitution. Nicht selten entwickelt sie sich aber auch bei vorher ganz gesund und sogar blühend aussehenden Mädchen, die unter den denkbar günstigsten äußeren hygienischen Verhältnissen gelebt haben. Mitunter ist sogar ein ziemlich starker Fettansatz auffallend, der viel-leicht auch mit einer Dysfunktion der Ovarien zusammenhängt (s. u.).

Worin die eigentliche *Ursache der Chlorose* besteht, ist noch ganz dunkel. Jedenfalls weisen alle klinischen Tatsachen darauf hin, daß die echte Chlorose eine *Störung der Blutbildung* darstellt, die aufs engste mit den Vorgängen der *weiblichen Geschlechtsentwicklung* zusammenhängt. *Am ehesten könnte man, entsprechend den gegenwärtigen Anschauungen, an Störungen in der inneren Sekretion, der sogenannten hormonalen Tätigkeit der Ovarien denken, die ihrer-seits wiederum eine Störung in der blutbildenden Funktion des Knochenmarks hervorruft. Diese Störungen treten nur nach den Einwirkungen äußerer Ursachen in Erscheinung.*

Die *Ursache des Verschwindens der Chlorose* in den letzten Jahrzehnten ist wahrscheinlich in der grundlegenden Änderung der Lebensweise der jungen Mädchen aller Bevölkerungs-schichten zu suchen. Zweckmäßigere Kleidung (Aufhören der Unsitte des Schnürens und Korsettragens), bessere Arbeits-, Ernährungs- und Wohnungsbedingungen, Auf-enthalt in der frischen Luft, Wanderungen und sportliche Betätigung sind einige Ursachen, denen die Abnahme der Bleichsucht zuzuschreiben ist.

Symptome und Krankheitsverlauf. Die Schwere und Mannigfaltigkeit der *Krankheitserscheinungen* ist in den einzelnen Fällen sehr verschieden. Es gibt leichte Fälle, bei denen man kaum von einer eigentlichen Krankheit spricht, wo die im übrigen sich fast ganz wohl fühlenden Mädchen nur für „ein wenig bleichsüchtig" gelten, während in anderen Fällen das voll entwickelte Bild einer schweren Anämie mit allen ihren Folgen auftritt.

Fast regelmäßig vorhanden ist die mehr oder weniger ausgesprochene spezifische, zuweilen in der Tat etwas ins Grünliche ($\chi\lambda\omega\varrho\acute{o}\varsigma$ = grün) übergehende *Blässe* des Gesichts, der übrigen Haut und der sichtbaren Schleimhäute. Es gibt aber einzelne Fälle von „*Chlorosis rubra*" mit roten Wangen und fast blühendem Aussehen, aber mit allen chlorotischen Beschwerden und insbesondere mit typischem Blutbefund. Umgekehrt begegnet man zuweilen auch chlorotisch aussehenden Mädchen mit ausgesprochen chlorotischem Blutbefund, die aber gar keine Beschwerden und keine Verminderung ihrer Leistungsfähigkeit darbieten.

Die kennzeichnenden *chlorotischen Beschwerden* bestehen vor allem in einer großen *Muskelermüdbarkeit*, daher in Unlust und auch Unfähigkeit zu anstrengender körperlicher Arbeit. Dazu gesellt sich auch die Unfähigkeit zu stärkerer geistiger Arbeit und ferner die Neigung zu *Kopfschmerzen, Schwindel* u. dgl. Charakteristisch ist das *vermehrte Schlafbedürfnis* der Kranken. Die meisten chlorotischen Mädchen sind früh nur schwer aus dem Bett zu bringen. Sehr häufig sind Klagen über die *gestörte Tätigkeit* des *Magens*. Der Appetit ist meist gering, und nach dem Essen tritt häufig ein lästiges *Druckgefühl* in der Magengegend ein. Auch ausgesprochene *Magenschmerzen* treten zuweilen auf. Zumeist handelt es sich um gastritische Beschwerden. Wo wir eine Vereinigung von Anämie und Ulcus ventriculi oder duodeni finden, liegt keine Chlorose, sondern eine sekundäre Anämie infolge der anhaltenden kleinen Blutverluste vor. Die frühere Annahme, daß die Magenbeschwerden der Chlorotischen immer mit einem Mangel an HCl im Magensaft zusammenhängen, ist sicher unrichtig. Untersucht man die Magenfunktionen der chlorotischen Mädchen genauer, so findet man oft normale oder sogar zuweilen auffallend große Mengen freier Salzsäure im Magensaft. Daß man bei der Chlorose mitunter *Gastroptose* oder allgemeine *Enteroptose* nachweisen kann, ist nicht auffallend (s. Bd. I, S. 702). Der *Stuhl* der Chlorotischen ist, entsprechend der geringen Nahrungsaufnahme und der trägen Darmperistaltik, gewöhnlich angehalten. Die *Milz* findet man bei der Chlorose nur selten vergrößert.

Über den *Halsvenen* hört man oft ein lautes Geräusch, das oben erwähnte *Nonnensausen*. Die Untersuchung des Herzens ergibt zuweilen eine kleine *Verbreiterung der Herzdämpfung*, die aber in den meisten Fällen wahrscheinlich nicht auf einer wirklichen Dilatation des Herzens, sondern nur auf einer stärkeren Retraktion der Lungenränder beruht. *Anämische Herzgeräusche* sind häufig hörbar. Der *Puls* ist beschleunigt, leicht erregbar. Die peripherischen Gefäße sind oft kontrahiert, so daß die Kranken viel über kalte Hände und Füße zu klagen haben. Im übrigen ergibt die Untersuchung der inneren Organe nichts Ungewöhnliches, und namentlich fehlen Symptome einer Veränderung der Milz, des Knochenmarks oder der Lymphknoten fast ausnahmslos. *Fieber* ist bei den leichteren Formen der Chlorose selten vorhanden; in schweren Fällen beobachtet man aber gelegentlich, namentlich abends, kleine *Temperatursteigerungen* (bis etwa 38,0°). Der *Harn* ist gewöhnlich blaß, an Menge und Bestandteilen von dem normalen Verhalten meist nicht wesentlich abweichend (s. o.), insbesondere finden sich nicht Indikan, Urobilinogen und Urobilin. Bemerkenswert ist endlich noch, daß die *Men-*

struation bei chlorotischen Mädchen oft Unregelmäßigkeiten zeigt. Sie tritt entweder von vornherein verspätet auf oder ist stets sehr spärlich. Auch ein anhaltenderes vollständiges *Ausbleiben der Menstruation* kommt bei der Bleichsucht vor. Bei genauerer Untersuchung der Geschlechtsorgane findet man nicht selten eine mangelhafte Entwicklung der Genitalien, infantiles Verhalten der Brüste u. a. Alle diese Störungen weisen, wie schon erwähnt, auf einen inneren Zusammenhang zwischen dem Auftreten der Chlorose und den Erscheinungen des Geschlechtslebens hin. In vereinzelten Fällen beobachtet man bei Chlorotischen Menorrhagien, häufiger Dysmenorrhöe.

Wie verschieden der *Gesamtverlauf der Chlorose* sich gestalten kann, ist schon erwähnt worden. Manche, auch anfangs scheinbar schwere Fälle gehen nach 6—8 Wochen oder nach einigen Monaten in vollständige Heilung über. Andere Chlorosen sind viel hartnäckiger, widerstehen jeder Behandlung und zeigen häufig Rückfälle. So kann sich der Gesamtverlauf der Krankheit unter vielfachen Schwankungen, Besserungen und Verschlimmerungen 1—2 Jahre und noch länger hinziehen. Die *Prognose* ist daher zwar meist günstig, aber anfangs stets mit einer gewissen Vorsicht zu stellen. Eine unmittelbare *Lebensgefahr* ist freilich bei der gewöhnlichen Chlorose fast niemals vorhanden. Heirat und Gravidität wirken auf die Chlorose meist in günstigem Sinne ein.

Von besonderen *Komplikationen* der Chlorose kann man eigentlich kaum reden. Finden sich gleichzeitig sonstige Organerkrankungen (Lungentuberkulose, Magengeschwür), so ist stets zu bedenken, daß die Blutarmut sicher erst sekundär eingetreten ist. Oft finden sich aus naheliegenden Gründen alle möglichen Formen der *Nervosität, Hysterie* u. dgl. mit Chlorose vereint, ohne daß ein innerer ursächlicher Zusammenhang ohne weiteres angenommen werden darf.

Wichtig ist noch die zuweilen beobachtete Neigung des Blutes zur *Thrombenbildung.* So treten gelegentlich Thrombosen einer Femoralvene, Thrombosen der Netzhautgefäße, und — was klinisch wichtig ist — auch Thrombosen der Hirnsinus (s. d.) auf. In ganz vereinzelten Fällen hat man bei Chlorotischen plötzlichen Tod durch Lungenembolie beobachtet.

Blutbefund bei der Chlorose. In Blutausstrichen haben die roten Blutkörperchen trotz kräftiger Färbung oft ein verhältnismäßig *helles, blasses* Aussehen. Geringe Grade von *Anisozytose* und *Poikilozytose* sind häufig. Regenerative Formen (*Retikulozyten, polychromatische* und *kernhaltige* rote Blutkörperchen) sieht man in Blutpräparaten gar nicht oder nur in geringer Anzahl — massenhaft treten sie zu Beginn einer Eisenbehandlung auf. Kennzeichnend für die Chlorose ist *das starke Heruntergehen der Hämoglobinwerte des Blutes bei mäßigem oder ganz fehlendem Abfallen der Erythrozytenzahlen.* Der *Färbeindex* des Blutes ist somit bei der Chlorose erniedrigt, **kleiner als 1.** Die *weißen Blutzellen* zeigen meist keine besondere Veränderung und Vermehrung, nur die *Lymphozyten* sind etwas vermindert. *Blutplättchen* sind immer reichlich vorhanden.

Die **Diagnose** der Chlorose ist nicht ganz einfach, weil eine Anämie nur dann als *Chlorose* bezeichnet werden darf, wenn sie wirklich primärer essentieller Natur ist und die oben hervorgehobenen Kennzeichen darbietet. Die Diagnose der Chlorose ist daher erst dann gerechtfertigt, wenn eine genaue Untersuchung des ganzen Körpers die Abwesenheit aller solcher Ursachen ergeben hat, auf welche die Anämie als eine *sekundäre* Folgeerscheinung bezogen werden könnte. Vor allem zu beachten ist die Möglichkeit einer beginnenden *Tuberkulose* (klinische und röntgenologische Untersuchung der Lungen, Untersuchung des Auswurfs, Berücksichtigung der allgemeinen Körperbeschaffenheit, der familiären Veranlagung usw.). Ferner ist an die Möglichkeit anatomischer Erkrankungen des *Magens* (Ulkus, Gastritis, Achylie) zu denken, an chronische *Nierenerkrankungen*, unter Umständen auch an *Syphilis* („syphilitische Chlorose", s. o.) u. a. In vielen Fällen lassen sich alle diese und die übrigen Formen der sekundären Anämie leicht ausschließen; zuweilen kann aber die Entscheidung recht schwierig sein. Auch auf die *Schilddrüse* ist zu achten. Leichte Thyreotoxikosen verlaufen häufig mit „pseudochlorotischen" Erscheinungen (FR. MÜLLER). Beachtenswert sind stets die allgemeinen Verhältnisse, vor allem der rasche Eintritt der Anämie zur Zeit der Pubertätsentwicklung junger Mädchen und die selten ganz fehlenden Menstruationsstörungen. Sodann kommt der *Blutbefund* (s. o.) in Betracht. Hält man sich an die strenge Begriffsbestimmung der Chlorose und diagnostiziert die Krankheit nur da, wo *alle* kennzeichnenden Symptome, nicht allein der oben beschriebene Blutbefund vorhanden sind, so wird man finden, daß die Krankheit jetzt außerordentlich selten ist.

Therapie. Die Behandlung der Chlorose hat wie die der sekundären Anämien vor allem die Neubildung des Blutes nach Kräften zu fördern und zu unterstützen. Dieser Forderung kann einmal durch eine Anzahl hygienisch-diätetischer Maßregeln, sodann auch durch die Verordnung gewisser Arzneimittel entsprochen werden.

Vor allem ist auf *gute, sonnige Luft* und *zweckmäßige Ernährung* (s. S. 167) zu sehen. Manches blasse Stadtmädchen bekommt seine roten Wangen wieder, wenn es einige Wochen auf dem Lande, im Gebirge oder an der See zugebracht hat. Die Wahl des Ortes muß sich in erster Linie natürlich nach den äußeren Verhältnissen richten. In zahlreichen Fällen tut jeder passende Landaufenthalt dieselben guten Dienste wie eine weite, teure Reise. Kommt ein Aufenthalt an der See in Betracht, so dürfte ein Ostseebad meist vorzuziehen sein. Doch ist zu bedenken, daß viele Anämische Seebäder schlecht vertragen. Die Kurorte, in denen der Genuß guter Waldluft mit dem Gebrauch einer Eisentrinkquelle verbunden werden kann, finden unten Erwähnung.

Eine Verordnung, auf die gleichfalls von manchen Ärzten viel Gewicht gelegt wird, ist die *„reichliche Bewegung in freier Luft"*. Hierin wird indessen leicht zuviel getan, und nur zu oft kommt es vor, daß z. B. chlorotische Mädchen trotz allen Widerstrebens zu längeren Spaziergängen angetrieben werden und dadurch müder und matter werden als zuvor. *In allen schwereren Fällen ist ein gewisses Maß von körperlicher Ruhe dringend wünschenswert*, um den Körper vor unnützen Muskelanstrengungen zu bewahren. Die besten und raschesten Heilerfolge bei Chlorose haben wir im Krankenhaus gesehen, wo die chlorotischen Dienstmädchen und Arbeiterinnen häufig zunächst 2—3 Wochen im Bett liegen bleiben. Wenn also einerseits Sonne, frische Land- und Waldluft gewiß von dem besten Nutzen sind, so ist doch andererseits ein Maßhalten bei allen Körperbewegungen zu betonen. Richtige *Freiluftliegekuren*, d. h. täglich 6—8 Stunden lang ruhiges Liegen im Freien, in der Hängematte u. dgl., mit entsprechender Ernährung, sind daher eins der besten Heilmittel bei Anämischen. Fühlen sich die Kranken kräftiger und frischer, so bekommen sie schon von selbst mehr Lust zu körperlicher Bewegung.

Bei der *medikamentösen* Behandlung der Chlorose ist die Darreichung von *Eisen* am wichtigsten. Bei der Chlorose tritt die günstige Wirkung der S. 168 besprochenen *Eisenbehandlung* in sichtbarster Weise hervor. Liegt eine Subazidität oder Achylie vor, so ist daneben *Salzsäure* zu verordnen. Im übrigen ist hinsichtlich der diätetischen, symptomatischen und sonstigen Behandlung der Chlorose auf das S. 167—170 Ausgeführte zu verweisen.

Viertes Kapitel.

Die perniziöse Anämie.
(*Biermersche Anämie.*)

Begriffsbestimmung und Ätiologie. Wir bezeichnen als *perniziöse Anämie* eine schwere, früher in den meisten Fällen zum Tode führende Anämie, die sich *primär ohne nachweisbare Ursache*, sowohl bei Männern, als auch bei Frauen, als eine nicht besonders seltene Krankheitsform entwickelt. An dieser Auffassung müssen wir festhalten, namentlich den wiederholt gemachten Versuchen gegenüber, die perniziöse Anämie als selbständige Krankheit ganz zu streichen und sie nur als eine aus den verschiedensten Ursachen entstandene *schwere sekundäre Anämie* zu betrachten.

Selbstverständlich muß zugegeben werden, daß das Bestehen einer primären Anämie leicht fälschlich angenommen werden kann, wo ein genaues Nachforschen doch einen besonderen Grund für die Anämie nachweist. Handelt es sich hierbei um gröbere diagnostische Irrtümer, so klärt sich der Fall bei der Sektion leicht auf.

So ist es z. B. schon wiederholt vorgekommen, daß ein im Leben als „perniziöse Anämie" angesehener Krankheitsfall sich bei der Sektion als *Magenkarzinom* (s. d.) erwiesen hat. In anderen Fällen ist aber die primäre Ursache der Anämie nicht so leicht zu finden. So wurde z. B. die schwere Anämie der Arbeiter am Gotthardtunnel anfangs für eine perniziöse gehalten, bis erst genauere Nachforschungen ergaben, daß es sich um eine *Ankylostomenerkrankung* (s. Bd. I) handelte, die auch sonst schon oft das Symptomenbild einer perniziösen Anämie vorgetäuscht hat.

Die Anwesenheit von *Bothriocephalus latus* (s. Bd. I) im Darm ruft das Krankheitsbild einer schweren, *scheinbar* primären Anämie hervor, das in seinen klinisch hämatologischen Zügen nicht von der perniziösen Anämie unterschieden werden kann. In ganz vereinzelten Fällen scheinen auch andere Taenienarten ähnliche toxische Schädigungen des Blutes bewirken zu können.

Von verschiedenen Seiten ist darauf hingewiesen worden, daß sich bei *Syphilitikern* in einzelnen seltenen Fällen eine Anämie mit perniziosaähnlichem Blutbild und den kennzeichnenden Krankheitserscheinungen einer Biermerschen Anämie entwickelt. Ob dabei die perniziöse Anämie von der früheren *syphilitischen Infektion* unmittelbar abhängt, oder ob diese eine bereits vorhandene Krankheitsbereitschaft auslöst, oder ob es sich vielleicht nur um ein perniziosaähnliches Krankheitsbild handelt, ist noch nicht entschieden. Jedenfalls verdient dieser Gesichtspunkt auch in therapeutischer Hinsicht aufmerksame Beachtung.

Endlich haben wir noch zu erwähnen, daß sich während einer *Gravidität* unter uns noch unbekannten Umständen ein klinisch und hämatologisch von der perniziösen Anämie nicht abzutrennendes Krankheitsbild, die *Schwangerschaftsanämie*, entwickeln kann. Diese ist hier in Leipzig aber jedenfalls äußerst selten, während die echte („kryptogenetische") perniziöse Anämie häufig vorkommt. Die Schwangerschaftsanämie tritt meist in der zweiten Hälfte der Gravidität auf, fast immer bei Mehrgebärenden. Das Krankheitsbild ist, wie gesagt, genau dasselbe wie bei der echten Biermerschen Anämie. Oft tritt Frühgeburt ein. Die Anämie steigert sich bis zum Ende der Schwangerschaft und kann zum Tode führen. Ist aber die Geburt glücklich überstanden, so kann völlige und dauernde Heilung eintreten. Möglicherweise ist die Ursache der Anämie in dem Auftreten bestimmter Schwangerschaftstoxine zu suchen. Andererseits kann eine spätere Schwangerschaft ohne jede Krankheitserscheinung verlaufen, so daß doch wohl nicht die Gravidität als solche die wirkliche Ursache darstellt.

Es gibt also verschiedene Arten von schweren Anämien, wo die Anämie in *derselben äußeren Erscheinungsform* und auch mit denselben Blutveränderungen wie die primäre essentielle perniziöse Anämie als *Symptom* oder als Folge einer andersartigen primären Erkrankung (Bothriozephalus, Syphilis u. a.) auftritt. Demgegenüber bezeichnen wir als *essentielle kryptogenetische* perniziöse Anämie diejenige Krankheitsform, bei der eine schwere Anämie *ohne nachweisbare Ursache* entsteht, die unaufhaltsam zum Tode führt, falls sie nicht richtig behandelt wird. Bei der echten *essentiellen* perniziösen Anämie muß es sich um eine ganz eigenartige, uns freilich noch vollständig unbekannte Schädigung der Blutbildung handeln. Die einzelnen Fälle sind einander in jeder Hinsicht stets so ähnlich, daß man eine einheitliche Krankheitsursache annehmen muß. Das Verdienst, die perniziöse Anämie zuerst als besondere Krankheitsform studiert zu haben, gebührt dem Züricher Kliniker BIERMER (1868), obgleich einzelne Fälle der Krankheit schon längst beobachtet worden waren.

Über die eigentliche *Ursache* der essentiellen perniziösen Anämie weiß man noch nichts Sicheres. Viele Anhänger hat die Anschauung gewonnen, daß die perniziöse Anämie auf der abnormen Bildung bestimmter *toxischer Stoffe* beruht, durch deren Einwirkung das Blut und die blutbereitenden Organe geschädigt werden. Manche Forscher vermuten, daß diese das Blut oder die Blutbildung schädigenden Toxine im Darm gebildet und von der Darmschleimhaut aufgenommen werden (,,*enterogene Anämie*'').

Auf diese Ansicht weisen die bei perniziöser Anämie regelmäßig vorkommenden *entzündlichen Veränderungen* im Magendarmkanal hin (Zunge, Magen, Darm). Auch der *Achylia gastrica*, die man bei perniziöser Anämie ausnahmslos findet, ist eine besondere Bedeutung beizumessen. Wichtig sind in ätiologischer Beziehung ferner die Beobachtungen, daß sich eine perniziöse Anämie im Anschluß an *Darmstrikturen, Duodenalstenosen*, nach *Resektion des ganzen Magens* oder *großer Dünndarmteile* und nach *anderen Darmerkrankungen* (*Ruhr, Spru* u. a.) entwickeln kann. Auch die bei perniziöser Anämie im Dünndarm zu findende, gewaltig vermehrte, *ungewöhnliche Bakterienflora* soll darauf hindeuten, daß wahrscheinlich der Darm als Quelle der Toxine anzusehen ist.

Ob jedoch wirklich *toxische* Faktoren bei der Entstehung der perniziösen Anämie eine Rolle spielen, und welcher Art diese Toxine sind, ist zur Zeit noch unbekannt.

Weniger zweifelhaft ist die Anschauung, daß in manchen Fällen die perniziöse Anämie auf einer *konstitutionellen Minderwertigkeit der blutbildenden Organe oder des Magendarmkanals*, auf einer *ererbten Anlage*, beruht, die unter verschiedenen, uns noch unbekannten Bedingungen an den Tag treten kann.

Zahlreiche Beobachtungen eines *familiären Auftretens* der perniziösen Anämie weisen darauf hin, daß in manchen Fällen eine ererbte Krankheitsbereitschaft eine Rolle spielt. Auch die nicht seltenen Tatsachen, daß sich eine perniziöse Anämie bei Kranken entwickelt, die seit vielen Jahren an *Achylia gastrica* leiden, oder bei Leuten, bei deren Familienangehörigen eine *Achylia gastrica* nachzuweisen ist, sprechen dafür, daß die eigentliche Ursache der perniziösen Anämie vielleicht nicht in allen, aber in manchen Fällen in der Konstitution des Menschen selbst liegt.

Besondere *auslösende Ursachen* lassen sich meist nicht nachweisen. Die Behauptung, daß schlechte äußere Lebensverhältnisse, körperliche und geistige Anstrengungen, mangelhafte, einseitige und unzweckmäßige Ernährung u. dgl. die Entwicklung der Krankheit begünstigen, trifft gelegentlich, aber keineswegs immer zu. Im allgemeinen ist gerade kennzeichnend, daß sich die perniziöse Anämie trotz der besten äußeren Verhältnisse entwickelt.

Neues Licht auf die Ätiologie der perniziösen Anämie werfen die Untersuchungen von CASTLE. Nach ihm ist die perniziöse Anämie eine Art *Avita-*

minose. Das fehlende Vitamin soll dem Vitamin B nahe verwandt sein. Das
zur Blutbildung nötige Vitamin soll aus zwei Stoffen bestehen, einem „*äußeren*"
Faktor, der mit der Nahrung aufgenommen wird, und einem „*inneren*" Faktor,
der von der Magenschleimhaut gebildet wird. Beide Faktoren müssen zu-
sammenkommen, um die Blutbildung normal zu regeln. Beide Faktoren
werden vor allem in der Leber gespeichert, wodurch die Wirksamkeit der
Behandlung der perniziösen Anämie mit Leberkost und Leberpräparaten zu
erklären ist. Mangelhafte Ernährung oder schlechte Resorption regelrechter
Nahrung können zu Störungen der Blutbildung führen. Dazu muß das Fehlen
des noch völlig unbekannten „*inneren*" Faktors, der in dem betreffenden Fall
von der Magenschleimhaut nicht gebildet wird, kommen, um das Krankheitsbild der perniziösen Anämie hervorzurufen. Wahrscheinlich müssen jedoch
zahlreiche Bedingungen, die uns erst zum kleinsten Teil bekannt sind, zusammentreffen, damit eine perniziöse Anämie entsteht.

Mit dem Fortschreiten der Forschung zeigt sich immer mehr, *daß die perniziöse Anämie eine den Avitaminosen nahestehende Stoffwechselkrankheit ist*
(MORAWITZ). Diese entwickelt sich auf dem Boden einer in der Anlage ererbten oder während des Lebens erworbenen *Achylia gastrica.* Durch diese
Stoffwechselkrankheit werden einerseits *Blut und Blutbildungsstätten,* andererseits aber auch gleichzeitig das *Zentralnervensystem* (s. u.) und die *Verdauungsorgane* schwer geschädigt.

Die echte perniziöse Anämie kommt nach unseren Erfahrungen bei *Männern*
mindestens ebenso oft zur Entwicklung wie bei Frauen. In bezug auf das Alter
der Kranken ist zu erwähnen, daß die meisten Fälle im *mittleren* oder sogar
etwas *vorgerückteren Lebensalter* (von etwa 35—50 Jahren) auftreten. Doch
kommt die Krankheit auch bei Jugendlichen von 15—25 Jahren vor.

Pathologische Anatomie. Das wesentlichste Kennzeichen der perniziösen Anämie
ist die völlige *Abwesenheit* solcher Organerkrankungen (Karzinom u. a.) und Befunde (Helminthen), die für die Entstehung der Anämie verantwortlich gemacht
werden können. Mit einiger Sicherheit kann die Diagnose der perniziösen Anämie daher
eigentlich nur nach dem negativen Ergebnis der Sektion gestellt werden. Der positive
Sektionsbefund setzt sich zusammen aus den äußerst kennzeichnenden Veränderungen
des *Blutes* und der *blutbildenden Organe,* sowie aus den verschiedenen *Folgeerscheinungen
der Anämie.* Auffallend ist vor allem die *ungeheure Blutarmut* aller inneren Teile, die
Blässe der Schleimhäute, der Leber, Nieren, des Gehirns usw. Sehr bemerkenswert sind
ferner die Zeichen der *fettigen Degeneration* an den inneren Organen, namentlich am *Herzmuskel* (*Tigerherz*), ferner in den *Nieren,* der *Leber,* der *Magen-* und *Darmwandung,* an
der Intima der Gefäße u. a. Daß die Verfettung wahrscheinlich als unmittelbare Folge
der Anämie (Folge der verminderten Sauerstoffzufuhr zu den Geweben?) angesehen werden muß, ist bereits früher erwähnt worden. Viel Gewicht haben manche Forscher auf
die *Atrophie der Magenschleimhaut* gelegt. In der Tat findet man im Magen immer eine
starke, zuweilen bis zu fast völligem Schwund fortgeschrittene *Atrophie der Magendrüsen.*
Nicht ganz so regelmäßig sind atrophische Veränderungen an der *Darmschleimhaut* vorhanden. Die Bedeutung aller dieser Veränderungen ist aber noch keineswegs klargestellt. —
Als wichtiger, von der Anämie sekundär abhängender anatomischer Befund sind die meist
zahlreichen kleinen, selten größeren *Blutungen* in den verschiedenen Organen zu nennen.
Besonders hervorzuheben sind die Blutungen in der *Netzhaut,* weil sie am häufigsten vorkommen und ophthalmoskopisch schon zu Lebzeiten der Kranken nachgewiesen werden
können. Ferner finden sich oft kleine Blutungen in den *serösen Häuten* (Pleura, Perikard),
im Gehirn, in den Schleimhäuten u. a., verhältnismäßig selten auch in der äußeren
Haut. Auf die vermuteten Ursachen dieser Blutungen kommen wir später noch einmal
zurück.

Eine weitere sekundäre Erscheinung, die mikroskopisch und mikrochemisch festgestellt
werden kann, ist die reichliche *Eisenablagerung* (*Hämosiderosis*) in den Zellen mancher Organe, vor allem in den peripherischen Gebieten der *Leberläppchen,* doch auch in fast allen
anderen Organen (Nieren, Pankreas, Knochenmark, Milz, Magen u. a.). QUINCKE, der diese
Erscheinungen zuerst genau untersucht hat, fand die Gesamtmenge des in der Leber enthaltenen Eisens bei der perniziösen Anämie beträchtlich erhöht. Makroskopisch sieht die

Leber eigentümlich zimtbraun aus. Das Eisen rührt bei dieser Hämosiderose der verschiedenen Organe von dem reichlichen Untergang roter Blutkörperchen her.

Außer den bisher genannten allgemeinen Folgezuständen der Anämie hat man ein besonderes Augenmerk natürlich vor allem auf diejenigen Organe gerichtet, welche zur *Blutbildung* in näherer Beziehung stehen. Aber auch hier findet man keine spezifischen Veränderungen! Die *Lymphknoten* bieten bei der perniziösen Anämie in der Regel außer der Hämosiderose keine besondere Erscheinung dar. Die *Milz* verhält sich in manchen Fällen ebenfalls normal. Bei vielen Kranken ist sie freilich deutlich *vergrößert*, wenn auch meist nicht sehr beträchtlich, und ohne daß das Milzgewebe dabei irgend erheblichere histologische Veränderungen zeigt. Die regelmäßigsten Veränderungen bietet das *Knochenmark* dar. Es hat bei der perniziösen Anämie fast immer statt seiner gewöhnlichen gelben eine *dunkelrote, himbeergeleeähnliche Farbe*. Das normale „Fettmark" der langen Röhrenknochen ist durch rotes, tätiges, *blutbildendes* Zellmark ersetzt. Nur in einzelnen Fällen fehlt dieses Zeichen der regenerativen Tätigkeit. Solche Fälle hat man als die „aplastische Form" der perniziösen Anämie bezeichnet. Meist findet man jedoch bei der mikroskopischen Untersuchung des Marks alle Anzeichen, die für eine ungemein rege *Regeneration* roter Zellen sprechen (zahlreiche Erythroblasten, Normoblasten und Megaloblasten, hämoglobinreiche Megalozyten usw.). Diese Regeneration ist aber offenbar erst die Reaktion auf einen vermehrten *primären Zerfall* der fertigen Elemente, wofür sowohl die histologischen Befunde als auch die reichliche Eisenablagerung im Knochenmark und in anderen Organen (s. o.), sowie die vermehrte Urobilin- und Eisenausscheidung im Harn sprechen. Die weißen Zellen des Knochenmarks treten sehr in den Hintergrund. Nur spärlich sind Myeloblasten und granulierte Myelozyten zu finden. Sehr wichtig ist es, daß sich oft auch in anderen Organen (Leber, Milz, Lymphknoten) Zeichen einer erneuten *blutbildenden* Tätigkeit finden, also eine Rückkehr in embryonale Verhältnisse. Bemerkenswerterweise findet der Blutuntergang hauptsächlich im retikuloendothelialen Zellsystem der blutbildenden Organe (Milz, Leber, Knochenmark) und nicht im Blut selbst statt, wie bei manchen andersartigen toxisch hämolytischen Prozessen, die zur Hämoglobinämie (s. d.) führen. Welches aber die eigentlichen schädigenden Ursachen sind, die einerseits den vermehrten Untergang der roten und weißen Blutzellen im Knochenmark, andererseits die eigentümlichen regenerativen Bestrebungen des Knochenmarks (s. u.) verursachen, wissen wir nicht. Die schon oben erwähnte Annahme besonderer *toxischer* Einwirkungen liegt natürlich im Hinblick auf die schweren toxischen Anämien bekannten Ursprungs (Bothriozephalusanämie, Schwangerschaftsanämie u. a.) nahe.

Klinische Symptome. Die Erscheinungen der perniziösen Anämie beginnen meist ohne jede nachweisbare Veranlassung bei vorher ganz gesunden Menschen so langsam und allmählich, daß es kaum je gelingt, den eigentlichen Anfang der Krankheit genau zu bestimmen. Natürlich ist dies noch mehr der Fall, wenn die Krankheit, was ja auch vorkommt, bei Leuten auftritt, die schon vorher schwächlich und blaß waren, ohne dabei aber eigentlich für krank zu gelten. Nur in ganz vereinzelten Fällen ist ein mehr akuter Anfang der perniziösen Anämie beobachtet worden.

Schon die ersten Symptome der Krankheit beziehen sich zuweilen unmittelbar auf die beginnende Anämie. Es sind daher genau dieselben Beschwerden und nachweisbaren Veränderungen, wie sie sich bei jeder gewöhnlichen Anämie entwickeln: Mattigkeit und leichte Muskelermüdung, Neigung zu Kopfschmerzen, Schwindel, Herzklopfen und Ohrensausen, Appetitlosigkeit und häufige Übelkeit, daneben vor allem eine auffallende Blässe der Haut und der Schleimhäute. Während aber diese Erscheinungen bei den sekundären Anämien und bei der Chlorose oft auf einer mittleren Stufe stehen bleiben, entwickeln sie sich bei den schweren Formen der perniziösen Anämie immer in der bedrohlichsten Weise.

Bemerkenswert ist, daß die später noch genauer zu erwähnenden Veränderungen in der *Mundhöhle* und an der *Zunge* mitunter im Gegensatz zu dem eben Gesagten schon sehr frühzeitig auftreten können. Nicht ganz selten gehen *Zungenbrennen*, HUNTERsche *Glossitis*, *Magen-Darmstörungen* und *Nervenerscheinungen* (s. u.) als Frühsymptome erkennbaren Blutveränderungen oder ausgesprochenen anämischen Erscheinungen monate- und jahrelang vor-

her. Sehr wichtig ist, daß in allen diesen Fällen eine neutralrotrefraktäre
Achylia gastrica besteht.

In jedem vorgeschrittenen Falle von perniziöser Anämie ist die Schwäche
der Kranken so groß, daß sie dauernd *bettlägerig* sind. Jedes längere Sichaufrichten und -aufrechtsetzen aus der liegenden Stellung ist schon wegen
der Schwäche der Kranken unmöglich. Der allgemeine Ernährungszustand
und insbesondere das Fettpolster der Kranken haben meist nicht erheblich
gelitten. Dagegen ist das *Aussehen* der meist auf dem Rücken mit ziemlich
tief gelagertem Kopfe daliegenden Kranken ein *wachsartig blasses* geworden,
fast immer mit einem deutlichen Stich ins *Gelbliche*. Diese für die perniziöse
Anämie *kennzeichnende* „*strohgelbe*“ oder „*zitronengelbe*“ *Färbung der Haut*
kann so stark werden, daß man die Kranken zunächst für ikterisch hält.
Doch enthält der Harn *keinen* Gallenfarbstoff, wohl aber fast immer als Ausdruck des gesteigerten Blutzerfalls reichlich *Urobilinogen* und *Urobilin*.
Einzelne Blutungen in der Haut kommen vor, sind aber selten. Die *Schleimhaut* der Lippen, des Zahnfleisches, der Conjunctivae ist ebenfalls im äußersten
Maße blaß und farblos. Das *Bewußtsein* ist zwar erhalten, aber alle Antworten geschehen matt, langsam, apathisch und leise. Zu irgendeiner erheb-
licheren geistigen Anstrengung sind die Kranken nicht mehr fähig. Sie sind
schläfrig und gähnen oft. Zuweilen treten auch stärkere geistige Störungen
ein. Bei Bewegungen des Körpers, beim Aufrichten und bei sonstigen geringen körperlichen Anstrengungen treten oft *Ohnmachtsanwandlungen* auf,
die manchmal mit einer eigentümlichen krampfhaften Streckung des
ganzen Körpers verbunden sind. Die *Hauptklagen* der Kranken beziehen
sich vor allem auf die große Mattigkeit und Schwäche, auf die Appetitlosigkeit, auf ein qualvolles Gefühl von Beklemmung und Druck auf der Brust,
seltener auf krankhafte Empfindungen im Magen und Darm, auf nervöse
Störungen (Schlaflosigkeit, Schwindel, Kopfschmerz, Ohrensausen) u. dgl.

Bei einer gründlichen Untersuchung der *inneren Organe* ist zunächst das
Verhalten der *Augen* zu beachten. Die *Pupillen* sind häufig etwas erweitert,
reagieren aber gut. Das *Sehen* ist zuweilen durch das Flimmern vor den
Augen gestört. Eine *anämische Amaurose*, wie nach einmaligen schweren
Blutverlusten, hat man bei der perniziösen Anämie nicht beobachtet. Wichtig
ist die *ophthalmoskopische Untersuchung* des Augenhintergrundes. Sie ergibt
zwar nicht regelmäßig, aber doch in der Mehrzahl der Fälle einzelne oder
auch zahlreiche *Netzhautblutungen*. Sind diese ausgedehnt, und betreffen sie
die Macula lutea oder die Papille, so können sie selbstverständlich die Ursache
schwerer Störungen sein. Die Netzhautblutungen sind stets ein Zeichen
schwerer Anämie. Sie kommen nicht nur bei der perniziösen Anämie, sondern
auch bei sekundären Anämien, z. B. bei schweren Karzinomanämien, zur
Beobachtung. In einzelnen Fällen tritt auch Neuritis optica auf.

Was die Erscheinungen von seiten der *Atmungsorgane* betrifft, so ist vor
allem das Verhalten der *Atmung* selbst beachtenswert. Sie ist meist beschleunigt und bei den schwersten anämischen Zuständen oft auffallend tief und
geräuschvoll (*anämische Dyspnoe*, s. o.). Offenbar im Zusammenhang hiermit steht das mitunter sehr heftige, schmerzhafte *Druckgefühl auf der Brust*,
das Gefühl der *Atembeklemmung*, des „Lufthungers“. Die *physikalische Untersuchung der Lungen* ergibt keine Abweichung. Zuweilen besteht aber etwas
Husten, und kleine Blutungen in der Schleimhaut der Luftwege können gelegentlich auch zu einem geringen blutigen Auswurf Veranlassung geben. Im
Anschluß hieran muß auch des nicht sehr seltenen *Nasenblutens* gedacht
werden.

Von größerer klinischer Wichtigkeit sind die Erscheinungen an den *Kreislaufsorganen.* Die Herzdämpfung ist gewöhnlich normal, seltener etwas vergrößert. Die Herztätigkeit ist dagegen oft erregt und verbreitert fühlbar. Der *Puls* zeigt meist eine vermehrte Frequenz (100—120), ist regelmäßig und mitunter, aber keineswegs immer, klein, im Gegenteil oft noch auffallend kräftig. Am meisten kennzeichnend sind die „*anämischen Geräusche*", die man bei der Auskultation des Herzens an der Spitze und noch stärker gewöhnlich an der Herzbasis wahrnimmt. Ihre Stärke ist in den einzelnen Fällen sehr verschieden. Zuweilen fehlen sie fast ganz trotz höchstgradiger Anämie. Außerdem hört man oft über den Halsvenen ein lautes *Nonnensausen.*

Was die Symptome von seiten der *Verdauungsorgane* betrifft, so ist die *Zunge* gewöhnlich blaß, nicht belegt, auffallend glatt und trocken. Aus dem

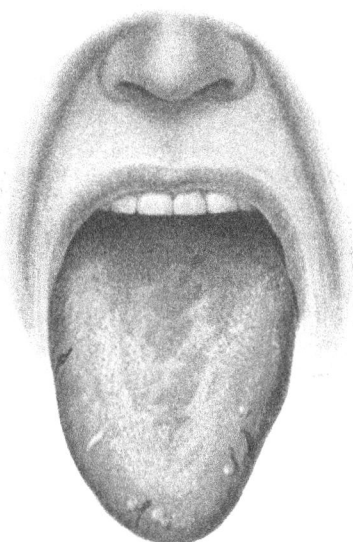

Abb. 28. Frische Huntersche Glossitis bei perniziöser Anämie.

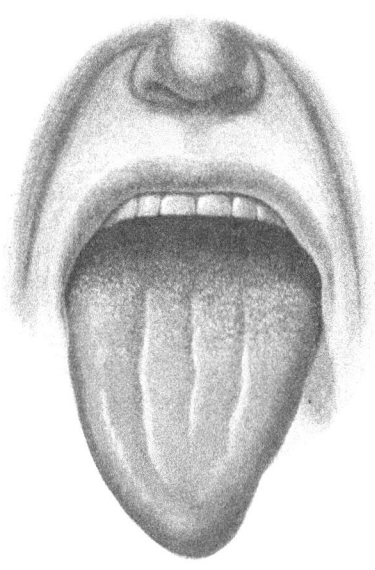

Abb. 29. Glatte Atrophie der Zunge bei länger bestehender perniziöser Anämie.

blassen Zahnfleisch können kleine Blutungen erfolgen. Eigentümliche, auch diagnostisch wichtige Erscheinungen sind schubweise auftretende, umschriebene, entzündlich-papilläre Schwellung an der Zungenspitze, schmerzhafte Rötung der Zungenfläche oder *kleine, schmerzhafte, aphthöse Geschwüre* auf der Zungen- und Mundschleimhaut, die sehr hartnäckig immer wiederkehren (HUNTER*sche Glossitis*) (Abb. 28). Allmählich entsteht eine glatte Atrophie der vorderen, sonst Papillen tragenden Zungenschleimhaut (Abb. 29). Das Kauen und das Sprechen wird dadurch oft recht erschwert. Diese eigentümliche Stomatitis und Glossitis kann, wie erwähnt, schon als Frühsymptom der Krankheit auftreten. Die Funktionen des *Magens* liegen darnieder, der Appetit ist gewöhnlich sehr gering, die Nahrungsaufnahme nicht selten von Beschwerden begleitet. Untersucht man die Magensaftsekretion, so findet man eine histamin- oder neutralrotrefraktäre *Achylie.* Diese *Achylia gastrica* ist ein regelmäßiges Symptom der perniziösen Anämie, die der eigentlichen Krankheit, den Frühsymptomen und auch den Blutveränderungen jahrelang vorausgeht. Die Entleerung des Magens ist gewöhnlich beschleunigt. In schweren Fällen tritt häufiges *Aufstoßen* und *Erbrechen* ein, das aber vielleicht

weniger von der Magenstörung als von der Gehirnanämie abhängt. Der *Stuhl*
ist in der Regel angehalten. Mitunter wird auch vorübergehender Durchfall
beobachtet. Nur in einzelnen Fällen treten die Darmbeschwerden stärker in
den Vordergrund der Krankheit.

Die *Leber* ist gewöhnlich von normaler oder etwas vermehrter Größe,
ebenso in vielen Fällen die *Milz*. Doch findet man nicht selten auch einen
durch die Palpation deutlich nachweisbaren mäßigen *Milztumor*. Zuweilen
kann man, wie wir beobachtet haben, eine mit der Schwere der Anämie zunehmende Vergrößerung und bei eintretender Besserung (s. u.) wiederum
eine Abnahme des Milztumors nachweisen. Der *Harn* ist mit wenigen
Ausnahmen frei von Eiweiß und stets frei von Zucker. Bemerkenswert
ist die zuweilen nachweisbare relative Vermehrung der Stickstoffausschei-
dung. Als Zeichen des vermehrten Blutzerfalls ist der meist reichliche Gehalt
des Harns (und ebenso des Stuhls) an *Urobilinogen* und *Urobilin* wichtig.
Auch die *Eisenausscheidung* durch den Harn ist vermehrt. Zuweilen findet
sich eine starke *Indikanurie*. *Coliinfektionen* der Harnwege (*Colibakteriurie,
Colicystitis* und *-pyelitis*) sind sehr häufig.

Besondere Beachtung verdient in Rücksicht auf die oben erwähnte Veränderung des Knochenmarkes die Tatsache, daß in vielen Fällen von perniziöser Anämie eine auffallende *Schmerzhaftigkeit der Knochen* besteht. Namentlich ist das *Brustbein* oft schon bei leisem Aufdrücken oder Anklopfen
empfindlich, und ebenso ist zuweilen auch der Druck auf einzelne Röhrenknochen ziemlich stark schmerzhaft. — In vereinzelten Fällen sind *Gelenkschwellungen* (Knie) bei der perniziösen Anämie beobachtet worden.

Sehr wichtig ist die Beobachtung, daß bei Kranken mit perniziöser
Anämie oft ziemlich rasch ausgesprochene *nervöse Erscheinungen* auftreten
können. Diese bestehen vorzugsweise in *Parästhesien* an Händen und Beinen,
in leichten *Sensibilitätsstörungen, Unsicherheit* und *Ataxie* der Beine, Abschwächung oder völligem *Fehlen der Sehnenreflexe* u. dgl., kurz also in einem
tabesähnlichen Symptomenkomplex. Wir haben wiederholt Fälle gesehen,
wo die *spinalen Erscheinungen* (namentlich Parese und Ataxie der Beine und
Arme) so sehr das Krankheitsbild beherrschten, daß die perniziöse Anämie
darüber zunächst ganz übersehen worden war. Die stärkeren Grade der
Anämie oder überhaupt erkennbare Blutveränderungen können sich auch erst
später entwickeln als die Rückenmarkssymptome. Bei der mikroskopischen
Untersuchung des Rückenmarks in Fällen von perniziöser Anämie mit spinalen
Symptomen findet man namentlich in den *Hintersträngen des Rückenmarkes*
eine ausgesprochene Erkrankung, die zumeist in *fleckweise* angeordneten
kleinen *Degenerationsherden* oder in einer mehr strangartigen Degeneration
der GOLLschen Stränge besteht. Daneben kommen auch kleine kapilläre
Blutungen vor. In anderen Fällen treten neben der Ataxie *Seitenstrangsymptome* auf (gesteigerte Sehnenreflexe, BABINSKI-Reflexe), so daß man
eine *kombinierte Strangerkrankung* annehmen muß. Geringe Veränderungen
im Rückenmark findet man oft auch dann, wenn keine auffallenden
spinalen Symptome vorhanden waren. *Zerebrale* Erscheinungen der verschiedensten Art, die auf den gleichen Schädigungen wie die spinalen Veränderungen
beruhen, sind ebenfalls bei der perniziösen Anämie häufig. *Psychische Störungen, Depressionen, echte Psychosen* und *delirante Zustände* werden gelegentlich beobachtet.

Endlich ist noch von den bei der perniziösen Anämie beachtenswerten
Allgemeinerscheinungen das *Verhalten der Körpertemperatur* zu erwähnen.
Bei vielen Kranken beobachtet man vorübergehend oder längere Zeit Abend-

temperaturen von 38,0—38,5°, hier und da kommen einzelne höhere Steigerungen bis 39° und darüber vor. Fast immer beruhen diese Temperatursteigerungen auf *Coliinfektionen*, vor allem auf *Colipyelitiden* (s. o.), die bei der
perniziösen Anämie außerordentlich häufig sind. Sorgfältige Behandlung mit
Wechseltagen (s. S. 86) beseitigt meist schnell diese unangenehme Komplikation.

Blutbefund bei der perniziösen Anämie. Das Blutbild bietet bei der perniziösen Anämie gewisse kennzeichnende Eigenheiten dar, die es scharf von
dem Blutbild bei der Chlorose oder bei sekundären Anämien unterscheiden.
Nur bei solchen Anämien, die ebenfalls auf einer unmittelbaren schweren
Schädigung des Blutes und der Blutbildung beruhen (Bothriozephalusanämie, Syphilisanämie, Schwangerschaftsanämie) können sich vollkommen
gleiche Veränderungen wie bei der essentiellen (kryptogenetischen) perniziösen Anämie finden. Das Blutbild beweist nur, daß es sich um eine spezifische *schwere Schädigung* des Blutlebens handelt. Wodurch diese bedingt
ist, kann nur nach dem gesamten klinischen Befund geschlossen werden.

Das *Aussehen* des Blutes ist in ausgesprochenen Fällen im höchsten Grade
blaß und wäßrig. Die Gerinnungsfähigkeit des Blutes ist herabgesetzt, was
wahrscheinlich mit der starken *Abnahme der Blutplättchen* zusammenhängt.
Das Serum sieht, vielleicht infolge von bilirubinähnlichen Farbstoffen, dunkel-
gelb aus und nimmt bei längerem Stehen oft einen grünlichen Farbton an.

Die *Zählung der roten Blutkörperchen* ergibt zuweilen eine so geringe Anzahl,
daß die Fortdauer des Lebens dabei kaum glaublich erscheint. Keineswegs
selten findet man während des schlimmsten Stadiums der Krankheit weniger
als 1—1½ Million, ja sogar nur ¼ Million rote Blutkörperchen im Kubikmillimeter, also eine Abnahme auf weniger als ein Zehntel ihrer Normal-
menge. Der *Hämoglobingehalt* des Blutes ist dementsprechend in hohem
Grade herabgesetzt (auf 30 bis 20% des Normalen und noch weniger). Vergli-
chende Bestimmungen der Blutkörperchenzahl und des Hämoglobingehaltes
weisen aber darauf hin, daß die einzelnen Blutkörperchen von ihrem Hämoglobingehalt nichts verloren haben, sondern daß dieser sogar besonders hoch ist,
ein Verhalten, dem sicher eine kompensatorische Bedeutung zukommt. Der
verhältnismäßig hohe Hämoglobingehalt des Blutes beruht größtenteils auf
der Anwesenheit zahlreicher Megalozyten (s. u.). Wie NAEGELI besonders
betont, sind überhaupt alle roten Blutkörperchen bei der perniziösen Anämie
infolge ihres guten oder sogar besonders reichlichen Hämoglobingehalts nicht
blaß, sondern ausgesprochen rotgefärbt, was ohne weiteres schon im un-
gefärbten Präparat deutlich hervortritt (,,*hyperchrome* Anämie"). Der *Färbeindex des Blutes* ist somit *erhöht*, **größer als 1,0**. Er beträgt gewöhnlich 1,4 bis
1,6 und mehr, und dieses Verhalten ist eine für die perniziöse Anämie äußerst
kennzeichnende und diagnostisch wertvolle Erscheinung.

Gelegentlich trifft man aber doch Fälle von perniziöser Anämie, die vorübergehend die
Erhöhung des Färbeindex vermissen lassen. Auch kurz vor dem Tode zeigten einige von
uns beobachtete Fälle von BIERMERscher Anämie einen niedrigen Färbeindex.

Was die sonstige *Beschaffenheit der roten Blutkörperchen* anbelangt, so ist
vorzugsweise die Ungleichmäßigkeit ihrer Größe und Form auffallend (*Anisozytose*). Neben normal aussehenden Blutkörperchen findet man zunächst
häufig eine Anzahl auffallend großer Blutzellen (*Megalozyten, Makrozyten,
Globules géants*). Gerade die Megalozyten sind durch ihren hohen Hämoglobingehalt ausgezeichnet. Neben diesen großen Zellen sieht man andererseits in
spärlicher oder reichlicher Menge auffallend kleine, unregelmäßig gestaltete
oder auch kuglig aussehende Zellen: die sogenannten *Mikrozyten*. Endlich
findet man sehr häufig ungewöhnlich gestaltete rote Blutkörperchen (*Poikilo-*

zyten) mit ihren sehr merkwürdigen Formen (Biskuitform, Hammerform, Birnenform, Amboßform usw.).

Vor allem bemerkenswert sind aber die Anzeichen der bereits mehrfach erwähnten *vermehrten Neubildung* junger Elemente. Dies sind neben *Retikulozyten* (s. S. 156) und *polychromatischen Blutzellen* und neben *basophil getüpfelten Blutkörperchen* die *kernhaltigen roten Blutkörperchen* (*Normoblasten* und *Megaloblasten*). Als besonders kennzeichnend für die perniziöse Anämie betrachtet man seit den Untersuchungen EHRLICHS das Auftreten von *Megaloblasten* im Blut, eine Tatsache, die EHRLICH als ,,Rückschlag des Blutlebens in den embryonalen Zustand" deutete. Dieselbe Bedeutung hat wahrscheinlich das eben erwähnte, häufige Vorkommen zahlreicher *polychromatischer Zellen*, das nicht seltene Auftreten von *Erythrozyten mit Jollykörperchen*, von *basophil punktierten roten Blutzellen* und das reichliche Vorhandensein von *Retikulozyten* mit sehr dichter, grober, jugendlicher Substantia granulo-filamentosa. Man sieht also den reichlichen Übertritt unfertiger roter Blutzellen aus dem Knochenmark ins Blut — gewissermaßen ebenso, wie im Kriege nach schweren Verlusten der Feldarmee schon die jungen, noch unausgebildeten Ersatztruppen ins Feld geschickt werden müssen. Die Zahl dieser Jugendformen der Erythrozyten und der kernhaltigen roten Blutkörperchen unterliegt großen Schwankungen. Zuweilen sind sie reichlich, zuweilen sehr spärlich zu finden. Manchmal tritt ziemlich rasch eine förmliche Überschwemmung des Blutes mit kernhaltigen roten Blutkörperchen ein. Man spricht dann von einer ,,Blutkrise". Nur in den Fällen von *aplastischer perniziöser Anämie* (s. o.) fehlen alle regenerativen Elemente im Blut. Dies ist stets ein prognostisch ungünstiges Zeichen.

Als das sicherste und früheste gesetzmäßig auftretende Zeichen der feinsten Reaktion des Knochenmarks muß das vermehrte Auftreten der *Retikulozyten* (s. S. 156) gelten. Im Verlauf der perniziösen Anämie schwankt, wie schon erwähnt, die Zahl der vitalgranulierten Erythrozyten erheblich. Während der *Blutkrisen*, die offenbar durch eine stärkere Tätigkeit der blutbildenden Organe entstehen, zählten wir zugleich mit einer größeren Zahl kernhaltiger Blutkörperchen 20—30%. Wurde die Remission durch einen *Rückfall* abgelöst, so sank die Zahl der Erythrozyten mit Substantia granulo-filamentosa auf 2—5% und weniger, um bei jeder erneuten Spontan- oder Arsenremission gewaltig anzusteigen. Für den Verlauf der Anämie, für die klinische Beobachtung der Blutkrisen und der Remissionen und zur Beurteilung der Wirkung der angewandten Medikamente ist die Beobachtung der vitalfärbbaren roten Blutkörperchen eins der wichtigsten Hilfsmittel.

Während längerdauernder Remissionen kann der Blutbefund wieder annähernd normal werden. *Kernhaltige Erythrozyten* sind dann nicht mehr zu finden. Fast regelmäßig sind aber in den Blutausstrichen bei genauer Betrachtung einzelne *Megalozyten* und eine geringe *Anisozytose* nachzuweisen. Auch die Zahl der *Retikulozyten* ist immer erhöht. Ferner ist der *erhöhte Färbeindex* noch lange nach eingetretener Besserung nachweisbar.

Die schwere Schädigung des Knochenmarks bei der perniziösen Anämie zeigt sich auch im Verhalten der *weißen Blutkörperchen*. Die Zahl der aus dem Knochenmark stammenden *polynukleären Zellen* ist ebenfalls fast ausnahmslos herabgesetzt, etwa auf 4000—3000 Zellen und weniger im Kubikmillimeter (*Leukopenie*). Da die *Lymphozyten* an Zahl nicht abnehmen oder sogar leicht vermehrt sind, so ist ihre relative Mengenzahl deutlich erhöht (*relative Lymphozytose*). Dagegen ist die Zahl der *großen Mononukleären* und der *Eosinophilen* ebenfalls stark herabgesetzt. Einzelne *Myelozyten* treten nicht selten ins Blut über. Fälle von perniziöser Anämie mit einer Vermehrung der *Myelozyten* im Blut hat LEUBE als ,,*Leukanämie*" beschrieben. Doch handelt es sich hierbei nicht um ein einheitliches, selbständiges Krankheitsbild. Die *Blutplättchen* sind bei der perniziösen Anämie immer vermindert.

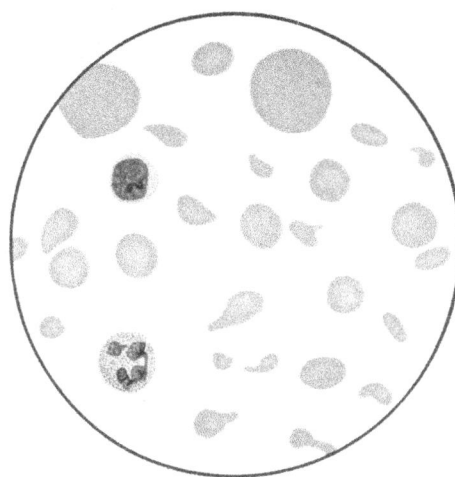

Abb. 1. Perniziöse Anämie.

Wenig Blutzellen im Gesichtsfeld. Die roten Blutzellen zeigen Poikilozytose und Anisozytose. Zwei Megalozyten. Alle roten Blutzellen sind sehr stark gefärbt (hyperchrom). Die Leukozyten sind spärlich, nur ein Neutrophiler mit übersegmentiertem Kern ist zu sehen, ferner ein älterer (kleiner) Lymphozyt. Blutplättchen sind im Gesichtsfeld nicht vorhanden (Thrombopenie).

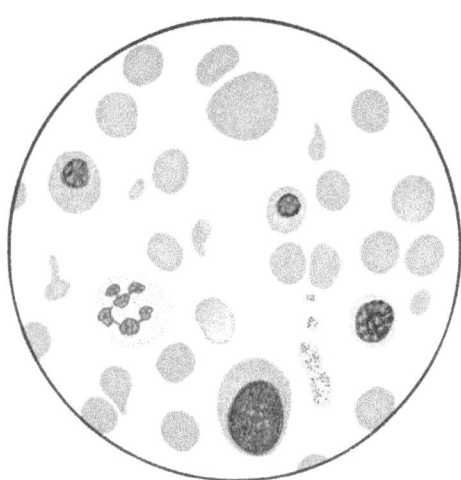

Abb. 2. Perniziöse Anämie.

Wenig Blutzellen im Gesichtsfeld. Poikilozytose und Anisozytose. Ein Megaloblast und zwei Normoblasten. Ein Megalozyt. Drei polychromatische Erythrozyten. Ein Neutrophiler mit übersegmentiertem Kern. Ein Lymphozyt. Blutplättchen sind nur spärlich vorhanden, darunter ein wurstförmiges Riesenplättchen.

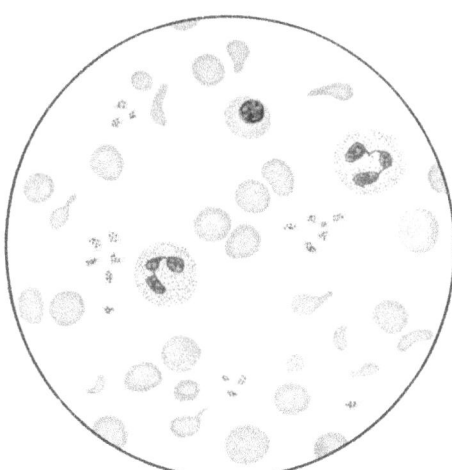

Abb. 3. Sekundäre Anämie.

Wenig Blutzellen im Gesichtsfeld. Poikilozytose und Anisozytose. Die roten Blutzellen sind blaß gefärbt. Ein Normoblast. Drei polychromatische Erythrozyten. Zwei neutrophile Leukozyten. Zahlreiche Blutplättchen.

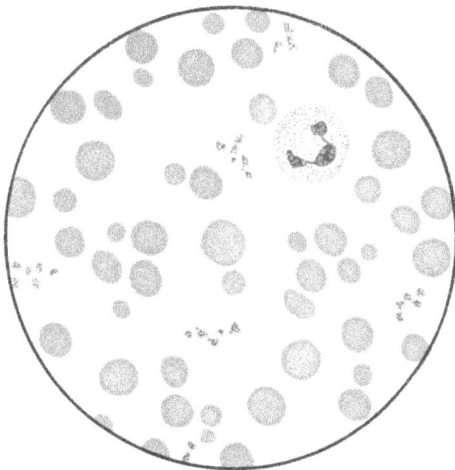

Abb. 4. Konstitutionelle (familiäre) hämolytische Anämie.

Deutliche Mikrozytose. Sehr viele polychromatische ziemlich große (junge) Erythrozyten. Ein polymorphkerniger neutrophiler Leukozyt. Viele Blutplättchen.

Herschel et Seyfarth pinx.   Verlag von F. C. W. Vogel in Berlin.   Lith. Anst. v. E. A. Funke, Leipzig.

Die *chemische Untersuchung des Blutes* bedarf noch weiterer Vervollkommnung. Bemerkenswert ist der schon erwähnte Gehalt des Blutserums an Derivaten des Gallenfarbstoffs. Auf die starke Abnahme des Gesamthämoglobingehaltes ist bereits hingewiesen worden. Der Eiweißgehalt des Blutserums bleibt annähernd normal.

Gesamtverlauf, Dauer und Prognose. Schon die Bezeichnung „perniziöse" Anämie weist darauf hin, daß die Krankheit früher immer zum Tode führte. Unbehandelt schreitet sie stetig und langsam fort. Ohne daß besondere Komplikationen eintreten, erfolgt der Tod meist unmittelbar unter den Erscheinungen der höchsten, mit der Fortdauer des Lebens nicht mehr zu vereinbarenden Anämie. Die *Gesamtdauer* des Leidens vom Beginn der ersten Krankheitserscheinungen bis zum Tode beträgt dann oft nur $^1/_2$ bis 1 Jahr, zuweilen selbst noch weniger. Andererseits kommt eine längere Dauer als ein Jahr nicht selten vor, ja auch Fälle von 10jähriger Dauer und von noch längerem Verlauf sind beobachtet worden. Zumeist zeigt der Gesamtverlauf der Krankheit größere Schwankungen. *Stillstände, Besserungen*, ja *scheinbare Heilungen*, freilich dann von neuem eintretende *Rückfälle*, kommen vor. Wie diese periodischen Schwankungen im Krankheitsverlauf der perniziösen Anämie zustandekommen, ist noch unerklärt. Nicht selten treten während einer längeren Krankheitsdauer von 2—4 Jahren und noch länger mehrere „anämische Anfälle" in einer solchen Stärke auf, daß die trotzdem eintretende Besserung („*Remission*") geradezu wunderbar erscheint.

Die *Remissionen* halten gelegentlich mehrere Jahre an, zumeist aber dauern sie nur wenige Monate. Zweifellos können die Remissionen durch eine geeignete diätetische und medikamentöse Behandlung (s. u.) erheblich verlängert werden. Sie gehen mit wesentlichen Besserungen des Allgemeinbefindens und des gesamten Blutbefundes einher. Die Kranken fühlen sich wieder wohl und arbeitsfähig. Fast ausnahmslos folgen aber auf diese Remissionen beim Aufhören der richtigen Behandlung (s. u.) nach kürzerer oder längerer Zeit Rückfälle schwerster Anämie mit allen ihren Begleiterscheinungen, die beim Wiedereinsetzen der Leberdiät (s. u.) abermals von einer Remission abgelöst werden. Daß *dauernde* Heilungen bei essentiellen perniziösen Anämien vorkommen, ist noch nicht sicher erwiesen. Fast immer gelingt es durch dauerndes sorgfältiges Einhalten der Leberdiät usw., die Anämie in Schach zu halten, so daß ständig ein annähernd regelrechter Blutbefund zu erheben ist. Das Leben der Kranken wird durch die derzeitigen Behandlungsverfahren um viele Jahre oder vielleicht um Jahrzehnte verlängert. Die Prognose wird jedoch in vielen Fällen dadurch getrübt, daß die Behandlung mit Leber oder Magenpräparaten nicht vermag, auf die Dauer das Fortschreiten der *spinalen und zerebralen Erscheinungen* zu verhindern. Manche Kranken bleiben von diesen aus uns unbekannten Gründen fast völlig verschont. Bei anderen treten jedoch die *Strangerkrankungen* (Lähmungen der Beine usw.) trotz dauernd guten Blutbefundes, trotz Leberdiät usw., immer mehr in den Vordergrund. *Dekubitus*, hinzukommende *septische Erkrankungen* u. dgl. erlösen die Kranken nach monate- oder jahrelangem Krankenlager von ihrem Leiden.

Die oben erwähnten Anämien mit perniziosaähnlichem Blutbild bei bekannter Ätiologie geben, wie leicht verständlich ist, oft eine weit günstigere Prognose. Eine durchaus gute Prognose haben die Fälle von *Bothriozephalusanämie*, wenn der Bandwurm abgetrieben wird. Bei der durch *Syphilis* verursachten Anämie ist Heilung durch spezifische Behandlung möglich. Auch bei der *Schwangerschaftsanämie* sind dauernde Heilungen wiederholt beobachtet worden.

Diagnose. Der Nachweis der Anämie als solcher unterliegt bei genügend genauer Untersuchung meist keinen besonderen Schwierigkeiten. Nur ist die zur Diagnose notwendige Abgrenzung der perniziösen Anämie von den übrigen Anämien nicht immer leicht. In der Regel ist sie freilich ohne weiteres nach der *Vorgeschichte*, nach dem *zitronengelben Aussehen der Kranken*, den *klinischen Erscheinungen* (*Achylia gastrica, Huntersche Glossitis, Nervensymptome*) und dem *genauen Blutbefund* sicher zu stellen. Der *erhöhte Färbeindex* des Blutes, die Anwesenheit der *Megalozyten* und der *Megaloblasten*, die *verminderte* Zahl der *polynukleären Leukozyten* bei *relativer Lymphozytose* sichern die Diagnose. Die *Frühsymptome* (s. o.) lassen bei sorgfältiger Blutuntersuchung die Krankheit mitunter bereits zu einer Zeit erkennen, zu der noch keine ausgesprochenen anämischen Erscheinungen bestehen. Das *Nichtvorliegen einer bekannten Ätiologie* (Bothriozephalus, Syphilis, Gravidität) läßt die perniziöse Anämie von den übrigen chronischen hämolytischen Anämien mit hyperchromem megalozytären Erythrozytenbild abgrenzen. Überhaupt trägt das sorgfältige *Ausschließen jeder Ätiologie* (genaue Magenuntersuchung, Stuhluntersuchung auf okkulte Blutmengen und auf Parasiteneier usw.) wesentlich zur Sicherung der Diagnose bei. Aber manchmal kann doch die Unterscheidung von verborgenen *Magen- und Darmkarzinomen* mit und ohne Knochenmarksmetastasen, von *Endocarditis lenta*, von *Sepsis* und von *parasitären Darmerkrankungen* Schwierigkeiten machen. Auf welche Verhältnisse hierbei besonders Rücksicht zu nehmen ist, wurde bei der Besprechung der erwähnten Krankheiten hervorgehoben.

Therapie. Bei der Behandlung der perniziösen Anämie standen uns bis vor kurzem nur dieselben Mittel zu Gebote wie bei den leichteren Formen der Anämie. Ein völliger Umschwung trat ein, seitdem 1926 durch MINOT und MURPHY eine *Diätbehandlung* der perniziösen Anämie eingeführt wurde. Diese amerikanischen Forscher kamen zu der Überzeugung, daß in gewissen Nahrungsstoffen, insbesondere in der *Rinds-* und *Schweineleber*, die Stoffe, die der Körper zum Blutaufbau braucht, in ganz besonders günstiger Weise vorbereitet sind. Mit einer „*Leberdiät*" erzielten sie überraschend gute Erfolge. Auch wir haben seitdem viele hundert Fälle von perniziöser Anämie in dieser Weise diätetisch behandelt. In *allen* Fällen wurden schnelle und anhaltende Remissionen erzielt.

Es wird den Kranken eine vorwiegend vegetabilische Kost (reichlich frische Gemüse und Früchte) bei möglichst häufigem Genuß von *Leber* und Verbot von Muskelfleisch und Fett gereicht. Die folgende Kostvorschrift hat sich uns am zweckmäßigsten erwiesen:

Diätvorschrift für Anämische.

1. Kein *Muskelfleisch*, keine *Fette* und *Öle*.
   Höchstens 20—30 g Butter zur Speisenzubereitung.
2. 250 g *Leber* täglich (Kalbs- oder Rindsleber),
   teils *roh* (Leber enthäuten, mehrmals durch Fleischwolf drehen (fein zerkleinern), dann mit Eigelb, geriebener Semmel, Gewürz, Pfeffer und Salz zubereiten. Vor Genuß Zitronensaft und viel fein geschnittene Zwiebel zusetzen),
   teils *gekocht* (nicht gebraten) als Suppe mit gekochten Leberwürfeln oder mit stark zerkleinerter gewiegter Leber, als Leberreis, Leberklöße, Leberknödel, Leberspätzle, Leberragout, Leberpudding, Leberschnitzel, Leberpastete, Leberwurst usw.
   gegebenenfalls Ersatz der Leber durch Darreichung von *flüssigen konzentrierten Leberpräparaten*, von denen 1 g etwa 10 g frischer Leber entspricht: *Hepatrat. liquid.*, *Hepatopson. liquid.*, oder von *Leberpulver: Hepracton-Merck* (1 g gleich 5 g frischer Leber), *Hepatopson* oder *Hepatrat. sicc.* in Bouillon oder in Suppen, in Apfelmus, Kartoffelbrei, Erbsbrei usw.
3. Mindestens 300 g *frische Gemüse* täglich, besonders Spinat, Kopfsalat, vor allem auch rohe geschabte Mohrrüben usw.
4. 250—500 g *Früchte* täglich (Apfelsinen, Äpfel, Weintrauben usw.).

5. Täglich gekochtes *Eigelb* von 1—2 Eiern.
6. Geröstetes *Brot, Kartoffeln, Mehl-* und *Reisgerichte.*
7. *Getränke*: sehr wenig Milch, kein Alkohol, dagegen Fruchtsäfte, Wasser, Tee, Kaffee.
8. *Yoghurtmilch*, $^1/_4$ l, kann täglich zum Frühstück genommen werden.
   Insgesamt werden 2000—3000 Kalorien gegeben.

Gleichzeitig mit dieser Leberdiät muß *Salzsäure* in großen Gaben gereicht werden, um der bei der perniziösen Anämie stets vorhandenen Achylia gastrica symptomatisch entgegenzuwirken. Wir geben dreimal täglich 1 Eßlöffel *Mixt. Pepsini* und lassen außerdem zu den drei Hauptmahlzeiten je $^1/_2$ Glas Wasser mit 20—30 Tropfen *Acid. mur. dilut.* durch ein Glasrohr trinken. Bestrahlungen der Kranken mit *ultraviolettem Licht*, mit der *Höhensonne* (allmählich steigend auf 20 Minuten jeden 2. Tag) steigern die Wirkung der Leberkost wesentlich. Von anderen wird die Leberdiät mit der Darreichung von *bestrahltem Ergosterin* (*Vigantol*), dreimal täglich 3 mg, kombiniert. Ferner ist während der Leberdiät auf die Behandlung der Colibakteriurie oder der vorliegenden Colizystitis oder -pyelitis mit *Wechseltagen* (*Urotropin*) (s. S. 86) zu achten.

Selbstverständlich muß von Fall zu Fall, vor allem zu Beginn der Behandlung verschieden vorgegangen werden. Bei ganz schwer Kranken ist zunächst der größte Wert auf die möglichste Ausschaltung der Fette und des Fleisches aus der Nahrung zu legen. Die Leber wird zugleich in geringen Mengen in geschabter Form, roh, oder als Flüssigkeit oder in Suppen gekocht eßlöffelweise in gewissen Pausen gereicht. Man kann die frische Leber auch fein zermahlen und den Leberbrei mit Zitronen- und Apfelsinensaft eisgekühlt verrührt trinken lassen. Dazwischen werden geschabte Mohrrüben, geriebene Äpfel, Grießbrei usw. gegeben. Auch *flüssige konzentrierte Leberpräparate* (s. o.) oder *Leberpulver* in Bouillon (s. o.) leisten bei solchen Schwerkranken neben der eßlöffelweisen Darreichung roher geschabter Leber wertvolle Dienste.

Neuerdings werden bei der Anfangsbehandlung mit gutem Erfolg *injizierbare* Leberpräparate verwendet. Sehr wirksam ist *Campolon*, von dem man zu Beginn der Behandlung 4 ccm (2 Ampullen), später täglich 2 ccm (1 Ampulle) *intramuskulär* gibt. Auch zahlreiche andere injizierbare Leberpräparate (*Hepatrat, Hepracton, Hepatopson ad injectionem*) können verwendet werden. 2 ccm dieser Präparate sollen dieselbe Wirkung haben wie die Aufnahme von 600 g frischer Leber. 2 ccm *Pernaemyl* sollen sogar 5000 g Frischleber entsprechen.

Schwieriger als diese Anfangsbehandlung bei den Schwerkranken ist auch sonst der Beginn der Leberkost und dann deren Durchhalten während längerer Zeit. Viele Kranke haben zunächst einen begreiflichen Widerwillen gegen das ungewohnte Essen roher Leber. Da muß dann die ärztliche Kunst, die psychische Einwirkung des Arztes die Hauptrolle spielen. Über die Eintönigkeit der Kost haben wir, wenn wir die Leber in möglichst verschiedener und ansprechender Form anboten, von nur einigermaßen willensstarken Kranken wenig Klagen gehört.

Die Leberdiät muß *zielbewußt systematisch, und zwar lange Zeit hindurch* gegeben werden. Gelegentliches oder verzetteltes Darreichen hat gar keinen Zweck. 8—14 Tage nach dem Einsetzen der Leberkost, oft schon nach wenigen Tagen, ist die Besserung des Allgemeinbefindens deutlich erkennbar. Die für die perniziöse Anämie kennzeichnende strohgelbe Färbung der Haut, insbesondere des Gesichts, macht einer eigenartigen *zartrosa Hautfarbe* Platz. Erstaunlich ist die oft sehr beträchtliche Gewichtszunahme der Kranken. Unverändert bleibt die *Achylia gastrica* bestehen. Sehr langsam, erst nach monatelanger Durchführung der Leberdiät, bessern sich die Symptome von seiten des Nervensystems, insbesondere die spinalen Erscheinungen. Leider tritt eine erhebliche Besserung der Strangerkrankungen des Rückenmarks trotz sorgfältiger Leberdiät und trotz der Anwendung injizierbarer Leberpräparate und Magenpräparate (s. u.) nur sehr selten ein. Ein annähernd normaler Blutbefund wird dagegen gewöhnlich nach etwa 6 Wochen strenger Leberdiät erreicht. Besonders auffällig ist unter der oben angegebenen Leberkost die Vermehrung der *eosinophilen Leukozyten* auf 10—30%. An deren Zunehmen, vor allem aber an der Vermehrung der *Retikulozyten* (s. S. 156) im strömenden Blut (von 0,1—1,5% auf 10—20—40%) ist schon in den ersten Tagen nach Beginn der Behandlung der Erfolg der Leberdiät zu erkennen.

Ganz vom einzelnen Falle hängt es ab, wie lange die strenge Leberkost durchgeführt werden muß. Nachdem der Blutbefund etwa 2 Wochen lang auf einer annähernd normalen Höhe geblieben ist, geht man zu gewöhnlicher vitamin- und kalorienreicher Kost über und schaltet dabei wöchentlich zunächst 3 und später nur 2 strenge Lebertage mit großen Lebergaben von 3—400 g ein. Diese sind dann unter monatlicher Kontrolle des Blutbefundes monate- und jahrelang beizubehalten. Bei jedem drohenden Rückfall, bei jedem Absinken der Erythrozytenzahl ist sofort wieder bis zur völligen Besserung *täglich* Leberkost zu verordnen.

Der wirksame Faktor bei der Behandlung der perniziösen Anämie findet sich nicht nur in der *Leber*, sondern auch in *Magenpräparaten* und -*extrakten*, die aus den pylorusnahen Teilen tierischer Magen hergestellt sind. Diese können die Leber voll ersetzen. Man reicht sie als Pulver in Suppen, im Kompott usw. Wir sahen gute, der Leberbehandlung gleichwertige Erfolge, wenn wir täglich 20—30 g *Ventraemon, Stomopson* oder *Mucotrat* gaben. Mucotrat kann auch in flüssiger Form (1—2mal täglich 2 Eßlöffel) verabreicht werden.

Von den allgemeinen ärztlichen Maßnahmen ist neben möglichster körperlicher Ruhe und Schonung der Aufenthalt in freier, sonniger Luft (gegebenenfalls Höhenklima, Freiluft-Liegekuren) bei der Nachbehandlung wichtig. Bei beginnender Besserung scheint der Gebrauch von *Bädern* (Salzbäder, künstlicher Kohlensäurebäder) die Behandlung in günstiger Weise zu unterstützen. *Symptomatisch* müssen außer den schon erwähnten (*Salzsäure* und *Pepsin* oder *Azidolpepsin*) noch verschiedene andere Mittel (*Pankreon, Einläufe* und *Abführmittel* bei Verdauungsstörungen, *Eispillen, Bromkali, Opium, Chloralhydrat* bei heftigem Erbrechen u. a.) angewandt werden. Die zuweilen recht lästigen Beschwerden der Stomatitis können durch *Ratanhiatinktur, Wasserstoffsuperoxyd, Salbeitee* u. dgl. gemildert werden.

Durch die erfreulichen Erfolge mit der Leberdiät sind ältere Behandlungsarten der perniziösen Anämie ganz verdrängt worden. So wurde früher im Hinblick auf oben erwähnte theoretische Annahmen eine besondere *Behandlung des Magendarmkanals* vorgeschlagen. *Magenspülungen* und *Einläufe* wurden empfohlen, von anderer Seite wurde großes Gewicht auf regelmäßige Darmspülungen gelegt. Auch *Transduodenalspülungen* (500 ccm einer $^1/_2$%igen *Trypaflavinlösung*) sind angewandt worden. Am ehesten ist noch jetzt der Versuch zu empfehlen, neben der Leberkost durch täglich gereichte Mengen von frischem *Yoghurt* (einem kefirähnlichen Milchpräparat) die abnorme Darmflora zu beeinflussen und umzustimmen.

Von *Arzneimitteln* kommt fast allein *Arsenik* in Betracht, während die Wirkung der *Eisenpräparate* bei der perniziösen Anämie zweifelhaft ist. Seit Einführung der Leberdiät ist aber auch die Arsenbehandlung fast ganz verlassen worden. Die einfachsten Verordnungen des Arsens geschehen in Form der *Solutio arsenicalis Fowleri* (anfangs dreimal täglich 2 Tropfen, allmählich steigend bis auf dreimal täglich 10 Tropfen und mehr) oder als *Pilul.*

asiaticae (dreimal täglich eine Pille, allmählich steigend bis auf dreimal täglich drei Pillen). Ein wirksames Arsenpräparat ist ferner *Elarson* der I. G. Farbenindustrie (3 mal täglich 1 Tabl., die 0,5 mg Arsen enthält, allmählich steigend auf 3mal täglich 3 Tabl.). Wird das Arsen vom Magen nicht gut vertragen, ruft es Appetitlosigkeit oder Verstopfung hervor, können *subkutane Injektionen* von einer gut neutralisierten Lösung von *Natrium arsenicosum* oder *Acidum arsenicosum* 0,1 : 10,0 (anfangs 0,2 ccm, allmählich steigend) gemacht werden. Empfehlenswerter sind subkutane Injektionen von *Solarson* (12 Injektionen einen Tag um den anderen von 1 ccm der 1%igen Lösung (= 4 mg $As_2 O_3$), nach 2—3 Wochen Pause Wiederholung dieser Kur).

NEISSER hält die Darreichung des Arsens per os für besser als die parenterale Zufuhr. Er beginnt mit 10 mg *Acidum arsenicosum* (als *Pilul. asiaticae fortiores*) und steigt schnell bis auf 80, mitunter sogar bis auf 150 mg pro die. NEISSER bricht die Darreichung schroff ab, sobald der Hämoglobingehalt ansteigt. In der arsenfreien Zeit wird beobachtet, ob der Anstieg anhält. Bleibt der Hämoglobingehalt stehen, oder sinkt er ab, wird ein neuer „Arsenstoß" versucht.

Außer dem Arsen ist von einigen Ärzten auch das *Chinin* und der *Phosphor* empfohlen worden, man hat jedoch kaum Erfolge erzielt. Die organotherapeutischen Versuche mit der inneren Darreichung von frischem *Knochenmark* oder von *Thyreoidin*, die therapeutische Anwendung von *Glyzerin* und fein pulverisierter *Tierkohle* haben keine befriedigenden Ergebnisse gehabt.

Schon vor Jahrzehnten ist bei der perniziösen Anämie der Versuch einer *Bluttransfusion* gemacht worden. In manchen Fällen schien die Transfusion in der Tat einen günstigen Einfluß auf die Krankheitserscheinungen auszuüben, trotzdem wurde diese Behandlungsmethode wieder verlassen, da gelegentlich unangenehme Nebenwirkungen, ja selbst Todesfälle beobachtet wurden. Erst in den letzten Jahren, seitdem die Methoden der Bluttransfusion wesentlich vereinfacht und verbessert worden sind, und seitdem wir in der Blutgruppenforschung (s. u.) ein Mittel haben, um die üblen Zwischenfälle fast ganz zu vermeiden, wurden Blutübertragungen von Gesunden auf Kranke wieder häufig ausgeführt. Es kann kein Zweifel bestehen, daß die Überleitungen von etwa 300—500 ccm Blut eines geeigneten gesunden Spenders in das Gefäßsystem des Kranken zumeist einen guten Erfolg hat. Die Besserung ist durch die *Vermehrung der Sauerstoffträger* zunächst augenfällig. In vielen Fällen ist eine *Anregung der Blutregeneration* eine weitere Folge. Vielfache Erfahrungen haben jedoch gelehrt, daß auch wiederholte Bluttransfusionen bei der perniziösen Anämie wohl immer nur einen vorübergehenden Erfolg haben.

Seit Einführung der Leberdiät werden Bluttransfusionen nur in den schwersten Fällen *zu Beginn der Behandlung* ausgeführt. Bei Kranken, die mit einer Erythrozytenzahl von 1 Million und weniger in Behandlung kommen, führen wir zur Behebung der Lebensgefahr sofort eine Bluttransfusion aus und leiten gleichzeitig die Behandlung mit injizierbaren Leberpräparaten ein.

Man leitet das Blut unmittelbar von Arterie zu Vene oder von Vene zu Vene, oder man benutzt indirekte Verfahren und transfundiert *defibriniertes Blut* oder *Zitratblut* gesunder Menschen. Uns hat sich bei perniziösen Anämien das folgende Verfahren am brauchbarsten erwiesen:

Durch Aderlaß entnimmt man das Blut mittels Kanüle aus der Kubitalvene des Spenders. Es fließt in trocken sterilisierte Kolben, die mit Marken bei 100 und 200 ccm versehen sind. Vor dem Einlaufen des Blutes werden in die Kolben je 8 ccm einer sterilen 5%igen wässerigen Lösung von Natrium citricum gefüllt. Während des Einfließens des Blutes wird der Kolben etwas bewegt, um das Zitratblut gut zu mischen. Sind 100 ccm Blut in den Kolben eingeflossen, werden abermals 8 ccm der 5%igen Natr. citr. Lösung hinzugegeben, sind 200 ccm Blut eingefüllt, wird der Kolben verschlossen, vorsichtig geschwenkt und vor Abkühlung im Wasserbad von 37° bis zur Infusion aufbewahrt. — Zur Infusion wird ein graduierter Irrigationsglaszylinder mit etwa einem Meter Gummischlauch und einer weiten Kanüle benutzt. In das sterilisierte System wird blutwarme physiologische Kochsalzlösung gefüllt und die Kanüle nun in die gestaute Kubitalvene des Empfängers unmittelbar oder nach Freilegung der Vene eingeführt. Das Rückfließen des Blutes, das man an einem in den Schlauch eingeschaltetem Glasröhrchen beobachtet, zeigt das richtige Liegen der Kanüle in der Vene an. Nach Lösen der Staubinde und Heben des Irrigators beginnt das Einfließen der Kochsalzlösung. Zu gleicher Zeit wird das Blut in den Irrigator nachgegossen, und zwar durch einen sterilen Trichter, der mit einer doppelten Schicht steriler engmaschiger Gaze zum Durchseihen (Kolieren) des Blutes ausgelegt ist. Zum Nachspülen wird wieder warme Kochsalzlösung verwendet. Auf diese Weise kann man 250—500 ccm Blut und 100—200 ccm Kochsalzlösung einfließen lassen.

Vor jeder Transfusion muß in Versuchen genau geprüft werden, ob die eingebrachten Spendererythrozyten in der Blutbahn des Empfängers *agglutiniert* oder *hämolysiert* werden. Ist dies der Fall, so treten beim Empfänger bedrohliche Erscheinungen ein (Erblassen, Kollaps, Ikterus, Hämaturie, Embolien, Infarkte usw.). Warum dieser Vorgang nicht

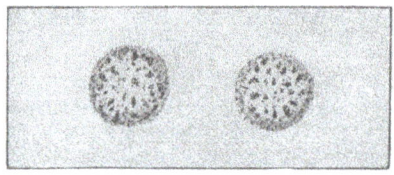 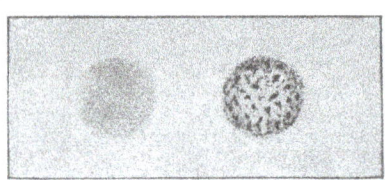

\+   \+   −   \+
Serum A (II)   Serum B (III)   Serum A (II)   Serum B (III)
Blutgruppe A B (I)   Blutgruppe A (II)

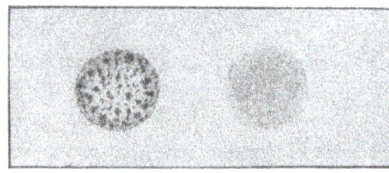 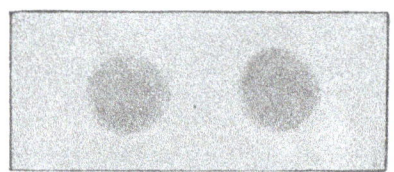

\+   −   −   −
Serum A (II)   Serum B (III)   Serum A (II)   Serum B (III)
Blutgruppe B (III)   Blutgruppe O (IV)

Abb. 30. Bestimmung der Blutgruppen.

immer, sondern nur in manchen Fällen eintritt, ist durch die Forschungen von Moss, Jansky u. a. bekannt geworden. Sie fanden als erste, daß alle Menschen in verschiedene „*Blutgruppen*" eingeteilt werden können, je nach dem Verhalten, das ihr Blut bei der Vermischung mit dem Blut anderer Menschen zeigt. Nach dem derzeitigen Stand der Untersuchungen nimmt man an, daß jeder Mensch einer der vier Blutgruppen A B, A, B oder O angehört. Nach einer anderen Bezeichnung (Moss) ist Gruppe A B = I, A = II, B = III, O = IV. Es soll erwiesen sein, daß die Blutgruppenzugehörigkeit eines Menschen eine Rasseneigenschaft ist, daß sie nicht wechselt, und daß alle Blutgruppen nach den Mendelschen Gesetzen auf die Nachkommenschaft vererbt werden (A und B dominant; A B und O rezessiv). Die Gruppen unterscheiden sich nach Moss folgendermaßen:

Gruppe AB (I). Blutkörperchen dieser Gruppe werden im Serum eines Zugehörigen jeder anderen Gruppe agglutiniert oder hämolysiert. Das Serum dieser Gruppe hat keine Wirkung auf die Erythrozyten der anderen Gruppen. Angehörige dieser Gruppe sind Universalempfänger.

Gruppe A (II). Blutkörperchen dieser Gruppe werden vom Serum der Gruppen B (III) und O (IV) agglutiniert oder hämolysiert. Das Serum dieser Gruppe agglutiniert oder hämolysiert die Erythrozyten der Gruppen A B (I) und B (III).

Gruppe B (III). Blutkörperchen dieser Gruppe werden vom Serum der Gruppen A (II) und O (IV) agglutiniert oder hämolysiert. Das Serum dieser Gruppe agglutiniert und hämolysiert die Erythrozyten der Gruppe A B (I) und A (II).

Gruppe O (IV). Blutkörperchen dieser Gruppe bleiben im Serum eines Zugehörigen jeder anderen Gruppe unverändert (Universalspender). Das Serum dieser Gruppe agglutiniert und hämolysiert die Erythrozyten aller anderen Gruppen.

Aus diesen Eigenschaften ergeben sich Richtlinien für die Auswahl eines Spenders zu einer Bluttransfusion. Bei der perniziösen Anämie empfiehlt es sich jedoch, Spender zu wählen, die der *gleichen* Gruppe wie der Empfänger angehören. Vor jeder Transfusion muß also auf jeden Fall die Gruppenzugehörigkeit sowohl des Empfängers als auch des Spenders geprüft werden. Man bedient sich einer makroskopisch ablesbaren Agglutinationsprobe im Serumtropfen. Es genügt, wenn man dazu je ein bekanntes Serum der Gruppen A (II) und B (III), wie sie im Handel als „*Haemotest*" oder „*Serotest*" erhältlich sind, zur Verfügung hat. Bringt man je einen Tropfen des Serums der Gruppe A (II) und einen der Gruppe B (III) auf einen Objektträger und fügt je einen Blutstropfen des zu Prüfenden hinzu, so kann man dessen Blutgruppe nach wenigen Minuten ohne Schwierigkeiten ablesen, wie es Abb. 30 veranschaulicht.

Bei der Behandlung der perniziösen Anämie sind noch die zuerst von v. Ziemssen bei allen schweren Formen der Anämie empfohlenen *intramuskulären Blutinjektionen* zu erwähnen.

Sie wurden in der Weise ausgeführt, daß man 50 ccm defibrinierten menschlichen Blutes in zwei Teilen (in jeden Oberschenkel 25 ccm) in die Muskulatur einspritzte. Das injizierte Blut wurde durch kräftiges Massieren der Injektionsstellen verteilt. Auch häufigere, etwa alle 8 Tage vorgenommene Injektionen kleinerer, eben entnommener, nicht geronnener Blutmengen in die Glutaei sind empfohlen worden. Wir selbst haben aber von diesen Verfahren besondere Wirkungen nicht gesehen.

Schließlich ist noch zu erwähnen, daß man wiederholt die *Exstirpation der Milz* vorgenommen hat, um dadurch einen Anreiz auf die Tätigkeit des Knochenmarks zu erzielen. Dieses Behandlungsverfahren ist völlig verlassen worden.

Bei den chronischen hämolytischen Anämien, die durch erkennbare Ursachen hervorgerufen worden sind, muß natürlich eine *kausale* Behandlung in geeigneter Verbindung mit der Leberdiät eingreifen. Dies gilt vor allem von der Abtreibung etwa vorhandener *Helminthen* (Bothriozephalus und andere Tänien). Bei nachgewiesener *Syphilis* scheint die *Leberdiät* mit *Jodkaliumdarreichung* und später folgender *Quecksilber-* oder *Wismut-* und *Salvarsanbehandlung* am besten wirksam zu sein.

Fünftes Kapitel.

Die konstitutionelle hämolytische Anämie.
(Der hereditäre hämolytische Ikterus.)

Zuerst durch Minkowski, dann durch Chauffard, Widal u. a. haben wir einen eigentümlichen Krankheitszustand kennengelernt, bei dem sich neben starker *Anämie* eine mehr oder minder starke *ikterische* Verfärbung der Haut und der Skleren entwickelt, ohne daß aber Gallenfarbstoff (Bilirubin) im Harn nachgewiesen werden kann. Nach diesem am meisten ins Auge fallenden Symptom wurde die Krankheit *hämolytischer Ikterus* genannt, denn man hatte festgestellt, daß bei diesen Kranken ein *krankhaft gesteigerter Zerfall roter Blutkörperchen* stattfindet, der zu Ikterus und starker Anämie führt. Andere Forscher (Naegeli) trafen das Wesen der Erkrankung besser mit der Bezeichnung *konstitutionelle hämolytische Anämie*.

Zumeist kommt das Leiden *bei mehreren Mitgliedern derselben Familie* vor (*familiär-erbliche hämolytische Anämie*) und entwickelt sich schon von früher Jugend an. Andererseits gibt es auch *vereinzelt* auftretende Fälle von konstitutioneller hämolytischer Anämie. Diese „*erworbenen*" Formen des Leidens werden im Anhang zu diesem Kapitel gesondert besprochen werden.

Ätiologie und Pathogenese. Das eigentliche *Wesen* und die *Ursachen* des hämolytischen Ikterus sind noch recht dunkel. Sicher wissen wir nur, daß

die Krankheit auf einer *vererbbaren konstitutionellen Eigenschaft* beruht. Zahl-
reiche Stammbäume sind aufgestellt worden, die zeigen, wie sich die
Krankheit als dominierende Eigenschaft unmittelbar vom Kranken auf
Kranke vererbt. Vererbt wird dabei eine eigentümliche Beschaffenheit der
Erythrozyten. Diese sind ungewöhnlich gebaut und gestaltet, klein, kugelig
und sehr zerbrechlich. Sie verfallen rascher der natürlichen Hämolyse als die
Erythrozyten normaler Menschen. Der vermehrte Untergang roter Blutkörperchen findet vor allem in der Milz statt, die dabei an Umfang zunimmt.
Der vermehrte Abbau der Erythrozyten führt zur *Anämie* und zur *Regeneration*. Das Knochenmark liefert jedoch in diesen Fällen immer wieder nur
diese brüchigen, mangelhaft gebildeten Erythrozyten, die bald zugrunde gehen.
So bildet sich eine *chronische hämolytische Anämie* heraus bei schnellem Ery-
throzytenuntergang und fortgesetzter Knochenmarksregeneration, die an den
polychromatischen und den vitalgranulierten Erythrozyten, sowie an der erhöhten Sauerstoffzehrung deutlich zu erkennen ist. Der vermehrte Erythro-
zytenzerfall hat eine gewaltige Bilirubinbildung zur Folge. Dabei verarbeiten
die Zellen des retikulo-endothelialen Apparates in Milz, Knochenmark und
Leber das Bilirubin nicht ordnungsgemäß. Es kommt zu *Bilirubinämie*
und zum *Ikterus*. Welches die eigentlichen Ursachen einerseits der krankhaften Minderwertigkeit der Erythrozyten und andererseits des krankhaft
gesteigerten Erythrozytenzerfalls sind, wissen wir noch nicht.

Daß es sich bei der hämolytischen Anämie um ein endogenes, ererbtes
Leiden handelt, dafür spricht auch das gleichzeitige Vorkommen von anderen
Mißbildungen. Vor allem treten Schädelverbildungen, insbesondere ein mehr
oder weniger ausgesprochener *Turmschädel*, mit der Krankheit verbunden
auf und werden mit ihr vererbt.

Symptome und Krankheitsverlauf. Die *gelb-grünliche ikterische Hautverfärbung* bei der hämolytischen Anämie zeigt nur ganz selten einen so hohen
Grad wie beim Stauungsikterus. In unkomplizierten Fällen klagen die Kranken
niemals wie beim gewöhnlichen Ikterus über Hautjucken. Der Puls ist nicht
verlangsamt. Der Stuhl ist regelrecht gefärbt, nicht tonfarben; im Urin
ist kein Bilirubin nachweisbar, und die Blutgerinnung ist nicht verlangsamt.
Mitunter wird die leichte Gelbsucht erst bei eingehender Untersuchung,
besonders bei genauer Betrachtung der Skleren, entdeckt. Die Stärke des
Ikterus wechselt zu verschiedenen Zeiten. Auf gewisse Veranlassungen
(körperliche Überanstrengungen, Traumen, Erkältungen, seelische Aufregungen u. a.) verstärkt sich die ikterische Hautverfärbung. Meist treten
gleichzeitig heftige Schmerzen in der Gallenblasen- und Milzgegend auf,
während die Urobilinurie und vor allem die anämischen Erscheinungen sich
gewaltig steigern. Solche plötzlich auftretenden schweren Zustände, bei
denen auch Temperatursteigerungen beobachtet werden können, werden als
„*Gallenkrisen*", „*Milzkrisen*" oder „*hämolytische Anfälle*" bezeichnet (s. u.).

Fast regelmäßig findet sich ein oft ziemlich großer, harter *Milztumor*.
Deutliche Schwankungen der Milzgröße werden beobachtet. Vor allem nimmt
die Milzvergrößerung während der Gallenkrisen zu. Die *Leber* ist selten und
dann nur in geringem Maße vergrößert. Bei der Palpation ist sie ziemlich
fest, schmerzlos, die Oberfläche glatt. Die *Gallenblase* ist in den meisten
schweren Fällen verändert. Cholecystitis und Gallenpigmentsteine, wahrscheinlich durch Eindickung der vermehrt abgesonderten Galle verursacht,
sind nicht selten.

Neben dem Ikterus und dem Milztumor ist zumeist eine mehr oder
weniger starke *Anämie* vorhanden. Diese erreicht zeitweise, besonders

während der hämolytischen Anfälle, einen hohen Grad. Die *Zahl der Erythrozyten* kann auf 2—3 Millionen und noch tiefer sinken. Der *Hämoglobingehalt* ist ungefähr in demselben Maße herabgesetzt, so daß der *Färbeindex* etwa gleich 1 ist. Bei starken Verschlimmerungen kann er auch größer als 1 sein. Die roten Blutzellen sind teilweise ungewöhnlich klein (*Mikrozyten*), haben jedoch infolge einer mehr kugelförmigen Gestalt eher ein größeres Zellvolumen (NAEGELI). Dies bedingt und erklärt den hohen Färbeindex. In Blutausstrichen wird neben dieser immer vorhandenen pathognomonischen *Anisomikrozytose* eine zumeist geringe *Poikilozytose* gefunden. Vereinzelt sind *Normoblasten* und *kernresthaltige Erythrozyten*, immer aber in großer Menge *polychromatische rote Blutzellen* nachzuweisen. Regelmäßig, auch außerhalb der hämolytischen Anfälle, beobachtet man bei Vitalfärbungen eine gleichbleibende starke Vermehrung (bis zu 20—40%) der *Retikulozyten (Erythrozyten mit Substantia granulo-filamentosa)* (Abb. 31).

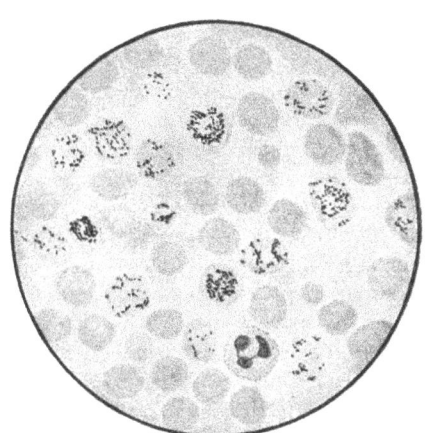

Die *weißen Zellen des Blutes* sind meist etwas vermehrt (10—15000), besonders während der Anfälle. Fast immer überwiegen die polynukleären Leukozyten, seltener die Lymphozyten. Vereinzelte Myelozyten können gelegentlich gefunden werden. Die *Blutplät chen* zeigen nichts Besonderes.

Die hauptsächlichste und diagnostisch wichtigste Veränderung des Blutes ist neben der Anisomikrozytose und der vermehrten Zahl der vitalfärbbaren Erythrozyten die auffallend verminderte *osmotische Resistenz der roten Blutzellen* gegen hypotonische Kochsalzlösungen. Schon von 0,52 bis 0,64%igen Kochsalzlösungen werden die Erythrozyten aufgelöst. Vollkommen wird die Hämolyse bei 0,34—0,4%igen Lösungen, während normale rote Blutkörperchen von etwa 0,44 an beginnende und bei 0,3 völlige Hämolyse zeigen. Es gibt aber auch sehr seltene, zweifellos familiäre, ererbte Fälle, die nur nach einer Provokation, nach starken äußeren oder inneren, den Körper treffenden Reizen (Witterungs- und Klimawechsel, im Hochgebirge, nach schweren Muskelanstrengungen usw.) eine verminderte osmotische Resistenz zeigen.

Abb. 31. Blutbild bei *konstitutioneller (familiärer) hämolytischer Anämie* (Vitalfärbung). Die roten Blutkörperchen sind teilweise ungewöhnlich klein (*Anisomikrozytose*). Sehr zahlreiche Erythrozyten (35%) sind vitalgranuliert.

Zur *Resistenzbestimmung der roten Blutkörperchen* bringt man in kleine Reagenzgläschen je 4 ccm Kochsalzlösung mit Konzentrationen zwischen 0,2 und 0,8% in steigender Menge, so daß der Unterschied zweier Lösungen jeweils 0,02% beträgt. Jedes Röhrchen wird nun mit je 2 Tropfen des zu untersuchenden, gegebenenfalls gewaschenen Blutes beschickt, vorsichtig geschüttelt und etwa 24 Stunden stehen gelassen, bis sich die roten Blutkörperchen als roter Niederschlag abgesetzt oder aufgelöst haben. Diejenige Lösung, die noch gerade farblos geblieben ist, zeigt die Resistenzgrenze.

Das *Blutserum* hat infolge seines gegenüber dem Normalen um das Vier- oder Fünffache vermehrten *Bilirubingehaltes* (HYMANS VAN DEN BERGH) eine deutlich gelbgrünliche oder gelbbräunliche Farbe. Das Serum gibt die indirekte Diazoreaktion. *Gallensäuren* fehlen im Blutserum. Dementsprechend beobachtet man auch kein Hautjucken und keine Pulsverlangsamung. Der *Harnsäurespiegel* im Blut ist nach purinfreier Kost zumeist erhöht.

Wichtig ist das Verhalten des *Harns*. Während man im Blutserum einen erhöhten Bilirubingehalt nachweisen kann, während auch die Gelbfärbung der Haut sicher vom Bilirubin herrührt, gehen doch *keine Gallenfarbstoffe* in den Urin über („*acholurischer Ikterus*"). Nur während der kolikartigen Anfälle mit Verstärkung des Ikterus tritt gelegentlich Bilirubinurie auf. *Urobilinogen* und *Urobilin* sind dagegen im Harn fast immer in großen Mengen vorhanden. Immerhin werden auch sie in manchen Fällen für längere Zeit vermißt. Im *Stuhl* finden sich stets reichliche Mengen von *Hydrobilirubin* (*Sterkobilin*). Auch während der hämolytischen Anfälle ist der Stuhl dunkel, nie entfärbt.

Auffällig ist die Neigung der Kranken zu *Hautleiden* (Ekzeme, Akne, Ulcera cruris ohne variköse Grundlage). Auf die recht häufig zu beobachtende Kombination von hämolytischer Anämie mit allgemeinen *Konstitutions-anomalien*, vor allem mit Schädelmißbildungen (*Turmschädel*, hoher und enger Gaumen, Prognathie, Mikrognathie und Stellungsfehler der Zähne) war schon oben hingewiesen worden. Auch andere Mißbildungen und Wachstumsstörungen innerer Organe scheinen bei den an hämolytischer Anämie Leidenden häufiger zu sein als bei anderen Menschen.

Das *Allgemeinbefinden* der Kranken mit hämolytischer Anämie ist für gewöhnlich nicht wesentlich gestört. Bei vielen kann man kaum von einer Krankheit, sondern nur von einer *hämolytischen Konstitution* reden. Bei manchen handelt es sich um schwächliche Menschen, die weniger leistungsfähig als andere sind. Die ikterische Hautverfärbung macht sich schon in der Jugend der Kranken bemerkbar und bleibt während des ganzen Lebens bestehen. Zumeist entwickelt sie sich im ersten Dezennium, mitunter tritt sie erst in viel späteren Lebensjahren auf. In einzelnen Fällen treten zeitweise stärkere Störungen des Allgemeinbefindens auf, die sich zu den oben beschriebenen „*hämolytischen Anfällen*" steigern. Die bedrohlichen Erscheinungen halten jedoch nur kurze Zeit an. Sie klingen allmählich ab, und es bleibt das vollentwickelte Bild der hämolytischen Anämie zurück. Nur in ganz wenigen Fällen nimmt die Krankheit eine bedrohliche Form an und führt zum Tode, und zwar nach mehrfach wiederholten heftigen Gallenkrisen unter zunehmender Anämie. Für gewöhnlich ist aber der Verlauf der Krankheit gutartig. Nicht wenige Kranke erreichen ein hohes Alter.

Diagnostisch am wichtigsten sind die Ergebnisse der Blutuntersuchung. die *Verminderung der osmotischen Resistenz der Erythrozyten*, die *Anisomikrozytose* und die *ungewöhnlich vermehrte Zahl der vitalfärbbaren roten Blutzellen* (*Retikulozyten*). Daneben ist auf die oben geschilderten klinischen Zeichen der Krankheit zu achten. Auch nach Schädelanomalien (*Turmschädel*) und nach sonstigen *Mißbildungen* ist zu fahnden. Wenn es möglich ist, sind ferner *Familienuntersuchungen* vorzunehmen, und zwar sind nicht nur die Kinder, die Geschwister, die Eltern und Großeltern, sondern gegebenenfalls auch weitere Angehörige in Seitenlinien zu untersuchen.

Schwierig ist die Diagnose, wenn sich zur hämolytischen Anämie eine *Cholelithiasis* hinzugesellt hat, ein Vorkommnis, das nicht allzu selten ist. Dann darf die Gegenwart von Gallensteinen die eigentliche Krankheit nicht verdecken. Eine genaue Blutuntersuchung kann in solchen Fällen die Diagnose klären. Gegen *perniziöse Anämie*, mit der die Krankheit verwechselt werden kann, spricht außer dem Blutbefund der zumeist verhältnismäßig harmlose Verlauf. Zungenbrennen und Achylia gastrica sind bei der hämolytischen Anämie nicht vorhanden. Ferner werden bei dieser Erkrankung im Blutbild nicht die Anzeichen einer spezifischen Knochenmarksreizung (Megaloblasten und Megalozyten) gefunden. Bei der perniziösen Anämie besteht weiterhin eine Leukopenie, während bei der hämolytischen Anämie eine Leukozytose gefunden wird. Früher sind die Fälle von hämolytischer Anämie mit großem Milztumor gelegentlich mit der *Bantischen Krankheit* verwechselt worden, doch kann eine genaue Blutuntersuchung die Diagnose in Zweifelsfällen leicht klären.

Therapie. Bei völlig kompensierten und bei leichten Fällen ist eine Behandlung überflüssig. Besteht eine stärkere Anämie, kann eine *Arsenbehandlung* durchgeführt werden. *Eisen* zu geben ist nicht angebracht, da die Kranken genügend Eisen zur Verfügung haben. Nur wenn eine sehr hochgradige Anämie vorliegt und die Blutregeneration sich nicht wie gewöhnlich in einem lebhaften Stadium befindet, hat es Zweck, die bei der Behandlung der perniziösen Anämie besprochene *Leberdiät* zu versuchen. Die *Gallenkrisen* werden am besten mit Bettruhe und warmen Umschlägen auf Leber- und Milzgegend behandelt. Morphiumgaben lindern dabei die heftigen Schmerzen. Cholagoga und diätetische Maßnahmen sind zur Bekämpfung der Anfälle zwecklos.

Recht günstige Erfahrungen sind bei der hämolytischen Anämie mit der *Milzexstirpation* gemacht worden. Danach schwindet nicht nur der Ikterus sehr rasch, sondern auch die hämolytischen Anfälle bleiben aus, und die Anämie sowie die übrigen Symptome bessern sich oft in erstaunlicher Weise. *Der ungewöhnliche Bau und die Resistenzverminderung der Erythrozyten bleiben jedoch nach wie vor bestehen.* Ein bis zwei Jahre nach der Splenektomie ist zumeist der alte Zustand wieder eingetreten. Die angeborene konstitutionelle Anomalie wird durch die Milzexstirpation nicht beseitigt. Nur in *schweren* Fällen bei sehr starken Beschwerden, bei bedrohlicher Anämie und Stauungserscheinungen durch große Milztumoren wird man zur Milzexstirpation raten. *Röntgenbestrahlungen der Milz* sind mehrfach versucht worden, jedoch so gut wie immer ohne Erfolg.

Anhang.
Die erworbene hämolytische Anämie.

Neben der eben besprochenen hereditären hämolytischen Anämie gibt es Fälle, in denen eine Vererbung der Krankheit nicht nachzuweisen ist. Dem *hereditären Typ* (Minkowski-Chauffard) wird ein *erworbener Typ* (Hayem-Widal) gegenübergestellt. Von vielen Forschern wird jedoch bezweifelt, daß es wirklich *erworbene* Erkrankungen an hämolytischer Anämie gibt, die nicht auf einer Konstitutionsanomalie beruhen.

Nicht selten werden unrichtigerweise schwere *septische* und andere Krankheitsbilder, die mit Milztumor, Anämie, schwachem Ikterus und Urobilinurie ohne Bilirubinämie einhergehen, als „erworbener" hämolytischer Ikterus bezeichnet. Weiterhin ist ein großer Teil der in der Literatur unter dieser Diagnose niedergelegten Fälle der *hereditären* Form der Krankheit zuzusprechen. Zumeist handelt es sich dabei um Kranke, bei denen das Leiden erst im späteren Lebensalter manifest geworden ist, und die sich bis dahin ganz gesund glaubten. Auf die Aussage solcher Kranker, daß ihre Eltern völlig gesund gewesen seien, darf nicht allzuviel Gewicht in negativem Sinne gelegt werden. Die Konstitutionsanomalie kann in der Aszendenz in unauffälliger Weise bestanden haben. Die eigene Untersuchung der Angehörigen, und zwar nicht nur der Eltern, der Geschwister und Kinder, sondern auch entfernter Verwandter, vermag gegebenenfalls Klärung zu verschaffen. Und wenn alle Untersuchungen negativ ausfallen, kann es sich ja um eine jener ganz leichten hämolytischen Konstitutionsanomalien handeln, die mit unseren bis jetzt üblichen Untersuchungsmethoden nicht einwandfrei zu erkennen sind.

Andere vereinzelt auftretende Fälle von chronischer hämolytischer Anämie mit allen Symptomen, insbesondere Mikrozytose und Resistenzverminderung, die „isolierten" Fälle Meulengrachts, die sich auch bei genauer Untersuchung der Verwandten nicht als hereditäre erweisen, dürfen nicht als einfach erworben bezeichnet werden. Sie sind als echte Mutation im Sinne der Vererbungslehre, als erstes Auftreten der Mißbildung in einer Familie aufzufassen.

Die Sichelzellenanämie.

Die Sichelzellenanämie ist eine nur bei Negern in Nord- und Mittelamerika, vereinzelt auch in Afrika beobachtete angeborene, vererbbare Konstitutionsanomalie des Blutes, die durch das Erscheinen sonderbar gestalteter, sichelförmiger roter Blutzellen gekennzeichnet ist.

Ätiologie. Die eigentliche Ursache des Sichelzellenphänomens ist noch nicht geklärt. Es handelt sich um einen vererbbaren mangelhaften Bau der roten Blutkörperchen. Diese sind zu Hämolyse und Phagozytose disponiert, so daß es zu den Krankheitszeichen einer chronischen hämolytischen Anämie kommt. Große Ähnlichkeit hat die Sichelzellenanämie mit dem hereditären hämolytischen Ikterus, doch bedingen die *Abwesenheit einer herabgesetzten osmotischen Resistenz* und die kennzeichnende *Sichelform* der Erythrozyten sowie die *Milzatrophie* die Sonderstellung der Krankheit.

Symptome und Krankheitsverlauf. Das bei jugendlichen Negern beobachtete Leiden verursacht oft gar keine oder nur geringe Beschwerden. Bei einer Anzahl von Kranken treten jedoch zeitweise *hämolytische Anfälle* auf, die ein mehr oder weniger schweres Krankheitsbild, vor allem eine ausgesprochene Anämie, bedingen. Nur selten überschreiten die Kranken das vierte Lebensjahrzehnt. Der Tod erfolgt wohl stets an komplizierenden Krankheiten.

Bei der Untersuchung ist fast immer auch in den leichten und latenten Fällen ein geringer *Ikterus* festzustellen. Er ist, da es sich ja um Farbige handelt, an der grüngelblichen Verfärbung der Skleren zu erkennen. Ferner bestehen die Zeichen einer mehr oder weniger starken *Anämie*, die bei den Negern an der Blässe der Schleimhäute, insbesondere der Konjunktiven, festzustellen ist. Die *Leber* überragt den Rippenbogen um 1—2 Querfinger. Dagegen ist die *Milz* nicht vergrößert. Die *Erythrozytenzahl* schwankt zumeist um 2 500 000. Der Hämoglobingehalt ist entsprechend verringert, so daß der *Färbeindex* fast immer wenig unter 1 ist. *Kern- und kernresthaltige rote Blutzellen* sind regelmäßig nachzuweisen. Die Zahl der vitalfärbbaren roten Blutzellen (*Retikulozyten*) schwankt zwischen 10 und 35%. *Megaloblasten* und *Megalozyten* werden nicht beobachtet. Fast immer besteht eine *Anisomikrozytose*. Pathognomonisch sind die „*Sichelzellen*", d. h. rote Blutzellen, die eine eigentümliche sichel-, halbmond- oder haferkornähnliche Form haben. Es sind schmale Gebilde von der 3—4fachen Länge eines Erythrozyten. Sie sind zumeist erst zu sehen, nachdem das Blut in frischen Deckglaspräparaten, durch Umranden vor dem Austrocknen geschützt, 18—24 Stunden gestanden hat. Das *Blutserum* ist in ausgesprochenen Fällen tiefgelb und enthält reichliche Mengen von Bilirubin. *Resistenzbestimmungen* zeigen zumeist eine normale oder sogar etwas erhöhte Resistenz der Erythrozyten gegenüber hypotonischen Kochsalzlösungen.

Behandlung. Therapeutische Maßnahmen (Arsen, Eisen, vitaminreiche Kost u. a.) haben keinen wesentlichen Einfluß auf den Krankheitsverlauf. *Milzexstirpation* bringt zwar ein längere Zeit anhaltendes Verschwinden der hämolytischen Erscheinungen, das Sichelzellenphänomen bleibt jedoch bestehen.

Sechstes Kapitel.

Die Anämien im Kindesalter.

Anämien im Kindesalter unterscheiden sich wesentlich von denen Erwachsener, da einerseits die Zusammensetzung des kindlichen Blutes eine andere ist, und andererseits die blutbildenden Organe im Kindesalter auf Schädlichkeiten in anderer Weise ansprechen als bei Erwachsenen.

Um Kinderanämien richtig zu beurteilen, muß zunächst stets der normale Blutbefund bei Kindern in dem betreffenden Lebensalter berücksichtigt werden. Unmittelbar nach der Geburt haben Neugeborene etwa 6—7 Millionen *Erythrozyten*. Sehr reichlich (5—6%) sind noch *vitalfärbbare rote Blutzellen* vorhanden, und auch vereinzelte *kernhaltige Erythrozyten* sind ein regelmäßiger Befund. Entsprechend der Erythrozytenzahl ist der *Hämoglobingehalt* erhöht, mitunter liegt der *Färbeindex* über 1,0. In den ersten Lebenswochen stellen sich die Werte auf die bei Erwachsenen gewonnten Ziffern ein. Auch die *neutrophile Leukozytose* der Neugeborenen verschwindet in den ersten Lebenswochen. Sie macht einer starken *Lymphozytose* (60—70%) Platz, die bei jüngeren Kindern bestehen bleibt. Die *Gesamtzahl der weißen Blutzellen* bleibt dabei ziemlich hoch (etwa 10000). *Jugendformen der Granulozyten*, insbesondere auch *Myelozyten*, die in den ersten Lebenswochen im kreisenden Blut angetroffen werden können, verschwinden. Die *Lymphozytenformen* des Säuglingsblutes sind dagegen zum Teil auffallend groß und jugendlich.

Fast immer sind die *Monozyten* vermehrt. *Blutplättchen* sind immer reichlich vorhanden. Vom 1. Lebensjahr steigen die Neutrophilen allmählich an, während die lymphozytären Formen im Blutbild zurücktreten. Im 4. oder 5. Jahre sind beide Zellarten in gleichen Mengen im kreisenden Blut zu finden. Erst vom vollendeten 6. Lebensjahr an ist der Blutbefund des Kindes mit dem der Erwachsenen vergleichbar.

Noch bedeutungsvoller für das Verständnis von anämischen Zuständen bei Kindern als die Zusammensetzung des kindlichen Blutes ist das Verhalten der hämatopoetischen Organe im Kindesalter auf Reize, die Blut und Blutbildung schädigen. Die *Ansprechbarkeit der blutbildenden Organe*, sowohl des *erythropoetischen* als auch des *myeloischen* Gewebes, ist im Kindesalter sehr groß. Auf Schädigungen erfolgt eine unverhältnismäßig starke Ausschwemmung von *vitalfärbbaren* bzw. *polychromatischen Erythrozyten* und von *kernhaltigen roten Blutzellen*. Auch *Megaloblasten* und *Megalozyten* treten viel häufiger auf als bei Erwachsenen. Entsprechend erscheinen oft *Jugendformen der Granulozyten*, insbesondere *Myelozyten* im kreisenden Blut. Häufig entstehen *extramedulläre Blutbildungsherde*, vor allem in Milz und Leber. Beide Organe vergrößern sich daher bei Blutkrankheiten im Kindesalter sehr rasch und oft in auffälliger Weise.

Die „*Bleichsucht*" oder „*Blutarmut*" ist bei Kindern eine häufige Erscheinung. Oft handelt es sich um eine *Scheinanämie*, so daß die Blässe nur auf einer ungewöhnlichen Blutverteilung beruht, oder es liegt bei Ernährungsstörungen eine *echte Oligämie* vor. Andererseits kommt es bei Kindern aus allen möglichen Ursachen sehr leicht zu wirklichen Anämien, die man als *einfache Anämien des Kindesalters* den sekundären Anämien der Erwachsenen gleichsetzen kann. Von ihnen haben v. JAKSCH und HAYEM die *Anaemia pseudoleucaemica infantum* als besonderes Krankheitsbild abgegrenzt. Es gibt ferner, wenn auch sehr selten, echte Fälle von *perniziöser Anämie* im Kindesalter, und auch die *konstitutionelle (familiäre) hämolytische Anämie* kann bei Kindern festgestellt werden. Bezüglich dieser beiden Krankheiten wird auf die früheren Kapitel verwiesen. Im folgenden werden einige Besonderheiten der *einfachen Anämien des Kindesalters* und die *Anaemia pseudoleucaemica infantum* kurz besprochen.

1. Die einfachen Anämien im Kindesalter.

Bei den einfachen Anämien des Kindesalters handelt es sich um Zustände, welche fast immer im Anschluß an deutlich erkennbare Ursachen entstehen, die durch *fehlerhafte Ernährung* (Mehlnährschäden, Kuhmilchanämie, Ziegenmilchanämie), *Konstitutionsanomalien* (exsudative Diathese u. a.), sowie durch *Infektionen* zu erklären sind. Oft spielt *Vitaminmangel* der Nahrung eine Rolle. Unter den *infektiösen Ursachen* sind kongenitale Syphilis, Tuberkulose, aber auch anderweitige Infektionen zu erwähnen. Auch durch Darmparasiten hervorgerufene *Wurmanämien* kommen bereits im Kleinkindesalter vor.

Die **klinischen Erscheinungen** sind je nach der Grundkrankheit ganz verschieden. Die *Anämie* kann sehr stark werden, so daß die Hautfarbe strohgelb ist. *Hämorrhagische Diathese* fehlt selten. *Vergrößerung der Milz* ist zuweilen vorhanden, doch ist zu bedenken, daß sie bei allen möglichen Krankheiten im Kindesalter schnell auftritt. Das *Blutbild* ist in den einzelnen Fällen recht verschieden. Es läßt die eigenartige Reaktionsfähigkeit des kindlichen Knochenmarkes erkennen. Neben den Zeichen der sekundären Anämien treten auch bei den einfachen Anämien des Kindesalters gelegentlich *Myelozyten* und *Erythroblasten* und selbst *Megalozyten* auf. Ebenso sieht man fast immer eine *Leukozytose*.

Fehlen im Blutbild alle Regenerationserscheinungen, besteht Leukopenie und Thrombopenie, so ist dies auf ein Versagen der Knochenmarkfunktion zurückzuführen. Man spricht dann von *aplastischer Anämie* oder bei vorwiegendem Versagen des leukoplastischen Apparats von einer *Leuko-Myelotoxikose* (*Aleukie*).

Therapie. Ebenso wie die klinischen Symptome, der Verlauf und die Prognose, hängt auch die Behandlung der Anämien im Kindesalter vom Grundleiden ab. Sie muß den ätiologischen Umständen Rechnung tragen und muß außerdem vor allem *diätetisch* sein. Liegt eine fehlerhafte Ernährung vor, so ist diese richtigzustellen, auch auf die Gewöhnung durch die Lebensweise und durch die Erziehung ist zu achten. Eine vorwiegend vegetabilische, vitaminreiche Kost aus reichlichem frischen Gemüse und rohem Obst bestehend, bei möglichst häufigem Genuß von *geschabter roher oder gekochter Leber* scheint auch bei Anämie im Kleinkindesalter von besonderem Einfluß zu sein. Daneben sind leichtverdauliche Mehlspeisen und Eigelb zu empfehlen, Muskelfleisch ist zu verbieten, Milch und Fette sind auf ein geringes Maß einzuschränken. Milch ist vom zweiten Lebensjahre an leicht, vom Ende des ersten im Notfalle entbehrlich. Die rachitische Anämie muß mit *vitaminreicher Kost* bei gleichzeitiger Richtigstellung der Ernährung und mit *Lebertran* behandelt werden. Man bringt anämische Kinder soviel wie nur irgend möglich in die *frische Luft* und ins *Sonnenlicht*. Dieses kann durch die *Strahlentherapie*, insbesondere mit der *Quecksilberquarzlampe* (*künstliche Höhensonne*) wirksam ersetzt werden. *Freiluftkuren, Landaufenthalt* und *Bestrahlungen* haben bei Anämien im Kindesalter als therapeutische Hilfsmittel eine große Bedeutung. Medikamentös werden auch bei Kindern *Arsen* und vor allem *Eisen* verordnet. Gute Erfolge mit der Darreichung *großer* Eisenmengen werden besonders bei der Kuhmilch- und bei der Ziegenmilchanämie erzielt. *Bluttransfusionen* scheinen bei kindlichen Anämien besonders wirksam zu sein.

2. Die Anaemia pseudoleucaemica infantum (v. Jaksch).

Bei Kindern in den ersten Lebensjahren kommen nicht sehr selten schwere anämische Zustände vor, die mit oft sehr beträchtlichen *Milztumoren* einhergehen. Bei diesen Anämien bestehen ferner manche Zeichen der BIERMERschen Anämie, während gewuchertes myeloisches Gewebe in Leber und Milz eine so starke leukopoetische Tätigkeit mit vermehrter Ausschwemmung weißer Blutzellen entfaltet, daß das Blutbild an eine Leukämie erinnert. Unter diesem Krankheitsbegriff werden aber wohl Kinderanämien zusammengefaßt, die auf den allerverschiedensten Ursachen (*Ernährungsstörungen, fehlerhafter Ernährung* (s. o.), *Infektionen*, besonders *Syphilis* und *Rachitis*) beruhen. Der Milztumor und der auffallende Blutbefund ist dadurch zu erklären, daß alle Erkrankungen der blutbildenden Organe bei Kindern viel stürmischer verlaufen als bei Erwachsenen (NAEGELI). Die Abtrennung der Anaemia pseudoleucaemica als besonderes Krankheitsbild ist also rein willkürlich. Das Krankheitsbild wird nur bei Kindern bis zum 3. Jahre beobachtet, am häufigsten ist es in den zwei ersten Lebensjahren. Zuweilen tritt es bei Geschwistern, mitunter sogar bei Zwillingen auf.

Symptome. Die Kinder werden auffallend blaß und elend. Mitunter befinden sie sich aber auch in gutem oder leidlichem Ernährungszustand. Gelegentlich sind wiederholtes Nasenbluten oder punktförmige Hautblutungen das erste Zeichen der Krankheit. In dem aufgetriebenen Leib fühlt man die stark *vergrößerte Milz*, häufig auch die *vergrößerte Leber*. Die Lymphknoten sind in der Regel nicht geschwollen. An den Knochen zeigen sich oft deutliche rachitische Veränderungen. Fiebersteigerungen und andere Zeichen einer hämorrhagischen Diathese als die bisher erwähnten werden nicht selten beobachtet.

Das **Blutbild** ist verändert, aber in wechselnder Weise. Regelmäßig findet man schwere anämische Veränderungen an den roten Blutkörperchen (Poikilo-

zytose, Anisozytose, Megalozyten, Polychromasie, Retikulozyten, basophil
punktierte Erythrozyten). Auffallend zahlreich sind oft die kernhaltigen
Erythrozyten (Erythroblasten und Megaloblasten). Die Zahl der roten Blutzellen beträgt 2—3 000 000 oder weniger, der Hämoglobingehalt ist 20—40%,
so daß der Färbeindex 0,5—0,7 ist. Aber auch ein Färbeindex, der bei 1,0
oder sogar höher liegt, ist nicht ungewöhnlich. Daneben besteht fast immer
eine deutliche *Leukozytose* (15 000—20 000 und mehr). Oft überwiegen dabei
die Lymphozyten. Bemerkenswert sind die hohen Zahlen mononukleärer
Zellen (bis 20%). Fast stets finden sich *Myelozyten* und selbst deren ungranu-
lierte Vorstufen im kreisenden Blut, und zwar in einer solchen Menge, wie sie
bei keiner anderen Krankheit, außer bei der Leukämie, beobachtet werden.
Dieser Befund im Verein mit dem Milztumor läßt die Krankheit *leukämie-
ähnlich* erscheinen, während das Auftreten von Megaloblasten und Megalozyten das Blutbild dem bei der *perniziösen Anämie* einigermaßen ähnlich
macht. Der ganze Verlauf und auch gelegentliche Sektionsbefunde lassen aber
die Anaemia pseudoleucaemica infantum von den beiden Krankheiten unterscheiden.

Die Krankheit kann sich 6—9 Monate hinziehen. Die Prognose ist jedoch
nicht ungünstig. Während des Ausheilens nimmt die Größe der Milz beträchtlich ab. Nur gelegentlich tritt infolge dazutretender Bronchopneumonie oder
Magendarmstörung der Tod ein.

Therapie. Bei geeigneter Behandlung (Berücksichtigung des Grundleidens,
Luft, Licht, Sonne) und durch sorgsame diätetische Pflege sind sehr erfreu-
liche Erfolge zu verzeichnen. *Leberbehandlung* und die Darreichung *großer
Eisenmengen* wirken sehr günstig. Auch *Arsen* kann versucht werden. Eine
Milzexstirpation ist nicht zu empfehlen, da die Mehrzahl der Fälle beim Ab-
warten völlig ausheilt.

Siebentes Kapitel.

Die Polyzythämien.

(*Erythrozytosen. Erythrämien. Polyglobulien.*)

Während die in den vorhergehenden Kapiteln behandelten Krankheitszustände durch eine *Verminderung* der roten Blutzellen gekennzeichnet waren,
haben wir jetzt einen eigenartigen Symptomenkomplex zu besprechen, der
vor allem durch eine krankhafte *Vermehrung* der Erythrozyten im kreisenden
Blut gekennzeichnet ist. Wir verdanken die erste Kenntnis dieses merkwürdigen Krankheitsbildes französischen Forschern (VAQUEZ (1892), RENDU
und WIDAL). In Deutschland haben zuerst namentlich TÜRK, WEINTRAUD,
GAISBÖCK u. a. genauere einschlägige Beobachtungen gemacht.

Zunächst ist zu erwähnen, daß man eine *symptomatische Polyglobulie*, eine *Erythro-
zytose*, schon seit längerer Zeit bei Zuständen *chronischer kardialer Stauung* und *Dyspnoe*
kennt. Vor allem bei der angeborenen *Pulmonalstenose* (s. d.), aber auch bei dekompensierten Mitralfehlern u. a., findet man zuweilen Zahlen von etwa 6—7 Millionen roter
Blutkörperchen im Kubikmillimeter. Vielleicht kann man hierin eine Ausgleichserschei-
nung erblicken, durch die der Organismus die Gefahren der Kreislaufstörung und den
Sauerstoffmangel zu vermindern trachtet. Auch bei chronischen Kehlkopf- und Tracheal-
stenosen ist ähnliches beobachtet worden. Die Polyglobulie bei der *Kohlenoxydgas-
vergiftung* ist vielleicht ebenfalls eine Kompensationserscheinung.

Vielfach besprochen worden ist die Polyglobulie im *Höhenklima* und bei *Verminderung
des Luftdrucks* in der pneumatischen Kammer. Die Polyglobulie im Hochgebirge beruht
auf einer *vermehrten Neubildung* von Erythrozyten. Sie entsteht unter der Einwirkung
der mit der Luftverdünnung einhergehenden Veränderung der Sauerstoffspannung. Der

Sauerstoffmangel des Organismus übt jenen Reiz auf die blutbildenden Organe aus. Die vorübergehende Polyglobulie bei *Luftschiffahrten* und bei *Fliegern* beruht ebenfalls auf einer Ausschwemmung und Neubildung junger Erythrozyten und ist als eine zweckmäßige Anpassung an die veränderten Verhältnisse zu erklären.

Gegenüber diesen symptomatischen Erythrozytosen gibt es aber auch einen anscheinend selbständigen Krankheitszustand, der mit einer Polyglobulie verbunden ist. Erwachsene, zumeist Männer, im mittleren Lebensalter erkranken ganz allmählich mit Kopfschmerzen, Blutandrang nach dem Kopf, Schwindel, Atemnot, Erbrechen, allgemeiner Schwäche u. dgl. Bei der Untersuchung fällt zunächst das *hochrote, kirschrote Aussehen* der Kranken auf, ähnlich wie bei einer echten *Zyanose*, ohne daß jedoch am Herzen oder an den Lungen eine Veränderung besteht. Besonders deutlich zeigen die Lippen- und Mundschleimhaut, die Zunge, die Fingernägel u. a. diese dunkelrote Verfärbung.

Die Untersuchung des Blutes ergibt eine ungemein starke *Vermehrung der roten Blutkörperchen*, so daß man etwa 7—8 oder gar 10 Millionen und mehr Erythrozyten im Kubikmillimeter findet. Der *Hämoglobingehalt* des Blutes ist zwar absolut erhöht, mitunter auf 120—150, relativ im Verhältnis zur Blutkörperchenzahl jedoch eher vermindert. Dementsprechend sehen die einzelnen Blutkörperchen blaß aus, und der Färbeindex ist kleiner als 1,0. Die *Viskosität* des Blutes ist meist deutlich gesteigert, auch hat das Blut ein erhöhtes *Gerinnungsvermögen*. Die *Leukozyten* sind an Zahl meist etwas vermehrt, auf 12000—20000 und mehr; junge stabkernige Formen sind häufig, *Myelozyten* öfters anzutreffen. Auch die *Blutplättchen* sind oft beträchtlich vermehrt, es kommen 3—5 Millionen im Kubikmillimeter vor. Durch die vermehrte Zahl und starke Agglutination der Blutplättchen ist die häufige Neigung zu *Thrombosen* zu erklären (JÜRGENS).

Durch Bestimmung der Thrombosezeit mit dem Kapillarthrombometer können nach JÜRGENS die Fälle mit *Thromboseneigung* von einer anderen Gruppe unterschieden werden, bei denen keine Vermehrung der Blutplättchen besteht und *keine Thrombosen* vorkommen.

Fast immer ist die auffallend *vergrößerte Milz deutlich fühlbar*; in einzelnen Fällen bilden sich sogar große, harte Milztumoren. Auch die *Leber* ist häufig vergrößert. Ikterus ist nicht vorhanden. Zumeist besteht *Urobilin-* und *Urobilinogenausscheidung*. Der Urin enthält oft auch etwas *Eiweiß* und *Zylinder*, ohne daß die Nierenerkrankung stärkere Erscheinungen macht. In einem kleineren Teil der Fälle *fehlt* der Milztumor, und GAISBÖCK hat danach zwei Formen der Polyzythämie unterschieden. Er trennt den *Typus* VAQUEZ mit Milzvergrößerung und normalem Blutdruck (*Polyzythaemia megalosplenica*) vom *Typus* GAISBÖCK, der mit Fehlen eines Milztumors und erhöhtem Blutdruck (*Polyzythaemia hypertonica*) einhergeht. Bei der Polyzythaemia hypertonica ist der Puls auffallend gespannt. In solchen Fällen tritt auch Herzhypertrophie ein, und schließlich kann sich das volle Bild des dekompensierten Herzfehlers entwickeln (allgemeiner Hydrops, Stauungsharn usw.). Bemerkenswert ist, daß die Lumbalpunktion in fast allen Fällen einen erhöhten Liquordruck ergibt als Zeichen einer vermehrten Liquorsekretion aus den Plexus chorioidei. Auffallend ist die Neigung zu *Blutungen* (Zahnfleisch-, Retina-, Genitalblutungen, Nasenbluten, Bluterbrechen, Bluthusten, Hämorrhoiden u. a.). *Gehirnblutungen* sind ebenfalls wiederholt beobachtet worden, und zwar nicht nur in den Fällen, die mit *gesteigertem Blutdruck* einhergehen. Auch *thrombotische Vorgänge*, insbesondere Thrombosen der Schenkelvenen, kommen, wie oben erwähnt, bei Polyzythämie häufig vor.

In den meisten Fällen beziehen sich die *Klagen* der Kranken auf Kopfschmerzen, Schwindel, Ohrensausen, Erbrechen u. dgl. Nicht selten bestehen

heftige, anfallsweise sich steigernde Leibschmerzen, hauptsächlich in der Milz-
und Lebergegend, die jahrelang andauern können. Einer unserer Kranken
klagte über anhaltende Schmerzen in einem Bein, verbunden mit Fehlen des
Pulses in der Femoralis und den Beinarterien. Auch *Erythromelalgie* (s. u.)
in Form von Schmerzanfällen in den Fingern ist öfter beobachtet worden.

Der Verlauf der Krankheit ist ganz langsam und erstreckt sich über viele
Jahre. Heilungen sind sehr selten. Der Tod erfolgt meist durch Herzinsuffizienz, Hirnblutung oder durch sonstige Komplikationen.

Das eigentliche Wesen und vor allem die *Ätiologie* dieses merkwürdigen
Krankheitszustandes — gewissermaßen die neuere wissenschaftliche Formu-
lierung des alten Krankheitsbegriffes der Plethora — sind noch nicht
geklärt. Viele Befunde sprechen für eine ungewöhnlich vermehrte blutbildende Tätigkeit des Knochenmarkes, so vor allem das Vorkommen von
Normoblasten, die fast immer vorhandene Erhöhung der *vitalgranulierten
Erythrozyten (Retikulozyten),* die nicht selten bestehende Vermehrung der *Leukozyten* und vor allem der *Blutplättchen* und das Auftreten von *Myelozyten* im
kreisenden Blut. Auch der *Sektionsbefund* spricht für eine *gesteigerte Tätigkeit
des Knochenmarkes.* Als Hauptbefund wird neben dem auffälligen Blutreich-
tum aller Organe rotes *blutbildendes* Knochenmark in weiter Verbreitung, vor
allem auch in den langen Röhrenknochen, gefunden. Wahrscheinlich handelt
es sich um eine *Störung der zentral-nervösen Regulation* der Blutbildung.

Therapie. Von öfter wiederholten großen *Aderlässen* sahen wir zuweilen
guten, wenn auch nicht anhaltenden Erfolg. Bei quälenden Kopfschmerzen
erwies sich die *Lumbalpunktion* als sehr wirksam. Auch *Sauerstoffeinatmungen,*
große *Arsengaben,* sowie *Jodkali* sind empfohlen worden. Die Verordnung
von Blutgiften (*Benzol, Phenylhydrazin* u. a.), welche Erythrozyten zerstören,
ist wegen der Möglichkeit weitgehender Schädigung bedenklich.

Immerhin leistete uns die sehr vorsichtige Darreichung von *Phenylhydrazin* gute,
wenn auch nicht anhaltende Dienste. Man gibt *Phenylhydracin. hydrochlor.* (tgl. zweimal
eine Kapsel zu 0,1 g) unter sorgfältiger Überwachung der Erythrozytenzahl 5—8 Tage
lang. Dann muß das Medikament abgesetzt werden, da die Erythrozytenzahl auch noch
weiterhin, etwa 2—5 Tage lang *nach Aufhören der Darreichung des Phenylhydrazins,*
beträchtlich sinkt.

Röntgenbestrahlungen der langen Röhrenknochen bringen wesentlichen Nutzen.
Man erreicht durch zielbewußte Bestrahlungen Rückgang der Erythrozyten
und der Blutplättchen bis auf normale Werte und Verschwinden der Thromboseneigung und der Krankheitserscheinungen. Von einer *Milzexstirpation*
ist kein Erfolg zu erwarten. Bei Versuchen, durch *Milzdiät* oder Darreichung
von *Milzextrakten* eine Abnahme der Erythrozytenzahlen herbeizuführen,
erzielten wir keine Erfolge. Diätetisch ist eine *salzarme,* vorwiegend *vegetabilische Kost* anzuraten. Ferner bessert *seelische und körperliche Ruhe, Enthaltsamkeit von alkoholischen Getränken und Kaffee* und *Einschränkung der
Flüssigkeitszufuhr* das Allgemeinbefinden.

Achtes Kapitel.

Die Agranulozytose.

(*Granulozytopenie. Agranulozythämie.*)

Als *Agranulozytose* wird ein von W. SCHULTZ 1922 beschriebener Symptomenkomplex bezeichnet, der mit ausgedehnten nekrotisierenden Vorgängen, besonders in der Mundhöhle einhergeht, bei dem ein schwerer sep-

tischer Allgemeinzustand mit hohem Fieber und Subikterus besteht, und bei dem eine *hochgradige Verminderung der weißen Blutzellen mit fast völligem Schwund der granulierten Leukozyten (Granulozyten)* kennzeichnend ist.

Krankheitszustände mit *niedrigen Leukozytenwerten* und *Verminderung besonders der Neutrophilen* sind seit längerer Zeit bekannt. Bei Sepsis, Pneumonien, Grippe, Diphtherie, bei Coliinfektionen, Blinddarmentzündungen, Lungengangrän und bei septischen Leber- und Gallenblasenerkrankungen kennen wir diesen Blutbefund und die schlechte Prognose einer starken Neutropenie. Vor allem werden auch bei Leberzirrhosen sehr niedrige Leukozytenwerte gefunden. Um diese und entsprechende symptomatische Leukopenien, die hier nicht alle aufgezählt werden können, handelt es sich jedoch im vorliegenden Kapitel nicht, sondern um einen besonderen wohlumrissenen Symptomenkomplex.

Von der Agranulozytose sind nach W. SCHULTZ ferner diejenigen Krankheitszustände abzugrenzen, die mit einer Schädigung des *gesamten* weiße Blutzellen und Blutplättchen bildenden Gewebes im Knochenmark einhergehen, die mit hämorrhagischer Diathese verbundene *Aleukie* (FRANK). Ferner ist die noch weitergehende Schädigung auch der Erythropoese (*Panmyelophthise*), bei der es zu schweren aplastischen Anämien kommt, von der Agranulozytose abzutrennen.

Unter allen diesen und ähnlichen, zweifellos nicht ganz scharf voneinander abzugrenzenden Funktionsstörungen der blutbildenden Organe hat W. SCHULTZ das von ihm als Agranulozytose bezeichnete Krankheitsbild herausgehoben. Nach dem heutigen Stand unserer Kenntnisse können wir bei diesem eine anscheinend spontan, ohne irgendwelche bekannte Ursache auftretende *primäre Agranulozytose* von einer *sekundären Agranulozytose* unterscheiden, die im Anschluß an verschiedene Krankheitszustände durch bekannte Ursachen ausgelöst wird.

Bei der **sekundären Agranulozytose** sind die Ursachen der Granulozytenverminderung sehr mannigfaltig. Zunächst kennt man eine Reihe von *Giften*, die in genügender Menge ins Blut gebracht, auf die Granulozyten und ihre Bildungsstätten schädigend wirken. So ist nicht nur eine starke Neutropenie, sondern auch das unten geschilderte Krankheitsbild der Agranulozytose nach *Benzolvergiftung* und vor allem nach längerer Darreichung *benzolhaltiger Medikamente* (*Neosalvarsan, Spirozid, Arsphenamin, Rhodarsan* u. a.) beobachtet worden. Auch längerdauernde Verordnung anderer Medikamente (*Arsen, Wismutpräparate* u. a.) kann unter gewissen, noch unbekannten Bedingungen Agranulozytose bewirken.

Wie chemische Gifte, so können ferner *infektiöse Schädlichkeiten*, wahrscheinlich ebenfalls infolge von im Körper hervorgerufenen Giftstoffen unter gewissen, uns noch unbekannten Umständen — vielleicht als Ausdruck stärkster Toxinwirkung — eine schwere Neutropenie oder das kennzeichnende Bild der Agranulozytose verursachen. Manche Forscher meinen sogar, alle Fälle von Agranulozytose seien, soweit nicht chemische Giftwirkung sie hervorgerufen hätten, eine besondere Folge schwerer infektiös-septischer Erkrankungen. Sie nennen daher das von SCHULTZ beschriebene Krankheitsbild „*Sepsis agranulocytotica*".

In seltenen Fällen kann eine Agranulozytose auch durch *Strahlenwirkung* (*Röntgen, Radium, Thorium X* u. a.) hervorgerufen werden. In der ersten Zeit der Strahlenbehandlung werden durch Überdosierung hervorgerufene agranulozytäre Krankheitsbilder häufiger gewesen sein als jetzt. Mehrfach ist jedoch auch in neuerer Zeit Agranulozytose bei Menschen beobachtet worden, die früher wegen anderer Leiden bestrahlt worden waren.

Wir kennen noch nicht alle Bedingungen, unter denen der Symptomenkomplex sekundäre Agranulozytose entsteht. Chronische Infektionskrankheiten, vor allem die *Syphilis*, scheinen in vielen Fällen eine Rolle zu spielen. Wahrscheinlich muß der Körper ganz besonders bereit sein, daß sich die schwere

Giftwirkung ausbildet. Meines Erachtens erliegen die Widerstandskräfte des Körpers in manchen Fällen der *Summation* mehrerer Schädlichkeiten infektiöser und toxischer Art.

Wir beobachteten einen 23 jährigen, blühenden, kräftigen Mann, der sich eine *Gonorrhöe* und gleichzeitig einen *gemischten Schanker* zugezogen hatte. 14 Tage nach der Infektion begann eine ambulant durchgeführte *Wismut-Neosalvarsankur*. Nach der 7. Neosalvarsaninjektion, 8 Wochen nach der *syphilitischen Infektion*, brach der Kranke während seines Dienstes mit plötzlich auftretendem hohem Fieber zusammen. Es entwickelte sich nun das kennzeichnende Krankheitsbild der *Agranulozytose* mit schweren Nekrosen der Rachenorgane, zu der sich rasch eine Gangrän des Penis hinzugesellte. Unter unseren Augen sanken die Leukozytenzahlen trotz aller Therapie von 3800 auf 1400. Blutbild: 94% jüngere, 4% ältere Lymphozyten, 1% segmentkernige, 1% stabkernige Leukozyten. Der Tod trat am 11. Tage nach dem Zusammenbruch ein.

Primäre Agranulozytose. Von diesen sekundären Agranulozytosen ist die anscheinend spontan, ohne jede erkennbare Ursache auftretende *primäre Agranulozytose* abzutrennen. Alle Lebensalter können befallen werden, und zwar anscheinend Frauen häufiger als Männer.

Symptome und Krankheitsverlauf. Die Krankheit setzt meist plötzlich mit *hohen Temperaturen* und mit *Hals- und Schluckbeschwerden* ein. Rasch entwickeln sich aus einer zunächst einfachen Rötung und Schwellung *geschwürige, nekrotisierende und gangränöse Vorgänge an den Tonsillen* und an den Gaumenbögen, so daß es zuerst klinisch unmöglich ist, die Krankheit von einer PLAUT-VINZENTschen Angina oder einer Diphtherie abzugrenzen. Diese Angina ist so häufig, daß manche Beobachter die Krankheit als „*Angina agranulocytotica* bezeichnen. Mitunter tritt jedoch die Angina erst *nach* Ausbildung des kennzeichnenden Blutbefundes auf. Bald entstehen *nekrotisch-gangräneszierende Vorgänge am Zahnfleisch*, am *weichen und harten Gaumen* oder an verschiedenen *Hautstellen*. Auch *Lungengangrän* und gangräneszierende Vorgänge an der *Vulva*, am *Penis* oder am *Magendarmkanal*, vor allem am *Rektum*, werden beobachtet. Die regionären *Lymphknoten*, besonders am Hals, sind vergrößert. In vielen Fällen ist eine *Milz- und Leberschwellung* festzustellen. Häufig ist ein geringer *Ikterus* vorhanden. Dabei besteht ein *schwerer septischer Allgemeinzustand*. Die Kranken machen einen sehr *schwerkranken* Eindruck. Frühzeitig stellt sich eine allmählich stärker werdende *Benommenheit* ein. Genaue Temperaturmessungen zeigen meist *hohes re- oder intermittierendes Fieber*. In den wenigen zur Heilung kommenden Fällen waren die Temperatursteigerungen verhältnismäßig gering.

Kennzeichnend ist der *Blutbefund*, und zwar fällt zunächst die *niedrige Leukozytenzahl* auf und später die ständige Abnahme der Leukozytenwerte, z. B. von 4000 auf 3000—1000—800—300 und noch weniger. Dabei finden sich im Blutbild so gut wie *keine Granulozyten*. Die wenigen *Neutrophilen*, die zu entdecken sind, zeigen schwerste pathologische Veränderungen an den Kernen, am Protoplasma und an den Granulationen (NAEGELI). *Lymphozyten* und *Monozyten* sind zwar relativ vermehrt, aber absolut vermindert. Die Zahl der *Blutplättchen* ist annähernd normal. Es besteht *keine hämorrhagische Diathese*. Das *rote Blutbild* ist nicht wesentlich verändert. Mitunter sind Zeichen einer geringen *sekundären Anämie* vorhanden. *Bakteriologisch* können in vorgeschrittenen Fällen die verschiedensten sekundär eingedrungenen Krankheitskeime aus dem Blut gezüchtet werden. Meist ist der Befund negativ.

Die schwere Krankheit führt gewöhnlich in wenigen Tagen zum Tode. Mitunter zieht sich das Leiden 10 bis 20 Tage hin. Die *Sterblichkeit* ist hoch. Sie beträgt etwa 75%. Nur wenige Fälle gehen also in Heilung über. Das Fieber wird geringer und schwindet ganz, die Leukozytenzahlen steigen, myeloische Zellen treten wieder auf. Es kann dabei zu einer neutrophilen Leukozytose kommen.

Mehrfach ist ein *chronisch-rezidivierender Verlauf* der Agranulozytose beobachtet worden. Über Monate und Jahre läßt sich eine Granulozytenverminderung nachweisen. Zeiten völligen Wohlbefindens werden dabei durch *Rückfälle* unterbrochen, die in milderer Form die obigen Krankheitserscheinungen darbieten.

Pathologische Anatomie. Bei den Sektionen werden stellenweise Nekrosen der Haut, tiefgreifende Nekrosen der Tonsillen, der übrigen Rachenorgane, des Kehlkopfes oder auch gangränöse Veränderungen der Lunge, Gangrän der Vulva oder des Penis oder Schleimhautnekrosen im Magen und Darm beobachtet. *Mikroskopisch* finden sich auch in der vergrößerten Milz und in der Leber verstreute Nekroseherde ohne wesentliche Zellvermehrung in der Umgebung. Leberveränderungen verschiedener Art sind bei der Agranulozytose oft anzutreffen. Das *Knochenmark* zeigt mikroskopisch *schwerste Atrophie.* Meist ist dabei die *Erythropoese* ungestört. Auch die *Megakaryozyten* sind unversehrt. *Reife Granulozyten* ebenso wie ihre *granulierten Vorstufen* fehlen jedoch gänzlich, dagegen finden sich *Myeloblasten* im Zustand der Zelldegeneration und Phagozytose.

Die **Diagnose** Agranulozytose kann nur durch eine *genaue Blutuntersuchung* gesichert werden. Von der *akuten Leukämie* ist sie durch das Fehlen der hämorrhagischen Diathese, die bei dieser Krankheit selten vermißt wird, und durch das Blutbild zu unterscheiden. Das *lymphämoide Drüsenfieber,* die „*Monozytenangina*", ist durch den Blutbefund und durch das gute Allgemeinbefinden und den gutartigen Verlauf abzugrenzen.

Therapie. Die Behandlung muß versuchen, die Granulozytenneubildung anzuregen. *Bluttransfusionen* und *Eiweißkörperbehandlung* (z. B. Milch, Omnadin, sterile Abszeßbildungen usw.) können versucht werden. In einzelnen Fällen haben die von U. FRIEDEMANN eingeführten *Röntgenreizbestrahlungen,* die an 2—3 aufeinanderfolgenden Tagen auf die Röhrenknochen angewendet werden, vollen Erfolg. Heilungen werden ferner bei einer *Pentosenukleotidbehandlung* berichtet, die von amerikanischen Forschern eingeführt wurde. Man injiziert 4 Tage lang intramuskulär täglich zweimal 10 ccm einer 7%igen Lösung von *Pentosenukleotid* gemeinsam mit $^1/_2$ mg Atropin. Nach zweitägiger Pause wird gegebenenfalls von neuem injiziert.

Neuntes Kapitel.

Die Leukämien.

(Myeloische und lymphatische Leukämie.)

Mit dem Namen „*Leukämie*" bezeichnet man seit VIRCHOW (1845) eigentümliche Krankheitszustände, die vor allem durch eine andauernde *Vermehrung der Leukozyten im strömenden Blut* gekennzeichnet sind. Fast noch wichtiger als die zahlenmäßige Vermehrung ist jedoch die Veränderung hinsichtlich der *Art* der weißen Blutzellen. Wir finden bei den Leukämien zumeist ein Vorherrschen von Zellen, die für gewöhnlich nicht im kreisenden Blut nachweisbar sind. Schon VIRCHOW stellte fest, daß die Leukämie keine einheitliche Krankheit ist. Jetzt unterscheidet man entsprechend den beiden grundsätzlich voneinander zu trennenden Gewebssystemen, in denen die Bildung der beiden Hauptformen der weißen Blutzellen stattfindet, dem *myeloischen* und dem *lymphatischen* Gewebe, *zwei* Formen der Leukämie: die *myeloische* und die *lymphatische,* die beide eine gesonderte Besprechung erfordern. Jede dieser beiden Arten der Leukämie kann außerdem noch in einer *chronischen* und einer *akuten Form* auftreten.

1. Die chronische myeloische Leukämie.

(Chronische Myelose.)

Das Wesen der myeloischen Leukämie besteht in einer *Erkrankung des myeloischen Gewebes*, das in einen Zustand *ungewöhnlicher hyperplastischer Wucherung* und *krankhafter Überfunktion* gerät. Die Wucherung führt dazu, daß massenhaft neugebildete, unreife myeloische Zellen ins Blut geraten. Wodurch das ganze blutbildende Gewebe gleichzeitig in eine so schrankenlose Wucherung gerät, und wodurch die sonst so feinen *Regulationen* der Zellbildung im myeloischen System gestört werden oder verlorengehen, ist völlig unklar. Da das *Knochenmark* beim erwachsenen Menschen die Hauptstätte des myeloischen Gewebes ist, so spielen sich die pathologischen Vorgänge hauptsächlich im Knochenmark ab. Daneben tritt aber auch in zahlreichen anderen Organen — insbesondere in der *Milz* und in der *Leber*, die, wie früher erwähnt wurde (S. 154), während des *embryonalen* Lebens ebenfalls myeloisches Gewebe und demgemäß leukopoetische Funktionen besitzen — eine entsprechende Neubildung und Hyperplasie des myeloischen Gewebes ein. Diese Wucherungen führen zu großen Tumoren der *Leber* und vor allem der *Milz*, die zu Lebzeiten der Kranken im Krankheitsbild weit mehr hervortreten als die verborgene Veränderung des Knochenmarks. So kommt es, daß insbesondere der leukämische Milztumor früher für die wesentlichste anatomische Grundlage der Leukämie gehalten wurde, und daß man die mit großen Milztumoren verbundenen Fälle von Leukämie als „*lienale Leukämien*" bezeichnete, eine Benennung, die man jetzt vollständig hat fallen lassen.

Über die **Ätiologie** der Leukämie wissen wir zurzeit noch nichts Sicheres. Manche Forscher fassen gewisse Formen der Leukämien als *Tumorbildungen* auf, andere denken an eine *infektiöse Ätiologie* der Leukämien. NAEGELI glaubt, daß eine bleibende, unbeeinflußbare Störung in der Korrelation der Drüsen mit innerer Sekretion die Krankheit verursache. In den meisten Fällen entwickelt sich die Leukämie ohne nachweisbare Ursache. Gelegentlich scheinen *chronische Reize*, z. B. bei der Entstehung leukämischer Erkrankungen bei Radiologen, eine Rolle zu spielen. Durchgemachte akute Krankheiten (Typhus, Malaria, Syphilis, Grippe) sollen manchmal die Gelegenheitsursache zum Ausbruch der Krankheit abgeben. Die meisten Fälle von Leukämie kommen im *mittleren Lebensalter* vor. Doch sind einzelne Erkrankungen auch schon bei Kindern beobachtet worden. Ein Unterschied in bezug auf das Befallenwerden der *Geschlechter* ist nicht festzustellen.

Die **Symptome** der Leukämie entwickeln sich ganz allmählich. In der Regel fällt den Kranken zunächst nur die zunehmende *Mattigkeit* und Schwäche auf, die oft (freilich nicht immer!) mit einer auffallenden *Blässe* verbunden ist. Leichte Temperatursteigerungen und Neigung zu Schweißen sind keine seltenen Anfangserscheinungen. Bei manchen Kranken tritt schon frühzeitig infolge der Milzvergrößerung ein unangenehmes Druck- und Spannungsgefühl in der linken Bauchseite auf. Nicht selten machen sich bald die Anzeichen einer *hämorrhagischen Diathese* bemerkbar (Nasenbluten, Blutungen aus dem Zahnfleisch u. dgl.). In späteren Stadien können die Blutungen einen bedenklichen Grad erreichen. Eintretende Gehirnblutungen können zu hemiplegischen Lähmungen führen oder unmittelbar den Tod bewirken. Auch Blutungen aus dem Magen, Darm, den Nieren, in der Haut und in den Muskeln sind beobachtet worden. Wir sahen einmal eine hämorrhagische Angina mit tödlichem Ausgang durch Glottisödem.

Von den Veränderungen der *inneren Organe* fällt *klinisch* am meisten der *Milztumor* auf. Er zeigt anfangs noch geringe Grade, kann aber schließlich ungeheuren Umfang annehmen, so daß die Milz weit bis in die rechte Bauchseite hinüberragt. Der Milztumor ist in der Regel hart und fest, zeigt einen scharfen medialen, meist mit 1 2 kennzeichnenden Einkerbungen versehenen Rand (s. Abb. 32). Beschwerden, insbesondere Schmerzen in der Milz, treten anfangs meist nur in geringem Grade auf. Bei größeren Milztumoren entsteht aber oft ein sehr lästiges, ja sogar qualvolles Gefühl der Spannung und des Vollseins im Leib. Heftige Schmerzen und peritonitische Reizerscheinungen entstehen auch zuweilen durch *infarktähnliche Milznekrosen*, die durch Thrombosen der Milzgefäße hervorgerufen werden. Durch das Hinaufdrängen des Zwerchfells kann auch die Atmung erschwert werden. Die *Leber* ist ebenfalls meist vergrößert fühlbar, manchmal so beträchtlich, daß man ziemlich tief unten im Abdomen ihren harten, scharfen Rand fühlt. Die *Lymphknoten* sind dagegen in der Regel nicht geschwollen. Erst in den späteren Stadien der Krankheit können zuweilen Schwellungen der äußeren und inneren Lymphknoten beobachtet werden.

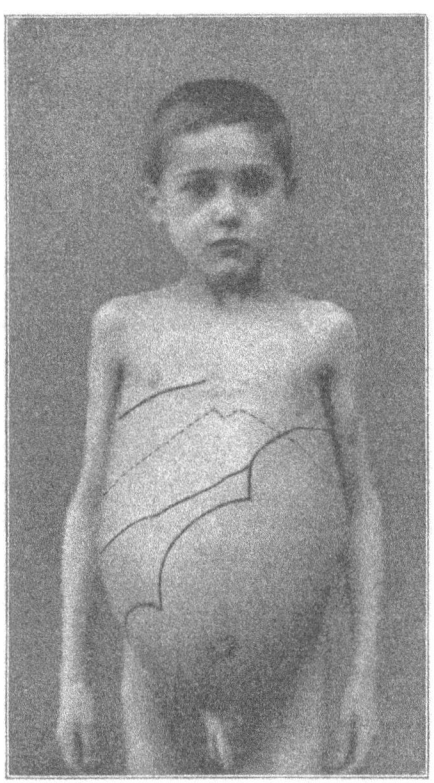

Abb. 32. Großer Milztumor bei myeloischer Leukämie (9 jähriger Knabe).

Die Beteiligung des *Knochenmarks* tritt in dem klinischen Krankheitsbild meist nur durch die Veränderungen des Blutbildes (s. u.) hervor. Als unmittelbare Erscheinung von seiten des Knochenmarks sind höchstens die mitunter recht heftigen *Knochenschmerzen* zu erwähnen, namentlich die Schmerzhaftigkeit des Brustbeins beim Beklopfen. Doch kann dieses Symptom auch bei starker Myelose ganz fehlen.

Von den übrigen Organveränderungen verdienen zunächst noch die recht häufigen *Veränderungen der Netzhaut* Erwähnung. Der Augenhintergrund zeigt eine „*schokoladenbraune*" Gesamtfarbe, Arterien und Venen sind in der Färbung wenig verschieden (*Fundus leucaemicus*). Außerdem findet man zuweilen grau-weißliche Flecken und Streifen (*Retinitis leucaemica*) und oft auch ähnliche *Retinablutungen* wie bei schweren Anämien. — Die nicht selten en *Gehörstörungen* (Schwerhörigkeit, Labyrinthschwindel) sind ebenfalls auf leukämische Infiltrate und Blutungen im inneren Ohr zurückzuführen. Chronische *Bronchitis* ist keine seltene Begleiterscheinung. Organische Veränderungen der *Lungen* kommen aber nur ausnahmsweise vor; häufiger treten *hämorrhagische Pleuritiden* auf. Auch *Aszites* (teils durch Stauung bedingt, teils abhängig von myeloischen Veränderungen des Netzes und des Peritoneum) wird gelegentlich beobachtet. Der *Harn* zeichnet sich zuweilen durch seinen relativ hohen Harnstoffgehalt aus, als Zeichen eines

gesteigerten Eiweißzerfalls im Körper. Mit dem reichlichen Zerfall von
Leukozyten hängt wahrscheinlich die oft *sehr beträchtliche Harnsäureausscheidung* (starke Uratsedimente!) zusammen, vielleicht auch die reichliche Ausscheidung von *Phosphorsäure.* In einzelnen Fällen findet man
Eiweiß und Zylinder im Harn als Zeichen einer hinzugetretenen *Nierenerkrankung.*

In diagnostischer Hinsicht entscheidend sind aber die höchst auffallenden *Veränderungen des Blutes* (Abb. 33 und Tafel V, Abb. 1). Seine Farbe
ist oft blaß. Bei größeren Blutmengen (im Leichenblut) tritt oft die eigentümlich weiß-bräunliche oder schokoladenähnliche Färbung des Blutes
hervor. Die *mikroskopische Untersuchung* ergibt meist auf den ersten Blick die
oft ungeheure *Zunahme der weißen Blutzellen,* deren Zahl im Kubikmillimeter
etwa 200000 bis 500000 betragen
kann. Entscheidend ist aber nicht
die Zahl, sondern die Art der Zellen.
Es handelt sich fast durchweg um
myeloische Zellen, und zwar in erster
Linie um zahlreiche gewöhnliche
mehrkernige *neutrophile Leukozyten,*
daneben aber stets auch um *eosinophile* und um *basophile* Leukozyten
(*Mastzellen*) in vermehrter Menge.
Dann aber findet man in großer
Zahl die sonst nur im Knochenmark
vorkommenden und nicht ins Blut
übertretenden Zellformen, vor allem
meist sehr reichlich große *Myelozyten* mit verschiedenen Granulationen (*neutrophile, eosinophile und
basophile Myelozyten*), ferner *Myeloblasten* sowie ganz ungewöhnliche
jugendliche oder *pathologische Zell-*

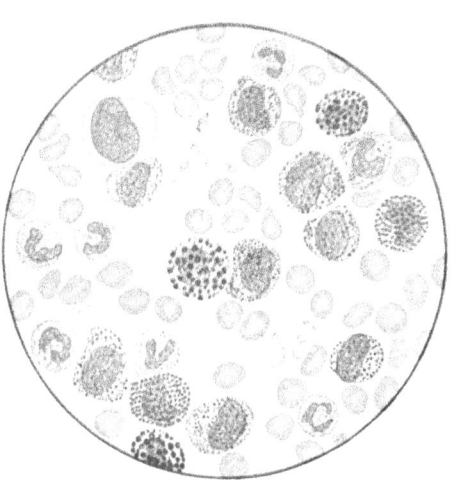

Abb. 33. Chronische myeloische Leukämie.

formen. Gegenüber all diesen Befunden, die unzweifelhaft auf die schwere
Erkrankung des myeloischen Gewebes hinweisen, tritt die Beteiligung des
erythropoetischen Gewebes entschieden in den Hintergrund, obwohl sie,
namentlich in den späteren Stadien der Krankheit — wenn auch vielleicht
zum Teil nur als sekundäre Erscheinung — oft genug auch bemerkbar
wird. Die Zahl der *roten Blutkörperchen* ist dann auf etwa 2—3 Millionen
herabgesetzt. *Anisozytose* und *Poikilozytose* mäßigen Grades sind meist
vorhanden. Auch einzelne *Erythroblasten* und *Normoblasten* fehlen selten.
Der *Hämoglobingehalt* des Blutes zeigt eine mittelstarke Verminderung. Die
Lymphozyten sind *verhältnismäßig* spärlich. Ihre *absolute* Zahl ist dagegen annähernd normal oder sogar etwas erhöht. *Monozyten* und *Übergangsformen*
sind gewöhnlich nur in geringer Zahl vorhanden. Oft ist es schwierig, diese
Zellart von Myeloblasten mit pathologischen Kernlappungen zu unterscheiden.
Die *Blutplättchen* sind meist erheblich vermehrt. Verfolgt man das gesamte
Blutbild in einem Falle myeloischer Leukämie während des ganzen Krankheitsverlaufs durch häufig wiederholte Untersuchungen, so findet man oft
einen überraschenden Wechsel in den quantitativen Verhältnissen der einzelnen Zellarten u. dgl. Zum Teil fallen diese Schwankungen mit Änderungen
im Gesamtbefinden der Kranken zusammen, zum Teil beruhen sie auf noch
unerklärten Funktionsänderungen des erkrankten Knochenmarks.

In seltenen Fällen hat man auch große Milztumoren aus myeloischem Gewebe gefunden, während im Blut keine wesentliche Vermehrung der weißen
Zellen vorhanden war. In *qualitativer* Hinsicht ist dann aber doch meist der
myeloische Charakter der weißen Blutzellen deutlich ausgesprochen. Derartige
„*aleukämische Myelosen*" bilden das Seitenstück der „*aleukämischen* oder
subleukämischen Lymphadenosen" (s. u.).

Daß eine derartig veränderte Blutbeschaffenheit, wie sie die myeloische
Leukämie darbietet, das *Allgemeinbefinden* der Kranken erheblich ändern
muß, liegt auf der Hand. Doch ist bemerkenswert, daß eigentlich von Folgeerscheinungen der *Myelämie* als solcher nichts bekannt ist, und daß die
Allgemeinsymptome der Leukämischen im wesentlichen nur von der sekundären *Anämie* abhängig zu sein scheinen. Bei gleichzeitiger stärkerer Anämie
treten daher die anämischen Allgemeinerscheinungen bei den Leukämie-
kranken in derselben Weise hervor wie bei allen schweren Anämien. Sie
zeigen sich in der sichtbaren *Blässe* der Haut, die in vorgeschrittenen Fällen
einen ebenso hohen Grad erreichen kann wie bei der perniziösen Anämie,
ferner in den *anämischen Geräuschen* am Herzen und an den Halsvenen, in
allgemeiner *Schwäche* und *Mattigkeit*, in *Appetitlosigkeit* und *Verdauungsstörungen*, in Herzklopfen und Atemnot, und endlich in der ganzen Reihe
der „*anämischen Gehirnsymptome*", d. h. *Kopfschmerzen, Schwindel, Ohnmachtsanwandlungen, Ohrensausen* usw. Zuweilen leiden die Kranken an
einem starken *Hautjucken*. Solange die Anämie und ihre Folgen noch nicht
stärker hervortreten, kann das Allgemeinbefinden der Leukämischen
leidlich gut sein. — Ein bei der Leukämie wiederholt beobachtetes Symptom ist anhaltender *Priapismus* bei Männern. Diese Erscheinung kann, wie
wir beobachtet haben, als erstes von den Patienten bemerktes Krankheitssymptom auftreten. Ihre Ursache ist nicht in nervösen Erregungszuständen, sondern in der Bildung weißer, an myeloischen Zellen reicher
Infiltrate und Thromben in den Corpora cavernosa zu suchen. — In vereinzelten Fällen hat man *multiple Lähmungen der Gehirnnerven* (Fazialis,
Hypoglossus, Akustikus u. a.) beobachtet, die teils auf kleinen Hämorrhagien,
teils auf degenerativen Veränderungen in der Oblongata u. a. beruhen.

Die *Eigenwärme* zeigt gelegentlich dieselbe Neigung zu Steigerungen wie
bei den schweren Anämien. In vorgeschrittenen Fällen von Leukämie beobachtet man zuweilen recht hohe intermittierende Temperatursteigerungen bis
auf 39,5—40,0° C, die mitunter von heftigem Frieren begleitet sind, während das darauffolgende Sinken der Temperatur mit einer starken und sehr
schwächenden Schweißausbruch verbunden ist. Derartige höhere Fiebersteigerungen hängen wahrscheinlich von toxischen Zerfallsprodukten der
Blutzellen ab (*Fermentintoxikation*). — *Komplikationen*, die mit der Leukämie
nicht in unmittelbarem Zusammenhang stehen, sind im allgemeinen selten.
Interkurrente akute Erscheinungen (*Pneumonie, Lungentuberkulose* u. a.)
werden jedoch zuweilen beobachtet. Sehr auffallend ist, daß die Vermehrung
der weißen Zellen im Blut während solcher Komplikationen mitunter ganz
zurückgeht.

Der *Verlauf* der myeloischen Leukämie ist meist sehr langwierig. Der Zustand dauert oft mehrere Jahre lang. Spontane starke Remissionen, wie bei
der perniziösen Anämie, kommen nur selten vor. Doch können manche Kranke
trotz starker Blutveränderungen und eines großen Milztumors sich längere
Zeit leidlich wohl befinden und sogar eine gewisse Arbeitsfähigkeit besitzen.
Die oft sehr auffallenden therapeutischen Remissionen werden später erwähnt
werden. Der Tod erfolgt durch die zunehmende allgemeine Schwäche (*Kachexie*),

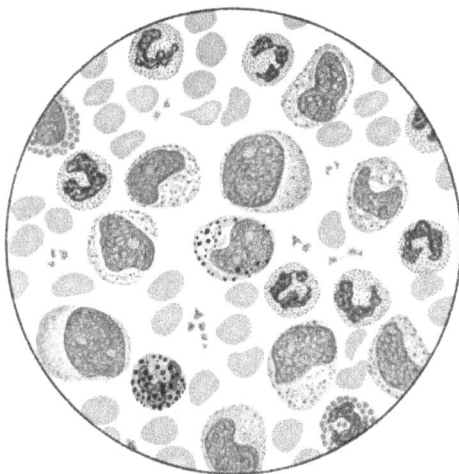

Abb. 1. Chronische myeloische Leukämie.

Sehr zahlreiche weiße Blutzellen im Gesichtsfeld, darunter zwei Myeloblasten und zahlreiche, zumeist unreife Myelozyten, ferner zwei eosinophile Leukozyten und eine Mastzelle (basophiler Leukozyt). Viele Blutplättchen.

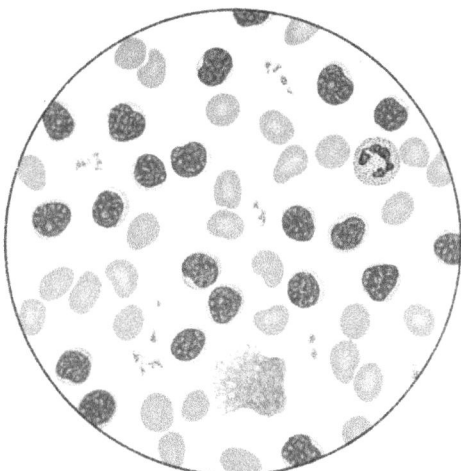

Abb. 2. Chronische lymphatische Leukämie.

Sehr zahlreiche ältere (kleine) Lymphozyten im Gesichtsfeld. Eine Zelle ist beim Ausstreichen zerquetscht worden (Gumprechtscher Kernschatten). Nur ein polymorphkerniger neutrophiler Leukozyt ist neben den vielen kleinen Lymphozyten zu sehen.

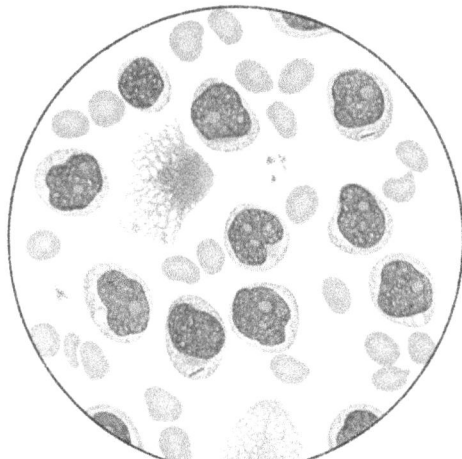

Abb. 3. Akute myeloische Leukämie (Myeloblastenleukämie, akute Myelose).

Zahlreiche Myeloblasten. In den meisten Zellen ist keine oder nur eine schwache Andeutung der Reifung des Protoplasmas zu sehen, nirgends aber Granulabildung. Zwei Zellen zeigen azurophile stäbchenförmige Einschlüsse im Protoplasma (Azurstäbchen, Auerstäbchen). Zwei Zellen sind beim Ausstreichen zerquetscht worden (Gumprechtsche Kernschatten). Wenig Blutplättchen.

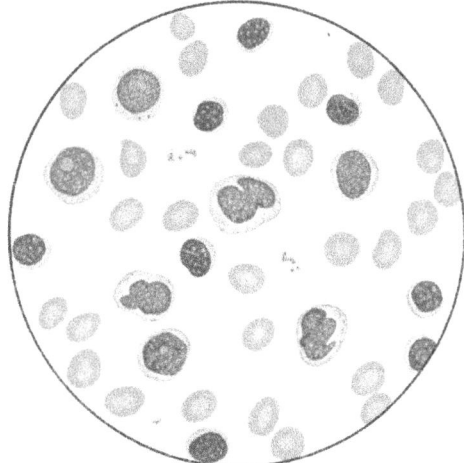

Abb. 4. Akute lymphatische Leukämie (akute Lymphadenose).

Zahlreiche ältere (kleine), jüngere (große) und pathologische Lymphozytenformen. Einige pathologische Lymphozyten haben einen eingebuchteten, gelappten Kern und ein helleres Protoplasma (Riederzellen). Wenig Blutplättchen.

Herschel et Seyfarth pinx.   Verlag von F. C. W. Vogel in Berlin.   Lith. Anst. v. E. A. Funke, Leipzig.

durch Blutungen (s. o.) oder sekundäre Komplikationen. Einzelne Fälle verlaufen so rasch (in wenigen Wochen oder Monaten) tödlich, daß man von *akuter myeloischer Leukämie* sprechen kann (s. u.).

Über den **pathologisch-anatomischen Befund** bei der myeloischen Leukämie ist wenig hinzuzufügen, zumal histologische Einzelheiten hier nicht erörtert werden können. Die in schweren Fällen zuweilen schokoladenartige Blutfarbe, die Anwesenheit reichlicher Speckgerinnsel, der auf der ungeheueren Wucherung des *myeloischen* Gewebes beruhende große Milztumor, die entsprechenden Veränderungen der *Leber* und anderer Organe sind bereits erwähnt worden. Die *Milz* kann zu Tumoren von 3—5 kg Gewicht und über 30 cm Länge anwachsen. Ihre Schnittfläche ist meist ziemlich lebhaft rot, doch zuweilen auch heller, mehr grau-rötlich, oft eigenartig höckerig, bunt. Nicht selten findet man in ihr große, infarktähnliche Nekrosen in der Form umschriebener, dunkelroter Herde, in denen manchmal Thrombosen der benachbarten Venenstämme gefunden werden. Das *Knochenmark* hat eine bald mehr rote, bald mehr graurote oder gelbliche, eiterähnliche Färbung und Beschaffenheit und zeigt bei der mikroskopischen Untersuchung in reichster Menge alle Formen und Arten der myeloischen Zellen. Sehr oft bilden sich in ihm und ebenso im Blut nach dem Tode *Charcotsche Kristalle*, d. h. dieselben oktaedrischen Kristalle, wie man sie auch im Auswurf beim Bronchialasthma findet (Abb. 89, Bd. I, S. 307). Ihre Bildung hängt wahrscheinlich mit dem Zerfall *eosinophiler Zellen* zusammen. Die gewaltige Vergrößerung der *Leber* ist ebenfalls durch myeloische Zellinfiltrationen hervorgerufen. Die myeloischen Zellen liegen besonders in den Kapillaren und auch im interstitiellen Gewebe. Leukämische Infiltrate können ferner außer in *Lymphknoten*, *Nieren* und *Haut* noch in vielen anderen Organen und Geweben vorkommen.

Therapie. Die wichtigste Behandlung der Leukämie ist gegenwärtig die *Röntgenbestrahlung*. Zuerst nur auf Versuchen beruhend, von amerikanischen Ärzten (SENN [1903] u. a.) empfohlen, hat diese Behandlungsweise ihre wissenschaftliche Grundlage erhalten, seitdem H. HEINEKE nachgewiesen hat, daß die Röntgenstrahlen in geradezu *auswählender* Weise gewisse Zellarten zu zerstören imstande sind. Es ist eine der erstaunlichsten therapeutischen Beobachtungen, zu sehen, wie große leukämische Milztumoren durch regelmäßige Röntgenbestrahlungen auf die Hälfte und noch weit mehr verkleinert werden, wie die Leukozytenzahlen im Blut oft schon nach wenigen Wochen von 250000 auf 30000 und noch niedrigere Werte zurückgehen, und wie — was die Hauptsache ist — dabei auch das Allgemeinbefinden und der Kräftezustand der Kranken sich erheblich bessern. Freilich ist hervorzuheben, daß die Besserungen meist vorübergehen, und daß wirkliche Heilungen der Leukämie noch nie erzielt wurden. Immerhin werden selbst *schwere* Erkrankungen so weit gebessert, daß die betreffenden Kranken trotz der noch fortbestehenden Veränderungen doch wieder ihren Beruf ausüben können. Jedenfalls ist ein Versuch mit der Röntgenbehandlung bei jeder Leukämie unbedingt erforderlich. Die Behandlung muß aber von *erfahrenen* Röntgenologen *unter steter Kontrolle des Blutbefundes* ausgeführt werden. Man bestrahlt mit Unterbrechungen die in Felder eingeteilte Milz, die Röhrenknochen und gegebenenfalls die platten Knochen. Wegen aller Einzelheiten der Technik muß auf die Fachschriften verwiesen werden. In jedem einzelnen Falle ist besonders zu verfahren. Allgemeingültige Vorschriften gibt es nicht, da die blutbildenden Organe der Kranken auf die Bestrahlungen ganz verschieden ansprechen. Zu starke und zu schnell aufeinanderfolgende Bestrahlungen sind zu vermeiden. Vor jeder neuen Bestrahlung muß *die Zahl der weißen Blutzellen* sorgfältig nachgeprüft werden. Sind annähernd normale Leukozytenwerte (etwa 25—30000) erreicht worden, so haben weitere Bestrahlungen zu unterbleiben, *da die Strahlenwirkung noch einige Zeit weitergeht*. Unvorsichtige, zu starke oder zu lange fortgesetzte Bestrahlungen können den Tod zur Folge haben! Erst wenn die Zahl der Leukozyten sicher wieder im Ansteigen begriffen ist, wenn wieder Werte von etwa 50—60000 erreicht sind, werden neue Bestrahlungen vorgenommen. Auf diese Weise — *bei monatlicher Überwachung*, wobei nicht

nur die Zahl der Leukozyten, sondern auch das Allgemeinbefinden und der
Grad der sekundären Anämie nachgeprüft werden müssen — ist es uns in
zahlreichen Fällen gelungen, nicht nur das Leben der Kranken, sondern auch
ihre Arbeitsfähigkeit viele Jahre zu erhalten. Rückfälle treten jedoch *immer*
auf, so daß eine genaue Überwachung der Kranken unerläßlich ist.

Die schwersten Fälle sprechen nach einigen Monaten oder Jahren nicht
mehr auf Bestrahlungen an. Andere Kranke machen bei uns bereits seit über
5 Jahre jährlich 2- oder 3mal kurze Bestrahlungsserien durch und sind während dieser Jahre voll erwerbsfähig gewesen. Wieder andere Kranke erlagen
akuten Verschlimmerungen, die mitunter auf geringfügige Allgemeininfekte
oder auf Komplikationen zurückzuführen waren.

Sehr zweckmäßig ist es, die Röntgenbehandlung mit der *Arsentherapie*
zu vereinigen und Arsen während der Pausen der Röntgenbehandlung zu verordnen. Arsen ist unzweifelhaft von Nutzen. Man verordnet es in der früher
(S. 186) angegebenen Weise. Auch ohne Röntgenbestrahlungen sieht man
danach zuweilen wesentliche Besserungen des Allgemeinbefindens, des Blutbildes und auch ein Kleinerwerden des Milztumors.

Die *Allgemeinbehandlung* ist dieselbe wie bei den schweren Anämien und
bedarf daher keiner nochmaligen ausführlichen Besprechung. *Eisenpräparate*
haben keinen Einfluß. Die *operative* Entfernung der vergrößerten Milz ist
als gefährlich und nutzlos zu verwerfen.

Zahlreiche Versuche hat man ferner gemacht, die Leukämie mit *Radium-*
und *Mesothoriumstrahlen*, sowie mit der intravenösen Injektion löslicher radio-
aktiver Substanzen (z. B. *Thorium X*) zu behandeln. Im allgemeinen sind aber
die Ergebnisse weniger günstig als bei der Behandlung mit Röntgenstrahlen.

Von erheblichem Einfluß auf das leukämische Blutbild ist das *Benzol* (Gelodurat-
kapseln aus 0,5 Benzol und 0,5 Ol. olivarum, 2—3 täglich), das ein spezifisch leuko-
toxisches Mittel ist. Dennoch ist vor dem Benzol zu warnen, denn es ist ein gefährliches
Mittel. Neben einigen günstigen Wirkungen sind schwere toxische Schädigungen beobachtet worden. Mehrere Fälle wurden bekannt, bei denen durch unvorsichtige Anwendung größerer Benzolgaben die Leukozytenzahl bis auf 800 (!) herunterging, und die
Krankheit rasch zum Tode führte.

2. Die chronische lymphatische Leukämie.
(*Chronische Lymphadenose*.)

Während die myelogene Leukämie durch eine Erkrankung des *myeloischen
Gewebes* und eine dadurch bedingte Vermehrung der myeloiden Zellen im
Blut gekennzeichnet ist, beruht die lymphatische Leukämie auf einer
Hyperplasie des *lymphatischen Gewebes* mit einer entsprechenden Zunahme
der *lymphoiden Zellen* (Lymphozyten) des Blutes. Demgemäß zeigen
fast alle *Lymphknoten* eine mehr oder weniger beträchtliche Hyperplasie
(Abb. 34). Namentlich am Hals, in den Achselhöhlen, in den Inguinalgegenden vergrößern sie sich zu umfangreichen Geschwülsten, und dieselbe
Schwellung zeigen oft auch die inneren Lymphknoten sowie die sonstigen
lymphatischen Organe (*Tonsillen, Schleimhautfollikel* u. a.). Die äußerlich
fühlbaren vergrößerten Lymphknoten sind von mittlerer Härte, miteinander nicht verwachsen, unter der Haut frei verschieblich und auf Druck
nicht empfindlich. Die Vergrößerung der bronchialen und peribronchi-
alen Lymphknoten ist durch auftretende ungewöhnliche Dämpfungen, vor
allem aber durch die *Röntgendurchleuchtung* sicher nachweisbar. Fast
immer ist auch die *Milz* (die „Lymphdrüse des Blutes") deutlich vergrößert, wenn auch so erhebliche Milztumoren wie bei der myeloischen
Leukämie nur ausnahmsweise vorkommen. Wir sahen jedoch einen Fall von

ausgesprochener *lymphatischer Leukämie*, bei dem nur ein großer Milztumor, aber fast gar keine äußeren Lymphknotenschwellungen nachweisbar waren. Auch in fast allen anderen Organen (Leber, Haut, Knochenmark usw.) kommt es zu *lymphoiden* Wucherungen, so daß man die lymphatische Leukämie als *Systemerkrankung des gesamten lymphatischen Gewebes* im Körper bezeichnen kann. Das allgemeine klinische Bild kann dadurch scheinbar große Verschiedenheiten darbieten, daß die lymphatische Neu-

bildung sich zunächst hauptsächlich bald in diesem, bald in jenem Abschnitt des lymphatischen Apparats entwickelt. Neben der häufigsten Form der Lymphämie mit multipler Lymphombildung und mittelstarker Milzschwellung beobachtet man andere Formen, bei denen sich die lymphomatösen Wucherungen und Infiltrate zunächst hauptsächlich in der *Haut* oder in den Tonsillen, im Rachen und Kehlkopf oder in den Speichel- und Tränendrüsen (unter dem Bild der sog. MIKULICZschen Krankheit) oder an den Knochen, vorwiegend im Darm oder ausschließlich an der Milz zeigen. Nur die genaue Blutuntersuchung (s. u.) gibt dann über die eigentliche Natur der Krankheit Aufschluß.

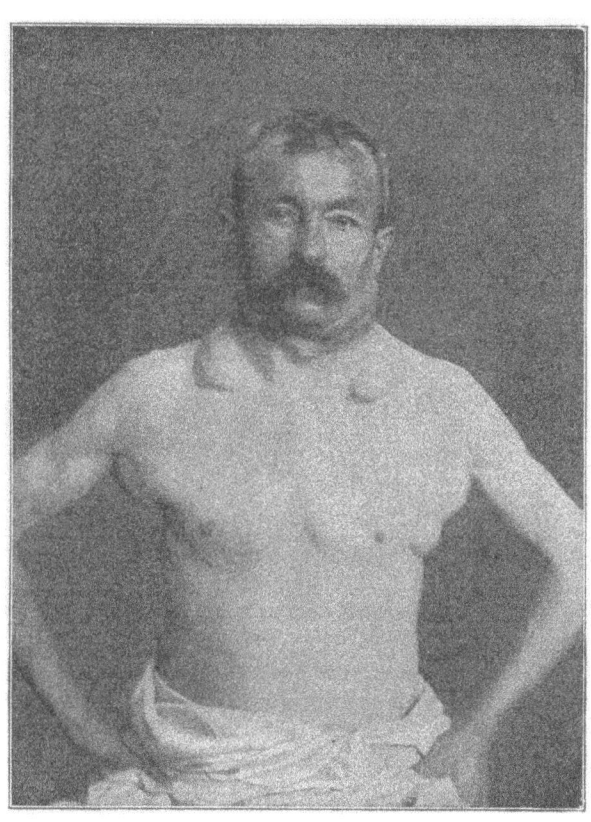

Abb. 34. Chronische lymphatische Leukämie.

Bei einer etwaigen Sektion zeigen sich meist weit ausgedehntere Veränderungen, als man zu Lebzeiten der Kranken nachweisen konnte. *Histologisch* stellt sich die Neubildung allenthalben als diffuse Lymphozytenwucherung dar. Der feinere Bau der Lymphknoten und der Milz ist dadurch völlig verwischt. Nicht selten greift die Wucherung tumorartig auf die Kapsel der Lymphknoten und ihre Umgebung über.

Ursachen für das Auftreten der Krankheit sind fast niemals nachweisbar. Das Leiden entwickelt sich bei Kindern und bei Erwachsenen. Nicht ganz selten tritt es erst jenseits des 70. Lebensjahres in Erscheinung.

Vereinzelt sind chronische Lymphadenosen bei *Geschwistern* beobachtet worden. Bei den „*familiären*" Leukämien hat gelegentlich der eine Kranke eine lymphatische, der andere eine myeloische Leukämie. Nach MORAWITZ spricht dies für eine gewisse Gemeinsamkeit der ätiologischen Faktoren der Lymphadenosen und der Myelosen. Jedenfalls ist bei der Entstehung mancher leukämischer Erkrankungen ein *erblicher konstitutioneller Faktor* von Bedeutung.

Gewöhnlich klagen die Kranken über *allgemeine Schwäche, Gewichtsabnahme* und „*rheumatische*" Beschwerden. Eine Blutuntersuchung deckt „zufällig" das Leiden auf. Mitunter sind die auffallenden Anschwellungen der äußeren Lymphknoten dasjenige Symptom, das die Kranken zum Arzt führt. Außerdem bestehen meist deutliche Anzeichen von *Anämie* und *allgemeiner Schwäche.* Manche Kranke bleiben jedoch ziemlich lange Zeit bei leidlich gutem Kräftezustand und Aussehen. Der *Gesamtverlauf* des Leidens kann sich auf viele Jahre erstrecken. Der schließlich eintretende Tod wird durch die zunehmende Anämie, durch akute Verschlimmerungen des Leidens, durch allgemeine *hämorrhagische Diathese,* nicht selten auch durch sekundäre Komplikationen, vor allem septische Infektionen, herbeigeführt.

Die *Diagnose* kann nur auf Grund der mikroskopischen *Blutuntersuchung* gestellt werden. Hierbei zeigt sich sofort die erhebliche Vermehrung der

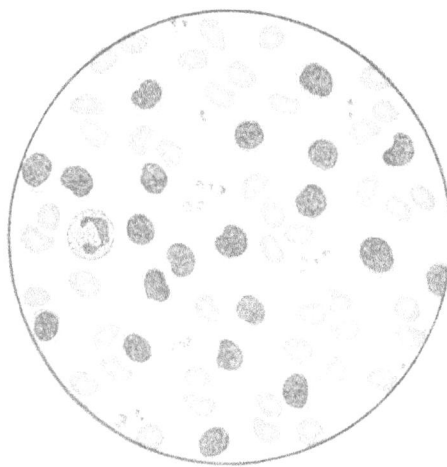

Abb. 35. Chronische lymphatische Leukämie.

weißen Zellen, und zwar der *Lympho-zyten* (s. Abb. 35 und Tafel V, Abb. 2), deren Zahl im Kubikmillimeter 200 000 und mehr betragen kann. Zum größten Teile sind es die gewöhnlichen kleinen Lymphozyten, doch kommen auch jüngere, erheblich größere und auch pathologische Formen, sowie auch GUMPRECHTsche Lymphozytenschatten (Tafel V, Abbildung 2) vor. Die Neutrophilen sind in der Regel nicht vermehrt. Ungewöhnliche myeloische Zellen fehlen. Die *roten Blutkörperchen* können lange Zeit in annähernd normaler Zahl und Beschaffenheit vorhanden sein. Bei längerer Dauer der Krankheit macht sich aber meist eine ausgesprochene *sekundäre An*-

ämie mit den entsprechenden Blutveränderungen geltend.

Außer den schon erwähnten Lymphknotenschwellungen sind als weitere klinische Erscheinungen noch zu erwähnen: die nicht seltenen Veränderungen der *Haut* (Prurigo ähnliche Erkrankungen, Urtikariaformen und vor allem größere und kleinere Knoten in der Haut, die von lymphatischen Infiltraten herrühren), *Albuminurie, Retinitis,* begleitende *Ohrerkrankungen* und die Neigung zu *Blutungen* (Nasenbluten u. a.). Die hämorrhagische Diathese tritt in jenen Fällen besonders hervor, die man ihres raschen Verlaufes wegen als *akute lymphatische Leukämie* bezeichnet hat, und die unten eine gesonderte Besprechung erfahren wird.

Als besondere Formen der chronischen lymphatischen Leukämie sind die **aleukämischen und subleukämischen Lymphadenosen** zu erwähnen. Der Organbefund (multiple Lymphdrüsentumoren, mehr oder weniger erhebliche Milzgeschwulst) entspricht durchaus der lymphatischen Leukämie, ebenso das Auftreten lymphatischer Infiltrate an anderen Organen (Schleimhäute, Darm, Leber u. a.). Besonders häufig ist bei diesen Formen das Auftreten lymphatischer Wucherungen an ungewöhnlichen Stellen (Haut, Rachen, Kehlkopf, Augenlider, Wange u. a.). Am auffallendsten ist jedoch, daß aus unbekannten Gründen *kein reichlicher Übertritt von Lymphozyten ins Blut erfolgt* wie bei der gewöhnlichen Form der lymphatischen Leukämie. Übrigens findet man bei genauer Blutuntersuchung doch mitunter wenigstens ein *re-latives* Überwiegen der Lymphozyten im Blut bei meist fehlender oder nur geringfügiger Leukozytose. Ebenso ist das nicht seltene Vorkommen *großer, jugendlicher* und *pathologischer Lymphozytenformen* zu beachten. Sehr bemerkenswert ist, daß schon wiederholt ein *Übergang* der aleukämischen Lymphadenose in die gewöhnliche chronische lymphatische Leukämie beobachtet wurde. Die beiden Krankheitszustände sind eben nicht grundsätzlich voneinander zu trennen. Das Verhalten der *roten* Blutkörperchen entspricht meist einer mehr oder weniger stark ausgeprägten *sekundären Anämie.* Von dieser Anämie hängen auch die Beschwerden der Kranken ab, die sich vor allem in einer gewissen allgemeinen Schwäche äußern. Im Gegensatz zur Lymphogranulomatose (s. u.) fehlen meist fieberhafte Temperatursteigerungen. Im Harn findet sich keine Diazoreaktion.

Die Krankheit verläuft meist chronisch. Manche Kranke können lange Zeit sich noch leidlich wohl befinden. Doch gibt es auch *akute Formen,* die der akuten lymphatischen Leukämie (s. u.) entsprechen mit hämorrhagischer Diathese, Nekrosen, Fieber und rasch tödlichem Verlauf. Wiederholt beobachtete man tödliche Peritonitis durch Perforation lymphatischer Neubildungen im Darm.

Die **Behandlung** der chronischen Lymphämie hat durch die Einführung der therapeutischen *Röntgenbestrahlungen* eine sehr erhebliche Förderung erfahren. Gerade bei der chronischen lymphatischen Leukämie sind die Erfolge der Röntgenbehandlung oft erstaunlich günstig: die Drüsentumoren verkleinern sich erheblich, und die Blutbeschaffenheit bessert sich rasch. Die ungeheueren Lymphozytenzahlen im Blut gehen sehr erheblich zurück. Die Durchführung der Behandlung muß aber ebenso wie bei der myeloischen Leukämie mit großer Vorsicht und Sachkenntnis (s. S. 207) erfolgen. — Außer der Röntgenbestrahlung ist auch die *Arsendarreichung* von günstiger Einwirkung. Sie wird daher meistens mit der Röntgenbehandlung vereinigt.

3. Die akuten Leukämien.
(*Akute Myelose und akute Lymphadenose.*)

Außer den beiden bisher beschriebenen *chronischen* Formen der Leukämie gibt es auch schwere fieberhafte *akute* Krankheitszustände, die bei *Jugendlichen* und bei jüngeren Erwachsenen nicht ganz selten auftreten und mit einer ausgesprochenen *leukämischen Blutveränderung* verbunden sind.

Das Wesen dieser akuten Leukämie ist uns noch ebenso unbekannt wie die Natur der chronisch-leukämischen Erkrankungen. Wir können daher auch gar nicht mit Sicherheit annehmen, daß die akuten Leukämien *denselben* Krankheitsvorgang wie die chronischen Leukämien, nur in akuter Form, darstellen. Manches spricht dafür, daß die akuten Leukämien als ein andersartiger Krankheitsvorgang aufzufassen sind, der nur einen ähnlichen *Blutbefund* darbietet wie die chronischen Leukämien. Nach ihrem ganzen Krankheitsverlauf machen die akuten Leukämien durchaus den Eindruck einer schweren akuten *Infektionskrankheit.* Welcher Art die Infektionserreger sind, wissen wir freilich noch nicht, ebensowenig, ob alle akuten Leukämien eine einheitliche Ätiologie haben oder auf verschiedene Krankheitsursachen zurückzuführen sind. In ihrer äußeren klinischen Erscheinung zeigen alle akuten Leukämien so viel Übereinstimmung, daß wir ihr Krankheitsbild gemeinsam besprechen können. Erst die genaue histologische Untersuchung des Blutes und der inneren Organe hat die Unterscheidung der verschiedenen Fälle in die *akuten myeloischen* und die *akuten lymphatischen Formen* ergeben — eine Unterscheidung, die freilich im einzelnen Fall keineswegs immer leicht zu treffen ist.

Die Krankheit beginnt meist ziemlich akut, zuweilen sogar mit einem ausgesprochenen Schüttelfrost. Seltener gehen den schweren Krankheitserscheinungen während einiger Tage oder gar Wochen leichtere Vorläufererscheinungen vorher (allgemeine Mattigkeit, Appetitlosigkeit, blasses Aussehen, Gliederschmerzen, Schlaflosigkeit, Übelkeit u. dgl.). Das voll entwickelte Krankheitsbild ist durch folgende Erscheinungen gekennzeichnet: 1. Fieber, 2. hämorrhagische Diathese, 3. geschwürig-hämorrhagische Vorgänge in der Mundhöhle und im Rachen, 4. Schwellungen der Lymphknoten und der Milz, 5. schwere sekundäre Anämie.

Das *Fieber* zeigt unregelmäßige Schwankungen, oft aber beträchtliche Höhen bis 40° und mehr. Die *hämorrhagische Diathese* (Abb. 36) äußert sich zunächst meist durch Zahnfleischblutungen, anhaltendes Nasenbluten, Hautblutungen, seltener Darm- und Nierenblutungen u. a. Blutungen im Augen-

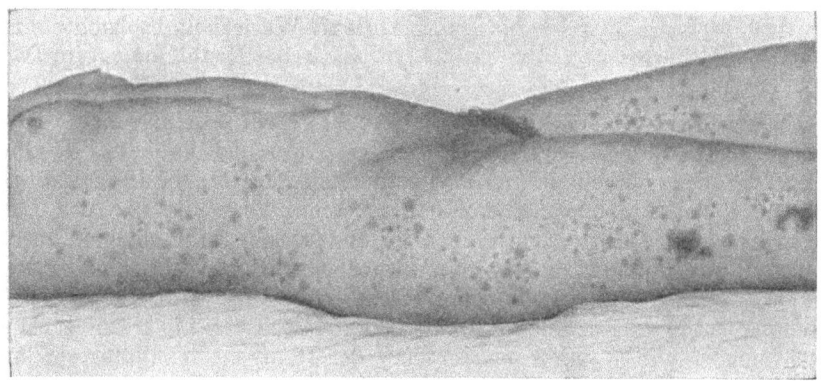

Abb. 36. Hautblutungen bei akuter myeloischer Leukämie.

hintergrund sind häufig nachweisbar, Gehirnblutungen können ausgesprochene schwere zerebrale Erscheinungen verursachen. Die ausgedehnten Veränderungen in der *Mund-* und *Rachenhöhle* stehen oft im Mittelpunkt des ganzen Krankheitsbildes. Es handelt sich nicht nur um Blutungen in der Mundschleimhaut, der Zunge, den Tonsillen u. a., sondern auch um nekrotisierende Vorgänge, die aus dem Zerfall leukämischer Infiltrate hervorgehen und zu tiefen Geschwüren, entzündlich ödematösen Schwellungen, sekundären Periostitiden u. a. führen. Die hierdurch hervorgerufenen Beschwerden sind beträchtlich und qualvoll. Kauen und Schlucken sind sehr erschwert. Meist besteht ein starker Foetor ex ore. Die am Hals fühlbaren *Lymphknotenschwellungen* hängen zum Teil von diesen entzündlichen Veränderungen ab, zum Teil sind es aber echt leukämische Lymphome. Derartige Lymphknotenschwellungen findet man außerdem oft in den Achselhöhlen, in den Inguinalgegenden, bei den lymphatischen Formen auch im vorderen Mediastinum u. a. Die *Milz* ist ebenfalls meist vergrößert. Alle diese Schwellungen erreichen jedoch kaum jemals denselben Grad wie bei der chronischen Leukämie. Häufig ist auch die *Leber* infolge leukämischer Infiltrate deutlich vergrößert. Bei den lymphatischen Formen beobachtet man in seltenen Fällen ferner Anschwellungen der *Speicheldrüsen* und *Tränendrüsen*, wie bei der sog. *Mikuliczschen Krankheit* (s. u.). Albuminurie, Durchfälle, Bronchitiden und Bronchopneumonien komplizieren mitunter das schwere Krankheitsbild.

Klarheit und Sicherheit der Diagnose gibt erst die *Blutuntersuchung*. Sie zeigt in den meisten Fällen ohne weiteres die *starke Vermehrung der weißen*

Blutzellen, und zwar in der Regel das Auftreten großer mononukleärer Blutzellen von lymphoidem Habitus in erheblicher Zahl (s. Tafel V, Abb. 3 und 4). Eine genauere histologische und histochemische Untersuchung ergibt aber, daß die Veränderungen des Blutbildes nicht immer gleicher Art sind. Nur selten erweisen sich die großen Zellen als sehr *jugendliche, große Lymphozyten.* Daneben sind bei dieser *akuten lymphatischen Leukämie* zahlreiche ältere, kleine Lymphozyten, ähnlich wie bei der chronischen Form, vorhanden. Außerdem finden sich reichlich *atypische, pathologische Lymphozytenformen,* die oft einen gelappten Kern (*Riederzellen*) haben (Tafel V, Abb. 4). In den meisten Fällen handelt es sich um Zellen *myeloischen* Ursprungs (*akute myeloische Leukämie*), und zwar bemerkenswerterweise am häufigsten um große unreife Vorstufen, um *Myeloblasten* (*akute Myeloblastenleukämie*). In den Fällen, wo das Blutbild mehr dem der chronischen myeloischen Leukämie ähnelt, fehlen fast stets die *eosinophilen Zellen* und die *Mastzellen.* Übrigens ist die *sichere* Unterscheidung der einzelnen Zellformen auch mit Heranziehung aller feineren Untersuchungsmethoden (*Oxydasereaktion* u. a.) nicht immer möglich.

In manchen Fällen verzichtet man am besten überhaupt auf eine Trennung beider Formen der akuten Leukämie und spricht von einer *Stammzellenleukämie.* Die Zellen der akuten Leukämie sind oft noch undifferenzierte Gebilde, *Hämozytoblasten,* die sich wahrscheinlich nach verschiedenen Richtungen entwickeln können, und es gibt Fälle von akuter Leukämie, wo sowohl myeloische als auch lymphatische Zellvorstufen im Blut auftreten (MORAWITZ).

Unter den vielen Unregelmäßigkeiten, die die Zellen der akuten Leukämien an Kern, Protoplasma, Granulabildungen und Fermenten (Oxydase) zeigen, seien hier nur die von AUER (1909) zuerst beschriebenen stäbchenförmigen azurophilen Einschlüsse im Protoplasma erwähnt (Taf. V, Abb. 3). Diese *Auerstäbchen* sind wahrscheinlich in Verbindung zu bringen mit pathologischen Granulabildungen in Myeloblasten und mit den Azurgranula in jugendlichen Lymphozyten.

Dieselben histologischen Unterschiede wie das Blutbild ergibt die *anatomische Untersuchung der inneren Organe,* wobei sich ebenfalls die Infiltrationen der Milz, der Lymphknoten, der Leber usw. entweder als *myeloische* oder als *lymphatische* Wucherungen herausstellen.

Sehr bemerkenswert ist es, daß in nicht ganz seltenen Fällen dieselben anatomischen Veränderungen bei demselben klinischen Krankheitsbild vorkommen ohne oder mit nur geringer Vermehrung der *Zahl* der weißen Zellen. Dann ist aber die *Art* der Zellen doch deutlich verändert, d. h. die vorhandenen Zellen erweisen sich als jugendliche, große *Lymphozyten* oder als *Myelozyten, Myeloblasten* usw. Derartige Fälle bezeichnet man als *aleukämische akute Lymphadenosen* oder *aleukämische akute Myelosen.* In solchen Fällen kann die Gesamtzahl der weißen Zellen sogar unter die Norm hinuntergehen (4000 bis 5000), während bei der echten akuten Leukämie bis zu 120000 weiße Zellen im Kubikmillimeter Blut gezählt werden können. Nicht selten ist aber die Vermehrung nur mäßig (10000—20000). An den *roten Zellen* findet man bei allen akuten Leukämien fast stets alle Veränderungen schwerster sekundärer Anämie (*Poikilozytose, Anisozytose,* oft zahlreiche *kernhaltige rote Blutkörperchen* usw.).

Der *Gesamtverlauf* der Krankheit ist ausnahmslos ungünstig. Meist tritt der Tod in wenigen Tagen oder Wochen ein. Er erfolgt durch die allgemeine Schwäche, durch die Blutungen, durch sekundäre Pneumonien u. dgl. Nicht selten entsteht von den Geschwüren der Mundhöhle aus eine sekundäre allgemeine *Streptokokkensepsis.*

Differentialdiagnostisch kommt außer starken Vermehrungen der Lymphozyten bei septischen Erkrankungen der Kinder vor allem das *lymphämoide Drüsenfieber* („*Monozytenangina*"), das S. 215 näher besprochen wird, in Betracht. Ähnlich wie die akuten Leukämien verläuft auch das unter dem Namen „*Sepsis agranulocytotica*" oder „*Agranulozytose*" beschriebene Krankheits-bild (s. S. 199).

Die *Behandlung* der akuten Leukämien ist leider so gut wie ganz machtlos. Durch große *Arsengaben*, durch *Röntgenbestrahlung*, durch *Bluttransfusionen* u. a. ist kaum jemals ein wesentlicher Erfolg erzielt worden. Die Behandlung muß vorläufig rein symptomatisch sein.

Anhang.

Das Chlorom.

(*Myeloisches und lymphatisches Chlorom. Myeloische und lymphatische Chloroleukämie.*)

Als „Chlorom" bezeichnet man Krankheitsbilder, die der akuten Leukämie fast voll-ständig entsprechen, aber doch auch Erscheinungen machen, die an einen bösartigen Tumor erinnern. Wahrscheinlich handelt es sich um eine besondere Verlaufsform der akuten Leukämien. Das Chlorom ist seit langem bekannt, da bei den Sektionen die kenn-zeichnende *grünliche* Färbung der *periostalen* Tumoren an den Schädelknochen, Wirbeln, Rippen, an der Orbita usw. sehr auffällt. Diese geschwulstähnlichen Wucherungen myeloischen oder lymphatischen Gewebes können infiltrierend wachsen und den Knochen zerstören, eine Erscheinung, die man bei anderen leukämischen Erkrankungen nicht kennt.

Das Chlorom kommt im jugendlichen Alter, vor allem bei Kindern vor. Es verläuft akut mit Fieber, Neigung zu Blutungen, Milztumor, multiplen Lymphknotenschwellungen, Anämie und zunehmender Kachexie. Das Blutbild ist das einer akuten myeloischen oder seltener einer lymphatischen Leukämie. Außer den Zeichen schwerer sekundärer Anämie sind zumeist zahlreiche große einkernige myeloblastenähnliche Zellen zu finden. Sehr selten liegen große jugendliche Lymphozyten vor.

Diagnostisch wichtig ist das Auftreten palpabler periostaler Tumoren an den *Schädel-knochen,* den Wirbeln und Rippen. *Protrusio bulbi* deutet auf orbitale Wucherungen hin. Nicht selten werden *Lähmungen* einzelner Hirnnerven beobachtet.

Eine Therapie ist aussichtslos.

Die Mikuliczsche Krankheit.

Als Mikuliczsche Krankheit bezeichnet man ein seltenes Leiden, das gekennzeichnet ist durch eine chronische *symmetrische* Anschwellung der *Speicheldrüsen,* besonders der *Parotiden,* ferner der Submaxillares und Sublinguales, sowie zuweilen auch der Tränen-drüsen. Hierdurch entsteht eine höchst auffallende Entstellung des Gesichts. Die Augen-lider schwellen ödematös an, und die vergrößerten Tränendrüsen werden fühlbar. Die seitlichen und unteren Teile des Gesichts schwellen ebenfalls an. Die Vergrößerungen der genannten Drüsen beruhen aber nicht auf einer Zunahme des eigentlichen Drüsen-parenchyms, sondern auf einer Wucherung des in den Drüsen vorhandenen lymphatischen Gewebes. Hierdurch reiht sich die Krankheit an die übrigen Erkrankungen des lympha-tischen Systems (chronische lymphatische Leukämie, Lymphogranulom u. a.) an, obwohl die Beschränkung des Leidens auf die oben genannten Organe in den „reinen Fällen" auffallend ist. Neben solchen angeblich völlig „*reinen Fällen*" von Mikuliczscher Krank-heit gibt es aber auch einen klinisch ganz gleichen *Mikuliczschen Symptomenkomplex bei leukämischen Erkrankungen (bei akuter und chronischer lymphatischer Leukämie)* und ferner gibt es eine Mikuliczsche Erkrankung mit *gleichzeitiger granulomatöser lympha-tischer Systemerkrankung (Lymphogranulom).* Das Blut ist zumeist normal, doch kann in manchen Fällen eine ausgesprochene lymphatische Leukämie vorhanden sein. Auch die Anämie, das Fieber und die sonstigen Erscheinungen hängen von der Allgemein-erkrankung ab. *Röntgenbestrahlungen* im Verein mit *Arsendarreichung* üben auf die ver-größerten *Speichel-* und *Tränendrüsen* eine ganz ausgesprochene Wirkung aus.

Zehntes Kapitel.

Das lymphämoide Drüsenfieber.

(*Infektiöse Mononukleose.* „*Monozytenangina*".)

Auf das bereits von PFEIFFER 1889 beschriebene *Drüsenfieber* ist durch neuere hämatologische Untersuchungen die Aufmerksamkeit gelenkt worden. Ausländische Forscher berichten über dieses Krankheitsbild, das sie *infektiöse Mononukleose* nennen. Auch im deutschen Schrifttum ist auf das gar nicht seltene Auftreten dieser Krankheit bei Erwachsenen aufmerksam gemacht worden, seitdem sie von W. SCHULTZ im Jahre 1922 als „*Monozytenangina*" erneut beschrieben worden war. Andere Bezeichnungen für diese Krankheit sind: *infektiöse Mono-Lymphozytose, lymphoidzellige Angina, benigne Lymphoblastose* u. a.

Eine Verwandtschaft der infektiösen Mononukleose mit der *akuten oder chronischen lymphatischen Leukämie,* zu denen in mancher Beziehung gewisse Ähnlichkeiten bestehen, ist nach dem heutigen Stand unserer Kenntnisse abzulehnen. Auch für die Ansicht, daß es fließende Übergänge der infektiösen Mononukleose zur *Agranulozytose* gäbe, sind überzeugende Anhaltspunkte nicht erbracht worden.

Ätiologie. Es handelt sich beim lymphämoiden Drüsenfieber um eine besondere Krankheit, und zwar um eine *akute Infektionskrankheit.* Die *Übertragung* auf Gesunde und kleine Epidemien sind mehrfach beobachtet worden. Die *Inkubationszeit* betrug bei Hausinfektionen 8—14 Tage. Der *Erreger* ist noch unbekannt. Die *Eingangspforte* ist wahrscheinlich die Schleimhaut der Mund- und Rachenorgane. Der Erreger oder die von ihm ausgehenden Giftwirkungen üben eine bestimmte Wirkung auf das *lymphatische Gewebe* aus. Diese führt zu einer *allgemeinen Schwellung der lymphatischen Gewebe des Körpers,* vor allem der Lymphknoten, der Gaumenmandeln und der Milz, und zu einer die Krankheit kennzeichnenden, außerordentlich *starken Vermehrung der Lymphozyten* (s. u.) im kreisenden Blut. Die Ansicht, daß es sich dabei um lymphatische Reaktionen bei einer *besonderen Konstitution* handelt, ist als endgültig widerlegt anzusehen.

Die Krankheit betrifft am meisten ältere Kinder und *jugendliche Erwachsene* im Alter zwischen 15 und 30 Jahren. Männer sollen etwas häufiger erkranken als Frauen.

Symptome und Krankheitsverlauf. Die Krankheit beginnt mit allgemeiner Mattigkeit, Appetitlosigkeit, Kopf- und Rückenschmerzen. Gelegentlich gesellt sich leichtes Fieber hinzu. Diese *Prodromalerscheinungen* gehen einige Tage bis zu drei Wochen einem ziemlich akut einsetzenden Kranksein voraus. Meist führt dann eine plötzlich durch Schluckbeschwerden und Halsschmerzen sich bemerkbar machende *Angina* die Kranken zum Arzt. Diese Angina gehört nicht unbedingt zum Krankheitsbild der infektiösen Mononukleose. In nicht wenigen Fällen ist kein Befund an den Rachenorganen zu erheben. Meist ist jedoch eine Angina vorhanden, die in den einzelnen Fällen von der einfachen Rötung bis zur Bildung von Geschwüren und Nekrosen der Tonsillen ein ganz verschiedenes Bild darbieten kann. Immer besteht *Fieber,* das mehr kontinuierlich oder remittierend 2—3 Tage, seltener bis 7 Tage etwa 38—40° beträgt. Die Kranken machen dabei *keinen schwerkranken Eindruck.* Manchmal erfolgt erst nach 2—3 Wochen eine *lytische* Entfieberung. Während des Fiebers sind mehrfach flüchtige, vielgestaltige *Exantheme,* auch gelegentlich ein *Herpes labialis* beobachtet worden.

Neben der oft *ulzerösen, nekrotisierenden* Angina, die wie gesagt, nicht immer vorhanden ist, findet sich eine mehr oder weniger deutliche *Schwellung der*

Lymphknoten des ganzen Körpers. Am Hals, in den Achselhöhlen, in den Ellenbeugen und in den Leistengegenden sind bohnen- bis kirschgroße, wenig druckschmerzhafte, mäßig derbe Lymphknoten zu fühlen. Mitunter stehen die Halsdrüsenschwellungen im Vordergrund. Auch die bronchialen und die abdominalen Lymphknotengruppen können befallen sein. Bei leichten Erkrankungen sind nur wenige Drüsengruppen gering geschwollen. Die histologische Untersuchung exstirpierter Lymphknoten zeigt, daß es sich um eine unspezifische *Lymphadenitis hyperplastica* handelt, die nie zu Nekrosen oder Abszeßbildungen führt. Auf der Höhe der Krankheit ist ferner meist eine *Vergrößerung der Milz*, selten eine *Leberschwellung* festzustellen.

Außer den bisher erwähnten klinischen Befunden sind die Veränderungen des *Blutbildes* kennzeichnend. Die *Leukozytenzahlen* sind stets erhöht. Man findet 15—20000, vereinzelt sogar 30000 und etwas mehr weiße Blutzellen. Die Differenzierung des Blutausstriches ergibt dabei ein Blutbild, das durch eigenartige *mononukleäre Zellen von lymphoidem Habitus* beherrscht wird. Es finden sich 50—90% solcher mononukleärer Zellen mit großem, blassem Protoplasmasaum und rundem oder ovalem Kern. Über die Art dieser mononukleären Zellen ging die Ansicht der Forscher bis vor kurzem sehr auseinander. Wie der Name Monozytenangina zeigt, hielt man die Zellen zunächst für Monozyten. Sorgfältige Untersuchungen stellten jedoch fest, daß es sich mit Sicherheit um Lymphozyten, und zwar um *junge und pathologische Lymphozytenformen* handelt, und daß die Monozyten nicht vermehrt sind. Im übrigen besteht eine absolute und relative *Neutropenie.* Unter den *Neutrophilen* finden sich viele *Stabkernige.* Die *Eosinophilen* fehlen oder sind sehr spärlich. Das *rote Blutbild* und die *Blutplättchen* sind nicht verändert.

Die Krankheit verläuft gutartig. Nach einigen Wochen tritt fast immer *Heilung* ein. Todesfälle sind nur ganz vereinzelt an Komplikationen beobachtet worden. Die *Drüsenschwellungen* sind mitunter noch 1—3 Wochen nach der klinischen Heilung nachweisbar, ohne daß die Betreffenden dadurch in ihrem Allgemeinbefinden oder in ihrer Berufstätigkeit gestört sind. Auch den *Milztumor* kann man mitunter noch mehrere Wochen nach der Entfieberung feststellen. Die *Mononukleose im Blutbild* nimmt in der Genesung stetig, aber ziemlich langsam ab. Oft ist noch nach Monaten eine deutliche Lymphozytose nachzuweisen. In einzelnen Fällen wurde als Komplikation eine *Conjunctivitis*, eine ausgedehnte *Stomatitis* oder eine *Otitis media* — ganz selten eine allgemeine Gefäßerkrankung mit häufigem *Nasenbluten*, leichter *hämorrhagischer Diathese* und akuter *hämorrhagischer Glomerulonephritis* beobachtet.

Diagnose. Die Diagnose kann nur durch eine genaue *Untersuchung des Blutes im Verein mit den klinischen Beobachtungen* gestellt werden. Unter den gewöhnlichen *Anginen* kann die Krankheit nur entdeckt werden, wenn man danach fahndet und bei jeder Angina *Blutausstriche* anfertigt. Nicht wenige Fälle werden nach dem Blutbefund zunächst für *akute Leukämien* gehalten. Bei der infektiösen Mononukleose ist jedoch das rote Blutbild nicht verändert, während bei den akuten Leukämien stets die Erscheinungen einer sekundären Anämie zu finden sind. Später lassen das gute Allgemeinbefinden, der gutartige Verlauf der Krankheit, die Rückbildung der Lymphknoten- und Milzschwellung und die Rückkehr des Blutbildes zur Norm die *Leukämien* ausschließen. Das klinische Bild kann zunächst auch an eine *Diphtherie* denken lassen. Auch vor Verwechslungen mit Anginen und Lymphknotenschwellungen bei *sekundärer Syphilis* hat man sich in acht zu nehmen. Durch die serologische Blutuntersuchung kann das Vorliegen einer Syphilis ausgeschlossen werden.

Therapie. Die Behandlung kann nur *symptomatisch* sein. Am besten tragen sorgfältig durchgeführte *Schwitzkuren* zur Ausheilung bei. Innerlich werden *Novacyl, Pyramidon* oder *Chinin* gereicht. Die *Angina* wird in der üblichen Weise (s. Bd. I, S. 610) behandelt. Bei länger anhaltenden *Lymphknoten-schwellungen* sind *Jodvasogen* oder *Schmierseife mit 5% igem Ichthyolzusatz* von Nutzen.

Elftes Kapitel.

Das Lymphogranulom (Hodgkinsche Krankheit).

(Lymphogranulomatose. Malignes Granulom.)

Das Lymphogranulom ist die häufigste und praktisch wichtigste Form der multiplen Lymphknotengeschwülste. Da derartige Krankheitsbilder zuerst 1832 von dem englischen Arzt HODGKIN beschrieben wurden, werden sie als „*Hodgkinsche Krankheit*" bezeichnet.

Wesen des Lymphogranuloms. Wie wir weiter unten bei der Besprechung der pathologischen Anatomie der Erkrankung sehen werden, ist das Lymphogranulom durch ein eigenartiges entzündliches Granulationsgewebe gekennzeichnet, das sich allmählich im ganzen lymphatischen Gewebssystem oder nur in einzelnen Teilen desselben ausbreitet. Im Gegensatz zu den Leukämien werden jedoch im allgemeinen keine Blutbildungs-zellen ins Blut ausgeschwemmt, die Krankheit wird vielmehr von entzündlichen Reaktionserscheinungen begleitet.

Ätiologie. Es handelt sich beim Lymphogranulom um eine eigene Krankheit, obwohl noch immer von einzelnen Forschern gewisse Beziehungen zur *Tuberkulose* angenommen werden. Die gelegentlich in den Lymphknoten *vereinzelt* gefundenen Tuberkelbazillen scheinen jedoch auf sekundärer Einwanderung zu beruhen. Auch die Bedeutung der sog. *Fraenkel-Muchschen Granula* und *granulären Stäbchen* ist noch nicht sicher erwiesen. Manche halten sie für eine besondere Form der Tuberkelbazillen, andere für eine mit den Tuberkelbazillen verwandte, aber doch besondere Bakterienform. Die Mehrzahl der Forscher nimmt, wie gesagt, gegenwärtig an, daß das Lymphogranulom eine *besondere Infektionskrankheit* ist, die durch einen bestimmten, vom Tuberkelbazillus verschiedenen Erreger hervorgerufen wird.

Eingangspforten des noch unbekannten Krankheitskeimes sind wahrscheinlich die Haut und die *Schleimhäute*, vor allem der Mundhöhle, des Nasen-rachenraumes und des Magen-Darmkanals. Die Krankheit tritt meist im jugendlichen und mittleren Lebensalter auf, bei Männern entschieden häufiger als bei Frauen. Familiär-tuberkulöse Beziehungen sind in der Regel *nicht* nachweisbar.

Symptome und Krankheitsverlauf. Die Krankheit beginnt zumeist ganz allmählich mit langsam sich vergrößernden und schmerzlosen *Lymphknoten-schwellungen* in den seitlichen Halsabschnitten und im Nacken. Viel seltener werden diese zunächst in den Inguinalgegenden, in den Achselhöhlen oder an anderen Orten bemerkt. Rasche Ermüdbarkeit, Abmagerung, Temperatur-steigerungen, Nachtschweiße, gelegentlich starker Juckreiz und hartnäckige Hautausschläge, in seltenen Fällen bisweilen auch heftige Durchfälle können den Lymphknotenschwellungen vorangehen. Diese erreichen oft eine beträchtliche Ausdehnung, sie nehmen an Zahl und Ausbreitung zu. Meist machen sich bald neben den *äußerlich wahrnehmbaren* Lymphknotenschwellungen (zervikalen, submaxillaren, supra- und infraklavikularen, axillaren, kubitalen, inguinalen u. a.) auch Anschwellungen *innerer* Lymphknotengruppen (der tracheo-bronchialen und mediastinalen, der lumbalen, mesenterialen und derjenigen der Leberpforte) bemerkbar. Sie sind durch Perkussion und Palpation, im Brustraum aber vor allem durch die Röntgenuntersuchung nachzuweisen. In den meisten Fällen ist ferner die *Milz* deutlich vergrößert fühlbar.

Lange Zeit können in manchen Fällen diese Lymphknotenschwellungen ohne wesentliche Beschwerden vorhanden sein. Gewöhnlich kommt es aber nach kürzerer oder längerer Zeit zu schweren Erscheinungen. Vor allem können die Lymphknotentumoren zu bedenklichen *Kompressionserscheinungen* führen. Druck auf die Venen bewirkt *Ödeme*, Zyanose, seröse oder hämorrhagische Ergüsse in den inneren Körperhöhlen, Druck auf die Luftwege führt zu den qualvollsten *dyspnoischen* Zuständen, Druck in der Gegend der Leberpforte kann Verschluß des Ductus choledochus mit schwerem Ikterus oder Kompression der Pfortader mit nachfolgendem Aszites bedingen, Druck auf die Nervenstämme verursacht Lähmungen (besonders häufig Rekurrenslähmung) und äußerst schmerzhafte *Neuralgien*. Auch schwerere spinale und zerebrale Symptome sind beobachtet worden. Das lymphogranulomatöse Granulationsgewebe kann *Wirbelkörper* völlig zerstören, als Folgen können durch Kompression des Rückenmarks Paraplegien, Blasen- und Mastdarmstörungen u. dgl. entstehen. Die in den Lymphgeweben des *Magens* und des *Darmes* sich entwickelnden Veränderungen können zu Magen-Darmerscheinungen führen. Gelegentlich entsteht eine *Amyloiderkrankung*, besonders der Nieren.

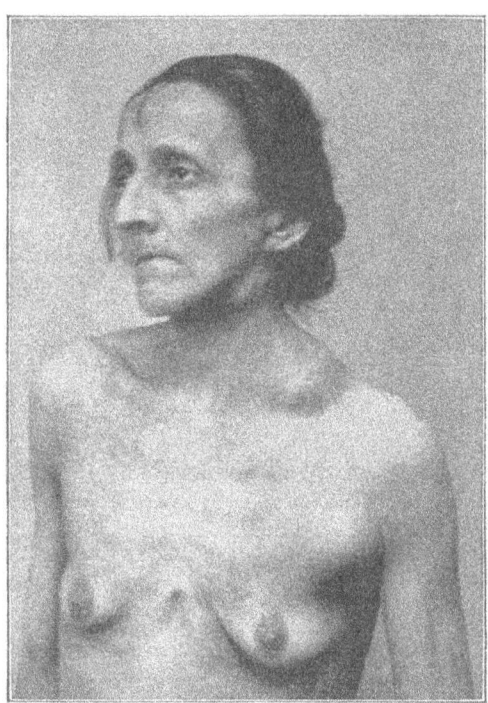

Abb. 37. Lymphogranulom (Hodgkinsche Krankheit). Vergrößerte Lymphknoten am linken Unterkiefer, in der linken Fossa supraclavicularis und linken Achselhöhle.

In fortgeschrittenen Fällen leidet der *Allgemeinzustand* der Kranken in immer höherem Maße. Außer der *Anämie* (s. u.) sind vor allem die eigentümlichen *Fieberzustände* bemerkenswert und für das Lymphogranulom kennzeichnend. Nur vereinzelte Fälle verlaufen ohne wesentliche Temperatursteigerungen. Zumeist besteht anhaltendes unregelmäßiges Fieber. Eigenartig sind die Fälle mit *rekurrierenden* Fieberperioden von 3—20 Tagen Dauer, denen fieberfreie Zeiten von 4—16 Tagen folgen. 10—20mal und noch häufiger können sich diese Fieberperioden wiederholen. Meist werden sie von stärkeren Beschwerden (Frösteln, Schmerzen, Unruhe, Benommenheit, Herpes u. a.) begleitet. Derartige Fälle haben W. EBSTEIN und PEL schon vor längerer Zeit als „*chronisches Rückfallfieber*" beschrieben. Es gibt monatelang, mit Unterbrechungen sogar jahrelang anhaltende Fieberzustände, die auf einem Lymphogranulom beruhen, lange Zeit aber nicht sicher gedeutet werden können, da stärkere äußere Drüsenschwellungen fehlen. Zumeist handelt es sich dabei um vorwiegende Beteiligung der retroperitonealen Lymphknoten.

Besondere Aufmerksamkeit verdient das Verhalten der *Haut*. Zuweilen zeigt sie streckenweise auffallende *graubräunliche Pigmentbildung*, sehr häufig ist quälendes, anhaltendes *Hautjucken*. Schon im Beginn der Krankheit sind *pruriginöse, stark juckende Hautausschläge* nicht selten. Auch *Urtikaria, masernähnliche Ausschläge, Ekzeme* und *hämorrhagische Diathese* sind beobachtet worden, endlich vor allem *granulomatöse Hautinfiltrate*, die zu ulzerösem Zerfall und Geschwürsbildungen führen können. Bemerkenswert ist ferner die Neigung zu starken *Schweißen*. Die Kranken fühlen sich abends fiebrig und schwitzen nachts sehr stark. — Im *Harn* findet sich nicht selten die EHRLICH-sche Diazoreaktion. Bei Beteiligung der Leber kann im Urin *Urobilinogen* in vermehrter Menge nachgewiesen werden.

Diagnostisch wichtig ist das *Verhalten des Blutbildes*. Kennzeichnend ist vor allem die in der Regel vorkommende, nicht unbeträchtliche *Leukozytose* (etwa 20000—50000 Leukozyten, meist neutrophile polynukleäre, und viele *eosinophile*). Im Gegensatz hierzu (und zur lymphatischen Leukämie [s. o.] ist die Zahl der Lymphozyten im Blut absolut und relativ entschieden herabgesetzt (*Lymphopenie*).

In manchen Fällen besteht eine ausgesprochene *Eosinophilie*, in anderen werden *eosinophile Leukozyten* fast ganz vermißt, in wieder anderen sind die *Monozyten* oder die *Mastzellen* vermehrt. Nicht ganz selten konnten wir vereinzelte Jugendformen der myeloischen Reihe (*Myelozyten*) im kreisenden Blut nachweisen.

Die roten Blutkörperchen bleiben nicht selten längere Zeit annähernd normal. In den späteren

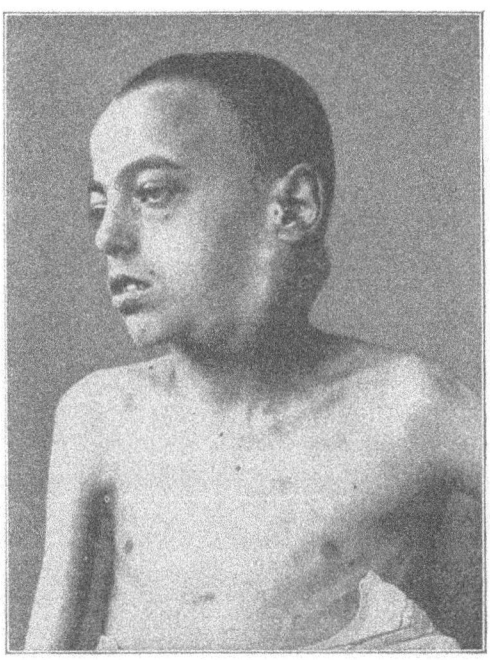

Abb. 38. Lymphogranulom (Hodgkinsche Krankheit). Vergrößerte Lymphknoten am linken Unterkiefer; an der linken Halsseite, in der linken Fossa supraclavicularis und linken Achselhöhle.

Stadien der Krankheit entwickelt sich aber oft eine ausgesprochene *sekundäre Anämie*.

Der *Gesamtverlauf* der Krankheit ist wohl stets ungünstig. Es gibt *akute* und sich über Jahre hinziehende *chronische* Formen. Mitunter wechseln schnell fortschreitende Verschlimmerungen mit völligen Stillständen ab, oder es treten deutliche Besserungen ein, auf die aber bald wieder ein Rückfall folgt. Heilungen kommen kaum vor, doch kann sich der Verlauf über viele Jahre erstrecken. Herzschwäche bei zunehmender *allgemeiner Kachexie* und *Anämie* führt den tödlichen Ausgang herbei. Zuweilen verursachen gewaltige Drüsentumoren im Mediastinum, die die Brustorgane komprimieren, den Tod. Oder Durchbrüche erweichter Lymphknoten in den Ösophagus, in die Trachea oder in andere Organe, gelegentlich auch hinzutretende Sepsis usw. führen zum tödlichen Ende.

Besondere Verlaufsformen. Außer dem soeben geschilderten üblichen klinischen Bild des Lymphogranuloms gibt es die verschiedensten Verlaufsformen.

Mitunter werden Lymphknotengruppen im Innern des Körpers in besonders starkem Maße befallen, oder das Lymphogranulom beschränkt sich fast ausschließlich auf eine Körpergegend oder auf ein Organ. Primäre Veränderungen der *abdominalen* und der *mediastinalen* Lymphknotengruppen sind vielleicht ebenso häufig wie die zervikale Lokalisation. Sie werden jedoch infolge ihrer versteckten Lage erst nach längerem Bestehen und nach weiterer Ausbreitung erkannt. Fälle mit alleiniger Erkrankung der abdominalen, vor allem der *retroperitonealen* Lymphknoten verlaufen zumeist als „*larvierte*" oder „*ty-phoide*" Form mit eigenartigem *rekurrierenden Fieber* (s. o.). Sehr schwer ist die Erkennung der seltenen *splenomegalen* Form, bei der die lymphogranuloma-

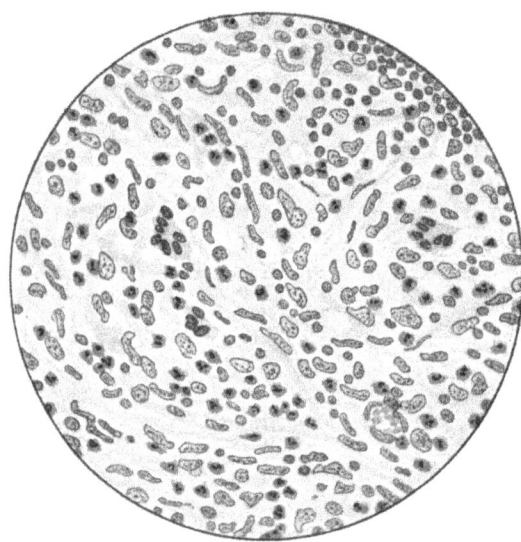

Abb. 39. *Probeexzidierter Lymphknoten bei Lymphogranulom.* Paraffineinbettung. Hämatoxylin-Eosinfärbung. Das regelrechte Lymphknotengewebe, von dem man rechts oben nur noch einen geringen Rest sieht, ist durch ein *Granulationsgewebe* mit regellos angeordneten, *vielgestaltigen, großen Zellkernen* ersetzt worden. Man erkennt ferner drei mehrkernige *Sternberg*sche *Riesenzellen* und zahlreiche verstreut im Gesichtsfeld liegende *eosinophile Zellen.*

tösen Veränderungen auf die Milz beschränkt bleiben. Die ebenfalls seltene *intestinale* Form des Lymphogranuloms kann ihren Sitz in den verschiedensten Abschnitten des Magen-Darmkanals haben. Sie geht entweder mit tumorartigen oder mit ulzerösen Symptomen einher.

Pathologische Anatomie. Die *Sektion* ergibt erst einen vollen Einblick in die allgemeine Ausbreitung des lymphogranulomatösen Granulationsgewebes. Zuweilen sind im wesentlichen nur die Lymphknoten gewisser Körpergegenden (*Hals und Achselhöhlen*) erkrankt, in manchen Fällen hauptsächlich nur die *retroperitonealen Lymphknoten*, in wieder anderen nur die *Mesenteriallymphknoten* und die *lymphatischen Gewebe des Darmes*. In den meisten Fällen ist dagegen fast der *gesamte lymphatische Apparat* befallen. Wir finden große, oft miteinander verbackene Drüsenpakete. Auf Durchschnitten sind mitunter bereits

makroskopisch mehr oder weniger ausgedehnte Nekrosen zu erkennen. Die *Milz* ist vergrößert. Sie ist ebenfalls von dem lymphogranulomatösen Granulationsgewebe durchwuchert. Die graugelblichen Knoten, die sich scharf von der übrigen Pulpa abheben, haben der Milz den Namen „*Bauernwurstmilz*" oder „*Porphyrmilz*" eingetragen. Ähnliche herdförmige Veränderungen finden sich nicht selten im *Knochenmark.* Auch in der *Trachea*, in den *Bronchien*, im *Ösophagus*, in der *Darmwand*, in den *Nieren*, in der *Haut*, in den *Muskeln* und in anderen Organen können sich diese Knötchen und geschwulstähnlichen Herde bilden.

Die *histologische Untersuchung* zeigt nun, daß das ursprüngliche lymphatische Gewebe durch ein eigenartiges *entzündliches Granulationsgewebe* verdrängt ist, das die *mannigfaltigsten* Zellformen zeigt. Es finden sich einkernige lymphozytäre Elemente, Plasmazellen, Fibroblasten, epitheloide Zellen, auffallend zahlreiche *eosinophile Leukozyten*, ferner *Riesenzellen* mit zentral gelegenen Kernen (*Sternbergsche Riesenzellen*). *Nekrosen* und *narbige Schrumpfungen* kommen ebenfalls in dem Granulationsgewebe vor.

Diagnose. Das *klinische Bild*, vor allem das *Verhalten der Temperatur* und der negative *Blutbefund* hinsichtlich leukämischer Blutveränderungen ermöglichen uns, das Lymphogranulom von den leukämischen Erkrankungen abzugrenzen. Verwechslungen mit örtlichen Lymphdrüsenschwellungen *tuberkulöser* oder *neoplasmatischer* Art können in den Anfangsstadien des Lymphogranuloms vorkommen. Später kommt es beim Lymphogranulom zumeist zu einer fast *allgemeinen Systemerkrankung des lymphadenoiden Gewebes*, zu einem Befallenwerden und zu einer Schwellung aller oder wenigstens sehr vieler Lymphknotengruppen des Körpers. Die *Lymphosarkomatose* (s. u.) beschränkt sich dagegen auf eine örtliche Lymphdrüsengeschwulst, die sich wie ein lokaler Tumor ausbreitet. Milzschwellung finden wir bei der Lymphosarkomatose im Gegensatz zum Lymphogranulom nicht. Mit Sicherheit kann jedoch die Diagnose nur aus der *Probeexzision* und der histologischen Untersuchung eines oberflächlich liegenden Lymphknotens gestellt werden (Abb. 39). Die Probeexzision allein ermöglicht uns, das Lymphogranulom differentialdiagnostisch von dem *tuberkulösen* und dem *syphilitischen Granulom* (s. u.) abzugrenzen.

Therapie. Die Behandlung des Lymphogranuloms ist weniger aussichtsreich als die Behandlung der lymphatischen Leukämie. Immerhin zeigen vorsichtig ausgeführte *Röntgenbestrahlungen* in den meisten Fällen eine außerordentlich günstige Einwirkung. Rasche und ausgiebige Verkleinerung der Lymphknotentumoren und der vergrößerten Milz ist die erwünschte Folge der Röntgenbehandlung. Leider hält der Erfolg der Bestrahlungen nur eine gewisse Zeit an. Diese helfen Kompressionserscheinungen und andere Beschwerden zu lindern, vermögen aber nicht völlige Heilung herbeizuführen. Nach kürzerer oder längerer Dauer treten fast immer Rezidive auf.

Zwischen den einzelnen Serien der Röntgenbehandlung ist die Anwendung von *Arsenpräparaten* zu empfehlen. Man verordnet diese zunächst per os (*Fowlersche Lösung, Elarson* oder *Dürkheimer Maxquelle*), erst wenn MagenDarmstörungen auftreten, werden subkutane Injektionen von *Solarson* gegeben. Auch *Introcid*, eine Ceriumjodverbindung (alle 3 Tage 1—5 ccm intravenös oder intramuskulär) kann versucht werden.

Symptomatische Behandlung erfordert das Hautjucken (*Bäder, spirituöse Abwaschungen, Kalziumpräparate, Atropin*), der Appetitmangel, die MagenDarmerscheinungen u. a. Durch zweckmäßige Ernährung und sorgfältige Pflege ist der Abmagerung und der Anämie entgegenzuwirken.

Anhang.
Das tuberkulöse Granulom.

Dem Krankheitsbild des Lymphogranuloms sehr ähnlich ist das generalisierte *tuberkulöse Granulom*. Dieses befällt in gleich ausgebreiteter Weise Lymphknoten und Milz. Die Krankheit ist *selten*. Vor allem wird sie bei Kindern und Jugendlichen, aber auch im 3. und 4. Lebensjahrzehnt angetroffen.

Ganz allmählich machen sich einzelne vergrößerte Lymphknoten, später größere Lymphknotenpakete am Hals, in den Achselhöhlen und Leistenbeugen, aber auch mediastinal und retroperitoneal bemerkbar. Zumeist finden sich fortdauernd oder zeitweise unregelmäßige *Temperatursteigerungen* und *Schweiße*, mitunter besteht kein Fieber. Die Zahl der weißen Blutzellen ist fast immer normal oder *vermindert*. Meist ist zunächst eine deutliche relative *Lymphozytose*, in späteren Stadien infolge weitgehender Zerstörung des lymphatischen Gewebes eine *Lymphopenie*, manchmal auch mäßige *Eosinophilie* vorhanden. Im Harn ist die *Diazoreaktion* oft positiv. In der Regel ist der Verlauf chronisch und zunächst verhältnismäßig gutartig. Allmählich entwickelt sich jedoch eine zunehmende Anämie und Kachexie, die den Tod bedingt. In anderen Fällen führen eine Miliartuberkulose oder anderweitige tuberkulöse Organveränderungen den Tod herbei.

Die *Diagnose* kann nur durch die histologische und bakteriologische Untersuchung eines exzidierten Lymphknotens gesichert werden. Die Tuberkulinprobe gibt keine eindeutigen Resultate. Gelegentlich weisen Veränderungen anderer Organe (Röntgenaufnahme der Lunge!) auf die tuberkulöse Natur der Lymphknotenschwellungen hin.

Bei der *Behandlung* kommen diätetische Maßnahmen, Lebertran, Solbäder, Tuberkulinkuren, Sonnenlicht- und Quarzlampenbestrahlungen, Arsen und vor allem eine vorsichtig durchgeführte *Röntgenbehandlung* in Betracht.

Das syphilitische Granulom.

Eine ähnliche, seltene, generalisierte Lymphknotenerkrankung ist das *syphilitische Granulom*, das im Sekundärstadium, vor allem aber im Verlauf der *tertiären Syphilis* auftreten kann.

Die indurierten und gummös veränderten Lymphknoten treten gleichmäßig am Hals, in den Achselhöhlen und Leistenbeugen und auch mediastinal und retroperitoneal auf. Sie können eine beträchtliche Größe erreichen und zuweilen mit Geschwürsbildungen einhergehen. Milz und Leber sind immer vergrößert. Bei der *Blutuntersuchung* ist neben einer sekundären Anämie zumeist eine Leukopenie mit relativer Vermehrung der Monozyten und Lymphozyten nachweisbar.

Eine positive *Wassermannsche Reaktion* deutet auf ein syphilitisches Granulom hin. Sichere Entscheidung bringt gegebenenfalls erst die histologische Untersuchung eines exzidierten Lymphknotens. Auch der Erfolg einer spezifischen Behandlung, unter der das syphilitische Granulom bald völlig abheilt, kann die Sachlage klären.

Röntgenbestrahlungen sind wirkungslos. Erstaunlich ist dagegen der Erfolg einer Behandlung mit *Jodkalium* und anderen *Jodpräparaten*. Ferner sind *Neosalvarsankuren* und *Quecksilber-* oder *Wismutinjektionen* anzuwenden.

Zwölftes Kapitel.

Die Geschwülste der blutbildenden Organe.

Die häufigste primäre bösartige Geschwulstform der *Lymphknoten* ist die von KUNDRAT beschriebene *Lymphosarkomatose*. Ferner sind bösartige Geschwülste bekannt, die ihren Ausgang vom Knochenmarksgewebe nehmen: die von KAHLER als „*multiple Myelome*" beschriebene *Osteomyelosarkomatose*.

Die Lymphosarkomatose (Kundratsche Krankheit).

Die Lymphosarkomatose (KUNDRAT) ist eine Erkrankung der Lymphknoten, die sehr an leukämische oder lymphogranulomatöse Krankheitsbilder erinnert, im Gegensatz dazu aber Eigenschaften einer malignen Geschwulstbildung zeigt. Die Lymphosarkomatose geht zunächst von einer Gruppe von Lymphknoten oder Lymphfollikeln aus, wächst schrankenlos in das umgebende Zellgewebe hinein, verbreitet sich auf dem Wege der Lymphgefäße und ergreift rasch benachbarte Lymphknotengruppen. Die Lymphosarkomatose schreitet zwar von einer Lymphknotengruppe zur anderen, sie führt aber fast nie zu einer Erkrankung des *gesamten* lymphatischen Gewebes.

Am häufigsten werden die *zervikalen*, die *mediastinalen* oder die *retroperitonealen* Lymphknoten befallen. Das Krankheitsbild zeigt die klinischen Symptome eines Tumors, z. B. des Mediastinum mit allen Folge- und Kompressionserscheinungen. Auch vom lymphatischen Gewebe des *Rachens* und der *Tonsillen* oder von den Lymphfollikeln der *Magen-* und *Darmmukosa* können Lymphosarkomatosen ausgehen, wobei sich die Wucherung flächenhaft in den Schleimhäuten ausbreitet. Größere Abschnitte des Magens oder Darmes können dadurch in starre Röhren verwandelt werden, die zumeist nicht verengt, sondern eher erweitert sind. Das *Blutbild* ist nicht kennzeichnend verändert. Am häufigsten wird eine erhebliche *neutrophile Leukozytose* bei absoluter und relativer *Lymphopenie* beobachtet. Gegenüber den leukämischen Erkrankungen ist hervorzuheben, daß die bei diesen Vorgängen so charakteristischen Veränderungen und Vergrößerungen der *Milz* und *Leber* bei der Lymphosarkomatose völlig fehlen. Gegenüber der Lymphogranulomatose ist die *Tumorbildung* der Lymphosarkomatose wichtig. Diese macht nicht an den Grenzen der Lymphknoten halt, sondern wuchert in das umgebende Gewebe infiltrierend ein. Metastasen können besonders auf dem Lymphwege in entfernteren Lymphknoten, aber auch in anderen Geweben und Organen, z. B. in der Haut, auftreten. Am besten ist die Diagnose durch *Probeexzision* und histologische Untersuchung eines Lymphknotens zu sichern.

Das Leiden führt in 2—3 Jahren zum Tode. Vereinzelte Beobachtungen sprechen jedoch für die Möglichkeit einer spontanen Rückbildung der Lymphosarkomatose. Durch *Behandlung* mit *Röntgenbestrahlung* und *Arsen* können zumeist, allerdings nur vorübergehende, gute Erfolge erzielt werden.

Die multiplen Myelome (Kahlersche Krankheit).

Als *Myelom* oder *multiple Myelome* (*Kahlersche Krankheit*) bezeichnen wir eine Erkrankung der hämatopoetischen Organe, die sich zumeist auf das Knochenmark, von dem sie ihren Ausgang nimmt, beschränkt. Die multiplen Myelome gehören zu den bösartigen Geschwülsten und sollten „*Osteomyelosarkome*" oder „*Osteomyelosarkomatose*" genannt werden.

Meist bei älteren Männern entwickeln sich in der Regel unter starken Schmerzen multiple *Knochenmarkstumoren*, besonders in den Rippen, in den Wirbeln, im Sternum, im Schädeldach, in den Röhrenknochen. Die scharf umschriebenen Tumoren ersetzen das Markgewebe und zerstören teilweise das feste Knochengewebe, so daß *Spontanfrakturen* der Knochen auftreten. Diese Frakturen sind eine häufige und kennzeichnende Erscheinung der Krankheit.

In *histologischer* Beziehung bestehen die Tumoren aus Zellen des blutbildenden Knochenmarks, und zwar können sie in den einzelnen Fällen Geschwülste verschiedener Zellformen in verschieden weit gegangener Differenzierung oder Entwicklung darstellen. Oft werden die Tumoren von *Myeloblasten* oder *Myelozyten* (*Myeloblastome, Myelozytome, typische Myelome*) gebildet. Dies sind die bösartigsten. *Plasmazellenmyelome* sind am häufigsten. Auch *Leukozyten-, Erythroblasten-, Lymphozyten-Myelome* sind beschrieben worden. Man kennt ferner *gemischtzellige Myelome*.

Die Krankheit beginnt mit *rheumatischen Schmerzen*. In diesem Anfangsstadium wird sie fast immer verkannt. Sie zeigt in ihrem Verlauf meist keine oder nur geringe *Temperatursteigerungen*. Der *Blutdruck* ist niedrig. Oft besteht eine starke *sekundäre Anämie*. Im übrigen ist der Blutbefund wenig kennzeichnend. Die *ständig stark beschleunigte Blutsenkungsgeschwindigkeit* lenkt die Aufmerksamkeit auf die Krankheit hin. *Erscheinungen von seiten des Nervensystems* der verschiedensten Art können durch Myelomtumorkompression oder Spontanfrakturen in den Vordergrund treten. Allmählich kommt es zu starker *Kachexie*. Vorübergehende Besserungen werden beobachtet.

Von entscheidender diagnostischer Bedeutung ist das in etwa 65% der Fälle zu beobachtende Auftreten des BENCE-JONESschen *Eiweißkörpers* im Harn: beim Erwärmen auf etwa 50° tritt eine starke Eiweißtrübung im Harn auf, die sich aber bei weiterem Erhitzen wieder völlig auflöst. Sicher diagnostiziert werden kann die Erkrankung durch die *Röntgenuntersuchung*. Man sieht allenthalben, besonders an den Rippen, *kreisförmige Aufhellungen* der Knochenschatten. Das Leiden führt in $^1/_2$—2 Jahren zum Tode.

Therapeutisch sind *Röntgenbestrahlungen* zu versuchen.

Dreizehntes Kapitel.

Erkrankungen der Milz.

Auf die eigentlichen Erkrankungen der Milz, auf *Milzruptur, Milzinfarkt* und *Milzabszeß*, auf *Wandermilz* und *Stieldrehung der Milz* usw. soll hier nicht eingegangen werden. Über diese Krankheiten ist in den Lehrbüchern der Chirurgie nachzulesen. Die *Milzvenenthrombose* ist Bd. I, S. 869, die *Milzamyloidose* Bd. II, S. 64 erwähnt worden. Hier sollen nur einige Krankheitsbilder besprochen werden, die als eins der auffallendsten regelmäßigen Symptome chronische Milztumoren (*Megalosplenien*) zeigen. Über die Auffassung dieser Krankheitszustände herrschen noch viele Unklarheiten. Trotz des umfangreichen Schrifttums über diesen Gegenstand haben sich nur wenige allgemein anerkannte selbständige Krankheitsbilder aus der Fülle der Einzelbeobachtungen ableiten lassen. Sehr häufig sind die verschiedenartigsten Krankheitszustände, da sie gleiche Erscheinungen hervorrufen, irrtümlicherweise zusammengefaßt worden, und falsche Diagnosen (verkannte chronische *Stauungsmilzen*, Milztumoren bei *Leberzirrhose*, bei *Pfortader-* oder *Milzvenenthrombose*, bei *Blutkrankheiten*, bei besonderen Formen der *Syphilis*, im Anschluß und nach Ausheilung chronischer *Malaria*, isolierte großknotige *Tuberkulose* der Milz u. a.) haben oft genug zur Verwirrung beigetragen. Unter diesen Umständen möchten wir uns darauf beschränken, hier nur kurz die Namen und die angegebenen Kennzeichen für einige Krankheitszustände anzuführen.

Die Bantische Krankheit.

Der italienische Kliniker BANTI beschrieb zuerst 1887 und dann noch genauer 1894 einen von ihm als selbständige Krankheit angesehenen Symptomenkomplex, der bei Leuten im mittleren Lebensalter mit einer unbemerkt entstandenen und langsam zunehmenden *Milzschwellung* beginnt. Schließlich besteht ein großer, harter und glatter Milztumor. Gleichzeitig entwickelt sich eine ausgesprochene *Anämie*, verbunden mit allgemeinem Schwächegefühl, Herzklopfen, Kurzatmigkeit, leichten Fiebersteigerungen, Haut- und Schleimhautblutungen u. a. Im Blut finden sich mehr oder weniger starke anämische Veränderungen, außerdem häufig eine ausgesprochene *Leukopenie* mit relativer Lymphozytose. Die Dauer dieser ersten „anämischen Krankheitsperiode" kann viele Jahre betragen. Dann tritt eine Vergrößerung der *Leber* hinzu. Die Urinmenge nimmt ab, der Harn enthält reichlich Urobilin. Die Hautfarbe wird oft gelblich („*Übergangsstadium*"). Schließlich entsteht eine ausgesprochene *zirrhotische Leberschrumpfung* mit reichlichem *Aszites*, zuweilen mit Stauungsblutungen aus dem Magen oder Darm („*aszitisches Stadium*"). Der Tod kann unter dem Bilde der Leberinsuffizienz eintreten.

Pathologisch-anatomisch handelt es sich um eine primäre Splenomegalie mit progressiver indurierender Bindegewebsentwicklung (*Fibroadenie*). Die Malpighischen Follikel gehen dabei zugrunde, die Retikulumzellen verdicken sich und auch die Pulparäume und kavernösen Venen werden durch das sich bildende Bindegewebe stark eingeengt.

Über die *Ätiologie* des Leidens ist nichts bekannt. Ihre scharfe klinische Abgrenzung von anderen mit Splenomegalie einhergehenden Erkrankungen, von der gewöhnlichen Leberzirrhose mit stark entwickeltem Milztumor (s. Bd. I, S. 826ff.), von Milztuberkulose, von malignen Geschwülsten der Milz, von Milztumoren bei oder nach chronischer Malaria, bei Syphilis, bei Kalaazar, bei Leukämien, bei Lymphogranulom, bei perniziöser Anämie usw., ist sehr schwierig. Namentlich scheinen Entzündungen und alte Thrombosen der Pfortaderäste, entstanden aus verschiedenen Ursachen, das Bild der „Bantischen Krankheit" hervorzurufen. Einzelne Erkrankungen mit zweifellos syphilitischer Ätiologie entsprechen ebenfalls völlig dem von Banti geschilderten Symptomenkomplex. Auch im Anschluß an chronische Malaria können Zustände bestehen bleiben, die von der Bantischen Krankheit nicht zu unterscheiden sind. Banti selbst faßt das Leiden als eine primäre Milzkrankheit auf. In der erkrankten Milz sollen durch unbekannte Schädigungen bestimmte giftige Stoffe gebildet und auf dem Pfortaderwege der Leber zugeführt werden. Sie sollen die Ursache der häufig gefundenen chronischen *Endophlebitis* in der Milzvene und Pfortader, sowie der sekundären zirrhotischen Lebererkrankung sein.

Von dieser Anschauung ausgehend, empfahl Banti als einzig wirksames Heilmittel die *Exstirpation des Milztumors*. Dieser Vorschlag ist schon wiederholt ausgeführt worden, und zwar in einem kleinen Teil der Fälle mit angeblich günstigem Erfolg.

Die Gauchersche Krankheit (Lipoidzellenhaltige Splenomegalie).

Gaucher beschrieb 1882 eine eigentümliche Form der Splenomegalie, die *familiär* auftreten kann. Es entwickelt sich von früher Jugend an, zunächst ohne wesentliche Störung des Allgemeinbefindens, ein *großer, chronischer Milztumor*. Die *Haut* der Kranken nimmt allmählich, namentlich an den Händen und im Gesicht, eine ausgesprochen *gelbliche* oder *braungelbliche Färbung* (*Hämochromatose*) an. Auch an den Conjunctivae nach außen von der Hornhaut findet man zuweilen eigentümliche gelbliche Verdickungen. In späteren Stadien beobachtet man Leukopenie und Thrombopenie, Neigung zu Blutungen, schließlich, zuweilen erst nach Jahrzehnten, allgemeine Kachexie und ausgesprochene Anämie.

Diagnostisch bringen nur *Milzpunktion, Punktion des Knochenmarks* oder *Probeexzision äußerer Lymphknoten* Sicherheit, und zwar durch den Nachweis der kennzeichnenden lipoidhaltigen Speicherzellen.

Bei der *anatomischen Untersuchung* der Milz findet man eine ausgedehnte Wucherung *endothelähnlicher Zellen*, die durch Einlagerung lipoider Stoffe auffallend groß geworden sind. Ähnliche Wucherungen zeigen sich in der Leber, im Knochenmark, in den Lymphknoten u. a. Durch diese Neubildung entstehen namentlich große *Lebertumoren*, die im Verein mit dem oft ungeheuren Milztumor das Krankheitsbild beherrschen.

Nach neueren Untersuchungen ist der Morbus Gaucher eine *Erkrankung des Lipoidstoffwechsels*, bei der es zu fehlerhafter Bildung von *Kerasin* kommt. Dieses lagert sich vorzugsweise in der Milz, aber auch in der Leber, in den Bauchlymphknoten und im Knochenmark ab.

Vom Morbus Gaucher ist 1922 von L. Pick eine ebenfalls kongenitale, konstitutionelle und familiäre Stoffwechselstörung, die „*lipoidzellige Splenohepatomegalie vom Typus Niemann-Pick*" abgetrennt worden. Hierbei wird statt Kerasin wie beim Morbus Gaucher *Phosphatid* (*Lecithin*) in Milz und Leber u. a. abgelagert. Diese Krankheit ist bisher nur bei Säuglingen und Kindern beobachtet worden, von denen keins das 2. Lebensjahr überlebte, im Gegensatz zum Morbus Gaucher, der sich oft bis in höhere Lebensjahrzehnte hinzieht.

Da andere *therapeutische* Maßnahmen völlig versagen, ist mehrfach die *Milzexstirpation* vorgenommen worden. Der Erfolg ist natürlich nur vorübergehend, doch beseitigt sie den schwer störenden Milztumor und die hämorrhagische Diathese, bessert den Blutbefund und hebt das Allgemeinbefinden.

Vierzehntes Kapitel.

Die Purpuraerkrankungen.

(*Essentielle Thrombopenie [Morbus maculosus Werlhofi]. Schoenlein-Henoch-sche Purpura.*)

Die Purpuraerkrankungen bilden mit einigen ähnlichen Leiden eine Gruppe von Krankheitsformen, die man als die „*hämorrhagischen Erkrankungen*" bezeichnet. Die diesen Erkrankungen gemeinsame Eigentümlichkeit besteht darin, daß sich bei ihnen eine ausgesprochene „*hämorrhagische Diathese*" des Körpers entwickelt, d. h. die Neigung zu dem Auftreten *spontaner Blutungen* in der Haut oder gleichzeitig auch in inneren Organen (Schleimhäuten u. a.). Die Bezeichnung „hämorrhagische Diathesen" kennzeichnet jedoch nur eine rein äußerliche Erscheinung. Es werden darunter Krankheiten zusammengefaßt (*Purpuraerkrankungen, Hämophilie, Skorbut, Morbus Barlow*), die zum Teil *ätiologisch* nichts miteinander zu tun haben. Ihr auffallendstes klinisches, scheinbar *primäres* und ganz im Vordergrund stehendes Kennzeichen, *die Neigung zu Blutungen*, ist eben nur ein *Symptom* dieser Krankheiten, ebenso wie hämorrhagische Diathesen ja auch bei anderen verschiedenartigsten Krankheiten, wie schweren Anämien, Leukämien, septischen Zuständen, Intoxikationen, Avitaminosen, Kachexien usw. als ein *sekundäres* Symptom auftreten können.

Eine völlige Aufklärung über die unter dem Begriff hämorrhagische Diathesen zusammengefaßten Krankheiten wird erst gewonnen werden, wenn deren *Ursachen* genau bekannt sind. Den *Skorbut* und die *Barlowsche Krankheit* können wir aber wohl schon jetzt aus der Krankheitsgruppe herausnehmen. Beide sind von den übrigen hämorrhagischen Erkrankungen scharf abzugrenzen, da beide durch den Mangel gewisser unentbehrlicher Nährstoffe entstehen. Sie werden daher nicht an dieser Stelle, sondern im Abschnitt über die Mangelkrankheiten (Avitaminosen) besprochen werden. Auch die *Hämophilie* ist eine vollkommen abgegrenzte Krankheit. Obwohl wir die eigentliche Ursache dieser Konstitutionsanomalie noch nicht kennen, ist sie doch durch ihre Vererbungsweise deutlich gekennzeichnet. Die Hämophilie wird im folgenden Kapitel gesondert behandelt werden.

Ätiologie und Einteilung der Purpuraerkrankungen. Unter den Purpuraerkrankungen werden wieder mehrere ätiologisch verschiedene Formen der *hämorrhagischen Erkrankungen* zusammengefaßt, die aber vielfache Beziehungen zueinander haben. Eine strenge Einteilung der Purpuraerkrankungen in verschiedene Krankheitsarten ist zur Zeit noch unmöglich.

Die eigentlichen *Ursachen* der Purpuraerkrankungen sind uns noch nicht bekannt. Zweifellos ist, daß die Blutungsneigung durch Störung von 3 Hauptfaktoren hervorgerufen wird. Dies sind die *Blutgerinnung*, die *Thrombusbildung* und das *Verhalten der Gefäße*. Blutungsneigung durch mangelhafte Thrombusbildung entsteht bei Blutplättchenmangel (*essentielle und symptomatische Thrombopenie*, Frank) und bei Funktionsuntüchtigkeit der Blutplättchen, wobei diese zwar in normaler Zahl vorhanden sind, aber nicht die Fähigkeit besitzen, zu agglutinieren. Beispiele dafür sind die *erblichen Thrombopathien* (Jürgens), besonders die *konstitutionelle Thrombopathie* (v. Willebrand-Jürgens) und die *Thrombasthenie* (Glanzmann). Meist treten diese Erkrankungen ohne alle nachweisbare Veranlassung auf und sind endogen bedingt. Die *Vererbung* spielt, wie ja von der Hämophilie schon lange bekannt ist, hier eine wichtige Rolle, besonders bei den Thrombopathien, wie von Jürgens neuerdings nachgewiesen wurde.

Die Purpuraerkrankungen treten meist ohne alle nachweisbare Veranlassung ebenso bei gut, wie bei schlecht genährten, bei alten, wie bei jungen Leuten, bei Männern wie bei Frauen auf. Man hat auch an *infektiöse Ursachen* gedacht. In der Tat scheinen manche Formen der Purpuraerkrankungen gewisse Beziehungen zu den „*septischen*" Erkrankungen zu haben. Andere hämorrhagische Erkrankungen haben eigenartige Beziehungen zum *akuten Gelenkrheumatismus* (s. d.). Sie zeichnen sich durch die häufige Mitbeteiligung der Gelenke aus, während andererseits die akute Polyarthritis zuweilen mit ausgedehnten hämorrhagischen Hauterscheinungen verbunden ist. Auch andere Fälle von Purpuraerkrankungen lassen erkennen, daß man es mit *infektiösen* oder *toxischen Vorgängen* zu tun hat, eine Annahme, die jedenfalls bis jetzt am besten ein Verständnis für viele in Betracht kommende Vorgänge ermöglicht. Es handelt sich um *Schädigungen der Gefäß- und Kapillarendothelien* durch toxische Stoffe oder durch entzündliche Infiltrate in den Gefäßwänden.

In einzelnen, vielleicht gar nicht unmittelbar hierher gehörigen Fällen muß man vorzugsweise an Altersveränderungen der Gefäßwände denken, so namentlich bei den Hämorrhagien, die nicht selten ohne weitere Veranlassung in der Haut alter Menschen, namentlich an den Unterarmen, entstehen und *Purpura senilis* genannt werden.

Während man früher die Purpuraerkrankungen nach rein klinischen Gesichtspunkten einteilte, trennte man später die einfachen „*vasogenen Purpuraformen*" von der schweren „*myelogenen Purpura*" (*Werlhofschen Krankheit*) ab. Bei dieser soll es sich um eine Schädigung des Knochenmarks handeln, wodurch die Blutplättchen aus unbekannter Ursache schon am Ort der Entstehung eine Verminderung (*Thrombopenie*) erfahren. E. Frank und andere Hämatologen unterscheiden die mit Blutplättchenmangel einhergehende „*essentielle Thrombopenie*" (*Morbus maculosus Werlhofi*) von den übrigen Formen der Purpura. Diese faßt man unter dem Namen *Schoenlein-Henochsche Purpura* zusammen, bei ihnen soll die Zahl der Blutplättchen im Gegensatz zum Morbus Werlhofi normal sein.

Diese Einteilung ist nicht scharf durchführbar, zumal sicher *alle* Purpuraerkrankungen mit Gefäßveränderungen einhergehen. Für praktische Zwecke mag sie jedoch vorläufig noch genügen. Für wissenschaftliche Arbeiten ist die Einteilung der hämorrhagischen Diathesen nach ätiologischen Gesichtspunkten von Morawitz (s. Neue Deutsche Klinik, Bd. XI, 1933, S. 29) grundlegend.

1. Schoenlein-Henochsche Purpura. Häufiger als die *Thrombopenien* (*Morbus maculosus Werlhofi*) sind die gewöhnlichen, unter dem Namen *Schoenlein-Henochsche Purpura* zusammengefaßten Krankheitsformen. Sie erinnern sehr an akute und subakute Infektionskrankheiten. Ihre eigentliche Ursache ist aber, wie oben hervorgehoben, noch unbekannt. Bei den leichtesten Fällen zeigen sich die Hämorrhagien vorzugsweise in der Haut der *unteren Gliedmaßen* und haben hier mit Vorliebe einen follikulären Sitz. Nicht selten findet man aber auch in der Haut des Rumpfes und der oberen Gliedmaßen Blutungen, während die Schleimhäute und die tieferen Teile frei bleiben. Im Gegensatz zu dem Skorbut ist namentlich das Fehlen der Muskelblutungen und das Fehlen der Zahnfleischerkrankung hervorzuheben. Wenn außer den Hautblutungen sonstige Krankheitserscheinungen fehlen oder wenigstens nur gering entwickelt sind, so bezeichnet man die Krankheit als *Purpura simplex*. Diese Fälle nehmen fast ausnahmslos einen günstigen Verlauf und heilen vollständig nach etwa $1^{1}/_{2}$—3 Wochen. Bilden sich einzelne Hämorrhagien in zuvor entstandenen quaddelartigen Erhebungen der Haut, so spricht man von einer *Purpura urticans*, einer Form, die schon den Übergang zu den mit Hämorrhagien verbundenen Fällen des *Erythema exsu-*

dativum darstellt. Betreffs weiterer hierauf bezüglicher Einzelheiten muß auf die Lehrbücher der Hautkrankheiten verwiesen werden.

Purpura Majocchi werden kleine Hautblutungen genannt, die besonders an beiden Unterschenkeln — meist symmetrisch — massenhaft auftreten. Es sind 4—10 mm große, punkt- und ringförmige Blutungen um erweiterte Hautgefäße (*Teleangiectasia annularis*). Sie entstehen unter Jucken und anderen leichten entzündlichen Erscheinungen und hinterlassen nach Abheilen Pigmentierungen. Es handelt sich bei dieser Erkrankung um *toxische*, oft durch Medikamente verursachte *Schädigungen der Kapillaren*, die vor allem bei Hypertonikern und bei Polyzythämikern beobachtet werden.

In anderen Fällen sind die Krankheitserscheinungen schwerer. Außer den *Hautblutungen* entstehen stärkere Blutungen in den *Muskeln*, unter dem *Periost* und auch in den *Gelenken*, vorzugsweise in denen der unteren Gliedmaßen (Kniegelenke). Diese Gelenkergüsse können hämorrhagische, hämorrhagisch seröse oder rein seröse Exsudate sein. Die *Schleimhäute* werden seltener befallen, insbesondere ist eine stärkere Stomatitis fast nie vorhanden. Zuweilen entwickeln sich stärkere *Magen- und Darmblutungen*. Derartige Fälle sind von HENOCH bei Kindern beobachtet worden, sie kommen jedoch auch bei Erwachsenen vor. In vereinzelten Fällen kann sich sogar eine von einer Darmulzeration ausgehende Perforationsperitonitis entwickeln. Auch *Netzhautblutungen* und heftiges *Nasenbluten* kann bei diesen schweren Fällen der Purpuraerkrankungen vorkommen.

Ziemlich häufig sind die Blutungen mit *ziehenden „rheumatoiden" Schmerzen* verbunden, so daß man diese Krankheitsform früher als *Purpura rheumatica* oder *Peliosis rheumatica* (SCHOENLEIN) bezeichnet hat. Das Allgemeinbefinden der Kranken ist gestört, leichte Temperatursteigerungen können sich einstellen, der Appetit ist gering, die Kranken fühlen sich matt und zu körperlicher wie geistiger Arbeit unfähig.

Die *Blutveränderungen* sind im allgemeinen wenig kennzeichnend. Es können die Zeichen einer sekundären Anämie gefunden werden. In schweren Fällen besteht eine neutrophile Leukozytose bei gleichzeitigem Verschwinden der Eosinophilen. *Die Zahl der Blutplättchen ist nicht vermindert, sondern normal.* Auch die Prüfung der *Blutungszeit* und der *Gerinnungszeit* zeigt keine Veränderungen. Die *Milz* ist nur selten gering vergrößert. Im *Harn* sind geringe Eiweißmengen häufig vorhanden, auch eine hämorrhagische Glomerulonephritis ist nicht selten.

Die Dauer der SCHOENLEIN-HENOCHschen Purpura beträgt zuweilen nur 2—3 Wochen. Manchmal zieht sich aber die Krankheit mehr in die Länge, indem sich wiederholt Nachschübe der Hämorrhagien und der Gelenkschmerzen einstellen. Der Ausgang ist jedoch fast immer günstig.

Ganz schwere Fälle, die innerhalb weniger Stunden oder Tage den Tod herbeiführen, werden als *Purpura fulminans* bezeichnet. Oft handelt es sich dabei aber um septische Erkrankungen. Andere Fälle gehören zu den Thrombopenien.

2. Essentielle Thrombopenie (Morbus maculosus Werlhofi).

Bei diesen Fällen zeigen die *Hautblutungen* gewöhnlich eine größere Ausdehnung, oft sind sie aber auch nur petechial. Schon ganz geringfügige Traumen genügen, um große flächenhafte Blutungen hervorzubringen. Fast stets sind *Schleimhautblutungen* vorhanden (Nase, Mundschleimhaut, weicher Gaumen, Magen- und Darmkanal). Auch *Blutungen in inneren Organen* (seröse Häute, Nieren, Uterus, Nebennieren, Gehirn, Retina u. a.) sind häufig.

In diesen Fällen zeigen gewöhnlich auch die *Allgemeinerscheinungen* einen höheren Grad. Der Gesamtzustand der Kranken ist schwer und kann manchmal sogar das ausgesprochene Bild des „Status typhosus" darbieten. *Fieber* fehlt selbst in schweren Fällen fast ganz; gelegentlich stellen sich jedoch

auch Temperatursteigerungen von nicht unbeträchtlicher Höhe ein. Sonstige
Veränderungen einzelner Organe werden gewöhnlich vermißt. Die *Milz* ist
nicht selten, vor allem in chronischen Fällen, etwas vergrößert.

Das *Blutbild* ist im allgemeinen uncharakteristisch. Zeichen einer sekundären Anämie sind je nach dem Grade der Blutungen vorhanden. Oft besteht eine Leukopenie. *Nur die Blutplättchen sind bei der Werlhofschen
Krankheit immer vermindert* (zumeist unter 30000). Entweder werden sie im

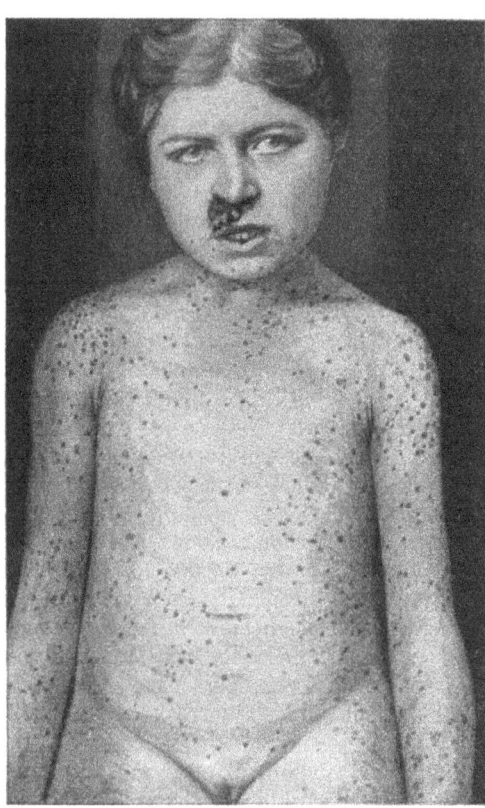

Knochenmark nicht genügend
gebildet, oder sie gehen in der
Milz so schnell zugrunde, daß
die Neubildung nicht Schritt
halten kann. Der Grad der Blutungen wechselt entsprechend
der Anzahl der im kreisenden
Blut zu findenden Blutplättchen,
die Blutungen hören im allgemeinen auf, wenn die Zahl der
Thrombozyten 100000 übersteigt.
Die *Blutungszeit* ist immer beträchtlich verlängert, während
die *Gerinnungszeit* annähernd
normal ist. Die *Retraktion des
Blutkuchens* ist dagegen infolge
des Plättchenmangels verzögert.

Die Prognose dieser *akuten
Form* der Thrombopenie muß
stets mit Vorsicht gestellt werden, da der schwere Allgemeinzustand, die sich ausbildende
Anämie oder gewisse einzelne
Krankheitserscheinungen   eine
Lebensgefahr mit sich bringen
können. Immerhin kommen auch
bei schweren Erkrankungen zuweilen noch Heilungen vor. Die
Gesamtdauer   der   Krankheit
wechselt von den schwersten, in
wenigen Tagen tödlich verlaufenden Fällen bis zu den mehr

Abb. 40. Akuter Morbus maculosus Werlhofi mit starkem
Nasenbluten.

subakuten Formen, die Wochen und Monate lang dauern können.

Von der *akuten* Form der Thrombopenie ist eine *chronische* Form abzugrenzen, die man früher als *chronisch-rezidivierende Purpura* oder besser als
chronisch-rezidivierende hämorrhagische Diathese bezeichnete. Jetzt stellt man
sie als *intermittierende* Form der Thrombopenie der *kontinuierlichen* Form
gegenüber. Es handelt sich um einen Zustand, der, ähnlich wie die Hämophilie, konstitutionell bedingt ist. Er ist jedoch im allgemeinen *nicht vererbbar* und kommt bei *Frauen* ebenso häufig vor wie bei Männern. Die Krankheit tritt zum ersten Male oft schon im Kindesalter auf und führt zu Haut-
und Schleimhautblutungen, zu Nasenbluten, Vaginalblutung u. dgl. Die
Kranken können an der Anämie zugrunde gehen. Zuweilen erholen sie
sich aber noch nach den schwersten Zuständen vollständig. Doch treten
dann nicht selten nach kurzen oder auch langen Pausen dieselben oder

ähnliche Blutungen von neuem auf. In der Zwischenzeit besteht keine aus-gesprochene Hämophilie, doch zeigt sich eine gewisse hämorrhagische Diathese meist beständig darin, daß nach Anlegung einer Stauungsbinde sehr leicht in der gestauten Haut Blutungen entstehen. Während der Zeit der Anfälle findet man im Blut stets eine *auffallende Herabsetzung der Blutplättchenzahl*. Mitunter ist dies auch in den Zwischenzeiten festzustellen.

Außer der essentiellen Thrombopenie mit ihrer mehr akut verlaufenden kontinuier-lichen und ihrer chronischen intermittierenden Form gibt es auch *symptomatische Thrombo-penien*, die bei vielen Infektionskrankheiten und auch bei *Störungen der Drüsen mit innerer Sekretion* (ovarielle Einflüsse im Prämenstrum) auftreten. Ferner können *Blut-gifte* (Benzol, Chinin u. a.) eine thrombopenische Purpura hervorrufen. Wahrscheinlich sind auch manche der schnell tödlich verlaufenden, als *Purpura fulminans* beschriebenen Fälle hierherzurechnen.

Diagnose. Alle die genannten Erscheinungen lassen die Ähnlichkeit der Purpuraerkrankungen mit schweren *septischen Allgemeininfektionen* deutlich hervortreten. Auch an die hämorrhagische Diathese bei *aplastischen Anämien* und bei den *akuten leukämischen Erkrankungen* ist in diagnostischer Hinsicht stets zu denken und eine sorgfältige Blutuntersuchung ist daher niemals zu unterlassen. Die chronische Form der thrombopenischen Purpura ist früher wohl oft mit der *Hämophilie* verwechselt worden. Bezüglich der Differential-diagnose wird auf das folgende Kapitel verwiesen. *Skorbut*, bei dem nie Plättchenmangel vorhanden ist, und bei dem die Krankheitserscheinungen wesentlich andere sind, kann leicht ausgeschlossen werden.

Die *essentielle Thrombopenie* läßt sich von der *Schoenlein-Henochschen Purpura* gut abgrenzen. Exsudative Vorgänge, die sich mit den Blutungen verbinden, die Beteiligung der Gelenke und die hämorrhagische Glomerulo-nephritis sind für die Purpura kennzeichnend. Entscheidend ist die *Zählung der Blutplättchen* und die *Bestimmung der Blutungszeit*.

Zur **Zählung der Blutplättchen** benutzen wir die Methode von O. THOMSEN: 4,5 ccm Blut werden einer Vene entnommen und mit 0,5 ccm 10%iger Natriumzitratlösung ge-mischt. Man läßt die Mischung etwa 1 Stunde lang in einem Röhrchen sedimentieren, wobei die Blutplättchen sich im Plasma unmittelbar über der Blutkörperchensäule an-sammeln. Aus dieser blutkörperchenfreien Plasmaschicht, und zwar unmittelbar aus der Grenzschicht oberhalb der Blutkörperchensäule, entnimmt man Plasma mit einer Leuko-zytenzählpipette und verdünnt mit das 20fache mit einer 0,9%igen Kochsalzlösung, die 2º/ₒₒ Formalin und eine Spur Brillantkresylblau enthält. Die gefüllte und fertig eingestellte Zählkammer wird erst nach 1 Stunde ausgezählt, da dann die Blutplättchen zu Boden gesunken sind. Die Berechnung der Zahl ist genau dieselbe wie bei der Leukozytenzählung.

Sehr brauchbar ist ferner die **Mikromethode zur Zählung der Blutplättchen** nach JÜRGENS: Nach warmem Handbad Fingerbeere mit geschmolzenem Paraffin bestreichen. Mit FRANCKEscher Nadel in die paraffinierte Fingerbeere einstechen. Sehr rasch das her-vorquellende Blut in die dem Besteck (Fa. LEITZ, Berlin) beigegebene Pipette aufziehen. Pipette bis zur Marke 0,01 mit 10%iger Natr. citricum-Lösung füllen. Blut nachsaugen, bis darüberstehendes Zitrat Marke 0,09 erreicht. Nachziehen von 10%iger Natr. citricum-Lösung, bis die Pipette gefüllt ist. Inhalt der Pipette langsam in ein Senkungsröhrchen ausblasen. Zweimaliges Ansaugen und Ausblasen zur Durchmischung und so lange ab-senken lassen, bis ein Drittel der Blutmenge als Plasma abgesetzt hat. Überstehendes Plasma mit Leukozytenpipette bis zur Marke 0,5 ansaugen, wozu die abgesetzte Plasma-menge gerade ausreicht. Alles abgesetzte Plasma befindet sich in der Leukozytenpipette. Nachziehen der Mischlösung von folgender Zusammensetzung: Natr. citricum 0,9%ig 100 ccm, Formalin 40%ig 2 ccm und einer Spur Brillantkresylblau. Pipette schütteln und Zählkammer nach THOMA-ZEISS beschicken. 1 Stunde absetzen lassen. Auszählen und berechnen wie bei der Leukozytenzählung.

Durchschnittswerte beim Normalen: 650000 Blutplättchen im Kubikmillimeter. Untere Grenze der Norm: 450000 Blutplättchen im Kubikmillimeter. Obere Grenze der Norm: 800000 Blutplättchen im Kubikmillimeter.

Die **Bestimmung der Blutungszeit** erfolgt nach DUKE: Man macht mit Hilfe der FRANCKEschen Nadel einen etwa 4 mm tiefen Einstich ins Ohrläppchen und saugt alle

30 Sekunden mit einem Fließpapierstreifen den austretenden Blutstropfen ab. Beim Gesunden steht die Blutung in $1\frac{1}{2}$—3 Minuten, die Blutstropfen werden dabei immer kleiner.

Zur **Bestimmung der Gerinnungszeit des Blutes** halten wir das von WRIGHT angegebene Verfahren für das praktischste. Eine glatte Glaskapillare von etwa 30 cm Länge und 1 mm lichter Weite wird mit Blut gefüllt, indem man sie nach einem Schnitt ins Ohrläppchen horizontal in die hervorquellenden Blutstropfen taucht. Die Zeit des Beginns der Entnahme wird aufgeschrieben. Man bricht dann jede Minute nach vorherigem Anfeilen ein mit Blut gefülltes, etwa 2 cm langes Stück der Kapillare ab und wirft es in je ein Reagenzglas, das etwa 3 ccm phys. Kochsalzlösung enthält. Das erste Stück bricht man 2 Minuten nach Beginn der Entnahme ab, und zwar fängt man an dem Ende der Kapillare an, wo sich das zuerst entnommene Blut befindet. Das erste Auftreten feinster Fibrinfädchen in der geschüttelten Flüssigkeit zeigt den Beginn der Gerinnung, das Erscheinen eines ganzen Ausgusses der Kapillare das Ende der Gerinnung an. Bei Zimmertemperatur beginnt die Gerinnung beim Gesunden nach 4—6 Minuten, sie ist spätestens nach 8—14 Minuten beendet.

Die **Bestimmung der Thrombosezeit des Blutes** wird mit dem Kapillarthrombometer (MORAWITZ und JÜRGENS) vorgenommen. Sie dient dazu, die Fähigkeit des Blutes, Thromben zu bilden, in einer feinen Glaskapillare unter Ausschluß des sich ändernden Gefäßfaktors zu messen. Die Thrombosezeit ist bei *Hämophilie* und den *Purpurakrankheiten* normal, bei der *essentiellen Thrombopenie* und den *Thrombopathien* ist sie verlängert (JÜRGENS).

Die **Bestimmung der Blutplättchenagglutination** kann nach der Methode von JÜRGENS und NAUMANN im hängenden Tropfen geschehen. Die großen Blutplättchen bei *Thrombopenie* und *Leukämie* sowie die morphologisch normal aussehenden Blutplättchen bei den *erblichen Thrombopathien* agglutinieren verzögert oder gar nicht.

Gelegentlich können auch die Prüfung des *Rumpel-Leedeschen Phänomens* (Auftreten von kleinen Petechien nach Anlegen einer Staubinde um den Oberarm) und der *Kochschen Probe* (hämorrhagischer Hof um Nadeleinstichstellen im subkutanen Gewebe beim Nachprüfen am nächsten Tage) von diagnostischem Wert sein.

Therapie. Bei der Behandlung der Purpuraerkrankungen muß zunächst die Erhaltung der Kräfte der Kranken durch zweckmäßige, abwechslungsreiche Ernährung mit Bevorzugung von frischem Obst und Gemüse eine Hauptaufgabe für den Arzt bilden. Vitaminreiche Kost und gleichzeitige sorgfältige Durchführung der *Leberdiät* (s. S. 184) tragen gelegentlich zum Verschwinden der hämorrhagischen Erscheinungen bei.

Kalksalze (*Calcium lacticum* (4—6 mal 1 Teelöffel), *Kalzantabletten, Kalziumkompretten*, intramuskuläre Injektionen von *glukonsaurem Kalzium Sandoz* oder intravenöse *Chlorkalzium-* [5 ccm der 10% igen Lösung] oder *Afenilinjektionen* [*Kalziumchlorid-Harnstoff*, 10 ccm]) sollen einen abdichtenden Einfluß auf die Poren der Gefäßwände haben. Viel gegeben werden ferner Injektionen von *Gelatine, Adrenalin*, von artfremdem oder menschlichem frischem *Serum* (10 cm), von *Clauden* (Lungenextrakt) oder von *Koagulen* (aus tierischem Blut gewonnene Blutplättchenaufschwemmung). Durch *Arsenbehandlung* kann versucht werden, auf das Knochenmark einzuwirken. Daneben kommen mehrfach wiederholte größere intravenöse *Bluttransfusionen* in Betracht. Bei den Formen der *Schoenlein-Henochschen Purpura*, die mit Gelenkschwellungen einhergehen, kann ein Versuch mit *Aspirin* oder anderen *Salizylpräparaten* gemacht werden. Bei der *essentiellen Thrombopenie* bringen *Bluttransfusionen*, die gegebenenfalls mehrfach wiederholt werden müssen, eine leider meist nur vorübergehende Besserung. Nach GYÖRGY soll bei Kindern eine einmalige intravenöse Injektion von 10—20 ccm einer 1% igen sterilen wässerigen *Kongorotlösung* überraschenden Erfolg bringen. Durch *Milzexstirpation* und durch *Röntgenbestrahlungen* der Milz sollen außerordentliche Steigerungen der Blutplättchenzahl und anhaltende Besserungen erzielt worden sein. Die Splenektomie ist aber nur bei den *chronisch* verlaufenden Formen angezeigt, wenn ein beträchtlicher Milztumor besteht, und wenn alle anderen therapeutischen Maßnahmen versagen.

Anhang.

Die erblichen Thrombopathien.

Zwischen den Thrombopenien und der Hämophilie steht eine Gruppe von Krankheiten, deren klinisches Bild sich gut abgrenzen läßt. Es sind dies *vererbbare* Blutungsleiden, die früher teils fälschlich der Hämophilie zugeteilt, teils mit dem Sammelnamen „Pseudo-hämophilie" bezeichnet wurden. Der ganzen Gruppe ist gemeinsam: *die Erblichkeit* und *eine Minderleistung der Blutplättchen, die jedoch in normaler Zahl vorhanden sind.*

Von GLANZMANN wurde eine in der Schweiz beobachtete hierher gehörige Krankheit beschrieben, die **hereditäre haemorrhagische Thrombasthenie.** Im klinischen Bild treten Nasen-, Darm- und Genitalblutungen, Hautblutungen und starkes Nachbluten aus Wunden in Erscheinung. Gerinnungszeit, Blutplättchenzahl und Blutungszeit sind normal, dagegen finden sich *morphologisch veränderte Blutplättchen* und *eine verzögerte Retraktion des Blutkuchens.* GLANZMANN nimmt an, daß den Blutplättchen ein besonderer, die Retraktion des Blutkuchens bewirkender Stoff, das „*Retraktozym*", fehlt, wodurch es zu der Blutungsneigung kommt. Das Leiden tritt *familiär* auf und scheint *dominant geschlechts-gebunden vererbt* zu werden. Sowohl Männer als auch Frauen können erkranken.

Eine andere eigenartige erbliche Bluterkrankheit, die vor allem bei Frauen vorkommt, haben v. WILLEBRAND und JÜRGENS beschrieben, die **konstitutionelle Thrombopathie.** Das führende klinische Symptom ist auch hier die Blutungsneigung. Die Blutungen setzen ähnlich wie bei der Hämophilie spontan ein oder werden durch geringfügige Traumen ausgelöst. Haut- und Schleimhautblutungen sind denen bei Thrombopenie ähnlich, sind jedoch weniger ausgedehnt. Die häufigste Blutungsform ist das Nasenbluten, das oft sehr hartnäckig ist und zum Tode führen kann. Auch Zahnfleischblutungen und Blutungen aus den weiblichen Geschlechtsorganen kommen häufig vor. Die physiologischen Menstruationsblutungen sind auffallenderweise vollkommen normal, obwohl gleichzeitig Blutungen aus Wunden kaum stillbar sind. Blutungen intra partum können jedoch bei jungen Frauen, wie öfter beobachtet wurde, zum Verblutungstod führen.

Die *Ursache* der Blutungen ist in einer Funktionsschwäche der Blutplättchen und in einer Minderwertigkeit der Gefäße zu sehen. Die Blutplättchenagglutination ist herabgesetzt und die Thrombosezeit im Kapillarthrombometer ist trotz normaler Plättchenzahl verlängert (JÜRGENS). Die Blutungszeit ist verlängert, und das RUMPEL-LEEDEsche Zeichen ist positiv, dagegen ist die Gerinnungszeit normal und die Plättchen sind auch morphologisch von gesunden nicht zu unterscheiden.

Die Krankheit tritt besonders im Kindesalter und während der Pubertät auf. Sie führt oft zum Tode. In einer einzigen Familie starben von 12 Kindern 5 Mädchen an Verblutung. Die *Vererbung* ist genau so ausgesprochen nachzuweisen wie bei der Hämophilie, sie ist dominant geschlechtsgebunden. Vor allem erkranken Frauen, Männer werden seltener befallen und niemals schwer. Von JÜRGENS wurden mehrere sporadische Fälle dieser Erkrankung beschrieben. Sie scheint auch in Deutschland nicht ganz selten zu sein. Bei einigen Fällen war auch in Deutschland familiäres Auftreten und Erblichkeit festzustellen.

Fünfzehntes Kapitel.

Die Bluterkrankheit (Hämophilie).

Begriffsbestimmung und Ätiologie. Unter *Hämophilie* versteht man eine eigentümliche Konstitutionsanomalie, die in einer auffallend großen Neigung der betreffenden Menschen zu spontanen und traumatischen Blutungen besteht. Sie kommt nur beim *männlichen* Geschlecht vor. In allen Fällen ist die Hämophilie ein *angeborener* und in den meisten Fällen ein *ererbter Zustand.* Schon seit langer Zeit sind ausgedehnte Stammbäume von „*Bluterfamilien*" bekannt, bei denen sich durch viele Generationen hindurch das häufige Vorkommen der Hämophilie sowohl bei unmittelbaren, als auch bei seitlichen Abkömmlingen nachweisen läßt. Immerhin werden von der auffallenderweise oft gerade sehr zahlreichen Nachkommenschaft der Bluter keineswegs alle, sondern fast immer nur einige Mitglieder von der Krankheit befallen. Insbesondere sind in dieser Hinsicht zwei Tatsachen beachtenswert, weil sie

oft (z. B. mit Bezug auf die Frage der Eheerlaubnis) von praktischer Bedeutung sind. *Männer*, die aus Bluterfamilien stammen, zeugen, *wenn sie
selbst Bluter sind*, mit gesunden, nicht aus einer Bluterfamilie stammenden
Frauen gesunde, nicht hämophile Kinder. *Frauen*, die aus einer Bluterfamilie
stammen, haben dagegen fast immer einige (wenn nicht durchweg) hämophile Kinder. Sonach geschieht also die *Vererbung* der Krankheit entschieden
häufiger durch *weibliche* als durch männliche Familienmitglieder. Die *Hämophilie selbst*, wenigstens in ihren höheren Graden, kommt dagegen ausschließlich beim *männlichen Geschlecht* vor. Ob *Rasse* und *Wohnort* auf das Entstehen der Krankheit von Einfluß sind, ist zweifelhaft. Soweit bekannt,
scheint die Hämophilie, wenn sie auch zum Glück immerhin als ein seltenes
Leiden bezeichnet werden darf, in allen Ländern vorzukommen.

Die eigentlichen *Ursachen* der Hämophilie sind uns vollständig unbekannt.
Vorzugsweise muß man hierbei an zwei Umstände denken, die aber selbst
noch der Erklärung bedürfen: erstens an eine *krankhafte Beschaffenheit der
Gefäßwände*, die sich in einer ungewöhnlich *leichten Zerreißlichkeit* zeigt, und
zweitens an eine *mangelhafte Gerinnungsfähigkeit* des Blutes. Auf letztere darf
man daraus schließen, daß bei Hämophilen jede, auch die kleinste Blutung
nur schwer zu stillen ist. Ein anatomischer oder chemischer Grund für diese
unvollkommene Gerinnbarkeit des Blutes hat sich aber bisher nicht auffinden lassen. Weder in bezug auf seinen Salzgehalt, noch in bezug auf die
Menge der Eiweißstoffe (Fibrinbildner u. a.) und der körperlichen Bestandteile weicht das Blut der Hämophilen wesentlich von den normalen Verhältnissen nachweisbar ab. Die charakteristische Eigenschaft des Blutes bei den
Hämophilen ist die *Verlangsamung der Gerinnung*. Diese beruht nicht auf
einem Mangel an Fibrinogen, sondern auf Veränderungen der *Thrombenbildung*, die ihrerseits wieder mit einer krankhaften chemischen Beschaffenheit des *Plasmas* zusammenzuhängen scheinen. Ob auch die Blutplättchen
bei der Hämophilie eine Rolle spielen, ist nicht sicher bekannt. Eine auffallende Verminderung der Blutplättchen bei hämophilen Zuständen ist nicht
nachweisbar.

Es läßt sich nicht sagen, ob die Gesamtkonstitution der Bluter, deren Gefäßsystem
oder Herz besondere Eigentümlichkeiten zeigen. Zwar ist darauf hingewiesen worden, daß
die Hämophilen sich auffallend oft durch ihren blonden Teint, ihre weiße zarte Haut,
durch die oberflächliche Lage und außergewöhnlich starke Füllung der Hautvenen auszeichnen, ein ausnahmsloses Gesetz ist aber hierin keineswegs zu erblicken.

Symptome und Verlauf der Hämophilie. Die Hämophilie zeigt nicht in
allen Fällen denselben hohen Grad ihrer Erscheinungen. Hat man z. B.
Gelegenheit, genauere Erkundigungen über Bluterfamilien einzuziehen, so
findet man nicht selten, daß neben ausgebildeten und schweren Fällen auch
unausgeprägte Formen vorkommen. Diese zeichnen sich zwar auch durch das
Hervortreten einer auffallenden Neigung zu Blutungen aus, ohne daß diese
jedoch jemals einen bedrohlichen Grad annehmen. Bei aufmerksamer Beobachtung kann man auf diese Weise eine fast ununterbrochene Reihe von
den leichtesten bis zu den schwersten Graden der Hämophilie aufstellen.
Die folgende Darstellung soll sich vorzugsweise auf das ausgesprochene Krankheitsbild der schweren Formen beziehen.

Der konstitutionell erbliche Charakter der Hämophilie zeigt sich darin,
daß die Anfänge des Leidens nicht selten schon *in der ersten Lebenszeit*
auftreten. Manche, wenn auch natürlich lange nicht alle *Nabelblutungen*
der Neugeborenen können schon auf die hämophile Disposition des Kindes
zurückgeführt werden. Bei jüdischen Kindern sind ferner die Folgen der
rituellen *Zirkumzision* oft das erste Anzeichen der bestehenden Krankheit.

In manchen Fällen tritt das Leiden zwar erst später hervor, jedoch nicht, weil es sich selbst erst später entwickelt, sondern weil die Veranlassungen zu seinem Hervortreten in den ersten Lebensjahren selbstverständlich seltener und geringfügiger sind als später. Immerhin scheint die hämophile Diathese zu manchen Zeiten besonders stark hervorzutreten, so daß Zeiten schwerer Blutungen (aus der Nase, aus der Mundschleimhaut u. a.) mit Zeiten guten Befindens abwechseln.

Das auffallendste Symptom der entwickelten Hämophilie ist das *Auftreten verhältnismäßig starker Blutungen durch die geringfügigsten äußeren Anlässe.* Ein schwacher Stoß gegen einen harten Gegenstand ruft eine Blutung unter der Haut, einen „blauen Fleck" hervor, wie er bei Gesunden nur durch heftige mechanische Beschädigungen entstehen kann. Aus einer größeren Schnittwunde des Fingers, aus kleinen Schleimhautwunden, aus dem Fach eines extrahierten Zahnes quillt beim Hämophilen unablässig Blut hervor in einer Menge, wie dies bei entsprechenden Verletzungen gesunder Menschen niemals der Fall ist. Beim Schnauben der Nase entsteht Nasenbluten, beim Reinigen der Zähne treten Zahnfleischblutungen auf u. dgl. Ob bei der Hämophilie auch ganz *spontan* Blutungen vorkommen, ist nicht sicher bekannt. Zwar treten in schweren Fällen häufig *scheinbar ohne jede äußere Veranlassung* Blutungen in der *Haut,* den *äußeren Schleimhäuten* (Nase, Zahnfleisch) und in seltenen Fällen sogar auch *Blutungen innerer Organe* (Magenblutungen, Darmblutungen, Blutungen aus den Harnwegen) auf. Indessen läßt es sich wohl kaum entscheiden, ob nicht auch diese Blutungen durch unbedeutende, gar nicht festzustellende mechanische Einflüsse entstanden sind. Jedenfalls kommen intraparenchymatöse Blutungen innerer Organe an Stellen, die vor allen äußeren Beschädigungen geschützt sind, fast niemals vor. Diese Beobachtung bildet einen wesentlichen Unterschied zwischen der Hämophilie und der erworbenen hämorrhagischen Diathese.

Das zweite Hauptsymptom der Hämophilie liegt in dem schon erwähnten Umstand, daß jede irgendwie entstandene äußere Blutung durch künstliche Mittel nur sehr schwer oder selbst gar nicht zu stillen ist. Hierin liegt die *Hauptgefahr der Krankheit* und der Grund, warum die Bluter nur selten ein höheres Alter erreichen. Schon oft ist es vorgekommen, daß eine scheinbar geringe Verletzung der Haut, eine kleine Operation, eine Zahnextraktion u. dgl. den Anlaß zu einer unstillbaren, trotz aller angewandten Mittel immer wieder auftretenden und daher schließlich *zum Tode führenden Blutung* gegeben haben. In anderen Fällen gelingt es zwar, die Blutung schließlich zum Stillstand zu bringen, jedoch erst, nachdem der Blutverlust bereits eine bedeutende Anämie des gesamten Körpers hervorgerufen hat, und wenn auch die Hämophilen sich oft auffallend rasch von einem größeren Blutverlust erholen, so können doch immer von neuem wiederkehrende Blutungen schließlich einen hohen Grad andauernder *sekundärer Anämie* mit allen ihren früher geschilderten Folgen nach sich ziehen. Vor allem kommen im jugendlichen und kindlichen Alter nicht sehr selten eigentümliche hämophile Zustände vor, die sich etwa alle paar Jahre wiederholen können (Hautblutungen, Zahnfleischblutungen, Nasenbluten u. dgl.), bei geeigneter Pflege und Behandlung wieder verschwinden, in den schwersten Fällen aber auch zum Tode führen können.

Sonach gestaltet sich das *allgemeine Krankheitsbild* der Hämophilie verschieden je nach der Schwere des Zustandes (unausgeprägte und ausgesprochene Formen) und je nach den gewissermaßen zufälligen äußeren Anlässen, welche die bestehende Krankheit erst in die Erscheinung treten lassen. Tritt

keine besondere Veranlassung zum Entstehen einer stärkeren Blutung ein, so
können die Hämophilen sich jahrelang scheinbar im Zustand völliger Gesundheit
befinden. In den schwersten Formen der Hämophilie ist freilich auch der
Zustand relativer Gesundheit gar nicht oder höchstens vorübergehend vorhanden, da hier schon die geringsten, überhaupt nicht zu vermeidenden Anlässe das Auftreten der Blutungen herbeiführen. Die Haut ist in solchen
Fällen fast beständig der Sitz mehr oder weniger ausgedehnter Hämorrhagien,
während außerdem noch die von Zeit zu Zeit aus inneren Organen auftretenden Blutungen zur Erhöhung der allgemeinen Anämie und Schwäche beitragen. In welcher Weise das gesamte Krankheitsbild durch die letztgenannten beiden Symptome beherrscht werden kann, braucht nicht näher ausgeführt zu werden.

Bemerkenswert ist die Neigung der Hämophilen zu „*rheumatischen*" *Muskelerkrankungen* und *Gelenkschwellungen*, weil sich hierin eine auffallende Ähnlichkeit zu den hämorrhagischen Erkrankungen im engeren Sinne finden läßt.
Kennzeichnend für die Hämophilie sind die *hämophilen Gelenkerkrankungen*, bei
denen es sich um wirkliche *Blutergüsse in die Gelenkhöhle* (*Hämarthros, Bluter-
gelenk*) handelt. Sie können zu schweren Funktionsstörungen des Gelenkes
und schließlich zu *Ankylosenbildung* führen. Beiläufig sei erwähnt, daß das
verhältnismäßig häufige Vorkommen von *Neuralgien* (besonders im Trigeminus) bei Blutern wiederholt hervorgehoben worden ist.

Der *Blutbefund* zeigt bei Blutern keine auffälligen Abweichungen. Hat eine
größere oder mehrfach wiederholte Blutung stattgefunden, so können die Zeichen
einer *sekundären Anämie* bestehen. Im übrigen soll nicht ganz selten bei
Hämophilen eine *relative Lymphozytose* gefunden werden. *Blutplättchen sind
stets reichlich vorhanden.* Die *Blutungszeit* ist bei kleinsten Hautwunden nicht
auffallend verlängert, im Gegensatz zur Thrombopenie. Die *Gerinnungszeit*
des Blutes ist jedoch außerordentlich verzögert.

Prognose. Zahlreiche traurige Erfahrungen lehren, daß die an schwerer
Hämophilie Leidenden häufig das Kindesalter nicht überschreiten und schon
früh an der Krankheit zugrunde gehen. In anderen Fällen freilich fügt es
ein glückliches Geschick oder eine leichtere Form des Leidens, daß die
Kranken ein höheres Alter erreichen. Von großer praktischer Bedeutung ist
die wiederholt gemachte, wenn auch nicht ausnahmslos sich bestätigende
Beobachtung, daß die *Hämophilie im späteren Leben allmählich geringer
wird.* Haben also die Hämophilen erst glücklich die Kindheit und die
Pubertätsjahre überschritten, so darf man die Hoffnung hegen auf eine
allmählich eintretende Abnahme der Gefahr, in der die Kranken beständig
schweben.

Die Prognose der Hämophilie ergibt sich aus dem Gesagten von selbst.
Der Grad der im gegebenen Zeitpunkt bestehenden Gefahr ermißt sich aus
der Heftigkeit der Blutung und der durch diese bedingten Anämie. Die Beurteilung der Gesamtschwere des Falles hängt ganz von den bereits gemachten
Erfahrungen ab. Daß die Prognose mit zunehmendem Alter des Kranken
sich günstiger gestaltet, ist soeben schon hervorgehoben worden.

Diagnose. Bei der Diagnosestellung sind zunächst das Auftreten sowie die
Häufigkeit der Blutungen im vorliegenden Falle und die familiären und erblichen Verhältnisse zu klären. Die erbliche Blutungsbereitschaft, das ausschließliche Vorkommen beim männlichen Geschlecht sowie der Blutbefund
(regelrechte *Blutplättchenzahl*, normale *Blutungszeit*, verzögerte *Gerinnungszeit*) lassen die Hämophilie von der essentiellen Thrombopenie (s. das vorhergehende Kapitel) abgrenzen.

Therapie. Eine höchst wichtige Aufgabe bei der Behandlung der Hämophilie fällt der *Prophylaxe* zu. Diese besteht selbstverständlich *zunächst* darin, daß bei Kindern, die aus Bluterfamilien stammen, oder bei denen sich bereits deutliche Anzeichen der bestehenden Erkrankung eingestellt haben, alles getan wird, um durch eine *Besserung der Gesamtkonstitution* nach Möglichkeit auch die verderbliche Anlage zur Hämophilie in ihrer Ausbildung zu hemmen oder wenigstens zu beschränken. Auf die hierzu dienenden Mittel braucht nicht näher eingegangen zu werden. Es sind die allgemein bekannten: möglichst gute, *vitaminreiche* Ernährung, gute Luft, vorsichtige Abhärtung des Körpers usw. Die *zweite* prophylaktische Aufgabe kommt bei bereits festgestellter Hämophilie in Betracht und besteht in der *möglichsten Fernhaltung aller mechanischen Schädlichkeiten*, welche die Veranlassung zum Auftreten von Blutungen werden können. Hierher gehört vor allem auch die Vorsicht bei der Ausführung gewisser, vielleicht notwendiger Eingriffe, wie z. B. der Impfungen, etwaiger Operationen u. dgl.

Was die eigentliche Behandlung der Hämophilie betrifft, so ist ein sicher wirksames Mittel gegen die Krankheit selbst nicht bekannt. Zu versuchen ist die Darreichung von *Kalziumpräparaten* (*glukonsaures Kalzium Sandoz, Kalziumkompretten, Kalzantabletten, Calcium lacticum*). WEIL empfiehlt intravenöse Injektionen frischen *menschlichen Blutserums* in Mengen von 5—20 ccm etwa alle 4—6 Wochen. Gute Erfolge werden von der Darreichung von *Nateina-Llopis* (tgl. 24—36 Tabletten) berichtet. Es soll aus einem Gemisch der Vitamine A, B, C, D pflanzlichen Ursprungs mit Kalziumphosphat und Milchzucker bestehen. Ob dieses viel zu kostspielige Präparat wirklich etwas nützt, muß jedoch abgewartet werden.

Bei eingetretenen Blutungen ist zunächst die *lokale Blutstillung* durch *Tamponade, Glüheisen* oder andere *chirurgische Blutstillungsmethoden* anzuwenden. Diese unterscheiden sich im Grundsatz nicht von den auch sonst bei Nichtblutern angewandten Maßregeln. Ferner können subkutane *Gelatineinjektionen*, intravenöse Darreichung 10%iger *Kochsalzlösung* und Injektionen von frischem menschlichen *Blutserum* zur Erhöhung der allgemeinen Gerinnungsfähigkeit des Blutes versucht werden. Wir kennen selbst Fälle, wo die Injektion von normalem *Pferdeserum*, im Notfall von *Diphtherieheilserum*, günstig gewirkt hat. Auch die örtliche Anwendung von *frischem, normalem Blutserum* auf die blutenden Stellen ist wiederholt mit Erfolg versucht worden, ebenso die Einwirkung von Preßsäften zahlreicher Organe (*Strumapreßsaft, Koagulen, Clauden* u. a.). Mitunter haben große intravenöse *Bluttransfusionen* lebensrettend gewirkt.

Sechzehntes Kapitel.

Die Hämoglobinämie und Hämoglobinurie.

Begriffsbestimmung und allgemeine Ätiologie. Wenn im Blut eine durch irgendwelche Ursachen bewirkte Auflösung von roten Blutkörperchen (*Hämolyse*) stattfindet, so wird das im Serum gelöste Hämoglobin wie ein körperfremder Eiweißstoff durch die Nieren ausgeschieden, so daß also die *Hämoglobinämie*, d. h. die Anwesenheit von frei gelöstem Hämoglobin im Blut, eine *Hämoglobinurie*, d. h. einen Gehalt des Harns an Hämoglobin zur Folge hat. Die Ursachen der Hämoglobinämie und der im Anschluß daran entstehenden Hämoglobinurie sind sehr mannigfaltig. Zunächst kennt man eine ganze Reihe von *Giften* (*chlorsaures Kali, Pyrogallussäure* und *Naphthol*,

Schwefelsäure, Glyzerin, Toluylendiamin, Anilin u. v. a.), die, in genügender Menge ins Blut gebracht, auf die roten Blutkörperchen zerstörend einwirken und dadurch eine Hämoglobinurie hervorrufen. Auch *destilliertes
Wasser* ist in diesem Sinne ein Gift für die roten Blutkörperchen. Eine Anzahl dieser Gifte (*chlorsaures Kali, Anilin* und *Azetanilid, Nitrobenzol, Phenylhydrazin, Sesamöl* u. a.) verwandelt zunächst das Hämoglobin in *Methämoglobin,* ehe die roten Blutkörperchen zugrunde gehen. Praktisch wichtig
ist die Tatsache, daß die *frischen Lorcheln* oder *Morcheln* (Helvella esculenta) ein Gift enthalten, das beim Genuß der Pilze eine starke Hämoglobinurie und unter sonstigen schweren Erscheinungen (Ikterus, Delirien, Sopor,
tetanischen Krämpfen) sogar den Tod herbeiführen kann. Dieses Lorchelgift
ist aber so flüchtig und in heißem Wasser so leicht löslich, daß die vor dem
Genuß mit heißem Wasser abgebrühten und gekochten, ebenso auch die
getrockneten Pilze vollkommen unschädlich sind.

Wie chemische Gifte, so können auch *infektiöse Schädlichkeiten,* wahrscheinlich ebenfalls infolge von im Körper entstehenden Giftstoffen, eine
Hämoglobinurie bewirken. So hat man z. B. im Verlauf eines schweren
Scharlachs, eines schweren *Unterleibstyphus* und ähnlicher Krankheiten Hämoglobinurie beobachtet. Die Beziehung der *Malaria* und namentlich diejenige
der *Syphilis* zur paroxysmalen Hämoglobinurie wird unten erwähnt werden.

Eine *dritte* Entstehungsweise der Hämoglobinämie ist auch nicht ohne
praktische Bedeutung. Wird Blut einer Tiergattung einem Tiere anderer
Gattung eingespritzt, so entsteht ebenfalls fast ausnahmslos eine Hämoglobinurie, und zwar, weil nicht nur die fremden Blutkörperchen sich auflösen, sondern weil auch das fremde Blutserum auf die Blutkörperchen desjenigen Tieres, dem das Blut injiziert wird, giftig, d. h. zerstörend und
auflösend einwirkt. Diese *Transfusionshämoglobinurie* ist leider auch beim
Menschen beobachtet worden, besonders häufig zu der Zeit, als die Lamm-
bluttransfusionen ihre kurzfristige Berühmtheit erlangt hatten. Als praktische
Folgerung ergibt sich demnach, daß jede Bluttransfusion nur mit *artgleichem*
Blut vorgenommen werden darf, und auch dann ist in jedem Falle vorher
zu prüfen, ob nicht der Empfänger das Spenderblut *hämolysiert* oder *agglutiniert* (*Blutgruppenbestimmung,* s. S. 188).

Eine *vierte,* praktisch sehr wichtige Ursache von Hämoglobinämie ist der
Einfluß ungewöhnlich hoher oder niedriger Temperaturen auf das Blut. Bei
ausgedehnten *Verbrennungen* tritt eine Hämoglobinämie auf, weil die Blutkörperchen der peripherischen Gefäßgebiete, auf welche die Hitze eingewirkt
hat, zerstört sind. Daß aber auch die *Kälte* ähnliche Folgen hervorrufen
kann, zeigen die Fälle von „*paroxysmaler Hämoglobinurie*" beim Menschen.

**Pathologische und klinische Symptome der Hämoglobinurie, insbesondere
ihrer paroxysmalen Form.** Während bei den meisten der soeben erwähnten
Entstehungsweisen die Hämoglobinurie als Folgeerscheinung einer bekannten
oder leicht nachweisbaren Ursache auftritt, gibt es eine Form der Hämoglobinurie, die bei sonst gesunden Menschen *anfallsweise* vorkommt, und die ein
kennzeichnendes Krankheitsbild darbietet. Sie ist zwar nicht sehr häufig,
in ihren Einzelheiten aber doch hinlänglich bekannt.

Wie schon angedeutet, tritt die Krankheit in einzelnen *Anfällen* auf. Sehr
oft beginnt ein derartiger Anfall mit häufigem und anhaltendem *Gähnen.*
Dazu gesellen sich gewöhnlich bald ziehende *Schmerzen in den Gliedern, Kopfschmerzen, Übelkeit, Erbrechen* und ein *Kühlwerden der peripherischen Körperteile,* der Hände, der Nasenspitze u. a. Bald darauf tritt eine meist mit einem
ziemlich heftigen *Schüttelfrost* verbundene *Temperatursteigerung* bis 39,0° und

höher ein. Zuweilen bestehen auch heftige *Schmerzen in der Lebergegend*, ein deutlicher *Milztumor* entwickelt sich. Dann sinkt die Temperatur wieder, es tritt *Schweiß* ein, die Kranken fühlen sich noch matt und abgeschlagen, erholen sich indessen bald wieder. Fast regelmäßig kann man an ihnen gegen Ende des Anfalls, der im ganzen einige Stunden bis einen halben Tag dauert, eine deutliche leichte *ikterische Hautfärbung* nachweisen. Wiederholt hat man auch während des Anfalls den Ausbruch einer *Urtikaria* beobachtet.

Die wichtigste Erscheinung bildet aber die Beschaffenheit des während des Anfalls und unmittelbar nach diesem entleerten *Harns*. Der Harn zeigt eine dunkelbraunrote, blutige, in schweren Fällen sogar fast schwarze *Farbe*. Seine *Reaktion* ist sauer, nur ausnahmsweise alkalisch, sein *spezifisches Gewicht* meist ziemlich niedrig (etwa 1008—1012). *Kocht* man den in dünner Schicht fast vollkommen klaren Harn, so bildet sich ein zuerst gewöhnlich auf der Oberfläche der Flüssigkeit schwimmendes, später aber meist zu Boden sinkendes braunes Gerinnsel, das aus einem durch die Zersetzung des Hämoglobin beim Kochen gebildeten Eiweißkörper besteht. Untersucht man den frischen Harn *spektroskopisch*, so zeigt das Spektrum die für das Hämoglobin kennzeichnenden Absorptionsstreifen zwischen D und E (im Gelb und Grün) oder auch den schmalen Methämoglobinstreifen zwischen C und D. Während hierdurch also der Hämoglobingehalt des Harns unzweifelhaft festgestellt wird, zeigt dessen *mikroskopische Untersuchung*, daß unzerstörte *rote Blutkörperchen im Harn vollständig fehlen*, daß also keine ,,Hämaturie'' vorliegt. Dagegen finden sich im Urin oft sehr zahlreiche undurchsichtige bräunliche Krümel und Detritusmassen von unregelmäßiger Gestalt, deren Aussehen die Abstammung aus dem Hämoglobin erkennen läßt. Mitunter sind die Hämoglobinmassen in zylindrischer Form zusammengeballt. Es finden sich ferner stets *hyaline* und *granulierte Zylinder*, Leukozyten und einzelne Nierenepithelien. Nach dem Aufhören der Hämoglobinurie beobachtet man noch 12—24 Stunden lang eine geringe *Albuminurie*. Später wird der Urin klar und zeigt nur noch einen erhöhten Gehalt an *Urobilinogen* und *Urobilin*. Bei leichten Anfällen kann es auch nur zu Albuminurie ohne Hämoglobinurie kommen.

Daß aber auch die paroxysmale Hämoglobinurie nur die notwendige Folge einer gleichzeitig bestehenden *Hämoglobinämie* ist, ergibt sich aus der *Untersuchung des Blutes* während des Anfalls. Das *Serum* einer im Anfall entnommenen Blutprobe ist von *rubinroter Farbe*, es enthält gelöstes Hämoglobin. Damit ist der entscheidende Beweis geliefert, daß der Zerfall der Blutkörperchen schon innerhalb der Blutbahn selbst vor sich geht. Ferner ergibt auch die *mikroskopische Untersuchung des Blutes* während des Anfalls, namentlich unter gewissen günstigen Bedingungen beim künstlich hervorgerufenen Anfall (s. u.), unzweideutige Anzeichen dieses Zerfalls. Die roten Blutkörperchen sind blaß, vielfach unregelmäßig geformt (Poikilozytose), und insbesondere findet man unregelmäßig geformte Hämoglobinschollen und daneben oft zahlreiche *entfärbte rote Blutkörperchen*, sog. ,,Schatten'' (PONFICK). Wichtig ist die Beobachtung, daß während des hämoglobinurischen Anfalls die Eosinophilen aus dem Blut fast ganz verschwinden und die Lymphozyten eine sehr erhebliche Abnahme erfahren. Nach Beendigung des Anfalls tritt dagegen eine reaktive Eosinophilie und Lymphozytose ein.

Die *auslösende Ursache* der einzelnen Anfälle bei der paroxysmalen Hämoglobinurie ist in den meisten Fällen eine *Erkältung*. Daher tritt der Anfall bei den Kranken meist nur dann ein, wenn sie sich bei schlechtem, kaltem Wetter im Freien aufgehalten haben, oder wenn sie von kaltem Regen durchnäßt sind. Im Sommer hören die Anfälle bei derartigen Kranken völlig auf. Trotzdem können sie auch dann jederzeit künstlich

hervorgerufen werden, wenn man die Haut der Kranken absichtlich einer starken Abkühlung aussetzt, wenn man z. B. die Patienten ein eiskaltes Fußbad nehmen läßt
od. dgl. Um zu zeigen, daß es sich hierbei nur um eine rein *örtliche* Kältewirkung handelt,
haben EHRLICH und ebenso BOAS diesen Versuch in der Weise angestellt, daß sie den
vermittelst einer elastischen Unterbindung abgeschnürten Finger der Versuchsperson
eine Viertelstunde lang in Eiswasser eintauchen ließen. In jeder dem Finger entnommenen
Blutprobe konnten dann die oben beschriebenen Veränderungen des Blutes aufs deutlichste nachgewiesen werden, während das übrige Körperblut fast gar keine Veränderungen darbot. Der an paroxysmaler Hämoglobinurie Leidende hat also in seinem Blut
einen hämolytisch wirkenden Körper, der aber seine Wirkung nur nach vorhergehender
Kälteeinwirkung ausüben kann. Dieses Hämolysin hat die Eigenschaften eines Ambo-
zeptors. Es verbindet sich in der Kälte mit den roten Blutkörperchen. Aber erst wenn
bei nachfolgender Erwärmung auch das Komplement des Serums zu dem Ambozeptor
hinzutritt, beginnt die hämolytische Wirkung. Durch Abkühlen des Blutes eines Hämo-
globinurikers kann man die Hämolyse auch im Reagenzglase hervorrufen. Hat man
aber das Blut *vorher* erwärmt, also das Komplement zerstört (das Serum „inaktiviert"),
so bleibt die Hämolyse aus. Erst durch Zusatz einiger Tropfen komplementhaltigen
normalen Serums kann dann die Hämolyse wieder hervorgerufen werden (DONATH und
LANDSTEINER, ERICH MEYER u. a.).

Durch welche Ursachen aber das Hämolysin im Blut entsteht, ist noch völlig unklar.
Von großer Bedeutung ist nur die zuerst von MURRI gefundene Tatsache, daß viele an
paroxysmaler Hämoglobinurie leidenden Kranken früher an *Syphilis* gelitten haben.
Ihr Blut gibt deshalb auch meist eine positive WASSERMANNsche Reaktion. Diese ist
jedoch nur mit großer Vorsicht zu verwerten, da auch die Kälteambozeptoren eine positive
WaR. hervorrufen können.

Übrigens sind offenbar nicht alle Fälle von Hämoglobinurie gleichartig. Außer der
„*Kältehämoglobinurie*" scheinen noch andere Formen vorzukommen (Hämoglobinurie
nach körperlichen Überanstrengungen [*Märschen*], Hämoglobinurie mit schweren Muskel-
veränderungen verbunden [*Myoglobinämie, Myoglobinurie*] u. a.). Praktisch wichtig ist
noch das bereits in Bd. I, S. 159ff. besprochene *Schwarzwasserfieber*, d. h. eine Hämoglobinurie, die bei Kranken mit *tropischer* Malaria zuweilen auftritt, wenn die Kranken
mit *Chinin* behandelt werden.

Für das Verständnis des gesamten Krankheitsbildes des hämoglobinurischen Anfalls
ist es wichtig, daß keineswegs die Nieren allein zur Aufnahme und Ausscheidung der
Bestandteile der zerstörten und aufgelösten Blutkörperchen dienen. Noch früher als die
Nieren kommen hierbei die *Milz* und die *Leber* in Betracht. Die *Milz* nimmt die Bruch-
stücke der roten Blutkörperchen auf und schwillt infolge hiervon zuweilen nicht unbeträchtlich an (*spodogener Milztumor*, d. h. Schlacken-Milztumor). Die *Leber* nimmt
einen großen Teil des plötzlich im Blut entstandenen gelösten Hämoglobins auf und verwendet ihn zur Gallenbildung, die hierdurch eine gewaltige Steigerung erfährt. Es kommt
zu Störungen im Gallehaushalt der Leber und zum Übertritt von Hämoglobin, sowie von
Gallefarbstoffen ins Blut, wodurch Ikterus entsteht.

Prognose und Therapie. Die Prognose der Hämoglobinurie, die als Teilerscheinung sonstiger Krankheitsvorgänge (Vergiftungen, Infektionskrankheiten usw.) auftritt, hängt ganz von der Schwere des Grundleidens ab. Bei
der paroxysmalen Hämoglobinurie scheint der Anfall niemals mit einer unmittelbaren Lebensgefahr verbunden zu sein. Die Wiederkehr der Anfälle
kann dadurch vermieden werden, daß der Kranke sich nicht mehr den betreffenden Schädlichkeiten aussetzt. Ein sicheres Mittel, die Widerstandsfähigkeit der Patienten gegen diese zu erhöhen, gibt es nicht. Nur in denjenigen Fällen, bei welchen Syphilis vorhergegangen war, scheint eine *Queck-
silber-* oder *Salvarsanbehandlung* die Anfälle dauernd beseitigen zu können.

Der Anfall selbst bedarf zumeist keiner besonderen Behandlung. Der
Kranke muß sich nur so rasch wie möglich der Einwirkung der Kälte entziehen. Am zweckmäßigsten ist Bettruhe und außerdem reichliche Zufuhr
von Flüssigkeit (Tee u. dgl.), um die Ausspülung der Hämoglobinmassen aus
den Nieren nach Möglichkeit zu befördern.

KRANKHEITEN DER BLUTDRÜSEN (DRÜSEN MIT INNERER SEKRETION).

Vorbemerkungen.

Unter der Bezeichnung „*Blutdrüsen*", „*Drüsen mit innerer Sekretion*", „*endokrine Drüsen*" faßt man eine Anzahl von Organen (Schilddrüse, Epithelkörperchen, Thymus, Hypophyse, Epiphyse, Nebennieren u. a.) zusammen, die gewisse Stoffe („*Hormone*" oder „*Inkrete*") unmittelbar ans Blut abgeben und dadurch einen ungemein wichtigen Einfluß auf gewisse Vorgänge des *Stoffwechsels*, der *Ernährung*, des *Wachstums* und der *Erregbarkeit* des Nervensystems ausüben. Der Ausgangspunkt fast aller Forschungen über diese äußerst wichtigen physiologischen Vorgänge liegt in gewissen *pathologischen* Beobachtungen. Die *pathologische* Beobachtung zeigte zuerst, daß die *Erkrankung* jener obengenannten Organe in regelmäßiger Weise zu höchst merkwürdigen Folgezuständen führt. Gerade die letzten Jahrzehnte haben uns in dieser Hinsicht eine große Menge von Tatsachen kennen gelehrt. Wir wissen jetzt auch, daß manche Organe (Pankreas, Geschlechtsdrüsen u. a.) *neben* ihrer sonstigen Tätigkeit gleichzeitig auch an der inneren Sekretion teilnehmen. Es scheint, daß alle Organe mit innerer Sekretion auch untereinander funktionell zusammengehören und sich gegenseitig beeinflussen können. Sie bilden gewissermaßen ein zusammenhängendes „*hormonopoetisches System*" (FALTA). An manchen Stellen dieses Buches müssen wir auf die Vorgänge der inneren Sekretion hinweisen (vgl. die Kapitel über Diabetes mellitus, Chlorose, Osteomalazie u. a.). In den folgenden Kapiteln werden diejenigen Krankheitszustände besprochen, deren Beziehungen zu bestimmten Blutdrüsen besonders deutlich hervortreten.

Erstes Kapitel.

Erkrankungen der Schilddrüse.

1. Die Basedowsche Krankheit (Morbus Basedowi).

(Glotzaugenkrankheit. Graves' disease. Goître exophthalmique.)

Als Basedowsche Krankheit bezeichnet man eine krankhafte Veränderung der Schilddrüse. Diese ist dabei fast immer vergrößert und weist stets eine *erhöhte Tätigkeit (Hyperthyreoidismus)* auf. Neben diesen *Schilddrüsenveränderungen* gehören zu den Kardinalsymptomen der Krankheit die *Pulsbeschleunigung*, der *Exophthalmus*, die *Steigerung der Stoffwechselvorgänge* und Erscheinungen, die auf einer *erhöhten Erregbarkeit* sowohl des *vegetativen* als auch des *zerebrospinalen Nervensystems* beruhen.

Ätiologie. Der eigentümliche Symptomenkomplex ist in Deutschland zuerst im Jahre 1840 von dem Merseburger Arzt BASEDOW genauer beschrieben worden, während in England schon fünf Jahre früher von GRAVES ähnliche, wenn auch weniger genaue Beobachtungen veröffentlicht waren. Über die Entstehung der Krankheit war man lange im Unklaren. Man dachte vorzugsweise an eine Erkrankung des Sympathikus oder der Medulla oblongata. Erst nachdem die merkwürdigen Folgen der *Exstirpation* und der *Atrophie* der Schilddrüse (s. u. *Myxödem*) bekannt geworden waren, hatte P. J. Möbius 1886 den glücklichen Gedanken, die Basedow sche Krankheit durch eine *gesteigerte* oder vielleicht auch *qualitativ veränderte* krankhafte Tätigkeit der Schilddrüse zu erklären. Diese Anschauung hat sich allgemeine Anerkennung erworben, und es kann nicht mehr zweifelhaft sein, daß die *Erkrankung der Schilddrüse*, und zwar deren *Funktionssteigerung* im Mittelpunkt des Basedow-Symptomenkomplexes steht. Wir haben es beim Morbus Basedowi mit einer *vermehrten Funktion der Schilddrüse (Hyperthyreoidose)* zu tun, und zwar ist die verstärkte Resorption des jodhaltigen Komplexes der Schilddrüse für die Krankheit verantwortlich zu machen (*Thyreotoxikose*).

Das Hormon der Schilddrüse (*Thyroxin*) ist jetzt chemisch genau bekannt. Bereits Baumann erkannte 1895 den Zusammenhang zwischen dem Jodgehalt und der physiologischen Funktion der Schilddrüse. Kendall konnte 1919 das Hormon der Schilddrüse, das er *Thyroxin* nannte, aus Schilddrüsensubstanz isolieren. Das kristallisierte Thyroxin zeigte die typische Stoffwechselwirkung der Schilddrüse. Harington und Barger gelang 1926 die Synthese des Hormons. Thyroxin ist danach der *Dijodoxyphenyläther des Dijodtyrosins*.

Durch welche Ursache die Störung der Schilddrüse hervorgerufen wird, ist freilich noch ganz unbekannt. Wir kennen nur einige ursächliche Umstände, die erfahrungsgemäß einen Einfluß auf die Entstehung des Leidens zu haben scheinen. In manchen Fällen ist die *erbliche Disposition* aufs bestimmteste nachzuweisen. Wiederholt sind Erkrankungen bei Mitgliedern derselben Familie beobachtet worden. Wir selbst sahen zwei Schwestern mit schwerem Morbus Basedowi. Andererseits kommt der Morbus Basedowi auch zuweilen in solchen Familien vor, in denen eine Neigung zu Neurosen überhaupt (Epilepsie, Psychosen, Hysterie) erblich ist. Unter den auslösenden Ursachen sind starke *psychische Erregungen* (Kummer, Schreck, Ärger, dauernde berufliche Überanspannung) in erster Linie zu nennen. Außer diesen „psychischen Traumen" scheinen manchmal auch körperliche Traumen, d. h. starke, allgemeine *Erschütterungen des Körpers* (Sturz u. dgl.) einen Einfluß auf die Entwicklung des Leidens zu haben. Ziemlich viel Gewicht wird von manchen Ärzten auf *Erkrankungen der weiblichen Sexualorgane* gelegt, doch scheint die Bedeutung dieses Umstandes sehr überschätzt worden zu sein. Sicher ist dagegen, daß die ersten Symptome des Morbus Basedowi sich nicht selten während einer *Gravidität* entwickeln. Mitunter tritt die Krankheit im Anschluß an eine *akute* oder *chronische Infektionskrankheit* auf (Syphilis, Typhus, Polyarthritis, Scharlach u. a.).

Der *Einfluß des Geschlechts* auf das Entstehen des Leidens zeigt sich deutlich darin, daß *Frauen*, namentlich die etwas anämischen, „nervösen" Frauen, entschieden häufiger erkranken als Männer. Gewöhnlich tritt der Morbus Basedowi im *jugendlichen* und *mittleren Lebensalter* auf, während er bei Kindern und älteren Leuten nur ausnahmsweise vorkommt. Bemerkenswert ist, daß in „Kropfgegenden" der echte Morbus Basedowi keineswegs häufig ist. Immerhin kann eine Basedowsche Krankheit *durch unvorsichtige Jodverabreichung* bei Leuten mit alten Strumen entstehen, und auch ohne Jodgenuß kann durch noch unbekannte Ursachen eine bis dahin harmlose Struma in das Krankheitsbild des Morbus Basedowi übergehen („*Struma basedowificata*", „*sekundäre Hyperthyreose*").

Krankheitssymptome. Von den Symptomen des Morbus Basedowi ist die *Pulsbeschleunigung* und die krankhafte *Erregbarkeit des Herzens* das regelmäßigste und meist auch am frühesten auftretende Symptom. Die Pulsfrequenz beträgt durchschnittlich 100—120 Schläge, selten weniger, in anderen Fällen aber auch 140—160 Schläge. Sie ist nicht zu allen Zeiten gleich, sondern unterliegt manchen Schwankungen, die sich sowohl in größeren Perioden, als auch in einzelnen Anfällen zeigen. Im Schlaf ist die Pulsfrequenz, wie wir selbst festgestellt haben, zuweilen fast normal, mitunter ebenfalls beschleunigt, jedoch meist in geringerem Grade als während des Wachens. Mit der Pulsbeschleunigung ist meist eine verstärkte, *pochende Herztätigkeit* und in der Regel auch das Gefühl des *Herzklopfens* verbunden. Besonders deutlich ist die zuckende, erregte, rasche Herztätigkeit bei *Röntgendurchleuchtungen* zu erkennen. Legt man die Hand auf die Herzgegend, so fühlt

man den starken und verbreiterten Stoß des pulsierenden Herzens. Die Karotiden und zuweilen auch kleinere Arterien pulsieren lebhaft und schnellend. Sehr oft fällt das starke Pulsieren der Struma (s. u.) auf. Meist ist der Puls regelmäßig, doch ist bei der Herzinsuffizienz in vorgeschrittenen Erkrankungen auch *Arhythmia absoluta* zu beobachten. *Extrasystolen* sind nicht selten. Einzelne Kranke leiden an ausgesprochenen stenokardischen Zuständen. Der *systolische Blutdruck* ist oft erhöht (140—160 mm Hg), der *diastolische* meist vermindert, ein Verhalten, wie wir es ähnlich bei der Aorteninsuffizienz finden,

Die *Untersuchung des Herzens* ergibt außer der schon erwähnten *eigentümlich verstärkten, lebhaft und diffus pulsierenden Herztätigkeit* meist laute, reine Herztöne. Bei längerer Krankheitsdauer findet man oft eine deutliche *Hypertrophie des linken und eine geringere des*

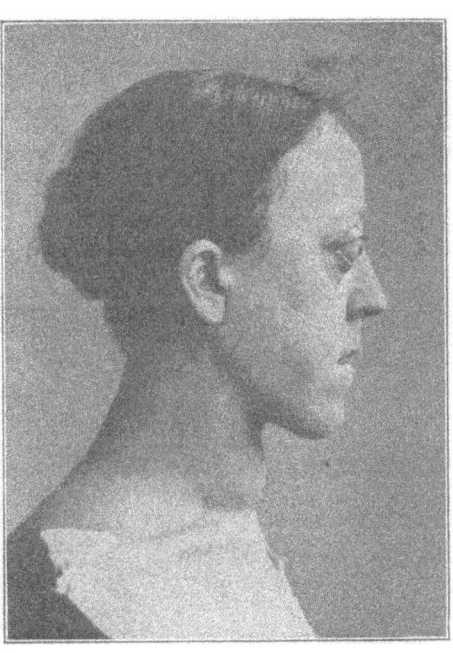

Abb. 41. Kranke mit *Morbus Basedowi* (Exophthalmus, Klaffen der Lidspalten, Struma).

rechten Ventrikels, ferner *Dilatationen* des Herzens und zuweilen eine *relative Insuffizienz der Herzklappen*. Bei deren Diagnose ist freilich große Vorsicht notwendig, weil auch *akzidentelle Geräusche*, namentlich an der Herzbasis, beim Morbus Basedowi nicht selten vorkommen. Nach jahrelangem Bestehen der Krankheit tritt nicht selten eine *Herz- und Kreislaufinsuffizienz* mit allen ihren Folgen (Arhythmia absoluta, Ödeme, Stauungsorgane) ein.

Die *Struma* zeigt sich meist etwas später als die ersten Erscheinungen von seiten des Herzens. In seltenen Fällen fehlt die Vergrößerung der Schilddrüse oder tritt nur in geringem Grade auf. Geringere Vergrößerungen der Schilddrüse können nur durch eine sorgfältige Palpation bei leicht vorgebeugtem Kopf der Kranken nachgewiesen werden. Wenn die Patienten *schlucken*, fühlt man die Schilddrüse oft besser, weil der Kehlkopf beim Schluckakt gehoben wird. Sehr bedeutend wird die Anschwellung der Schilddrüse nur in einem Teile der Fälle. Auch zeigt sie im Verlauf der Erkrankung zuweilen deutliche Schwankungen. Bei genauer Betastung findet man, daß die Basedow-Struma meist ziemlich fest und wenig elastisch ist. Kennzeichnend sind außerdem ihre häufig starken pulsatorischen Bewegungen und die oft (aber nicht immer) hörbaren lauten *Gefäßge-räusche*, die in den erweiterten Gefäßen der Schilddrüse zustande kommen. Mit der aufgelegten Hand kann man nicht selten Schwirren und Pulsieren fühlen.

Die Erscheinungen an den *Augen* sind meist, aber doch nicht in allen Fällen deutlich ausgeprägt. Oft fällt schon im Beginn der Krankheit oder auch in sonst wenig ausgebildeten Fällen der eigentümliche *Glanz* der weit geöffneten Augen auf. Besonders kennzeichnend für den Morbus Basedowi ist aber das stärkere Hervortreten der Augäpfel aus den Augenhöhlen, der *Exophthalmus* (Abb. 42). Der *Exophthalmus* ist fast immer doppelseitig, wenn auch zuweilen auf der einen Seite stärker als auf der anderen. Wir sahen nur einmal beim Morbus Basedowi einen ausgesprochen *einseitigen* Exoph-

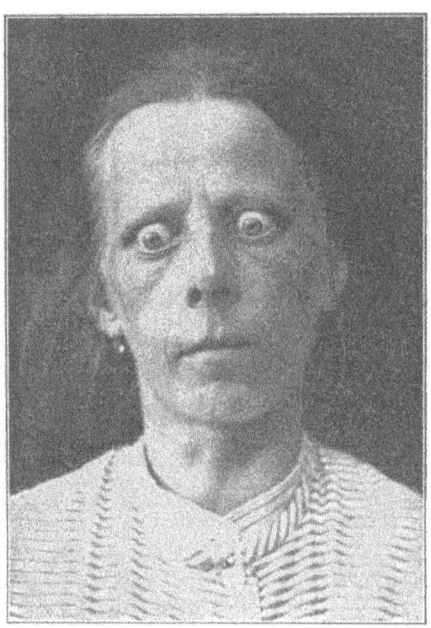

Abb. 42. *Morbus Basedowi.* Graefesches Symptom.

thalmus. Die Ursache des Exophthalmus ist noch dunkel. Man hat an Gefäßerweiterungen im Hintergrund der Orbitae gedacht, die den Bulbus nach vorn drängen. Nach der Ansicht anderer soll eine retrobulbäre Schwellung ödematöser Art die Augäpfel vortreiben. Druck des kontrahierten glatten MÜLLERschen Muskels, der die untere Orbitalfissur überspannt, auf die hier aus der Orbita austretenden Venen und Lymphgefäße soll Stauung und das Ödem bedingen. In manchen Fällen fehlt der Exophthalmus ganz, in anderen Fällen kann er einen so hohen Grad erreichen, daß eine förmliche „Luxation des Bulbus" beschrieben worden ist. Bei stärkeren Graden des Exophthalmus bekommt der Blick häufig einen eigentümlich starren Ausdruck. Dies rührt namentlich davon her, daß die Lidspalte ungewöhnlich groß ist. Das von STELL-WAG betonte Seltenerwerden des Lidschlags ist nur ausnahmsweise zu beobachten. Weit wichtiger ist dagegen ein eigentümliches, zuerst von v. GRAEFE beschriebenes Symptom: Beim Heben und noch deutlicher beim Senken des Blickes fehlen die entsprechenden, unter normalen Verhältnissen stets vorhandenen Mitbewegungen des oberen Augenlides. Dieses „GRAEFEsche Symptom" kann zuweilen zu den frühesten Erscheinungen der Krankheit gehören und deshalb von diagnostischem Wert sein. Ist es vorhanden, so ist es in der Tat sehr auffallend und eigentümlich. Man prüft am besten in der Weise, daß man zunächst einen nach oben gehaltenen Gegenstand von den Kranken fixieren läßt. Dann bewegt man bei etwas nach rückwärts festgehaltenem Kopf den Gegenstand langsam nach abwärts und fordert die Kranken auf, mit dem Blick zu folgen. Besteht das GRAEFEsche Symptom, so senkt sich der Bulbus tiefer als das obere Augenlid, so daß *zwischen dem oberen Rande der Iris und dem oberen Augenlid ein deutlicher Streifen des weißen Bulbus sichtbar wird* (Abb. 42). In manchen Fällen von sehr starkem Exophthalmus scheint das mangelnde Herabsinken des oberen Lides wenigstens zum Teil rein mechanisch bedingt zu sein. Aber man beobachtet das GRAEFEsche

Symptom zuweilen auch bei geringem oder sogar bei ganz fehlendem Exophthalmus, und da weist es offenbar auf Abweichungen in der synergischen Muskeltätigkeit hin. Übrigens fällt auch das tiefe Herabhängen des *unteren* Augenlides beim Morbus Basedowi oft auf. Man sieht dann einen ungewöhnlich breiten Streifen der weißen Sklera zwischen dem *unteren* Hornhautrand und dem unteren Augenlid. Pupillen- und Akkommodationsstörungen werden beim Morbus Basedowi nicht beobachtet. Dagegen kommen mitunter *Lähmungen der äußeren Augenmuskeln* vor, und wir selbst beobachteten wiederholt Störungen der Bulbusbewegungen, namentlich vorübergehenden *Strabismus* u. dgl. Noch ein Symptom ist zu erwähnen, das MÖBIUS zuerst bemerkt hat. Es besteht darin, daß das eine Auge sehr bald wieder nach außen abweicht, wenn man die Kranken eine starke Konvergenzbewegung mit den Augen (Fixieren eines nahen Gegenstandes) ausführen läßt. Diese „*Insuffizienz der Konvergenz*" findet sich jedoch nur gelegentlich bei Kranken mit stärkerem Exophthalmus. Sie ist nicht nur beim Morbus Basedowi, sondern auch bei vielen Gesunden mit Myopie zu beobachten. Zuweilen sieht man *Entzündungsprozesse am Auge*, die wahrscheinlich auf den geringeren Schutz des hervorstehenden Auges durch das obere Augenlid zu beziehen sind.

Von großer Wichtigkeit ist das Verhalten des *allgemeinen Ernährungszustandes*. Fast jeder schwere Basedowfall ist mit einer oft auffallend rasch und stark eintretenden *Abmagerung* verbunden. Daneben stellen sich meist allgemeine Schwäche, Muskelschwäche, seltener auch stärkere Anämie ein. Manchmal scheint sich die *Muskelatrophie* vorzugsweise in gewissen Muskelgebieten (Arm- oder Beinmuskeln) zu entwickeln. Diese Abmagerung hängt mit spezifischen Störungen des Stoffwechsels, und zwar mit der bei Basedowkranken immer vorhandenen *Steigerung des Stoffwechsels* durch das im Überschuß produzierte Schilddrüsensekret und die dadurch bedingte *erhebliche Erhöhung des Grundumsatzes* zusammen. Diese kann über 60%, in schweren Fällen sogar über 100% betragen. Die Änderung des Stoffwechsels besteht vor allem in einer beträchtlichen *Steigerung der Verbrennungsvorgänge*, in *gesteigertem Eiweißzerfall* und *vermehrtem Fettumsatz*. Die Steigerung des Grundumsatzes ist in allen Fällen von Morbus Basedowi, auch bei den wenig ausgeprägten Formen der Krankheit, vorhanden. Sie ist das wichtigste Kennzeichen der Thyreotoxikose. Die Untersuchung des Grundumsatzes wird jetzt in jeder Klinik zu diagnostischen und prognostischen Zwecken vorgenommen. Auch der Erfolg therapeutischer Maßnahmen kann im Gaswechselversuch geprüft werden.

Außer den bisher besprochenen Hauptsymptomen der BASEDOWschen Krankheit ist noch eine Reihe anderer Symptome zu erwähnen, die sowohl bei den schweren typischen Basedowerkrankungen, als auch besonders in den vielen weniger stark ausgeprägten Thyreotoxikosen zur Beobachtung kommen. Hierher gehört die allgemeine *Übererregbarkeit des Nervensystems*. Zunächst ist ein eigentümliches *feines* und *schnellschlägiges Zittern* zu erwähnen. Dieses Zittern betrifft zuweilen den ganzen Körper, in der Regel hauptsächlich die Gliedmaßen, zeigt zeitweise Besserungen und Verschlimmerungen und kann so stark werden, daß es die Hauptklage der Kranken bildet. Ein deutliches *Zittern* in den ausgestreckten Händen und den gespreizten Fingern gehört zu den *regelmäßigsten* Erscheinungen des Morbus Basedowi. In einem der von uns beobachteten Fälle war starker Tremor eins der ersten Symptome der Krankheit. Er wurde zeitweise so heftig, daß in den Gliedmaßen und auch in den Gesichtsmuskeln geradezu krampfhafte Zuckungen auftraten. Ferner sind von nervösen und psychischen Symptomen zu nennen: *Kopfschmerzen, Schwindel, Gedächtnisschwäche, Schlaflosigkeit* u. dgl.   Auch *Charakterveränderungen, Depressionszustände* und *Psychosen* werden beobachtet. Am häufigsten und für viele Fälle der Krankheit besonders kennzeichnend ist die eigentümliche *nervöse Unruhe* und die *reizbare Gemütsstimmung* der Patienten. Die Unruhe und Hast bei allen Bewegungen, beim Sprechen u. dgl. zeigt sich oft gerade bei der ärztlichen Untersuchung in so auffälliger Weise, daß hierin sogar ein nicht unwichtiger diagnostischer Anhaltspunkt erblickt werden muß. Die motorische Unruhe kann einen fast choreatischen Charakter annehmen. Auf *vasomotorischen Störungen* beruhen die leicht eintretende *Röte des Gesichts*, das starke *Hitzegefühl* und die *heißen Hände*, woran viele Kranke leiden. Auch *Temperatursteigerungen* bis auf $38,0 — 38,8°$ sind wiederholt beobachtet worden. Eine leichte Erhöhung der Eigenwärme gehört zu den regelmäßigsten Erscheinungen beim ausgesprochenen Morbus Basedowi. Mit dem Hitzegefühl verbindet sich häufig eine starke *Vermehrung der Schweißproduktion* (in seltenen Fällen nur einseitig). Andererseits klagte eine unserer Kranken über eine beständige *Trockenheit im Munde*.

Wichtige Veränderungen zeigt das *Blut*. Die Zahl der roten Blutkörperchen und die Menge des Hämoglobins sind meist normal. Dagegen besteht eine geringe *Abnahme der neutrophilen Leukozyten* und eine ausgesprochene *Zunahme der Lymphozyten*, eine Erscheinung, die den meisten Störungen der inneren Sekretion eigentümlich ist.

Von sonstigen Symptomen haben wir zunächst einiger Störungen von seiten der *Atmung* zu gedenken. Diese ist meist mäßig beschleunigt, manche Patienten klagen über *Atemnot und Beklemmungsgefühl* auf der Brust. Bei einem Kranken sahen wir zeitweise tiefe krampfhafte Inspirationen auftreten, in anderen Fällen zeigt sich ein eigentümlicher trockener „*nervöser Husten*", wie man ihn auch sonst bei Strumakranken nicht selten beobachtet. Auch Erscheinungen von seiten der *Verdauungsorgane* kommen häufig vor. Anfallsweise auftretendes *Erbrechen* ist nicht selten, und bei schwerem Morbus Basedowi kann dieses so anhaltend, quälend und unstillbar werden, daß hierin eine Hauptgefahr der Krankheit liegt. Bei einer unserer Patientinnen begann die ganze Krankheit mit einem mehrwöchigen Anfall fast unstillbaren Erbrechens. Auch Neigung zu einfachen *Durchfällen* und zu *häufigen Stuhlentleerungen* wird oft beobachtet. Seltener sind eigentümliche, anfallsweise auftretende, schleimig-seröse oder sogar etwas blutige *Durchfälle*. Einmal sahen wir starken *Ikterus*.

Endlich sind gewisse an der *Haut* auftretende Störungen zu erwähnen: mehrmals ist *Vitiligo* beobachtet worden, ferner diffuse *bräunliche Pigmentierung* der Haut oder chloasmaähnliche *Pigmentflecke*. In einzelnen Fällen kann man eine so auffallend dunkle Pigmentierung der Haut wie bei der *Addisonschen Krankheit* finden. *Urtikaria, Schwellungen der Haut*, namentlich an den Augenlidern, und akutes *Quinckesches Ödem* sind als seltene Erscheinungen bei Basedowkranken beschrieben worden. Zu beachten ist weiterhin das häufige starke *Ausfallen der Haare*. Bei schwachem Ziehen an den Haaren bleiben zuweilen ganze Büschel Haare in der Hand. In schweren Fällen werden die Haare eigentümlich dünn, trocken und spröde. Auffallend ist oft das *frühzeitige Ergrauen* der Haare. Ferner ist der *galvanische Leitungswiderstand in der Haut* bei Basedowkranken stark herabgesetzt. Wahrscheinlich hängt diese Erscheinung mit der Durchfeuchtung der Haut durch die starke Schweißsekretion, vielleicht auch mit einer Atrophie der Haut zusammen. Meist ist die Haut der Basedowkranken eigentümlich

glatt. Ein sehr seltenes, gefährliches Ereignis ist eine scheinbar spontan eintretende *Gangrän der Extremitäten*. In einem Falle STRÜMPELLs, der tödlich
endete, betraf die Gangrän das rechte Bein. An dessen größeren Gefäßen
konnten anatomisch nicht die geringsten Veränderungen nachgewiesen werden.

Schließlich ist noch zu bemerken, daß bei manchen (nicht allen) weiblichen
Kranken Menstruationsstörungen (besonders *Amenorrhöe*) auftreten. In ver-
einzelten Fällen hat man auch eigentümliche atrophische Zustände an den
Geschlechtsteilen und Brüsten beobachtet. HOLMGREN betont die Atrophie
der Mammae als ein fast regelmäßiges Symptom bei den weiblichen
Basedowkranken.

Besondere *Komplikationen* sind beim Morbus Basedowi nicht gerade häufig.
Erwähnenswert ist das gleichzeitige Auftreten anderer *Neurosen* (*Hysterie*)
und *echter Psychosen*. Ferner ist die Komplikation mit *Diabetes mellitus*
zu erwähnen. *Alimentäre Glykosurie* ist beim Morbus Basedowi sehr häufig.
Bei spontaner oder therapeutisch herbeigeführter Besserung der BASEDOWschen
Krankheit verschwindet sie wieder. Auch die Vereinigung von Tabes und
Morbus Basedowi ist beobachtet worden. Diese Tatsache ist deshalb wichtig,
weil es nicht unwahrscheinlich ist, daß *vereinzelte* Fälle von Morbus
Basedowi mit Syphilis, d. h. mit einer syphilitischen Erkrankung der Schilddrüse zusammenhängen. In einigen Fällen traten schwere *bulbäre Symptome*
(Schlinglähmung) auf. Auch die Vereinigung von Basedowsymptomen mit
osteomalazischen Erscheinungen ist beschrieben worden. Endlich ist die Kombination des Morbus Basedowi mit den Erscheinungen der *Sklerodermie* zu
erwähnen. Alle diese eigentümlichen Symptomenkomplexe weisen darauf hin,
daß sich die verschiedenartigsten Störungen der inneren Sekretion und deren
Folgeerscheinungen in mannigfachster Weise miteinander vereinigen können.

Pathologische Anatomie und Pathologie. In *anatomischer* Hinsicht zeichnet sich die
Struma beim Morbus Basedowi durch ihren Gefäßreichtum aus. Im übrigen findet man
meist starke Vermehrung von epithelialen Zapfen und Drüsenschläuchen mit Bildung
einzelner Zellhaufen oder schlauchförmig verzweigter Follikel. Auf die starke Kolloid-
vermehrung weist die Anwesenheit von Kolloid in Lymph- und Blutgefäßen hin. Ein
bestimmter anatomischer Typus für die Basedow-Struma kann aber nicht aufgestellt
werden. Am häufigsten findet sich die parenchymatöse Struma mit wenig Kolloid. Die
Hauptsache sind offenbar die Abweichungen in der Art und Menge der spezifischen
inneren Sekretion. Der Morbus Basedowi ist sicher eine *Hyperthyreoidose* (vermehrte
Funktion der Schilddrüse), möglicherweise auch eine *Parathyreoidose* (veränderte Funktion der Schilddrüse). Da die verschiedenen Drüsen mit innerer Sekretion sich, wie
erwähnt, gegenseitig beeinflussen, so versteht man, daß eine Störung der Schilddrüsentätigkeit unter Umständen auch Störungen in der Funktion anderer endokriner Drüsen
hervorruft. So entstehen Symptome von seiten des *Pankreas* (Glykosurie), der *Nebennieren* (Addison-Symptome), der *Geschlechtsorgane* (Menstruationsstörungen, Atrophie der
Mammae), *allgemeine Ernährungsstörungen* u. a. *Thymushyperplasie* ist bei Morbus Basedowi sehr häufig. Sehr lehrreich ist der eigentümliche Gegensatz, in dem die Symptome
der Cachexia strumipriva (s. u. Myxödem) und die Erscheinungen des Morbus Basedowi
zueinander stehen. Bei der Cachexia strumipriva (*Fehlen der Schilddrüse*) findet man
Hautverdickung, Pulsverlangsamung, motorische und psychische Trägheit, bei dem
Morbus Basedowi (*Hyperplasie der Schilddrüse*) dagegen allgemeine Abmagerung und
Hautatrophie (verminderter elektrischer Leitungswiderstand), Tachykardie, psychische
Erregtheit, Zittern u. dgl. Auch die Erfolge der Strumektomie beim Morbus Basedowi
(s. u.) sprechen dafür, daß *eine Veränderung in der Funktion der Schilddrüse im Mittel-
punkt des ganzen Symptomenkomplexes steht*. Unter dieser Voraussetzung erscheint es
begreiflich, daß die Art der primären Schilddrüsenerkrankung gar nicht stets genau dieselbe zu sein braucht. In manchen Fällen spielen vielleicht abgelaufene entzündliche
Prozesse, syphilitische Veränderungen u. dgl. eine Rolle. In der Mehrzahl der typischen
Fälle handelt es sich freilich wahrscheinlich um eine eigenartige hyperplastische Erkrankung der Schilddrüse, die vielleicht gar nicht exogener Natur ist.

Verlauf des Morbus Basedowi. Der Verlauf der Krankheit ist meist
chronisch und erstreckt sich über Jahre und Jahrzehnte. Indessen kommen

auch *akute* Fälle vor mit rascher Entwicklung aller Symptome. Große Schwankungen in der Stärke der Krankheitserscheinungen sind häufig zu beobachten. Manchmal können alle Erscheinungen der Krankheit völlig verschwinden, um nach jahrelanger Pause von neuem aufzutreten. In anderen Fällen, namentlich bei leichteren Formen, tritt zwar keine völlige Heilung, aber doch ein *dauernder Stillstand* des Leidens ein. Im allgemeinen geben die im jüngeren Lebensalter vorkommenden Erkrankungen eine ungünstigere Prognose als die im späteren Alter entstehenden. Vollständige Heilungen sind wiederholt mit Sicherheit beobachtet worden, aber nicht häufig. Bedeutende *Besserungen* aller Symptome kommen dagegen keineswegs selten vor. Namentlich in einigen *akut* entstandenen, scheinbar sehr schweren Fällen sahen wir anscheinend völlige Heilung eintreten. Nur ein gewisser Grad von Exophthalmus bleibt auch nach dem Verschwinden aller übrigen Erscheinungen zurück. *Verschlimmerungen* gehen mitunter mit einer Verkleinerung der Struma einher. Nach *Röntgenbestrahlungen* und nach unvorsichtiger *Jodtherapie* (*Jodbasedow*) verschlechtert sich gelegentlich das Krankheitsbild zusehends. Der Tod erfolgt zuweilen unter den Zeichen der allgemeinen Schwäche und schließlicher Herzlähmung, häufiger durch Komplikationen von seiten der Lunge (Bronchopneumonie) oder des Herzens (Herz- und Kreislaufinsuffizienz).

Unausgeprägte Formen der Krankheit. Sehr wichtig sind die nicht seltenen *unausgeprägten* (*rudimentären*) *Formen* des Morbus Basedowi („*Basedowoid*", „*formes frustes*" „*Thyreotoxikosen*"). Bei zahlreichen Kranken mit geringer, nur angedeuteter oder auch bei solchen mit stärkerer Struma findet man einige „*Basedowsymptome*", ohne daß man aber von einer wirklichen Basedowschen Krankheit reden kann. Der Exophthalmus fehlt meist. Mitunter ist ein leicht *erhöhter Glanz der Augen* ein Zeichen der Thyreotoxikose. Im übrigen klagen diese Kranken über *unerklärliche Abmagerung*, über *Herzklopfen, Zittern der Hände, allgemeine Erregbarkeit, Neigung zu starken Schweißen, geringe Leistungsfähigkeit* und *auffallende Ermüdbarkeit* u. a. Es handelt sich dabei um *thyreotoxische* Erscheinungen, denen ein Hyperthyreoidismus zugrunde liegt. Auf Grund dieser klinischen und anderer Beobachtungen hat man versucht, mehrere pathogenetisch verschiedene Formen des Morbus Basedowi aufzustellen, doch erscheint dies nicht berechtigt, da das Wesen der Krankheit noch nicht genügend geklärt ist.

Eine kurze besondere Erwähnung verdienen noch diejenigen Fälle, bei denen die *Herzsymptome* (Herzklopfen, Kurzatmigkeit, rascher, oft unregelmäßiger Puls, meist verbunden mit ausgesprochener *Hypertrophie* oder *Dilatation des Herzens*) besonders hervortreten, für deren Entstehung keine andere Ursache als eine gleichzeitig vorhandene und oft schon längere Zeit vorher bestehende einfache *Struma* verantwortlich zu machen ist. Man bezeichnet derartige Fälle oft als „*Kropfherz*". Eine grundsätzliche Scheidung zwischen „Kropfherz" und Morbus Basedowi scheint aber *nicht* durchführbar zu sein. Bei genauer Untersuchung findet man meist auch beim Kropfherz einige sonstige Basedowsymptome (Abmagerung, Zittern, allgemeine nervöse Erregbarkeit usw.). Es handelt sich somit in allen diesen Fällen um die große Gruppe der Krankheitserscheinungen, die durch eine gestörte Funktion der Schilddrüse, durch eine *Thyreotoxikose*, hervorgerufen werden. Beiläufig sei bemerkt, daß, abgesehen von diesen thyreotoxischen Herzstörungen, ein „*Kropfherz*" auch durch *mechanische* Behinderung des Kreislaufs und der Atmung hervorgerufen werden kann.

Diagnose. In den ausgebildeten Fällen von Morbus Basedowi ist die Diagnose fast immer ohne Schwierigkeit und sicher zu stellen. Schon der eigentümliche, durch die Abmagerung und den Exophthalmus veränderte Ausdruck des Gesichts im Verein mit der Struma läßt häufig die Krankheit auf den ersten Blick erkennen. Dazu kommen als diagnostisch wichtige Symptome hinzu: die allgemeine nervöse Erregbarkeit, das Zittern der Hände, die Tachykardie und die verstärkte Herztätigkeit, die Abnahme des Körpergewichts bei *erhöhtem Grundumsatz*, die Neigung zu Durchfall u. a. Schwieriger wird das diagnostische Urteil in den *leichteren, nicht voll entwickelten Fällen*, die als „*Basedowoid*" oder „*Thyreotoxikose*" bezeichnet werden. Ist überhaupt keine Struma vorhanden, so sei man mit seinem Urteil zurückhaltend. Fehlen des Exophthalmus bei sonst deutlich entwickelten Symptomen wird dagegen häufig beobachtet. Die *Untersuchung des Grundumsatzes* bringt leicht die Entscheidung. Derartige „basedowoide Symptome" finden sich in mehr oder minder größerer Vollständigkeit nicht selten auch in Verbindung mit allgemein *neurasthenischen* Symptomen. Auch in allen Fällen auffallender *allgemeiner Ernährungsstörungen* denke man stets an die Möglichkeit eines Morbus Basedowi. Wiederholt sahen wir Fälle, wo eine unerklärliche Abmagerung das erste Symptom der Krankheit war. In allen derartigen Fällen berücksichtige man genau die Art des Auftretens der Krankheit und neben den Kardinalsymptomen (Struma, Exophthalmus, *Steigerung der Stoffwechselvorgänge*, Tachykardie) namentlich auch die Nebensymptome, das *Zittern*, die *allgemeine nervöse Erregbarkeit*, das *Herzklopfen*, das *Hitzegefühl*, die *Neigung zu Schweißen*, den Haarausfall, die Darmstörungen u. a.

Therapie. In erster Linie kommt die *Allgemeinbehandlung* der Patienten in Betracht. Allen Basedowkranken verordnen wir zunächst eine mehrwöchige *körperliche und seelische Ruhekur*. Am besten ist bei allen schweren Fällen *Bettruhe* und eine *Freiluftliegekur* auf einer Veranda, im Garten u. dgl. Je günstigere klimatische Verhältnisse man beschaffen kann, um so besser (Hochgebirge, südliches Klima, See). Je nach ihrem Kräftezustand müssen die Kranken ganz liegen oder wenigstens einen großen Teil des Tages. Daneben ist eine *sorgsame Ernährung* geboten (sehr wenig Fleisch, wenig Milch, Käse, Eier, Weizen, dagegen reichlich Obst, Früchte, Gemüse, Kartoffeln, Roggen, Mais und Fette, Butter, Sahne). Ferner sind *Bäder* zu empfehlen, am zweckmäßigsten vorsichtig angewandte *kohlensaure Bäder, Sauerstoffbäder* oder *Salzbäder* und *elektrische Bäder*. Auch die Anwendung eines *Eisschlauches* um den Hals, sowie einfacher *Halbbäder, kalter Abwaschungen* oder *Abreibungen mit Franzbranntwein, Essig* und dergleichen sind oft nützlich.

Von inneren Mitteln kommen zunächst gewisse „Spezifika" in Betracht, die man im Hinblick auf die Theorie der thyreogenen Entstehung des Morbus Basedowi hergestellt und empfohlen hat. Möbius selbst empfahl ein „*Antithyreoidinserum*", hergestellt aus dem Serum von Hammeln, deren die Schilddrüse exstirpiert ist. Man gibt davon 1—5 ccm täglich. Das Antithyreoidin wird auch in Tablettenform hergestellt (etwa 3 Tabletten täglich). Unter dem Namen *Rodagen* wird ein Pulver verkauft, das aus der Milch schilddrüsenloser Ziegen hergestellt ist. Manche Beobachter glauben von diesen Präparaten guten Nutzen gesehen zu haben. Auch wir haben sie vielfach angewandt, haben uns aber von einer besonderen Wirksamkeit nicht überzeugen können. Die Darreichung von *Schilddrüsentabletten* wirkt in manchen Basedowfällen sogar schädlich. — Neuerdings ist eine *Insulinbehandlung* der Thyreotoxikosen versucht worden. Ob es sich bei den dadurch erzielten

Gewichtszunahmen um eine spezifische Beeinflussung der thyreotoxischen Erscheinungen oder um eine Insulinmast handelt, müssen erst eingehendere Erfahrungen lehren.

Ferner kommen *innere* Mittel in Betracht, welche die Stoffwechselstörung beeinflussen. So hat sich gezeigt, daß ein infolge vermehrter Schilddrüsenfunktion erhöhter Stoffwechsel durch fortgesetzte Verordnung kleiner *Arsengaben* (*Fowlersche Tropfen* oder *Pillen* zu 0,001 Acid. arsenicosum) zur Norm herabgedrückt werden kann. Die gleiche Wirkung haben *kleinste Joddosen* (3 mal 3—20 Tropfen einer 5%igen *Jodkalilösung*). Größere Jodmengen steigern die Basedowsymptome. Man wird jedenfalls mit der Joddarreichung stets sehr vorsichtig sein müssen und das Mittel sofort aussetzen, sobald Verschlechterung und Gewichtsabnahme eintritt. Dem praktischen Arzt kann nicht zur Jodbehandlung geraten werden. Diese ist nur im Krankenhaus unter sorgfältigster Überwachung zu versuchen.

Außer diesen Mitteln werden ferner namentlich auf KOCHERS Empfehlung hin vielfach Phosphorpräparate verordnet: *Natrium phosphoricum* in Gaben von 3—5 g täglich, so besonders auch die phosphorhaltigen Eiweißpräparate (*Phytin, Protylin* u. a.). HOLMGREN empfiehlt Injektionen einer 5%igen Lösung von *nukleinsaurem Natron* (2 mal wöchentlich 1—2 ccm). Auch subkutane *Ergotamin(Gynergen-)injektionen* (tgl. 2 mal 0,5 ccm einige Wochen hindurch) führen Besserungen herbei. Gelegentlich wurden jedoch bei dieser Behandlung Nebenwirkungen (Kollaps) beobachtet. — In Fällen von stärkerer nervöser Erregung und lebhafter Herztätigkeit haben wir wiederholt von dem fortdauernden Gebrauch narkotischer Mittel in kleinen Gaben guten Erfolg gesehen (*Brompräparate*, anhaltende Darreichung kleiner Mengen *Luminal, Kodein, Pantopon* u. dgl.). Auch die verschiedenen Schlafmittel (*Adalin, Bromural, Sedobrol, Veronal* usw.) sind oft nicht zu entbehren. Mitunter sieht man Gutes von der Darreichung des *Chininum hydrobromicum* (2—3mal tgl. 0,25 zunächst 8 Tage lang, Wiederholung nach einiger Zeit). — Gegen das *Herzklopfen* hat man oft *Digitalis* verordnet, jedoch ohne Erfolg. Durch *Digitalispräparate* oder *Strophanthin* werden die Herzbeschwerden eher verschlechtert. Man gibt gegen das Herzklopfen *Baldrianpräparate*, z. B. *Validol*, oder kleine Mengen von *Chinin* oder *Chinidin*. Kalte Umschläge oder eine Eisblase auf die Herzgegend wirken günstig. — Die zuweilen eintretenden schweren Symptome von seiten des *Magendarmkanals* (Erbrechen, Durchfälle) werden durch symptomatische Behandlung (*Eis, Opium, Tanninpräparate, Pankreon*) meist nur wenig beeinflußt. — Bei stärkerem *Exophthalmus* müssen die Augen vor äußeren Schädigungen geschützt werden.

Die *elektrische Behandlung* des Morbus Basedow ist jetzt außer Mode gekommen, vielleicht nicht ganz mit Recht. Der günstige Einfluß elektrischer *Vierzellenbäder* wurde schon oben erwähnt. Auch die galvanische Behandlung am Halse (Galvanisation des Sympathikus) kann mit Nutzen angewandt werden, ebenso zuweilen die Faradisation der Struma und des Sympathikus.

Die Beeinflussung der Struma und damit des Morbus Basedowi durch Behandlung mit *Röntgenstrahlen* ist mit recht günstigen Erfolgen versucht worden. Nur in manchen schweren Fällen versagt die Röntgenbehandlung. Der Erfolg einer *vorsichtigen* Strahlenbehandlung zeigt sich in dem Heruntergehen des Grundumsatzes, der Zunahme des Körpergewichts und dem Schwinden der thyreotoxischen Erscheinungen. Die Röntgenbestrahlungen scheinen die krankhaft gesteigerte Sekretion der Schilddrüse unmittelbar zu beeinflussen, und zwar bringen sie hypertrophisches Gewebe und Gefäße zur Verödung.

Handelt es sich um einen schwereren Morbus Basedowi, bei dem durch die erwähnte Behandlung keine wesentliche Besserung erzielt werden kann, so kommt die *chirurgische Behandlung* in Betracht. Da die Krankheit auf einer ungewöhnlich vermehrten und krankhaften Tätigkeit der Schilddrüse beruht, so kann die teilweise Entfernung dieses Organes oder die Unterbindung seiner Arterien sicher von Nutzen sein. KOCHER und andere Operateure berichten in der Tat von zahlreichen glänzenden Heilerfolgen. Wir selbst haben uns ebenfalls in vielen Fällen von dem guten Erfolg der Operation überzeugen können, freilich auch wiederholt Fälle gesehen, in denen wir einen deutlichen Nutzen des Eingriffs nicht zu erkennen vermochten. Der volle Erfolg der Operation tritt überhaupt, wie es auch verständlich ist, nicht unmittelbar nach der Operation, sondern erst etwa im Verlauf des darauffolgenden halben Jahres hervor. Wenngleich die Operation nicht ungefährlich ist, soll man doch in allen schwereren Fällen rechtzeitig dazu raten. Die näheren Einzelheiten hierüber (Vorbereitung zur Operation, Unterbindung der Schilddrüsenarterien, Resektion der Schilddrüse) findet man in den chirurgischen Lehrbüchern.

2. Das Myxödem der Erwachsenen (Myxoedema adultorum).
(*Spontanes oder idiopathisches Myxödem.*)

Noch früher, als den Ärzten das Wesen des Morbus Basedowi als *Überfunktion* der Schilddrüse klar wurde, gelangte man zur Kenntnis der merkwürdigen Erscheinungen, die infolge des *Ausfalls* der Schilddrüsenfunktion zustande kommen. Die ersten experimentellen Untersuchungen über die Folgen der Schilddrüsenexstirpation verdanken wir M. SCHIFF im Jahre 1854. Er zeigte zuerst, daß junge Tiere nach Wegnahme der Schilddrüse in ihrem Wachstum zurückbleiben, daß ihr Fell struppig wird, daß sie sich geistig nicht entwickeln und Störungen der Verdauung und der Wärmeregulation darbieten. Ganz entsprechende Erfahrungen machte man später bei Menschen, denen bei Kropfoperationen die *ganze* Schilddrüse entfernt worden war. Es traten eigentümliche trophische Störungen der Haut und der Haare ein, die Kranken wurden geistig träge und stumpf (*Cachexia thyreopriva*). Ziemlich gleichzeitig (1873) wurde zunächst in England von WILLIAM GULL und W. M. ORD ein eigentümliches Krankheitsbild beschrieben, das der Cachexia thyreopriva in fast allen Stücken ähnlich ist und offenbar von einer primären Atrophie der Schilddrüse abhängt. Die englischen Ärzte bezeichneten die Krankheit als *Myxoedema*, während etwas später CHARCOT in Frankreich der Krankheit den Namen *Cachexie pachydermique* gab.

Ätiologie. Die Ursache des Myxödems ist mit Sicherheit auf einen Schilddrüsenmangel oder auf degenerative Veränderungen der Schilddrüse zu beziehen, die zu einer mangelhaften Funktion der Drüse geführt haben. Das *Myxoedema operativum* tritt nach völliger Exstirpation der Schilddrüse (z. B. bei Karzinom) in Erscheinung. Mitunter wird es auch nach sehr ausgedehnten Kropfoperationen beobachtet, wenn der zurückbleibende Rest der Schilddrüse zu klein ist, oder wenn der zurückgelassene Teil stark atrophiert. Nach Schußverletzungen des Halses, die mit starker Eiterung in der Nähe der Schilddrüse einhergehen, hat man ebenfalls Myxödem beobachtet.

Das *spontane Myxödem* tritt viel häufiger bei Frauen als bei Männern auf, und zwar zwischen dem 40. und 50. Lebensjahr. Besondere Ursachen sind in der Regel nicht nachweisbar. Zuweilen schließen sich die ersten Erscheinungen der Krankheit an Vorgänge des Geschlechtslebens an (Gravidität, Wochenbett). Recht oft haben die Kranken mehrfache Schwangerschaften und Erkrankungen der weiblichen Geschlechtsorgane durchgemacht, so daß vielleicht eine erhöhte physiologische Inanspruchnahme den Boden für weitere Schädigungen der Schilddrüse vorbereitet. Auch seelische Erregungen, Sorgen und Überanstrengungen sollen ätiologisch eine Rolle spielen. Nach H. CURSCHMANN nahm die Zahl der Myxödemkranken während der *Hungerzeit* in Deutschland in den Kriegs- und Nachkriegsjahren auffallend zu. Mitunter handelt es sich um zirrhotische Veränderungen der Schilddrüse nach entzündlichen Vorgängen (Thyreoiditis, Strumitis), die sich ihrerseits wieder an Gelenkrheumatismus, Syphilis, Tuberkulose, Typhus oder andere Infektionskrankheiten angeschlossen haben. In vielen Fällen soll eine angeborene „*hypothyreoide*" Konstitution die Bereitschaft zur Krankheit bedingen.

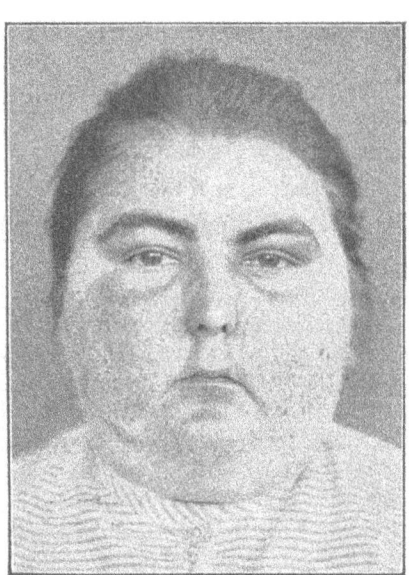

Abb. 43. Myxoedema adultorum.

Krankheitssymptome. Die Kranken bemerken eine allmählich stärker werdende Abnahme der geistigen und körperlichen Fähigkeiten, Gewichtszunahme und eine eigenartige Änderung des Gesichtsausdrucks. Zumeist werden sie von ihren Angehörigen darauf aufmerksam gemacht. In ausgesprochenen, länger bestehenden Fällen fällt vor allem die eigentümliche pralle, polsterartige, pastöse *Schwellung der Haut* auf, die vom gewöhnlichen Ödem verschieden ist, so daß Fingerdruck keine Dellenbildung zu erzeugen vermag. Diese Erscheinung wird wahrscheinlich durch eine Anhäufung muzinartiger Stoffe in der Haut bedingt, während den kardialen und nephrogenen Ödemen Wasseransammlungen im Unterhautzellgewebe zugrunde liegen.

Das Myxödem kann den ganzen Körper befallen, tritt aber am meisten im Gesicht, doch auch im Nacken, in den seitlichen Halsgebieten, den Supraklavikulargruben, am Rumpf, an Hand- und Fußrücken, an den Oberschenkeln u. a. hervor. Durch die Schwellung der Augenlider erscheinen die Augen klein. Wangen, Nase und Lippen sind zuweilen etwas bläulich verfärbt. Die Haut ist auffallend trocken, kühl, spröde; sie schuppt kleienartig; eine Schweißsekretion fehlt völlig. Die Haare sind dünn und brüchig. Kopfhaar, oft auch Augenbrauen, Wimpern und Barthaare fallen aus. Die Nägel sind rissig, die Zähne kariös. Auch die Schleimhäute können trophische Veränderungen zeigen. An den Stimmbändern machen sich diese durch die rauhe und tiefe Stimme bemerkbar. Auch die Rachenorgane können verändert sein. Insbesondere ist die Zunge oft unförmig dick.

An der *Schilddrüse*, deren Palpation oft auch bei Gesunden Schwierigkeiten macht, ist klinisch meist nichts Besonderes festzustellen. Nur selten ist sie als verkleinertes und ziemlich hartes Gebilde zu tasten. Bei der histologischen Untersuchung ist sie stets schwer verändert. Das interstitielle Bindegewebe ist gewuchert und das eigentliche Drüsengewebe durch entzündliche oder einfache Atrophie bis auf einen geringen Rest verschwunden.

Der *Kreislauf* wird in kennzeichnender Weise beeinflußt. Der *Puls* ist fast immer verlangsamt, der *Blutdruck* meist gering herabgesetzt. Nach H. ZONDEK besteht in der Regel *Dilatation beider Herzhälften*, die Herzaktion ist verlangsamt, träge, die Herztöne sind auffallend leise. Die Trägheit der Vasomotoren spricht sich in der blassen Hautfarbe und in der geringen Reaktion auf mechanische oder thermische Hautreize aus. Der *Stoffwechsel* ist immer gestört, und zwar im Sinne einer Herabsetzung. Bei völligem Ausfall der Schilddrüsenfunktion ist der *Grundumsatz* um 50% und mehr vermindert, in leichteren Fällen um 10 bis 20%. Der Eiweißbedarf der Kranken ist infolge des *herabgesetzten Eiweißstoffwechsels* äußerst gering. Trotz geringer Nahrungsaufnahme neigen die Kranken zur *Fettleibigkeit*. Infolge der verringerten Wärmebildung ist die Haut kalt, die Kranken frieren leicht. Die *Körpertemperatur* ist meist um 1—1$^1/_2$° erniedrigt. Die Darmfunktion ist träge. Oft besteht hartnäckige *Obstipation*. Die *Blutuntersuchung* ergibt meist eine geringe *sekundäre Anämie* mit relativer *Lymphozytose* und Vermehrung der *Eosinophilen*. Man findet ferner Vermehrung der Trockensubstanz, erhöhte Gerinnbarkeit und ausgesprochene *Hypojodämie* des Blutes.

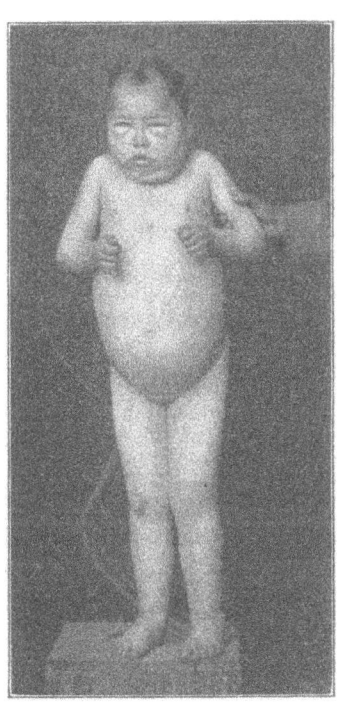

Abb. 44. Infantiles Myxödem. (Beobachtung von Dr. J. FISCHEL in Zgierz in Polen.)

Fast immer sind Störungen der *Sexualfunktionen* vorhanden (Amenorrhöe oder Unregelmäßigkeiten der Menstruation, Abnahme der Potenz u. dgl.). Die körperliche Schwäche und Langsamkeit nimmt allmählich zu. Die Kranken werden geistig träger. Alle höheren geistigen Fähigkeiten hören auf. Das Gedächtnis läßt nach. Müdigkeit, Schlafsucht und endlich völlige *geistige Stumpfheit* stellen sich ein.

Wie beim Morbus Basedowi kann man auch beim Myxödem *schwere, vollentwickelte* und *leichtere, unvollkommene, unausgeprägte* Fälle unterscheiden, in denen nur geringe Veränderungen der Haut, Haarausfall, menstruelle Unregelmäßigkeiten und die Störung des Allgemeinbefindens auffallen. In derartigen, gar nicht sehr seltenen Fällen gibt oft erst die Herabsetzung des Grundumsatzes um 10% oder mehr eine Aufklärung für die Ursache des auffälligen Verlustes an Tatkraft und Unternehmungsgeist, für die *eigenartige* Zunahme des Körpergewichts und für die zunehmende körperliche Trägheit. Mitunter sind Erscheinungen von seiten des *Herzens* die einzigen Zeichen einer Hypothyreose. Dabei sind zumeist Herzdilatation, Bradykardie und Hypotonie miteinander vereint. Wahrscheinlich gehört auch die *thyreogene Fettsucht*, bei der ebenfalls Erscheinungen einer Schilddrüseninsuffizienz vorhanden sind, zu den unausgeprägten Formen des Myxödems.

Verlauf und Prognose. Die Krankheit schreitet allmählich immer weiter fort und zieht sich über viele Jahre hin. Der Tod erfolgt zumeist an interkurrenten Krankheiten, seltener an Herzschwäche. Wichtig ist, daß Myxödemkranke zu frühzeitiger Arteriosklerose neigen. Seit der Einführung der Behandlung mit Schilddrüsensubstanz (s. u.) werden in den meisten Fällen rasche und vollständige Heilungen erzielt. Zu beachten ist dabei, daß beim Aussetzen der Behandlung sehr leicht Rezidive entstehen.

Therapie. Die Behandlung des Myxödems liefert einen wichtigen Beweis für die richtige Auffassung der Natur der Krankheit. Gibt man nämlich Myxödemkranken eine Zeitlang innerlich *Schilddrüsensubstanz*, so bessern sich die Krankheitserscheinungen rasch in der auffälligsten Weise. Die pastöse Schwellung und Trockenheit der Haut verschwindet, Gesichtsausdruck und psychisches Verhalten bessern sich wesentlich, und auch die übrigen krankhaften Erscheinungen bilden sich oft restlos zurück. Man verschreibt am besten die käuflichen *Schilddrüsenpräparate: Thyreoidinum siccatum* (E. MERCK-Darmstadt, Tabletten zu 0,1, die etwa 1 g frische Schilddrüse enthalten) oder *Thyraden* (Tabletten zu 0,15 = 0,3 g frische Drüse). Die Kranken erhalten anfangs 2—3 Tabletten täglich, von Woche zu Woche steigert man bis zu 5—6 Tabletten täglich und geht dann langsam wieder zurück. Geringere Anwendung finden folgende Schilddrüsenpräparate: *Jodothyrin, Thyreoid-Dispert, Thyreonal* u. a. Sehr wirksam bei der Behandlung des Myxödems ist das chemisch dargestellte Hormon der Schilddrüse (s. o.), das *Thyroxin*. Man gibt 0,5—1,0 mg täglich per os. Innerhalb 3—4 Wochen sind dadurch die wesentlichen Symptome der Krankheit zu beseitigen. Aber, wie gesagt, ist auch bei der Thyreoidindarreichung der Erfolg nach 4 bis 6 Wochen fast immer augenfällig. Zumeist werden mehrere Thyreoidinkuren nach je 3—4wöchigen Behandlungspausen angeschlossen. Später ist den Kranken zu empfehlen, täglich fortdauernd 0,1 g Thyreoidin zu nehmen. In jedem einzelnen Falle hat man sich bei der Behandlung nach den jeweils vorliegenden klinischen Erscheinungen zu richten und muß dementsprechend von den gegebenen Richtlinien abweichen.

3. Das kongenitale und infantile Myxödem.

(*Sporadischer Kretinismus.*)

Das Myxödem im Kindesalter, der sporadische Kretinismus, ist als tiefgreifende körperliche und geistige Entwicklungsstörung infolge einer angeborenen oder einer erworbenen Verkümmerung der Schilddrüse aufzufassen. Entsprechende Veränderungen, wie sie bei jugendlichen Tieren nach völliger Wegnahme der Schilddrüse entstehen (s. o. S. 249), kennzeichnen die Hypothyreosen der Kinder.

Ätiologie. Entweder fehlt die Schilddrüse kongenital ganz (*Thyreoaplasie*), oder sie ist nur mangelhaft angelegt (*Thyreohypoplasie*). Der sporadische Kretinismus kann ferner die unglückliche Folge einer Strumektomie im Kindesalter sein. Am häufigsten aber ist er durch Schädigungen bedingt, welche die Schilddrüse im zarten Kindesalter beeinträchtigen (Infektionskrankheiten, kongenitale Syphilis u. a.).

Krankheitssymptome. Das Hauptmerkmal der Hypothyreosen der Kinder ist die *Wachstumsstörung*, insbesondere das auffällige Zurückbleiben im Längenwachstum (*Zwergwuchs*). Noch im 3. Lebensjahrzehnt kann bei Röntgenaufnahmen das kennzeichnende Offenbleiben der *Epiphysenfugen* festgestellt werden, und in mehreren Fällen war im 20. Lebensjahr die große Fontanelle noch nicht geschlossen. Der ganze Körperbau ist plump, der Leib breit, die Beine sind kurz und gekrümmt. Der Schädel ist auffallend groß, die zumeist eingesunkene Nasenwurzel trägt im Verein mit den engen Lidspalten, den wulstigen Lippen und der unförmig dicken Zunge dazu bei, dem Gesicht den charakteristischen Kretinausdruck zu geben. Nicht nur im Gesicht, sondern auch am ganzen Körper ist die *Haut* prall gespannt, dick, unelastisch und zeigt die übrigen, beim Myxödem der Erwachsenen geschilderten Veränderungen (s. o. S. 250). Trophische Störungen der *Haare* und der *Nägel* sind immer vorhanden. Auch die *Zahnbildung* zeigt auffallende Unregelmäßigkeiten. Wie beim Myxödem der Erwachsenen können die dort beschriebenen Veränderungen am *Herzen* und am *Gefäßsystem* beobachtet werden. In auffälligster Weise sind zumeist die *Geschlechtsteile* verkümmert. Von besonderer Wichtigkeit ist das *psychische Verhalten* der Kranken. Zumeist ist die geistige Entwicklung beträchtlich zurückgeblieben. Alle Übergänge von den hochgradigsten Fällen, die völlig idiotisch sind, bis zu den leichteren Erkrankungen, die nur geringe psychische Störungen zeigen, können vorkommen. Überhaupt gibt es auch beim infantilen Myxödem hinsichtlich aller Krankheitserscheinungen vollentwickelte und unvollkommene, unausgeprägte Formen. Diagnostisch wichtig ist der stets herabgesetzte *Grundumsatz.* Auch die vorhandenen *Untertemperaturen* sind ein Zeichen des Darniederliegens des Stoffwechsels.

Therapie. Wie beim Myxödem der Erwachsenen können wesentliche, oft überraschende Besserungen durch die *regelmäßige Darreichung von Schilddrüsensubstanz* erzielt werden. Je früher diese einsetzt, um so besser ist der Erfolg. Diese Behandlung liefert den Beweis für die Richtigkeit der Auffassung des sporadischen Kretinismus als Athyreose oder Hypothyreose. Die besten Erfolge werden mit der dauernden Darreichung kleiner Mengen der S. 252 besprochenen Schilddrüsenpräparate erreicht. Zahlreiche Versuche sind ferner gemacht worden, dauernde Heilung durch Implantation von Schilddrüsen in die verschiedensten Organe und Gewebe zu erreichen, doch ist der Erfolg wohl immer nur vorübergehend.

4. Der endemische Kretinismus.

Eine besondere Art ist der endemische Kretinismus, dessen Auftreten an bestimmte Gebirgsgegenden (Alpen, Karpathen, Pyrenäen u. a.) gebunden ist. Er hängt eng zusammen mit Funktionsstörungen der Schilddrüse. Schon äußerlich ist dies erkennbar, da fast alle Kranken *Kropfbildung* zeigen, sehr häufig sind bereits die Eltern der Kretins Kropfträger. Fraglich ist aber noch, ob alle Krankheitserscheinungen *allein* auf die Schädigung der Schilddrüsenfunktion zurückzuführen sind. Viele Forscher nehmen an, daß der endemische Kretinismus im Gegensatz zum sporadischen Kretinismus durch eine „*kretinogene Noxe*" hervorgerufen wird, die gleichzeitig auf die Schilddrüse, auf andere Blutdrüsen, auf das Zentralnervensystem und andere Gewebe schädigend einwirkt. Ausschlaggebend für die Entstehung der Krankheitserscheinungen ist aber doch wohl die mangelhafte Schilddrüsenfunktion, die Hypothyreose.

Ätiologie. Für die Entstehung des Kropfes und des endemischen Kretinismus ist ein zu geringer Jodgehalt des Trinkwassers und anderer Nahrungsmittel verantwortlich zu machen. Der Mangel an Jod im mütterlichen Organismus kann in Kropfgegenden zu einer mangelhaften Schilddrüsenentwicklung des noch ungeborenen Kindes führen. In anderen Fällen, in denen der Fötus während der Schwangerschaft von der Mutter her hinreichend mit den notwendigen Schilddrüsensubstanzen versorgt wurde, sind diese in der Mutter- oder Ammenmilch nicht in genügender Menge vorhanden. Was den Kropf selbst anbelangt, so wird von manchen Forschern vermutet, daß die Hyperplasie der Schilddrüse als eine unmittelbare Reaktion auf den Jodmangel des Körpers, als eine Folge der gesteigerten Tätigkeit des Organs, also gewissermaßen als eine vikariierende Hypertrophie aufzufassen sei.

Symptome. Die Krankheitserscheinungen beim endemischen Kretinismus zeichnen sich durch eine viel größere Mannigfaltigkeit aus als beim sporadischen Kretinismus. Zumeist fällt wie bei jenem das Zurückbleiben im Längenwachstum, der *Zwergwuchs,* auf. Kennzeichnend ist oft das von Runzeln durchfurchte, greisenhaft ausschauende Gesicht mit dicken Lippen und eingezogener Nasenwurzel. Myxödematöse Veränderungen der Haut können in ganz verschiedener Weise ausgebildet sein, häufig fehlen sie völlig. Trophische Störungen an Nägeln und Haaren sind zumeist vorhanden, ebenso Störungen der Zahnentwicklung und Mißbildungen der Zähne. Fast immer ist die *Schilddrüse* verändert. Zumeist besteht eine Struma, und zwar eine kropfartige Entartung mit Atrophie. Auch die Hypophyse zeigt oft strumöse Veränderungen. *Herzstörungen (Kropfherz)* sind sehr häufig. Die *Intelligenz* ist fast immer mangelhaft, doch können alle Zwischenstufen von den leichtesten Störungen bis zu vollkommener Idiotie beobachtet werden. Auch die Sprachentwicklung ist ganz verschieden. Enge Beziehungen bestehen zwischen endemischem Kretinismus und *Taubstummheit.* Diese kommt auch ohne Kretinismus in Kropfgegenden sehr häufig vor. Zumeist sind die *Geschlechtsorgane* mangelhaft entwickelt, und der Geschlechtstrieb ist herabgesetzt. Der *Stoffwechsel* ist nach den Untersuchungen von Scholz auch beim endemischen Kretins sehr träge.

Verlauf und Prognose. Im ersten Lebensjahr machen sich die Krankheitserscheinungen des Kretinismus für gewöhnlich nicht bemerkbar. Erst im Kleinkindesalter entwickeln sie sich deutlich, um in den ersten Schuljahren ihre volle Ausbildung zu erreichen. Später bleibt der Zustand verhältnismäßig gleich. Kretins erliegen zumeist frühzeitig interkurrenten Erkrankungen, nicht wenige erreichen jedoch auch ein höheres Lebensalter.

Therapie. Die beim Myxödem so wertvolle Schilddrüsentherapie hat beim endemischen Kretinismus zumeist keinen oder nur einen geringen Erfolg. In manchen Fällen können durch fortdauernde Darreichung kleinster Jodmengen Besserungen erzielt werden. Eine chirurgische Behandlung der Strumen ist bei Druckerscheinungen angezeigt.

Neuerdings scheint in Kropfgegenden die *Prophylaxe* des endemischen Kretinismus wie überhaupt der Kropfbildung durch regelmäßige Darreichung kleinster Jodmengen großen Nutzen zu stiften. Man setzt entweder dem im Haushalt verwendeten Kochsalz schon in den Salinen *Jodkalium* zu oder gibt den Schulkindern wöchentlich eine Tablette *Jodostarinschokolade* (zu 10 mg Jod). Diese Jodprophylaxe bedarf jedoch ärztlicher Überwachung, da manche Kropfträger danach Basedowerscheinungen zeigen.

Zweites Kapitel.

Erkrankungen der Epithelkörperchen (Beischilddrüsen, Glandulae parathyreoideae).

1. Die Tetanie.

Ätiologie. Als *Tetanie* (der Name stammt von CORVISART [1852]) bezeichnet man ein zuerst 1830 von STEINHEIM in Altona und von DANCE in Frankreich beschriebenes Leiden, dessen Hauptsymptom in eigentümlichen, anfallsweise auftretenden, meist symmetrisch in den oberen Gliedmaßen lokalisierten *tonischen Krämpfen* besteht. Die Tetanie kann als anscheinend *selbständiges Leiden* auftreten. Sehr oft ist sie aber nur eine *Begleit-* oder *Folgeerscheinung* sehr verschiedenartiger sonstiger Zustände.

Das Bindeglied für alle die scheinbar weit auseinanderliegenden Umstände, unter denen man die Tetanieanfälle beobachtet, ist durch wichtige pathologisch-anatomische und experimentelle Erfahrungen gefunden worden. Diese weisen darauf hin, daß die eigentliche Ursache der Tetanie in einer Schädigung der *Epithelkörperchen* zu suchen ist. Der erste Hinweis auf diese unerwartete Beziehung, der sich eine ganze Reihe entsprechender Beobachtungen über die Störungen der Epithelkörperchenfunktion anfügte, geschah durch die von N. WEISS im Jahre 1880 gefundene Tatsache des nicht seltenen Auftretens schwerer typischer Tetanieanfälle nach *Kropfexstirpationen*. Zwei italienische Forscher, VASSALE und GENERALI, fanden (1900) zuerst, daß die Exstirpation dieser *Epithelkörperchen* bei Hunden und Katzen deutliche *Tetanie* hervorruft, während die Exstirpation der Schilddrüse allein nur die Erscheinungen des *Myxödems* zur Folge hat. Diese Angaben wurden von allen späteren Untersuchern (BIEDL, ERDHEIM, PINELES u. a.) bestätigt. PINELES vermochte mit größter Wahrscheinlichkeit nachzuweisen, daß auch beim Menschen nur diejenigen Strumaexstirpationen zur Tetanie führen, bei denen die Epithelkörperchen ganz oder wenigstens zum größten Teil mit entfernt wurden. Endlich wurden zahlreiche Fälle von tödlich endender Tetanie beobachtet, bei denen die Sektion eine unzweideutige Erkrankung der Epithelkörperchen (meist Hämorrhagien, aber auch Rundzelleninfiltrate, Narben, Zysten, Atrophie, Hypoplasie, miliare Tuberkel, luetische Veränderungen, Metastasen bei Mamma- und Bronchialkarzinom u. a.) ergab. Jetzt kann als gesichert gelten, daß die Tetanie auf eine Funktionsbeeinträchtigung der Epithelkörperchen zurückzuführen ist. Freilich stehen wir mit dieser merkwürdigen Entdeckung immer noch erst am Anfang unserer Kenntnis über das Wesen der Tetanie.

Das *Hormon der Epithelkörperchen* ist in seiner chemischen Zusammensetzung noch nicht bekannt. Es ist jedoch COLLIP 1925 gelungen, einen wirksamen Stoff aus Epithelkörperchen zu isolieren, der experimentelle Tetanie verhindert oder mildert und den Kalziumgehalt des Blutserums vermehrt. Dieser ist bei der Tetanie immer herabgesetzt. Hinsichtlich der physiologischen Bedeutung des Epithelkörpercheninkrets wissen wir noch wenig Genaues. Wahrscheinlich setzt es die Erregbarkeit der peripherischen Nerven, vielleicht auch die der Ganglienzellen des Zentralnervensystems herab. Man hat ferner festgestellt, daß das Hormon der Epithelkörperchen eine entgiftende Wirkung hat. Werden die Epithelkörperchen entfernt, oder ist ihre Funktion durch eine Erkrankung beeinträchtigt, so kommt es zu einer Anhäufung von toxischen Stoffen, vor allem von *Guanidin*, in den Geweben. Diese nicht unschädlich gemachten giftigen Stoffwechselprodukte scheinen hinsichtlich des Kalzium-Kaliumgleichgewichtes physikalisch-chemische Veränderungen, vor allem eine Herabsetzung des Kalziumgehaltes des Blutes, hervorzurufen, die zu einer Übererregbarkeit der Nerven und zu dem Krankheitsbild der Tetanie führen.

Neuerdings ist an die Stelle dieser *Guanidintheorie* die *Kalktheorie* getreten. Der *Kalziumstoffwechsel* steht in inniger Beziehung zu den Epithelkörperchen. Seine Störungen spielen eine große Rolle beim Zustandekommen der Tetanie. Wir wissen jetzt durch experimentelle Untersuchungen, daß die Erregbarkeit z. B. des quergestreiften Muskels von dem normalen Mengenverhältnis zwischen den Kationen Kalzium einerseits und Kalium und Natrium andererseits abhängig ist. Kalzium setzt den Grad der elektrischen Erregbarkeit herab, Kalziummangel und Anreicherung von Kalium- und Natriumionen steigert die Erregbarkeit und führt zu *Alkalose* des Blutes. Dieser ist eine große Bedeutung bei der Entstehung der Tetanie zuzumessen. Wichtig ist dabei die Entdeckung von GRANT und GOLDMANN, daß angestrengte, genügend lange fortgesetzte Atmung, und zwar Ausatmung, bei sonst Gesunden Tetanie hervorruft. Bei dieser „*Überventilationstetanie*" nimmt der Kohlensäuregehalt und damit der Säuregehalt überhaupt des Blutes stark ab, so daß eine „*Alkalose*" des Blutes und der Gewebe entsteht.

Manche Fragen harren bei der Tetanie noch der Lösung. Die erwähnten Erfahrungen und Versuche lassen aber den Weg voraussehen, auf dem wir schließlich zu völliger Klarheit kommen werden. Es wird dann wahrscheinlich möglich sein, alle die jetzt zu erwähnenden klinischen Erfahrungstatsachen über das vielfältige Auftreten der Tetanie auf jenen einheitlichen Gesichtspunkt *mit Sicherheit* zurückzuführen, daß eine funktionelle Insuffizienz der Epithelkörperchen *in allen Fällen* an dem Zustandekommen der Tetanie beteiligt ist, obgleich diese durch die allerverschiedensten Ursachen entstehen und ausgelöst werden kann.

Vorkommen. Die *idiopathische Tetanie* beobachtet man bei Kindern und jugendlichen Personen etwa zwischen 15 und 30 Jahren. Sehr auffallend ist die Tatsache, daß sie *nicht allerorten* gleich häufig ist. In *Heidelberg* (ERB, F. SCHULTZE) und *Wien* (N. WEISS, FRANKL-HOCHWART, STRÜMPELL) ist sie wenigstens zu gewissen Zeiten (s. u.) eine verhältnismäßig häufige Krankheit. In *Leipzig* dagegen gehört sie entschieden zu den seltenen Krankheiten, und auch in *Erlangen* und *Breslau* hat STRÜMPELL nur vereinzelte Fälle gesehen. Dabei beobachtet man an den Tetanieorten höchst auffallende *zeitliche Unterschiede*. Weitaus die meisten Erkrankungen fallen in die *Winter- und Frühjahrsmonate*, vor allem in die Zeit vom Januar bis April. Männer werden erheblich häufiger befallen als Frauen, und unerklärlicherweise sind es vorzugsweise *gewisse Berufsarten*, vor allem die *Schuster*, sodann die *Schneider, Tischler* und *Drechsler*, bei denen das Leiden auftritt. Vereinzelte Fälle kommen in jedem Beruf vor. Gelegentlich treten auch mehrere Fälle von Tetanie in derselben Familie oder in demselben Hause auf. Alle diese Erfahrungen scheinen auf gemeinsame, freilich noch gänzlich unbekannte Einflüsse hinzuweisen. Als Gelegenheitsursache für das Auftreten der ersten Anfälle werden häufig *Erkältungen* angegeben, zuweilen auch *Gemütserregungen, körperliche Überanstrengungen* u. dgl.

Die *sekundäre symptomatische Tetanie* beobachtet man bei schweren *Magen-* und *Darmerkrankungen*, am häufigsten bei *stenosierenden Vorgängen in der Pylorusgegend*. Da hierbei die Anfälle meist nicht besonders schwer und häufig sind, erfährt man von ihnen nur, wenn man danach fragt und nachforscht. Auch bei sonstigen Magendarmerkrankungen, beim Magenkarzinom, bei Appendizitis, Cholelithiasis u. a. kommt Tetanie vor. Ferner sah man ihr Auftreten vereinzelt im Anschluß an *akute Infektionskrankheiten*

(Typhus, Grippe, Gelenkrheumatismus, Masern u. a.) und bei gewissen *Vergiftungen* (Ergotin, Chloroform, Alkohol, Phosphor u. a.). — Wichtig sind die Beziehungen der Tetanie zu den Vorgängen der Schwangerschaft und des Wochenbetts („*Maternitätstetanie*"). Schon Trousseau beschrieb diese Form als „Contracture des nourrices". Aber auch hierbei machen sich die oben erwähnten örtlichen und zeitlichen Umstände geltend. — Symptomatische Tetanie ist ferner beim *Morbus Basedowi* und auch bei anderen Schilddrüsenerkrankungen (*Thyreoiditis, Myxödem, Kropf*) beobachtet worden.

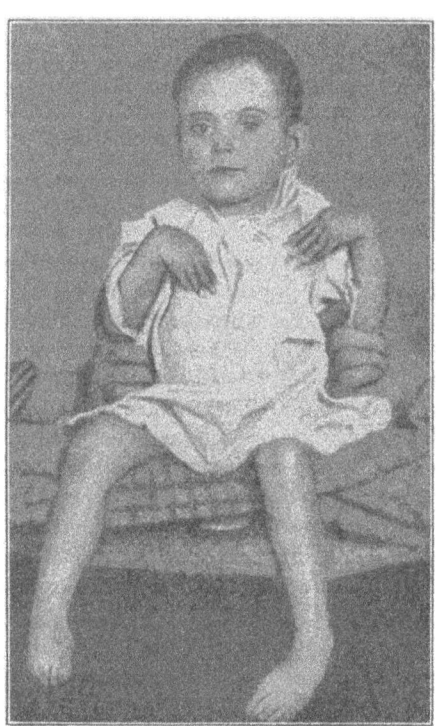

Abb. 45. Tetanieanfall bei einem Kinde.

Eigenartig sind die freilich vereinzelten Beobachtungen über das Auftreten der Tetanie bei der *Osteomalazie.*

Eine besondere Erwähnung erfordert das Auftreten der *Tetanie im frühen Kindesalter.* Sie kann schon im 2. oder 3. Lebensmonat beobachtet werden, ist aber am häufigsten in der zweiten Hälfte des 1. Lebensjahres (Escherich). Schlechte allgemeine hygienische Verhältnisse begünstigen ihr Auftreten. Künstlich und unzweckmäßig ernährte Kinder erkranken viel häufiger als Brustkinder. Der Kuhmilch ist in vielen Fällen ein besonderer Einfluß zuzumessen. Sehr deutlich treten die nahen Beziehungen der Tetanie zur *Rachitis* hervor, ferner die Beziehungen der Tetanie zum Laryngospasmus und zu anderen, unter dem Namen *spasmophile Diathese* zusammengefaßten Symptomen erhöhter Nervenerregbarkeit. Thiemich zeigte, daß die *Tetanie,* der *Laryngospasmus* und die *eklamptischen Anfälle* des Kindesalters Erscheinungen einer Übererregbarkeit des Nervensystems sind, die als *Spasmophilie* zu bezeichnen ist.

Symptome und Krankheitsverlauf. Der *Tetanieanfall* beginnt gewöhnlich mit gewissen Vorboten, die in einem leichten allgemeinen Unbehagen, vor allem aber in schmerzhaften Sensationen und in einem Gefühl von Schwäche und Steifigkeit in den Armen bestehen. Nachdem diese Prodromalerscheinungen einige Stunden oder noch längere Zeit vorhergegangen sind, tritt der eigentliche Krampfzustand ein. Dieser beginnt fast immer in den *Gliedmaßen*, und zwar in den *Fingern*, schreitet von hier auf die übrigen *oberen* Armmuskeln und dann auf die *Beine* fort, wo der Krampf ebenfalls meist in den Zehen anfängt. Fast immer sind *beide Körperhälften in symmetrischer Weise ergriffen.* Nur ausnahmsweise beginnt die Krampfstellung in einem Bein oder bleibt auf eine Seite beschränkt. In den meisten Fällen betrifft der Krampf vorzugsweise die *Beugemuskeln*, so daß kennzeichnende Kontrakturstellungen entstehen (s. Abb. 45). Die Finger werden zusammengezogen und nehmen eine Haltung wie beim Schreiben oder, nach dem treffenden Vergleich Trousseaus, wie die Hand des Geburtshelfers beim Eingehen in die Vagina an („*Geburtshelfer-*" oder „*Pfötchenstellung*"). Doch können die Finger im Anfall zuweilen auch zur Faust geschlossen werden. Die Hände werden gebeugt, ebenso die Ellbogen, die Oberarme in schweren Fällen an den Rumpf gepreßt. An den Beinen werden die Zehen gebeugt, die Füße in Equinusstellung plantarflektiert (*Carpopedalspasmen*). Seltener werden auch die Muskeln am Oberschenkel befallen, ebenso die Rumpfmuskeln, Kaumuskeln, Gesichtsmuskeln (*Tetaniegesicht*, „Karpfenschnauze"), Augenmuskeln und das Zwerchfell. Bei Kindern häufig, bei Erwachsenen nur selten tritt die Tetanie in Form eines Krampfzustandes der Kehlkopfmuskulatur (*Laryngospasmus* s. Bd. I, S. 267) auf.

Die *Intensität* des tonischen Krampfes ist sehr beträchtlich. Die befallenen Muskeln fühlen sich bretthart und gespannt an und sind meist gegen Druck ziemlich empfindlich. Die *Dauer* des Anfalles beträgt nur wenige Minuten, nicht selten aber auch mehrere Stunden oder gar einige Tage.

Bei Kindern sind derartige zur Tetanie gehörige Zustände von *anhaltender tonischer* Starre wiederholt beobachtet worden. Sie wurden früher zuweilen als „*Pseudotetanus*" oder als „*Arthrogryposis*" bezeichnet. Die Krankheit entwickelt sich gewöhnlich ziemlich akut und kann mit Fieber und schweren Allgemeinerscheinungen verbunden sein. Die Beine befinden sich in starrer Streckstellung oder sind krampfhaft an den Leib herangezogen; Arme, Hände und Finger sind meist in Beugestellung fixiert. In leichteren Fällen tritt nach einigen Wochen Heilung ein. Doch sah STRÜMPELL selbst zwei Fälle mit tödlichem Ausgang.

Neben den Krämpfen tritt bei der Tetanie gelegentlich auch eine Übererregbarkeit der *sensiblen* Nerven hervor. Am meisten bemerkenswert sind *Parästhesien*, reißende *Schmerzen* u. dgl. Anästhesien sind selten. Die *Reflexe* verhalten sich im allgemeinen normal. Nur in einzelnen Fällen ist Steigerung oder Fehlen der Sehnenreflexe gefunden worden. Bei lange andauernden Erkrankungen kann sich zuweilen eine gewisse paretische Schwäche der Beine entwickeln. Vereinzelt wurden in den Muskeln der Arme *myotonische* Symptome beobachtet. Das *Bewußtsein* bleibt völlig erhalten. Nur in seltenen Fällen hat man eine Vereinigung von Tetanie mit *halluzinatorischer Verwirrtheit* gesehen. Manchmal werden *leichte ödematöse Anschwellungen* und andere *trophische Störungen*, zuweilen eine starke *Schweißsekretion* beobachtet. Vereinzelt ist *Neuritis optica* beschrieben worden. Sehr merkwürdig ist die verhältnismäßig häufige *Kataraktbildung* (Rinden- und Kernstar) bei der Tetanie. Die *Körpertemperatur* ist normal, mitunter subnormal oder leicht gesteigert (38,0—38,4°), die *Pulsfrequenz* oft mäßig erhöht. Einige Male ist *Polyurie* beobachtet worden. *Blutuntersuchungen* während des Anfalles zeigten beträchtliche Leukozytose mit relativer Lymphozytose. Nach dem Anfall werden auffallend hohe Erythrozytenzahlen, Polyglobulie, beobachtet. Die bei Tetanie immer vorhandene Herabsetzung des Kalziumgehaltes des Blutserums ist schon erwähnt worden.

Hat der Anfall aufgehört, was stets allmählich, niemals plötzlich geschieht, so fühlen sich die Kranken bis auf eine leichte Schmerzhaftigkeit und Steifigkeit in den Muskeln ganz wohl. Nur eine gewisse Schwäche und Unsicherheit der Muskulatur ist oft während der ganzen Krankheit vorhanden. Daneben bestehen aber auch in der *Zeit zwischen den einzelnen Anfällen* Erscheinungen, die für die Pathologie der Tetanie von größter Wichtigkeit und für die Diagnose der *latenten Tetanie* von besonderer Bedeutung sind. Sie deuten auf eine *dauernde Tetaniebereitschaft*, auf eine *latente Übererregbarkeit des peripherischen Nervensystems* hin. Diese Symptome, die man freilich erst besonders aufsuchen muß, werden gewöhnlich nach ihren Entdeckern als TROUSSEAU sches, ERB sches und CHVOSTEK sches Symptom bezeichnet.

Das TROUSSEAU sche Phänomen besteht darin, daß man, wenn auch nicht in allen, so doch in den meisten Fällen von Tetanie in der anfallsfreien Zeit den Krampf jederzeit *künstlich hervorrufen kann durch Druck auf die größeren Arterien- und Nervenstämme des Armes* (namentlich auf den N. medianus und die Art. brachialis im Sulcus bicipitalis). Auf welche Weise die Kompression wirkt, ist nicht sicher bekannt. Doch scheint die Kompression eines *Nerven* die Hauptsache zu sein, wie die entsprechenden Versuche an Tieren zeigen, bei denen durch Exstirpation der Schilddrüse eine künstliche Tetanie erzeugt ist. Es handelt sich aber nicht um eine unmittelbare, sondern wahrscheinlich um eine reflektorische Erregung. Am besten prüft man das TROUSSEAUsche Phänomen in der Weise, daß man eine elastische Gummibinde (Stauungsbinde) um den Oberarm wickelt, so daß in dem peripherischen Abschnitt des Armes deutliche Zyanose eintritt. Wenn der Versuch positiv ausfällt, erfolgt in wenigen Minuten der Tetanieanfall.

Als ERB sches Symptom bezeichnet man die von diesem Forscher gefundene, fast immer vorhandene *Erhöhung der galvanischen* (weit seltener auch der faradischen) *Erregbarkeit* in den Nerven und Muskeln. Man untersucht am besten am N. ulnaris und findet dann, daß hier schon die schwächsten Ströme sehr lebhafte Zuckungen auslösen. Kennzeichnend ist auch das leichte Auftreten des Anodenöffnungs- und Anodenschließungstetanus. Bei Kindern legen MANN und THIEMICH besonderes Gewicht auf das Eintreten von Kathodenöffnungszuckungen schon bei schwacher Stromstärke.

Das dritte, praktisch vielleicht wichtigste, weil am leichtesten hervorzurufende *Symptom* ist das CHVOSTEK sche. Es besteht in der außerordentlich starken Erhöhung der *mechanischen Erregbarkeit der Nerven.* Am häufigsten prüft man den N. facialis. In vielen Fällen genügt schon ein Streichen über die Backe mit dem Stiel des Perkussionshammers, um in den Gesichtsmuskeln blitzartige Zuckungen hervorzurufen (F. SCHULTZE), in anderen Fällen ein leichter Schlag auf den Nervenstamm oder auf dessen Zweige. Eine derartige lebhafte Erregbarkeit des Fazialis kommt freilich vereinzelt auch bei Phthisikern, bei Magenkranken mit Supersekretion, bei Neurasthenikern, ja zuweilen sogar bei Gesunden vor. Immerhin ist jedoch das CHVOSTEK sche Symptom eine für die Tetanie äußerst charakteristische Erscheinung.

Während alle bisher erwähnten Erscheinungen auf eine gesteigerte Erregbarkeit der *motorischen* Nerven hinweisen, haben manche Beobachter (HOFFMANN, CHVOSTEK u. a.) auch Zeichen einer Übererregbarkeit *sensibler* und *sensorischer* Nerven gefunden, so insbesondere am Akustikus und an den Geschmacksnerven. FALTA und KAHN haben zuerst auf die ebenfalls nicht seltenen Symptome der Übererregbarkeit von seiten des *vegetativen Nervensystems* aufmerksam gemacht: verstärkte Herztätigkeit, Gefäßspasmen, vasomotorische Ödeme, vermehrte Sekretion von Schweiß, Speichel, Magensaft, Sphinkterenspasmen der Blase, vorübergehende Spasmen an der Speiseröhre und im Bereich des Magendarmkanals u. dgl. Auch Störungen der Wärmeregulation und des Stoffwechsels (gesteigerter Eiweißzerfall, Störungen im Kalkstoffwechsel) sind vorhanden. Für *Adrenalin* und *Pilocarpin* zeigen Tetaniekranke eine besonders große Empfindlichkeit, was ebenfalls auf eine Übererregbarkeit der vegetativen Nerven hinweist. Kurzum, man sieht, wie ungemein kompliziert das ursprünglich scheinbar so einfache Krankheitsbild der Tetanie geworden ist. Da alle Drüsen mit innerer Sekretion untereinander in einer gewissen funktionellen Abhängigkeit stehen, so soll man bei der Tetanie stets auch nach Symptomen von seiten der anderen Organe mit innerer Sekretion forschen (Hyperthyreoidismus u. a.).

Die *Häufigkeit der Anfälle* unterliegt in den einzelnen Erkrankungen großen Schwankungen. Gewöhnlich treten täglich mehrere Anfälle ein; zuweilen dauert die anfallsfreie Zwischenzeit einige Tage, während in anderen Fällen die einzelnen Krampfanfälle sich fast unaufhörlich folgen. Die *Gesamtdauer der Krankheit* beträgt in der Regel einige Wochen. Doch können manche Erkrankungen sich auch Monate und sogar Jahre hinziehen. Nehmen die Anfälle an Häufigkeit und Heftigkeit ab, so verschwinden bemerkenswerter-

weise allmählich auch das TROUSSEAU sche Phänomen und die sonstigen Anzeichen der nervösen Übererregbarkeit. Solange diese Symptome noch vorhanden sind, muß man auf ein erneutes Eintreten der Krämpfe gefaßt sein.
Manche Menschen scheinen zu Tetanie besonders veranlagt zu sein (*spasmophile Konstitution*), so daß bei ihnen wiederholt Rezidive eintreten.

Der *Ausgang* der Tetanie ist in der Regel *günstig*. Einzelne Fälle verlaufen
jedoch tödlich. Dies hängt teils von Komplikationen, teils von der Schwere
der Tetanie selbst ab, vor allem sind bei der *Maternitätstetanie* Todesfälle
nicht ganz selten. Bei Kindern kann ein ungünstiger Ausgang eintreten infolge
von Übergreifen der Krämpfe auf das Zwerchfell, auf das Herz oder auf die
Kehlkopfmuskeln. Die Gefahr der „Arthrogryposis" ist schon oben erwähnt
worden.

Diagnose. Die Diagnose der *manifesten* oder *offenen Tetanie* bietet bei
genauer Berücksichtigung der Krankheitserscheinungen, sowohl der Art der
tonischen Krampfanfälle als auch der sonstigen obenerwähnten Symptome,
keine Schwierigkeit. Namentlich ist es wichtig, auch in der Zeit zwischen
den eigentlichen Anfällen das Vorhandensein der *latenten Tetanie*, der
dauernden Tetaniebereitschaft (s. o.), durch den Nachweis der mechanischen
und elektrischen Übererregbarkeit der Nerven, sowie des TROUSSEAU-
schen Phänomens festzustellen. Von grundsätzlicher Wichtigkeit ist es, nach
Feststellung der Tetanieanfälle ihre besondere Ursache, soweit wie möglich,
nachzuweisen, insbesondere festzustellen, ob man es mit einer „idiopathischen"
oder symptomatischen Tetanie zu tun hat. Beachtung verdient, daß auch
bei der *Hysterie* tonische Krämpfe in den Händen auftreten können, die der
Tetanie ähnlich sind.

Therapie. Zunächst sind diätetische Vorschriften (viel Obst, viel frische
Gemüse) und allgemeine hygienische Anordnungen (Sonnenlicht, Ruhe und
Schonung!) zu treffen und alle etwa nachweisbaren ursächlichen Verhältnisse
(Magen- und Darmleiden, chronische Vergiftungen, anstrengende Handarbeit
u. a.) zu berücksichtigen. Bei der Tetanie kleiner Kinder ist die diätetische
Behandlung (Frauenmilch, Aussetzen der Kuhmilch u. a.) und *die Besserung
der zumeist gleichzeitig vorliegenden Rachitis* (*Phosphorlebertran* und Be-
strahlungen des Körpers mit *künstlicher Höhensonne*) von größter Bedeutung.

Von innerlichen Mitteln sind vor allem die *Kalkpräparate* anzuwenden,
von denen H. CURSCHMANN und andere Beobachter gute Erfolge sahen.
Man gibt mehrmals täglich $1/_2$—1 Teelöffel einer 10%igen Lösung von *Calcium
lacticum* oder auch andere Kalkpräparate (*glukonsaures Kalzium Sandoz, Calcium chloratum, Kalziumkompretten* u. a.). Wirksamer sind intravenöse Injektionen von *Calcium chloratum* (5—10 ccm einer 10%igen Lösung) oder von
Afenil (3—4mal wöchentlich 10 ccm). Sehr gute Erfolge werden ferner mit der
Darreichung von *Ammoniumchlorid* (3—7 g pro die) oder *Ammoniumphosphat*
erzielt. Man will dabei durch Erzeugung einer Azidose ein Gegengewicht
gegen die Alkalose bilden. Die eigentlichen „Nervina" (*Bromkali, Baldrian,
Veronal*, ebenso *Belladonna, Arsen* u. a.) haben selten einen besonderen
Einfluß. In schweren Fällen sind *Chloralhydrat, Luminal* und *Pantopon*
nicht zu entbehren. *Lauwarme Bäder*, vorsichtige *kühle Abreibungen* und
Massagebehandlung können versucht werden.

Bei *Magentetanie* ist die Darreichung von Natr. bicarbonicum zu vermeiden.
Im Anfall bringen sofortige, gegebenenfalls wiederholte *Magenspülungen*
Linderung.

Wichtig sind die Versuche, Tetanien, die auf Funktionsstörungen der Epithelkörperchen beruhen, durch die Darreichung von *Epithelkörperchensubstanz*

(*Parathyreoidintabletten*) oder *Epithelkörperchenhormonlösung* (*Parathormon*) zu beeinflussen. Mit *Parathormon* oder *Paratotal* im Verein mit *Kalkdarreichung* können überraschend günstige Wirkungen erzielt werden. *Transplantation* von Epithelkörperchen hatte wiederholt guten, aber nur vorübergehenden Erfolg.

2. Die Ostitis fibrosa generalisata.

Während die *Tetanie* auf einer *Unterfunktion* der Epithelkörperchen beruht, darf nach neueren Forschungen angenommen werden, daß die *Ostitis fibrosa* mit einer *Hyperfunktion* der Epithelkörperchen in Zusammenhang steht. Fast regelmäßig werden bei der Ostitis fibrosa generalisata *Hyperplasien* (*Adenome*) eines oder mehrerer Epithelkörperchen gefunden. Immer besteht *Hyperkalzämie*. Auch *Tierversuche* bestätigen diese Ansicht.

Das Krankheitsbild der Ostitis fibrosa ist bereits S. 141—143 besprochen worden.

Drittes Kapitel.
Erkrankungen der Nebennieren.
1. Die Addisonsche Krankheit.

Im Jahre 1855 veröffentlichte der englische Arzt THOMAS ADDISON zum ersten Male eine Reihe von Fällen der später nach ihm benannten Krankheit:

„Die Krankheit entwickelt sich im 3. und 4. Lebensjahrzehnt, gewöhnlich schleichend, mit Adynamie und Apathie. Dazu gesellen sich Störungen des Verdauungskanals (Verstopfung abwechselnd mit Durchfällen) und Pigmentierungen der Haut und der Schleimhäute. Die Kranken gehen unter allmählich zunehmender Kachexie, nicht selten auch unter stürmischen terminalen Erscheinungen zugrunde. Die Autopsie ergibt fast immer eine Erkrankung beider Nebennieren, meist tuberkulöse Verkäsung."

Ähnliche Beobachtungen wie die von ADDISON wurden bald in größerer Menge gemacht. Da sich bei der Sektion in allen Fällen eine *Erkrankung der Nebennieren* fand, wurde die Schlußfolgerung ADDISONs, daß diese die unmittelbare Ursache der eigentümlichen *dunklen Pigmentierung der Haut* und der *übrigen Krankheitserscheinungen* sei, allgemein bestätigt.

Ätiologie, pathologische Anatomie und Physiologie. Das eigentliche Wesen des Morbus Addisoni ist freilich noch keineswegs völlig geklärt. Immerhin ist die Krankheit durch die Entdeckungen über die physiologische Bedeutung der Nebennieren unserem Verständnis erheblich nähergerückt, zumal sie offenbar in Beziehung tritt zu einer ganzen Reihe anderer Krankheitszustände, die ebenfalls von einer Störung der *inneren Sekretion* abhängen.

Die *Nebennieren* bestehen aus zwei ganz verschiedenartigen Geweben, der *Marksubstanz* und der *Rindensubstanz*, deren anatomisches Ineinanderwachsen aber doch aller Wahrscheinlichkeit nach auf gegenseitige enge physiologische Beziehungen hinweist. Die *Rindensubstanz* besteht aus epithelialen, mit Lipoidkörnchen gefüllten Zellen mit einem reichen, dünnwandigen Kapillarnetz. Die *Marksubstanz* dagegen ist ein Teil des *sympathischen Nervensystems*. Sie setzt sich demgemäß zusammen zum kleineren Teile aus typischen sympathischen Ganglienzellen und zahlreichen marklosen Nervenfasern, zum größeren Teil aus den *chromaffinen Zellen*, d. h. den eigentümlichen, durch ihre kennzeichnende Braunfärbung mit Chromsalzen ausgezeichneten großen verästelten Zellen, die überall das sympathische Nervengewebe begleiten und auch in den sonstigen Nebenorganen des Sympathikus (Karotisdrüsen, Steißdrüse u. a.) vorkommen. Man spricht deshalb von einem „*chromaffinen System*" oder „*Adrenalsystem*". Nur in dem Extrakt der *Marksubstanz*, und zwar aus dessen chromaffinen Zellen stammend, findet sich das *Adrenalin* (*Suprarenin*), dessen merkwürdige blutdrucksteigernde Wirkung zuerst 1884 von OLIVER und SCHÄFER näher untersucht wurde. Das Adrenalin ist ein dem Tyrosin verwandter Körper und kann jetzt künstlich synthetisch (*Brenz-*

katechinoxäthylmethylamin) dargestellt werden. Die *akzessorischen Nebennieren* bestehen in der Regel nur aus Rindensubstanz.

Daß die Nebennieren ein unbedingt lebenswichtiges Organ darstellen, hat zuerst BROWN-SEQUARD im Jahre 1856 bewiesen. Er fand, daß die Exstirpation beider Nebennieren in kurzer Zeit den Tod der Versuchstiere zur Folge hat. Durch zahlreiche Untersuchungen der letzten Jahrzehnte sind folgende Erscheinungen als die hauptsächlichsten Folgen der Nebennierenexstirpation festgestellt worden: Allgemeine Muskelschwäche, nervöse Störungen (Somnolenz, Koma, epileptiforme Anfälle, Pupillenerweiterung u. a.), Sinken des Blutdrucks, ungewöhnliche Pigmentierungen, Sinken der Körpertemperatur, allgemeine Ernährungsstörungen u. a. Man erklärt diese Erscheinungen teils durch den Fortfall einer *entgiftenden Funktion* der Nebenniere, die vorzugsweise der Rindensubstanz des Organs obliegen soll, teils durch den Fortfall der *sekretorischen Funktion*, die, wie schon erwähnt, hauptsächlich der Marksubstanz zukommt. Die bisher festgestellten physiologischen *Wirkungen des Nebennierenextraktes* bzw. des *Adrenalins* beruhen fast durchweg auf einer Reizung der *sympathischen* Nerven. Es sind vor allem folgende: 1. Starke *Steigerung des Blutdrucks*, abhängig von einer durch unmittelbare Reizung bedingten Kontraktion der peripherischen kleinen Gefäße, ausgenommen sind nur die *Koronargefäße*, welche sich *erweitern*; 2. Verstärkung der Herzkontraktionen und Pulsbeschleunigung; 3. Verlangsamung und Abflachung der Atembewegungen durch Erweiterung der Bronchialmuskulatur; 4. Erweiterung der Pupille (auch an enukleierten Froschaugen nachweisbar; 5. Hemmung der Peristaltik und der Drüsensekretion des Magen- und Darmkanals; 6. *Ansteigen des Blutzuckers* (*Hyperglykämie*) und Übergang von Zucker in den Harn (*Glykosurie*). Dies beruht wahrscheinlich auf der Fähigkeit des Adrenalins, das Glykogen in der Leber zu „mobilisieren"; 7. Verstärkung der Uterusperistaltik, besonders auch beim schwangeren Uterus.

Von einer vollständigen Erklärung der klinischen Erscheinungen des Morbus Addisoni auf Grund dieser physiologischen Tatsachen sind wir noch weit entfernt. Immerhin ist eine Reihe von Beziehungen zwischen den Ergebnissen der Experimente und der klinischen Beobachtung unverkennbar. Jedoch müssen wir einstweilen noch vom *klinischen* Standpunkt aus die Erscheinungen studieren, die beim erkrankten Menschen auf eine Störung in der *Funktion* der Nebennieren hinweisen. Schon ADDISON selbst hat darauf aufmerksam gemacht, daß die nähere *Art* der Erkrankung in den Nebennieren keineswegs stets dieselbe sei. Jedenfalls ist die nach ihm benannte Krankheit nicht als ein bestimmtes *anatomisches Leiden*, sondern vielmehr als ein eigenartiger *Symptomenkomplex* bei Ausfall oder Störung der Nebennierenfunktion aufzufassen. Verhältnismäßig oft liegt *Tuberkulose der Nebennieren* dem ADDISONschen Symptomenkomplex zugrunde. Die Nebennieren sind dann entweder vergrößert und von dem tuberkulösen verkästen Granulationsgewebe durchsetzt oder zum Teil narbig geschrumpft. Die gleichzeitig im übrigen Körper (Lunge, Lymphknoten) gefundenen tuberkulösen Veränderungen sind oft auffallend gering, so daß man für die merkwürdige Lokalisation der Tuberkulose in den Nebennieren besondere Ursachen annehmen muß. In anderen Fällen werden primäre oder metastatische *Tumoren*, *syphilitische Veränderungen, Hämatome, leukämische Infiltrate, Amyloidose* oder *Echinokokken* der Nebennieren gefunden. Es gibt ferner eine *besondere*, eigenartige *Form des Morbus Addisoni*, bei der die Sektion nur eine *hochgradige Atrophie* oder eine mehr oder weniger starke *bindegewebige Schrumpfung* beider Nebennieren ergibt, so daß diese in dünne häutige Gebilde verwandelt sind, in denen das eigentliche Organgewebe fast ganz zugrunde gegangen ist. Etwa wie man die symptomatische Glykosurie dem eigentlichen Diabetes gegenüberstellt, so muß man die bei sonstigen Erkrankungen der Nebennieren auftretenden *Addison-Symptome* als *sekundären* Symptomenkomplex der *primären Nebennierenatrophie mit dem voll entwickelten Symptomenbilde des Morbus Addisoni* gegenüberstellen. Nur diese Fälle betrachten wir als „echten primären" Morbus Addisoni. Über die Ursache dieser anscheinend primären Nebennierenerkrankung wissen wir freilich noch nichts Sicheres.

Überstandene *Infektionskrankheiten*, traumatische Einwirkungen, psychische Einflüsse, mangelhafte Ernährung spielen wahrscheinlich eine Rolle. Im wesentlichen wird es sich um unmittelbare, sei es exogene oder endogene Schädigungen des Nebennierengewebes handeln. Bei Männern kommt die (an sich überhaupt seltene) Krankheit häufiger vor als bei Frauen. Einen Fall sahen wir bei einem 10 jährigen Knaben. Die meisten Kranken befinden sich im mittleren Lebensalter.

Von den anatomischen Befunden in den übrigen Organen ist noch hervorzuheben, daß die *Peyerschen Plaques* und die *solitären Follikel* des Darmes in der Regel geschwollen sind. Die *Milz* ist zuweilen etwas vergrößert, in anderen Fällen nicht. Mehrfach wurde *Thymushyperplasie* beobachtet. Auffallende *Pigmentierungen innerer Organe* kommen nicht regelmäßig vor. Doch sahen wir in einem sehr charakteristischen, tödlich endenden Falle starke Pigmentablagerungen auch in den inneren *Lymphknoten* und in der *Leber,* einmal auch bei einem 10 jährigen Knaben in der *Retina,* sichtbar schon zu Lebzeiten des Kranken. Die Veränderungen der Haut und gewisser Schleimhäute werden unten erwähnt werden.

Symptome und Krankheitsverlauf. Das reinste Krankheitsbild des Morbus Addisoni tritt in denjenigen obenerwähnten Fällen hervor, wo sich die Symptome anscheinend primär, nicht erst im Verlauf irgendeiner sonstigen Erkrankung (Lungentuberkulose, Karzinose) entwickeln.

Die ersten Symptome der Krankheit sind dann gewöhnlich allgemeiner Natur und beziehen sich auf eine allmählich eintretende allgemeine *Schwäche und Mattigkeit des Körpers.* Diese allgemeine *Muskelschwäche (Adynamie)* ist eine der regelmäßigsten Erscheinungen der Krankheit. Sie zeigt sich weniger in der Unfähigkeit zu einzelnen stärkeren Muskelleistungen, als vielmehr in der raschen *Ermüdbarkeit* der Muskeln. Jede anhaltendere Muskeltätigkeit (längeres Gehen, Stehen, Handarbeit) wird dadurch in hohem Maße erschwert. Nicht selten klagen die Kranken über rheumatoide Gelenk- und Muskelschmerzen. — Dazu kommen zahlreiche andere, *nervöse Symptome.* Hierher gehören die *geistige Mattigkeit* und Energielosigkeit, die häufigen *Kopfschmerzen,* die Schwindel- und Ohnmachtsanwandlungen, das Ohrensausen, die Schlaflosigkeit oder anhaltende Schlafsucht usw. Zuweilen zeigen sich stärkere *psychische Störungen* (Abnahme des Gedächtnisses, Schwachsinn, Aufregungszustände u. dgl.).

Neben den genannten Symptomen bestehen häufig *Störungen von seiten des Magens.* Die Sekretion des Magensaftes ist gestört. Oft fehlt die Absonderung der freien Salzsäure und des Pepsins. Der Appetit ist gering, und sehr oft tritt *Erbrechen* ein. Dieses kann zuweilen fast unstillbar sein und ist dann eins der quälendsten Symptome der Krankheit. Es beruht nicht auf einer anatomischen Veränderung des Magens, sondern ist wahrscheinlich von nervösen und toxischen Einflüssen abhängig. In einem schweren Fall beobachteten wir anhaltenden quälenden *Singultus.* Auch *Magendarmbeschwerden* sind nicht selten. Der Stuhl ist in der Regel angehalten, doch treten manchmal auch *Durchfälle* ein. — Der *Ernährungszustand* der Kranken leidet oft sehr beträchtlich. Indessen ist doch hervorzuheben, daß das Fettpolster, namentlich an den Bauchdecken nicht selten auffallend gut entwickelt bleibt. Der *Gesamtstoffwechsel* ist bei der respiratorischen Gaswechseluntersuchung zumeist herabgesetzt. — Oft entwickeln sich Störungen der Geschlechtstätigkeit, beim Manne *Erlöschen der Potenz,* bei Frauen *Schwäche* oder *anhaltendes Ausbleiben der Menstruation.*

Fast immer besteht eine mäßige *sekundäre Anämie.* Sie zeigt sich in der zunehmenden *Blässe der Haut* und in geringer Verminderung der Erythrozyten und des Hämoglobins. Bemerkenswert ist die oft vorhandene relative

Lymphozytose im Blutbild bei regelrechter Leukozytenzahl. Die physikalischen und chemischen Eigenschaften des Blutes sind normal, nur der *Blutzucker* ist meist stark vermindert. — Am *Herzen* hört man manchmal akzessorische Geräusche; in der Regel sind aber die Töne rein und leise. Der Puls ist gewöhnlich mäßig beschleunigt. Besondere Aufmerksamkeit hat man mit Rücksicht auf die physiologischen Wirkungen des Adrenalins dem *Verhalten des Blutdrucks* geschenkt. Im allgemeinen läßt sich feststellen, daß der *Blutdruck ungewöhnlich niedrig*, der Puls daher klein, weich und leicht unterdrückbar ist. Messungen mit dem RIVA-ROCCIschen Apparat ergeben oft Werte von nur 80—100 mm Hg.

Ebenfalls mit dem Adrenalinmangel hängt es wahrscheinlich zusammen, daß die Addison-Kranken trotz reichlicher Traubenzuckerzufuhr keine alimentäre Glykosurie bekommen. Selbst mit Adrenalininjektionen gelingt es nicht, Zuckerausscheidung herbeizuführen. Die *Leber* verhält sich anscheinend normal. Die *Milz* ist zuweilen etwas vergrößert. Die (klinisch nicht hervortretende) häufige Schwellung der abdominalen Lymphknoten ist oben erwähnt worden. *Albuminurie* wird nur ausnahmsweise gefunden und beruht auf Komplikationen (z. B. Nierenamyloid). Gelegentlich treten größere Mengen von *Indikan*, *Urobilin* u. a. auf, ohne daß diesem Befund eine besondere Bedeutung zukommt. Die *Körpertemperatur* ist normal; nicht selten zeigt sie sogar *auffallend niedrige Werte*.

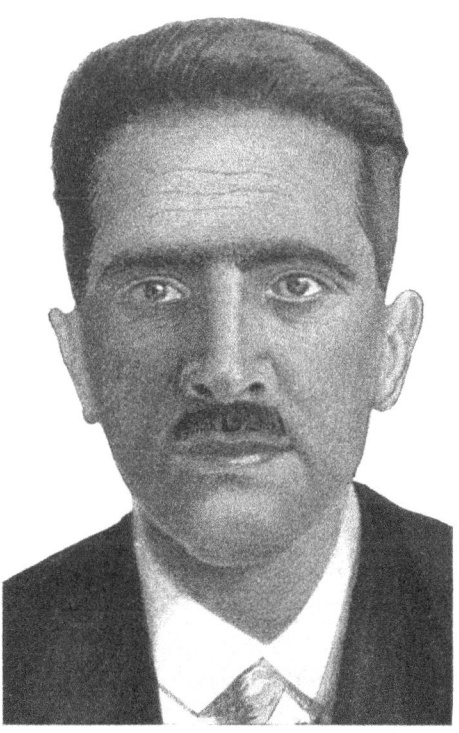

Abb. 46. *Addisonsche Krankheit*. Dunkle, bräunliche Pigmentierung, Bronzefärbung d. Haut („*Bronzekrankheit*").

Das eigentliche *kennzeichnende Symptom* ist aber die *allmählich eintretende eigentümliche Pigmentierung der Haut*. Sie zeigt sich gewöhnlich zuerst im *Gesicht*, am *Hals* und an den *Handrücken*, ferner an denjenigen Teilen, welche schon unter normalen Verhältnissen eine stärkere Pigmentierung darbieten (Warzenhöfe, Achselhöhlen, Genitalien) oder durch die Kleidung einem stärkeren Druck ausgesetzt sind (Hüften, Schultern usw.). Häufig kontrastieren die weißen Handteller auffallend mit den dunkel pigmentierten Handrücken. Nur an den Beugefalten der Finger und der Hohlhand findet sich wiederum eine stärkere Pigmentablagerung. Nach STRÜMPELL ist sogar der frühzeitig auftretenden eigentümlichen *dunklen Verfärbung der Hautfurchen an der Beugeseite der Fingergelenke und der Hohlhand* eine gewisse diagnostische Bedeutung zuzusprechen. Besonders bemerkenswert ist, daß sich auch auf der *Schleimhaut der Lippen* (namentlich an den Mundwinkeln), ferner am Zahnfleisch, am Gaumen und auf der Innenfläche der *Wangen* dunkel pigmentierte Flecken und Streifen entwickeln (Abb. 47). Recht kennzeichnend ist weiterhin die *Braunfärbung am Lidrand der unteren Augenlider*. An den Ohrmuscheln findet man ebenfalls nicht selten dunkle Fleckchen. Die Stärke der Verfärbung ist in den einzelnen Fällen verschieden. Gewöhnlich nimmt sie während eintretender Verschlimmerungen des Allgemeinzustandes ebenfalls zu. Die pigmentierten Stellen sind eigentümlich hellbraun bis dunkelbraun (*„Bronzefärbung"*, *„Bronzekrankheit"*) (Abb. 46). In den schwersten Fällen kann die ganze Haut dunkelbraun oder fast schwarz werden wie bei einem Mulatten oder Neger. Zuweilen bleibt die Verfärbung auf einzelne größere oder kleinere Flecken beschränkt, und an anderen Stellen der Haut soll manchmal sogar ein auffallender Pigmentmangel eintreten. Die *Haare* beteiligen sich gewöhnlich nicht an der Verfärbung. Doch wird von verschie-

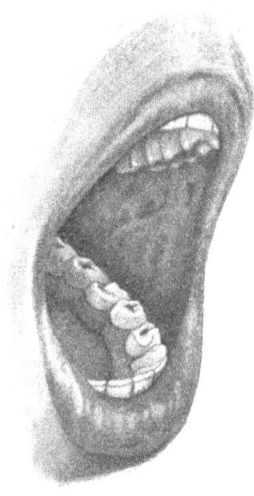

Abb. 47. *Addisonsche Krankheit.* Dunkelpigmentierte Flecken und Streifen auf der Innenfläche der Wangen und auf der Schleimhaut der Lippen, namentlich an den Mundwinkeln.

denen Beobachtern auch ein Dunklerwerden der Haare angegeben. In der Regel nimmt die Verfärbung der Haut während der ganzen Krankheit zu; nur ausnahmsweise tritt in den späteren Stadien von neuem ein Hellerwerden ein. Sonstige Veränderungen der Haut fehlen in der Regel.

Die eigentliche Ursache der Farbstoffanhäufung in der Haut ist noch unbekannt. Wie sich bei der mikroskopischen Untersuchung ergibt, liegt der Farbstoff vor allem in den Zellen des Rete Malpighi. Das Hautpigment beim Morbus Addisoni ist eisenfrei. Wahrscheinlich ist es von Spaltprodukten des Eiweißes, wie dem Tryptophan und vielleicht auch dem Adrenalin, abzuleiten. — Übrigens muß bemerkt werden, daß die Hautpigmentierung beim Morbus Addisoni, so groß auch ihre *diagnostische* Bedeutung ist, doch *nicht als ein durchaus notwendiges Symptom* betrachtet werden darf. Schon das recht verschiedene Verhältnis zwischen der Stärke der Hautpigmentierung und der Stärke der sonstigen Erscheinungen ist beachtenswert. Es sind auch vereinzelt Fälle von Morbus Addisoni *ohne* Hautveränderungen beobachtet worden.

Der *Gesamtverlauf* des Morbus Addisoni ist fast immer chronisch und kann jahrelang dauern. Es werden jedoch auch Fälle mit *akutem Verlauf* beobachtet. Zuweilen beginnt das Leiden mit fieberhaften Anfangssymptomen, mit heftigen *peritonealen Erscheinungen*, Erbrechen, Durchfällen und Blutdrucksenkung. Die Krankheit führt dann rasch zum Tode oder an das erste, akute Stadium schließt sich ein zweites, chronisches an. Man findet in den schnell tödlich verlaufenen Fällen einseitige oder doppelseitige Nebenniereninfarkte infolge von Embolien der Arterien oder Thrombose der Venen der Nebennieren. Anderen Fällen liegen größere Blutungen in den Nebennieren zugrunde, wieder anderen eine sehr rasch entstandene Atrophie der Nebennieren.

Der schließliche *Ausgang* des Morbus Addisoni ist immer ungünstig. Vorübergehende *Remissionen* beobachtet man zwar nicht selten; dann folgen aber stets wieder neue Verschlimmerungen des Leidens. Meist erfolgt der Tod allmählich unter den Zeichen zunehmender allgemeiner Schwäche und Entkräftung. Auch geringfügigen Infektionen fallen Addison-Kranke auffallend rasch zum Opfer. In einigen Fällen treten gegen Ende der Krankheit *schwere nervöse Erscheinungen* auf: Koma, Delirien, epileptiforme Anfälle u. dgl. Derartige Zustände, die an das Coma diabeticum oder uraemicum erinnern, entwickeln sich zuweilen verhältnismäßig rasch und unerwartet.

Jedenfalls soll man bei dem unvermittelten Auftreten schwerer nervöser Erscheinungen u. a. auch an Morbus Addisoni denken. Diese Symptome sind nur durch die Annahme toxischer Wirkungen zu erklären.

Das Symptomenbild des *sekundären Morbus Addisoni* setzt sich aus denselben Erscheinungen zusammen, nur daß es zu einer schon vorher bestehenden Krankheit hinzutritt. Am häufigsten beobachtet man es bei der *Tuberkulose*, wo es auf eine tuberkulöse Erkrankung der Nebennieren zu beziehen ist. Doch auch bei *Karzinose* kann es vorkommen. Das Auftreten von Addison-Symptomen bei *Hypernephromen* ist schon oben (S. 74) erwähnt worden. Bemerkenswert ist es endlich, daß Addison-Symptome auch gelegentlich im Verein mit *Morbus Basedowi* auftreten, ferner bei der *Sklerodermie* u. a. Überhaupt kommen gleichzeitige Störungen von seiten *mehrerer* Organe mit innerer Sekretion nicht ganz selten vor („*endokrine pluriglanduläre Symptomenkomplexe*"). In allen diesen Fällen ist es wohl stets die eintretende *ungewöhnliche Hautfärbung*, die zuerst die Aufmerksamkeit auf eine Beteiligung der Nebennieren hinlenkt.

Therapie. Wiederholt hat man versucht, beim Morbus Addisoni durch Darreichung von *Nebennierensubstanz* (rohe Nebennieren vom Hammel, fein gehackt, mit Brot genossen) oder von Extrakten der Nebenniere oder von getrockneter Nebennierensubstanz in Tablettenform einen günstigen Einfluß auf die Krankheit zu erzielen. In einigen Fällen soll auf diese Weise ein guter Erfolg (sogar Abnahme der Hautpigmentierung) erreicht worden sein; in zahlreichen anderen Fällen blieb diese Verordnung aber ohne jede günstige Wirkung. Wir selbst haben in mehreren Fällen von Morbus Addisoni frische Nebennieren lange Zeit ohne wesentlichen Nutzen nehmen lassen. Immerhin dürften diese Versuche in Zukunft fortzusetzen sein. So berichtet neuerdings L. G. ROWNTREE von Besserungen nach reichlicher Zufuhr von Adrenalin (0,3—0,9 ccm subkutan und rektal) und Darreichung von Nebennierensubstanz per os (0,3—0,6 mg pro die). Das Adrenalin kann bei dieser Behandlungsweise durch Verabreichung von *Ephedrin* (tägl. 3 Tabletten zu 0,005 g oder *Ephetonin* (tgl. 2 Tabletten zu 0,05) ersetzt werden.

Die Versuche durch *Implantation menschlicher Nebennieren* das Fortschreiten der Krankheit zu verhindern, lassen vorläufig eine praktische Verwertung nicht erwarten. — Daß in Fällen von symptomatischem Morbus Addisoni, denen wahrscheinlich eine *Tuberkulose* der Nebennieren zugrunde liegt, die Behandlung mit KOCHschem Tuberkulin Nutzen schaffen kann, ist nicht anzunehmen. Gewöhnlich werden eine kräftige, vorwiegend *vegetabilische* Kost, *Arsen, Calzium* und *Eisen* verordnet. Auch *Jodkalium, Bromkalium*, Elektrizität u. a. hat man versucht, jedoch ohne Erfolg. In symptomatischer Hinsicht erfordern namentlich das Erbrechen, die Appetitlosigkeit (*Stomachika, Salzsäure, Pepsin*), die Durchfälle (*Pankreon, Adrenalinklysmen*, 20 Tropfen auf 250 Wasser) und die nervösen Erscheinungen besondere Maßnahmen. Bei Addison-Kranken, die gleichzeitig an Diabetes mellitus leiden, darf *Insulin* nicht angewandt werden. Große Vorsicht ist ferner erfahrungsgemäß bei der Verordnung von *Abführmitteln* zu gebrauchen, da hiernach wiederholt beträchtliche Verschlimmerungen beobachtet wurden.

2. Störungen der Funktion der Nebennierenrinde.
(*Suprarenal-genitales Syndrom.*)

Während die ADDISONsche Krankheit auf einen *Funktionsausfall* oder eine *Funktionsverminderung* der Nebenniere (Mark und Rinde) zurückzuführen ist, gibt es klinische Erscheinungen, die auf eine *Steigerung der Tätigkeit* der Nebenniere, und zwar der *Neben-*

nierenrinde hinweisen. Zahlreiche klinische und pathologisch-anatomische Erfahrungen haben erwiesen, daß von der Nebennierenrinde ein Einfluß auf die *Entwicklung der Geschlechtsorgane* sowie auf gewisse *sekundäre Geschlechtsmerkmale*, namentlich die *Behaarung* ausgeht. *Tumoren der Nebennierenrinde*, und zwar nur *Adenome* und *Adenokarzinome* gehen mit *Überfunktion des Rindensystems* einher.

Setzt diese Überfunktion bereits in der *Kindheit* ein, so ist eine krankhaft beschleunigte Körperentwicklung, vor allem der Geschlechtsorgane die Folge. Es entwickelt sich eine *Pubertas praecox*, ein *Hypergenitalismus*, wie wir ihn später auch bei Erkrankungen der Epiphyse kennenlernen werden. Mädchen sind dann körperlich auffallend stark entwickelt. Sie erhalten ausgesprochen weibliche Formen. Die Behaarung des Körpers, besonders der Genitalgegend ist ungewöhnlich stark. Mitunter wird auch ein Einsetzen der Menstruation beobachtet. Bei Knaben, bei denen diese suprarenale Pubertas praecox viel seltener ist, kommt es ebenfalls zu einer vorzeitigen Entwicklung der Genitalien, zu einer Behaarung wie bei Geschlechtsreifen und zu sexueller Erregbarkeit. Mehrfach ist bei dieser *infantilen* Form des Hypergenitalismus eine Entwicklung der sekundären Geschlechtsmerkmale, die sonst *dem anderen Geschlecht* zukommt, beobachtet worden.

Entwickeln sich die Adenome der Nebenniere erst später, wirkt die Hyperfunktion der Nebennierenrinde auf den *jugendlichen* oder den *reifen* Organismus ein, so sind die klinischen Erscheinungen anders. Bei Frauen tritt ein ungewöhnliches Wachstum von Haaren im Gesicht (angedeuteter oder deutlicher Bartwuchs), an Brust, Armen, Beinen und in der Linea alba ein (,,*Hirsutismus*''). Die übrigen sekundären Geschlechtsmerkmale sind dabei unverändert, die Menstruation ist regelmäßig. In anderen Fällen hört die Menstruation auf, außer einem dem *männlichen* Geschlecht zukommendem Behaarungstypus tritt ein Rückgang der weiblichen Geschlechtsmerkmale ein, die Brüste atrophieren, die Stimme wird tiefer (,,*Virilismus*'').

Beiläufig sei erwähnt, daß *Pseudohermaphroditismus femininus*, seltener *masculinus* ebenfalls mit Tumoren der Nebennierenrinde oder mit doppelseitiger Hypertrophie der Nebennierenrinde vergesellschaftet ist (*fötale* Einwirkung).

Differentialdiagnostisch ist hervorzuheben, daß auch Erkrankungen, insbesondere Tumoren, der *Epiphyse* (s. S. 273) zu *Hypergenitalismus* (*Pubertas praecox*) führen. Sie sind bei Knaben häufiger als bei Mädchen. *Tumoren der Keimdrüsen* selbst können ferner eine ähnliche Frühreife hervorrufen.

Therapeutisch ist es mehrfach geglückt, Tumoren der Nebennierenrinde zu entfernen. Es soll danach Besserung der Erscheinungen beobachtet worden sein. Auch *Röntgentiefenbestrahlungen* der Nebennierentumoren können versucht werden.

Viertes Kapitel.

Erkrankungen der Hypophyse.

Auf die Bedeutung der bis dahin wenig beachteten Hypophysis cerebri für das Zustandekommen schwerer Krankheitserscheinungen wurde man zuerst durch P. MARIE aufmerksam, der 1886 das eigentümliche Krankheitsbild der *Akromegalie* und die dabei stets gleichzeitig vorhandene Hyperplasie der Hypophyse beschrieb.

Die Hypophyse (*Glandula pituitaria*) besteht aus einem *drüsigen* Vorderlappen, der hauptsächlich aus Epithelschläuchen zusammengesetzt ist, und dem mehr *nervösen*, vorzugsweise aus Gliagewebe bestehenden Hinterlappen. Zwischen beiden Lappen findet sich eine epitheliale Schicht, die als *Pars intermedia* bezeichnet wird. Der Bau der Pars intermedia erinnert an den Bau der Schilddrüse. Bei Tieren, denen die Schilddrüse entfernt ist, vergrößert sich die Pars intermedia der Hypophyse. Bemerkenswert ist die regelmäßig in der *Schwangerschaft* auftretende deutliche Vergrößerung des drüsigen Vorderlappens, wobei sich die Hauptzellen in auffallender Weise vermehren und die fettfreien, granulierten *Schwangerschaftszellen* bilden. Auch auf die Entwicklung der Keimdrüsen und der Geschlechtsteile, sowie auf den Östrus wirkt das Hormon des Vorderlappens ein. Enge Beziehungen bestehen ferner zwischen dem Vorderlappen der Hypophyse und dem Wachstum des Körpers, insbesondere des Skelettsystems (,,*Wachstumsdrüse*''). Das Extrakt aus dem Hinterlappen und der Pars intermedia wird *Pituitrin* (*Pituglandol, Pituigan, Coluitrin*) genannt. Es wirkt gefäßverengend und blutdrucksteigernd, regt den Uterus zu kräftigen peristaltischen Bewegungen oder zu einer festen Kontraktion an und hat eine gewaltige diuresehemmende Eigenschaft.

Neuerdings ist die Trennung der Hypophysenhinterlappenauszüge in *zwei* Hormone gelungen. Der den Uterusmuskel erregende Stoff wird *Oxytocin* (*Pitocin*), das auf den Blutdruck einwirkende und die Diurese hemmende Hormon wird *Vasopressin* (*Pitressin*) genannt.

1. Die Akromegalie.

Ätiologie und pathologische Anatomie. Der Akromegalie liegt eine krankhaft gesteigerte oder eine veränderte Funktion des drüsigen Vorderlappens der Hypophyse (*Hyperpituitarismus, Dyspituitarismus*) zugrunde. In den meisten Fällen von Akromegalie ergibt die Sektion eine Vergrößerung der Hypophyse, und zwar eine hyperplastische Wucherung des drüsigen Vorderlappens, die man als *Adenom* oder *Struma* der Hypophyse bezeichnet. Nur selten sind diese Adenome maligne entartet (Adenosarkom, *Adenokarzinom*). Einfache Tumoren der Hypophyse, wie Karzinome, Endotheliome, Sarkome u. a. führen nicht zur Akromegalie. Wie das krankhaft sezernierte Hypophysenhormon wachstumssteigernd auf bestimmte Gewebe einwirkt, ist völlig unbekannt.

Symptome und Krankheitsverlauf. Das Leiden entwickelt sich langsam bei Frauen und bei Männern, meist im jugendlichen oder mittleren Lebensalter. Bei Frauen geht dem Auftreten des Leidens fast ausnahmslos ein *Aufhören der Menstruation* vorher. Neben den allgemeinen Erscheinungen der *Mattigkeit, Müdigkeit,* neben oft ziemlich heftigen *neuralgischen* oder ziehenden, tiefsitzenden *Schmerzen im Kopf* und in den *Gliedmaßen,* entwickelt sich eine immer auffallender werdende *Größenzunahme der Hände, der Füße,* ein Dick- und Plumpwerden des Gesichtes, bedingt vor allem durch *Vergrößerung der Nase,* der *Lippen,* die wulstig aufgeworfen werden, und des *Kinns.* Die *Jochbogen* und die *Arcus superciliares* treten stark hervor. Die Zunahme des unteren Gesichtsabschnitts, besonders des *Unterkiefers,* im Gegensatz zu dem nur selten an Umfang größer werdenden Schädeldach, ergibt ein für die Akromegalie sehr charakteristisches Aussehen. Beim Schließen des Mundes kommt die Zahnreihe des Unterkiefers *vor* die Zahnreihe des Oberkiefers zu stehen. Die Hyperplasie des Unter-

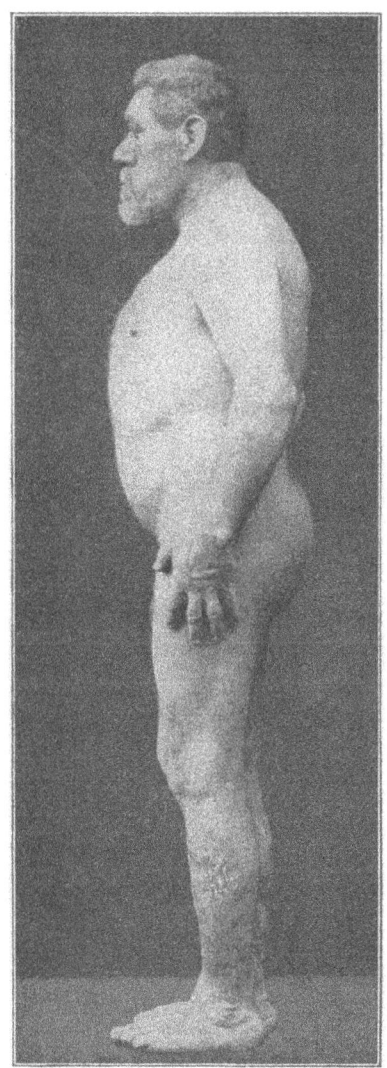

Abb. 48. Akromegalie.

kiefers kann einen so hohen Grad erreichen, daß die einzelnen Zähne auseinandergerückt werden. Die Schleimhaut der *Mundhöhle* ist verdickt. Auch die *Zunge* kann an Umfang beträchtlich zunehmen. Die *Stimme* ist tief, rauh und heiser infolge Veränderung, insbesondere Vergrößerung des *Kehlkopfes.* An den Händen und Füßen werden die Finger und namentlich die Endphalangen dicker und breiter, so daß man von förmlichen „Tatzen" sprechen kann. An der Wirbelsäule bildet sich meist allmählich eine deutliche *Kyphose* aus. Die Hyperplasie betrifft nicht nur die Knochen, sondern auch die Haut wird dick und faltig. Die Haare werden dicht und struppig. In vielen Fällen bildet sich eine Hypertrichosis aus. Im *Blutbild* ist eine relative Lymphozytose, nicht selten auch eine Eosinophilie nachzuweisen.

Zuweilen treten noch andere merkwürdige Erscheinungen auf, die darauf hinweisen, daß neben der Hypophyse auch andere Drüsen mit innerer Sekre-

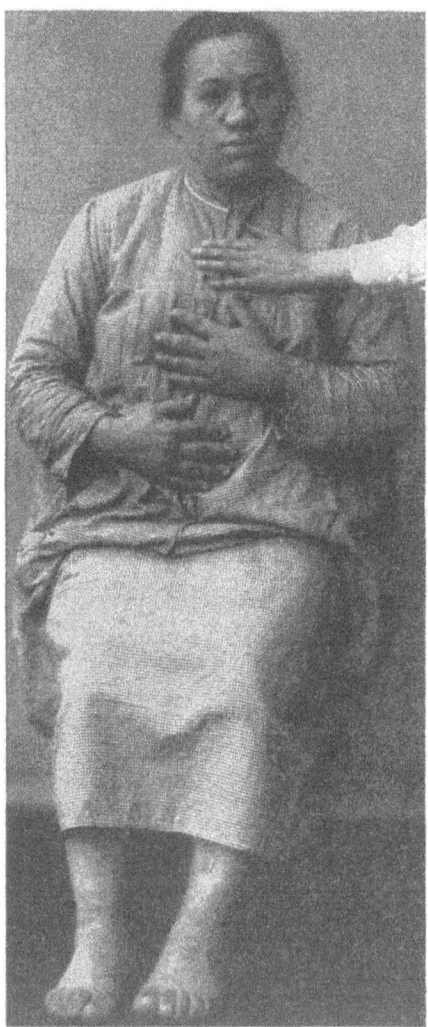

Abb. 49. Akromegalie bei einer 30 jährigen Kranken. Die Operation ergab ein walnußgroßes eosinophiles Adenom der Hypophyse.

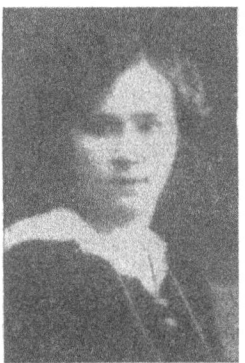

Abb. 50.   Dieselbe Kranke wie Abb. 49 sechs Jahre vor Beginn der Erkrankung.

tion eine Störung erlitten haben. Am wichtigsten ist das häufige Vorkommen einer alimentären Glykosurie und die allmähliche Entwicklung eines echten *Diabetes mellitus*. Die Glykosurie kann 3—4% erreichen, verschwindet aber meist bei kohlenhydratfreier Nahrung. Ihre Ursache darf wohl in gleichzeitigen Funktionsstörungen des Pankreas und der Nebennieren gesucht werden. Störungen der *geschlechtlichen Funktionen* (Amenorrhöe bei Frauen, Impotenz beim Mann) beruhen auf atrophischen Vorgängen in den *Geschlechtsorganen*. Auf Störung der *Schilddrüsentätigkeit* (*Hyperthyreoidismus*) sind vielleicht die Veränderungen des Pulses (Tachykardie) und des Herzens (Vergrößerung) zu beziehen. In späteren Stadien der Akromegalie sind mehrfach *myxödematöse* Symptome infolge degenerativer Vorgänge in der Schilddrüse beobachtet worden. *Arteriosklerotische* Veränderungen sind oft vorhanden. Der *Blutdruck* ist zumeist etwas erhöht.

Die Veränderung der Hypophyse ist schon zu Lebzeiten der Kranken in den meisten Fällen deutlich nachweisbar. Sie zeigt sich im *Röntgenbild* vor allem durch die auffallende Vertiefung und Erweiterung der *Sella turcica*. Klinisch macht sie sich am häufigsten zuerst durch Sehstörungen bemerkbar.

Druck des Tumors auf das Chiasma führt zu Hemianopsie, und zwar gewöhnlich zunächst zu *bitemporaler Hemianopsie*, da der Druck der vergrößerten Hypophyse zuerst die medialen Fasern beider Tractus optici schädigt, die zu den medialen Netzhauthälften gehören. Später kann es zu Druckatrophie eines oder beider Optici mit schweren Sehstörungen kommen. Auch allgemeine Hirndrucksymptome (Kopfschmerz, Schwindel, Somnolenz u. a.) stellen sich ein.

Unausgeprägte Fälle des Leidens kommen vor. Beim „*akromegaloiden Habitus*" fehlen sonstige, insbesondere hypophysäre Zeichen der Akromegalie. Solche Fälle, von denen bisweilen mehrere in einer Familie beobachtet werden, beruhen auf einer konstitutionell begründeten, ungewöhnlich starken Tätigkeit des Hypophysenvorderlappens. Als *Teilakromegalie* bezeichnet man Erkrankungen, bei denen nach einem zeitweiligen Stillstand geringer allgemeiner akromegaler Krankheitserscheinungen ein Teil des Körpers (eine große Zehe, die Zunge o. a.) *allein* hypertrophiert.

Die **Diagnose** der Akromegalie ist, wenn man die Krankheit kennt, oft auf den ersten Blick zu stellen. Verwechslungen mit anderen, ebenfalls zu Knochenverdickungen führenden Zuständen (partiellen Riesenwuchs, Arthritis und Ostitis deformans, diffuse und lokalisierte Hyperostose u. a.) sind leicht zu vermeiden. Von der Akromegalie zu unterscheiden ist auch die *Osteo-Arthropathia hypertrophica*. Diese besonders bei Kranken mit chronischer Bronchitis, Bronchiektasien, chronischer Tuberkulose u. a. beobachtete Erkrankung (gewissermaßen der höchste Grad der Trommelschlegelfinger) führt ebenfalls zu tatzenförmiger Verdickung der Finger; es fehlen aber die für die Akromegalie so kennzeichnenden Veränderungen des Unterkiefers und die übrigen nervösen Symptome, insbesondere der Hypophysentumor. Auf die Wichtigkeit des Nachweises der Vergrößerung der Sella turcica mittels *Röntgenaufnahmen* für die Diagnose des Hypophysentumors war schon oben hingewiesen worden.

Therapie. Die Behandlung der Akromegalie durch *Organpräparate* (*Hypophysenpräparate, Schilddrüsentabletten*) hat bisher niemals sichtlichen Erfolg gehabt, höchstens können die Kopfschmerzen und sonstigen Hirndruckerscheinungen vorübergehend gebessert werden. Dagegen sind die Ergebnisse der *chirurgischen Therapie* von größter Bedeutung. Hochenegg, Eiselsberg u. a. haben bei ausgesprochener Akromegalie wiederholt mit Glück den Hypophysentumor operativ entfernt, wonach in verhältnismäßig kurzer Zeit die Erscheinungen der Akromegalie in auffälliger Weise zurückgingen! Durch *Röntgenbestrahlungen* des Hypophysentumors können die Hirndrucksymptome günstig beeinflußt werden. Auch Besserungen der eigentlichen akromegalen Erscheinungen, insbesondere der Sehstörungen, sind nach Röntgenbestrahlungen beobachtet worden.

2. Der Riesenwuchs (Gigantismus, Makrosomie).

Mit der Akromegalie nahe verwandt ist wahrscheinlich der einfache *Riesenwuchs* (s. Abb. 51). Er scheint sich dann zu entwickeln, wenn die Hyperfunktion der Hypophyse schon *im jugendlichen Alter*, während der *Wachstumsjahre*, eintritt. Der in Abb. 51 wiedergegebene Riese, dessen Körpergröße 253 cm betrug (der danebenstehende Prof. Strümpell war 176 cm groß) soll mit zwei Jahren schon die Größe seines achtjährigen Bruders gehabt haben. Tritt die Überfunktion der Hypophyse erst *nach* der Verknöcherung der Epiphysenlinien ein, wodurch also ein weiteres Längenwachstum der Knochen unmöglich ist, so scheint sich statt dessen die Akromegalie zu entwickeln, ebenso, wenn die Störung der Hypophysentätigkeit überhaupt erst nach vollendeter Wachstumsperiode eintritt. Darum sind Riesenwuchs und Akromegalie häufig vereinigt (z. B. bei dem Skelett des Riesen im anatomischen Institut in Innsbruck[1]), während andererseits auch Riesenwuchs ohne Akromegalie und Akromegalie ohne Riesenwuchs auftreten können.

Was das Verhalten der *Geschlechtsorgane* beim akromegalen und beim einfachen Riesenwuchs anbetrifft, so werden sie zumeist gut entwickelt und nur selten hypoplastisch gefunden. Dies ist dagegen bei dem durch Keimdrüsenausfall bedingten Hochwuchs, beim *infantilen* oder *eunuchoiden Riesenwuchs*, den wir noch besprechen werden, ein regelmäßiger Befund. Er ist gekennzeichnet durch das Ausbleiben sekundärer Geschlechtsmerkmale und durch das Fehlen akromegaler Erscheinungen.

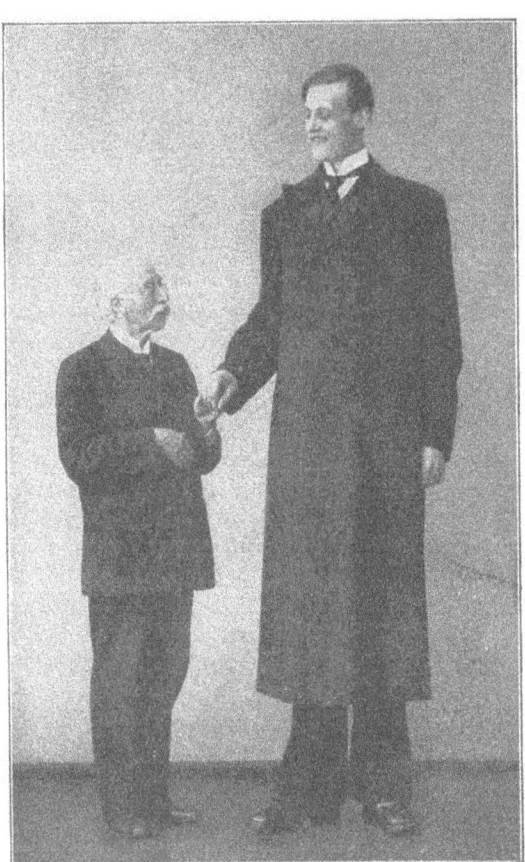

Abb. 51. Fall von Riesenwuchs. (253 cm Körpergröße.)

3. Der hypophysäre Zwergwuchs
(Nanosomia pituitaria).

Ätiologie und pathologische Anatomie. Den Gegensatz zum Riesenwuchs bildet die als *hypophysärer Zwergwuchs* bezeichnete Form der Wachstumsstörung. Experimentelle Untersuchungen über die Folgen der teilweisen Entfernung der Hypophyse beim wachsenden Tier haben ergeben, daß der *Vorderlappen* der Hypophyse zu den Wachstumsvorgängen in Beziehung steht. Danach ist der Riesenwuchs und die Akromegalie als Folge einer *Überfunktion*, der hypophysäre Zwergwuchs als Folge einer *unzureichenden Funktion* oder eines *Funktionsausfalls* der Hypophyse aufzufassen. Es fehlt an den das Wachstum anregenden Inkreten. Der Störung liegen Veränderungen im Bereich des Hypophysenvorderlappens, sehr selten eine Geschwulst (z. B. ein Teratom), in der Regel eine *Hypoplasie* des Vorderlappens zugrunde. Nicht selten tritt der hypophysäre Zwergwuchs *familiär* auf.

Symptome. Die Betroffenen bleiben *Zwerge mit vollkommen regelmäßigen kindlichen Proportionen*. Je nach dem Grad der Funktionsstörung und je nach dem Zeitpunkt des Eintretens der krankhaften Vorgänge in der Hypophyse sind dabei die Erscheinungen, insbesondere die Körpergröße, verschieden. Knochenwachstum und Knochenentwicklung bleiben stehen. Röntgen-

---

[1] G. B. Gruber, Wien. klin. Wochenschr. 1924, Jg. 37, Nr. 39, S. 954—959.

aufnahmen lassen sehr lange ein Offenbleiben der Epiphysenfugen erkennen. Auch die Geschlechtsorgane bleiben hypoplastisch. Die Entwicklung der sekundären Geschlechtsmerkmale stellt sich meist sehr verspätet ein oder fehlt völlig. Die geistige Entwicklung ist im allgemeinen normal. Sonstige Hypophysensymptome fehlen oft beim hypophysären Zwergwuchs.

Diagnose. Differentialdiagnostisch muß in Betracht gezogen werden, daß es noch viele andere Formen von Zwergwuchs gibt, von denen die häufigsten sind: der *infantilistische Zwergwuchs (Nanosomia infantilis)*, der *thyreogene Zwergwuchs (infantiles Myxödem* s. o.), die *rachitischen* Störungen des Knochenwachstums und die *chondrodystrophischen Zwerge* mit kindlich kurzen Gliedmaßen, aber normal großem Rumpf und Kopf und mit gut entwickelter Muskulatur.

Therapie. Überraschende therapeutische Erfolge sollen nach BIEDL bei Behandlung des hypophysären Zwergwuchses mit *Extrakten des Hypophysenvorderlappens* zu erwarten sein.

4. Die hypophysäre Fettsucht (Dystrophia adiposogenitalis).
(Fröhlichs Syndrom.)

Ätiologie und pathologische Anatomie. A. FRÖHLICH hat 1901 zuerst darauf hingewiesen, daß eine eigentümliche Form der Fettleibigkeit bei Jugendlichen mit Funktionsstörungen der Hypophyse zusammenhängt. Spätere anatomische Befunde haben dies bestätigt. Zumeist handelt es sich um Tumoren (Geschwülste, syphilitische Neubildungen, Narben nach Schußverletzungen usw.) der Hypophysengegend. Da man aber in einer Reihe von Fällen, die zur Sektion kamen, eine völlig normale Hypophyse, dagegen Tumoren oder andere Schädigungen des Infundibulum oder der Hirnbasis fand, wurde an eine Erkrankung des *Zwischenhirns* gedacht. Jetzt nimmt man an, daß die Krankheit sowohl von der Hypophyse, als auch vom Infundibulum oder von der Regio subthalamica ihren Ausgang nehmen kann. Es soll sich um Störungen der hormonalen Korrelationen handeln, die zwischen Hypophyse und den im Zwischenhirn

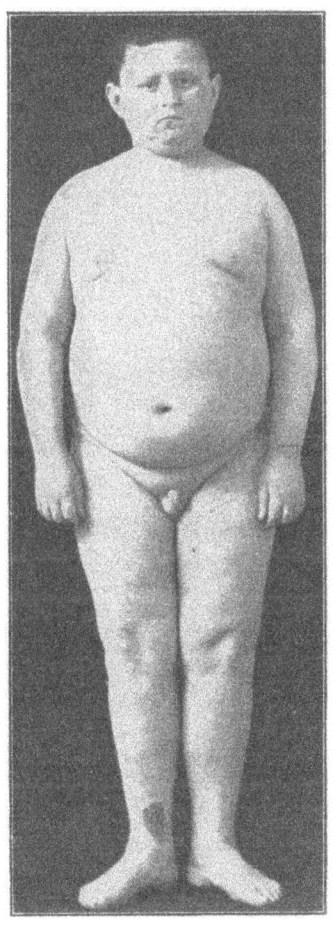

Abb. 52. Dystrophia adiposogenitalis bei einem 16 jährigen Knaben.

gelegenen Stoffwechselzentren bestehen. Völlig geklärt ist die Pathogenese der Dystrophia adiposogenitalis noch nicht. Eine krankhaft *herabgesetzte Funktion* der Hypophyse (Vorderlappen oder Pars intermedia) scheint aber doch, wie experimentelle Untersuchungen ergeben haben, eine wesentliche Rolle zu spielen.

Krankheitsbild. Das Leiden entwickelt sich etwa vom 10. bis 12. Lebensjahre an, kann aber auch später auftreten. Bei Knaben ist es häufiger beobachtet worden als bei Mädchen. Die Kinder bleiben im Wachstum auffallend zurück. Dabei zeigt sich aber eine stark zunehmende Fettentwick-

lung, namentlich an der Bauchwand, den Nates, den Brüsten, Oberschenkeln
u. a. Gleichzeitig bleiben die *Genitalien* in ihrer Ausbildung ganz zurück, so
daß sie auch nach den Jahren der Pubertät völlig infantile Verhältnisse darbieten. Der ganze Habitus des Körpers zeigt bei männlichen Kranken ein
ausgesprochen weibliches Aussehen. Die Haut ist blaß. Zuweilen machen
sich anscheinend leichte myxödematöse Veränderungen bemerkbar. Der
Haarwuchs ist mangelhaft, auch trophische Störungen an den Nägeln werden
beobachtet. Die Intelligenz bleibt gut. Sehr wichtig ist die wiederholt beobachtete Vereinigung mit starker *Polyurie*.

Auch der in Abb. 52 abgebildete Kranke hatte einen echten *Diabetes insipidus*. Bei
ihm trat im 21. Lebensjahr auffallend rasch eine vollständige Änderung des gesamten
Körperbaus ein, so daß der Ernährungszustand und die Genitalentwicklung wieder
ganz normal wurden. Nur der Diabetes insipidus blieb bestehen.

In einzelnen Fällen von Dystrophia adiposogenitalis machen sich auch
sonstige Zeichen des Hypophysentumors, wie bei der Akromegalie (s. o.),
geltend (Hirndrucksymptome, Kopfschmerzen, Schwindel, Sehstörungen,
Augenhintergrundsveränderungen, psychische Störungen, Vertiefung und
Erweiterung der Sella turcica im Röntgenbild). Auffallend war bei dem
abgebildeten Kranken der hohe Liquordruck bei der Lumbalpunktion.

Therapie. Die Behandlung der Dystrophia adiposogenitalis mit *Hypo-
physentabletten*, insbesondere mit Hypophysenvorderlappenpräparaten *(Prae-
physon, Prolan)*, soll in einigen Fällen guten Erfolg gehabt haben. Auch zu
einem Versuch mit *Röntgenbestrahlungen* der Hypophysengegend kann geraten
werden. Die *operative* Entfernung der Hypophyse in Fällen mit ausgesprochenen Tumorsymptomen ist bereits wiederholt mit glücklichem Gelingen
und nachfolgender Besserung der trophischen Störungen ausgeführt worden.
Immerhin wird man mit der Vornahme dieser eingreifenden Operation sehr
zurückhaltend sein.

5. Der Diabetes insipidus.

Der Diabetes insipidus wird ebenfalls durch Erkrankungen der *Hypophyse* und ihrer
Umgebung verursacht. Ob die *Hypophyse* selbst, der *Hypophysenstiel*, Teile des *Infun-
dibulums* oder das *Zwischenhirn* der Ausgangspunkt der Störungen darstellt, ist noch
unentschieden. Der Mangel des Hypophysenhormons scheint die wesentlichste pathogenetische Rolle beim Diabetes insipidus zu spielen. Das Zusammenwirken dieses Inkrets
mit den Zwischenhirnzentren, die als Regler des Wasserhaushaltes und des Salzstoffwechsels in den Geweben und in den Nieren von Bedeutung zu sein scheinen, ist jedoch
noch nicht geklärt.

*Das Krankheitsbild des Diabetes insipidus und seine Behandlung wird unten im Ab-
schnitt „Stoffwechselkrankheiten" ausführlich besprochen werden.*

6. Die hypophysäre Kachexie (Simmondssche Krankheit).

Ätiologie und pathologische Anatomie. Nachdem schon lange aus Tierversuchen
bekannt war, daß Hypophysenzerstörung eine tödlich endende Kachexie zur Folge
hat, stellte M. Simmonds als erster in seinen Arbeiten (1914, 1916ff.) ein selbständiges
Krankheitsbild der *hypophysären Kachexie* beim Menschen auf. Als einziger Befund
bei der Leichenöffnung solcher Fälle von chronischer, hochgradiger, zum Tode führender
Kachexie wurden von ihm und später auch von vielen anderen eine *vollständige Zerstörung der Hypophyse* durch Geschwulstbildungen, durch ältere embolische Vorgänge,
durch tuberkulöses oder syphilitisches Granulationsgewebe, durch Traumen u. a. festgestellt. Man kann mit Simmonds annehmen, daß die Kachexie eine Folge der *Ver-
nichtung der Hypophyse*, insbesondere des Hypophysenvorderlappens, und der dadurch
bedingten Ausschaltung der inneren Sekretion jenes lebenswichtigen Organs darstellt.

Außer der Hypophysenerkrankung wird pathologisch-anatomisch eine sehr auffällige,
hochgradige Atrophie der inneren Organe („*Splanchnomikrie*") gefunden.

Krankheitsbild. Zumeist im dritten oder vierten Lebensjahrzehnt, nur selten im
jugendlicheren Alter, bei Frauen häufiger als bei Männern, entwickelt sich ganz allmäh-

lich eine schwere *Kachexie*, die mit hochgradiger *Abmagerung* bis auf Haut und Knochen und den Zeichen allgemeiner Entkräftung einhergeht. Die Haut wird blaß und runzelig, Haare und Augenbrauen lichten sich stark oder fallen ganz aus. Die Kranken verlieren ihre Zähne. Oft ist bei Frauen das *Ausbleiben der Menstruation* das erste Krankheitszeichen, bei Männern verschwinden *Libido* und *Potenz*. Später atrophieren die Geschlechtsorgane in hohem Grade. Die Kranken haben ein vorzeitig gealtertes, greisenhaftes Aussehen. Die Reflexe sind nur schwach auslösbar. Psychisch sind die Patienten apathisch. Regelmäßig liegen alle *Stoffwechselvorgänge* darnieder. Der Grundumsatz zeigt erstaunlich niedrige Werte.

Bis zur völligen Entwicklung der Kachexie können viele Jahre vergehen. Dann führt die Krankheit unter ziemlich plötzlich eintretenden komatösen Erscheinungen oder durch hinzukommende Erkrankungen zum Tode.

Therapie. Regelmäßige Darreichung nicht zu kleiner Gaben von *Präparaten aus Hypophysenvorderlappen* oder *kombinierte Hinter- und Vorderlappenpräparate* sollen das Leiden zum Stillstand bringen können. Beim Vorliegen einer Syphilis ist daneben eine *spezifische Behandlung* einzuleiten.

Fünftes Kapitel.

Erkrankungen der Epiphyse.

Ätiologie und pathologische Anatomie. Nach gewissen pathologischen Erfahrungen hat auch die *Epiphyse (Zirbeldrüse, Glandula pinealis)* wichtige innersekretorische Einflüsse. Tumoren der Zirbeldrüse (Teratome, Gliome, Sarkome) verursachen *Pubertas praecox.* Die physiologische Bedeutung der Epiphyse ist noch unbekannt. Es ist möglich, daß ihr eine die Tätigkeit der Keimdrüsen dämpfende Funktion zukommt.

Krankheitsbild. Tumoren der Zirbeldrüse bei *Kindern* vereinigen sich, abgesehen von den örtlichen Druckerscheinungen des vergrößerten Organs, die oft sehr gering sein können, mit *auffallend frühzeitiger* Entwicklung des Körpers und insbesondere der Geschlechtsorgane. FRANKL-HOCHWART beobachtete bei einem 4½jährigen Knaben bereits deutliche Pubes und Erektionen des 6 cm langen Penis. Dieser *Hypergenitalismus* mit frühzeitiger Entwicklung der Genitalien und der sekundären Geschlechtsmerkmale (*Pubertas praecox*) ist auch von vielen anderen Forschern bei Kindern beschrieben worden. Bei Mädchen wird dabei ein ungewöhnlich frühzeitiges Einsetzen der Menstruation, frühe Entwicklung der Brüste, der Schamhaare u. a. beobachtet. In manchen Fällen ist auch das Längenwachstum der Kinder beschleunigt, wenngleich es noch innerhalb wohlproportionierter Grenzen bleibt. Neben der körperlichen findet sich gelegentlich auch eine geistige Frühreife. Mit diesen Krankheitszeichen können weiterhin Störungen (krankhafte Fettentwicklung, Veränderung der Hauternährung, Polyurie u. a.) verbunden sein, die auf Mitbeteiligung anderer endokriner Drüsen hinweisen. Ebenso ist hervorzuheben, daß man ähnliche Abweichungen in der sexuellen Entwicklung, wie die eben erwähnten, insbesondere auch bei den im Kindesalter auftretenden Geschwülsten der *Nebennierenrinde* beobachtet hat. Bei *Knaben* mit Pubertas praecox handelt es sich fast immer um *Epiphysentumoren,* bei *Mädchen* mit entsprechenden Erscheinungen liegen meist *Nebennierentumoren* zugrunde.

Bei *Erwachsenen* bewirken Epyphysentumoren mitunter Fettsucht, Atrophie der Geschlechtsorgane, Veränderung der Libido und Impotenz, in anderen Fällen Kachexie.

Therapie. Versuche, mit Zirbeldrüsen-Präparaten (*Epiglandol*) Besserungen zu erzielen, waren bisher nicht sehr erfolgreich. Auch *Röntgentiefenbestrahlungen* sind versucht worden.

Sechstes Kapitel.

Erkrankungen der Thymusdrüse.

Über die innersekretorische Funktion des Thymus sind wir noch völlig im unklaren. Der Thymus nimmt bis zur Pubertät an Größe und Gewicht zu. Vom 15. bis 17. Lebensjahr an beginnt die allmähliche *Involution* des Organs, das sich in den „*thymischen Fettkörper*" umwandelt. Diese Rückbildung geht bei den einzelnen Menschen ganz verschieden rasch vor sich.

Atrophie oder *Entfernung* des Thymus vor der Pubertät soll zu einer Hemmung des Knochenwachstums, zu Zwergwuchs und zu Osteoporose und Brüchigkeit der Knochen führen.

Plötzliche Todesfälle bei Kindern infolge geringfügiger Veranlassung (beim Baden, bei einer Narkose, einer Injektion u. a.), welche die Kinder in anscheinend vollster Gesundheit treffen, werden auf eine *Hyperplasie des Thymus*, auf einen *Status thymicus* (*Thymustod*) zurückgeführt. Irgendwelche andere Ursachen werden bei derartigen Leichenöffnungen nicht gefunden. *Thymushyperplasie* und *Thymus persistens* kommt auch bei jugendlichen Erwachsenen vor (*Status thymicus*). Zumeist findet sich gleichzeitig eine starke Entwicklung des gesamten lymphatischen Gewebes des Körpers (*Status thymicolymphaticus*). Fast immer ist diese Hyperplasie des Thymus und des lymphatischen Gewebes mit Störungen anderer Drüsen mit innerer Sekretion verbunden. Beiläufig sei bemerkt, daß auch ein *Status lymphaticus*, eine Hyperplasie der Lymphknoten und des gesamten lymphatischen Gewebes (Tonsillen, Lymphfollikel der Schleimhaut der Mund-, Rachen- oder Nasenhöhle, des Darmes, der Milz u. a.), *ohne* Thymusvergrößerung als Konstitutionsanomalie bei Jugendlichen nicht selten zu beobachten ist. Derartige Menschen mit einer thymischen oder lymphatischen Konstitution zeigen eine auffallend verminderte Widerstandsfähigkeit gegenüber akuten Infektionen, Vergiftungen usw. Wie bei Kindern soll auch bei jugendlichen Erwachsenen mancher scheinbar rätselhafte Todesfall nach unwesentlichem Kranksein oder geringfügigem Eingriff durch einen *Status thymicolymphaticus* erklärt werden können, der bei der Leichenöffnung als einzige nachweisbare Veränderung der Körpergewebe und Organe gefunden wird. Später ist man durch zahlreiche Sektionsbefunde bei gesunden, kräftigen, im Kriege Gefallenen viel zweifelhafter geworden und hat die frühere Auffassung stark eingeschränkt. Ein Bestehenbleiben des Thymus und eine starke Entwicklung des lymphatischen Gewebssystems ist so häufig, daß höchstens in vereinzelten, ganz ungewöhnlich ausgesprochenen Fällen zwischen ihnen und den plötzlichen Todesfällen ein Zusammenhang angenommen werden darf.

Siebentes Kapitel.

Erkrankungen der Keimdrüsen.

Neben der *äußeren* Sekretion, der Spermatogenese bzw. der Ovulation, haben die Keimdrüsen auch eine endokrine Funktion. Vielfältige Erfahrungen nach Kastration von Säugetieren und nach Entfernung der Keimdrüsen beim Menschen haben bewiesen, daß nicht nur der *Geschlechtstrieb*, sondern auch die *sekundären Geschlechtsmerkmale* (Unterschiede in der männlichen und weiblichen Körperform, Skelett- und Muskelentwicklung, Beckenform, Fettansatz, Brüste, Behaarung, Bartwuchs, Wachstum und Ausbildung des Kehlkopfes) von einer inneren Sekretion der Keimdrüsen abhängen. Hier sollen die Folgen des erworbenen und des angeborenen Keimdrüsenmangels besprochen werden.

1. Das Kastratentum.

Als *Kastraten* oder *Eunuchen* bezeichnet man Menschen, denen die Hoden durch Operation oder Trauma völlig entfernt worden sind. Je nach dem Zeitpunkt der körperlichen Entwicklung, zu dem der Verlust der Keimdrüsen eintrat, sind die Folgeerscheinungen verschieden. Man unterscheidet demgemäß *Früh-* und *Spätkastraten*.

Zweifellos übt das Hormon der Keimdrüse bereits eine Wirkung auf den kindlichen Körper aus. Bei Knaben, die in der frühesten Jugend kastriert worden sind (*Frühkastraten*), entwickeln sich die sekundären Geschlechtsmerkmale nur höchst mangelhaft. Infolge des sehr lange währenden Offenbleibens der Epiphysenfugen zeigt sich zur Zeit der Pubertät eine auffallende Neigung zum *Hochwuchs*. Auffällig ist ferner der Fettansatz an bestimmten Prädilektionsstellen (s. u.). In manchen Fällen ist der *Fettwuchs* stärker und der Hochwuchs geringer ausgesprochen, so daß TANDLER und GROSS einen *hochaufgeschossenen* und einen *fetten* Eunuchentypus unterscheiden. Eine besondere Körper- und Charakterform bildet sich heraus (*Kastraten, Eunuchen*), wie wir sie beim Eunuchoidismus (s. u.) noch näher beschreiben werden. Vor allem bleibt die Entwicklung der Geschlechtsorgane (Penis, Prostata, Samenbläschen) unvollkommen. Der Geschlechtstrieb fehlt zumeist völlig. Die sekundären Geschlechtsmerkmale sind nur sehr mangelhaft ausgebildet, insbesondere sind Bartwuchs und Rumpfbehaarung äußerst spärlich. Der Kehlkopf bleibt unentwickelt. Die Stimme behält einen hellen, meckernden Klang (*Eunuchenstimme*).

Bei *doppelseitig ovariotomierten Mädchen* soll es ebenfalls zum Hochwuchs, mangelhafter Entwicklung der Genitalorgane, der Brüste u. a. kommen. Es liegen jedoch nur ganz vereinzelte Beobachtungen vor.

Werden die Hoden bei Männern erst nach oder während der Pubertät entfernt, so sind die Folgen bei diesen „*Spätkastraten*" weniger ausgesprochen. Je jünger der Betreffende zur Zeit des Verlustes der Keimdrüsen ist, um so stärker treten später an den Geschlechtsorganen (Penis, Prostata) Rückbildungsveränderungen auf. Über weitere Folgen der Spätkastration, insbesondere über die bei weitaus den meisten Menschen bewirkte *seelische Umstellung*, ist bei JOHANNES LANGE: Die Folgen der Entmannung Erwachsener, Leipzig, Georg Thieme 1934, nachzulesen.

Wir beobachteten einen 48jährigen ehemaligen Artillerieunteroffizier, dem 26 Jahre vorher beide Hoden beim Geschützexerzieren vollständig abgequetscht worden waren. Allmählich war bei ihm die Potentia coeundi und später die Libido sexualis erloschen. Bartwuchs und Körperbehaarung wurden immer spärlicher. Er nahm an Gewicht erheblich zu, wobei sich die Fettmassen besonders in der Unterbauchgegend, am Mons veneris und den Brüsten absetzten. Der Grundumsatz war, wie immer in solchen Fällen, deutlich herabgesetzt. In späteren Jahren hatte er sehr unter arthritischen Erscheinungen an beiden Hüftgelenken zu leiden. Diese röntgenologisch nachgewiesene Osteoarthrosis deformans ist wahrscheinlich ebenfalls mit dem Ausfall des Keimdrüsenhormons in Zusammenhang zu bringen.

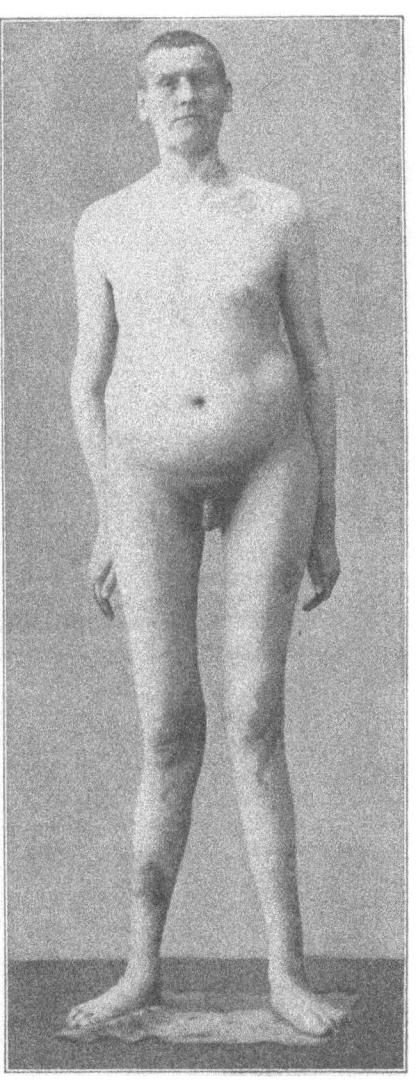

Abb. 53. Eunuchoidismus.
38J. Pat. mit eunuchoidem *Hochwuchs*.

Werden die Hoden erst *im späteren Lebensalter* entfernt, so macht dies nur wenig Ausfallserscheinungen und verändert die sekundären Geschlechtsmerkmale kaum.

Kastration bei *Frauen nach der Pubertät* führt zum vorzeitigen Klimakterium, zum Aufhören der Menstruation, zur Rückbildung der Geschlechtsorgane und der Brüste. Der Ausfall der Keimdrüsenfunktion hat zumeist eine auffällige Neigung zum Fettwerden zur Folge.

2. Der Eunuchoidismus.

Eunuchoide sind Menschen, die alle Erscheinungen der Kastration zeigen, bei denen aber die Keimdrüsen nicht entfernt worden sind, sondern bei denen

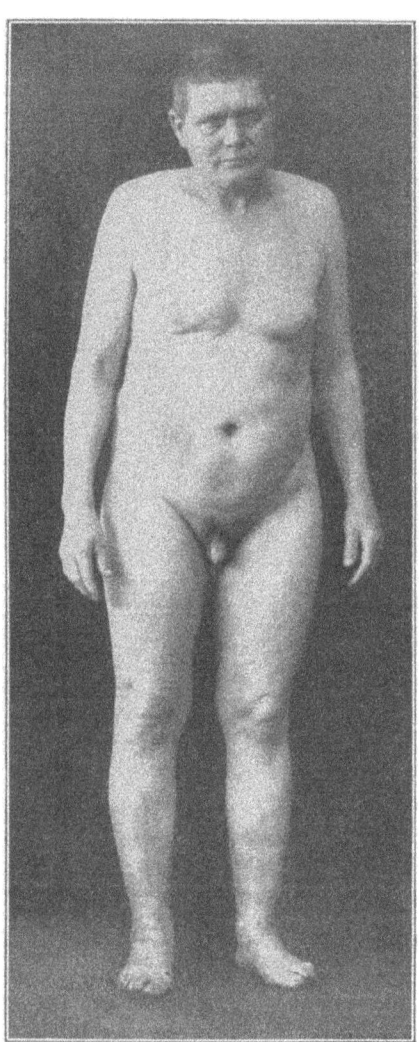

Abb. 54. Eunuchoidismus.
49j. Pat. mit eunuchoidem *Fettwuchs*.

eine angeborene oder früherworbene unzureichende Keimdrüsenfunktion besteht. Zumeist handelt es sich um eine *primäre* Hypoplasie der Hoden. Seltener ist die mangelhafte Entwicklung der Keimdrüsen eine *Sekundärerscheinung* bei einer Mißbildung anderer Drüsen mit innerer Sekretion, vor allem der Hypophyse. Der Krankheitszustand kann auch im Kindesalter oder später durch die verschiedensten Ursachen *erworben* werden. So können akute Infektionskrankheiten (Typhus, Mumps, Malaria u. a.) die Keimdrüsen schädigen, ebenso können Traumen die Hoden zum größten Teil zerstören.

Die Krankheitserscheinungen ähneln sehr denen der Kastraten. Man kann, wie bei diesen, zwei Typen, den *eunuchoiden Hochwuchs* (Abb. 53) und den *eunuchoiden Fettwuchs* (Abb. 54), unterscheiden. Der Knochenbau ist verhältnismäßig grazil, während die Röhrenknochen durch verzögerten Epiphysenschluß zumeist ein ganz ungewöhnliches Wachstum zeigen. Die Gliedmaßen sind auffallend lang (siehe Abb. 53). Die Unterlänge übertrifft dabei die Oberlänge. Die Spannweite ist größer als die Körperlänge. Der Schädel ist verhältnismäßig klein. Oft sind Genua valga und Plattfüße vorhanden. Kennzeichnend ist die Verteilung des oft sehr reichlichen Körperfettes an der Unterbauchgegend, am Mons veneris, an den Nates, den Hüften und den Oberschenkeln sowie im Gesicht. Die Geschlechtsorgane sind verkümmert. Der Penis ist klein. Die Hoden sind nur als erbsen- bis bohnengroße, weiche Gebilde in dem flachen, kleinen, haarlosen Skrotum zu fühlen. Oft sind sie infolge mangelhaften Deszensus überhaupt nicht nachweisbar. Geschlechtsfunktion und Libido sind ganz oder fast völlig verschwunden. Zu diesen Erscheinungen kommen die bald geringer, bald stärker ausgesprochenen Zeichen der mangelhaften Entwicklung der sekundären Geschlechtsmerkmale: Zartheit und Blässe der Körperhaut, Bartlosigkeit, mangelhafte Behaarung am Stamm und in den Achselhöhlen, spärliche Schamhaare, die nach oben horizontal begrenzt sind. Wachstum und Ausbildung des Kehlkopfes sind zurückgeblieben. Eine hohe Stimme, ein eigenartiges phlegmatisches Temperament und typische Charakterzüge kennzeichnen zumeist die Eunuchoiden.

Weiblicher Eunuchoidismus ist sehr selten. Er führt zu Dys- und Amenorrhöen und zu entsprechenden Abweichungen des Körperbaues, wie sie oben beschrieben wurden, nur ist ein weiblicher eunuchoider Habitus viel schwerer zu erkennen.

„*Späteunuchoidismus*" wird das Krankheitsbild genannt, wenn die Schädigung der Keimdrüsen erst bei völlig ausgereiften Erwachsenen eintritt. Schwere Infektionskrankheiten, doppelseitige syphilitische und gonorrhoische Erkrankungen des Hodens, Traumen u. a. verursachen die schweren Veränderungen der Hoden, die zu Rückbildungserscheinungen an den Genitalien und zu Veränderungen der sekundären Geschlechtsmerkmale führen.

Wir beobachteten einen solchen 36 jährigen Kranken, bei dem sich während langjähriger Kriegsgefangenschaft in Algier nach oftmaliger schwerer Malaria allmählich eine Atrophie der Hoden, Kleinerwerden des Penis, Erlöschen der Erektionsfähigkeit und der Libido, Ausgehen der Bart-, Scham- und Achselhaare, Fettentwicklung an Brüsten, Nates und Hüften entwickelt hatte.

Bei der Diagnose des Späteunuchoidismus ist stets daran zu denken, daß es auch bei Erkrankungen der Hypophyse sekundär zu einem ähnlichen Krankheitsbilde kommen kann.

Bei *Frauen* ist Späteunuchoidismus nicht sicher festgestellt worden.

Therapie. Bei der Behandlung der Keimdrüseninsuffizienz sind wesentliche Erfolge nur bei Spätkastraten und Späteunuchoiden, und zwar durch *Hodenimplantation* in die Muskulatur der Leistengegend erzielt worden. Die sekundären Geschlechtsmerkmale haben sich darnach wiederentwickelt, die Libido ist wiedererwacht, und Erektionen sind wieder aufgetreten. Mit aus Keimdrüsen gewonnenen frischen Extrakten oder mit den käuflichen Präparaten *Testogan, Thyreotestogan, Testiphorin, Testiglandol* u. a. können Ausfallserscheinungen nicht gebessert werden. Es soll sich bei den „Erfolgen" um parenterale Eiweißreizwirkungen handeln.

Auch bei Frauen sind durch *Ovarientransplantationen* bessere Erfolge erzielt worden als durch Präparate, die aus dem gesamten Ovarium (*Ovaraden, Oophorin, Ovowop*) oder aus dem Corpus luteum (*Optone, Agomensin, Sistomensin*) hergestellt werden. Immerhin kann man bei Frauen zu einem Versuch mit diesen Präparaten raten.

Achtes Kapitel.

Die pluriglanduläre Insuffizienz der Blutdrüsen. Multiple Blutdrüsensklerose.

In den vorhergehenden Kapiteln wurde bereits mehrfach erwähnt, daß sämtliche endokrinen Drüsen funktionell miteinander in Beziehung stehen, und daß sie, wie alle klinischen Erfahrungen beweisen, nur einzelne Glieder eines Organringes, des endokrinen Systems, darstellen, das als funktionelle Einheit betrachtet werden muß. Bei allen Erkrankungen einer Drüse mit innerer Sekretion ist daher die Aufmerksamkeit stets auch auf die übrigen endokrinen Drüsen zu richten.

Man hat nun gewisse, auf einer gleichzeitigen Störung mehrerer Blutdrüsen beruhende Krankheitszustände unter der Bezeichnung der „*pluriglandulären Insuffizienz*" zusammengefaßt. Darunter sind jedoch nicht Zustände zu verstehen, bei denen trotz Beteiligung *mehrerer* Blutdrüsen *eine* Drüse im Mittelpunkt der Pathogenese des ganzen Krankheitsbildes steht. Man bezeichnet vielmehr als pluriglanduläre Insuffizienz das gleichzeitige Ergriffensein mehrerer Drüsen mit innerer Sekretion, *ohne daß es möglich ist, eine Blutdrüse besonders pathogenetisch zu beschuldigen.* Zumeist setzt sich das Krankheitsbild aus Erscheinungen zusammen, die man auf eine vereinigte Störung in den Funktionen der *Schilddrüse*, der *Keimdrüsen*, der *Hypophyse* und der *Nebennieren*, und zwar immer auf *Ausfallserscheinungen*, beziehen muß. Sehr selten treten noch Symptome von seiten der *Epithelkörperchen* hinzu.

Die **Ätiologie** der pluriglandulären Insuffizienz ist verschieden. Zumeist scheint die Krankheit durch *Infektionskrankheiten*, insbesondere *Syphilis* und *Tuberkulose*, hervorgerufen worden zu sein. Von anderen Forschern wird *chronischer Alkoholismus* oder *jodarme Nahrung* angeschuldigt.

Pathologisch-anatomisch liegt der pluriglandulären Insuffizienz eine *Atrophie* und *bindegewebige Sklerose* der erkrankten Blutdrüsen zugrunde, so daß FALTA die Krankheit „*multiple Blutdrüsensklerose*" genannt hat.

Krankheitsbild. Bei völlig normal entwickelten Leuten, und zwar bei Männern viel häufiger als bei Frauen, kommt es allmählich zu einem *Verschwinden der geschlechtlichen Regungen*, zu einer *Atrophie der Geschlechtsteile* und zu einer fast völligen *Rückbildung der sekundären Geschlechtsmerkmale.* Bartwuchs, Scham- und Achselhaare schwinden. Die Haare im Gesicht, am Rumpf und an den Gliedmaßen, zuweilen sogar die Augenwimpern fallen aus. Es machen sich also Erscheinungen geltend, die dem oben besprochenen Späteunuchoidismus ähneln. Gleichzeitig vereinigen sich mit diesen Symptomen eine auffallende *Brüchigkeit der Nägel* und *Lockerwerden der Zähne.* *Myxödemähnliche Schwellungen*, *Blässe*, *Trockenheit* und *Abschilferung der Haut*, insbesondere des Gesichts wie bei den Hypothyreosen, treten auf. *Ungewöhnliche Pigmentierungen der Haut und der Schleimhaut, Adynamie* und auffallende *Erniedrigung des Blutdrucks* sowie des *Blutzuckerspiegels* wie bei der ADDISONschen Krankheit kommen hinzu. *Polyurie*, die als Hypophysensymptom gedeutet wird, ist ebenfalls beobachtet worden. Gelegentlich werden auch *Tetanie* oder *tetanische Symptome* festgestellt. Im *Blut* findet man trotz der Hautblässe fast immer einen Hämoglobingehalt von 70—80 und $3^{1}/_{2}$ bis 4 Millionen Erythrozyten. Es besteht ferner zumeist eine relative *Lymphozytose* und eine *Eosinophilie* von etwa 5%. *Müdigkeit* und *Schwäche* begleiten diese Krankheitserscheinungen, die sich in buntem Wechsel vereinigen können. Zu der körperlichen Schwäche tritt *geistige Trägheit* und *Neigung zu depressiver Stimmung.* Allmählich beherrscht eine in hohem Grade sich entwickelnde (*hypophysäre ?*) *Kachexie* das Krankheitsbild. ZONDEK beobachtete auch Fälle von pluriglandulärer Insuffizienz, die zunächst mit hochgradiger *Fettsucht* einhergingen, bei denen aber in den letzten Monaten der Krankheit ein starker Gewichtssturz eintrat. Der *Grundumsatz* ist bei der multiplen Blutdrüsensklerose fast immer herabgesetzt. Dadurch ist die Krankheit gegenüber der ADDISONschen Krankheit und dem Späteunuchoidismus abzugrenzen.

Therapie. Die Behandlung hat in ausgesprochenen Fällen kaum Erfolge zu verzeichnen. Leichtere, sowie unausgeprägte Formen der Krankheit bessern sich häufig von selbst, oder es tritt ein Stillstand der Erscheinungen ein. Beim

Vorliegen einer Syphilis ist eine spezifische Behandlung einzuleiten. Je nach dem Hervortreten der einen oder der anderen Krankheitserscheinungen sind Versuche mit einer entsprechenden *Organotherapie* anzustellen, die gelegentlich von sichtlichen Erfolgen begleitet sein soll. So können myxödematöse Erscheinungen durch *Schilddrüsentabletten*, Ausfallserscheinungen von seiten der Hypophyse durch Darreichung von *Hypophysensubstanz* gemildert werden. Auch Gemische von Organpräparaten, z. B. Injektionen von *Hormin* (aus Testes bzw. Ovarien, Thyreoidea, Hypophyse, Pankreas und Adrenalin hergestellt, monatelang täglich 1 Ampulle subkutan), sind versucht worden.

STOFFWECHSELKRANKHEITEN.

Erstes Kapitel.

Die Zuckerkrankheit (Diabetes mellitus).

(Zuckerharnruhr.)

Begriffsbestimmung und Ätiologie. Obgleich das Blut unter normalen Verhältnissen stets eine geringe, unter den verschiedensten Nahrungsverhältnissen annähernd gleich bleibende Quantität (70—120 mg%) *Traubenzucker* (Glykose, Dextrose) enthält, so tritt dieser doch für gewöhnlich nicht in nachweisbarer Menge in den Harn über. Unter normalen Verhältnissen hält der Körper durch ungemein feine Regulationsvorrichtungen an dem genannten Zuckergehalt des Serums (,,*Blutzuckerspiegel*'') fest, trotz vorübergehenden Anstiegs und trotz aller Schwankungen in der Zuckerzufuhr. Sowohl der aus den Kohlenhydraten gebildete und als solcher von den Pfortadergefäßen aufgenommene Zucker, als auch das aus den Eiweißstoffen (und unter Umständen sogar aus den Fetten) gebildete Glykogen wird in den Glykogenspeichern der Leber und der Muskeln abgelagert. Von diesem Glykogenvorrat tritt immer nur so viel ins Blut über, wie der Körper gerade zur Bildung von Muskelkraft und Wärme bedarf. Nur wenn aus irgendwelchen Gründen die Leber nicht imstande ist, ihren Glykogenvorrat festzuhalten, oder wenn ungewöhnlich große Mengen von Traubenzucker aus dem Darm der Leber zugeführt werden, tritt Traubenzucker in so großer Menge in das Blut über, daß sich der Körper dieses Überschusses entledigen muß. Er scheidet daher einen Teil des Traubenzuckers durch den Harn aus. Infolge der ungewöhnlich starken *Glykämie* entsteht *Glykosurie*. Ein derartiges Verhalten beobachtet man als eine mehr oder weniger rasch vorübergehende Erscheinung unter sehr verschiedenen Umständen. Hierbei tritt ein meist nur geringer Zuckergehalt im Harn auf, verschwindet aber bald wieder, ohne eine dauernde krankhafte Bedeutung zu besitzen. Diese Erscheinung bezeichnet man als *Glykosurie* im engeren Sinne und im Gegensatz zu der eigentlichen *Zuckerkrankheit (Diabetes mellitus)*, bei deren schweren Formen eine *dauernde Erhöhung des Nüchtern-Blutzuckerspiegels* und ein *hoher Zuckergehalt der Tagesurinmenge* die wichtigsten Symptome darstellen.

Auf alle Ursachen der *vorübergehenden Glykosurie* braucht hier nicht näher eingegangen zu werden. Nur kurz sei angeführt, daß Glykosurie nach einem *sehr reichlichen* Zuckergenuß auch bei gesunden Menschen beobachtet wird. Erhält ein Gesunder mehr als 150—180 g Traubenzucker in Wasser gelöst auf einmal, so tritt meist nach 1—2 Stunden eine deutliche, wenn auch nicht sehr starke Zuckerausscheidung im Harn auf. Dies ist die *normale alimentäre Glykosurie*. Hierbei erfolgt eine so starke Überladung der Leber und des Blutes mit Zucker, daß weder die Aufspeicherung noch die Oxydation des Zuckers rasch genug vor sich gehen können; ein Teil des Zuckers bleibt daher unoxydiert und tritt in den Harn über. Wird dieselbe Zuckermenge auf eine längere Zeit verteilt, so erfolgt keine Glykosurie. Darum tritt beim Gesunden auch nach einem noch so reichlichen Genuß von *Kohlenhydraten* niemals Glykosurie auf. Die Umwandlung der Kohlenhydrate in Zucker geschieht nicht so rasch, daß eine Überflutung des Blutes mit Zucker möglich ist. Tritt schon nach der Darreichung von geringen Zuckermengen (50—100 g) Glykosurie auf, so kann man bereits von einer *krankhaften Glykosurie*, von einer Herabsetzung der Aufspeicherungsfähigkeit oder der Zersetzungsfähigkeit des Körpers für Zucker sprechen. — Eine *vorübergehende* Glykosurie auch ohne besonders reichliche Zuckerzufuhr tritt nicht selten bei gewissen *Vergiftungen* auf, so namentlich nach schweren Vergiftungen mit *Kohlenoxydgas, Morphium, Blausäure, Quecksilber, Amylnitrit, Kurare* u. a. Auch bei *akuten Infektionskrankheiten* ist in vereinzelten Fällen eine vorübergehende Glykosurie nachgewiesen worden, so z. B. beim *Milzbrand*, bei der *Cholera*, bei *Typhus, Scharlach, Diphtherie, Malaria* u. a. Weit häufiger ist aber die durch *Störungen im Gebiet des Nervensystems* auftretende Glykosurie: Bei starken *Hirnerschütterungen, Schädelfrakturen* oder *Gehirnblutungen, Zerebrospinalmeningitis*, nach *epileptischen Anfällen* u. dgl. hat man wiederholt eine oft nicht unbeträchtliche Menge von Zucker im Harn gefunden. Auch beim *Morbus Basedowi* tritt zuweilen Glykosurie auf, und bemerkenswerterweise verbindet sich die *Akromegalie* (s. d.) nicht selten mit einer andauernden Zuckerausscheidung im Harn. Vor allem ist auf das Auftreten von Glykosurie bei *Erkrankungen der Medulla oblongata* zu achten, und es braucht kaum angedeutet zu werden, in wie naher Beziehung die hierhergehörigen klinischen Erfahrungen zu der berühmten Entdeckung CLAUDE BERNARDS stehen, nach der eine bestimmte Verletzung am Boden des vierten Ventrikels das Auftreten von Zucker im Harn zur Folge hat. Diese Tatsache hat eine bedeutsame Erklärung gefunden. Von der gereizten Stelle der Oblongata aus geht der Reiz wahrscheinlich auf dem Wege des *Sympathikus* zu den *Nebennieren* (dem *chromaffinen System*) und veranlaßt eine Überproduktion von *Adrenalin*. Das Adrenalin gelangt mit dem Blutstrom zur Leber und bewirkt die Abgabe („Ausschüttung") des Glykogens: daher Hyperglykämie und Glykosurie. Durch *Adrenalininjektionen* kann unmittelbar Glykosurie hervorgerufen werden. Aus demselben Grund werden auch Adrenalininjektionen therapeutisch beim Auftreten eines hypoglykämischen Schocks nach überreichlicher Insulindarreichung angewandt.

Auch bei einigen anderen Organerkrankungen kann vorübergehend eine *symptomatische Glykosurie* beobachtet werden. Besondere Aufmerksamkeit in dieser Beziehung schenkte man früher vor allem den Erkrankungen der *Leber*. Doch ist hervorzuheben, daß im allgemeinen auch bei ausgedehnten Erkrankungen dieses Organs (so insbesondere bei Leberzirrhose u. a.) keine Glykosurie beobachtet wird, selbst wenn den Kranken große Zuckermengen mit der Nahrung zugeführt werden. Dagegen kommt die Kombination von Diabetes mellitus und Leberzirrhose nicht ganz selten vor. Wie wir unten noch einmal hervorheben werden, halten wir wenigstens in den meisten dieser Fälle beide Krankheitszustände für die koordinierten Wirkungen derselben Ursache (des chronischen Alkoholismus). Ebenso werden wir später noch näher auf das Verhältnis zwischen Diabetes und *Nierenkrankheiten* eingehen. Diese Frage ist besonders wichtig, seitdem v. MERING im *Phlorhizin*, einem Glykosid, das sich in der Wurzelrinde von Äpfel- und Kirschbäumen findet, einen Stoff entdeckte, nach dessen Einverleibung bei

Hunden, Kaninchen u. a. ein sehr hoher Zuckergehalt des Harns auftritt. Auch beim *Menschen* kann durch Einführung von Phlorhizin ohne sonstige Störung des Allgemeinbefindens starke Glykosurie erzeugt werden. Beim Phlorhizindiabetes ist der Zuckergehalt des Blutes nicht vermehrt, sondern *vermindert*, und es ist deshalb nicht unwahrscheinlich, daß die Phlorhizingly-kosurie im Gegensatz zu den anderen toxischen Glykosurien auf einer Ver-änderung der *Nierenepithelien* beruht, wodurch diese für den im Blut krei-senden Zucker durchlässig werden.

Von besonderer Wichtigkeit ist die Frage nach den Beziehungen zwischen Glykosurie und Erkrankungen des **Pankreas**. MINKOWSKI und v. MERING haben die wichtige Entdeckung gemacht, daß man bei Hunden durch Exstirpation des Pankreas einen starken Diabetes erzeugen kann. Die Unterbindung des Ausführungsganges der Drüse oder die Ableitung des Pankreassekretes durch eine Hautfistel nach außen ruft keinen Diabetes hervor. Ebenso tritt der Diabetes nicht ein, wenn man das Pankreas nicht vollständig, sondern nur zum Teil entfernt. Es muß sich also bei dem Pankreasdiabetes um die Störung einer besonderen Funktion des Pankreas handeln. Wie das *Adrenalin* (s. o.) die Abgabe des Glykogens und seine Umwandlung in Zucker *fördert*, wird diese Funktion der Leber durch das *Hormon des Pankreas* offenbar *gehemmt*. Nach Wegnahme des Pankreas tritt vermehrte Adrenalinwirkung auf. Bei pankreaslosen Tieren können selbst nach reichlicher Kohlenhydratzufuhr höchstens geringe Spuren Glykogen in der Leber und in den Muskeln gefunden werden. Aus den unzähligen Tierversuchen, die zur Klärung der Frage der Beziehungen des Pankreas zum Diabetes angestellt worden sind, geht einwandfrei hervor, daß an das Pankreas eine *innere Sekretion* gebunden ist, deren wesent-lichste Aufgabe *die Regulierung des Zuckerstoffwechsels* ist. Eine glänzende Bestätigung dieser Auffassung ergab die 1922 gelungene Darstellung des *Pan-kreashormons* durch die kanadischen Forscher BANTING und BEST. Das Pan-kreashormon wurde „*Insulin*" genannt, denn von den meisten Forschern wird angenommen, daß die LANGERHANS schen *Inseln* im Pankreas die Organe sind, denen die Bildung dieses Hormons zukommt.

Dies ist jedoch auch nach der nunmehr gelungenen Darstellung des „Insulins" noch immer nicht völlig bewiesen. Manche Gründe sprechen für eine innige Zusammengehörig-keit von Insel- und Drüsengewebe im Pankreas. *Wahrscheinlich nehmen beide epithelialen Gebilde des Pankreas, sowohl die Azini als auch die Inseln, an dieser inneren Sekretion teil.* Von den Formelementen der Azini, die für diese in Frage kommen, haben *möglicherweise die zentroazinären Zellen* eine den Inselzellen vollkommen *gleiche innersekretorische Funktion.*

Schließlich wollen wir hier noch kurz erwähnen, daß unter Umständen auch andere Zuckerarten als die Dextrose im Harn gefunden werden können. Bei *Schwangeren* und *Wöchnerinnen* mit reichlicher Milchsekretion und un-genügendem Abfluß der Milch tritt nicht selten *Milchzucker* ins Blut über und erscheint dann im Harn (*Laktosurie*). Der Milchzucker gibt die Reduk-tionsproben und ist rechtsdrehend, wird aber durch Hefe nicht in Gärung versetzt. In einzelnen Fällen hat man bei sonst gesunden Menschen im Harn auch *Pentose* ($C_5H_{10}O_5$) ohne gleichzeitige Glykosurie gefunden. Die Pen-tose gibt ebenfalls die Reduktionsproben, ist aber nicht gärungsfähig und dreht die Polarisationsebene nicht. Die *Pentosurie* hat eine gewisse prak-tische Bedeutung, da sie zu Verwechslungen mit echtem Diabetes führen könnte. Sie kommt merkwürdigerweise zuweilen *familiär* vor.

Im Gegensatz zur vorübergehenden Glykosurie bezeichnen wir mit dem Namen *Diabetes mellitus* einen chronischen Krankheitszustand, bei dem eine dauernde Erhöhung des Nüchtern-Blutzuckerspiegels und eine anhaltende oder wenigstens unter gewissen Ernährungsverhältnissen stets eintretende Zuckerausscheidung durch den Harn eine dauernde Störung in dem Stoffwechsel der Kohlenhydrate anzeigt. Diese Stoffwechselstörung ist das eigentliche Grundsymptom des ganzen Krankheitszustandes.

Ätiologisch können die Schädigungen des Pankreas, die zum Versagen der innersekretorischen Funktion und damit zum Diabetes mellitus führen, ganz verschieden sein (s. auch S. 299). Seit langem kennt man gewisse Umstände, die das Auftreten des Diabetes begünstigen. Diese ursächlichen Bedingungen sind folgende:

1. *Erblichkeit.* Recht häufig werden Erkrankungen an Diabetes in mehreren Generationen derselben Familie oder bei Geschwistern, vor allem auch bei eineiigen Zwillingen, beobachtet. Auch sonstigen Stoffwechselkrankheiten (Gicht, harnsaurer Diathese, Fettleibigkeit), der Arteriosklerose und Erkrankungen anderer Drüsen mit innerer Sekretion (BASEDOWscher Krankheit, Thyreotoxikosen u. a.) begegnet man in den Familien der Diabetiker auffallend oft. Ferner tritt Diabetes zuweilen in solchen Familien auf, bei denen eine *erbliche Disposition zu Nervenkrankheiten* vorhanden ist. Wir beobachteten einmal bei demselben Kranken die bemerkenswerte Kombination von Diabetes mit spinaler progressiver Muskelatrophie. Nach UMBER ist der Diabetes mellitus eine *in der Erbanlage bedingte, rezessive Erkrankung, bei der Umwelteinflüsse wohl fördernde oder hemmende, aber niemals ursächliche Bedeutung haben.*

2. *Unzweckmäßige Lebensweise.* Beschuldigt wird vorzugsweise eine unpassende Nahrung, insbesondere ein anhaltender *überreichlicher Genuß von Amylaceen und Zucker,* und *Überernährung,* ferner *Mangel an körperlicher Bewegung,* zumal wenn er mit einer zu reichlichen Ernährung verbunden ist. Daher soll es kommen, daß der Diabetes bei den Wohlhabenden häufiger ist als bei der ärmeren Bevölkerung, und daß die Krankheit verhältnismäßig oft bei *Fettleibigen* (s. u.) vorkommt. Ferner muß einem lange anhaltenden *übermäßigen Biergenuß* (4—5 Liter täglich und mehr) ein Einfluß auf die Entstehung des Diabetes zugeschrieben werden. Hierbei mögen in gleicher Weise die reichliche Zufuhr gelöster Kohlenhydrate und der *chronische Alkoholismus* wirksam sein. Es kann kein Zufall sein, daß namentlich in Bayern der Diabetes bei Brauern, Gastwirten u. dgl. häufig auftritt. Auch das Zusammentreffen des Diabetes mit anderen Folgen des chronischen Alkoholismus (Leberzirrhose, chronischem Nierenleiden und Polyneuritis alcoholica) spricht für die Richtigkeit dieser Annahme. Der schon lange bekannte „Diabetes der Fettleibigen" gehört in manchen Fällen zum „*Bierdiabetes*".

3. *Erkältungen* und starke *Durchnässungen* des Körpers sollen in einzelnen, aber jedenfalls sehr seltenen Fällen den Ausbruch des Diabetes ausgelöst haben.

4. Auch *Bauchtraumen* können das Pankreas so schädigen, daß ein Diabetes die Folge ist. Fast immer werden körperliche Traumen jedoch nur eine bereits vorhandene diabetische Anlage zum Aufflackern bringen. Daß durch einen Unfall ein schon bestehender Diabetes verschlimmert, ja sogar ein tödliches Koma ausgelöst wird, haben wir mehrfach beobachtet.

5. *Psychische Einflüsse, geistige Überanstrengungen, Sorgen und Gemütserregungen* werden ebenfalls zuweilen als Krankheitsursache angeschuldigt. Ihre Bedeutung kann nicht in Abrede gestellt werden. Zweifellos kann durch psychische Einflüsse ein bestehender Diabetes verschlimmert werden oder ein latenter Diabetes sichtbar in Erscheinung treten. Wir sahen mehrere Fälle

von Diabetes, bei denen die ersten Krankheitserscheinungen unmittelbar im Anschluß an eine große geistige Aufregung aufgetreten sind.

6. Wohl nur sehr selten haben dieselben Umstände, die wir oben als mögliche *Ursachen einer vorübergehenden Glykosurie* kennengelernt haben, auch einen *dauernden Diabetes mellitus* zur Folge. Hierher gehören die Diabetesfälle nach *Kopfverletzungen* und im Gefolge von akuten *Infektionskrankheiten* (Typhus, Cholera, Scharlach, Malaria u. a.).

7. Von einzelnen Forschern ist früher auf die Möglichkeit einer Übertragung des Diabetes durch *Ansteckung* (Diabetes bei Eheleuten u. a.) hingewiesen worden. Diese Deutung der beschriebenen Tatsachen ist sicher nicht richtig. Vielmehr ist bei diesem „*konjugalen*" Auftreten von Diabetes der ständigen *gemeinsamen* Lebensweise, vor allem der gemeinsamen unzweckmäßigen Ernährung oder Überernährung, eine ursächliche Bedeutung für die Entwicklung des Diabetes zuzuschreiben. Nur selten ist an eine Einwirkung einer übertragenen *Syphilis* oder einer anderen Infektion auf das Pankreas zu denken.

8. Da der Diabetes sicher mit arteriosklerotischen Gefäßveränderungen zusammenhängen kann (s. u.), so ist die Möglichkeit, daß auch *syphilitische* Gefäßerkrankungen einen Diabetes hervorrufen, sehr wahrscheinlich. Zweifellos können syphilitische Erkrankungen des Pankreas Diabetes verursachen (s. S. 299).

9. Sehr wichtig ist das Auftreten des Diabetes im Verein oder im Anschluß an gewisse andere konstitutionelle Erkrankungen. Hierher gehört der schon oben erwähnte *Diabetes der Fettleibigen*, ferner das gleichzeitige Vorkommen von Diabetes und echter *Gicht* (Arthritis urica, s. d.) und endlich die praktisch ganz besonders wichtige Vereinigung des Diabetes mit *allgemeiner Arteriosklerose*. Über das tatsächlich häufige Vorkommen aller dieser Kombinationen kann kein Zweifel herrschen. Schwierig ist aber die Erklärung des Zusammenhanges. Oft mögen beide Zustände die gleichzeitige Wirkung derselben äußeren Ursachen sein (unzweckmäßige Lebensweise, Alkoholismus u. a.). Oder es handelt sich um arteriosklerotische Erkrankungen bestimmter Gefäßgebiete (Pankreas u. a.). Zumeist weisen jedoch diese Stoffwechselstörungen auf eine *konstitutionelle, ererbte Veranlagung* als gemeinsame Ursache hin.

Überblickt man alle bisher bekannten Tatsachen (s. auch S. 299) aus der Ätiologie des Diabetes, so muß man dahin kommen, wie bei fast allen anderen „Konstitutionskrankheiten", so auch bei der Entwicklung des Diabetes eine „*endogene*", d. h. in der gegebenen (*ererbten*) körperlichen Veranlagung, und eine „*exogene*", d. h. in *äußeren* Schädlichkeiten (Trauma, Infektion, Intoxikation u. a.) gegebene Ursache zu unterscheiden (s. S. 299). Die *schweren*, scheinbar ganz spontan bei *Jugendlichen* auftretenden Diabetesfälle sind der Hauptsache nach *endogen* bedingt, *ererbt*, während bei den leichteren Formen des höheren Alters die obenerwähnten *exogenen* Schädlichkeiten eine große Rolle spielen, obwohl auch hier die endogene, *ererbte diabetische Anlage* nicht außer acht zu lassen ist, da dieselbe Schädlichkeit keineswegs auf alle Menschen dieselbe Wirkung ausübt.

Obgleich der Diabetes über die ganze Erde verbreitet ist, scheinen sich doch einzelne Länder durch eine besondere Häufigkeit seines Vorkommens auszuzeichnen (Vereinigte Staaten von Amerika, Indien, Ceylon, Italien). Zu bemerken ist die auffallende Häufigkeit des Diabetes bei *Juden*. — Was das zur Erkrankung besonders disponierte *Lebensalter* anlangt, so werden die meisten Fälle bei Kranken zwischen 30 und 40 Jahren beobachtet, demnächst bei jüngeren Menschen zwischen 20 und 30 Jahren. Bei älteren Leuten über

50 Jahre kommt der Diabetes ebenfalls häufig vor, Erkrankungen bei Kindern unter 10 Jahren sind verhältnismäßig selten. Die Diabetesfälle im jugendlichen und kindlichen Alter gehören fast durchweg zu der *schweren* Form, die Diabetesfälle im vorgerückteren Alter meist zu der *leichteren* Form. Ein Vergleich der Erkrankung bei beiden *Geschlechtern* ergibt, daß das *männliche Geschlecht* nur wenig häufiger befallen wird als das weibliche.

Symptome und Krankheitsverlauf. Die klinischen Erscheinungen des Diabetes mellitus entwickeln sich in der Regel langsam und allmählich. Meist sind es nur *unbestimmte allgemeine Erscheinungen*, Mattigkeit, Abmagerung, Muskelschwäche, rasches Ermüden u. dgl., in anderen Fällen *leichte nervöse Symptome*, Kopfschmerzen, psychische Verstimmung, schlechter Schlaf, neuralgische Beschwerden, auch *gastrointestinale Störungen*, Übelkeit, Aufstoßen, unregelmäßiger Stuhlgang u. dgl., die die ersten Anzeichen der Krankheit bilden. Ein deutlicher Fingerzeig auf die nähere Art des Leidens ist erst dann gegeben, wenn die Kranken außer den erwähnten Symptomen auch auf das *veränderte Verhalten des Urins*, namentlich auf dessen *vermehrte Menge* aufmerksam werden und außerdem ihren *gesteigerten Durst* und die ihnen oft im Vergleich zur zunehmenden Körperschwäche und Abmagerung verhältnismäßig reichliche *Nahrungsaufnahme* bemerken. „Essen kann ich immerzu, und doch werde ich alle Tage matter", ist eine nicht selten zu hörende Angabe bei der Anamnese Diabeteskranker. Daß zuweilen aber auch ganz andere Erscheinungen zuerst den Verdacht auf das Bestehen eines Diabetes hinlenken können, wird später erwähnt werden.

1. **Verhalten des Harns, Nachweis des Zuckers.** Ein oft zuerst auffallendes Symptom ist die *Vermehrung der ausgeschiedenen Harnmenge*. Diese beträgt in 24 Stunden häufig 3000—5000 ccm, manchmal werden sogar noch höhere Werte beobachtet. In nicht seltenen Fällen, die größtenteils zu den „leichten Formen" (s. u.) des Diabetes gehören, *fehlt die Vermehrung der Harnmenge* gänzlich oder ist nur gering („*Diabetes decipiens*"). Auch in den schweren Fällen mit anfänglicher Polyurie kann man häufig die Beobachtung machen, daß bei interkurrenten Erkrankungen und ebenso auch in der letzten Zeit vor dem Tod die tägliche Harnmenge abnimmt.

Die *Farbe* des Harns ist entsprechend seiner vermehrten Menge *hellgelb*, oft etwas grünlich schimmernd, in dünneren Schichten mitunter fast wasserhell. Meist ist der Harn klar und frei von Sedimenten; erst nach längerem Stehen zeigen sich in ihm nicht selten *Trübungen*, die gewöhnlich auf der reichlichen Entwicklung von *Gärungspilzen* beruhen.

Der *Geruch* des Harns hat zuweilen etwas Aromatisches (Azetongeruch, s. u.). Sein *Geschmack* soll deutlich süßlich sein. Die *Reaktion* ist sauer, und zwar kann der Säuregehalt des Harns beim Stehen durch eine eintretende Milchsäure- und Alkoholgärung des Zuckers noch zunehmen.

Sehr wichtig ist die Prüfung des *spezifischen Gewichts* des Harns, das infolge des reichlichen Zuckergehaltes fast stets beträchtlich erhöht ist. Bei einem blassen Harn, der ein spezifisches Gewicht von über 1025 zeigt, kann man schon hieraus mit ziemlich großer Wahrscheinlichkeit auf einen Zuckergehalt schließen. Gewichtszahlen von 1030—1045 und darüber sind nicht selten. Niedrige Gewichtszahlen unter 1020 kommen nur ausnahmsweise vor, doch darf man sich durch ein niedriges spezifisches Gewicht nie abhalten lassen, die Untersuchung auf Zucker vorzunehmen. Wir haben in einem Harn mit dem spezifischen Gewicht 1007 durch die Gärungsprobe Zucker nachgewiesen.

Der beim Diabetes im Blut krankhaft gesteigerte und im Harn vorkommende Zucker ist, wie schon erwähnt, *Traubenzucker* (Glykose, Dextrose, $C_6H_{12}O_6$). Die in 24 Stunden ausgeschiedene Zuckermenge beträgt in schweren Fällen häufig 200—500 g. Doch kommen in dieser Beziehung natürlich sehr große Schwankungen vor, die von der Diät des Kranken, von der Lebensweise, der Behandlung u. a. abhängen. Die höchsten beobachteten, in 24 Stunden ausgeschiedenen Zuckermengen betragen über 1000 g. Der *Prozentgehalt* des Harns an Zucker schwankt zwischen $1/_2$—1% und 8—10%; am häufigsten beträgt er etwa 2—4%.

Die klinisch wichtigen *Proben zum Nachweis des Zuckers* im Harn sind:

1. Die Trommersche Probe. Der Harn wird im Reagenzglase mit einem reichlichen (etwa $1/_4$—$1/_3$ Vol.) Zusatz von Kalilauge (oder Natronlauge) versehen. Dann wird tropfenweise gelöstes *Kupfersulfat* (Lösung von etwa 1:10) zugesetzt. Enthält der Harn Zucker, so wird das sich bildende Kupferoxydhydrat in ziemlich großer Menge gelöst, wobei sich meist eine schöne tiefblaue Färbung der Flüssigkeit einstellt. Der Zusatz des Kupfersulfats muß eigentlich so lange erfolgen, wie sich das Kupferoxydhydrat noch löst. Erhitzt man dann den Harn, so bewirkt der Zucker eine *Reduktion des Kupferoxyds*, und es scheiden sich *gelbe oder gelbrötliche Streifen von Kupferoxydulhydrat bzw. Kupferoxydul* aus. Wenn die Ausscheidung des Kupferoxyduls beginnt, darf man nicht zu lange weiter erhitzen, da die Probe sonst undeutlich wird. Die Reduktion geht auch ohne Erhitzen weiter. — Bei einem Zuckergehalt des Harns über 0,5% ist die TROMMERsche Probe ganz zuverlässig. Mit der Verwertung *undeutlicher Proben* (nur Gelbfärbung des Harns *ohne Ausscheidung* von Kupferoxydul oder mit Ausscheidung von Kupferoxydul erst später nach Erkalten des Harns) sei man vorsichtig, da der Harn außer Zucker zuweilen noch andere reduzierende Substanzen (Glukuronsäure, Harnsäure, Kreatinin, Muzin u. a) enthalten kann.

2. Die Wismutprobe (Böttgersche Probe). Der Harn wird mit Natronlauge (oder besser mit kohlensaurem Natron) versetzt und dann eine kleine Menge *basisch salpetersauren Wismutoxyds* in Substanz zugefügt. Beim Kochen färbt sich der zuckerhaltige Harn bald ganz *schwarz*, durch Reduktion des Wismutoxyds zu Wismut bzw. Wismutoxydul. Einfacher und jetzt allgemein üblich ist es, die Wismutprobe in der Weise anzustellen, daß man zum Harn etwa $1/_3$ seines Volumens von folgender Lösung (NYLANDER) hinzusetzt: 2,0 basisch salpetersaures Wismut, 4,0 Seignettesalz, 100,0 Natronlauge von 8%. Nach 1—2 Minuten langem Kochen tritt dann ebenfalls eine Schwarzfärbung der Flüssigkeit ein. Täuschungen bei dieser Probe sind namentlich dann möglich, wenn der Kranke gewisse Medikamente (Antipyrin, Salizylsäure, Rheum, Istizin u. a.) genommen hat.

3. Die Kaliprobe (Mooresche Probe). Von dem mit Kalilauge vermischten Harn wird die oberste Schicht vorsichtig erhitzt. Bei zuckerhaltigem Harn entsteht dann durch die Einwirkung des Kali auf den Zucker bald eine *tiefbraune Färbung*, die sich von den unteren, noch hellen Schichten des Harns scharf abgrenzt.

Zeigen die beschriebenen Proben ein undeutliches, zweifelhaftes Ergebnis, was nicht selten in Fällen mit geringer Zuckerausscheidung vorkommt, so kann der sichere Nachweis des Zuckers mit Hilfe der *Gärungsprobe* (Zerfall des Zuckers in Alkohol und Kohlensäure) und der *Polarisation* (Rechtsdrehung der Polarisationsebene durch Traubenzucker) geführt werden. *Namentlich sollte die leicht anzustellende Gärungsprobe in keinem irgend zweifelhaften Falle unterlassen werden*, da sie vollkommen unzweideutige Ergebnisse hat. Näheres hierüber sowie über die praktisch ebenfalls wichtige E. FISCHERsche *Phenylhydrazinprobe* (Darstellung von Osazonkristallen) und über die leicht ausführbare *quantitative Zuckerbestimmung* ist in den physiologisch-chemischen Lehrbüchern zu finden.

Außer dem Traubenzucker sind im diabetischen Harn einige Male auch andere Zuckerarten (linksdrehende *Lävulose*, Pentose) in geringer Menge gefunden worden. Ihnen kommt aber bis jetzt keine praktische Bedeutung zu.

Der *Harnstoffgehalt* des diabetischen Harns ist meist *hoch*. Dies hängt zumeist nur mit der vermehrten Eiweißzufuhr zusammen. Doch kann in schweren Fällen bei der mangelhaften Ausnutzung der Kohlenhydrate auch Körpereiweiß zerfallen und somit zur Erhöhung der N-Ausscheidung beitragen. Ob unter Umständen, namentlich in schweren Fällen und während des Coma diabeticum, auch eine krankhafte Erhöhung des Eiweißumsatzes (sog. toxogener Eiweißzerfall) stattfindet, ist nicht sicher erwiesen, wird aber von v. NOORDEN u. a. als wahrscheinlich angenommen. *Harnsäure* wird meist in annähernd normaler Menge ausgeschieden; in einzelnen Fällen scheint auch ihre Ausscheidung vermehrt zu sein. Der Gehalt des Harns an *Phosphorsäure* und *Schwefelsäure* entspricht dem Harnstoffgehalt, d. h. dem Eiweißzerfall im Körper. Die ausgeschiedenen *Kochsalzmengen* hängen ebenso wie unter normalen Verhältnissen ganz von der Kochsalzaufnahme ab.

Von größerer Wichtigkeit als die zuletzt besprochenen Verhältnisse ist die von HALLERVORDEN gefundene Tatsache, daß die *Ammoniakausscheidung* durch den Harn in manchen (nicht in allen) Fällen von Diabetes eine erhebliche *Steigerung* erfährt. Die täglich davon ausgeschiedene Menge kann 3—6 g und darüber betragen. Da nun der diabetische Harn trotzdem *sauer* reagiert, und da ferner, wie STADELMANN nachgewiesen hat, in dem sauer reagierenden Harn die Basen beträchtlich die nachweisbaren, bisher *bekannten* Säuren überwiegen, so folgt hieraus, daß in den NH_3-reichen diabetischen Harnen mit saurer Reaktion noch eine früher als Harnbestandteil unbekannte Säure enthalten sein muß. Nach Untersuchungen von MINKOWSKI und KÜLZ hat sich herausgestellt, daß die betreffende Säure hauptsächlich *Oxybuttersäure* (genauer linksdrehende β-Oxybuttersäure) ist. Die Oxybuttersäure wird manchmal in großer Menge (bis 50—100 g täglich) ausgeschieden. Mit ihr zusammen erscheinen meist noch zwei andere Körper im Harn, die aus der Oxybuttersäure hervorgehen: das *Azeton* und die *Azetessigsäure*. Das Mengenverhältnis dieser drei Körper untereinander kann sehr wechselnd sein. Zuweilen findet sich nur Azeton im Harn, in anderen Fällen Azeton und Azetessigsäure, in einer dritten Reihe von Fällen endlich treten alle drei „*Azetonkörper*" im Harn auf. Über die Entstehung der Azetonkörper war man lange Zeit nicht im klaren. Jetzt weiß man, daß sie nicht aus den Kohlenhydraten und auch nur im geringen Maße aus den Eiweißkörpern entstehen, sondern vorzugsweise aus den *Fetten*, und zwar aus den hohen *Fettsäuren*. Bemerkenswerterweise treten Azetonkörper nur dann im Harn auf, wenn der Umsatz der Kohlenhydrate beschränkt ist. Bei gleichzeitiger Verbrennung von Kohlenhydraten führt auch die stärkste Fettzufuhr nicht zur Ausscheidung von Azetonkörpern („*Ketonurie*"). Aber im *Hunger* oder bei schweren Krankheiten, wo der Körper von seinem eigenen Fett zersetzt ohne gleichzeitige Kohlenhydratzufuhr, tritt alsbald Azeton im Harn auf. Dasselbe geschieht beim schweren Diabetiker, der nur noch ungenügend Kohlenhydrate zersetzt und dabei mehr Fett verbrennen muß. Die *β-Oxybuttersäure* ($CH_3 \cdot CH.OH \cdot CH_2 \cdot COOH$) ist das erste Glied in der Reihe der Azetonkörper, die *Azetessigsäure* ($CH_3 \cdot CO \cdot CH_2 \cdot COOH$) und das *Azeton* ($CH_3 \cdot CO \cdot CH_3$) gehen erst aus ihr hervor.

Der chemische Nachweis der *Oxybuttersäure* im Urin ist nur im Laboratorium möglich. Die beiden anderen Körper sind aber qualitativ leicht nachweisbar.

Die **Azetessigsäure** ist die Ursache einer zuerst von GERHARDT angegebenen Reaktion, die in dem *Auftreten einer burgunderroten Farbe auf Zusatz von Eisenchlorid* im frischen Harn besteht. [Alle eingenommenen Antineuralgika (Antipyrin, Salipyrin usw.), außer Chinin, können diese Reaktion vortäuschen.]

Das **Azeton** wird durch die LEGALsche Probe nachgewiesen: Man setzt einige Tropfen frischer Natriumnitroprussidlösung zum Harn zu und fügt Natronlauge hinzu. Der

Harn nimmt dann eine rötliche Färbung an, die beim Zusatz von Essigsäure in Purpurrot oder Violettrot übergeht. Fehlt Azeton im Harn, so tritt diese Purpurfärbung nach Essigsäurezusatz nicht ein. Der Harn wird gelb. Sehr schön kann die Azetonprobe im Harn auch in der Weise ausgeführt werden, daß man den Harn mit Natriumnitroprussidlösung und Essigsäure versetzt und dann mit Ammoniak überschichtet. Nach kurzer Zeit bildet sich an der Berührungsstelle der Flüssigkeiten ein schöner violetter Ring.

Die wichtigen Beziehungen der Oxybuttersäure und der übrigen Azetonkörper zum Coma diabeticum werden später erörtert werden. Das nicht seltene Vorkommen von *Eiweiß* im diabetischen Harn wird bei der Besprechung der Komplikationen von seiten der Niere Erwähnung finden.

2. **Stoffwechsel beim Diabetes. Quellen der Zuckerausscheidung und Einfluß äußerer Verhältnisse auf deren Größe.** Da das Vorkommen von Zucker im Harn jedenfalls die auffälligste Erscheinung des Diabetes ist, so muß die Frage nach der Herkunft des Zuckers vor allem unser Interesse erregen. In dieser Beziehung ist zunächst die Tatsache unzweifelhaft sicher, daß der größte Teil des Harnzuckers unmittelbar von dem in den Körper eingeführten Zucker, d. i. von dem Gehalt der Nahrung an Kohlenhydraten abhängt. Fast bei jedem Diabetiker kann man in der Regel die Erfahrung machen, daß die *Größe der Zuckerausscheidung durch den Harn mit dem Kohlenhydratgehalt der Nahrung parallel zunimmt und abnimmt.* Erhält ein Diabetiker eine Zeitlang eine von Kohlenhydraten völlig freie Nahrung, so verschwindet der Zuckergehalt des Harns in manchen Fällen (nicht in allen, s. u.) vollständig. Diese Tatsache, in anderen Worten ausgedrückt, besagt, daß der Diabetiker *die Fähigkeit ganz oder wenigstens zum Teil verloren hat, den mit der Nahrung ihm zugeführten* (oder auch den aus anderen Quellen im Körper gebildeten) *Zucker wie ein Gesunder zu Kohlensäure und Wasser zu oxydieren* und den unverbrannten Zucker in der Leber und in anderen Organen und Geweben in der Form von *Glykogen festzuhalten und zu speichern.* Es besteht im Gegenteil eine *Neigung zu vermehrtem Glykogenzerfall in der Leber.* Demgemäß findet sich im *Blut* des Diabetikers ein krankhaft erhöhter Zuckergehalt (200—500 mg%). Der Diabetiker muß also seinen Energiebedarf in höherem Maße als der Gesunde durch die Verbrennung von *Eiweiß* und namentlich von *Fett* decken. Die Sauerstoffaufnahme aus der Luft ist unverändert.

Übrigens ist hervorzuheben, daß die Oxydation des Zuckers beim Diabetiker niemals vollständig aufgehoben ist. KÜLZ hat durch zahlreiche Versuche festgestellt, daß stets nur ein *Teil* der genossenen Kohlenhydrate unverändert als Zucker ausgeschieden wird. In schweren Fällen von Diabetes wird der größte Teil des eingeführten Zuckers unverbrannt als solcher durch den Harn wieder ausgeschieden, in leichten Fällen nur ein kleiner Teil. Für jeden einzelnen Fall von Diabetes muß daher der Grad der „Toleranz für Kohlenhydrate" besonders festgestellt werden. Auch bei demselben Kranken ist diese Toleranz nicht zu allen Zeiten gleich. Sie wechselt im Gegenteil außerordentlich. — Wichtig ist die ebenfalls von KÜLZ zuerst festgestellte Tatsache, daß der Diabetiker nur die Fähigkeit, den *rechts*drehenden Zucker zu verbrennen, verloren hat. *Links*drehender *Fruchtzucker* (Lävulose), *Inulin*, ferner gewisse andere verwandte Stoffe, wie *Mannit* und *Inosit*, werden auch von Diabeteskranken ganz oder wenigstens zum größten Teil zersetzt, so daß also die Zuckerausscheidung im Harn durch Zufuhr dieser Stoffe gar nicht oder nur wenig vermehrt wird. Gegenüber dem *Milchzucker* verhalten sich die einzelnen Fälle verschieden.

Die Kohlenhydrate sind indessen nicht die einzige Quelle für die Zuckerausscheidung der Diabeteskranken. In vielen, freilich nicht allen Fällen dauert der Zuckergehalt des Harns auch noch fort, wenn die Kranken eine von Kohlenhydraten völlig freie Nahrung erhalten. Hierbei kann es keinem Zweifel unterliegen, daß das Glykogen oder der aus diesem entstehende Zucker aus dem *Eiweiß* der Nahrung herstammt. Im allgemeinen kann man behaupten, daß es stets das Zeichen einer *schweren* Form des Diabetes ist, wenn auch der aus dem Eiweiß entstehende Zucker bei völliger Entziehung der Kohlenhydrate zum Teil unverbrannt ausgeschieden wird, während es ein Beweis für das Bestehen einer *leichteren* Form des Diabetes ist, wenn der Zuckergehalt des Harns bei kohlenhydratfreier oder an Kohlenhydraten armer Nahrung verschwindet.

Was endlich die Frage der Zuckerbildung aus *Fett* betrifft, so sind die Meinungen der Forscher hierüber noch geteilt. Sicher ist, daß auch durch die stärkste Fettzufuhr in der Nahrung eine Erhöhung der Zuckerausscheidung beim Diabetiker niemals stattfindet. Aber in schweren Fällen von Diabetes, die eine von Kohlenhydraten völlig freie Nahrung erhalten, wird zuweilen so reichlich Zucker ausgeschieden, daß das Eiweiß allein als Quelle hiervon nicht ausreicht. Es blieb nichts anderes übrig, als eine Zuckerbildung aus Fett anzunehmen (SEEGEN, v. NOORDEN, PFLÜGER), eine Vermutung, die jetzt als erwiesen angesehen werden kann.

Von sonstigen äußeren Einflüssen, welche — von der Art der Ernährung abgesehen — die Zuckerausscheidung beim Diabetes beeinflussen, ist namentlich noch die *Muskelarbeit* hervorzuheben. Da jede Muskeltätigkeit zunächst vorzugsweise den Zerfall der *stickstofffreien* Körpersubstanzen, und zwar der Kohlenhydrate steigert, so entspricht dieser Ansicht vollkommen die Tatsache, daß *durch vermehrte körperliche Arbeit* bei Diabetikern *die Größe der täglichen Zuckerausscheidung ceteris paribus herabgesetzt wird*. Es gibt aber auch Ausnahmen von dieser Regel (KÜLZ, v. NOORDEN), d. h. Fälle, wo vermehrte Muskelarbeit bei gleichbleibender Nahrungszufuhr die Zuckerausscheidung nicht vermindert, sondern sogar steigert, wo also anscheinend den Muskeln nicht mehr die Möglichkeit geboten ist, auf Kosten der Kohlenhydrate zu arbeiten. Besonders ist dies beim Vorliegen eines schweren Diabetes der Fall. Wenn nämlich ein Kranker, der an einem schweren Diabetes leidet, übermäßige Muskelarbeit leistet, so kann die Anforderung von Zucker durch arbeitende Muskeln die Zuckerbildung über den eigentlichen Bedarf hinaus steigern. In solchen Fällen wirkt Muskelarbeit schädlich.

Stärkere *psychische Erregungen* können häufig die Zuckerausscheidung beim Diabetes vermehren. Erhöhte Außentemperatur (wärmeres Klima) soll dagegen die Zuckerausscheidung herabsetzen.

Interkurrente akute fieberhafte Erkrankungen senken die Zuckerausscheidung zuweilen; in anderen Fällen bewirken sie jedoch eine *vermehrte* Zuckerausscheidung. Eine Hauptrolle spielen hierbei die veränderten Verhältnisse der Ernährung des Kranken; außerdem sind aber auch die durch das Fieber oder die Krankheit selbst bedingten Veränderungen des Stoffwechsels nicht ohne Einfluß auf den Diabetes, besonders scheint die Funktion der Leberzellen geschädigt zu sein. Auch in der letzten Zeit vor dem Tode verschwindet nicht selten der Zuckergehalt des Harns vollständig.

3. Die Allgemeinerscheinungen beim Diabetes mellitus. In manchen leichteren Fällen von Diabetes ist das Allgemeinbefinden der Kranken lange Zeit hindurch nur wenig gestört. Der Ernährungszustand bleibt recht gut, und außer einer gewissen leichten Ermüdbarkeit und den geringen Unbequemlichkeiten, die etwa die *Polyurie* und die *Polydipsie*, d. i. das gesteigerte Bedürfnis nach Wasseraufnahme, mit sich bringen, haben die Kranken wenig Beschwerden. Es gibt Diabetiker, die sich sehr lange,

selbst bei nicht geringer Zuckerausfuhr, so gut wie ganz wohl fühlen. In den meisten schweren Fällen macht sich aber der Einfluß des krankhaften Stoffverlustes auf das Gesamtbefinden in merklicher Weise geltend. Die Kranken *magern* ab, werden *kraftlos, ermüden sehr leicht,* und schließlich kann sich ein allgemeiner *schwerer Marasmus* entwickeln. — Die psychische Stimmung vieler Diabetiker ist trübe, leicht reizbar. Die Geisteskräfte der Kranken nehmen zwar nicht ab, aber eine Unlust zu geistiger Anstrengung stellt sich ein. — Die *Körpertemperatur* bleibt normal oder geht etwas unter die Norm herab; eintretendes Fieber deutet stets auf Komplikationen hin.

4. Symptome von seiten der Verdauungsorgane. Die starke Vermehrung des *Durstgefühls* beim Diabetes ist schon wiederholt erwähnt worden. Der Durst kann quälend und lästig werden, sodaß die Kranken auch nachts in kurzen Zwischenräumen trinken müssen. Über das gegenseitige Verhältnis der Polyurie und der reichlichen Wasseraufnahme ist man noch nicht zu völliger Klarheit gelangt. Am ungezwungensten erscheint die Annahme, daß die vermehrte Wasserausscheidung durch die Nieren die primäre Ursache ist, die das gesteigerte Bedürfnis nach Wasseraufnahme nach sich zieht. Die Polyurie beruht zum Teil auf der Absonderung des Zuckers durch die Nieren, der zu seiner Lösung großer Wassermengen bedarf, zum Teil auf noch unbekannten nervösen Einflüssen. Diese werden dadurch wahrscheinlich gemacht, daß die Harnmenge und die Größe der Zuckerausscheidung zwar in der Regel, aber durchaus nicht immer einander parallel gehen. Es kann reichliche Polyurie ohne oder mit nur geringer Zuckerausscheidung bestehen, und umgekehrt gibt es auch Fälle von Diabetes mellitus mit normaler Harnmenge und demgemäß auch ohne gesteigertes Durstgefühl der Kranken (der schon erwähnte sog. *Diabetes decipiens*). Andererseits ist auch betont worden, daß der Zucker vielleicht einen besonderen Reiz auf die sensiblen Nerven der Mund- und Rachenhöhle ausübt, und die Kranken hierdurch zum vielen Wassertrinken angeregt werden. Die Polyurie wäre dann wenigstens zum Teil auch die Folge der reichlichen Flüssigkeitsaufnahme. — Der *vermehrte Hunger* der Diabetiker entsteht wohl sicher infolge der ungenügenden Verwertung der aufgenommenen Nahrung. Viele Kranke können gar nicht satt werden und haben namentlich ein stetes Verlangen nach dem Genuß von Kohlenhydraten. In einzelnen Fällen stellt sich zeitweilig ein wahrer Heißhunger ein, verbunden mit Kopfschmerz und allgemeinem Schwächegefühl, Symptome, die bald nachlassen, wenn die Kranken Nahrung zu sich genommen haben. Doch gibt es auch von dieser Regel einige Ausnahmen, so daß der Appetit zuweilen sogar in schweren Fällen von Diabetes die gewöhnliche Grenze nicht überschreitet.

Die *Zunge* der Diabetiker ist oft auffallend trocken, dabei breit und dick, auf der Oberfläche uneben und rissig, teils belegt, teils gerötet. Das *Zahnfleisch* ist nicht selten gelockert und blutet leicht. Sehr charakteristisch sind Nekrosen an den freien Rändern des Zahnfleisches, entzündliche Zahnfleischerkrankungen, Alveolarpyorrhöe und Periodontitiden (beruhend auf der verminderten Widerstandskraft der diabetischen Gewebe gegen bakterielle Infektionen), wodurch namentlich die Schneidezähne allmählich immer mehr und mehr gelockert werden und schließlich ausfallen. Schon manche Fälle von Diabetes sind zuerst aus diesem Verhalten der Zähne erkannt worden. Auch Zahnkaries ist häufig. Die *Mundflüssigkeit* und ebenso auch der isoliert aufgefangene *Parotidensp eichel* reagieren stets sauer, was auf der Anwesenheit von Milchsäure beruhen soll. Zucker kann mit seltenen Ausnahmen im Speichel nicht nachgewiesen werden.

Am weichen Gaumen entwickelt sich in schweren Fällen zuweilen ein *Soorbelag.*

Besondere Symptome von seiten des *Magens* fehlen in der Regel. Die durch die reichliche Nahrungszufuhr mitunter eintretende *Erweiterung des Magens* hat keine praktische Bedeutung. Treten Erkrankungen des Magens (chronische Gastritis u. dgl.) auf, so ist dies eine ungünstige Komplikation. Der *Stuhl* ist gewöhnlich träge; doch kommen vorübergehend auch heftige *Durchfälle* vor. Starker *Fettgehalt der Stühle* weist auf eine ausgedehntere Erkrankung des *Pankreas* hin (s. u.). Bei einem nicht kleinen Teile der Diabetiker können unter Zuhilfenahme der feineren Methoden der funktionellen Pankreasdiagnostik auch Störungen der *äußeren* Pankreassekretion festgestellt werden. *Leber* und *Milz* bieten keine Besonderheiten dar; die Leber ist meist etwas vergrößert. *Ikterus* wird manchmal beobachtet, beruht aber stets auf besonderen Komplikationen. In der Regel verhält sich die Gallenabsonderung normal.

5. **Symptome von seiten der Atmungsorgane.** Die Atmungsorgane bleiben in vielen Fällen lange Zeit völlig normal. Zu erwähnen ist nur, daß in schweren Fällen von Diabetes ein zeitweise recht stark werdender *obstartiger Geruch der Atmungsluft* auftritt (Azetongeruch infolge von Ausscheidung des Azetons durch die Lungen). Im späteren Verlauf der Krankheit sind aber *Komplikationen von seiten der Lunge* sehr häufig. In erster Linie ist die *Tuberkulose* der Lunge zu nennen, die namentlich bei den schweren Formen des Diabetes im jugendlichen Alter auftritt und infolge ihrer auffallenden Neigung zu *exsudativem* Fortschreiten meist einen rasch tödlichen Verlauf nimmt. Die Diagnose ist durch die Röntgenuntersuchung und durch den Nachweis von Tuberkelbazillen im Auswurf sicherzustellen. — Nächst der Tuberkulose sind *gangränöse Vorgänge* in der Lunge bei Diabetikern auffallend häufig. Man findet teils eine diffuse Gangrän, teils einzelne Abszeßherde mit verflüssigtem, sauer reagierendem, aber auffallend wenig übelriechendem Inhalt. Demgemäß ist auch der Auswurf bei der Lungengangrän der Diabetiker zuweilen geruchlos. Ferner kommen *kruppöse Pneumonien* beim Diabetes vor. Sie gehen ebenfalls oft in Gangrän über und verlaufen zumeist ungünstig.

6. **Symptome von seiten der Kreislaufsorgane.** In vielen Fällen bieten die Kreislaufsorgane keine besonderen Veränderungen dar. Der Puls ist normal oder ein wenig verlangsamt, meist weich, selten von vermehrter Spannung. — Bei manchen Diabetikern zeigen sich deutliche Anzeichen von *Herzschwäche.* Der Puls ist klein, aussetzend, zuweilen stark verlangsamt (bis auf 50—40 Schläge), in anderen Fällen beschleunigt (100—120 Schläge). Die Kranken klagen dann über Kurzatmigkeit, Ohnmachtsneigung, Übelkeit u. dgl. Auch *plötzliche Anfälle hochgradiger Herzinsuffizienz* sind einige Male beobachtet worden und können die Ursache eines rasch eintretenden Todes werden. In allen diesen Fällen handelt es sich aber meist *nicht* um eine *Folge* des Diabetes, sondern um eine gleichlaufende Erscheinung. Die Herzstörungen treten vorzugsweise bei den älteren, fettleibigen Diabetikern auf und beruhen auf gleichzeitiger *Koronarsklerose*, auf syphilitischen Herz- und Gefäßerkrankungen u. dgl. Das Zusammentreffen von *Kranzarterienerkrankungen*, insbesondere auch von *Koronarthrombose*, und Diabetes mellitus ist häufiger als allgemein angenommen wird.

7. **Symptome von seiten der Harn- und Geschlechtsorgane.** Trotz der bedeutenden Anforderungen, die bei den meisten Diabetikern an die Funktion der *Nieren* gestellt werden, werden diese in vielen Fällen

nicht wesentlich geschädigt. Gewöhnlich sind sie aber doch *auffallend groß*, und bei solchen „*Diabetesnieren*" können ausgedehnte Epithelnekrosen, besonders in den gewundenen Harnkanälchen, fettige Degenerationen und Glykogenablagerungen in den Tubuli recti und den HENLEschen Schleifen auftreten. Der Harn wird *eiweißhaltig*, und auch sonstige Symptome des Nierenleidens (Ödeme u. a.) stellen sich ein. Die Ursache der beim Diabetes auftretenden Albuminurie scheint nicht in allen Fällen dieselbe zu sein. Zuweilen beruht die Albuminurie auf den Nierenveränderungen, welche durch die anhaltende Ausscheidung abnormer, auf die Nierenepithelien schädlich einwirkender Harnbestandteile entstehen. Man hat hierbei in erster Linie an den *Zucker* selbst zu denken. In den meisten Fällen scheinen Diabetes und Nierenleiden *gleichzeitige Erkrankungen* zu sein, die von derselben Krankheitsursache (Arteriosklerose, Alkoholismus, Gicht, Syphilis u. dgl.) abhängen. Dies folgt schon daraus, daß die Nierenkomplikationen bei dem Diabetes der *älteren* und fettleibigen Personen viel häufiger auftreten als bei den schweren Formen des jugendlichen Alters. Endlich ist nicht zu vergessen, daß auch sonstige Komplikationen des Diabetes, wie z. B. eine Lungenphthise, die Entstehung des Nierenleidens begünstigen können. Eigenartig schien die Beobachtung, daß Glykosurie und Albuminurie bei Diabetikern bis zu einem gewissen Grade miteinander abwechseln können. Tritt stärkere Albuminurie bei Diabetes auf, so nimmt der Zuckergehalt des Harns meist beträchtlich ab oder verschwindet sogar gänzlich. Diese Erscheinung ist jedoch nur vorgetäuscht. Man erhält die richtigen Werte, wenn der Urin vor der Untersuchung auf Zucker *enteiweißt* ist. Auch die beträchtliche Höhe des Blutzuckers zeigt, daß die diabetische Stoffwechselstörung nicht etwa „geheilt" ist, sondern unverändert fortdauert. — Auch schwere *Pyelitis* und *eitrige Pyelonephritis* kommen bei Diabetes zuweilen vor, ebenso *Cystitis*, die mit Gärung des Harns in der Harnblase und *Pneumaturie* verbunden sein kann.

Auf der Reizung der betreffenden Teile durch den sich zersetzenden zuckerhaltigen Harn beruht der starke *Pruritus pudendi*, der namentlich bei Frauen oft vorkommt. Er kann sogar dasjenige Symptom sein, welches zuerst an die Möglichkeit eines Diabetes denken läßt. Nicht selten stellen sich auch *Ekzeme* und *furunkulöse Abszesse* an den äußeren Geschlechtsteilen ein. Bei Männern entwickelt sich manchmal eine heftige *Balanitis* mit entzündlicher Phimose oder Paraphimose. — Ein häufiges und wichtiges Symptom des Diabetes ist die *Abnahme der geschlechtlichen Potenz* bei Männern. Sie tritt zuweilen sehr frühzeitig auf, kann sich aber auch wieder bessern. Ihre Entstehung müssen wir wahrscheinlich auf degenerative Veränderungen im Nervensystem zurückführen (s. u.). Angeblich sollen manchmal auch stärkere Ernährungsstörungen in den Hoden bei Diabetikern vorkommen.

8. Symptome von seiten der Haut. Die *Haut* ist in den meisten Fällen von Diabetes auffallend *trocken* und *spröde*. Doch kann ausnahmsweise auch eine stärkere Schweißabsonderung vorkommen. Ein Gehalt des Schweißes an Zucker ist früher wiederholt angegeben, von neueren Untersuchern aber nicht bestätigt worden. Zuweilen besteht ein lästiges *Hautjucken*. Nicht sehr selten beobachtet man ein stärkeres Ausgehen der Haare und ein Abstoßen der Nägel. Eine eigentümliche kanariengelbe Hautverfärbung an den Nasolabialfalten, Händen und Füßen beschrieb v. NOORDEN als *Xanthosis diabetica*. — Eine wichtige Erscheinung ist die bei manchen Kranken auftretende *Furunkulose*, die sich schon frühzeitig einstellen kann und zu den Symptomen gehört, welche manchmal zuerst den Verdacht auf

das Bestehen eines Diabetes hinlenken. In späteren Stadien treten zuweilen auch größere *Karbunkel* und multiple phlegmonöse Eiterungen im Unterhautzellgewebe auf. Derartige Erkrankungen können zur unmittelbaren Todesursache werden. Die Haut neigt ebenso wie andere Gewebe bei Diabetikern sehr zu *eitrigen und gangränösen Erkrankungen,* da sie infolge hohen Zuckergehaltes der Gewebe ein günstiger Nährboden für Bakterien ist. Einige Male sahen wir eine *pemphigusartige Eruption* der Haut, die in einem Falle in umschriebene Gangränbildung überging. Oft wird auch das Auftreten von *Gangränbildung* beobachtet, namentlich *Gangrän einzelner Zehen* (zum Teil unter der Form des Malum perforans), in seltenen Fällen sogar des ganzen Beines. Gewöhnlich beruht diese Gangrän auf *atherosklerotischen Vorgängen in den Arterien.* Die *Zehengangrän* kann als scheinbar erstes Symptom der Krankheit anfangs ganz gering auftreten. Nicht selten führen derartige gangränöse Erkrankungen zur Entdeckung des Diabetes. Wir sahen solche prognostisch oft ungünstigen Fälle namentlich bei fettleibigen und bei älteren Leuten.

Ödeme des Unterhautzellgewebes kommen auch ohne gleichzeitige Nephritis vor. Sie gehören dann wahrscheinlich meist in die Gruppe der durch Herzschwäche bedingten Ödeme. Über die während der Insulindarreichung auftretenden „*Insulinödeme*" ist S. 309 nachzulesen.

9. Symptome von seiten der Sinnesorgane. Eine wichtige und nicht seltene Folgeerscheinung des Diabetes ist der *graue Star* (Katarakt, Linsentrübung). Er kann zu fast völliger Blindheit der Kranken führen. Die Ursache der Kataraktbildung beim Diabetes ist nicht bekannt. Die frühere Annahme, daß das zuckerhaltige Blut der Linse Wasser entziehe und hierdurch deren Trübung entstehe, hat sich nicht bestätigt. — Außer der Starbildung sind *Akkommodationsstörungen* bei Diabetikern verhältnismäßig häufig. Auch *Lähmungen der größeren Augenmuskeln* sind beobachtet worden. *Retinitis diabetica* und *Atrophia nervi optici* kommen ebenfalls vor, sind aber selten. Eitrige Chorioiditis ist wohl nur eine zufällige Komplikation.

Im Gebiet der übrigen Sinnesorgane sind für den Diabetes kennzeichnende Veränderungen nicht zu nennen.

10. Symptome von seiten des Nervensystems. Die beim Diabetes häufigen leichteren *nervösen Allgemeinerscheinungen,* wie Kopfschmerzen, körperliche und geistige Trägheit, psychische Verstimmung u. dgl., sind schon mehrfach erwähnt worden. Kennzeichnend ist eine Reihe anderer nervöser Komplikationen, die darauf zurückzuführen sind, daß abnorme, beim Diabetes gebildete Stoffwechselprodukte auf gewisse Nervengebiete teils reizend, teils degenerierend einwirken. So erklärt sich das verhältnismäßig häufige Auftreten von *Neuralgien,* zumeist in der Form der *Ischias.* Hierbei handelt es sich wahrscheinlich um eine Neuritis ischiadica. Doppelseitige Ischias, oft sehr hartnäckig, kann eins der ersten Symptome der Krankheit sein. Auch *Okzipitalneuralgien, Trigeminusneuralgien, Hemikranie*-ähnliche Schmerzen u. a. kommen vor. Auf degenerativen Veränderungen in den peripherischen Nerven beruhen wahrscheinlich auch die zuweilen beobachteten umschriebenen *Anästhesien* der Haut, ferner die manchmal auftretenden *peripherischen Lähmungen.* Wir selbst sahen einmal peripherische neuritische Peronäuslähmung. — Zu den soeben besprochenen Erscheinungen gehört offenbar auch die zuerst von BOUCHARDAT nachgewiesene Tatsache, daß bei Diabeteskranken verhältnismäßig häufig die *Patellarreflexe* fehlen. Freilich haben wir auch wiederholt die schwersten Fälle von Diabetes beobachtet, bei denen die Patellarreflexe in normaler Stärke erhalten waren. Denkt man sich einen

Fall, wo das Fehlen der Patellarreflexe mit neuritischen Schmerzen in den Beinen verbunden ist, so versteht man, wie früher von einer „*diabetischen Pseudotabes*" gesprochen werden konnte. Als anatomische Ursache der genannten Erscheinungen sind *neuritische Degenerationen* beim Diabetes wiederholt nachgewiesen worden. In einzelnen Fällen können sich sogar leichte Veränderungen in den Hintersträngen des Rückenmarkes entwickeln.

Die wichtigste Erscheinung von seiten des Nervensystems bildet aber ein eigentümlicher schwerer Symptomenkomplex, der in einer ziemlich großen Anzahl von Fällen mehr oder minder plötzlich beim Diabetes auftritt und unerkannt und unbehandelt meist einen unerwartet raschen Tod zur Folge hat. Man bezeichnet diesen eigenartigen, schon lange bekannten, aber von Kussmaul zuerst eingehender studierten Symptomenkomplex als **diabetisches Koma**. In der Zeit vor Einführung der Insulinbehandlung starben 60—70% aller Zuckerkranken unter ausgesprochenen Erscheinungen des Coma diabeticum.

Das diabetische Koma entwickelt sich in der Regel ohne jede nachweisbare Veranlassung; manchmal scheint dagegen eine starke körperliche Anstrengung, eine heftige psychische Erregung, eine an sich vielleicht geringfügige Erkrankung, ein Magenkatarrh, eine Bronchitis, eine Angina od. dgl. den Anlaß zum Ausbruch der schweren Erscheinungen zu geben. Häufig gehen dem diabetischen Koma gewisse leichtere Symptome als *Vorboten* voraus. Diese bestehen in Übelkeit, Kopfschmerzen, Anfällen von Magenschmerzen, Kreuzschmerzen, Beklemmungsgefühl auf der Brust, allgemeiner Unruhe u. dgl. Bald verändert sich das Krankheitsbild: die Kranken werden eigentümlich apathisch, somnolent, und schließlich tritt vollständige Bewußtlosigkeit (*Koma*) ein. Nur ausnahmsweise geht dem Eintritt des Komas ein Stadium starker Erregung vorher. Konvulsionen treten beim echten Coma diabeticum niemals auf. Sehr häufig und kennzeichnend ist dagegen eine eigentümliche *Veränderung der Atmung* (*Coma dyspnoicum*). Die *Atemzüge* werden auffallend tief, zuweilen geräuschvoll („*große Atmung*"), wobei sie eine annähernd normale Frequenz bewahren oder beschleunigt werden („*diabetische Dyspnöe*"). Das Aussehen der Kranken ist dabei nicht zyanotisch. Der *Puls* ist meist beschleunigt und klein. Die *Körpertemperatur* sinkt allmählich immer tiefer, so daß Temperaturen von 30,0° C und darunter schon wiederholt gefunden worden sind. An den Augäpfeln fand zuerst P. Krause in der Strümpellschen Klinik eine oft sehr auffallende Abnahme der Spannung (*Hypotonia bulbi*). Diese weiche Schlaffheit und Eindrückbarkeit des Augapfels hängt wahrscheinlich zum Teil mit der *allgemeinen Kreislaufschwäche* und der *Abnahme des Blutdrucks* zusammen, die beim diabetischen Koma fast regelmäßig eintreten. Bei der Untersuchung mit dem Augenspiegel fand Krause an den Netzhautgefäßen mitunter auffallende weiße Randstreifen. Diese Streifen hängen mit dem starken *Fettgehalt des Blutes* zusammen. Das durch Aderlaß entnommene Blut zeigte sehr starke *Lipämie*.

Lipämie ist in schweren Diabetesfällen und namentlich beim Koma wiederholt beobachtet worden. Die Ursache auch dieser merkwürdigen Erscheinung ist noch nicht völlig geklärt. Sie ist ein Symptom schwerer Stoffwechselstörungen im diabetischen Organismus. Übrigens scheint es sich weniger um eine echte Lipämie, als vielmehr um eine *Lipoidämie* zu handeln. Diese Lipoide setzen sich in der Regel aus *Fettsäuren, Lezithin,* freiem *Cholesterin* und *Cholesterinester* zusammen.

Sehr bemerkbar ist in den meisten Fällen der *starke obstartige* oder *chloroformähnliche Azetongeruch* der Ausatmungsluft, der häufig im ganzen Krankenzimmer wahrgenommen werden kann. Auch der *Harn* zeigt oft diesen Geruch. Er nimmt regelmäßig beim *Zusatz von Eisenchlorid eine dunkelrote*

Farbe an und zeigt deutliche Azetonreaktion (s. o.). In dem Zentrifugat des Harns findet man — auch ohne gleichzeitige Albuminurie — meist zahlreiche kurze granulierte Harnzylinder („*Komazylinder*", s. Abb. 55). Diese *Zylindrurie* geht nicht selten den eigentlichen Komaerscheinungen voraus.

Vom echten diabetischen Koma wohl zu unterscheiden sind andersartige komatöse Zustände (hypoglykämischer Anfall, Urämie, Koma bei Leberzirrhose, Apoplexie u. dgl.). Das echte diabetische Koma endet, wenn es voll entwickelt ist, und wenn nicht rechtzeitig eine Insulinbehandlung einsetzt, fast ausnahmslos tödlich, meist nach 1—2 Tagen. Die kürzeste an der Leipziger Klinik vor Einführung der Insulinbehandlung beobachtete Dauer des Komas betrug 6 Stunden, die längste 4 Tage.

Über die *Ursachen des Koma* haben uns die schon oben erwähnten Untersuchungen von STADELMANN, MINKOWSKI u. a. einigen Aufschluß gebracht. Vollständig klar sind aber die Verhältnisse noch keineswegs. Die Mehrzahl der Forscher nimmt als Ursache des Koma eine *Säurevergiftung* des Körpers an. Das Auftreten großer Mengen von Oxybuttersäure beim Diabetes haben wir schon oben kennengelernt. Beim Koma fand MAGNUS-LEVY im Harn eine Ausscheidung von 100—160 g in 24 Stunden, ferner große Mengen in den Organen nach dem Tode. Diese Mengen sind durchaus hinreichend, um eine Säurevergiftung zu bewirken. Sämtliche Alkalien des Blutes werden durch die Säure in Beschlag genommen, so daß die Kohlensäure nicht mehr gebunden und daher aus den Geweben nicht mehr abgeführt werden

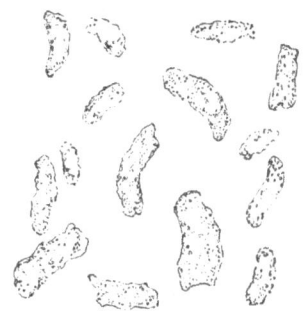

Abb. 55. Komazylinder im Urin bei Diabetes mellitus.

kann. Diese Stauung der CO_2 in den Geweben, insbesondere im Gehirn, ruft die Erscheinungen des Koma hervor, wie man es experimentell bei Tieren ähnlich auch durch andere Säuren hervorrufen kann. Der CO_2-Gehalt des *Blutes* ist demgemäß beim Coma diabeticum stark herabgesetzt. Gegen diese Erklärung des diabetischen Komas als einer Säureintoxikation lassen sich aber manche gewichtige Einwände machen. ROLLY fand an der STRÜMPELL-schen Klinik unter 11 Fällen von diabetischem Koma nur 3mal eine saure Reaktion des Blutes, in den anderen Fällen war eine schwach alkalische, in einem schweren Fall aber auch eine ganz normal alkalische Reaktion des Blutes vorhanden. Auch wenn die Blutreaktion durch reichliche Zufuhr von Natriumkarbonat ihre normale Alkaleszenz erreicht, ändert dies nichts an den Erscheinungen des Komas. Somit scheint es sich also doch nicht ausschließlich um eine Säurevergiftung zu handeln. Neben den allgemeinen Wirkungen der Übersäuerung des Blutes kommen wahrscheinlich *schwere toxische Schädigungen* der Oxybuttersäure, der Azetessigsäure und *anderer noch unbekannter Stoffe* in Betracht.

Formen, Verlauf und Ausgänge des Diabetes. Die Krankheit kann in mehrfachen, recht verschiedenen Verlaufsformen auftreten. Praktisch wichtig ist zunächst die schon früher angeführte Unterscheidung in die *leichte* und in die *schwere Form* des Diabetes. Nach dem Vorgang von SEEGEN stützt man diese Einteilung gewöhnlich auf das Verhältnis der *Zuckerausscheidung* zu der Art und Menge der genossenen Nahrung. Zur *leichten Form* rechnet man diejenigen Fälle, bei welchen der Zuckergehalt des Harns verschwindet, wenn die Kranken eine von Kohlenhydraten arme Nahrung zu sich nehmen. Zuweilen können sogar, namentlich bei genügender Muskelbewegung (s. u.), größere Mengen von

Kohlenhydraten (100 g und mehr) genossen werden, ohne Glykosurie zu bewirken. Bei der *schweren Form* des Diabetes hält dagegen die Zuckerausscheidung durch den Harn bei Fleischfettnahrung an, und jede Aufnahme
von Kohlenhydraten hat eine schon $1/2$—1 Stunde eintretende entsprechend
große Zunahme des Zuckergehaltes im Harn zur Folge. Selbstverständlich
finden sich zwischen den leichten und den schweren Fällen alle Übergänge. —
Von ebenso großer praktischer Wichtigkeit wie das Verhalten der Zuckerausscheidung sind aber auch die *allgemeinen klinischen Kennzeichen*, die oft
schon auf den ersten Blick die Zugehörigkeit des einzelnen Falles zu der
leichteren oder schwereren Form erkennen lassen. Die schweren Fälle betreffen meist *jugendliche* Menschen. Die Kranken magern rasch ab, sehen
vorzeitig gealtert aus, bekommen ein schmales Gesicht mit einem oft eigentümlich stillmelancholischen Ausdruck, sind matt und kraftlos, und der Harn
zeigt alle Erscheinungen des Diabetes im höchsten Grade. Die *leichteren* Fälle
kommen dagegen mehr im *vorgerückteren* Alter vor. Die Kranken haben wenig
Beschwerden, fühlen sich meist noch ziemlich kräftig und arbeitsfähig. Ihre
Ernährung leidet gar nicht oder nur wenig, und auch die diabetischen Veränderungen des Harns sind so wenig ausgesprochen, daß sie nur bei einer
besonders darauf gerichteten Aufmerksamkeit erkannt werden können. Freilich ist sehr zu betonen, daß eine scheinbar *leichte Form des Diabetes in die
schwere übergehen* kann. Zuweilen bleibt auch das Verhalten der Zuckerausscheidung andauernd ein solches wie bei der leichten Form, und trotzdem
stellen sich schließlich tödliche Komplikationen (Koma, gangränöse Vorgänge,
Lungentuberkulose u. a.) ein.

Eine besondere Form stellt der keineswegs seltene *aglykosurisch-hyperglykämische
Diabetes* dar, eine Zuckerkrankheit also, die *ohne* Zuckerausscheidung mit einem erhöhten
Blutzucker (300 mg% und mehr) einhergeht. Diese Form des Diabetes findet sich meist
erst nach längerem Bestehen der Erkrankung, besonders bei fortgeschrittener Arteriosklerose oder auch bei Nierenschrumpfung, fast regelmäßig ist also der Blutdruck erhöht.
v. NOORDEN spricht in solchen Fällen von einer „Verdichtung des Nierenfilters". Diese
besonders Form des Diabetes wird deshalb erwähnt, da bei ihr bei der Behandlung anders
vorzugehen ist als beim gewöhnlichen Diabetes (s. S. 309).

Der *Gesamtverlauf* des Diabetes bietet große Verschiedenheiten dar. In
der Zeit vor der Einführung der Insulinbehandlung sah man eine ganze Reihe
Erkrankungen, die plötzlich ohne nachweisbaren Grund auftraten und meist
schon nach wenigen Monaten oder gar Wochen tödlich endeten, gewöhnlich
durch Coma diabeticum. Derartige Fälle mit ganz ungünstiger Prognose,
bei denen man fast von einem „akuten Diabetes" sprechen könnte, beobachtete
man namentlich bei Kindern und Jugendlichen etwa zwischen 12 und 18 Jahren. Die meisten Fälle von Diabetes mellitus verlaufen jedoch *chronisch*. Die
Krankheit zieht sich über Jahre und Jahrzehnte hin. *Schwankungen des Verlaufs* sind häufig. Mitunter ist zu beobachten, daß der Zucker zeitweilig ganz
aus dem Harn verschwindet, die Kranken völlig genesen zu sein scheinen, bis
dann nach kürzerer oder längerer Zeit, oft durch irgendeine Schädlichkeit
(Gemütserregung, grober Diätfehler) veranlaßt, die Krankheit sich von neuem
verschlimmert. Über den Verlauf des Diabetes mellitus bei planmäßiger Insulinzufuhr bei gleichzeitigen zweckmäßigen diätetischen Maßnahmen ist
S. 307 ff. nachzulesen.

Nicht nur in bezug auf den Verlauf, sondern auch betreffs des stärkeren
Hervor- oder Zurücktretens einzelner Symptome zeigt der Diabetes manche
Unterschiede. Die *allgemeine Konstitution* der Kranken (Fettleibigkeit, Mager-
sucht), etwaige hinzutretende Erkrankungen (Lungen-, Nieren-, Gehirnkrankheiten, Syphilis, Gicht u. a.) und mannigfache sonstige Verhältnisse

bedingen zahlreiche Unterschiede in dem Gesamtbild des Diabetes. Für die Praxis ist gerade die Kenntnis der *leichtesten Diabetesformen (Prädiabetes)*, bei denen nur zeitweilig und dann auch in nicht sehr bedeutender Menge Zucker im Harn nachweisbar ist, von großer Wichtigkeit. Je mehr man sich daran gewöhnt, jeden Harn auf Zucker zu untersuchen, um so häufiger findet man derartige Fälle. Besonders beachtenswert ist die Glykosurie der *Fettleibigen*. Sie tritt, wie erwähnt, besonders oft bei *fettleibigen, starken Biertrinkern* auf, ferner nicht selten bei solchen Kranken, die früher an echter *Gicht* gelitten haben. Bemerkenswert ist die Neigung zur Furunkelbildung in der Haut und die Häufigkeit von Katarakt. Ferner sind erwähnenswert die Fälle von leichtem *Diabetes bei Neurasthenikern*, d. h. die Fälle, wo der Zuckergehalt bei Kranken gefunden wird, die hauptsächlich über allgemeine nervöse Symptome, wie Kopfdruck, Ängstlichkeit, trübe Stimmung, Unfähigkeit zu geistiger Arbeit, neuralgische Schmerzen u. dgl. klagen. Endlich heben wir als besondere klinische Form den Diabetes mellitus bei Kranken mit *allgemeiner Arteriosklerose* hervor. Meist handelt es sich um Männer im mittleren oder vorgerückten Lebensalter. Anhaltende geistige Aufregungen und Anstrengungen scheinen nicht selten eine ursächliche Bedeutung zu haben. Der Zuckergehalt des Harns ist nicht beträchtlich und verschwindet meist ganz bei zweckmäßiger Diät. Trotzdem kann man diese Form nicht ohne weiteres als „leicht" bezeichnen, da die sonstigen ernsten Folgeerscheinungen der Arteriosklerose nicht außer acht zu lassen sind. Insbesondere zeigen sich gleichzeitige Erscheinungen von seiten des Herzens, die von einer Arteriosklerose der Kranzarterien abhängen. Bei allen diesen Formen des Diabetes fehlt häufig die Polyurie und das vermehrte Durstgefühl, so daß die Diagnose leicht übersehen werden kann, wenn man die sorgfältige Untersuchung des Harns unterläßt.

Erwähnenswert ist hier noch die Beobachtung, für die bereits FRERICHS einige Beispiele anführt, daß der Diabetes mellitus in einzelnen seltenen Fällen allmählich in einen Diabetes insipidus (s. das folgende Kapitel) übergehen kann. Auch das umgekehrte Verhalten soll vorkommen.

Prognose. Die Frage nach der *Heilbarkeit* des Diabetes ist schwer zu beantworten. Einige Beobachtungen scheinen für das Vorkommen einer völligen Heilung zu sprechen. Immerhin ist sie aber selten und nur bei den leichteren Formen des Diabetes möglich. Außerdem ist im Auge zu behalten, daß, wie bereits erwähnt, trotz scheinbarer Heilung ein neuer Ausbruch der Krankheit stets befürchtet werden muß.

Ob es mit der *Insulintherapie* gelingen wird, *Dauerheilungen* herbeizuführen, ist zweifelhaft. In *leichten Fällen* läßt sich allerdings durch geeignete Insulinbehandlung ein derartiger Toleranzgewinn erreichen, daß die Kranken auch nach Aussetzen des Mittels eine Kost verwerten können, bei der sie voll arbeitsfähig sind. Schon immer waren allerdings bei leicht Zuckerkranken bei der *einfachen Diätbehandlung* solche weitgehenden Erfolge gelegentlich zu erzielen. Durch planmäßige Insulinzufuhr ist es jedoch möglich, bei gleichzeitigen zweckmäßigen diätetischen Maßnahmen den Zustand *schwerer Diabetiker* so zu bessern, daß die Zuckerkranken bei symptomenfreiem Zustand im Stoffwechselgleichgewicht gehalten werden können. Die Prognose schwerer Fälle wird aber dadurch getrübt, daß sich solchen dauernd auf Insulinzufuhr angewiesenen Kranken bei Behandlung außerhalb des Krankenhauses wesentliche Schwierigkeiten entgegenstellen (hohe Kosten des Insulins, teure Sonderdiät u. a.). Viel Gutes wird in dieser Hinsicht seit einiger Zeit von den in zahlreichen Städten eingerichteten Diabetiker-Fürsorgestellen geleistet (Gewährung der unbedingt notwendigen Insulinmenge, Diätzulagen usw.).

Eine unbestrittene Erfahrungstatsache ist es, daß *komatöse* und *präkoma-
töse* Diabetiker durch sofortige große Insulindarreichung gerettet werden
können. Vor allem haben wir *bei operativen Eingriffen* bei Diabetikern nach
vorhergehender oder gleichzeitiger Verabreichung von Insulin nicht mehr die
Gefahr eines Komas zu fürchten. Ist allerdings das Coma diabeticum *länger
als 6—8 Stunden voll entwickelt*, ehe die Insulintherapie einsetzt, so ist nur
in ganz seltenen Fällen noch eine Rettung möglich.

Pathologische Anatomie des Diabetes mellitus. Sehen wir von den komplizierenden
Organerkrankungen (Lungentuberkulose, Nephritis) und von zufälligen Befunden ab,
so sind die dem Diabetes als solchem zukommenden anatomischen Veränderungen zumeist recht gering. Mit Rücksicht auf die bekannte BERNARDsche Entdeckung, wonach
durch die Verletzung einer gewissen Stelle am Boden des vierten Ventrikels bei Tieren
eine Glykosurie hervorgerufen werden kann, ist auch beim Diabetes mellitus zunächst
dem Verhalten des *Nervensystems* große Aufmerksamkeit zugewandt worden. In einigen
Fällen sind auch Tumoren, Sklerosen, kleine Blutungen und entzündliche Veränderungen
u. a. in der Medulla oblongata und im Kleinhirn gefunden worden, doch hat man es
dann offenbar mit einer symptomatischen Glykosurie (s. o.), nicht mit einem idiopathischen Diabetes zu tun. Bei diesem bietet das zentrale Nervensystem keine bemerkbare Veränderung dar.

Später mehrten sich die Stimmen von Untersuchern, die bei *allen* genau untersuchten
Fällen von echtem Diabetes mellitus *Pankreasveränderungen* gefunden haben. Als erster
hat BOUCHARDAT 1845 die Lehre vertreten, daß der Diabetes mellitus durch eine Erkrankung des Pankreas zustande komme, eine Tatsache, die namentlich durch die
schon erwähnte Entdeckung MINKOWSKIS von dem nach Pankreasexstirpation auftretenden Diabetes große Bedeutung gewann. Schon oben S. 282 führten wir an, daß
die Vertreter der „*Inseltheorie*" in Veränderungen der *Langerhansschen Inseln* im Pankreas
die anatomische Grundlage des Diabetes mellitus gefunden zu haben glauben; doch
haben andere Forscher (MARCHAND, v. HANSEMANN, HERXHEIMER, SEYFARTH u. a.)
gezeigt, daß die Inseltheorie des Diabetes angreifbar und selbst durch die neueren amerikanischen Untersuchungen nach Entdeckung des „Insulins" nicht bewiesen ist.

Nach den Gegnern der Inseltheorie bilden nicht ausschließlich Veränderungen
der Langerhans schen Inseln im Pankreas die anatomische Grundlage des Diabetes,
sondern *das gesamte Drüsenparenchym* steht in ursächlicher Beziehung zu diesem. Erkrankungen sowohl des sezernierenden Parenchyms allein, als auch ausschließlich der
Inseln, in den allermeisten Fällen aber wohl Schädigungen *beider Gewebselemente* können
die Entwicklung eines Diabetes zur Folge haben. Immerhin muß den Inseln eine *be-
deutendere* Rolle beim Zustandekommen des Diabetes zugesprochen werden. Von den
Formelementen der Azini sind es wahrscheinlich vor allem die *zentroazinären Zellen*,
deren Schädigungen zum Diabetes führen können. Diabetes tritt ein, wenn ein Funktionsausfall vorliegt, der den einen oder den anderen Teil, meistens aber wohl beide
betrifft. Funktionsstörung der Inseln wirkt dabei schwerer, ist doch bei deren Schädigung
vor allem auch die Möglichkeit der *Regeneration neuer Azini* gestört. Den reparatorischen
Vorgängen im Pankreas ist überhaupt besonderer Wert für das Zustandekommen des
Diabetes beizumessen. Ein einfacher, greifbarer Parallelismus zwischen der Intensität
der anatomischen Inselveränderungen und der Schwere des klinischen Krankheitsbildes
besteht nicht. Alle an Bauchspeicheldrüsen beim Diabetes gefundenen Veränderungen
können auch bei augenscheinlich völlig Gesunden beobachtet werden. Man findet zwar
beim Diabetes mellitus regelmäßig Pankreasveränderungen, doch muß nicht in jedem
Falle von Pankreasveränderungen ein Diabetes bestehen. Wieweit Inseln oder Azini
oder beide geschädigt werden müssen, damit Diabetes eintritt, entzieht sich vorläufig
unserer Kenntnis. Eine wichtige Bedingung für dessen Entwicklung ist es, ob die
durch die Schädigung bedingte Zerstörung der Inseln oder der Azini schnell und ausgedehnt ist, oder ob sie ganz allmählich stattfindet. Diabetes wird nur dann eintreten,
wenn die Regenerationsvorgänge nicht gleichen Schritt mit der Zerstörung halten können.

Makroskopisch zeigen sich am Pankreas bei Diabetes mellitus häufig gar keine oder nur
geringe nachweisbare Abweichungen von der Norm. Es kommen aber auch nicht selten *Atrophie, Zirrhose* und *Lipomatose* des Pankreas zur Beobachtung. Auch *Konkremente* in den
Ausführungsgängen, *Krebsknoten* in den verschiedensten Teilen, *Fettgewebsnekrosen* und
eitrige Entzündungen der Bauchspeicheldrüse können einen symptomatischen Diabetes
zur Folge haben. *Mikroskopisch* werden die verschiedenartigsten Zustände der *einfachen,
fettigen, hydropischen* und der *hyalinen* Degeneration, der *Sklerose* und andere Veränderungen in wechselnder Kombination an *Azini, zentroazinären Zellen* und *Langerhansschen
Inseln* gefunden.

Wenn es somit nicht mehr zweifelhaft sein kann, daß das Pankreas beim Diabetes die entscheidende Rolle spielt, so ist doch über die nähere Art der Einwirkung des Pankreashormons auf den Stoffwechsel der Kohlenhydrate in der Leber noch wenig Sicheres bekannt (s. u.). Wahrscheinlich kommen hierbei gleichzeitig noch andere innersekretorische Vorgänge, vor allem solche von seiten der *Nebennieren*, in Betracht.

Nach allgemein-ätiologischen Gesichtspunkten lassen sich die zu Diabetes führenden Pankreaserkrankungen etwa in folgender Weise ordnen: 1. *Ererbte Minderwertigkeit*, Schwäche und Bildungsfehler der ganzen Pankreasanlage und damit des Inselsystems wie des gesamten sezernierenden Parenchyms oder auch Teile desselben. „*Pankreatische Minusvariante*" der heutigen Vererbungslehre nach F. MARTIUS. 2. *Angeborene Minderwertigkeit* der Pankreasanlage und der aus ihr hervorgehenden Gebilde infolge Störungen während der intrauterinen Entwicklung (z. B. durch Syphilis). Von den *exogenen* Schädigungen des Pankreas sind einige besonders hervorzuheben: Alle *Blutgefäßerkrankungen* des Pankreas, besonders aber die *Atherosklerose* verursachen Veränderungen dieser Drüse, die zu Diabetes führen können. Eine viel größere Rolle, als bisher angenommen wurde, ist ferner dem *chronischen Alkoholismus*, der *Syphilis* und der *Tuberkulose* ätiologisch zuzumessen. Vor allem können a) *kongenitale*, b) *sekundäre* und c) *tertiäre Syphilis* Diabetes verursachen. Bei tertiärer Syphilis kann es sich 1. um *chronisch sklerotische* und 2. um *gummöse* Veränderungen des Pankreas handeln. Bei der Tuberkulose ist es besonders die bei Phthisikern gefundene *chronische tuberkulöse Pankreatitis*, die so starke Schädigung im Pankreas verursachen kann, daß Diabetes die Folge ist. Auch viele andere *infektiöse Erkrankungen* und *akut entzündliche* Prozesse können das empfindliche Pankreasgewebe für die Dauer schädigen und so Diabetes verursachen.

Von *Sektionsbefunden* an den übrigen Organen beim Diabetes mellitus sind weiterhin folgende bemerkenswert:

Die *Leber* ist gewöhnlich von normaler Größe, bald blutreich, bald anämisch. Der *Glykogengehalt* der Leberzellen ist bei beginnendem Diabetes über das normale Maß hinaus vermehrt. Durch mikrochemischen Nachweis mit Jodgummi findet man das Glykogen vor allem innerhalb der Leberzellen (*Glykogeninfiltration*), besonders in der peripherischen Zone der Azini. Glykogen findet sich ferner in den Kernen der Zellen. Dies ist auch in späterer Zeit des Diabetes der Fall, wenn das Protoplasma der Leberzellen fast gar kein Glykogen mehr aufweist.

Die *Nieren* der Diabetiker sind in der Regel auffallend groß, so daß man von einer Funktionshypertrophie sprechen kann. Als eine sehr häufige histologische Veränderung findet man die von EHRLICH entdeckte *glykogene Degeneration* der HENLEschen *Schleifen*. Die Epithelien der letzteren sind vergrößert und in ihrem anscheinend homogenen Protoplasma läßt sich durch Jodgummilösung Glykogen in größeren oder kleineren Schollen und Kugeln deutlich nachweisen. Auch die Kerne enthalten Glykogen. Die Bedeutung der glykogenen Nierendegeneration ist noch unbekannt. Es scheint, daß das Glykogen in den Glomeruluskapseln filtriert und von den Epithelien der Schleifen wieder resorbiert wird. Das nicht seltene Vorkommen von *chronischer Nephritis* beim Diabetes ist schon früher erwähnt worden.

Den vermehrten *Zuckergehalt des Blutes* haben wir schon oben erwähnt. Der Blutzuckerspiegel schwankt in den meisten Fällen etwa zwischen 200 und selbst 1000 mg%, während der Zuckergehalt des Blutes unter normalen Verhältnissen 120 mg% selten übersteigt. Mit dem abnormen Zuckergehalt, vielleicht aber auch mit sonstigen chemischen Veränderungen (Azidosis?) hängt anscheinend die eigenartige, von WILLIAMSON und von BREMER gefundene Tatsache zusammen, daß sich das Blut der Diabetiker mit alkalischer Methylenblaulösung nicht blau, wie normales Blut, sondern nur blaßgrün färbt. — Auch im *Liquor*, in der *Lymphe* und in *Transsudaten* wird bei Diabetikern Zucker gefunden, während er in den *Sekreten* (Speichel, Schweiß, Galle, Magensaft u. a.) nur selten nachweisbar ist.

Pathologische Physiologie und Wesen des Diabetes mellitus. Die wesentlichste, der Erklärung bedürftige Tatsache ist der *abnorm hohe Zuckergehalt des Blutes*. Während der Blutzuckerspiegel des gesunden Menschen 100 mg% nur wenig übersteigt, enthält das Blut eines Diabetikers 220—600 und mehr mg% Zucker. Während der normale Körper an dem physiologischen Zuckergehalt innerhalb geringer Grenzen festhält und alle durch die verschiedene Zuckerzufuhr bedingten Schwankungen sehr rasch ausgleicht, hat der Diabetiker diese Ausgleichsfähigkeit zum großen Teil eingebüßt. Fragt man, woher der Blutzucker stammt, so kommen wohl sicher dieselben Quellen in Betracht, welchen auch der *normale* Zuckergehalt des Blutes entspringt. Vor allem sind hier die *Kohlenhydrate der Nahrung* zu nennen. Diese werden zum Teil schon durch

die Wirkung des Speichels, vor allem aber durch die Pankreasdiastase in
Traubenzucker verwandelt und als solcher durch die *Pfortaderäste* der *Leber*
zugeführt. Hier wird ein großer Teil als *Glykogen* aufgespeichert, ein kleiner
Teil wird ebenfalls als Glykogen in den Muskeln abgelagert. Die Leber ist
der Hauptspeicher für Glykogen. Sie gibt diesen Stoff an die Muskeln ab
(in Form von Zucker), wenn diese den Zucker zu ihren Arbeitsleistungen
bedürfen. Dabei tritt aber der Zucker wahrscheinlich wieder in der Form
von Glykogen in die Muskelzelle. Das Glykogen stammt nicht ausschließlich
aus den Kohlenhydraten, sondern kann auch aus *Eiweiß* entstehen. Dies ist
durch zahlreiche Versuche erwiesen, und auch die Erfahrungen bei den
schweren Formen des Diabetes sprechen durchaus dafür. Die Bildung von
Zucker aus Eiweiß wird auch durch den MERINGschen Versuch erwiesen,
wonach bei *hungernden* Tieren, die kein aufgespeichertes Glykogen mehr im
Körper haben, durch Phlorhizinzufuhr Diabetes entsteht. Der ausgeschiedene
Zucker kann hierbei nur von zerfallendem Körpereiweiß herstammen. Eine
Glykogen- oder Zuckerbildung aus *Fett* kann ebenfalls als erwiesen angenommen werden.

Es fragt sich nun, worauf beim Diabetiker die *reichliche Anhäufung des
Zuckers im Blut* beruht, da unter normalen Verhältnissen der entstandene
Zucker stets rasch weiter zersetzt wird. Auch bei reichlichster Kohlenhydrat-
kost tritt beim Gesunden keine erhebliche Steigerung des Zuckergehaltes
im Blut ein, und selbst große Mengen Zucker können genossen werden
(s. o. S. 281), ohne daß der Harn zuckerhaltig wird. Es scheint, daß der
Diabetiker die Fähigkeit, den Zucker zu verbrennen, zum Teil verloren hat.
Dies ergibt sich, wie man annimmt, aus der Bestimmung des sog. *respiratorischen Quotienten*, d. i. des Verhältnisses der ausgeschiedenen CO_2-Menge zur
Menge des aufgenommenen Sauerstoffs. Zufuhr von Kohlenhydraten bringt
beim Diabetiker den respiratorischen Quotienten nicht zum Steigen, wie dies
unter normalen Verhältnissen stets der Fall ist. Weil also der Zucker nicht
weiter verbrannt wird, häuft er sich im Blut an (*Glykämie*) und wird als
unbenutzbar von der Niere ausgeschieden. Über die normale Zersetzung des
Blutzuckers haben namentlich die Untersuchungen EMBDENS und seiner
Schüler wichtige Aufschlüsse gebracht. Vor dem Abbau des Zuckers muß eine
Paarung mit Phosphorsäure stattfinden. Erst dann findet seine weitere Zersetzung unter Bildung verschiedener Zwischenprodukte (vor allem Milchsäure)
statt. Dabei scheint aber bei dem Eintritt der Dextrose in den Stoffwechsel
erst ihre Umwandlung in linksdrehende *Lävulose* stattfinden zu müssen. Alle
diese Vorgänge könnten beim Diabetes in irgendeiner Weise gestört sein und
somit zur mangelhaften Verwertbarkeit des Zuckers führen. — Andererseits
ist vor allem im Hinblick auf die Glykogenarmut der Gewebe (besonders der
Leber) beim Diabetes auch an eine mangelhafte Fähigkeit der *Glykogen-
speicherung* zu denken. Die Glykämie des Diabetikers ist dann so zu erklären,
daß die Leber die Fähigkeit verloren hat das Glykogen festzuhalten, sodaß sie es daher in vermehrter Menge regellos und beständig als Zucker an
das Blut abgibt. Unmöglich wäre es auch nicht, daß beim Diabetes unter
Umständen sogar eine *vermehrte Zuckerbildung* in Betracht kommt. Diese Ansicht wird besonders von v. NOORDEN vertreten, der als erster die „Theorie
des hemmungslosen Glykogenabbaues" aufstellte.

Wie man sieht, ist das Rätsel des Diabetes noch lange nicht gelöst. Aber
die zu lösenden Fragen engen sich immer mehr und mehr ein, und die Richtung, aus der die Lösung voraussichtlich kommen wird, tritt allmählich deutlicher hervor. Neuere Forschungen stellten fest, daß alle diese komplizier-

ten Vorgänge des intermediären Kohlenhydratstoffwechsels durch *vegetative Zentren im Zentralnervensystem* geregelt und im Gleichgewicht gehalten werden. Einen wesentlichen Anteil an dem richtigen Ablauf der Vorgänge haben ferner die *Inkrete (Hormone) der Drüsen mit innerer Sekretion.* Es kann nach den Erfahrungen mit dem von BEST und BANTING 1922 dargestellten *Pankreashormon (Insulin)* nicht mehr zweifelhaft sein, daß zur eigentlichen Regulierung des Zuckerstoffwechsels das innersekretorische Hormon des Pankreas unerläßlich ist. Ein Ausfall desselben führt zu jener Erschütterung des Kohlenhydratstoffwechsels, die das Wesen des echten Diabetes mellitus darstellt. Wenngleich der Mechanismus der Pankreashormon- (Insulin-) Wirkung noch unklar ist, wird es durch die therapeutischen Erfolge und die experimentellen Untersuchungen sehr wahrscheinlich gemacht, daß durch das Insulin eine Verstärkung der Zuckerverbrennung erzielt und die beim Diabetiker gestörte Bildung und Bergekraft des Glykogens in den Leberzellen wieder hergestellt wird. Nach einer anderen Ansicht hat das Insulin eine regulierende, hemmende Wirkung auf den Glykogenzerfall in der Leber und in den Muskeln, es fördert also nicht den Glykogenaufbau, sondern hemmt vielmehr den Glykogenabbau. Die Folge der Insulinverabreichung ist auf jeden Fall das Sinken des Blutzuckerspiegels und die Verminderung der Glykosurie und weiterhin mittelbar das Verschwinden der Azetonkörper und die Besserung aller Krankheitserscheinungen aller Diabetiker.

Diagnose. Wird im Urin Zucker nachgewiesen, so kann die Diagnose Diabetes mellitus gestellt werden, nachdem die Berücksichtigung der übrigen Krankheitserscheinungen und des gesamten Krankheitsverlaufes entschieden hat, ob es sich um eine vorübergehende (akzidentelle) Glykosurie (s. o.) oder um einen echten Diabetes mellitus handelt. Es gibt jedoch auch Fälle von Diabetes mellitus, bei denen, wenn auch meist nur vorübergehend, im Urin *kein* Zucker nachgewiesen werden kann. Fast immer ist aber in solchen Fällen der *Nüchtern-Blutzucker* erhöht (über 120 mg%). Läßt auch diese Untersuchung im Stich und besteht Verdacht, daß ein leichter, im Anfangsstadium stehender Diabetes mellitus vorliegt, so ist zur Sicherstellung der Diagnose ein *Belastungsversuch* anzustellen. Am zweckmäßigsten hat sich uns die v. NOORDENsche „*fraktionierte Brotbelastung*" erwiesen: Nachdem der zu Untersuchende von Mittag ab kohlenhydratfrei ernährt worden ist, wird am nächsten Morgen zunächst der *Nüchtern-Blutzucker* bestimmt. Der Kranke ißt dann um 8 Uhr 25 g Weißbrot, um 10 Uhr 50 g, um 12 Uhr 75 g und um 14 Uhr 100 g Weißbrot. *Stündlich* wird der Blutzucker bestimmt und der Urin auf Zucker untersucht. Die ersten Anfänge eines Diabetes mellitus zeigen sich in einem *höheren Anstieg der Blutzuckerwerte* und in einem *langsameren Wiederabfall zur Norm* als bei einer in derselben Weise aufgestellten Blutzuckertageskurve eines Gesunden.

Der Diabetes wird in der Praxis nur dann übersehen, wenn an die Möglichkeit seines Bestehens nicht gedacht und die Untersuchung des Urins daher versäumt wird. Es dürfte deshalb nützlich sein, hier noch einmal diejenigen Erscheinungen anzuführen, welche, abgesehen von der *Polyurie* und dem *gesteigerten Durstgefühl*, dem Kranken zuerst selbst auffallen können und den Arzt daher jedesmal an die Möglichkeit eines Diabetes erinnern sollen. Dies sind: 1. Allgemeine Mattigkeit und Muskelschwäche. 2. Furunkulose. 3. Pruritus pudendi bei Frauen, Balanitis bei Männern. 4. Kataraktbildung. 5. Ischialgien, namentlich wenn sie doppelseitig sind. 6. Impotenz. — Außerdem gewöhne man sich daran, auch in allen anderen Fällen, in denen über unbestimmte, nicht ohne weiteres erklärliche Symptome geklagt wird,

insbesondere bei Fettleibigen und bei Nervösen, ferner bei älteren Leuten mit
Arteriosklerose, die Untersuchung des Harns auf Zucker niemals zu unterlassen. Dabei soll man sich aber nie auf die Untersuchung *einer* Urinprobe
beschränken. Fordern die eben genannten Krankheitserscheinungen zur Untersuchung des Harns auf, und ergibt diese ein zweifelhaftes Ergebnis, so ist
es ratsam, die Kranken eine an Kohlenhydraten reiche Mahlzeit einnehmen
zu lassen und den hiernach entleerten Harn noch einmal, womöglich mit
Hilfe der Gärungsprobe, zu untersuchen. In zweifelhaften Fällen ist es jedoch
immer ratsam, die oben angegebene v. NOORDENsche Belastungsprobe durch-
zuführen.

Therapie. Zunächst ist zu prüfen, ob die Schädigungen, welche zu krankhaften Veränderungen im Pankreas und dadurch zum Diabetes mellitus
führten, beseitigt werden können, oder ob wenigstens ein weiteres Fortschreiten der Pankreaserkrankung vermieden werden kann. So gelingt es
uns, bei manchen auf *syphilitischer* Grundlage entstandenen Pankreasveränderungen durch spezifische *antiluetische Kuren* einen Diabetes zur Heilung
zu bringen. Im weiteren ist aber über die *kausale* Therapie des Diabetes wenig
zu sagen. Wir beschränken uns bei der Diabetesbehandlung auf eine *Schonung der geschädigten innersekretorischen Pankreasfunktion* und damit auf eine
Hebung der Toleranz. Bisher war diese *Schonungstherapie* des Diabetes im
wesentlichen eine diätetische. Manche Symptome der Krankheit konnten
dadurch gemildert, manche Folgen verhütet oder wenigstens hinausgeschoben
werden. Eine ungeahnte Bereicherung erfuhr die Diabetesbehandlung, als
es den kanadischen Forschern BANTING und BEST im Jahre 1922 gelang,
das Hormon der Bauchspeicheldrüse in brauchbarer Form, das „*Insulin*",
herzustellen. Keineswegs ist aber die Diätbehandlung des Diabetes durch
die „*Insulinbehandlung*" hinfällig geworden. Sie hat sich nur bei entsprechenden Fällen von Diabetes mellitus in eine durch Insulindarreichung unterstützte
Diätbehandlung verwandelt. Ohne eine dem einzelnen Krankheitsfall ange-
paßte Diätetik sind die glänzenden Erfolge der Insulinbehandlung unmöglich.

Die erste Aufgabe, die der Arzt bei der *diätetischen Behandlung* eines Diabetikers zu erfüllen hat, besteht darin, diejenige Nahrung herauszufinden, bei
der einerseits die Glykämie und Glykosurie zurückgeht, andererseits aber auch
der Kranke sich möglichst wohl befindet und in einem günstigen Ernährungszustand bleibt. Stets ist der *Allgemeinzustand* des Kranken zu berücksichtigen. Wir sollen nicht nur die Glykosurie, sondern auch den zuckerkranken *Menschen* behandeln. In jedem einzelnen Falle muß diese Aufgabe
nach den jeweils *vorliegenden besonderen* Verhältnissen erfüllt werden. Jeder
einzelne Kranke muß für sich Gegenstand besonderen Studiums sein. Da eine
derartige genaue Untersuchung und Beobachtung in der ambulanten Praxis
schwer durchführbar ist, empfiehlt es sich, *wenigstens eine Zeitlang jeden
Diabetiker in einer Klinik oder in einem Sanatorium zu beobachten*, um die
Stoffwechsellage (Blutzuckerkontrolle, Blutzuckertageskurve u. a.) genau zu
erforschen, und hiernach die einzuhaltende Diät und gegebenenfalls die Insulinbehandlung vorzuschreiben. Das Krankenhaus hat vor allem auch die
Aufgabe, den Kranken in der für ihn zweckmäßigsten diätetischen Lebens-
führung zu unterweisen.

Man beginnt die Feststellung der diätetischen Vorschriften für den Diabetiker am besten mit der *Bestimmung der Toleranz für Kohlenhydrate* im vorliegenden Falle. Der Grundsatz der diätetischen Diabetesbehandlung besteht
nicht darin, dem Kranken ohne weiteres alle Kohlenhydrate zu entziehen,
sondern darin, dem Kranken nur soviel Kohlenhydrate zu gestatten, wie sein

Körper zu verbrauchen imstande ist. Diese Menge ist aber nicht nur in den einzelnen Fällen, sondern auch bei demselben Kranken zu verschiedenen Zeiten sehr verschieden. Zunächst wird man feststellen, ob es sich um einen „*schweren*" oder „*leichten*" Diabetes im obenerwähnten Sinne handelt, d. h. ob der Zuckergehalt des Harns nach dem Entziehen der Kohlenhydrate gänzlich verschwindet oder nicht, und wie hoch der Blutzucker im Nüchternzustand ist, oder noch besser, wie er sich im Belastungsversuch (s. o. S. 301) verhält. Bei den *leichteren Diabetesformen* wird man, nachdem der Harn zuckerfrei geworden ist, nun allmählich wachsende Mengen von Kohlenhydraten der Nahrung hinzufügen und durch tägliche Harnuntersuchungen feststellen, ob der Zucker noch vollständig im Körper verbrannt wird. Je mehr Kohlenhydrate man der Nahrung hinzufügen darf, ohne daß Zucker im Harn erscheint, um so günstiger ist dies. Hat man auf diese Weise die Größe der noch vorhandenen Umsatzenergie des Körpers für Kohlenhydrate bestimmt, so bleibt man für längere Zeit bei derjenigen Nahrung stehen, welche der Körper gerade noch vollständig zersetzen kann. Die ärztliche Erfahrung hat gelehrt, daß eine derartige Beschränkung der Kohlenhydrate oft von *dauerndem günstigen Einfluß* ist, insofern als oft nach längerer Durchführung einer solchen Diät, bei welcher der Harn frei von Zucker ist, die Toleranz für Kohlenhydrate steigt. Man kann daher versuchen, die Menge der Kohlenhydrate allmählich etwas zu vermehren, und findet nun nicht selten, daß nach längerem Einhalten der strengen Diät der Kranke jetzt auch eine an Kohlenhydraten reichere Kost verträgt, ohne von neuem Glykosurie zu bekommen. Auf diese Weise kann man — unter beständigen kontrollierenden Harn- und Blutzuckerunter-suchungen — stets die richtige Diät dem Kranken vorschreiben.

In den *leichteren Fällen von Diabetes,* die nach der Einschränkung der Kohlen-hydrate zuckerfrei werden, ist damit die Hauptaufgabe der diätetischen Be-handlung bereits erreicht. In bezug auf die übrigen Nahrungsmittel ist nur zu bemerken, daß *die Eiweißzufuhr (s. u.) im ganzen mäßig sein soll.* Die Fett-zufuhr richtet sich nach dem allgemeinen Ernährungszustand der Kranken. Fettleibige Diabetiker sollen wenig Fett erhalten. Hier ist eine Abnahme des Körpergewichts wünschenswert. Magere Diabetiker können Fett in größerer Menge (Sahne, Butter, Speck, fettes Fleisch, unter Umständen auch Pflanzen-fett, Öl, Lebertran) erhalten. Einer Insulinbehandlung bedürfen *leichte* Dia-betesfälle im allgemeinen nicht, insbesondere ist sie unserer Auffassung nach beim *leichten Altersdiabetes* unnötig. Es genügt allein diätetische Behandlung. Immerhin ist bei *jugendlichen leichten* Diabetikern eine Insulinbehandlung sehr zweckmäßig. Es kann durch geeignete Insulindarreichung ein derartiger Toleranzgewinn erreicht werden, daß die Kranken auch nach Aussetzen des Mittels eine Kost verwerten können, bei der sie voll arbeitsfähig sind.

Von viel größerer Wichtigkeit sind Insulinbehandlung und gleichzeitige zweckmäßige diätetische Maßnahmen bei *schweren Diabetesfällen,* die durch einfache Entziehung oder Einschränkung der Kohlenhydrate nicht zuckerfrei werden. In diätetischer Beziehung haben hier die Erfahrungen während des Weltkrieges belehrend gewirkt. Es zeigte sich, daß viele, auch schwerere Diabetiker, bei der erzwungenen andauernden Unterernährung, obwohl sie auf die Qualität der Nahrung keine Rücksicht nehmen konnten, und Kohlen-hydrate in nicht ganz geringer Menge zu sich nahmen, ihren Zucker verloren, dabei zwar ein geringes Körpergewicht behielten, sich aber verhältnismäßig wohl und leistungsfähig fühlten. Zahlreiche Ärzte, die sich mit dem Studium des Diabetes eifrig beschäftigten (KOLISCH, FALTA, PETRÉN, ALLEN u. a.) wiesen eindringlich auf die Notwendigkeit hin, neben den Kohlenhydraten in

der Nahrung der *Eiweißzufuhr* die größte Aufmerksamkeit zu schenken. Es
zeigte sich, daß die früher beliebte reichliche Eiweißzufuhr oft schädlich ist,
und daß eine *starke Beschränkung der Eiweißzufuhr* gerade von schweren
Diabetikern nicht nur sehr gut vertragen wird, sondern ihnen sogar von sicht-
lich großem Nutzen ist. Mit *der Einschränkung des Eiweißes* steigt häufig
die Toleranz für Kohlenhydrate. Andere Forscher vertreten wieder andere
diätetische Maßnahmen auch beim schweren Diabetiker (PETRÉN, ADLERSBERG
und PORGES u. a.).

Zweifellos können ganz verschiedene Kostformen zum Ziel führen. Uns
haben sich von den zahlreichen vorgeschlagenen diätetischen Maßnahmen
die „*Zwei-Nährstoff-Systeme*" am meisten bewährt. Von diesen wieder hat
sich uns, besonders auch bei Schwerkranken, die *Magerkost* oder *fettarme Kost*
am zweckmäßigsten erwiesen. Diese enthält vorwiegend Kohlenhydrate und
Eiweiß und setzt das Fett weitgehend herab. Die Kranken erhalten täglich
nicht mehr als 50 bis höchtens 60 g Fett. Sie nehmen bei dieser Magerkost
in der Regel an Gewicht zwar etwas ab — und sind darauf vorzubereiten —
fühlen sich aber körperlich wohl und sind auch leistungsfähig. Bei einer solchen Magerkost liegt die Toleranz für Kohlenhydrate oft um 50% höher als
bei fettreicher Ernährung, auch die Eiweißbekömmlichkeit wird durch fettarme Kost gefördert, so daß täglich bis zu 250 und 300 g genußfertigen Fleisches vertragen werden. Soll die Magerkost als *Dauerdiät* durchgeführt werden,
so müssen gelegentlich, um allzugroße Gewichtsabnahme zu verhüten, und
um die Leistungsfähigkeit zu steigern, *fettreiche* Tage unter Einhaltung des
Zwei-Nährstoff-Systems eingeschaltet werden. Man gibt also an diesen fettreichen Tagen entweder Eiweiß und Fett oder Kohlenhydrate und Fett, und
zwar täglich 100—140 g Fett. Wie oft und wie lange dies geschehen muß,
ist von Fall zu Fall natürlich verschieden. v. NOORDEN bezeichtnet diese
Magerkost mit Recht als „Diabetikerkost der Zukunft", er erklärt ihre Wir-
kungsweise durch eine „stoffliche oder arbeitstechnische Entlastung der Leberzellen".

Bei allen Kostformen muß die *Dauerdiät* für die Diabetiker mit den schwereren Formen der Krankheit stets eine *knappe Ernährung*, eine *Schonungs-
diät* bleiben, freilich unter steter Berücksichtigung des Allgemeinbefindens
und des Kräftezustandes der Kranken. *Mäßigkeit* und *Einschränkung in der
Nahrungszufuhr* muß oberster Grundsatz bei der diätetischen Behandlung
Zuckerkranker sein. Vor dem Hungerfanatismus mancher amerikanischer Forscher ist jedoch zu warnen. Zu einer Unterernährung darf es nicht kommen.
Man gibt eine Gesamtnahrung, die ungefähr 1500—1800 Kalorien entspricht.
Um die Toleranz für Kohlenhydrate auch bei dieser reichlicheren Nahrungszufuhr dauernd so hoch wie möglich zu erhalten, empfiehlt es sich, später von
Zeit zu Zeit einige *Hafertage, Gemüsetage, Reistage*, umrahmt von *Hungertagen*
— v. NOORDEN bezeichnet die Hungertage als Sonntage des Stoffwechsels —
einzuschieben, damit sich das Pankreas erholen kann.

Früher waren die *Hungertage* fast das einzige Mittel, dessen sofortige Anordnung bei
eintretender *Azidosis* mitunter von raschem Erfolg begleitet war. Im Anschluß daran
gibt man die zuerst von v. NOORDEN eingeführte *Haferkur*. Die Kranken erhalten 3 bis
4 Tage lang täglich 250 g Hafermehl in Suppenform mit etwa 50 g Butter.

Als *Durchschnittsdiät*, die jedoch lediglich einen gewissen Anhaltspunkt
geben soll und selbstverständlich je nach Schwere und Besonderheit des
einzelnen Falles abgeändert werden kann, empfehlen wir 100—150 g Fleisch,
2 Eier, 50—60 g Butter, 100 g Schwarzbrot, 800—1000 g Gemüse, gegebenenfalls 40 g Kognak.

Am zweckmäßigsten verteilt man die Durchschnittskost in folgender Weise über den ganzen Tag:

1. Frühstück: 30 g Schwarzbrot mit wenig Butter, 1 weichgekochtes Ei, 1—2 Tassen Kaffee.

2. Frühstück: 20 g Schwarzbrot mit 30 g magerem Fleisch oder Wurst, gegebenenfalls 200—300 g Gemüse.

Mittagessen: Fleischbrühsuppe, 80—100 g mageres Fleisch, 300—500 g Gemüse, Salat.

Nachmittags: 20 g Schwarzbrot mit wenig Butter, Kaffee.

Abendessen: 30 g Schwarzbrot mit wenig Butter und 30 g magerem Schinken, Fleisch oder magerer Wurst, 1 Ei, gekocht oder gebraten, 200—400 g Gemüse.

Um dem Arzt die Aufstellung des Speisezettels in den einzelnen Fällen zu erleichtern, sollen hier noch die einzelnen Speisen in bezug auf ihre Verwertbarkeit bei der Ernährung von Diabeteskranken besonders angeführt werden:

1. Als *fast ganz kohlenhydratfreie Nahrungsmittel* sind zu nennen: *Grüne Gemüse* (Kohl, Rotkraut, Weißkraut, Wirsing, Blumenkohl, Spinat, Mangold, junge grüne Bohnen, Kopfsalat, Endivien, Kresse, Spargel, Gurken, Sauerampfer) natürlich nur in Wasser, in Butter oder Fleischbrühe ohne Mehlzusatz gekocht; ferner alle *Fette* (Butter, Margarine, Speck, Öl, Rahm) und alle *Käsesorten;* alle *Fleischsorten* (auch Schinken, Rauchfleisch, Zunge) und alle *Fische* (auch Sardinen, Krebse, Kaviar, Austern), sowie *Eier,* ferner *Fleischbrühen* und *Fleischextrakte, Mineralwässer, zuckerarme Weine* (Mosel- und Saarwein, leichter Rotwein, leichter Rheinwein), *Kognak* (Rum, Arak, Kirsch- und Zwetschenbranntwein).

2. Speisen, die *Kohlenhydrate in geringer Menge* enthalten, und die daher dann in mäßiger Menge zu gestatten sind, wenn eine gewisse Toleranz für Kohlenhydrate (s. o.) besteht: Zwieback, Schwarzbrot, Milch, Kakao, Rüben, Kohlrabi, Pilze, Radieschen, Nüsse, saure Früchte (Pampelmusen, Apfelsinen, Äpfel, Johannisbeeren, Kirschen u. dgl.).

Es ist dabei zu bemerken, daß viele hochwertige Gemüse (auch Äpfel, Birnen usw.) durch $1/_2$ stündiges Kochen mit Wasser und Abgießen des Kochwassers durch die so erfolgte Extraktion der Kohlenhydratmenge praktisch *kohlenhydratfrei* gemacht werden können.

3. Speisen, die *reichlich Kohlenhydrate* enthalten und unter allen Umständen zu verbieten sind: *alle zuckerhaltigen Speisen, Kuchen, Honig, süße Früchte, süße Weine, Bier.* Unter Berücksichtigung der individuellen Verhältnisse, besonders bei der *Mehlfrüchtekur* (FALTA) können folgende an Kohlenhydraten *reiche* Speisen in beschränktem Maße gereicht werden: Kartoffeln, Grieß, Reis, Erbsen, Bohnen, Linsen, Sago.

Am meisten entbehren die Diabetiker bei den kohlenhydratarmen Kostformen den Genuß des Brotes. Jeder Arzt, der viele Diabeteskranke behandelt hat, weiß Beispiele von der Schlauheit der Kranken zu erzählen, wie diese durch List und Betrug trotz des strengen Verbotes ihrem unbezwinglichen Verlangen nach Brot Genüge getan haben. Man hat daher vielfache Versuche gemacht, für Diabeteskranke besondere, an Kohlenhydraten arme Brotsorten herzustellen. Die meisten dieser Präparate werden aber von den Kranken nur ungern genommen; am empfehlenswertesten sind das *Kleberbrot* und das *Aleuronatbrot.* Gewöhnlich wird man praktisch ganz gut auskommen, wenn man den Kranken nur das an Kleie reiche *Grahambrot* gibt. — Endlich ist es zweckmäßig, zur Versüßung der Speisen und Getränke (namentlich von Kaffee und Tee) *Saccharin* zu benutzen, falls es gern genommen wird.

Seitdem man weiß, daß die Diabetiker geröstete (karamelisierte) Kohlenhydrate fast immer gut vertragen, werden für sie Anhydridgemische aus Trauben- und Fruchtzucker hergestellt. Diese Zuckerröstprodukte (*Sionon, Mellitose, Salabrose* u. a.) werden von den Zuckerkranken gut assimiliert und wirken günstig auf die Azidose ein. Man gibt täglich 50—100 g und mehr

In 100 g des Lebensmittels sind enthalten	Kohlenhydrate g	Fett g	Eiweiß g	Wärmewert Kal.
Fleischspeisen.				
Rindfleisch (mittelfett)	Spur	8	19	150
Kalbfleisch (mager)	„	3	21	111
Hammelfleisch (mittelfett)	„	7	18	135
Schweinefleisch (mittelfett)	„	21	17	255
Schinken	„	36	24	420
Speck { frisch	—	85	2,7	780
Speck { gesalzen	—	51	13	510
Hasenfleisch	Spur	1	21	95
Kaninchenfleisch (fett)	„	19	19	245
Gänsefleisch (fett)	„	44	13	445
Hühnerfleisch (fett)	„	9	18	152
Leberwurst (mittlere Sorte)	„	23	12	250
Blutwurst (beste Sorte)	„	32	12	330
Wiener Würstchen	„	14	12	170
Frankf. Würstchen	„	35	10	350
Zervelatwurst	„	46	22	500
Salamiwurst (Hartwurst)	„	48	26	530
Mettwurst	„	41	17	430
Eier.				
1 Ei (50 g Inhalt)	—	—	6,5	75
Milch.				
Kuhmilch (Vollmilch)	4,7	3,4	3,1	63
Rahm	4,0	10	3,1	120
Magermilch	4,7	0,1	3,0	30
Fische.				
Schellfisch, Kabeljau, Dorsch	—	0,3	7	30
Hecht, Schleie, Zander	—	0,4	8	35
Karpfen	—	9	8	70
Aal	—	28	9	225
Bückling (geräuch. Hering)	—	10	11	90
Speisefette.				
Butter	0,5	83,8	1	780
Schweineschmalz	—	99,5	0	920
Margarine	0,5	82	1	760
Pflanzenfette (Palmin usw.)	—	99,8	0	920
Pflanzenöle (Olivenöl usw.)	—	99,5	0	920

In 100 g des Lebensmittels sind enthalten	Kohlenhydrate g	Fett g	Eiweiß g	Wärmewert Kal.
Käse.				
Rahmkäse (Brie usw.)	(1,7)	37	15	395
Fettkäse (Camembert, Edamer, Emmentaler, Schweizer, Tilsiter)	(2,1)	30	24	375
Halbfettkäse (Limburger, Parmesan usw.)	(2,5)	14	29	250
Magerkäse (Harzer, Handkäse usw.)	(3,0)	2	35	167
Quark	(2,3)	0,6	18	85
Gemüse.				
Möhren	9	Spur	0,5	25
Kohlrüben	7	„	0,25	28
Teltower Rübchen	12	„	1	26
Schwarzwurzel	15	„	1,5	40
Spargel (geschält)	2	„	0,6	15
Sellerie	9	„	—	um 35
Radieschen	4	„	—	um 20
Meerrettich	15	„	1	25
Zwiebeln	9	„	—	um 35
Kohlrabi	6	„	1	20
Weißkohl	4	„	1	15
Rotkohl	4	„	1	15
Wirsing	4	„	2,3	15
Grünkohl	10	0,9	3	30
Rosenkohl	7	Spur	3	25
Blumenkohl	4	„	2	15
Spinat	2	„	1,6	15
Kopfsalat	2	„	1	8
Grüne Erbsen	12	„	4	60—70
Grüne Bohnen	6	„	2	30
Gurke (geschält)	1	„	Spur	wenig
Tomaten	4	„	„	„
Sauerkraut	5	„	wenig	„
Saure Gurken	1,3	„	Spur	Spur
Gartenbohnen (getrocknet mit der Schale)	56	2	17	310
Erbsen (getrocknet mit der Schale)	52	2	15—16	280—300
Linsen	53	2	17	300
Kartoffeln (vor dem Kochen geschält)	21	0,1	1,1-1,5	56—62
Steinpilze (frisch)	5	(0,4)	2,5	36
Champignon (frisch)	3	(0,2)	3,6	28
Pfifferlinge (frisch)	5	(0,4)	1,3	23

In 100 g des Lebensmittels sind enthalten	Kohlenhydrate g	Fett g	Eiweiß g	Wärmewert Kal.	In 100 g des Lebensmittels sind enthalten	Kohlenhydrate g	Fett g	Eiweiß g	Wärmewert Kalt
Mehle.					**Gebäcke.**				
Roggenmehl (70%ig.					Keks	73	10,4	10—13	390
Brotmehl)	76	1,1	4	310	Diabetikerbrot . .	29	0,4	(24)	(220)
Weizenmehl (30%ig.					Luftbrot (Glidine-				
Auszugsmehl) . .	73	1,0	10	305	brot)	10	0,4	(75)	(350)
Weizengrieß. . . .	76	0,7	8—9	um 300	**Obst.**				
Gerstengraupen,									
grobe	73	2,3	5—8	um 300	Äpfel	14	—	0	40
Hafergrütze, Hafer-					Birnen	14	—	0	40
flocken, Hafermehl	65	6,7	12—13	360	Apfelsinen (ohne				
Reis	77	0,5	6—6,5	320—345	Schale)	14	—	0	26
					Erdbeeren	9	—	Spur	21
Teigwaren.					Himbeeren	8	—	,,	etwa 20
Wassernudeln . . .	73	0,7	10—11	340—365	Heidelbeeren . . .	12	—	,,	etwa 20
Eiernudeln (4 Eier					Preißelbeeren . . .	13	—	,,	etwa 20
auf 1 kg Mehl) .	69	2,4	13	um 360	Stachelbeeren . . .	10	—	,,	etwa 20
Makkaroni	73	0,7	10—11	340—365	Weintrauben . . .	18	—	0	61
					Bananen (ohne				
Gebäcke.					Schalen)	23	—	0,2	50—60
Pumpernickel . . .	44	1,1	4	207	Kirschen { süße . .	16	—	Spur	40—50
Roggenvollkornbrot	46	1,1	3—3,5	um 200	{ saure .	13	—	,,	40—50
Roggenbrot (hell) .	54	0,8	um 3	um 220	Aprikosen	12	—	,,	35
Weizenvollkornbrot									
(Grahambrot) . .	46	1,0	6	210	**Zucker usw.**				
Weizenbrötchen					Zucker	99,9	—	—	390
ohne Milch . . .	57	0,5	7,5	240	Honig	80	—	—	um 300
Weizenbrötchen mit					Kakao (stark entölt)	41	13	18	360
Magermilch . . .	57	0,6	8—9	220—270	Schokolade (mit 55%				
Zwieback	71	6,2	12	370	Zucker)	65	22	5,2	450

in Puddingform, als Gebäck usw. Diese Mittel bilden eine wertvolle Bereicherung des Speisezettels für Diabetiker.

Um den Gehalt der Kost an Kohlenhydraten und Eiweiß annähernd richtig zu bemessen, muß man die Werte nach den zur Zeit gebräuchlichen Nahrungstabellen berechnen. Die nebenstehende Übersicht, deren Werte der sehr empfehlenswerten Schrift von KESTNER und KNIPPING[1] entnommen sind, zeigt den Gehalt der wichtigsten Nahrungsmittel an *Kohlenhydraten, Fett* und *für den Menschen verwertbarem Eiweiß.* Die Kalorienwerte der Nahrung berechnet man dabei nach folgenden Zahlen:

$$1 \text{ g Eiweiß} \quad \text{liefert } 4{,}1 \text{ Kal.}$$
$$1 \text{ g Fett} \quad\quad\quad\; ,, \quad 9{,}3 \quad ,,$$
$$1 \text{ g Kohlenhydrate} \;\; ,, \quad 4{,}1 \quad ,,$$
$$1 \text{ g Alkohol} \quad\quad\; ,, \quad 7{,}0 \quad ,,$$

Eine *mit diesen diätetischen Maßnahmen verbundene* **Insulinbehandlung** gestattet uns nun, die Glykosurie zum Verschwinden zu bringen und die Hyperglykämie in den Grenzen zu halten, die wir anstreben. Der Zustand schwerer Diabetiker wird dadurch so gebessert, daß die Zuckerkranken frei

---

[1] O. KESTNER und H. W. KNIPPING in Gemeinschaft mit dem Reichsgesundheitsamt, Die Ernährung des Menschen. 3. Auflage. Verlag J. Springer, Berlin 1928. — H. SCHALL, Nahrungsmitteltabelle zur Aufstellung und Berechnung von Diätverordnungen. 10. Auflage. Verlag Joh. Amb. Barth, Leipzig 1932, u. a.

von irgendwelchen Krankheitserscheinungen im Stoffwechselgleichgewicht gehalten werden können.

Kommt ein Diabetiker in Behandlung, bei dem keine Komagefahr besteht, so empfiehlt es sich, ihm am ersten Behandlungstage eine beliebige Kost zu gewähren, die seinen bisherigen Gewohnheiten entspricht, um durch *genaue allseitige Untersuchungen* einen Einblick in die Art des Falles zu gewinnen. Während der schwere Diabetiker in den folgenden 2—3 Tagen die oben S. 304 erwähnte Durchschnittsdiät erhält, stellt sich eine gleichmäßige Zuckerausscheidung im Harn ein. Wir beginnen nun gegebenenfalls mit der Insulindarreichung. Die *Festsetzung der zu verabreichenden Insulindosis* muß für jeden einzelnen Krankheitsfall gesondert erfolgen. Feststehende Regeln können für die Insulinbehandlung nicht aufgestellt werden, nur allgemein zu berücksichtigende Richtlinien werden im folgenden angeführt. Im allgemeinen erhält der Kranke so viel Insulin, daß er zucker- und azidosefrei wird, und daß er etwa 30 g Kohlenhydrate verbrennen kann, ohne Zuckerausscheidung zu bekommen.

Während in der Klinik eine genaue Dosierung des Insulins durch regelmäßige *Blutzuckerbestimmungen* und *Anlegung von Blutzuckertageskurven* erreicht werden kann, muß diese umständliche Kontrolle in der Praxis durch möglichst häufige Harnzuckeruntersuchungen ersetzt werden. Sobald der vorher zuckerhaltige Harn *zuckerfrei* wird, ist ungefähr die Normaleinstellung des Blutzuckers erreicht. Es muß jetzt die Insulindosis verringert oder die Kohlenhydratzufuhr der Nahrung durch Zulage einer abgewogenen Brotmenge erhöht werden.

Jede „*Insulineinheit*" bringt ungefähr 1—2 g des zuvor ausgeschiedenen Harnzuckers zum Verschwinden. Durchschnittlich müssen bei schweren Diabetesfällen 40—60 Einheiten gegeben werden. Bisweilen sind noch höhere Dosen erforderlich. Es hat sich als zweckmäßig erwiesen, die Tagesdosis Insulin in zwei oder mehr Teilgaben zu geben. Man injiziert z. B. etwa $1/_2$ Stunde vor dem Frühstück 25 Einheiten und $1/_2$ Stunde vor dem Mittag- oder Abendessen 15 Einheiten. Diese Verteilung des Insulins, morgens die höchste Gabe, dann allmählich abfallende Dosen, hat sich uns am besten bewährt. Sie ging von der Tatsache aus, daß der Blutzucker morgens immer am höchsten ist, dann langsam abfällt und erst in den Abendstunden wieder ansteigt. Bei dieser Insulinverteilung haben wir fast nie hypoglykämische Erscheinungen beobachtet. Insulin darf nur *subkutan* in lockeres Gewebe, am besten in die Streckseiten der Oberarme oder Oberschenkel gegeben werden. Orale, perlinguale, kutane, rektale und anderweitige Insulindarreichungen erwiesen sich bisher als wirkungslos.

Welche Insulinpräparate verwendet werden, ist gleichgültig. Die deutschen Insuline von GANS, HÖCHST, KAHLBAUM, MERCK, SCHERING und andere sind den ausländischen (*Iletin-Amerika, Wellcome-England, Novo-Dänemark, Organon-Holland* usw.) gleichwertig.

Schädliche *Nebenwirkungen* ernsterer Art kommen bei der Insulinbehandlung fast nie vor. Die Gefahren der *Hypoglykämie* sind bei der oben angegebenen Verteilung gering. Sie treten auf, wenn die blutzuckersenkende Wirkung des Insulins infolge Überdosierung zu stark ist und zu rasch eintritt. Es entsteht dann ein eigenartiger Kollapszustand mit Schwächegefühl, Schweißausbruch, Unruhe, Zittern, erweiterten Pupillen und beschleunigtem Puls — es kann sogar zu Krämpfen und komatösen Zuständen kommen. Restlos lassen sich diese Erscheinungen durch *intravenöse Traubenzuckerinjektionen* (20 ccm einer 20proz. Lösung), in leichteren Fällen durch das Essen eines Stückchen Zuckers oder einer Scheibe Brot schnell beseitigen. Jeder Diabetiker ist nach größeren Insulindarreichungen zu überwachen oder entsprechend zu belehren, damit *hypoglykämische Reaktionen* rechtzeitig erkannt und beseitigt werden können. Auch ist zu vermeiden, daß die Diabetiker bei abendlichen zu reichlichen Insulineinspritzungen nachts im Schlaf von hypoglykämischen Zuständen überrascht werden. Besonders solche Diabetiker neigen zu hypoglykämischen Anfällen, die morgens eine starke Hyperglykämie haben. Zur Verhütung hypoglykämischer Zustände ist es im allgemeinen ratsamer, die Kohlenhydratmengen zu erhöhen als die Insulinmengen zu verringern, da durch die Erhöhung der Kohlenhydratmengen die Bildung von Ketonkörpern verhütet wird.

Das Insulin kann ferner zu *Ödemen* führen. Diese treten ohne wesentliche Beschwerden mitunter auch bei vorsichtiger Insulindarreichung auf. Bei Verringerung der Insulingabe geben die Gewebe das aufgestapelte Wasser unter ansteigender Polyurie wieder ab. Lästige Ödeme können bei fortdauernder Insulindarreichung durch *kochsalzfreie Kost* und *Diuretika (Theocin, Euphyllin, Diuretin)* usw. bekämpft werden.

In leichten oder mittelschweren Fällen kann die Insulindarreichung nach genügender Allgemeinkräftigung oder nach der gewünschten Beseitigung der Komplikationen ohne Schaden vorübergehend oder dauernd abgebrochen werden. Der Zeitpunkt, wann dies geschehen kann, ist je nach dem vorliegenden Krankheitsfall ganz verschieden. Oft hat sich nach 4—6 Wochen die Stoffwechsellage durch die Schonungstherapie so gebessert, daß die Insulinzufuhr *langsam* herabgesetzt werden kann. Die Nahrungszufuhr muß dabei in den ersten Tagen vorsichtig eingeschränkt und allmählich auf eine Dauerdiät eingestellt werden. In gewissen Abständen, etwa nach einem halben Jahr, kann in solchen Fällen eine neue Insulinkur eingeschoben werden (*Intervallbehandlung*).

Bei schweren azidosebereiten Diabetesfällen macht sich mitunter die dauernde Anwendung von Insulin nötig. Eine *Gewöhnung*, ein *Insulinismus*, tritt dabei nicht ein, doch muß man sich in solchen Fällen vor *plötzlichem Abbrechen* der Insulinbehandlung hüten. Jeder derartige, auch vorsichtig durchgeführte Versuch wird mit dem reichlichen Auftreten von Ketonkörpern und den Zeichen beginnenden Komas beantwortet, so daß das Insulin *fortdauernd, jahrelang* gereicht werden muß (*Dauerinsulinbehandlung*).

Kurz erwähnt sei noch die *Behandlung des aglykosurisch-hyperglykämischen Diabetes* (s. S. 296). Es ist im allgemeinen ratsam, in solchen Fällen auf Insulin zu verzichten, da einerseits zu einer nennenswerten Beeinträchtigung des Blutzuckers bei dieser Form des Diabetes unverhältnismäßig hohe Insulingaben erforderlich sind, andererseits aber sehr leicht hypoglykämische Erscheinungen auftreten. Allein durch Diätbehandlung, ohne Insulin, sind in diesen Fällen bessere Ergebnisse zu erzielen. Man gibt eine knappe Kost und zwar abwechselnd kohlenhydratfreie und kohlenhydratreiche Diät unter starker Einschränkung des Fettes und des Salzes.

Bei der *Behandlung des Coma diabeticum* zeigt sich die von allen Beobachtern als zauberhaft und lebensrettend geschilderte Wirkung des Insulins. Mißfolge treten nur ein, wenn der komatöse Kranke zu spät in Behandlung kommt, oder wenn das Insulin in unzureichender Menge verabfolgt wird. Beim bereits eingetretenen Koma sind *sofort 50 Einheiten Insulin intravenös und 50 Einheiten subkutan zu geben.* In Abständen von 1—2 Stunden folgen je nach der Schwere der Erscheinungen weitere subkutane Injektionen von 20—30 Einheiten, so daß in 24 Stunden mitunter eine Höchstgrenze von 200—300 Einheiten erreicht werden kann. Als sehr zweckmäßig hat es sich dabei erwiesen, gleichzeitig mit der intravenösen Insulininjektion 200 ccm einer 20proz. Lösung von *Traubenzucker* oder *Lävulose* zu geben, um neben der Verbesserung des Kreislaufs dem Insulin sofort genügend *angreifbare* Kohlenhydrate

zur Verfügung zu stellen. Erlaubt es der Zustand, können an Stelle dieser
Traubenzuckerinfusion leicht assimilierbare Kohlenhydrate (Fruchtsäfte mit
50 g *Dextrose* oder *Lävulose* gesüßt) per os gegeben werden. UMBER fügt
seiner 5proz. Lävuloselösung zur Bekämpfung der eingetretenen Säurevergiftung noch *Alkalien* (4% Natr. bicarb.) bei. BERTRAM schlägt neuerdings
„Aufsplitterung" der Insulindosen vor. Er gibt auch im Vollkoma stündlich
odre halbstündlich Mengen von nur 5—10 Einheiten und erreicht in 24 Stunden normale Blutzuckerwerte. — Neben diesen Maßnahmen ist es beim Coma
diabeticum von größter Wichtigkeit, auch die *Herz- und Kreislaufsschwäche*
durch etwa einstündliche *Kampfer-, Cardiazol-* und *Coffein*darreichung, sowie
durch *Icoral-, Digitalis-* oder *Strophanthin*behandlung (cave *Adrenalin*!) zu
bekämpfen.

Eine eigentliche *Alkalibehandlung*, wie sie beim drohenden Coma diabeticum früher
üblich war, ist durch die Insulinbehandlung hinfällig geworden. Schon wenn Azetessigsäure im Harn auftrat, wurde den Kranken täglich 20,0—30,0 Natrium bicarbonicum
oder Natrium citricum gegeben. Waren bereits Komasymptome vorhanden, wurde
möglichst schnell eine intravenöse Infusion von 1 l einer 4proz. Sodalösung oder einer
4proz. Lösung von Natrium bicarbonicum gemacht. Nebenbei wurde Natrium bicarbonicum in der Form von Tröpfchenklistieren auch per rectum gegeben.

Indiziert ist die Insulinbehandlung ferner bei allen *akuten und chronischen
inneren Krankheiten*, die den Diabetes komplizieren. Vor und nach chirurgischen, gynäkologischen oder anderen *operativen Eingriffen* müssen Diabetiker mit Insulin behandelt werden, um der Gefahr eines Koma vorzubeugen
und um die Heilung der Gewebe zu begünstigen. Auch Begleiterkrankungen
des Diabetes, *Furunkulose, Alveolarpyorrhöe, Pruritus vulvae, Balanitis, Neuralgien* usw., die einer diätetischen Behandlung allein nicht weichen, bessern
sich überraschend schnell nach zweckmäßiger Insulindarreichung. Obgleich
sich gerade bei allen diesen diabetischen Komplikationen die günstige Wirkung des Insulins in oft geradezu wunderbarer Weise zeigt, ist die besondere
Behandlung nach den allgemein üblichen Regeln nicht zu vernachlässigen.

Der Wunsch, ein Mittel zu finden, das, *per os* genommen, insulinähnliche Wirkung
bei Diabetikern entfaltet, führte 1926 zu der Empfehlung des *Synthalins* durch E. FRANK.
Das Synthalin ist ein Derivat des Guanidins, eines Nucleoproteidspaltproduktes, das im
tierischen Stoffwechsel entsteht. Die Darreichung des Synthalins *per os* setzt beim Diabetiker die Zuckerausscheidung herab und vermindert gleichzeitig die Azetonkörper, vermag aber nicht den Blutzucker in derselben Weise zu senken wie das Insulin. Recht oft
treten leider beim Gebrauch des Synthalins unangenehme Nebenwirkungen auf: Übelkeit,
Kopfschmerz, Magendarmerscheinungen, Erbrechen, Durchfälle. Wesentlich geringer
sollen diese toxischen Nebenwirkungen bei einem neueren Präparat, *Synthalin-B*, sein.
Man soll von diesem nach einem besonderen Behandlungsschema mit eingeschobenen
Pausen täglich 3mal 10 mg geben. Bei jugendlichen Diabetikern, bei drohendem Koma
und bei Zuckerkranken, die operiert werden müssen, darf Synthalin nicht verordnet
werden. Das Synthalin erreicht die Insulinwirkung bei weitem nicht. Es vermag das
Insulin nicht zu ersetzen. Vielleicht kann *nach weiteren Verbesserungen des Mittels* eine
kombinierte Insulin-Synthalinbehandlung von Wert sein. Zunächst müssen erst weitere
klinische Erfahrungen abgewartet werden. Vorläufig kann zur Anwendung des Synthalins
oder des Synthalin-B in der Praxis nicht geraten werden.

Auch ein anderes Guanidinpräparat, das *Anticoman*, dessen Name nur irreführt,
kann nicht empfohlen werden.

Neben der Diät im engeren Sinne und der Insulinbehandlung ist die unterstützende Anwendung der *allgemeinen physikalisch-diätetischen Heilmittel* von
großer Wichtigkeit. Schon die richtige Regelung der *Lebensweise* (Vermeidung
geistiger Aufregungen und Anstrengungen) ist von Bedeutung. Ferner muß
das Maß der *Bewegung* genau vorgeschrieben werden. Kräftige, gut genährte
Diabetiker können mehr gehen, leichte Bergbesteigungen ausführen, turnen,
schwimmen, rudern u. dgl. Magere, schwache Kranke bedürfen der Ruhe

(Freiluft-Liegekuren). Gewisse äußere physikalische Einflüsse, die den Stoffwechsel anregen, können von wohltätigstem Einfluß sein: Bäder (Salzbäder, CO_2-Bäder, elektrische Bäder), Abreibungen, vorsichtige Duschen, Massage, unter Umständen bei kräftigen Kranken auch vorsichtige Schwitzkuren (Glühlichtbäder). Auch der allgemeine Einfluß des Klimas (Luft, Sonne, Wärme) darf nicht unterschätzt werden. Manchen Kranken tut ein Aufenthalt im Gebirge oder an der See, ein Winteraufenthalt im Süden sehr wohl. Endlich muß mit Sorgfalt auf gute *Mund- und Zahnpflege* gesehen werden, um Zahnfäulnis nach Möglichkeit zu verhüten.

Alle in früherer Zeit gebrauchten *inneren Mittel* sind mit der Einführung der Insulinbehandlung hinfällig geworden.

In erster Linie wurde das *Opium* gebraucht. Das Opium wirkt oft dadurch günstig, daß es den quälenden Durst der Kranken vermindert und zuweilen auch die Harn- und Zuckerausscheidung herabsetzt. Außerdem war es bei allgemeiner nervöser Unruhe und bei Schlaflosigkeit der Kranken angezeigt. Es wird gerade von Diabetikern in auffallend großen Dosen vertragen, so daß man ohne üble Nebenwirkung täglich bis zu 0,25—0,5 und noch mehr Opium oder Opiumextrakt nehmen lassen konnte. So wurde früher Kranken mit der *schweren* Form des Diabetes mehrere Wochen lang täglich 60—80—100 Tropfen Opiumtinktur (in 3 Gaben verteilt) mit anscheinend günstigem Erfolge gegeben. Besonders hervorzuheben ist, daß die Stuhlentleerung hierdurch nicht gestört wurde. Bemerkenswerterweise hatten die einzelnen *Alkaloide des Opiums* (Morphin, Kodein u. a.) lange nicht dieselbe gute Wirkung wie das Opium selbst. Wir erwähnen noch kurz einige ältere „*Spezifika*": *Syzygium Jambulanum, Djoeat, Glykosolvol, Antimellin* u. a. Bei genauer Nachprüfung haben sich diese Mittel als wirkungslos erwiesen. Ihre Scheinerfolge beruhen meist auf der gleichzeitig eingehaltenen strengen Diät.

Großen Ruf bei der Behandlung des Diabetes haben sich die *alkalischen Mineralwässer* erworben. Viele Diabetiker gehen alljährlich zur Kur nach *Karlsbad, Neuenahr, Kissingen, Homburg, Vichy* u. a. und kehren, wie sich nicht leugnen läßt, oft erheblich gebessert zurück. Freilich muß betont werden, daß hierbei weniger die Trinkkur als andere Umstände, wie namentlich die Diät, die körperliche Bewegung, die gute Luft, die *Entfernung von den häuslichen Sorgen und Geschäften* u. a., eine große Rolle spielen. Immerhin ist ein Aufenthalt in den obengenannten Kurorten für leichtere Diabetesfälle, besonders für Fettleibige, empfehlenswert.

Zweites Kapitel.

Die einfache Harnruhr (Diabetes insipidus).

Begriffsbestimmung und Ätiologie. Wie man den Diabetes mellitus als besondere Krankheit von der symptomatischen Glykosurie unterscheiden muß, so steht auch der *Diabetes insipidus*[1]) als eigenartige Krankheitsform der nur vorübergehenden oder der aus anderen Ursachen erst sekundär entstandenen *Polyurie* gegenüber. Eine vorübergehende Polyurie tritt nach jeder *vermehrten Wasseraufnahme* ins Blut auf, falls das Wasser nicht auf anderen Wegen (Schweiß, seröse Transsudation) aus dem Blut ausgeschieden wird. Reichliches Trinken vermehrt daher die Harnmenge, ebenso steigt die Harnmenge an, wenn seröse Ergüsse aus dem Unterhautzellgewebe oder aus den Körperhöhlen aufgesaugt und durch die Nieren ausgeschieden werden. Neben der vorübergehend willkürlich vermehrten Wasseraufnahme gibt es zweifellos Fälle von anhaltend vermehrter Wasseraufnahme infolge eines krankhaften Durstgefühls oder einer

---

[1]) *insipidus* „nicht schmeckend", „unschmackhaft" (von *in* und *sapere* schmecken), im Gegensatz zum Diabetes mellitus, bei dem der Urin süß schmeckt.

krankhaften Willensbetätigung. So sieht man insbesondere zuweilen, daß *Hysterische*, aber auch sonstige *Geisteskranke* mit krankhafter Gier große Wassermengen zu sich nehmen und danach natürlich eine starke Polyurie bekommen. Derartige Fälle bezeichnet man als *primäre Polydipsie*. Gelingt es, die Wasserzufuhr zu hemmen, so nimmt auch alsbald die Harnmenge ab, und der Harn wird wieder konzentrierter.

Im Gegensatz zu allen bisher erwähnten Polyurien infolge einer vermehrten Wasserzufuhr zur Niere bezeichnet man als *Diabetes insipidus* diejenigen Fälle, bei denen infolge einer *primären Funktionsschädigung der Nieren* eine sehr reichliche *Wasserausscheidung* eintritt, die erst infolge der sonst drohenden Wasserverarmung des Blutes und der Gewebe zu einer *sekundären* vermehrten Wasseraufnahme durch reichliches Trinken führt. Diese eigentümliche Funktionsstörung der Niere besteht in der Unmöglichkeit, einen konzentrierten Harn auszuscheiden. Alle festen Harnbestandteile können nur unter gleichzeitiger ungewöhnlich großer Wasserausscheidung aus dem Körper entfernt werden (Tallquist, Erich Meyer u. a.). Vermindert man die Zufuhr der festen Substanzen (Eiweiß, Salze), so sinkt die Harnmenge. Vermindert man aber die Wasserzufuhr ohne gleichzeitige Einschränkung der Salz- und Eiweißzufuhr, so tritt keine Erhöhung der Konzentration des Harns ein. Die festen Bestandteile werden nicht genügend ausgeschieden, und es würden die bedrohlichsten Erscheinungen der Wasserverarmung des Körpers (Unruhe, Kopfschmerzen, quälender Durst u. a.) eintreten, wenn die Kranken die Ausscheidung der Salze, des Harnstoffs usw. nicht durch vermehrte Wasseraufnahme ermöglichten.

Daß der Diabetes insipidus auch nach dieser schärferen Begriffsbestimmung eine einheitliche Krankheit ist, läßt sich nicht behaupten. Mindestens müssen wir außer dem „*echten, idiopathischen*" Diabetes insipidus, der als anscheinend selbständige Krankheit auftritt, noch einen *symptomatischen* Diabetes insipidus unterscheiden. Hierzu gehört zunächst der Diabetes insipidus bei *Syphilis*, sei es ohne besondere sonstige Erscheinungen, oder sei es bei gleichzeitigen Erscheinungen einer Syphilis des Nervensystems (basale Meningitis syphilitica, Gummabildung u. a.). Vielleicht hängen aber auch manche Fälle von scheinbar idiopathischem Diabetes insipidus mit *erworbener* oder *kongenitaler Syphilis* zusammen. Wir beobachteten einige Fälle bei Jugendlichen, die positive Wassermannsche Reaktion im Blut zeigten. Besonders bemerkenswert ist die schon wiederholt beobachtete Vereinigung der Polyurie mit bitemporaler Hemianopsie bei syphilitischen oder sonstigen Erkrankungen in der Gegend der *Hypophysis cerebri* und des *Chiasma nerv. opt.* Es hat sich nämlich immer mehr und mehr gezeigt, daß *Funktionsstörungen der Hypophysis cerebri in offenbar engster Beziehung zu den klinischen Erscheinungen des Diabetes insipidus stehen.* Daher beobachtet man außer bei der basalen Gehirnsyphilis den Diabetes insipidus zuweilen auch bei sonstigen Erkrankungen der Hypophyse (Tumoren, entzündlichen oder traumatischen Schädigungen, Hydrocephalus), nicht selten in Verbindung mit *Akromegalie* (s. d.) oder *Dystrophia adiposogenitalis.* Als *idiopathischen* Diabetes insipidus bezeichnen wir jene Fälle, wo keine der bisher genannten Ursachen nachweisbar sind. Höchstens lassen sich dann gewisse auslösende Momente auffinden (Gemütsbewegungen, Traumen, vorhergehende akute Infektionskrankheiten u. dgl.). Allein auch in allen diesen Fällen ist die Annahme einer mindestens *funktionellen* Störung der Hypophyse nicht unwahrscheinlich.

Endlich gibt es eine Reihe von Erkrankungen, wo das Leiden in ausgesprochen *erblicher* und wahrscheinlich zugleich *kongenitaler* Form auftritt.

WEIL hat die Geschichte einer Familie beschrieben, bei der sich durch 5 Generationen hindurch das Auftreten von sehr starker Polyurie und demgemäß gesteigertem Durst bei zahlreichen Familienmitgliedern nachweisen ließ. Von 220 Mitgliedern dieser Familie litten 35 an Diabetes insipidus. Die betreffenden Personen erfreuten sich alle im übrigen einer vortrefflichen Gesundheit und erreichten meist ein hohes Alter. Ähnliche Beobachtungen sind auch später gemacht worden. Ebenso kommen auch vereinzelte (nicht nachweisbar familiäre) Fälle von angeborener konstitutioneller Polyurie vor.

Der Diabetes insipidus ist eine recht seltene Krankheit; er ist entschieden weit seltener als der Diabetes mellitus. Die meisten Kranken stehen im *jugendlichen* oder *mittleren Lebensalter;* auch bei *Kindern* ist echter Diabetes insipidus beobachtet worden, vielleicht im Zusammenhang mit kongenitaler Syphilis. Das *männliche Geschlecht* ist etwas mehr zur Krankheit veranlagt als das weibliche.

Klinische Beobachtungen und neuere experimentelle Untersuchungen haben gezeigt, daß wahrscheinlich die meisten Diabetes insipidus-Fälle durch *Erkrankungen der Hypophyse und ihrer Umgebung* verursacht werden. Es scheint, daß von hier aus der Wasser- und Salzaustausch in den Geweben und in den Nieren auf dem Wege des vegetativen Nervensystems reguliert wird. Ob die *Hypophyse* selbst, der *Hypophysenstiel*, Teile des *Infundibulum* oder das *Zwischenhirn* den Ausgangspunkt der Störungen darstellen, ist noch unentschieden. Wichtig ist, daß eine experimentelle Reizung des *Zwischenhirns* („*Piqûre hypothalamique*") Polyurie hervorruft. Mehr für eine *hormonale Störung im System der Drüsen mit innerer Sekretion* spricht dagegen die eindämmende Wirkung subkutan injizierten *Hypophysenextraktes* auf die Wasserausscheidung beim Diabetes insipidus. Der Mangel des *die Diurese hemmenden Hormons des Hypophysenhinterlappens* (s. S. 266) scheint die wesentlichste pathogenetische Rolle beim Diabetes insipidus zu spielen. Das Zusammenwirken dieses Inkrets mit den *Zwischenhirnzentren*, die als Regler des Wasserhaushaltes und des Salzstoffwechsels in den Geweben und in den Nieren von Bedeutung zu sein scheinen, ist jedoch noch nicht geklärt.

Symptome und Krankheitsverlauf. In vielen Fällen entwickelt sich der Diabetes insipidus allmählich; in anderen tritt er ziemlich plötzlich auf, namentlich dann, wenn er auf eine bestimmte Veranlassung (Schreck, Trauma) zurückgeführt werden kann. Einer unserer Kranken gab an, das Leiden sei nach einem sehr reichlichen Trinken infolge starker Erhitzung ganz plötzlich aufgetreten.

Das wesentlichste und allein kennzeichnende Symptom ist die meist sehr bedeutende *Vermehrung der Harnmenge* und die starke *Herabsetzung des spezifischen Gewichts* des Harns. Die tägliche Harnausscheidung beträgt oft 8000—10000 ccm, und es sind sogar Beobachtungen mitgeteilt worden, daß die tägliche Harnmenge die fast unglaubliche Quantität von 30 bis 40 l erreicht haben soll. Nicht selten sind die in der Nacht ausgeschiedenen Harnmengen größer als die am Tage entleerten (*Nykturie*). Erhält ein Gesunder und ein an Diabetes insipidus Kranker dieselbe Wassermenge in der Nahrung und im Getränk, so ist trotzdem die Harnausscheidung bei dem letzteren größer als bei dem Gesunden. Die *Farbe* des Harns ist sehr hell, zuweilen fast wie die des Wassers, das *spezifische Gewicht* sehr niedrig, meist 1004—1002, sogar 1001. Es gelingt, wie oben erwähnt, nicht, durch Einschränkung der Flüssigkeitszufuhr dieses niedrige spezifische Gewicht des Harns wesentlich zu erhöhen. Steigert man bei sonst gleich bleibender Nahrung und Flüssigkeitsaufnahme die Kochsalzzufuhr um 10—15 g, so steigt die Harnmenge stark an, der Harn behält sein niedriges spezifisches Gewicht, und das Kochsalz kann nur unter gleichzeitig vermehrter Wasserausscheidung aus dem Körper ausgeschieden werden. Die *Reaktion* des Harns ist schwach sauer, zuweilen fast neutral.

Der Prozentgehalt des Harns an *festen Bestandteilen* ist selbstverständlich sehr gering; die Gesamtmenge der ausgeschiedenen Stoffe entspricht aber vollkommen der genossenen Nahrung oder ist sogar etwas vermehrt. Namentlich scheint die täglich entleerte *Harnstoffmenge* etwas erhöht zu sein, und dieselbe Angabe ist auch für mehrere andere Harnbestandteile (Phosphorsäure, Schwefelsäure, Kalk, Kreatinin) gemacht worden. Doch handelt es sich nur um eine vermehrte Ausspülung dieser Stoffe aus dem Körper, nicht um eine vermehrte Bildung. Bemerkenswert ist, daß wiederholt im Harn *Inosit* gefunden wurde (STRAUSS u. a.), so daß man sogar den Diabetes insipidus als „*Diabetes inositus*" dem Diabetes mellitus hat gegenüberstellen wollen. Indessen ist ein Inositgehalt des Harns beim Diabetes insipidus nur in wenigen Fällen nachweisbar.

Von den übrigen Krankheitssymptomen ist vor allem das außerordentlich *gesteigerte Durstgefühl* zu erwähnen. Um den großen Wasserverlust, den der Körper durch die Nieren erleidet, zu decken, müssen die Kranken selbstverständlich auch sehr große Wassermengen aufnehmen, und man kann in allen Fällen nachweisen, daß die als Getränk und mit der übrigen Nahrung eingeführte tägliche Wassermenge immer die Größe der Harnausscheidung etwas übertrifft. Trotzdem ist die Zunge meist trocken, ebenso die Haut, deren Wasserabgabe (*Perspiratio insensibilis*) gegenüber den normalen Verhältnissen bedeutend herabgesetzt ist. Furunkelbildungen, wie beim Diabetes mellitus, kommen bei der einfachen Harnruhr nur ausnahmsweise vor, ebenso der Pruritus pudendi, die Balanitis usw. — In einzelnen Fällen hat man merkwürdigerweise neben dem Diabetes insipidus einen starken *Speichelfluß* beobachtet.

Von seiten der einzelnen *inneren Organe* sind in der Regel keine besonderen Erscheinungen nachweisbar. Eine Erhöhung des Blutdrucks findet nicht statt, das Herz wird nicht hypertrophisch. *Linsentrübungen* und ebenso *Lungentuberkulose* sind zwar einige Male beobachtet worden, aber jedenfalls weit seltener als beim Diabetes mellitus. Der *Appetit* ist in den meisten Fällen *nicht* gesteigert, der *Stuhl* regelmäßig oder ein wenig angehalten. Stärkere Magendarmerscheinungen sind selten und beruhen auf zufälligen Komplikationen. Die *Geschlechtsfunktionen* bleiben in der Regel ebenfalls normal. Die *Harnblase* ist infolge der Polyurie zuweilen sehr stark erweitert.

Das *Allgemeinbefinden* ist in allen schweren Fällen beträchtlich gestört. Die Kranken magern ab, fühlen sich matt und schwach, zu geistiger und körperlicher Arbeit unfähig. Der Schlaf ist oft durch den besonders des Nachts häufig eintretenden Drang zur Harnentleerung gestört, die Stimmung trübe. Die *Eigenwärme* ist normal oder sogar ein wenig subnormal, was vielleicht zum Teil von dem reichlichen Trinken des kalten Wassers abhängt.

Der *Gesamtverlauf* des Diabetes insipidus ist langwierig. Tritt keine ernste Komplikation ein, so kann die Krankheit jahre- und sogar jahrzehntelang dauern. Doch gibt es auch Fälle mit rascherem, ungünstigem Verlauf. Zuweilen zeigen sich bedeutende Schwankungen in dem Grade des Diabetes, die teils von äußeren Umständen abhängen, teils anscheinend von selbst sich einstellen. Treten interkurrente akute Krankheiten auf, so sieht man manchmal während derselben eine beträchtliche Abnahme der Harnausscheidung.

Der *Ausgang* und demgemäß auch die *Prognose* der Krankheit sind meist ungünstig. *Heilungen* sind selten; am ehesten können Erkrankungen der Hypophyse oder der Zwischenhirngegend, die *syphilitischer* Natur sind, gebessert werden. In den verhältnismäßig am günstigsten verlaufenden Fällen wird der Zustand schließlich gleichmäßig, so daß die Kranken ein höheres Alter erreichen. Nicht selten erfolgt aber der Tod schon früher, meist zwar nicht unmittelbar infolge des Diabetes insipidus selbst, sondern durch hinzugetretene Erkrankungen.

Diagnose. Die Diagnose des Diabetes insipidus ist bei den kennzeichnenden Veränderungen der Harnausscheidung gewöhnlich leicht. Nur müssen selbstverständlich diejenigen Krankheiten ausgeschlossen werden, bei denen eine *symptomatische Polyurie* (s. o.) auftreten kann, was in den meisten Fällen bei genügend genauer Untersuchung und bei Berücksichtigung aller *Begleiterscheinungen* auch keine Schwierigkeiten macht. Die Unterscheidung des Diabetes insipidus vom Diabetes mellitus ergibt sich fast immer schon durch die Bestimmung des spezifischen Gewichtes des Harns; ist dieses ungewöhnlich niedrig, so braucht eine Zuckerprobe kaum angestellt zu werden, obgleich sie in zweifelhaften Fällen natürlich allein den Ausschlag gibt. Die Unterscheidung der primären Polydipsie vom echten Diabetes insipidus geschieht durch die genaue Beobachtung der Harnausscheidung bei wechselnder Zufuhr von Flüssigkeit und festen Stoffen (Kochsalz u. a.). Wünschenswert ist in allen Fällen eine *Röntgenaufnahme der Schädelbasis*, weil diese nicht selten Veränderungen an der Sella turcica erkennen läßt, die ihrerseits wiederum auf eine Erkrankung der *Hypophysen- und Zwischenhirngegend* hinweisen.

Therapie. Betreffs der Ernährung der Kranken mit Diabetes insipidus sind keine besonderen Vorschriften zu machen. Das reichliche Wassertrinken kann selbstverständlich nicht verboten werden, ist aber doch wenigstens durch die Verordnung von Eisstückchen, von sauren Limonaden u. dgl., wenn möglich, etwas einzuschränken. Auch die Zufuhr von Eiweiß und namentlich von *Kochsalz* ist wenigstens so weit herabzusetzen, als es die Kranken ohne Störung ihres Allgemeinbefindens vertragen. Am besten ist eine *vegetabilische*, *salzarme* Ernährung, ähnlich wie bei Nierenkranken. Wichtig ist ferner eine gute *Hautpflege* (Bäder, Abreibungen) und die Anwendung aller derjenigen Mittel, die zur allgemeinen Stärkung beitragen können (gute Ernährung, Landluft u. dgl.).

Von den früher in großer Anzahl empfohlenen, angeblich spezifisch wirkenden inneren Mitteln darf man im allgemeinen keine Erfolge erwarten. Am meisten angewandt wurden die *Baldrianwurzel* (täglich 5,0—10,0 g in Pulvern oder als Infus) und das *Ergotin* (0,1—0,5 g mehrmals täglich). Einige Beobachter berichteten über gute Erfolge von *subkutanen Strychnininjektionen* (zuerst alle 2 Tage, später täglich 0,001—0,002). Auch *Atropin, Brompräparate* u. a. sind angeblich zuweilen mit Nutzen versucht worden. Eine *Insulintherapie* ist beim Diabetes insipidus wirkungslos, auch vom *Cesol* und *Neu-Cesol*, die sonst bei Durstzuständen Gutes leisten, ist kein Erfolg zu erwarten.

Von großer Wichtigkeit sind die Versuche, die Nierensekretion beim Diabetes insipidus durch die Darreichung von Hypophysenextrakten günstig zu beeinflussen. Durch subkutane Injektionen von *Pituitrin* (5mal täglich 0,5) können alle Krankheitserscheinungen beseitigt werden. Nach Aussetzen des Mittels ist jedoch der alte Zustand wieder vorhanden. Man wendet daher die Pituitrininjektionen in 2—3wöchigen Kuren an, die nach etwa ebensolangen Pausen wiederholt werden. Auch durch subkutane Injektionen von *Hypophysin, Präphyson* oder *Pituglandol* kann vorübergehende wesentliche Herabsetzung der Harnausscheidung bewirkt werden. Am wirksamsten sind subkutane Injektionen von *Hypophysenhinterlappenpräparaten* (*Physormon, Tonephin* und vor allem *Pitressin*). Tägliche Gaben von *Pitressin* (3 × 10 Einheiten bis zu 3 × 15 Einheiten) verminderten die Harnmenge von 14000 auf 2000—4000 ccm.

In einzelnen Fällen kann man der *kausalen Indikation* zu genügen suchen. Besteht ein Verdacht auf *Syphilis*, so soll jedenfalls eine spezifische Kur (*Quecksilber, Neosalvarsan*) in Verbindung mit *Jodkalium* versucht werden. Sie ist, wie wir aus eigener Erfahrung bestätigen können, zuweilen von großem Nutzen. In anderen Fällen, auch mit positiver WASSERMANN scher Reaktion, blieb aber die antisyphilitische Behandlung ohne jeden Erfolg.

Drittes Kapitel.

Die Gicht (Arthritis urica).
(*Podagra.*)

Ätiologie. Die erste genaue *klinische* Beschreibung der Gicht stammt von THOMAS SYDENHAM, der selbst beinahe 40 Jahre an der Krankheit gelitten und in seinem 1683 erschienenen „Tractatus de podagra et hydrope" auch seine eigene Krankheitsgeschichte ausführlich dargestellt hat. Der erste Einblick in die eigentümliche bei der Gicht bestehende Veränderung des Stoffwechsels wurde 1797 von WOLLASTON gewonnen. Er wies nach, daß die in den Gelenken und zuweilen auch in anderen Teilen des Körpers vorkommenden *gichtischen Ablagerungen* der Hauptsache nach aus *Harnsäure* bestehen. Seit dieser Zeit steht die Frage nach der Abhängigkeit der gichtischen Symptome von Veränderungen in der Bildung und der Ausscheidung der Harnsäure durchaus im Mittelpunkt aller Erörterungen über das Wesen der Krankheit, und namentlich war es GARROD, der durch den 1848 geführten Nachweis von dem vermehrten Harnsäuregehalt des Blutes bei Gichtkranken zuerst eine folgerichtig durchgeführte Theorie der Krankheit aufstellen konnte. Trotz zahlreicher seitdem unternommenen Untersuchungen kennt man zwar eine ganze Reihe von Tatsachen, aber die eigentliche Ursache der Abweichung von dem normalen Chemismus des Stoffwechsels und der verbindende Grundgedanke, der uns den Zusammenhang der Erscheinungen klarlegen soll, sind noch nicht gefunden worden.

Unter den durch die Erfahrung bekannt gewordenen *entfernteren Ursachen der Gicht* muß in erster Linie die *Erblichkeit* hervorgehoben werden. Ungefähr in der Hälfte aller Fälle kann man nachweisen, daß in der Familie der Kranken bereits Erkrankungen an Gicht oder an sonstigen Erscheinungen der „Harnsäurediathese" (insbesondere an Nierensteinen u. dgl.) vorgekommen sind. Wiederholt ist diese Vererbung sogar durch viele Generationen hindurch verfolgt worden. Dabei geht sie entschieden häufiger von den männlichen Familienmitgliedern aus als von den weiblichen. Außer der unmittelbaren Vererbung der Gicht ist auch die allgemeine familiäre Veranlagung zu Stoffwechselerkrankungen überhaupt in Betracht zu ziehen. Neben der Gicht findet man zuweilen in derselben Familie Fälle von *Fettsucht* und *Diabetes*. Auch die vorzeitige *Arteriosklerose* gehört bemerkenswerterweise in diese zusammengehörige Gruppe von Krankheiten.

Nächst der erblichen Veranlagung wurde seit alters her die *Lebensweise* der Kranken am häufigsten beschuldigt, den Ausbruch der Gicht herbeigeführt zu haben. Allgemein nahm man an, daß eine überreichliche Nahrung, vor allem ein zu großer Gehalt der Nahrung an Eiweißstoffen, ferner der anhaltende übermäßige Genuß *alkoholischer* Getränke die hauptsächlichste Ursache der Gicht seien. Schon SENECA erzählt, daß zu den Zeiten des Verfalls des römischen Reiches die Frauen wegen ihrer ausschweifenden Lebensart ebenso häufig von der Gicht befallen wurden wie die Männer, und ein alter Vers lautet: „Vinum der Vater, Coena die Mutter, Venus die Hebamm machen das Podagram." Daß diese alte Anschauung („Arthritis divitum") viel Wahres enthält, läßt sich nicht leugnen. Die nicht seltenen Fälle von echter Gicht, die STRÜMPELL früher in Erlangen alljährlich beobachtete, betrafen größtenteils starke Biertrinker, die jahrelang hindurch 4—5 und mehr Liter Bier täglich zu sich genommen hatten. Allein andererseits würde man viel zu weit gehen, wenn man *alle* Fälle echter Gicht auf eine unzweckmäßige Lebensweise und überreichlichen Alkoholgenuß zurückführen wollte. Man beobachtet zuweilen echte Arthritis urica bei Menschen, die stets mäßig oder sogar in dürftigen Verhältnissen gelebt haben.

Außer dem Alkohol gibt es noch ein zweites bekanntes Gift, das bei chronischer Einwirkung die der Gicht zugrunde liegende Veränderung des Stoffwechsels im Körper hervorbringen kann, nämlich das *Blei*. Bei Leuten, die viel mit Blei zu tun haben (Schriftsetzer, Stubenmaler u. a.), entwickelt sich *verhältnismäßig* häufig eine echte Gicht mit Harnsäureablagerungen in den Gelenken und sonstigen gichtischen Erscheinungen. Auffallend oft ist die Bleigicht mit *Schrumpfniere* verbunden. Bemerkenswert scheint zu sein, daß namentlich die Vereinigung von chronischem *Alkoholismus und chronischer Bleivergiftung* zur Entstehung der Gicht führt.

Allen sonst noch erwähnten ursächlichen Beziehungen kommt keine wesentliche Bedeutung zu. Höchstens lassen sich noch gewisse *Gelegenheitsursachen* angeben, die vielleicht zuweilen den Ausbruch einzelner Gichtanfälle veranlassen mögen. Hierher gehören Traumen, Erkältungen, Diätfehler, psychische Erregungen u. dgl.

Bemerkenswert ist die ungleiche *geographische Verbreitung* der Gicht. So ist z. B. die Häufigkeit des Auftretens der Gicht in *England* allgemein bekannt. Bei uns in *Deutschland* gilt die Gicht jetzt als eine seltene Krankheit.

Nur in einzelnen Fällen entsteht die Gicht schon bei Kindern und Jugendlichen. In der Regel tritt sie im mittleren oder erst im höheren Lebensalter auf. *Männer* werden weit häufiger von der Gicht befallen als Frauen.

Klinische Symptome und Krankheitsverlauf. Obgleich die Symptome der Gicht sich auf eine *große Anzahl verschiedener Organe* beziehen können, so sind doch die *gichtischen Gelenkerkrankungen* so sehr die für die Gicht am meisten kennzeichnende Erscheinung, daß man sie seit langer Zeit als „normale, regelmäßige Gicht" der „abweichenden, anormalen, inneren Gicht" gegenüberstellt. Die Trennung ist zwar selbstverständlich künstlich, da die verschiedenen Erscheinungsformen der Gicht in Wirklichkeit die mannigfachsten Abstufungen und Übergänge untereinander zeigen. Immerhin erleichtert es die praktische Übersicht über die einzelnen Symptome der Gicht, wenn wir zunächst den „typischen Gichtanfall" und erst im Anschluß hieran die übrigen Erscheinungen der Krankheit besprechen. Dies ist um so mehr gerechtfertigt, als wenigstens in der Mehrzahl der Fälle (s. u.) der eigentliche „Gichtanfall" auch das *erste* und am frühesten auftretende Symptom der Gicht darstellt.

1. *Der akute Gichtanfall* (die *primäre Gelenkgicht*) tritt meist ganz plötzlich auf. Zuweilen gehen ihm aber auch schon längere oder kürzere Zeit gewisse Vorboten vorher, deren Bedeutung von dem zum ersten Male Befallenen meist nicht erkannt wird, während sie bei öfter wiederholten Anfällen den Kranken bereits vollkommen vertraut sind, um so mehr, als sie nicht selten in einem und demselben Falle jedesmal eine ziemlich große Ähnlichkeit untereinander zeigen. Diese *Vorboten* bestehen bald in *Magendarmbeschwerden*, bald in dem Gefühl von Mattigkeit und psychischer Verstimmung, sehr

häufig in *ziehenden Muskelschmerzen, Wadenkrämpfen,* zuweilen auch in geringen Fiebersteigerungen, verbunden mit Frost, Hitzegefühl und Schweiß. Sie gehen bald kurze, bald längere Zeit dem Auftreten des eigentlichen Gichtanfalles vorher. Umgekehrt kann es freilich mitunter vorkommen, daß das Befinden der Kranken gerade kurz vor dem Anfall sogar auffallend gut ist.

Der *eigentliche Gichtanfall* beginnt merkwürdigerweise meist in der Nachtzeit oder in den frühesten Morgenstunden. Die Kranken erwachen durch einen sich plötzlich einstellenden sehr heftigen Schmerz, dessen Sitz am häufigsten das *Metatarsophalangealgelenk der einen großen Zehe ("Podagra")* ist. Das Gelenk schwillt deutlich an, die Haut darüber rötet sich und wird

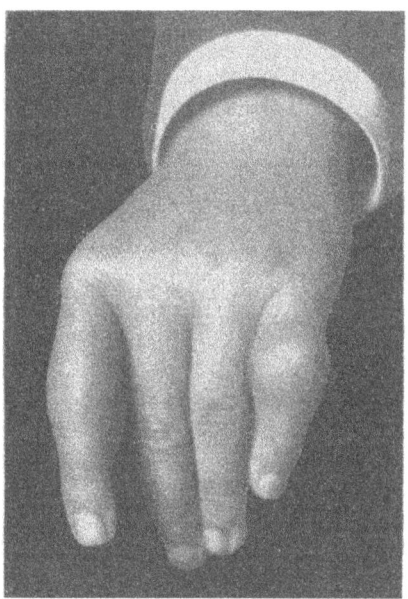

Abb. 56.
Akuter Gichtanfall in den Fingergelenken.

heiß und gespannt, die Venen in der Umgebung treten durch stärkere Füllung hervor. Zu gleicher Zeit stellt sich Frösteln und *mäßiges Fieber* (etwa 38,5—39,0°) ein. So dauert der Zustand bis zum Morgen. Dann lassen die Schmerzen fast immer nach, die Körpertemperatur geht unter Schweißausbruch herab, und die Kranken befinden sich den Tag über leidlich wohl. Nur die entzündlich-ödematöse Anschwellung der Gelenkgegend ist auch jetzt noch nachweisbar. In der folgenden Nacht beginnen aber die Schmerzen und die Fiebererscheinungen von neuem, und dieser Wechsel der Symptome wiederholt sich im ganzen noch etwa $1/_2$—1 Woche lang. Von sonstigen Symptomen ist meist nicht viel vorhanden. Der Appetit ist gestört, stärkere Magenerscheinungen (Aufstoßen, Erbrechen) oder Darmsymptome fehlen in der Regel. Zuweilen besteht gleichzeitig eine geringe Bronchitis. Auf die Veränderungen der *Harnsäureausscheidung* werden wir später bei der Besprechung der gegenwärtigen theoretischen Anschauungen über das Wesen der Gicht näher eingehen. Auch bei den länger dauernden Anfällen sind gewöhnlich die Schmerzen nur in den ersten 2—3 Nächten von sehr großer Heftigkeit. Später werden sie allmählich immer geringer, und im allgemeinen gilt es als Regel, daß der Anfall um so früher aufhört, je heftiger die Symptome im Anfang auftreten. Lassen die Schmerzen nach, so geht auch die Gelenkschwellung bald zurück, die Haut nimmt unter leichter Abschuppung der Epidermis bald wieder ihr gesundes Aussehen an, das Allgemeinbefinden der Kranken bessert sich rasch und wird erfahrungsgemäß nach dem Anfall oft besser, als es vorher war. Gewöhnlich bleibt der akute Gichtanfall auf *ein* Gelenk beschränkt. Es kann aber auch vorkommen, daß einige Tage nach dem Gichtanfall an der großen Zehe eine Entzündung des Fuß-, Knie- oder Handgelenks eintritt.

Fast niemals ist die Krankheit mit *einem* Gichtanfall zu Ende. Nach kürzerer oder längerer Zeit, nach regelmäßigen oder unregelmäßigen Pausen von Wochen, Monaten oder selbst Jahren kehren die Anfälle wieder, in leichten Fällen selten, in schweren öfter und in allmählich immer kürzer werdenden Zwischenräumen. Frühjahr und Herbst gelten als die Zeit, wo die Gichtanfälle sich am häufigsten einzustellen pflegen. Die große Zehe bleibt gewöhnlich auch fernerhin das am regelmäßigsten und stärk-

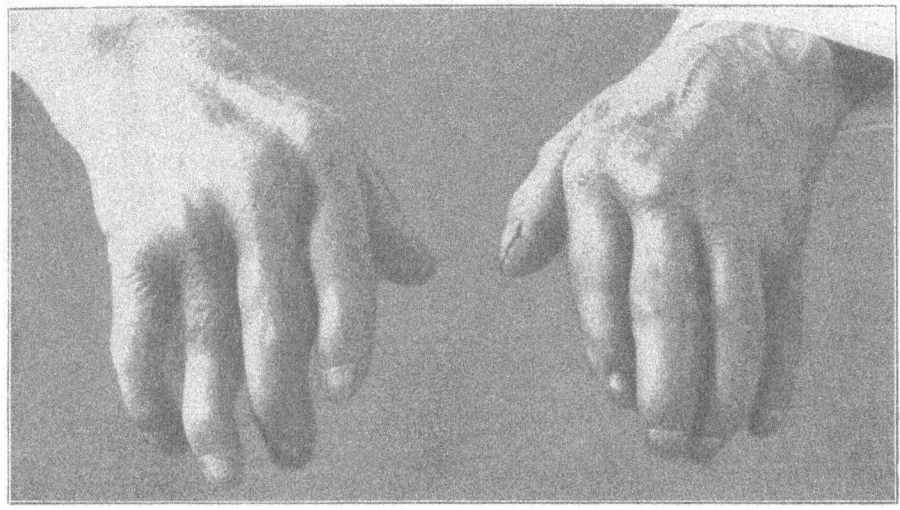

Abb. 57. Veränderungen der Fingergelenke bei echter chronischer Gicht (Arthritis urica).

sten befallene Gelenk, doch können gerade in den späteren Anfällen auch andere Gelenke, das *Handgelenk (Chiragra)*, die kleinen *Fingergelenke* (s. Abb. 56), *Kniegelenk (Gonagra)*, die *Schulter* u. a. ergriffen werden. Immer werden die distalen Gelenke der Gliedmaßen stärker befallen als die proxi-

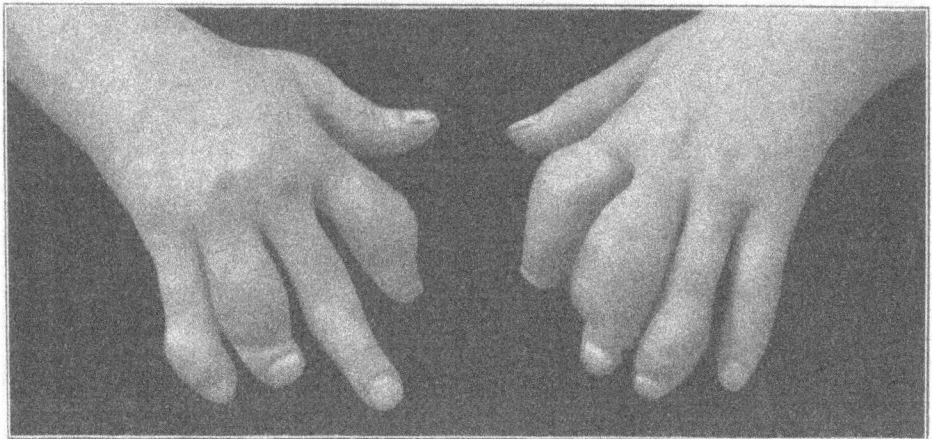

Abb. 58. Chronische Gicht mit Tophi an den Fingern.

malen. In dem Hüftgelenk haben wir noch nie eine gichtische Erkrankung beobachtet. In allen befallenen Gelenken treten akute, sehr schmerzhafte Entzündungen auf, mit so starker Rötung und so ausgedehnter, *prall gespannter Anschwellung der Weichteile* um das Gelenk herum, wie man dies bei anderen Gelenkentzündungen kaum jemals beobachtet. Zuweilen scheinen traumatische Anlässe die besondere Lokalisation des Gichtanfalls zu beeinflussen. Doch bleibt die Erkrankung im einzelnen Anfall meist monartikulär, und nur selten oder erst in den vorgerückteren Stadien der Krankheit sind mehrere Gelenke gleichzeitig ergriffen. Außer den eigentlichen

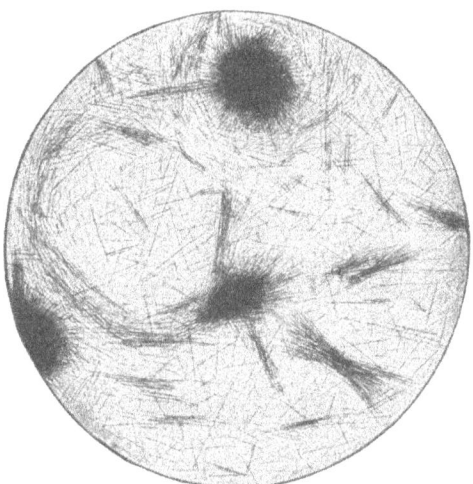

Gelenken können auch in den *Sehnenscheiden* und *Faszien* akute gichtische Entzündungen auftreten, so z. B. namentlich an der Achillessehne, am äußeren Fußrande u. a.

Je länger die Krankheit gedauert hat, um so mehr verlieren zuweilen die einzelnen Anfälle ihr typisches Gepräge. Sie sind oft an sich leichter, die Gelenkveränderungen gehen aber nicht mehr vollständig zurück. Allmählich kommt es zu *chronischen Deformitäten* an den Gelenken. Erscheinungen von seiten anderer Organe stellen sich ein, und so tritt die Gicht allmählich in ihr zweites, *chronisches Stadium.* Doch muß bemerkt werden, daß in einzelnen

Abb. 59. Harnsäurekristalle aus einem aufgebrochenen Gichtknoten.

Fällen die Krankheit auch von vornherein in einer unregelmäßig-atypischen Weise auftritt, und daß die Erscheinungen der Gicht zuweilen gar nicht zuerst in den Gelenken, sondern auch in anderen Organen, namentlich in den *Nieren* (s. u.), sich zeigen können.

2. *Die chronische Gicht und die gichtischen Erkrankungen der übrigen Organe.* Am auffallendsten bei chronischer Gicht sind in der Regel die *Gelenkveränderungen.*

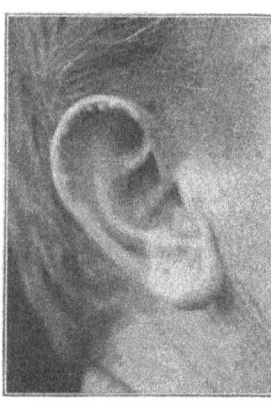

Namentlich an den kleinen Gelenken der Finger, an den Gelenken der großen Zehe, seltener auch an den anderen Gelenken entwickeln sich allmählich starke Verunstaltungen. Die Finger (s. Abb. 57) sind, ähnlich wie bei der Osteoarthrosis (Arthritis) deformans, in den Grundgelenken ulnarwärts verschoben und dabei im ganzen, namentlich aber in den Gelenken, verdickt. Fast immer entstehen bald feste *Ankylosen* in den kleinen Fingergelenken. Die großen Zehen werden oft ganz verbogen. Nicht selten bilden sich um einzelne oft befallene Gelenke (insbesondere um das Metatarsophalangealgelenk der großen Zehe) sehr schmerzhafte weiche, fluktuierende Schwellungen.

Abb. 60. Harnsäuretophi am Ohr.

Diese Gelenktophi (Abb. 58) können allmählich wachsen, härter werden und zu starken Verunstaltungen der Finger führen. Oder sie erweichen und können dann spontan aufbrechen oder künstlich eröffnet werden. Sie enthalten keinen oder nur wenig Eiter, dagegen viel Detritus und zahllose *Kristalle* von Harnsäure und von harnsauren Salzen (vor allem Mononatriumurat). Abb. 59 zeigt derartige Kristalle aus dem Gichtknoten der großen Zehe, die sich bei näherer Untersuchung als reine Harnsäurekristalle herausstellten. Aus den aufgebrochenen Knoten entwickeln sich manchmal langwierige *Geschwüre*. Auch an anderen Hautstellen entstehen zuweilen ähnliche „*Gichtknoten*" (*Tophi arthritici*). Für die Diagnose der Gicht besonders wichtig sind die ziemlich häufigen *Gichtknoten an den Ohrmuscheln* (Abb. 60), kleine oder etwas größere weißliche Knötchen im Helix oder Anthelix, meist in der Haut gelegen, zuweilen auch im Knorpel. Nicht selten findet man ferner gichtische Tophi an den Schleimbeuteln des *Olecranon* (Abb. 61), an der Streckseite der Ellbogengelenke, ferner oberhalb der Patella, in den Muskeln u. a. Die sog. HEBERDENschen Knoten (meist zwischen 2. und 3. Fingerphalanx) sind nicht immer gichtischer Natur, kommen aber auch bei echter Gicht vor.

Sehr bemerkenswerte Aufschlüsse über die Ausbreitung der gichtischen Veränderungen gibt die *Röntgenuntersuchung*. Sie hat gezeigt, daß die Harnsäureablagerungen bei der Gicht nicht nur in den Gelenkknorpeln, sondern auch in den *Knochen* stattfinden. Mit der späteren Resorption der Harnsäure findet meist auch eine Resorption der Kalksalze statt, die sich im Röntgenbild deutlich ausspricht. So entstehen im Inneren der Knochen, vor allem an den Gelenkenden, scharfrandige, oft kreisrunde Aufhellungen von ganz verschiedener Größe. In schweren Fällen haben die Uratablagerungen hochgradige Zerstörungen des Knochens, die zu Luxationen und Subluxationen führen, periostitische Knochenwucherungen und Verödung der Gelenkspalten zur Folge.

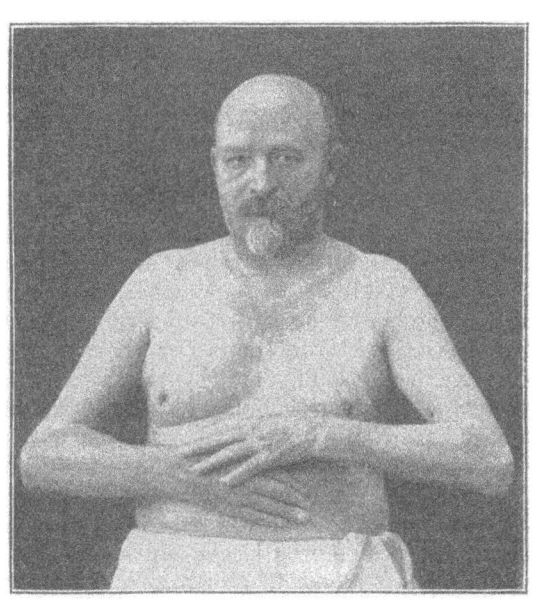

Abb. 61. Gichttophi an den Ellbogen.

Außer der gichtischen Gelenkaffektion sind zunächst die nicht seltenen gichtischen *Erkrankungen der Schleimhäute* zu erwähnen. Am häufigsten sind die *gichtischen Magendarmstörungen*, die sich in Unregelmäßigkeiten der Verdauung und in Magenbeschwerden äußern. Auch geringfügige oder hartnäckige *Darmkatarrhe* sind bei Arthritikern nicht selten, ferner *Bronchialkatarrhe, Konjunktivitis* und auch *Katarrhe der Harnorgane* („gichtischer Tripper", der nach EBSTEIN vorzugsweise in einem Katarrh der Prostataausführungsgänge bestehen soll). Die Deutung aller dieser bei der Gicht vorkommenden Katarrhe ist freilich nicht leicht. Zum Teil mögen sie zufällige Komplikationen darstellen, zu einem großen Teil sind sie gewiß *Stauungserscheinungen*, die infolge einer sich einstellenden Herzinsuffizienz (s. u.) auftreten; andererseits kann aber nicht in Abrede gestellt werden, daß wahrscheinlich auch durch die schädigende Wirkung der im Körper sich anhäufenden Harnsäure oder anderer schädlicher Stoffwechselprodukte unmittelbar „gichtische" Katarrhe und sonstige Erkrankungen der inneren Organe hervorgerufen werden.

Auch Entzündungen *seröser Häute* (pleuritische Ergüsse) kommen vor, ebenso ist *Bronchialasthma* bei Gichtikern nicht selten. Zweimal hat STRÜMPELL echt *gichtische Orchitis* beobachtet. Auf der *äußeren Haut* finden sich nicht selten akute oder chronische *Ekzeme*, deren unmittelbarer Zusammenhang mit der Gicht aber noch zweifelhaft ist. Schwere *Augenentzündungen* (*Keratitis, Iritis*) sollen ebenfalls von der Gicht abhängen können. In der *Leber* hat man wiederholt *zirrhotische Veränderungen* gefunden, deren Entstehung wahrscheinlich meist auf den vorhergegangenen lange dauernden Alkoholmißbrauch zurückzuführen ist.

Bei weitem am wichtigsten von allen gichtischen Erkrankungen der inneren Organe sind aber die *Nierenerkrankungen* und die teils als deren Folge, teils selbständig auftretenden Veränderungen an den *Kreislauforganen* (Herz und Gefäßen). Zwar gibt es sicher Fälle, in denen die *Nieren* trotz einer langjährigen schweren Gelenkgicht bis zuletzt vollkommen normal bleiben. Dies ist aber eine Ausnahme; bei schweren Gichtkranken stellen sich in der Regel früher oder später die Zeichen einer Nierenerkrankung, und zwar einer *chronischen Nierenschrumpfung* (der „*Gichtniere*") ein. Die Symptome dieser wichtigsten aller gichtischen Komplikationen brauchen nicht näher besprochen zu werden, da sie im einzelnen ganz mit denen der gewöhnlichen Schrumpfniere übereinstimmen. Die *Albuminurie* ist das entscheidende Merkmal, die neben dem *hohen Blutdruck* eintretende *Hypertrophie des linken Ventrikels* der Angelpunkt, um den sich der weitere Verlauf der Krankheit dreht. Solange das Herz leistungsfähig bleibt, so lange ist meist auch das Befinden des Kranken erträglich oder sogar gut. Entwickelt sich aber allmählich die unausbleibliche Insuffizienz des Herzens, dann treten Ödeme, Atembeschwerden, allgemeine Schwäche und Abmagerung, kurz das gesamte bekannte Bild der Kompensationsstörung ein. Der Eintritt einer *Urämie*, einer Gehirnembolie oder Apoplexie kann dem Zustand ein rasches Ende bereiten, während die Patienten in anderen Fällen das lange Krankenlager des chronischen Herzmuskelleidens durchmachen müssen, das außerdem noch durch die Symptome des Grundleidens (neue Anfälle von Gelenkgicht u. a.) erschwert werden kann.

Außer der durch die Nierenschrumpfung bedingten sekundären Herzhypertrophie können die *Kreislauforgane* auch unmittelbar von der Gicht beeinflußt werden. Hierher sind zunächst die zuweilen vorkommenden *chronischen Herzmuskelerkrankungen* (*Koronarsklerose, stenokardische Anfälle*) zu rechnen. Vor allem erwähnenswert ist die *Arteriosklerose*, die sich bei Arthritikern häufig findet, und deren Zusammenhang mit der Gicht, wenigstens in vielen Fällen, nicht unwahrscheinlich ist. Auch *Venenthrombosen* sind nicht selten. Daß alle diese Gefäßerkrankungen wiederum die Ursache mannigfacher anderer Folgeerscheinungen sein können, braucht nur angedeutet zu werden.

In einzelnen sehr seltenen Fällen scheinen auch echt gichtische Erkrankungen der nervösen Zentralorgane, des *Gehirns* und *Rückenmarks*, vorzukommen. Gewöhnlich beruhen aber die nervösen Symptome der Gichtkranken, wie schon erwähnt, auf Folgezuständen (chronische und akute Urämie, Kreislaufstörungen im Gehirn, Arteriosklerose der Gehirnarterien u. a.). Die Deutung gewisser funktioneller nervöser Zustände (Neuralgien, Migräne u. a.) bleibt meist zweifelhaft.

Komplikationen der Gicht. Abgesehen von zufälligen Komplikationen sind hier mehrere Krankheitszustände zu nennen, die offenbar in einem inneren Zusammenhang mit der Gicht stehen. Hierher gehört zunächst die bei chronischen Gichtkranken gelegentlich beobachtete Bildung von *Uratsteinen* (Nierensteine, Nierengrieß, s. d.). Ferner ist die nicht sehr seltene Kombination von *Gicht* und *Diabetes mellitus* zu erwähnen. Gewöhnlich treten zuerst Gichtanfälle auf, und später stellt sich Glykosurie ein. Manchmal scheinen Gicht und Diabetes auch miteinander abzuwechseln. Der Zusammenhang beider Erkrankungen scheint darin begründet zu sein, daß beide von *derselben Ursache* (meist *Arteriosklerose, chronischer Alkoholismus*, zuweilen erbliche Anlage) abhängig sind und sich daher neben- oder nacheinander entwickeln. Aus ähnlichen naheliegenden Gründen erklärt sich auch die häufige Vereinigung der Gicht mit ungewöhnlicher *Fettleibigkeit*, mit allgemeiner *Arteriosklerose* u. a.

Pathologie der Gicht. Die wesentlichste anatomische Veränderung bei der Gicht besteht in der *Ablagerung reichlicher Mengen kristallinischer Harnsäure* in die Gewebe. Am deutlichsten zeigt sich dieses Verhalten an den erkrankten *Gelenken*, deren Knorpelflächen oft ganz mit weißen, kreideähnlichen Massen überzogen sind. In schweren Fällen sind ebenso auch die *Gelenkbänder*, die *Sehnen*, das *Periost*, die *Schleimbeutel*, manche Stellen der Haut usw. von reichlichen Konkrementen durchsetzt. Im *Knochen* selbst und im *Knochenmark* finden sich ebenfalls diese Ablagerungen. Sie bestehen im wesentlichen aus reiner Harnsäure oder aus *saurem harnsauren Natron* (*Mononatriumurat*), neben dem sich nur in geringer Menge auch *harnsaurer Kalk*, phosphorsaurer Kalk und Kochsalz nachweisen lassen. So sicher auch diese abnormen Ablagerungen der Harnsäure als das pathognomonische Zeichen der Gicht anzusehen sind, so rätselhaft ist doch ihre Entstehung und ihre Bedeutung. Insbesondere ist es eine immer noch unentschiedene Frage, ob die Ablagerungen der Harnsäure die entzündlichen Erscheinungen erst hervorrufen, oder ob umgekehrt die Ablagerungen der Harnsäure erst sekundär in das schon vorher erkrankte Gewebe hinein erfolgen. Jedenfalls haben die Gewebe des Gichtikers das Bestreben, die Harnsäure zurückzuhalten. Injiziert man einem Gesunden bei purinfreier Nahrung 0,5 g Harnsäure in eine Vene, so wird diese Menge innerhalb der beiden nächsten Tage wieder vollständig ausgeschieden. Beim Gichtkranken wird dagegen die injizierte Harnsäure im Körper zurückgehalten (F. Umber). Sicher hängt somit die Gicht mit dem Harnsäurestoffwechsel irgendwie eng zusammen, und wir müssen daher jetzt das in dieser Beziehung Bekannte etwas eingehender mitteilen.

Die *Harnsäure* ist, wie wir durch die Untersuchungen von Kossel, Miescher, E. Fischer u. a. wissen, ein Produkt des *Nukleinstoffwechsels*, d. h. ein Umsatzprodukt der in den *Zellkernen* enthaltenen Nukleoproteide, insbesondere der in dieser enthaltenen *Nukleinsäure*. Aus der Nukleinsäure entstehen die *Purinbasen* (*Adenin* und *Guanin*). Unter Abspaltung der Amidgruppe NH_2 entsteht weiterhin aus dem Guanin das *Xanthin*, aus dem Adenin das *Hypoxanthin*, welches ebenfalls in Xanthin übergeht. Hypoxanthin ist auch in den Muskeln enthalten und als solches ebenfalls eine Quelle der Harnsäurebildung. Aus dem Xanthin entsteht die *Harnsäure*, die teils als solche ausgeschieden, teils weiter zu Harnstoff und Ammoniak zersetzt wird. Alle diese Umsetzungen und Spaltungen geschehen wahrscheinlich unter dem Einfluß bestimmter hormonal-nervöser Einflüsse. Je nach ihrem Ursprung unterscheidet man die *exogene*, d. h. aus der zugeführten *Nahrung* (zellreiches Gewebe, wie Leber, Bries, Milz, Gehirn, ferner das xanthinhaltige Muskelfleisch u. a.), und die *endogene*, d. h. durch den Stoffwechsel *in den Körperzellen* entstandene Harnsäure. Gibt man einem gesunden Menschen mit der Nahrung reichliche Mengen Kalbsmilch (Bries, Thymus), so tritt alsbald eine starke Steigerung der Harnsäureausscheidung ein (Weintraud). Die mit der *Nahrung* aufgenommenen Nukleoproteide werden im *Darm* durch den Einfluß des Trypsins bis zur Nukleinsäure gespalten. Die weiteren Umsetzungen finden zum großen Teil in der Leber statt, aber wohl auch in anderen Organen. Erhält ein Mensch längere Zeit eine völlig purinfreie Kost, so scheidet er nur noch die endogen gebildete Harnsäure im Harn aus. Als Quelle der endogen gebildeten Harnsäure sind teils das Hypoxanthin der Muskeln, nach neueren Untersuchungen aber auch die in den Darm ergossenen, Purinkörper enthaltenden Sekrete der Verdauungsdrüsen anzusehen. Dieser *endogene Harnsäurewert* beträgt beim Erwachsenen bei völlig purinfreier Nahrung in 24 Stunden etwa 0,3—0,6 g. Werden jetzt Purinbasen mit der Nahrung zugeführt, so steigt alsbald die Harnsäureausscheidung beträchtlich an (*exogene Harnsäure*). Die Ausscheidung dieses Plus an Harnsäure erfolgt etwa in 24—48 Stunden. Bei völligem Hungerzustande beträgt die Ausscheidungsmenge der Harnsäure nur etwa die Hälfte der bei purinfreier Nahrung ausgeschiedenen Harnsäure. Bemerkenswert und vielleicht nicht ohne Beziehung zu dem nächtlichen Auftreten der meisten Gichtanfälle (s. o.) ist die wiederholt gemachte Beobachtung, daß die Ausscheidung der endogenen und exogenen Harnsäure während der Nachtruhe — unabhängig von der Zeit der Nahrungsaufnahme — auffallend gering ist.

Beim *gichtkranken Menschen* ist der *endogene* Harnsäurewert im allgemeinen meist etwas vermindert (0,1—0,2 g innerhalb 24 Stunden). Erhält der Gichtiker nun purinhaltige Nahrung zugeführt, so steigt die Harnsäureausscheidung auch an, aber in etwas geringerem Grade als beim Gesunden, und sie erstreckt sich auf den erheblich längeren Zeitraum von 4—5 Tagen. Es handelt sich dabei weniger um eine verlangsamte Bildung als vielmehr um eine *verlangsamte Ausscheidung der Harnsäure*. Untersucht man das *Blut* auf seinen Gehalt an Harnsäure, so hat der *Gesunde* bei purinfreier Ernährung keine oder nur sehr wenig Harnsäure im Blut (2—4 mg in 100 ccm Blut), während man beim *Gichtiker* unter gleichen Verhältnissen *höhere* Harnsäurewerte im Blut findet (*endogene Urikämie*). Jedenfalls enthält also *das Blut des Gichtikers stets mehr Harnsäure* als das Blut eines Gesunden unter den gleichen Verhältnissen. In welcher Form sich die Harnsäure im Blut befindet, ist noch nicht sicher bekannt. Wahrscheinlich kreist die Harnsäure beim Gichtiker wie beim Gesunden im Blut nicht in organischer, sondern in *anorganischer* Form als Natriumsalz. Durch welche Ursachen die Ausfällung der Harnsäure in den Geweben des Gichtikers stattfindet, ist noch durchaus unklar. Während der anfallsfreien Zeit scheidet der Gichtiker meist ungewöhnlich *geringe* Mengen von Harnsäure durch den Harn aus. In der Zeit *vor* einem *akuten Gichtanfall* ist die Ausscheidung der Harnsäure durch den Harn besonders stark *herabgesetzt*. Im Anfall selbst und namentlich während mehrerer Tage *nach* dem Anfall findet aber eine *vermehrte* Ausscheidung von Harnsäure (,,*Harnsäureflut*'') statt, die erst nach dem Aufhören des Anfalls wieder absinkt. Umgekehrt wie die Harnsäureausscheidung verhält sich die Ausscheidung von *Glykokoll*, das bei Gichtikern ebenfalls aus dem Harn dargestellt werden kann. — Alle näheren Beziehungen der Harnsäure zur Entstehung der *klinischen* Erscheinungen der Gicht sind noch unbekannt. Durch künstliche Einspritzung harnsaurer Salze in die Gewebe können Entzündungsherde hervorgerufen werden. Welche Umstände aber die eigentümlichen Erscheinungen des Gichtanfalls hervorrufen, und wie die Harnsäure sich dabei des näheren verhält, wissen wir noch nicht.

Diagnose. Die Diagnose des akuten *Gichtanfalles* hat meist keine Schwierigkeit, da das plötzliche Auftreten des Schmerzes und seine gewöhnliche Lokalisation in der einen *großen Zehe* kennzeichnend sind und die Unterscheidung von anderen akuten Gelenkerkrankungen leicht ermöglichen. Auch bei dem Auftreten des akuten Gichtanfalls in anderen Gelenken ist der plötzliche Eintritt der auffallend starken Schwellung, Rötung und Schmerzhaftigkeit an *einer* Stelle und der verhältnismäßig rasche Nachlaß der Entzündung im Gegensatz zu dem sprungweisen *polyartikulären* Auftreten des akuten Gelenkrheumatismus meist kennzeichnend genug, um die Diagnose zu ermöglichen. Fast immer werden, wie gesagt, die distalen Gelenke befallen, nur sehr selten Schulter- und Hüftgelenke. Auch die große *Häufigkeit der Anfälle* von Gelenkentzündung (im Laufe der Jahre 20—30 und mehr) unterscheidet die Gicht von der gewöhnlichen rheumatischen Polyarthritis. Schwieriger ist die Diagnose in den vorgerückteren Stadien der Krankheit, wo sich ihre Erscheinungen bereits mehr verwischen. Doch erfährt man hierbei meist durch eine genaue *Anamnese* das vorausgegangene Auftreten typischer *Anfälle* und das Bestehen der auch in diagnostischer Hinsicht nicht unwichtigen Vorbedingungen (Erblichkeit, Lebensweise, dauernde Alkohol- oder Bleieinwirkung usw.). Bei *chronischer Gelenkgicht* kommt namentlich die Differentialdiagnose mit der gewöhnlichen *chronischen Polyarthritis* und mit der *Osteoarthrosis (Arthritis) deformans* in Betracht. Die äußere Beschaffenheit der erkrankten Gelenke allein ist nicht entscheidend, obwohl insbesondere an den Fingern die Arthritis urica zu stärkeren und diffuseren Verdickungen und viel häufiger zu völliger *Ankylosenbildung* in einzelnen Gelenken führt als die Osteoarthrosis (Arthritis) deformans. Die Hauptsache bei der Diagnose ist aber die genaue Anamnese (frühere typische Gichtanfälle) und der Nachweis der kennzeichnenden Gichtveränderungen (aufbrechende Gichtknoten, gichtische Ablagerungen an den *Ohrmuscheln* und *Ellbogen* u. a.).

Von großer Wichtigkeit für die genaue Unterscheidung der verschiedenen Formen chronischer polyartikulärer Erkrankung ist das *Röntgenbild* der befallenen Gelenke. Bei der chronischen *Gichthand* sind die Gelenkspalten in der Regel nicht verschmälert. Man erkennt aber meist die Uratauflagerungen am Periost und an den Gelenkknorpeln. Charakteristisch sind auch umschriebene Aufhellungen an den Hand- und Fußknochen infolge von entkalkenden Harnsäureherden (s. o. S. 321 und Abb. 62). Bei den *chronisch-rheumatischen* und deformierenden *osteoarthrotischen* Gelenkerkrankungen erkennt man die Verkleinerung der Gelenkspalten infolge der Kapselschrumpfung, die stärkeren osteophytären Knochenneubildungen, die vollkommene Zerstörung der Gelenkstruktur und die diffusen Knochenatrophien. — Beachtung in differentialdiagnostischer Hinsicht verdienen auch die chronisch-gonorrhoischen Gelenkentzündungen.

Die Erkennung des gichtischen Ursprungs einer *Schrumpfniere* ist nur dann möglich, wenn unzweideutige Gichtsymptome, insbesondere typische Anfälle von Gelenkgicht, vorhergegangen sind. Außerdem können noch etwaige ätiologisch wichtige Angaben (Erblichkeit, chronische Bleivergiftung) auf die richtige Spur hinweisen. Die Hauptsache ist also wiederum eine *genaue Anamnese!*

Die Diagnose der Gicht würde erheblich an Genauigkeit gewinnen, wenn man sie auf Grund der nachgewiesenen Veränderungen im Purinstoffwechsel stellen könnte. Dies ist nun freilich einstweilen für die Praxis ein meist unerfüllbarer Wunsch, da brauchbare chemische Analysen schwierig sind und nur mit Berücksichtigung der Nukleinzufuhr einen Wert haben. Die gänzlich unkontrollierbaren Angaben über den Harnsäuregehalt des Urins, wie sie die Kranken sich jetzt leider so häufig von den Apothekern machen lassen, haben natürlich nicht den geringsten Wert. Namentlich hat

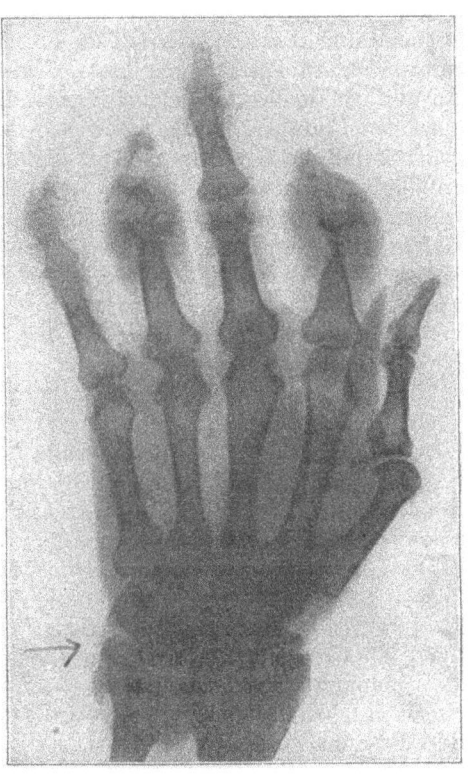

Abb. 62. *Gichthand.* Hochgradige Zerstörung an verschiedenen Phalangen durch Uratablagerungen. Verödung der Gelenkspalten am Handgelenk. Knochenwucherung besonders am Ulnaende.

der Nachweis der „vermehrten Harnsäure" im Urin in der Regel gar keine Bedeutung. Dagegen ist der Nachweis der vermehrten Harnsäure im *Blut* (über 4 mg%) und das Vorhandensein niedriger Harnsäurewerte im Urin (unter 50 mg%) nach mehrtägiger purinfreier Kost entschieden diagnostisch wichtig. Dieser Nachweis kann aber nur im chemischen Laboratorium geliefert werden.

Die berühmte *Garrodsche* „*Fadenprobe*" hat mehr historische Bedeutung als praktischen Wert. Sie gelingt nur, wenn ziemlich reichliche Harnsäuremengen im Blut vorhanden sind. Man stellt sie in der Weise an, daß einige (5—10) Kubikzentimeter Blutserum oder seröse Flüssigkeit aus einer Vesikatorblase in ein flaches Uhrglas gebracht und mit etwa 6—10 Tropfen 30proz. Essigsäure versetzt werden. Dann wird ein Leinwandfaden in die Flüssigkeit gelegt und diese bei niedriger Temperatur etwa einen Tag lang stehen gelassen. Bei genügend hohem Harnsäuregehalt der Flüssigkeit findet man jetzt an dem Faden einzelne durch Form und chemische Reaktion erkennbare Harnsäurekristalle.

Prognose. Wie günstig auch die Prognose des einzelnen Gichtanfalls ist, so selten darf man doch auf ein *dauerndes* Erlöschen der Krankheit hoffen. Nur wenn die Kranken von den ersten Erscheinungen der Gicht an in prophylaktisch-diätetischer Beziehung sich aufs strengste verhalten, ist Aussicht vorhanden, daß das Leiden auch in der Folgezeit nur selten und verhältnismäßig mild auftritt, und daß die schweren gichtischen Erkrankungen der inneren Organe ausbleiben. Sind die inneren Organe, insbesondere die Nieren, noch gesund, so ist auch keine unmittelbare Lebensgefahr vorhanden, und die Kranken können dann trotz ihrer Gicht ein hohes Alter erreichen. Höchstens treten durch die sich allmählich ausbildenden chronischen Gelenkveränderungen Funktionsstörungen beim Gehen und bei anderen Bewegungen ein. Im übrigen ist das Allgemeinbefinden der Kranken in der Zeit zwischen den einzelnen Anfällen häufig ganz ungetrübt, und die Erfahrung hat sogar gelehrt, daß die Kranken sich oft gerade nach Ablauf der schwereren Gichtanfälle am wohlsten fühlen, während unausgeprägte und unregelmäßig auftretende Anfälle als ein ungünstiges Zeichen angesehen werden. Eine ernste Gefahr tritt immerhin erst dann ein, wenn sich eine Schrumpfniere (oder andere Folgeerscheinungen, wie Diabetes, starke Arteriosklerose) entwickeln. Die Prognose ist dann ebenso ungünstig und hat auf alle dieselben Möglichkeiten Rücksicht zu nehmen wie bei den anderen Formen der genannten Krankheiten (s. d.).

Therapie. Alle Ärzte stimmen darin überein, daß die Behandlung der Gicht in erster Linie nicht medikamentös, sondern *diätetisch* sein muß. Nur wenn der Kranke Willenskraft genug besitzt, von dem ersten Auftreten der Krankheit an in bezug auf seine Nahrung und seine ganze Lebensweise den notwendigen Anordnungen aufs strengste Folge zu leisten, ist ein wesentlicher therapeutischer Erfolg möglich.

Die näheren *diätetischen Vorschriften,* die von verschiedenen Seiten für Gichtkranke aufgestellt worden sind, weichen untereinander nicht unbeträchtlich ab. Indessen kann man gegenwärtig auf Grund unserer verbesserten Kenntnisse über den Ursprung der Harnsäure doch schon gewisse, sicher nicht wertlose Gesichtspunkte aufstellen. Hält man sich zunächst an die einfache praktische Erfahrung, so ist diese im allgemeinen schon seit Jahrhunderten zu dem Ergebnis gelangt, daß dem Gichtiker vor allem *Mäßigkeit im allgemeinen* und insbesondere Mäßigkeit im *Fleischgenuß* und in *allen alkoholischen Getränken* vorzuschreiben ist. Man rate also, die *Fleischkost im ganzen* einzuschränken. Ein wesentlicher Unterschied zwischen „weißem" Fleisch (Kalb, Hammel, Geflügel, Fisch) und „rotem" (Rindfleisch, Wildbret) besteht nicht. Gekochtes Fleisch ist besser als gebratenes, da in ersterem etwa die Hälfte der im Fleisch enthaltenen Purinbasen in das Kochwasser (Fleischbrühe) übergehen. Alle Nahrungsmittel mit hohem Puringehalt, besonders die *zellreichen Organe* (Leber, Nieren, Bries, Hirn usw.), sind mit Rücksicht auf die obenerwähnten Anschauungen über die Bildung der Harnsäure vor allem zu verbieten. Milch und Eier können gestattet werden. *Fett* und *Mehlstoffe* sind nach Maßgabe des allgemeinen Ernährungszustandes der Kranken zu bevorzugen oder einzuschränken. Fetten Gichtikern wird man diese Nahrungsstoffe mehr entziehen, abgemagerten Kranken dagegen empfehlen. *Grüne leichte Gemüse* (Salat, Kohlrabi, Blumenkohl, Rosenkohl, Spargel) gelten seit langer Zeit als besonders empfehlenswert. Spinat, Erbsen, Bohnen und Pilze besitzen schon einen höheren Puringehalt. Als *Getränk* sind Wasser, *schwacher* Tee und Kaffee, außerdem namentlich die gewöhnlichen Mineralwässer (Selters, Apollinaris, Gießhübler usw.) und Fruchtwässer (Zitronenlimonade u. a.) am geeignetsten. *Früchte* und *Obst*, namentlich in gekochtem Zustande, sind meist zuträglich und empfehlenswert. *Alkoholische Getränke* (Bier, Wein) sind ganz zu verbieten oder nur in sehr geringer Menge zu gestatten. Jedenfalls ist alles zu vermeiden, was die *Nieren* schädigen und auf die Harnsäureausfuhr schädigend oder verzögernd einwirken könnte. Im allgemeinen soll man auch bei der Gicht bei den diätetischen Vorschriften nicht zu sehr schematisieren und theoretisieren, sondern sich nach dem vorliegenden Krankheitsfall richten. Auf die Art der einzelnen Nahrungsstoffe kommt es meist weniger an als auf ihre Gesamtmenge.

Wenn durch eine in entsprechender Weise eingeschränkte Nahrung jede überschüssige Bildung von Harnsäure und etwaigen anderen schädlichen Stoffen verhindert wird, so gibt es andererseits zur unmittelbaren Förderung des Stoffumsatzes kein besseres Mittel als *ausreichende Muskelarbeit*. Fettleibigen, kräftigen Patienten, bei denen noch keine ernstere Erkrankung der inneren Organe vorliegt, ist daher ein ausreichendes Maß körperlicher Bewegung (Bergsteigen, Zimmerturnen, Gartenarbeit u. dgl.) dringend anzuraten. In gleicher Absicht, um den Stoffwechsel zu beschleunigen, werden von den Arthritikern auch *Bäder* mit Nutzen gebraucht. Im Beginn der Krankheit sind kühle Bäder mit Abreibungen, Kochsalzbäder, unter Umständen sogar der *vorsichtige* Gebrauch eines Seebades nützlich. Für die vorgerückteren Stadien der Krankheit eignen sich, namentlich wenn bereits dauernde gichtische Gelenkveränderungen eingetreten sind, besonders die *warmen Bäder* in *Wiesbaden*, ferner in *Baden-Baden, Ems, Aachen, Teplitz*, die *Moorbäder* in Elster, Franzensbad, Marienbad u. a. Besonders bevorzugt werden neuerdings die *radiumhaltigen* (s. u.) *Quellen* von *Brambach*, Kreuznach, Münster a. St., *Gastein*, Teplitz, Joachimsthal u. a.

Außer den bisher besprochenen allgemein-diätetischen Vorschriften ist der *innerliche Gebrauch von* alkalischen Mineralwässern als das zweckmäßigste Heilmittel bei der Gicht erkannt worden. Wenn auch die ältere theoretische Begründung dieser Verordnung, wonach die Alkalien die Ablagerung der Harnsäure in den Geweben verhindern sollen, sehr zweifelhaft sein mag, so spricht doch die einfache praktische Erfahrung immer wieder zugunsten der Verordnung von geeigneten Mineralwässern. Auch die Anregung des Stoffwechsels durch diese, die Förderung der Nierensekretion, die Beseitigung von Magenkatarrhen, von Stuhlverstopfung u. a. sind Umstände, von denen der günstige Einfluß der Mineralwässer abhängt, und endlich ist auch hier wiederum daran zu erinnern, daß das Einhalten der zweckmäßigen Diät und Lebensweise von vielen Kranken an den Kurorten viel besser befolgt wird als zu Hause. Unter den alkalischen Wässern haben sich *Karlsbad* und *Vichy* den größten Ruf bei der Behandlung der Gicht erworben, obwohl mit den entsprechend zusammengesetzten Quellen (*Ems, Neuenahr, Fachinger Wasser, Kronenquelle* u. a.) gewiß ähnliche Erfolge erzielt werden können. Die meisten dieser Wässer kann man auch zu Hause kurgemäß gebrauchen lassen.

Auf den gleichen Wirkungen beruhen die Erfolge der künstlichen und natürlichen *Lithiumwässer* (Kronenquelle in Obersalzbrunn, Aßmannshausen, Salzschlirf u. a.). Die ältere Ansicht, daß die Lithiumsalze ein besonders günstiges Lösungsvermögen für die Harnsäure besäßen, ist widerlegt. Man gab aus diesem Grunde früher den Kranken auch Pulver von 0,1—0,2 Lithion carbonicum, von denen sie 2—3mal täglich ein Pulver in einem Glase Selters- oder Biliner Wasser gelöst nahmen.

Sehr wichtig sind die in neuerer Zeit gemachten Erfahrungen (His, Gudzent) u. a., wonach die *Radiumemanation* einen auffallenden Einfluß auf die Löslichkeit und Zersetzung der Harnsäure ausüben soll. Man setzt die Kranken

täglich für 2—3 Stunden in sog. *Emanatorien* und beobachtet dann nicht
selten, daß die Harnsäure aus dem Blut verschwindet und die Krankheitserscheinungen sich bessern. Im Anfang der Behandlung tritt freilich noch
häufig ein akuter Gichtanfall ein, der sich bei fortgesetzter Behandlung aber
nicht wiederholt. Auch Radiumtrinkkuren sollen von günstigem Einfluß auf
die Stoffwechselstörung bei der Gicht sein. Entsprechende Heilbäder (Brambach, Joachimsthal u. a.) wurden bereits oben angeführt.

Was die *Behandlung des akuten Gichtanfalles* anbetrifft, so sind eingreifen-
dere Mittel jetzt fast allgemein verlassen worden. Der Kranke muß selbstverständlich das Bett hüten, das ergriffene Zehengelenk wird in Watte eingehüllt, das ganze Bein hoch gelagert, eine *strenge Diät* (*fleischfrei* und *purin-
arm*) angeordnet. Für *ausreichende Stuhlentleerung* ist durch einen Einlauf
zu sorgen; bestehen stärkere Magenbeschwerden, so läßt man 10—15 Tropfen
verdünnter *Salzsäure* oder ein Amarum nehmen. Werden die Schmerzen sehr
heftig, so sind neben warmen Umschlägen narkotische Einreibungen, Aufstreichen von *Ichthyol-* oder *Salitvaseline*, von *Rheumasan* oder *Spirosal* zu
empfehlen. Ob es außerdem noch *innere Medikamente* gibt, die den Gichtanfall wesentlich abzukürzen vermögen, ist ungewiß. In früheren Zeiten war
das *Kolchikum* (3—4mal täglich 20—30 Tropfen Vinum oder Tinctura Colchici)
das beliebteste Mittel, das gegenwärtig seltener angewandt wird, aber trotzdem versucht zu werden verdient. Auch das *Colchicin* (Pillen zu je 0,002
Colchicin Merck, 2—3 Tabletten täglich) kann vorsichtig angewandt werden.
Das Kolchikum ist auch ein Hauptbestandteil der zahlreichen Geheimmittel
gegen die Gicht, unter denen der „*Liqueur Laville*" und „*Alberts remedy*" besonders berühmt sind und von den Kranken selbst oft sehr gelobt werden.
Recht gute Wirkung hat mitunter *Aspirin* (mehrmals täglich 5—1,0). Auch
das *Antipyrin, Salipyrin, Salol* und ähnliche Mittel üben zuweilen sicher einen
schmerzstillenden Einfluß auf die Gelenkerkrankung aus.

Von zweifelhaften theoretischen Voraussetzungen ausgehend, hat man eine Reihe
von Medikamenten empfohlen, welche die Fähigkeit haben sollen, Harnsäure in großer
Menge zu lösen. Hierher gehören namentlich *Piperazin, Lycetol, Lysidin, Sidonal* (Verbindung der Chinasäure mit Piperazin), *Urotropin, Urosin, Urol, Uricedin, Citarin,
Chinotropin* u. a. Manche Ärzte berichten über günstige Erfahrungen mit diesen, nebenbei
gesagt meist sehr kostspieligen Mitteln; andere dagegen sahen keinen Erfolg. Auch
die Reklame spielt in der Gichttherapie eine große Rolle!

Einen hohen Wert bei der Gichtbehandlung besitzt dagegen das zuerst
von NICOLAIER und DOHRN empfohlene *Atophan* (Phenylchinolin-Carbonsäure).
Sowohl im *akuten* Gichtanfall, als auch bei *chronischer* Gicht und harnsaurer
Diathese, bewirkt das Atophan eine auffallende Steigerung der Harnsäureausscheidung und eine Verminderung der Gelenkschwellungen, der Schmerzen
und der sonstigen Beschwerden. Man verschreibt es in Tabletten zu 0,5, im
ganzen etwa 2,0—3,0 g am Tag, gelöst in reichlichen Mengen Wasser oder
Tee. Am besten wirkt es, wenn es gleich beim Auftreten der prämonitorischen
Symptome genommen wird. Bei chronischer Gicht gibt man es in regelmäßigen Zwischenzeiten von 2—3 Wochen 3—4 Tage lang in größerer Menge
(2,0—3,0 g täglich). Verursacht Atophan Störungen der Magentätigkeit, so
kann das geschmacklose *Novatophan* in gleichen Gaben gereicht werden. Auch
Atophan-Suppositorien zu 1 g sind mitunter wirksam. Intravenös oder intramuskulär kann Atophan (zugleich mit Novocain) als *Atophanyl* (1 Ampulle zu
5 oder 10 ccm 1—2mal täglich) gegeben werden. Ähnlich wie Atophan haben
auch *Acitrin-comp.-Tabletten* (Phenylzinchoninsäureäthylester mit Colchicin)
(3—4mal täglich 1 Tablette) eine günstige, die Harnsäureausscheidung er-
höhende Wirkung bei chronischen Gichterkrankungen. *Atophan* und *Atophan-*

abkömmlinge sind jedoch nur mit großer Vorsicht *kurzdauernd* zu verordnen, da sie vor allem bei längerem Gebrauch *Leberschädigungen* zur Folge haben.

Die *chronischen gichtischen Gelenkveränderungen* werden in ähnlicher Weise behandelt wie die anderen Formen der chronischen Arthritis. Vorsichtige *Massage* und *Bäder* (Thermalbäder, Schwefelthermen, Schwefelschlammbäder), ferner BIER sche Stauung, Diathermie und Heißlufteinwirkungen sind die wirksamsten Mittel, die mit dem Gebrauch der gegen die gichtische Disposition überhaupt anzuwendenden allgemein-diätetischen Vorschriften und Arzneimittel zu verbinden sind. Auch dem längere Zeit durchgeführten Gebrauch des *Jodkalium* wird von einigen Ärzten ein günstiger Einfluß zugeschrieben.

Die Therapie der übrigen *Komplikationen*, insbesondere der *gichtischen Schrumpfniere*, braucht nicht besonders besprochen zu werden, da die Behandlung des Grundleidens stets die Hauptsache ist und im übrigen nur die schon früher in den betreffenden Kapiteln erwähnten symptomatischen Anordnungen in Betracht kommen.

Viertes Kapitel.

Die krankhafte Fettleibigkeit.

(Korpulenz. Fettsucht. Polysarcia adiposa.)

Begriffsbestimmung und Ätiologie. Da der Fettgehalt des Körpers ziemlich großen Schwankungen unterliegt, so ist eine strenge Grenze zwischen dem normalen Verhalten und der als krankhaft zu betrachtenden Fettleibigkeit nicht vorhanden. EBSTEIN hat in geistreicher Weise drei Grade der Fettleibigkeit unterschieden: beim ersten Grade *beneidet* man die Fettleibigen, beim zweiten *bespöttelt* man sie, beim dritten *bemitleidet* man sie. In praktischer Beziehung darf die Grenze da gezogen werden, wo die Fettleibigkeit den von ihr Betroffenen lästig zu werden und ihnen Beschwerden zu verursachen anfängt. Hat die Fettleibigkeit einen gewissen Grad erreicht, so bleiben auch schwerere Folgen fast niemals aus, und es ist dann berechtigt, die „Fettsucht" als eine wirkliche *Krankheit*, nicht nur als einen unbequemen Zustand des Körpers anzusehen. Freilich vermischen sich in solchen Fällen sehr häufig die Symptome der Fettleibigkeit mit anderen Krankheitserscheinungen, die als beigeordnete Folgezustände durch dieselben Ursachen wie jene entstanden sind.

Die *häufigste und hauptsächlichste Ursache der Fettleibigkeit ist eine im Verhältnis zum Verbrauch andauernd zu reichliche Zufuhr von Nahrungsstoffen.* Bei den Wohlhabenden ist oft vorzugsweise die *ungenügende Muskeltätigkeit* bei gleichzeitiger reichlicher Nahrungszufuhr ein Hauptgrund des Fettansatzes. Daß aber trotz sehr beträchtlicher Muskelarbeit doch noch Fettansatz durch *Überernährung* erzielt werden kann, beweisen die fettleibigen bayrischen Bräuknechte und Fleischer, die bei ihrem übermäßigen Bierverbrauch die Menge der zugeführten Kohlenhydrate selbst durch ihre schwere Arbeit nicht völlig zersetzen können. Ob im einzelnen Falle der Überschuß an Nahrung vorzugsweise die Eiweißkörper, die Kohlenhydrate oder die Fette betrifft, ist an sich gleichgültig, da bei genügenden quantitativen Verhältnissen unter jeder dieser Bedingungen ein Fettansatz stattfinden kann. Immerhin ist es, wie gleich gezeigt werden wird, am häufigsten ein Überschuß an Fett *und* Kohlenhydraten der Nahrung, der den zunehmenden Fettreichtum des Körpers zur notwendigen Folge hat. Da es sich fast immer um *stetig wirkende* Faktoren handelt, so braucht der jeweilig vorhandene Überschuß durchaus nicht sehr groß zu sein. Sehr viele Fettleibige wundern sich darüber, daß sie immer mehr an Körpergewicht zunehmen, obgleich sie „gar nicht mehr essen als andere, magere Menschen". Dies wird leicht verständlich, wenn man bedenkt, daß ein täglich stattfindender Ansatz von nur 5 g Fett genügt, um das Körpergewicht innerhalb 10 Jahren (also etwa in der Zeit vom 35. bis zum 45. Lebensjahre) um 37 Pfund zu vermehren. In Wirklichkeit findet nicht selten ein noch größerer täglicher Fettansatz statt.

Geht man auf die Frage nach den Ursachen des Fettansatzes etwas näher ein, so ergeben sich die hierbei vorzugsweise zu berücksichtigenden physiologischen Gesichtspunkte in einfacher und klarer Weise aus den zuerst von VOIT, PETTENKOFER und ihren Schülern gefundenen Ernährungsgesetzen. Hiernach weiß man, daß sowohl die Eiweißkörper, als auch die Kohlenhydrate der Nahrung die Quelle des *im Körper entstandenen* Fettes sein können, daß aber andererseits auch — und zwar in ziemlich ausgiebiger Weise — das *in der Nahrung enthaltene Fett* als solches in die Fettzellen des Körpers abgelagert werden kann. Beim Zerfall der *Eiweißsubstanzen* wird stets Fett abgespalten, das zwar meist oxydiert, unter Umständen aber auch unverändert im Körper zurückgehalten wird. Die Fettbildung aus Eiweiß ist sogar für gewöhnlich wahrscheinlich weit bedeutender als die Fettbildung aus den *Kohlenhydraten* der Nahrung, obgleich es als feststehend zu betrachten ist, daß auch aus den Kohlenhydraten unter Umständen im Körper Fett entsteht. Die große Bedeutung der Kohlenhydrate bei der Entstehung der Fettleibigkeit liegt aber weniger darin, daß sie unmittelbar zur Quelle der Fettbildung werden, als in dem Umstande, daß sie als leicht zersetzliche Substanzen das aus den Eiweißkörpern gebildete und das aus der Nahrung unmittelbar resorbierte Fett *vor dem weiteren Zerfall schützen* und somit seinen Ansatz in hohem Maße begünstigen.

Man sieht also, daß bei einer im einzelnen sehr verschiedenartig zusammengesetzten Nahrung ein Fettansatz im Körper stattfinden *kann*. Die in Wirklichkeit am häufigsten stattfindenden Verhältnisse richten sich natürlich vorzugsweise nach der durch unsere Sitten und Gewohnheiten bedingten Art der Ernährung. Da letztere fast stets eine „gemischte" ist, d. h. gleichzeitig aus Eiweiß, Fett und Kohlenhydraten besteht, so ist es auch in den meisten Fällen ein Überschuß an allen diesen drei Nahrungsstoffen oder wenigstens ein Überschuß an Fett *und* Kohlenhydraten, der den Fettansatz bedingt. Ebensogut kann auch ein Mensch fettleibig werden, wenn er sehr wenig Fett, aber viel Eiweiß und Kohlenhydrate, oder wenn er wenig Kohlenhydrate, jedoch viel Fleisch und Fett genießt. Um diese Verhältnisse wenigstens einigermaßen durch bestimmte Zahlenangaben anschaulich zu machen, führen wir hier das von VOIT gewählte Beispiel an, daß ein erwachsener kräftiger Mann, der durch eine tägliche Aufnahme von 118 g Eiweiß und 259 g Fett seinen Körperbestand an Fett und Eiweiß im Gleichgewicht erhält, bei jedem Zuwachs des Fettgehaltes dieser Nahrung unter sonst gleichen Bedingungen Fett ansetzen würde. Dasselbe würde aber auch geschehen, wenn er anstatt der erwähnten Nahrungsmengen täglich mehr als 118 g Eiweiß und 600 g Stärkemehl oder täglich mehr als 118 g Eiweiß, 100 g Fett und 368 g Stärkemehl genießen würde[1]). Es liegt auf der Hand, daß der durch die zuletzt genannten Zahlen ausgedrückte Wert, der in der Tat annähernd dem mittleren Kostmaß eines

---

[1]) Dieser Berechnung liegt die wichtige, von RUBNER gefundene Tatsache zugrunde, daß „diejenigen Mengen der Nahrungsstoffe in bezug auf den Fettansatz gleichwertig sind, welche bei ihrer Oxydation zu Kohlensäure und Wasser die *gleiche Wärmemenge* bilden". In dieser Beziehung entsprechen 100 g Fett = 211 g Eiweiß = 232 g Stärkemehl = 234 g Rohrzucker = 255 g Traubenzucker.

im Körpergleichgewicht bleibenden Erwachsenen[1]) der *wohlhabenderen* Bevölkerung entspricht, leicht überschritten werden kann, und daß dann eine Ablagerung des im Körper überschüssig vorhandenen Fettes eintreten muß.

Unter den einzelnen Nahrungsmitteln müssen wir noch die Bedeutung *einer* Gruppe derselben für die Entstehung der Fettleibigkeit besonders hervorheben, nämlich die der *alkoholischen Getränke*. Daß die leider sehr verbreitete Unsitte des übermäßigen Genusses alkoholischer Getränke in dieser Beziehung eine wichtige Rolle spielt, ist unzweifelhaft. Man braucht nur an die häufige Fettleibigkeit der Bierbrauer und Gastwirte, der Bewohner gewisser Länder, wo das Biertrinken vorzugsweise zu Hause ist (Bayern!), und zahlreicher anderer an den Alkoholgenuß gewöhnter Menschen zu denken. Dabei ist aus leicht begreiflichen Gründen der Genuß des *Bieres* in *dieser* Hinsicht von schädlicherem Einfluss als das Trinken von Wein und Schnaps. Denn das Bier enthält außer dem Alkohol auch eine nicht geringe Quantität von Kohlenhydraten, die namentlich deshalb in Betracht kommen, weil die täglich aufgenommene Gesamtmenge des Bieres häufig sehr beträchtlich ist. Zahlreiche Personen, die sich über die Bezeichnung von ,,Trinkern'' oder gar ,,Säufern'' höchlichst erzürnen würden, genießen lange Zeit hindurch 5—6 Glas Bier täglich, die etwa 150 g *Kohlenhydrate* enthalten, also beinahe die Hälfte des gesamten täglichen Bedarfs an diesem Nahrungsstoff. Und wie häufig wird diese Menge weit überschritten! Dazu kommt nun außerdem noch der Gehalt des Bieres an Alkohol (3—4%), der ebenfalls den Fettansatz begünstigt, da der Alkohol als leicht oxydabler Stoff das im Körper vorhandene Fett in nicht unbedeutendem Maße vor der Verbrennung schützt (1 g Alkohol liefert bei der Verbrennung 7 Kalorien) und außerdem vielleicht durch eine unmittelbare Schädigung der Zellen ihre Fähigkeit zur Stoffzersetzung vermindert. Auch ist zu bedenken, daß die meisten Biertrinker sich wenig Bewegung machen. Schon das lange Sitzen auf der Bierbank, ferner die geistige und körperliche Trägheit, die der übermäßige Biergenuß stets hervorruft, und endlich die zunehmende Fettleibigkeit selbst machen die Unlust der meisten Biertrinker zu anhaltender Körperbewegung erklärlich.

Somit dürfte es sich wohl leicht erweisen lassen, daß in der weitaus größten Anzahl der Fälle die krankhafte Fettleibigkeit vorzugsweise nur in der *zu reichlichen Zufuhr von Nahrungsstoffen* ihren Grund hat. Auf die gegenteilige Angabe der meisten Fettleibigen, daß sie ,,gar nicht mehr als andere äßen'', ist nichts zu geben. Die meisten von ihnen wissen überhaupt gar nicht, wieviel Nahrungsstoffe sie beim Essen und Trinken aufnehmen, während andere, nachdem sie bereits *fett geworden sind*, freilich weniger essen als früher, aber immer noch genug, um ihren Körperbestand an Fett auf gleicher Höhe zu erhalten. Neben der *übermäßigen Nahrungszufuhr* spielt zweifellos die zu

---

[1]) Voit gab als Kostmaß für einen Wohlhabenden 127 g Eiweiß, 89 g Fett, 362 g Kohlenhydrate, für einen kräftigen Arbeiter 118 g Eiweiß, 56 g Fett und 500 g Kohlenhydrate an. In den ärmeren Schichten der Bevölkerung ist aber namentlich der Eiweißgehalt der Nahrung oft erheblich geringer. Die Erfahrungen der Kriegsjahre haben gezeigt, daß das zur Erhaltung des Körpers notwendige Eiweißminimum wesentlich geringer ist, als man früher annahm. Es beträgt für einen Erwachsenen von 70 kg Körpergewicht etwa 30 g tierisches Eiweiß oder 60—70 g Pflanzeneiweiß. Rechnet man nach Kalorien, so beläuft sich der mittlere Stoffumsatz eines erwachsenen Mannes auf etwa 2400—2800 Kalorien, bei anhaltender Muskelarbeit steigt dieser Umsatz aber sofort auf 3000—3500 Kalorien. Schwer arbeitende Lastträger setzen bis zu 5000 Kalorien und mehr um. Doch sind auch bei wesentlich geringerer Kalorienzufuhr noch erhebliche Muskelleistungen möglich. Auf das *Kilogramm* Körpergewicht gerechnet, kommen in 24 Stunden bei Körperruhe etwa 20 Kalorien, bei mäßiger Arbeit 25 Kalorien, bei anstrengender Muskelarbeit 55 Kalorien.

geringe Muskelarbeit ebenfalls eine wichtige Rolle bei der Entstehung der Fett-leibigkeit. Hierher gehört vor allem ein *zu geringes Maß von Körperbewegung*. Da die Muskelarbeit auf die Zersetzung des Fettes in hohem Grade einwirkt, so ist es verständlich, daß Menschen mit sitzender Lebensweise, die viel schlafen und sich wenig Bewegung machen, viel leichter fett werden als solche, die täg-lich eine schwere körperliche Arbeit zu verrichten haben. Zweifellos entstehen die meisten gewöhnlichen Fälle krankhafter Fettleibigkeit durch die bekannt-lich so häufige *Vereinigung von überreichlicher Nahrungsaufnahme mit geringer körperlicher Arbeit*. Das geringe Maß der geleisteten Muskelarbeit braucht zwar nicht immer von sozialen Verhältnissen oder von körperlicher Trägheit ab-hängig zu sein. Auch sonstige krankhafte Zustände, die eine stärkere Muskel-arbeit unmöglich machen, während sie die Nahrungsaufnahme nicht beein-trächtigen, führen oft zu ungewöhnlicher Fettleibigkeit. So findet man bei Kranken mit chronischen Gelenkerkrankungen, mit Lähmungen, mit Herz-fehlern, bei gewissen zerebralen Defekten u. dgl. oft ausgesprochene Fettleibig-keit, die sich ohne weiteres auf die angeführten Ursachen zurückführen läßt.

Weit schwieriger als bei diesen klar zu überschauenden Verhältnissen ge-staltet sich aber die Frage nach der Entstehung der Fettsucht, wenn wir zu entscheiden suchen, ob es neben dieser einfachen „*Mastfettsucht*" oder *exo-genen* Fettsucht auch eine *konstitutionelle* oder *endogene Fettsucht* gibt, d. h. eine Fettleibigkeit, die sich nicht auf übermäßige Nahrungszufuhr zurück-führen läßt, sondern auf einer krankhaft verminderten Fähigkeit des Körpers beruht, das in ihm gebildete oder ihm zugeführte Fett zu zerstören. In der Tat ergaben schwierige und mühsame Stoffwechseluntersuchungen an Fett-leibigen, daß bei einem *Teil* der Fettleibigen eine Verminderung des Fettumsatzes vorliegt. Für die Annahme derartiger „konstitutioneller" Verhältnisse kann man ferner die Fälle von Fettsucht im *Kindesalter*, das *familiäre* und *erbliche* Auf-treten der Fettleibigkeit und die Neigung gewisser Rassen (z. B. der jüdischen) zur Fettleibigkeit anführen. Bemerkenswert erscheint auch die Tatsache, daß Leute mit emphysematösem (plethorischem, apoplektischem) Habitus eine größere Neigung zur Fettleibigkeit haben als Leute mit asthenischem Kör-perbau. Bei derartigen Menschen scheint auch eine vermehrte Neigung zur gichtischen und diabetischen Stoffwechselstörung zu bestehen, wie überhaupt eine gewisse innere Verwandtschaft zwischen Gicht, gewissen Formen des Diabetes und krankhafter Fettleibigkeit nicht in Abrede zu stellen ist. In allen diesen Fällen darf aber der Einfluß der „Disposition" nicht überschätzt werden, da bei genauerem Zusehen sich recht häufig auch die früher an-geführten Verhältnisse der Ernährung und der Muskelarbeit als wesentlich mitwirkende Umstände zur Erklärung der Fettleibigkeit nachweisen lassen. Immerhin kennt man eine Reihe wichtiger physiologischer Tatsachen, die auch die Größe des Fettumsatzes als von gewissen inneren Bedingungen abhängig erscheinen lassen. Besonders wichtig sind die Beziehungen der *Drüsen mit innerer Sekretion* zum Fettumsatz und somit zur Entstehung der Fettlei-bigkeit. *Ovarien* (Fettansatz im Klimakterium, nach der Kastration, bei Stö-rungen der Menstruation u. a.), *Schilddrüse* (Abmagerung bei Darreichung von Schilddrüsensubstanz und beim Morbus Basedowi), *Hypophyse* (Typus adi-posogenitalis, s. S. 271) kommen vorzugsweise in Betracht. Die Tatsachen der *infantilen* und der *erblichen* (*familiären*) Fettleibigkeit sprechen ebenfalls, wie gesagt, unzweideutig für die Bedeutung konstitutioneller endogener Mo-mente beim Entstehen des übermäßigen Fettansatzes.

In manchen Fällen krankhafter Fettleibigkeit scheint es sich um eine *Wuche-rung des Fettgewebes* zu handeln (diffuse *Lipomatose*). Eine derartige Annahme ist namentlich dann berechtigt, wenn die ungewöhnliche Fettentwicklung eine bestimmte Lokalisation zeigt (am Abdomen, an den Beinen, an den Mammae u. a.). Nicht selten beobachtet man Fälle, wo Oberkörper und Arme keineswegs besonders fett sind, während der Leib, die Beckengegend und die Beine einen starken Fettansatz zeigen. Kurz zu erwähnen ist hier auch die *symmetrische multiple Lipomatose* (d. i. eine symmetrische flache Lipombildung am Nacken, an den Oberarmen, an der Brustwand usw.).

Pathologie der Fettleibigkeit. Hat die Fettleibigkeit eine gewisse Grenze überschritten, so gibt sie sich schon auf den ersten Blick durch das veränderte Aussehen des Körpers zu erkennen. Da das Unterhautzellgewebe eine Hauptstätte für die Ablagerung des Fettes ist, so erreicht der Panniculus adiposus bald eine nicht unbedeutende Dicke. Das Gesicht wird hierdurch runder und plumper, die Augen erscheinen verkleinert, unter dem Kinn wölbt sich ein zweiter Wulst als „Doppelkinn" hervor, die Brust erscheint breiter, die „Taille" verschwindet, und namentlich bei Frauen entwickeln sich die Mammae nicht selten zu unförmlichen Massen, über denen die Haut so gespannt wird, daß es zur Entstehung richtiger Striae kommt. .Vor allem wird aber die Haut des Abdomens zum Hauptspeicher des Fettes. Der Bauch wölbt sich immer mehr und mehr vor, bis er schließlich zum wahren „Hängebauch" wird und seine untere Fläche die Vorderseite der Oberschenkel berührt. In den Inguinalgegenden, unterhalb der Mammae, zwischen den Hinterbacken kommt es nicht selten zur Intertrigobildung, und die ganze Haut fühlt sich fettig an, da die Sekretion der Talgdrüsen vermehrt ist. Gleichzeitig mit der Vermehrung des Fettgewebes im Panniculus adiposus findet auch eine *Fettablagerung an zahlreichen inneren Organen* statt (Netz, Mediastinum, Herzbeutel, Nierenkapsel u. a.), auf die wir zum Teil unten noch einmal zurückkommen.

Daß der Körperumfang und das Körpergewicht unter diesen Umständen beträchtlich zunehmen müssen, versteht sich von selbst. Als ungefährer Anhalt mag die Angabe dienen, daß bei erwachsenen mittelgroßen Männern jedes Körpergewicht über 85 Kilo, bei Frauen jedes Körpergewicht über 75 Kilo im allgemeinen als zu groß angesehen werden darf. In außergewöhnlichen Fällen von Fettleibigkeit ist schon wiederholt ein Körpergewicht von 120—150 kg und sogar noch mehr beobachtet worden! Diese *Vermehrung der Körpermasse* ist auch die zunächst in Betracht kommende Ursache der Beschwerden. Die Fettleibigen haben bei jeder Bewegung eine größere Muskelarbeit zu verrichten als ein magerer Mensch, und die notwendige Folge davon ist, daß sie *leichter ermüden*, daß sie „schwerfälliger" werden und alle unnötigen Bewegungen nach Möglichkeit zu vermeiden suchen. Im Zusammenhang mit der notwendigen größeren Muskelanstrengung steht auch die bekannte Erscheinung, daß Fettleibige sehr leicht in Schweiß geraten.

Die ernsteren Symptome der Fettleibigkeit, welche eigentlich die ersten *pathologischen* Erscheinungen des Zustandes darstellen, beginnen aber erst dann, wenn die *Atmung* und die *Herztätigkeit* gestört werden. Die Kranken fangen an über Kurzatmigkeit zu klagen, und bei längerem Gehen, Treppensteigen u. dgl. tritt verhältnismäßig rasch eine auffallende Atemnot ein. Nicht selten zeigen sich zu gleicher Zeit auch gewisse Symptome von seiten des Herzens: Pulsbeschleunigung, Herzklopfen, geringe Unregelmäßigkeiten der Herztätigkeit, Aussetzen des Pulses u. dgl. Allmählich nehmen alle diese Erscheinungen einen höheren Grad an und vereinigen sich mit anderen Symptomen, die ebenfalls auf einer beginnenden Herzinsuffizienz und den hiervon abhängigen Kreislaufstörungen beruhen und sich in der Neigung zu Stauungsbronchitis, in Appetits- und Verdauungsstörungen, im Auftreten von Ödemen u. dgl. äußern.

Eine genauere Analyse aller dieser Erscheinungen ergibt, daß bei ihrer Entstehung sehr mannigfache Ursachen ineinander greifen, die aber alle schließlich zu derselben Wirkung führen, nämlich zu der Erschwerung der Atmung und vor allem des Kreislaufs. Ein Teil dieser Ursachen liegt in dem vermehrten Fettgehalt des Körpers selbst. Es ist wahrscheinlich, daß die starke *Fettablagerung am Thorax* eine unmittelbare Erschwerung der respiratorischen Bewegungen des Brustkorbes zur Folge hat, daß die Atemzüge oberflächlicher werden, und daß hierin infolge der *verminderten Aspiration des Thorax* auch ein Grund zur Abschwächung des venösen Blutlaufes und des Lungenkreislaufs gegeben ist. Ebenso ist, wie gleich hier hervorgehoben sein mag, der *Mangel an ausgiebiger Körperbewegung* überhaupt bei vielen Fettleibigen ein Umstand, der gewiß nicht unwesentlich zur Förderung von Kreislaufstörungen beiträgt, da hierdurch die Wirksamkeit der so zahlreich an den Körperfaszien angebrachten und nur bei Körperbewegungen in Tätigkeit tretenden Saugapparate (BRAUNE) für den venösen Blutlauf erheblich vermindert wird. Daß die *Fettablagerung in der Umgebung des Herzens* unmittelbar hemmend auf dessen Bewegungen einwirkt, ist nicht so sicher, wie vielfach geglaubt wird. Von größerem Einfluß ist aber die *Fettdurchwachsung des Herzmuskels* selbst, d. h. die Ablagerung von Fett in dem intermuskulären Bindegewebe des Herzmuskels. Indessen ist es zweifelhaft, ob diese Erscheinung, deren Häufigkeit übrigens nicht überschätzt werden darf, überhaupt primär auftritt und nicht vielmehr erst eine Folge vorhergegangener atrophischer Zustände im Herzmuskel ist (vgl. in Bd. I das Kapitel über die bei Fettleibigen auftretenden Herzbeschwerden).

Immerhin kann es keinem Zweifel unterliegen, daß in fast allen den Fällen, wo die Fettleibigkeit wirklich zu *schwereren* Folgesymptomen führt, das *Verhalten des Herzens* durchaus im Mittelpunkt aller Erscheinungen steht. Hierbei handelt es sich, wie soeben schon angedeutet, zum Teil um die unmittelbaren Folgen des vermehrten Fettansatzes im Körper, zum größeren Teil aber um *Komplikationen, die meist aus denselben Ursachen wie die Fettleibigkeit hervorgegangen und dieser beigeordnet sind.* Was den vermehrten Fettansatz betrifft, ist daran zu erinnern, einmal daß die reichliche Fettentwicklung an sich zu einem Hindernis für den Kreislauf in den vom Fettgewebe eingeschlossenen kleineren Gefäßen und Kapillaren werden kann, und daß ferner mit der reichlichen Entwicklung von Fettgewebe auch eine Neubildung von Gefäßen und somit auch wahrscheinlich eine Vermehrung der Blutflüssigkeit einhergehen muß. Hieraus erklärt sich zum Teil die gesteigerte Inanspruchnahme des Herzens und die daher bei Fettleibigen häufige *Herzhypertrophie.* Deren Zustandekommen bedingen jedoch auch noch andere Umstände: zunächst dieselbe Ursache, welche der Fettleibigkeit selbst zugrunde liegt, die vermehrte Aufnahme von Nahrungs- und Genußmitteln, ferner gewisse andere, sich häufig gleichzeitig mit der Polysarkie und auch aus denselben Ursachen entwickelnde anatomische Veränderungen, vor allem eine ausgebreitete *Arteriosklerose.* Ergreift diese die Koronargefäße des Herzens, so ist hiermit wiederum die Möglichkeit weiterer Folgezustände (Myodegeneration des Herzens) gegeben. Auch die *chronische Nierenschrumpfung* muß hier als eine nicht seltene und zum Teil auf dieselben Ursachen zurückzuführende Komplikation der Fettleibigkeit erwähnt werden, von selteneren gleichzeitigen Erkrankungen (Gicht, Diabetes u. a.) ganz zu schweigen.

Demgemäß erscheint die Fettleibigkeit oft nur als *eine* der vielfachen schädlichen Folgen einer anhaltend unvernünftigen Lebensweise. Sie ist gewissermaßen die erste Warnung für den Kranken und den Arzt, die auf die drohende Gefahr ernster Erscheinungen hinweisen soll. Darin liegt ihre große praktische Bedeutung. Denn in einem mannigfaltigen Ineinandergreifen der verschiedensten Ursachen und Wirkungen zeigt sich oft die krankhafte Fettleibigkeit vereinigt mit anderen pathologischen Zuständen (Herzhypertrophie, Fettdurchwachsung des Herzens, Arteriosklerose, Schrumpfnieren u. a.), die sich als einzelne Glieder zu einer für Gesundheit und Leben verderblichen Kette schließen können. Es wäre unnütz, das hierbei am Ende stets zustande kommende schwere Krankheitsbild der andauernden Herzinsuffizienz noch einmal ausführlich zu schildern, da wir in dieser Beziehung vollständig auf das im I. Bande bei der Besprechung der Herzkrankheiten Gesagte verweisen können.

Dem Arzt erwächst aber hieraus die Aufgabe, in jedem Falle von krankhafter Fettleibigkeit, zumal bei bereits eingetretenen Beschwerden, vor allem *Herz, Lungen, Gefäße* und *Nieren* zu prüfen, eine Aufgabe, die namentlich in bezug auf das Herz sehr schwierig sein kann, da das reichliche Fettpolster der Brust die Untersuchung (Palpation, Perkussion) oft erschwert. Immerhin bieten die Auskultation, das Verhalten des Pulses (beständige Beschleunigung oder Verlangsamung, Irregularität) und des Blutdrucks bei genügender Aufmerksamkeit meist Anhaltspunkte genug zur Beurteilung des Zustandes. In allen Fällen sollte ferner eine *Röntgenuntersuchung* nie unterlassen werden. — Auf weitere Einzelheiten der Untersuchung braucht hier nicht näher eingegangen zu werden. Bemerkt mag nur noch werden, daß die nicht selten gefundene *Lebervergrößerung* nicht, wie früher angenommen wurde, auf der Bildung einer Fettleber beruht, sondern meist als Stauungsleber aufzufassen ist.

Wenn wir somit bei der Besprechung der übermäßigen Fettleibigkeit von diesem scheinbar ungefährlichen und oft sogar den Gegenstand der Heiterkeit bildenden Körperzustand in das Gebiet schwerer und lebensgefährlicher Erkrankungen gelangt sind, so muß andererseits betont werden, daß die erwähnten schweren Folgeerscheinungen und Komplikationen doch keineswegs in jedem Falle einzutreten brauchen. Nicht selten bleibt die Fettleibigkeit auf einem geringen Grade stehen; sie ist dann zwar mit mancherlei Unbequemlichkeiten, aber doch mit keiner eigentlichen Gefahr verbunden. Dies trifft namentlich für solche Fälle zu, die zwar auch auf einer zu reichlichen Nahrungsaufnahme bei ungenügendem Stoffverbrauch beruhen, wo aber keine sonstigen Schädlichkeiten auf den Körper eingewirkt haben. Daher ist die Fettleibigkeit der *Alkoholiker* fast immer ein bis zu einem gewissen Grade gefährlicher Zustand, während viele Fälle von Fettleibigkeit bei älteren Leuten, bei Frauen u. a. fast gar keine ernstere Bedeutung haben. Hier leiden die Betroffenen zwar auch unter ihrer Körperlast, sie sind weniger leistungsfähig als früher, sie kommen leicht außer Atem, haben eine gewisse Neigung zu Katarrhen, rheumatischen Beschwerden u. dgl., die oben erwähnten schweren Folgeerkrankungen bleiben aber ganz aus. Immerhin erheischen auch diese scheinbar harmlosen Zustände die Aufmerksamkeit des Arztes, da die Möglichkeit der Entwicklung schwerer Komplikationen doch niemals ganz ausgeschlossen werden kann.

Einiges muß noch über die *konstitutionellen Formen der krankhaften Fettleibigkeit* angeführt werden. Gewisse konstitutionelle Momente wird man nicht selten auch bei der Fettleibigkeit infolge anhaltender Überernährung nachweisen können (Familienveranlagung, Menstruationsstörungen, Menopause, Veränderungen der Schilddrüse u. dgl.). Es gibt Menschen, die trotz reichlicher Nahrungszufuhr gar keine „Anlage zum Dickwerden" haben, und andere, die auch bei annähernd normaler Lebensweise eine auffallende Neigung zum Fettansatz zeigen. Am meisten tritt das konstitutionelle Moment hervor bei den schon in verhältnismäßig früher *Jugend* auftretenden Fällen krankhafter Fettleibigkeit. Als eine besonders wichtige Form ist hier die durchaus eigenartige *Dystrophia adiposo-genitalis* (A. FRÖHLICH) zu nennen (s. d.). Es handelt sich um kindliche oder jugendliche Personen, die in ihrem Längenwachstum im allgemeinen zurückgeblieben sind, dabei aber besonders an den Mammae, an den Hüften, Waden, an der Bauchwand eine ungewöhnlich starke Fettanhäufung zeigen. Fast immer ist eine ausgesprochene *Entwicklungshemmung der Genitalien*, kleiner kindlicher Penis, atrophische Hoden vorhanden. Der Haarwuchs am Mons veneris und in den Achselhöhlen ist sehr gering oder fehlt ganz. Auffallend ist die wiederholt beobachtete Verbindung mit ausgesprochenem *Diabetes insipidus* (s. d.). Die Krankheit scheint mit Funktionsstörungen der *Hypophysis cerebri* zusammenzuhängen (s. S. 271). Wiederholt wurden bei der Sektion solcher Fälle Tumoren der Hypophyse gefunden.

Endlich sei hier auch noch die *Adipositas dolorosa* (DERCUMsche Krankheit) erwähnt. Sie tritt besonders bei älteren, nervös veranlagten Frauen auf und besteht in starker Fettvermehrung besonders am Rumpf und den Gliedmaßen mit Freibleiben des Gesichts, der Hände und der Füße. Mit der Fettentwicklung bildet sich zugleich eine große Schmerzhaftigkeit und Hyperästhesie aus, die sich besonders in den Beinen geltend macht und das Gehen sehr erschweren kann. Auch in den Seitenteilen des Leibes können die Fettpolster eine große Schmerzhaftigkeit gegen Druck zeigen. Die Muskulatur ist schlecht entwickelt, die Haut zuweilen leicht ödematös. Fast immer finden sich gleichzeitig Zeichen allgemeiner Neurasthenie oder Hysterie. Die *Schilddrüse* ist gewöhnlich auffallend klein.

Behandlung der Fettleibigkeit. Das im Körper angehäufte Fett kann nur dadurch wieder zum Verschwinden gebracht werden, daß sein Verbrauch im Körper gesteigert, während jeder Ersatz des Verbrauchten vermieden wird. Hierzu gibt es zwei Mittel: *Beschränkung in der Zufuhr von Nahrungsstoffen*, die zur Fettbildung im Körper Anlaß geben, und Anregung derjenigen Umstände, welche die Zerstörung des Fettes im Körper begünstigen, also vor allem *vermehrte Muskelarbeit*. Alle Entfettungskuren, so zahlreich sie auch sein mögen, laufen auf denselben Grundsatz hinaus: verminderte Zufuhr und gesteigerten Abbau.

Die nähere Durchführung kann aber in sehr verschiedener Weise erreicht werden. Hierin unterscheiden sich die einzelnen Verfahren zur Behandlung der Fettleibigkeit, und hierin liegen ihre Vorzüge und Nachteile. Denn es muß bedacht werden, daß die Entfettung des Körpers keine schädliche Folgen für diesen haben darf. Die Kur soll den Körper nicht schwächen, sondern die Patienten zugleich kräftigen und leistungsfähiger machen und keine Gefahr für sie einschließen.

Die erste Bedingung zum Gelingen jeder Entfettungskur ist die, daß die *Menge der genossenen Nahrung im ganzen eingeschränkt wird*. Es hat gar keinen Sinn, den Fettleibigen eine bestimmte Sorte von Nahrungsmitteln (etwa die Kohlenhydrate oder die Fette) als allein schädlich zu verbieten, oder ihnen im Gegenteil andere Nahrungsmittel als unschädlich unbedingt zu erlauben. Jeder Mensch kann Eiweißstoffe, Fette und Kohlenhydrate zu gleicher Zeit in verhältnismäßig erheblicher Menge genießen, ohne Fett anzusetzen, während andererseits ein Übermaß *jedes* einzelnen dieser Nahrungsstoffe einen Ansatz von Fett zur Folge haben kann. Dabei ist ferner diejenige Nahrungsmenge, die jemand genießen kann, ohne Fett anzusetzen, keineswegs bei jedem Menschen dieselbe, sondern sehr verschieden je nachdem bereits im Körper vorhandenen Stoffgehalt, je nach den verschiedenen Ausgaben des Körpers u. a. Daher läßt sich auch schwer ein allgemeiner Küchenzettel für Fettleibige aufstellen, zumal der einzelne Fall nicht selten besondere Vorschriften verlangt. Die endgültige Entscheidung über die

Zweckmäßigkeit der eingeschlagenen Behandlung liefert nur deren Erfolg, und als Richtschnur zu dessen Beurteilung dienen allein die *Waage* und die Berücksichtigung des *Befindens*.

Betrachten wir die einzelnen Nahrungsmittel näher, so ist die *Eiweiß-zufuhr* verhältnismäßig am wenigsten einzuschränken, da eine Verarmung des Körpers an Eiweiß jedenfalls von schädlichen Folgen sein würde. Natürlich soll auch die genossene Eiweißmenge nicht so groß sein, daß das hieraus abgespaltene Fett im Körper liegen bleibt. Dagegen ist in manchen Fällen sogar ein *Eiweißansatz* des Körpers wünschenswert, weil hierdurch die Leistungsfähigkeit der Muskeln und des Herzens gesteigert und die Zersetzungsgröße der stickstofffreien Körperbestandteile vermehrt wird.

Weit mehr einzuschränken dagegen ist die Zufuhr der *Fette* und der *Kohlen-hydrate*, da sie, zumal bei gleichzeitiger genügend reichlicher Eiweißnahrung, am leichtesten einen Fettansatz zur Folge haben und den Verbrauch des im Körper bereits aufgespeicherten Fettes verhindern können. Dabei ist zu bedenken (s. o.), daß bei demselben Gehalt der Nahrung an Eiweiß Kohlen-hydrate in doppelt so großer Menge wie Fett genossen werden können, ohne daß Fett angesetzt wird, so daß es keineswegs ratsam ist, den Fettleibigen vorzugsweise Fett, aber nur wenig Mehlspeisen zu geben.

Wenn durch die von Ebstein vorgeschlagene Diät (etwa 102 g Eiweiß, 47 g Kohlenhydrate, 85 g Fett = 1300 Kalorien) zur Behandlung Fettleibiger ein Magererwerden des Körpers erzielt wird, so ist dies vollkommen begreiflich in Anbetracht der hierbei genossenen ziemlich geringen *Mengen* von Fleisch und Fett. Genau derselbe Erfolg würde aber erreicht werden, wenn man das Fett durch die entsprechende Menge Kohlenhydrate ganz oder zum Teil er-setzen würde.

Die *Bantingkur* (172 g Eiweiß, 80 g Kohlenhydrate, 8 g Fett = 1100 Kalo-rien), von ihrem Erfinder zuerst an sich selbst erprobt, ist insofern sehr zweck-mäßig, als sie eine reichliche Eiweißzufuhr gestattet und die Zufuhr von Koh-lenhydraten und vor allem von *Fett* beschränkt.

Umber schränkt die Fette in ähnlicher Weise ein. Bei seiner Kur werden 94 g Eiweiß, 102 Kohlenhydrate, 8 g Fett = 880 Kalorien erlaubt.

Praktisch sehr wichtig ist in vielen Fällen das strenge *Verbot des Biertrinkens*. Zahlreiche Fälle von Fettleibigkeit beruhen ausschließlich auf der überreich-lichen Menge von Kohlenhydraten, die manche Menschen mit dem von ihnen täglich in unvernünftigen Quantitäten genossenen Bier aufnehmen. Ändern derartige fettleibige Biertrinker ihre Lebensweise nur in dem *einen* Punkte, daß sie $1/4$—$1/2$ Jahr lang gar kein Bier trinken, so ist die Abnahme des Körper-fettes fast ausnahmslos sehr beträchtlich.

Sind dem Arzt die im vorhergehenden angedeuteten Grundsätze gegen-wärtig, so wird die praktische Aufstellung der Kostordnung für Fettleibige, die den Fettgehalt ihres Körpers herabsetzen wollen, keine Schwierig-keiten machen. Daß sich genaue Zahlenangaben nicht allgemein aufstellen lassen, ist schon oben gesagt worden. Es gibt nicht *eine* besonders zu empfehlende Methode der Entfettung. Man kann dasselbe Ziel auf die verschiedenste Weise erreichen, und die Kunst des Arztes besteht nur darin, den Speisezettel in einer solchen Weise anzuordnen, daß der beabsichtigte Erfolg ohne Schä-digung und auch ohne zu große Unbequemlichkeiten für den Kranken er-reicht wird. Geht man von dem mittleren Kostmaß eines Erwachsenen aus (etwa 125 g Eiweiß, 80 g Fett, 350 g Kohlenhydrate), so dürfte z. B. eine Nahrung, die 125 g oder noch etwas weniger Eiweiß, 10 g Fett und 150 g Kohlenhydrate enthält, in den meisten Fällen von Fettleibigkeit sicher eine

Abnahme des Körperfettes zur Folge haben. Man kann die Werte für Kohlenhydrate sogar noch mehr herabsetzen, doch empfiehlt es sich im allgemeinen,
alle Entfettungskuren nicht zu sehr zu überstürzen. Eine allmählich, aber
dauernd fortschreitende Verminderung des Körpergewichts (von wöchentlich
etwa 2—3 Pfund) ist den raschen Entziehungsversuchen, wie sie z. B. in
manchen Badeorten üblich sind, vorzuziehen. Dabei ist natürlich im Beginn
der Kur der Fettverlust größer als später, wo der Kranke bereits einen
Teil seines Fettes verloren hat, und dementsprechend muß auch die dargereichte
Kost allmählich verändert werden.

Als Beispiel einer besonderen Kostordnung für Fettleibige im Beginn
einer Entziehungskur möge ungefähr folgendes dienen: *morgens* eine Tasse
Kaffee mit etwas Milch und 50 g Vollkornbrot, *mittags* ein Teller Fleischbrühe,
etwa 120 g mageres Fleisch oder Fisch mit Salat, grünem Gemüse und etwa
25 g Brot. Als Nachtisch 150 g Obst. Als Getränk Wasser oder $1/_4$ Liter leichten Wein. *Nachmittags* eine Tasse Kaffee, höchstens mit etwas (20—30 g)
Brot dazu. *Abends* zwei Eier oder 100—120 g Fleisch mit 30 g Brot, Obst,
Salat, $1/_4$ Liter Wein oder 1—2 Tassen Tee ohne Zucker mit Zitrone. Butter
soll anfangs ganz gemieden, später nur in kleiner Menge erlaubt werden. Eine
derartige Kost ist nun aber nicht bloß einige Wochen, sondern monatelang
und länger fortzusetzen. Dabei ist es durchaus notwendig, *alle 1—2 Wochen
das Körpergewicht zu bestimmen.* Nimmt dieses langsam und gleichmäßig
ab, ohne daß das Allgemeinbefinden dabei eine Störung erleidet, so beweist
dies mehr als alles andere, daß die Diät richtig gewählt ist. Nimmt das Körpergewicht dagegen ohne sonstigen Grund *nicht* ab, so ist zweifellos die Nahrungsmenge noch zu groß und muß weiter vermindert werden. Kann mehr Nahrung
aufgenommen werden, ohne daß das Körpergewicht wieder ansteigt, so ist
dies unbedenklich zu gestatten, insbesondere wenn sich eine bemerkbare Mattigkeit des Körpers einstellt. Doch wird hierbei stets zunächst der Eiweißgehalt der Nahrung zu steigern sein, während die Menge der Kohlenhydrate
und Fette nie zu sehr vermehrt werden darf. Erst wenn das Körpergewicht
so weit herabgesetzt ist, daß es die dem Alter und Geschlecht entsprechende
Durchschnittszahl erreicht hat, kann die „Kur" aufhören und dem Nahrungs-
bedürfnisse wieder ein größerer Spielraum gestattet werden.

Hat man sich die allgemeinen Grundsätze der Ernährungslehre klar gemacht, so wird man hiernach die zahlreichen einzelnen empfohlenen Entfettungskuren leicht richtig beurteilen können. Die vielfach auch zur Entfettung empfohlene KARELLsche Milchkur (s. Bd. I) hat vor allem den Vorzug
großer Einfachheit. Da die Milch 3% Eiweiß, 3,5% Fett und 4,5% Zucker
enthält, so würden die täglichen Nahrungsmengen beim Genuß von 2 Litern
nur 60 g Eiweiß, 70 g Fett und 90 g Zucker betragen, wobei also auch bei
gleichzeitigem Zusatz von Brot oder Zwieback der Kaloriengehalt der
Nahrung immer noch recht gering wäre (1 Liter Milch entspricht etwa
650 Kal.). Eine derartige Milchkur wird aber selten längere Zeit hindurch
vertragen, zumal sie auch häufig hartnäckige Verstopfung macht. — Vielfach empfohlen wird die sog. *Kartoffelkur* von P. ROSENFELD. Sie hat den
Vorzug, daß die Kranken dabei wegen der großen absoluten Mengen der
zugeführten Nahrung das Gefühl der Sättigung (d. h. der Magenfüllung)
haben, während der eigentliche Nährwert der Kartoffeln trotz des hohen
Gehalts an Kohlenhydraten (21%) wegen des niedrigen Fett- (0,1%) und Eiweißgehaltes (1,1—1,5%) gering ist. 1 Kilo gekochte Kartoffeln entspricht etwa 600 für
den Menschen verwertbaren Kalorien. Zweckmäßiger als die „Kartoffelkuren"
erscheinen *Gemüse-* und *Obstkuren*, die mehr Abwechslung im Küchenzettel ge-

statten und leicht zu einer wirksamen Entfettung verwandt werden können. Auch das Einschalten von wöchentlich einem oder zwei *Karelltagen, Obsttagen, Gemüsetagen* oder *Rohkosttagen* in eine längere Zeit durchgeführte fettarme oder Magerkost ist sehr zweckmäßig.

Während das bisher Gesagte sich lediglich auf die Beschränkung der Fettbildung bezieht, kann die Behandlung der Fettleibigkeit sich andererseits auch derjenigen Faktoren bedienen, welche die *Zerstörung* des Fettes im Organismus begünstigen. In erster Linie ist hier die *Muskelarbeit* zu nennen, unter deren Einfluß zweifellos ein gesteigerter Zerfall des Körperfettes stattfinden muß. In richtiger Weise und in vernünftigem Maße angewandt ist daher die Verordnung ausreichender Körperarbeit, wie sie am besten beim *Bergsteigen* ausgeführt wird, ein höchst wertvolles Unterstützungsmittel jeder Entfettungskur, zumal hierbei, wie namentlich OERTEL hervorgehoben hat, durch die Anregung der Herztätigkeit und die Auslösung tiefer Inspirationen gleichzeitig auch eine Kräftigung des Herzmuskels und eine Beförderung des Kreislaufs erzielt wird. Dabei kann selbstverständlich gleichzeitig die Nahrungsmenge gesteigert werden, ohne daß hierdurch die trotzdem noch erfolgende Abgabe von Körperfett verhindert wird. Handelt es sich um Fälle von Fettleibigkeit, wo diese weniger auf überreichlicher Nahrungszufuhr, als vielmehr auf ungenügender Muskelarbeit beruht, so dürfte es überhaupt ratsam sein, auf die Vermehrung der Muskeltätigkeit das meiste Gewicht zu legen. Denn sicher ist es für den Körper vorteilhafter, durch regen Stoffumsatz bei reichlicher Nahrungszufuhr seinen überschüssigen Fettvorrat zu verlieren, als durch eine zu große Beschränkung der Nahrungszufuhr gewissermaßen in einen Hungerzustand versetzt zu werden. Aber hierbei soll es nicht mit einer einmaligen kurzen Gebirgsreise sein Bewenden haben, sondern notwendig ist vor allem ein *andauernder größerer Gebrauch der Muskeln* (Turnen, Spazierengehen, Radfahren u. dgl.). Recht zweckmäßig sind die in verschiedener Form käuflichen Apparate für *Zimmergymnastik* (Turngeräte, Ruderapparate usw.).

Von weit geringerem Einfluß auf die Steigerung der Oxydationsvorgänge als die Muskelarbeit ist der Gebrauch der *Bäder* (kalte Bäder, Solbäder, kohlensäurehaltige Bäder u. a.), deren Nutzen aber immerhin nicht unterschätzt werden darf, zumal auch ihre bekannte anregende Wirkung auf das Nervensystem in Betracht zu ziehen ist.

Großes Gewicht wird auf die „*Entwässerung des Körpers*" gelegt. Obgleich dieser Gesichtspunkt hauptsächlich bei der Behandlung der Kreislaufstörungen (s. Bd. I) in Betracht kommt, indem durch eine Verminderung der Flüssigkeitsmengen im Körper die mechanische Verbesserung der Kreislaufstörungen und venösen Stauungen wesentlich gefördert werden soll, so ist die Verminderung der Wassermengen im Körper doch auch bei den Entfettungskuren nicht außer acht zu lassen. Jedenfalls ist die Hauptursache der raschen Gewichtsabnahme, die man in der Tat bei Fettleibigen infolge der Flüssigkeitsentziehung sieht, nicht im Fettverlust, sondern in der bedeutenden *Abnahme des Wassergehaltes* des Körpers zu suchen. Eine *Einschränkung der Flüssigkeitszufuhr* und auch der *Kochsalzeinnahme* ist daher sehr wichtig. Die Flüssigkeitsmenge ist auf etwa $1\frac{1}{2}$ Liter täglich zu beschränken. An Stelle von Salz ist die Verwendung von *kochsalzfreien Diätsalzen* (*Curtasal* u. a.) zweckmäßig. *Salyrganinjektionen* wenden wir bei Fettleibigen zur Entwässerung nur in großen Abständen, etwa aller 14 Tage, an und nur dann, wenn *intravenöse* Injektionen möglich sind. *Intramuskuläre* Salyrganinjektionen sind bei Fettsucht wegen Nekrosengefahr an den Einstichstellen zu vermeiden.

Die Entfettungskuren durch *Dampfbäder*, *Massagen* oder durch *elektrische Muskelerregungen mit Hilfe des Bergonié-Apparates* unterstützen zu wollen, halten wir für zwecklos.

Wir haben jetzt noch die Versuche zu besprechen, den Stoffwechsel durch die Verabreichung bestimmter *Medikamente* zu beeinflussen. Vor allem ist die Darreichung von *Schilddrüsentabletten* zu nennen, durch die zweifellos zuweilen eine erhebliche Abnahme des Körpergewichtes erzielt werden kann. Die Schilddrüsenbehandlung kommt besonders bei der *konstitutionellen, endogenen* Fettleibigkeit in Betracht. Bei Zuckerkranken und bei dekompensierten Herzkranken sind Schilddrüsenpräparate nicht anzuwenden. Auch bei kompensierten Herzmuskelschädigungen ist große Vorsicht und sorgfältige Überwachung nötig. Zunächst wird täglich 1 Tablette zu 0,1 verordnet. Allmählich steigt man bei Erwachsenen bis auf 3 Tabletten zu 0,3 und setzt die Darreichung 4—6 Wochen lang fort. Tritt keine Störung von seiten des Allgemeinbefindens und des Herzens ein, so kann die Kur nach mehrwöchiger Pause in gleicher Weise wiederholt werden. Die Diät ist gleichzeitig zu regeln. Die Erfolge sind recht gut, namentlich bei der nicht seltenen Vereinigung von Fettleibigkeit mit allgemeiner Nervosität, wobei freilich die Suggestion gewiß auch eine Rolle spielt. Außer den gewöhnlichen Schilddrüsentabletten können andere Schilddrüsenpräparate (*Elithyran, Thyreoglandol, Thyreoglandosan, Thyreoiddispert* u. a.) in ähnlicher Weise verordnet werden. Auch *Thyroxin* in langsam steigender Dosierung bei gleichzeitiger laktovegetabiler Kost kann versucht werden. — Bei *hypophysärer* und *ovarieller* Fettsucht kommt die Darreichung von *Hypophysen-* und *Ovarialpräparaten* in Betracht, wodurch einzelne Erfolge erzielt wurden. Auch *Lipolysinum masculinum* und *femininum*, sowie das *Inkretan*, Kombinationen mehrerer endokriner Organpräparate (Thyreoidea, Hypophyse, Keimdrüsen, Pankreas), können versucht werden.

Man sieht somit, daß uns zur Behandlung der Fettleibigkeit eine Anzahl wirksamer Mittel zu Gebote stehen, deren besondere Anwendung im einzelnen Fall aber nicht nach der Schablone, sondern unter genauer Berücksichtigung der besonderen Verhältnisse geschehen muß. Die Hauptsache freilich ist, daß die Verordnungen des Arztes nicht nur vorgeschrieben, sondern auch — erfüllt werden, und dies ist ein Punkt, an dem der Erfolg mancher Kur scheitert. Denn der Ausführung der vorgeschriebenen Maßnahmen stellen sich nicht nur der Mangel an Willenskraft und Ausdauer bei den Patienten, sondern oft auch die Anforderungen des Berufes und der gesellschaftlichen Stellung entgegen. Daher ist es zuweilen überhaupt unmöglich, die Behandlung unter den gewöhnlichen Verhältnissen durchzuführen, und in dieser Hinsicht verdienen somit die *Sanatorien* und die besonderen *Bäder* und *Kurorte* in der Tat empfohlen zu werden, da die betreffenden Kranken in vielen Fällen hier allein die Ruhe finden und den Entschluß fassen können, die notwendige Änderung ihrer Lebensweise vorzunehmen. Demgemäß beruhen die unbestreitbaren Erfolge von *Karlsbad, Marienbad, Kissingen, Tarasp* und ähnlichen Kurorten bei der Behandlung der Fettleibigkeit gewiß nur zum kleinsten Teil auf der spezifischen Wirkung ihrer Heilquellen, zum größten Teil dagegen auf der Durchführung derselben diätetischen Anordnungen, die oben des näheren auseinandergesetzt worden sind. Doch soll auch den Trinkkuren selbst ihre Bedeutung nicht ganz abgesprochen werden, insofern durch ihre abführende Wirkung eine geringere Resorption der genossenen Nahrung bedingt ist, wodurch freilich auch die Gefahr der Eiweißverarmung des Körpers nahegelegt wird. Hierauf beruht die oft von den Patienten beklagte „schwächende Wirkung" jener Trinkkuren, die nur durch eine genügende Eiweißzufuhr vermieden werden kann. Mit Rücksicht auf das, was oben über die zuweilen vielleicht dienliche „Entwässerung des Körpers" gesagt ist, hat man bei der Verordnung von Brunnenkuren auch auf die Vermeidung einer zu reichlichen Flüssigkeitszufuhr Bedacht zu nehmen.

Fünftes Kapitel.

Kurze Übersicht über einige seltene Störungen des Stoffwechsels.

A. Störungen im Stoffwechsel von Kohlenhydraten.

1. Die Pentosurie.

Durch Zufall entdeckte SALKOWSKI im Jahre 1892, daß es Menschen gibt, deren Harn zwar stark reduziert, aber nicht zur Gärung gebracht werden kann. Es handelt sich um eine *Pentosurie*, d. h. um die Ausscheidung von Pentose ($C_5H_{10}O_5$), einer Zuckerart, die als Polysaccharid (Pentosan) in vielen Gemüsearten, im Gummi, im Agar u. a. vorkommt. Bei der im menschlichen Harn vorkommenden Pentose handelt es sich um die optisch inaktive *Arabinose*. Beim Pentosuriker ist aber die Ausscheidung der Pentose unabhängig von ihrer Zufuhr in der Nahrung, die Pentose wird wahrscheinlich synthetisch im Körper gebildet. Es handelt sich eigentlich um keine Krankheit, sondern nur um eine Stoffwechselstörung, die merkwürdigerweise zuweilen familiär auftritt. Die Menschen mit Pentosurie sind im übrigen vollständig gesund oder haben höchstens über allgemeine neurasthenische Beschwerden zu klagen. Nicht selten werden sie für Diabetiker gehalten, bis die genaue Untersuchung des Harns die wahre Natur des ausgeschiedenen reduzierenden Körpers aufklärt.

2. Die Lävulosurie.

Als *Lävulose* oder *Fruktose* (Fruchtzucker) bezeichnet man diejenige Hexose ($C_6H_{12}O_6$), welche die Polarisationsebene des Lichts im Gegensatz zum Traubenzucker (Dextrose) nach *links* dreht. In bezug auf Gärung und Reduktion verhält sich die Lävulose ebenso wie die Dextrose. Spontane *Lävulosurie* ist eine sehr seltene Stoffwechselstörung. Die betreffenden Menschen leiden an Durst und Polyurie, fühlen sich aber sonst gesund. Bei vollständig kohlenhydratfreier Kost verschwindet die Lävulose aus dem Harn. Wiederholt ist auch die Vereinigung von Lävulosurie mit echtem Diabetes mellitus beobachtet worden. — *Alimentäre Lävulosurie*, d. h. Ausscheidung der Lävulose im Harn nach innerer Darreichung von 100 g Lävulose, gilt nach den Untersuchungen von STRAUSS als Zeichen einer gestörten Leberfunktion.

B. Störungen im intermediären Eiweißstoffwechsel (Aminosäurendiathesen).

Die folgenden Stoffwechselstörungen sind Erkrankungen, bei denen der Körper dauernd oder vorübergehend die Fähigkeit verliert, einzelne Bestandteile (Aminosäuren), in die das Eiweißmolekül im Körper zersetzt wird, weiter aufzuspalten. Es werden dann einzelne Aminosäuren, die normalerweise in ihre Endprodukte abgebaut werden, *unverändert* mit dem Harn ausgeschieden.

1. Die Cystinurie.

Das Cystin ist ein schwefelhaltiger Baustein der Eiweißkörper (*Dithiodiaminodimilchsäure*), der als Abbauprodukt des Eiweißes im *Zellstoffwechsel* (und nicht etwa im Darm) entsteht. Das Cystin wird in der Regel weiter zersetzt und kommt unverändert im normalen Harn nicht vor. In den seltenen Fällen von *Cystinurie* tritt es entweder gelöst auf und ist dann durch Essigsäure fällbar, oder es erscheint als Harnsediment in kennzeichnenden kleinen, sechseckigen, farblosen Tafeln, die sich in Ammoniak lösen. Die Cystinurie kann familiär auftreten. Sie hat in der Regel keine klinische Bedeutung, doch kann es zuweilen zur Bildung kleiner *Cystinsteine* kommen, die alle Zeichen einer Nephrolithiasis machen. Wichtig ist die Tatsache, daß die Cystinuriker nicht nur Cystin, sondern auch andere Aminosäuren (z. B. Leuzin und Tyrosin), die ihnen per os dargereicht werden, nicht oxydieren, sondern unverändert ausscheiden.

2. Die Alkaptonurie.

Im Jahre 1859 machte BOEDEKER die Entdeckung, daß es Menschen gibt, deren Harn beim Stehen an der Luft in kurzer Zeit braun oder schwarz wird. Versetzt man den Harn mit Alkali, so tritt die Dunkelfärbung sofort ein. Nach dieser Eigenschaft des Harns, unter gleichzeitiger Sauerstoffaufnahme Alkali an sich zu reißen, hat man den Namen *Alkaptonurie* (ἅπτειν = ergreifen) gewählt. BAUMANN wies 1891 nach, daß die dunklen Stoffe Abkömmlinge einer besonderen Säure sind, der *Homogentisinsäure* (Hydrochinonessigsäure). Die Homogentisinsäure stammt aus dem Tyrosin und zum

Teil auch aus dem Phenylalanin. Diese beiden Aminosäuren, die aus dem Zerfall des Eiweißes entstehen, werden vom Gesunden weiter zu Harnstoff, Kohlensäure und Wasser

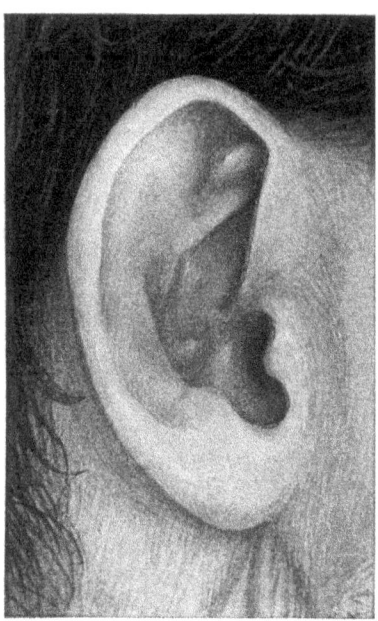

verbrannt, während der Alkaptonuriker sie nur bis zur Homogentisinsäure abbaut und diese dann unverändert ausscheidet. Durch vermehrte Eiweiß-, besonders Kaseinzufuhr steigt auch die Alkaptonurie, ebenso durch Darreichung von Tyrosin. Die Bildung der Homogentisinsäure erfolgt in den Geweben und nicht etwa im Darm.

Die Alkaptonurie tritt nicht selten familiär auf. Eine besondere klinische Bedeutung hat sie in der Regel nicht, da die Betreffenden sich dabei vollständig wohl befinden können. Die Anomalie wird nur durch das Dunkelwerden des Harns entdeckt. Auch die Wäsche bekommt braune Flecke, die durch Seife (Alkali!) nicht ausgewaschen werden können. Der Harn gibt eine positive TROMMERsche Probe, da er alkalische Kupferlösung reduziert, aber eine negative NYLANDERsche Reaktion, zeigt auch natürlich weder Polarisation noch Gärung. Bei Zusatz verdünnter Eisenchloridlösung tritt vorübergehende Blaufärbung ein.

In einer Anzahl von Fällen führt die in Rede stehende Stoffwechselstörung aber doch zu weiteren Erscheinungen. Die Homogentisinsäure wird nämlich von den Knorpeln (und wohl auch von den Bindesubstanzen) aufgenommen und bewirkt hier ebenfalls schließlich Schwarzfärbung (sog. *Ochronose*, die schon VIRCHOW entdeckt hat). Diese Veränderung der Knorpel kann zuweilen

Abb. 63. *Ochronose bei Alkaptonurie.* Pigmentation der Ohrknorpel.

zu ausgesprochenen *chronisch-arthritischen Veränderungen* (*Arthritis alcaptonurica*) führen. Am Lebenden kann man die Knorpelverfärbung besonders deutlich an den Ohrmuscheln bei durchfallendem Licht wahrnehmen (Abb. 63). Auch an der Nase und in den Achselhöhlen ist eine gewisse Dunkelfärbung zuweilen unverkennbar, die Achselhöhlenfärbung ist abhängig von der Dunkelfärbung des Talgdrüsensekrets. Daher sind auch etwaige

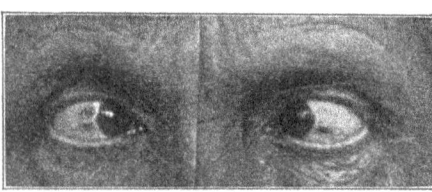

Cerumenpfröpfe bei den Alkaptonurikern schwarz gefärbt. Besonders kennzeichnend sind aber umschriebene dunkle Flecke beiderseits auf der Sklera nach außen von der Hornhaut (s. Abb. 64). Sie sind bereits in vielen Fällen in genau gleicher Weise beschrieben worden. — Alles in allem genommen, scheint eine gewisse Analogie zwischen der Stoffwechselstörung bei der Alkaptonurie und der Gicht unverkennbar zu sein.

Abb. 64. Pigmentflecke in den Skleren bei Alkaptonurie.

Vielleicht spielen ähnliche, aber nicht so leicht erkennbare Stoffwechselstörungen eine Rolle auch bei manchen sonstigen chronisch-deformierenden Gelenkleiden.

Bei der *Behandlung* der Alkaptonurie ist eine an aromatischen Aminosäuren und Kohlenhydraten arme *Gemüse-Fett-Eierkost* zu versuchen. Etwaige Gelenkveränderungen sind in der üblichen Weise (Bäder, Diathermie, Massage, Radium usw.) zu behandeln.

3. Die Hämatoporphyrie.

Einige sehr seltene, aber höchst merkwürdige Krankheitszustände entstehen auf der Grundlage einer konstitutionellen Stoffwechselstörung, die *Porphyrismus* genannt wird. Sie sind zuerst im Jahre 1911 von H. GÜNTHER als besondere klinische Krankheitsbilder beschrieben worden.

Zunächst gibt es eine *konstitutionelle angeborene Hämatoporphyrie*. Die hiermit behafteten Menschen entleeren seit frühester Kindheit stets einen auffallend dunklen, rotbraunen oder fast schwärzlichen Harn, in dem, vor allem spektroskopisch, reichliche Mengen von Porphyrinen nachweisbar sind. Im Kot finden sich ebenfalls Porphyrine, und auch im Gewebe werden solche in ungewöhnlicher Menge gebildete Farbstoffe abgelagert. Die mit dieser Störung behafteten Menschen befinden sich aber im übrigen ganz wohl, haben für gewöhnlich keinerlei Beschwerden und können ein hohes Alter erreichen. Nur in einer Hinsicht bieten sie oft noch eine höchst merkwürdige Eigentümlichkeit dar: Sie sind nämlich auffallend *überempfindlich gegen Licht*. Bei stärkerer Einwirkung von Sonnenlicht, also namentlich im Sommer, treten leicht entzündliche Erscheinungen, Blasenbildung, in manchen Fällen sogar förmliche Geschwürsbildungen an den belichteten Hautstellen (Gesicht, Hände) auf (s. Abb. 65). Die Geschwüre an den Händen und ihre Narben können schließlich zu schweren Verstümmelungen der Finger führen. Lichtschädigungen der Augen können durch sekundäre Entzündung sogar Erblindung verursachen. Diese unter dem Namen des *Hydroa aestivale* bekannte Erscheinung hängt sicher mit einer eigentümlichen „photobiologischen Sensibilisierung" der Haut durch ein Porphyrin zusammen, einem Vorgang, den man auch experimentell nachweisen kann. So werden z. B. rote Blutkörperchen in einer solchen Porphyrinlösung nur bei gleichzeitiger Lichteinwirkung aufgelöst, Infusorien bleiben in der Lösung im Dunkeln wochenlang leben, während sie bei Belichtung rasch absterben; weiße Mäuse, denen kleine Porphyrinmengen injiziert sind, leben im Dunkeln ungestört weiter, während sie bei Tageslicht bald unter eigentümlichen Vergiftungserscheinungen zugrunde gehen.

Eine andere merkwürdige klinische Erscheinungsweise der Hämatoporphyrie ist die *akute idiopathische oder genuine Hämatoporphyrie (Haematoporphyria s. Porphyria acuta)*. Die betreffenden Menschen zeigen bei völligem Wohlbefinden auch eine ständige *leichte* Vermehrung der Hämatoporphyrinausscheidung im Harn und im Stuhl. Von Zeit zu Zeit treten aber *Anfälle von heftigen Schmerzen* im Epigastrium und oberhalb der Symphyse auf, meist ohne bekannte Veranlassung. Mit den Leibschmerzen verbinden sich in der Regel eine starke Verstopfung, Erbrechen und als besonders kennzeichnend die Entleerung eines dunkeln, „portweinfarbigen" Harns, der reichlich Porphyrine enthält. Auch im Kot sind dann große Mengen von diesem Farbstoff nachweisbar. Die Anfälle können mehrere Tage lang dauern. Sie wiederholen sich

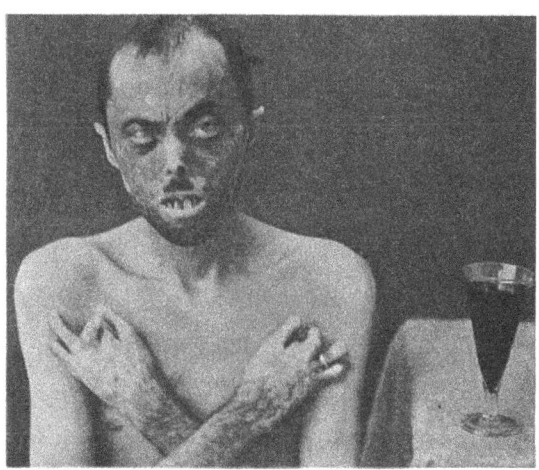

Abb. 65. *Haematoporphyria congenita*. Ausgedehnte Narben, Pigmentierungen und Verstümmlungen nach Geschwürsbildungen an den Händen und im Gesicht, an Nase, Ohren und Augen *als Folge von Lichtsensibilisierung (Hydroa aestivale)*. Das Spitzglas neben dem Kranken enthält eine Probe seines *rotbraunen, fast schwärzlichen Harns*.

öfters in kürzeren und längeren Pausen. Die Ursache der Schmerzen ist wahrscheinlich in krampfhaften Zuständen des Darms zu suchen. Nach dem Aufhören der Schmerzen tritt wieder fast völliges Wohlbefinden ein. Nur eine gewisse nervöse Reizbarkeit und außerdem zuweilen auch eine Neigung zu stärkerer Hautpigmentierung sind andauernd vorhanden. Die Erscheinungen der Lichtsensibilisierung sind bei der akuten Hämatoporphyrie nicht nachweisbar. Nach dem Aufhören des Anfalls nehmen Harn und Stuhl wieder ihre gewöhnliche Beschaffenheit an.

Die Anfälle werden anfangs nicht selten falsch gedeutet, für Kardialgien, Cholelithiasis u. dgl. gehalten. Ein in der Leipziger Klinik beobachteter Fall wurde mit der Diagnose Ileus eingeliefert, ein anderer mit der Diagnose Cholelithiasis. Wie gesagt, gehen die Erscheinungen in der Regel wieder zurück. Aber zuweilen schließt sich an den Anfall ganz unerwartet ein *schweres nervöses Krankheitsbild* an, das an die *aufsteigende* LANDRYsche *Paralyse* (s. d.) erinnert und in wenigen Tagen tödlich enden kann. In anderen Fällen treten die Zeichen einer *Polyneuritis* auf, die sich mit abwechselnden Besserungen und Verschlimmerungen über Monate erstrecken. Die spärlichen Sektionen haben bisher keine deutlich nachweisbaren Veränderungen im Nervensystem ergeben.

Ein weiteres Vorkommen der Hämatoporphyrie, und zwar ihrer akuten, anfallsweise auftretenden Form, hat man bei chronischer *Sulfonal-* und *Trionalvergiftung* infolge eines anhaltenden Mißbrauchs dieser Schlafmittel beobachtet.

Aus dem Gesagten ergibt sich die *Prognose* der Hämatoporphyrie. Die *Behandlung* kann einstweilen nur symptomatisch sein, so lange man nicht näher in die eigentliche Natur dieser rätselhaften Stoffwechselstörung eingedrungen ist.

NÄHRSCHÄDENKRANKHEITEN (AVITAMINOSEN) UND VERWANDTE KRANKHEITSZUSTÄNDE.

In den folgenden Kapiteln wird eine Darstellung derjenigen Krankheitszustände gegeben, die durch eine *fehlerhafte Ernährung*, durch *Nährschäden*, und zwar durch den *Mangel an Vitaminen* hervorgerufen werden, und die man deshalb unter dem Namen *Avitaminosen* zusammenfaßt. Man rechnet zu ihnen nicht nur den *Skorbut*, die *Möller-Barlowsche Krankheit* und die *Beriberi*, die allgemein als Avitaminosen anerkannt sind, sondern reiht auch Krankheitszustände in diese Gruppe ein, deren Ätiolgie noch nicht völlig geklärt ist, bei denen jedoch nahe Beziehungen zu den Vitaminen bestehen (*Pellagra, Spru, Ödemkrankheit*). Auch die *Rachitis* und die *Osteomalazie*, die viele Forscher für Vitaminmangelkrankheiten halten, sollen in dieser Gruppe von Krankheiten besprochen werden.

Erstes Kapitel.

Vorbemerkungen zur Lehre von den Vitaminen.

Erst seit etwa zwei Jahrzehnten ist es bekannt, daß mit der Nahrung neben den Nährstoffen noch gewisse „*Ergänzungsstoffe*" (H. Schaumann) unbedingt zugeführt werden müssen, um das Leben zu erhalten. Die hohe Bedeutung dieser von Casimir Funk (1912) „*Vitamine*" und von Ragnar Berg „*Komplettine*" genannten Stoffe für Wachstum, Erhaltung und Fortpflanzung wurde in der Folgezeit immer mehr erkannt. Vor allem brachten die letzten Jahre auf dem Gebiete der Vitaminforschung wesentliche Fortschritte.

Es gelang neuerdings, einige *Vitamine*, von denen es mehrere gibt, die sich gegenseitig nicht ersetzen können, in chemisch reiner oder fast reiner Form darzustellen. Im allgemeinen gelingt der Nachweis der Vitamine nur durch langwierige Tierversuche, und zwar durch das Studium der durch ihren Mangel hervorgerufenen Ausfallserscheinungen. Zur regelrechten Aufrechterhaltung seiner Funktion benötigt der Organismus nur außerordentlich kleine Mengen der Vitamine. Fehlen diese in der Nahrung, oder sind sie nur in ungenügender Menge vorhanden, so entstehen bei Tier und Mensch schwere Krankheitserscheinungen, die als *Mangelkrankheiten* oder als *Avitaminosen* bezeichnet werden.

Zur Unterscheidung der Vitamine haben amerikanische Forscher die Buchstaben A, B, C usw. gewählt. Anerkannt sind zur Zeit die folgenden fünf Vitamine:

1. das antixerophthalmische Vitamin A,
2. das antineuritische und antidermatitische Vitamin B,
3. das antiskorbutische Vitamin C,
4. das antirachitische Vitamin D,
5. das Fortpflanzungs-Vitamin E.

Im folgenden sei das zum Verständnis Wichtigste von unseren gegenwärtigen Kenntnissen der einzelnen Vitamine zusammengestellt. Ausführliches ist in den Werken von STEPP und GYÖRGY, von RAGNAR BERG und von CASIMIR FUNK nachzulesen[1]).

1. Das Vitamin A.

W. STEPP fand 1909 bei tierexperimentellen Versuchen als erster, daß zum Wachstum und zur Aufrechterhaltung des Lebens neben den Hauptnährstoffen noch gewisse fettähnliche Substanzen notwendig sind. Aus diesen ersten Grundlagen hat sich nach zahllosen Tierversuchen, vor allem amerikanischer Forscher, die Lehre von den *fettlöslichen Vitaminen* entwickelt, deren Ausschaltung kennzeichnende Ausfallserscheinungen 1. *Wachstumsstillstand und Körpergewichtsabnahme*, 2. *Keratomalazie* und 3. *Rachitis* zur Folge habe. Ursprünglich wurden alle fettlöslichen Faktoren mit dem gemeinsamen Namen *Vitamin A* bezeichnet. Heute gilt als *Vitamin A* der Stoff, welcher wachstumsfördernd ist und das Auftreten von Keratomalazie verhütet. Der antirachitische Faktor ist als selbständiger Körper abgetrennt und *Vitamin D* genannt worden. Er wird als Vitamin D gesondert besprochen werden.

Vitamin A ist ein lipoid- und fettlöslicher Körper. Er findet sich im unverseifbaren Anteil der Fette, ist stickstofffrei und wird im Gegensatz zu Vitamin D durch Bestrahlung nicht erzeugt. Das Vitamin A ist relativ hitzebeständig und wird z. B. durch kurzes Aufkochen nicht zerstört. Durch Oxydation wird es unwirksam. Alkalien gegenüber ist es unempfindlich. Daß das künstlich dargestellte *Biosterin* (TAKAHASHI) ein annähernd reines Vitamin A ist, hat sich nicht bestätigt. Nahe Beziehungen bestehen jedoch zwischen dem Vitamin A und dem *Karotin*, jenem im Pflanzenreich weit verbreitetem gelbrotem Farbstoff, an dem besonders *Mohrrüben* und *Tomaten* reich sind. MOORE wies zuerst nach, daß das aus der pflanzlichen Nahrung stammende Karotin in der Leber in das eigentliche Vitamin A verwandelt wird. *Karotin ist das Provitamin zum Vitamin A.* Chemisch steht das Vitamin A dem *Karotin*, das leicht rein darzustellen ist, nahe. Es handelt sich um einen *kompliziert gebauten, stark ungesättigten Alkohol*. Man wählte das gut bekannte Karotin als internationales Maß für Vitamin A. Eine Vitamin A-Einheit ist 1 γ reines Karotin.

Das Vitamin A ist in *tierischen* Nahrungsmitteln, das Provitamin A vorwiegend in *pflanzlichen* Stoffen enthalten. Das Vitamin A ist in *tierischen Fetten*, in *Milch, Butter, Eigelb*, aber auch in den *inneren Organen*, besonders in der *Leber* und vor allem im *Lebertran* reichlich vorhanden. *Depotfette (Schweineschmalz)* und *Pflanzenfette (ölhaltige Samen* und *Getreidekörner*, daher auch *Kunstfette* und *Öle*, insbesondere *Margarine*) sind frei von Vitamin A. Das Provitamin A (Karotin) ist in *grünen Pflanzen*, besonders in *Klee, Kohl, Salat, Spinat* enthalten. Mit dem *Grünfutter* geht es in den Tierkörper und in die tierischen Stoffe über. So hängt der Kuhmilchvitamingehalt vom dem Reichtum des Futters an Vitamin A ab. Reichliche Mengen Vitamin A beherbergen vor allem *Mohrrüben, Tomaten* und *Pfifferlinge*, während sich in anderen *Wurzeln* und *Früchten* nur geringe Mengen finden.

Der Mangel des vom antirachitischen Vitamin D getrennten Vitamins A führt bei jungen Tieren einerseits zu *Wachstumsstillstand und Körpergewichtsabnahme*, zum „*nutritive collapse*" bis zum Tode und andererseits zu kennzeichnenden *Augenerkrankungen*. Diese bestehen vor allem in Versiegen der Tränensekretion, Austrocknungserscheinungen an den Bindehäuten, Erweichung und Geschwüren der Hornhaut, die später zu Augenverlust führen. Die Leipziger Forscher FREISE, A. FRANK und GOLDSCHMIDT erkannten als erste, daß es sich dabei um typische *Keratomalazie* (*Xerophthalmie, Xerosis conjunctivae*) handelt. In Tierexperimenten tritt die Augenerkrankung bei Fehlen des Vitamins A fast mit Sicherheit auf. Beim Menschen wird die Krankheit vor allem bei *Säuglingen mit Vitamin-A-Unterernährung* (einseitige Ernährung, Mehlnährschäden, geringer Vitamingehalt der Milch) beobachtet. Eine ganze Reihe von begünstigenden Bedingungen (Gehalt der Nahrung an anderen Vitaminen und an Salz, innersekretorische Vorgänge u. a.) sind für die Entstehung der Krankheit maßgebend. Wichtig ist, daß die Zahl der Keratomalaziefälle in Dänemark während der Kriegszeit mit zunehmender Butterausfuhr und dem dadurch sinkenden Butterverbrauch anstieg. Als die Bevölkerung dieser Länder infolge Verbots der Butterausfuhr dann nicht mehr für sich selbst nur Magermilch, Buttermilch und Margarine verwandte, ging die Zahl der Erkrankungen beträchtlich zurück. Durch Zufütterung von *Lebertran* und *frischer Butter*, die an Vitamin A sehr reich sind, kann die Erkrankung leicht geheilt werden.

---

[1]) C. FUNK, Die Vitamine. 3. Aufl. München 1924. Verlag J. F. Bergmann, München. — R. BERG, Die Vitamine. 2. Aufl. Leipzig 1927. Verlag S. Hirzel, Leipzig. — W. STEPP und P. GYÖRGY, Avitaminosen und verwandte Krankheitszustände. Berlin 1927. Verlag J. Springer, Berlin.

Auch die *Hemeralopie* (*Nachtblindheit*) ist als eine Vitamin-A-Mangelkrankheit anzusehen, und zwar soll sie dadurch hervorgerufen werden, daß bei Fehlen von Vitamin A die Regeneration des Sehpurpurs nicht regelrecht vor sich geht.

Weiterhin soll bei Vitamin A-Mangel die *Blutbildung* gestört sein, so daß Vitamin A-Avitaminosen stets mit Anämie einhergehen.

Vitamin A-Mangel soll ferner zu *Schädigungen der Epitheldecke der Schleimhäute* und zur *Verminderung der Widerstandsfähigkeit gegen Bakterien* führen. *Steinbildung in Harn- und Gallenwegen* soll nach Tierversuchen eine weitere Folge sein. Infolge der wichtigen Rolle, die das Vitamin A *bei der Verhütung von Infektionen* spielt, wird es von manchen Verfassern „*antiinfektiöses*" Vitamin genannt.

2. Das Vitamin B.

Der früher als Vitamin B bezeichnete Stoff ist nicht einheitlich. Er ist aus wahrscheinlich sechs verschiedenen Faktoren (B_1—B_6) zusammengesetzt. Klinische Bedeutung haben jetzt nur das *antineuritische Vitamin* B_1 und das *antidermatitische Vitamin* B_2.

Das antineuritische (Anti-Beriberi) Vitamin B₁.

Das Vitamin B_1 ist ein Stoff, dessen Fehlen in der Nahrung *Nervenstörungen* und *Degenerationserscheinungen der Nerven* bedingt, und der bei der Ätiologie der menschlichen *Beriberi* (*Polyneuritis endemica*) eine wesentliche Rolle spielt. Bereits 1897 konnte der holländische Arzt EIJKMAN bei Hühnern durch einseitige Fütterung mit *enthülstem, poliertem Reis* eine ähnliche Krankheit (*Polyneuritis gallinarum*) hervorrufen. Später fand man, daß auch *geschälte Gerste, geschälter Weizen* und alle aus *reinstem Mehl bereiteten Brote, Graupen* u. a. krankheitserzeugend wirkten. Wie bei diesen Nahrungsmitteln auf *mechanischem Wege*, können andere durch Einwirkung von *Wärme*, von *chemischen Mitteln* oder durch *langes Lagern* des lebenswichtigen Stoffes beraubt werden. Fügt man dem geschälten Reis, dessen Genuß Krankheitserscheinungen zur Folge hatte, wieder *Reiskleie* zu, so wird die Krankheit in kurzer Zeit geheilt. Ebenso beseitigen *Vollreis, frische Erbsen, Bohnen* u. a. die Lähmungen, wirken antineuritisch und heilend. Das Vitamin B_1 ist stickstoffhaltig, in Wasser und Olivenöl leicht löslich, unlöslich in absolutem Alkohol und Äther. Es ist dialysabel, beständig gegen schwache Säuren, empfindlich gegen Alkalien und auch gegen höhere Temperatur und Lagerung. WINDAUS gelang es, das Vitamin B_1 aus *Hefe* und aus *Reiskleie* rein darzustellen. Es ist eine stickstoffhaltige *Base*, die mit Säuren Salze bildet, und hat die Zusammensetzung $C_{12}H_{17}N_3OS$. Das von ODAKAKE gewonnene kristallisierte *Oryzanin* ist wohl derselbe Stoff.

Das antineuritische Vitamin B_1 findet sich am reichlichsten in der *Bierhefe*, ferner in den *äußeren Hüllen* (*Kleie*) und vor allem im *Keimling* der *Körnerfrüchte* (*Reis, Mais, Weizen, Hafer, Gerste*), in großer Menge in den *Hülsenfrüchten* (*Bohnen, Erbsen, Linsen*), in vielen *grünen Pflanzen* (z. B. *Spinat, Kohl, Klee*), in *Rüben* (besonders *Mohrrüben*), in *Kartoffeln* und in vielen *Früchten* (*Tomaten, Apfelsinen, Zitronen, Pflaumen, Trauben*). Vitamin B_1 ist ferner vorhanden in *Kuhmilch*, im *Eigelb* und in den *inneren Organen*, dagegen nicht im *Muskelfleisch*. *Mehle*, mit Ausnahme des *Roggenmehls*, und *Lebertran* sind frei von Vitamin B_1.

Mangel an Vitamin B_1 äußert sich in *Abmagerung* und in *Allgemeinerscheinungen*. Es treten ferner *nervöse Störungen* und *Lähmungen* ein, die auf schweren Schädigungen von Nerven- und Muskelgewebe beruhen. In unseren Gegenden kommen Mangelkrankheiten infolge ungenügender Zufuhr an Vitamin B_1 nicht vor, da unsere Hauptnahrungsmittel genügende Mengen davon enthalten. Zweifellos spielt der als Vitamin B_1 bezeichnete Stoff eine große Rolle in der Ätiologie der *Beriberi*. Aber wir werden unten bei der Besprechung dieser Krankheit sehen, daß auch die Beriberi keine reine Avitaminose ist, sondern daß bei der Entstehung dieser Krankheit daneben noch andere, bisher unbekannte Ursachen, ob prädisponierend oder auslösend bleibt dahingestellt, in Betracht zu ziehen sind.

Das antidermatitische (Anti-Pellagra) Vitamin B₂.

Vitamin B_2-Mangel soll *Pellagra* zur Folge haben. Diese Krankheit tritt in Ländern auf, wo der an Vitamin B_2 sehr arme *Mais* die Hauptnahrung bildet. Wird Ratten, Hunden oder Affen eine von Vitamin B_2 freie Nahrung verfüttert, so entsteht bei ihnen eine Krankheit, die große Ähnlichkeit mit der Pellagra hat (*Dermatitis, Haarverlust, Wachstumsstörungen, Katarakt*).

Vitamin B_1 und B_2 finden sich gemeinsam in den gleichen Nahrungsmitteln (s. o.). Einige enthalten jedoch nur B_1, z. B. *Tomaten*, andere nur B_2, z. B. *Eiereiweiß*. Aus *Hefe* gelang es Präparate herzustellen, die jeweils nur den einen dieser beiden Stoffe enthielten. B_2 ist hitzebeständig. Im Autoklaven erhitzte Hefe enthält noch den Pellagraschutzstoff B_2, aber nicht mehr das antineuritische Vitamin B_1. Das Vitamin B_2 ist wahrscheinlich ein gegen Hitze, Alkalien und Säuren sehr widerstandsfähiger *neutraler* Stoff. Besonders reich an B$_2$ sind *Hefe, frisches Muskelfleisch, Rinderleber* und *frische Vollmilch.*

Die Vitamine B$_3$—B$_6$.

Über die ebenfalls aus der Hefe gewonnenen Vitamine B$_3$—B$_6$ sind die Ansichten noch widersprechend. Es soll sich um wasserlösliche „*Wachstumsstoffe*" handeln. Weitere Forschungen müssen hier erst Klärung bringen.

3. Das Vitamin C.

Die Kenntnis eines Skorbut verhütenden Vitamins ist auf die Untersuchungen der nordischen Forscher AXEL HOLST und FRÖLICH zurückzuführen, denen es 1907 gelang, durch einseitige Ernährung ein skorbutähnliches Krankheitsbild künstlich bei Meerschweinchen hervorzurufen. Verfütterten sie später frisches grünes Gemüse und Obst, so verschwanden die Krankheitserscheinungen, oder der Zusatz dieser Nahrungsmittel verhinderte deren Ausbruch. DRUMMOND bezeichnete diesen skorbutverhütenden Stoff als *Vitamin C.*

Einige chemische Eigenschaften dieses Körpers sind folgende: Es ist löslich in Wasser und durch Alkohol extrahierbar. Durch Alkalien wird er zerstört, in saurer Umgebung bleibt er erhalten. Auch gegen Luftsauerstoff ist Vitamin C sehr empfindlich. Durch Trocknen, Erhitzen und Lagern wird es unwirksam. SZENT-GYÖRGYI isolierte aus *Nebennierenrinde,* sowie aus *Apfelsinen* und aus *Kohlblättern* ein antiskorbutisches Vitamin, eine *Hexuronsäure* C$_6$H$_8$O$_6$, in reinem kristallinischem Zustand, dem er den Namen *Ascorbinsäure* gab. Durch tägliche Gabe von $^1/_2$—1 mg Ascorbinsäure (aus Nebenniere) in kristallisierter Form gelang es, Meerschweinchenskorbut zu heilen und Meerschweinchen gegen Skorbut zu schützen.

Vitamin C ist ein Bestandteil aller *grünen Pflanzen,* vor allem ist es in *frischen Gemüsen* (*Spinat, Weißkohl, Knoblauch, Kopfsalat, Löwenzahn*) und in *frischen Früchten* und *Fruchtsäften* (*Apfelsinen, Orangen, Zitronen, Tomaten*) vorhanden. Es findet sich ferner in *Zwiebeln, Kartoffeln, Rüben* und *Radieschen.* Im *keimenden Samen* wird Vitamin C in großer Menge gebildet, während der *ruhende Samen* (z. B. *Erbsen, Bohnen*) davon frei ist. In *Pilzen* ist kein Vitamin C enthalten, es fehlt in *Eiern* und auch in den oft als Vitaminnahrung angepriesenen *Bananen.* Längeres *Lagern,* ferner *Trocknen* und *Konservieren,* zum Teil auch *Kochen* zerstört die antiskorbutische Wirkung. *Dörrgemüse, Konserven, Sauerkohl, Kompotte* und *gekochte Gemüse* enthalten daher kein Vitamin C. In die *Milch* geht es nur in geringen Mengen über. Durch wiederholtes *Aufwärmen, Kochen, Eindampfen, Pasteurisieren* und *Sterilisieren* der Milch wird der Skorbutschutzstoff zerstört.

Ratten, Kaninchen und *Mäuse* sind immun gegen Mangel an Vitamin C. *Mensch, Affe* und *Meerschweinchen* sind dagegen sehr empfindlich. Durch den Mangel an Vitamin C in den Nahrungsmitteln entsteht der *Skorbut der Erwachsenen.* Auch die *Möller-Barlowsche Krankheit,* der *Skorbut der Säuglinge und Kinder,* ist eine Vitamin-C-Avitaminose.

4. Das Vitamin D.

Das antirachitische Vitamin D ist, wie wir oben sahen, von dem ursprünglichen Vitamin A als selbständiger Körper abgetrennt worden. Es kommt besonders reichlich im *Lebertran* und im *Eigelb* vor, während es in *Milch* und *Butter,* die reichlich Vitamin A enthalten, ganz oder fast ganz fehlt.

Der Engländer E. MELLANBY hatte 1918 als erster bei vitaminarm ernährten Hunden eine rachitisähnliche Krankheit beobachtet. Die Untersuchungen Mc COLLUMS und anderer amerikanischer Forscher hatten dann zur Annahme eines besonderen *antirachitischen* Vitamins geführt. Dabei war aufgefallen, daß Tiere, die dem *Sonnenlicht* ausgesetzt worden waren, auch bei Mangel an antirachitischem Vitamin nicht erkrankten. Weitere Untersuchungen ergaben, daß auch die *Bestrahlung von Nahrungsmitteln* vermag, diesen antirachitische Wirksamkeit zu verleihen. Tiere, die im Dunkeln gehalten wurden und *mit Sonnenlicht bestrahlte* Vitamin-D-freie Nahrung erhielten, gediehen ebenso wie solche, die eine an diesem Vitamin reiche Kost bekamen (A. F. HESS 1924). Weiterhin gelang es, die antirachitischen Faktoren in den verschiedensten, vor der Krankheit nicht schützenden Nahrungsmitteln (*Leinsamenöl, Wollfett, Weizenkeimlingen, Milch* u. a.) durch *Bestrahlung mit künstlichem ultraviolettem Licht* wirksam zu machen. A. F. HESS (New York) und ROSENHEIM (London) nahmen zunächst (1925) an, daß alle *Sterine,* das *Cholesterin* in tierischer und das *Phytosterin* in pflanzlicher Nahrung, die chemischen Substanzen seien, welche durch Sonnenlicht aktiviert würden und antirachitische Eigenschaften annähmen. Weitere Aufklärung brachten 1926 die Forschungen von WINDAUS (Göttingen). Nach ihm enthalten alle Nahrungsstoffe, die durch Bestrahlen antirachi-

tische Eigenschaften gewinnen, als Vorstufe der antirachitischen Substanz, als Provitamin D, das *Ergosterin*. Dieses findet sich fast stets als geringe Beimengung im Cholesterin und kommt auch als pflanzliches Sterin z. B. in Pilzen und in der Hefe vor. Durch
Bestrahlen mit einer Wellenlänge von 290—300 $\mu\mu$ geht das inaktive Provitamin Ergosterin in das aktive Vitamin D über. WINDAUS u. a. ist es gelungen, das Vitamin D rein
darzustellen. Das reine Vitamin D kristallisiert in Büscheln farbloser Nadeln vom Schmelz
punkt 114—115°. Es ist dem Ergosterin isomer und entspricht der Formel $C_{28}H_{44}O$.
Mit $^1/_{500}$ mg *bestrahlten* Ergosterins, auch noch mit $^1/_{1000}$ mg erzielte man bei rachitischen Ratten sichere Heilwirkungen (WINDAUS, HOLTZ). *Bestrahltes* Ergosterin, in täglichen Gaben von 1—4 mg in Olivenöl gelöst, vermag nach GYÖRGY u. a. (1927) auch bei
Kindern die *Rachitis* zur völligen klinischen Heilung zu bringen und soll ferner bei der
Osteomalazie einen raschen Rückgang der Beschwerden bewirken.

Vollkommen geklärt ist die Rolle des Vitamin D bei der *Rachitis* und bei der wesens-
gleichen *Osteomalazie* durch diese außerordentlich wichtigen Untersuchungen und Erfahrungen noch nicht. Wir werden bei der Besprechung dieser beiden Krankheiten
sehen, daß eine ganze Reihe von Bedingungen zusammenwirken muß, um das Knochenwachstum in der typischen Weise zu stören.

In sehr hohen Gaben wirkt bestrahltes Ergosterin oder das chemisch reine Vitamin D
toxisch. Bei der Ratte stellen sich nach übermäßiger Zufuhr Freßunlust, Gewichtsver-
lust, Haarveränderungen, Durchfälle und vor allem Verkalkungen an den Gefäßen, die
denen bei der Arteriosklerose ähneln, ein. Beim Menschen sind die Erscheinungen einer
solchen *Hypervitaminose D* noch nicht sicher beobachtet worden.

5. Das Vitamin E.

Im Verlauf der zahlreichen Vitaminstudien an Ratten war beobachtet worden, daß
bei genügender Anwesenheit aller bekannten Nährstoffe und auch der Vitamine A, B, C und D
die Ratten zwar gediehen und sich regelrecht fortpflanzten, daß aber die zweite und dritte
Generation bei Fortsetzung dieser „vollkommenen" Nahrung *unfruchtbar* blieb. Bei
den Männchen waren die Keimzellen degeneriert, bei den Weibchen starben die Embryonen
während der Gravidität ab (EVANS 1925). Durch Zufuhr bestimmter Nahrungsmittel
ließen sich diese Erscheinungen beseitigen.

Die meisten Forscher nehmen an, daß es sich bei diesen Erscheinungen um Wirkungen
eines für das Bestehen einer ungestörten Funktion der Zeugungsorgane unentbehrlichen
Vitamins handelt, das *Fortpflanzungsvitamin* oder *Vitamin E* genannt wird. Wahrscheinlich ist das Vitamin E ein aus einem *Antisterilitätsfaktor* und einem *Laktations-
faktor* bestehender Komplex.

Von seinen chemischen Eigenschaften ist wenig bekannt. Das fettlösliche Vitamin E
ist stickstofffrei. Im Gegensatz zu anderen Vitaminen ist es gegen Hitze, Licht und
Sauerstoff nicht empfindlich. Auch von Säuren und Laugen wird es nicht angegriffen.

Vitamin E ist in fast allen *grünen Gemüsen* vorhanden, und vor allem auch in jenen
Nahrungsmitteln, die arm an anderen Vitaminen sind, im *Mais, Hanfsamen, poliertem
Reis, Bohnenmehl* u. a. Am reichlichsten ist es in *Weizenkeimen* enthalten. *Lebertran,
Speck* und auch *Hefe* sind frei von Vitamin E.

Vitamin E kann, wie viele Vitamine, im Körper *gespeichert* werden und vermag die
nächste Generation zu schützen. Es findet sich daher auch in der *Milch*.

Mangelkrankheiten infolge Mangels an Vitamin E kommen beim Menschen wohl nicht
vor, da sich das Vitamin E in den üblichen Nahrungsmitteln in genügender Menge findet.

Zweites Kapitel.

Der Skorbut.

(*Scharbock*.)

Beim Skorbut handelt es sich um eine *„hämorrhagische Diathese"*, d. h.
es besteht die Neigung zum Auftreten spontaner Blutungen, und zwar *infolge
Mangels oder ungenügender Zufuhr frischer vegetabilischer Nahrung*. Neben den
Blutungen, die sich in der *äußeren Haut* und gelegentlich auch in den *Schleimhäuten* und den *inneren Organen* zeigen, ist für den Skorbut eine eigenartige *Erkrankung der Mundschleimhaut*, insbesondere des *Zahnfleisches* kennzeichnend.

Der Skorbut tritt in *sporadischer* Weise, viel häufiger aber in *epidemischer*
und *endemischer* Ausbreitung auf. Namentlich in früheren Zeiten, als die

äußeren hygienischen Verhältnisse bei der Ansammlung größerer Menschenmassen wenig beachtet wurden, kamen sehr ausgebreitete und gefährliche Skorbutepidemien vor, wie aus zahlreichen Berichten über das Auftreten der Krankheit in Armeen, in belagerten Städten, ganz vorzugsweise aber auf Schiffen hervorgeht. Der „*Seeskorbut*" war und ist unter Umständen noch jetzt eine gefürchtete Krankheit, der früher oft ganze Schiffsmannschaften zum Opfer gefallen sind. In der Gegenwart kommen in Friedenszeiten Skorbutepidemien erheblich seltener und auch nicht mehr in großer Ausdehnung vor, am häufigsten in Strafanstalten und Gefängnissen, in Kasernen u. dgl. Nur in Nordrußland, in den Polargebieten und in einzelnen tropischen Gegenden ist noch jetzt der Skorbut *endemisch* verbreitet. Während des Weltkrieges sind namentlich in den späteren Monaten des Winters verschiedentlich größere oder kleinere Skorbutepidemien nicht nur beim deutschen Feldheer (Rußland, Rumänien, östliches Österreich, Balkan, Türkei), sondern auch auf Seite der Entente (Mesopotamien, Nordrußland u. a.) beobachtet worden.

Ätiologie. Die eigentliche Ursache des Skorbuts sucht man seit langer Zeit in gewissen *Mängeln der Ernährung*. Man glaubte zunächst, daß entweder eine *schlechte, verdorbene, nicht ausreichende Nahrung* oder das *einseitige Vorwiegen gewisser Nahrungsmittel*, so namentlich des als Schiffskost viel gebrauchten *Salzfleisches* (Pökelfleisches) die Krankheit hervorrufe. Später erkannte man, daß der *Mangel an Pflanzenkost*, namentlich an *frischer* vegetabilischer Nahrung die Ursache des oft verhängnisvollen Leidens ist. Jetzt kann als feststehend gelten, daß der Skorbut eine *Avitaminose* ist, eine Krankheit, die nur entsteht, wenn in der aufgenommenen Nahrung lange Zeit ein bestimmter lebenswichtiger Stoff, das *Vitamin C*, gefehlt hat. Dieses Vitamin ist, wie wir oben S. 347 gesehen haben, in allen frischen grünen Gemüsen, in Kartoffeln und frischen Früchten enthalten. *Tierexperimente* haben gezeigt, daß man durch entsprechende Fütterung bei Meerschweinchen ein skorbutähnliches Krankheitsbild hervorrufen kann. Gibt man diesen Tieren später eine Vitamin-C-reiche Kost, so verschwinden alle Krankheitserscheinungen. Wir wissen jedoch nicht, in welcher Weise das Fehlen des Vitamins C auf die Stoffwechselvorgänge einwirkt, und wie es die Veränderungen hervorruft, die zu dem als Skorbut bezeichneten Krankheitszustand führen.

Unterernährung ist für die Entstehung des Skorbuts nicht von entscheidender Bedeutung. Schon eine geringe Zufuhr von frischen Kartoffeln, Rüben oder anderen Vegetabilien wirkt krankheitsverhütend. Einzelne Fälle können durch die Nichtbeachtung vernünftiger Ernährung oder durch besondere Ernährungsgewohnheiten bei einzeln lebenden Männern oder alleinstehenden Frauen erklärt werden. 4—8 Monate muß man dem Mangel an frischer Pflanzenkost ausgesetzt sein, ehe die ersten Krankheitserscheinungen auftreten. *Allgemeine Unterernährung* scheint ebenso wie *häufige Infektionen* die Entwicklung der Krankheit zu begünstigen. Als sonstige prädisponierende, aber nicht entscheidende Einflüsse sind noch zu nennen: *ungünstige, feuchte Wohnräume*, ferner *Temperatureinflüsse* (Kälte, Nässe, andererseits auch anhaltende Hitze), übermäßige *körperliche Arbeit* u. dgl. Schwächliche Menschen werden anscheinend häufiger befallen als kräftige. *Geschlecht* und *Alter* haben auf die Skorbuterkrankungen keinen wesentlichen Einfluß. Der *Skorbut im Säuglings- und Kindesalter* wird im Anhang zu diesem Kapitel besonders besprochen werden.

Symptome und Krankheitsverlauf. Der Skorbut beginnt meist nicht plötzlich, sondern allmählich *mit gewissen allgemeinen Krankheitssymptomen*. Diese bestehen vorzugsweise in einer allgemeinen *Mattigkeit* und *Schwäche*, in einem

Gefühl von *Druck* und *Beklemmung* auf der Brust und in *Herzklopfen.* Zu diesen Erscheinungen gesellen sich *rheumatische, ziehende Schmerzen* im Kreuz und in den Gliedmaßen, besonders in den Beinen. Namentlich auffallende *Schmerzen in den Schienbeinen* sind ein kennzeichnendes Anfangssymptom. Auch über leichte Sehstörungen, vor allem über *Hemeralopie* (*Nachtblindheit*), wird nicht selten geklagt. Die Kranken werden in allen schweren Fällen bettlägerig, sind gegen Kälte sehr empfindlich und leiden oft an einer auffallenden Schläfrigkeit und geistigen Apathie.

Nachdem diese Anfangssymptome einige Tage oder sogar noch länger gedauert haben (*Stadium der Latenz*), entwickeln sich gewisse andere Krankheitserscheinungen, die für den Skorbut vorzugsweise kennzeichnend sind und die richtige Erkenntnis des Zustandes leicht ermöglichen (*manifestes Stadium*).

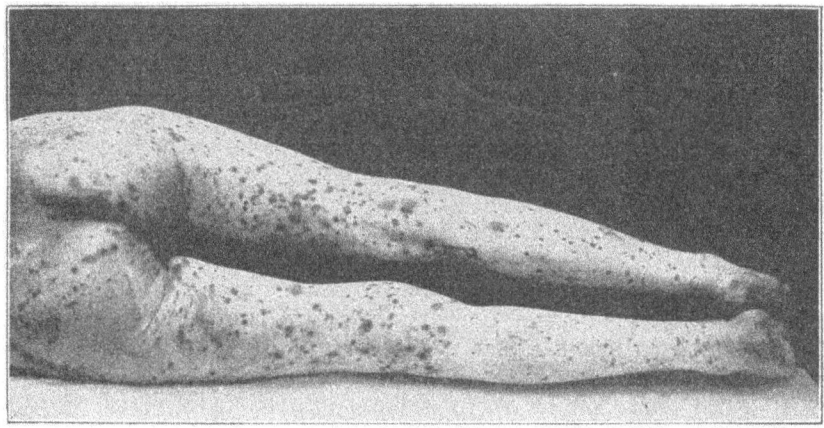

Abb. 66. Hautblutungen bei Skorbut.

Zunächst gehört hierher das Auftreten *spontaner Hämorrhagien*, hauptsächlich an den *unteren Gliedmaßen* (Abb. 66 u. 67). Ein Teil der Blutungen sitzt *in der Haut* und verursacht hier zahlreiche kleinere und größere, etwas erhabene *dunkelrote Flecke*, die mit besonderer Vorliebe *um die Haarfollikel* herum ihren Sitz haben. Außerdem, und dies ist eine besondere Eigentümlichkeit des Skorbuts, treten fast immer auch *in den tieferen Weichteilen*, im *subkutanen Bindegewebe*, in und zwischen den *Muskeln*, seltener auch im oder unter dem *Periost* Blutungen auf, die teils als harte und schmerzhafte Anschwellungen der betroffenen Teile fühlbar sind, teils auch durch die bald erfolgende Auflösung und Diffusion des Blutfarbstoffes zu sehr charakteristischen Farbveränderungen der Haut führen. In dieser entstehen *diffuse bläuliche, in der Peripherie mehr grünliche oder gelbliche, oft ziemlich große Flecke*, die ganz wie ausgedehnte traumatische *Sugillate* aussehen. Sie werden selbstverständlich um so dunkler und ausgedehnter, je reichlicher und näher der Haut die subkutane Blutung stattgefunden hat. Durch die tiefen Blutungen tritt, wie gesagt, oft eine sehr ausgeprägte, stark schmerzhafte Muskelschwellung ein, so namentlich an den Waden, durch die alle Bewegungen sehr erschwert sind, so daß der Gang mit gebeugten Knien und Spitzfußstellung erfolgt („*Tänzerinnengang*"). Auch an den *oberen Gliedmaßen* und am *Rumpfe* treten mitunter ähnliche Blutungen auf, doch immerhin seltener und fast nur in schweren Fällen. Im Gesicht und am behaarten Kopf hat man nur ausnahmsweise die Bildung von Hämorrhagien beobachtet. — Erwähnenswert ist, daß zuweilen einzelne Hautstellen infolge der Blutung nekrotisch werden und sich abstoßen können. Treten von außen pathogene Keime hinzu, so bilden sich Ulzerationen (*Skorbutgeschwüre*), die nur unter ungünstigen äußeren Umständen eine gefährliche Ausdehnung erreichen können.

In den gewöhnlichen, vereinzelt vorkommenden Skorbutfällen sind *Schleimhautblutungen* (abgesehen von der gleich näher zu besprechenden Zahnfleischerkrankung) und *Blutungen in inneren Organen* eine ziemlich große Seltenheit. Höchstens ist ein *geringer* (nur chemisch oder mikroskopisch nachweisbarer) *Blutgehalt des Harns* festzustellen. In schweren Fällen, wie sie namentlich bei epidemischer Ausbreitung der Krankheit unter schlechten hygienischen Verhältnissen beobachtet werden, kommen dagegen innere Blutungen etwas

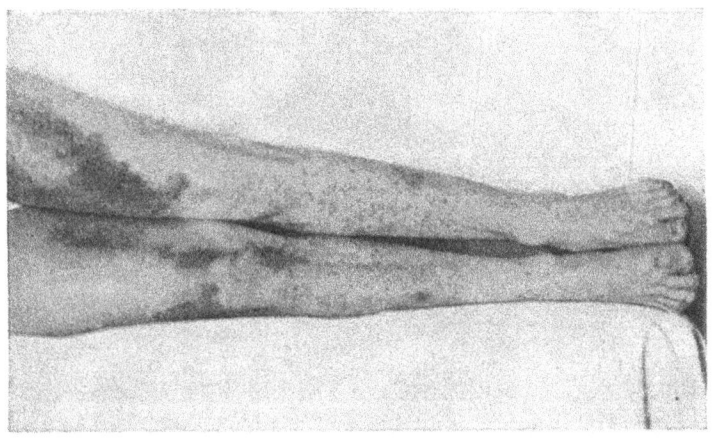

Abb. 67. Hautblutungen bei Skorbut.

häufiger vor. Besonders zu erwähnen sind Anfälle von *Nasenbluten*, ferner *Magenblutungen, Darmblutungen, Bronchialblutungen, Nieren-* und *Nierenbeckenblutungen (Hämaturie), Blutungen in den serösen Häuten, Gehirnblutungen* u. a.

Neben den Blutungen ist das *zweite Hauptsymptom* des Skorbuts eine eigentümliche *Erkrankung der Mundschleimhaut*, insbesondere des *Zahnfleisches*. Erst durch den Nachweis des gleichzeitigen Vorkommens der skorbutischen Haut- und Muskelblutungen und der skorbutischen Zahnfleischveränderungen kann in den sporadischen Fällen die Diagnose mit Sicherheit gestellt werden.

Die *skorbutische Zahnfleischerkrankung* tritt gewöhnlich schon frühzeitig im Krankheitsverlauf ·auf, manchmal zu gleicher Zeit mit den Blutungen, zuweilen aber auch etwas früher oder später. Das Zahnfleisch nimmt eine *bläulich-zyanotische Färbung* an, schwillt an, wird lockerer und gewulstet, schmerzhaft und blutet leicht (Abb. 68). Am stärksten bilden sich diese Veränderungen gewöhnlich an den vorspringenden Stellen des Zahnfleisches zwischen den einzelnen Zähnen aus, während sie sich auffallenderweise fast gar nicht an den Stellen entwickeln, wo Zahnlücken vorhanden sind. Dementsprechend fehlt die skorbutische Zahnfleischerkrankung auch fast immer bei zahnlosen Greisen und bei Kindern. — In schweren Fällen tritt zu der Schwellung des Zahnfleisches eine zunächst oberflächliche, später zuweilen auch tiefer greifende *Nekrose* hinzu, die zur Bildung unreiner Geschwürsflächen führt. Dann breitet sich der Vorgang nicht selten auch auf die übrige

Mundschleimhaut aus, so daß eine diffuse, mit höchst üblem Geruch verbundene *ulzeröse Stomatitis* entsteht. Es entwickelt sich ein qualvoller Zustand, bei dem die Kranken infolge der vermehrten Speichelsekretion fortwährend ausspucken oder schlucken müssen. Häufig werden die schlecht ernährten Zähne locker und fallen nach und nach aus. Auch mehr oder weniger ausgedehnte Nekrosen der Alveolarfortsätze können entstehen.

Weniger kennzeichnend als die Blutungen und die Zahnfleischveränderungen, aber doch ebenfalls nicht selten, sind noch gewisse *Erkrankungen der übrigen Organe* und einige *Allgemeinerscheinungen*. Unter den letzteren ist vorzugsweise die *Skorbutanämie* hervorzuheben. Wenn diese *sekundäre Anämie* zum Teil auf die mangelhaften äußeren Verhältnisse der Kranken zurückzuführen ist, so scheint doch auch die Krankheit selbst einen unmittelbaren schädlichen Einfluß auf die Blutbildung und die Gesamternährung auszuüben. In allen schweren Fällen sehen die Kranken auffallend blaß und fahl aus, die Haut ist welk und trocken, die Muskulatur und das Fettpolster magern rasch ab. Die Untersuchung des Blutes ergibt eine *Abnahme der Erythrozyten mit herabgesetztem Färbeindex*. Zumeist besteht *relative Lymphozytose*, selten eine ausgesprochene *Leukozytose*. *Blutplättchenzahl* und ebenso *Blutungs-* und *Blutgerinnungszeit* sind normal. Das *Rumpel-Leedesche Phänomen* (s. S. 230) ist stark positiv. Die *Eigenwärme* bleibt in vielen Fällen unverändert. Zuweilen treten aber auch im Beginn der Erkrankung oder später einzelne

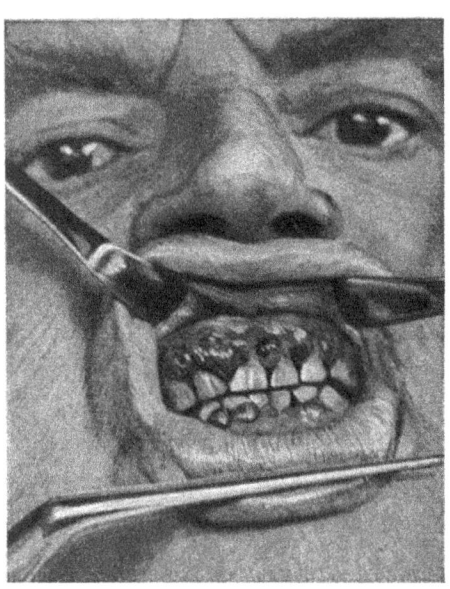

Abb. 68.   Zahnfleischveränderungen bei Skorbut
(Gingivitis scorbutica).

Temperatursteigerungen auf. Eintretende Komplikationen sind nicht selten von höherem Fieber begleitet. Der *Puls* ist beim Skorbut mitunter auffallend *verlangsamt* (bis auf 60—40 Schläge); in anderen Fällen ist er beschleunigt, dabei meist klein und weich.

Was die zuweilen vorkommenden Erscheinungen von seiten der bisher noch nicht besprochenen inneren Organe betrifft, so ist zunächst die nicht seltene anfängliche *Angina* zu erwähnen. Meist zeigt sie sich in einfach katarrhalischer Form; sie kann aber auch einen hämorrhagischen Charakter annehmen. Wichtig ist ferner das häufige Auftreten einer *Bronchitis*. Auch *Bronchopneumonien* und echte *kruppöse Pneumonie* sind bei schwerem Skorbut wiederholt beobachtet worden. Ferner kommen komplizierende *Pleuritiden* und *Perikarditiden* vor, die mitunter durch die hämorrhagische Beschaffenheit der entstehenden Exsudate ausgezeichnet sind. Endlich müssen noch die *skorbutischen Gelenkerkrankungen* hervorgehoben werden. Sie bestehen in akuten, oft gleichfalls hämorrhagischen Ergüssen in die Gelenkhöhlen hinein. Wie schon früher (S. 227) betont wurde, ist die Vereinigung mit Gelenkschwellungen eine *Eigentümlichkeit vieler „hämorrhagischen Erkrankungen"*. *Herz* und *Lungen* zeigen beim Skorbut im allgemeinen keine Veränderungen.

Anämische Geräusche werden gelegentlich beobachtet. Die *Milz* ist gewöhnlich nicht vergrößert. *Albuminurie* ist wiederholt festgestellt worden, jedoch fast nur in schweren Fällen, bei denen sich auch eine ausgebildete akute *Glomerulonephritis* entwickeln kann. Meist findet man reichlich *Urobilin* im Harn.

Krankheitsverlauf. Verschiedene Formen des Skorbuts. Prognose. Die bei uns vorkommenden Einzelfälle von Skorbut haben fast immer einen *gutartigen Verlauf.* Die Krankheitserscheinungen beschränken sich im wesentlichen meist auf die Störung des Allgemeinbefindens, auf die Blutungen an den unteren Gliedmaßen und die Zahnfleischerkrankung, während die oben angeführten schwereren Komplikationen nur selten auftreten. Die *Dauer* der meisten Fälle beträgt trotzdem einige Wochen. Sie ist um so länger, unter je ungünstigeren äußeren Verhältnissen sich die Kranken befinden. Immerhin ist der *Ausgang* schließlich fast stets gut. Bemerkenswert ist aber die Neigung des Skorbuts zu *Rückfällen,* wodurch der Krankheitsverlauf sehr in die Länge gezogen werden kann. Auch wenn die Krankheit glücklich völlig überstanden ist, bleibt doch, ähnlich wie beim akuten Gelenkrheumatismus, eine gewisse Disposition zu neuen Erkrankungen an Skorbut zurück. Die Ausheilung großer Muskelhämatome erfolgt durch *bindegewebige Organisation.* Die Haut über derartigen oft brettharten „skorbutischen Sklerosen" mit bindegewebiger Induration der Muskulatur ist zumeist glänzend, gespannt, mitunter ödematös. Zuweilen sind Kontrakturen oder Atrophien, besonders der Beinmuskeln mit bleibenden Gehstörungen, die Folge eines überstandenen Skorbuts.

Ungünstiger ist die Prognose der *schweren Fälle,* wie sie besonders unter schlechten hygienischen Verhältnissen und bei unzweckmäßiger Ernährung und Pflege der Kranken vorkommen. Hier endet die Krankheit nicht selten *tödlich,* teils infolge der zunehmenden Kachexie, teils infolge gefährlicher Komplikationen und Sekundärinfektionen (Gehirnblutungen, Perikarditis, Pneumonien, septische Infektionen, Ruhr, Tuberkulose).

Bemerkenswert ist, daß namentlich bei epidemischer oder endemischer Ausbreitung des Skorbuts nicht selten *unentwickelte und ungewöhnliche Fälle* der Krankheit zur Beobachtung kommen. Diese gehören meist, doch nicht immer, zu den leichteren Formen der Krankheit. Man findet z. B. eine skorbutische Gingivitis und Stomatitis ohne Blutungen, oder umgekehrt hämorrhagische Haut- und Schleimhauterkrankungen ohne entsprechende Zahnfleischveränderung, oder heftige, vielleicht von subperiostalen Blutungen abhängige Tibiaschmerzen u. dgl. Sogar das Vorkommen von reiner Skorbutanämie ohne wesentliche örtliche Erscheinungen ist bei Skorbutepidemien beschrieben worden.

Diagnose. Die Diagnose des Skorbuts ist bei gleichzeitiger Entwicklung der beiden Hauptsymptome — *Blutungen* und *Zahnfleischerkrankung* — sowie beim Vorliegen einer *Skorbutanamnese* sehr leicht. Fehlt aber das eine oder das andere Symptom, oder ist es nur undeutlich vorhanden, so kann die Auffassung des einzelnen Krankheitsfalles und seine Abgrenzung von gewöhnlicher Stomatitis ulcerosa, von den Purpuraerkrankungen (s. S. 225 ff.) und von leukämischen hämorrhagischen Diathesen (s. S. 211 ff.) Schwierigkeiten machen. Genaue Blutuntersuchungen und das Achten auf Lymphknotenschwellungen und Milzvergrößerung, die nicht zum Krankheitsbild des Skorbuts gehören, können die Diagnose klären. Als Merkmal ist hier noch einmal hervorzuheben, daß es sich beim Skorbut fast niemals ausschließlich um Hautblutungen, sondern fast immer um *tiefer* (in den *Muskeln, Faszien*) sitzende größere Blutungen handelt, die in der Haut erst sekundär die kennzeichnenden sugillatähnlichen, blau-gelblichen Flecken hervorrufen.

Therapie. Die Behandlung des Skorbuts muß in erster Linie stets *diätetisch* sein. Gute Luft, ausreichende, zweckmäßige Ernährung (*antiskorbutische Kost*) und gehörige Pflege führen, rechtzeitig angewandt, in den meisten Fällen die Krankheit zur Heilung, während beim Fehlen geeigneter Ernährungsmöglichkeiten alle übrigen Mittel den Arzt völlig im Stich lassen.

Von der Anschauung ausgehend, daß in dem *Mangel an frischer Pflanzenkost* der Hauptgrund für die Entstehung des Skorbuts liegt, ist den Kranken der reichliche *Genuß von frischem, nicht zu lange gekochtem Gemüse* (*Spinat, Weißkohl, Sauerampfer u. dgl.*), *von Kartoffeln, Rüben, von rohem Obst, Radieschen, Salaten, Zwiebeln und von Fruchtsäften, namentlich Zitronen- und Apfelsinensaft, vorzuschreiben.* Auf ihrem Reichtum an *Vitamin C* beruht der Ruf, den sich seit alten Zeiten gewisse Pflanzenarten als „*Antiskorbutika*" erworben haben, so vor allem das in den älteren Beschreibungen von Polarreisen oft erwähnte *Löffelkraut* (Cochlearia officinalis) und die in der Volksmedizin verwendete Aufkochung von *Tannennadeln*.

In *symptomatischer* Beziehung ist die Behandlung der skorbutischen *Munderkrankung* sehr wichtig. Reinlichkeit und häufiges Ausspülen des Mundes mit desinfizierenden und leicht adstringierenden Lösungen (*Wasserstoffsuperoxyd, Salbeitee* u. a.) ist die Hauptsache. Zweckmäßig ist es auch, das entzündete und gelockerte Zahnfleisch öfter mit einer Mischung von gleichen Teilen *Tinct. Myrrhae* und *Tinct. Ratanhiae* einzupinseln. — Die Resorption der *Blutergüsse* in den unteren Gliedmaßen wird durch feuchte *Umschläge*, durch *Wärmeanwendung* und durch *vorsichtiges Massieren* befördert. Namentlich bei schmerzhaften blutigen Infiltrationen der tieferen Weichteile sind *Einreibungen* mit Chloroformöl u. dgl. nützlich. — In schweren Skorbutfällen müssen *Exzitantien* (Kampfer, Äther, Wein) angewandt werden. Außerdem verlangen etwaige *Komplikationen* noch eine besondere Behandlung. Die *Rekonvaleszenz* wird durch fortlaufende zweckmäßige Ernährung, durch Bäder, Eisen- und Chinapräparate wirksam gefördert. Zurückbleibende Muskelverhärtungen und Kontrakturen werden mit *Massage, hydrotherapeutischen Maßnahmen* und *Übungstherapie* behandelt.

Anhang.
Der Skorbut im Kindesalter.
(*Möller-Barlowsche Krankheit.*)

Beim Skorbut der Säuglinge und der Kinder handelt es sich ganz entsprechend dem Skorbut der Erwachsenen um einen eigentümlichen Symptomenkomplex, der sich infolge ungenügender Zufuhr von Vitamin-C-haltigen Nahrungsmitteln und vermehrten Verbrauchs dieses Vitamins im Körper entwickelt. Er ist gekennzeichnet durch eine *hämorrhagische Diathese* und durch besondere *Knochenveränderungen*. Nach MÖLLER, der diese Krankheit 1859 als „*akute Rachitis*" beschrieb und nach BARLOW, der 1883 als erster in dieser „akuten Rachitis" eine rein skorbutische Erkrankung erblickte, wird diese auch als *Möller-Barlowsche Krankheit* bezeichnet.

Ätiologie. Die Krankheit wird nur bei *künstlich genährten Kindern* beobachtet, am häufigsten im Lebensalter von $1/2$—$1^1/2$ Jahren. Zuweilen sind es Kinder, die schon vorher deutliche Zeichen von *Rachitis* an sich trugen, in anderen Fällen aber auch vorher ganz gesunde und kräftige Kinder. Bei Brustkindern soll die Krankheit nie vorkommen. Seit langem wird vermutet, daß die Ursache des Leidens in gewissen *Störungen der Ernährung* zu suchen ist, und zwar kommt der *Milch* eine besondere Bedeutung zu. Die Krankheit tritt nur bei Säuglingen auf, die vorzugsweise mit *abgekochter* oder mit *sterilisierter Milch*, mit *Kondensmilch, Kindermehlen* oder *konservierten Heilmilchnahrungen* ernährt werden. Durch das wiederholte Aufwärmen, Kochen, Eindampfen oder Lagern der oft schon einmal pasteurisierten Milch wird der spezifische Skorbutschutzstoff, das Vitamin C, in der Milch zerstört. Bei Kleinkindern ist eine gemischte, aber an Vitamin C zu arme Kost die Ursache der Krankheit. Gibt man erkrankten Säuglingen frische Rohmilch oder Ammenmilch, ernährt man ältere Kinder mit Vitamin-Creichen Nahrungsstoffen (frischen Gemüsen, Obst usw.), so verschwinden alle Krankheitserscheinungen.

Symptome und Krankheitsverlauf. Ganz allmählich, ohne Fieber oder mit nur geringen Fiebersteigerungen verbunden, treten äußerst *schmerzhafte Anschwellungen* an den *Knochen*, insbesondere an den Epiphysen der langen Röhrenknochen, doch auch an den Rippen, am Unterkiefer, Schädel und besonders oft an den Augenhöhlen auf. Die Epiphysen können gelockert oder sogar vollständig gelöst werden, die Gelenke selbst bleiben aber frei. Bei genauer Untersuchung zeigt sich, daß die Anschwellungen von *periostalen Blutergüssen* herrühren. Infolge dieser Knochenveränderungen werden die Bewegungen der Kinder natürlich stark gehemmt. Die Kinder schreien beim Anfassen und bei Bewegungsversuchen. Schließlich liegen die Beinchen fast unbeweglich im Bett. Übt man auf den unteren Teil der Oberschenkel einen leichten Druck aus, so werden die Beine in gespreizter Stellung angezogen und die Schultern gehoben („*Hampelmannphänomen*").

Mit der Knochenerkrankung verbinden sich zuweilen auch sonstige Erscheinungen einer *hämorrhagischen Diathese* (Haut- und Weichteilblutungen, hämorrhagische Entzündung der serösen Häute, sehr häufig Hämaturie). Sind einzelne Zähne bei den Kindern bereits durchgebrochen, so entstehen am Zahnfleisch deutliche *skorbutische Veränderungen*. Sind die Kinder noch zahnlos, fehlt die Gingivitis meist ganz. Häufig stellt sich eine ausgesprochene *sekundäre Anämie* ein. In schweren Fällen werden die Kinder wachsbleich. Als *Komplikationen* können Bronchitiden, Bronchopneumonien, Darmkatarrhe u. a. eintreten. Der Verlauf ist — wenn die diätetische Behandlung (s. u.) nicht eingreift — meist langwierig. In leichteren Fällen, welche die Regel bilden, werden die Blutergüsse an den Knochen resorbiert und wiederholen sich nicht, so daß nach Wochen oder nach Monaten Heilung eintritt. In schweren, unbehandelten Fällen treten aber stets neue Blutungen auf, und die Kinder gehen schließlich an Erschöpfung zugrunde.

Die **Prognose** der Krankheit ist günstig, wenn sie richtig erkannt wird, und wenn die oft überraschend schnell wirkende richtige Ernährungsbehandlung rechtzeitig angewandt wird.

Pathologisch-anatomisch handelt es sich neben den periostalen Blutungen in den Epiphysengegenden um eine eigenartige Erkrankung des wachsenden Knochens. Das in allen Fällen schwer veränderte Knochenmark ist in ein zell- und gefäßarmes, feinfaseriges „Gerüstmark" verwandelt. Die Knochenbildung ist völlig gestört. Die Knochen sind daher atrophisch und osteoporotisch. Infraktionen und Frakturen, insbesondere auch Epiphysenlösungen sind häufig. An den Knorpelknochengrenzen der Röhrenknochen finden sich besonders kennzeichnende Veränderungen. Es zeigt sich hier ein Gebiet, das man als „*Trümmerfeldzone*" bezeichnet hat, in dem Knochenbälkchen, Kalkteilchen, nekrotische Gewebsbröckel, Blut und Pigmentmassen durcheinanderliegen.

Diagnose. Die Erkennung der Krankheit ist bei den voll ausgebildeten Fällen leicht. Vor allem muß stets an die MÖLLER-BARLOWsche Krankheit gedacht und anamnestisch nach Nährschäden gefahndet werden. Mitunter leistet die *Röntgenuntersuchung* diagnostische Hilfe. Neben den die Diaphyse der Röhrenknochen stellenweise mantelartig umgebenden Schatten der Blutergüsse ist die obenerwähnte „Trümmerfeldzone" oft als dunkler Querschatten an den Diaphysenenden zu erkennen.

Außer dem ausgesprochenen Krankheitsbild gibt es auch *unausgeprägte* Fälle, die ganz ohne die kennzeichnenden Anschwellungen der Glieder oder völlig ohne sichtbare Blutungen verlaufen, bei denen nur das typische Röntgenbild, eine spärliche Hämaturie, die kennzeichnenden Zahnfleischveränderungen oder die allgemeine Empfindlichkeit bei scheinbar unerklärlicher Anämie auf die richtige Diagnose führen. In solchen Fällen kann mitunter nur der Erfolg einer zweckmäßigen Ernährungsbehandlung die vermutete Diagnose bestätigen.

Therapie. Die Behandlung, die vor allem in diätetischen Maßregeln besteht, hat zumeist überraschend gute Erfolge. In der Regel erholen sich die Kinder in einigen Wochen völlig. Statt der sterilisierten, gekochten Milch erhalten die Kranken *rohe Kuhmilch* (wenn nicht Ammenmilch zu beschaffen ist, was natürlich das beste ist). Außerdem bekommen ältere Kinder vor allem *frische Gemüse* (Spinat, Mohrrüben, Apfelmus, geschabte Bananen). Bei kleineren Kindern gibt man teelöffelweise frischen gesüßten Kirsch- und Himbeersaft, im Winter *Apfelsinensaft* oder den ausgepreßten Saft von *Mohrrüben*.

Drittes Kapitel.

Die Rachitis.

(*Englische Krankheit. Zwiewuchs.*)

Die erste genaue Beschreibung und der jetzt allgemein übliche Name der „Rachitis" (von ῥάχις, die Wirbelsäule) stammen von dem Engländer GLISSON her, der 1650 eine umfassende Monographie über diese Krankheit herausgab, die seiner Ansicht nach erst im Anfang des 17. Jahrhunderts in England aufgetreten ist. Daher kommt es auch, daß die Rachitis noch jetzt häufig die „englische Krankheit" genannt wird. Gegenwärtig ist die Rachitis ein namentlich in der nördlichen gemäßigten Zone (insbesondere Norddeutschland, Oberitalien u. a.) sehr verbreitetes Leiden. In den Tropen, im Hochgebirge und im hohen Norden kommt sie nicht vor.

Ätiologie. Die Rachitis tritt *bei Kindern in den ersten Lebensjahren* auf. Der Beginn der Krankheit fällt meist in das *zweite Lebenshalbjahr*, während die schweren Erscheinungen des Leidens gewöhnlich erst im 2. Lebensjahre auftreten. Die früher als „*fötale Rachitis*" bezeichneten angeborenen Veränderungen am Knochensystem haben mit der Rachitis nichts zu tun, es sind zumeist kongenital syphilitische Knochenerkrankungen. Fälle von „*Rachitis tarda*", bei denen die Krankheit bei Kindern von 8—10 Jahren und darüber entsteht, sind selten. In der Nachkriegszeit, seit dem Jahre 1918, wurde in Deutschland und Österreich in den Städten und Industriegebieten die *Spätrachitis* entsprechend der Zunahme der Frührachitis auffallend häufig und zwar bei Jugendlichen vom 14. bis zum 19. Jahre beobachtet. Das *Geschlecht* übt keinen wesentlichen Einfluß auf die Häufigkeit der Erkrankung aus.

Alle *ungünstigen äußeren Verhältnisse*, die auf die Ernährung und das Gedeihen der Kinder einwirken, vor allem *Mangel an Sonne, Licht und Luft*, begünstigen die Entwicklung der Rachitis. Daher kommt es, daß diese bei der ärmeren Bevölkerung häufiger als bei der wohlhabenden, in feuchten, naßkalten Niederungen häufiger als in trockenen Klimaten, in den dichtbewohnten dumpfen Stadtvierteln der großen Städte häufiger als auf dem Lande ist. Im *Winter* ist sie häufiger als im Sommer, wo sie fast gar nicht zur Beobachtung kommt. Die Krankheit fehlt in den *Tropen*, und auch im *Hochgebirge* ist sie nicht anzutreffen. Es lag daher nahe, in der *mangelnden Sonnenbestrahlung* die Ursache der Rachitis zu suchen. Durch neuere experimentelle und klinische Untersuchungen wurde bestätigt, daß die Gegenwart *ultravioletter Strahlen* im Sonnen- wie im künstlichen Licht rachitisverhütend wirkt (*Lichttheorie*). Lichtmangel ist aber wohl nicht die *alleinige* Ursache der Rachitis, ebensowenig kann in den seit langem angeschuldigten *Pflegeschäden, mehrfach überstandenen Infektionen* und *Intoxikationen vom Darm aus* die *wesentliche* Ursache der Erkrankung gesucht werden.

Oft ist behauptet worden, daß eine gewisse *erbliche Veranlagung* bei der Rachitis eine große Rolle spiele. Es ist bemerkenswert, daß verhältnismäßig häufig in disponierten Familien mehrere Kinder trotz verschiedener Ernährung, trotz Wechsel des Wohnortes und selbst trotz Aufziehens außerhalb der Familie von der Krankheit befallen werden. Auch *frühgeborene Kinder* und *Zwillinge* erkranken erfahrungsgemäß sehr häufig an Rachitis. CZERNY stellte daher die Theorie auf, daß die Erkrankung wahrscheinlich auf Grund eines *angeborenen, gegenüber der Norm herabgesetzten Kalkgehaltes des kindlichen Organismus entsteht*.

Immer mehr wurde das Augenmerk der Forscher ferner auf die Bedeutung der *Ernährung* für die Entstehung der Rachitis hingelenkt. Die *künstlich ernährten* Säuglinge sind der Rachitis viel mehr ausgesetzt als Brustkinder. *Unzweckmäßige Ernährung* hat einen wesentlichen Einfluß auf die Entstehung der Erkrankung. Bei überfütterten Kindern oder solchen, die Erscheinungen von Milchnährschaden aufweisen, ist Rachitis außerordentlich häufig.

Seitdem es MELLANBY 1918 gelungen war, durch Vitamin-A-arme Ernährung bei Hunden eine rachitisähnliche Knochenerkrankung hervorzurufen, machte man den *Mangel* des in tierischen Fetten, vor allem im Lebertran, vorhandenen *Vitamins A* für die Krankheit verantwortlich. Spätere Erfahrungen bei Tierexperimenten und bei therapeutischen Versuchen an Kindern zwangen jedoch zur Annahme, daß der ursprünglich als Vitamin A bezeichnete Stoff aus zwei Vitaminen besteht. Von diesen wurde der eine, der *antirachitische Faktor*, nunmehr *Vitamin D* genannt, während der andere, ein wachstumsförderndes und *antixerophthalmisches* Prinzip, die Bezeichnung Vitamin A behielt (s. S. 345).

Das antirachitische Vitamin D kommt besonders reichlich im *Lebertran* und im *Eigelb* vor, während es in Milch und Butter, die reichlich Vitamin A enthalten, nicht nachgewiesen werden konnte. A. F. HESS gelang es 1924, die antirachitischen Faktoren in den verschiedensten, vor der Krankheit nicht schützenden Nahrungsmitteln (Fetten, Ölen, Milch u. a.) durch *Bestrahlung mit ultraviolettem Licht* wirksam zu machen. Durch diese Entdeckung konnte eine Verbindung zwischen der *Vitamin-D-Theorie* und der *Lichttheorie* hergestellt werden. Man nimmt an, daß natürliche oder künstliche ultraviolette Strahlen in den Körpergeweben, und zwar wahrscheinlich in der Haut das den Kalk- und Phosphorhaushalt regelnde Vitamin D erzeugen. Die Ursache der Rachitis sei das Versagen dieses Vorganges entweder infolge mangelhafter Lichtzufuhr oder infolge unzureichenden Vorhandenseins geeigneter Provitamine. Spätere Forschungen (WINDAUS, HOLTZ 1927) ergaben, daß das *Ergosterin* (s. S. 348) mit diesem *Provitamin D* identisch ist, d. h. mit jenem Stoff, der durch Bestrahlung in Vitamin D übergeht. Therapeutische Versuche bei rachitischen Kindern mit solchem *durch Ultraviolettbestrahlung aktivierten* Ergosterin („*Vigantol*" der I. G. Farbenindustrie A.-G. und von E. MERCK, Darmstadt) vermochten völlige klinische Heilung mit röntgenologisch sichtbarer frischer Kalkeinlagerung zu bringen.

Die Rolle der Vitamine in der Ätiologie der Rachitis ist durch diese außerordentlich wichtigen Untersuchungen noch nicht vollkommen geklärt. Es muß noch dahingestellt bleiben, ob eine Schädigung des Systems der Drüsen mit innerer Sekretion infolge vitaminarmer Nahrung an der Entstehung der Rachitis beteiligt ist. Wahrscheinlich müssen verschiedene äußere und innere Einflüsse zusammenwirken, um das Knochenwachstum in der typischen Weise zu stören. Außer dem *kalkansatzförderndem Vitamin D*, das in seiner Vorstufe durch ultraviolette Strahlen aktiviert werden kann, sind auch andere Momente, eine gewisse *erbliche Veranlagung*, die *Domestikation* (besonders *Freilicht- und Bewegungsmangel*), *Pflegefehler* und *einseitige, unnatürliche Ernährung* für die Entstehung der Rachitis von wesentlicher Bedeutung.

Pathologische Anatomie. Die Rachitis besteht in einer eigenartigen Störung der Vorgänge beim Knochenwachstum. Infolge einer *ungenügenden oder fast ganz mangelnden Ablagerung von Kalksalzen* in das neugebildete Knochengewebe werden oder bleiben die Knochen biegsam und weich. Die *Einschmelzung des bereits gebildeten Knochengewebes* geht dagegen nicht wesentlich über das normale Maß hinaus.

Am auffallendsten sind die auf einem Längsdurchschnitt des Knochens sichtbaren Veränderungen an den *Epiphysengrenzen*. Hier ist der Ort, wo sich das Längenwachstum der Knochen, die normalen Vorgänge der Knochenbildung, in erster Linie abspielen. Normalerweise ist der Epiphysenknorpel des kindlichen Knochens von der Diaphyse durch zwei schmale Schichten getrennt: 1. eine äußere, nach dem Epiphysenknorpel zu gelegene bläuliche Schicht von etwa 1—2 mm Dicke; dies ist die *Knorpelwucherungszone*, in der die Teilung und Reihenbildung der Knorpelzellen in regelmäßiger Anordnung stattfindet, und 2. eine innere, nur etwa $\frac{1}{2}$ mm dicke, mattgelbe Schicht, die *Verkalkungszone* oder *Verknöcherungsschicht*, in der die eigentliche Knochenbildung, d. h. das Hineinwachsen der Gefäßschlingen, das Auftreten der Osteoblasten, die Kalkablagerung und die Markraumbildung stattfindet. Beim gesunden Knochen laufen beide Schichten einander parallel und sind vollkommen geradlinig begrenzt. Bei rachitischen Knochen dagegen sind sie, namentlich die *Knorpelwucherungszone, beträchtlich verbreitert,* und statt der geradlinigen scharfen Grenzen greifen die beiden Schichten breit, unregelmäßig und zackig ineinander.. Die histologische Untersuchung, auf deren Einzelheiten wir nicht näher eingehen können, zeigt aufs deutlichste die, wenn man sich so ausdrücken darf, vollständige Verwirrung, in die das Knochenwachstum geraten ist. Die Wucherung der Knorpelzellen hat übermäßig zugenommen, die reduzierte Grundsubstanz des Knorpels zeigt eine fibrilläre Beschaffenheit. In der Verkalkungszone, in der normalerweise der Knorpel verkalkt und verknöchert, sieht man eine ganz unvollkommene, unregelmäßige Kalkablagerung und eine ungewöhnlich starke, den Knorpel einschmelzende Markraumbildung. Diese erfolgt durch das Einwachsen von Gefäßen, die in lebhafter Neubildung begriffen sind, den Knorpel wie lakunäre Hohlräume durchsetzen und von osteoidem Gewebe umgeben sind. Es folgt also auf den Knorpel statt der Verkalkungszone eine verschieden breite Schicht, in der ein *osteoides Gewebe* vorherrscht.

Entsprechende Vorgänge wie bei der *enchondralen, d. h. vom Knorpel ausgehenden Ossifikation an den Epiphysen* finden auch am *Periost* und am *Endost* statt. Die innerste Osteoblastenschicht des Periosts ist ebenfalls verdickt. Es findet sich hier reichlich neugebildetes, weiches, schwammiges, *kalkloses oder nur unvollkommen verkalktes osteoides Gewebe.* Auch im Innern wird der verkalkte Knochen durch Osteoblasten und perforierende Kanäle rascher resorbiert und durch ein unvollständig verkalktes osteoides Gewebe ersetzt. So werden die Knochen innen wie außen mit *Osteoidsäumen* belegt.

Aus allen diesen Verhältnissen erklären sich unmittelbar die groben Formveränderungen der rachitischen Knochen. Die *Wucherungsvorgänge* bedingen die starken Auftreibungen an den Epiphysen der Röhrenknochen und die Verdickung der platten Schädelknochen. Die ungewöhnliche Weichheit der Knochen ist eine Folge der *ungenügenden Verkalkung* und der allerdings eine viel geringere Rolle spielenden *gesteigerten Knocheneinschmelzung.* Durch mechanische Inanspruchnahme, durch Muskelzug und sonstige Belastung entstehen die mannigfachen, kennzeichnenden *Verkrümmungen* (s. u.) der weichen Knochen.

Tritt eine *Heilung* der Rachitis ein, so bildet sich das osteoide Gewebe unter Aufnahme von Kalksalzen in festen Knochen um. Dieser wird sogar ungewöhnlich dicht, hart und schwer, behält aber meist dauernd seine fehlerhafte Gestalt bei.

Symptome und Krankheitsverlauf. Das erste Auftreten der Rachitis erfolgt zuweilen so allmählich, daß es sich fast ganz der genaueren Beobachtung entzieht. Erst wenn sich auffallende Formveränderungen an den Knochen ausbilden, wenn die Kinder trotz ihres Alters noch keine Gehversuche machen oder das bereits erlernte Gehen wieder aufgeben, werden die Eltern auf das Leiden aufmerksam, und die genaue Untersuchung des Knochensystems läßt dann die Krankheit stets leicht erkennen.

In anderen Fällen gehen dem Auftreten der kennzeichnenden Knochenveränderungen gewisse, allerdings sehr uncharakteristische *Vorläufer* vorher, die teils in katarrhalischen Erscheinungen von seiten des Magen-Darmkanals und der Atmungsorgane, vor allem aber in gewissen Allgemeinerscheinungen bestehen. Die Kinder sind namentlich des Nachts unruhig, schreien viel, bohren mit dem Hinterkopf in die Kissen und zeigen eine Neigung zu starker *Schweißbildung,* so daß namentlich das Kopfkissen oft ganz durchnäßt ist. Die vasomotorische Erregbarkeit der Hautgefäße ist gesteigert. Leichte mechanische Reizungen machen rote Streifen und Flecke (*Dermographismus*). Haben die Kinder schon vor der Erkrankung die ersten Gehversuche gemacht, so hören sie damit wieder auf.

Die sichere Erkennung der Rachitis ist erst dann möglich, wenn sich die kennzeichnenden *Erscheinungen an den Knochen* eingestellt haben. Die wichtigsten hierher gehörigen Anomalien, die natürlich nicht in allen Fällen in gleicher Vollständigkeit und Stärke entwickelt sind, auf deren etwaiges Vorhandensein man aber stets zu achten hat, sind folgende: Zuerst bemerkt man am *Hinterkopf* eine Erweichung der Schädelknochen. Man fahndet nach dieser *Kraniotabes* (ELSÄSSER), indem man den Kopf des Kindes so zwischen beide Hände nimmt, daß die Fingerspitzen die

Gegend der Lambdanaht abtasten können. In schweren Fällen ist das ganze Hinterhaupt pergamentähnlich eindrückbar. Bei vorgeschrittener Erkrankung fällt am Kopf ferner nicht selten die verhältnismäßig beträchtliche Größe und die annähernd viereckige Form („*Caput quadratum*") auf, bedingt durch eine Verdickung der Tubera parietalia und frontalia. Im Verhältnis zum vergrößerten Hirnschädel erscheint der im Wachstum zurückgebliebene Gesichtsschädel oft auffallend klein. Die *Fontanellen* bleiben bis zum 2. und 3. Lebensjahre offen, ihre Ränder erscheinen weich und nachgiebig. Eigentümlich ist eine Gestaltveränderung der Kiefer, namentlich des *Unterkiefers*. Dieser ist nicht bogenförmig, sondern eckig, und zwar in der Gegend der Eckzähne winklig geknickt, so daß die Schneidezähne in einer ziemlich geraden Linie stehen, dabei außerdem auch oft noch etwas schief nach innen gerichtet sind. Nach FLEISCHMANN, der dieses Verhalten zuerst beschrieben hat, hängt die erwähnte Formveränderung von der Zugwirkung der Mylohyoidei und Masseteren auf den weichen Knochen ab. Der Oberkiefer erscheint oft in der Querrichtung verkürzt, in der Sagittalrichtung verlängert, schnabelförmig vortretend. Die *Entwicklung der Zähne* erfolgt bei rachitischen Kindern fast immer auffallend spät, unregelmäßig und langsam. Dabei bleiben die Zähne weich, zeigen Schmelzdefekte, neigen zu Karies und schleifen sich leicht ab.

Kennzeichnend und schon in den leichtesten Fällen auffallend sind die Veränderungen am *Thorax*. Am deutlichsten sind stets die Auftreibungen an der Grenze zwischen knöcherner Rippe und Rippenknorpel, welche, durch die Haut hindurch fühlbar und sichtbar, den „*rachitischen Rosenkranz*" darstellen. In schweren Fällen bildet sich ferner häufig eine Einziehung der seit-

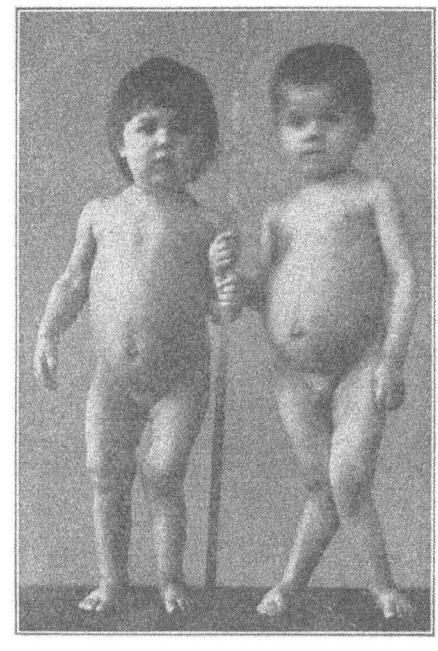

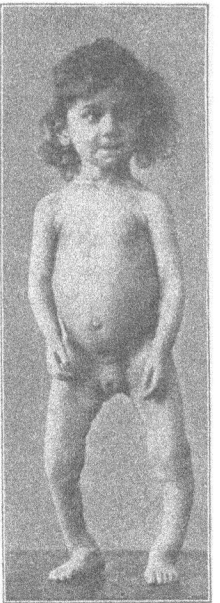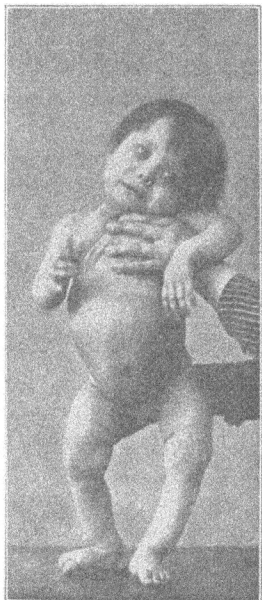

Abb. 69—71. Rachitische Knochenverkrümmungen.

lichen Thoraxwände aus, und zwar vorzugsweise derjenigen Abschnitte, die
dem Ansatz des Zwerchfells entsprechen. Diese Einziehungen sind der Hauptsache nach die Wirkung des inspiratorischen Zwerchfellzuges wie der gesamten Atemmuskulatur auf die krankhaft weichen und daher nachgiebigen
Rippen. Die stärksten Veränderungen kommen zustande, wenn die Atmung
und insbesondere die Zwerchfelltätigkeit infolge irgendeiner Erkrankung
der Luftwege (Bronchitis, Bronchopneumonie) angestrengt wird. Da in
solchen Fällen der Eintritt der Luft in die verstopften unteren Lungenab-
schnitte erschwert ist, so kann außerdem der äußere Luftdruck die Einziehung
des Thorax noch vermehren. Schließlich können an beiden Seiten des Thorax
tiefe Gruben entstehen, während das Brustbein vorn ungewöhnlich vorsteht,
eine Deformität, die als *rachitische Hühnerbrust* (*Pectus carinatum*) bezeichnet
wird. Die untersten Rippenbögen springen wiederum nach außen vor und
setzen sich von den eingezogenen oberen Teilen des Brustkorbes zuweilen
durch eine deutliche Furche (*Harrisonsche Furche*) ab. Daß die einmal entstandene Mißbildung des Thorax auch ihrerseits zu einer Erschwerung der
Atmung beiträgt, liegt auf der Hand.

Die *Schlüsselbeine* sind mitunter abnorm gekrümmt und werden nicht
selten der Sitz von Infraktionen (s. u.). Die *Wirbelsäule* bleibt, wenn die
Kinder eine andauernde ruhige Bettlage einnehmen, meist unverändert.
Wenn sich dagegen beim Sitzen der Kinder, beim Getragenwerden, bei Gehversuchen u. dgl. stärkere Zug- und Druckwirkungen geltend machen, so
treten oft Verkrümmungen der Wirbelsäule ein (*rachitische Skoliose* und
Kyphose), die schließlich einen sehr hohen Grad erreichen können. Die Veränderungen des knöchernen *Beckens* haben zunächst gewöhnlich keine besondere klinische Bedeutung; späterhin werden sie aber durch die vorzugsweise im Sagittaldurchmesser eintretende Verengerung des Beckens bei
Frauen bekanntlich von großer geburtshilflicher Wichtigkeit.

An den *Gliedmaßen* treten sowohl die Verdickungen an den Epiphysen-
enden, als auch die durch mechanische Ursachen, vor allem durch den Druck
des Körpers beim Stehen eintretenden Verkrümmungen der Knochen sehr
hervor. Die Verdickungen sieht man namentlich an den unteren Epiphysen
der Vorderarmknochen, außerdem auch oft an den entsprechenden Teilen der
Tibia und Fibula. Da diese Auftreibungen dicht über den Hand- und Fußgelenken liegen und von den Gelenken durch eine Furche getrennt sind, wird
der Eindruck doppelter Gelenke hervorgerufen („*Zwiewuchs*"). Auch die
Phalangen der Finger zeigen mitunter spindelförmige Verdickungen („*Perl-
schnurfinger*"). Die Verkrümmung ist fast stets am stärksten und daher am
leichtesten erkennbar an den Schienbeinen, die mit ihrer Konvexität nach außen
gekrümmt werden, wodurch die bekannten *O-Beine* (*Säbelbeine*) der rachitischen Kinder entstehen. Tritt Valgusstellung in den Knie- und Fußgelenken
ein, so spricht man von rachitischen X-Beinen. Seltener, bei starker Rachitis
aber sehr ausgeprägt, sind Verkrümmungen an den Oberschenkeln und zuweilen auch an den Armknochen. Infolge der verkrümmten Beine bekommen die Kinder jenen bekannten, auf den Straßen vieler Großstädte so
häufig zu sehenden *watschelnden Gang*. Die stärksten Verkrümmungen bilden
sich aus, wenn die Knochen nicht nur verbogen, sondern förmlich geknickt
sind. Derartige „*rachitische Infraktionen*" die stets auf geringe traumatische,
Anlässe zurückzuführen sind, finden sich am häufigsten in dem unteren Drittel
der Tibia, seltener an den Schlüsselbeinen, Rippen, Vorderarmknochen u. a. Die
Knickung erfolgt meistens nur auf der einen (konkaven) Seite, weshalb man
die rachitischen Infraktionen gewöhnlich mit dem Einknicken einer Feder-

spule oder einer Weidenrute vergleicht. — Wahrscheinlich sind die rachitisch erkrankten Knochen nicht spontan, wohl aber auf Druck zuweilen recht schmerzhaft. So erklärt sich zum Teil das meist starke Schreien der rachitischen Kinder bei festerem Anfassen des Brustkorbes u. dgl.

Was die *Erscheinungen am übrigen Körper* betrifft, so können die rachitischen Kinder, abgesehen von den Knochenveränderungen, in einzelnen Fällen ein vollkommen normales Bild darbieten. Der allgemeine Ernährungszustand kann sogar sehr gut sein. In der Regel, namentlich in allen schwereren Fällen, ist dagegen die Rachitis mit *allgemeiner Anämie* und *schlechtem Ernährungszustand* verbunden. Insbesondere sind die *Muskeln* auffallend schlaff und atrophisch (*rachitische Myopathie*). Der *Muskeltonus* ist herabgesetzt, die passive Beweglichkeit der Glieder daher ungewöhnlich groß. Der *Turgor der Haut* ist vermindert. Die Kinder sehen blaß, mager und welk aus. Bei erheblichem Grade der Anämie findet sich zumeist ein *Milztumor*. Nicht selten sind auch die *Leber* und zahlreiche *Lymphknoten* vergrößert. Der *Leib* ist in der Regel aufgetrieben. Die *geistige Entwicklung* wird durch die Krankheit in der Regel nur in schweren Fällen gehemmt. Häufig werden bei rachitischen Kindern anhaltende drehende oder rollende Bewegungen des Kopfes (*Spasmus nutans s. rotatorius*) beobachtet, die später zumeist von selbst wieder verschwinden. Von nervösen Symptomen können ferner *Nystagmus* und *Reflexanomalien* beobachtet werden. Auch das schon erwähnte starke *Schwitzen* der Kinder, namentlich am Kopfe, gehört hierher. Zu erinnern ist hier ferner an das verhältnismäßig häufige Zusammentreffen von *Spasmophilie* und Rachitis. Oft ist dabei eine Neigung zum *Stimmritzenkrampf* (*Spasmus glottidis*) vorhanden. Sehr häufig tritt zu der Rachitis ein *chronischer Darmkatarrh* hinzu, oft entwickeln sich auch eine *chronische Bronchitis* und *Bronchopneumonien*.

Der *Gesamtverlauf der Krankheit* ist fast stets sehr langwierig. Gewöhnlich vergehen Monate oder selbst einige Jahre, bis der Prozeß abgelaufen ist, was man daran erkennt, daß die Fontanellen sich schließen, daß das Längenwachstum der Knochen zunimmt, und vor allem auch daran, daß die Kinder kräftiger werden und Gehversuche machen. Manche Residuen, wie die gekrümmten Schienbeine, in vorgeschrittenen Fällen auch die Mißbildungen am Brustkorb, an der Wirbelsäule, am Becken, bestehen freilich häufig das ganze Leben hindurch, und auch in den günstigsten Fällen bleiben die von der Rachitis befallenen Menschen meist kleiner als Gesunde, da auch das Längenwachstum der Knochen, namentlich an den unteren Gliedmaßen, vermindert ist. In einzelnen Fällen tritt völliger Stillstand des Längenwachstums und damit der „*rachitische Zwergwuchs*" ein.

Rachitis tarda. Spätrachitis tritt, wie erwähnt, bei Jugendlichen im Alter von 6—18 Jahren auf. Entweder sind diese in der frühen Jugend von der Rachitis verschont geblieben, oder die Krankheit tritt als Rezidiv der Frührachitis nach mehrjähriger Pause in Erscheinung.

Schmerzen in den Unterschenkeln, in den Knöchelgegenden oder bisweilen *in den ganzen Beinen* beim Gehen und Stehen müssen vor allem bei jugendlichen Arbeitern und Arbeiterinnen an *Rachitis adolescentium* denken lassen. Später werden *Knochenveränderungen*, oft nur an einzelnen Teilen des Skeletts, nachweisbar. *Epiphysenschwellungen* an den Vorderarmknochen, über den Knöcheln und den Oberschenkelkondylen können auftreten. Mitunter sind Andeutungen eines *rachitischen Rosenkranzes* an den Rippen vorhanden. Die Krankheit kann zu *X-Beinen* (*Genua valga*), *O-Beinen* (*Genua vaga*), *Plattfüßen* und *Verbiegungen des Schenkelhalses* (*Coxa vara*) führen. Auch *Ver-*

krümmungen der Wirbelsäule (Kyphose, Skoliose), seltener der *Schlüsselbeine*
und *Rippen* werden beobachtet. *Infraktionen* und *Frakturen* sind selten.
Bei Kindern mit Spätrachitis bleibt das *Längenwachstum* zurück. *Bleibende
Verunstaltungen*, mitunter auch *rachitischer Zwergwuchs* können die Folge
einer Rachitis tarda sein.

Die *Allgemeinerscheinungen* sind zumeist nicht sehr ausgesprochen. Eine
stärkere *Anämie* ist gewöhnlich nicht vorhanden. Oft ist der ganze Körperbau
infantil, die Entwicklung der Geschlechtsorgane, der sekundären Geschlechtsmerkmale und der Intelligenz ist hinter der Norm etwas zurückgeblieben.

Zur Spätrachitis wird von manchen Forschern auch die *Apophysenerkrankung der vorderen Tibiakante* (SCHLATTER sche Krankheit) gerechnet. Bei dieser scheinen sich an dem
zwischen Apophyse und Diaphyse gelegenen Knorpelstreifen die gleichen Vorgänge ab-
zuspielen wie bei der Frührachitis an der Knorpelfuge, die die Epi- und Diaphyse
trennt. Zumeist handelt es sich um Lehrlinge oder jugendliche Arbeiter. Die Krankheit
beginnt mit unbestimmten *Kniegelenksschmerzen* und äußert sich später in *Schmerzhaftigkeit und Druckempfindlichkeit der Tuberositas tibiae.*

Ob ferner die *Osteoarthrosis deformans juvenilis*: die *Erkrankung des Hüftgelenks* (PER-
THES sche Krankheit), des *Os naviculare pedis* (KÖHLER sche Krankheit), des *Metatarsale II*
(KÖHLER) oder verschiedener *Handwurzelknochen* (Os lunatum, Os naviculatum [KIEN-
BÖCK] u. a) mit der Spätrachitis etwas zu tun haben, ist sehr zweifelhaft (s. S. 138).

Prognose. Eine unmittelbare Gefahr für das Leben bietet die Rachitis
als solche nicht dar. Viele rachitische Kinder sterben aber an dem begleitenden Darmkatarrh, an hinzutretender Bronchopneumonie, Tuberkulose u. dgl.
Die Prognose ist daher bei der Rachitis im allgemeinen um so günstiger,
unter je besseren äußeren Verhältnissen der Verpflegung und Ernährung die
Kinder sich befinden und je eher sie in ärztliche Behandlung kommen. Die
Folgen, welche die Rachitis für das spätere Leben haben kann (Beckenverenge-
rung bei Frauen, Hühnerbrust, Kyphoskoliose), ergeben sich von selbst.

Diagnose. Die Erkennung der Rachitis bietet nur ausnahmsweise Schwierigkeiten, da die kennzeichnenden Knochenveränderungen leicht nachweisbar
sind. *Kongenital-syphilitische Knochenerkrankungen*, die *Möller-Barlowsche
Krankheit* (s. S. 354), das *infantile Myxödem* (s. S. 252), die *Chondrodystrophie*
und die *Osteopsathyrosis foetalis* (Osteogenesis imperfecta) können zu Verwechslungen Anlaß geben. Bei der letzten Krankheit stehen multiple Knochenbrüche ohne irgendwelche Störungen an den Epiphysenknorpeln im Vordergrund. Von großer diagnostischer Wichtigkeit ist die *Röntgenuntersuchung:*

Bei der *frühinfantilen Form* sind vor allem Veränderungen an den Epi-Diaphysen-
grenzen kennzeichnend. Die Epiphysenfugen sind verbreitert und unregelmäßig zackig
begrenzt. Den kalkarmen osteoiden Wucherungen an den Epiphysengrenzen entsprechen
unregelmäßige, oft becherförmig ausgehöhlte Aufhellungen der Diaphysenenden. Die
Knochenschatten sind nicht sehr intensiv, die Kortikalis ist verschmälert, die Spongiosa
rarefiziert. Gröbere Veränderungen: Verbiegungen, Einknickungen, Frakturen sind
natürlich leicht zu erkennen.

Bei der *Spätrachitis* läßt das Röntgenbild die Kalkverarmung, Atrophie und Rarefika-
tion der Knochen an der allgemeinen, ungewöhnlichen Aufhellung erkennen. Wie bei
der Frührachitis erscheint die Epiphysenfuge sehr verbreitert mit unregelmäßiger, „aus-
gefranster" Begrenzung gegen die Diaphyse.

Therapie. Die erfahrensten Kinderärzte stimmen darin überein, daß der
Schwerpunkt der Rachitisbehandlung in den meisten Fällen auf die Besserung
und Richtigstellung der *Ernährung* der Kinder zu legen ist. Bei *Brustkindern*
ist die Zahl der Mahlzeiten auf fünf zu beschränken. Frühzeitig gehe man
von der ausschließlichen Frauenmilchernährung ab und leite eine Zwiemilch-
ernährung ein. Schon vom 3. bis 4. Lebensmonat an füttere man eine künstliche Mahlzeit (Grießbrühe, d. h. eine Abkochung von Grieß in Fleischbrühe,
nicht in Kuhmilch) zu. Bei älteren Kindern gebe man bereits im 5. Monat
Brühgrieß und *Gemüse* (besonders Saft von rohen Mohrrüben, Spinat als

Zusatz zum Brühgrieß, Fruchtsäfte, vor allem Apfelsinensaft). Bei künstlich genährten Kindern ist die Ernährung richtigzustellen. Nährschäden müssen kunstgemäß behandelt werden. In leichten Fällen genügt die Richtigstellung der Nahrung allein, um die Rachitis zur Heilung zu bringen. In schweren Fällen beginne man auch hier bereits im 5. Monat mit der Beifütterung von Haferflockensuppe, Grießbrühe und *Gemüse*.

Man bringt die Kinder soviel wie irgendmöglich in die *frische Luft* und ins *Sonnenlicht*. Dieses kann durch die *Strahlentherapie*, insbesondere mit der *Quecksilberquarzlampe* („*künstliche Höhensonne*") wirksam ersetzt werden. Die Anwendung ultravioletter Strahlen bringt die Rachitis, vor allem in Verbindung mit einer zweckmäßigen Ernährungstherapie, rasch und sicher zur Ausheilung; Bestrahlungen mit der Quarzlampe vermögen sogar bei gefährdeten Säuglingen das Auftreten von rachitischen Symptomen zu *verhüten*. *Bestrahlte Nährgemische, bestrahlte Milch, Eigelb u. a.* (s. S. 348), sowie vor allem *bestrahltes Ergosterin* („*Vigantol*" der Firma Merck, Darmstadt, und der I. G. Farbenindustrie A.-G.) spielen bei der Heilung und der Vorbeugung der Rachitis eine große Rolle.

Vigantol ist mit *reinem kristallisiertem Vitamin D* bereitet. 1 ccm *Vigantol-Öl* (= etwa 25 Tropfen) enthält 0,3 mg krist. Vitamin D. 1 *Vigantol Dragee* enthält 0,06 mg krist. Vitamin D. 1 mg krist. Vitamin D sind rund 50 000 internationale Einheiten. Als internationale Einheit für das Vitamin D dient 1 mg einer Lösung von 1 mg Ergosterin, das in vorgeschriebener Weise bestrahlt wurde, in 10 ccm Olivenöl.

Bei Säuglingen und Kleinkindern genügen 5—10 Tropfen Vigantol-Öl oder 1—2 Vigantol-Dragees täglich in warmer Milch, Kakao, Suppe usw. gegeben, um schon nach wenigen Tagen eine Besserung zu erzielen. Nach vierwöchiger Darreichung schaltet man eine mehrtägige Pause ein. Bereits 10—14 Tage nach Beginn der Kur ist die Kraniotabes abgeheilt. Rasch steigt der Kalk- und Phosphorgehalt des Blutes. Meist sind schon nach der zweiten Woche im Röntgenbild frische Kalkeinlagerungen erkennbar, die im weiteren Verlauf der Vigantolbehandlung stark zunehmen. In vielen Fällen wird innerhalb 4—6 Wochen Heilung erzielt. Bei *größeren Kindern* gibt man in derselben Weise 10—15 Tropfen Vigantol-Öl oder 2—3 Vigantol-Dragees, bei *Erwachsenen* 5—10 Tropfen Vigantol-Öl oder 1—2 Vigantol-Dragees.

Um Rachitis *vorzubeugen*, gibt man bei Säuglingen und Kleinkindern täglich 2—5 Tropfen Vigantol-Öl oder $^1/_2$—1 Dragee mit Einschaltung von 8 tägigen Pausen nach je 4 Wochen, bei größeren Kinder täglich 5 Tropfen Vigantol-Öl oder 1 Vigantol-Dragee. Nach je vierwöchiger Darreichung schaltet man eine 8 tägige Pause ein.

Neben dem Einhalten einer zweckmäßigen Ernährung und neben der Strahlentherapie ist der altbewährte Gebrauch des *Lebertrans* therapeutisch und prophylaktisch von größtem Nutzen. Der Lebertran kann als Heilmittel gegen die Rachitis angesehen werden. Er verdankt seine Wirksamkeit vor allem seinem hohen Gehalt an Vitamin D.

Am besten ist *ungereinigter Lebertran*. Sehr viel wird *Phosphorlebertran* gegeben. Man verordnet Phosphori 0,01, Olei jecoris aselli ad 100,0 und läßt hiervon täglich 1—2 Kaffeelöffel nehmen. Der Lebertran ist viele Wochen lang zu geben. Nach je 2 bis 3 Flaschen läßt man eine längere Pause eintreten. Verweigern ihn die Kinder anfangs, so schüttet man $^1/_2$ Teelöffel davon in den Mund und gibt schnell die Flasche hinterher. Das Mittel wird, wie wir aus eigener Erfahrung bestätigen können, fast immer gut vertragen, und häufig zeigen sich schon nach einigen Wochen seine günstigen Wirkungen, indem die Fontanellen sich verkleinern, die Kinder besser sitzen und stehen und überhaupt kräftiger werden.

Auch *Detavit*, eine tranfreie Vitamin A- und D-Emulsion, die etwa die doppelte Vitamin A- und D-Menge des gewönlichen Lebertrans enthält, kann versucht werden (Kinder tgl. $^1/_2$—1 Teelöffel, Erwachsene tgl. 1 Eßlöffel).

Im Heilungsstadium ist es zweckmäßig, dem Lebertran ein *Kalkpräparat* zuzufügen. Man verschreibt Calc. phosphor. tribas. puriss. exact. pulv. 20,0, Olei jecoris aselli ad 200,0 und läßt täglich 2 Kaffeelöffel nehmen. Im allgemeinen dürfte durch Darreichung der kalk- und phosphorreichen Kuh-

milch der Kalkbedarf der Kinder hinreichend gedeckt sein. Nur im Heilungsstadium der Rachitis ist der Bedarf an Kalk sehr groß, und man kann den
gesteigerten Ansprüchen durch Verordnung des Kalkes (*Calcium phosphoricum tribasicum* in Pulvern zu 1,0—3,0 mehrmals täglich oder als Zusatz zur
Milch oder zum Lebertran) entgegenkommen.

Neben allen diesen Verordnungen ist eine *gute Pflege des Kindes* von größter
Wichtigkeit. Die Kinder sind täglich zu *baden*. Gelegentlich kann ein *Solbad*
genommen werden. Sehr wichtig ist es, daß die Kinder *auf einer guten Roß-
haarmatratze ohne Kopfkissen liegen* und weder zu frühzeitig Gehversuche
machen, noch unnötigerweise gehoben und getragen werden. Durch möglichste Vermeidung aller schädlich wirkenden mechanischen Einflüsse kann
dem Entstehen stärkerer Knochenverkrümmungen am wirksamsten vorgebeugt werden. Andererseits ist aber auch eine gewisse *Anregung der Muskeltätigkeit* bei den rachitischen Kindern nicht außer acht zu lassen. Die Kinder
sollen frei (nicht fest gewickelt) daliegen und mit Vorsicht ihrem Bewegungsdrang (Zappeln, Kriechen usw.) nachgehen dürfen.

In bezug auf die zuweilen notwendige *orthopädische* und *chirurgische Behandlung* der zurückbleibenden Knochenverkrümmungen muß auf die Fachschriften verwiesen werden.

Viertes Kapitel.

Die Osteomalazie.

Die Osteomalazie ist eine Krankheit, die darin besteht, daß das Skelett
allmählich an Kalk verarmt. Der feste, normale Knochen wird nach und
nach entkalkt, und er atrophiert, während weicher, kalkloser Knochen neu
gebildet wird. Die Knochen werden infolgedessen ungewöhnlich weich.

Ätiologie. Seit den Untersuchungen LOOSERS kann angenommen werden,
daß hinsichtlich der anatomischen Veränderungen und auch wohl in ihren
letzten Ursachen *Rachitis, Rachitis tarda* und *Osteomalazie* wesensgleich sind.
Auch die *Hungerosteopathien*, die während des Weltkrieges und in der Nachkriegszeit in Österreich und Deutschland so außerordentlich häufig beobachtet wurden, lassen sich von dieser Krankheitsgruppe nicht abtrennen. Die
osteomalazischen Erkrankungen können als die Rachitis des ausgewachsenen
Menschen bezeichnet werden. Fließende Übergänge bestehen zwischen der
Rachitis des Pubertätsalters, der Spätrachitis, und der Osteomalazie der Erwachsenen. Die Unterschiede im Krankheitsbild der Rachitis und der Osteomalazie sind nur dadurch bedingt, daß die Erkrankung einerseits die *wachsenden*, andererseits die *fertigen* Knochen betrifft.

Die Osteomalazie ist eine Krankheit der *Erwachsenen* zwischen 30 und 50 Jahren,
selten tritt sie schon in jüngeren Jahren auf. Fälle im höheren Alter werden als
„*senile Osteomalazie*" bezeichnet. Auffallend ist die sehr überwiegende Neigung des *weiblichen Geschlechts* zur Erkrankung, doch wird das Leiden auch bei Männern beobachtet.
Osteomalazische Erkrankungen kommen in allen Teilen der Welt vor. In gewissen
Gegenden Mitteleuropas (am Niederrhein, in Westfalen, in Ostflandern, in der Poebene,
in Bosnien), aber auch in manchen Teilen Nordchinas, Japans und Indiens tritt die
Krankheit verhältnismäßig häufig, mitunter geradezu *endemisch*, auf.

Unter den *disponierenden* oder *auslösenden* Ursachen zur Erkrankung
spielt die *Gravidität* die größte Rolle. Sowohl die ersten Anzeichen der
Osteomalazie, als auch neue, auffallende Verschlimmerungen treten häufig
während oder im Anschluß an die Schwangerschaft auf. Zweifellos kommen
aber auch einzelne Fälle von Osteomalazie bei Frauen vor, die niemals ge-

boren haben. In solchen Fällen soll der Eintritt der Menstruation jedesmal von ungünstigem Einfluß auf die Krankheit sein. Jedenfalls sind die Beziehungen der Osteomalazie zu den Geschlechtsvorgängen so enge, daß man nicht ohne Berechtigung *endokrine Störungen* ätiologisch verantwortlich macht. Insbesondere wird die puerperale Osteomalazie mit einer *Hyperfunktion der Ovarien* in Zusammenhang gebracht. Gewisse therapeutische Erfolge (s. u.) scheinen sich mit dieser Annahme gut vereinigen zu lassen. Da aber auch im höheren Alter und bei Männern die gleichen Knochenveränderungen auftreten, betrachten viele Forscher (BIEDL, BAUER, CURSCHMANN, NAEGELI) die Osteomalazie als eine *Störung im Gleichgewicht des gesamten endokrinen Systems* (*pluriglanduläre Genese*).

Eine gewisse, noch unbekannte Rolle spielen die Drüsen mit innerer Sekretion bei der Entstehung der Osteomalazie wohl sicher. Wesentlich wirken dabei aber *einseitige mangelhafte Ernährung* und *ungünstige hygienische Verhältnisse* mit. Damit hängt es wohl auch zusammen, daß man während des Weltkrieges zuerst in Wien, dann auch in Deutschland verhältnismäßig häufig osteomalazische Erkrankungen bei Leuten beobachtet hat, die längere Zeit unter der *Kriegsernährung* gelitten hatten (*Kriegsosteomalazie, Hungerosteopathie*). Nach den Untersuchungen von STEPP, GYÖRGY u. a. soll die primäre Schädigung bei allen osteomalazischen Erkrankungen weniger einer quantitativen Unterernährung als einer fehlerhaften Zusammensetzung der Nahrung, und zwar einem *Mangel an Vitaminen*, zuzusprechen sein. Bei den Kriegsosteopathien spielte besonders der Mangel an Fetten, Butter, Milch, Käse und Fleisch, nach den jetzigen Anschauungen alles Nahrungsmittel, in denen die Vorstufe des *Vitamin D* enthalten ist, eine Rolle. Fast immer traten die ersten Beschwerden in den sonnenarmen Winter- und Frühlingsmonaten auf. Sie besserten sich oder verschwanden im Sommer, machten sich aber im nächsten Winter in verstärktem Maße bemerkbar. In entsprechender Weise soll für die „endemische" Osteomalazie nachgewiesen worden sein, daß eine *einseitige* mangelhafte Ernährung die Krankheit verursacht. Ungünstige hygienische Verhältnisse, das Leben in sonnenarmen Wohnungen begünstigen das Entstehen der Osteomalazie. In gleicher Weise sollen auch die sporadischen Fälle zu erklären sein. Von vielen Seiten wird daher jetzt angenommen, daß die Osteomalazie der Erwachsenen ebenso wie die Rachitis der Kinder in erster Linie auf einem *Vitamin-D-Mangel* beruhe.

Diese zweifellos sehr bestechende Anschauung bedarf jedoch weiterer Bestätigung. Als vollkommen geklärt kann die Entstehung der Osteomalazie vorläufig noch nicht angesehen werden. Wahrscheinlich müssen bei der Osteomalazie verschiedene *äußere* und *innere* Ursachen zusammenwirken, um bei besonders Disponierten die regulatorischen Funktionen des Blutdrüsensystems für den Ablauf des Kalkstoffwechsels zu stören und die typischen Knochenveränderungen hervorzurufen.

Pathologische Anatomie. Die anatomischen Vorgänge an den Knochen bei der Osteomalazie entsprechen denen der Rachitis. An Stelle der Epi-Diaphysengrenze des wachsenden Knochens, wie bei der Rachitis, ist bei der Osteomalazie die periostale Ossifikation am stärksten gestört. Histologische Untersuchungen zeigen, daß dabei der normale Abbau des Knochens durch resorptive Entkalkung in gesteigertem Maße fortschreitet, während in dem durch Anbau neugebildeten *osteoiden Gewebe* die Verkalkung ausbleibt. Dieses osteoide Gewebe bildet die oberflächlichsten Schichten der Knochenbälkchen und der Rinde und die inneren Lagen der HAVERSschen Lamellensysteme. So entstehen „*osteoide Säume*", d. h. kalkfreie Teile, die dem noch kalkhaltigen Knochen anliegen. Allmählich wird durch dessen Abbau die Markhöhle immer weiter, so daß schließlich bei den schwersten Formen die Kortikalis nur noch papierdünn ist, und der ganze Knochen einem „aufgeblasenen, getrockneten Darme" gleicht. In dem Knochenmark ist dann die anfängliche Hyperämie (Osteomalacia rubra) geschwunden; das Mark wird fettreich, gelb (Osteomalacia flava) und kann schließlich ganz in Gallertmark umgewandelt werden. Zuweilen, vor allem bei den Hungerosteopathien kommt es zu echten osteoporotischen Veränderungen, während die Bildung osteoiden Gewebes gering ist oder ganz fehlt.

Die osteomalazisch erkrankten Knochen sind *weich* und *biegsam*, so daß schon unbedeutende Belastungen und selbst der Muskelzug zu Verbiegungen (s. u.) führt. Spontanfrakturen sind häufig. Heilt die Osteomalazie aus, so werden die Knochen nach Verkalkung und Verknöcherung des osteoiden Gewebes ähnlich wie bei der Rachitis sehr dicht, derb, sklerotisch. Bestehende Verkrümmungen bleiben dabei bestehen.

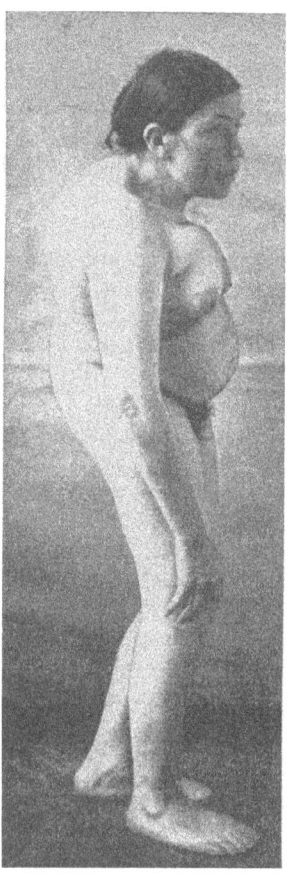

Abb. 72. Puerperale Osteomalazie.

Symptome und Krankheitsverlauf. Die Osteomalazie zeigt fast immer einen sehr langsamen Beginn. Das erste Zeichen sind unbestimmte, tiefsitzende *Schmerzen*, am häufigsten in der Kreuz- und Nackengegend, im Rücken, an den Rippen und in den Oberschenkeln. Der Druck auf die erkrankten Teile ist meist sehr schmerzhaft. In einzelnen Fällen lenken aus verhältnismäßig geringen Anlässen eintretende und schlecht heilende *Knochenbrüche* zuerst den Verdacht auf ein bestehendes Knochenleiden.

Während die Schmerzen anhalten oder noch zunehmen, wird allmählich auch die Bewegungsfähigkeit, vor allem das Gehen der Kranken immer unbeholfener, teils infolge der Schmerzen, teils durch die eintretenden Veränderungen am Becken und den Schenkelknochen. Der *Gang* wird sehr unsicher und langsam; er geschieht mit kleinen, mühsamen Schritten, indem das Bein jedesmal gleichzeitig mit dem Becken ruckweise gehoben und nach vorn geschoben wird. Diese eigentümliche Gangart, wobei der Körper bei jedem kurzen, humpelnden Schritt eine kleine Einwärtsdrehung macht, ist so kennzeichnend, daß man oft hierdurch allein sofort die Krankheit erkennen kann. In anderen Fällen ist der Gang mehr watschelnd. Nach kürzerer oder längerer Zeit wird das Gehen schließlich ganz unmöglich, und die Kranken werden dauernd ans Bett gefesselt. Auch hier bestehen die Schmerzen meist in heftiger Weise fort, zwar nicht eigentlich spontan und bei völliger Ruhe auftretend, aber bei jedem Bewegungsversuch des Rumpfes und bei jedem Druck auf die erkrankten Knochen. Am empfindlichsten sind gewöhnlich die unteren Rippen, das Brustbein, die Wirbel- und Beckenknochen, auch die Oberschenkel, während die Knochen der oberen Gliedmaßen und der Unterschenkel selten, die des Schädels nur ausnahmsweise stärker schmerzhaft sind.

Mittlerweile hat sich gewöhnlich auch schon eine Anzahl von Verbiegungen der Knochen herausgebildet, durch die das Aussehen des Skeletts wesentlich geändert werden kann. Am frühesten fällt zumeist die *Formveränderung der Wirbelsäule* (s. Abb. 72) auf, die in der Regel in dem oberen Abschnitt kyphotisch, seltener in anderer Richtung verbogen wird, wobei der Kopf gewöhnlich immer mehr nach vorn gegen das Sternum hin gebeugt wird. Die

Kranken werden dadurch beträchtlich kleiner, und gerade dieses *Kleiner-werden* kann unter Umständen ein wichtiges diagnostisches Merkmal sein. Kranke Frauen merken es manchmal zuerst daran, daß ihnen die Röcke vorn stets von neuem zu lang werden. Sehr stark ist in schweren Fällen meist auch die *Verbiegung des Brustkorbes.* Der Thorax ist seitlich zusammengedrückt, das Brustbein stark vorgetrieben und winklig geknickt. Äußerlich weniger auffallend, aber durch die innere Untersuchung nachweisbar und, wie bekannt, von großer geburtshilflicher Wichtigkeit sind die *Veränderungen des Beckens,* die in besonders ausgesprochener Form bei puerperaler Osteomalazie beobachtet werden. Durch die Oberschenkelköpfe wird das Becken zusammengedrückt, während die Symphyse schnabelförmig nach vorn geschoben wird. Da der Druck der Wirbelsäule infolge des Gewichts des Rumpfes ein starkes Vorspringen des Kreuzbeins mit dem Promontorium bewirkt, so zeigt der Beckeneingang im ganzen oft eine annähernd kartenherzförmige Gestalt. Diese Beckenveränderung tritt meist frühzeitig ein; sie ist wohl auch die Hauptursache des veränderten Ganges (s. o.).

An den *Gliedmaßen* treten, namentlich in den Fällen, in denen die Kranken schon frühzeitig bettlägerig werden, die Verbiegungen seltener auf. Aber auch sie können sich in der mannigfachsten Weise ausbilden. Zuweilen sind sie noch durch eingetretene Frakturen kompliziert. Die wichtigsten Aufschlüsse über die Formveränderungen der Knochen und die Abnahme ihres Kalkgehalts ergibt die *Röntgenuntersuchung.*

Namentlich am Becken und an den Oberschenkeln können die Abnahme des Kalkgehaltes und vor allem die eingetretenen Verschiebungen und Formveränderungen der Knochen auf Röntgenaufnahmen sehr deutlich zum Ausdruck kommen. In fast allen Knochen fällt die Aufhellung, die verwaschene Bälkchenzeichnung und das Schwinden der Spongiosastruktur auf.

In einigen beschriebenen Fällen hatte die Weichheit der Extremitätenknochen einen so hohen Grad erreicht, daß man die Glieder willkürlich wie Wachs biegen und ihnen die absonderlichsten Stellungen geben konnte. In so vorgeschrittenen Fällen scheint auch die Schmerzhaftigkeit der Knochen schließlich aufzuhören. Die *Kopf-* und *Gesichtsknochen* bleiben in fast allen Fällen von der Krankheit verschont. Nur an den *Zähnen* macht sich die entkalkende Wirkung der Osteomalazie bemerkbar. Die Zahnkaries greift rasch um sich, auch fallen die Zähne sehr leicht aus.

In den *Muskeln* sind Zittern und fibrilläre Kontraktionen gesehen worden. Auch soll man zuweilen schon durch leichte Hautreize schmerzhafte Kontraktionen der darunterliegenden Muskeln hervorrufen können. Kennzeichnend für die Osteomalazie ist besonders die *Schwäche der Ileopsoas* und die „*Adduktionskontraktur*" der Oberschenkel. Die Oberschenkel können in allen schwereren Fällen nicht gebeugt, die Beine ohne Unterstützung der Oberschenkel nicht gestreckt erhoben werden. Diese *Paresen* und *Lähmungen* der *Muskulatur des Beckengürtels und der Oberschenkel* können schon sehr frühzeitig auftreten, noch ehe die Knochenerkrankungen deutlich bemerkbar sind. Lähmungen, Reflex- und Sensibilitätsstörungen infolge Querschnittsläsionen des Rückenmarks, die durch Frakturen oder Einknicken einzelner Wirbel hervorgerufen wurden, sind sehr selten. In einem Falle beobachteten wir den charakteristischen Symptomenkomplex der *Kaudakompression* (s. d.) infolge Infraktion des osteomalazischen Kreuzbeins.

Der *Allgemeinzustand* der Kranken bleibt, abgesehen von den Schmerzen und der Bewegungsstörung, oft lange Zeit gut, auch bei den Hungerosteopathien braucht er nicht reduziert zu sein. Veränderungen der *inneren Or-*

gane fehlen in der Regel, und der *Appetit* ist ungestört. *Psychisch* zeigen die Kranken zumeist eine erhöhte Reizbarkeit, oft beherrscht sie eine große Angst vor jeder Berührung. Die *Sehnenreflexe* sind gesteigert. Nicht selten ist eine latente oder auch manifeste *Tetanie* mit der Osteomalazie vergesellschaftet. In fortgeschrittenen Fällen zeigt sich oft eine Abnahme der geistigen Kräfte, und eine gewisse Stumpfheit macht sich bemerkbar. Geringe subfebrile *Temperatursteigerungen* treten mitunter bei stärkeren Verschlimmerungen auf. Gelegentlich sind die Zeichen einer *sekundären Anämie* vorhanden. Eine geringe Vermehrung der Leukozyten findet sich häufig. *Albuminurie* ist wiederholt gefunden worden. Der BENCE-JONESsche Eiweißkörper, der vor allem beim *multipeln Myelom* im Harn vorkommt, ist auch bei der Osteomalazie zuweilen nachgewiesen worden. Zu erwähnen ist endlich noch der verhältnismäßig häufig bei der Osteomalazie gemachte Befund von Kalkkonkrementen in der Blase und in den Nieren.

Vielfach hingewiesen hat man auf das Vorkommen von Symptomen, die für *Störungen der inneren Sekretion* bei der Osteomalazie sprechen. Am häufigsten ist wohl die auch bei nicht puerperaler Osteomalazie eintretende *Amenorrhoe* vieler Kranken. Ferner hat man zuweilen Symptome von *Tetanie, Morbus Basedowi*, seltener von *Myxödem* u. a. beobachtet.

Der *Gesamtverlauf* der Krankheit ist chronisch. Ihre Dauer beträgt selten weniger als 2—3 Jahre, zuweilen selbst 5—10 Jahre und noch weit mehr. Dabei beobachtet man scheinbare Besserungen und Stillstände und dann wieder neue Steigerungen des Leidens (insbesondere in den Frühjahrsmonaten, bei einer Gravidität, im Wochenbett). Wird die Krankheit nicht behandelt und tritt keine zweckmäßige Änderung der Ernährung und der allgemeinen Lebensbedingungen ein, so führt die Krankheit zum Tode. Er erfolgt entweder durch allgemeinen Marasmus oder infolge der durch die Thoraxdeformität immer mehr und mehr *erschwerten Atmung* (Atelektase der Lunge, Bronchopneumonien u. dgl.). In leichteren Fällen, namentlich bei rechtzeitiger geeigneter Pflege und Behandlung, kann aber auch eine *vollständige Heilung* eintreten oder in schwereren Fällen trotz eingetretener Deformitäten wenigstens Aufhören der Schmerzen, Besserung des Ganges und ein *dauernder Stillstand* der Krankheit.

Diagnose. Die Diagnose der Osteomalazie ist in den seltenen vollentwickelten Fällen nicht schwer, im Anfang des Leidens und bei leichten, unausgeprägten Formen der Krankheit dagegen oft unmöglich, wenn nicht eine besondere endemische Häufigkeit des Leidens die Aufmerksamkeit auf dieses von vornherein gelenkt hat. Namentlich können beginnende Erkrankungen leicht zu der fälschlichen Annahme eines sich entwickelnden Leidens des Rückenmarkes oder der Wirbelsäule führen. Oft wird die richtige Diagnose der Osteomalazie dadurch übersehen, daß man an die Krankheit nicht denkt und die Beschwerden der Kranken (Schmerzen, Gehstörung) falsch deutet. Nicht selten werden die anfänglichen Klagen der Kranken auf rheumatische Beschwerden bezogen, oder die Krankheit wird für eine funktionelle Neurose gehalten. Oft läßt erst der eigentümliche humpelnde und watschelnde Gang („*Entengang*") an die Möglichkeit einer Osteomalazie denken. In früheren Stadien ist der *Druckschmerz* bei seitlicher Kompression des Brustkorbs, vor allem in der Gegend der falschen Rippen („*Flankendruckschmerz*"), kennzeichnend. Auch die empfindlichen Schmerzen, die ein geringer Druck auf das Sternum, das Kreuzbein, die Beckenknochen usw. auslöst, ferner die sich meist schon frühzeitig bemerkbar machende *Schwäche* und die *Paresen der Muskulatur* des Beckengürtels und der Oberschenkel müssen an Osteomalazie denken lassen. Durch die Ergebnisse der *Röntgenuntersuchung* und einer *genauen Beckenuntersuchung* kann die Diagnose dann mit Sicherheit gestellt werden. Zuweilen wird der Arzt erst durch eine eintretende Fraktur oder durch die auffallende Verkrümmung der Wirbelsäule oder des Brustbeins auf die richtige Diagnose geführt.

Recht wichtig ist der Umstand, daß es auch *leichte, unausgeprägte Formen der Osteomalazie* gibt, die sich nur durch Schmerzen in den Hüften und im Kreuz und durch leichte Gehstörungen kundtun, ohne zu stärkeren Formveränderungen der Knochen zu führen. Jedenfalls ist es wichtig, an diese Möglichkeit zu denken und durch genaue Anamnese und Untersuchung die Diagnose zu klären. Namentlich die oben erwähnte *Kriegsosteomalazie* scheint öfter in solchen leichteren Formen aufzutreten. Unter Umständen kann auch der therapeutische Erfolg der Phosphordarreichung und einer zweckmäßigen Ernährung (s. u.) die Diagnose bestätigen.

In einzelnen Fällen ist eine Verwechslung mit diffuser *Knochenkarzinose*, ferner mit *Ostitis fibrosa* und mit dem *multiplen Myelom* der Knochen möglich, durch die ähnliche Symptome und Mißgestaltungen des Skeletts entstehen können. Zumeist trägt dann eine genaue *Röntgenuntersuchung* zur Klärung der Diagnose bei. Bei der *senilen Osteoporose* kommen Biegsamkeit der Knochen oder spontane Knochenschmerzen nicht vor. Sie ist vor allem durch die Brüchigkeit der Knochen (z. B. Schenkelhalsfraktur) gekennzeichnet.

Therapie. Die Behandlung der osteomalazischen Erkrankungen muß in erster Linie *diätetisch* sein. Den Kranken ist eine *kräftige, gemischte Kost* zu verordnen. Vor allem sind *frische Gemüse* und *frisches Obst*, aber auch Milch, Butter, Käse, Eier, Reis, Fisch und Fleisch zu empfehlen. Säurebildende Speisen (schwarzes Brot, Kartoffeln) sind nach v. WINCKEL zu verbieten. Mit Nahrungsmitteln, denen ein besonderer Gehalt an *Vitamin D* zukommt, werden überraschend gute Heilerfolge erzielt. Auch die Darreichung des Vitamins D in Form von *bestrahlten Nährgemischen* (Milch, Eigelb u. a.) und von *bestrahltem Ergosterin* (,,*Vigantol*") wirkt sehr günstig. *Licht, Luft* und *Sonne* sind ferner wesentliche Heilfaktoren. Unmittelbare *Bestrahlungen mit Sonnenlicht* und in den Wintermonaten Anwendung der ,,*künstlichen Höhensonne*" sind zu empfehlen. Unterstützt wird diese Behandlung durch sorgfältige *Hautpflege* und durch *Bäder* (Salzbäder, CO_2-Bäder) und andere entsprechende hydrotherapeutische Maßnahmen. Auch auf die Besserung der *Wohnungsverhältnisse*, Vermeiden sonnenarmer, feuchter Wohnungen, Landaufenthalt u. a. ist zu achten.

Nicht nur in leichten, sondern zuweilen auch in schweren Fällen ist *Phosphor* ein bewährtes Heilmittel bei der Osteomalazie, dessen Darreichung man am zweckmäßigsten mit der des ebenfalls sehr wirksamen *Lebertrans* verbindet (Phosphori 0,01, Ol. jecoris aselli ad 100,0, 3 mal täglich ein Eßlöffel). Auch in Pillenform kann der Phosphor verabreicht werden (3 mal täglich $^1/_2$—1 mg). Nach mehrwöchigem Phosphorgebrauch hören die Schmerzen in den Knochen auf, und die vorher bettlägerigen Kranken lernen wieder gehen. Neben dem Phosphor wird meist *Kalk* (*Calcium lacticum, Kalziumkompretten, Kalzantabletten* u. a.) gegeben. Zuweilen hat das *Adrenalin* einen günstigen Einfluß. Namentlich die Kombination von Phosphor mit Adrenalin (3 mal wöchentlich eine subkutane Injektion von 1 ccm einer $1^0/_{00}$igen Lösung) scheint von guter Wirkung zu sein.

Bei Graviden ist in schweren Fällen eine *Unterbrechung der Schwangerschaft* angezeigt. In der Laktationsperiode ist ein *Aussetzen des Stillens* anzuordnen. In prophylaktischer Beziehung ist darauf hinzuweisen, daß die an Osteomalazie erkrankten Frauen stets auf die Gefahren einer etwaigen neuen Konzeption aufmerksam zu machen sind. Man hat daher in solchen Fällen, wo die Verschlimmerungen der Krankheit sich stets an neue Schwangerschaften anschlossen, die *Kastration* ausgeführt. Hierbei hat sich gezeigt, daß die Wegnahme der Ovarien zuweilen auch eine auffallend rasche Besserung der Krankheit selbst zur Folge hat, eine Beobachtung, die für einen inneren Zusammenhang der Vorgänge in den Ovarien mit den Krankheitserscheinungen der Osteomalazie (s. o.) zu sprechen scheint. Statt der Kastration sind auch *Röntgenbestrahlungen* der Ovarien vorgenommen worden, um die Tätigkeit der Keimdrüsen zu unterdrücken. Diese eingreifenden Maßnahmen dürfen aber nur in Anwendung kommen, wenn alle anderen Mittel versagen.

Fünftes Kapitel.

Die Beriberi.

(Polyneuritis endemica.)

Beriberi, von den Japanern *Kakke* bezeichnet, ist eine in tropischen und subtropischen Gegenden verbreitete Krankheit. Sie ist klinisch gekennzeichnet durch Veränderungen am Kreislauf, sowie durch Störungen der Motilität und der Sensibilität infolge von Degenerationen der peripherischen Nerven und Muskeln.

Verbreitung. In größerem Umfang kommt die Beriberi fast ausschließlich in den Ländern zur Beobachtung, in denen *Reis* die Hauptnahrung bildet. Der ferne Osten, *China, Japan, Vorder- und Hinterindien* und die *Inseln der Südsee* sind die Hauptgebiete ihrer Verbreitung. Auch in *Brasilien* ist die Krankheit häufig. Sie kommt ferner in anderen *südamerikanischen Ländern* und im *tropischen Afrika* vor.

Eine Abart der Krankheit, die *Segelschiffberiberi*, war früher unter den Schiffsbesatzungen gefürchtet. Während des Weltkrieges hatten die europäischen Truppen in *Mesopotamien* und an den *Dardanellen* unter dieser Krankheit zu leiden. Gelegentlich kommt sie bei *Polarexpeditionen* und in *Gefangenenlagern* zur Beobachtung.

Ätiologie. Wegen des endemischen Auftretens und der Verbreitung in bestimmten Örtlichkeiten, in Gefängnissen, Fabriken, Schulen usw. wurde zuerst vielfach an eine *infektiöse Ursache* der Beriberi geglaubt. Alle Bemühungen, einen spezifischen Krankheitserreger zu entdecken, waren jedoch bisher ergebnislos. Eine große Anzahl von Forschern hat dagegen schon seit langem die *einseitige Ernährung* mit schlechtem *Reis* für die Entstehung des Leidens verantwortlich gemacht. Überall da, wo in Gefängnissen, Kasernen oder Arbeiterkolonien *enthülster, „polierter", d. h. seines Silberhäutchens beraubter Reis* die Hauptnahrung bildete, trat Beriberi endemisch auf und schwand sofort wieder, sobald ungeschälter Reis gegeben wurde. EIJKMAN konnte bereits 1897 bei Hühnern eine ähnliche Krankheit (*Polyneuritis gallinarum*) hervorrufen, wenn er sie einseitig mit enthülstem, poliertem Reis fütterte. FUNK hat dann später (1912) aus dem Silberhäutchen des Reis, aus der Reiskleie, aus Milch, Gehirn usw., eine basische Substanz gewonnen, die bei der experimentellen Vogelberiberi große Heilkraft besitzt, und die er „*Vitamin*" nannte, um deren Wichtigkeit für vitale Vorgänge zum Ausdruck zu bringen. Nachdem viele Tierversuche und klinische Erfahrungen gezeigt haben, daß der *Mangel des antineuritischen Vitamins B_1*

in der Nahrung die Hauptursache der Menschenberiberi darstellt, ist die Beriberi jetzt allgemein als eine *Avitaminose* anerkannt worden.

Beim Schälen und Polieren des Reis gehen außer der Fruchthülle das *Silberhäutchen* und die ihm anhängende „*Aleuronzellenschicht*" sowie der *Keimling* des Reiskorns verloren. In diesen beiden Teilen ist der lebenswichtige Stoff, das *Vitamin* B_1, in größter Menge vorhanden. Die Krankheit ist nicht an die *Reisnahrung* gebunden. Auch *geschälte Gerste, geschälter Weizen* und alle aus *reinstem Mehl* hergestellten Brote u. a. können krankheitserzeugend wirken. Ebenso können viele andere Nahrungsmittel, wie wir S. 346 sahen, durch *Konservieren, Erhitzen* oder *langes Lagern* ihres Vitamin-B_1-Gehaltes verlustig gehen und Beriberierkrankungen verursachen. So ist die Segelschiffberiberi die Folge einer Ernährung mit *Dauerproviant* bei Mangel an frischen vitamin-B_1-reichen Nahrungsmitteln. Die Kost der im Weltkrieg in Kut el Amara eingeschlossenen englischen Truppen, die unter Beriberi zu leiden hatten, bestand aus weißem Mehl, Pferdefleisch und Fleischkonserven.

Völlig geklärt ist aber die Ätiologie der Beriberi noch nicht. Obgleich dem Mangel an Vitamin B_1 zweifellos die größte Rolle zuzusprechen ist, sind die meisten Tropenärzte der Meinung, daß *noch weitere, bisher unbekannte Bedingungen* prädisponierend oder auslösend hinzutreten müssen, um die Krankheit hervorzurufen. Diese ist zumeist an bestimmte *Örtlichkeiten* gebunden, während sie bei völlig gleicher Ernährung an anderen Orten nicht auftritt. Ein *feuchtwarmes Klima* begünstigt das Entstehen der Krankheit, und in den *heißen Sommermonaten* ist die Zahl der Erkrankungsfälle am größten.

In der Mehrzahl erkranken junge Erwachsene, und zwar Männer häufiger als Frauen. *Kinderberiberi* ist selten, dagegen bieten Säuglinge beriberikranker Frauen oft das Bild der *Säuglingsberiberi* dar.

Symptome und Krankheitsverlauf. Vom klinischen Standpunkt zeigt sich die Beriberi je nach den vorherrschenden Symptomen im wesentlichen in vier Formen. Diese sind aber durchaus nicht streng voneinander zu trennen, sondern sie gehen oft ineinander über: 1. *Sensibel-motorische Form*, bei der Herzklopfen, Störungen der Sensibilität und der motorischen Funktionen sowie leichte Ödeme an den Beinen bestehen. Kommt es statt Besserung zu einem Fortschreiten der Symptome, so haben wir die 2. *trockene, atrophische Form* vor uns. Atrophie und Lähmung der Unterschenkel, seltener der Hände, tritt in den Vordergrund. Die Sensibilität der Haut ist herabgesetzt, Kreislaufstörungen treten auf, erreichen aber nie einen solchen Grad wie bei der 3. *hydropischen Form*. Bei dieser treten stärkste Ödeme, vor allem an den Beinen auf, deren Ausdehnung mit der Abnahme der Herztätigkeit zunimmt. 4. *Die akute, perniziöse oder kardio-vaskuläre Form* entwickelt sich ganz plötzlich bei kräftigen, jugendlichen Leuten. Sehr rasch, innerhalb weniger Stunden, entsteht unter Erbrechen und vermehrter Puls- und Atemfrequenz ein schweres Krankheitsbild, das vor allem bedrohliche Erscheinungen von seiten des Herzens zeigt. Es kommt zu einer starken Dilatation der rechten Herzkammer. Unter heftigsten frequenten Palpitationen, Zyanose und Ödemen tritt der Tod oft nach wenigen Tagen im Kollaps ein.

Diese Krankheitsformen, die seit langem unterschieden werden, vermischen sich, wie gesagt, in der verschiedensten Weise. Es gibt *leichte, unausgeprägte Fälle* mit den unbedeutendsten Symptomen und alle Übergänge bis zu den schwersten Krankheitsformen. Es ist schwierig, bei dem verschiedenen Auftreten und der wechselnden Stärke der Erscheinungen ein treffendes Krankheitsbild zu schildern.

Die Krankheit *beginnt* in den meisten Fällen ganz allmählich, schleichend, mit Schwere und Schwäche in den Beinen, Abgeschlagenheit, Übelkeit, leichten gastrointestinalen Störungen, Herzklopfen und Brustbeklemmung. Nur selten vermögen die Kranken eine besondere Veranlassung, eine Anstrengung, eine Erkältung, einen Diätfehler als Anfang der Erkrankung anzugeben.

Bald stellen sich Störungen von seiten des *Nervensystems*, und zwar ausgesprochene *polyneuritische* Erscheinungen ein. Die Kranken klagen über *Parästhesien*, über das Gefühl der Vertaubung in den Fußsohlen, über Ameisenlaufen, Kribbeln, seltener über *Schmerzen* in den Gliedmaßen. Zuerst an den Unterschenkeln und an den Füßen, später auch an den Fingerspitzen, in der Unterbauchgegend und in der Umgebung des Mundes treten *Störungen*

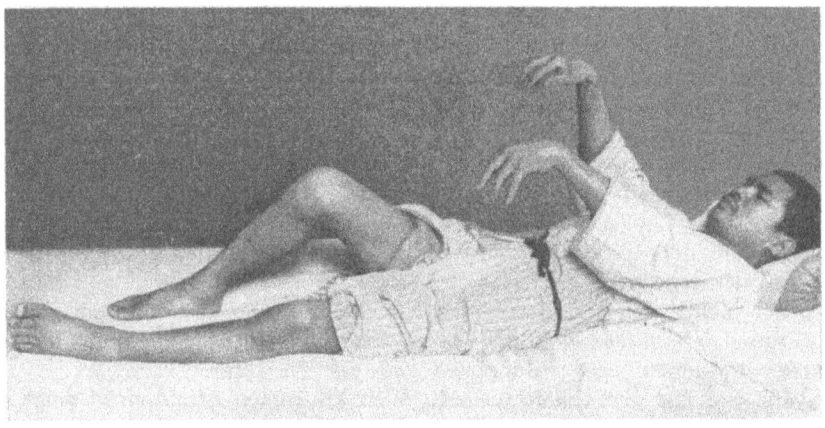

Abb. 73. Beiderseitige Radialis- und Peronäuslähmung bei Beriberi.
(Beobachtung von Prof. I. SHIMAZONO in Tokio.)

der Hautsensibilität (*Hypästhesien*) auf, in der Regel in symmetrischer Ausbreitung. Bald stellen sich langsam fortschreitende *Lähmungen* ein, die ganz verschiedene Grade, von leichten Abschwächungen der Beweglichkeit bis zu vollkommener Paralyse der betroffenen Körperteile erreichen können. Es handelt sich stets um *schlaffe*, fast immer *symmetrisch* auftretende Lähmungen, die zunächst die *unteren Gliedmaßen*, und zwar die Peronäusgebiete, betreffen. Das Gehen wird schwerfälliger, und in ausgesprochenen Fällen ist der *Gang* der Kranken kennzeichnend. Die Fußspitzen sinken beim Heben der Beine der Schwere folgend kraftlos herab. Stampfend wird der Fuß aufgesetzt. Später folgen auch Lähmungen der *Arme* und *Hände*. Nur selten wird die *Rumpfmuskulatur* betroffen. Bei ruhiger Bettlage ist in schweren Fällen die Spitzfußstellung und die Haltung der Hände infolge der *Extensorenlähmung* kennzeichnend (Abb. 73). Von den übrigen Muskelgebieten sind nur noch *Paresen der Atemmuskeln* und *Lähmungen der Kehlkopfmuskulatur* häufig, wodurch die Stimme oft heiser oder sogar aphonisch wird. Die *gelähmten Muskeln* atrophieren sehr rasch und in erschreckender Weise. Sie sind zumeist auf Druck sehr empfindlich und zeigen frühzeitig Entartungsreaktion. Die *Patellar*- und *Achillessehnenreflexe* sind im Anfang mitunter mäßig gesteigert, später sind sie gewöhnlich abgeschwächt, oder sie fehlen ganz. Das *Rombergsche Phänomen* ist zumeist nur angedeutet. *Ataxie* ist nicht vorhanden. Pyramidenbahnsymptome, insbesondere das *Babinskische Phänomen* werden nicht beobachtet. Die *Pupillenreaktionen* sind ungestört. *Blasen- und Mastdarmfunktion* bleiben erhalten. *Psychische Störungen* fehlen so gut wie immer.

Störungen von seiten der *Kreislauforgane*, insbesondere des *Herzens* sind stets vorhanden. Infolge der frühzeitig entstehenden Vagusschädigungen gehören *Unregelmäßigkeiten des Herzschlags, Tachykardie* und *Herzklopfen* zu den frühsten Symptomen. Später treten schwere organische Veränderungen am Herzen, zunächst eine ausgesprochene *Dilatation der Herzhöhlen,* im weiteren Verlauf eine *muskuläre Hypertrophie* besonders der rechten Herzhälfte ein. Schwere *Insuffizienzerscheinungen* können folgen. Mitunter treten diese anfallsweise in sehr stürmischer Weise auf. Sie können vorübergehen oder als „*akute perniziöse Form*" der Beriberi, als „*Shôshin*" („*Herzstoßen*") der Japaner, zum Tode führen (s. o.). — Der *Puls* ist frequent, groß und oft celer. Der *systolische Blutdruck* ist gewöhnlich nicht verändert, doch ist der *diastolische Blutdruck* fast immer herabgesetzt.

Ödeme gehören zu den kennzeichnenden Erscheinungen der Beriberi. Zumeist finden sie sich am *Fußrücken* und an den *Unterschenkeln.* Sie sind in den einzelnen Fällen ganz verschieden in ihrer Stärke. Von den leichtesten Knöchelschwellungen bis zum stärksten allgemeinen Hydrops können alle Grade beobachtet werden. *Pleura-* und *Perikard-Transsudate* sind häufig, während *Aszites* seltener vorkommt.

Das *Allgemeinbefinden* ist bei der Beriberi außer bei schweren Herzanfällen nicht wesentlich gestört. Das *Bewußtsein* ist nie getrübt. *Magendarmerscheinungen* (Verstopfung, Gefühl der Völle im Leib, Appetitlosigkeit) sind häufige, aber keine regelmäßigen Begleitsymptome. Der *Urin* ist im allgemeinen normal. *Temperatursteigerungen* werden in unkomplizierten Fällen nicht beobachtet, nur bei den Zuständen von akuter Herzinsuffizienz können geringe Temperatursteigerungen eintreten.

Das *Blut* zeigt bei der Beriberi meist einen normalen Gehalt an Hämoglobin, roten und weißen Blutzellen. Nur in schweren Fällen steigt die Leukozytenzahl über 10000. Es besteht absolute und relative *Lymphozytose* und *Eosinophilie.* Die Blutplättchen sind erheblich vermehrt.

Pathologische Anatomie. In den peripherischen Nerven und den quergestreiften Muskeln liegt der Hauptangriffspunkt der Krankheit. Nach den wertvollen Untersuchungen Dürcks zeigt die histologische Untersuchung der befallenen peripherischen Nerven, daß die *entzündlichen* Erscheinungen hinter den *degenerativen* Vorgängen weit zurückstehen. Diese sind gekennzeichnet durch die von der Peripherie nach dem Zentrum zu fortschreitende Faserdegeneration mit Zerfall der Markscheide und des Achsenzylinders, die entweder auf wenige Fasern beschränkt bleiben kann oder den ganzen Querschnitt umfaßt und von allen Seiten gleichmäßig den großen Hauptstämmen zustrebt. Die kranken Muskeln zeigen Schwund der kontraktilen Fasern und eine oft erhebliche Vermehrung der Muskelkerne. Im Rückenmark fand Dürck Degenerationen der Hinter- und Pyramidenseitenstränge, sowie der hinteren und vorderen Wurzeln in ihrem intramedullären Verlauf.

Das Herz ist in seiner Gesamtheit kugelförmig vergrößert. Ein konstanter und auffallender, in seinen Ursachen noch ungeklärter Befund ist die Hypertrophie der *rechten* Herzhälfte. Am Herzmuskel finden sich Trübungen, Fragmentation, fettige und hyaline Entartung.

Diagnose. Die Diagnose der Beriberi ist für den, der an die Krankheit denkt, nicht schwer. Diagnostische Schwierigkeiten können unausgeprägte Fälle bereiten. Von großem Wert sind anamnestische Erhebungen bezüglich der Ernährung, vor allem bei Einzelerkrankungen und bei dem Auftreten von Beriberi ähnlichen Erkrankungen in Kasernen, Gefangenenlagern, auf

Schiffen usw. Differentialdiagnostisch wichtig gegenüber der Alkohol- und Malarianeuritis, sowie der Pellagra ist die Tatsache, daß bei Beriberi die Verstandestätigkeit stets ungestört bleibt, und daß bei diesen Krankheiten Ödeme gewöhnlich nicht auftreten. Die Unterscheidung des Beriberiherzens von anderen Herzerkrankungen ist meist nicht schwierig, da bei der Beriberi die kardiovaskulären Erscheinungen mit neuromuskulären vereinigt sind. Mitunter wird eine durch Klappenveränderungen bedingte *Mitralinsuffizienz* dadurch vorgetäuscht, daß bei der Beriberi infolge der muskulären Insuffizienz ein lautes systolisches Geräusch entsteht. Bei der durch mangelhafte Ernährung hervorgerufenen *Ödemkrankheit* werden kardiovaskuläre und Nervenerscheinungen nicht beobachtet. Wenn diese aber, z. B. in leichteren Fällen von Segelschiffberiberi, nicht sehr ausgeprägt sind, ist die Unterscheidung von der Ödemkrankheit kaum möglich. Mitunter versagt auch der Anhaltspunkt, daß bei der Ödemkrankheit *Bradykardie* ein regelmäßiges Symptom ist, während bei der Beriberi meist *Tachykardie* beobachtet wird.

Die **Prognose** ist nicht ungünstig, doch ist immer daran zu denken, daß in jedem Falle plötzlich Zustände akuter Herzinsuffizienz eintreten können. Der häufigste Ausgang ist Genesung. Auch bei zweckmäßiger Ernährung und Behandlung dauert die Wiederherstellung oft monatelang. In schweren Fällen bleiben mitunter Residuen infolge von Schrumpfungsvorgängen in Wadenmuskeln und Sehnen (Pes varoequinus-Stellung) zurück. Zuweilen zieht sich die Krankheit über Jahre hin, Rückfälle sind besonders in den Sommer- und Herbstmonaten häufig. Die Sterblichkeit schwankt je nach der Gegend und den äußeren Umständen.

Therapie. Bei der Behandlung ist zunächst auf zweckentsprechende, abwechslungsreiche, gute, kräftige *Vitamin B_1-reiche Ernährung* Wert zu legen. Frische Gemüse (Spinat, Kohl) und frisches Obst (Tomaten, Apfelsinen, Zitronen, Weintrauben), *Bohnen*, Erbsen, Linsen, ferner Kuhmilch, Eier und frisches Fleisch, müssen gereicht werden. Seit langem ist im fernen Osten die Heilkraft einer *Bohne* (*Phaseolus radiatus*) bekannt. Diese beruht sicher auf dem Reichtum an Vitamin B_1. Reis ist am besten zu vermeiden. Bei akuten Krankheitserscheinungen können weitgehend gereinigte Vitamin B_1-Präparate, z. B. „*Roh-Oryzanin*" in Gaben von 0,5—1,0 g täglich mehrmals subkutan oder intravenös injiziert werden. *Abführmittel* stehen von altersher in gutem Rufe bei Beriberi.

Bei akuten Herzerscheinungen ist ein *Aderlaß* zumeist von Vorteil, *Digatalis-* und *Strophanthininjektionen* scheinen bei akuter Herzinsuffizienz besser zu wirken als *Kampferpräparate*. Auch *Strychninum nitricum*, 0,002—0,003 in Aqua destillata gelöst und intravenös injiziert, soll von günstigem Einfluß sein. Kleine Gaben von *Morphium, Veronal, Luminal* u. a. tragen zur Beruhigung bei. *Bettruhe* ist natürlich in allen schweren Fällen anzuordnen. Von großer Bedeutung ist ferner die mechanische Behandlung der gelähmten Muskeln durch *Massage* und *Übungen*, ferner die *Elektrotherapie*. Ortswechsel ist oft von bester Wirkung.

Prophylaxe. Bei der Prophylaxe ist der Hauptwert auf *Vitamin B_1-reiche Ernährung* (s. S. 346) zu legen. Ungeschälter Reis, stark ausgemahlene Mehle und daraus hergestellte Brote, ferner einseitige Nahrung mit Konserven, Dauerproviant, Dörrgemüse u. a. sind zu vermeiden. An Stelle von geschältem Reis muß Vollreis oder nur wenig polierter Reis gegeben werden. Hefepräparate, Zitronensaft und Tomaten sollen als Nahrungszusatz auf Schiffen, Expeditionen usw. vorbeugend wirken. Besonderer Wert muß auch auf Drainierung und Ventilation der feuchten, tiefliegenden Kasernen, Gefängnisse, Arbeiterhäuser, jener Lieblingsorte der Beriberi, gelegt werden. Ortswechsel nach höher liegenden Gegenden wirkt bei endemischem Auftreten der Krankheit stets günstig.

Sechstes Kapitel.

Die Pellagra.

Die Pellagra ist unter der ärmeren, ländlichen Bevölkerung der vorzugs-weise *Mais* bauenden Länder weit verbreitet. Die Krankheit ist klinisch gekennzeichnet durch typische *Erytheme* an unbedeckten Körperstellen, durch *Magen-Darmstörungen*, durch *nervöse* und *psychische Erscheinungen* und durch ihren *chronischen* Verlauf mit periodischen, zu bestimmten Jahres-zeiten wiederkehrenden akuten Ausbrüchen.

Verbreitung. In *Spanien*, wo sie bereits 1735 von GASPAR CASAL als „*Mal de la Rosa*" beobachtet wurde, in *Portugal*, in *Italien*, in *Südtirol* und in den *Balkanstaaten*, besonders in *Rumänien* und *Bessarabien* tritt die Pellagra als Volkskrankheit auf. Auch in *Ägypten*, *Nordafrika*, *Kleinasien*, *Indien* und den *Mittelmeerländern* ist sie endemisch. Seit 1906 ist sie auch in *Nordamerika* in zunehmender Ausdehnung festgestellt worden. Im Jahre 1923 wurde die Zahl der Pellagrösen in den Vereinigten Staaten von namhaften Forschern (C. H. LAVINDER) auf 50000 geschätzt.

Ätiologie. Die eigentliche Entstehungsursache der Pellagra ist noch nicht mit Sicherheit geklärt. Von vielen Forschern wird die *einseitige Maisnah-rung* als Ursache angesehen oder die Wirkung von schlecht aufbewahrtem, durch toxinbildende Pilze oder Bakterien verunreinigtem Mais. Eine wichtige Rolle, besonders für das Auftreten der Exantheme, wird dabei dem *Sonnen-licht* zugesprochen. Von anderer Seite wird angenommen, daß die Pellagra durch eine *andauernd einseitige, fehlerhafte Ernährung* verursacht werde, die vom Mais selbst unabhängig sei. Die meisten Forscher meinen, daß ein *Vita-minmangel* die Hauptrolle spiele. Es handelt sich dabei, wie zuerst GOLD-BERGER feststellte, um das Fehlen des *Pellagraschutzstoffes*, des *Vitamins B_2* (s. S. 346). Wahrscheinlich müssen jedoch noch andere unbekannte Be-dingungen hinzutreten, um den grundlegenden Kostfehler zu verstärken und um so die Pellagra auszulösen.

Diese *Ernährungstheorie* hat die *Infektionstheorie* immer mehr verdrängt. Immerhin hat die alte Ansicht, daß die Pellagra eine *Infektionskrankheit* mit noch unbekanntem Erreger sei, auch noch Anhänger.

Pellagra kommt in jedem *Lebensalter* vor, vor allem ist das dritte und vierte Lebensjahrzehnt gefährdet, und zwar Frauen mehr als Männer. Fast alle Pellagrösen gehören zur ackerbautreibenden, in ärmlichen Verhältnissen lebenden Bevölkerung. Auch in Armenheimen, Waisenhäusern, Gefangenen-lagern u. a. ist die Krankheit häufig.

Sehr wichtig sind die *jahreszeitlichen Schwankungen* im Auftreten der Pellagra. Im *Frühling* und *Frühsommer* ist die Krankheit am häufigsten, und auch im *Herbst* macht sie sich bemerkbar. Pellagrafreie Zeiten sind der Sommer und Winter.

Symptome und Krankheitsverlauf. Die Krankheit beginnt gewöhnlich mit *Allgemeinsymptomen*, mit Kopfschmerzen, Schwindel, Verstimmung, Schlaf-losigkeit, allgemeiner Schwäche und leichten Magen-Darmstörungen, die monatelang dem eigentlichen Auftreten der kennzeichnenden Krankheits-erscheinungen vorausgehen können. Diese bestehen in *Hautverände-rungen*, in *gastrointestinalen Störungen* und in *nervösen und psychischen Sym-ptomen*.

Vornehmlich an den unbekleideten Körperteilen, fast immer symmetrisch, entstehen scharf begrenzte, auffallend braunrote, flächenhafte *Erytheme*, die dem gewöhnlichen Sonnenbrand gleichen. Zunächst treten sie an den *Handrücken* (Abb. 74, 75), oft auch an den *Fußrücken* auf und greifen auf die *Vorderfläche der Arme* und die *Unterschenkel* über, lassen aber Handteller und Fußsohlen stets frei. Den *Nacken* und *Hals* umgeben sie bandförmig (CASALscher *Kragen*) und setzen sich anhängerartig auf die vordere Brust wand fort. Fast immer ist auch das *Gesicht* befallen (Abb. 74). Es erkranken also die dem Sonnenlicht ausgesetzten Körperteile, doch werden gelegentlich symmetrisch angeordnete pellagröse Hautveränderungen auch an bedeckten

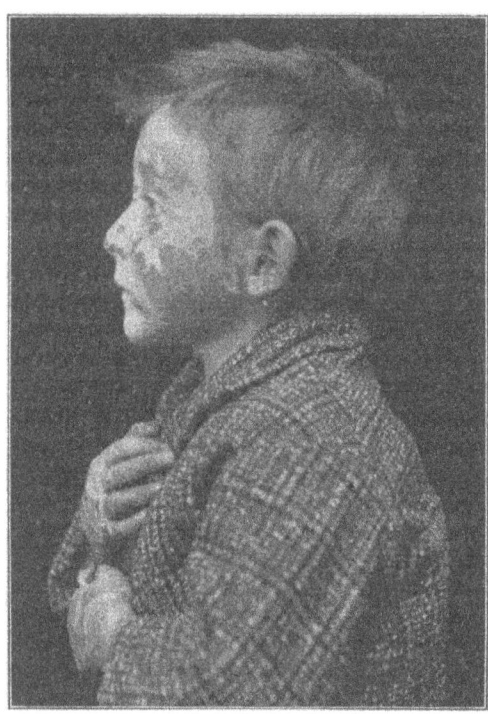

Körperstellen beobachtet. Die Rötungen werden allmählich dunkler braunrot. Blasenbildungen können sich zeigen. Später bilden sich trockene, rauhe, abschilfernde Flächen. In vorgerückteren Stadien können diese Hautveränderungen, die der Krankheit ihren Namen gegeben haben (*Pelle agra* = *rauhe Haut*) auch in pustulöse Ekzeme mit Borkenbildung übergehen. Nach einigen Wochen heilen sie unter starker Schuppung ab, treten aber in jedem Frühling und in jedem Herbst von neuem in stärkerem oder schwächerem Maße im Verein mit den übrigen Symptomen wieder auf. Allmählich werden die befallenen Hautstellen atrophisch, glatt, pergamentähnlich und dunkel pigmentiert.

Frühzeitig stellen sich im Verlauf der Krankheit *gastro-intestinale* Störungen ein, die sich in Appetitlosigkeit, Übelkeit, Erbrechen und den Zeichen

Abb. 74. Hautveränderungen im Gesicht und an den Handrücken bei Pellagra. (Beobachtung von Prof. RILLE, Leipziger dermatologische Klinik.)

einer chronischen Gastritis bemerkbar machen. Durchfälle wechseln mit Verstopfung ab. Die Stühle sind wässerig, enthalten unverdaute Speiseteile und gelegentlich Blutbeimengungen. Koliken und Tenesmen werden selten beobachtet. Die Mundschleimhaut ist meist auffallend gerötet. Trockenheit und Salzgeschmack oder ein lästiger Speichelfluß quälen die Kranken. Mitunter entwickelt sich eine schwerere *Stomatitis*, besonders treten bläschenförmige und geschwürige Veränderungen an der Zunge auf. Infolge der häufigen Rückfälle in jedem Frühling und Herbst wird die Zunge allmählich braunrot und glatt, es entsteht eine *atrophische Glossitis*.

Zu diesen Hauterscheinungen treten *nervöse Symptome*, Parästhesien und Schmerzen an Händen und Beinen, trophoneurotische Störungen an Nägeln und Haaren, Neuritiden, Nachlassen der Sehkraft und Lichtscheu. Schwäche der unteren Gliedmaßen und Steigerung der Sehnenreflexe ist fast immer vorhanden. In vorgerückteren Stadien werden spastische Paresen und Sensibilitätsstörungen beobachtet. Auch Lähmungen können auftreten. Veränderungen des Liquor cerebrospinalis sind nicht beschrieben worden. *Psychisch* zeigt sich oft eine Neigung zu trauriger melancholischer Gemütsstimmung. Selbstmorde von Pellagrösen sind nicht selten. Die Leute werden allmählich wortkarg und stumpf, Gedächtnis und Geisteskraft lassen nach. Bei einem nicht geringen Teil der Kranken entwickeln sich schließlich *unheilbare Geistesstörungen.* Diese der Pellagra folgenden oder sie begleitenden Psychosen sind ganz verschiedenartig. Es können sich manisch-depressive Zustände, die mit Halluzinationen und religiösen Ideen einhergehen, Angstpsychosen, Katatonie, stuporöse Demenz u. a. entwickeln. Das Ende ist meistens vollkommene Verblödung der kachektischen Kranken.

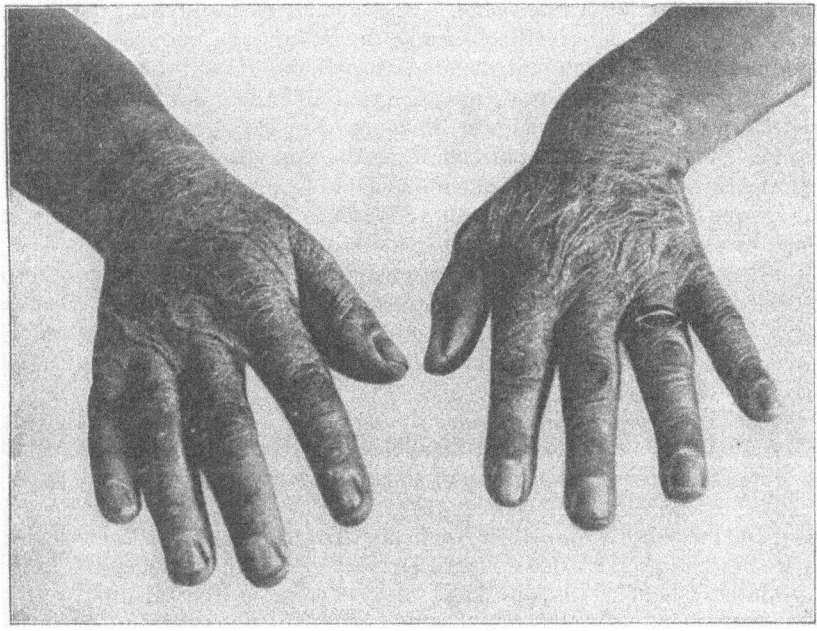

Abb. 75. Hautveränderungen der Handrücken bei Pellagra.

Die unkomplizierte Pellagra verläuft fast immer ohne *Fieber,* nur in schweren und in akut verlaufenden Fällen sind geringe unregelmäßige Temperatursteigerungen beschrieben worden. *Herz* und *Lungen* zeigen nichts besonderes. Der *Blutdruck* ist immer herabgesetzt. Das *Blut* zeigt keine kennzeichnenden Veränderungen außer einer geringen sekundären Anämie. Mitunter scheint eine leichte Lymphozytose zu bestehen.

Die Pellagra zieht sich meist über viele Jahre hin. Besserungen wechseln mit erneuten Verschlimmerungen ab. Regelmäßig im Frühjahr, seltener im Herbst, treten Rückfälle in Gestalt von Erythemen und sonstigen Erscheinungen auf. In vielen Fällen ist der Krankheitsverlauf leicht, die Erscheinungen sind nur wenig ausgeprägt. Auch *Pellagra ohne Hautveränderungen* („*Pellagra sine Pellagra*“) ist nicht ganz selten. Andererseits gibt es schwere akut verlaufende Formen der Pellagra, die als „*Typhus pellagrosus*“ bezeichnet werden. Alle Erscheinungen verlaufen dann unter hohem Fieber und Bewußtseinsstörungen sehr rasch. Unter schnellem körperlichen Verfall tritt nach 1—2 Wochen der Tod ein.

Pathologische Anatomie. Der Sektionsbefund ist bei Pellagra wenig kennzeichnend. Die Organe und Körpergewebe, vor allem auch die Knochen sind atrophisch. Am Gehirn fällt eine allgemeine Atrophie der Hirnrinde auf, die Ganglienzellen zeigen die verschiedensten Grade der Degeneration und Pigmenteinlagerungen. Am Rückenmark finden sich degenerative Veränderungen, hauptsächlich in den Hinter- und Seitensträngen. Die Schleimhaut des Magendarmkanals, besonders die der Mundhöhle und der Zunge ist atrophisch. Die Wandschichten des Magens und besonders des Darmes sind auffallend dünn infolge Atrophie der Muskelschichten. Entzündliche und geschwürige Veränderungen des Darmes sind auf Sekundärinfektionen zurückzuführen. Die Hauterscheinungen werden durch eine Dermatitis hervorgerufen, die zu Atrophie und Hyperpigmentation führt.

Diagnose. Die Diagnose der Pellagra bereitet keine Schwierigkeiten, wenn die Hauterscheinungen im Frühling auftreten, begleitet von einer Stomatitis, von Durchfällen und von nervösen Störungen. Für das Erythem ist die symmetrische Lokalisation an den oben besprochenen Körperstellen, die flächenhafte Braunröte mit scharfer Begrenzung, die Schuppung, die spätere Pigmentierung und die schließlich eintretende Atrophie der Haut typisch. Schwierig ist die Erkennung der leichten, unausgeprägten Fälle. Bei fehlenden Hautveränderungen kann die Diagnose Pellagra sine Pellagra aus den übrigen klinischen Symptomen: atrophische Glossitis, Achylia gastrica, chronischer Darmkatarrh, Rückenmarkserscheinungen, den jeweiligen Rückfällen im Frühling und aus dem sogenannten *pellagrösen Habitus:* Wortkargheit, ungeschicktes Benehmen und Indolenz gestellt werden.

Vor allem hat man sich vor Verwechslungen mit Syphilis, Lepra, Spru und Beriberi zu hüten. Schwierig kann die Diagnose ferner sein, wenn die Pellagra mit anderen Krankheiten gemeinsam auftritt. Am häufigsten sind Komplikationen der Pellagra mit Malaria, Ankylostomiasis, Syphilis, Dysenterie und Alkoholismus.

Prognose. Die Prognose der Pellagra ist ungünstig. Nur wenn die Krankheit in den Anfangsstadien erkannt wird, führt Nahrungswechsel bald zu einer Besserung. Rückfälle treten jedoch stets ein, sobald die Ernährung wieder mangelhaft wird. Mitunter läßt eine Heilung trotz geeigneter Behandlung monatelang auf sich warten. Die Prognose ist günstiger, wenn ein Ortswechsel vorgenommen werden kann, wenn es möglich ist, den Pellagrösen in eine Gegend zu bringen, die frei von Pellagrafällen ist. Wird die Krankheit nicht erkannt, oder kann die Kost nicht zweckentsprechend geregelt werden, so verschlimmert sich das Leiden unaufhaltsam. Sind erst schwere nervöse oder gar Geistesstörungen eingetreten, so ist die Krankheit unheilbar. Zustände von typhoider Pellagra, die auch im Verlauf chronischer Erkrankungen eintreten können, führen gewöhnlich rasch zum Tode.

Therapie. Die Behandlung muß sich im allgemeinen darauf beschränken, entsprechend den bisher gültigen Anschauungen, den Kranken *maisfreie,* abwechslungsreiche gute und kräftige Nahrung zu geben. Besonders ist Wert darauf zu legen, daß in der Nahrung genügende Mengen von *Eiweiß* und von *Vitaminen* enthalten sind. Es müssen Fleisch, frische Milch, Buttermilch, saure Milch, Erbsen, Bohnen, frisches Gemüse und frisches Obst gegeben werden. Von den Amerikanern ist empfohlen worden, in akuten und schweren Fällen neben dieser Kost getrocknete *Brauerei- oder Bäckereihefe* (15—20 g 3—6mal täglich in Milch) zu verabreichen. Der Zustand soll sich dann schneller bessern. Von Medikamenten ist am meisten eine *Arsenbehandlung* (s. S. 169) zu empfehlen. Bei jeder Mahlzeit muß *verdünnte Salzsäure* genommen werden. Der *Mundpflege* ist größte Aufmerksamkeit zu widmen. Je nach den auftretenden Symptomen muß versucht werden, die Darmerscheinungen und die nervösen Störungen symptomatisch zu bessern. Die Hautveränderungen sind am besten gar nicht oder nur mit reizlosem Puder oder Verbänden mit milden Salben zu behandeln.

Die Kranken sind in möglichst günstige äußere Verhältnisse zu bringen. Gegebenenfalls sind sie aus den Pellagragegenden zu entfernen. In Norditalien hat sich die Einrichtung von besonderen *Pellagrosorien* bewährt, von Heimen, in denen schwerer Erkrankte aufgenommen und behandelt und Leichtkranke ambulatorisch beraten werden können.

Siebentes Kapitel.

Die Spru.

(*Aphthae tropicae. Diarrhoea alba.*)

Die Spru ist eine in tropischen Ländern verbreitete Krankheit, die mit kennzeichnenden Zungenveränderungen, schwerer Anämie und hartnäckigen Durchfällen mit schaumigen, farblosen Stühlen einhergeht.

Verbreitung. Eine häufige Krankheit ist die Spru im ganzen *malaischen Archipel*, in *Vorderindien, Indochina, China, Korea* und auf den *Philippinen*. Ein zweiter Hauptherd der Spru ist das *tropische Mittelamerika*, besonders die *Antillen*. In den *Südstaaten Nordamerikas* wird die Krankheit ebenfalls beobachtet. Einzelne Sprufälle kommen in allen tropischen Gebieten vor. Auch in *Europa* (Holland, Deutschland, Dänemark) sind Fälle beobachtet worden, die das gleiche Krankheitsbild wie die tropische Spru darboten.

Ätiologie. Die Ursache der Spru ist noch ungeklärt. Nach manchen Autoren handelt es sich um eine *primäre Erkrankung des Pankreas*. Es kann aber als festgestellt gelten, daß Pankreas und Leber erst sekundär beeinträchtigt werden.

Von vielen Forschern wird die Spru für eine *Infektionskrankheit* gehalten, und zwar wird seit der Mitteilung KOHLBRÜGGES (1901) vielfach der *Soorpilz (Monilia albicans)* als der Spruerreger angesehen. ASHFORD versucht seit 1914 zu beweisen, daß eine besondere, von ihm *Monilia psilosis* genannte Pilzart ätiologisch verantwortlich zu machen sei. Zweifellos werden bei Sprukranken Monilien in der Mundhöhle, im Darmkanal und im Stuhl in überwiegender Menge getroffen. Es ist aber doch wohl anzunehmen, daß diese Monilieninvasion als eine *sekundäre Erscheinung*, als ein Überwuchern der Gärungserreger in einem bereits geschädigten Darm, anzusehen ist.

Sehr viele Forscher meinen jetzt, daß die eigentliche Ursache der Spru eine *fehlerhafte Ernährung, ein Nährschaden*, sei. Was aber das Wesentliche ist, und wie die Schädigung des Darmes und der übrigen Organe zustande kommt, ist noch völlig unbekannt. Nach SCOTT soll ein Übermaß an *Fett* und *Eiweiß* in der Kost die Krankheit verursachen. Andere betonen die *Einseitigkeit* der Diät, bei der zuviel Brot und Konserven genossen würden, während die Nahrung verhältnismäßig arm an *Vitaminen* sei. Fütterungsversuche mit vitaminfreier Kost bei Affen sollen zu einem der Spru ähnlichen Krankheitsbild geführt haben. Die Rolle der Vitamine bei der Ätiologie der Spru ist jedoch noch nicht geklärt, und von vielen Tropenärzten wird sie nicht anerkannt. Wahrscheinlich müssen sehr viele noch unbekannte Bedingungen zusammenwirken, damit eine durch lange Zeit hindurch fortgesetzte *fehlerhafte Ernährung* zu diesem eigenartigen Krankheitsbild führt.

Meist sind es wohlhabende *Europäer*, die nach längerem Aufenthalt in tropischen Gebieten oder erst nach dem Verlassen der Tropen erkranken. An dem Unterschied in der Ernährung liegt es wohl, daß *Eingeborene* seltener befallen werden. Mitunter erkranken mehrere Mitglieder einer Familie, doch sind „Ansteckungen" nicht beobachtet worden. In manchen Gegenden soll das Auftreten der Krankheit an bestimmte Örtlichkeiten, an „Spruhäuser" gebunden sein. Gewöhnlich entwickelt sich die Spru bei kräftigen Menschen in mittlerem Lebensalter. Kinder erkranken selten. Frauen sind der Spru ebenso ausgesetzt wie Männer.

Symptome und Krankheitsverlauf. Die Krankheit beginnt ganz allmählich. Oft besteht bereits monatelang eine Neigung zu leichten *morgendlichen Durchfällen*, bei denen die Stühle nichts Auffallendes darbieten. Die Kranken klagen dabei über Magendrücken, Aufstoßen und Gefühl der Völle im Leib. Allmählich treten etwa 2—3mal des Morgens *breiige, später schaumige, sehr massige Entleerungen* auf, die eine *graue, strohgelbe* oder *fast weiße Farbe* haben und einen eigentümlichen sauren Geruch verbreiten. Die entleerten Stühle zeigen eine saure Reaktion, sie gären sehr stark, sind von Schaumblasen durchsetzt, und diese füllen das Gefäß beim längeren Stehen bis zum Rande. Die Oberfläche hat einen metallischen Glanz. Blut und Eiter sind in ihnen nicht vorhanden, sie enthalten aber unverdaute Teile der Nahrung und sind ungemein reich an Fetten.

Zu gleicher Zeit oder nachdem die Darmerscheinungen eine Zeitlang bestanden haben, entstehen kennzeichnende Veränderungen an der *Zunge*. An der Spitze und an den Seiten bilden sich rote, etwas erhabene Flecken und kleine Bläschen. Entsprechende Veränderungen finden sich auch auf der Mundschleimhaut, am Gaumen und im Schlund. Die Bläschen platzen und hinterlassen kleine Geschwüre, während die Kranken über Brennen auf der Zunge und über Gefühl des Wundseins in der Mundhöhle und im Schlund klagen. Die Erscheinungen können sich bessern, nach einiger Zeit treten sie wieder auf, um später abermals zu verschwinden. Allmählich atrophiert das Zungenepithel, die Papillen schwinden und die Oberfläche glättet sich ab, die Zunge erhält ein *rotes, glattes, trockenes, „gefirnißtes"* Aussehen.

Unter abwechselnden Besserungen und Verschlimmerungen wird der Allgemeinzustand schlechter. Es entwickelt sich eine immer mehr zunehmende *Anämie*, die höchste Grade erreichen kann. Die Kranken magern aufs stärkste ab, fühlen sich schwach und matt, zu geistiger und körperlicher Arbeit unfähig. Die Haut wird blaß und welk. Nicht selten werden dabei eigenartige *Pigmentierungen* der Haut und der Schleimhäute beobachtet, wie sie bei der Addisonschen Krankheit auftreten. Von seiten der inneren Organe sind in der Regel keine besonderen Erscheinungen nachzuweisen, nur die *Leberdämpfung* zeigt häufig eine deutliche Verkleinerung. *Fieber* ist nicht vorhanden. Der *Blutdruck* ist herabgesetzt. Die Untersuchung des *Magensaftes* kann regelrechte Werte ergeben, oft findet sich aber eine Subazidität oder Anazidität. Pepsinmangel ist häufig. Das Fehlen einzelner *Pankreasfermente* zeigt die mangelhafte Funktion dieser Drüse an. *Glykosurie* wird gelegentlich in vorgerückten Stadien beobachtet. *Nervöse Erscheinungen* gehören nicht zum Krankheitsbild der Spru. *Muskelkrämpfe* an Händen und Beinen kommen gelegentlich vor. Einige Male sind auch *tetanische Zustände* beschrieben worden. Infolge Unterernährung können *Ödeme* an den Beinen auftreten. Interkurrente Krankheiten oder Inanition führen den Tod herbei.

Die *Blutuntersuchung* zeigt bei der Spru eine starke Anämie. Die Zahl der roten Blutkörperchen beträgt 1,5—3 Millionen, oft noch weniger. Der Hämoglobingehalt ist meist nicht entsprechend vermindert. Der Färbeindex beträgt daher nicht selten 1,2—1,4. Auch hinsichtlich der Veränderungen der roten Blutzellen und des Auftretens von *Megalozyten, Normoblasten* und anderen *Jugendformen der Erythrozyten* gleicht der Blutbefund bei der Spru häufig dem der *perniziösen Anämie*. Es besteht ferner bei der Spru *Leukopenie* (5000—2500) und eine *relative Lymphozytose*. Die *Blutplättchen* sind vermindert.

Die Krankheit hält unter ständigen Remissionen ein bis zwei Jahre an, kann sich aber auch unter Besserungen und immer wieder auftretenden Verschlimmerungen über viele Jahre hinziehen. Schließlich gehen die Kranken, die in eine depressive, melancholische Gemütsstimmung geraten, an Marasmus zugrunde. Es gibt aber auch akute Formen der Spru.

Die Stärke der Erscheinungen ist in den einzelnen Fällen ganz verschieden. Sie hängt von der Lebensweise und der Behandlung ab. *Unausgeprägte Fälle*, in denen die Zungensymptome gering sind, oder die ohne ausgesprochene Durchfälle einhergehen, sind häufig. In wieder anderen Fällen fallen die Durchfälle weniger auf, dagegen entwickelt sich die Anämie zu stärksten Graden. Auch nach Abheilen der Magen-Darmerscheinungen kann ein Krankheitsbild bestehen bleiben und zum Tode führen, das von der *Biermerschen Anämie* nicht zu unterscheiden ist (mündl. Mitteilung von MANSON-BAHR).

Häufig schließt sich die Spru an *Amöbenruhr* an oder verbindet sich mit *Ankylostomiasis*. Ferner können plötzlich auftretende Anfälle von akuter *Pankreatitis* das Krankheitsbild komplizieren.

Pathologische Anatomie. Für die Spru kennzeichnende pathologisch-anatomische Organveränderungen gibt es nicht. An der *Zunge* finden sich chronisch-entzündliche und atrophische Veränderungen. An *Magen* und *Darm* sind die Befunde gegenüber den Erscheinungen zu Lebzeiten auffallend gering. Meist wird angegeben, daß eine hochgradige Atrophie, besonders der Schleimhaut, dieser Organe vorhanden sei. Chronische entzündliche Veränderungen und unbedeutende, oberflächliche, nicht charakteristische Geschwüre, vor allem im Jejunum und Ileum, werden zumeist angetroffen. *Milz* und *Leber* sind stark atrophisch und enthalten reichliche Ablagerungen von Hämosiderin. Das *Pankreas* ist in manchen Fällen normal, in anderen von entzündlichen Infiltraten durchsetzt, in wieder anderen zirrhotisch. Das *Knochenmark* war in den wenigen untersuchten Fällen durch rotes blutbildendes Mark ersetzt worden.

Diagnose. Die Diagnose bietet in ausgebildeten Fällen keine Schwierigkeiten. Durch die Erkrankung der Zunge, die morgendlichen Durchfälle und die eigentümlichen Veränderungen der Entleerungen ist die Spru genügend gekennzeichnet. In unausgeprägten Fällen ist vor allem die Differentialdiagnose gegenüber *chronischer Ruhr*, insbesondere *Amöbenruhr* schwierig. Die Zungen- und Mundsymptome können in der gleichen Weise bei der *Biermerschen perniziösen Anämie*, und, wenn auch sehr selten, bei *Malariaanämien* auftreten. Gegen perniziöse Anämie und für Spru würde sprechen, wenn keine vollständige Achylie vorhanden ist. Die Blutuntersuchung allein ermöglicht nicht die Biermersche Anämie und die Spru zu trennen. Mehrfach sind die Zungen- und Mundveränderungen für *syphilitische* gehalten worden. Die Leberverkleinerung bei der Spru kann zu Verwechslungen mit den in tropischen Ländern nicht seltenen *zirrhotischen Veränderungen der Leber* führen. Auch *chronische Pankreatitis* ist auszuschließen. Die bei der Spru auftretenden Pigmentierungen können im Verein mit uncharakteristischen Darmerscheinungen an *Pellagra* denken lassen. Der massenhafte Befund von Monilien im Stuhl und in der Mundhöhle kann für Spru sprechen, ist aber nicht beweisend.

Prognose. Die Prognose der Spru ist immer ernst. Erkrankte Europäer sollten stets die Tropen verlassen. Je früher die Krankheit erkannt und behandelt wird, um so günstiger sind natürlich die Heilungsaussichten. Im übrigen hängt der Krankheitsverlauf von dem genauen Befolgen einer zweckmäßigen Diät ab.

Therapie. Die Behandlung der Spru muß *diätetisch* sein. Sie zieht sich immer über Wochen hin. Oft treten Rückfälle auch bei zweckmäßiger Behandlung und scheinbarer Besserung immer wieder auf. Die Zufuhr der gärungsfähigen Kohlenhydrate (Zucker, Brot u. a.) ist zu vermeiden. Die Kranken müssen eine eiweißreiche Kost mit nicht allzu viel Fetten er-

halten. Vielfach empfohlen werden zu Beginn der Krankheit oder der Rückfälle *Milchkuren*. Bald werden auch frisches Fleisch, Fleischsaft, gekochte
Eier und *Früchte*, namentlich Erdbeeren gegeben. Mit *Obstkuren*, wobei
frische jeweilige Landeserzeugnisse (Orangen, Bananen, Aprikosen, Pfirsiche,
Äpfel, Birnen, Ananas u. a.) gegeben werden, erzielen die Tropenärzte ausgezeichnete Erfolge. Auch die *Leberdiät*, die bei der Behandlung der perniziösen Anämie eingehend besprochen worden ist, wirkt bei der Spru sehr gut.

    Bettruhe und *Wärme* sind zwei weitere nicht zu unterschätzende Heil-
mittel. Warme Umschläge und ständiges Warmhalten des Leibes durch
Flanellbinden sind zu empfehlen.

    Im Anfang der Behandlung kann eine einmalige größere Gabe von *Rizinus-
öl* gegeben werden. Mehrmals täglich, zu allen Mahlzeiten, ist *Salzsäure* zu verordnen. *Pankreaspräparate* (*Pankreon*, mehrmals täglich 0,5 g $^1/_2$ Stunde vor
dem Essen) tragen zur Besserung bei. Gegen die Durchfälle kann *Bismutum
subnitricum* (0,5 g mehrmals täglich) gegeben werden. Die Munderkrankungen
erfordern örtliche Behandlung durch *Kokainpinselung* und *Spülungen*. Stärkere
Anämie wird außer durch eine *zweckmäßige Kost* (s. S. 167) auch durch *Arsenpräparate* gebessert. Beiläufig sei erwähnt, daß ASHFORD glaubt, durch
Impfungen mit Kulturen seiner Monilia psilosis Besserungen gesehen zu haben.

Achtes Kapitel.

Die Ödemkrankheit.

(*Hungerödeme. Epidemic dropsy.*)

    In den unter ungünstigen Ernährungsverhältnissen lebenden Teilen der
Bevölkerung wurde während des Weltkrieges ziemlich häufig eine eigentümliche Erkrankung beobachtet, die unter ähnlichen Verhältnissen auch schon
früher den Ärzten bekannt geworden war, und die sich vor allem durch die
auffallende Entstehung von Ödemen kennzeichnete. Diese *Ödemkrankheit*
genannte allgemeine Wassersucht ist nicht renalen oder kardiovaskulären
Ursprungs, sondern sie ist eine Hungerkrankheit, die auf einer Unterernährung
von ganz bestimmtem Charakter beruht.

    Die Krankheit trat besonders in Gefangenenlagern, in Pflegeanstalten oder
sonst in der Bevölkerung, vor allem in Großstädten und Industriegebieten,
bei solchen Leuten auf, die nicht in der Lage waren, sich ausreichende Lebens-
mittel zu verschaffen. Auch früher wurden derartige Krankheitszustände
in Hungersnöten, bei Mißernten, zu Kriegszeiten, in schlecht verproviantierten
Heeren und in Gefängnissen beobachtet. In Deutschland wurden in den
beiden letzten Kriegsjahren und in den ersten Nachkriegsjahren viele Tausende befallen. A. v. JAKSCH konnte zu dieser Zeit in den böhmischen In-
dustriegegenden 22 842 Ödemkranke mit 1028 Todesfällen beobachten.

    Männer wurden häufiger befallen als Frauen, namentlich dann, wenn sie
schwere Arbeit leisten mußten und gleichzeitig auch unter Kälte zu leiden
hatten. Kinder waren weniger gefährdet als Erwachsene.

Ätiologie und Pathogenese. Dieser traurige, aber wissenschaftlich sehr
wichtige Krankheitszustand hat zu zahlreichen eingehenden Untersuchungen Anlaß gegeben, die auch für gewisse allgemeine Fragen der
Pathologie des Stoffwechsels, der Ödembildung, des Einflusses der Organe mit innerer Sekretion u. a. von Bedeutung sind (SCHITTENHELM und
SCHLECHT, MAASE und ZONDEK, W. H. JANSEN u. a.). Die Ursache der

Krankheit liegt sicher in der *unzureichenden Ernährung*, in dem zu geringen Kaloriengehalt der Nahrung, und zwar ist der Mangel an *Eiweiß* und besonders an *Fett* bei verhältnismäßig überreichlicher Zufuhr von *Wasser* und *Kochsalz* anzuschuldigen. Der Körper verarmt immer mehr an Eiweiß, Fett, Glykogen und Lipoiden. Aber auch der im Körper aufgespeicherte *Vitaminvorrat* wird verbraucht, da die Nahrung zu gleicher Zeit *vitaminarm* ist.

Hornhautgeschwüren und *Nachtblindheit*, die gelegentlich bei Ödemkranken beobachtet worden sind, liegt Mangel an Vitamin A zugrunde, und die *Hungerosteopathien*, die *Kriegsosteomalazien*, beruhen auf Vitamin D-Mangel. Selten ist der infolge Vitamin C-Mangels entstandene *Skorbut* mit Ödemkrankheit verbunden. Häufiger sind bei Hungerödemen *polyneuritische Erscheinungen*, die auf Vitamin B_1-Mangel zu beziehen sind. Dem Vitamin B_1-Mangel ist vielleicht eine besondere Bedeutung bei der Entstehung der Ödemkrankheit zuzumessen. Oft scheint diese unausgeprägten Formen der *Beriberi* zu ähneln. Zwischen beiden Krankheiten bestehen wohl sicher Beziehungen. Wir sahen ferner bei der Besprechung der einzelnen Krankheiten, daß bei allen Avitaminosen Ödeme auftreten können.

Neben der Inanition und dem Vitaminmangel spielt die *Atrophie endokriner Organe* eine unterstützende Rolle, um das Krankheitsbild der Hungerödeme hervorzurufen. Der *Salzgehalt* der Nahrung ist dabei von besonderer Bedeutung. Russische Gefangene nahmen während des Weltkrieges nicht selten große Mengen Kochsalz zu sich, weil sie wußten, daß sie danach Anschwellungen bekamen und ins Lazarett verlegt werden mußten. Da bei den Unterernährten auch eine *Kalziumverarmung* vorhanden ist, kommt es bei ihnen zu einer *Störung der normalen Regulierung des Salz-Wasseraustausches zwischen Zelle und Umgebung*. So entsteht außer der allgemeinen Schwäche und Abmagerung eine *ungewöhnliche Durchlässigkeit der Kapillarwände*, die bei der reichlichen Wasser- und Kochsalzzufuhr (vgl. oben S. 12, 13) die Entstehung der *Ödeme* bedingt.

Symptome und Krankheitsverlauf. Die Krankheit beginnt ganz allmählich mit den Erscheinungen allgemeiner Mattigkeit und Schwäche, mit dem Gefühl einer schmerzhaften Schwere und Müdigkeit der Beine und allgemeiner Abmagerung. Oft besteht längere Zeit ein *Präödem*, das einen guten Ernährungszustand vortäuscht. Ziemlich plötzlich machen sich dann deutliche *Ödeme* bemerkbar, mitunter zunächst im Gesicht, ähnlich wie bei einer Nephritis, meist aber zuerst an den Fußknöcheln und den Unterschenkeln. Sie gehen bald auf den ganzen Körper über. Es entstehen unförmige, teigige ödematöse Schwellungen der ganzen Beine, des Skrotums, des Penis, des Rückens, nicht selten der Hände und der Arme, fast immer auch des Gesichts. Die Körperhöhlen werden in geringerem Maße betroffen. Hydroperikard ist selten, Transsudate in den Brusthöhlen bleiben immer gering, und auch der Aszites nimmt gewöhnlich keine stärkeren Grade an.

Am *Herzen* ist außer gelegentlichen akzessorischen Geräuschen und einer auffallenden, fast immer vorhandenen *Verlangsamung des* Pulses nichts Krankhaftes nachzuweisen. Bei der letzten Erscheinung handelt es sich um eine echte *Sinusbradykardie*. Der *Blutdruck* zeigt herabgesetzte, oft ungewöhnlich niedrige Werte. Die *Nierenfunktion* der Ödemkranken ist ungestört, der *Reststickstoff* im Blut gewöhnlich nicht erhöht. Der Harn wird *häufig* und meist in *vermehrter Menge* abgesondert. Er enthält kein Eiweiß, keine Zylinder und kein Blut, auffallend ist aber der hohe Kochsalzgehalt. *Milz* und *Leber* sind nicht vergrößert. Nicht selten bestehen *Durchfälle* ohne Schleim- und Blutbeimengungen. Meist handelt es sich dabei um *Gärungsdyspepsien*. Das *Bewußtsein* ist bei der Ödemkrankheit stets ungetrübt. *Parästhesien* und *Sensibilitätsstörungen* sind selten. *Die Sehnenreflexe* können herabgesetzt sein oder ganz fehlen.

Die *Körpertemperatur* ist normal, oft ist sie unter 36,5° gesunken. Die *Blutuntersuchung* ergibt meist einen regelrechten Befund. Mitunter weisen die Blässe der Haut und die Abnahme der Zahl der roten Blutkörperchen und des Hämoglobins auf eine *sekundäre* Anämie hin. Es besteht *Leukopenie* bei *relativer Lymphozytose*. Die *Blutplättchenzahl* ist nicht vermindert.

Treten bessere Verhältnisse der Ernährung und Pflege ein, so verschwinden die Krankheitserscheinungen. Doch können auch ohne Ödeme die übrigen Körperveränderungen noch längere Zeit nachweisbar sein. Bessern sich die äußeren Umstände nicht oder treten noch andere Erkrankungen (Dysenterie, Pneumonie, Tuberkulose u. a.) hinzu, so ist das Leben in hohem Maße gefährdet.

Pathologische Anatomie. In den reinen Fällen ergibt die Sektion den Befund höchstgradiger Abmagerung und völligen Schwundes des gesamten Fettgewebes. Es findet sich ferner eine auffallende Atrophie der Muskeln und der meisten inneren Organe, besonders des Herzens, der Leber, Milz, Schilddrüse usw.

Diagnose. Die Diagnose der Ödemkrankheit macht keine Schwierigkeiten. Es ist daran zu denken, daß sie nicht selten mit anderen Mangelkrankheiten (Hornhautgeschwüren, Hemeralopie, Osteopathien, Skorbut und Beriberi) vergesellschaftet auftritt.

Therapie. Kommen die Kranken rechtzeitig in bessere Ernährungsverhältnisse, so tritt völlige Heilung ein. Zunächst muß durch Zufuhr von *Fetten* (z. B. Lebertran) und *Eiweiß* (Eier, frisches Fleisch) die Unterernährung behoben werden. Zu gleicher Zeit ist auf reichliche Zufuhr von *Vitaminen* zu achten. *Bettruhe* beseitigt im Verein mit zweckmäßiger Ernährung die Ödeme schnell.

KRANKHEITEN DES NERVENSYSTEMS.

I. Krankheiten der peripherischen Nerven.

ERSTER ABSCHNITT.

Krankheiten der sensiblen Nerven.

Erstes Kapitel.

Allgemeine Vorbemerkungen über die Störungen der Sensibilität.

Die Störungen der Sensibilität machen sich, wie die aller anderen Nerven-funktionen, nach zwei Richtungen hin geltend. Entweder beobachtet man unter pathologischen Verhältnissen eine krankhafte *Herabsetzung (Hypästhesie)* oder *vollständige Aufhebung* der Sensibilität (*Anästhesie*), oder eine krank-hafte *Steigerung (Hyperästhesie)*. Während bei der *Hypästhesie* und *An-ästhesie* die gewöhnlichen oder sogar die stärksten Reize, die die sensiblen Nerven treffen, nur eine schwache, undeutliche oder selbst gar keine ent-sprechende Empfindung hervorrufen, werden bei der *Hyperästhesie* schon durch schwache Reize auffallend starke, schmerzhafte Empfindungen erweckt. Von der Hyperästhesie zu unterscheiden, aber häufig mit ihr gleichzeitig vorhanden, sind die *„sensiblen Reizerscheinungen"*. Man versteht hierunter Empfindungen, die nicht durch äußere, sondern durch *innere*, auf die Nervenfasern oder deren Fortsetzungen selbst einwirkende Reize zustande kommen. Im Gebiet der Hautsensibilität, die uns im folgenden vorzugsweise beschäftigen wird, zeigen sich die sensiblen Reizerscheinungen teils als wirkliche *Schmerzen*, teils als *Parästhesien*, d. h. ungewöhnliche Empfindungen in der Haut, die als „Ameisenlaufen (Formikation)", „Kribbeln", „taubes Gefühl", „Pelzigsein", „Hitze-" und „Kältegefühl" u. dgl. bezeichnet werden.

Die einzelnen Qualitäten der Sensibilität der Haut und der tieferen Teile und die Methoden ihrer Prüfung. Wie aus der Physiologie bekannt ist, ruft die Reizung der sensiblen *Hautnerven* je nach der Art des auf sie einwirkenden Reizes eine Anzahl qualitativ verschiedener Empfindungen in uns hervor. Wollen wir daher bei Kranken ein genaues Urteil über den Zustand ihrer Hautsensibilität gewinnen, so ist es notwendig, alle einzelnen Qualitäten der Empfindung besonders zu prüfen. Denn wir sehen häufig, daß die Störungen der Sensibilität sich nicht gleichmäßig über alle erwähnten Qualitäten er-strecken, sondern daß die eine Art von Reizen noch vollkommen lebhafte Empfindungen zur Folge hat, während für eine andere Art von Reizen eine mehr oder minder vollständige Anästhesie besteht. Man bezeichnet derartige beschränkte, nur auf eine oder einige bestimmte Arten von Reizen sich be-ziehende Anästhesien der Haut als *„dissoziierte"* oder *„partielle Empfindungs-*

lähmungen". Die genaue Untersuchung aller einzelnen Empfindungsqualitäten bei Nervenkranken ist deshalb so wichtig, da wir seit den Untersuchungen von BLIX, GOLDSCHEIDER, v. FREY u. a. wissen, daß die verschiedenen Qualitäten der Hautempfindung durch besondere Aufnahmeorgane und besondere Nervenfasern dem Bewußtsein übermittelt werden, daß es also in der Haut besondere Nervenendapparate zur Aufnahme der Berührungs- und oberflächlichen Druckreize, besondere für die Schmerzreize, für die Kältereize, die Wärmereize usw. gibt. Die Fasern für die verschiedenen Qualitäten der Hautempfindung haben im Rückenmark einen verschiedenen Verlauf (s. das folgende Kapitel). Die Prüfung der einzelnen Empfindungsqualitäten ist daher namentlich für die Lokalisation spinaler Krankheitsvorgänge von großem Wert.

Die Nervenendigungen der *Haut* sind vor allem für dreierlei Arten von Reizen empfindlich: für *mechanische* Reize (*Mechanosensibilität*), für *thermische* Reize (*Thermästhesie*) und für *Schmerzreize* (*Algästhesie*). Demnach hat eine genaue Sensibilitätsprüfung der *Haut* die *Berührungsempfindungen* (oberflächliche Druckempfindung), die Empfindlichkeit für *Wärmereize* und *Kältereize* und endlich die Empfindlichkeit gegen *Schmerz* erregende Reize zu berücksichtigen. Die *tieferen Teile* (Muskeln, Faszien, Periost, Gelenke) sind, entsprechend ihrer physiologischen Bedeutung, für gewöhnlich nur mechanischen Reizen (Druck und Dehnung) ausgesetzt. Demnach ist auch nur ihre *Mechanosensibilität* sehr fein ausgebildet, und die Prüfung der Sensibilität in den tieferen Teilen bezieht sich nur auf mechanische Reizwirkungen (*tiefer Druck* und *passive Bewegungen*). Über diese verschiedenen Qualitäten der Empfindung und ihre gesonderte Untersuchung ist folgendes zu bemerken:

1. **Berührungsempfindung.** Die Berührungsempfindungen werden durch einfache leichte mechanische Reize der *Hautoberfläche* hervorgerufen. Zwischen „Berührungen" und den leichtesten „Druckreizen" ist kein grundsätzlicher Unterschied. Es kommt nur darauf an, daß nicht auch die *tieferen* Weichteile (Faszien, Muskeln usw.) durch den Druck mechanisch gereizt werden. Am besten prüft man die oberflächliche Hautempfindlichkeit an den *Haaren*. Jede leichte Verbiegung eines Haares ruft sofort eine Empfindung hervor, bedingt durch den leichten mechanischen Druck oder Zug der in den *Haarbälgen* reichlich vorhandenen Nervennetze (M. v. FREY). An den haarlosen Hautstellen sind wahrscheinlich die MEISSNERschen Körperchen die Aufnahmeorte für die Berührungsreize. Die bekannte Erfahrung, daß ein leichtes *Streichen* der Haut deutlicher empfunden wird als die einfache Berührung, erklärt sich teils aus der beim Streichen stattfindenden Summation von Empfindungsreizen, teils aus der dabei stattfindenden stärkeren mechanischen Reizung der Hautoberfläche (Lanugohärchen, Hautleisten).

Die Untersuchung der Empfindlichkeit der Haut für *einfache Berührungen* geschieht gewöhnlich in der Weise, daß man die zu prüfende Hautstelle wiederholt mit dem Finger, mit einem feinen Pinsel oder irgendeinem stumpfen Gegenstand (nicht aus Metall, um die Kälteempfindung auszuschließen) berührt oder leicht streift und den Kranken angeben läßt, ob er die Berührung empfunden hat oder nicht. Überall, wo man die Empfindlichkeit behaarter Hautstellen zu prüfen hat, empfiehlt es sich sehr, die *Empfindlichkeit der Haare* (d. h. der Haarbälge) zu prüfen. Alle Sensibilitätsprüfungen nimmt man in der Regel *bei geschlossenen Augen der Kranken* vor. Am besten ist es, die notwendige Aufmerksamkeit des Kranken durch ein fragendes „jetzt" stets von neuem auf die Untersuchung zu lenken, wobei man aber abwechselnd entweder eine wirkliche Berührung ausführt oder den Kranken nur zum Schein fragt. Auf diese Weise ist man am sichersten vor Irrtümern geschützt, die durch Mangel an Aufmerksamkeit und Übung von seiten der Patienten leicht hervorgerufen werden. Man kann auch die

Kranken die bei geschlossenen Augen vorgenommenen Berührungen der Haut *zählen* lassen, oder man berührt die Haut an verschiedenen Körperstellen (abwechselnd an beiden Beinen usw.), wobei die Kranken dann nur den *Ort* der Berührung (s. u.) anzugeben haben. Die Richtigkeit dieser Angabe schließt selbstverständlich auch das Erhaltensein der Berührungsempfindung in sich. Das Vergleichen der Sensibilität an symmetrischen Körperstellen ist namentlich bei *einseitig* auftretenden Störungen wichtig.

In nicht seltenen Fällen empfinden die Kranken noch die leiseste Berührung, geben aber trotzdem an, daß die Empfindung an dem erkrankten Teile „unbestimmter", „stumpfer", kurzum „anders" sei als an völlig normal empfindenden Hautstellen.

2. **Wärme- und Kälteempfindung** (*Temperatursinn*). Wie schon oben angedeutet, ist man durch physiologische Untersuchungen (GOLDSCHEIDER u. a.) zu der Anschauung gelangt, daß die Empfindungen für *Kälte* und *Wärme* als zwei verschiedene Funktionen der Hautnerven aufzufassen sind, die auch von verschiedenen Nervenendigungen und Nervenfasern vermittelt werden. Wie EBBECKE nachgewiesen hat, wird *Kälteempfindung* ausgelöst durch eine Temperaturdifferenz in der Hautschicht an der *Grenze zwischen Epidermis und Cutis*, während Wärmeempfindung hervorgerufen wird durch eine Temperaturdifferenz in der Hautschicht an der Grenze zwischen Cutis und Subcutis. Prüft man die Empfindlichkeit der Haut für Wärme und Kälte mit einem zugespitzten, erhitzten oder abgekühlten Metallstäbchen, so kann man sich leicht davon überzeugen, daß das heiße Stäbchen nur an ganz bestimmten Stellen der Haut eine Wärmeempfindung, das kalte Stäbchen nur an bestimmten anderen Stellen eine Kälteempfindung hervorruft („Wärmepunkte", „Kältepunkte"), während an den dazwischenliegenden Hautstellen überhaupt keine Temperaturempfindung entsteht. Mit dieser Auffassung von dem Vorhandensein besonderer Nervenleitungen für die Wärme- und für die Kälteempfindung stimmen, wie wir auf Grund vielfacher eigener Beobachtungen bestätigen können, auch die pathologischen Erscheinungen vollkommen überein. Denn wir sehen, daß die Veränderungen in der Temperaturempfindlichkeit der Haut sich keineswegs immer gleichmäßig auf den *Wärmesinn* und auf den *Kältesinn* beziehen. Es ist daher durchaus notwendig, diese *beiden* Arten der Temperaturempfindung stets gesondert zu prüfen. Man findet dann nicht selten bei der vollkommen gut erhaltenen *einen* Art der Temperaturempfindung starke Veränderungen der anderen, also ausgesprochene *partielle Kälteanästhesie* oder *partielle Wärmeanästhesie*. Dabei können die betreffenden Empfindungen nur abgestumpft sein, so daß also heißes Wasser nur als „lau", Eis nur als „kühl" empfunden wird, oder sie sind vollständig erloschen. Im letzten Falle bewirkt das Anlegen eines heißen oder eines kalten Gegenstandes nur eine Berührungsempfindung, aber gar keine Temperaturempfindung. Starke Temperatur-, insbesondere Wärmereize rufen bekanntlich eine *Schmerzempfindung* hervor. Diese kann natürlich erhalten bleiben, ist aber gleichzeitig *Analgesie* (s. u.) vorhanden, so fehlt sie ebenfalls.

Ist Kälteanästhesie vorhanden, so geben die Kranken nicht selten an, beim Berühren der Haut mit Eisstückchen eine deutliche *Wärmeempfindung zu haben*. Diese von STRÜMPELL gefundene und als „*perverse* oder *paradoxe Temperaturempfindung*" bezeichnete Erscheinung ließe sich vielleicht durch die Annahme erklären, daß beim Fortfall der Kälteempfindung die stärker erregbar gewordenen „Wärmenerven" nun auch durch den Kältereiz in Erregung versetzt werden.

Außer den Temperaturempfindungen selbst untersucht man zuweilen auch die Fähigkeit der Kranken in der Auffassung von *Temperaturunterschieden*. Innerhalb der mittleren Temperaturgrade (25—35° C) werden Unterschiede von $^1/_2$° C von gesunden Menschen noch deutlich wahrgenommen, im Gesicht und an den Fingern sogar von 0,2° C, am Rücken dagegen erst von ungefähr 1° C.

Abweichungen des Temperatursinnes sind sehr häufig. Man findet sie nicht selten (namentlich bei Erkrankungen des Rückenmarks) auch in solchen Fällen, wo die einfachen Berührungsempfindungen noch vollständig erhalten sind. *Die Untersuchung der Wärme- und Kälteempfindungen darf daher bei keiner Sensibilitätsprüfung unterlassen werden.* Sie kann mit einer für alle praktisch-diagnostische Zwecke *vollständig ausreichenden* Genauigkeit durch einfaches Berühren der Haut mit weiten Reagenzgläschen, die mit Eisstückchen oder mit heißem Wasser angefüllt sind, ausgeführt werden. Die verschiedenen angegebenen „*Thermästhesiometer*" sind für die Praxis zu umständlich. Für eine flüchtige Prüfung ist es auch schon zweckdienlich, zu untersuchen, ob der Kranke das warme *Anhauchen* einer Hautstelle von dem kühlen *Anblasen* unterscheiden kann.

3. Schmerzempfindungen. Auch die Schmerzempfindung wird nach den Untersuchungen M. v. Freys wahrscheinlich durch besondere *Schmerznerven* ausgelöst, deren Endapparate in den freien *intraepithelialen Nervenendigungen* zu suchen sind. Darum sind zur Auslösung von Schmerzempfindungen stets solche Reize nötig, die in tiefere Epithelschichten eindringen (Nadelstiche, heftiges Kneifen, starke Wärmereize). Doch ist freilich das Vorhandensein besonderer „Schmerznerven" von Goldscheider bestritten worden. Die Schmerzempfindungen entsprechen nicht einer besonderen Qualität des Reizes, sondern werden durch alle Reize ausgelöst, die eine gewisse *Schädigung* des Körpergewebes und insbesondere der betreffenden Nervenendigungen hervorrufen, darum auch durch starken Druck („Quetschung"), starke Wärmereize („Verbrennung") u. dgl. Der Schmerz hat die sehr wichtige und wohltätige Aufgabe, uns von dem Vorhandensein eines den Körper *schädigenden* Ereignisses in Kenntnis zu setzen und zu dessen Abwehr zu veranlassen. Berührungs- und Schmerzempfindlichkeit der Haut gehen unter pathologischen Verhältnissen durchaus nicht immer einander parallel. Wir sehen zuweilen, daß ein Kranker eine einfache Berührung der Haut nicht empfindet, während ein Nadelstich sofort schmerzhaft ist. Umgekehrt finden wir noch weit häufiger, daß ein Kranker zwar schon ganz leichte Berührung der Haut empfindet, daß aber auch die stärksten Reize der Haut (Kneifen, Stechen) nicht den geringsten Schmerz hervorrufen, sondern ebenfalls nur wie einfache Berührungen der Haut, höchstens wie ein leichter Druck empfunden werden. Diesen Zustand der Sensibilität, den Verlust der Schmerzempfindlichkeit der Haut bei erhaltenem Berührungsgefühl, bezeichnet man als *Analgesie.* Sowohl bei peripherischen als auch namentlich bei zentralen (besonders spinalen) Nervenleiden ist die Analgesie ein häufig zu beobachtendes Symptom.

Die Untersuchung der Schmerzempfindlichkeit geschieht am besten durch Stechen mit einer *spitzen* Nadel oder durch starkes Kneifen von Hautfalten. Vielfach angewandt wird die einfache Prüfung, ob die Kranken imstande sind, Spitze und Kopf einer Stecknadel zu unterscheiden. Man erhält so zugleich ein Urteil über die Berührungsempfindlichkeit; denn der Stich mit der Nadelspitze ruft unter normalen Verhältnissen einen leichten Schmerz, das Anlegen des Nadelkopfes die Empfindung einer einfachen Berührung oder eines geringen Druckes hervor. Zu beachten ist, daß man bei der Prüfung der Schmerzempfindlichkeit hinreichend tiefe (die Epidermis durchbohrende), aber zunächst nur ganz *kurzdauernde* Nadelstiche anwendet. Erst wenn diese nicht schmerzhaft empfunden werden, reizt man die Haut durch länger andauernde Nadelstiche. Sehr häufig tritt dann durch *Summation des Reizes* (s. u.) noch eine lebhafte Schmerzempfindung ein. Besteht stärkere Analgesie, so kann man eine Nadel andauernd tief in die Haut hineinstechen oder eine aufgehobene Hautfalte völlig durchstechen, ohne daß dabei Schmerz empfunden wird.

Während die Empfindungen für Berührung, Wärme, Kälte und Schmerz als *Oberflächensensibilität* oder *Hautempfindungen* zusammengefaßt werden können, haben wir nun der in physiologischer Hinsicht ungemein wichtigen *Sensibilität der tieferen Teile*, der *Tiefensensibilität*, unsere Aufmerksamkeit zuzuwenden. Die Tiefensensibilität ist unter normalen Verhältnissen eine reine *Mechanosensibilität*. Nur unter pathologischen Bedingungen können bekanntlich auch in manchen tieferen Teilen (Periost, Peritoneum, Pleura u. a.) lebhafte *Schmerzempfindungen* hervorgerufen werden. Temperatur-empfindungen sind aus physiologisch leicht verständlichen Gründen im Inneren des Körpers nicht vorhanden.

4. Drucksinn. Unter Drucksinn im engeren Sinne verstehen wir die *tiefen Druckempfindungen*, ausgelöst von Druckreizen, die auch auf die tieferen Teile (Faszien, Sehnen, Muskeln, Periost) einwirken, während die leisen Druck-empfindungen der *Haut* als „Berührungsempfindungen" (s. o.) bezeichnet werden. Man kann sich durch einfache Versuche leicht davon überzeugen, daß die tieferen Teile eine spezifische Druckempfindlichkeit haben, daß z. B. jeder gesunde Mensch ganz deutlich merkt, ob ein Druck bis auf den Knochen reicht oder nicht. Darum werden die Unterschiede in der Stärke des Druckes nicht einfach nach der Stärke des Reizes, sondern nach der *örtlich* (*in die Tiefe wirkenden*) *Ausdehnung des Druckreizes* abgeschätzt. Die Prüfung des Drucksinnes ermöglicht uns also unmittelbar ein Urteil über die *Empfindlich-keit der genannten tieferen Teile.*

Für klinische Zwecke ist die Untersuchung der *Druckempfindlichkeit der tieferen Teile* äußerst wichtig. Sie ergibt zuweilen deutliche Abweichungen, die man sonst nicht nachweisen kann. Partielle Drucksinnlähmungen oder Abschwächungen der Druckempfindlichkeit sind bei Rückenmarkskranken (Tabes, Myelitis, Kompression, Tumoren) und auch bei Gehirnkranken (ins-besondere bei Brückenerkrankungen, Hirnrindenerkrankungen, infantiler Zerebrallähmung u. a.) keineswegs selten. Bemerkenswert, aber nach den obigen Auseinandersetzungen über die Bedeutung der tieferen Druckempfin-dungen leicht verständlich, ist es, daß Anomalien des Drucksinnes sehr oft mit Anomalien des *Muskelsinnes* (s. u.) gleichzeitig vorkommen, während umgekehrt der Drucksinn sich meist normal verhält, wenn auch der Muskel-sinn ungestört ist. Drucksinn und Muskelsinn faßt man oft unter der gemein-samen Bezeichnung der „*Tiefensensibilität*" zusammen.

Zur genauen Prüfung des *Drucksinnes bei Kranken* sind verschiedene Methoden und Instrumente (z. B. das „*Parästhesiometer*" von EULENBURG) erfunden worden, die aber ihrer Umständlichkeit wegen in die Praxis wenig Eingang gefunden haben. Für die gewöhnlichen Bedürfnisse genügt es vollständig, wenn man den Drucksinn einfach mit dem aufgelegten Finger oder irgendeinem stumpfen Gegenstande prüft. Man kann dann den mit dem Finger ausgeübten Druck abwechselnd schwächer und stärker machen und erfährt so, ob die Kranken alle diese Unterschiede richtig anzugeben imstande sind. Gewöhnlich prüft man den Drucksinn der tieferen Teile einfach in der Weise, daß man bei geschlossenen Augen der Kranken mit der auf die zu prüfende Körperstelle auf-gesetzten Fingerspitze nacheinander einen leichteren oder stärkeren Druck ausübt. Die Kranken müssen jeden empfundenen Druck mit einem „jetzt" beantworten. Hierdurch läßt sich eine Abnahme der Druckempfindlichkeit stets rasch und sicher nachweisen.

5. Die Empfindung mechanischer Dehnungen in den tieferen Teilen. Der Muskelsinn oder die Bewegungs- und Lage-empfindungen. Unter dem Namen „*Muskelsinn*", „*Muskelsensibilität*" wird eine Anzahl von Empfindungen zusammengefaßt, die nicht alle vollkommen gleichwertig sind. Am häufigsten bezeichnet man als „Muskel-

sinn" die Fähigkeit, auch *ohne Beihilfe der Augen über die jeweilige Stellung aller Glieder, sowie über den Umfang der von ihnen ausgeführten Bewegungen unterrichtet zu sein.* Gibt man z. B. dem einen Arm eines Gesunden, der die Augen geschlossen hält, irgendeine beliebige Stellung mit der Aufforderung, den anderen Arm in die gleiche Stellung zu bringen, so kann der Gesunde dies mit ziemlich großer Genauigkeit. Macht man ferner in den einzelnen Gelenken der Gliedmaßen passive Bewegungen, so kann der Gesunde auch bei geschlossenen Augen die Art und die Richtung selbst der kleinsten Bewegungen leicht vollkommen richtig angeben. Bei Nervenkranken dagegen gehen diese Fähigkeiten zuweilen in mehr oder weniger hohem Grade verloren, und man spricht dann von „*Störung des Muskelsinnes*". Indessen ist zu bemerken, daß das Urteil über die Lage der Glieder und über die mit ihnen passiv ausgeführten Bewegungen keineswegs ausschließlich von der Sensibilität der *Muskeln*, sondern wahrscheinlich auch von der Sensibilität der *Faszien, Bänder* und *Sehnen* abhängt. Alle diese Teile und auch die Haut selbst werden bei den verschiedenen Bewegungen in wechselnder Weise verschoben und angespannt. Immerhin ist es wahrscheinlich, daß in der Tat vorzugsweise die wechselnden Spannungszustände der *Muskeln selbst* oder ihrer *Sehnen* das Urteil über die Lage und die Bewegungen der Glieder ermöglichen. Manche Forscher nehmen an, daß das Urteil über die Größe und die Richtung der passiven Bewegungen von der Empfindlichkeit der gegeneinander verschobenen *Gelenkflächen* abhängt. STRÜMPELL glaubte dies nicht, weil er wiederholt Kranke mit vollständig resezierten Gelenken untersucht hatte, die trotzdem jede kleinste passive Bewegung in den betreffenden Teilen vollständig genau und richtig empfanden. Immerhin ist die Bezeichnung „Muskelsinn" wohl zu eng gefaßt, weil wahrscheinlich die Dehnung der Sehnen, der sehnigen Muskelansätze und der Faszien bei der Beurteilung der Bewegungen wesentlich mit in Betracht kommt. Man sollte daher anstatt vom „Muskelsinn" von den „*Lageempfindungen*" (*Gefühl für die Lage der Glieder*) und von den „*Bewegungsempfindungen*" (*Gefühl für passive Bewegungen*) sprechen. Über die nervösen Endapparate in den tieferen Teilen sind unsere Kenntnisse noch recht lückenhaft. In den Muskeln sollen vorzugsweise die „Muskelspindeln" als sensible nervöse Endapparate aufzufassen sein.

Die Prüfung der Bewegungsempfindlichkeit geschieht in der Weise, daß man bei geschlossenen Augen des Patienten dessen Arm oder Bein fest in beide Hände nimmt und nun anfangs größere, später immer kleinere passive Bewegungen nach oben, unten, rechts und links vornimmt. Der Kranke muß dann die Richtung der ausgeführten Bewegung angeben. Man kann auch mit den Gliedmaßen einzelne Buchstaben oder Ziffern in der Luft beschreiben, die von den Kranken bei geschlossenen Augen erkannt werden müssen. Soll die Prüfung genau vorgenommen werden, so müssen die passiven Bewegungen in *allen* Gelenken (Schulter, Ellbogen, Hüfte, Knie usw.) einzeln untersucht werden. Insbesondere versäume man in wichtigen Fällen niemals, auch die Empfindungen bei Bewegungen in den *distalen Gelenken* (Hand, Finger, Fuß, Zehen) genau zu prüfen, da man hier oft grobe Störungen findet, während die Empfindungen bei Bewegungen in den großen proximalen Gelenken (Schulter, Hüfte) fast noch ganz ungestört sind.

Das *Gefühl für die Lage und Stellung der Glieder* prüft man in der Weise, daß man der einen Extremität passiv eine beliebige Stellung gibt und den Kranken auffordert, die andere entsprechende Extremität in eine möglichst gleiche Stellung zu bringen. Noch zweckmäßiger ist es, den Kranken zunächst bei offenen Augen eine bestimmte Bewegung ausführen zu lassen, insbesondere das Hinzeigen und Hinfassen nach einem bestimmten Punkt (Gegenstand); dann muß der Kranke die Augen schließen und möglichst dieselbe Bewegung noch einmal ausführen.

Starke Störungen der Lage- und Bewegungsempfindungen findet man am häufigsten bei der Tabes dorsalis (s. u.), ferner nicht selten bei anderen spinalen

Hinterstrangerkrankungen, bei zerebralen Hemianästhesien und Hemiataxien, endlich bei hysterischen Anästhesien und Lähmungen.

Verschieden von den bisher besprochenen Empfindungen ist das *Gefühl für die Stärke der willkürlich angewandten Muskelkontraktionen*, der „*Kraftsinn*". Hierbei handelt es sich neben den peripherischen Empfindungen in den Muskeln und Sehnen vielleicht noch um besondere *Innervationsgefühle*. Wir vermögen beim *Heben von Gewichten*, wobei der Druck des Gewichtes auf die Haut möglichst auszuschließen ist, das leichtere von dem schwereren Gewicht verhältnismäßig genau zu unterscheiden. Hierbei kommt es nicht auf die absoluten, sondern auf die relativen Unterschiede der Gewichte an: $^1/_{40}$ des ursprünglichen Gewichtes hinzugefügt oder entfernt kann gewöhnlich noch deutlich wahrgenommen werden. Der Kraftsinn ist also noch etwas feiner als der Drucksinn. Um diesen bei der Prüfung auszuschalten, läßt man die in ein Tuch eingeschlagenen Gewichte mit der Hand aufheben. An den unteren Gliedmaßen ist es nur schwer möglich, die gleichzeitigen Druckempfindungen ganz auszuschließen.

Endlich ist zu erwähnen, daß die Kontraktion des Muskels an sich von einer Empfindung begleitet wird, wie wir dies z. B. bei der faradischen Reizung des Muskels beobachten können (*elektromuskuläre Sensibilität*). Bei gewissen Krampfformen wird die Kontraktion des Muskels von einem lebhaften Schmerz begleitet.

Als anatomisches Substrat für alle bisher erwähnten Empfindungen in den Muskeln, Sehnen usw. dienen sensible Nerven mit besonderen Endapparaten, die in allen genannten Teilen in größter Reichhaltigkeit nachgewiesen worden sind.

Untersuchungen über den Kraftsinn und über die elektromuskuläre Sensibilität sind bei Nervenkranken wenig angestellt worden. Sie haben wohl auch keine praktische Bedeutung.

6. Elektrokutane Sensibilität. Vibrationsempfindung. Die Prüfung der Hautsensibilität mit elektrischen Strömen ist von verschiedenen Seiten her vorgeschlagen worden. Der Vorteil besteht darin, daß hierbei die Intensität der Reizstärken sehr leicht und genau abgestuft in Zahlen (Rollenabstand bei Anwendung des faradischen, Galvanometerausschlag bei Anwendung des konstanten Stromes) ausgedrückt werden kann. Gewöhnlich benutzt man den *faradischen Strom* zur Sensibilitätsprüfung und bestimmt, bei welchem Rollenabstand die erste Empfindung überhaupt, und bei welchem Rollenabstand die erste Schmerzempfindung auftritt. Pathologische Abweichungen ergeben sich durch Vergleiche mit normalen (womöglich symmetrischen) Hautstellen oder mit gesunden Menschen. Auch der *galvanische* Strom (Auftreten der brennenden Schmerzempfindung an der Stelle der Kathode) ist zu Sensibilitätsprüfungen benutzt worden. Für praktische Zwecke ist die elektrokutane Sensibilitätsprüfung entbehrlich, da ihre Ergebnisse dieselben sind wie bei der Prüfung der Berührungs- und namentlich der Schmerzempfindung. Es gibt keine spezifischen elektrosensiblen Nerven. Der elektrische Strom wirkt aber reizend auf die Hautnerven ein, bei geringer Intensität auf die Berührungsnerven, bei starker Stromstärke auf die Schmerznerven. Besteht Anästhesie und Analgesie, so hört damit auch die Empfindlichkeit für den elektrischen Strom auf. — Ebenso entbehrlich ist die Prüfung der *Vibrationsempfindung* beim Aufsetzen schwingender Stimmgabeln auf Knochen und Weichteile. Die Vibrationsempfindung ist ebenfalls keine spezifische Empfindungsqualität, sondern hängt unmittelbar von der *Mechanosensibilität* der tieferen Teile, insbesondere der Knochen, ab. Sie verhält sich daher in den einzelnen Fällen meist ebenso wie der Drucksinn.

7. Verspätung der Empfindung („*verlangsamte Empfindungsleitung*"), Summation der Reize und Nachempfindungen. Bei Krankheiten des Rückenmarks (vorzugsweise bei Kompressionslähmungen und bei der Tabes, s. d.) ziemlich häufig, nicht selten auch bei peripherischen Nervenleiden (Neuritis) beobachtet man eine auffallende *Verspätung des Eintritts der Empfindung* nach der Einwirkung des Reizes. Diese Erscheinung bezieht sich vorzugsweise auf die *Schmerzempfindung*. Sticht man einem solchen Kranken in die Fußsohle, so dauert es mehrere Sekunden (angeblich zuweilen sogar 10—20), bis der Schmerz eintritt. Wie NAUNYN und E. REMAK bei Tabeskranken beobachtet haben, und wie seitdem oft bestätigt worden ist, tritt in solchen Fällen nach einem Nadelstiche zuerst eine einfache leichte Druckempfindung und erst einige Sekunden später die eigentliche Schmerzempfindung ein, so daß die Kranken auf den Stich sofort mit „jetzt" und etwas später erst mit einem „au" als Ausdruck des Schmerzes reagieren.

Will man diese Erscheinung genauer analysieren, so muß man vor allem zwischen einmaligen kurzen und anhaltenden Reizen (Nadelstichen) unterscheiden. Macht man z. B. einen einmaligen *kurzen* Stich in die Haut, so kann es vorkommen, daß der hiernach eintretende Schmerz verhältnismäßig spät eintritt. Diese Erscheinung beruht vielleicht auf einer „Verlangsamung der Leitung", obwohl es freilich noch ganz unentschieden ist, ob diese Verlangsamung wirklich in den peripherischen Nervenfasern oder in den eingeschalteten Ganglienzellen zustande kommt. Anders liegen die Verhältnisse bei *andauernden Schmerzreizen* (anhaltenden Nadelstichen). Hierbei beobachtet man *sehr häufig*, daß die Kranken unmittelbar nach dem Einstechen der Nadel nichts oder nur eine einfache Berührung empfinden. Dauert der Nadelstich fort, so tritt aber, oft erst nach einigen Sekunden, mit einem Male eine lebhafte Schmerzempfindung auf. Diese Erscheinung beruht offenbar *nicht* auf einer Verlangsamung der Leitung, sondern auf einer *Summation der Reizwirkung*, die hierdurch erst allmählich die nötige Stärke gewinnt, um endlich die vorhandene Hemmung zu durchbrechen und nun in voller Stärke zum Bewußtsein zu gelangen. Gleichzeitig mit der Schmerzempfindung tritt gewöhnlich auch eine Reflexzuckung ein, und wir müssen daher bei der Prüfung der Hautreflexe (s. u.) ganz dieselben Verhältnisse in Betracht ziehen.

An dieser Stelle verdienen auch die namentlich bei Tabeskranken in auffälligster Weise zu beobachtenden *Nachempfindungen* kurze Erwähnung. Sie bestehen darin, daß nach einem einmaligen kurzdauernden Nadelstich entweder ein Gefühl von Brennen in der Haut auffallend lange fortdauert, oder daß nach dem Stich die erste Empfindung bald nachläßt, dann aber an derselben Stelle der Haut noch *mehrere Male* neue plötzliche Schmerzempfindungen auftreten, als ob die Kranken von neuem gestochen würden.

8. **Die Lokalisation der Hautempfindungen. Der Ortssinn der Haut.** Unter normalen Verhältnissen empfinden wir bekanntlich nicht nur die Berührung eines Gegenstandes, sondern wir können auch mit ziemlicher Genauigkeit den *Ort* unserer Haut angeben, an dem die Berührung stattgefunden hat. Dieses Vermögen bezeichnet man als die Fähigkeit der *Lokalisation der Empfindung*. Es ist diese Fähigkeit keine elementare Eigenschaft der Empfindungsqualitäten. Die Lehre von den „Lokalzeichen", d. h. die Lehre, wonach jeder Empfindung eine besondere von dem Ort der Empfindung abhängige qualitative Eigenheit zukomme, ist nicht haltbar. Die Lokalisation der Empfindung ist ein abgeleitetes *Urteil* über den Ort des Reizes, erst *erworben* wahrscheinlich hauptsächlich auf Grund der *Bewegungs-* und *Muskelempfindungen*, die bei selbstgemachten Berührungen der eigenen Körperoberfläche entstehen. — Bei Nervenkranken sehen wir nicht selten, daß die Hautempfindungen (es bezieht sich dies nicht nur auf die Berührungsempfindungen, sondern ebenso auch auf die übrigen Empfindungsqualitäten) zwar noch vorhanden sind, aber schlechter und ungenauer lokalisiert werden, als dies unter normalen Verhältnissen der Fall ist. Fast immer findet man bei solchen Kranken auch Störungen im Gebiet der Tiefensensibilität.

Schon bei der einfachen Prüfung der Berührungsempfindungen kann man, wenigstens im Groben, auch das Lokalisationsvermögen untersuchen, indem man die Kranken gleichzeitig angeben läßt, *wo* sie die Berührung verspürt haben, oder indem man sie auffordert, mit der Hand die berührte Hautstelle selbst möglichst genau zu bezeichnen.

Ein genaueres Verfahren rührt von E. H. WEBER her. Es besteht darin, die kleinste Distanz zu bestimmen, wieweit zwei gleichzeitig angebrachte Hautreize voneinander entfernt sein müssen, um als zwei räumlich unterschiedene Empfindungen aufgefaßt zu werden. WEBER hat gefunden, daß diese Distanz an den verschiedenen Körperstellen ziemlich große Unterschiede darbietet, und hat danach die ganze Hautoberfläche in sog. *Tastkreise* eingeteilt. Als Anhaltspunkte für die Untersuchungen bei Kranken mögen hier einige der von WEBER bei Gesunden gefundenen Zahlen angegeben werden. Der kleinste Abstand, bei dem die beiden gleichzeitig auf die Haut aufgesetzten Spitzen eines Zirkels (es gibt besondere „*Tasterzirkel*" mit abgestumpften Elfenbeinspitzen und graduiertem Quadranten) deutlich voneinander getrennt wahrgenommen werden, beträgt an der *Wange* 11—15 mm, an der *Nasenspitze* 6 mm, an der *Stirn* 22 mm, an der *Zungenspitze* 1,2 mm, an dem *Zungenrücken* und den *Lippen* 4—5 mm, am *Hals* 34 mm, am *Oberarm* 77 mm, am *Vorderarm* 40 mm, am *Handrücken* 31 mm, an den *Fingerrücken* 11—16 mm, an den Fingerspitzen 2—3 mm, am *Rücken* 55—77 mm, auf der *Brust* 45 mm, am *Oberschenkel* 77 mm, am *Unterschenkel* 40 mm, am *Fußrücken* 40 mm. Indessen zeigen diese Zahlen bei verschiedenen Menschen gewisse Schwankungen, so daß sie nur als Mittelwerte anzusehen sind.

Eine große *praktische* Bedeutung kommt den Ortsinnprüfungen nach der WEBERschen Methode nicht zu; sie sind zeitraubend und erfordern Intelligenz, Geduld und guten Willen von seiten des Kranken. In bemerkenswerter Weise macht sich der Einfluß der *Übung* geltend, indem die wahrnehmbaren Abstände bei oft wiederholten Untersuchungen beträchtlich kleiner werden. Andererseits darf man die einzelne Untersuchung, wie überhaupt jede Sensibilitätsprüfung, nicht zu lange Zeit fortsetzen, da sonst leicht eine *Ermüdung* des Kranken eintritt, und dessen Angaben ganz widersprechend werden. Prüft man den Ortsinn in der Weise, daß man die beiden Reize nicht gleichzeitig, sondern gleich *nacheinander* anbringt und hierbei abwechselnd entweder zweimal denselben Ort oder jedesmal einen verschiedenen Ort der Haut berührt, so erhält man, wie wir wiederholt festgestellt haben, von vornherein kleinere Zahlen als bei gleichzeitiger Berührung der Haut durch die beiden Zirkelenden.

Unseres Erachtens besteht die beste Methode zur Prüfung des Lokalisationsvermögens darin, daß man mit einem kleinen Stäbchen oder auch mit der Fingerspitze auf der Haut *Striche nach den verschiedenen Richtungen* hin (nach aufwärts, abwärts usw.) macht und die Kranken auffordert, die Größe und Richtung dieser Striche ohne Zuhilfenahme der Augen anzugeben. LEUBE hat für die dabei auftretenden Empfindungen den Namen der *Bewegungsempfindungen* gebraucht. Offenbar hängen aber diese „Bewegungsempfindungen" unmittelbar von dem Lokalisationsvermögen der Haut ab.

Anhangsweise seien hier noch zwei eigentümliche Anomalien der Empfindung erwähnt, die *Polyästhesie* (G. FISCHER) und die *Allocheirie* (OBERSTEINER). Die Polyästhesie besteht darin, daß gewisse Kranke (namentlich Tabeskranke) bei der Berührung der Haut mit nur *einer* Zirkelspitze die Empfindung haben, als ob sie *zwei* oder *noch mehr* Zirkelspitzen fühlten. Die Ursache dieser auffallenden Empfindungsanomalie ist noch nicht hinreichend geklärt. Bei der *Allocheirie* wird ein Hautreiz (Berührung, Schmerz) nicht an der gereizten, sondern an der entsprechenden Stelle auf der *anderen* Körperhälfte empfunden. Man hat diese merkwürdige Erscheinung einige Male bei zerebraler Hemiplegie, Tabes u. a. beobachtet.

9. Der eigentliche Tastsinn. Stereognostischer Sinn. Die höchste und wertvollste Leistung der Körpersensibilität, und zwar insbesondere der Sensibilität unserer *Hände* und *Finger*, ist die durch das „*Betasten*" der Gegenstände mögliche Beurteilung ihrer Größe, Form, Härte, Beschaffenheit, kurz ihre *Erkennung*. Diese Funktion, der eigentliche *Tastsinn*, ist offenbar eine komplizierte Verwertung *aller einzelnen* von den verschiedenen Hautnerven gewonnenen Empfindungen, wozu sich *stets gleichzeitig eine große Anzahl von Bewegungsempfindungen* und *Lageempfindungen* hinzugesellt. Der eigentliche Tastsinn oder „stereognostischer Sinn" besteht also ·in der Verwertung und Zusammenfassung der einzelnen elementaren Haut- und Muskelempfindungen zu einem *Urteil* über die Art und Bedeutung der erhaltenen Reize. Dabei spielen bei der Gewinnung dieses Urteils sicher die Tiefenempfindungen (Drucksinn und Muskelsinn) die wesentlichste Rolle.

Die Beurteilung der *Größe* und *Form* eines betasteten Gegenstandes kann nur eine Leistung des *Muskelsinns* (der Lageempfindung unserer tastenden Finger) sein, während der *Drucksinn* dabei die notwendige *feste Einstellung* der tastenden Finger beherrscht und außerdem vielfach für die Beurteilung der *Qualität* der betasteten Gegenstände (hart, weich, schwammig) verwertet wird. Hierbei leistet uns auch der Temperatursinn der Haut oft wesentliche Dienste (Eis, Metalle u. a.). Immer setzt aber das „Tasten" und „Betasten" eine *Bewegung* der tastenden Teile voraus. Darum ist beim Menschen das „Tasten" vorzugsweise eine Aufgabe der fein empfindenden und zugleich sehr frei beweglichen Finger. Hat ein Kranker eine *gelähmte* Hand, so kann er trotz gut erhaltener Hautsensibilität Gegenstände nur mit Mühe oder gar nicht durch Betasten erkennen. Ist eine Hand gut beweglich, aber ganz anästhetisch, so ist ein Erkennen von Gegenständen durch Betasten natürlich ebenfalls unmöglich. Dementsprechend hat sich also gezeigt, daß das Erkennen durch Betasten hauptsächlich eine Leistung des *Muskelsinns* und des *tiefen Drucksinns* ist. Namentlich bei zerebralen (kortikalen) Herderkrankungen finden wir nicht selten gute Sensibilität der *Haut* und trotzdem völlige Unfähigkeit, betastete Gegenstände richtig zu erkennen. Prüft man in solchen Fällen die *Tiefensensibilität*, so findet man fast immer deutliche Störungen. Namentlich Störungen des *tiefen Drucksinnes* in den Fingerspitzen werden in solchen Fällen niemals vermißt. Auch die Fähigkeit der richtigen *Lokalisation* der einzelnen elementaren Empfindungen, aus denen das stereognostische Urteil abgeleitet wird, kommt sicher in Betracht und sollte daher in allen Fällen gestörter Stereognose geprüft werden. Jedenfalls zeigt sich, wie wir auf Grund zahlreicher Beobachtungen annehmen müssen, daß sich die Störungen der Stereognose, d. h. die Unmöglichkeit, Gegenstände durch bloßes *Betasten* zu erkennen, fast immer auf den Ausfall der dazu notwendigen Elementarempfindungen (Muskelsinn, Drucksinn, Lokalisationsvermögen) zurückführen lassen. Nur in einzelnen seltenen Fällen haben die Kranken die Fähigkeit der richtigen *Zusammenfassung* und *Deutung* der an sich vorhandenen Empfindungen verloren. Dann handelt es sich also um eine Art „Seelen-Tastlähmung" in demselben Sinne, wie man von „Seelenblindheit" und „Seelentaubheit" spricht (*Wernickesche Tastlähmung*).

Zur Prüfung des stereognostischen Sinnes benutzt man entweder einfache geometrische Körper (Würfel, Kugel, Oktaeder) oder gewöhnliche Gebrauchsgegenstände (Schlüssel, Münzen, Bleistift, Messer u. dgl.). Die Störung des stereognostischen Sinnes wird von manchen Nervenärzten als *Stereoanästhesie* bezeichnet, während die Störung der psychischen *Deutung* und *Erkennung* der Tasteindrücke im Gegensatz dazu *Astereognosie* genannt wird.

Zweites Kapitel.

Die sensiblen Leitungsbahnen und die Anästhesie der Haut und der tieferen Teile.

Verlauf der sensiblen Leitungsbahnen. Nachdem wir im vorigen Kapitel die verschiedenen Qualitäten der Haut- und Muskelempfindung kennengelernt haben, müssen wir uns nun fragen, auf welchen Wegen die sensiblen Erregungen von der Peripherie bis in das Zentralorgan geleitet werden. Dabei stoßen wir zunächst auf die Frage nach dem Ursprung der *peripherischen sensiblen Nerven*. Denn, wie *jede* Faser im Nervensystem, so müssen wir auch die sensible Nervenfaser, die an ihrem peripherischen Endapparate in der Haut die äußeren Eindrücke aufnimmt, als den unmittelbaren Fortsatz einer Nervenzelle (Ganglienzelle) auffassen. Wir wissen nun mit Bestimmtheit, daß *alle peripherischen sensiblen*

Nervenfasern aus den Zellen der Spinalganglien (Intervertebralganglien) stammen. Diese Zellen besitzen alle oder wenigstens größtenteils einen kurzen Fortsatz, der sich alsbald in die zwei Ausläufer der Zelle teilt: einen langen nach der Körperoberfläche hinziehenden (den peripherischen sensiblen Nerv) und einen kürzeren, der in die *hintere Rückenmarkswurzel* eintritt und zur weiteren Fortleitung der sensiblen Eindrücke bestimmt ist. *Fast alle Fasern der hinteren Wurzeln stammen demnach aus den Spinalganglien;* sie wachsen während der fötalen Entwicklung aus ihren Ursprungszellen in das Rückenmark hinein. Die Spinalganglienzelle mit ihren beiden Fortsätzen, dem zur Peripherie des Körpers

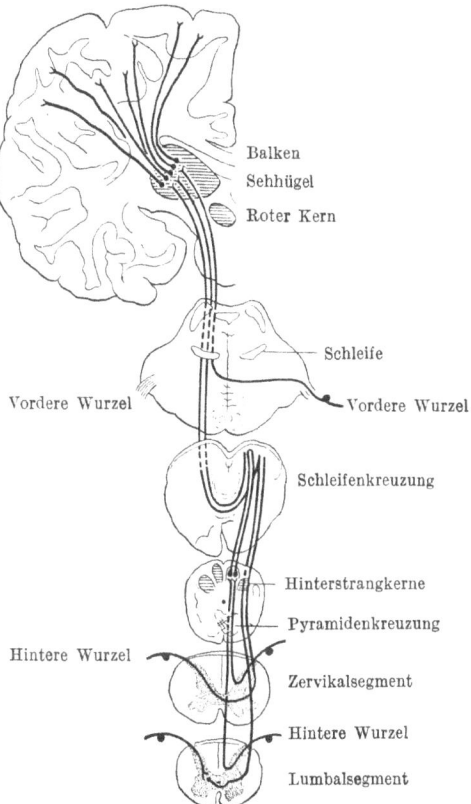

führenden Fortsatz (peripherischer sensibler Nerv) und dem zum Rückenmark hinziehenden (hintere Wurzelfaser), bildet das *erste (peripherische) sensible Neuron.* Alle von der Körperoberfläche und den tieferen Teilen (Muskeln usw.) stammenden zentripetalen Erregungen werden also zunächst dem Rückenmark durch die *hinteren Wurzelfasern* zugeführt. Die sensiblen Gehirnnerven (Trigeminus, Vagus) sind den sensiblen Rückenmarksnerven vollkommen gleich zu setzen.

Sobald die hinteren Wurzeln das Rückenmark erreicht haben, tritt eine sehr bemerkenswerte Sonderung der Fasern ein (s. Abb. 77): der eine (mediale) Teil der Fasern tritt in den weißen *Hinterstrang* des Rückenmarks ein, während der andere Teil in das graue *Hinterhorn* gelangt. Ein Teil (Abb. 77, 4) geht zu den *Vorderhörnern* und splittert sich um deren motorische Ganglienzellen auf — dies sind offenbar Bahnen für die Reflexbewegungen.

Die in den *Hinterstrang* eintretenden Fasern teilen sich gleich nach ihrem Eintritt in einen kürzeren *absteigenden* und einen langen *aufsteigenden Hauptast.* Die kurzen absteigenden Äste dienen wahrscheinlich reflektorischen Vorgängen (s. u.), während die in dem Hinterstrang aufsteigenden Fasern die eigentliche Fortsetzung der zentripetalen Bahn bilden. Denjenigen Abschnitt der Hinterstränge, wo diese Wurzelfasern eintreten, nennt man die „*hintere Wurzelzone*" oder „*Wurzeleintrittszone*". Da aber nach oben hin immer neue

Balken
Sehhügel
Roter Kern

Schleife

Vordere Wurzel
Vordere Wurzel

Schleifenkreuzung

Hinterstrangkerne
Pyramidenkreuzung

Hintere Wurzel
Zervikalsegment

Hintere Wurzel

Lumbalsegment

Abb. 76. Schema des Verlaufs der sensiblen Leitungsbahnen. (Nach VERAGUTH.)

Wurzelfasern eintreten, so werden die aus den unteren Abschnitten und insbesondere aus dem Lendenmark stammenden Fasern durch die neu hinzutretenden Fasern immer mehr medialwärts gedrängt. So kommt es, daß die Fasern aus dem Lendenmark und aus dem unteren Brustmark im *Halsmark* ganz medial im Gebiet der sog. GOLLschen Stränge liegen, während die aus den hinteren Wurzeln der Zervikalnerven stammenden Fasern in den „BURDACHschen Strängen" nach oben ziehen. Alle diese in den Hintersträngen aufwärts verlaufenden Fasern endigen in den *Kernen* der GOLLschen und BURDACHschen Stränge im Beginn der Medulla oblongata. Aus den Zellen dieser Kerne entsteht das *zweite sensible Neuron,* dessen Fasern sich in der Medulla oblongata kreuzen (*Fibrae arcuatae internae* oder *sensible Schleifenkreuzung,* Abb. 76) und nun in ihrem weiteren Verlaufe die sog. *Schleifenschicht* bilden, die durch die Oblongata, die Brücke und die Hirnschenkelhaube hindurch zum Großhirn zieht (s. Abb. 76).

Der *zweite* (lateral gelegene) Teil der Fasern aus den hinteren Wurzeln tritt, wie erwähnt, alsbald in die *graue Substanz des Hinterhorns* ein. Auch diese Fasern spalten sich in einen auf- und einen absteigenden Ast. Eine Anzahl besonders feiner Fasern bleibt hierbei an der Peripherie des Hinterhorns liegen (*Zona terminalis* in Abb. 77, auch LISSAUERsche Randzone genannt). Die feinen Fasern ziehen wahrscheinlich durch die Zona spongiosa in das Hinterhorn hinein und treten hier in ähnliche Beziehungen zu den

Ganglienzellen wie die übrigen gröberen Fasern dieses Teiles der hinteren Wurzelfasern, die unmittelbar durch die Substantia gelatinosa in die *Hinterhörner* eintreten und sich hier nach kurzem Verlauf um die *Ganglienzellen der Hinterhörner mit sog. Endbäumchen aufsplittern.* Mit diesen Zellen beginnt für *diesen* Abschnitt der sensiblen Bahn das *zweite sensible Neuron:* die Fortsätze (Fasern) dieser Zellen ziehen alsbald durch die vordere Kommissur in den *Seitenstrang* der anderen Seite, *kreuzen sich also in der vorderen Kommissur des Rückenmarks* und ziehen in den vorderen und mittleren Teilen der Vorderseitenstränge (nach vorn und innen von der motorischen Pyramiden-Seitenstrangbahn) nach aufwärts, gelangen in der Medulla oblongata ebenfalls in die Schleifenschicht und vereinigen sich hier mit den oben beschriebenen Fasern aus den Zellen der GOLLschen und BURDACHschen Kerne (Abb. 76). In der *Capsula interna* liegt die sensible Bahn in

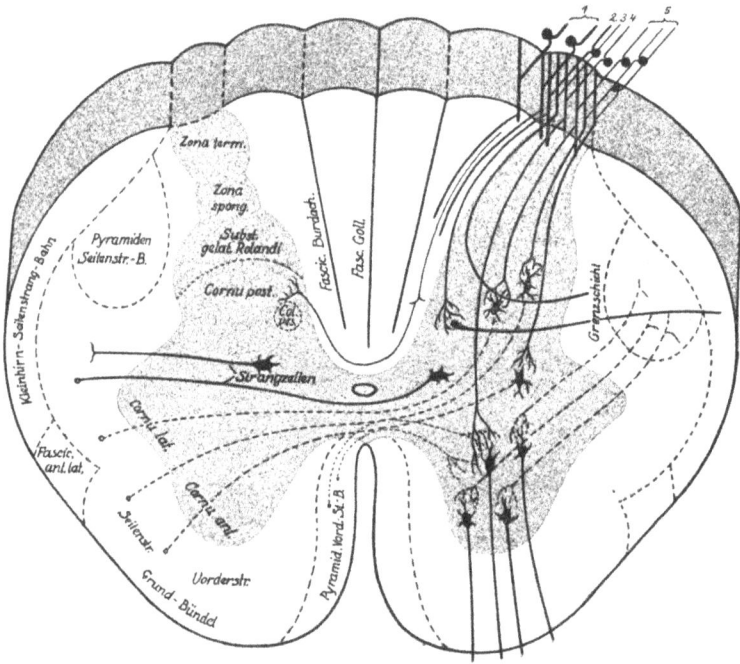

Abb. 77. Schema eines Rückenmarkquerschnittes mit besonderer Berücksichtigung des Verlaufes der hinteren Wurzelfasern. (Nach EDINGER.) 1 = Fasern in dem Hinterstrang, 2 = Fasern zu den Zellen der Clarkeschen Säule, deren Fortsetzungen in die Kleinhirn-Seitenstrangbahn eintreten, 3 = direkte Fasern in die „seitliche Grenzschicht" des Seitenstranges (im Text nicht erwähnt), 4 = Fasern zu den motorischen Zellen des Vorderhornes (Reflexfasern), 5 = Fasern in das Hinterhorn, sich um dessen Zellen aufsplitternd.

deren *hinterem Schenkel* noch hinter der motorischen Pyramidenbahn. Über ihren weiteren Verlauf herrscht manche Unklarheit. Ein Teil der Schleifenfasern endigt im ventralen Abschnitt des *Thalamus opticus,* aus dessen Zellen sich *ein drittes sensibles Neurom* entwickelt, das seine Fasern zur Gehirnrinde sendet. Ein anderer Teil der Schleifenfasern zieht dagegen unmittelbar ohne Unterbrechung zur Gehirnrinde. Die Endigung der sensiblen Fasern aus den Hintersträngen in der *Gehirnrinde* findet zum Teil wohl sicher statt in den Zentralwindungen, besonders in der hinteren Zentralwindung, außerdem aber auch in den benachbarten Teilen des Parietalhirns und vielleicht auch des Stirnhirns. Es ist physiologisch höchst interessant, daß die zentralen Endgebiete der sensiblen Fasern örtlich zum Teil mit den motorischen Zentren zusammenfallen. Wir kommen auf die sensiblen Rindenfunktionen bei der Besprechung der Erkrankungen der Gehirnrinde (s. u.) noch einmal zurück.

Der soeben beschriebenen Sonderung der zentripetalen hinteren Wurzelfasern in zwei Hauptgruppen (Fasern in die *Hinterstränge* und Fasern in die *Hinterhörner*) entspricht sicher auch eine *verschiedene physiologische Aufgabe* dieser beiden Fasergruppen. Die klinischen Beobachtungen über die Sensibilitätsstörungen bei Erkrankungen des Rückenmarks, insbesondere bei der Syringomyelie und bei der sog. Halbseitenläsion, lassen in dieser Hinsicht einige vollkommen sichere Schlüsse ziehen. Wir können mit Bestimmtheit sagen, daß die in die *Hinterhörner* eintretenden und sich bald danach *im Rückenmark selbst kreuzenden* Fasern für die Leitung der *Temperatur-* und *Schmerzeindrücke* bestimmt sind, während die in den *Hintersträngen* ungekreuzt aufsteigenden Fasern der Leitung der *Muskelempfindungen* (Lage- und Bewegungsempfindungen), der tieferen *Druckempfindungen* und der einfachen *Berührungsempfindungen* dienen. Alle diese Empfindungen, die nur von einfachen *mechanischen* Reizen ausgelöst werden, kann man als *Mechanosensibilität* zusammenfassen. Der Mechanosensibilität der Haut stehen vielleicht außer den Hintersträngen auch noch andere Wege in den Seitensträngen zur Verfügung, die aber wohl nur dann in höherem Maße zur Verwendung kommen, wenn die Hinterstrangbahnen zerstört sind. Übrigens ist zu bedenken, daß fast jeder Berührungsreiz zugleich auch einen Temperaturreiz in sich schließt.

Diese Art der Sonderung der Leitungsbahnen je nach der Empfindungsqualität erscheint physiologisch auch wohl verständlich. Schmerz- und Temperaturempfindungen dienen weniger der Erkenntnis der Außenwelt als vielmehr reflektorischen und regulatorischen Zwecken. Ihre Zuleitung strebt daher möglichst bald den reflektorischen Apparaten der grauen Substanz zu. Berührungs-, Druck- und Lageempfindungen bilden in ihrer Gesamtheit den eigentlichen *Tastsinn*. Sie dienen uns zur Erkenntnis der Außenwelt und zur Regelung unserer *willkürlichen* Bewegungen. Die ihnen dienenden Leitungsbahnen ziehen daher zu den höheren Zentren, zur *Gehirnrinde*. — Für die *Lokalisation spinaler Erkrankungen* hat die genaue Untersuchung aller einzelnen Empfindungsqualitäten eine große Bedeutung. Erkrankungen der weißen *Hinterstränge* bedingen ganz andere Sensibilitätsstörungen als Erkrankungen der grauen *Hinterhörner*. Wir unterscheiden daher bei den spinalen Sensibilitätsstörungen einerseits einen *Hinterstrangtypus* (Verminderung der Berührungs-, Druck- und Bewegungsempfindung bei erhaltener Schmerz- und Temperaturempfindung) und andererseits einen *Hinterhorntypus* (gestörte Schmerz- und Temperaturempfindung bei erhaltener Berührungs-, Druck- und Muskelempfindung). Natürlich kommen sehr oft kombinierte Störungen vor.

Die allgemeinen Ursachen der Anästhesie. Was die einzelnen *Ursachen der Anästhesie* betrifft, so beobachten wir die *peripherischen Anästhesien* zunächst unter Umständen, bei denen die *Endorgane der sensiblen Hautnerven* unmittelbar ihre Erregbarkeit eingebüßt haben. Beim Erfrieren der Haut, nach der örtlichen Einwirkung von Äther und ähnlichen Stoffen, von ätzend wirkenden Säuren und Alkalien (Karbolsäure u. a.), sowie von gewissen narkotischen Mitteln (Kokain u. a.) sehen wir eine Anästhesie der Haut eintreten, die von der Schädigung der sensiblen Endorgane abhängt. Hierher gehört wahrscheinlich auch die nicht seltene *Anästhesie der Wäscherinnen*, deren Hände und Vorderarme tagtäglich der Einwirkung der Kälte, Lauge u. dgl. ausgesetzt sind. Denselben peripherischen Ursprung haben auch die Anästhesien bei *Kreislaufstörungen* in der Haut, so namentlich bei der in den Händen zuweilen vorkommenden, auf einem Krampf der kleinen Arterien beruhenden „*Anaemia spastica*". Auch ausgedehnte degenerative Erkrankungen der Endverzweigungen der sensiblen Nerven an den distalen Körperteilen („*Akroanästhesien*") scheinen in einzelnen Fällen vorzukommen.

Von den peripherischen Anästhesien im strengsten Sinne des Wortes unterschieden sind die *peripherischen Leitungsanästhesien*, welche durch die verschiedenartigsten Läsionen der *Nervenstämme* hervorgebracht werden können. *Traumatische Schädlichkeiten, Kompressionen* durch Neubildungen u. dgl., endlich *Entzündungen* und *Degenerationen* der peripherischen Nerven (*Neuritis*) sind die häufigsten Ursachen dieser nicht selten auf das Verbreitungsgebiet eines oder einzelner bestimmter Nerven beschränkten Anästhesien. Zu den peripherischen (neuritischen) Anästhesien gehören zum großen Teil auch die *nach akuten Krankheiten* (z. B. Typhus, Diphtherie) und bei einigen chronischen Erkrankungen (z. B. Diabetes) manchmal auftretenden umschriebenen Anästhesien.

Spinale Anästhesien beobachten wir sehr häufig bei den verschiedensten Krankheiten des Rückenmarks, am häufigsten bei der *Tabes dorsalis*, weil diese, wie wir später sehen werden, eine unmittelbare Erkrankung der peripherischen sensiblen Neurone ist. Doch auch bei *diffusen akuten und chronischen Entzündungen des Rückenmarks,* bei dessen *Kompression* und traumatischen Zerstörungen, bei *Neubildungen* und namentlich bei der *Syringomyelie* kommen spinale Anästhesien oft vor.

Zerebrale Anästhesien beobachtet man namentlich bei *Blutungen, Erweichungsherden und Tumoren,* wenn die Erkrankung irgendeine Stelle der Schleifenbahn oder die hinteren Teile der inneren Kapsel ergreift. Derartige Anästhesien betreffen die dem Krankheitsherde gegenüberliegende Körper-

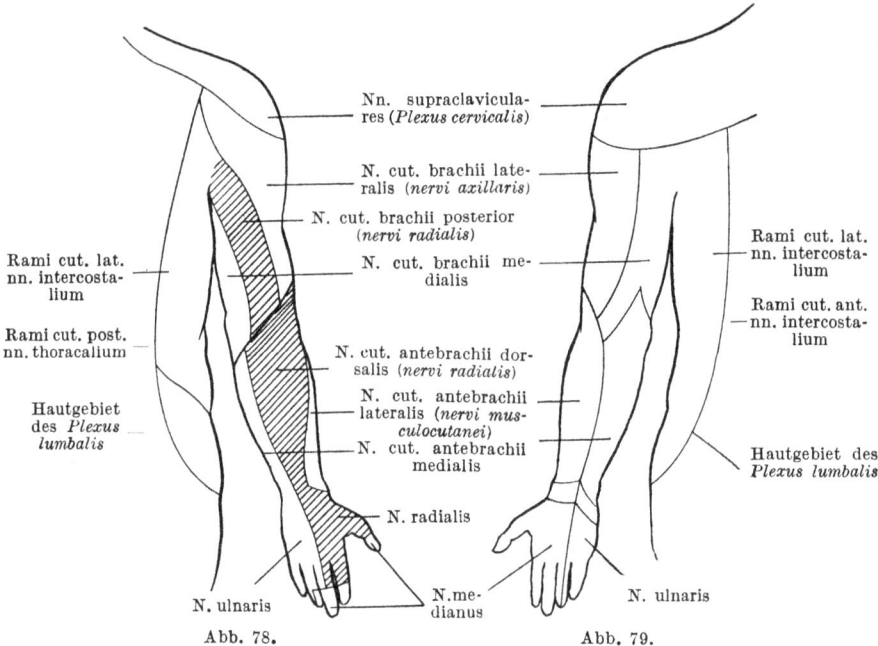

Verteilung der sensiblen Hautnerven am Rumpf und an der oberen Extremität; Abb. 78 hintere Ansicht, Abb. 79 vordere Ansicht. Der schraffierte Teil in Abb. 78 stellt das Gebiet dar, welches der N. radialis versorgt.

hälfte und werden als *Hemianästhesie* bezeichnet. Im allgemeinen zeigt die Erfahrung, daß die organisch bedingten zerebralen Anästhesien selten sehr beträchtlich sind. Den höchsten Grad erreichen dagegen die *hysterischen Anästhesien,* die auf einer Störung der Aneignung der Sinneseindrücke durch das Bewußtsein beruhen.

Die Symptome der Anästhesie. In vielen Fällen werden die Kranken selbst auf eine bestehende Anästhesie der Haut und der damit oft verbundenen Tiefenanästhesie aufmerksam. Sie bemerken, daß sie an gewissen Körperstellen den Druck der Kleider, der Bettdecke u. dgl. nicht mehr in der gehörigen Weise empfinden. Am ehesten machen sich Anästhesien an den *Händen* bemerkbar, da sie in mannigfacher Weise die Beschäftigungen der Kranken beeinträchtigen. So z. B. verlieren die Kranken feinere Gegenstände, Nähnadeln u. dgl., leicht aus den Händen, ohne Hilfe des Gesichtssinns können sie durch bloßes *Betasten* die Gegenstände nicht erkennen und daher nicht richtig verwerten u. dgl. In anderen Fällen wird freilich die Anästhesie, namentlich am Rumpf, erst durch die Untersuchung gefunden.

Beachtenswert ist, daß *hysterische* Anästhesien, auch wenn sie sehr beträchtlich und ausgedehnt sind, von den Kranken selbst oft ganz unbemerkt bleiben.

Sehr häufig vereinigen sich die Anästhesien mit *ungewöhnlichen Gefühlsempfindungen* (*Parästhesien*) an den betroffenen Hautstellen. Die Kranken empfinden daselbst ein Gefühl von „Taubsein", „Pelzigsein", klagen über Kribbeln, Ameisenkriechen u. dgl. Ja, die anästhesierenden Hautstellen können sogar der Sitz sehr lebhafter *Schmerzen* werden (*Anaesthesia dolorosa*), wenn zentralwärts von der Leitungsunterbrechung abnorme Reizungen der sensiblen Nerven stattfinden. Außerdem können *neben* der Anästhesie selbstverständlich Störungen der Motilität, der Reflexe und vasomotorische Störungen in mannigfachster Weise vorhanden sein. Besonders hervorheben müssen wir die *trophischen Störungen* (Entzündungen, Geschwürsbildungen, Dekubitus u. dgl.), die nicht selten in anästhetischen Teilen beobachtet werden. Ob es sich hierbei zum Teil wirklich um unmittelbare Schädigungen der Gewebe durch den Fortfall normaler „trophoneurotischer" Einflüsse handelt, ist eine noch unentschiedene Frage. Die *Mehrzahl* der gewöhnlich „trophischen" Störungen entsteht zweifellos durch *äußere* Schädlichkeiten (kleine Verwundungen mit anschließenden eitrigen Infektionen), die bei der bestehenden Anästhesie und insbesondere *Analgesie* der Haut von den Kranken nicht genügend beachtet und daher weder vermieden, noch in ausreichender Weise behandelt werden (vgl. insbesondere unten das Kapitel über die Syringomyelie). Grobe äußere Verletzungen, Verbrennungen, Dekubitusbildungen u. dgl. werden in anästhetischen Teilen von den Kranken oft nicht bemerkt und erreichen daher eine ungewöhnliche Ausbreitung und Verschlimmerung.

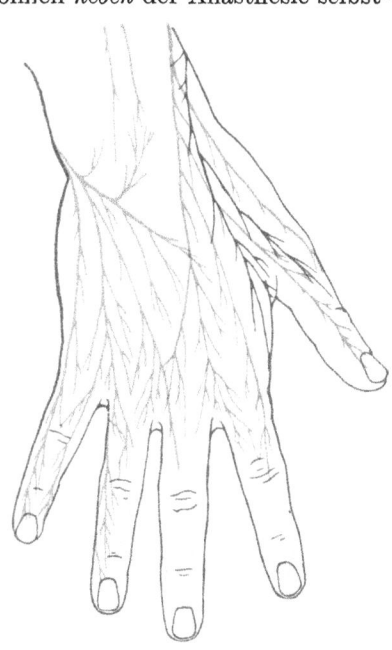

Abb. 80. Verteilung der sensiblen Hautnerven des rechten Handrückens. S c h w a r z: n. cutaneus antebrachii lateralis, r o t: n. ulnaris, b l a u: n. radialis, g e l b: n. medianus. (Nach E. HÉDON.)

Die *willkürliche Bewegung* wird durch eine Anästhesie der *Haut* zwar nicht merklich verändert, alle feineren Bewegungen werden jedoch durch Hautanästhesien beträchtlich erschwert. So können Kranke mit herabgesetzter Sensibilität an den Fingern meist keine feinere Handarbeit mehr verrichten, z. B. nicht mehr ordentlich nähen, da sie alle Augenblicke die Nähnadel verlieren. Stärkere organische Störungen der *Tiefensensibilität* (des Muskelsinnes) bewirken dagegen stets eine Unsicherheit der Bewegung, die man als *Ataxie* (s. d.) bezeichnet. Nur bei hysterischen Anästhesien tritt diese Bewegungsstörung nicht ein. Der Ausfall der regulierenden Muskelempfindungen kann zum Teil durch die Kontrolle des *Auges* ersetzt werden. Bei geschlossenen Augen werden daher die Bewegungen anästhetischer Teile, wenn sich die Anästhesie sowohl auf die Haut als auch auf die tieferen Teile (Muskeln, Gelenke) bezieht, vollständig unsicher, da die Kranken dann jedes Urteil über den Umfang und die genauere Richtung ihrer Bewegungen verlieren.

Auf die verschiedenen Formen und Verlaufsarten der Anästhesien gehen wir hier nicht näher ein, da sie bei den einzelnen, der Anästhesie zugrunde liegenden Krankheiten besprochen werden. Die *Ausbreitungsgebiete* der *peripherischen* sensiblen Nerven in der Haut sind in den vorstehenden Abbildungen (Abb. 78—84) übersichtlich dargestellt worden. Wie die Erfahrung zeigt, bewirkt auch die völlige Durchschneidung eines peripherischen sensiblen (oder gemischten) Nerven fast niemals eine *vollkommene* Anästhesie in dem

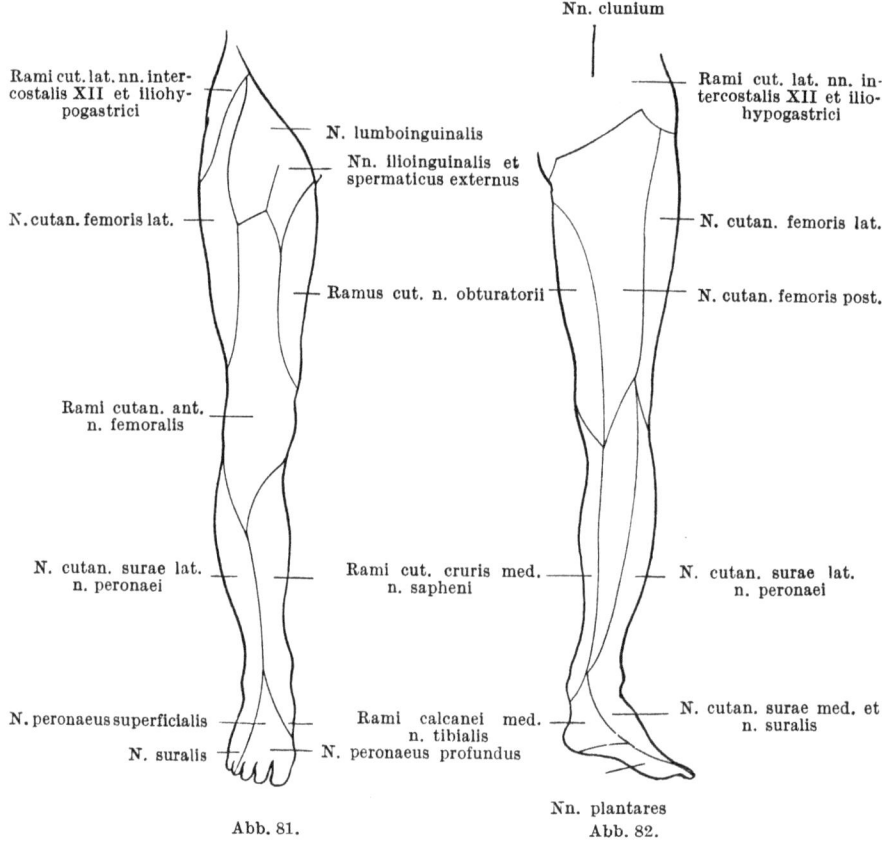

Nn. clunium

Rami cut. lat. nn. intercostalis XII et iliohypogastrici

Rami cut. lat. nn. intercostalis XII et iliohypogastrici

N. lumboinguinalis

Nn. ilioinguinalis et spermaticus externus

N. cutan. femoris lat.

N. cutan. femoris lat.

Ramus cut. n. obturatorii

N. cutan. femoris post.

Rami cutan. ant. n. femoralis

N. cutan. surae lat. n. peronaei

Rami cut. cruris med. n. sapheni

N. cutan. surae lat. n. peronaei

N. peronaeus superficialis

Rami calcanei med. n. tibialis

N. cutan. surae med. et n. suralis

N. suralis

N. peronaeus profundus

Nn. plantares

Abb. 81.

Abb. 82.

Verteilung der sensiblen Hautnerven an der unteren Extremität: Abb. 81 vordere, Abb. 82 hintere Ansicht.

zugehörigen Hautgebiet, weil vielfache Anastomosen unter den Endverzweigungen der sensiblen Nerven stattfinden. Die Verbreitungsgebiete der Nerven aus den einzelnen *sensiblen Rückenmarkswurzeln* in der Haut werden später bei der Pathologie des Rückenmarks besprochen werden.

Eine kurze gesonderte Besprechung erfordert noch die Anästhesie im Gebiet des Trigeminus.

Die **Anästhesie des Trigeminus** wird beobachtet bei Geschwülsten, syphilitischen Neubildungen, chronischen Entzündungen und ähnlichen Prozessen an der Schädelbasis, die den Stamm, das Ganglion GASSERI oder einen der drei Äste des Trigeminus komprimieren oder sich auf die Nerven unmittelbar fortsetzen. Auch traumatische Läsionen des Trigeminus kommen verhältnismäßig nicht selten vor. Die Ausbreitung der Anästhesie, je nachdem die Erkrankung den ganzen Trigeminus oder nur einen Ast betrifft, ist aus Abb. 83 und 84 ersichtlich. Doch kommen individuelle Schwankungen in dieser Beziehung vor. Bei gänzlicher Anästhesie des Trigeminus sind auch die Konjunktiva und Kornea, die Schleimhaut der Nase, der Mundhöhle und der Zunge bis zum Foramen coecum, sowie der weiche Gaumen auf der befallenen Seite anästhetisch. Man findet daher nicht selten kleine Geschwüre an der Zunge und Mundschleimhaut, die von Bißverletzungen herrühren. Wichtig ist die bei Trigeminusanästhesie nicht selten zu beobachtende „*Ophthalmia neuroparalytica*", eine ulzeröse, fast immer im unteren Segment der Kornea beginnende Keratitis. Sie geht zuweilen in eitrige Entzündung des ganzen Augapfels über. Dieses Leiden wird von manchen Seiten für eine unmittelbare Folge der Störung besonderer „*trophischer*" Funktionen angesehen.

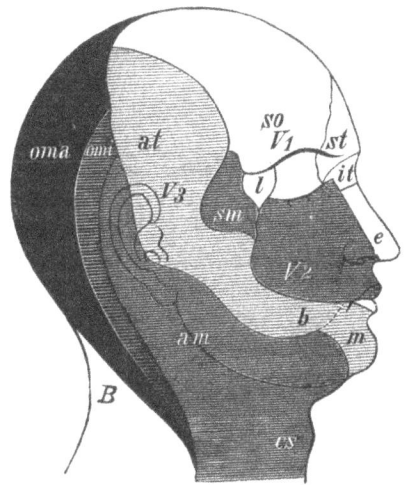

Abb. 83.   Abb. 84.

Verteilung der sensiblen Hautnerven am Kopfe.

oma und *omi* N. occipitalis major und minor,
am N. auricularis magnus,
cs N. cervicalis superficialis,
V_1, V_2, V_3 erster, zweiter, dritter Ast des Trigeminus (V)[1]
so N. supraorbitalis,
st N. supratrochlearis,
it N. infratrochlearis,
e N. ethmoidalis,
l N. lacrimalis,
sm N. subcutaneus malae s. zygomaticus,
at N. auriculo-temporalis,
b N. buccinatorius,
m N. mentalis,
B Hintere Äste der Zervikalnerven.

Nach sorgfältigen experimentellen Untersuchungen ist aber sicher festgestellt worden, daß äußere traumatische Einflüsse stets den ersten Anlaß und die Möglichkeit zum Eindringen von pathogenen Keimen geben. Infolge der *Anästhesie* des Auges werden die eintretenden Entzündungserscheinungen von den Kranken nicht bemerkt und erreichen daher oft einen ungewöhnlich hohen Grad. Ob wir außerdem noch eine besondere *verminderte Widerstandsfähigkeit* des Gewebes und eine *Beeinträchtigung aller ausgleichenden Funktionen* infolge der Nervenläsion annehmen müssen, ist noch ungewiß, aber nicht unwahrscheinlich.

Die Haut des Gesichtes ist bei Trigeminusanästhesie oft etwas gedunsen und gerötet. Sie fühlt sich zuweilen wärmer, manchmal aber auch kühler an. Die *Reflexe* sind (bei peripherischer Anästhesie) erloschen, die *Tränensekretion* ist versiegt oder wenigstens dauernd vermindert. Der Geschmack auf den zwei vorderen Dritteln der betroffenen Zungenhälfte, welcher vom N. lingualis vermittelt wird, ist fast immer erheblich herabgesetzt. Nach den Untersuchungen von KRAUSE an Kranken, denen das Ganglion GASSERI exstirpiert

war (s. u.), enthält der Trigeminus namentlich Fasern, welche die Geschmacksempfindungen für süß, sauer und salzig an der Zungenspitze und den zwei
vorderen Dritteln des Seitenrandes vermitteln. Doch scheinen auch hier individuelle Schwankungen vorzukommen. Die Absonderung des *Speichels* erleidet in
der Regel keine nachweisbare Veränderung. Dagegen beobachtet man zuweilen
eine *Verminderung der Schleimsekretion* in der betreffenden *Nasenhöhle*.

Außer den bisher besprochenen *peripherischen* Anästhesien des Trigeminus
kommen, insbesondere bei der *Syringomyelie* und *Syringobulbie*, seltener
auch bei anderen Erkrankungen der Oblongata, Anästhesien vor, die durch
eine Schädigung der *Kerngebiete des Trigeminus (nukleäre Anästhesie)* bedingt
sind. Hierbei zeigt sich das bemerkenswerte Verhalten, daß bei von unten
nach oben fortschreitenden Erkrankungen zuerst die an die *Haargrenze* anstoßenden *oberen* Teile der Stirnhaut (die lateralen meist vor den medialen)
anästhetisch werden, daß die Gefühlsstörung dann bogenförmig nach unten
und innen gegen die Augenbrauen fortschreitet, dann die äußeren Abschnitte
der Augenlider, danach ihre medialen Abschnitte und erst zuletzt die Haut
der Nasenflügel und des Nasenrückens ergreift. Somit scheint also der Stirnteil des ersten Astes des Trigeminus seine Fasern aus den am meisten distal
(unten) gelegenen Kerngruppen zu beziehen (vgl. unten die anatomische Abbildung im Abschnitte über die Krankheiten der Oblongata), dann folgen
nach oben Abschnitte für den dritten Ast (Schläfengegend), zuletzt für den
zweiten Ast und für die Nasenäste des ersten Astes. Diese eigentümliche
Tatsache wird sofort verständlich, wenn man an die *phylogenetische* Entwicklung des Kopfes beim Menschen denkt. Die Sensibilitätsstörungen in
der Mundschleimhaut zeigen sich gewöhnlich zuerst in den hinteren Abschnitten der Wangenschleimhaut, dann im harten Gaumen und erst ganz
zuletzt im Gebiete des weichen Gaumens und der Mandeln. Die Mundhöhlen-
schleimhaut erhält also ihre sensiblen Fasern aus dem distalen Abschnitt
des Trigeminuskernes.

Behandlung der Anästhesie. Da die Anästhesie in den meisten Fällen nur
ein Symptom ist, so hat sich die Therapie selbstverständlich zunächst
gegen die Grundkrankheit zu richten. Hier haben wir nur diejenigen Maßnahmen anzuführen, die in *symptomatischer* Beziehung gegen die Anästhesie
zur Anwendung kommen können.

Das Hauptmittel ist der *elektrische Strom.* Man behandelt die anästhetischen Hautstellen mit dem *faradischen Strom* (gewöhnliche Elektrode, noch
besser *faradischer Pinsel*) oder mit der *Kathode des galvanischen Stromes,*
indem auf der Haut etwa 2—3 Minuten lang mit der Elektrode langsam hin
und her gestrichen wird. Zuweilen ist schon unmittelbar nach der Sitzung
ein Erfolg zu bemerken. Hysterische Anästhesien können auf diese Weise
oft in kürzester Zeit beseitigt werden.

Außer der Elektrizität verordnet man *Einreibungen (Kampferspiritus, Sp.
formicarum, Sp. Serpylli* u. a.), ferner *Bäder* und örtliche (kalte und heiße)
Duschen, verbunden mit Abreibungen der Haut. Die Wirkung *innerer Mittel*
(z. B. *Strychnin*) ist durchaus zweifelhaft.

Wichtig ist es, die anästhetischen Teile gegen äußere Verletzungen zu
schützen. Bei Anästhesie des Gesäßes und der Hacken muß man nach Möglichkeit die Bildung eines Dekubitus verhüten. Bei der *Anästhesie des Trigeminus* muß man das Auge durch einen sorgfältig angelegten Schutzverband
vor der Entwicklung einer neuroparalytischen Keratitis nach Möglichkeit bewahren und jede kleinste eintretende Entzündung mit größter Sorgfalt behandeln. Dann kann man schlimme Folgen fast mit Sicherheit vermeiden.

Drittes Kapitel.

Die Neuralgien im allgemeinen.

Begriffsbestimmung und Ätiologie. Obgleich jeder Schmerz selbstverständlich durch krankhafte Nervenerregungen hervorgerufen wird, so ist es doch gerechtfertigt, eine besondere Art von Schmerzen mit dem Namen der *Neuralgien* auszuzeichnen. Man versteht darunter Schmerzen, die durch die Erkrankung oder die unmittelbare Reizung eines *bestimmten sensiblen Nerven* bedingt sind. Der Name Neuralgie hat demnach sowohl eine symptomatologische als auch eine pathologisch-anatomische Bedeutung. In ersterer Hinsicht zeichnen sich die meisten Neuralgien durch folgende Eigentümlichkeiten aus: 1. Der Schmerz wird annähernd *genau im Verlauf und im Verbreitungsgebiet eines oder einiger bestimmter Nervenstämme oder Nervenzweige* empfunden. Er ist 2. meist von sehr *beträchtlicher Heftigkeit*, und 3. ist er in der Regel nicht beständig vorhanden, sondern zeigt deutliche Schwankungen. Viele Neuralgien treten in ausgesprochenen *Schmerzanfällen* auf, die von schmerzfreien Zwischenzeiten unterbrochen sind. In *anatomischer* Hinsicht ist die Neuralgie keine einheitliche Erkrankung. Jede schwerere anhaltende Reizung eines sensiblen Nerven führt zu neuralgischen Schmerzen. Oft ist das Leiden nur die Teilerscheinung eines sonstigen ausgedehnteren Krankheitsvorgangs (*symptomatische Neuralgien*). In anderen Fällen ist aber die Erkrankung des sensiblen Nerven eine selbständige Krankheit (*idiopathische, primäre Neuralgien*). Bei manchen idiopathischen Neuralgien können wir mit großer Wahrscheinlichkeit eine *entzündliche* Erkrankung des Nerven oder der Nervenscheide annehmen, so z. B. bei der Ischias. Bei anderen, und zwar gerade bei den am meisten typischen Neuralgien, wie z. B. bei den schweren Trigeminusneuralgien, ist diese Annahme dagegen unwahrscheinlich. Hier sind wir über das eigentliche Wesen der „neuralgischen Erkrankung" noch sehr im unklaren. Es treten zeitweise — in einzelnen Anfällen — ohne bekannte Ursache oder auf bestimmte Veranlassungen hin äußerst lebhafte Reizvorgänge in dem besonderen Nervengebiete auf und führen zu den heftigsten Schmerzen. Trousseau hat diese *sensiblen* Reizanfälle mit den *motorischen* Entladungen des epileptischen Anfalles verglichen und daher von „*epileptiformen Neuralgien*" gesprochen.

Was das *allgemeine Vorkommen* betrifft, so sieht man die meisten Neuralgien im mittleren Lebensalter. Doch kommen Neuralgien des Trigeminus besonders auch bei älteren Leuten vor. Bei Kindern sind Neuralgien selten. Das *Geschlecht* übt insofern einen Einfluß aus, als gewisse Formen von Neuralgien (z. B. Ischias, Armneuralgien) häufiger bei Männern beobachtet werden. Andererseits begünstigen gewisse Phasen des weiblichen Geschlechtslebens (Pubertät, Schwangerschaft, Wochenbett, Klimakterium) das Auftreten von Neuralgien. Von einer gewissen Bedeutung ist die allgemeine *neuropathische*, in der Mehrzahl der Fälle *ererbte Veranlagung*. Neuralgien treten oft bei Personen auf, die an sonstigen Neurosen leiden oder in deren Familien nervöse Erkrankungen (Psychosen, Epilepsie, Hysterie, Neurosen) wiederholt vorgekommen sind. Auch die *Körperkonstitution* scheint von Einfluß zu sein. Nach einer häufig gemachten Angabe sind Neuralgien bei *Anämischen*, ferner bei Menschen, deren Konstitution durch *körperliche* und *geistige Überanstrengung*, durch *unzweckmäßige Lebensweise*, durch *psychische Erregungen* u. dgl. geschädigt ist, besonders häufig. Doch ist zu bemerken, daß viele der hierhergerechneten Schmerzzustände keine Neuralgien im strengen Sinne des Wortes sind.

Als unmittelbar einwirkende oder wenigstens veranlassende *Ursachen* der Neuralgien sind zu nennen: 1. *Erkältungen*, Einwirkung von Zugluft, Wind, Nässe u. dgl. („*rheumatische Neuralgien*"). Wie die Kälte hierbei wirkt, ist durchaus nicht klar. Gewöhnlich nimmt man an, daß durch ihre Einwirkung unmittelbar oder auf reflektorischem Wege im Nerven leichte anatomische (entzündliche ?) Veränderungen entstehen. 2. *Mechanische und traumatische Einwirkungen.* Hierher gehören zunächst Verwundungen und Quetschungen, die den Nerven *unmittelbar* treffen. So entstehen z. B. zuweilen äußerst heftige Neuralgien durch das Eindringen von *Fremdkörpern* (Holzsplittern, Knochensplittern bei Verwundungen u. a.) in einen Nervenast. Zu erwähnen sind auch hier die mitunter nach Amputationen auftretenden äußerst heftigen Neuralgien. Wahrscheinlich bedingen weniger die Amputationsneurome die Schmerzen, als vielmehr die in der Amputationsnarbe entstehenden Zerrungen und Dehnungen der Nervenstämme. Ferner gehören hierher mannigfaltige *Erkrankungen in der Umgebung von Nerven.* Namentlich führen Erkrankungen der Knochen und des Periosts durch Druck und mechanische Reizung, vielleicht auch manchmal durch fortgeleitete Entzündung zu Neuralgien in denjenigen Nerven, welche durch Knochenkanäle, in Knochenfurchen u. dgl. ihren Verlauf nehmen. Endlich können Geschwülste, Aneurysmen, Hernien, der gravide Uterus durch Druck auf benachbarte Nerven zu Neuralgien führen. Doch ist hervorzuheben, daß nicht jeder Druck auf einen Nerven in gleicher Weise zu Neuralgie führt, so daß wir also auch bei den Kompressionsneuralgien wahrscheinlich noch besondere Folgeveränderungen im Nerven annehmen müssen. 3. Sehr wichtig ist die Beziehung gewisser *Infektionen* und *Intoxikationen* zur Entstehung von Neuralgien. Zunächst ist es nicht unmöglich, daß manche der scheinbar „idiopathisch" entstandenen Neuralgien auf infektiöse Ursachen zurückzuführen sind, eine Annahme, welche z. B. für die mit Zostereruption verbundenen Interkostalneuralgien und für manche akuten Trigeminusneuralgien gemacht werden kann. Ferner stehen manche Neuralgien in sicherer Beziehung zu anderweitigen Infektionskrankheiten. Zu erwähnen sind die *Malarianeuralgien*, die unmittelbar von der Malariainfektion abhängen, oft in regelmäßigen Zwischenzeiten auftreten und durch eine spezifische Behandlung (Chinin) geheilt werden. Außerdem werden im Verlauf und im Anschluß an *Typhus, Pocken* und andere akute Infektionskrankheiten, ferner im Sekundärstadium der *Syphilis* nicht selten Neuralgien beobachtet. Von *toxisch wirkenden Stoffen* wird vorzugsweise dem *Alkohol, Blei, Arsenik, Quecksilber,* zuweilen auch dem *Nikotin* eine Beziehung zum Zustandekommen von Neuralgien zugeschrieben. Indessen handelt es sich hierbei meist nicht um echte Neuralgien, sondern um andersartige Schmerzen (die Arthralgien der Bleikranken, die polyneuritischen Schmerzen der Alkoholiker u. a.). 4. Auch bei manchen *Stoffwechselkrankheiten*, bei der *Gicht* und namentlich häufig beim *Diabetes mellitus* kommen symptomatische Neuralgien vor. Man nimmt an, daß hierbei ungewöhnliche chemische Einflüsse auf die sensiblen Nerven wirksam sind. 5. Endlich hat man früher von „*Reflexneuralgien*" gesprochen, indem z. B. Erkrankungen der Geschlechtsorgane in entfernt gelegenen Nerven Neuralgien hervorrufen sollten. Derartige Beobachtungen halten aber einer strengen Kritik nicht stand. Fast immer handelt es sich in den so gedeuteten Fällen um Psychoneurosen.

Allgemeine Symptomatologie der Neuralgien. Der *neuralgische Schmerzanfall* beginnt entweder ganz plötzlich oder häufiger, nachdem eine Zeitlang gewisse *Vorboten* (Kältegefühl, Kribbeln, leichte schmerzhafte Sensationen u. dgl.)

vorangegangen sind. Die *Schmerzen* während des Anfalls sind meist von äußerster Heftigkeit, sie werden teils als brennend und bohrend, teils als blitzartig zuckend und reißend beschrieben. Oft treten kurze, vorübergehende Remissionen des Schmerzes ein. Die Lokalisation der Schmerzen entspricht meist genau dem befallenen Nervengebiet, so daß die Kranken den anatomischen Verlauf des Nerven oft ganz bestimmt angeben können. Auf der Höhe der Anfälle tritt jedoch nicht selten eine „*Irradiation*" (Ausstrahlung) des Schmerzes in benachbarte Nervengebiete ein. Äußere Reize (kalte Luft), psychische Erregungen und namentlich Bewegungen des erkrankten Körperteils rufen häufig eine Steigerung der Schmerzen hervor.

Bei der *Untersuchung* fallen zunächst gewisse *Störungen der Sensibilität* auf. Manchmal zeigt die Haut im Gebiete der Neuralgie eine geringe oder sogar stärkere *Anästhesie*, die besonders in der Zeit zwischen den einzelnen Anfällen und unmittelbar nach ihnen festzustellen ist. Viel häufiger besteht dagegen sowohl während des Anfalls als auch während der schmerzfreien Zeit eine *Hyperästhesie* der Haut und der darunterliegenden Teile. Namentlich sind bestimmte Punkte oft schon gegen leichten Druck in hohem Grade empfindlich und schmerzhaft. Man bezeichnet diese als *Schmerzpunkte* (*points douloureux*). Sie sind zuerst von VALLEIX 1811 bei den einzelnen Formen der Neuralgien ausführlich, aber in viel zu sehr schematisierender Weise beschrieben worden. Immerhin haben sie eine gewisse diagnostische Wichtigkeit, da sie häufig nicht nur während der Anfälle selbst, sondern, obgleich in geringerem Grade, auch *in den schmerzfreien Zwischenzeiten* aufzufinden sind. Die Schmerzpunkte entsprechen immer gewissen Stellen im Verlauf des Stammes oder der gröberen Verzweigungen des befallenen Nerven und finden sich besonders da, wo man bei einem stärkeren, in die Tiefe wirkenden Druck den Nerven gegen irgendeine feste Unterlage andrücken kann. Sie sind demnach wahrscheinlich stets auf eine ungewöhnliche Druckempfindlichkeit des erkrankten Nerven selbst zu beziehen. In manchen Fällen von Neuralgie können sie auch ganz fehlen.

Außer den sensiblen kommen auch *motorische Symptome* bei den Neuralgien nicht selten vor. Gleichzeitige *Lähmungserscheinungen* müssen stets als Komplikation angesehen werden, bedingt durch eine gröbere Schädigung motorischer Nerven. Bei den reinen idiopathischen Neuralgien fehlen sie daher ganz. Dagegen hängen die häufig zu beobachtenden gleichzeitigen *motorischen Reizerscheinungen* meist unmittelbar von der Neuralgie ab und sind als *Reflexzuckungen* infolge der starken sensiblen Nervenreizung aufzufassen.

Auch *vasomotorische Symptome* werden bei Neuralgien häufig beobachtet. Namentlich im Gesicht (bei Trigeminusneuralgien) sieht man oft eine auffallende Blässe oder eine lebhafte Rötung der Haut und der Konjunktiva. Ferner können ungewöhnliche *Sekretionen* (Tränen, Schweiß) im Anfall oder an dessen Ende auftreten. Von allen diesen Erscheinungen wissen wir nicht, ob sie durch unmittelbare oder reflektorische Nervenreizung zustande kommen. *Trophische Störungen* machen sich in verschiedener Weise bemerkbar. Während des Anfalls treten Eruptionen von *Urtikaria* oder noch häufiger von *Herpesbläschen* im Verlauf des befallenen Nerven auf (*Herpes zoster*). Auch *andauernde Gewebsveränderungen* in den zu dem Gebiet der erkrankten Nerven gehörigen Teilen (Ergrauen und Ausfallen der Haare, seltener ungewöhnlich starker Haarwuchs, Verdickungen oder Atrophie der Haut, deren Verfärbungen und Pigmentierungen, Atrophien der tieferen Teile u. dgl.) sind bei langwierigen schweren Neuralgien häufig beobachtet worden. Endlich sei noch erwähnt, daß man während des Anfalls zuweilen eine *Herabsetzung der Pulsfrequenz* findet.

Die *allgemeine Ernährung* des Körpers leidet bei den Neuralgien namentlich dann, wenn durch die Schmerzanfälle der Schlaf und die Nahrungsaufnahme beständig gestört werden. Dann tritt allmählich eine bemerkbare Einwirkung des Leidens auf die Gesamtkonstitution ein. Die Kranken werden blaß, magern ab, und nicht selten bleiben die andauernden qualvollen Schmerzen auch nicht ohne Einfluß auf den *psychischen Zustand* der Kranken. Diese werden reizbar und neigen zu depressiven Äußerungen. Wiederholt sind Selbstmorde aus Anlaß schwerer unheilbarer Neuralgien vorgekommen.

Was den *gesamten Krankheitsverlauf* bei den Neuralgien anbetrifft, so kommen hierin die größten Verschiedenheiten vor. Das Auftreten der Krankheit in einzelnen *Anfällen*, deren nähere Pathogenese uns freilich noch gänzlich unbekannt ist, ist vor allem kennzeichnend. Diese Anfälle treten zuweilen täglich oder sehr oft während des Tages auf, zuweilen in größeren, regelmäßigen oder in unregelmäßigen Zwischenräumen. Ihre Dauer beträgt nur wenige Minuten oder mehrere Stunden. In der Zeit zwischen den Anfällen befinden sich manche Patienten ganz wohl, bei anderen besteht auch dann noch eine gewisse Empfindlichkeit der Haut fort. Die Gesamtdauer der Krankheit beträgt mitunter nur wenige Tage oder Wochen. Zuweilen besteht das Leiden dagegen mit mannigfachen Schwankungen jahre- und jahrzehntelang. Andererseits kommen auch noch nach jahrelanger Krankheitsdauer Heilungen vor. Natürlich hängt der Gesamtverlauf häufig von der etwa vorhandenen Ursache des Leidens (Geschwülsten, Knochenkrankheiten, Aneurysmen u. dgl.) ab.

Manche Einzelheiten werden im folgenden Kapitel zur Sprache kommen.

Allgemeine Therapie der Neuralgien. Bei der *Behandlung der Neuralgien* hat man zunächst immer mit aller Sorgfalt nach einer Ursache zu forschen, die vielleicht der Therapie zugänglich ist. Die Erfüllung der *Indicatio causalis* ist namentlich bei den Neuralgien aus *mechanischen Ursachen* möglich. Die Exstirpation von Geschwülsten, die Exzision von Narben, die Entfernung von Fremdkörpern, die Behandlung von entzündlichen Neubildungen, von syphilitischen Erkrankungen, von Aneurysmen u. dgl. ist manchmal von bestem Erfolg begleitet, während freilich in vielen anderen Fällen die Grundkrankheit leider keiner erfolgreichen Therapie zugänglich ist. Eine kausale Behandlung ist ferner bei den Neuralgien einzuleiten, die auf *anämische Zustände*, auf eine *allgemeine neuropathische Konstitution*, auf *Hysterie* u. dgl. zurückzuführen sind. In solchen Fällen ist stets neben der besonders gegen die Neuralgie gerichteten Therapie auf die *Allgemeinbehandlung* (Diät, Lebensweise, psychische Behandlung, Bäder, Eisen, Nervina usw.) großer Wert zu legen, ebenso natürlich auch bei den Neuralgien im Verlauf des *Diabetes*, der *Gicht*, der *Syphilis* u. a. Insbesondere ist stets an die Möglichkeit *syphilitischer Neuralgien* um so mehr zu denken, als wir hierbei in der Anwendung des *Jodkalium* ein Mittel von oft vorzüglicher Heilwirkung besitzen. Auch bei den *Malarianeuralgien* vermögen wir der Kausalindikation zu genügen. Tritt die Neuralgie in annähernd regelmäßigen Intervallen auf bei Personen, die aus einer Malariagegend stammen und vielleicht schon an anderen Malariaerscheinungen gelitten haben, so ist die Darreichung des *Chinins* in größeren Gaben (1,5—2,0 g) und eine anschließende kombinierte *Chinin-Neosalvarsankur* (s. Bd. I, Kapitel Malaria) oft imstande, die Anfälle zu beseitigen. Auch bei den anscheinend *toxischen Neuralgien* (Blei, Quecksilber,

Alkohol) hat die Behandlung in erster Linie auf die Entfernung der Krankheitsursache Bedacht zu nehmen.

In allen Fällen, wo die ursächliche Behandlung nicht ausführbar oder allein nicht genügend ist, kommen diejenigen zahlreichen Mittel und Behandlungsweisen in Betracht, welche der *Indicatio morbi* und *Indicatio symptomatica* entsprechen. Von der Voraussetzung einer entzündlichen Erkrankung des Nerven ausgehend, hat man vielfach versucht, durch *örtliche Ableitungsmittel*, Senfteige, reizende Einreibungen (*Senfspiritus, Veratrinsalbe 0,5:20,0, Jodtinktur*), *Blasenpflaster*, einen Einfluß auf die Krankheit auszuüben.

Von günstiger Wirkung ist zuweilen die örtliche *elektrische Behandlung der Neuralgien.* Symptomatische, freilich vorübergehende Besserungen erzielt man manchmal selbst dann, wenn die eigentliche Ursache des Leidens von der Elektrizität nicht beeinflußt wird, während bei den idiopathischen Neuralgien häufig in frischen und mitunter selbst in veralteten Fällen vollständige Heilungen erreicht werden können. In bezug auf die anzuwendende Methode gibt es keine ganz allgemein gültigen Regeln. Viele Fachärzte haben ihre eigenen Heilverfahren.

Am meisten üblich sind die folgenden Anwendungsweisen: 1. *Stabile Einwirkung der Anode eines konstanten Stromes* auf den ergriffenen Nervenstamm in möglichst großer Ausdehnung, namentlich auch auf die etwa vorhandenen Schmerzpunkte. Stärkere Stromschwankungen und Stromunterbrechungen sind ganz zu vermeiden. Man steigert allmählich die Stromintensität bis zu mittlerer Stärke. Die Dauer der Sitzungen, die täglich wiederholt werden müssen, beträgt 3—6 Minuten, zuweilen noch mehr. 2. Bei Neuralgien längerer Nerven sind *stabile absteigende (zuweilen auch aufsteigende) konstante Ströme* anzuwenden, wobei die Anode auf den möglichst zentral gelegenen Punkt des Nervenstammes oder auf die Wirbelsäule, die Kathode auf einzelne peripherisch gelegene Stellen aufgesetzt wird. 3. Der *faradische Strom* ist ebenfalls mitunter von guter Wirkung. Entweder faradisiert man den Nerven mit mäßig starken „schwellenden" Strömen, oder man behandelt die Haut über dem befallenen Nerven mit dem *faradischen Pinsel.* Dieses Verfahren ist zwar schmerzhaft, aber in einzelnen Fällen von gutem Erfolg begleitet.

Als allgemeine Regel gilt, stets mit milder, sehr vorsichtiger Anwendung der Elektrizität anzufangen und erst später zu stärkeren Strömen überzugehen. Manchmal tritt eine auffallende Wirkung sofort (während des Schmerzanfalles) ein, manchmal zeigt sich erst nach mehreren Sitzungen die erste Besserung. Hat man nach 2—3 Wochen und nach Anwendung der verschiedenen elektrischen Methoden gar nichts erzielt, so ist es geraten, die elektrische Behandlung als für den Fall ungeeignet ganz aufzugeben. Die Anwendung der *statischen Elektrizität*, der ARSONVALschen Ströme, des *elektrischen Lichtes*, des *Elektromagnetismus* u. a. hat bei echten Neuralgien kaum jemals Erfolg. Die vielfach berichteten Heilerfolge beziehen sich wahrscheinlich größtenteils auf hysterische Schmerzzustände. Dagegen ist wiederholt über bemerkenswerte Erfolge berichtet worden, die man durch *Röntgenbestrahlungen* der erkrankten schmerzenden Nerven erzielt hat.

Außer der Elektrizität kommt bei der Behandlung der Neuralgien eine Anzahl *innerer Mittel* in Betracht, die teils *symptomatisch* wirken sollen (*Narkotika*), teils sich den Ruf einer *spezifischen* Wirksamkeit erworben haben. Unter diesen ist vor allem das *Chinin* zu nennen. Keineswegs nur bei Malarianeuralgien, obgleich bei diesen am sichersten, sondern auch bei den „idiopathischen" Neuralgien kann das Chinin selbst in schweren Fällen noch vortreffliche Dienste leisten. Wesentlich ist hierbei, daß das Mittel in ziemlich *großen Dosen* gegeben wird. Man fängt mit 1,0—1,5 g *pro die* an (am besten auf einmal gegeben) und kann in schweren Fällen bis zu 2 g steigen.

Die besten Erfolge vom Chinin sieht man bei *Trigeminusneuralgien*, während
das Mittel bei anderen Neuralgien (z. B. Ischias) keine deutliche Wirkung
zeigt. Außer dem Chinin wendet man bei Neuralgien (insbesondere bei den
frischen rheumatischen Formen) zuweilen auch mit Nutzen *Natrium salicylicum*, ferner besonders oft *Antipyrin* (1,0—2,0), *Aspirin* (1,0 mehrmals
täglich), *Pyramidon* (0,25—0,5), *Phenazetin* (0,5—1,0), *Salipyrin* (1,5—2,0)
und ähnliche Mittel an. Nächstdem kommen zu längerem Gebrauch
vorzugsweise *Arsenik* und *Bromkalium* in Betracht. Arsenik wird in Pillenform oder als *Solutio Fowleri* verordnet (3mal täglich 5 Tropfen, allmählich
steigend). Bromkalium ist nur in großen Dosen (3,0—5,0—10,0 *pro die*)
wirksam.

Bei vielen schweren Neuralgien ist der Gebrauch der *Narkotika* nicht ganz
entbehrlich. In hartnäckigen, langdauernden Fällen tritt aber allmählich
eine Gewöhnung an die Mittel ein. Man muß dann zu immer höheren Dosen
greifen, und auch diese lassen schließlich in ihrer Wirkung nach. Unter den
chronischen Morphinisten findet man zahlreiche Kranke, die an schweren
Neuralgien gelitten haben oder noch leiden, so daß also äußerste Zurückhaltung beim Gebrauch des Morphiums durchaus notwendig ist. Namentlich
soll man sich nie dazu entschließen, den Kranken die Morphiumspritze selbst
in die Hand zu geben. Die verschiedenen *Schlafmittel* (*Chloralhydrat*, *Veronal*,
Sulfonal, *Bromural*, *Adalin* u. a.) werden bei schweren Neuralgien oft angewandt. Die *äußerliche Anwendung* von narkotischen Salben, Einreibungen
u. dgl. wird in der Praxis vielfach geübt, ist aber nur in leichteren Fällen von
sichtlichem Nutzen. Man verschreibt Salben mit *Extr. Belladonnae* (2:10),
Extr. Opii und *Veratrin* ana 1,0 auf 20,0 Ungt. simpl. u. dgl. Hieran schließt
sich die äußere Anwendung von Chloroform (Auflegen von in Chloroform ge-
tauchtem Löschpapier oder Einreibungen mit Chloroformöl) und Äther (örtlicher Ätherspray) an. Eine recht große praktische Bedeutung hat die *Injektionstherapie* mit *Novokain*, *Beta Eukain* und ähnlichen Mitteln gewonnen.
Wir werden bei der Besprechung der einzelnen Formen der Neuralgien näher
darauf eingehen.

In schweren Fällen ist oft von großer Bedeutung die *chirurgische Behandlung* der Neuralgien, die Durchschneidung des Nerven (*Neurotomie*), die Exzision eines Stückes aus dem Nerven (*Neurektomie*), um dadurch das Zu-
sammenwachsen des durchschnittenen Nerven zu verhindern, oder endlich
die Nervenherausdrehung (*Exairese*). Die nähere Beschreibung der Operationsmethoden ist in den chirurgischen Lehrbüchern nachzulesen. Hier ist
nur hervorzuheben, daß die chirurgische Behandlung der Neuralgien, namentlich der *schweren Trigeminusneuralgien*, oft vorzügliche Erfolge erzielt. Die
Deutung dieser Erfolge ist aber nicht leicht. Wahrscheinlich handelt es
sich nicht nur um eine Unterbrechung der Leitung von der schmerzaus-
lösenden Stelle zum empfindenden Zentrum, sondern auch um eine sekundär
eintretende Veränderung des ganzen sensiblen Neurons, durch welche die
neuralgische Veränderung aufgehoben wird. Selbstverständlich tritt der Heil-
erfolg nicht in allen Fällen ein. Stets wird man die Operation nur in schweren
Fällen vorschlagen, wo alle übrigen Mittel bereits vergeblich versucht worden
sind, und wird den Patienten zwar die Möglichkeit oder sogar Wahrscheinlichkeit eines Erfolges, niemals aber eine sichere Heilung in Aussicht stellen. — Außer der Nervendurchschneidung ist auch öfter die
blutige oder unblutige *Nervendehnung* bei Neuralgien versucht worden. Wir
kommen auf dieses Heilverfahren bei der Besprechung der Ischias noch
einmal zurück.

Die Anwendung von *heißer Luft*, heißen Sandbädern, von *Bädern* u. dgl. kommt vorzugsweise bei der Behandlung der Neuralgien im Bereich der Extremitätennerven (namentlich bei der Ischias) in Betracht und wird daher, ebenso wie die *Massage*, bei den betreffenden einzelnen Formen der Neuralgien näher besprochen werden.

Viertes Kapitel.

Die einzelnen Formen der Neuralgien und verwandte Erkrankungen.

1. Neuralgie des Trigeminus.

(*Prosopalgie. Schmerztick. Fothergillscher Gesichtsschmerz.*)

Ätiologie. Die Trigeminusneuralgie ist eine der häufigsten und wichtigsten Neuralgien, bei deren Entstehung die mannigfachsten, im vorigen Kapitel im einzelnen erwähnten Ursachen und prädisponierenden Momente eine Rolle spielen. Manche leichte Formen, namentlich Neuralgien im ersten Ast, entstehen akut scheinbar ohne jede Veranlassung. Hierbei mögen irgendwelche unbekannte infektiöse oder autointoxikatorische Einflüsse eine Rolle spielen. Nicht selten, wiederum vorzugsweise bei den leichten Neuralgien im ersten Ast, lassen sich *Erkältungen* (Wind, Nässe) als Ursache nicht von der Hand weisen. Neuralgien nach *akuten Infektionskrankheiten* (Grippe, Typhus), ferner vorzugsweise die *Malarianeuralgien* lokalisieren sich besonders häufig im ersten, seltener im zweiten, nur ausnahmsweise im dritten Ast des Trigeminus. Ferner geben *Erkrankungen der Schädelknochen und des Periosts* (Tumoren), häufig *Erkrankungen der Zähne* (Karies, Zahnwurzelzysten, Unregelmäßigkeiten der Zahnentwicklung und Zahnstellung), außerdem *Krankheiten der Nasen- und Stirnhöhlen*, der *Kiefer, des Mittelohres* und der *Augen* (Entzündungen und auch Überanstrengungen des Auges) zu Trigeminusneuralgien Anlaß. Auch Erkrankungen an der Gehirn- und Schädelbasis können durch Reizung der Trigeminuswurzeln zu heftigen Neuralgien führen. Gelegentlich wurde als Ursache eines schweren, unheilbaren Falles ein *Aneurysma der Carotis interna* gefunden, das auf das Ganglion GASSERI drückte. Besonders wichtig sind die *schweren, jahrelang anhaltenden Trigeminusneuralgien*, bei denen keine bestimmte Ursache oder höchstens eine allgemeine nervöse Veranlagung nachweisbar ist. Diese Form tritt sehr häufig, und zwar vorzugsweise in *vorgerücktem Lebensalter* auf, bei Männern und Frauen etwa gleich oft. Bei einem großen Teil dieser Fälle ist ein Zusammenhang mit der gleichzeitig vorhandenen *Arteriosklerose* (zuweilen auch mit einer syphilitischen Gefäßerkrankung) anzunehmen. Die arteriosklerotischen Veränderungen in den kleinen, das Ganglion GASSERI oder die Nervenäste versorgenden Gefäßen können zu Ernährungsstörungen in dem Nervengewebe und dadurch zu den lebhaften Schmerzen führen.

Symptome und Verlauf. Die Schmerzanfälle bei der Trigeminusneuralgie sind meist sehr heftig. In schweren Fällen können sie eine qualvolle und schreckliche Höhe erreichen. Sie treten teils ganz ohne Veranlassung, teils bei geringen äußeren Einwirkungen (Waschen, Sprechen, körperlichen Bewegungen, psychischen Erregungen u. dgl.) auf. Schon im ganzen Gesichtsausdruck der Kranken prägt sich der Schmerz und die Furcht vor dem Eintritt des Schmerzanfalls aus. Manchmal kommen die Anfälle ziemlich regelmäßig zu bestimmten Tagesstunden, namentlich des Vormittags, bei anderen Kranken zeigen sie sich regellos. Zuweilen liegen zwischen den einzelnen Schmerzanfällen längere, schmerzfreie Zwischenzeiten, zuweilen folgen die Anfälle einander in fast ununterbrochener Reihe. TROUSSEAU hat diese anfallsweise auftretenden Neuralgien „*epileptiforme Neuralgien*" genannt. Die blitzartig zuckenden und schneidenden Schmerzen erstrecken sich auf das Gebiet der befallenen Trigeminusäste, strahlen aber auch mitunter in den Hinterkopf, in den Nacken, in die Schultern usw. aus. Häufig sind *reflektorische Zuckungen* im Gesicht wahrnehmbar, namentlich Blepharospasmus und Zucken der Mundwinkel. Die *vasomotorischen Störungen* machen sich anfangs als ungewöhnliche Blässe, später als deutliche Röte des Gesichts und der Konjunktiva bemerkbar. Bei Neuralgien in den zwei oberen Ästen sieht man während der Anfälle oft eine *starke Tränensekretion*. Seltener sind eine krankhafte *Speichelsekretion* und eine verstärkte *Absonderung der Nasenschleimhaut*. Manchmal, aber doch ziemlich selten, treten *Herpeseruptionen* (s. Abb. 85) im Verlauf des befallenen Nerven auf, *Zoster frontalis, Herpes conjunctivae* u. a. Auch schwere, in die Gruppe der neuroparalytischen Ophthalmie (s. S. 401) gehörige Erkrankungen des Auges sind in einigen Fällen beobachtet worden, ebenso Lähmungen im Gebiet der Augenmuskeln. Derartige Komplikationen weisen wohl stets auf eine gröbere organische Veränderung, meist auf Neubildungen an der Gehirnbasis hin. Bei längere Zeit bestehenden Neuralgien beobachtet man manch-

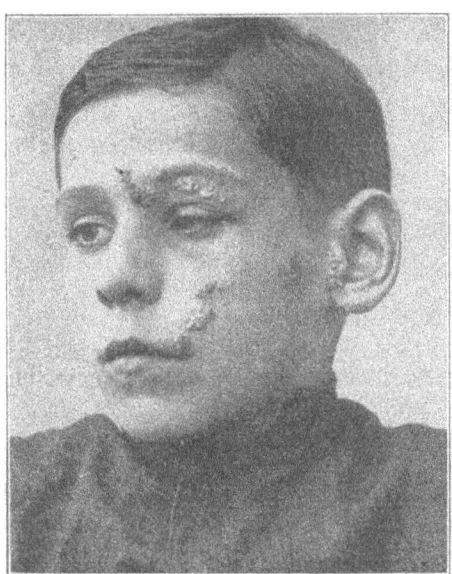

Abb. 85. Herpes zoster im Trigeminusgebiet.

mal noch andere eigentümliche *trophische Störungen*: Veränderungen (Verdickungen oder Atrophie) der Haut und des Unterhautzellgewebes, Ergrauen oder Ausgehen der Haare im Gebiet des N. frontalis u. a.

Die meisten Trigeminusneuralgien haben ihren Sitz nicht im Gebiet des ganzen Nerven, sondern nur in einem oder in einzelnen seiner Äste (vgl. Abb. 83 und 84, S. 401). Man unterscheidet danach: 1. *die Neuralgie des ersten Astes* (*Neuralgia ophthalmica*), besonders häufig als *Neuralgia supraorbitalis s. frontalis* auftretend. Die Schmerzen strahlen vorzugsweise vom Foramen supraorbitale aufwärts in die Stirn aus, zuweilen auch in die Gegend des inneren Augenwinkels und des Nasenrückens (N. ethmoidalis) oder in die Jochbeinregion (N. lacrimalis). Dabei findet man in der Regel den Druck auf die Austrittsstelle des Nerven am Foramen supraorbitale mehr oder weniger schmerzhaft. Seltener sind Schmerzpunkte auch an der Nase, am inneren Augenwinkel, am Tuber parietale u. a. zu finden. 2. Die *Neuralgie des zweiten Astes* (*Neuralgia supramaxillaris*), am häufigsten im Gebiet des Nervus infraorbitalis (*Neuralgia infraorbitalis*), mit Schmerzpunkten am Foramen infraorbitale, ferner am Jochbein, an der Oberlippe u. a. Der Hauptschmerz sitzt meist, vom Foramen infraorbitale ausgehend, im unteren Augenlid, in der Wange, im Oberkiefer, in der Oberlippe und zum Teil auch in der

Schläfengegend. Tränen des Auges während der Schmerzanfälle wird häufig beobachtet. 3. Die *Neuralgie des dritten Astes* (*Neuralgia inframaxillaris*) hat ihren Sitz hauptsächlich in den Verzweigungen des *n. mandibularis* (N. alveolaris inf. und N. mentalis). Der Schmerz betrifft sonach die Gegend des Unterkiefers und des Kinnes. Zuweilen treten die Schmerzen aber auch in der Schläfengegend (N. auriculo-temporalis) und in schweren Fällen besonders qualvoll in der Zunge (N. lingualis) auf. Schmerzpunkte trifft man am häufigsten am Foramen mentale und in der unteren Schläfengegend.

Ver Verlauf der Trigeminusneuralgien ist in den einzelnen Fällen sehr verschieden. Man beobachtet alle Formen, von den leichtesten, rasch vorübergehenden, bis zu den schwersten, unheilbaren, welche die Kranken zur Verzweiflung treiben. Die *leichten Formen*, wie sie nach Erkältungen, im Anschluß an akute Infektionskrankheiten u. dgl. auftreten, haben ihren Sitz meistens im Gebiet des *ersten Astes* (N. frontalis). Sie heilen bei entsprechender Behandlung gewöhnlich in einigen Wochen, doch ist eine Neigung zu Rückfällen oft unverkennbar. Die *schweren*, jahrelang anhaltenden Trigeminusneuralgien (der eigentliche Schmerztick, „*Tic douloureux*") treten seltener im Gebiet des ersten Astes, häufiger im zweiten oder dritten Ast auf. Zuweilen können zwei oder auch alle drei Äste gleichzeitig befallen sein. Mit Recht gelten Neuralgien im dritten Ast mit Beteiligung der Zunge als besonders schwer. Auch die schweren Neuralgien zeigen nicht selten einen eigentümlichen Verlauf. Sie können monate- und jahrelang verschwinden, um dann mit erneuter Heftigkeit aufzutreten.

Diagnose. Die Diagnose der Trigeminusneuralgien ist im allgemeinen nicht schwierig, wenn man nur aufmerksam die Art und die Verbreitung des Schmerzes, sein Auftreten in einzelnen Anfällen und das etwaige Vorhandensein von Druckpunkten beachtet. Selbstverständlich ist stets eine genaue örtliche Untersuchung nötig, um das Vorhandensein entzündlicher oder sonstiger Knochen-, Periost-, Nasennebenhöhlen- und Zahnerkrankungen auszuschließen. Neuralgien des ersten Astes können mit anderen Formen des Kopfschmerzes, insbesondere auch mit echter *Migräne* (s. u.) verwechselt werden, zumal bei dieser der Schmerz oft ebenfalls im Gebiet des N. supraorbitalis lokalisiert ist. Nur die genaue Berücksichtigung der Begleiterscheinungen (Augenflimmern, Erbrechen u. a.) schützt vor Verwechslungen. Sind bei schweren Neuralgien im zweiten und dritten Ast die reflektorischen Muskelzuckungen sehr stark, so kann bei ganz oberflächlicher Untersuchung die Trigeminusneuralgie auch mit einem klonischen Fazialiskrampf (der *Schmerztick*, „*Tic douloureux*", mit einem *Muskeltick*, „*Tic convulsif*") verwechselt werden.

Prognose. Die Prognose ist nie mit Sicherheit zu stellen. Am günstigsten ist sie in frischen Fällen von Supraorbitalneuralgie und da, wo eine nachweisbare, zu beseitigende Ursache zugrunde liegt. Beruht das Leiden dagegen auf einer gröberen anatomischen, nicht zu entfernenden Ursache, oder handelt es sich um chronische Fälle, namentlich im zweiten und dritten Ast, so ist die Prognose oft leider zweifelhaft oder ganz ungünstig.

Therapie. Die Behandlung der Trigeminusneuralgien geschieht nach den im vorigen Kapitel besprochenen Grundsätzen. Beim Aufsuchen der *Ursachen* hat man bei Neuralgien des zweiten und dritten Astes vor allem nach *Erkrankungen der Zähne*, ferner in allen Fällen nach etwaigen *Affektionen der Nase, der Nebenhöhlen* und *des Mittelohres* zu fahnden. Liegen derartige Erkrankungen vor, so sind sie fachärztlich zu behandeln. Stark *zerstörte* (*kariöse*)

Zähne sind unbedingt zu entfernen. Andererseits hat man die Kranken davor zu schützen, daß sie sich, wie wir es wiederholt erlebt haben, in ihrer Verzweiflung von unkundigen Zahnärzten ohne jeden Nutzen gesunde Zähne ausziehen lassen. Bei begründetem Verdacht auf *Syphilis* muß eine spezifische Behandlung vorgenommen werden, besteht irgendeine Beziehung zu *Malaria*, so muß *Chinin* verordnet werden. Zuweilen kann man durch Druck auf den Nerven oder auch durch Kompression der Karotis den Schmerzanfall lindern oder abkürzen. Bei allen schweren Anfällen ist *Bettruhe* und eine kräftige *Abführkur* anzuordnen.

Im übrigen ist bei frischen („rheumatischen") Neuralgien zunächst ebenfalls das *Chinin* (1,0—2,5) oder eines der zahlreichen „Nervina" (*Antipyrin, Aspirin, Pyramidon, Compral, Phenazetin, Salipyrin, Diplosal, Exalgin, Trigemin, Gardan, Novalgin* u. a.) zu versuchen. Mitunter ist die Wirkung recht günstig, in anderen Fällen unsicher. Mischungen der obengenannten Mittel (Antipyrin und Phenazetin, *Aspiphenin* u. a.) wirken manchmal günstiger als die einzelnen Mittel. Empfohlen wird ferner die Anwendung des *Chlorylens* (Trichloräthylen), dessen Einatmung bei Gesunden Anästhesien im Bereich des Trigeminus hervorruft. Man läßt 20 bis 25 Tropfen auf Watte vorsichtig einatmen (1—2mal täglich).

Außer den inneren Mitteln kommt namentlich noch die *Elektrizität* in Betracht. Am zweckmäßigsten ist die Anwendung der *Anode* auf die betreffenden schmerzenden Austrittsstellen des Nerven und die anderen Schmerzpunkte, während die Kathode am Nacken gehalten wird. Schwache Ströme, Vermeidung aller plötzlichen Stromschwankungen! Recht gute Erfolge sollen zuweilen durch die Behandlung mit *Röntgenstrahlen* erzielt worden sein.

Dauert eine *schwere* Neuralgie trotz sachgemäßer elektrischer und medikamentöser Behandlung fort, so ist zunächst ein Versuch mit der *Injektionstherapie* zu machen. In einigen Fällen sahen wir überraschend guten Erfolg von Injektionen von $^1/_{10}$—$^1/_2$ ccm einer 1%igen Lösung von *Überosmiumsäure* an den Austrittsstellen des schmerzenden Nerven. Jetzt wenden wir meist eine *Eukain-Kochsalzlösung* an, von der etwa 15—20 ccm an den Austrittsstellen des schmerzenden Nerven eingespritzt werden können. Die nähere Beschreibung dieses Verfahrens findet man unten bei der Besprechung der Ischias. Auch mit $^1/_2$%iger *Novokain-Adrenalinlösung* erzielten wir gute Erfolge. Von der Neuralgiebehandlung mit *Alkoholinjektionen* können wir ebenfalls günstige Erfolge berichten. Die Alkoholinjektionstherapie scheint in bezug auf das Anhalten der Wirkung den übrigen Injektionen überlegen zu sein.

Erzielt auch die Injektionstherapie keinen Erfolg, so kann dem Kranken eine *operative Behandlung* (*Neurektomie*) vorgeschlagen werden. Namentlich bei den Frontal- und Infraorbitalneuralgien ist die Neurektomie eine verhältnismäßig leichte Operation, die *manche Heilergebnisse* aufzuweisen hat. Auch bei den oft unheilbaren Neuralgien im dritten Ast kann die *Neurektomie* von bestem Erfolg begleitet sein. Die nähere Beschreibung der verschiedenen Operationsmethoden muß den chirurgischen Lehrbüchern überlassen bleiben. In schweren Fällen ist gelegentlich mit Erfolg die *Exstirpation des Ganglion Gasseri* vorgenommen worden.

Muß man sich auf eine rein *symptomatische* Behandlung beschränken, so sei man mit *Morphiuminjektionen* selbst bei anhaltenden, quälenden Schmerzen so zurückhaltend wie möglich.

2. Okzipitalneuralgie.

Von den im sensiblen Gebiete der vier oberen Zervikalnerven auftretenden Neuralgien ist die Neuralgie des *Nervus occipitalis major* (vgl. Abb. 83 und 84 auf S. 401) die verhältnismäßig häufigste und praktisch wichtigste. Immerhin sind primäre echte Okzipitalneuralgien (nach Erkältungen, akuten Infektionskrankheiten, mechanischen Schädlichkeiten durch Lasttragen auf dem Kopf und Nacken u. dgl.) ein recht seltenes Leiden. Etwas häufiger sind sekundäre Neuralgien bei *Erkrankungen der oberen Halswirbel* (Karies, Arthritis deformans, Neubildungen). Die nicht seltenen *hysterischen Okzipitalschmerzen* unterscheiden sich bei genauerer Untersuchung meist leicht von echten Neuralgien. Von den eigentlichen Neuralgien wohl zu unterscheiden sind die schmerzhaften ,,rheumatischen" Erkrankungen der Kopfschwarten (Muskeln, Faszie).

Die Okzipitalneuralgie betrifft meist gleichzeitig das Gebiet *beider* Okzipitalnerven. Doch ist der Schmerz oft auf der einen Seite stärker als auf der anderen. *Schmerzpunkte* sind am häufigsten in der Mitte zwischen dem Proc. mastoideus und den oberen Halswirbeln zu finden. Vasomotorische Störungen am Ohr, Ausgehen der Haare u. dgl. sind öfters beobachtet worden.

Die *Prognose* richtet sich nach der Art der Erkrankung. Bei den primären neuralgischen Leiden ist sie im allgemeinen günstig. Hier kann in frischen Fällen durch *Aspirin, Pyramidon, Phenazetin, Antipyrin,* durch den konstanten Strom, zuweilen auch durch stärkere Hautreize im Nacken (Vesikatoren) Heilung herbeigeführt werden. Andererseits ist natürlich in den Fällen, welchen eine andersartige schwere Erkrankung (Wirbelkaries, Geschwülste u. dgl.) zugrunde liegt, die Prognose oft ganz ungünstig, die Behandlung nur in symptomatischer Weise (Morphium usw.) möglich.

Alle übrigen Neuralgien im Gebiete des Plexus cervicalis sind selten und in ihrer Deutung oft unsicher. Sie kommen vor im Ausbreitungsgebiet des *N. occipitalis minor* (verhältnismäßig häufig durch *Syphilis* bedingt und dann durch Jodkalium heilbar), des *N. auricularis magnus,* des *N. subcutaneus colli* und der *Nn. supraclaviculares.* Sogar eine ,,*Neuralgia phrenica*", bei der sich der Schmerz längs des Phrenikusverlaufs bis zu den Ansatzstellen des Zwerchfells erstrecken soll, ist beschrieben worden. Wahrscheinlich handelt es sich aber hierbei um Verwechslungen mit ganz andersartigen Leiden (insbesondere mit Herz- und Gefäßerkrankungen) oder mit hysterischen Symptomen.

3. Neuralgien im Gebiete des Plexus brachialis.
(*Zerviko-Brachialneuralgie.*)

Brachialneuralgien sind im ganzen selten und fast niemals streng an das Gebiet eines einzelnen Nerven gebunden. Im allgemeinen werden der Radialis und Ulnaris häufiger befallen als der Medianus. Auch Neuralgien des N. cutaneus brachii medialis und der anderen Hautäste, sowie Neuralgien in den sensiblen Verzweigungen des N. axillaris sind beschrieben worden. *Ursächlich* sind vor allem die *Verletzungen und Quetschungen der Nerven,* ferner *Narben* und *Fremdkörper* zu nennen. Insbesondere beobachtet man zuweilen nach Verletzungen der Finger (Quetschungen, Schnittwunden u. dgl.) heftige Neuralgien, wobei der Schmerz sich über größere Abschnitte des ganzen Armes ausbreiten kann. In einzelnen dieser Fälle mag es sich um eine, von einem verletzten kleinen Nervenästchen ausgehende, aufsteigende Neuritis handeln, in anderen Fällen sind es vielleicht Narbenzusammenziehungen, Neurilemmverdickungen, oder kleine, nach der Verletzung entstandene Neurome, welche die Schmerzen hervorrufen. Doch muß man bei allen diesen traumatischen und ,,reflektorischen" Neuralgien stets auch an die Möglichkeit *hysterischer,* d. h. rein psychogener Schmerzen denken, und gewiß sind manche Fälle dieser Art früher falsch gedeutet worden. Von Neurombildungen an den durchschnittenen Nervenstämmen hängen die oft sehr heftigen, in Amputationsstümpfen entstehenden ,,*Amputationsneuralgien*" ab. Schwere Neuralgien entstehen nicht selten auch durch *Druck* auf die Armnerven, z. B. durch eine Halsrippe, bei Geschwülsten in der Achselhöhle und am Hals (Karzinomen u. a.), bei Aneurysmen der Aorta u. dgl. *Doppelseitige Armneuralgien* müssen stets den Verdacht auf eine Erkrankung in der Nähe der hinteren oberen Rückenmarkswurzeln, besonders auf Pachymeningitis cervicalis, Spondylitis der unteren Halswirbel, Meningealtumoren u. dgl. lenken.

Sieht man von den bisher besprochenen sekundär (nach Trauma und Kompression) auftretenden Neuralgien ab, so sind echte *primäre* Neuralgien im Gebiete der Armnerven etwas sehr Seltenes. Am ehesten kann man noch zuweilen von *rheumatischen,* nach Erkältungen entstandenen Neuralgien sprechen, wobei freilich die Grenze zwischen Neuralgie und echter Neuritis (s. d.) oft recht verwischt ist. Faßt man aber den Begriff der Neuralgie weniger streng und rechnet man auch die nicht im Gebiete eines besonderen Nerven lokalisierten ,,nervösen", d. h. ohne nachweisbare sonstige örtliche Erkrankung entstandenen Schmerzen hinzu, so sind derartige „*Brachialgien*" häufiger zu beobachten. Sie treten vor allem als Teilerscheinung der *Hysterie* und *Neurasthenie* bei nervös veranlagten Menschen, nicht selten in großer Hartnäckigkeit und anscheinender Heftigkeit auf. Außerdem hat man besonders auf den Beruf und die Beschäftigung der Erkrankten zu achten. Bei Näherinnen, Plätterinnen, Klavierspielerinnen, bei Leuten, die mit aufgestützten Armen viel schreiben oder sonst arbeiten müssen, bei eifrigen Tennisspielern u. a. sieht man zuweilen ziemlich heftige Brachialgien, für die sich kein weiterer Grund nachweisen läßt („*Beschäftigungsneuralgien*"). Allgemeine nervöse Veranlagung ist übrigens auch hierbei nicht selten mit im Spiele.

Endlich sind noch die mit *Arteriosklerose* zusammenhängenden Brachialgien zu erwähnen. An den Armen können infolge von arteriosklerotischen Gefäßveränderungen entsprechende Beschwerden auftreten, wie sie an den unteren Gliedmaßen unter dem Namen des „*intermittierenden Hinkens*" oder der *Dysbasia angiosclerotica* (s. Bd. I, S. 568) bekannt sind. Beim echten *stenokardischen Anfall* (s. Bd. I, S. 523) strahlen die Schmerzen oft in den linken Arm aus. Manche anscheinend mit *Gicht* oder *Diabetes mellitus* zusammenhängenden Brachialgien mögen mit derartigen Gefäßveränderungen und hierdurch bedingten Ernährungsstörungen in den peripherischen Nerven zusammenhängen. Vielleicht können die erkrankten Gefäße selbst zu schmerzhaften Empfindungen Anlaß geben.

Über die nähere *Symptomatologie* der Armneuralgien ist wenig hinzuzufügen. Der Schmerz wird in sehr verschiedener Ausdehnung angegeben, ohne indessen, wie bereits erwähnt, streng lokalisiert zu sein. Bald sitzen die Schmerzen mehr im Oberarm, bald im Vorderarm oder in den Fingern. *Schmerzpunkte* finden sich zuweilen am Plexus brachialis, am Radialis (Außenfläche des Oberarmes), am Ulnaris (Sulcus am Condylus internus), am Medianus (innerer Rand des Bizeps) und an den Hautnerven dort, wo sie aus der Faszie heraustreten. Vasomotorische und trophische Störungen („*glossy fingers*", d. i. eine eigentümliche, glänzende, atrophische Beschaffenheit der Haut an den Fingern, Herpeseruptionen u. dgl.) werden bei echten organischen Neuralgien nicht selten beobachtet, zuweilen auch eine ausgesprochene Atrophie des ganzen Armes. — Bei der *Diagnose* der Neuralgie hat man sich vor Verwechslungen mit *Gelenkerkrankungen* [beginnender Osteoarthrosis (Arthritis) deformans, Periarthritis humero-scapularis (S. 148) u. a.] in acht zu nehmen. Schwierig ist es häufig, die Ursache der Neuralgie zu ermitteln. Dies erfordert stets eine sorgsame *allgemeine* Untersuchung und genaue Berücksichtigung aller in Betracht kommenden, obenerwähnten Verhältnisse.

Die *Therapie* der Armneuralgien ist schwierig, da es sich manchmal um sehr langwierige und hartnäckige Erkrankungen handelt. Außer der etwa möglichen Beseitigung der Ursache kommen vorzugsweise in Betracht die *elektrische Behandlung* (absteigende galvanische Ströme längs der befallenen Nerven), ferner als Linderungsmittel *Natrium salicylicum, Antipyrin, Phenazetin* u. a., endlich örtliche *warme* Einwicklungen, *Moorbäder, Sandbäder, Heißluftduschen, Diathermie* u. dgl. Mit Narkotika sei man sehr zurückhaltend. Hängt die Brachialgie mit Neurosen zusammen, so kann nur eine entsprechende Allgemeinbehandlung (Hydrotherapie, schottische Duschen, Elektrisieren u. dgl.) mit psychisch-suggestiver Beeinflussung zum Ziele führen. In einzelnen schweren Fällen muß man an die Möglichkeit eines chirurgischen Eingriffs (*Nervendehnung*, Exstirpation etwaiger Narben, einer Halsrippe u. dgl.) denken.

4. Interkostalneuralgie.
(*Dorso-Interkostalneuralgie.*)

Da die hinteren (dorsalen) Äste der Brustnerven nur ausnahmsweise erkranken, so treten die hierhergehörigen Neuralgien fast immer als reine *Interkostalneuralgien* auf. Sie betreffen meist die mittleren (etwa den fünften bis neunten) Interkostalnerven, von denen einer oder häufig mehrere gleichzeitig befallen sind. Die Erkrankung findet sich öfter auf der *linken* Seite als auf der rechten.

In *ätiologischer* Hinsicht ist es wichtig, daran zu erinnern, daß hartnäckige Interkostalneuralgien häufig ein Symptom (oft lange Zeit das einzige) schwerer anatomischer Erkrankungen sind, so namentlich bei *Rippenaffektionen*, bei *Wirbelleiden* (Karies, Karzinom, Aktinomykose), bei *Rückenmarkskrankheiten* (Tabes, Meningealtumoren, Syphilis) und bei *Aneurysmen* der *Aorta.* Außer diesen symptomatischen Neuralgien kommen aber auch echte idiopathische

Interkostalneuralgien vor, nach unserer Erfahrung — abgesehen vom Herpes zoster — freilich viel seltener, als man nach manchen Angaben vermuten dürfte. Beschrieben worden sind die Interkostalneuralgien besonders bei anämischen und nervösen Frauen und Mädchen in den jüngeren und mittleren Jahren. Endlich sind noch Erkältungen und traumatische Einflüsse als Ursache von Interkostalneuralgien zu erwähnen.

Die *Schmerzen* bei der Interkostalneuralgie können eine große Heftigkeit erreichen. Sie werden durch Bewegungen des Thorax meist gesteigert. Die Kranken vermeiden daher nach Möglichkeit tiefes Einatmen, Husten, lautes Sprechen u. dgl. Gewöhnlich findet man *drei Schmerzpunkte*, einen neben der Wirbelsäule, einen etwa in der Mitte des Nerven und einen dritten neben dem Sternum oder am Musc. rectus abdominis. Von „*trophischen Störungen*" ist das verhältnismäßig häufige Auftreten eines *Herpes zoster* zu erwähnen. Die Schmerzen gehen dem Auftreten der Zostereruption vorher oder treten ziemlich gleichzeitig mit ihr auf. Nicht selten dauern sie auch nach der Abheilung der Hautaffektion noch eine Zeitlang fort. In der Haut zwischen den einzelnen Bläschen kann man häufig eine leichte Abstumpfung der Sensibilität feststellen.

Der Zostererkrankung liegt eine echte *Neuritis intercostalis* zugrunde, und die Blasenbildung entsteht durch eine unmittelbare Fortleitung des entzündlichen Vorgangs von den Endzweigen der Nerven auf die Haut. HEAD und CAMPBELL haben in zahlreichen Fällen von Herpes zoster eine *akute, meist hämorrhagische Entzündung der betreffenden*

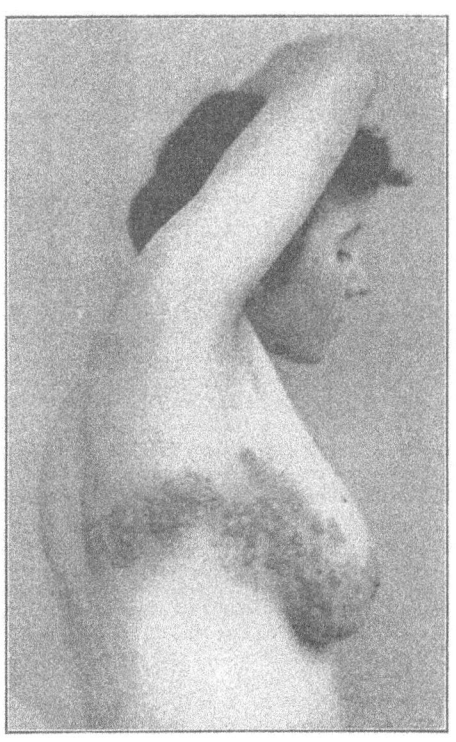

Abb. 86. Herpes zoster intercostalis.

Spinalganglien und hinteren Wurzeln nachgewiesen. In der *Lumbalflüssigkeit* sind wiederholt Eiweiß- und Zellvermehrung gefunden worden, was ebenfalls für einen entzündlichen Vorgang spricht. Bemerkenswert ist, daß die Zosterfälle nicht selten in einer gewissen *epidemischen* und zuweilen sogar *endemischen Ausbreitung* auftreten, so daß man an eine infektiöse Ursache zu denken veranlaßt wird. Für das Vorhandensein eines entzündlichen Vorgangs beim Herpes zoster spricht ferner die fast regelmäßige *Schwellung der benachbarten Lymphknoten* (in der Achselhöhle, am unteren Rand des M. pectoralis u. a.).

Der *Verlauf* der Interkostalneuralgien hängt vorzugsweise von der Ursache des Leidens ab. Die primären Neuralgien sind zwar oft recht hartnäckig, geben aber doch im ganzen meist eine günstige Prognose. Insbesondere gilt dies auch von der mit Herpes zoster verbundenen Neuritis intercostalis. — Nicht immer leicht ist die *Differentialdiagnose* zwischen echten Interkostalneuralgien und *rheumatischen Muskelerkrankungen*, beginnender *Pleuritis*, Aktinomykose der Brusthöhle, Aneurysmen der Brustaorta u. dgl. Hier muß eine genaue Untersuchung (Röntgenuntersuchung!), die Beachtung der Lokalisation des Schmerzes, der vorhandenen Druckpunkte und endlich des gesamten Krankheitsbildes vor Irrtümern schützen. Auch stenokardische Anfälle werden zuweilen fälschlich für eine Interkostalneuralgie gehalten, und endlich vergesse man nicht, daß schwere Erkrankungen der Wirbelsäule oder der Rückenmarkshäute (Geschwülste) anfangs unter dem Bilde einer Interkostalneuralgie auftreten können.

Die *Therapie* richtet sich nach den im vorigen Kapitel angegebenen allgemeinen Regeln. Starke Hautreize (Senfteige usw.) sind bei *frischen* Erkrankungen oft von guter Wirkung. Örtliche anästhesierende Mittel (*Chloroform, Äther*), vor allem ein *Chloräthylspray* werden ebenfalls zuweilen mit Nutzen angewandt. Die *elektrische Behandlung* geschieht mit dem faradischen Pinsel oder dem konstanten Strom (Kathode auf die Wirbelsäule, Anode auf den seitlichen und vorderen Schmerzpunkt, ziemlich starker, stabiler Strom). Von *inneren Mitteln* werden die gebräuchlichen Antineuralgika (*Antipyrin, Pyramidon, Phenazetin* usw.) angewendet. Zu versuchen sind auch Eukaininjektionen (s. u.). — Der *Herpes zoster* heilt unter einer einfachen Behandlung mit Lanolin oder Streupulver (Zinci oxydati 5,0, Talc. 10,0) ab.

Mastodynie (Neuralgie der Brustdrüse). Als besondere Form eines Nervenschmerzes im Gebiet der Interkostalnerven ist die *Mastodynie* (*irritable breast* von ASTLEY COOPER genannt) zu betrachten. Sie tritt meist bei *Frauen* nach der Pubertätszeit, vereinzelt aber auch bei Männern auf und ist ein schmerzhaftes und quälendes, hartnäckiges Leiden. Die Schmerzen sind teils beständig, teils treten sie in einzelnen, zuweilen von Erbrechen begleiteten Anfällen auf. Die ganze Mamma oder besonders einzelne Stellen sind gegen Berührung äußerst empfindlich. *Ätiologisch* ist wenig Sicheres bekannt. Die Fälle, die STRÜMPELL selbst gesehen hat, gehörten alle ins Gebiet der *Hysterie* und waren meist in nachweisbar psychogener Weise entstanden durch Furcht vor einem Mammakarzinom. Diese Befürchtung tritt namentlich auch dann auf, wenn in der Brustdrüse kleine schmerzhafte Knötchen („*Tubercula dolorosa*", Adenome, Neurome?) fühlbar sind.

Das Leiden kann jahrelang andauern. Günstige therapeutische Erfolge kann man nur dann erzielen, wenn psychogene Ursachen vorliegen, die man durch suggestive Einflüsse beseitigen kann. Liegen derartige Verhältnisse nicht vor, so bringen warme Einpackungen der Brust, Hochbinden der Mammae und vor allem Narkotika Erleichterung. Elektrisieren soll zuweilen von Nutzen sein. Auch operative Eingriffe (Amputatio mammae, Exstirpation der schmerzhaften Knötchen) sind in den schwersten Fällen gemacht worden. Ihr Erfolg ist unsicher. Sehr empfohlen wird von NAEGELI die „*Dehnung der Mamma* en masse": man faßt die Brustdrüse mit beiden Händen und dehnt und streckt sie unter besonderer Berücksichtigung der am meisten schmerzenden Stellen mehrere Minuten lang.

5. Neuralgien im Bereich des Plexus lumbalis.

Da die hierhergehörigen Neuralgien selten sind und wenig Eigentümliches zeigen, so begnügen wir uns mit der kurzen Aufzählung der wichtigsten Formen.

Die *Neuralgia lumbo-abdominalis* macht Schmerzen in der Lendengegend, die nach dem Gesäß, dem Hypogastrium und den Geschlechtsteilen zu ausstrahlen. Die *Neuralgia femoralis* sitzt teils im Gebiet des Nervus cutaneus femoris lateralis, teils im Gebiet der Hautäste des N. femoralis. Besonders kennzeichnend ist ihre Ausbreitung auf das Hautgebiet des N. saphenus (innere Wadengegend und innerer Fußrand). Bei der *Neuralgia obturatoria* erstreckt sich der Schmerz an der Innenseite des Oberschenkels bis zur Gegend des Kniegelenks hinab (vgl. Abb. 81 und 82 auf S. 400).

In ihren Einzelheiten schließen sich alle diese Neuralgien an das im vorigen Kapitel Gesagte vollständig an. Die *Diagnose* ist nicht leicht, man muß sich namentlich vor Verwechslungen mit Knochen- und Gelenkerkrankungen, mit Lumbago, Nierensteinkoliken u. a. in acht nehmen.

Hier ist auch noch ein besonderer Symptomenkomplex („**Meralgia paraesthetica**") zu erwähnen (BERNHARDT, ROTH), dessen Hauptsymptome in Schmerzen, Parästhesien und teilweiser Anästhesie an der *Außenseite* des einen oder beider Oberschenkel, d. h. also im Gebiete des *N. cutaneus fem. lateralis*, besteht. Namentlich scheinen mechanische Ursachen (anstrengendes Gehen, Druck der Kleidungsstücke, schwere Arbeit), in anderen

Fällen Erkältungen oder akute Infektionskrankheiten dieses zuweilen recht langwierige Leiden hervorzurufen. Gelegentlich kann es auch eine Folgeerscheinung einer anderen Nervenkrankheit (Tabes, Hämatomyelie) oder einer arthritischen Lendenwirbelveränderung sein. Die *Behandlung* besteht in Einreibungen, Elektrisieren, Bädern u. dgl.

6. Ischias.
(*Neuritis ischiadica. Ischialgie. Malum Cotunnii.*)

Ätiologie. Die Ischias ist die bei weitem häufigste und neben der Trigeminusneuralgie praktisch wichtigste Neuralgie. Der anatomische Verlauf des Ischiadikus bringt es mit sich, daß dieser Nerv *mechanischen Schädlichkeiten* besonders leicht ausgesetzt ist. Viele Fälle von Ischias entstehen sicher nach derartigen Veranlassungen (unmittelbaren traumatischen Einwirkungen, Überanstrengung der Beine bei schwerer Arbeit, lange Zeit unbequemem Sitzen u. dgl.), und so erklärt sich die Tatsache, daß die Ischias im allgemeinen bei *Männern* häufiger als bei Frauen ist. Gewisse ursächliche Verhältnisse können freilich auch gerade bei Frauen eine Ischias hervorrufen, so insbesondere der Druck des graviden Uterus auf den Plexus sacralis, oder mechanische Schädigungen des Plexus bei schweren Entbindungen (Zangengeburten u. dgl.). Eine ziemlich große Rolle in der Ätiologie der Ischias spielen *Erkältungen* und *Durchnässungen*. Wie sie wirken, ist freilich noch recht unklar. — Seltener scheinen *venöse Stauungen in den Beckenvenen* (Hämorrhoiden) und *chronische Verstopfung* den Anlaß zur Entwicklung einer Ischias abzugeben. Praktisch wichtig sind die Beziehungen der Ischias zu gewissen *Stoffwechsel-* und *toxischen Erkrankungen*. So tritt z. B. beim *Diabetes mellitus* nicht selten eine einfache oder auch doppelseitige Ischialgie auf; dasselbe beobachtet man zuweilen bei der echten *Gicht*, bei *Gelenkrheumatismus*, bei Arteriosklerose, im Anschluß an *Syphilis* und *Gonorrhöe*, bei *Alkoholikern* u. a. Auch an das Auftreten anscheinend rein ischialgischer Schmerzen bei der *Tabes dorsalis* ist zu erinnern.

Symptomatische Neuralgien im Gebiete des Ischiadikus sieht man endlich bei *Beckentumoren*, bei ausgedehnten *Adnexerkrankungen*, Spondylosis deformans, *Karies des Kreuzbeins* und ähnlichen Erkrankungen.

Symptome und Verlauf. Die Ischias nimmt den übrigen Neuralgien gegenüber insofern eine etwas andere Stellung ein, als der ischialgische *Schmerz* die kennzeichnenden Eigentümlichkeiten der echten Neuralgien gewöhnlich nicht in völlig ausgeprägter Weise zeigt. Insbesondere sind die einzelnen *Schmerzanfälle* bei der Ischias selten so deutlich vorhanden und so von *freien* Zwischenzeiten unterbrochen, wie es z. B. bei vielen Trigeminusneuralgien der Fall ist. Wenn auch häufig einzelne Steigerungen und Verminderungen der Ischialgie auftreten, so macht sie im ganzen doch entschieden mehr den Eindruck eines anhaltenden *neuritischen Schmerzes*, und man wird daher kaum fehl gehen, wenn man als die anatomische Ursache der meisten Fälle von gewöhnlicher Ischias eine wirkliche *Neuritis* oder *Perineuritis ischiadica* annimmt.

Gewöhnlich beginnen die Schmerzen in der Lumbal- und Kreuzgegend und ziehen dann allmählich, dem Verlauf des Ischiadikus folgend, durch die Glutäalgegend und die hintere Fläche des Oberschenkels bis zur Kniekehle und weiter ins Peronealgebiet (äußerer Teil des Unterschenkels, äußerer Fußrand und Fußrücken), seltener ins Tibialisgebiet (Fußsohle) hinab. Die Genauigkeit, mit der viele Kranke mit dem Finger die Ausbreitung der Schmerzen, genau entsprechend dem anatomischen Verlauf des Nerven, angeben, ist für die Diagnose „Ischias" am meisten kennzeichnend. Immerhin bieten die einzelnen Fälle manche Unterschiede dar, insofern als die Schmerzen zuweilen hauptsächlich nur in den oberen Teilen vorhanden sind und fast gar nicht bis in den Unterschenkel hineinstrahlen, während in anderen Fällen gerade in diesen die heftigsten Schmerzen empfunden werden. Dies hängt wahrscheinlich davon ab, daß die dem Schmerz zugrunde liegende Neuritis bald diese, bald jene Äste des Nerven, bald mehr die oberen (Wurzel-) Abschnitte,

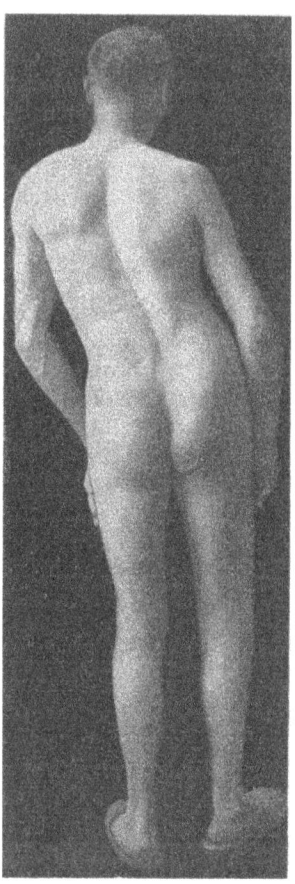

Abb. 87. Scoliosis ischiadica bei schwerer rechtsseitiger Ischias.

bald mehr deren Verzweigungen befällt. Die Schmerzen selbst werden von den Kranken seltener als „zuckend", häufiger als „brennend", „bohrend" u. dgl. bezeichnet. Nachts sind die Schmerzen oft stärker als am Tage. Bei einzelnen Bewegungen des Beines, bei unpassender Lage, bei Druck, Kaltwerden u. a. steigern sie sich. Kranke mit schwerer Ischias sind daher fast völlig bettlägerig und können nur unter den größten Schmerzen einige unbeholfene Schritte gehen. Läßt man die Kranken stehen, so zeigt sich häufig (freilich nicht immer) eine charakteristische Haltung des Rumpfes. In der Regel wird der Rumpf nach der gesunden Seite hinübergebogen, die Wirbelsäule dadurch skoliotisch, die Konvexität gewöhnlich nach der gesunden Seite gekrümmt (*Scoliosis ischiadica*, vgl. Abb. 87).

Über die Ursachen dieser Skoliose bei Ischias ist viel geschrieben worden. Wahrscheinlich handelt es sich um rein mechanische Verhältnisse, die aus dem Bestreben des Kranken entstehen, den schmerzhaften Nerv nach Möglichkeit zu entlasten und zu schonen. Darum stützt sich der Kranke beim Stehen auf das gesunde Bein, beugt den Rumpf nach dieser Seite hin und hält das kranke Bein leicht gebeugt, abduziert und nach auswärts rotiert.

Untersucht man das erkrankte Bein näher, so ist zunächst auf die unmittelbare *Druckempfindlichkeit des N. ischiadicus* zu achten. Sie ist häufig nicht so groß, wie man erwarten sollte, wahrscheinlich weil die eigentlich erkrankten Teile des Nerven an den höheren, dem Druck nicht so leicht zugänglichen Stellen gelegen sind. Immerhin findet man oft genug in der Mitte des Glutäus oder an dessen unterem Rande, in der Kniekehle oder am Capitulum fibulae u. a. den Nerv deutlich druckschmerzhaft. Kennzeichnend und daher diagnostisch wichtig ist der eintretende Glutäalschmerz bei passiver Beugung des Oberschenkels und gleichzeitig *gestrecktem* Unterschenkel in liegender oder sitzender Stellung des Kranken, wobei der N. ischiadicus offenbar durch die starke Dehnung gereizt wird (Lasèguesches Symptom). Der Untersucher legt seine linke Hand auf das Knie des Kranken, um jede Beugung des Kniegelenkes zu vermeiden, faßt mit der rechten Hand den Unterschenkel und hebt nun das gestreckte Bein in die Höhe, bis der Schmerz eintritt. Bei gleichzeitiger *Beugung* des Knies ist die Hüftbeugung nicht schmerzhaft. Von *sonstigen nervösen Störungen* sind wirkliche *Paresen* der vom N. ischiadicus versorgten Muskeln (z. B. in den Beugern des Unterschenkels) selten und weisen wohl in der Regel auf tiefergreifende

Erkrankungen hin. Auffallender sind die (zum Teil reflektorischen) *Muskelspannungen*, die zuweilen in förmliches *Zittern* und *Zucken* des schmerzenden Beines ausarten. Auch ein eigentümliches Wogen des Muskels („*Myokymie*") ist bei Ischias beobachtet worden. Der Patellarreflex ist gewöhnlich unverändert; dagegen *fehlt* bei schwerer Ischias der durch Beklopfen der *Achillessehne* hervorgerufene *Gastrocnemiusreflex* ziemlich häufig (freilich nicht immer) auf der erkrankten Seite, ein diagnostisch wertvolles Zeichen. Die *Sensibilität* ist bei genauer Untersuchung mitunter in leichtem, aber fast nie in stärkerem Grade gestört. Sehr auffallend ist die in länger andauernden Fällen fast *stets* eintretende *Atrophie des erkrankten Beines.* Der Umfang sowohl des Oberals auch des Unterschenkels wird auf der kranken Seite meist um mehrere Zentimeter geringer als auf der gesunden. Diese Atrophie hängt möglicherweise auch mit *vasomotorischen* Störungen zusammen, denn häufig fühlt sich die Haut am erkrankten Bein deutlich kühler an als auf der gesunden Seite. Zum größten Teile ist aber die Atrophie die Folge der *Inaktivität* des schmerzhaften Beines.

Die *Dauer* der Ischias beträgt selten weniger als einige Wochen. In vielen Fällen vergehen Monate, zuweilen sogar Jahre, bis der Schmerz ganz geschwunden und die Gebrauchsfähigkeit des Beines wieder völlig normal geworden ist. Dabei zeigt der Verlauf oft recht bedeutende Schwankungen. Immerhin ist bei *einfacher* (nicht durch andere Grundleiden bedingter) Ischias der Ausgang schließlich doch meist günstig. Bemerkenswert ist nur, daß die Krankheit eine große Neigung zu *Rezidiven* hat, so daß jeder, der einmal eine Ischias gehabt hat, sich vor allen Anlässen, die eine Wiederkehr des Leidens bewirken könnten, besonders hüten muß. — Der allgemeine Krankheitsverlauf der symptomatischen Ischialgien hängt natürlich größtenteils von der Natur des Grundleidens ab.

Diagnose. Die *Diagnose* der Ischias kann mitunter Schwierigkeiten machen. Verwechslungen kommen namentlich vor mit *Lumbago*, mit *Erkrankungen des Hüftgelenks* (vor allem *Koxitis* und *Malum coxae senile*) und *Psoasabszeß.* Zur Unterscheidung von Koxitis dient namentlich das LASÈGUEsche Symptom (s. S. 418). Außerdem beachte man, daß bei einer Koxitis die *Abduktion* des Oberschenkels Schmerzen verursacht, was bei einer Ischias nicht der Fall ist. Auch wenn die Diagnose Ischias feststeht, muß stets unter genauer Berücksichtigung des Gesamtzustandes des Kranken festgestellt werden, ob es sich um eine primäre oder um eine symptomatische Ischias im Anschluß an ein andersartiges Grundleiden handelt. An welche Möglichkeiten der Arzt hierbei zu denken hat, ist oben bei der Besprechung der Ätiologie hervorgehoben worden. Vor allem sind *Erkrankungen der Wirbelsäule,* der *Beckenknochen* und des *Hüftgelenks* (Röntgenaufnahmen!), *Rückenmarksleiden* (gegebenenfalls Lumbalpunktion!), *Krankheitsherde im Mastdarm* und im *Becken,* arteriosklerotische *und* phlebogene Schmerzen *und* statische Beschwerden *(besonders bei Plattfüßen!) auszuschließen. In Fällen, wo der Verdacht der *Simulation* vorliegt (z. B. bei Unfallkranken), ist auf die genaue Lokalisation des Schmerzes und der Schmerzpunkte, ferner vor allem auf die nachweisbaren Symptome, die fast regelmäßige *Abmagerung* des erkrankten Beines, das häufige Fehlen des *Achillessehnenreflexes* und das LASÈGUEsche Symptom zu achten.

Therapie. Bei der gewöhnlichen *primären* Ischias wird man in frischen Fällen meist zunächst ein „antirheumatisches" Verfahren einschlagen. Die Kranken müssen im Bett bleiben und sich warm halten. Viele Fälle von frischer und ebenso auch von älterer Ischias haben wir mit methodischen *Schwitzkuren* (heißen Einpackungen, Schwitzbett, Glühlichtbügel) behandelt und dabei recht gute Erfolge erzielt. Von *innerlichen Mitteln* sind *Natrium salicylicum* (dreimal täglich 2,0), *Aspirin, Antipyrin, Salipyrin* und *Phenazetin* zu versuchen, mit denen man manchmal wenigstens symptomatische Besserungen erreicht. Vom *Terpentinöl*, das in England oft angewandt wird, sahen wir niemals eine gute Wirkung. „Örtliche Ableitungen", insbesondere *Vesikatoren* längs des Nerven, sind gegenwärtig aus der Mode gekommen. Wir sahen aber manchmal in hartnäckigen Fällen von Vesikatoren entschiedenen Nutzen. Warme Umschläge, PRIESSNITZsche Einwicklungen des ganzen Beines u. dgl. wirken meist wohltuend, ebenso *Einreibungen* mit Chloroformöl, *Chloräthylspray* u. a. Nur wenn die Schmerzen äußerst heftig sind, so daß die Nachtruhe andauernd gestört ist, soll man *Narkotika* anwenden.

Von sonstigen besonderen Heilmethoden, außer den schon genannten, kommen noch *Röntgenbestrahlungen, Elektrizität, Massage, Nervendehnung, örtliche Wärmeanwendungen, Bäder* und vor allem gewisse *Injektionen* in die Gegend des Ischiadikusstammes in Betracht.

Zur *elektrischen Behandlung* benutzt man gewöhnlich mittelstarke *absteigende galvanische Ströme* mit großen Elektroden, die man täglich 5 bis 10 Minuten lang auf den Nerven einwirken läßt, indem man nacheinander die einzelnen Abschnitte desselben in den Strom einschaltet. Bei stärkerer Steifigkeit oder Schwäche im Bein macht man einige Öffnungen und Schließungen, um Muskelzuckungen hervorzurufen. Für manche Fälle eignet sich auch die Anwendung des *faradischen Stromes*, namentlich des *faradischen Pinsels*. Außer der Elektrizität haben die *Massage* und *Vibrationsmassage* nicht selten vortreffliche Erfolge bei der Ischias aufzuweisen. Näheres über die hierbei anzuwendende Technik ist in den Schriften nachzulesen, die diese wichtigen Heilverfahren besonders behandeln.

Badekuren, Duschen oder *Abreibungen* sind in den meisten Fällen von anhaltender Ischias nützlich. Schon der regelmäßige Gebrauch einfacher *warmer* oder *heißer Bäder* (35—38° C, täglich $^1/_2$ Stunde lang) wirkt günstig, zumal wenn mit den Bädern Massage oder elektrische Behandlung verbunden wird. Noch bessere Erfolge sieht man an gewissen Badeorten, so insbesondere in *Wiesbaden,* doch auch in *Wildbad, Teplitz* u. v. a. Auch *Moorbäder* und namentlich *heiße Sandbäder*, wie sie in *Köstritz* und ebenso in vielen Krankenanstalten gebraucht werden, können guten Erfolg haben. In vielen Fällen tun ferner *örtliche Wärmeeinwirkungen* (Heißluftapparate, Dampfduschen, Diathermie, Fangoeinpackungen u. dgl.) gute Dienste. Andererseits loben manche Kranke die Wirkung kurzer *kalter Abreibungen* des schmerzenden Beines.

Die blutige *Nervendehnung* darf höchstens bei veralteter, sehr hartnäckiger Ischias versucht werden. Sie soll in einigen Fällen von gutem Erfolg begleitet gewesen sein. Die *unblutige Nervendehnung*, in der Weise ausgeführt, daß in Rückenlage des Kranken dessen gestreckter Oberschenkel täglich 2—3 Minuten lang passiv so weit wie möglich bewegt und gegen den Leib gebeugt wird, haben wir in den *späteren Stadien* der Krankheit wiederholt mit befriedigendem Erfolg angewandt. Das Verfahren ist schmerzhaft, scheint aber ebenso günstig zu wirken wie die passiven Bewegungen bei chronischer Gelenksteifigkeit.

Recht gute Ergebnisse hat in vielen Fällen die zuerst von JÉR. LANGE empfohlene und auch in der Leipziger Klinik vielfach mit Nutzen angewandte Behandlung der Ischias durch „Injektionen unter hohem Druck". Wahrscheinlich kommt es hierbei weniger auf die chemische, als auf die *mechanische* Wirkung der womöglich in den Nerv selbst und in dessen nächste Umgebung eingespritzten Flüssigkeit an (Trennung von Adhäsionen u. dgl.). Es ist daher auch weniger wichtig, *was* man einspritzt, als wie man einspritzt. Ursprünglich empfahl LANGE eine Lösung von Eukain-B 1,0, Calc. chlorati 0,75, Natr. chlorati 7,5, Aq. destillat. ad 1000,0, die durch Kochen sterilisiert wird, und der man nach dem Erkalten 10 Tropfen einer 1promill. Lösung von Suprarenin. hydrochlor. zusetzen kann. Gegenwärtig benutzt man in der Regel nur sterilisierte isotonische Kochsalzlösungen. Der Eukainzusatz macht jedoch die Injektion weniger schmerzhaft.

Zur Injektion nimmt man eine gewöhnliche Punktionsspritze von 10 ccm Inhalt mit einer etwa 8—10 cm langen Ansatzkanüle. Man spritzt gewöhnlich in der Mitte zwischen Tuber ischii und Trochanter major ein. Der Kranke liegt auf der gesunden Seite, der Oberschenkel ist leicht angezogen. Man setzt zunächst mit der Injektionsflüssigkeit eine Hautquaddel, dann wird die Kanüle eingestochen. Bei Berührung des Nerven empfindet der Kranke ein mehr oder weniger deutliches Zucken, das bis in den Fuß geht, aber nicht immer als Schmerz empfunden wird. Nun schiebt man die Kanüle etwa 1—2 mm weiter vor und injiziert unter kräftigem Druck bei steckenbleibender Kanüle etwa 80—100—150 ccm. Dann wird die Nadel herausgezogen, die Stichöffnung mit etwas steriler Gaze und Heftpflaster bedeckt. Gewöhnlich setzt nun, zuweilen unter Frösteln und Temperatursteigerung, ein „Reaktionsschmerz" ein. Ein feucht-warmer Umschlag und 0,3 *Pyramidon* beseitigen diese Folgen. Gelegentlich muß man auch etwas *Pantopon* oder *Narcophin* geben. Nach zweitägiger völliger Bettruhe steht der Kranke versuchsweise auf. Sind die Schmerzen nicht verschwunden, so muß die Injektion wiederholt werden, entweder an der gleichen Stelle oder, wenn nur im Peronäus- oder im Tibialisgebiet noch Schmerzen empfunden werden, oberhalb oder unterhalb der Kniekehle in den schmerzenden Nerv. In vielen Fällen ist der Erfolg der Injektion ausgezeichnet. Gelegentlich muß man jedoch die Injektion alle 2 bis 3 Tage wiederholen. Dies empfiehlt sich jedoch nur, wenn nach der zweiten Injektion ein Teilerfolg zu verzeichnen war.

In hartnäckigen Fällen von *Ischias* hat man ferner versucht, Eukain- oder Stovain-Injektionen nicht in den Ischiadikusstamm, sondern durch das Foramen sacrale inferius in die Gegend der *Ischiadikuswurzeln* zu machen (*epidurale* oder *extradurale Injektion*). Über günstige Erfolge ist mehrfach berichtet worden. Immerhin ist Vorsicht ratsam.

Sehr wichtig ist es, neben der örtlichen Behandlung auch auf die *Allgemein-behandlung* Rücksicht zu nehmen, um etwa wirksame ursächliche Verhältnisse zu beseitigen. Änderung der Lebensweise, Vermeidung rheumatischer, toxischer und mechanischer Schädlichkeiten, Regelung des Stuhlgangs u. dgl. sind zuweilen von sichtlichem Erfolg begleitet. Während in frischen Fällen das schmerzhafte Bein *ruhig* gehalten werden muß, ist in älteren Fällen ein gewisses Maß von *Bewegung* dringend anzuraten. Etwaige Grundkrankheiten müssen besonders behandelt werden (Jodkalium bei Syphilis, antidiabetische Kur usw.).

7. Neuralgien der Genitalien und der Mastdarmgegend.

Neuralgische Erkrankungen der genannten Teile sind nicht häufig. Die meisten hierher gehörenden Beobachtungen stammen aus älterer Zeit, und viele würden gegenwärtig eine andere Deutung erfahren.

Die Schmerzen haben in diesen Fällen ihren Sitz teils in den äußeren Genitalien, teils in der Harnröhre, teils in der After- und Perinealgegend. Die verhältnismäßig häufigste Form ist die *Neuralgia spermatica* („*irritable testis*" nach A. COOPER), bei der die heftigsten Schmerzen im Samenstrang und Hoden auftreten, fast immer verbunden mit einer äußerst hochgradigen Hyperästhesie der betroffenen Teile. Mitunter handelt es sich um Genitalerkrankungen, Erkrankungen der lumbalen Wurzeln, Nierensteine u. a. Bei Frauen sollen echte *Uterin-* und *Ovarialneuralgien* vorkommen, doch handelt es sich hierbei meist um symptomatische Neuralgien. In der Mehrzahl der Fälle sind alle diese Neuralgien *Teilerscheinungen einer allgemeinen Neurose*.

Als *Coccygodynie* bezeichnet man eine meist bei Frauen beobachtete Form lebhafter Schmerzen in der Steißbeingegend, die sich beim Gehen, bei der Defäkation u. dgl. sehr steigern. Das Leiden ist so qualvoll, daß man wiederholt deswegen die operative Entfernung oder Umschneidung des Steißbeins ausgeführt hat. Denselben Symptomenkomplex beobachteten wir zweimal als Teilerscheinung einer *Tabes dorsalis.*

8. Achillodynie. Talalgie. Tarsalgie. Metatarsalgie.

Aus praktischen Gründen erwähnen wir hier kurz noch eine Reihe eigentümlicher, oft sehr schmerzhafter Erkrankungen in der Fußgegend.

Als *Achillodynie* bezeichnet man einen oft sehr hartnäckigen und das Gehen hindernden Schmerz am Ansatzpunkt der Achillessehne. Am häufigsten handelt es sich um die Erkrankung eines an dieser Stelle befindlichen Schleimbeutels. Manchmal hängt das Leiden anscheinend mit Gonorrhoe zusammen, in anderen Fällen mit Gicht, Traumen, Überanstrengungen, Hysterie u. a. Zuweilen ist eine örtliche leichte Schwellung nachweisbar, manchmal fehlt jede nachweisbare Veränderung. Die *Behandlung* besteht in Ruhe, Einreiben mit grauer Salbe, warmen Bädern und Einwicklungen, Berücksichtigung des etwa vorhandenen Grundleidens u. dgl.

Schmerzen in der Hackengegend werden als *Talalgie* oder *Tarsalgie* bezeichnet. Mechanische Ursachen (anhaltendes Stehen, Gehen, Stiefeldruck u. dgl.) scheinen oft von Bedeutung zu sein. Auch an *Gicht* ist stets zu denken. Natürlich hat man immer auf entzündliche Veränderungen, auf etwa vorhandenen *Plattfuß* u. dgl. zu achten. Praktisch wichtig ist das Vorkommen des *Calcaneusspornes*, d. h. eines neugebildeten Knochenfortsatzes bei Kranken mit *chronischer Gonorrhoe*. Jedenfalls ist in allen Fällen eine Röntgenaufnahme notwendig. Die *Behandlung* besteht in Bädern, Massage u. dgl. Unter Umständen ist ein chirurgischer Eingriff angezeigt.

Die *Metatarsalgie* (*Névralgie métatarsienne*, MORTONsche Krankheit) tritt als äußerst peinlicher und heftiger Schmerz vorzugsweise in der Gegend des vierten und fünften Metatarso-Phalangealgelenkes auf. Das Leiden ist namentlich bei Frauen im mittleren Lebensalter beobachtet worden und hängt zuweilen mit dem Tragen von unzweckmäßigem Schuhwerk zusammen. In anderen Fällen werden Traumen, Gicht u. dgl. als Ursache beschuldigt. Die *Behandlung* besteht in der Verordnung bequemer Schuhe, in Ruhe, örtlichen Umschlägen, Bädern u. dgl.

Außer den genannten Formen kommen auch noch andere, oft schwer zu deutende Schmerzformen an den Füßen vor. Zuweilen spielen Neurosen eine Rolle, worauf bei der Behandlung Rücksicht zu nehmen ist. Andererseits handelt es sich aber oft auch um *Plattfüße* und deren Folgezustände oder um andere mechanische (z. B. zu starke Belastung der Füße bei Fettleibigen, anhaltendes Stehen) und entzündliche Zustände, die nur schwer zu beseitigen sind. In *allen* Fällen ist eine *Röntgenaufnahme* der Fußknochen unbedingt notwendig. Sie ergibt zuweilen eine ganz unerwartete Aufklärung z. B. unbemerkt gebliebene Frakturen der kleinen Fußknochen u. a.).

9. Die Gelenkneurosen („Gelenkneuralgien").

Zuerst von dem englischen Arzt BRODIE beschrieben, wurden die Gelenkneurosen in Deutschland erst allgemeiner bekannt, als ESMARCH durch die Mitteilung zahlreicher Beobachtungen den Nachweis führte, daß nicht selten scheinbar schwere und sehr schmerzhafte Gelenkleiden vorkommen, denen keine anatomisch nachweisbare Erkrankung des Gelenkes zugrunde liegt, und die man daher als nervöse Leiden aufzufassen berechtigt ist.

Diese „Gelenkneuralgien" sieht man bei nervösen, zu Neurosen veranlagten Frauen und Mädchen häufiger als bei Männern. Gelegentlich treten sie auch bei *Kindern* auf. In der Regel kann man eine psychische Veranlassung zur Entstehung des Leidens nachweisen. Namentlich *Traumen*, die das Gelenk treffen und an sich ohne Bedeutung wären, aber mit einem lebhaften Schreck verbunden sind und die Gedanken des Patienten auf das betreffenden Glied hinlenken, sind oft Ursache der Erkrankung. Die Gelenkneuralgien *gehören daher gar nicht zu den Neuralgien, sondern zu den Neurosen (traumatischen Neurosen)*.

Entweder unmittelbar nach einer entsprechenden Veranlassung, oft aber auch erst einige Wochen später, fangen die Kranken an, über Schmerzen zu klagen. Fast immer ist ein Knie- oder ein Hüftgelenk befallen, nur selten die Gelenke der oberen Gliedmaßen. Die Schmerzen sind kontinuierlich, werden aber zeitweilig stärker, besonders bei Bewegungen, bei psychischen Erregungen u. dgl. Zu anderen Zeiten, namentlich wenn die Aufmerksamkeit der Kranken von ihrem Leiden abgelenkt wird, scheinen sie bedeutend nachzulassen. Sie werden zwar der Hauptsache nach in ein Gelenk verlegt, doch ist nicht selten das ganze Bein schmerzhaft. Gegen Druck, Erschütterung u. dgl. sind die Kranken meist sehr empfindlich, und zuweilen lassen sich sogar einzelne besondere *Druckschmerzpunkte* an den Gelenken nachweisen. Das Gehen ist den Kranken ganz unmöglich oder wenigstens sehr schmerzhaft, sie hinken stark. In schweren Fällen, namentlich wenn die übertriebene Sorge der Umgebung die Widerstandsfähigkeit der Patienten gegen ihr Leiden noch herabsetzt, sind die Kranken wochen- und monatelang bettlägerig. Gewöhnlich besteht im befallenen Bein eine deutliche Schwäche, fast immer mit einer starken Muskelrigidität und -spannung verbunden. Das Bein ist gestreckt oder ganz in derselben Weise gebeugt und nach innen rotiert wie bei echter Koxitis.

Die *Diagnose* der Gelenkneurosen ist manchmal schwierig, aber bei längerer Beobachtung des Falles doch fast immer möglich. Zunächst freilich erscheint das Leiden wegen der großen Schmerzhaftigkeit, wegen der steifen Haltung und völligen Gebrauchsunfähigkeit des Beines oft als eine schwere Gelenkerkrankung. Indessen fällt dem erfahrenen Arzt doch meist bald der Mangel aller nachweisbaren Gelenkveränderungen, vor allem der Schwellung auf, ferner der Wechsel in der Art der Klagen, die Beeinflussung des Leidens durch psychische Erregung, endlich der Allgemeineindruck der Kranken, die Art ihres Benehmens, der Gegensatz zwischen ihren augenscheinlich übertriebenen Klagen und ihrem oft (freilich nicht immer) guten Aussehen, ihrem Appetit, ihrem ungestörten Schlaf. Wird die Aufmerksamkeit der Kranken abgelenkt, so wird derselbe Druck aufs Gelenk, welcher vorher unerträglich schien, gar nicht empfunden. Bei zweifelhafter Diagnose ist die *Untersuchung in der Narkose* sehr anzuraten. Dabei verschwinden dann die scheinbar stärksten Kontrakturen, und die normale Beschaffenheit des Gelenkes tritt deutlich hervor. Die *Röntgenuntersuchung* ist nie zu versäumen.

Sobald die Diagnose einer „Gelenkneurose" gestellt ist, hat auch die *Therapie* eine ganz bestimmte Richtung. Alle Einreibungen, Umschläge, Verbände usw. sind zu beseitigen. Dem Kranken ist die Überzeugung beizubringen, daß die Schmerzen nur auf der krankhaften Ängstlichkeit beruhen, und daß das Gehen sehr wohl möglich ist, wenn die Kranken nur erst gelernt haben, wieder gehen zu *wollen*. Man macht daher *methodische Gehübungen*, die anfangs sehr schlecht und für den Kranken scheinbar quälerisch ausfallen, aber oft rasch zu besseren Ergebnissen führen. Wesentlich unterstützt werden diese Übungen durch eine *elektrische Behandlung* des Gelenkes (Durchleitung eines starken Stromes, faradischer Pinsel), ferner durch örtliche *kalte Duschen, schottische Duschen* und durch *Massage*. Auch der Gebrauch von inneren Mitteln (Eisen, Arsen, Nervina) kann unter Umständen, wenn auch meist nur in suggestiver Hinsicht, angezeigt sein. (Vgl. die Kapitel über Hysterie und über die traumatischen Neurosen.)

Fünftes Kapitel.

Veränderungen der Geruchsempfindung.

Veränderungen des Geruchs infolge einer Erkrankung des *Nervus olfactorius*, seiner Endapparate oder seiner zentralen Ausbreitung werden zwar nicht selten beobachtet, sind aber praktisch nicht sehr wichtig.

Bekanntlich sind nur die zwei oberen Nasenmuscheln und der obere Teil des Septum nasi (Regio olfactoria) mit Fasern des Geruchsnerven versehen. Die Aufnahme der Geruchsreize erfolgt durch besondere zwischen den Epithelzellen gelegene „Riechzellen". Durch die Öffnungen der Lamina cribrosa treten die Ausläufer der Riechzellen, d. h. die Nervi olfactorii zum *Bulbus olfactorius*, in dem sie sich aufsplittern. Die Ganglienzellen des Bulbus bilden Neurone zweiter Ordnung für die Geruchsbahn. Ihre Nervenfasern verlaufen durch den *Tractus olfactorius* weiter zum Gehirn. Die Geruchsfasern treten teils zum Thalamus opticus in Beziehung, teils endigen sie in der Rinde des *Gyrus uncinatus* und des Ammonshorns. Ein Teil der Riechfaserung erfährt dabei eine Kreuzung in der vorderen Kommissur. Der Fornix und die Corpora candicantia haben ebenfalls Beziehungen zum Riechapparat, der beim Menschen ein nur schwach entwickeltes Organ darstellt, während er bei vielen Tieren eine sehr bedeutende morphologische Entfaltung zeigt.

Zur *Prüfung des Geruchsinnes* bedient man sich solcher Substanzen, die nicht zugleich reizend auf die sensiblen Fasern des Trigeminus in der Nasenhöhle einwirken. Am zweckmäßigsten sind Kölnisches Wasser, ätherische Öle (Nelkenöl, Bergamottöl), Terpentinöl, Kampfer, Moschus, Baldrian, Asa foetida u. a.

Die *Hyperästhesie des Geruchsinnes* (*Hyperosmie*) macht sich teils durch eine auffallend feine Wahrnehmung von Gerüchen, teils durch eine ungewöhnliche Empfindlichkeit gegen diese bemerkbar. Namentlich die letzte Erscheinung wird häufig beobachtet, zumal bei Nervösen. Die Kranken bekom-

men schon durch geringe, von Gesunden wenig beachtete Gerüche Kopfschmerzen, Ohnmachtsanwandlungen u. dgl. *Eigenartige Geruchsempfindungen* (Geruchshalluzinationen) kommen bei Geisteskrankheiten ziemlich
häufig vor, zuweilen auch während der Aura des epileptischen Anfalles.

Eine *Herabsetzung des Geruchsvermögens* (*Anaesthesia olfactoria, Anosmie*)
beobachtet man nicht selten bei den verschiedensten *Krankheiten der Nase*
(Schnupfen, Grippe, schweren Entzündungen u. a.), ferner bei Erkrankungen
an der *Schädelbasis* (Geschwülsten, akuter und chronischer Meningitis, Schädel-
brüchen), die den Bulbus oder den Tractus olfactorius in Mitleidenschaft
ziehen, und bei *Gehirnleiden* (Tumoren usw.). So hat man z. B. bei rechtsseitiger Hemiplegie und Aphasie einige Male gleichzeitig Anosmie der linken
Nasenhöhle beobachtet. Auch bei weit vorgeschrittener *Tabes dorsalis* haben
wir mitunter ausgesprochene Anosmie gefunden, die vielleicht von einer
Atrophie des Olfactorius abhängt. Am häufigsten beobachtet man aber vollständige oder einseitige Anosmie bei *Hysterischen* (bei hysterischer Hemianästhesie, bei traumatischen Neurosen u. dgl.). — Wichtig ist, daß bei jeder
stärkeren Geruchsabschwächung auch der „*Geschmack*" vieler Speisen leidet,
da bekanntlich deren „Aroma", z. B. der Braten, der Weine und der verschiedenen Käsesorten, vorzugsweise auf den gleichzeitigen Geruchsempfindungen beruht.

Die *Therapie* der Geruchsstörungen fällt fast stets mit der Behandlung
des Grundleidens zusammen. Falls die Geruchsstörung ein besonderes Eingreifen wünschenswert macht, kann man Elektrisieren der Nasenschleimhaut
oder deren Einpinseln mit stark reizenden oder stark riechenden Lösungen
versuchen.

Sechstes Kapitel.

Veränderungen der Geschmacksempfindung.

Die Geschmacksempfindungen werden durch zwei Nerven vermittelt,
durch den Nervus glossopharyngeus und den N. lingualis vom dritten Ast
des Trigeminus.

Der *Glossopharyngeus* ist der Geschmacksnerv für das hintere Drittel der Zunge
und den Gaumen, der *Lingualis* für die vorderen zwei Drittel der Zunge. Die Geschmacksfasern des Lingualis treten alle oder wenigstens zum größten Teil in die
Chorda tympani über und gelangen mit dieser zum Stamm des N. facialis. Indessen
bleiben sie, wie zahlreiche pathologische Erfahrungen aufs deutlichste erweisen, nicht
im Fazialis, sondern gelangen schließlich doch wieder zum Trigeminus, und zwar, wie
man früher meinte, durch Vermittlung des *N. petrosus superficialis major* und des *N.
vidianus* zum *Ganglion sphenopalatinum* und somit zum zweiten Ast des Trigeminus,
oder, wie neuere Erfahrungen es wahrscheinlicher machen, durch Vermittlung des
Ganglion oticum zu dessen drittem Ast und zum Ganglion Gasseri. Schließlich enden
wahrscheinlich *alle* Geschmacksfasern im Glossopharyngeuskern des verlängerten Markes.
Der weitere zentrale Verlauf der Geschmacksnerven ist nicht sicher bekannt. Als
Hauptzentrum für die Geschmacksempfindungen gilt der hintere Abschnitt des *Gyrus
fornicatus.*

Hyperästhesien des Geschmacks kommen selten vor und sind bisher fast
nur bei Hysterischen beobachtet worden. *Parästhesien* des Geschmacks
findet man zuweilen bei Kranken mit Fazialislähmung, die über einen ungewöhnlichen Geschmack im Munde klagen. Auch bei Geisteskranken können
eigenartige Geschmacksempfindungen (Geschmackshalluzinationen) auftreten.
Ziemlich häufig dagegen sind *Anästhesien der Geschmacksnerven* (*A. gustatoria,
Ageusie*). Sie können, wie sich aus dem Bisherigen ergibt, vorkommen:
1. bei Erkrankungen der peripherischen Endorgane der Geschmacksnerven

(Erkrankungen der Zungenschleimhaut); 2. bei Affektionen (Kompression) des N. glossopharyngeus; 3. bei Erkrankungen des N. lingualis und des Trigeminus innerhalb der Schädelhöhle; 4. bei Affektionen der Chorda tympani (Erkrankungen des Mittelohrs); 5. bei Erkrankungen des N. facialis vom Eintritt der Chorda tympani an bis zum Ganglion geniculi, während Leitungshemmungen dieses Nerven oberhalb und unterhalb der genannten Stellen erfahrungsgemäß keine Störung des Geschmackssinns verursachen. *Zentrale Geschmackstörungen* sind angeblich bei Erkrankungen des hinteren Abschnitts der inneren Kapsel beobachtet worden. Sehr häufig sind Geschmackstörungen bei der *Hysterie* und bei verwandten Zuständen (*traumatischen Neurosen* u. dgl.).

Die *Prüfung des Geschmackssinns* muß für alle einzelnen Arten der Geschmacksempfindung besonders vorgenommen werden, da nicht selten *partielle Geschmackslähmungen* vorkommen. Die Prüfung geschieht in der Weise, daß kleine Mengen der schmeckenden Substanzen in *Lösung* mit einem Glasstäbchen oder einem Pinsel auf die Zunge gebracht werden. Die vorderen und hinteren Teile der Zunge sind gesondert zu untersuchen. Zur Prüfung des *bitteren* Geschmackes dient eine Chininlösung oder Tinctura Strychni, des *süßen* Geschmackes eine Zuckerlösung, des *sauren* Geschmackes Essig oder verdünnte Salzsäure, des *salzigen Geschmackes* eine Kochsalzlösung. Auch der bekannte *galvanische Geschmack*, der am stärksten an der Anode, doch auch an der Kathode schon bei sehr schwachen Strömen (daher so häufig durch Stromschleifen beim Galvanisieren am Kopf, Hals, Nacken usw.) auftritt, kann zur Geschmacksprüfung verwendet werden.

Die nähere *Diagnose* über den Sitz und die Ursache der Geschmackstörung kann nur durch die Berücksichtigung der übrigen gleichzeitig vorhandenen Symptome gestellt werden. Eine besondere *Behandlung* könnte höchstens mit Hilfe der Elektrizität versucht werden.

ZWEITER ABSCHNITT.

Krankheiten der motorischen Nerven.

Erstes Kapitel.

Allgemeine Vorbemerkungen über die Störungen der Motilität.

1. Lähmungen.

Anatomisch-physiologische Vorbemerkungen. Allgemeine Einteilung der Lähmungen. Unter „*Lähmung*" versteht man die Aufhebung der willkürlichen Beweglichkeit in den dem Willen unterworfenen Körpermuskeln. Gewöhnlich unterscheidet man den vollständigen Verlust der aktiven Bewegungsfähigkeit (*Lähmung, Paralysis*) von der bloßen Abschwächung derselben (*Schwäche, Paresis*). Bei der vollständigen Lähmung eines Körperteiles oder eines einzelnen Muskels kann nicht die geringste willkürliche Bewegung in diesem ausgeführt werden, während bei der Parese in dem erkrankten Gebiet zwar noch gewisse Bewegungen möglich sind, die aber an Kraft, Ausgiebigkeit und Ausdauer mehr oder weniger weit hinter dem Normalen zurückstehen.

Auf jeder Strecke des Weges von den motorischen Teilen der grauen Gehirnrinde bis zu den Muskeln, d. i. also an jeder Stelle der „*kortikomuskulären Leitungsbahn*" kann eine Erkrankung zur Lähmung führen, wenn sie die Leitungsfähigkeit für die willkürlichen motorischen Erregungen an der betreffenden Stelle aufhebt. Aber auch jede Zerstörung oder Funktionshemmung der in der Gehirnrinde gelegenen *motorischen Zentren*, an deren Erhaltensein der Beginn der willkürlichen Innervation gebunden ist, muß zu einer Lähmung in den entsprechenden Muskelgebieten führen. Und endlich können Erkrankungen der *Muskeln* selbst eine Lähmung bewirken, indem die Muskeln teils ihre kontraktile Substanz einbüßen, teils ihre Fähigkeit verlieren, auf den anlangenden nervösen Reiz mit einer Kontraktion zu antworten (,,*myopathische Lähmungen*")

Vergegenwärtigen wir uns den näheren Verlauf der *Hauptbahn für die Erregung willkürlicher Bewegungen*, soweit er uns bis jetzt bekannt ist, so müssen wir den Beginn dieser Bahn nach allen klinischen und pathologisch-anatomischen Erfahrungen in die Gegend der *Zentralwindungen des Großhirns* und in den *Lobulus paracentralis* verlegen. Hier befinden sich die sog. *psychomotorischen Zentren* (s. Näheres in dem Kapitel über die Gehirnlokalisation), von denen aus die *motorischen Stabkranzfasern* konvergierend nach unten verlaufen. Die Stabkranzfasern, nachdem sie sich zu einem ziemlich geschlossenen Bündel vereinigt haben, in die *innere Kapsel* ein, die sie schräg durchsetzen. Wie man auf Horizontalschnitten durch die Großhirnhemisphäre (siehe Abb. 88) sieht, besteht die innere Kapsel aus zwei Schenkeln, einem vorderen, zwischen Linsenkern und Nucleus caudatus gelegenen, und einem hinteren, zwischen Linsenkern und Thalamus opticus gelegenen. Beide Schenkel bilden einen stumpfen, nach außen offenen Winkel, dessen Scheitel, d. h. also die Vereinigung des vorderen und hinteren Schenkels

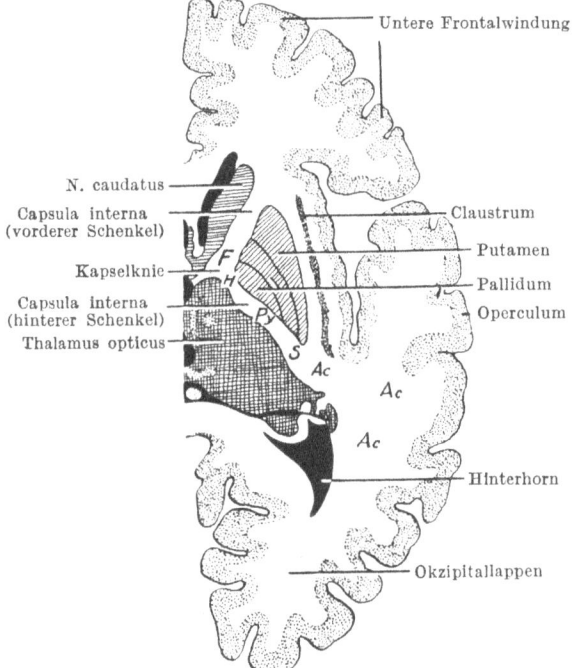

Abb. 88. Horizontalschnitt durch die rechte Großhirnhemisphäre.
F Fazialisbahn, *H* Hypoglossusbahn, *Py* Pyramidenbahn (motorisch),
S sensible Schleifenbahn, *Ac* Acusticusbahn.

Bildbeschriftungen: Untere Frontalwindung, N. caudatus, Capsula interna (vorderer Schenkel), Kapselknie, Capsula interna (hinterer Schenkel), Thalamus opticus, Claustrum, Putamen, Pallidum, Operculum, Hinterhorn, Okzipitallappen.

der Capsula interna, als ,,*Kapselknie*" bezeichnet wird. Die motorische Bahn (*Py*) nimmt etwa die *vorderen zwei Drittel des hinteren Schenkels der Capsula interna* ein. Dabei liegen die für die motorischen Gehirnnerven (Fazialis, Hypoglossus) bestimmten Fasern weiter nach vorn als die Fasern für die Gliedmaßen. Aus der inneren Kapsel tritt die Pyramidenbahn in den *Hirnschenkelfuß* ein. Sie liegt zuerst im dritten Viertel (von innen gerechnet), dann weiter nach abwärts im mittleren Drittel des Hirnschenkelfußes. Die Fasern für die motorischen Gehirnnerven liegen hier medialwärts von den Extremitätenfasern. Weiter abwärts tritt die Bahn in die *vordere Brückenhälfte* ein. In der Brücke liegen ihre Fasern etwas auseinander, sammeln sich aber unterhalb der Brücke wieder zu dem geschlossenen Bündel der *Pyramide* an der Vorderhälfte der Medulla oblongata. Dieser Eintritt der motorischen Fasern in die Pyramiden der Oblongata hat der ganzen Bahn den Namen der *Pyramidenbahn* verschafft.

Auf dem Wege von der inneren Kapsel bis zur Oblongata zweigen alle die für die Muskeln des Kopfes bestimmten Nervenzüge seitlich ab und ziehen nach *vorheriger* Kreuzung in der Mittellinie zu den betreffenden Nervenkernen (Oculomotoriuskern unter dem Aquaeductus Sylvii, Fazialiskern in der Brücke, Hypoglossuskern in der Medulla oblongata usw.). Die für den Rumpf und die Gliedmaßen bestimmten motorischen

Fasern bleiben in der Pyramide, an deren unterem Ende die Kreuzung dieser Fasern (*motorische Pyramidenkreuzung*, Decussatio pyramidum) stattfindet. Die Fasern jeder Pyramide gehen *zum größten Teil* in den *Seitenstrang der entgegengesetzten Rückenmarkshälfte* über und bilden hier das geschlossene Bündel der *Pyramidenseitenstrangbahn* (*PyS* siehe Abb. 89 und 90). Nur ein kleiner Teil der Pyramidenfasern (der zuweilen auch ganz zu fehlen scheint) bleibt *ungekreuzt* und zieht in dem *Vorderstrang des Rückenmarkes auf derselben Seite* nach abwärts als *Pyramidenvorderstrangbahn* (*PyV* Abb. 89). Aus dem Seitenstrang (bzw. Vorderstrang) des Rückenmarks treten die motorischen Fasern in die *graue Vordersäule* des Rückenmarks hinein und stehen hier mit den großen *motorischen Ganglienzellen der Vorderhörner* in Verbindung. Wir wissen jetzt, daß diese Verbindung nicht in dem Sinne eines unmittelbaren Übergangs der Seitenstrangfasern in die Vorderhornzellen geschieht, sondern daß jede Faser sich zu einem „*Nervenendbäumchen*" aufsplittert, das die Zellverästelungen je einer Ganglienzelle des Vorderhorns umgreift und auf diese Weise in engste Beziehung zu ihr tritt. Aus den Ganglienzellen des Vorderhorns geht der Achsenzylinderfortsatz unmittelbar in die *vordere Wurzelfaser* über, die vorderen Spinalwurzeln setzen sich weiter in den peripherischen moto-

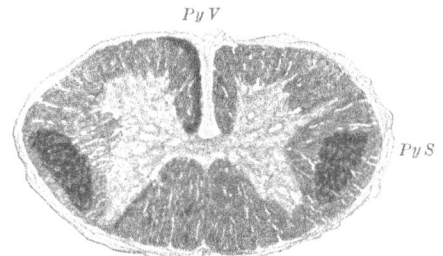

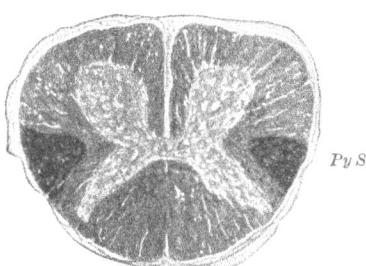

Abb. 89. Querschnitt durch die Halsanschwellung
des Rückenmarks.

PyS Pyramidenseitenstrangbahn,
PyV Pyramidenvorderstrangbahn
(in diesem Falle nur auf der einen Seite vorhanden).

Abb. 90. Querschnitt durch die Lendenanschwellung des Rückenmarks.

PyS Pyramidenseitenstrangbahn.
(Die *PyV* ist im Lendenmark nicht mehr
vorhanden.)

rischen Nerv fort. Im Muskel löst sich bekanntlich die Nervenfaser wieder in ein Endbäumchen („motorische Endplatte") auf, welche schließlich die vom Großhirn ausgegangene Erregung auf die kontraktile Muskelfaser überträgt.

Die soeben geschilderte lange motorische Bahn (*kortiko-muskuläre Bahn, Pyramidenbahn*), deren Verlauf durch die Ergebnisse pathologisch-anatomischer (Türck, Charcot) und entwicklungsgeschichtlicher (Flechsig) Untersuchungen in ihren Einzelheiten ziemlich genau festgestellt ist, setzt sich somit aus *zwei* miteinander verbundenen Neuronen zusammen: das *erste* (*zentrale*) *motorische Neuron* reicht von der Ursprungszelle in der Gehirnrinde bis zu den Faseraufsplitterungen in den motorischen Kernen (Kerne der motorischen Gehirnnerven, motorische Ganglienzellen der Vorderhörner), das *zweite* (*peripherische*) *Neuron* reicht von den ebengenannten motorischen Ganglienzellen bis zu den Muskeln, wird also im wesentlichen aus Ganglienzelle und peripherischen Nervenfasern gebildet.

Die in ihrem Verlauf soeben geschilderte Pyramidenbahn ist aber sicher nicht die einzige motorische Leitungsbahn. Sie ist freilich für den *Menschen* die wichtigste Bahn, da sie alle *bewußt-willkürlichen*, einem einzelnen bestimmten *Zweck* dienenden Bewegungen vermittelt. Da derartige Bewegungen (fast alle Beschäftigungen und Arbeiten) weit mehr mit den *Armen* als mit den Beinen ausgeführt werden, so ist es verständlich, daß der für die *oberen* Gliedmaßen bestimmte Anteil der *PyB* erheblich größer ist als der Anteil für die unteren Gliedmaßen. Ferner entspricht dieser Bedeutung der Pyramidenbahn, daß sie bei Tieren viel geringer entwickelt ist als beim Menschen, und daß auch ihre entwicklungsgeschichtliche Ausbildung (Markscheidenbildung) verhältnismäßig spät erfolgt. Bei Kindern ist die Pyramidenbahn erst gegen Ende des zweiten Lebensjahres fertig, somit erst zu einer Zeit, wo die Kinder anfangen, zweckmäßige Einzelbewegungen auszuführen.

Nun besteht aber noch eine weitere ungemein wichtige und komplizierte motorische Leistung unseres Körpers in der beständigen Erhaltung seines *statischen Gleichgewichts*, d. h. in der beständigen *Fixierung* der jeweiligen allgemeinen Körperhaltung (Liegen, Sitzen, Stehen), in der Fixierung der einzelnen Gliedmaßen (z. B. des gesamten Armes bei Bewegungen der Hand und der Finger) und in der statischen Fixierung der gesamten Körpermuskulatur bei der *allgemeinen Fortbewegung* des Körpers (Gehen, Laufen, Springen).

Es liegt auf der Hand, daß wir hier eine ungemein wichtige Leistung des gesamten Muskel-systems vor uns haben, die im einzelnen beständig vom Nervensystem reguliert werden muß. Die beständige ausreichende statische Festigkeit unseres gesamten Körpers ist die Vorbedingung zur Ausführung aller einzelnen besonderen „Zweckbewegungen". Nur diese erfolgen aus *bewußten* „willkürlich-motorischen" Anreizen, während die gleichzeitig notwendige statische Innervation unserer Muskulatur fast ganz unbewußt-reflektorisch erfolgt. Über die Physiologie dieser wichtigen Funktion, über ihre reflektorische Rege-lung und über die Bahnen, auf denen sie erfolgt, sind wir erst recht unvollkommen unter-richtet. Gerade die *Pathologie* ist aber hier in der Lage, der physiologischen Forschung vielfache Anregung zu geben. Die beiden erwähnten motorischen Hauptsysteme be-zeichnet man zweckmäßig als das *myostatische System* und das *myomotorische System,* d. i. der Hauptsache nach die oben näher beschriebene motorische Pyramidenbahn. Für die Myostatik kommen nach unseren bisherigen Kenntnissen hauptsächlich die folgenden Bahnen in Betracht: 1. Der aus den *roten Kernen der Haube* entspringende *Tractus rubro-spinalis* oder das MONAKOWsche Bündel. Es zieht durch die Haube nach abwärts und gelangt in den gekreuzten Seitenstrang des Rückenmarks, wo es nach vorn (ventralwärts) von der *PyS* liegt. 2. Fasern aus dem DEITERSschen Kern (*Vestibularis-kern*), die in den vorderen Teilen der Seitenstränge und in den Vordersträngen ungekreuzt nach abwärts laufen. Sie werden als *Tractus vestibulo-spinalis* bezeichnet. 3. Fasern aus der Vierhügelgegend (*Tractus tecto-spinalis*), die im gekreuzten Vorderstrang des Rücken-marks nach abwärts laufen. Alle diese Fasern stehen aufs engste mit den Apparaten in Verbindung, die zur Aufnahme der regulierenden zentripetalen Erregungen eingerichtet sind. Das MONAKOWsche Bündel ist durch den roten Kern und die Bindearme mit dem *Kleinhirn* verbunden. Seine Erregungen werden somit wahrscheinlich durch die von den Muskeln, Gelenken usw. stammenden Eindrücke geregelt. Der Tractus vestibulo-spinalis hängt mit den bekannten regulierenden Einflüssen des *Labyrinths* zusammen. Für den Tractus tecto-spinalis liegt die Annahme *optischer* oder von den *Augenmuskeln* kommender Regulierungen am nächsten. Neuere pathologische Erfahrungen weisen mit großer Be-stimmtheit darauf hin, daß vor allem auch der *Linsenkern* oder das ganze *Corpus striatum* wichtige motorische Funktionen ausüben, die mit der *allgemeinen Statik des Muskelsystems* in Verbindung stehen. Man bezeichnet daher gegenwärtig die Gesamtheit der *extra-pyramidalen* motorischen Bahnen häufig als das *striäre System* und die durch Erkrankungen dieses Systems hervorgerufenen Störungen in ihrer Gesamtheit als den „*striären Sym-ptomenkomplex*". Jedenfalls sehen wir, daß uns für die notwendige Erhaltung des all-gemeinen Gleichgewichts unseres Körpers und seiner Teile, welche die *Grundbedingung* und *Voraussetzung der sicheren Ausführung aller weiteren feineren Bewegungen ist*, ein ausgiebiger nervöser Apparat zu Gebote steht, dessen einzelne Teile wahrscheinlich viel-fach füreinander eintreten können. — Für zahlreiche sonstige motorische Vorgänge (Atembewegungen, Schluckbewegungen, Entleerung der Blase u. a.) sind jeden-falls auch besondere motorische Bahnen vorhanden, auf die wir zum Teil im folgenden noch zurückkommen werden.

Berücksichtigt man den geschilderten Verlauf der für die *willkürliche Bewegung* be-stimmten motorischen Bahnen, so wird man leicht gewisse Eigentümlichkeiten in der *Ausbreitung motorischer Lähmungen* verstehen, die von grundsätzlicher diagnostischer Bedeutung sind. Da, wie wir später noch ausführlicher sehen werden, die Zentren für die Bewegung der einzelnen Körperteile (Gesicht, Arm, Bein usw.) in der Großhirnrinde voneinander getrennt und auf einer verhältnismäßig großen Fläche verteilt sind, so er-klärt es sich leicht, daß Erkrankungen der *Gehirnrinde*, wenn sie nicht sehr ausgedehnt sind, zu Lähmungen nur eines einzigen Körperteiles führen können. Man nennt derartige isolierte Lähmungen *eines* Körperteiles *Monoplegien* und spricht daher von einer korti-kalen Monoplegia facialis, brachialis usw. Weiter abwärts im Gehirn, in der inneren Kapsel und in dem Hirnschenkel sind dagegen, wie wir gesehen haben, sämtliche motorischen Pyramidenbahnfasern zu einem Bündel vereinigt, dessen Querschnitt einen verhältnis-mäßig nur geringen Raum einnimmt. Man begreift daher, daß irgendeine Erkrankung des Gehirns, die gerade an dieser Stelle der motorischen Bahn sitzt, diese leicht in ganzer Ausdehnung oder wenigstens zum größten Teile leitungsunfähig machen kann. Die Folge muß dann eine mehr oder weniger ausgedehnte gleichzeitige Bewegungsstörung der Gesichtsmuskeln, des Armes und des Beines, also einer ganzen Körperhälfte sein, eine Form der Lähmung, die man als *Hemiplegie (halbseitige Lähmung)* bezeichnet. Wir können schon hier bemerken, daß infolge des Übertrittes der motorischen Fasern in der Pyramidenkreuzung und den anderen motorischen Kreuzungen auf die andere Hälfte des Rückenmarks oder verlängerten Markes auch die Lähmung sich *auf der dem Er-krankungsherde im Gehirn entgegengesetzten Körperseite* entwickeln muß. Weiter unten im Rückenmark liegen die von beiden Gehirnhemisphären kommenden und zu je einer Körperseite gehörigen Fasern verhältnismäßig nahe beieinander. Da nun zahlreiche

Rückenmarkserkrankungen die Neigung haben, beide Hälften des Rückenmarks gleichzeitig zu befallen oder sich allmählich über den ganzen Querschnitt des Rückenmarks auszudehnen, so wird infolge davon leicht eine gleichzeitige Lähmung der entsprechenden Abschnitte auf *beiden Seiten* des Körpers eintreten. Diese Lähmungsform nennt man *Paraplegie*. Erkrankungen im Halsmark können eine Lähmung aller vier Gliedmaßen oder eine Lähmung beider Arme (*Paraplegia cervicalis s. brachialis s. superior*), Erkrankungen im Brust- und Lendenmark eine *Paraplegie beider Beine* (*Paraplegia inferior*, häufig einfach „Paraplegie" ohne weitere Nebenbezeichnung genannt) zur Folge haben. Bei den Erkrankungen der peripherischen Nerven haben wir selbstverständlich wieder eine Beschränkung der Lähmung auf das zu dem betroffenen Nerven gehörige Gebiet. Die Lähmung kann ziemlich ausgebreitet sein bei Erkrankungen eines Nervenplexus (*peripherische Plexuslähmung*) oder sich ganz auf das Gebiet eines einzelnen Nerven oder sogar eines einzelnen Nervenastes beschränken (*peripherische Nervenlähmung*).

Wir werden im folgenden zu dem eben Gesagten noch mannigfache Erweiterungen hinzufügen müssen. Als Grundsatz aber können wir uns jetzt schon merken, daß die *Hemiplegie* die Hauptform der *zerebralen Lähmungen*, die *Paraplegie* dagegen die Hauptform der *spinalen Lähmungen* ist. *Monoplegien* sind meist entweder *kortikale* Gehirnlähmungen oder *peripherische Lähmungen*.

Allgemeine Ätiologie der Lähmungen. Die *Art* der Schädigung, die zur Lähmung führt, ist in den einzelnen Fällen sehr verschieden. Sie kann aus leicht begreiflichen Gründen fast nie aus der Stärke und Ausbreitung der Lähmung erschlossen werden, sondern nur aus nachweisbaren Ursachen, aus der Entwicklung und dem Verlauf der Lähmung, aus anderen gleichzeitig vorhandenen Krankheitserscheinungen u. dgl. Im allgemeinen können wir die Lähmungen nach ihrer Ursache in zwei Gruppen einteilen, in *Lähmungen durch anatomisch nachweisbare Ursachen* und in *funktionelle Lähmungen*, bei denen keine anatomische Ursache gefunden werden kann. Seitdem aber unsere anatomischen, namentlich histologischen Untersuchungsmethoden verbessert worden sind, hat sich das Gebiet der funktionellen Lähmungen allmählich immer mehr und mehr eingeschränkt. Für viele Lähmungen, die früher als funktionell galten, sind jetzt sichere anatomische Veränderungen nachgewiesen worden.

Anatomische Ursachen der Lähmungen können alle Erkrankungen des Nervensystems sein, wenn sie an einer Stelle gelegen sind, wo sie die motorischen Leitungsbahnen schädigen oder zerstören. *Entzündungen, Degenerationen, Neubildungen, Blutungen* und schwere *Kreislaufstörungen* mit ihren Folgeerscheinungen (namentlich die *embolischen* und *thrombotischen Erweichungen*) kommen sowohl im Gehirn als auch im Rückenmark und in den peripherischen Nerven vor und geben unter Umständen Anlaß zum Auftreten von Lähmungen. Ferner spielen *mechanische Schädigungen* des Nervensystems eine große Rolle in der Pathogenese der Lähmungen, namentlich *traumatische Verletzungen* und *Kompressionen* des Gehirns, des Rückenmarks und der peripherischen Nerven durch Geschwülste, Neubildungen und sonstige Erkrankungen in der Umgebung.

Ferner kennen wir gewisse *toxische Substanzen*, die unmittelbare Schädigungen („Degeneration") der motorischen Nervengebiete (vorzugsweise der peripherischen motorischen Nerven) und infolge davon Lähmungen hervorrufen. Von diesen *toxischen Lähmungen* sind in klinischer Beziehung die *Alkohollähmung* (alkoholische Neuritis s. u.) und die *Bleilähmung* (s. u.) die wichtigsten; doch können auch andere giftige Stoffe (Kupfer, Arsenik, gewisse Alkaloide) die Ursache von Lähmungen werden.

Eine große Anzahl von Lähmungen kann man unter der Bezeichnung „*Lähmungen nach akuten Krankheiten*" zusammenfassen. Da es sich hierbei stets um akute Infektionskrankheiten handelt, so können wir als die wahrscheinlichste Ursache dieser Lähmungen gewisse Veränderungen im Nervensystem (zuweilen im Gehirn oder im Rückenmark, viel häufiger in den peripherischen Nerven) annehmen, die zu den pathogenen Keimen in unmittelbarer Beziehung stehen. Namentlich scheinen die bei Infektionskrankheiten im Körper sich bildenden *Gifte* („Toxine") in ähnlicher Weise, wie z. B. das Blei, die Degeneration gewisser Nervenfasern zu bewirken. Am häufigsten beobachtet man das Auftreten von Lähmungen nach der *Diphtherie* (*diphtherische Lähmungen*, s. u.), seltener nach *Typhus, Pocken, Dysenterie, akuten Exanthemen* u. dgl. Eine andere Art der Entstehung haben zum Teil die Lähmungen bei gewissen *chronischen* Infektionskrankheiten, insbesondere bei der *Syphilis* und bei der *Tuberkulose*. Hier handelt es sich oft um die spezifischen Krankheitsprodukte selbst (Gummata, solitäre Tuberkel), die an den verschiedenen Stellen des Nervensystems auftreten, während anderseits auch bei den Lähmungen nach Syphilis und Tuberkulose unter Umständen an Toxinwirkungen gedacht werden muß. — Mit toxischen Einflüssen hängen endlich wahrscheinlich auch gewisse, bei Stoffwechselkrankheiten (Diabetes, Gicht) auftretende Lähmungen zusammen.

Als *Erkältungslähmungen* („*refrigeratorische*" oder auch oft „*rheumatische*" Lähmungen genannt) bezeichnet man diejenigen Lähmungen, welche nach ausgesprochenen Erkältungsursachen auftreten. Obgleich vielleicht auch manche *spinalen* Erkrankungen (Myelitis) sich auf Erkältungen und Durchnässungen des Körpers zurückführen lassen, so rechnet man doch gewöhnlich zu den rheumatischen Lähmungen nur gewisse *peripherische* Lähmungen (z. B. im Gebiete des N. facialis u. a.). Die Funktionsstörung der Nerven in diesen Fällen beruht wahrscheinlich auf leichten, durch die Erkältung hervorgerufenen oder wenigstens begünstigten entzündlichen Veränderungen im Nerven, ist also auch sicher anatomischer, nicht nur funktioneller Natur.

Schließlich gibt es eine Gruppe von Lähmungen, die wir als *funktionelle* oder besser als *psychogene Lähmungen* bezeichnen müssen. Dies sind Lähmungszustände, bei denen der gesamte körperliche motorische Apparat vollständig in Ordnung ist. Es fehlt aber der richtig wirkende bewußte *Willensreiz*, der diesen Apparat in Tätigkeit versetzt. Derartige Lähmungen bezeichnet man als *hysterische Lähmungen* oder als *Lähmungen aus psychischen Ursachen* (*Schrecklähmung, Lähmungen durch Einbildung* u. dgl.). Wir werden sie im Kapitel über Hysterie näher kennenlernen.

Zum Schluß müssen wir der sog. „*Reflexlähmungen*" gedenken, d. h. Lähmungen, die im Verlauf von Erkrankungen gewisser innerer Organe (besonders des Darms, der Harn- und Geschlechtsorgane) infolge zentripetaler (reflektorisch wirkender) Erregungen auftreten sollen. Man hat ihre Entstehung nach Analogie mit bekannten physiologischen Experimenten dadurch zu erklären versucht, daß durch die sensible, in den erkrankten Organen entstehende Reizung eine „*Reflexhemmung*" in gewissen motorischen Gebieten hervorgerufen wird, eine Anschauung, die aber durchaus nicht bewiesen ist. Im allgemeinen ist der ganze Begriff der „Reflexlähmungen" sehr unklar, und man wird gut tun, mit der Diagnose von „Reflexlähmungen" äußerst zurückhaltend zu sein. STRÜMPELL hat niemals eine Lähmung beobachtet, für die er einen reflektorischen Ursprung annehmen mußte. Zahlreiche Fälle, die früher als Reflexlähmungen gedeutet wurden, gehören zur *Hysterie*, insbesondere zu den *traumatischen Neurosen* (s. d.) oder finden eine sonstige einfachere Erklärung.

Allgemeine Symptomatologie der Lähmungen. Das Erkennen einer bestehenden Lähmung ist, abgesehen von den eigenen Angaben der Kranken über das Unvermögen, gewisse Bewegungen und Verrichtungen auszuführen, nur möglich durch eine genaue und allseitige *Untersuchung der willkürlichen Bewegungsfähigkeit*. Diese Untersuchung muß sich bei Nervenkranken auf alle Teile des Körpers erstrecken und erfordert eine genaue Kenntnis sämtlicher in den einzelnen Gelenken normalerweise ausführbaren Bewegungen und der hierzu erforderlichen Muskeln und Nerven (s. d. Zusammenstellung am Schluß dieses Kapitels).

Außer der Unbeweglichkeit müssen aber in jedem einzelnen Falle von Lähmung noch einige andere Erscheinungen berücksichtigt werden: einmal das *Verhalten der gelähmten Muskeln* und dann gewisse, nicht selten gleichzeitig mit den Lähmungen vorkommende *Begleiterscheinungen*.

In bezug auf den ersten Punkt ist zunächst das *trophische Verhalten der gelähmten Muskeln* diagnostisch wichtig. Bei dem Vergleich einer größeren Anzahl von Lähmungen fällt in dieser Beziehung sofort ein sehr in die Augen springender Unterschied auf. Wir sehen einerseits Lähmungen, wo die gelähmten Muskeln längere Zeit annähernd ihr normales Volumen behalten und erst allmählich infolge ihres Nichtgebrauchs und des Fehlens der normalen Innervationseinflüsse abmagern, ohne daß aber diese Atrophie jemals einen gewissen Grad überschreitet. Andererseits beobachten wir aber auch Lähmungen, bei denen sich schon nach wenigen Wochen oder Monaten eine *beträchtliche Atrophie* der gelähmten Muskeln einstellt, die schließlich bis fast zu völligem Schwund der Muskeln fortschreiten kann. Dieser Unterschied ist so durchgreifend, daß man danach die Gesamtheit der letzterwähnten Lähmungen unter der Bezeichnung „*atrophische Lähmungen*" zusammengefaßt hat.

Vergegenwärtigen wir uns noch einmal den Gesamtverlauf der motorischen Bahnen von der Hirnrinde an bis zu den Extremitätenmuskeln, so erinnern wir uns, daß sich diese Bahnen aus je *zwei* miteinander verbundenen, aber an sich doch selbständigen Neuronen zusammensetzen. Das die Muskeln unmittelbar innervierende *periphere Neuron* hat seine Ganglienzelle in den *Vorderhörnern des Rückenmarks*. Zu den motorischen Vorderhornzellen treten offenbar schließlich *alle* höheren motorischen Neurone in Beziehung, da zwischen Rückenmark und Muskeln keine andere Verbindung besteht, als die durch die Vorderhornzellen und die vorderen Nervenwurzeln vermittelte. Nun lehrt uns die klinische und anatomische Erfahrung, daß bei allen denjenigen Lähmungen, wo die Lähmungsursache, d. i. die Leitungsunterbrechung der motorischen Fasern, in dem *ersten* zentralen Neuron, von der Hirnrinde (oder gegebenenfalls auch von tiefer gelegenen Zentren) an bis ausschließlich zu den Zellen der grauen Vorderhörner, gelegen ist, in der Regel *nur eine langsame und verhältnismäßig geringere Atrophie* der gelähmten Muskeln eintritt, während bei denjenigen Lähmungen, wo die lähmende Ursache ihren Sitz in dem *zweiten peripherischen* Neuron, d. h. also in den erwähnten *Ganglienzellen* des Vorderhorns selbst oder in dem peripherisch davon gelegenen *motorischen Nerven* hat, sich rasch eine ausgesprochene Muskelatrophie einstellt. Diese Tatsache wird gewöhnlich so gedeutet, daß man *den großen motorischen Ganglienzellen in den Vorderhörnern* einen besonderen *trophischen Einfluß auf die von ihnen innervierten Muskeln* zuschreibt. Wie wir oben gesehen haben, ist die motorische peripherische Nervenfaser ja nichts anderes als ein unmittelbarer langer Zellfortsatz einer motorischen Ganglienzelle in den Vorderhörnern. Es ist also leicht verständlich, daß dieser Fortsatz atrophiert, wenn er von dem Zelleib und von seinem Zellkern abgetrennt ist, oder wenn diese Zelle selbst untergeht. Ist aber der motorische *Nerv* degeneriert, so ist der hinzugehörige *Muskel* von *allen* Innervationseinflüssen völlig abgetrennt: weder willkürliche, noch *reflektorische* Nervenerregungen können mehr auf ihn einwirken. Sogar der normale Muskeltonus hört völlig auf, wie wir später sehen werden. Dieser Fortfall *aller* funktionellen Erregungen ändert offenbar so

sehr die trophischen Verhältnisse des gelähmten Muskels, daß seine Fasern
eine nach der anderen schwinden, bis schließlich bei lange andauernden Lähmungen nur noch ein geringer Rest von Muskelgewebe übrig bleibt. Ob
hierbei wirklich der Fortfall eines *spezifisch trophischen* Einflusses der Nerven
auf den Muskel in Frage kommt, ist mindestens zweifelhaft. Die Atrophie
erklärt sich zur Genüge aus der *völligen* (auch *reflektorischen!*) Untätigkeit
des Muskels bei einer Erkrankung seiner motorischen Nerven.

Vielfach hat man geglaubt, daß auch die *anatomisch-histologischen Vorgänge* in den
rasch atrophierenden Muskeln bei Erkrankungen des peripherischen motorischen Neurons
sich unterscheiden von den Vorgängen der langsamen und geringeren Atrophie bei den
Lähmungen durch Erkrankungen des zentralen motorischen Neurons. Im ersten Falle
sollte es sich um eine sog. „*degenerative*", d. h. mit körnigem und fettigem Zerfall der
Fasern verbundene, im zweiten Falle nur um eine „*einfache*" Atrophie der Fasern handeln.
Ein derartiger histologischer Unterschied läßt sich aber, wie Untersuchungen von JAMIN
aus der STRÜMPELLschen Klinik dargetan haben, nicht aufrechterhalten. Im wesentlichen
handelt es sich stets um ein *Schmälerwerden der Fasern*, wobei aber die *Querstreifung* des
Muskels deutlich *sichtbar* bleibt. Außerdem findet man eine *starke Vermehrung der Muskel-*
kerne, schließlich auch oft eine Vermehrung des interstitiellen Binde- und Fettgewebes.

Einen weiteren Unterschied im Verhalten der gelähmten Muskeln beobachten wir bei der *Ausführung passiver Bewegungen* in den gelähmten Körperteilen. Es gibt einerseits Lähmungen, bei denen man die gelähmten Teile
passiv vollständig frei und leicht, ohne den geringsten Widerstand wahr-
zunehmen, in allen Gelenken bewegen kann. Man nennt solche Lähmungen
„*schlaffe Lähmungen*". Andererseits kommen Lähmungen vor, wo die passiven
Bewegungen auf einen ziemlich großen Muskelwiderstand stoßen, so daß
sie nur mit einer geringeren oder stärkeren Anstrengung oder auch gar
nicht, höchstens innerhalb bestimmter Grenzen ausgeführt werden können:
spastische Lähmungen. Dieser Unterschied hängt von dem Zustand des
Muskeltonus in den gelähmten Muskeln ab. Ist dieser Tonus vermehrt
(*Hypertonie* der Muskeln) und befinden sich die Muskeln in einem dauernden
stärkeren Kontraktionszustande, so zeigen die gelähmten Teile eine eigentümliche Rigidität oder sogar eine fast völlige „spastische Starre". Ist der Muskeltonus vermindert oder ganz aufgehoben (*Hypotonie* der Muskeln), so sind die
gelähmten Glieder schlaff, ja zuweilen geradezu „schlotternd". Da der Muskeltonus aller Wahrscheinlichkeit nach reflektorischen Ursprungs ist, so muß er
bei jeder zur völligen Degeneration führenden Erkrankung des *peripherischen*
motorischen Neurons (motorische spinale Vorderhornzelle oder peripherischer
motorischer Nerv) vollständig verschwinden, der gelähmte Muskel muß also
schlaff, atonisch sein und passiven Bewegungen keinen Widerstand entgegen-
setzen. Alle *peripherischen* motorischen und alle spinalen Lähmungen infolge
einer Erkrankung der grauen *Vorderhörner* sind daher schlaffe, atonische
Lähmungen. Eine abnorme Steigerung des Muskeltonus (*Hypertonie*) kann
in der Regel nur dadurch zustande kommen, daß durch eine Erkrankung
oberhalb des Reflexbogens gewisse reflexhemmende Einflüsse wegfallen. So
entstehen dann die mit einer Steigerung des Muskeltonus verbundenen
„*spastischen Lähmungen*". Die *spastischen* Lähmungen sind meist mit einer
Steigerung, die *schlaffen* Lähmungen häufig (aber *nicht immer*, da die Reflexbahnen für den Muskeltonus und für die Sehnenreflexe nicht identisch zu
sein scheinen) mit einer *Abnahme der Reflexe, insbesondere der Sehnenreflexe*,
verbunden. Dementsprechend ist es leicht verständlich, daß spastische
Lähmungen nur bei Erkrankung der *zentralen* motorischen Neurone (mit
Erhaltensein oder Steigerung des Muskeltonus und der Reflexe) vorkommen.
Dem Gesagten zufolge ist es auch leicht verständlich, daß die schlaffen atoni-
schen Lähmungen meist gleichzeitig atrophische Lähmungen sind, während

die spastischen Lähmungen in der Regel nicht mit einer stärkeren Muskelatrophie verbunden sind. — *Dauernde* stärkere Verkürzungszustände der Muskeln, wodurch einzelne Teile in ungewöhnlicher Stellung fixiert werden, bezeichnet man als *Muskelkontrakturen*. Die nicht immer leicht erklärlichen Ursachen ihrer Entstehung werden später besprochen werden.

Endlich haben wir in jedem Falle von Lähmung auf die sonstigen *Folge-* und *Begleiterscheinungen* zu achten, da auch diese für die Beurteilung der Lähmungsursache wichtig sein können. Vor allem müssen wir das soeben erwähnte *Verhalten der Reflexe* (s. u.) in den gelähmten Teilen untersuchen, woraus manche wichtigen Schlüsse auf den Sitz der Lähmungsursache gezogen werden können. Ferner müssen wir den Zustand der *Sensibilität* sowohl in der Haut als auch in den Muskeln prüfen. Auch auf gewisse *trophische* und *vasomotorische Begleiterscheinungen* ist zu achten. Die Haut über gelähmten Körperteilen erscheint zuweilen zyanotisch oder wie marmoriert, fühlt sich kühl an, ist ödematös, mitunter eigentümlich trocken, spröde, abschilfernd. Ein Teil dieser Erscheinungen hängt unmittelbar von dem Fortfall der willkürlichen Bewegungen und den hierdurch bedingten Erschwerungen des Blutkreislaufs ab. Andere Veränderungen beruhen anscheinend auf gleichzeitigen vasomotorischen und trophischen Störungen. Vor allem wichtig ist endlich die Untersuchung der *elektrischen Erregbarkeit* der gelähmten Nerven und Muskeln. Die hierbei auftretenden Erscheinungen werden unten besonders besprochen werden.

2. Motorische Reizerscheinungen.

Während man die motorischen Ausfallserscheinungen als „Lähmung" bezeichnet, faßt man die motorischen Reizerscheinungen im allgemeinen unter dem Namen „*Krämpfe*" zusammen. Man versteht hierunter alle krankhaften, *ohne* und sogar *gegen* den Willen in den Muskeln eintretenden Bewegungen. Obgleich auch in glatten, dem Willen nicht unterworfenen Muskeln Krämpfe vorkommen können (z. B. Krampf in den Bronchialmuskeln, Krampf der Gefäßmuskeln u. a.), so beschäftigen wir uns hier doch zunächst nur mit den in den willkürlich bewegten Muskeln vorkommenden krampfhaften Bewegungen. Deren Ursache müssen wir in abnormen Reizen suchen, die in irgendeiner Weise auf motorische Bahnen ausgeübt werden. Die nähere Natur und Beschaffenheit dieser Reize ist uns aber in den meisten Fällen erst sehr wenig bekannt. Ebenso können wir bis jetzt nur in wenigen Fällen mit Bestimmtheit angeben, an welcher Stelle der motorischen Bahnen die krankhaften Reize ihren Angriffspunkt finden. Manche motorischen Reizerscheinungen scheinen sicher durch Reizzustände in der *Pyramidenbahn* bedingt zu sein. So entstehen die umschriebenen, kortikalen, epileptiformen Anfälle sicher in den motorischen Rindenzentren der vorderen Zentralwindung. Viele andere krankhafte motorische Reizzustände hängen aber wahrscheinlich mit Störungen im *myostatischen System* (s. o.) zusammen, so z. B. die tonische Muskelstarre, der Tremor, die Athetose u. a. Manchmal wirken die abnormen Reize auf die motorischen Nervengebiete unmittelbar ein (so insbesondere bei den nicht seltenen Krämpfen, die bei Erkrankungen in der Gegend der *motorischen Rindenzentren* vorkommen), manchmal scheinen die motorischen Erregungen erst sekundär auf dem Wege des Reflexes hervorgerufen zu werden (*Reflexkrämpfe*).

Seit langer Zeit unterscheidet man in symptomatischer Hinsicht zwei Arten von Krämpfen. Als *klonische Krämpfe* bezeichnet man diejenigen, bei welchen die abnormen Muskelkontraktionen nur kurze Zeit andauern, dann wieder durch kurze Pausen der Erschlaffung unterbrochen werden, um sofort von neuem aufzutreten. Die befallenen Körperteile werden hierdurch in beständige zuckende Bewegungen versetzt. Im Gegensatz hierzu nennt man *tonische Krämpfe* diejenigen abnormen Muskelkontraktionen, bei welchen der krampfhaft kontrahierte Muskel eine längere Zeit (minuten-, stunden-, tagelang) in seiner Kontraktion beharrt. Der befallene Körperteil wird hierdurch in irgendeiner ungewöhnlichen Stellung bewegungslos festgehalten. Beide Krampfformen zeigen übrigens mannigfache Übergänge und Kombinationen, so daß man oft von „*tonisch-klonischen Krämpfen*" sprechen muß.

Eine genauere Betrachtung der motorischen Reizerscheinungen ergibt aber eine noch größere Anzahl verschiedener Formen. Wir wollen die wichtigsten Erscheinungsweisen der krankhaften unwillkürlichen Bewegungen hier zunächst kurz zusammenstellen:

1. *Epileptiforme Konvulsionen* sind allgemein über den ganzen Körper verbreitete und dann stets mit Störungen des Bewußtseins verbundene oder nur auf eine Körperhälfte oder einen Körperabschnitt beschränkte heftige, vorherrschend *klonische*, zum Teil aber auch *tonisch-klonische Krämpfe*, durch die der ganze Körper oder der befallene Teil in starke, meist stoßende und zuckende Bewegungen versetzt wird. Ein Musterbeispiel für diese Art Krämpfe sind die echten *epileptischen Krämpfe* (bei der Epilepsie, s. d.). Doch kommen auch in symptomatischer Hinsicht vollkommen entsprechende Anfälle („*epileptiforme Krämpfe*") bei organischen Gehirnleiden (Tumoren, Paralyse, Sklerose), bei der Urämie, bei Vergiftungen u. a. vor.

2. Anhaltende *rhythmische Zuckungen* in einzelnen Muskelgebieten sieht man zuweilen bei gewissen Gehirnkrankheiten (Apoplexie, Sklerose), ferner, wie wir es beobachtet haben, nach Ablauf einer akuten Myelitis. Dabei wird der betroffene Körperteil von beständigen einzelnen, in regelmäßigen Zeitabständen sich folgenden schwächeren oder stärkeren Stößen in Bewegung gesetzt. Rhythmische Zuckungen kommen auch als Vorläufer oder am Ende von epileptiformen Krämpfen vor.

3. *Zitterbewegungen* (*Tremor*) sind, wie es auch schon der gewöhnliche Sprachgebrauch bezeichnet, rasch sich folgende *oszillatorische*, d. h. um eine bestimmte mittlere Gleichgewichtslage erfolgende Bewegungen von meist nicht sehr bedeutender Exkursion. Werden die Zitterbewegungen ausgiebiger, so nennt man sie „*Schüttelkrämpfe*". Das Zittern ist ein wichtiges, ja für manche Nervenkrankheiten beinahe pathognomonisches Symptom, über dessen nähere Entstehungsweise wir aber fast noch nichts wissen. Wahrscheinlich entsteht es durch eine zentrale Störung in den normalerweise fest geregelten Beziehungen der antagonistischen Muskeln zueinander. Während unter normalen Verhältnissen durch die geregelte *gleichzeitige* Innervation der Antagonisten die notwendige *Feststellung* der Glieder erfolgt, tritt durch krankhafte abwechselnde, *ungleichzeitige* Innervation der Antagonisten das Zittern oder Schütteln der Glieder ein. Besonders kennzeichnend ist das Zittern bei der *Paralysis agitans* (s. d.). Auch beim *Morbus Basedowi* beobachtet man häufig starkes Zittern, namentlich der Hände. Bekannt ist das häufige Vorkommen des Zitterns bei alten Leuten (*Tremor senilis*) und bei Alkoholikern (*Tremor alcoholicus*). Zuweilen tritt das Zittern in den ruhenden, d. h. willkürlich nicht innervierten Muskeln, zuweilen nur in den willkürlich bewegten Muskeln auf. Diese letzte Form des Zitterns wird am häufigsten bei der *multiplen Sklerose* (s. d.) und der sog. *Pseudosklerose* (s. d.) beobachtet und als *Intentionszittern* (Intentionstremor) bezeichnet. Sehr starkes

Intentionszittern, das durch jede psychische Erregung gesteigert wird, sieht man auch als Symptom der chronischen Quecksilbervergiftung (*Tremor mercurialis*) bei Spiegelarbeitern u. dgl.

Bei dieser Gelegenheit mag auch der *Tremor essentialis* erwähnt werden, d. h. der Zustand, wo das Zittern, insbesondere an den Händen, die einzige Krankheitserscheinung darstellt und sich auf keine weiter bekannte Ursache zurückführen läßt. Bei kräftigen willkürlichen Innervationen der Muskeln hört das Zittern in der Regel auf, so daß manche Zitterer trotzdem die feinsten Bewegungen ausführen können. In anderen Fällen wird aber der willkürliche Gebrauch der Hände durch das Zittern sehr gestört. Diese Form des funktionellen Zitterns findet man zuweilen bei verhältnismäßig jungen Leuten, ja sogar schon bei Kindern. Nicht selten ist eine deutliche *erbliche Disposition* vorhanden, so daß mehrere „Zitterer" in derselben Familie vorkommen (*erblicher* oder *familiärer Tremor*).

Sehr häufig findet man das Zittern bei „nervösen" Menschen, wo es besonders durch jede Gemütsbewegung sofort verstärkt wird (*nervöses, neurasthenisches* Zittern). Starkes Zittern kommt auch oft bei der *Hysterie*, insbesondere bei der *traumatischen Hysterie* vor. Bei den Neuro-Psychosen, zu denen die seelischen Erschütterungen des Krieges den Anlaß gegeben haben, sind ausgedehnte schwere Zitterzustände des Kopfes und der Gliedmaßen sehr häufig. Die „Schüttler" und „Zitterer" bildeten einen großen Teil der Kriegsneurotiker.

4. *Einzelne Zuckungen*, bald plötzlich und stoßweise, bald in Form von mehr langsamen Zusammenziehungen der Muskeln, sieht man namentlich oft bei Rückenmarkskrankheiten. Die Zuckungen treten vereinzelt oder häufig und andauernd auf. Ihre Entstehungsweise ist nicht immer klar ersichtlich. Sie können auf unmittelbarer motorischer Reizung beruhen oder auch einen reflektorischen Ursprung haben. Im letzten Fall (Reizerscheinungen von den hinteren Wurzeln aus?) ist zuweilen jede Zuckung mit einem plötzlichen Schmerzgefühl verbunden. Bei schweren toxischen Zerebralzuständen (im typhösen Sopor, bei der Urämie u. a.) kommen verbreitete umschriebene Muskelzuckungen häufig vor. Die heftigsten stoßweisen Muskelzuckungen beobachtet man bei gewissen als Myoklonie. Chorea electrica (s. d.) u. dgl. bezeichneten Nervenkrankheiten. Krankheitszustände, die durch das häufige oder fast beständige Auftreten einzelner Zuckungen in bestimmten Muskelgebieten gekennzeichnet sind, werden als „*Tick*" bezeichnet (Tick der Gesichtsmuskeln, der Kopf- und Nackenmuskeln u. a.).

5. *Faszikuläre* und *fibrilläre Muskelzuckungen* sind kleine Zuckungen in einzelnen *Muskelbündeln*, die bei genauer Betrachtung des Muskels sichtbar sind, aber keinen eigentlichen Bewegungseffekt zur Folge haben. Sind die fibrillären Kontraktionen in einem Muskel sehr lebhaft, so kann ein förmliches „*Wogen*" der Muskelsubstanz entstehen. Man beobachtet diese Erscheinung namentlich in atrophierenden Muskeln, und zwar besonders bei der chronischen *Poliomyelitis*, der *spinalen progressiven Muskelatrophie* (s. d.) und bei anderen *spinalen* Amyotrophien. Die echten fibrillären und faszikulären Muskelzuckungen beruhen fast immer auf einer Erkrankung und Reizung der *motorischen Ganglienzellen in den grauen Vorderhörnern des Rückenmarks*. Sie sind also in gewissem Sinne die entsprechende *spinale* motorische Reizerscheinung zu den durch Reizung der *zerebralen* (kortikalen) motorischen Ganglienzellen auftretenden epileptiformen Zuckungen. Doch scheinen auch selbständige Erkrankungsformen der Muskeln vorzukommen, bei denen ein längere Zeit andauerndes ausgebreitetes Muskelwogen, ver-

bunden mit Schmerzen, stärkerer Schweißabsonderung u. dgl. beobachtet wird („*Myokymie*" nach F. SCHULTZE). Auch muß man sich hüten, die echten fibrillären Zuckungen zu verwechseln mit dem fibrillären Muskelzittern, das durch Kälteeinwirkung (bei entkleideten Menschen) oder bei aufgeregten, nervösen Patienten (z. B. bei Unfallkranken) nicht selten beobachtet wird.

6. *Choreatische Bewegungen* sind teils kleinere Zuckungen, teils ziemlich komplizierte und ausgiebige, aber kurzdauernde, wenn auch gewöhnlich nicht stoßweise erscheinende unfreiwillige Bewegungen, die gewöhnlich *abwechselnd* im Gesicht, in einer Extremität, ja zuweilen im ganzen Körper in regelloser Weise auftreten. In schweren Fällen erfolgen sie fast beständig, in leichteren sind sie von kürzeren oder längeren Pausen unterbrochen. Sie bilden das Hauptsymptom der eigentlichen *Chorea* (s. d.), treten aber auch bei sonstigen Zerebralerkrankungen auf (symptomatische Chorea, Chorea posthemiplegica u. a.).

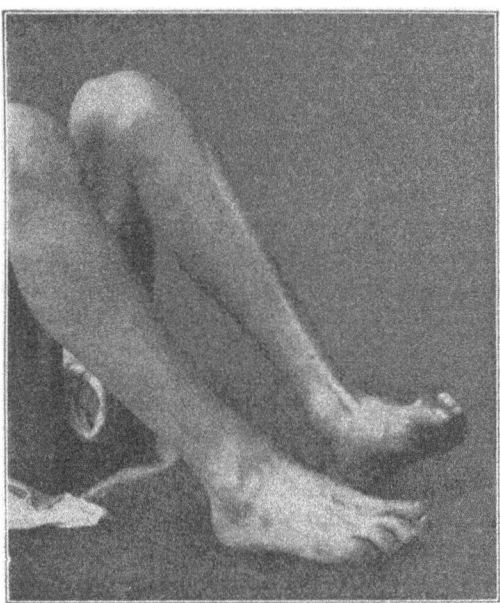

Abb. 91. Tibialisphänomen im linken Fuß.

7. *Athetose-Bewegungen* nennt man eigentümliche, unfreiwillig erfolgende, meist ziemlich langsame Bewegungen, die in *einer für ein besonderes Körperglied bestimmten Muskelgruppe*, namentlich an den Fingern und Händen, doch auch in den Füßen, Zehen, an den Armen, am Kopf und Rumpf usw. beobachtet werden. Die Finger machen langsame, dabei aber oft sehr ausgiebige Bewegungen, werden gestreckt, gespreizt, gebeugt und in der wunderlichsten Weise über- und durcheinander bewegt, die Hand im Handgelenk dabei stark gebeugt oder gestreckt u. dgl. Diese Form der motorischen Reizerscheinungen ist stets *zerebralen* Ursprungs (s. u.). Sie kommt als scheinbar besondere Krankheit („*Athetosis*") vor oder als Symptom bei gewissen zentralen Nervenleiden, so namentlich bei der *zerebralen Kinderlähmung* (s. d.).

8. *Koordinierte Krämpfe* sind motorische Reizerscheinungen, bei denen komplizierte Bewegungen in krampfartiger Form auftreten. Hierher gehören gewisse eigentümliche komplizierte Krampfformen, wie Springkrämpfe, Lachkrämpfe, Schreikrämpfe, Schluckkrämpfe u. a. Man beobachtet sie am häufigsten in schweren Fällen von *Hysterie*, doch kann auch die *Epilepsie* ausnahmsweise in Form von koordinierten Krämpfen (z. B. die Epilepsia cursoria) auftreten. — An die koordinierten Krämpfe schließen sich die mehr andauernden *Zwangsbewegungen* an (das zwangsweise Vorwärts- oder Im-Kreise-Gehen, das Rollen um die eigene Körperachse, das beständige Hin- und Herpendeln des Rumpfes u. v. a.). Derartige Zwangsbewegungen kommen besonders bei Geisteskranken und auch bei der Hysterie vor. Bestimmte „*Zwangslagen*" des Körpers beobachtet man in seltenen Fällen bei Erkrankungen der Kleinhirnschenkel und des Kleinhirns.

9. *Tonische Krämpfe* heißen, wie schon erwähnt, alle krankhaften, eine Zeitlang ununterbrochen *andauernden* Muskelkontraktionen. Den tonischen Krampf in der Kaumuskulatur (Masseter) bezeichnet man als *Trismus*. Den tonischen Krampf in den Rücken- und Nackenmuskeln, wodurch der ganze Körper nach hinten gestreckt und die Wirbelsäule zu einem nach vorn konvexen Bogen gekrümmt wird, nennt man *Opisthotonus*. Die tonische Starre des ganzen Körpers oder eines größeren Körperabschnittes wird als „*tetanische Starre*" bezeichnet. — Tonische Krämpfe beobachtet man nicht selten als idiopathische Zustände, ferner bei *Tetanus*, bei der *Tetanie*, der *Myotonie*, bei *Hysterie* u. a.

10. Von den eigentlichen tonischen Krämpfen zu unterscheiden ist die einfache „*Muskelstarre*" oder „*Bewegungsarmut*", wie man sie als eigentümliches Symptom bei gewissen Geisteskrankheiten und zerebralen Erkrankungen (Paralysis agitans, als Folgezustand der epidemischen Enzephalitis u. a.) beobachtet. Die Muskeln sind gleichsam erstarrt, so daß die Kranken lange Zeit in derselben Stellung verharren, ohne sie zu ändern. Auch die *mimische Starre* im Gesicht gehört hierher. Bei passiven Bewegungen zeigt sich ein vermehrter Muskelwiderstand. — *Kataleptische Starre* ist der Name für denjenigen tonischen Zustand in den Muskeln, bei welchem die Glieder dem Willenseinfluß mehr oder weniger entzogen sind, aber in jeder ihnen *passiv* gegebenen Stellung durch die Muskeln festgehalten werden. Man bezeichnet diesen Zustand auch als *Flexibilitas cerea*. Die Katalepsie kommt vorzugsweise in gewissen Fällen von *Hysterie* (während des hysterischen Anfalles oder in der Hypnose) vor. Doch auch bei sonstigen Gehirnkrankheiten, wenn sie mit einem allgemeinen psychischen Stupor verbunden sind (Tumoren, Meningitis u. a.), werden kataleptische Zustände zuweilen beobachtet. Für gewisse Psychosen (Katatonie) ist das Vorkommen kataleptischer Erscheinungen kennzeichnend. Zu erwähnen ist hier, daß man bei kleinen Kindern von 1—2 Jahren, die an irgendwelchen sonstigen Erkrankungen leiden, nicht selten eine ausgesprochene Katalepsie beobachten kann. Dies alles beweist, daß die Katalepsie in vielen Fällen psychogenen Ursprungs ist. Sie beruht dann auf einer *psychischen Hemmung* der normalen willkürlichen Muskelinnervation und ist immer mit einem gewissen Stupor verbunden. Man vergleiche das Kapitel über Hysterie. Zuweilen können kataleptische Zustände aber auch mit einer krankhaften Steigerung der antagonistischen Muskelfixation zusammenhängen, also rein somatischen Ursprungs sein. Dann findet sich die Katalepsie meist vereinigt mit der obenerwähnten Bewegungsarmut und Fixationsrigidität. Dies beobachtet man bei allen *amyostatischen Zuständen* (bei der WILSONschen Krankheit, bei der Paralysis agitans, beim striären Symptomenkomplex nach epidemischer Enzephalitis u. a.).

11. *Mitbewegungen* sind ungewöhnliche Bewegungen, die bei willkürlichen Bewegungen in anderen, zu der gewollten Bewegung nicht in Beziehung stehenden Muskeln auftreten. So erfolgen z. B. zuweilen bei Hemiplegischen Mitbewegungen im Arm, wenn der Kranke nur sein Bein bewegen will. Bei Rückenmarkskranken wird nicht selten die Bewegung eines Beines von einer unabsichtlichen Bewegung auch des anderen Beines begleitet. Am häufigsten sind Mitbewegungen in den Muskeln desselben Gliedes. Man beobachtet namentlich oft bei Hemiplegien oder bei spastischen Spinalparalysen, daß die Kranken das Bein nicht an den Körper heranziehen können, ohne daß gleichzeitig eine starke Dorsalflexion des Fußes als Mitbewegung auftritt (*Tibialisphänomen*, s. Abb. 91). In diesen Fällen ist oft eine isolierte Dorsal-

flexion des Fußes unmöglich, während bei der allgemeinen Beugung des Beines der Fuß stets mitflektiert wird. Es findet also nur eine sog. *Gruppeninnervation* statt. Bei älteren *peripherischen Fazialislähmungen* sieht man oft eigentümliche Mitbewegungen in den Gesichtsmuskeln, die wir bei der Besprechung der Fazialislähmung näher beschreiben werden.

Neben den motorischen Reizzuständen kommen sonstige nervöse *Begleiterscheinungen* nicht selten gleichzeitig vor. Häufig vereinigen sich motorische Lähmungs- und Reizerscheinungen miteinander, da die verschiedenen Krampfformen nicht nur in sonst normal beweglichen, sondern auch in paretischen oder gelähmten Muskelgebieten auftreten können. Bei den allgemeinen Konvulsionen verdient das *Verhalten des Bewußtseins* eine besondere Aufmerksamkeit. Die echten allgemeinen epileptischen Anfälle sind mit völliger Bewußtlosigkeit, die hysterischen Anfälle häufig mit Bewußtseinstrübungen verbunden, während bei den meisten anderen Krampfformen das Bewußtsein unbeeinflußt bleibt. Endlich ist noch bemerkenswert, daß namentlich die tonischen Krämpfe zuweilen von einer lebhaften *Schmerzempfindung* begleitet sind, die wahrscheinlich auf einer Reizung der intramuskulären sensiblen Nerven beruht. Derartige schmerzhafte tonische Muskelkontraktionen bezeichnet man als „*Crampi*". Hierher gehören z. B. die bekannten schmerzhaften Wadenkrämpfe und ähnliche Krämpfe in anderen Muskeln der unteren Extremität u. a.

3. Ataxie.

Zur Ausführung aller normalen zusammengesetzten Bewegungen bedürfen wir der gleichzeitigen Tätigkeit *mehrerer* Muskeln. Man denke an die zahlreichen Muskeln, die beim Gehen, beim Greifen, bei all den mannigfachen Beschäftigungen mit den Händen usw. zu gleicher Zeit tätig sein müssen. Zum richtigen Zustandekommen derartiger Bewegungen ist es daher nicht nur notwendig, daß alle die in Betracht kommenden Muskeln willkürlich innerviert werden können, d. h. also nicht gelähmt sind, sondern daß wir auch imstande sind, die Innervation jedes einzelnen Muskels so abzustufen, daß seine Kontraktion genau seinem ihm besonders zukommenden Arbeitsanteil entspricht. Eine willkürliche, geordnete Bewegung kann nur dann zustande kommen, wenn 1. nicht weniger, aber auch nicht mehr als alle hierzu erforderlichen Muskeln in Tätigkeit treten, 2. jeder einzelne Muskel sich nur so weit und so stark kontrahiert, als seiner besonderen Aufgabe entspricht, und wenn 3. auch die zeitlichen Verhältnisse der Innervation ihren normalen Ablauf nehmen, d. h. wenn alle beteiligten Muskeln sich teils gleichzeitig, teils nacheinander zur rechten Zeit kontrahieren. Man nennt eine in derartig geordneter Weise ausgeführte Bewegung eine *koordinierte Bewegung* und den Vorgang der richtigen Abstufung in der Innervation der einzelnen zu einer komplizierten Bewegung nötigen Muskeln die *Koordination der Bewegung*. Vor allem kommt in Betracht, daß auch zu den scheinbar einfachsten Bewegungen schon die gleichzeitige Tätigkeit mehrerer Muskeln notwendig ist, da *immer* auch die zu den bewegten Muskeln gehörigen *Antagonisten* mit in Wirksamkeit treten müssen. Nur mit Hilfe der stets bereiten Antagonisten vermögen wir unsere Bewegungen so fein abzustufen, sie so rasch zu hemmen oder zu beschleunigen, wie es zur Ausführung aller gewollten Bewegungen erforderlich ist. Ferner ist zu bedenken, daß außer den zu einer bestimmten Bewegung unmittelbar nötigen Muskeln auch noch zahlreiche andere Muskeln gleichzeitig tätig sein müssen, um den eigentlich wirksamen Muskeln einen *festen Stützpunkt* zu geben. So hängt z. B. die sichere Ausführung der meisten *Handbewegungen* davon ab, daß gleichzeitig der *ganze Arm* in der richtigen Weise fixiert wird. Kurzum, bei allen unseren Bewegungen handelt es sich stets um die recht komplizierte Tätigkeit *ganzer Gruppen von Muskeln.*

Die Nervenpathologie ist reich an Tatsachen, die uns den Begriff und die Notwendigkeit der Koordination der Bewegungen klarzumachen imstande sind. Denn wir beobachten häufig Störungen der Motilität, welche die Kranken zu allen feineren motorischen Leistungen unfähig machen und doch keineswegs auf irgendeiner motorischen Schwäche oder Lähmung, sondern nur auf einer *Störung in der Koordination der Bewegung* beruhen. Man bezeichnet eine derartige Störung als *Ataxie* und spricht von einer Ataxie der Arme, der Beine, des Rumpfes usw., wenn in den genannten Teilen zwar noch alle Bewegungen und oft sogar noch mit voller Kraft möglich sind, diese Bewegungen aber eine auffallend ungeordnete, unsichere, ,,ataktische'' Ausführung zeigen.

Über die *Ursachen der Ataxie* sind vielfache Theorien aufgestellt worden. Im allgemeinen kann es aber nicht mehr zweifelhaft sein, daß die echte Ataxie wenigstens in den meisten Fällen auf *Störungen zentripetaler Einflüsse* beruht. Um dies zu verstehen, müssen wir uns zuvor die Vorgänge bei der *normalen Koordination der Bewegungen* klarmachen. Wir müssen davon ausgehen, daß unsere Bewegungen durch zentripetale, hauptsächlich aber von den *Muskeln* selbst, den Sehnen und Faszien stammende Erregungen, die übrigens keineswegs alle zu *bewußten* Empfindungen führen, beständig gefördert oder gehemmt, d. h. also in Ordnung gehalten (,,koordiniert'') werden. Jede Bewegung ist mit einer gewissen mechanischen Muskel- und Sehnendehnung verbunden. Stärke und Ort dieser mechanischen Reizung wechseln beständig je nach dem Umfang und der Art der ausgeführten willkürlichen Bewegung. Diese sensiblen Erregungen sind unzweifelhaft die Regulatoren für Maß und Richtung unserer gewollten Bewegungen, genau so, wie die Bewegungen eines gut abgerichteten Pferdes durch die steten leichten *sensiblen* Reize der Zügel geleitet werden. Man hat auch den ,,*Gelenkempfindungen*'' eine besondere Rolle bei der sensorischen Koordination der Bewegungen zuschreiben wollen. Doch sprechen die Erfahrungen, die STRÜMPELL an Kranken mit resezierten Gelenken machte, durchaus gegen eine hervorragende Rolle der Gelenkempfindungen. Auch den *Hautempfindungen* kommt bei der Koordination jedenfalls nur eine geringere, höchstens sekundäre Bedeutung zu, da die tieferen Druckempfindungen genügen, um die Beziehungen des Körpers zu den Gegenständen der Außenwelt erkennen zu lassen (vgl. oben S. 389). Jedenfalls lernt also das Kind erst *durch die Beihilfe zentripetaler, von den Muskeln und den übrigen tieferen Teilen selbst stammender Erregungen* seine ursprünglich ungeordneten Bewegungen allmählich in geordnete umzuwandeln. Beim Erwachsenen sind die meisten Bewegungen bereits fest und sicher eingeübt. Das Erlernen einer neuen Bewegung (einer neuen ,,Fertigkeit'') geht aber ganz auf dieselbe Weise vor sich. Auch die eingeübte Bewegung (Gehen, Greifen usw.) bedarf noch der beständigen, durch zentripetale Erregungen ausgeübten Kontrolle und Regelung. Jede irgendwie eintretende Abweichung von dem normalen Ablauf einer geordneten Bewegung bewirkt sofort eine entsprechende peripherische Erregung, die zentripetal zu den betreffenden motorischen Apparaten geleitet wird und hier sofort den Anlaß zu der nötigen Korrektur der Bewegung gibt. So passen sich unsere Bewegungen bei intaktem Nervensystem stets den äußeren Verhältnissen an und erscheinen daher durchweg geordnet und zweckmäßig. Selbst gröbere äußere Störungen (z. B. beim Stolpern u. a.) werden in un-

bewußter Weise durch die eintretende zentripetale, d. h. reflektorische Regulation der Bewegung sofort ausgeglichen. Fallen dagegen diese ordnenden
Einflüsse durch eine Erkrankung der betreffenden zentripetalen Bahnen fort,
so entsteht notwendigerweise eine *Störung in der Koordination der Muskelbewegungen*, d. h. eine *Ataxie*. Die Bewegungen sind dann schwankend, unrichtig, unsicher. Ein bestimmtes Ziel der Bewegung wird nur auf Umwegen
und mühsam erreicht. Auch die großen koordinierten Bewegungsapparate
zum Stehen und Gehen verlieren die Sicherheit ihrer Wirksamkeit, der Gang
wird schwankend und breitspurig („*ataktisch*“).

In sehr vielen Fällen kann man die anatomische Grundlage der Ataxie in
einer Erkrankung von zentripetalen Nervenbahnen leicht nachweisen. Vor
allem sind es die von den *tieferen* Teilen (den Muskeln, Faszien, Gelenken)
stammenden sensiblen Fasern, deren Degeneration stets zu einer ataktischen Bewegungsstörung führt. Da diese Fasern, wie wir oben gesehen
haben (s. S. 395), im Rückenmark in den weißen *Hintersträngen* verlaufen,
so sind Erkrankungen der Hinterstränge (Tabes, FRIEDREICHsche Krankheit,
Myelitis der Hinterstränge u. a.) so oft mit Ataxie verbunden. Doch auch
Erkrankungen der betreffenden *peripherischen* sensiblen Nerven (bei manchen
Formen der Polyneuritis) und ebenso Erkrankungen der zentralen Fortsetzungen der Hinterstrangfasern in der *Schleifenschicht des Gehirns* und den
hinteren Abschnitten der inneren Kapsel führen zu Ataxie. Hieraus folgt,
daß der Ort, wo die Regelung der motorischen Innervationsstärken durch
die zentripetalen Erregungen stattfindet, nicht im Rückenmark, sondern im
Gehirn, und zwar für die feineren gewollten Zweck- und Zielbewegungen der
Extremitäten wahrscheinlich hauptsächlich in der motorischen Gehirnrinde
zu suchen ist. Daher kommt *Ataxie* zuweilen auch vor bei Erkrankungen
der *motorischen Gehirnrinde*. Die zentripetale Regelung der *Rumpfbewegungen*
beim *Stehen* und *Gehen* erfolgt dagegen hauptsächlich im *Kleinhirn*. Störungen
des Kleinhirns sind daher oft mit Unsicherheit und Schwanken des Ganges
verbunden (*zerebellare Ataxie*), während die Ausführung der einzelnen Arm- und
Beinbewegungen in ganz geordneter Weise vor sich geht. — Vielfach erörtert
worden ist die Frage, ob die Ataxie infolge des Ausfalls zentripetaler Erregungen auch stets mit Störungen der *bewußten* Sensiblität verbunden sein
muß. Im allgemeinen kann man sagen, daß *organische* Störungen des
Muskelsinnes *stets* mit Ataxie verbunden sind. Umgekehrt kann aber
Ataxie auch ohne gröbere Störung der *bewußten* Muskelsensibilität vorhanden
sein, wie auch zwischen dem Grade der vorhandenen Ataxie und dem Grade
der etwa gleichzeitig vorhandenen Störungen in der Tiefensensibilität (Muskelsinn usw.) kein Parallelismus besteht. Die Regelung der willkürlichen Bewegungen durch zentripetale Erregungen erfolgt somit auf Leitungsbahnen,
die mit den Bahnen der ins Bewußtsein gelangenden Muskelempfindungen
nicht völlig identisch sind, oder die sich wenigstens später von den zu den
sensorischen Zentren führenden Fasern abzweigen. Ebenso, wie sich die
spinalen Reflexbahnen schon im Rückenmark von der eigentlichen sensiblen
Leitung abtrennen, erfolgt eine weitere Trennung der sensiblen Erregungen
im Gehirn. Die eine Leitung der Erregung geht unmittelbar zu den *sensorischen* Zentren und dient dem Zustandekommen der *bewußten Empfindung*,
der andere Teil der Leitungsbahnen führt zu den *motorischen* Zentren und
dient der *Regulation der Bewegungen*, die also in gewissem Sinne auch reflektorisch genannt werden kann. Wir werden auf diese schwierigen Fragen
später noch wiederholt zurückkommen (vgl. die Kapitel über multiple Neuritis,
Tabes, multiple Sklerose u. a.).

Nicht leicht zu beantworten ist die Frage, ob *jede* Ataxie durch den Ausfall zentripetaler Erregungen bedingt ist. Es wäre sehr wohl denkbar, daß auch trotz normaler zentripetaler Regelung in den motorischen Zentren oder vielleicht sogar in den motorischen Leitungsbahnen selbst Störungen, z. B. Verschiedenheiten in der Geschwindigkeit der Erregungsleitung oder abnorme Überleitungen der motorischen Erregung stattfinden, die das Zustandekommen einer koordinierten normalen Bewegung unmöglich machen. Wir hätten es dann nicht mit einer „*sensorischen Ataxie*", sondern mit einer rein „*motorischen Ataxie*" zu tun. Vielleicht sind z. B. die ataktischen Bewegungsstörungen bei der multiplen Sklerose (s. d.) rein motorisch. Auch bei ausgedehnten enzephalitischen Vorgängen beobachtet man zuweilen ausgeprägte ataktische Störungen ohne jede nachweisbare Veränderung der Sensibilität.

Zur *Prüfung der Ataxie* in den *Armen* und *Händen* läßt man die Kranken bestimmte Zielbewegungen (Berühren eines vorgehaltenen Gegenstandes oder eines bestimmten Körperteiles mit der Fingerspitze, Aneinanderlegen der eigenen Fingerspitzen) oder kompliziertere Beschäftigungsbewegungen (Schreiben, Nachziehen bestimmter Linien, Schleifenbinden, Zuknöpfen u. dgl.) ausführen. Die Ataxie der *Beine* prüft man am besten durch den sog. *Kniehackenversuch*, d. h. das Auflegen des Hackens auf das Knie des anderen Beines. Empfehlenswert ist es, auf dem einen Unterschenkel *mehrere* Punkte mit Kreide zu bezeichnen, die nun der Reihe nach mit dem Hacken des anderen Beines genau berührt werden sollen. Gewöhnlich läßt man auch zur Prüfung der Ataxie den Kranken seine eine Ferse genau längs der Schienbeinkante des anderen Beines langsam aufwärts und abwärts bewegen. Bei vorhandener Ataxie weicht der Fuß dann beständig von der vorgeschriebenen Richtungslinie ab. — Die Ataxie des *Rumpfes* prüft man durch genaue Beobachtung des Ganges auf einer vorgeschriebenen Linie, des Stehens mit fest geschlossenen Füßen (*statische Ataxie*), des Treppensteigens u. dgl. — Bei jeder durch den Ausfall zentripetaler Erregungen bedingten Ataxie suchen die Kranken durch das *Auge* (d. h. durch die Kontrolle der Gesichtsempfindungen) die fehlenden Muskelempfindungen zu ersetzen. Bei *geschlossenen Augen* tritt daher die Ataxie noch stärker zutage. Insbesondere sieht man oft, daß das Stehen bei ataktischen Kranken mit fest geschlossenen Füßen bei offenen Augen noch leidlich gut möglich ist, während bei Augenschluß alsbald starkes Schwanken des ganzen Körpers eintritt (*Rombergsches Symptom*). Bei Ataxie mit fehlendem Muskelsinn in den Armen kann der Kranke bei geschlossenen Augen ein dem Ort nach vorher bekanntes Ziel mit der Hand gar nicht mehr oder nur sehr unsicher erreichen.

4. Allgemeines über die Prüfung und das Verhalten der Reflexe.

Die Prüfung der Reflexe darf ihrer großen diagnostischen Wichtigkeit wegen in keinem Falle eines Nervenleidens unterlassen werden. Man hat dabei die beiden Hauptgruppen der Reflexe, die *Hautreflexe* und die „*Sehnenreflexe*" („tiefen Reflexe"), voneinander zu unterscheiden.

Hautreflexe. Als Hautreflexe bezeichnet man die durch Reizung der sensiblen (zentripetalen) *Hautnerven* auf reflektorischem Wege hervorgerufenen Muskelzuckungen. An den *oberen Gliedmaßen* sind diese meist nur in geringem Grade vorhanden; doch kann man immerhin auch hier durch Stechen und Kneifen der Haut, namentlich an den Fingern, zuweilen Reflexe hervorrufen. Allgemein bekannt sind die bei manchen Menschen sehr starken Reflexe beim Kitzeln der Achselhöhlen. Viel wichtiger ist die Prüfung der Hautreflexe an den *unteren Gliedmaßen*. Die zur Auslösung der Reflexe an den Beinen empfindlichsten Teile sind die *Fußsohlen*.

Als Reflexreiz benutzt man einfaches Kitzeln der Sohle mit dem Finger (*Kitzelreflex*) oder Stechen mit einer Nadel (*Stichreflex*) oder rasches, kräftiges Streichen der Haut mit einem stumpfen Gegenstande, gewöhnlich mit dem Stiel des Perkussionshammers (*Strichreflex*). Sehr geeignet in manchen Fällen zur Reflexreizung sind auch Temperaturreize, namentlich an die Haut gehaltene Eisstückchen (*Kältereflex*). Es empfiehlt sich oft, alle diese Methoden zu versuchen, da bei herabgesetzter Reflexerregbarkeit nicht selten nur auf die eine oder die andere Weise eine Reflexzuckung im Bein hervorzurufen ist. Außer an der Fußsohle ist auch die Reflexerregbarkeit von der übrigen Haut aus zu untersuchen (Nadelstiche, Kneifen einer Hautfalte u. dgl.). Besonders zu beachten ist, daß bei Nervenkranken oft eine *Verspätung der Reflexe* vorkommt, in der Weise, daß die Reflexzuckung erst eintritt, wenn der Reflexreiz eine gewisse Zeit lang angedauert hat. So erfolgt z. B. bei manchen Rückenmarkskranken, wie wir oft beobachtet haben, der Reflex erst, wenn man den Nadelstich längere Zeit hat *einwirken* lassen oder eine Hautfalte mehrere (bis 10—15) Sekunden lang ununterbrochen gedrückt hat, eine Erscheinung, die mit der aus der Physiologie bekannten Tatsache der „*zeitlichen Summation der Reflexreize*" zusammenhängt. Nicht selten fällt die Summation des Reflexreizes mit der Summation des Reizes für die Schmerzempfindung (s. o. S. 392) zusammen, so daß also nach einer gewissen Dauer der Reizwirkung zu gleicher Zeit die Schmerzempfindung und die Reflexzuckung eintreten. Bei den *Strichreflexen* (s. o.) handelt es sich dagegen um eine *örtliche Summation der Reizreflexe*, indem zahlreiche verschiedene Hautstellen rasch nacheinander gereizt werden. Bei den Kitzelreflexen vereinigt sich die zeitliche und die örtliche Summation des Reflexreizes. Nicht alle Hautstellen zeigen die gleiche „*Reflexempfindlichkeit*". Von den Fußsohlen

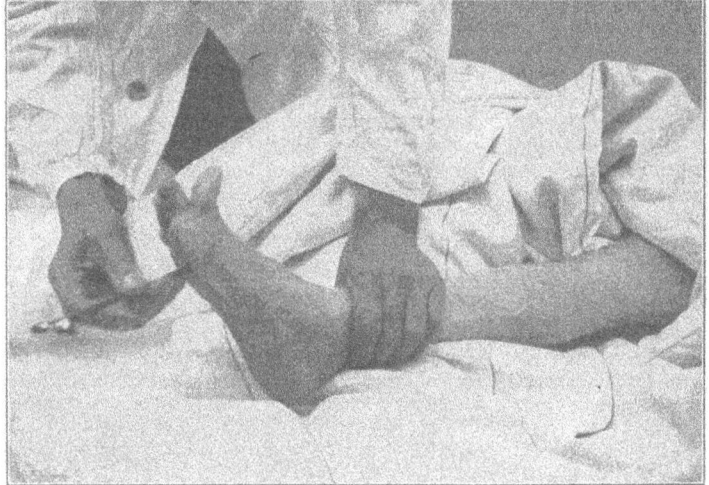

Abb. 92. Reflektorische Dorsalflexion der großen Zehe beim Bestreichen der Fußsohle (Babinski-Reflex).

aus lassen sich die Reflexe leichter auslösen als von der Haut des Unter- und Oberschenkels aus. Die Reflexbewegung im Beine besteht meist in einer Dorsalflexion des Fußes und in einer gleichzeitigen Beugung des Knies und des Hüftgelenkes („*Beugereflex des Beines*"). Nach Reizung der Haut des Oberschenkels kommen zuweilen auch reflektorische Zuckungen in den Streckmuskeln des Beines vor. Unter pathologischen Verhältnissen kann auch die Reizung der Fußsohle zu einer reflektorischen *Streckung* und *Einwärtsrotation* des Beines führen. Je stärker und anhaltender der Reflexreiz einwirkt, um so kräftiger und ausgebreiteter werden die Reflexzuckungen. Bei lebhaft gesteigerter Reflexerregbarkeit tritt manchmal bei Nadelstichen in die Fußsohle eine starke Beugezuckung nicht nur in dem gereizten, sondern eine meist schwächere Beugezuckung zugleich auch in dem anderen Bein ein.

Von besonders großer praktischer Bedeutung ist die genaue Beobachtung der Reflexbewegungen in den *Zehen*, namentlich in der *großen Zehe*. Man prüft diese Reflexe am besten in der Weise, daß man mit der linken Hand den zu untersuchenden Fuß fest umfaßt und dann mit einer Nadel oder dem Stiel des Perkussionshammers leichtere und stärkere Strichreize an der Fußsohle in der Gegend der Zehenballen, des äußeren oder inneren Fußrandes u. a. ausübt. Bei Gesunden erfolgt dann die Reflexzuckung der Zehen fast ausnahmslos in der Form einer *Plantarflexion*, während dagegen bei vielen Nervenkranken eine *Dorsalflexion* der Zehen und insbesondere oft eine starke, tonisch verlaufende *Dorsalflexion der großen Zehe* eintritt (**Babinskischer Zehenreflex**). Diese reflektorische Dorsalflexion der großen Zehe weist fast mit Sicherheit auf eine *organische Erkrankung im Gebiet der motorischen Pyramidenbahn* hin, und wir werden daher auf diese Erscheinung später noch öfter zurückkommen. Außer durch Streichen an der Fußsohle kann man häufig diesen Reflex, meist verbunden mit einer Dorsalflexion des Fußes, auch erzielen durch starkes Hinabstreichen mit Daumen und Zeigefinger längs der Vorderfläche des Unterschenkels (**Oppenheimscher Reflex**). Wichtig ist es, daß bei gesunden neugeborenen Kindern mit noch *unentwickelten Pyramidenbahnen* der Hautreflex in der großen Zehe ebenfalls als Dorsalflexion auftritt.

Zwei ihrer diagnostischen Bedeutung wegen häufig untersuchte Hautreflexe müssen wir noch besonders erwähnen: den *Bauchdeckenreflex* und den *Kremasterreflex*. Der **Bauchdeckenreflex** wird am besten dadurch hervorgerufen, daß man mit dem Stiel des Perkussionshammers oder auch mit einer Nadelspitze unter einem leichten Druck über die Bauchdecken rasch hinstreicht, am besten bei geschlossenen Augen der Kranken. Streicht man von außen nach innen auf die Linea alba zu, so kann man je nach der Höhe der Reizung einen *oberen*, *mittleren* und *unteren Bauchdeckenreflex* unterscheiden. Beim Streichen von oben nach unten vereinigen sich diese Zuckungen. Bei gesunden Menschen fehlt der Bauchdeckenreflex nur selten ganz, am ehesten bei sehr schlaffen Bauchdecken oder bei Fettleibigen. Bei zerebraler und spinaler Hemiplegie, überhaupt bei Erkrankungen der *motorischen* zerebralen und spinalen Leitungsbahnen, ist das Fehlen des Reflexes auf der gelähmten Seite eine wichtige Erscheinung. Doch kann das Verschwinden der Reflexe natürlich auch auf einer Störung der *zuführenden* Erregungen beruhen, wobei in Betracht kommt, daß der zentripetale Abschnitt des Reflexbogens für den *unteren und mittleren Bauchdeckenreflex* durch die hinteren Wurzeln des *zehnten bis zwölften Interkostalnerven*, für den *oberen* Bauchreflex durch die hintere Wurzel des *neunten Interkostalnerven* ins Rückenmark eintritt (DINKLER). Diagnostisch wichtig ist das fast regelmäßige Fehlen der Bauchdeckenreflexe bei *multipler Sklerose*. — Der **Kremasterreflex** besteht in dem reflektorischen Hinaufsteigen des Hodens, wenn man die Innenseite des Oberschenkels kräftig streicht oder mit der Hand einen raschen tiefen Druck handbreit über dem Condylus internus ausübt. Dieser Reflex ist bei gesunden Knaben und Männern fast stets vorhanden, wenn auch in wechselnder Stärke. Seine klinische Bedeutung ist ähnlich wie die des Bauchdeckenreflexes. Die zentripetalen Reflexfasern für den Kremasterreflex liegen in der Höhe des *ersten und zweiten Lumbalnerven*. Doch kann der Reflex zuweilen auch von viel weiter entfernten Hautgebieten aus (bis zum Unterschenkel hinab und zur unteren Bauchhaut aufwärts) ausgelöst werden. Man kann daher bei diesem und bei anderen Reflexen in jedem einzelnen Falle die Größe der sog. *reflexogenen Zone* bestimmen. Hüten muß man sich vor einer Verwechslung des Kremasterreflexes mit der Zusammenziehung der Tunica dartos, die man ebenfalls reflektorisch durch Reizung der Skrotalhaut oder der Haut in der Analgegend auslösen kann (**Skrotalreflex**). Andere Hautreflexe, wie der *Glutäalreflex*, der *Brustwarzenreflex* u. a. haben nur geringe praktische Bedeutung erlangt.

Sehnenreflexe. Von großer praktischer Wichtigkeit ist die Prüfung der unter dem Namen der „*Sehnenreflexe*" zusammengefaßten, zuerst von ERB und WESTPHAL im Jahre 1875 näher untersuchten und beschriebenen Erscheinungen. Man versteht hierunter diejenigen Muskelkontraktionen, welche bei kurzdauernder *mechanischer* Reizung der *Sehnen* und entsprechender Teile

(*Periost, Faszien*) entstehen. WESTPHAL hielt diese Zuckungen anfangs für die Folge einer unmittelbaren mechanischen Muskelreizung. Spätere genaue klinische und experimentelle Arbeiten haben aber gezeigt, daß die „Sehnenreflexe", wie ERB es von Anfang an angenommen hatte, echt reflektorische Erscheinungen sind, ausgehend von der mechanischen Reizung der sensiblen Nerven in den Sehnen, im Periost usw.

Der praktisch wichtigste Sehnenreflex ist der **Patellarreflex** oder das „*Kniephänomen*" (WESTPHAL), d. h. die im Quadrizeps auftretende Zuckung nach mechanischer Reizung des Ligamentum patellae durch einen kurzen Schlag mit dem Perkussionshammer. Um diesen Reflex hervorzurufen, ist es vor allem notwendig, daß der zu Untersuchende alle aktiven Muskelspannungen in dem Bein, insbesondere im Quadrizeps, vermeidet. Untersucht man Kranke, die nicht im Bett liegen, so kann man den Patellarreflex in der Weise prüfen, daß man den Kranken im Sitzen das zu untersuchende Bein über das andere schlagen läßt und so bei schlaff herabhängendem Unterschenkel die Patellarsehne beklopft. Noch zweckmäßiger erscheint es uns, den Kranken anzuweisen, den Unterschenkel so weit vorzustrecken, daß er mit dem Oberschenkel einen nach unten offenen *stumpfen* Winkel bildet. Läßt man jetzt die Fußsohle völlig auf den Boden aufstellen, so ist in dieser Stellung der Quadrizeps völlig entspannt, und man kann durch Beklopfen der Patellarsehne die Kontraktion des Quadrizeps sehr leicht und deutlich hervorrufen. Bei bettlägerigen Kranken ist es am besten, das zu untersuchende Bein mit der unter die Kniekehle geschobenen linken Hand bis zu leichter Beugestellung aufzuheben, wobei der Fuß auf dem Bette liegen bleibt und der Kranke jede aktive Muskelspannung vermeiden soll. Oder man läßt das zu untersuchende Bein über das andere schlagen, wobei es ebenfalls in eine schlaffe, etwas gebeugte Ruhelage kommen soll. In einzelnen Fällen, wo eine willkürliche Anspannung der Oberschenkelmuskeln nicht unterdrückt werden kann, empfiehlt es sich, den zu Untersuchenden auf einen Tisch zu setzen und den Reflex vom frei herabhängenden Unterschenkel aus zu untersuchen. In allen zweifelhaften Fällen ist es nötig, die Prüfung des Patellarreflexes auf *verschiedene* Weise vorzunehmen. Ist der Patellarreflex nur schwach oder undeutlich vorhanden, so empfiehlt sich das von JENDRASSIK angegebene Verfahren, welches darin besteht, daß man den Patellarreflex prüft, während der Kranke beide Hände fest ineinander hakt und sie dann mit aller Kraft auseinanderzuziehen sucht. Durch diese oder jede andere lebhafte Anspannung der Muskeln an den oberen Gliedmaßen (z. B. recht zweckmäßig auch festes Drücken der linken Hand des *Untersuchers*) werden die Muskeln der Beine erschlafft, weil jede willkürliche Innervation vermieden wird, und so erklärt sich wahrscheinlich die dabei oft deutlich nachzuweisende Verstärkung des Patellarreflexes. Ist auch mit Hilfe dieses „*Jendrassikschen Verfahrens*" trotz mehrfacher Versuche in verschiedener Körperstellung des Kranken (im Sitzen und Liegen) kein Patellarreflex zu erzielen, so darf man ihn als fehlend bezeichnen, ein Befund, der fast immer eine pathologische Bedeutung hat, da ein völliges *Fehlen des Patellarreflexes bei Gesunden so gut wie niemals vorkommt*. Der Reflexbogen im Rückenmark für den Patellarreflex befindet sich im zweiten Lumbalsegment.

Der zweite wichtige, an den unteren Extremitäten hervorzurufende Sehnenreflex ist der **Achillessehnenreflex**. Gibt man dem Fuß des zu Untersuchenden (am besten bei seitlicher Bettlage und leicht gebeugtem Knie oder auch beim Knien des Patienten auf einem Stuhl) passiv eine leichte Dorsalflexionsstellung, so daß die Achillessehne ein wenig angespannt wird, und führt dann einen kurzen Perkussionsschlag auf die Sehne, so tritt eine deutliche Kontraktion des Gastrocnemius ein. Recht zweckmäßig ist auch die Untersuchung des Reflexes, während der zu Untersuchende auf einem Stuhl kniet. Hervorzuheben ist, weil nicht allgemein bekannt, daß der Wadenmuskelreflex fast immer auch durch Beklopfen der Fascia plantaris hervorzurufen ist. Der Achillessehnenreflex ist bei gesunden Menschen ebenso regelmäßig vorhanden wie der Patellarreflex. Sein Reflexbogen im Rückenmark liegt in der Höhe des dritten bis fünften Sakralsegments. Bei *krankhaft gesteigerten Sehnenreflexen* ist der Achillessehnenreflex sehr lebhaft, und dann kann man ihn als „**Fußklonus**" in folgender Weise auslösen. Macht man mit dem Fuße eine kurze, kräftige, passive Dorsalflexion, so wird die Achillessehne plötzlich angespannt und hierdurch mechanisch gereizt. Infolge davon tritt eine (reflektorische) Plantarflexion des Fußes ein. Wenn nun durch andauerndes passives Dorsalflektieren des Fußes die Achillessehne immer wieder von neuem angespannt wird, so erfolgen abwechselnd stets neue Plantar- und Dorsalflexionen des Fußes, so daß der Fuß hierdurch in ein lebhaftes Zittern versetzt wird. Diese Erscheinung bezeichnet man als „*Fußklonus*". Bei sehr beträchtlicher Steigerung der Sehnenreflexe bleibt zuweilen das Zittern nicht auf den Fuß beschränkt, sondern das ganze Bein gerät in einen lebhaften Klonus. Bei *krankhaft gesteigerten Sehnenreflexen* kann man auch den Patellarreflex in Form eines andauernden Klonus (,,**Patellarklonus**") erhalten, wenn man die fest zwischen die Finger gefaßte Patella mit einem plötzlichen Ruck nach abwärts schiebt.

Die beiden besprochenen Erscheinungen, der Patellarreflex und der Achillessehnenreflex bzw. der Fußklonus, sind zwar die praktisch wichtigsten und am häufigsten geprüften, aber keineswegs die einzigen Sehnenreflexe an den unteren Gliedmaßen. Außer von den eigentlichen Sehnen aus erhält man auch nicht selten durch Beklopfen des Periosts und der Faszien Muskelzuckungen, die STRÜMPELL als **Periostreflexe** und **Faszienreflexe** bezeichnet hat. So z. B. erfolgt die Zuckung im Quadrizeps bei erhöhter Reflexerregbarkeit oft auch nach *Beklopfen der vorderen Tibiafläche*. Wir können dann ebenfalls von einer vergrößerten „*reflexogenen Zone*" sprechen, ein Umstand, der fast immer auf eine pathologische Steigerung des Patellarreflexes hinweist. Nach STRÜMPELLS Beobachtungen erhält man aber den Quadrizepsreflex von der vorderen Tibiafläche aus in der Regel nur bei *organischen* Nervenleiden, während trotz lebhafter Steigerung des Patellarsehnenreflexes bei *funktionellen* Neurosen (Hysterie, Nervosität) das Beklopfen der Tibia meist keine Zuckung im Quadrizeps hervorruft. Dieser Umstand kann somit eine gewisse diagnostische Bedeutung haben. Ferner sieht man sehr häufig Zuckungen in den Adduktoren des Oberschenkels beim Beklopfen des inneren Condylus der Tibia, Zuckungen in den Muskeln an der Hinterfläche des Oberschenkels beim Klopfen auf die Wade u. a. In einzelnen Fällen treten auch *gekreuzte* Sehnen- und Periostreflexe auf, besonders in den Adduktoren, doch zuweilen auch im Quadrizeps der entgegengesetzten Seite. Erwähnung verdient noch der **Mendel-Bechterewsche Fußrückenreflex**. Beklopfen des Fußrückens in der Gegend des dritten und vierten Metatarsalknochens bewirkt bei Gesunden oft eine *Dorsalflexion* der zweiten bis fünften Zehe. Bei spastischen Lähmungen mit Steigerung der Sehnenreflexe tritt dagegen eine *Beugung* der Zehen auf, zuweilen verbunden mit Abduktion. — Ein leichtes Anschlagen der Plantarflächen der Zehen mit den Fingerspitzen ruft bei spastischen Paresen gleichfalls eine Plantarflexion der Zehen hervor (,,**Phänomen von Rossolimo**"). Die diagnostische Bedeutung des *Mendel-Bechterewschen* und des *Rossolimoschen* Reflexes ist somit ähnlich wie die der Reflexe von BABINSKI und OPPENHEIM.

An den *oberen Gliedmaßen* sind die Sehnenreflexe unter normalen Verhältnissen mitunter nur schwach vorhanden oder fehlen sogar ganz. Bei abnorm gesteigerter Erregbarkeit kommen dagegen auch hier die mannigfachsten und lebhaftesten Sehnenreflexe vor. Am wichtigsten und häufigsten sind die *Periostreflexe beim Beklopfen der unteren Enden des Radius und der Ulna*. Nach STRÜMPELLS Beobachtungen ist es die Regel, daß man vom *Radiusköpfchen* aus hauptsächlich eine Zuckung im Brachioradialis und Bizeps erhält, während vom *Ulnaköpfchen* aus dieselben Zuckungen schwächer auftreten, außerdem aber besonders häufig eine Pronation des Vorderarmes und eine Beugezuckung in dem Handgelenk und in den Fingern. Tritt auch beim Beklopfen des *Radius* eine reflektorische Beugung der Finger ein, so ist dies stets ein Zeichen krankhaft gesteigerter Reflextätigkeit. Nicht selten kontrahiert sich auch der M. deltoideus beim Beklopfen des unteren Ulnaendes. Außerdem sind unmittelbare Sehnenreflexe im Bizeps und Trizeps beim Beklopfen ihrer eigenen Sehnen fast stets vorhanden. Im Bizeps erhält man nicht selten eine Zuckung auch beim Beklopfen der Clavicula. Ein *anhaltender Klonus in der Hand* bei passiver Volarflexion kommt auch vor, ist aber nicht sehr häufig.

Im Anschluß an die Besprechung der Sehnenreflexe ist hier auch der zuerst von C. MAYER beschriebene *Fingerreflex* zu erwähnen. Übt man an der ersten Phalanx des dritten oder vierten Fingers eine etwas gewaltsame, übermäßige, kurze Volarflexion aus, so erfolgt bei vielen (nicht allen) Menschen eine leichte, aber deutliche Adduktions- und Oppositionsbewegung des Daumens. Bemerkenswerterweise findet man diesen Reflex niemals an der gelähmten Hand eines Hemiplegikers, wohl aber an der Hand der gesunden Seite.

Mechanische Muskelerregbarkeit und paradoxe Kontraktion. Die „*direkte mechanische Erregbarkeit der Muskeln*" zeigt sich durch das Auftreten von kräftigen, kurzen Kontraktionen einzelner Bündel oder des ganzen Muskels beim unmittelbaren Beklopfen des Muskelbauches mit dem Perkussionshammer. Hierbei handelt es sich aber nicht um eine unmittelbare Muskelreizung, sondern um eine mechanische Reizung der *eintretenden Muskelnerven* (zumal da die Muskelzuckungen stets am stärksten sind, wenn man die Eintrittsstellen der Nerven beklopft, genau so wie bei der faradischen Muskelreizung). Übrigens ist vielleicht die eintretende Muskelzuckung zuweilen auch ein Reflex, entstanden durch die mechanische Reizung der den Muskel überziehenden Faszie. — Von den bisher beschriebenen Kontraktionen wohl zu unterscheiden sind die sog. *idiomuskulären Kontraktionen*. Man sieht diese am deutlichsten, wenn man mit der Ulnarseite der Hand oder auch mit dem Perkussionshammer einen *kräftigen* Schlag auf einen Muskelbauch, z. B. auf den M. biceps ausübt. An der getroffenen Stelle bildet sich dann ein schmaler, quer verlaufender, *umschriebener Muskelwulst*, der sich erst *allmählich* wieder ausgleicht. Eine besondere praktische Wichtigkeit hat die Prüfung der mechanischen Muskelerregbarkeit nicht erlangt.

Mit dem Namen „*paradoxe Kontraktion*" hat WESTPHAL eine besonders am M. tibialis anterior (selten auch an den Beugern des Unterschenkels und des Vorderarms) zu beobachtende Erscheinung bezeichnet, die darin besteht, daß der Fuß, wenn er passiv dorsalflektiert wird, in dieser Stellung auch nach dem Loslassen längere Zeit (bis mehrere Minuten) verharrt, wobei gewöhnlich ein starkes Vorspringen der Sehne des M. tibialis ant. sichtbar wird. Eine sichere Erklärung dieser Erscheinung, die bis jetzt bei verschiedenartigen spinalen und zerebralen Erkrankungen (multiple Sklerose, Paralysis agitans, bei der WILSONschen Krankheit, dem amyostatischen Symptomenkomplex u. a.) beobachtet wurde, aber doch nur selten ausgesprochen ist, läßt sich zur Zeit noch nicht geben.

5. Allgemeines über die Veränderungen der elektrischen Erregbarkeit in den motorischen Nerven und Muskeln[1]).

Die Elektrizität ist seit den Forschungen von DUCHENNE, ROBERT REMAK, BENEDIKT, MORITZ MEYER, v. ZIEMSSEN, BRENNER, ERB u. a. nicht nur ein wertvolles therapeutisches Hilfsmittel bei der *Behandlung* mancher Nervenkrankheiten geworden, sondern sie spielt auch bei der *Untersuchung* Nervenkranker eine wichtige Rolle, da die Prüfung der elektrischen Erregbarkeit der erkrankten Nerven und Muskeln uns eine Anzahl diagnostischer und prognostischer Aufschlüsse zu geben imstande ist.

Jede vollständige *elektrische Untersuchung* muß mit beiden Stromarten, mit dem (gewöhnlich *sekundären*) *faradischen* oder *Induktionsstrom* und mit dem *galvanischen*

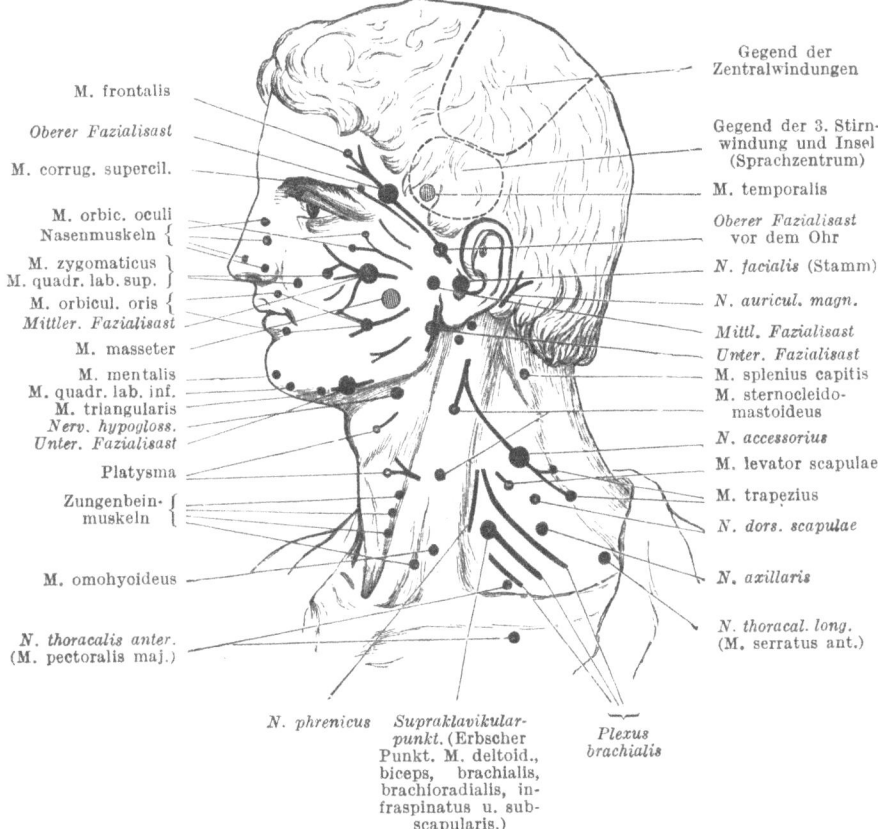

Abb. 93. Motorische Punkte an Kopf und Hals.

(*konstanten*) Strom geschehen. Dabei wird der eine (*indifferente*) Pol gewöhnlich aufs Sternum oder den Nacken, der andere (*differente*) *Pol* auf den zu prüfenden Nerven oder Muskel aufgesetzt. Als indifferenten Pol benutzt man eine große Elektrode (etwa 12 cm lang), als differenten Pol eine kleinere Elektrode (am besten die ERBsche „Normalelektrode" von 10 qcm). Die Reizung des Muskels vom *Nerven* aus nennt man *indirekte*, die Reizung beim Aufsetzen der Elektrode auf den Muskel selbst (wobei natürlich die Reizung der intramuskulären Nerven nicht ausgeschlossen werden kann) *direkte* Reizung. Diejenigen Punkte am menschlichen Körper, an welchen die einzelnen Nerven und Muskeln der elektrischen Reizung am leichtesten zugänglich sind, findet man in den dem ERBschen Handbuche entlehnten Abbildungen 93—97 angegeben.

---

[1]) Betreffs aller weiteren Einzelheiten der Elektrodiagnostik und Elektrotherapie verweisen wir auf ERB, Handb. d. Elektrotherapie, 2. Aufl., Leipzig, Vogel 1886. — E. REMARK, Grundriß der Elektrodiagnostik und Elektrotherapie, 2. Aufl., Wien 1909. — TOBY COHN, Leitfaden der Elektrodiagnostik und Elektrotherapie, 7. Aufl., Berlin 1924. — I. KOWARSCHIK, Lehrbuch der Elektrotherapie, 3. Aufl., 1926.

Bei der *faradischen Untersuchung* ergibt sich als normales Verhalten, daß man sowohl vom Nerven aus, als auch bei direkter Muskelreizung an allen der Reizung überhaupt zugänglichen Stellen deutliche Muskelkontraktionen hervorrufen kann. Wie ZIEMSSEN gefunden hat, entsprechen die Punkte, von denen aus der Muskel am leichtesten bei „direkter" Reizung in Zuckung versetzt werden kann, genau den Eintrittsstellen der motorischen Nerven in den Muskel. Die direkte faradische Muskelreizung ist also eigentlich wohl immer eine Nervenreizung. Um die Erregbarkeit quantitativ festzustellen, bestimmt man denjenigen Rollenabstand (zwischen den beiden Rollen des Induktionsapparates), bei welchem die erste eben deutliche Zusammenziehung des Muskels eintritt. Bei Verstärkung des Stromes geht die Minimalkontraktion in eine lebhafte tetanische Muskelzuckung über.

Die *galvanische Untersuchung* ist in der Weise vorzunehmen, daß mit Hilfe eines „*Stromwenders*" der Strom bei jeder beliebigen Stärke rasch *geöffnet* und *geschlossen* und dabei der differente Pol bald zum *negativen Pol* (*Kathode*, Zinkpol), bald zum *positiven Pol* (*Anode*, Kupferpol, Kohlenpol) des galvanischen Stromes gemacht werden kann.

Nicht die andauernde elektrische Durchströmung, sondern nur die *Stromschwankungen*, die plötzliche *Schließung* und *Öffnung* des Stromes wirken auf Nerven und Muskeln reizend.

Mit Hilfe dieser „*polaren Untersuchungsmethode*" (BRENNER) läßt sich das in gleicher Weise für die normalen motorischen Nerven und die Muskeln gültige *Zuckungsgesetz* leicht feststellen.

Bei ganz schwachen Strömen findet zunächst gar keine bemerkbare Erregung statt. Steigert man allmählich die Stromstärke, so tritt die *erste* schwache Zuckung im Muskel bei der *Kathodenschließung* ein, d.h. wenn der Strom so ge-

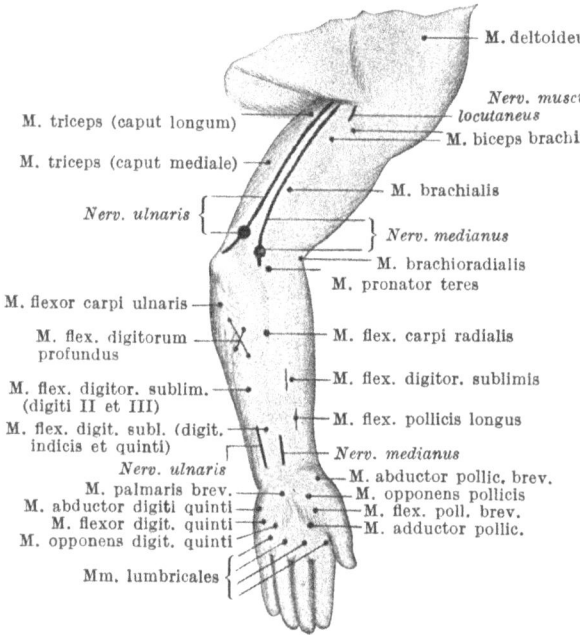

M. deltoideus

Nerv. musculocutaneus

M. biceps brachii

M. triceps (caput longum)

M. triceps (caput mediale)

M. brachialis

Nerv. ulnaris {

} Nerv. medianus

M. brachioradialis

M. pronator teres

M. flexor carpi ulnaris

M. flex. digitorum profundus

M. flex. carpi radialis

M. flex. digitor. sublim. (digiti II et III)

M. flex. digitor. sublimis

M. flex. digit. subl. (digit. indicis et quinti)

M. flex. pollicis longus

Nerv. ulnaris

Nerv. medianus

M. palmaris brev.

M. abductor digiti quinti

M. flexor digit. quinti

M. opponens digit. quinti

M. abductor pollic. brev.

M. opponens pollicis

M. flex. poll. brev.

M. adductor pollic.

Mm. lumbricales {

Abb. 94. Motorische Punkte am Arm (Vorderseite).

schlossen wird, daß der differente Pol die Kathode darstellt. Bei der Kathodenöffnung, bei der Anodenschließung und Anodenöffnung erfolgt nichts. Steigert man die Stromstärke weiter, so werden die Kathodenschließungszuckungen immer stärker, und nun treten allmählich auch *Anodenschließungs-* und *Anodenöffnungszuckungen* ein, bald die einen früher oder stärker, bald die anderen. Die Kathodenöffnung hat noch immer keine Wirkung. Erst durch sehr starke Ströme, bei denen die Kathodenschließungszuckungen schon meist tetanisch werden, d. h. auch nach dem Schluß der Kette noch andauern, kann man schwache *Kathodenöffnungszuckungen* hervorrufen. Mit den in der Elektrodiagnostik jetzt allgemein üblichen Abkürzungen ausgedrückt, verhält sich das *Zuckungsgesetz* für die normalen Muskeln und Nerven beim Menschen also folgendermaßen[1]):

1. unterste Stufe bei schwachen Strömen:

KaSz, KaO—, AnS—, AnO—,

2. mittlere Stufe bei stärkeren Strömen:

KaSZ, KaO—, AnSz, AnOz,

3. höchste Stufe bei sehr starken Strömen:

KaSTe, KaOz, AnSZ, AnOZ.

---

[1]) Ka bedeutet Kathode, An = Anode, S = Schließung, O = Öffnung, z = schwache Zuckung, Z = stärkere Zuckung, T = Tetanus. Zuweilen wird die zunehmende Stärke der Zuckungen abgekürzt mit Z, Z' und Z" bezeichnet.

Die unter pathologischen Verhältnissen auftretenden Abweichungen von dem normalen Verhalten bestehen teils in *quantitativen*, teils aber auch in *qualitativen* Änderungen des Zuckungsgesetzes. Als *quantitative Änderungen* bezeichnet man die einfache *Erhöhung* oder die einfache *Herabsetzung* der elektrischen Erregbarkeit im Nerven oder in den Muskeln ohne gleichzeitige Änderungen in der Qualität und in der Reihenfolge der auftretenden Muskelzuckungen. Der Nachweis der erhöhten oder verminderten Erregbarkeit von Nerv und Muskeln ist am leichtesten bei einseitigen Erkrankungen zu führen, bei denen man die zur Erzielung der Minimalzuckung erforderlichen Stromstärken auf der kranken und gesunden Seite miteinander vergleichen kann. Doch hat dieser Nachweis gegenwärtig nach der allgemeinen Einführung des *absoluten Galvanometers* auch sonst keine besonderen Schwierigkeiten.

Man untersucht, während das Galvanometer zunächst ausgeschaltet ist, bei wieviel Elementen (oder bei welcher Stellung des Rheostaten) die erste deutliche KaSZ auftritt. Dann wird das Galvanometer bei geschlossenem Strom eingeschaltet und die Stromstärke in Milliampères unmittelbar abgelesen.

Durch umfassende Untersuchungen an gesunden Menschen fand STINTZING gewisse Grenzwerte, innerhalb derer die normale Erregbarkeit der einzelnen Nerven sich abspielt. Abweichungen von diesen Werten nach oben oder unten lassen also eine Steigerung oder Herabsetzung der galvanischen Erregbarkeit erkennen. Zu bemerken ist dabei, daß STINTZING sich einer kleinen Normalelektrode von 3 qcm Querschnitt bediente. Einige der wichtigsten von STINTZING gefundenen Mittelwerte zeigt folgende Tabelle:

N. facialis . . . 1,0—2,5 mA
N. accessorius . 0,1—0,4 „
N. ulnaris . . . 0,2—0,9 „
N. medianus . . 0,3—1,5 „
N. radialis . . . 0,9—2,7 „
N. femoralis . . 0,4—1,7 „
N. peronaeus . . 0,2—2,0 „
N. tibialis . . . 0,4—2,0 „

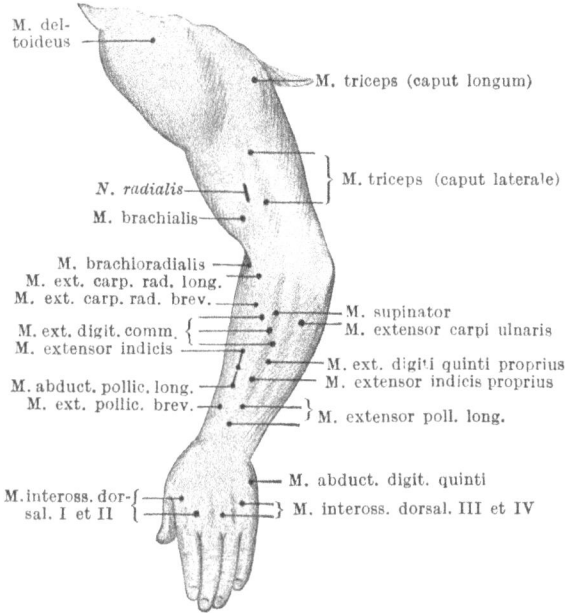

Abb. 95. Motorische Punkte am Arm (Rückseite).

Eine genauere Messung der absoluten Stärke *faradischer* Ströme ist zwar auch möglich, hat aber noch wenig Eingang in die Praxis gefunden. Man begnügt sich, wie gesagt, meist mit der Angabe des *Rollenabstandes*, bei dem die erste nachweisbare Zuckung auftritt. STINTZING fand als Mittelwerte für den *N. frontalis* 128,5 mm, den *N. accessorius* 137 mm, den *N. radialis* 105 mm, den *N. medianus* 122,5 mm, den *N. ulnaris* 130 mm, den *N. femoralis* 115,5 mm, den *N. peronaeus* 115 mm, den *N. tibialis* 107,5 mm Rollenabstand. Wegen weiterer Einzelheiten müssen wir auf die Fachschriften verweisen.

Veränderungen der quantitativen elektrischen Erregbarkeit unter pathologischen Verhältnissen kommen zwar nicht selten vor, haben aber keine sehr große praktisch-diagnostische Bedeutung. Eine pathologische *Steigerung* der elektrischen Erregbarkeit beobachtet man namentlich bei der Tetanie, eine *Herabsetzung* der Erregbarkeit bei manchen Neuritiden, zuweilen auch bei Myelitis, Kompressionslähmungen u. dgl. Oft beruht die scheinbare Herabsetzung der Erregbarkeit nur auf einem vermehrten Leitungswiderstand (trockene, verdickte Haut, dickes Fettpolster u. dgl.).

Viel wichtiger als die einfachen quantitativen Veränderungen der elektrischen Erregbarkeit sind aber zugleich auch die *qualitativen* Abweichungen vom normalen Zuckungsgesetz, die bei gewissen Lähmungsformen zuerst von BAIERLACHER im Jahre 1859 gefunden und bald allgemein bestätigt wurden. ERB hat sie zuerst genauer studiert und als „*Entartungsreaktion*" bezeichnet, weil sie sich eng an den Ablauf gewisser *anatomischer* Veränderungen in den gelähmten Nerven und Muskeln anschließen.

Um uns die Verhältnisse der Entartungsreaktion klarzumachen, wählen wir als Beispiel irgendeine frische peripherische Lähmung und verfolgen nun die Erregbarkeitsveränderungen in dem Nerven und Muskel für beide Stromarten. Kurze Zeit (2—3 Tage nach dem Eintritt der Lähmung) beginnt ein allmählich immer mehr zunehmendes *Sinken der faradischen und galvanischen Erregbarkeit des Nerven*. Nach 1—2 Wochen ist die Erregbarkeit völlig erloschen, so daß man *vom Nerven aus* selbst mit den stärksten faradischen und konstanten Strömen keine Spur einer Muskelzuckung mehr hervorrufen kann. Während dieser Zeit ist die *Erregbarkeit der gelähmten Muskeln für den faradischen Strom ebenfalls rasch gesunken und schließlich ganz erloschen*. Ganz anders verhält sich indessen die Sache bei der *direkten galvanischen Reizung* der Muskeln. Hierbei findet man zwar anfangs auch ein leichtes Sinken der Erregbarkeit, das aber bereits in der zweiten Woche in eine entschiedene *Steigerung der galvanischen Muskelerregbarkeit* übergeht. Man erhält jetzt schon bei verhältnismäßig sehr schwachen Strömen deutliche Muskelzuckungen. Außerdem sind aber noch einige andere *sehr wichtige* Eigentümlichkeiten bemerkbar: 1. Die *Muskelkontraktionen* sind vor allem nicht kurz, blitzartig, wie unter normalen Verhältnissen, sondern erscheinen *deutlich träge, langgezogen*, langsamer nachlassend; oft halten sie während der ganzen Dauer des Stromschlusses an. 2. Die Muskelzuckungen erfolgen nicht nur hauptsächlich bei KaS wie unter normalen Verhältnissen, sondern die *Anodenschließungszuckungen* werden bald ebenso stark wie die KaSZ oder überwiegen diese sogar deutlich. Bei stärkeren Strömen entsteht leicht AnSTe. Nicht selten werden auch die KaOZ stärker. 3. Endlich kann hier noch erwähnt werden, daß auch die *mechanische Erregbarkeit* der Muskeln meist *erhöht* ist, wobei die beklopften Muskeln ebenfalls eine träge und langsame Kontraktion zeigen.

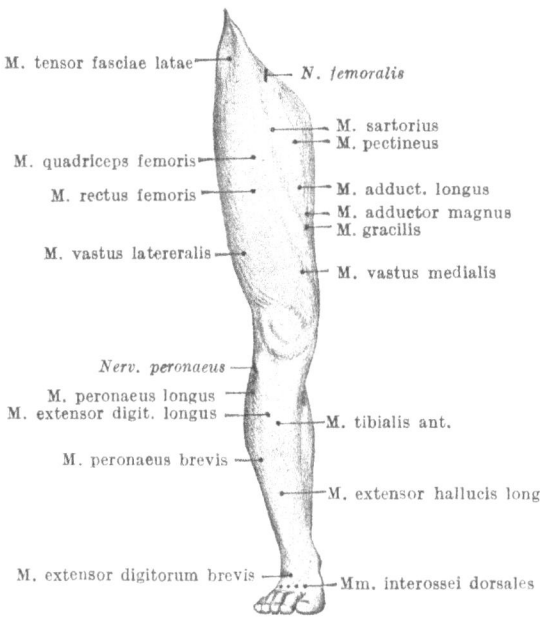

M. tensor fasciae latae —   — *N. femoralis*

      — M. sartorius
      — M. pectineus

M. quadriceps femoris —

M. rectus femoris —   — M. adduct. longus
      — M. adductor magnus
      — M. gracilis

M. vastus latereralis —

      — M. vastus medialis

Nerv. peronaeus —

M. peronaeus longus
M. extensor digit. longus —   — M. tibialis ant.

M. peronaeus brevis —

      — M. extensor hallucis long.

M. extensor digitorum brevis —   — Mm. interossei dorsales

Abb. 96. Motorische Punkte am Bein (Vorderseite).

Diese zweite Stufe der Entartungsreaktion hält etwa 4—8 Wochen an. Ist die Lähmung eine *schwere*, längere Zeit anhaltende (oder unheilbare), so tritt nach Ablauf dieser Zeit ein *Sinken der galvanischen Muskelerregbarkeit* ein. Die Zuckungen werden immer schwächer, die zu ihrer Hervorrufung nötigen Stromstärken immer größer, und schließlich kann man in den unheilbaren Fällen selbst mit den stärksten Strömen nur noch eine kleine, träge Anodenschließungszuckung oder gar nichts mehr erzielen. Anders dagegen bei den leichteren, heilbaren Erkrankungen. Hier schließt sich entweder an die Erhöhung der galvanischen Muskelerregbarkeit oder, in länger dauernden Fällen, an das sekundäre Sinken derselben allmählich der Übergang in die normalen Verhältnisse an. Die Zuckungen werden wieder kräftiger, kürzer, die KaSZ fangen wieder an zu überwiegen, endlich kehrt auch die faradische Muskelerregbarkeit und die faradische sowie galvanische Erregbarkeit des Nerven (beide meist gleichzeitig, seltener die eine früher als die andere) zurück, und damit sind die alten, normalen Verhältnisse wieder hergestellt. Wichtig ist die hierbei zu beobachtende Tatsache, daß die *willkürliche Beweglichkeit in solchen Fällen oft bedeutend früher eintritt als die elektrische Erregbarkeit des peripherischen Nerven.* Man sieht also, daß ein erkrankter Nerv zur *Leitung* der vom Gehirn herkommenden Erregungen fähig sein kann, während die *Aufnahme* von Reizen, also eine direkte Erregbarkeit, noch vollständig unmöglich ist. In solchen Fällen kann man auch durch elektrische Reizung des Nerven *oberhalb* der Läsionsstelle eine Muskelzuckung erzielen.

Außer der soeben geschilderten *kompletten Entartungsreaktion* kommt nicht selten bei leichteren Erkrankungen auch eine sog. *partielle Entartungsreaktion* („*Mittelform der Entartungsreaktion*“) vor. Diese kann sich in mehreren Formen zeigen, besteht aber vorzugsweise darin, daß das Sinken der faradischen und galvanischen Erregbarkeit im Nerven und das Sinken der faradischen Erregbarkeit im Muskel nur im geringen Maße stattfindet, während dagegen die kennzeichnenden Veränderungen bei der direkten galvanischen Muskelreizung sich voll ausbilden: leichter Eintritt von AnS-Zuckungen und vor allem deutlich *träger Charakter der eintretenden Muskelzuckungen*. Überhaupt ist die träge *Muskelzuckung* bei direkter galvanischer Muskelreizung eigentlich das praktisch wichtigste Symptom der Entartungsreaktion. Zuweilen beobachtet man auch bei der faradischen Reizung vom Nerven und Muskel aus das Auftreten träger Zuckungen („*faradische Entartungsreaktion*"), und in einzelnen Fällen sogar das Auftreten träger Muskelzuckungen bei indirekter galvanischer Reizung vom Nerven aus (partielle Entartungsreaktion mit indirekter Zuckungsträgheit). Im Verlaufe atrophischer Lähmungen beobachtet man nicht selten, daß die verschiedenen Unterarten der Entartungsreaktion je nach dem Fortschreiten oder nach der Besserung des Prozesses ineinander übergehen (STINTZING).

Anatomische Veränderungen der Nerven und Muskeln bei der Entartungsreaktion. Diagnostische und prognostische Bedeutung der Entartungsreaktion. Die große diagnostische Bedeutung der elektrischen Entartungsreaktion liegt darin, daß sie unmittelbar das Bestehen einer *anatomischen Degeneration in den peripherischen motorischen Nerven* anzeigt. Nur wenn der peripherische motorische Nerv wirklich degeneriert ist, verliert er seine elektrische (galvanische und faradische) Erregbarkeit,

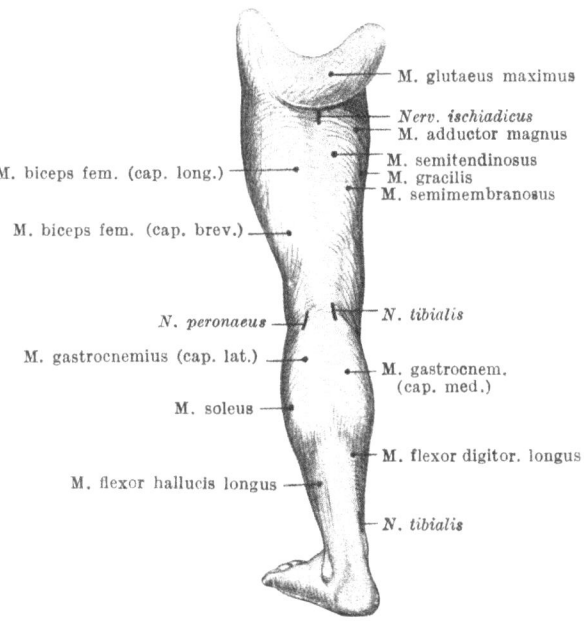

Abb. 97. Motorische Punkte am Bein (Rückseite).

und der zugehörige Muskel, dessen Nerven sämtlich degeneriert sind, kann nicht mehr vom faradischen, sondern nur noch vom galvanischen Strom in Zuckung versetzt werden. Diese Tatsache hängt aller Wahrscheinlichkeit nach damit zusammen, daß die *faradische* „Muskelreizung" überhaupt immer nur durch eine Reizung der intramuskulären *Nervenzweige* geschieht. Der völlig „entnervte" Muskel ist faradisch unerregbar. Das Muskelgewebe selbst reagiert nur auf den *galvanischen* Strom, und die ausschließliche galvanische *Muskelreizung* unterscheidet sich durch die Trägheit der Zuckungen und das Überwiegen der AnS-Zuckungen von der galvanischen Reizung des normalen nervenhaltigen Muskels, bei dem die Reizung immer auch die intramuskulären Nervenäste mit trifft. Diese Deutung der elektrischen Entartungsreaktion ist die einfachste und wahrscheinlichste. Auf andere neuere Erklärungsversuche, die übrigens alle nicht ohne Widerspruch geblieben sind, kann hier nicht eingegangen werden.

Aus dem Gesagten folgt, daß die elektrische Entartungsreaktion nur bei solchen Lähmungen auftreten kann, die durch eine Erkrankung des *peripherischen motorischen Neurons* entstanden sind, also bei den sog. „*atrophischen Lähmungen*" (s. o.). Dabei kann die Degeneration ihren primären Sitz in

29*

dem peripherischen Ausläufer der spinalen motorischen Ganglienzelle haben („*peripherische Lähmung*") oder in den motorischen spinalen Ganglienzellen des Vorderhorns selbst („*atrophische Spinallähmung*").

Handelt es sich um eine *peripherische Lähmung*, z. B. eine traumatische Läsion eines Nervenstammes, so ist der von der Läsionsstelle peripherisch gelegene Abschnitt des Nerven von seiner Ursprungszelle im Rückenmark getrennt und beginnt sekundär zu degenerieren. Die Degeneration zeigt sich anatomisch zunächst in einem *Zerfall der Markscheide* zu anfangs größeren, dann immer kleineren Schollen und Tröpfchen. Bald zerfällt auch der *Achsenzylinder*, so daß die SCHWANNsche Scheide schließlich nur noch einen annähernd homogenen, flüssigen Inhalt umschließt, der zum größten Teil rasch resorbiert wird. Gleichzeitig tritt eine *Vermehrung der Kerne in der Schwannschen Scheide* auf, die bei längerer Dauer des Prozesses zu einer beträchtlichen *Vermehrung des interstitiellen Bindegewebes* im Nerven führt. Man versteht leicht, daß in einem derartig bis in seine feinsten Endverzweigungen vollkommen zerfallenen Nerven weder durch den faradischen, noch durch den galvanischen Strom eine Erregung hervorgerufen werden kann.

Auch in dem *Muskel*, dessen Nerv degeneriert ist, treten bald starke atrophische Veränderungen ein, und diese im Gegensatz zu der Nervendegeneration schon dem bloßen Auge auffälligen Veränderungen haben zu der Bezeichnung der „atrophischen Lähmung" den Anlaß gegeben. Die Ursache der sekundären Atrophie des Muskels suchte man bisher meist in dem Fortfall eines besonderen „*trophischen*" Einflusses, den das peripherische motorische Neuron auf den mit ihm eng verbundenen Muskel ausüben soll. Indessen ist es nicht unwahrscheinlich, daß dieser „trophische Einfluß" einfach mit der funktionellen Erregung des Muskels vom Nerven aus identifiziert werden kann, und daß also die *völlige funktionelle Untätigkeit* des Muskels (nach Aufhebung auch aller reflektorischen Einflüsse und nach Fortfall des ebenfalls reflektorisch unterhaltenen Muskeltonus) die eigentliche Ursache der rasch eintretenden Muskelatrophie ist (vgl. oben S. 432). Die Atrophie des Muskels zeigt sich histologisch vor allem in einem *Schmälerwerden der einzelnen Muskelfasern*. Dabei bleibt die Querstreifung der Fasern lange Zeit oder ganz erhalten, und nur bei sehr lange Zeit bestehender Atrophie tritt schließlich eine körnige oder fettige Degeneration der Muskelfasern ein. Dazu kommt eine beträchtliche *Vermehrung der Muskelkerne* und in späteren Stadien eine reichliche interstitielle Bindegewebsneubildung, häufig mit starker *Fettablagerung* verbunden. Die *motorischen Endplatten* der Nerven in den Muskeln bleiben angeblich verhältnismäßig lange erhalten und verschwinden erst, wenn die Degeneration der Muskeln den höchsten Grad erreicht.

Bei unheilbaren Lähmungen schreiten die soeben beschriebenen Degenerationsvorgänge allmählich weiter fort. In den zur Heilung gelangenden Fällen dagegen beginnt, früher oder später, eine Anzahl von *Regenerationsvorgängen*. Auf die näheren Einzelheiten können wir hier nicht eingehen. Hervorheben wollen wir nur, daß die „Regeneration" aller Wahrscheinlichkeit nach hauptsächlich von dem *zentralen Nervenstumpf* aus geschieht, also eigentlich in einem neuen Auswachsen der verstümmelten Neurone besteht. Die alten Nervenscheiden des abgeschnittenen oder degenerierten peripherischen Stücks dienen dabei als „Leitungsröhren". Zuerst wachsen die Achsenzylinder aus, dann bilden sich neue Markscheiden. Ob und inwieweit sich auch die von der Ganglienzelle abgetrennten Teile des peripherischen Nerven, insbesondere die Kerne der SCHWANNschen Scheide, an den Vorgängen der Regeneration beteiligen, ist noch nicht sicher festgestellt. Die Nervenendplatten sollen schon sehr frühzeitig (nach GESSLER noch vor den Nervenfasern) wieder hergestellt werden. Gleichzeitig nehmen auch die Muskelfasern wieder an Volumen zu.

Hand in Hand mit den Regenerationsvorgängen kehrt auch die willkürliche Beweglichkeit in den vorher gelähmten Muskeln zurück. Sie erscheint, wie schon erwähnt, früher als die normale elektrische Erregbarkeit der Nerven und Muskeln, weil sie bereits nach der Neubildung der *Achsenzylinder* erfolgen kann, während die normale elektrische Erregbarkeit der Nerven und Muskeln erst nach der Wiederherstellung der *Markscheiden* eintritt. Man drückt diese Tatsache gewöhnlich so aus, daß die *Aufnahme peripherischer Reize* von dem Erhaltensein der Markscheide abhängt. Vielleicht bilden die zerfallenen Markscheiden um die Achsenzylinder eine Art Isolierschicht, die für den elektrischen Strom nur schwer durchlässig ist. So erklärt sich die Tatsache, daß man bei peripherischen Nervenerkrankungen zuweilen auch in solchen Muskeln und Nerven Entartungsreaktion findet, die ihre willkürliche Beweglichkeit gar nicht verloren haben. Hier handelt es sich wahrscheinlich um eine Erkrankung der Markscheiden ohne stärkere Degeneration der Achsenzylinder.

Dieselben anatomischen Veränderungen, die wir soeben als sekundäre Degeneration bei Läsionen der peripherischen motorischen Nerven beschrieben haben, entwickeln sich auch, wenn die primäre Erkrankung ihren Sitz in den *grauen Vorderhörnern des Rückenmarkes* hat, also in dem trophischen Zentrum selbst. Auf die *Art* der Erkrankung kommt es hierbei natürlich nicht an. Sowohl bei den verschiedenen Formen der Entzündung und der primären Atrophie als auch bei Neubildungen, welche die vordere graue Substanz des Rückenmarkes betreffen, entwickelt sich von den zugehörigen vorderen Wurzeln an bis ans Ende der peripherischen Nerven und ebenso auch in den entsprechenden Muskeln eine sekundäre Degeneration und Atrophie mit ausgesprochener Entartungsreaktion. Ferner werden wir eine Anzahl von *primären Degenerationen der peripherischen Nerven* kennenlernen (primäre Neuritis, diphtherische, toxische Lähmungen usw.). Hierbei finden sich fast genau die gleichen anatomischen Veränderungen wie bei den sekundären Degenerationen, und infolge davon besteht in den gelähmten Nerven und Muskeln ebenfalls elektrische Entartungsreaktion. Bei *allen* zerebralen Lähmungen dagegen und bei denjenigen spinalen Lähmungen, wo die Lähmungsursache *oberhalb* des betreffenden Abschnittes der grauen Vorderhörner sitzt, *fehlt* die Degeneration des peripherischen Nerven und somit auch die Entartungsreaktion.

In *prognostischer Hinsicht* lehrt uns die Entartungsreaktion, daß im Nerven und Muskel gröbere anatomische Veränderungen eingetreten sind, bei denen zwar unter Umständen (d. h. wenn die Ganglienzellkörper selbst noch erhalten sind) eine Wiederherstellung noch sehr wohl möglich ist, aber jedenfalls erst nach Ablauf einer längeren Zeit (mindestens 2—3 Monate). Wir werden bald eine Anzahl leichter peripherischer Lähmungen kennenlernen, bei denen überhaupt keine Entartungsreaktion eintritt. Aus dem Ausbleiben der Entartungsreaktion können wir mit Bestimmtheit den Schluß ziehen, daß gröbere anatomische Veränderungen im Nerven nicht vorhanden sind, und daß wir demnach eine viel raschere Heilung, vielleicht schon in 3—4 Wochen, erwarten dürfen. Auch die obenerwähnte *partielle Entartungsreaktion* ist eine in prognostischer Hinsicht wichtige Erscheinung. Sie zeigt wahrscheinlich an, daß nur in den *Endverzweigungen* der Muskelnerven leichtere Veränderungen eingetreten sind, während die gröberen Nervenstämme annähernd normal geblieben sind. Die letzten haben daher ihre elektrische Erregbarkeit erhalten, während die Endverzweigungen der Nerven diese eingebüßt haben. Die partielle Entartungsreaktion gestattet also in zeitlicher Beziehung stets eine günstigere Prognose als die vollständige Entartungsreaktion.

6. Übersicht über die einzelnen Formen willkürlicher Bewegung und die dabei in Betracht kommenden Muskeln und Nerven.

Um bei komplizierteren Lähmungszuständen (Hemiplegien, Paraplegien, Muskelatrophien usw.) eine genaue Kenntnis von der Ausbreitung der Lähmungen zu erhalten, ist es durchaus notwendig, der Reihe nach *sämtliche* Muskelgruppen durchzuprüfen. Die Ausführung dieser Prüfung und ihre diagnostische Verwertung wird durch die Anwendung des folgenden, nach den *Bewegungen* geordneten Schemas wesentlich erleichtert. Hierbei ist freilich zu bemerken, daß unsere Kenntnisse über die Ursprungskerne der einzelnen motorischen Nerven im Rückenmark noch vielfach unsicher sind, und daß sich die einzelnen Kerne auch meist über mehrere Segmente ausbreiten und ineinander verschieben.

I. Muskulatur am Kopf und Rumpf.
1. Gesichts- und Kaumuskeln.

1. Runzeln der Stirn in Querfalten (M. frontalis und occipitalis. N. facialis).
2. Runzeln der Stirn in Längsfalten (M. corrugator. N. facialis).
3. Schließen der Augen (M. orbicularis oculi. N. facialis).
4. Erweitern des Nasenloches (M. compressor nasi und M. levator alae nasi [M. nasalis]. N. facialis).
5. Verziehen des Mundes nach außen und oben (Mm. quadratus labii superioris, zygomaticus, risorius. N. facialis).

6. Verziehen des Mundes nach unten (M. triangularis et quadratus labii inferioris. N. facialis).
7. Heben der Unterlippe (M. mentalis. N. facialis).
8. Spitzen des Mundes und Pfeifen (M. orbicularis oris. N. facialis).
9. Kaubewegung (Mm. masseter und temporalis. Mot. Ast des N. trigeminus).
10. Seitwärts und Vorwärtsbewegung des Unterkiefers (Mm. pterygoidei externi und interni. N. trigeminus).

2. Augenmuskeln.

1. Hebung des Oberlides (M. levator palpebrae sup. N. oculomotorius).
2. Blick nach oben innen (M. rectus superior) und oben außen (M. obliquus inf. N. oculomotorius).
3. Blick nasalwärts (M. rectus internus. N. oculomotorius).
4. Blick temporalwärts (M. rectus externus. N. abducens).
5. Blick nach unten innen (M. rectus inferior. N. oculomotorius).
6. Blick nach unten außen (M. obliquus superior. N. trochlearis).
7. Verengerung der Pupille (Sphincter iridis. N. oculomotorius).
8. Akkommodation (M. ciliaris. N. oculomotorius).

3. Zunge. Weicher Gaumen. Pharynx. Larynx.

1. Zungenbewegungen (N. hypoglossus).
2. Weicher Gaumen (N. vago-accessorius).
3. Schlucken (N. vago-accessorius).
4. Epiglottis (M. thyreo- und aryepiglotticus. N. laryngeus superior).
5. Stimmbänder (N. recurrens).

4. Kopf und Rumpf.

1. Vorwärtsbeugung des Kopfes und der Halswirbel (Mm. recti capitis ant., longus colli. N. cervicalis 1—3). M. sternocleidomastoideus (N. accessorius).
2. Rückwärtsbewegung des Kopfes und der Halswirbel (Mm. splenius capitis et cervicis, biventer, complexus, recti capitis post., spinalis und semispinalis cervicis. N. cervicalis 1—4).
3. Drehung des Kopfes (M. sternocleidomastoideus, N. accessorius, M. obliquus capitis inf. und obliquus colli).
4. Seitwärtsbewegung des Kopfes (Mm. recti capitis laterales. M. spinalis cervicis).
5. Streckung der Wirbelsäule (Mm. sacro-spinalis und longissimus dorsi. M. spinalis dorsi).
6. Beugung der Wirbelsäule nach vorn und Aufrichten des Rumpfes aus liegender Stellung (Bauchmuskeln). Recti abdom. vom 8. DN an, ebenso Obliqui abdom.
7. Drehung der Wirbelsäule (M. semispinalis).
8. Seitwärtsbeugung der Wirbelsäule (M. quadratus lumborum, innerviert vom Plexus femoralis. Mm. intertransversarii).
9. Zwerchfell (N. phrenicus von N. cervicalis 4, vielleicht auch 3).

II. Schulterblatt und obere Extremität.
1. Bewegungen des Schulterblattes.

1. Heben des Schulterblattes (M. trapezius, N. accessorius, M. levator scapulae 1—3 CN[1]).
2. Medialwärtsziehen des Schulterblattes (Mm. rhomboidei. Nn. dorsalis scapulae aus dem 4. und 5. CN).
3. Fixation und Drehung des Schulterblattes bei der Vertikalerhebung des Oberarmes (M. serratus ant., N. thoracalis longus vorzugsweise aus dem 5. CN).

2. Bewegungen im Schultergelenk.

1. Heben des Oberarmes nach vorn und nach außen (M. deltoideus, N. axillaris aus dem 5. und 6. CN).
2. Adduktion und Herabziehen (M. pectoralis major und minor, N. thoracal. ant. aus dem 5. und 6. CN. M. latissimus dorsi, N. subscapularis aus dem 5. und 6. CN).
3. Auswärtsrollung (Mm. supraspinatus, infraspinatus, teres minor. N. suprascapularis aus dem 4. und 5. CN).
4. Einwärtsrollung (Mm. subscapularis und teres major. N. subscapularis vom 5. und 6. CN).

---

[1]) CN = Cervikalnerv, DN = Dorsalnerv, LN = Lumbalnerv, SN = Sakralnerv, d. h. die betreffende vordere Wurzel, entspringend aus dem entsprechenden Rückenmarksegment.

3. Bewegungen im Ellbogengelenk.

1. Beugung (Mm. biceps und brachialis, N. musculocutaneus vom 5. und 6. CN. M. brachio-radialis, N. radialis; 5. CN).
2. Streckung (M. triceps. N. radialis; 6. und 7. CN).
3. Supination (M. biceps, N. musculocutaneus, M. supinator, N. radialis; 5. CN).
4. Pronation (Mm. pronator teres und pronator quadratus, N. medianus; 6. CN).

4. Bewegungen im Handgelenk.

1. Dorsalflexion (M. extensor carpi radialis longus und brevis, extensor carpi ulnaris. N. radialis; 6. und 7. CN).
2. Volarflexion (Flexor carpi radialis, N. medianus. Flexor carpi ulnaris, N. ulnaris; 7. und 8. CN).
3. Radialwärtsbiegung (M. extensor carpi radialis longus).
4. Ulnarwärtsbiegung (Mm. flexor und extensor carpi ulnaris).

5. Bewegungen des 2. und 3. Fingers.

1. Streckung der Grundphalangen (Mm. extensor dig. communis, indicator, extensor digiti quinti. N. radialis; 6. und besonders 7. CN).
2. Streckung der Endphalangen (M. interossei. N. ulnaris).
3. Bewegung der Grundphalangen (Mm. interossei und lumbricales. Nn. ulnaris und medianus; 7. und besonders 8. CN).
4. Beugung der Endphalangen (Mm. flexor digitorum sublimis und profundus, letzterer für die dritte Phalanx. N. medianus; 7. und besonders 8. CN).
5. Spreizen (Abduktion) der Finger (Mm. interossei externi, N. ulnaris; 8. CN).
6. Adduktion der Finger (Mm. interossei interni, N. ulnaris).
7. Beugung der Grundphalanx und Abduktion des kleinen Fingers (Mm. flexor brevis und abductor dig. quinti im Hypothenar, N. ulnaris).

6. Bewegungen des Daumens.

1. Streckung des Metakarpus und der beiden Phalangen (Mm. extensor pollicis brevis und longus, letzterer für die zweite Phalanx. N. radialis; 8. CN).
2. Abduktion des Metakarpus (M. abductor pollicis longus. N. radialis).
3. Adduktion des Metakarpus (M. adductor und Caput profundum des M. flexor brevis, N. ulnaris).
4. Beugung und Opposition des Metakarpus, Beugung der ersten Phalanx mit gleichzeitiger Streckung der Endphalanx (Thenarmuskeln: Opponens, Abductor brevis und Caput superf. des Flexor brevis. N. medianus; 8. CN).
5. Beugung der zweiten Phalanx (M. flexor pollicis longus. N. medianus).

7. Bewegungen des kleinen Fingers.

1. Beugung und Abduktion der Grundphalanx (Muskeln des Hypothenar; 8. CN und besonders 1. DN).

III. Untere Extremität.
1. Bewegungen im Hüftgelenk.

1. Beugung (Mm. iliopsoas, sartorius, N. femoralis. M. tensor fasciae latae, N. glutaeus superior; 1. und 2. LN).
2. Streckung (M. glutaeus maximus. N. glutaeus inf. vom Plexus ischiadicus; 1. SN).
3. Abduktion (M. glutaeus medius und minimus, N. glutaeus sup.; 1. SN).
4. Adduktion (M. adductor brevis, longus, magnus, M. pectineus, M. gracilis, N. obturatorius vom Plexus lumbalis; 2. und 3. LN).
5. Auswärtsrollung (Mm. pyriformis, obturator internus, gemelli, quadratus femoris, N. ischiadicus. M. obturator externus, N. obturatorius vom Plexus lumbalis; 5. LN).
6. Einwärtsrollung (Mm. glutaeus medius und minimus, N. glutaeus superior; 1. SN).

2. Bewegungen im Kniegelenk.

1. Streckung (M. quadriceps femoris, N. femoralis; 3. und besonders 4. LN).
2. Beugung (Mm. biceps, semimembranosus und semitendinosus. N. ischiadicus; 5. LN und 1. SN).

3. Bewegungen im Fußgelenk und in den Zehen.

1. Dorsalflexion des inneren Fußrandes (M. tibialis anterior, N. peron. prof.; 4. und 5. LN).
2. Dorsalflexion des äußeren Fußrandes (M. peronaeus longus und brevis, N. peronaeus superficialis; 5. LN und 1. SN).
3. Plantarflexion des Fußes (Mm. gastrocnemius und soleus, N. tibialis; 1. und 2. SN).
4. Adduktion des inneren Fußrandes (M. tibialis posterior, N. tibialis).
5. Abduktion des Fußes (M. peronaeus brevis, N. peronaeus superficialis).
6. Dorsalflexion (Extension) der Zehen (Mm. extensor digitorum communis und ext. hallucis longus, N. peronaeus prof.; 4. und 5. LN).
7. Plantarflexion der Zehen (Mm. flexor digitorum hallucis longus, flexor digitorum brevis, N. tibialis; 1. und 2. SN).

Zweites Kapitel.

Die einzelnen Formen der peripherischen Lähmung.

1. Augenmuskellähmungen.

Ätiologie. Der größte Teil aller vorkommenden Augenmuskellähmungen entsteht durch Erkrankungen der *peripherischen Augenmuskelnerven* oder der im Hirnstamm gelegenen *Kerne* dieser Nerven. Man unterscheidet hiernach die *peripherischen* von den *nukleären Lähmungen* der Augenmuskeln. Da wir auf die letzten bei der Besprechung der chronischen Bulbärparalyse näher eingehen werden, führen wir hier nur die wichtigsten und am häufigsten vorkommenden *Ursachen der peripherischen Augenmuskellähmungen* an. Diese sind:

1. *Traumatische,* auf die Nervenstämme oder ihre Zweige unmittelbar einwirkende *Schädlichkeiten:* Stöße aufs Auge, Messerstiche, Schädelfrakturen, die die Orbita oder die Schädelbasis betreffen u. dgl.

2. *Kompression der Nerven* durch Erkrankungen ihrer Nachbarschaft. Vor allem sind es *Tumoren an der Schädelbasis,* die sehr häufig zu Augenmuskellähmungen führen, außerdem *syphilitische Erkrankungen* der Nerven oder ihrer Umgebung (Gehirnhäute, Periost), *akute* oder *chronische Meningitis* in ihren verschiedenen Formen, Periostitiden an der Schädelbasis oder in der Augenhöhle, Aneurysmen der Basilararterien u. a. In allen diesen Fällen handelt es sich meist um rein *mechanische Kompressionen* der betreffenden Nerven durch die krankhaften Neubildungen in ihrer unmittelbaren Umgebung. Seltener findet ein *unmittelbares Übergreifen des Krankheitsvorgangs* auf die Nerven selbst statt.

3. Verhältnismäßig häufig sind die „*rheumatischen*" Augenmuskellähmungen. Sie entstehen nach auffälligen *Erkältungsursachen* (Zugwind am offenen Fenster u. dgl.) und beruhen, wie man annimmt, auf einer akuten Neuritis der betreffenden Nerven. Sie entsprechen daher vollkommen den übrigen rheumatischen Lähmungen (z. B. der rheumatischen Fazialislähmung). Zu den „rheumatischen Lähmungen" rechnet man gewöhnlich auch die zuweilen scheinbar von selbst auftretenden und wieder vollständig heilenden, ebenfalls aller Wahrscheinlichkeit nach peripherisch-neuritischen Lähmungen, für die sich eine andere besondere Ursache nicht nachweisen läßt.

4. Die *nach gewissen akuten Krankheiten* zuweilen auftretenden Augenmuskellähmungen sind peripherischer Art und beruhen auf neuritischen Degenerationszuständen der betreffenden Nerven. Am häufigsten treten diese nach *Diphtherie,* sehr viel seltener nach Typhus, Polyarthritis acuta u. a. auf. Von *chronischen Krankheiten* kann der *Diabetes mellitus* zuweilen Augenmuskellähmungen (besonders Akkommodationslähmungen veranlassen). —

Auf eine bekannte *toxische* Schädlichkeit lassen sich die als Teilerscheinung einer *alkoholischen Polyneuritis* oder *Polioenzephalitis* auftretenden Augenmuskellähmungen zurückführen.

5. Endlich beobachtet man Augenmuskellähmungen häufig als Symptom ausgedehnterer nervöser Erkrankungen, so insbesondere bei der *Tabes dorsalis*, bei der *multiplen Sklerose* u. a. Das Nähere hierüber findet man bei der Beschreibung der einzelnen Krankheiten.

Symptome. Indem wir betreffs der genaueren Symptomatologie und der besonderen ophthalmologischen Untersuchungsverfahren auf die Lehrbücher der Augenheilkunde verweisen, geben wir hier nur eine Übersicht der hauptsächlichsten, für die Nervenpathologie wichtigen Symptome.

Die Störung in der Beweglichkeit eines Bulbus fällt den Kranken gewöhnlich selbst durch das *Auftreten von Doppelbildern* (*Doppeltsehen, Diplopie*) auf. Diese entstehen dadurch, daß bei seitwärts gerichteter Blickrichtung der Bulbus auf der gelähmten Seite nicht in die entsprechende Stellung gebracht werden kann (*Strabismus*). Infolgedessen fallen die Netzhautbilder nicht mehr auf „identische" Stellen und werden beide nicht mehr in entsprechender Weise nach außen projiziert, so daß also von demselben Gegenstand *zwei verschiedene* Bilder entstehen. Bei pathologischer *Konvergenz* der Sehachsen treten *gleichnamige*, bei pathologischer *Divergenz* gekreuzte Doppelbilder auf, d. h. im ersten Falle verschwindet beim Schließen eines Auges das Bild derselben Seite, im zweiten Falle das Bild der entgegengesetzten Seite. Durch abwechselndes Fixieren des einen oder des anderen zweier voreinander gehaltener Finger und durch Beachtung des beim Schließen eines Auges fortfallenden Doppelbildes vom nicht fixierten Finger kann man leicht an sich selbst hiervon eine Anschauung gewinnen. Treten also z. B. beim Sehen nach rechts gekreuzte Doppelbilder auf, so muß es sich um einen Strabismus divergens, d. i. also um eine unvollständige Funktion des linken Internus handeln; treten aber hierbei gleichnamige Doppelbilder auf, so muß ein Strabismus convergens, mithin eine Schwäche im rechten Abduzens bestehen. Wesentlich erleichtert wird die Prüfung der Doppelbilder, wenn man vor das eine Auge des Kranken ein farbiges Glas bringt. Im Zusammenhang mit den Doppelbildern und den abnormen Innervationsstärken, welche die Kranken für die Augenmuskeln anwenden müssen, treten *falsche Projektionen des Gesichtsfeldes* auf, so daß die Kranken in der Beurteilung der Lage der Außendinge unsicher werden. Dies führt bei ausgedehnteren Augenmuskellähmungen häufig zu einem ausgesprochenen *Schwindelgefühl*. Um diese Unannehmlichkeiten zu vermeiden, beschränken sich viele Kranke auf das monokuläre Sehen, schließen das kranke Auge oder nehmen solche Kopfhaltungen an, wobei sie die Doppelbilder vermeiden können.

Schließlich müssen wir noch ein bei fast allen Augenmuskellähmungen zu beobachtendes Symptom erwähnen, die sog. *Sekundärablenkung des gesunden Auges*. Läßt man, nachdem man das gesunde Auge verdeckt hat, das paretische Auge einen Punkt fixieren, den es gar nicht oder nur mit größter Anstrengung erreichen kann, so sieht man, wenn die verdeckende Hand jetzt vom gesunden Auge hinweggezogen wird, daß dieses nach der entsprechenden Richtung hin viel zu stark bewegt worden ist. Die abnormen Innervationsanstrengungen mit dem kranken Auge übertragen sich (etwa nach Analogie gewisser Mitbewegungen) auf den assoziierten Muskel der gesunden Seite und veranlassen in diesem eine viel zu ausgiebige Kontraktion.

Die *Untersuchung* ergibt je nach der Ausbreitung der Lähmung folgende Verhältnisse:

Bei vollständiger Lähmung eines **Nervus oculomotorius** (Musc. levator palpebrae superioris, Rectus superior, inferior und internus, Obliquus inferior, Sphincter iridis, Musc. ciliaris) fällt zunächst außer der Störung der Augenbeweglichkeit das mehr oder minder vollständige *Herabhängen des oberen Augenlids* (*Ptosis*) auf. Will der Kranke das obere Augenlid heben, so ist dies gar nicht oder nur in geringem Maße möglich. Beim angestrengten Versuch dazu tritt gewöhnlich eine deutliche Kontraktion im entsprechenden M. frontalis ein. Fordert man den Kranken auf, bei feststehendem Kopf mit seinen Augen den Bewegungen eines vorgehaltenen Gegenstandes (Finger) zu folgen, so bemerkt man sofort, daß die Beweglichkeit des befallenen Auges nach *oben, unten* und *innen* aufgehoben ist. Die *Pupille* ist erweitert (*Mydriasis*) und verengert sich nicht mehr bei einfallender Beleuchtung. Die *Akkommodation* ist aufgehoben, das scharfe Sehen in der Nähe unmöglich. In der Ruhe erscheint der ganze Augapfel etwas vorgetrieben (*Exophthalmus paralyticus*), weil der nach rückwärts gerichtete Zug der Mm. recti größtenteils fehlt. Bei älteren Okulomotoriuslähmungen stellt sich häufig eine *sekundäre Kontraktur im nichtgelähmten Rectus externus* (und Obliquus superior) ein, wodurch das Auge dauernd nach außen gezogen wird. *Partielle Okulomotoriuslähmungen* (namentlich isolierte Ptosis, ferner ausschließliche Lähmung des Levator palpebrae und des Rectus superior, Lähmung des Rectus internus, inferior und superior, und endlich ausschließliche Akkommodationslähmungen) kommen nicht selten vor und sind bei Beachtung der einzelnen Muskelwirkungen meist leicht erkennbar.

Die Lähmung des **Nervus abducens** ist durch die eintretende Bewegungsunfähigkeit des *Rectus externus* gekennzeichnet. Das Auge kann gar nicht mehr oder nur unvollständig über die Mittellinie nach außen hin bewegt werden. Bei älteren Lähmungen wird das Auge durch die sekundäre Kontraktur des Rectus internus nach innen gezogen, und es entsteht *Strabismus convergens*. Abduzenslähmungen kommen nicht selten isoliert, zuweilen auch doppelseitig und mit anderen Augenmuskellähmungen vereinigt vor.

Die Lähmung des **Nervus trochlearis** (*Musc. obliquus superior*) ist nicht leicht zu erkennen; sie ist aber auch selten praktisch wichtig. Die Wirkung des Obliquus superior fällt größtenteils mit derjenigen des Rectus inferior zusammen. Ist aber der Trochlearis gelähmt, so weicht das Auge beim Blick nach unten etwas nach innen ab, weil der Obliquus superior auch eine Abduktionswirkung auf den Bulbus ausübt, also hauptsächlich beim *Blick nach unten und außen* in Wirksamkeit tritt. Zuweilen macht sich die Trochlearislähmung auch bemerkbar durch das Ausbleiben der unter normalen Verhältnissen beim Blick nach unten eintretenden und vom M. obliquus superior abhängigen ·Raddrehung des Auges, die bei jedem Auge um eine sagittale Achse in der Weise stattfindet, daß das linke Auge von links oben nach links unten, das rechte Auge von rechts oben nach rechts unten gedreht wird. Außerdem ist es in diagnostischer Beziehung kennzeichnend, daß die *Doppelbilder* bei Trochlearislähmung nur in der unteren Hälfte des Gesichtsfeldes, also besonders bei nach unten gerichtetem Blick auftreten. Daher kommt es, daß sich die Sehstörung namentlich beim Hinuntersteigen einer Treppe geltend macht, weil hierbei störende Doppelbilder der zu betretenden Stufen entstehen.

In bezug auf *einzelne klinische Formen der Augenmuskellähmungen* ist noch folgendes hinzuzufügen: Die „*rheumatischen*" (*neuritischen*) *Augenmuskellähmungen* betreffen am häufigsten den N. abducens, nicht selten auch den N. oculomotorius oder dessen einzelne Zweige (z. B. isolierte Ptosis oder gewöhnlich Ptosis verbunden mit Lähmung des Rectus superior u. a.). Eine Seltenheit bildet ein von uns beobachteter Kranker, bei dem nach einer starken Erkältung eine vollständige Lähmung *sämtlicher* äußeren Muskeln des rechten Auges eingetreten war (vollkommene Ptosis, fast vollständige Unbeweglichkeit des Bulbus nach allen Richtungen hin). Fast immer treten die rheumatischen Augenmuskellähmungen in akuter Weise auf; häufig sind sie in der ersten Zeit mit *schmerzhaften Sensationen* in der Augengegend und im Kopf verbunden. Auch *Erbrechen* (reflektorischen Ursprungs?) ist im Beginn der Erkrankung nicht selten. Der *Verlauf* der meisten rheumatischen Augenmuskellähmungen ist günstig. Nach einigen Wochen, zuweilen auch erst nach Monaten tritt vollständige Heilung ein. Immerhin können in einzelnen Fällen dauernde Lähmungen zurückbleiben.

Die *diphtherischen Augenmuskellähmungen* treten ebenso wie die sonstigen diphtherischen Lähmungen meistens etwa 1—2 Wochen nach Ablauf der Grundkrankheit auf. Sie betreffen am häufigsten den *Akkommodationsmuskel*, so daß die Kranken vorzugsweise über undeutliches Sehen in der Nähe klagen. Doch kommen auch Lähmungen der äußeren Augenmuskeln (Abduzens, Rectus internus) vor. Die Prognose der diphtherischen Lähmungen ist fast ausnahmslos günstig.

Endlich erwähnen wir hier noch die „rezidivierende oder **periodische Okulomotoriuslähmung**", auf die MÖBIUS u. a. die Aufmerksamkeit gelenkt haben. Bei solchen Kranken treten, oft schon seit der Kindheit, in kürzeren oder längeren Zeiträumen (bei Frauen zuweilen zur Zeit der Menses) sich wiederholende Lähmungen des einen Okulomotorius auf, meist verbunden mit *Kopfschmerzen* und *Erbrechen*, ähnlich wie bei der *Migräne*. Gewöhnlich sind alle Zweige des Okulomotorius gleichmäßig beteiligt, mitunter bleiben die inneren Augenmuskeln verschont. In leichteren Fällen tritt sogar nur Ptosis auf. Die Dauer der einzelnen Anfälle beträgt zuweilen nur einige Tage, manchmal aber auch einige Wochen. Zumeist werden die Anfälle in der späteren Zeit allmählich immer schwerer. Ein Kranker STRÜMPELLS litt zunächst jahrelang nur an Anfällen heftigsten Kopfschmerzes mit Erbrechen. Erst später trat jedesmal eine Okulomotoriuslähmung hinzu, die schließlich auch in der anfallsfreien Zeit nicht vollständig verschwand. — Das Wesen der rezidivierenden Okulomotoriuslähmung ist noch unbekannt. Doch scheint es, daß die Krankheit wenigstens in einem Teile der Fälle mit der *Migräne* (s. d.) nahe verwandt ist und gewissermaßen nur eine ungewöhnlich entwickelte Form der Migräne („*Migraine ophthalmoplégique*") darstellt. Andererseits spricht aber der fortschreitende klinische Verlauf mancher Fälle auch für das Bestehen einer fortschreitenden anatomischen (chronisch entzündlichen?) Veränderung im Kerngebiet oder an der Austrittsstelle des Okulomotorius. Selbstverständlich muß man die reinen Fälle der Krankheit wohl unterscheiden von der rezidivierenden Okulomotoriuslähmung, die zuweilen bei Tabes, bei Gehirnsyphilis, bei Tumoren an der Schädelbasis u. dgl. auftritt.

Über den Verlauf und die Prognose der übrigen Formen der Augenmuskellähmungen läßt sich nichts allgemein Gültiges sagen, da hierbei alles von der Art des Grundleidens abhängt.

Therapie. Was die Behandlung eines etwaigen *Grundleidens* betrifft, ist an das verhältnismäßig häufige Vorkommen von Augenmuskellähmungen *syphilitischen* Ursprungs zu erinnern. Jodkalium und eine kombinierte Neosalvarsan-Quecksilberkur vermögen dann sehr gute Erfolge zu erzielen. Joddarreichung muß auch in zweifelhaften Fällen versucht werden.

Im übrigen ist die *galvanische Behandlung* noch am ehesten erfolgreich. Man leitet schwache Ströme quer durch die Schläfen oder, was meist zweckmäßiger ist, setzt die Anode in den Nacken, während man die Kathode auf das geschlossene Auge, namentlich auf die den gelähmten Muskeln entsprechende Gegend einwirken läßt. Große Vorsicht, schwache Ströme, Vermeidung aller stärkeren Stromschwankungen sind selbstverständlich notwendig. — Was die Korrektur der Doppelbilder durch Verdecken des kranken Auges, durch Brillen mit einseitig dunklem oder mattem Glas, durch prismatische Brillen betrifft, und was die zuweilen vorzunehmenden operativen Eingriffe (Tenotomie u. a.) anlangt, muß auf die Fachschriften verwiesen werden.

2. Motorische Trigeminuslähmung.
(*Kaumuskellähmung.*)

Die Lähmung der vom dritten Ast des Trigeminus versorgten Kaumuskeln (*M. masseter* und *temporalis*) ist eine seltene Erkrankung. Verhältnismäßig am häufigsten wird sie beobachtet bei Erkrankungen an der Schädelbasis, die den motorischen Ast des Trigeminus komprimieren. Außerdem werden wir später die Kaumuskellähmung als eine seltene Teilerscheinung chronischer Bulbärerkrankungen kennenlernen.

Das Hauptsymptom der motorischen Trigeminuslähmung ist die Erschwerung oder die Unmöglichkeit des *Kauens*. Bei einseitiger Lähmung können die Kranken nur noch auf der gesunden Seite, bei doppelseitiger Lähmung gar nicht mehr kauen. Die Parese der Kaumuskeln erkennt man auch leicht an der mangelhaften Widerstandskraft beim passiven Herabziehen des Unterkiefers oder an der Unfähigkeit der Kranken, beim Beißen auf ein Stückchen Holz (z. B. Bleistift od. dgl.) einen tieferen Zahneindruck hervorzubringen. Besteht eine völlige Lähmung der Kaumuskeln, so hängt der Unterkiefer schlaff herab und kann infolge der gleichzeitigen Lähmung der *Pterygoidei* auch nicht mehr seitwärts bewegt werden. Störungen an den übrigen vom Trigeminus versorgten Muskeln (Mylohyoideus, Buccinator, Tensor veli palatini und Tensor tympani) sind klinisch meist nicht nachweisbar. Dagegen bestehen häufig gleichzeitig sensible Störungen im Bereich des Trigeminus.

Prognose und *Therapie* hängen von dem Grundleiden ab. Zu versuchen ist die örtliche Faradisation oder Galvanisation der gelähmten Muskeln.

3. Fazialislähmung.
(*Mimische Gesichtslähmung. Bellsche Lähmung.*)

Ätiologie. Die Fazialislähmung gehört zu den häufigsten peripherischen Lähmungen, was aus der allen äußeren Schädlichkeiten ausgesetzten Lage des Nerven und aus seinem Verlauf durch den engen Canalis Fallopiae verständlich ist. Daß eine besondere „familiäre neuropathische Disposition" auch beim Auftreten der peripherischen Fazialislähmungen eine Rolle spielt, wie die CHARCOTsche Schule annimmt, ist unwahrscheinlich. Die wichtigsten Ursachen der Fazialislähmung sind: 1. *Erkältungen* (Zugluft, Schlafen bei offenem Fenster, Eisenbahnfahrten bei offenem Fenster u. dgl.). Die auf diese Weise entstandenen Lähmungen werden als „*rheumatische*" bezeichnet. Doch rechnet man hierzu gewöhnlich auch die scheinbar von selbst, d. h. ohne nachweisbare deutliche Erkältungen auftretenden (peripherischen) Lähmungen. In allen diesen Fällen handelt es sich wahrscheinlich um eine auf noch unbekannte (infektiöse ? toxische ?) Weise zustande kommende *Neuritis* des Nervenstammes. Ihre Ursache ist noch ungeklärt. Sollte es sich um ein spezifisches infektiöses Agens handeln, so müßte man vor allem nach einer Eintrittspforte an den Rachenorganen suchen (vorausgehende Angina u. dgl.). 2. *Erkrankungen des Mittelohres* und vor allem *Karies des Felsenbeins.* Der Verlauf des Fazialis durch den der Paukenhöhle unmittelbar benachbarten Canalis Fallopiae macht es leicht erklärlich, daß sich so häufig bei Karies des Felsenbeins und vielleicht manchmal auch schon bei eitrigen Mittelohrerkrankungen die Entzündung auf den Stamm des Fazialis fortsetzt, oder daß dieser durch entzündliches Exsudat u. dgl. zusammengepreßt wird. 3. Selten tritt bei *Geschwülsten der Parotis* oder ihrer Umgebung eine Kompressionslähmung des N. facialis auf. 4. *Erkrankungen an der Schädel- oder Gehirnbasis* (Tumoren, syphilitische Neubildungen, akute oder chronische Entzündungen) geben oft den Anlaß zur Entstehung einer Fazialislähmung. *Besonders häufig sind die bei der Syphilis (namentlich als Neurorezidive) auftretenden Fazialislähmungen.* Bemerkenswert sind auch die von der *Scheide des N. acusticus* ausgehenden Tumoren, die außer Gehörstörungen meist sehr bald eine Lähmung des eng benachbarten N. facialis bewirken. 5. Auf die häufige *Beteiligung des N. facialis bei Erkrankungen des verlängerten Marks und des Gehirns,* ferner auf die Beteiligung der Gesichtsmuskeln bei *multipler Neuritis,* bei *juveniler Muskelatrophie* und anderen Erkrankungen werden wir in den folgenden Abschnitten wiederholt zu sprechen kommen.

Symptome und Verlauf. Die Mannigfaltigkeit der funktionell verschiedenen Nerven, die der Fazialisstamm vereinigt, ist die Ursache der ziemlich reichen Symptomatologie der Fazialislähmungen. Die meisten dieser Symptome treten nur bei der *peripherischen Fazialislähmung* deutlich hervor, und auf diese bezieht sich daher vorzugsweise die folgende Schilderung.

Am auffallendsten und am meisten kennzeichnend ist stets die *Lähmung der mimischen Gesichtsmuskeln* (s. Abb. 98 u. 99). Die gelähmte Gesichtshälfte ist schlaff und ausdruckslos, die Stirnrunzeln sind auf der gelähmten Seite verstrichen, das Auge ist ungewöhnlich weit geöffnet (Herabhängen des unteren Augenlides der Schwere nach) und tränt (*Epiphora*), die Nasolabialfalte ist verstrichen, der Mundwinkel hängt herab und nicht selten fließt der Speichel aus diesem heraus. Noch deutlicher tritt die Lähmung bei allen Bewegungen des Gesichts hervor, beim Stirnrunzeln, beim Naserümpfen, beim Lachen, Sprechen, Aufblasen der Wangen u. dgl. Der Augenverschluß ist unvollständig. Beim Versuch dazu sinkt das obere Lid der Schwere nach herab (Erschlaffung des M. levator palpebrae superioris), der Bulbus wird nach oben gedreht (*Bellsches Phänomen*), so daß die Pupille verdeckt wird, aber ein ziemlich breiter Spalt zwischen den Augenlidern doch übrigbleibt (*Lagophthalmus*). Der mangelnde Lidschluß erleichtert das Eindringen von Staub u. dgl. ins Auge und gibt zuweilen zu Konjunktivitis oder selbst zu schweren Augenentzündungen Anlaß. Die Sprache ist erschwert und undeutlich wegen der unvollkommenen Lippenbewegungen, das Kauen ist erschwert wegen der mangelhaften Wangenbewegung. Die Kranken können nicht mehr pfeifen, weil die Lippen auf der befallenen Seite nur ungenügend gespitzt werden können. Sollen die Kranken ihre Backen aufblasen oder in aufgeblasener Stellung festhalten, so bemerkt man auch hierbei die deutliche Schlaffheit der Wange auf der gelähmten Seite. Beim Herabziehen der Unterlippe kann man mitunter die Lähmung des *Platysma* deutlich wahrnehmen. Die Zunge wird manchmal *scheinbar* schief herausgestreckt; dies beruht aber nur auf der schiefen Stellung des Mundes. Dagegen sieht man recht häufig bei geöffnetem Munde, daß die der gelähmten Seite entsprechende Hälfte der ruhenden Zunge *tiefer* liegt als die andere Hälfte, ein Verhalten, das wahrscheinlich mit der Lähmung der M. stylohyoideus und biventer zusammenhängt. Die vereinzelten früheren Angaben über eine *Parese des Gaumensegels* (Fazialisfasern sollen durch den N. petrosus superf. zum Gangl. sphenopalatinum und von hier zum Gaumensegel gehen), wodurch der weiche Gaumen auf der erkrankten Seite tiefer herabhängen und beim Intonieren schief nach der gesunden Seite hin gehoben werden würde, beruhen auf einem Irrtum. Nach neueren Untersuchungen wird der weiche Gaumen nur von Vagus-Akzessoriusfasern und nicht vom Fazialis aus innerviert.

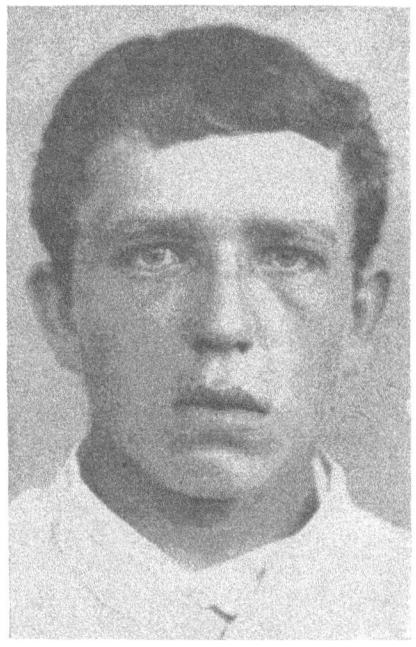 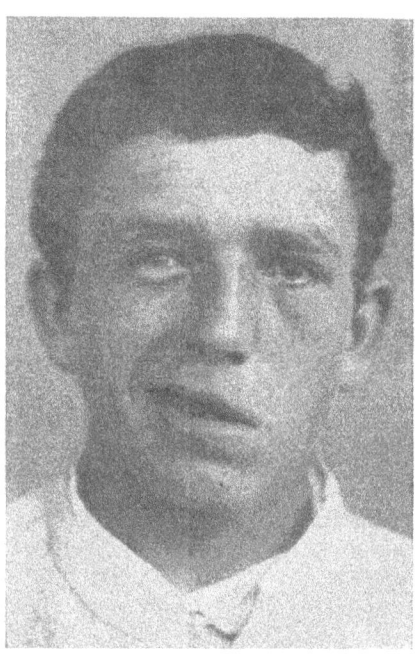

Abb. 98 u. 99. Peripherische Fazialislähmung links.

Abb. 98. *Gesicht unbewegt.*
Die Querfurchen der Stirn sind auf der gelähmten Gesichtshälfte verstrichen, ebenso die Nasolabialfalte. Die Lidspalte ist auf der kranken Seite zumeist größer, da das untere Augenlid etwas herabhängt. Der Mundwinkel steht auf der kranken Seite tiefer als auf der gesunden und ist etwas seitwärts ausgezogen.

Abb. 99. *Gesicht beim Lachen.*
Bei allen Bewegungen des Gesichts, beim Lachen, Sprechen, Naserümpfen, Stirnrunzeln, Aufblasen der Wangen u. dgl. tritt die Lähmung deutlicher hervor. Auf der gelähmten Gesichtshälfte sind alle Falten verstrichen, während sie sich auf der gesunden Seite stark kennzeichnen. Mund und Nase sind nach der gesunden Seite hinübergezogen.

Störungen des Geschmacks auf den vorderen zwei Dritteln der Zunge sind auf der gelähmten Seite wiederholt nachgewiesen worden, erreichen aber meist nur einen geringen Grad. Sie erklären sich durch eine Beteiligung der Chordafasern, die, wie wir auf S. 424 besprochen haben, eine Strecke weit im Fazialis verlaufen. Im Beginn der Lähmung klagen manche Patienten über ungewöhnliche Geschmacksempfindungen. Später ist eine Abstumpfung des Geschmacks bei genauer Prüfung häufig nachweisbar. Die *Tastempfindung auf der Zunge* ist nur ausnahmsweise (sensible Chordafasern?) herabgesetzt. Nicht selten wird eine *Verminderung*, ausnahmsweise auch eine *Vermehrung der Speichelsekretion* (Chordafasern) auf der gelähmten Seite beobachtet. Häufiger sind Störungen der *Schweißsekretion* auf der gelähmten Seite, insbesondere *Anhidrosis*. Sitzt die Läsion in der Gegend des

Ganglion geniculi, so findet man stets eine Abnahme der *Tränensekretion* (G. Köster). Man kann sich die Verhältnisse der Tränensekretion gut zur Anschauung bringen, indem man je einen kleinen Streifen von Fließpapier mit seinem umgebogenen Ende auf jeder Seite in das untere Augenlid einhakt. Man sieht dann alsbald die Durchfeuchtung des Fließpapiers durch die Tränenflüssigkeit, zumal wenn man die obere Nasenschleimhaut durch einen kleinen Pinsel od. dgl. reizt. *Gehörstörungen* sind häufig, entweder durch ein komplizierendes Ohrleiden (s. o.) oder eine gleichzeitige Erkrankung des N. acusticus bedingt. Zuweilen scheint auch die *Lähmung des M. stapedius* Symptome zu machen, und zwar eine auffallende Empfindlichkeit gegen alle stärkeren Schallempfindungen und sogar eine ungewöhnliche Feinhörigkeit, besonders für tiefere Töne (*Hyperacusis, Oxyokoia*). Diese Erscheinungen sollen dadurch bedingt sein, daß bei der Lähmung des Stapedius sein Antagonist, der M. tensor tympani, eine stärkere Anspannung des Trommelfells bewirkt. Die *Reflexbewegungen* (Blinzeln usw.) sind bei vollständiger peripherischer Fazialislähmung selbstverständlich erloschen.

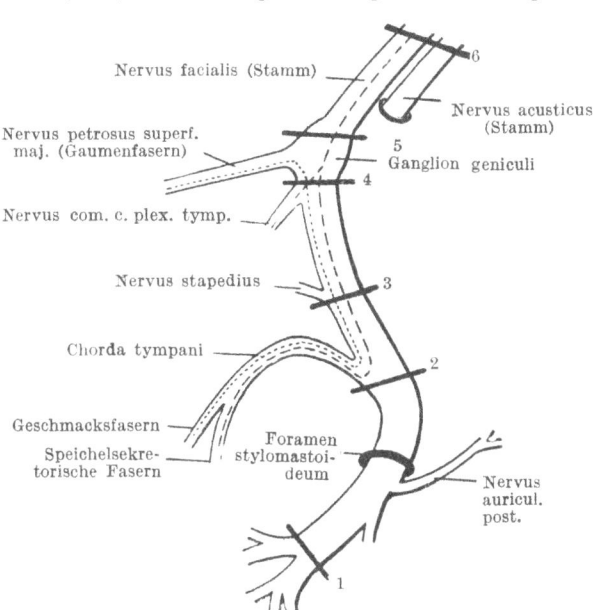

Abb. 100. Schematische Darstellung des Fazialisstammes von der Schädelbasis (6) bis zum Pes anserinus (1).

Die eigentümlichen Reflexe in den *späteren Stadien* der Fazialislähmung werden unten erwähnt werden.

Eine Prüfung aller bisher besprochenen Symptome ermöglicht in den meisten Fällen auch eine genaue Angabe des Ortes, an dem die Leitungsunterbrechung im Fazialis stattfindet. Berücksichtigt man das abgebildete, von Erb entworfene Schema des Fazialis (Abb. 100), so versteht man leicht die folgenden symptomatischen Hauptformen der Fazialislähmung. Freilich darf man nicht vergessen, daß manche Punkte (Innervation des Gaumensegels, der Speichel- und Tränensekretion u. a.) noch der weiteren Untersuchung bedürftig sind.

1. Lähmung der Gesichtsmuskeln; dagegen Geschmack, Speichelsekretion, Gehör normal: *Sitz der Erkrankung auf der Strecke zwischen 1 und 2 in Abb. 100 (meist Fazialisstamm unterhalb des Canalis Fallopiae).*

2. Lähmung der Gesichtsmuskeln, Geschmackstörung und zuweilen Verminderung der Speichelsekretion; dagegen Gehör normal: *Sitz der Erkrankung innerhalb des Canalis Fallopiae zwischen 2 und 3.*

3. Lähmung der Gesichtsmuskeln, Geschmackstörung, verminderte Speichelsekretion, abnorme Feinhörigkeit: *Sitz zwischen 3 und 4.*

4. Lähmung der Gesichtsmuskeln, Geschmackstörung, verminderte Speichelsekretion und Tränensekretion, Feinhörigkeit und Gaumensegelparese (s. o.): *Sitz am Ganglion geniculi zwischen 4 und 5.*

5. Lähmung der Gesichtsmuskeln, verminderte Speichelsekretion, Feinhörigkeit, aber *keine Geschmackstörung*: *Sitz oberhalb des Ganglion geniculi,
zwischen 5 und 6.*

Die *Veränderungen der elektrischen Erregbarkeit* sowie noch einige andere
Erscheinungen besprechen wir am zweckmäßigsten im Verein mit dem *Verlauf der Fazialislähmungen.* Der *Beginn* der gewöhnlichen rheumatischen
Fazialislähmungen ist meist ziemlich plötzlich, seltener mehr allmählich.
Zuweilen bestehen kurze Zeit Vorboten, wie ungewöhnliche Geschmacksempfindungen, geringes Ohrensausen und namentlich *häufig schmerzhafte
Empfindungen* im Ohr, hinter diesem und im Gesicht, Erscheinungen, die
man auf die anfangs akut entzündlichen Vorgänge im Nerven beziehen
darf. Nicht selten zu beobachtende schmerzhafte Lymphknotenschwellungen
hinterm Ohr oder am Nacken (ähnlich wie bei der Zosterneuritis, s. d.)
sprechen ebenfalls für einen infektiös-entzündlichen Vorgang im erkrankten
Fazialisstamm. In vereinzelten Fällen hat man das Auftreten von *Herpesbläschen* im Gebiet des erkrankten Fazialis beobachtet, ein Verhalten, das
sich nach dem S. 405 Gesagten am ehesten im Hinblick auf die zahlreichen
Anastomosen der Fazialiszweige mit den Ästen des Trigeminus erklären ließe.

In bezug auf den Gesamtverlauf der Fazialislähmung unterscheidet man
die folgenden drei Formen:

1. Die *leichte Form der Fazialislähmung*, zu der besonders viele rheumatische
Lähmungen gehören. Die Erkrankung bezieht sich meist nur auf die Gesichtsmuskeln, während Störungen des Geschmacks usw. ganz fehlen. Die *elektrische
Erregbarkeit* im Fazialis und in den gelähmten Muskeln bleibt *normal*. Die
Heilung erfolgt rasch, meist nach 2—3 Wochen. In diesen Fällen kommt es,
wie sicher vorausgesetzt werden darf, überhaupt nicht zu tiefergreifenden
anatomischen Veränderungen der Nerven- und Muskelfasern.

2. Die *Mittelform der Fazialislähmung* (ERB). Hierbei tritt keine vollständige, sondern nur eine *partielle Entartungsreaktion* ein. Die Erregbarkeit
des *Nerven* sinkt zwar etwas, erlischt aber nicht. In den *Muskeln* bildet sich
dagegen in etwa 2—3 Wochen eine deutliche Steigerung der galvanischen
Erregbarkeit bei unmittelbarer Reizung aus. Dabei werden die AnSZ größer
als die KaSZ und die Zuckungen träge. In prognostischer Hinsicht läßt sich
hieraus der Schluß ziehen, daß die Heilung immerhin noch ziemlich rasch
eintreten wird. Meist erfolgt sie in 4—6 Wochen.

3. Die *schwere Form der Fazialislähmung* geht mit einer *ausgebildeten
Entartungsreaktion* im Nerven und in den Muskeln einher, deren Einzelheiten (erloschene faradische und galvanische Erregbarkeit des Nerven,
erloschene faradische Erregbarkeit der Muskeln, quantitativ und qualitativ veränderte galvanische Erregbarkeit der Muskeln) wir im vorigen
Kapitel kennengelernt haben. Hierbei bestehen stets *gröbere degenerative Veränderungen im Nerven und Atrophie in den Muskeln*, so daß eine Heilung, wenn
überhaupt, erst in 3—6 Monaten oder noch später erfolgen kann, weil die
Vorgänge der *Regeneration* mindestens soviel Zeit zu ihrer Vollendung bedürfen. — In diesen Fällen sieht man im späteren Verlauf oft *eigentümliche
motorische Reizerscheinungen* auftreten (HITZIG). Und zwar zeigen sich:
1. Eine geringe oder zuweilen sehr auffallende stärkere *tonische Kontraktur
der gelähmten Muskeln*. Werden solche Fälle flüchtig untersucht, so kann
man die (schlaffe) gesunde Gesichtshälfte fälschlich für die gelähmte halten.
2. Einzelne krampfhafte *Zuckungen* der Muskeln; an die Lähmung des
Fazialis schließt sich ein echter *Fazialistick* (s. u.) an. 3. Eigentümliche
Mitbewegungen. Schließen die Kranken die Augen, blinzeln sie u. dgl., so

erfolgt jedesmal eine deutliche Verziehung des Mundwinkels, die nicht unterdrückt werden kann. Diese Erscheinung sahen wir wiederholt auch bei Studierenden, bei denen durch einen „Schmiß" ein peripherischer Fazialiszweig verletzt worden war. 4. In einer *erhöhten Reflexerregbarkeit*. Beim Stechen in die Haut, beim Anblasen u. dgl. erfolgen lebhafte Muskelzuckungen. Wir selbst beobachteten mehrmals beim Klopfen auf den Nasenrücken, auf das Nasenbein und die Stirn der *gesunden* Seite Zuckungen in den befallenen Fazialismuskeln. Diese Reflexe gehen von der Haut, vielleicht zum Teil aber auch von den Faszien und dem Periost aus. Alle diese Erscheinungen, die Kontraktur, die abnormen Zuckungen und die Mitbewegungen können sehr lange Zeit, in unheilbaren oder unvollständig heilenden Fällen jahrelang dauern.

Prognose. Die Prognose der Fazialislähmung hängt natürlich in erster Linie von dem etwa bestehenden Grundleiden ab. Die Lähmungen bei Tumoren an der Gehirnbasis, bei Felsenbeinkaries u. dgl. sind fast immer unheilbar. Der Verlauf der Lähmungen bei Mittelohrerkrankungen hängt von deren Heilbarkeit ab. Für die genauere *Prognose der rheumatischen Lähmungen* ergeben sich, wie soeben näher erörtert worden ist, sehr wichtige Anhaltspunkte aus der elektrischen Untersuchung. Freilich kann man hierbei niemals im Beginn der Lähmung, sondern erst nach Ablauf der ersten Wochen ein bestimmtes Urteil fällen. Ist nach den ersten 8 bis 14 Tagen die elektrische Erregbarkeit der Nerven normal geblieben, so kann man fast mit Sicherheit einen raschen günstigen Verlauf vorhersagen. Tritt Entartungsreaktion ein, so darf man im *günstigsten* Fall nicht vor 2—3 Monaten auf eine Heilung rechnen. — *Rezidive* unmittelbar nach Ablauf der Lähmung kommen fast niemals vor. Dagegen wird ein *mehrmaliges Auftreten* peripherischer Fazialislähmung bei demselben Kranken (nach jahrelanger Pause) keineswegs selten beobachtet. Wir sahen einen etwa 30 jährigen Mann, bei dem innerhalb weniger Jahre sogar *viermal* eine peripherische Fazialislähmung eintrat und nach wenigen Wochen wieder verschwand, ein Verhalten, das an die „periodische Okulomotoriuslähmung" (s. S. 459) erinnert. In vereinzelten Fällen greift der neuritische Prozeß auf den N. facialis der anderen Seite über, so daß sich aus der einseitigen peripherischen Gesichtslähmung eine vollständige *Diplegia facialis* entwickelt. Derartige Fälle bilden schon den Übergang zur Polyneuritis (s. d.).

Diagnose. Die Symptome der Fazialislähmung sind so ausgesprochen, daß die Lähmung an sich stets leicht erkannt werden kann. Was die nähere Art der Lähmung und ihre Ursache betrifft, so ist zunächst oft schon die Berücksichtigung der ursächlichen Momente (Traumen, Erkältung, Ohrerkrankungen) entscheidend. Für die Unterscheidung der peripherischen von der zentralen (bulbären oder zerebralen) Fazialislähmung kommen vor allem die *sonstigen gleichzeitigen* (bulbären oder zerebralen) *Symptome* in Betracht. Die einzelnen Formen, in denen sich die Fazialislähmung hierbei mit der Lähmung anderer Gehirn- oder Extremitätennerven vereinigt, werden wir später genauer kennenlernen. In zweifelhaften Fällen ist die *elektrische Untersuchung* oft von entscheidendem Wert. Entartungsreaktion kann nur vorkommen bei peripherischen Lähmungen und bei solchen bulbären Lähmungen, bei denen die Erkrankung die Fazialisfasern unterhalb des Fazialiskernes oder diesen selbst betrifft. Bei allen zerebralen Lähmungen bleibt die elektrische Erregbarkeit vollständig erhalten. Ferner sei hier bereits kurz erwähnt, daß bei *zerebralen* Fazialislähmungen die Stirnmuskeln und der M. orbicularis oculi beweglich bleiben, während diese Muskeln bei *nukleären* und *peripherischen* Lähmungen mitgelähmt sind.

Therapie. Die *Behandlung des Grundleidens* ist dann von der größten Wichtigkeit, wenn ein Ohrleiden, eine etwa entfernbare drückende Geschwulst (z. B. an der Parotis) oder Syphilis zugrunde liegt. Die hierdurch angezeigten Behandlungsmethoden ergeben sich von selbst. — Bei frischen rheumatischen Fazialislähmungen empfehlen sich anfangs *Schwitzkuren* und die Darreichung von *Aspirin, Novacyl, Pyramidon* od. dgl. Im übrigen ist die *Elektrizität* das einzige Mittel, das gewisse Erfolge aufzuweisen hat, obgleich man auch ihre Wirksamkeit nicht überschätzen darf. In den frühen Stadien der Lähmung wendet man die stabile Durchleitung eines schwachen konstanten Stroms durch die Fossae auriculo-mastoideae an (4—6mal wöchentlich, 2—3 Minuten lang, anfangs die Anode, dann die Kathode auf der kranken Seite). Später ist die Galvanisation (zuweilen auch Faradisation) der Muskeln die Hauptsache. Man setzt die Anode in die Fossa auricularis und streicht langsam mit der Kathode längs der einzelnen Nervenzweige und der Muskeln. Das bessere Schließen des Auges durch Galvanisation des Orbicularis kann man oft unmittelbar nach jeder Sitzung beobachten. Die Faradisation ruft durch die Hautreizung eine reflektorische Erregung des Nerven hervor und ist daher vielleicht ebenfalls von Nutzen. Innere Mittel (*Strychnin* u. dgl.) sind wahrscheinlich nutzlos. Bei den sekundären Kontraktionen kann man durch methodisches Dehnen (Holzkugel unter die Wange) und Massieren der Muskeln einige Erfolge erzielen.

4. Lähmungen im Gebiete der Schultermuskeln.

Isolierte Lähmungen dieser Muskeln kommen, mit Ausnahme der praktisch wichtigen Serratuslähmung, nur selten vor. Häufiger sind Funktionsstörungen in ihnen als Teilerscheinung bei komplizierten Lähmungszuständen, vor allem bei der progressiven Muskelatrophie und bei Erkrankungen in der Gegend des Halsmarks oder der oberen Halswirbel. Bei der Syringomyelie sind Lähmungen im Gebiete des N. accessorius keine Seltenheit.

Lähmung des Sternocleidomastoideus (N. accessorius). Das Kinn ist infolge der antagonistischen Kontraktur des anderen Sternocleidomastoideus etwas gehoben und nach der kranken Seite gedreht. Die Bewegung nach der entgegengesetzten Richtung ist erschwert. Bei doppelseitiger Lähmung dieses Muskels ist die Drehung des Kopfes bei erhobenem Kinn nur sehr schwierig und unvollständig. Der Kopf fällt leicht nach hinten zurück und kann namentlich in liegender Stellung der Kranken nur mit größter Mühe oder fast gar nicht erhoben werden.

Lähmung des Trapezius (N. accessorius). Die Schulter sinkt nach abwärts und vorwärts, so daß die Supraklavikulargrube vertieft wird. Der mediale Rand der Skapula rückt nach außen und verläuft der Wirbelsäule nicht parallel wie unter normalen Verhältnissen, sondern schief von unten und innen nach oben und außen. Das willkürliche Heben der Schulter („Zucken der Achsel") ist beschränkt und nur noch mit dem Levator scapulae möglich. Der Arm sinkt der Schwere nach herab, in der Schulter treten oft durch die Dehnung der Gelenkbänder Schmerzen auf. Ist auch die Portio clavicularis gelähmt, so bleibt bei tiefer Atmung die Schulter unbewegt. Auch das Heben des Armes über die Horizontale ist wegen der schlechten Fixierung des Schulterblatts beeinträchtigt.

Lähmung des Pectoralis major et minor (N. thoracales anteriores). Die Adduktion des Oberarmes ist erschwert. Die Hand kann nur noch mit Hilfe der vorderen Deltoideusbündel auf die Schulter der gesunden Seite gelegt werden, ebenso ist das kräftige Aneinanderschlagen der Handteller bei nach vorn ausgestreckten Armen unmöglich. Sehr wichtig ist auch die Funktion des Pectoralis als *kräftiger Herabzieher* des senkrecht erhobenen Armes (z. B. beim starken Zuhauen, beim Ziehen an einem aufgehängten Seil, beim Klettern u. dgl.).

Lähmung der Rhomboidei (N. dorsalis scapulae) bewirkt, daß der innere Rand des Schulterblattes sich etwas von der Brustwand abhebt, während der untere Winkel nach außen rückt. Die Annäherung des Schulterblattes an die Wirbelsäule ist erschwert und, wenn der Trapezius gleichzeitig gelähmt ist, völlig unmöglich. Wegen der mangelhaften Fixation des Schulterblattes leiden auch die Bewegungen des ausgestreckten Armes nach innen und hinten. — Isolierte Lähmung des *Levator scapulae* macht keine erheblichen Symptome. Bei gleichzeitiger Lähmung des Trapezius wird das Heben des Schulterblatts völlig unmöglich.

Lähmung des Latissimus dorsi (Nn. subscapulares). In der Ruhe keine Deformität. Der Arm kann aber nicht kräftig nach innen und hinten adduziert und am Rumpf festgehalten werden, die Hand kann nicht aufs Kreuz gelegt werden. Ähnlich wie der Pectoralis major ist der Latissimus auch beim kräftigen Herabziehen des erhobenen Armes tätig. Ferner leidet bei Lähmung des Latissimus auch das Zurückziehen der Schulter (wie z. B. bei der „militärischen" Haltung).

Lähmung der Ein- und Auswärtsroller des Humerus. Die Rotationsbewegungen im Schultergelenk prüft man am besten bei rechtwinklig gebeugtem Vorderarm. Bei der Lähmung der *Einwärtsroller* (vor allem *Subscapularis*, innerviert von dem N. subscapularis) kann der nach außen rotierte Arm nicht wieder in seine normale Stellung zurückgebracht werden. Ferner sind alle Handhabungen, die der gelähmte Arm auf der entgegengesetzten Körperhälfte ausführen will, beträchtlich erschwert. Bei Lähmung der *Auswärtsroller* (*Supraspinatus* und *Infraspinatus*, innerviert vom N. suprascapularis, *Teres minor*, innerviert vom Axillaris) ist die Rotation des Armes nach außen aufgehoben. Beim Schreiben, beim Nähen (Ausfahren mit der Nadel) macht die Lähmung sehr bemerkbare Störungen. — Die Lähmung des *Teres major* (N. subscapularis) macht an sich kaum erhebliche Störungen, da dieser Muskel nur zur Unterstützung vom Latissimus dorsi und Pektoralis dient.

Lähmung des Serratus anterior (Lähmung des Nervus thoracalis longus). Diese Lähmung ist verhältnismäßig häufig und daher praktisch wichtig. Ihre häufigste Ursache sind *traumatische Einwirkungen* auf den N. thoracalis longus, wie solche namentlich bei Lastträgern, Feldarbeitern (Aufladen von Säcken), Soldaten (Fechten) u. a. vorkommen können. Außerdem beobachtet man zuweilen *neuritische Serratuslähmungen*, die unter *Schmerzen* in der Schultergegend entstehen, teils ohne nachweisbare Veranlassung, teils im Anschluß an Erkältungen („rheumatische Serratuslähmung"). Endlich treten Serratuslähmungen von wahrscheinlich ebenfalls neuritischem Ursprung im *Anschluß an akute Infektionskrankheiten* auf, insbesondere nach Typhus abdominalis. Wir selbst beobachteten Serratuslähmung nach akutem Gelenkrheumatismus und einmal nach Gonorrhöe. Als Teilerscheinung ausgedehnter Muskelatrophien sieht man beiderseitige Lähmung des Serratus besonders häufig bei der juvenilen Muskeldystrophie. Auch ein *angeborenes Fehlen* des Serratus ant. mit den entsprechenden Funktionsstörungen kommt vor.

Bei *ruhigem Herabhängen* des Arms ist das Schulterblatt der gelähmten Seite infolge der Antagonistenwirkung etwas gehoben und steht von der Brustwand ab (Zug des Levator scapulae, Trapezius und Pektoralis). Der untere Winkel der Scapula ist der Wirbelsäule ein wenig genähert, und der mediale Rand verläuft daher schief nach oben und außen (Zug der Rhomboidei). Übrigens ist diese fehlerhafte Stellung der Scapula in vielen Fällen nur in geringem Grade ausgesprochen.

Will der Kranke den Arm erheben, so ist dies in der Regel *nur bis zur Horizontalen möglich*. Man vermißt dabei das Hervortreten der angespannten Serratuszacken an der seitlichen Brustwand. Sobald man aber das Schulterblatt fest anfaßt und passiv nach vorn dreht, d. h. die fehlende Serratuswirkung ersetzt, so ist das völlige Erheben des Armes sofort möglich. Wird der Arm nach *außen* bis zur Horizontalen gehoben, so nähert sich die Scapula der Wirbelsäule. Der *etwas abstehende untere Winkel* kommt dabei fast hinter die Processus spinosi zu stehen. Die zusammengeschobenen Muskelmassen des Trapezius und der Rhomboidei bilden einen Wulst, der auf der gesunden Seite bei gleicher Armstellung fehlt. Bewegt der Kranke nun seinen horizontal nach auswärts erhobenen Arm *nach vorn*, so dreht sich das Schulterblatt um seine Vertikalachse und stellt sich *flügelförmig abstehend* fast senkrecht zur Rückenfläche (s. Abb. 101). Man kann jetzt die Scapula zwischen zwei Finger nehmen und ihre ganze innere Fläche umgreifen.

Diese bildet mit dem medial gelegenen Teile des Rückens eine tiefe Ausbuchtung. Aus dieser höchst charakteristischen und eigentümlichen Stellung der Scapula kann die Serratuslähmung fast stets auf den ersten Blick erkannt werden. In einzelnen Fällen vermögen die Kranken ihren Arm trotz bestehender Lähmung des Serratus doch vollständig bis zur senkrechten Stellung zu erheben. Wahrscheinlich geschieht dies dann mit Hilfe des mittleren Trapeziusabschnittes. — *Sensibilitätsstörungen* fehlen manchmal völlig, sind aber doch, wenn genau geprüft wird, bei traumatischer und neuritischer Lähmung in der Gegend des Schulterblattes und der Schulter oft in geringem Grade nachweisbar.

Der Verlauf der Serratuslähmung ist gewöhnlich ziemlich langwierig, doch tritt in der Regel bei den gewöhnlichen peripherischen Lähmungen nach mehreren Monaten Heilung ein. Manche Fälle sind unheilbar. Die *Therapie* besteht vorzugsweise in der elektrischen Behandlung des gelähmten Nerven und Muskels.

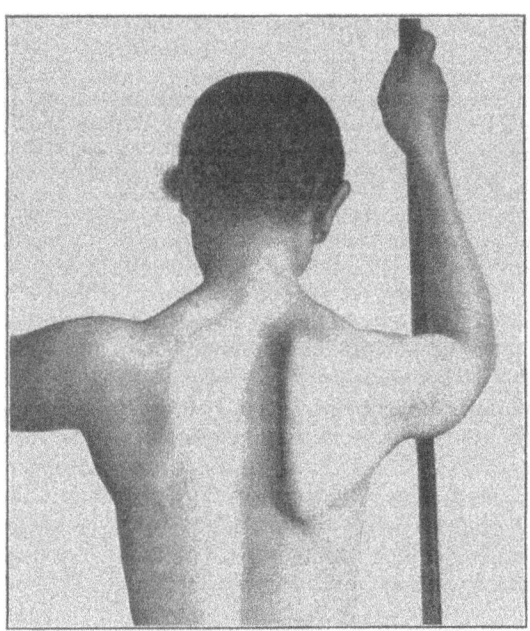

Abb. 101. Lähmung des rechten Serratus. Flügelförmiges Abstehen der rechten Scapula bei nach vorn gestrecktem Arm.

5. Lähmungen der Rumpfmuskulatur (Rückenmuskeln, Bauchmuskeln, Atemmuskeln).

Lähmungen der *Rückenmuskeln* und *Bauchmuskeln* kommen fast nur als Teilerscheinung ausgebreiteter Erkrankungen vor. Am häufigsten sieht man sie bei den verschiedenen Formen der *juvenilen Muskeldystrophie* (s. d.). Außerdem findet man bei genauer Untersuchung nicht selten eine Beteiligung der Bauch- und Rückenmuskeln an ausgedehnteren *poliomyelitischen Lähmungen* (akute Poliomyelitis der Kinder und jugendlichen Erwachsenen). — Ist der *Erector trunci* auf beiden Seiten atrophisch und gelähmt, so bildet die Wirbelsäule beim *Sitzen* der Kranken einen nach hinten konvexen Bogen. Damit der Rumpf nicht vornüber fällt, stützen ihn die Kranken durch Auflegen der Hände auf die Oberschenkel. Das Aufrichten des nach vorn gebeugten Rumpfes ist erschwert oder unmöglich. Beim *Stehen* sinkt der Rumpf nach rückwärts, so daß ein von den oberen Brustwirbeln herabhängendes Lot hinter das Kreuzbein fällt. Durch die zur Erhaltung des Gleichgewichts nötige Anspannung der Bauchmuskeln wird das Becken in seinem vorderen Abschnitt gehoben. Bei einseitiger Lähmung der langen Rückenmuskeln nimmt die Wirbelsäule eine skoliotische Krümmung an (mit der Konkavität nach der gesunden Seite). Die Kranken liegen nicht gerade, sondern meist mit gekrümmtem Rumpf im Bett. — Sind die *Bauchmuskeln* gelähmt, so ist vor allem das *Aufrichten des Rumpfes* aus horizontaler Rückenlage im Bett ohne Zuhilfenahme der Arme nicht mehr möglich. Beim Versuch dazu fühlt die auf den Bauch gelegte Hand gar keine Anspannung der Bauchmuskeln. Ebenso sind die seitlichen Drehbewegungen des Rumpfes (Änderung der Rückenlage in die Seitenlage) erschwert oder ganz unmöglich. Starke Exspirationsbewegungen (beim Husten, Singen, Schreien) sind nicht ausführbar. Die Bauchpresse wirkt nicht mehr bei der Stuhlentleerung. Bei aufrechter Stellung steht der Bauch stark vor, das Becken ist in seinem vorderen Abschnitt gesenkt, die Wirbelsäule stark lordotisch gekrümmt. Ein von den oberen Brustwirbeln herabhängendes Lot trifft ungefähr auf die Mitte des Kreuzbeins. Bei einseitiger Lähmung der Bauchmuskeln ändert sich zuweilen die äußere Form des Leibes, was namentlich beim Sitzen, Husten, Pressen u. dgl. deutlich hervortritt. Der Nabel ist nach der gesunden Seite hin verzogen. — Die Lähmung der hier nicht genannten kleineren Rückenmuskeln läßt sich schwer mit Sicherheit beurteilen. Sind sowohl die Rückenstrecker, als auch die Bauchmuskeln gelähmt, so ist die aufrechte Haltung des Rumpfes völlig unmöglich.

Auch das Verhalten der *Atemmuskeln* (Interkostalmuskeln, Zwerchfell) ist in allen Fällen ausgedehnter Lähmung stets zu beachten, zumal da es oft in prognostischer Hinsicht sehr wichtig ist. Die Lähmung des Zwerchfells (s. u.) erkennt man an der fehlenden inspiratorischen Vorwölbung im Epigastrium, die Lähmung der Interkostales an dem Fehlen der inspiratorischen Rippenhebung.

6. Lähmungen im Gebiete der oberen Extremität.

Lähmung des M. deltoideus (Nerv. axillaris). Die Deltoideuslähmung kommt entweder als Teilerscheinung komplizierter peripherischer, vom *Plexus brachialis* ausgehender Lähmungen oder als isolierte *traumatische* und *rheumatische*, d. h. *neuritische*, mit Schmerzen in der Schultergegend beginnende Lähmung vor. Auch nach akutem Gelenkrheumatismus (s. d.) mit Beteiligung des Schultergelenkes haben wir wiederholt Deltoideuslähmung („arthritische oder arthropathische Lähmung") mit Atrophie des Muskels beobachtet. Endlich sind Deltoideuslähmungen eine häufige Teilerscheinung bei den verschiedenartigsten spinalen und zerebralen Erkrankungen. — Das kennzeichnende Symptom der Deltoideuslähmung ist die Unmöglichkeit, den Oberarm aus der senkrecht herabhängenden Stellung zu erheben. Dabei ist im Auge zu behalten, daß die einzelnen Muskelteile des Deltoideus nicht stets gleichmäßig befallen zu sein brauchen. Die vorderen Bündel des Muskels erheben den Arm schräg nach vorn und innen, die mittleren nach außen, die hinteren Bündel nach rückwärts; außerdem dienen diese vorzugsweise dazu, den nach vorn gehobenen Oberarm nach auswärts und nach hinten zu ziehen. Die Erhebung des Armes nach vorn und außen erfolgt durch die Deltoideuswirkung nur *bis zur Horizontalen*, die Erhebung des Armes nach hinten nur bis zu einem Winkel von etwa 45°. Zum völligen Erheben des Armes bis zur Senkrechten bedarf es der Wirkung des M. serratus anterior (s. o.). Sind vorzugsweise die vorderen Bündel des Deltoideus gelähmt, so können die Kranken z. B. mit der Hand nicht mehr nach dem Kopfe greifen, den Arm nicht mehr auf die gegenüberliegende Schulter legen u. dgl. Bei Lähmung der hinteren Bündel ist es den Kranken unmöglich, ihre Hand in eine Hosentasche zu stecken. Bei völliger Deltoideuslähmung hängt der Arm meist ganz schlaff herab. Versuchen die Kranken trotzdem mit aller Anstrengung den Arm zu erheben, so tritt gewöhnlich infolge der Anspannung des Trapezius und des Serratus eine Erhebung der Schulter und

eine Drehung des Schulterblattes ein. Nur in einzelnen Fällen hat man
beobachtet, daß Kranke mit vollständiger Deltoideuslähmung ihren Arm
doch noch mit Hilfe der oberen Bündel des Pectoralis major oder des M.
supraspinatus und trapecius erheben können. — Die Verwechslung einer
Ankylose im Schultergelenk mit einer Deltoideuslähmung ist durch die Vornahme *passiver* Bewegungen leicht zu vermeiden.

Lähmung des Bizeps und Brachialis (N. musculocutaneus)
kommt nur ausnahmsweise isoliert, ziemlich häufig aber vereinigt mit anderen
Lähmungen zur Beobachtung. Die *Beugung des Vorderarmes in Supinations-
stellung* ist unmöglich, während bei der Pronationsstellung noch der Brachioradialis seine Beugewirkung entfalten kann. Ferner fehlt die *Supinations-
wirkung des Bizeps*, die dieser bekanntlich bei *gebeugtem* Vorderarm ausübt (wie man leicht an sich selbst erkennen kann, wenn man mit dem gebeugten Vorderarm eine rasche kräftige Supinationsbewegung ausführt und

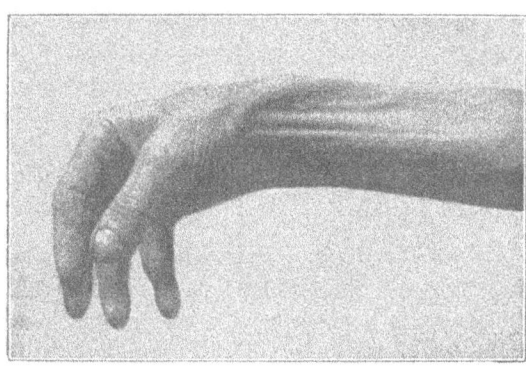

dabei einen Finger auf den
sich anspannenden Bizeps
auflegt). Zuweilen beobachtet man bei peripherischen
Bizepslähmungen gleichzeitig eine Sensibilitätsstörung
an der Radialseite des Vorderarmes (Hautast des N.
musculocutaneus).

Radialislähmung. Der anatomische Verlauf des Nervus
radialis bringt es mit sich,
daß *Drucklähmungen* dieses
Nerven zu den häufigsten
peripherischen Lähmungen

Abb. 102. Stellung der Hand bei Radialislähmung.

gehören. Sie kommen namentlich vor, wenn *im Schlaf* der Nerv durch den
auf dem Arme liegenden Rumpf oder Kopf gegen den Humerus angedrückt
wird (Trunkenheit, Schlafen auf einer Holzbank, auf hartem Erdboden usw.).
Die Lähmung wird meist sofort beim Erwachen bemerkt. Auch sonstige
traumatische Einwirkungen, unmittelbare Verletzungen des Nerven, dessen
Kompression bei Schulterluxationen, bei Frakturen des Humerus, durch
Krückendruck, durch Umschnüren des Armes (Fesselung) usw. sind ebenfalls häufige Ursachen von Radialislähmungen. Bemerkenswert ist auch,
daß man wiederholt nach *subkutanen Ätherinjektionen* auf der Streckseite
des Vorderarmes eine Lähmung des M. extensor digitorum eintreten
sah. — *Erkältungen* („rheumatische Radialislähmung") spielen bei der
Radialislähmung keine sehr große Rolle. Auch nach *akuten Infektionskrankheiten* tritt Radialislähmung nur selten auf. Die *Bleilähmung*, die sich
vorzugsweise im Radialisgebiete lokalisiert, wird weiter unten ausführlich
besprochen werden.

Der Radialis innerviert den M. triceps und die Muskeln an der Streckseite
des Vorderarmes. Die *Lähmung des Trizeps* ist nur in den Fällen vorhanden,
wo die Läsionsstelle ziemlich weit oben ihren Sitz hat (bei Krückenlähmungen,
Luxationslähmungen, Plexuslähmungen u. dgl.). Sie fehlt dagegen oder ist
wenigstens nur schwach angedeutet bei den meisten gewöhnlichen Drucklähmungen, bei denen die Umschlagstelle des Radialis um den Humerus der Kom-
pressionsort ist. Zu erkennen ist die Trizepslähmung leicht durch die Unmöglichkeit der Streckung des Vorderarmes. Doch muß man den Versuch dazu

stets bei erhobenem Oberarm ausführen lassen, damit die Wirkung der Schwere bei der Streckung des Vorderarmes ausgeschlossen ist.

Die Lähmung der *Muskeln auf der Streckseite des Vorderarmes* gibt sich sofort durch das *schlaffe Herabhängen der Hand in Beugestellung* zu erkennen (s. Abb. 102, vgl. auch Abb. 104). Jede Dorsalflexion der Hand (M. extensor carpi ulnaris und radialis longus et brevis) ist unmöglich, und ebenso sind auch die Seitwärtsbewegungen (Abduktion und Adduktion) der Hand erschwert. Die *Finger* sind gebeugt, ihre *erste* Phalanx kann nicht gestreckt werden (M. extensor digitorum communis, indicis proprius und extensor digiti quinti). Werden die ersten Phalangen aber passiv gestreckt und unterstützt, so geschieht die Streckung der Endphalangen (Wirkung der vom N. ulnaris versorgten Interossei) vollkommen regelrecht. Der *Daumen* ist gebeugt und adduziert und kann aktiv weder abduziert (Abductor pollicis longus) noch gestreckt (Extensor pollicis longus et brevis) werden. Wird der *Vorderarm* gerade ausgestreckt und proniert, so kann er nicht supiniert werden (M. supinator), während die Supination des gebeugten Vorderarmes durch den M. biceps geschieht. Die Beugung des Vorderarmes in supinierter Stellung, die vom Bizeps und Brachialis besorgt wird, ist erhalten, dagegen dessen Beugung in halber Pronationsstellung („Mitellastellung") abgeschwächt infolge der Lähmung des Brachioradialis. Läßt man den Kranken in dieser Stellung kurze rasche Beugebewegungen mit dem Vorderarm ausführen, so fühlt man nichts von dem charakteristischen normalen Vorspringen des angespannten Brachioradialis. Ebenso fehlt das kennzeichnende Vorspringen dieses Muskels, wenn die Kranken ihren pronierten und halb gebeugten Vorderarm gegenüber gewaltsamen Streckversuchen festhalten sollen. Nur ausnahmsweise bleibt der Brachioradialis bei der Radialislähmung verschont.

Die Funktionsstörung der Hand bei der Radialislähmung ist sehr beträchtlich. Auch die Wirkung der Beuger ist geschwächt, da ihre Insertionspunkte wegen des beständigen Herabhängens der Hand einander genähert sind. Neben der motorischen beobachtet man häufig auch eine *sensible Störung* im Radialisgebiet, die aber meist ziemlich gering ist. Ihr Hauptsitz ist die radiale Hälfte des Handrückens und die Dorsalfläche der ersten Phalanx vom Daumen, Zeigefinger und Mittelfinger (vgl. Abb. 80, S. 399). Die *elektrische Erregbarkeit* der gelähmten Teile entspricht den allgemein gültigen Gesetzen. Im Anfang und in leichten Fällen bleibt sie normal, in späterer Zeit tritt bei schwereren Fällen ausgesprochene Atrophie und Entartungsreaktion auf. Bemerkenswert ist, daß man bei allen Arten von Radialislähmung (namentlich auch bei der Bleilähmung) sehr häufig eine eigentümliche *chronische Verdickung und Anschwellung der Sehnen auf dem Handrücken* findet, die der Hauptsache nach wahrscheinlich eine Folge der mechanischen Zerrung der Sehnen ist.

Ulnarislähmung. Abgesehen von der häufigen Beteiligung der vom Ulnaris versorgten Muskeln bei ausgebreiteteren Lähmungen und Atrophien (namentlich bei neuraler und spinaler Muskelatrophie), kommt die Ulnarislähmung vorzugsweise durch *traumatische Einflüsse* (Druck, Verwundungen, Humerusfrakturen, insbesondere Frakturen des Condylus internus, Schultergelenksluxationen u. dgl.) zustande. Weit seltener sind primäre oder nach akuten Krankheiten (z. B. Typhus) entstandene neuritische Lähmungen.

Die Beugung der *Hand* und namentlich ihre ulnare Seitwärtsbewegung ist gestört (M. flexor carpi ulnaris). Die Beugung der *drei letzten Finger* ist unvollständig (teilweise Parese des M. flexor digit. profundus), die Beweglichkeit des *kleinen Fingers* (Muskulatur des Hypothenar) ganz aufgehoben. Am meisten auffallend ist die *Lähmung der Interossei* und der beiden letzten *Lumbricales*, wodurch die *Beugung der Grundphalangen* und die *Streckung der Endphalangen* an den vier letzten Fingern unmöglich wird. Die mangelhafte Streckung der Endphalangen tritt am deutlichsten hervor, wenn man passiv die Grundphalangen stark unterstützt und die Kranken nun auffordert, die Finger vollständig auszustrecken. Dabei bleiben die beiden letzten Finger in der Streckung noch mehr zurück als der zweite und dritte, deren Lumbricales vom N. medianus innerviert werden. Auch das Spreizen der Finger und noch mehr ihr Wiederzusammenbringen (Interossei, Lumbricales) ist stark beeinträchtigt. Der *Daumen* kann nicht gegen den Metacarpus des Zeigefingers adduziert und in dieser Stellung nicht festgehalten werden (M. adductor pollicis).

In fast allen älteren Fällen von Ulnarislähmung bildet sich neben der Muskelatrophie, die namentlich an den Interossealfurchen des Handrückens

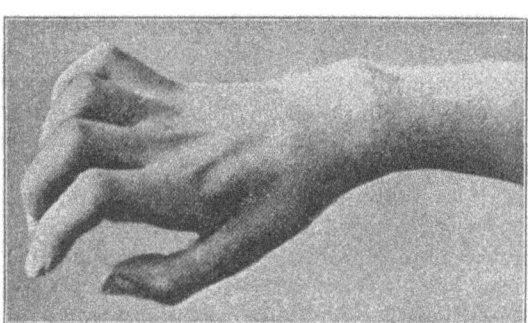

Abb. 103. Lähmung des N. ulnaris. Atrophie der Mm. interossei. Die Endphalangen können nicht gestreckt werden.

hervortritt, eine kennzeichnende Handstellung aus. Durch die Kontraktur der den gelähmten Interossei antagonistisch wirkenden Muskeln (Extensor digitorum communis und Flexor digitorum) werden die ersten Phalangen stark dorsalflektiert, die Endphalangen dagegen gebeugt, so daß die Hand eine förmliche Krallenstellung („*Klauenhand*“, *main de la griffe*) erhält (s. Abb. 103). Eine ähnliche Fingerstellung kommt als angeborene Anomalie (bei kleinen Kindern) vor und beruht wahrscheinlich auf mangelhafter oder völlig fehlender Entwicklung der Interossei.

Die Störung der *Sensibilität* erstreckt sich, wenn überhaupt vorhanden, auf die Volarfläche der zwei letzten, die Dorsalfläche der drei letzten Finger und einen Teil des Handrückens (s. Abb. 78, 79 und 80). *Trophische Störungen* an der Haut der Finger werden nicht selten beobachtet.

Medianuslähmung. Isolierte peripherische Medianuslähmung kommt vorzugsweise als *traumatische Lähmung*, sehr viel seltener auch als *neuritische Lähmung* zur Beobachtung. Als Teilerscheinung ausgedehnterer Lähmungen bei zerebralen und spinalen (progressive Muskelatrophie) Erkrankungen sind Störungen der vom Medianus innervierten Muskeln verhältnismäßig häufig.

Die Bewegungsstörungen sind auffallend. Die Pronation des *Vorderarmes* (Pronator teres und quadratus) ist fast ganz aufgehoben. Die *Hand* kann nur noch durch den Flexor ulnaris ulnarwärts flektiert werden (Lähmung des Flexor carpi radialis). Die *Finger* können in den Endphalangen nicht mehr gebeugt werden (Flexor digitor. sublimis und ein Teil des profundus), während die Beugung der Grundphalangen von den Interossei in normaler Weise besorgt wird. Nur mit den drei letzten Fingern, deren Beugung zum Teil noch vom Flexor dig. prof. (N. ulnaris) besorgt werden kann, vermögen die Kranken einen Gegenstand zu fassen. Die Endphalange des Daumens kann gar nicht mehr gebeugt (Flexor pollicis longus) werden, die erste nur bei gleichzeitiger Adduktion des Daumens durch den Adduktor und den inneren

Kopf des Flexor pollicis brevis (N. ulnaris). Völlig gestört ist die *Opposition des Daumens* („Pfötchenstellung" der Hand, Berührung der Endphalange des kleinen Fingers mit dem Daumen), da die zur Opposition dienenden Muskeln (Opponens, Abductor brevis und äußerer Kopf des Flexor brevis) sämtlich vom N. medianus innerviert werden. Der Daumen liegt daher infolge des Übergewichtes des Extensor longus mit rückwärts gewandtem Metacarpus in gestreckter Stellung der Hand an („Affenhandstellung").

Die etwa vorhandene *Sensibilitätsstörung* findet sich an der Volarfläche des Daumens und der beiden folgenden Finger, ferner auch an der Dorsalfläche der End‧ und Mittelphalangen vom Zeigefinger, Mittelfinger und der Radialseite des 4. Fingers (vgl. Abb. 78 und 79). *Trophische Störungen* (Blasen an den Fingern, glänzende atrophische Haut, Veränderungen an den Nägeln) sind in schweren Fällen oft vorhanden.

Kombinierte Lähmungen der Armmuskeln. Kombinierte Lähmungen, bei denen die befallenen Muskeln dem Verbreitungsgebiet mehrerer Nerven angehören, kommen in der mannigfachsten Weise vor, namentlich häufig infolge von traumatischen Schädigungen, die den Plexus brachialis am Hals oder in der Schultergegend treffen (*Plexuslähmungen*). Teils handelt es sich um unmittelbare Verletzungen der Nerven durch Stoß oder Verwundungen, teils um indirekte Schädigungen bei *Luxation des Humerus*, Bruch des Humeruskopfes und der Klavikula, ferner durch *Geschwülste* in der Fossa supraclavicularis u. dgl. Auch *primäre neuritische Plexuslähmungen* kommen vor.

Unter den zahlreichen möglichen Kombinationen der Plexuslähmungen verdient besondere Erwähnung eine zuerst von ERB beschriebene und seitdem oft beobachtete kombinierte Plexuslähmung, bei der vor allem gleichzeitig der *Deltoideus, Bizeps, Brachialis* und *Brachioradialis* gelähmt sind, Muskeln, deren Nerven alle aus den Wurzeln des 5. und 6. Zervikalnerven stammen. Die gleiche Lähmungskombination kommt daher auch zustande, wenn die motorischen Wurzeln des 5. und 6. Zervikalnerven selbst betroffen sind. Der Arm hängt schlaff herab, kann gar nicht gehoben und der Vorderarm nicht gebeugt werden, während Hand und Finger ihre normale Beweglichkeit haben. Die Lähmungsursache muß ihren Sitz an dem Punkte haben, wo die Nervenfasern für die genannten Muskeln nahe aneinander liegen (s. Abb. 93, S. 447). Nicht sehr selten sind gleichzeitig auch der *M. supinator* und der *M. infraspinatus* gelähmt, so daß der pronierte herabhängende Vorderarm nicht supiniert und der einwärts rotierte Humerus nicht nach außen gerollt werden kann. Auch Supraspinatus und Subskapularis können an der Lähmung beteiligt sein. Gleichzeitige *sensible Störungen* sind meist nur in geringem Grade vorhanden, werden aber zuweilen an der Außenseite des Ober- und Vorderarmes gefunden.

Genau dieselbe Kombination der gelähmten Muskeln findet sich in einem Teile der zuerst von DUCHENNE beschriebenen *Entbindungslähmungen*. Diese werden gelegentlich bei Kindern nach schweren Entbindungen beobachtet und sind die Folge traumatischer Schädigungen des Plexus brachialis bei Wendungen, beim Lösen eines emporgeschlagenen Armes, beim Prager Handgriff, bei der Extraktion des Kindes an den Schultern, bei Zangengeburten u. dgl. Derartige Entbindungslähmungen können nach Wochen und Monaten völlig heilen; nicht selten bleiben aber auch dauernde atrophische Lähmungen bestehen.

Eine andere seltenere Form der Plexuslähmung tritt ein bei Verletzung derjenigen Fasern, welche aus dem *8. Zervikalnerven* und *1. Dorsalnerven* stammen. Die Folge hiervon ist eine Lähmung der kleineren Handmuskeln (Thenar, Interossei) und der Beugemuskeln an der Volarseite des Vorderarmes. Leichte Sensibilitätsstörungen sind meist gleichzeitig im Ulnaris- und Medianusgebiet vorhanden.

In einzelnen Fällen (SEELIGMÜLLER u. a.) von komplizierten, meist traumatischen Lähmungen des Plexus brachialis hat man gleichzeitig *Symptome von seiten des Sympathikus* beobachtet, bestehend in einer Verkleinerung der Pupille, einer Verengerung der Lidspalte und einer Retraktion des Bulbus auf der gelähmten Seite. Diese auf eine Lähmung sympathischer Nerven (s. u.) hinweisenden Erscheinungen beruhen, wie sich aus klinischen und experimentellen Untersuchungen (KLUMPKE) ergibt, wahrscheinlich stets auf einer Läsion des *Ramus communicans* vom ersten Dorsalnerven. Vasomotorische Symptome im Gesicht fehlen gewöhnlich, dagegen findet man zuweilen eine eigentümliche, noch nicht erklärte Abplattung der Wange. In manchen Fällen verschwindet die *Schweißsekretion* im Gesicht auf der gelähmten Seite.

Beschäftigungslähmungen. Bei gewissen Beschäftigungen, bei denen einzelne bestimmte Muskeln oder Muskelgruppen oder deren Nerven teils *überanstrengt* werden, teils anhaltendem *Druck* ausgesetzt sind, kommen infolge hiervon Lähmungen vor, die eine kurze Erwähnung verdienen. So sieht man namentlich atrophische Lähmungen der Muskeln des Daumenballens bei Feilenhauern (wobei freilich auch eine toxische Bleiwirkung in Betracht kommen kann), Steinhauern, bei Plätterinnen, Korbflechtern, Schlossern, Tischlern u. a., Atrophie der Interossei bei Zigarrenwicklern. Bei *Trommlern* beschrieb BRUNS eine infolge von Überanstrengung zuweilen entstehende isolierte Lähmung des M. flexor pollicis longus. — Die Prognose dieser Lähmungen, die oft mit Parästhesien und leichten Sensibilitätsstörungen verbunden sind, ist nicht ungünstig, vorausgesetzt, daß die Kranken den betreffenden Schädlichkeiten entzogen werden können.

Allgemeine Prognose und Therapie der peripherischen Lähmungen an der oberen Extremität. Bei der *Prognose* der peripherischen Armlähmungen gelten dieselben allgemeinen Gesichtspunkte, welche wir bei der Prognose der Fazialislähmung besprochen haben. Auch hier kommen leichte und schwere Fälle vor, die letzten mit vollständiger Entartungsreaktion und einem bis zum Eintritt der Heilung mindestens mehrere Monate lang dauernden Verlauf. Eine Anzahl traumatischer und neuritischer Lähmungen ist überhaupt nur bis zu einem gewissen Grade heilbar oder selbst vollkommen unheilbar.

Die *Therapie* kann verhältnismäßig selten der Kausalindikation genügen, außer, wenn es gelingt, etwa vorhandene komprimierende Geschwülste, Narben, Knochensplitter, Kallusbildungen u. dgl. operativ zu entfernen. Bei *Durchschneidungen* der Nerven bildet die *Nervennaht* ein äußerst wichtiges, die Heilung unterstützendes oder sogar diese allein ermöglichendes Hilfsmittel. Bei frischen *neuritischen Lähmungen* können die bekannten *Antirheumatika* (*Aspirin, salizylsaures Natrium, Novacyl* u. dgl.) angewandt werden, namentlich wenn gleichzeitig Schmerzen vorhanden sind.

Im übrigen verspricht die *elektrische Behandlung* der Lähmungen am meisten Erfolg. Man benutzt vorzugsweise den konstanten Strom, obwohl man oft gleichzeitig auch den faradischen Strom anwendet. Was die *Methode der Behandlung* anbetrifft, so kann man, namentlich bei frischeren Erkrankungen, auf die Läsionsstelle selbst konstanten Strom stabil einwirken lassen. Die Hauptsache aber bleibt die elektrische Reizung der gelähmten Nerven und Muskeln. Den Nerven sucht man oberhalb der Läsionsstelle auf, um gewissermaßen von oben her gegen die Leitungshemmung einzuwirken und sie zu überwinden. Die Muskeln werden galvanisch gereizt, indem man mit der Kathode über die einzelnen gelähmten Muskeln hinstreicht. Besteht Entartungsreaktion mit vorherrschenden oder ausschließlichen Anodenzuckungen, so nimmt man die Anode zum differenten Pol. Der andere Pol kommt auf den Nerven oder auf die Läsionsstelle. Die Faradisation der Muskeln kann ebenfalls von Nutzen sein, namentlich wenn die Muskeln faradisch reagieren. Auch wenn dies nicht der Fall ist, hat die *sensible* faradische Reizung vielleicht einen günstigen Einfluß, indem sie auf reflektorischem Wege eine Erregung der motorischen Nerven herbeiführt. Die einzelnen Sitzungen dauern etwa 5—10 Minuten und finden täglich oder 3—4mal wöchentlich statt. Je frischer die Lähmung ist, desto günstiger ist im allgemeinen die Prognose. Freilich ist es hier meist unmöglich, zu entscheiden, wieviel der Besserung auf die Behandlung oder auf die Spontanheilung zu beziehen ist. Immerhin ist nicht zu leugnen, daß man manchmal auch in älteren, schweren Fällen durch große Geduld und Ausdauer noch beachtenswerte Erfolge erzielt. Die Behandlung muß aber monatelang oder, mit zeitweiliger Unterbrechung, noch länger fortgesetzt werden.

Spirituöse und ähnliche *Einreibungen* werden in der Praxis oft verordnet, haben aber nur dann eine günstige Wirkung, wenn sie mit einer wirklichen methodischen *Massage* der gelähmten Muskeln verbunden sind. Einen gewissen Nutzen sieht man zuweilen von warmen Bädern oder von dem Gebrauch der *Bäder* in Wiesbaden, Wildbad, Teplitz u. a.

7. Zwerchfelllähmung.

Isoliert kommt die Zwerchfelllähmung nur selten vor, bei Verletzungen des N. phrenicus am Halse, ferner als primäre oder sekundäre neuritische (z. B. postdiphtherische) Lähmung und endlich bei Hysterischen. Muskuläre Paresen des Zwerchfells scheinen sich bisweilen im Anschluß an Entzündungen der Zwerchfellserosa zu entwickeln. Häufiger und praktisch wichtiger ist die Zwerchfelllähmung als Teilerscheinung bei ausgebreiteren Lähmungen. Bei Erkrankungen des oberen Halsmarkes, bei aufsteigender Myelitis oder bei Kompression des Halsmarkes durch Wirbelkaries und Meningealtumoren, bei progressiver Muskelatrophie, bei multipler Neuritis u. dgl. ist die schließlich sich ausbildende Zwerchfelllähmung nicht selten die Ursache des infolge der eintretenden Atmungsstörung beschleunigten tödlichen Ausgangs. Der Ursprung für den N. phrenicus ist hauptsächlich die 4. Zervikalwurzel.

Die *Symptome der Zwerchfelllähmung* sind, namentlich bei der meist beiderseitigen Erkrankung, leicht erkennbar. Auf den ersten Blick sieht man die *Veränderungen der Atembewegungen.* Während ein starkes, bei den geringsten Anlässen sehr angestrengt werdendes oberes Brustatmen auffällt, fehlt die sichtbare und fühlbare inspiratorische Vorwölbung des Epigastrium vollständig. Statt dessen findet meist eine inspiratorische Einziehung der epigastrischen Gegend statt. Noch genaueren Aufschluß über das Fehlen der Zwerchfellbewegungen ergibt die *Röntgendurchleuchtung.* Die Atmung ist bei einfacher Zwerchfelllähmung, solange die Kranken sich ruhig verhalten, nur wenig beschleunigt, während in anderen Fällen die wegen der mangelhaften Atmung in den unteren Lungenlappen sich entwickelnde Bronchopneumonie eine anhaltende Dyspnoe erzeugt. Die Ursache der Bronchopneumonie ist namentlich darin zu suchen, daß die Wirkung der Bauchpresse bei dem beständigen Hochstand des Zwerchfells (perkussorisch oder röntgenologisch nachweisbar) sehr herabgesetzt ist und infolge davon Husten und Expektoration des Sekrets unvollkommen werden.

Die *Prognose* ist nur bei hysterischen und rheumatischen Zwerchfell-
lähmungen günstig, sonst meist sehr ungünstig. In *therapeutischer Beziehung*
besteht der einzig mögliche Versuch darin, das Zwerchfell vom Phrenikus
aus am Halse faradisch oder galvanisch zu reizen, während der andere Pol
auf die Gegend des Zwerchfellansatzes am Brustkorb aufgesetzt wird. Auch
eine quere Durchleitung des konstanten Stromes durch das Zwerchfell (verbunden mit Stromwendungen) kann von günstigem Einfluß sein.

8. Lähmungen im Gebiete der unteren Extremität.

Lähmung des N. femoralis. Die Femoralislähmung kommt nur selten isoliert vor. Sie wird beobachtet nach Traumen, Kompression der Nerven durch
Becken- und Oberschenkeltumoren, bei Wirbelleiden, Psoasabszessen u. dgl.
Auch primäre Neuritiden im N. femoralis kommen vor (insbesondere nicht
selten doppelseitige Femoralislähmung bei alkoholischer oder scheinbar spontan entstandener Polyneuritis), und endlich tritt zuweilen eine Lähmung des
Quadrizeps nach akutem Gelenkrheumatismus mit Befallensein des Kniegelenks und nach anderen Kniegelenkserkrankungen ein.

Die vom N. femoralis innervierten Muskeln sind der *Iliopsoas*, der *Sartorius, Pektineus* (zuweilen auch vom N. obturatorius innerviert) und der
Quadriceps femoris. Die drei erstgenannten Muskeln, vor allem der Iliopsoas,
sind die *Beuger des Oberschenkels* in der Hüfte. Sind sie alle gelähmt, so
kann höchstens noch mit Hilfe der Adduktoren eine schwache Beugung des
Oberschenkels versucht werden. Ist der Iliopsoas allein gelähmt, so geschieht
die Beugung noch mit Hilfe des Sartorius und des Tensor fasciae latae (N.
glutaeus superior). Diese Muskeln können dann eine vikariierende Hypertrophie zeigen. Die Lähmung des *Sartorius* und *Pektineus* macht keine sehr
auffallenden Symptome, kann aber durch die fehlende Anspannung dieser
Muskeln bei Widerstandsbewegungen erkannt werden. Jede stärkere Lähmung der Hüftbeuger erschwert auch das Aufrichten des Rumpfes aus der
liegenden Körperstellung. Die Lähmung des *Quadriceps femoris* ist durch die
Prüfung der Streckbewegungen des Unterschenkels leicht festzustellen. Wird
der Oberschenkel im Bett passiv gebeugt, so kann der herabhängende Unterschenkel nicht gestreckt und nicht in die Luft gehoben werden. Bei peripherischer Lähmung des Quadrizeps fehlt selbstverständlich auch der Patellarreflex. — Das Gehen und Stehen ist bei Lähmung der Nn. femorales sehr
erschwert oder fast unmöglich, da der Iliopsoas zum Vorwärtsschreiten, der
Quadrizeps zum Fixieren des Kniegelenkes notwendig ist. Die etwa vorhandene *Sensibilitätsstörung* findet sich in der unteren Hälfte der vorderen
Oberschenkelfläche und an der inneren Seite des Unterschenkels bis zur
großen Zehe herab (N. saphenus, vgl. Abb. 81 und 82 auf S. 400).

Lähmung des N. obturatorius ist sehr selten isoliert beobachtet worden.
Das Hauptsymptom ist die mangelnde Adduktion des Oberschenkels (M. adductor magnus, longus, brevis, M. gracilis), die Unmöglichkeit, ein Bein über
das andere zu legen. Außerdem ist auch die Rotation des Oberschenkels
nach außen gestört (M. obturator externus). Etwaige *Sensibilitätsstörungen*
finden sich an der Innenseite des Oberschenkels.

Isolierte Lähmungen im Gebiete der Nn. glutaei sind nicht häufig, während
die von diesen Nerven versorgten Muskeln bei ausgedehnteren Lähmungszuständen (so insbesondere bei der Muskeldystrophie und bei der multiplen
Neuritis) häufig in hervorragender Weise mit beteiligt sind. Die Lähmung
des *Glutaeus maximus* wird dadurch sehr auffällig, daß der genannte Muskel
die *Streckung des Oberschenkels gegen das Becken* zu besorgen hat. Er ist

daher besonders tätig beim Treppensteigen, beim Bergsteigen, beim Aufstehen des Körpers aus sitzender oder liegender Stellung. Alle diese Bewegungen werden durch Lähmung der Glutaei maximi fast unmöglich. Freilich hat man dabei stets gleichzeitig auch auf die Tätigkeit des Kniestreckers (M. quadriceps femoris) Rücksicht zu nehmen. Während also das Gehen auf ebener Erde nur wenig gestört ist, können die Kranken auf keine Bank steigen, nur mühsam vom Stuhl aufstehen u. dgl. Beim Aufrichten aus sitzender Stellung vom Boden erfolgt das Erheben des Rumpfes durch Aufstützen der Arme auf die Oberschenkel (vgl. die Abbildung im Kapitel über juvenile Muskelatrophie). Bei bettlägerigen Kranken prüft man die Funktion des Glutaeus maximus, indem man die Kranken veranlaßt, eine passive Beugung des gestreckten Oberschenkels zu verhindern, oder indem man den gebeugten Oberschenkel mit der Hand festhält und nun ausstrecken läßt. *Glutaeus medius* und *Gl. minimus* sind Abduktoren des Oberschenkels. Außerdem fixieren sie das Becken auf den Oberschenkeln. Sind sie gelähmt, so tritt ein sehr charakteristischer *wackelnder Gang* ein. Dabei werden wegen des Übergewichts der Adduktoren die Füße vorn nahe aneinander oder sogar übereinander gesetzt. Der Glutaeus medius ist außerdem der Einwärtsroller des Oberschenkels, so daß bei seiner Lähmung die Auswärtsroller des Beines (Mm. piriformis, obturatorius int. und ext., gemelli und quadratus femoris) das Übergewicht erhalten.

Lähmungen im Gebiete des Ischiadikus entstehen durch traumatische Läsionen, durch anhaltenden Druck auf die Nerven bei gewissen Arbeiten in hockender Stellung (Feldarbeitern u. a.), durch Beckentumoren, bei schweren Entbindungen (Druck der Zange oder bei engem Becken, Druck des durchtretenden Kopfes auf den Nerven). Selten sind isolierte primäre *neuritische* Lähmungen im Ischiadikusgebiet, während die Peronaeuslähmung als Teilerscheinung ausgedehnterer Polyneuritiden (bei alkoholischer Polyneuritis, bei neuraler Muskelatrophie u. a.) verhältnismäßig häufig beobachtet wird. Auch die diabetische Neuritis kann sich im Peronaeus lokalisieren. Sehr ausgesprochene Lähmungserscheinungen im Gebiete der Ischiadici zeigen sich bei *Erkrankungen des Conus terminalis und der Cauda equina* (Läsionen der Lendenwirbel und des Kreuzbeines).

Peronaeuslähmung. Von den beiden Hauptästen des Ischiadikus, dem Peronaeus und dem Tibialis, wird der erste weit häufiger befallen als der letzte. Auch bei Schädlichkeiten, die den *Stamm* des Ischiadikus treffen, tritt die Peronaeuslähmung meist viel deutlicher hervor als die Verletzung der Tibialisfasern. Daß der N. peronaeus bei seiner oberflächlichen Lage von äußeren Schädlichkeiten verhältnismäßig häufig betroffen wird, ist leicht verständlich. — Die *Symptome der Peronaeuslähmung* sind sehr leicht erkennbar. Sofort auffallend ist das schlaffe Herabhängen der Fußspitze. Beim Gehen tritt dies sehr deutlich hervor, und nicht selten bleibt dabei die Fußspitze am Boden hängen. Die Kranken müssen daher den Oberschenkel stärker heben und setzen den Fuß tappend, zuerst mit der Spitze, auf („Steppergang"). Die Dorsalflexion des Fußes (*M. tibialis anterior* und der Grundphalangen der Zehen (*Extensor digitor. commun. longus* und *brevis*, *Ext. hallucis longus*), sowie die Abduktion des Fußes und das Heben des äußeren Fußrandes (*Mm. peronei*) sind ganz unmöglich. In älteren Fällen bildet sich meist infolge der sekundären Kontraktur der Wadenmuskeln eine dauernde Spitzfußstellung (Pes equinus, Pes varoequinus) aus, oft verbunden mit dauernder Beugestellung der Zehen infolge der sekundären Kontraktur der Mm. interossei.

Die Lähmung des N. tibialis macht die Plantarflexion des Fußes unmöglich (*M. gastrocnemius* und *soleus*). Die Kranken können sich nicht mehr auf die Zehen stellen. Außerdem ist die Adduktion des Fußes (*M. tibialis posterior*) und die Plantarflexion der Zehen (*M. flexor digitor. commun.* und *Flexor hallucis longus*) aufgehoben. Infolge sekundärer Kontrakturen bilden sich zuweilen Hackenfußstellung (Pes calcaneus) und eine klauenartige Zehenstellung mit Dorsalflexion der ersten und Plantarflexion der letzten Phalangen aus (Lähmung der Interossei). Ist auch der *M. popliteus* gelähmt, so kann der gebeugte Unterschenkel nicht mehr nach innen rotiert werden.

Bei vollständigen Lähmungen des Ischiadikusstammes kommt zu den genannten Symptomen noch die Unfähigkeit hinzu, den Unterschenkel nach hinten gegen den Oberschenkel zu beugen (bei Bauchlage oder im Stehen der Kranken zu prüfen). Dies hängt von der Lähmung der *Mm. biceps femoris, semimembranosus* und *semitendinosus* ab. Bei einseitiger Ischiadikuslähmung ist das Gehen noch möglich, indem das im Knie durch den Quadriceps femoris festgestellte Bein wie eine Stelze benutzt wird.

Die Ausbreitung der *Sensibilitätslähmung* an der Hinterfläche des Beines ergibt sich aus Abb. 82. *Vasomotorische* und *trophische* Störungen (Zyanose, Kälte und Atrophie der Haut, Veränderungen der Nägel) sind häufig vorhanden. Atrophie und elektrische Reaktion der gelähmten Muskeln verhalten sich ebenso wie bei allen anderen peripherischen Lähmungen.

Die Lähmungen infolge von Erkrankungen der *Cauda equina* werden später bei der Pathologie des Rückenmarks besprochen werden.

Die *Therapie* aller zuletzt besprochenen Lähmungen richtet sich nach denselben Regeln, die für die Behandlung der peripherischen Lähmungen an der oberen Extremität angeführt worden sind.

9. Toxische Lähmungen.

Bleilähmung. Unter allen toxischen Lähmungen ist die Bleilähmung die praktisch wichtigste. Sie ist ein häufiges Symptom der chronischen Bleivergiftung und wird vorzugsweise bei solchen Leuten beobachtet, deren Beruf zu einer lange Zeit fortgesetzten Aufnahme kleiner Bleimengen in den Körper Anlaß gibt, also namentlich bei Schriftsetzern, Schriftschleifern und Schriftgießern, bei Malern und Anstreichern (Bleifarben), bei Töpfern (bleihaltige Glasur), bei Klempnern, Feilenhauern, Arbeitern in Akkumulatorenfabriken u. a. Die Bleilähmung kann als einziges Symptom der chronischen Bleivergiftung auftreten oder in der verschiedensten Vereinigung mit deren sonstigen Zeichen (Colica saturnina, Encephalopathia u. a.).

Die *anatomische Ursache* der Bleilähmung besteht der Hauptsache nach in einer durch den toxischen Einfluß des Bleies bedingten degenerativen Erkrankung und schließlichen Atrophie der zu den gelähmten Muskeln gehörigen *peripherischen motorischen Nervenfasern*. Die Atrophie der Muskeln ist daher größtenteils als eine rein sekundäre Erkrankung aufzufassen, obwohl es möglich ist, daß die Muskeln auch durch das Blei selbst gleichzeitig mit den Nerven geschädigt werden. Das Rückenmark und insbesondere die motorischen Ganglienzellen in den grauen Vorderhörnern bleiben in der Regel unverändert. Doch kann zweifellos in schweren (unheilbaren) Fällen schließlich auch eine toxische Atrophie der genannten Ganglienzellen eintreten.

Die Bleilähmung zeigt in der großen Mehrzahl der Fälle eine äußerst *typische Lokalisation,* und zwar befällt sie bei weitem am häufigsten einen Teil des *Radialisgebietes* (s. Abb. 104). In meist rascher, selten in langsamer Weise tritt gewöhnlich zuerst eine Lähmung des *Extensor digitorum communis* ein. Die Streckung der Grundphalanx des dritten und vierten, später auch des zweiten und fünften Fingers, wird unmöglich, während die von

den Interossei besorgte Streckung der Endphalangen normal bleibt. Weiterhin gesellt sich zuweilen noch eine Lähmung des *Extensor* und *Abductor
pollicis longus* und der *Extensoren des Handgelenkes* hinzu, in schweren Fällen
auch eine Lähmung der *Interossei* und der Daumenballenmuskeln, während
bemerkenswerterweise der Brachioradialis und der Trizeps fast stets frei
bleiben. Seltener betrifft die Bleilähmung den Deltoideus, Bizeps, Brachialis
und die Supinatoren. Beim Vergleich einer größeren Anzahl von gewerblichen Bleilähmungen hat sich gezeigt, daß in der Regel diejenigen
Muskeln am stärksten gelähmt sind, die bei der betreffenden gewerblichen
Beschäftigung am meisten angestrengt sind (TELEKY). Lähmungen der
unteren Gliedmaßen sind ebenfalls sehr selten. Sie sind namentlich bei

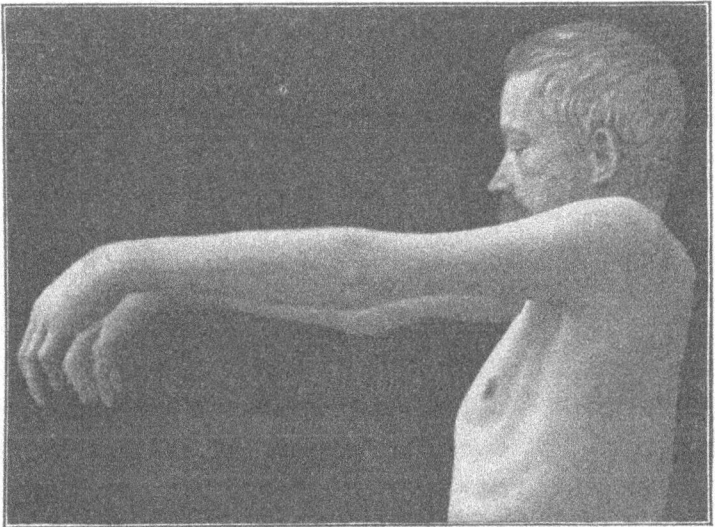

Abb. 104. Doppelseitige Radialislähmung bei chronischer Bleivergiftung.

Kindern beobachtet worden. Wir sahen einen kennzeichnenden Fall, bei
dem außer ausgebreiteten Lähmungen beider Arme auch das Gehen eine
Zeitlang fast unmöglich war infolge beiderseitiger Lähmung des Iliopsoas
und Quadriceps femoris (N. femoralis). Die Krankheit heilte vollständig aus.
Andere Beobachter sahen Peronaeuslähmung infolge von Bleiintoxikation.
Auch Lähmungen von *Kehlkopfmuskeln* sind beschrieben worden.

Meist tritt die Bleilähmung doppelseitig auf. Gewöhnlich befällt sie zuerst
den rechten Vorderarm und einige Tage oder Wochen später den linken. In
den gelähmten Muskeln entwickelt sich bei allen schweren Erkrankungen
eine ausgesprochene *Atrophie* und *Entartungsreaktion*. Wichtig ist es, daß
Veränderungen der elektrischen Erregbarkeit (träge galvanische Zuckungen
u. a.) zuweilen in Muskeln gefunden werden, die willkürlich vollkommen gut
beweglich sind (s. S. 452). Die *Sensibilität* ist fast ausnahmslos *normal* oder
höchstens ganz unbedeutend verändert, da offenbar die sensiblen Nervenfasern von dem Blei unbeeinflußt bleiben.

Die Bleilähmung gestattet in den Fällen, wo die Kranken sich dem schädlichen Einfluß des Giftes entziehen können, meist eine *günstige Prognose*. Die
Heilung tritt nach mehreren Wochen oder in schweren Fällen auch noch nach

Monaten ein. Rezidive der Lähmung und Komplikationen mit sonstigen krankhaften Folgezuständen der chronischen Bleivergiftung sind natürlich häufig.

Die *Therapie* ist dieselbe wie bei allen übrigen peripherischen Lähmungen. Die *elektrische Behandlung* kommt in erster Linie in Betracht. Außerdem werden *Schwefelbäder* und innerlich *Jodkalium* empfohlen.

Arseniklähmung. Die Arseniklähmung tritt selten bei *chronischer* Arsenikvergiftung (arsenikhaltige Farben, Tapeten u. dgl.), vielmehr meist nach einer *akuten* Vergiftung auf. Sind die ersten stürmischen Magendarmerscheinungen vorübergegangen, so entwickelt sich im unmittelbaren Anschluß daran oder auch 2—3 Wochen später ein schweres nervöses Krankheitsbild, dessen Haupterscheinung in einer ausgebreiteten atrophischen Lähmung der Arme und Beine besteht. Nicht selten sind die Beine allein oder wenigstens vorzugsweise befallen. Auch die Rumpfmuskeln können sich an der Lähmung beteiligen. Im allgemeinen gilt auch bei der Arseniklähmung der Satz, daß die Streckmuskeln stärker ergriffen werden als die Beugemuskeln. In den atrophischen Muskeln stellt sich *Entartungsreaktion* ein. Kennzeichnend sind ferner die *begleitenden Sensibilitätsstörungen*, teils Anästhesien, teils namentlich Parästhesien und *heftige Schmerzen* im Kreuz, in den Armen und in den Beinen. Zuweilen sind auch die Nervenstämme unmittelbar sehr druckempfindlich. Außer den Lähmungen kommen auch *ataktische* Störungen (ähnlich wie bei Alkoholneuritis) vor. Wiederholt hat man *trophische Störungen* an den Nägeln, Haaren usw. beobachtet.

Betreffs der *anatomischen Ursache* der Arseniklähmung kann es kaum zweifelhaft sein, daß die Hauptstörung in starken *neuritischen Veränderungen* besteht. Damit stimmen alle Krankheitserscheinungen (s. das Kapitel über multiple Neuritis) und auch der allgemeine Krankheitsverlauf überein, der in den meisten Fällen schließlich *günstig* ist. Freilich ist nicht ausgeschlossen, daß in einzelnen schweren Fällen, ebenso wie bei der Bleilähmung, auch bei der Arseniklähmung die Zellen in den Vorderhörnern selbst miterkrankt sind.

Von sonstigen selteneren toxischen Lähmungen erwähnen wir hier noch die *Phosphorlähmungen*, die *Kupfer- und Zinklähmungen* und die in vereinzelten Fällen auch bei medikamentöser Anwendung beobachteten *Quecksilberlähmungen*, als deren Ursache der Hauptsache nach ebenfalls eine Polyneuritis anzunehmen ist. Sehr eigentümliche mit Lähmungen verbundene nervöse Störungen entstehen bei Braunsteinmüllern durch die *chronische Manganvergiftung*. Das Krankheitsbild ähnelt in vielen Zügen der multiplen Sklerose. Von organischen Verbindungen können *Kohlenoxyd* und *Schwefelkohlenstoff* zu toxischen Lähmungen führen. Über die wichtigen *alkoholischen Lähmungen* findet man das Genauere im Kapitel über die multiple Neuritis.

Drittes Kapitel.

Die einzelnen Formen der örtlichen Krämpfe.

1. Krämpfe im Gebiete des motorischen Trigeminus.

Der *tonische Krampf* der Kaumuskeln wird als *Trismus* bezeichnet. Als selbständige Erkrankung sehr selten, kommt er häufig als Teilerscheinung bei komplizierteren Krampfformen und sonstigen Nervenleiden vor, so z. B. beim Tetanus, im epileptischen Anfall, bei Neurosen, Meningitis u. a. Die beiden Kiefer sind fest aneinander gepreßt, und man fühlt durch die Wange hindurch die bretthart angespannten Masseteren. Bei einseitigem Krampf der Pterygoidei ist der Unterkiefer nach der entgegengesetzten Richtung hin seitlich verschoben.

Der *klonische Kaumuskelkrampf* (mastikatorische Gesichtskrampf) besteht in meist anfallsweise auftretenden, beständigen Bewegungen des Unterkiefers, fast immer in vertikaler, nur selten in horizontaler Richtung. Die einzelnen Bewegungen folgen sich gewöhnlich in regelmäßigem raschen Rhythmus und rufen ein hörbares Zähneklappern hervor. Verletzungen der Mundschleimhaut oder der Zunge sind selten.

Die *Ursache* dieser Krämpfe ist nicht immer festzustellen. Zuweilen scheinen sie *reflektorisch* zu entstehen, so z. B. bei Krankheiten des Unterkiefers, der Zähne oder selbst entfernterer Teile. Wir sahen einen jahrelang dauernden Fall, der nach einem heftigen *Schreck* entstanden war und daher als „hysterisch" gedeutet werden mußte, ferner einen Fall von klonischen Krämpfen in den Masseteren und den Mylohyoidei, ebenfalls neurotischen Ursprungs, bei einem zehnjährigen Knaben.

Die *Therapie* muß versuchen, abgesehen von der Behandlung des Grundleidens, zunächst etwa vorhandene Ursachen des Leidens zu entfernen (Entfernung schadhafter Zähne usw.). Im übrigen ist *Elektrizität* (Durchleiten eines konstanten Stromes, Faradisieren der Muskeln, faradischer Pinsel) in manchen Fällen von Nutzen. Von *inneren Mitteln* sind zu versuchen: *Narkotika, Bromkalium, Atropin* u. a. Wichtig ist die künstliche Ernährung der Kranken, wenn die willkürliche Nahrungsaufnahme durch einen andauernden Trismus unmöglich ist. Am besten ist dann die Einführung einer dünnen Schlundsonde durch die Nase in den Ösophagus. In einigen Fällen hat man auch mit Erfolg versucht, die Kiefersperre durch Einschieben von Holzkeilen zwischen die Zähne allmählich zu überwinden.

2. Klonischer Fazialiskrampf.

(*Mimischer Gesichtskrampf. Fazialistick. Muskeltick.*)

Über die Ursachen des Fazialiskrampfes, der häufigsten und praktisch wichtigsten isolierten Krampfform, wissen wir wenig Genaues. In einigen Fällen ist das Leiden vielleicht auf eine *Läsion des Fazialisstammes* (Erkältung, Ohrleiden, Erkrankungen an der Schädelbasis, z. B., wie in einem Falle beobachtet wurde, ein auf den Fazialisstamm drückendes Aneurysma der Art. vertebralis) oder eine *reflektorische Erregung* desselben (z. B. bei Trigeminusneuralgie, kariösen Zähnen, schmerzhaften Augenerkrankungen u. a.) zurückzuführen. Auch nach Ablauf einer peripherischen Fazialislähmung können die Symptome des Muskelticks auftreten. Wahrscheinlich sind viele Fälle von Gesichtstick gar nicht peripherischen, sondern *zentralen Ursprungs* (Fazialiszentrum in der Hirnrinde). Auch nach heftigen *psychischen Erregungen* kann das Leiden auftreten, und endlich spielt die *Nachahmung* und *Angewohnheit* (Grimassenschneiden) in manchen Fällen (namentlich bei Kindern) eine nicht zu unterschätzende Rolle (*hysterischer Fazialiskrampf*). Jedenfalls sieht man aus dem Gesagten, daß nicht alle Fälle von mimischem Gesichtskrampf in gleicher Weise zu beurteilen sind. Doch gerade die am meisten charakteristischen, offenbar auf organischen Ursachen beruhenden Erkrankungen sind es, für die uns eine Erklärung gewöhnlich ganz fehlt. — Daß die Disposition zur Erkrankung durch eine allgemeine hereditär-neuropathische Belastung erhöht wird, ist durch zahlreiche Beobachtungen festgestellt worden. Die Neigung zu zuckenden Bewegungen mit den Gesichtsmuskeln sieht man gerade bei nervösen, aufgeregten Menschen sehr häufig. Zwischen diesem „Grimassenschneiden" und dem eigentlichen Fazialiskrampf mit seinen blitzartigen Muskelzuckungen ist jedoch ein wesentlicher Unterschied vorhanden. Der echte Fazialistick kommt aber nicht selten auch bei nervös veranlagten Menschen vor (bei Epileptikern u. a.). Sehr häufig trat der Fazialistick während des Weltkrieges als Begleiterscheinung sonstiger schwerer „Kriegsneurosen" auf. Während der chronische Gesichtstick bei *Männern* ein ziemlich häufiges Leiden ist, wird er bei *Frauen* auffallend selten beobachtet.

Die *Symptome* des echten Fazialisticks bestehen in abwechselnden kurzen, blitzartigen Zuckungen der vom Fazialis versorgten Muskeln. Die Erkrankung ist meist einseitig, oft auf das ganze Fazialisgebiet ausgedehnt, zuweilen nur

auf einzelne Teile beschränkt (partieller Fazialiskrampf). Mitunter treten die
Zuckungen in wechselnder Stärke fast beständig auf, so daß die Kranken
unwillkürlich die „auffallendsten Gesichter schneiden"; häufig erfolgen die
Zuckungen aber auch in einzelnen, meist nur kurze Zeit dauernden Anfällen,
die von vollständig freien Pausen unterbrochen werden. Die Anfälle entstehen entweder ohne besondere Veranlassung oder werden durch Sprechen,
willkürliche Bewegungen, sensible und psychische Eindrücke u. dgl. hervorgerufen. In einzelnen sehr heftigen Fällen greifen die Zuckungen auch auf
benachbarte Gebiete (Kaumuskeln, Zunge, Nackenmuskeln, sogar den Oberarm) über. Die willkürliche Motilität der Muskeln ist, abgesehen von dem
störenden Einfluß der Krampfbewegungen, vollständig normal. Ebenso
fehlen alle sensiblen Störungen; es besteht weder Anästhesie noch Schmerz.
Wiederholt gaben die Kranken an, daß sie selbst das Auftreten der Zuckungen
nicht bemerken!
      Eine häufig ganz oder fast ganz vereinzelt auftretende partielle Form des
Fazialiskrampfes verdient noch besondere Erwähnung: der *Blepharospasmus*
oder *Lidkrampf*, d. h. ein tonisch oder klonisch auftretender Krampf im Orbicularis palpebrarum. Die *tonische Form* entsteht namentlich auf reflektorischem Wege bei den verschiedenartigsten Augenleiden, doch auch manchmal
von anderen Trigeminusgebieten her. Sie ist in der Regel doppelseitig und
kann, mitunter mit einzelnen Unterbrechungen, tage- und wochenlang andauern. v. GRAEFE hat zuerst die Beobachtung gemacht, daß man zuweilen
durch *Druck* auf die Austrittsstellen der Trigeminusäste, manchmal sogar
durch Druck auf gewisse Punkte der Wirbelsäule oder andere Körperstellen
den Krampf sofort hemmen kann, so daß die Augenlider „wie bei einem
Federdruck aufspringen". Es hat sich hierbei wohl um *hysterische* Krampfzustände gehandelt! Der *klonische Lidkrampf* (Spasmus nictitans) besteht
in einem fast beständigen krampfhaften Blinzeln und Zusammenziehen der
Augenlider. Auch hier ist manchmal ein reflektorischer Ursprung des Krampfes
nachweisbar; oft findet man aber gar keine Ursache.
      Der Fazialiskrampf ist in seinen schweren Formen stets ein für die Kranken
lästiges und, namentlich bei bestehendem Blepharospasmus, sehr störendes
Leiden. Der *Verlauf* ist oft sehr langwierig. Zuweilen treten längere Pausen
ein (z. B., wie wir gesehen haben, während der Gravidität), und dann beginnt der Krampf aufs neue. Nicht selten wird das Leiden habituell und
dauert das ganze Leben hindurch.
      Die *Therapie* hat eine schwierige und undankbare Aufgabe. Die besten
Erfolge kann man dann erzielen, wenn es gelingt, eine reflektorisch wirkende
Ursache des Krampfes zu entfernen (Behandlung kranker Zähne, Behandlung von Augenleiden, in einigen Fällen Resektion des Nerv. supraorbitalis).
Bei reflektorischem Blepharospasmus ist die Einträufelung einer Kokainlösung in den Bindehautsack von Nutzen. — Bei der *elektrischen Behandlung*
des Fazialiskrampfes hat man sein Hauptaugenmerk auf etwa vorhandene
Druckpunkte zu richten, auf die man die Anode des konstanten Stromes
stabil einwirken läßt. Sind keine Druckpunkte vorhanden, so setzt man die
Anode auf den Fazialisstamm und die einzelnen Äste des Pes anserinus.
BERGER erhielt in Fällen reflektorischen Ursprunges sehr gute Ergebnisse
durch Applikation der Anode am Hinterhaupt, dicht unter der Protuberanz,
während die Kathode in der Hand ruhte (Galvanisation der Oblongata).
Die Dauer der einzelnen Sitzung beträgt 5—10 Minuten. Auch der faradische
Strom (langsam „anschwellende Ströme") ist empfohlen worden. Von *inneren*
Mitteln ist zunächst *Bromkalium* zu versuchen, ferner *Arsenik, Atropin*,

Zincum oxydatum u. a. Die Wirkung dieser Mittel ist aber unsicher. Dagegen ist durch die *Nervendehnung* in einem Teile der operierten Fälle wenigstens insofern ein günstiges Ergebnis erzielt worden, als die danach eintretende Lähmung den Kranken weniger lästig war als das beständige Zucken. Mit dem Aufhören der Lähmung treten zwar meist die Zuckungen von neuem ein, doch ist in vereinzelten Fällen der Erfolg auch andauernd. Endlich ist zu erwähnen, daß die Anwendung des *Glüheisens* (Kauterisation mit Hilfe des Pacquelinschen Thermokauters längs der Halswirbelsäule, am Nervenstamm oder gegebenenfalls an vorhandenen Druckpunkten) bei veraltetem Fazialistick zuweilen eine erhebliche Besserung der Krämpfe zur Folge gehabt haben soll.

In den Fällen, die nicht als organische Krampfform aufzufassen sind, sondern zu den Neurosen, zu den üblen Angewohnheiten u. dgl. zu rechnen sind, kann eine planmäßige Willensschulung durch heilgymnastische Übungen von bestem Erfolg begleitet sein.

3. Krampf im Gebiete des N. hypoglossus. Zungenkrampf.

Während die Zunge sich an komplizierteren Krampfformen (hysterischen, epileptischen Krämpfen) häufig beteiligt, sind isolierte Krampfformen der Zunge nur äußerst selten (am häufigsten bei den *Neurosen*) beobachtet worden. Sie kommen aber vor, teils in klonischer, teils in tonischer Form, und veranlassen dann eine bedeutende Störung der Sprache oder, bei krampfhafter Retraktion der Zunge nach hinten, sogar der Atmung.

4. Krämpfe in den Hals- und Nackenmuskeln.

Tonische und klonische Krämpfe im Gebiete der Nackenmuskeln sind ein zwar nicht sehr häufiges, aber in mannigfaltiger Weise auftretendes, zuweilen sehr schweres und langdauerndes Leiden. Über die *Ursachen* dieser Zustände ist meist gar nichts Bestimmtes zu ermitteln. Wo nachweisbare organische Leiden des Gehirns, der Halswirbel u. dgl. den Krämpfen zugrunde liegen, da handelt es sich nicht um einen echten Tick, sondern um symptomatische Reizzustände, die eine ganz andere Bedeutung haben. Auch von einem *reflektorischen* Ursprung der Krämpfe ist in der Regel nichts nachweisbar. Doch haben einzelne Forscher (H. Curschmann u. a.) auf die Möglichkeit einer primären Erkrankung des *Labyrinths* hingewiesen. Zweifellos handelt es sich bei vielen Tickfällen um ein Leiden, das auf dem Boden einer *allgemeinen neuropathischen Konstitution* erwachsen ist. Fast alle schweren Fälle, die Strümpell gesehen hat, betrafen psychisch leicht erregbare, nervöse, aus nervös veranlagten Familien stammende Menschen. Der Tick der Hals- und Nackenmuskeln gehört ebenso wie der echte Fazialistick meist in die Gruppe der *psychomotorischen Neurosen*. In vielen schweren Fällen mit Torticollis-Haltung handelt es sich um eine organische (extrapyramidale) Erkrankung, um eine *Torsionsdystonie* (s. u.).

Obwohl die Krampfzustände sich selten scharf auf ein bestimmtes Muskel- oder Nervengebiet beschränken, so kann man doch in der Regel einzelne Muskeln als hauptsächlich betroffen nachweisen. Am häufigsten sind vorzugsweise die vom *N. accessorius* abhängigen Muskeln (*Sternokleidomastoideus* und *Trapezius*) befallen. Man spricht dann von einem *Akzessoriuskrampf*. Durch die Zusammenziehung des Sternokleidomastoideus wird der Kopf nach der entgegengesetzten Seite gedreht und das Kinn dabei etwas gehoben. Durch den Trapeziuskrampf wird der Kopf nach rückwärts gegen die Schulter zu gezogen. Gewöhnlich wechseln die krampfhaften Kopfstellungen ab, so daß eine beständige Unruhe vorhanden ist. Nicht selten nimmt der *M. splenius* an dem Krampf teil, wodurch der Kopf nach hinten und nach der kranken Seite gezogen wird. In schweren Fällen beobachtet man nicht selten eine Ausbreitung des Krampfzustandes auf die Schulter- und Oberarmmuskeln (Pektoralis, Latissimus u. a.), so daß auch der Arm und der ganze Rumpf in eine eigentümliche Stellung geraten. Reine Drehbewegungen des Kopfes, anscheinend durch Zuckungen im M. obliquus capitis hervorgerufen, werden als *Drehtick* („*Tic rotatoire*") bezeichnet.

Der *Verlauf* der besprochenen Krampfformen ist meist sehr langwierig. Zwar gibt es leichte Fälle, die in einigen Wochen oder Monaten heilen. Andererseits entwickeln sich aber die hierhergehörigen Krampfformen nicht selten zu einem sehr *qualvollen, chronisch-habituellen* Leiden. In diesen Fällen wird jede anhaltende Beschäftigung (Lesen, Schreiben, Arbeiten) durch die beständig eintretenden krampfhaften Seiten- und Drehbewegungen des Kopfes fast unmöglich gemacht. Jede psychische Erregung der Kranken, das Gefühl, beobachtet zu werden u. dgl., steigert die Krämpfe, während sie bei völliger Unbefangenheit milder werden. Im Schlaf hören die Krämpfe wohl meist (s. u.) ganz auf. Auch eine leichte Unterstützung des Kopfes wirkt oft wohltätig ein. Viele Kranke halten sich selbst den Kopf beständig mit ihren Händen fest. Zuweilen hören die Zuckungen bei völliger Körperruhe ganz auf, kehren aber bei allen willkürlichen Bewegungen sofort wieder. Den oft vorhandenen allgemeinen psychischen Erregungszustand haben wir schon oben hervorgehoben. Wiederholt hat man das Auftreten stärkerer *psychischer Störungen* (depressiver Zustände, Verwirrtheit) beobachtet.

Die *Prognose* ist stets mit großer Zurückhaltung zu stellen. Das Leiden kann jahrelang anhalten und allen Behandlungsversuchen trotzen. Andererseits kommen aber noch nach langem Krankheitsverlauf völlige Heilungen oder wenigstens sehr erhebliche Besserungen vor.

Die *Behandlung* dieser chronischen Krampfzustände ist stets schwierig. Ausgehend von der Annahme einer konstitutionellen Grundlage, ist zunächst auf die *Allgemeinbehandlung* (allgemeine körperliche und geistige Ruhe, Bäder, Luft, tonische Arzneimittel u. dgl.) Rücksicht zu nehmen. Sodann kommt die *örtliche Behandlung* des Leidens in Betracht, die Unterdrückung der krankhaften Innervationen und die Herstellung des normalen Muskelgleichgewichts. Am besten ist eine *methodische Heilgymnastik*, d. h. die langsame Einübung geordneter Innervationen. Mit Ausdauer, Geschick und Geduld läßt sich viel erreichen.

Empfehlenswert ist ferner eine planmäßige *Massage* der befallenen Muskeln und vor allem eine *elektrische Behandlung*. Diese besteht in der Applikation der Anode auf die befallenen Nerven und Muskeln oder in der Anwendung schwellender faradischer Ströme oder in der faradischen Pinselung der Haut oberhalb der befallenen Muskeln. Sehr oft muß man mit der Methode wechseln und durch Probieren die wirksamste Anwendungsweise herauszufinden suchen. Von den inneren Mitteln sind *Narkotika* in schweren Fällen unentbehrlich. Doch muß man mit ihrer Verordnung sehr zurückhaltend sein. In schweren Fällen kann man einen Versuch mit der Anwendung des *Glüheisens* am Nacken machen. Es gibt Fälle, die schließlich durch das Ferrum candens geheilt wurden.

Nicht unbedeutende Erfolge erzielt zuweilen die *chirurgische Behandlung* (KOCHER u. a.). Namentlich die blutige *Dehnung* des N. accessorius, in schweren Fällen auch die *Durchschneidung* der Nerven oder die Durchschneidung der Muskelansätze bewirken manchmal ein sofortiges beträchtliches Nachlassen der Krämpfe. Freilich ist der Erfolg nicht immer dauernd, und in nicht wenigen Fällen ist leider auch die Chirurgie machtlos.

Anhangsweise sind hier noch die eigentümlichen rhythmischen Krampfformen zu erwähnen, die gelegentlich bei Kindern in den ersten Lebensjahren vorkommen und als *Spasmus nutans*, *Salaamkrämpfe*, *Nickkrämpfe* u. dgl. bezeichnet werden. Es handelt sich um anhaltende Nickbewegungen des Kopfes, zuweilen auch um Schüttel- und Drehbewegungen, mit oder ohne Beteiligung des Rumpfes. Wiederholt hat man gleichzeitig Blepharospasmus und auch Nystagmus beobachtet. Manchmal treten die eigentümlichen pendelnden Zwangsbewegungen nur *im Schlafe* auf (*Schlaftick*, „*tic dé sommeil*"). Alle diese Erscheinungen sind Zeichen einer neuropathischen Konstitution, haben aber meist keine ernste Bedeutung. Einer besonderen Behandlung bedarf es daher nicht. Der Zustand verschwindet allmählich von selbst.

5. Krämpfe in den Schulter- und Armmuskeln.

Klonische Krämpfe in der oberen Extremität kommen selten vereinzelt (z. B. in den Mm. pectorales major.), häufiger mit anderen Krampfformen und sonstigen nervösen Symptomen vereinigt vor. Zuweilen scheinen sie reflektorischen Ursprungs zu sein, so z. B. die mit Armneuralgien verbundenen klonischen Krämpfe, ferner die einige Male in Amputationsstümpfen beobachteten Krämpfe u. a. Die meisten der hierher gehörigen Fälle beruhen aber sicher auf *neurotischer* Grundlage oder gehören zur *Myoklonie* (s. d.).

Wiederholt sind isolierte *tonische Krämpfe* in einzelnen Muskeln oder Muskelgruppen der oberen Extremität beobachtet werden. *Tonischer Krampf der Rhomboidei* bewirkt eine Schiefstellung des Schulterblattes, dessen innerer Rand schräg von unten und innen nach oben und außen verläuft. Dabei ist die Erhebung des Armes über die Horizontale erschwert, wie bei der Serratuslähmung. Doch fehlt die dafür charakteristische Abhebung der Skapula von der Thoraxwand. *Tonischer Krampf im Levator scapulae* kommt fast nur in Verbindung mit Krampf der Rhomboidei oder des Trapezius vor. Die Schulter wird dabei gehoben und der Kopf etwas zur Seite geneigt. Isolierte *tonische Krämpfe* im *Pectoralis major*, *Latissimus dorsi*, *Deltoideus* usw. sind im ganzen leicht zu erkennen, kommen aber nur sehr selten vor. Häufiger sind *tonische Beugekrämpfe der Hand und der Finger*. Wir selbst haben mehrere derartige Fälle von zum Teil monatelanger Dauer beobachtet. In einem Fall konnte der Krampf sofort gelöst werden durch Aufsetzen der Anode eines mittelstarken galvanischen Stromes auf den N. medianus. Bei einem anderen Kranken hatte sich der Beugekrampf der Finger an eine leichte akute Entzündung des Handgelenks angeschlossen. Auch in solchen Fällen spielen *Neurosen* sicher viel häufiger eine Rolle, als man früher dachte. Außerdem hat man bei tonischen Beugekrämpfen in den Händen immer an die *Tetanie* (s. d.) zu denken. — Ziemlich häufig kommen tonische *kurzdauernde* Krämpfe in den Fingerbeugern und in den Daumenmuskeln vor. Man beobachtet sie namentlich bei Leuten, die anhaltend eine schwere körperliche Arbeit verrichten müssen, ferner bei Alkoholikern, bei Magenkranken, bei Kranken mit chronischer Nephritis u. a. Die Fälle sind nicht alle unter einem gemeinsamen Gesichtspunkt zu betrachten. Zuweilen handelt es sich wahrscheinlich um rein myopathische Reizzustände, in anderen Fällen liegen Beziehungen zur *Tetanie* vor (s. d.).

Über *Prognose* und *Therapie* lassen sich kaum allgemeine Regeln aufstellen. Wichtig ist stets die Entfernung etwaiger Ursachen. Außerdem ist vor allem die *Elektrizität* (stabiler galvanischer Strom, Einwirkung der Anode auf die kontrahierten Muskeln und deren Nerven) und eine *planmäßige Heilgymnastik* zu versuchen, diese namentlich in allen Fällen, die eine Beziehung zu den Neurosen (s. d.) haben.

6. Krämpfe in den Muskeln der unteren Extremität. Crampi.

Klonische Krämpfe in den Muskeln der unteren Extremität kommen fast nur als ein Symptom spinaler oder zerebraler Erkrankungen vor. Verhältnismäßig häufig beobachtet man klonische Krampfzustände bei der *Hysterie* und den verwandten *Psychoneurosen.* Besondere Erwähnung verdient das eigentümliche Symptombild der „*schnellenden Hüfte*", das sind oft schon in der Ruhe, namentlich aber bei jedem Gehversuch auftretende, sehr lebhafte, kurze Zuckungen in den Rotatoren des Hüftgelenks, durch die der Trochanter und damit der ganze Oberschenkel in die stärkste zuckende Unruhe versetzt wird. Von den *tonischen Krämpfen* sind am häufigsten und bekanntesten die schmerzhaften tonischen Krämpfe in den Bein-, besonders in den Wadenmuskeln (*Wadenkrämpfe, Crampi*). Sie treten namentlich nach stärkeren Muskelanstrengungen (Bergwanderungen, Tanzen), anscheinend zuweilen auch nach reichlicher Nahrungsaufnahme oder Alkoholgenuß auf. Manche Leute haben eine große Neigung zu derartigen Krämpfen. Besonders oft stellen sich die Krämpfe bei gewissen Bewegungen (z. B. beim Anziehen der Stiefel) oder bei gewissen Haltungen des Fußes ein. Außer in der Wade treten schmerzhafte Krämpfe auch in anderen Muskeln (z. B. im Abductor hallucis, in den Oberschenkelmuskeln u. a.) auf. Anhaltend wiederkehrende und ausgedehnte schmerzhafte Krämpfe in den Beinmuskeln (*Crampusneurose*) können, wie wir gesehen haben, ein sehr qualvolles und schwer zu beseitigendes Leiden darstellen. Nicht selten treten die Crampi besonders häufig nachts im Bett ein. Auch des Morgens beim Aufstehen sind sie viel häufiger als tagsüber. Der einzelne Krampfanfall dauert im ganzen einige Minuten, hört oft dazwischen für eine kurze Zeit auf, um danach mit erneuter Heftigkeit wieder zu beginnen. Auffallend ist es, daß die Neigung zu derartigen Muskelkrämpfen zu manchen Zeiten ganz verschwindet, zu anderen Zeiten sehr stark hervortritt. Durchaus unklar ist, wodurch der oft wirklich schwer zu ertragende, ungemein *heftige Schmerz* in den vom Krampf befallenen Muskeln bedingt wird, zumal die Intensität der Muskelkontraktion gar nicht immer sehr bedeutend ist. Auch über den Ort der Auslösung des Krampfes weiß man nichts Sicheres. STRÜMPELL ist es (nach Erfahrungen an sich selbst) aufgefallen, daß der höchst schmerzhaft kontrahierte Muskel aktiv frei beweglich ist, so daß ihm der Gedanke kam, ob die schmerzhafte Kontraktion nicht vielleicht im Sarkoplasma und gar nicht in der fibrillären Substanz ihren Sitz hat. Jedenfalls handelt es sich um Erregungszustände, die in den *Muskeln* selbst zustande kommen. Doch sind reflektorische Einflüsse auch schwer auszuschließen. — Sonstige tonische Krämpfe in den Muskeln der unteren Extremität sind selten. Einzelne Fälle von isoliertem tonischen Krampf in den Adduktoren, im Iliopsoas, in den Wadenmuskeln u. a. sind beobachtet worden. Ausgedehntere tonische Kontrakturen der Beinmuskeln kommen bei Hysterischen (namentlich auch bei den Neurosen der Kinder) nicht selten vor.

7. Krämpfe in den Respirationsmuskeln.

Tonischer Krampf des Zwerchfells ist in einzelnen seltenen Fällen beobachtet worden. Der untere Thoraxraum ist stark ausgedehnt, das Epigastrium vorgewölbt, die stark dyspnoische Atmung geschieht nur mit den oberen Teilen des Brustkorbs. Perkussorisch lassen sich der Tiefstand und Stillstand des Zwerchfells nachweisen. In der Gegend des Zwerchfells empfinden manche Kranke lebhaften Schmerz. Der Zustand ist nicht ungefährlich und erfordert sofortiges Eingreifen: Narkotika, ein warmes Bad, gegebenenfalls mit kühler Übergießung, Faradisation der Haut in der Zwerchfellgegend, Galvanisation der Phrenici u. dgl.

Klonischer Zwerchfellskrampf, Singultus. Das bekannte „Schlucksen" oder „Schnucken", das auf plötzlich eintretenden, mit einem kurzen inspiratorischen Laut verbundenen krampfhaften Zwerchfellskontraktionen beruht, ist in seinen leichten Formen ein sehr häufiger und rasch vorübergehender Zustand. Zuweilen steigert sich dieser aber zu einem anhaltenden, hartnäckigen und sehr lästigen Leiden. Am häufigsten ist der *hysterische Singultus*. Dieser tritt besonders nach psychischen Erregungen auf und hält zuweilen wochen-, ja sogar monatelang mit kurzen Unterbrechungen an. Doch auch *reflektorisch*, bei Erkrankungen des Magens, Darmes, Peritoneum usw., kann anhaltender Singultus hervorgerufen werden. In einzelnen Fällen beruht der Singultus auf unmittelbaren *Läsionen des N. phrenicus*, so z. B., wie wir in einem Falle beobachtet haben, bei tuberkulöser Mediastino-Perikarditis. Stundenlang anhaltenden Singultus sahen wir auch nach *Gehirnapoplexie* auftreten, ferner bei chronischer, bis ins Zervikalmark hinaufreichender *Myelitis*. Der *Singultus epidemicus* ist bereits im I. Band, S. 197 besprochen worden.

In den leichteren Fällen vergeht der Singultus bald wieder ohne besondere Behandlung. Anhalten des Atems, Pressen bei geschlossener Glottis, Klopfen auf den Rücken u. dgl. sind die auch bei den Laien allgemein bekannten, oft angewandten Mittel, um den Singultus zu unterdrücken. Mitunter wirkt die Aufforderung, den Singultus *absichtlich* hervorzurufen, sofort hemmend auf dessen reflektorische Auslösung ein. Bei *hysterischem Singultus* ist durch eine verständige und zugleich energische psychische Behandlung die *willkürliche* Unterdrückung der Krampfbewegungen und damit eine vollständige Heilung oft rasch zu erreichen. Unterstützt wird eine derartige Therapie durch den (zum Teil nur suggestiven) Einfluß irgendeines inneren Mittels (Bromkali) oder die Anwendung der Elektrizität. Bei dem *schweren*, durch *organische Leiden bedingten Singultus* muß man dagegen mitunter zu narkotischen Mitteln greifen (große Gaben *Bromkali*, *Skopolamin*, *Atropin* u. a.). Zuweilen ist die Anwendung des konstanten Stromes auf den Phrenikus oder die Faradisation der Zwerchfellgegend von günstiger Wirkung.

Kompliziertere Respirationskrämpfe, teils in Form krankhaft beschleunigter und angestrengter Atmung, teils vereinigt mit allerlei Nebenbewegungen, mit mannigfachen Gurgelgeräuschen, Ructus usw. kommen fast ausschließlich bei der *Hysterie* (s. d.) vor. Wir selbst zählten bei einem derartigen Kranken über 200 Atemzüge in der Minute! Das beste, oft augenblicklich wirksame Mittel gegen die meisten dieser Krampfformen ist ein kühles Bad mit energischen kalten Übergießungen. — Ferner gehören zu den Respirationskrämpfen der *Gähnkrampf* (*Chasmus, Oscedo*), der *Nieskrampf* (*Sternutatio convulsiva, Ptarmus*), die *Lach-* und *Weinkrämpfe*, der *Hustenkrampf* u. a. Von dem letzten sahen wir ein lehrreiches, zweifellos zur Hysterie gehöriges Beispiel bei einem zehnjährigen Knaben. Teils von selbst, namentlich aber bei jedem Kneifen der Haut an irgendeiner beliebigen Körperstelle trat „reflektorisch" (d. h. eigentlich assoziativ) ein eigentümlich hohlklingender, bellender Husten auf. Das Leiden dauerte einige Wochen lang und verschwand dann ziemlich plötzlich. Nervöser Husten, oft in eigentümlich krampfhafter Form, ist bei Hysterischen und Nervösen keine seltene Erscheinung.

Viertes Kapitel.

Der Schreibkrampf und verwandte Beschäftigungsneurosen.

Der *Schreibkrampf* (*Graphospasmus, Mogigraphie*) ist die häufigste Form einer ganzen Reihe von eigentümlichen Bewegungsstörungen, die von BENEDIKT mit dem zutreffenden Namen der „*koordinatorischen Beschäftigungs-*

neurosen" bezeichnet worden sind. Das gemeinsam Kennzeichnende liegt darin, daß die Störung in einer gewissen Gruppe von Muskeln nur dann eintritt, wenn diese Muskeln bei einer ganz bestimmten, meist feinen und komplizierten Beschäftigung in gemeinsame Tätigkeit treten. Während also die am Schreibkrampf leidenden Personen für gewöhnlich die Muskeln ihres rechten Armes und ihrer rechten Hand vollständig normal bewegen und gebrauchen können, versagen dieselben Muskeln ihren Dienst, sobald die Kranken zu *schreiben* anfangen. Die Störung kann mithin nicht in der Innervation der einzelnen Muskeln an sich liegen, sondern muß sich auf die Art ihres gemeinschaftlichen Zusammenwirkens beziehen, d. h. eine Koordinationsstörung sein. Schon hieraus ergibt sich mit großer Wahrscheinlichkeit, daß die Ursache des Krampfes nicht in den peripherischen Teilen, sondern in den *Zentren* zu suchen ist. Unserer Überzeugung nach beruhen der Schreibkrampf und die verwandten Beschäftigungsneurosen auf Störungen der zentralen (kortikalen) Innervation. Der *Schreibkrampf ist ein ähnlicher krankhafter Zustand beim Schreiben wie das Stottern beim Sprechen.* Als *Ursache* spielt jedenfalls die Überanstrengung beim Schreiben eine wichtige Rolle. Man sieht daher den Schreibkrampf vorzugsweise bei solchen Leuten auftreten, deren Beruf mit anhaltendem Schreiben verbunden ist, also namentlich bei Schreibern, Kaufleuten, Bankbeamten u. dgl. Aber auch ohne besondere Überanstrengung beim Schreiben kann der Schreibkrampf auftreten. Dabei erhöht eine *allgemeine nervöse Veranlagung* die Disposition zum Schreibkrampf ganz bedeutend. Die meisten Fälle kommen in Verbindung mit ausgesprochen neurasthenischen Symptomen vor. Auch psychische Ursachen (Schreck, Ängstlichkeit) spielen zuweilen eine unverkennbare Rolle (s. u.). Endlich hat man darauf aufmerksam gemacht, daß schlechte Federn (harte Stahlfedern), unpassende Haltung beim Schreiben u. dgl. die Entstehung des Schreibkrampfes begünstigen sollen.

Symptome. Das wesentliche Symptom des Schreibkrampfes besteht darin, daß bei jedem Versuch zu schreiben gewisse Störungen eintreten, die das Schreiben sehr erschweren oder ganz unmöglich machen. Das Leiden beginnt meist allmählich, steigert sich aber ziemlich rasch. Zur genaueren Charakterisierung der Störung hat BENEDIKT drei Formen des Schreibkrampfes unterschieden, die aber mannigfache Übergänge ineinander zeigen. Am häufigsten ist die *spastische Form.* Kaum beginnen die Kranken zu schreiben, so treten im Arm und in den Fingern Zuckungen oder tonische Krämpfe ein. Die Feder wird entweder krampfhaft fest an das Papier gepreßt, oder sie macht, wenn sie bewegt wird, ganz fehlerhafte ausfahrende Bewegungen. Besonders häufig sieht man, daß bei jedem Versuch zu schreiben alsbald ein tonischer Pronationskrampf des Vorderarmes eintritt. Das Schreiben ist unter solchen Umständen ganz unmöglich oder geschieht nur mit der größten Anstrengung; die Schriftzüge sind dabei vollständig entstellt, ungleich, mit falschen Strichen und Klecksen untermischt (s. Abb. 105). Bei der *tremorartigen Form* des Schreibkrampfes tritt bei jedem Versuch zu schreiben ein so starkes Zittern in der rechten Hand auf, daß die Buchstaben vollständig unleserlich werden. Derartige Fälle sahen wir mehrere Male auch bei Kindern, wo sie entschieden als hysterische Erkrankungen aufzufassen waren.

Bei der *paralytischen Form* endlich tritt die Schreibstörung vorherrschend als ein rasch sich einstellendes, lähmungsartiges Ermüdungsgefühl im rechten Arm auf, das nicht selten mit schmerzhaften Empfindungen verbunden ist. Diese Art der Schreibstörung sollte aber eigentlich nicht zum „Schreibkrampf" gerechnet werden, da es unlogisch ist, von der „paralytischen" Form eines „Krampfes" zu sprechen.

Die Beweglichkeit des rechten Armes ist im übrigen, wie gesagt, meist vollständig normal. Nur zuweilen treten zugleich auch bei manchen anderen feineren Hantierungen (Nähen, Klavierspielen u. dgl.) ähnliche Erscheinungen auf. Die *Sensibilität* ist, abgesehen von den schon erwähnten Muskelschmerzen und einem nicht selten vorkommenden subjektiven Gefühl von Taubsein am Vorderarm und in den Fingern, gewöhnlich ungestört. Zuweilen hat man einzelne schmerzhafte Druckpunkte an den Hals- und Rückenwirbeln gefunden. Auch die Untersuchung der *peripherischen Nerven* ist vorzunehmen, da man *angeblich* mitunter an ihnen schmerzhafte Verdickungen finden soll, die möglicherweise zu dem Leiden in ursächlicher Beziehung stehen. Handelt es sich, wie es fast immer der Fall ist, um allgemein nervöse Menschen, so sind gleichzeitige Klagen über Kopfschmerzen, psychische Verstimmung, allgemeine Schwäche u. dgl. nicht selten. In solchen Fällen ist auch der Grad der Störung, wie erwähnt, von psychischen Einflüssen (Aufregung, Ängstlichkeit) sehr abhängig, genau wie es beim Stottern der Fall ist. STRÜMPELL

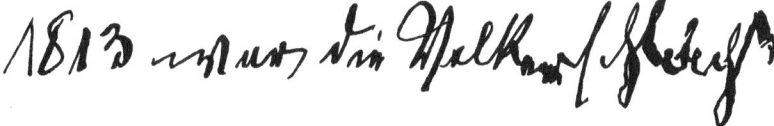

Abb. 105. Schriftprobe eines Kranken mit Schreibkrampf.

kannte einen Kranken, der trotz der größten Anstrengung *nicht ein Wort* schreiben konnte, wenn ihm jemand dabei zusah, während er sonst eine schöne, fließende Schrift hatte.

Die *Diagnose* des Schreibkrampfes ist fast immer leicht. Zu hüten hat man sich vor Verwechslungen mit anderen nervösen Erkrankungen, die selbstverständlich unter Umständen ebenfalls zu Störungen beim Schreiben führen können (Chorea, Paralysis agitans, multiple Sklerose, beginnende Muskelatrophie, Agraphie).

Die *Prognose* ist stets mit Vorsicht zu stellen. Zwar kommen zweifellos völlige Heilungen vor, doch sind manche Fälle äußerst hartnäckig, andere unheilbar. Auch nach eingetretener Besserung sind Rückfälle sehr häufig. Manche Patienten sind infolge ihres Leidens genötigt, einen anderen Beruf zu wählen oder das Schreiben mit der Feder ganz aufzugeben und sich nur noch der *Schreibmaschine* zu bedienen.

Die *Therapie* beginnt mit der Forderung, zunächst mehrere Wochen lang das Schreiben ganz auszusetzen. Ist diese Forderung erfüllbar, so kann in leichten, beginnenden Fällen schon die bloße Ruhe von Nutzen sein. Ferner sind gewisse Vorrichtungen beim Schreiben, welche die Kranken am besten selbst ausprobieren, oft vorteilhaft, so z. B. das Hindurchstecken des Federhalters durch einen Kork, der Gebrauch dicker Federhalter, ein Wechsel in der Haltung der Feder und in der Stellung des Armes u. dgl. NUSSBAUM hat ein besonderes Armband anfertigen lassen, das mit gespreizten Fingern festgehalten und an dem der Federhalter befestigt wird. Das von den Kranken oft versuchte Erlernen des Schreibens mit der linken Hand führt nicht immer zum Ziel, da sich merkwürdigerweise der Krampf zuweilen bald auch in der linken Hand einstellt.

Von den besonderen Behandlungsmethoden des Schreibkrampfes verdient zunächst die *galvanische Behandlung* Erwähnung. Unter Vermeidung aller stärkeren Ströme und Stromschwankungen läßt man die Anode stabil auf den Plexus brachialis, sowie auf die einzelnen Nervenstämme (insbesondere wenn diese druckempfindlich sind) und befallenen Muskeln 5 bis 10 Minuten lang einwirken. Die Kathode kommt auf die Gegend der Nackenwirbel. Sind Schmerzpunkte aufzufinden, so werden diese besonders behandelt. Versuchsweise kann man auch die Galvanisation durch den Kopf anwenden. — Noch günstigeren Einfluß als die elektrische Behandlung hat die *Massage* und vor allem die *methodische Heilgymnastik* aufzuweisen, deren Anwendung freilich besondere Übung und Ausdauer erfordert. Jedenfalls sollte eine *planmäßige Wiedereinübung der zum Schreiben erforderlichen Bewegungen* stets versucht werden. Man beginnt mit langsamen, im Takt auszuführenden, ganz einfachen Schreibbewegungen und geht allmählich zu schwierigeren Buchstaben über. Von *inneren Mitteln* darf man sich fast niemals Besserung versprechen. Günstigen Einfluß zeigen dagegen nicht selten solche Kuren, die zur allgemeinen Stärkung des Nervensystems beitragen: Kaltwasserkuren, Seebäder und Gebirgsaufenthalt. Ähnlich wie beim Stottern sieht man auch beim Schreibkrampf sehr deutlich den Einfluß *psychischer Einwirkungen* (Beruhigung, zunehmendes oder mangelndes Selbstvertrauen, Aufregung u. a.) auf das Leiden.

Anhangsweise erwähnen wir hier noch einige andere zuweilen beobachtete Beschäftigungsneurosen. Es sind dies der *Klavierspielerkrampf* (kommt besonders bei jungen Konservatoristinnen vor), der *Violin-* und *Cellospielerkrampf*, *Telegraphistenkrampf*, *Schneiderkrampf*, *Melkerkrampf*, die nicht selten bei *Zigarrenwicklern* vorkommenden eigentümlichen Innervationsstörungen in den Händen u. a. In den *unteren Gliedmaßen* scheint ein entsprechendes Leiden bei Ballettänzerinnen vorzukommen, ferner bei Arbeiterinnen an der Nähmaschine, bei Drechslern usw. Einen Beschäftigungskrampf in der *Zunge* beobachteten wir bei einem Klarinettenbläser. Die Einzelheiten in der Symptomatologie und Behandlung aller dieser Krampfformen sind den beim Schreibkrampf besprochenen Verhältnissen größtenteils entsprechend. Bei den *Klavierspielern* tritt die Neurose vorzugsweise in *paretischer Form* (leichtes Ermüden) auf und ist gewöhnlich mit ziemlich heftigen, beim Spielen an bestimmten Stellen des Armes auftretenden *Schmerzen* verbunden. Ähnliche nervöse Störungen (meist im linken Arm) sahen wir häufig auch bei *Violin-* und *Cellospielern* infolge anhaltenden anstrengenden Spielens. In allen hierhergehörigen Fällen handelt es sich wohl der Hauptsache nach um *periphische Störungen* in den Muskeln, Sehnen und Nerven. Doch scheinen eine allgemeine neuropathische Konstitution und psychische Einflüsse dabei häufig auch eine Rolle zu spielen. In therapeutischer Beziehung werden die besten Erfolge durch örtliche „schottische" (d. h. abwechselnd kalte und heiße) Duschen oder Abreibungen und Massagebehandlung erzielt. Daneben ist die Allgemeinbehandlung (Eisen, Arsen, kalte Abreibungen, Landaufenthalt) niemals zu vernachlässigen. Ist Überanstrengung im Spielen vorhergegangen, so kann für eine Zeitlang völliges Aussetzen des Spieles empfohlen werden. Im allgemeinen ist es aber wohl besser, kurze methodische Spielübungen (etwa täglich 2—3mal $^1/_4$—$^1/_2$ Stunde) fortsetzen zu lassen. — Endlich sei hier noch bemerkt, daß bei gewissen anhaltend ausgeübten anstrengenden Beschäftigungen auch schwere nervöse Symptomenkomplexe entstehen können. So beschrieb z. B. HIRT eine Erkrankung, die bei *Maschinennäherinnen* vorkommt und sich durch Sensibilitätsstörungen (Schmerzen, Parästhesien, teilweise auch Anästhesien), Ataxie, Fehlen der Sehnenreflexe und Schwanken bei geschlossenen Augen charakterisiert. Die Krankheit erinnert somit sehr an das Symptombild der Tabes, ist aber bei geeigneter Behandlung heilbar. HIRT vermutet daher eine Erkrankung der peripherischen Nerven. Ähnliche Symptomenbilder kommen auch bei anderen Arbeiterklassen vor. Wir sahen z. B. wiederholt eigentümliche spastisch-paretische Zustände der Beine nach anhaltender *anstrengender Feldarbeit* in gebückter Stellung (Rübenhacken u. dgl.).

Fünftes Kapitel.

Einfache und multiple degenerative Neuritis.

1. Die einfache Neuritis.

1. Die primäre einfache Neuritis. Schon in den vorhergehenden Kapiteln haben wir eine Reihe von Krankheitszuständen kennengelernt, die mit der größten Wahrscheinlichkeit auf primäre *entzündliche Veränderungen* eines bestimmten peripherischen Nerven zurückzuführen sind. Wir sahen, daß viele Fälle von Ischias und von Neuralgien in anderen Nervengebieten, ferner wahrscheinlich alle sog. rheumatischen peripherischen Lähmungen (rheumatische Fazialislähmung, Deltoideuslähmung usw.) von einer derartigen Neuritis abhängen. Über die besonderen Ursachen dieser Neuritiden sind wir erst sehr wenig unterrichtet. Nur vermuten darf man, daß es auch hierbei bestimmte infektiöse oder toxische Schädlichkeiten sind, die ihre Wirkung auf den betroffenen peripherischen Nerven ausüben. In manchen Fällen, so namentlich bei den meisten neuralgischen Erkrankungen, scheint es sich mehr um leichte entzündliche Veränderungen in der Nervenscheide und im interstitiellen Bindegewebe des Nerven zu handeln, während es sich bei allen zu motorischen Lähmungen führenden Neuritiden wohl hauptsächlich um einen durch die einwirkende Schädlichkeit bedingten Zerfall der Nervenfasern selbst handelt („*degenerative Neuritis*"). In schweren und namentlich in *akuten* Fällen können sich auch die parenchymatösen und die interstitiellen Veränderungen gleichzeitig nebeneinander entwickeln. Auf die Schilderung der anatomischen Einzelheiten werden wir unten in dem Abschnitt über die „multiple Neuritis" näher eingehen.

Als praktisch wichtig haben wir hier noch diejenigen primären einfachen Neuritiden hervorzuheben, die nach Analogie mit der ausführlich besprochenen Fazialislähmung auch in anderen Nervengebieten zu *akuten peripherischen Lähmungen* führen. Hierher gehören vor allem die neuritische *Axillarislähmung* (M. deltoideus), die neuritische Lähmung im *Ulnaris*, *Thoracalis longus* (M. serratus anterior), *Femoralis*, *Peronaeus* u. a. Auch neuritische *Plexuslähmungen*, insbesondere im Plexus brachialis, kommen vor. In manchen, aber freilich nicht in allen hierhergehörigen Fällen ist eine *Erkältung* als Ursache der Neuritis („*rheumatische Neuritis*") anzusehen. Die Erkrankung beginnt meist mit mehr oder weniger heftigen *Schmerzen* und Parästhesien in der Gegend der befallenen Nerven. Man bezieht dieses diagnostisch sehr wichtige Symptom, zumal bei dem Befallensein motorischer Nerven, gewöhnlich auf die Beteiligung der Nervenscheide und des interstitiellen Gewebes (nervi nervorum!). Gleichzeitig mit den Schmerzen oder bald nach ihnen treten die Zeichen der motorischen Schwäche in den von dem befallenen Nerven versorgten Muskeln auf. Die Intensität der Lähmung kann die verschiedensten Grade zeigen. In leichteren Fällen tritt bald ein Nachlassen der Symptome und rasche Heilung ein. Bei schwerer Erkrankung entwickelt sich *Entartungsreaktion* und *Atrophie* der gelähmten Muskeln. Doch ist auch hier dem früher Gesagten zufolge schließlich meist noch ein günstiger Ausgang zu erwarten. Die Untersuchung der befallenen Nerven ergibt oft eine auffallende Druckempfindlichkeit. Leichte Sensibilitätsstörungen der Haut sind bei Neuritis gemischter Nervenstämme durch genaue Prüfung häufig nachweisbar. Doch gilt die Regel, daß die motorische Störung fast stets der sensiblen gegenüber sehr in den Vordergrund tritt. — Die *Behandlung* geschieht nach den bei allen peripherischen Lähmungen üblichen Verfahren.

2. Die sekundäre einfache Neuritis. Daß sekundäre Neuritiden im Anschluß an Erkrankungen benachbarter Organe auftreten können, kann wohl kaum bezweifelt werden. Bei *äußeren offenen Verletzungen*, wodurch ein unmittelbares Eindringen von Entzündungserregern in den Nerv ermöglicht wird, entwickelt sich zuweilen eine Neuritis, die sich hauptsächlich in der Scheide und dem Bindegewebe des Nerven ausbreitet. Immerhin ist dies ein seltenes Ereignis, viel seltener als man früher anzunehmen geneigt war. Häufiger sind einfache *mechanische Verletzungen* und *Quetschungen* peripherischer Nerven bei allen möglichen Erkrankungen ihrer Umgebung (bei Frakturen, Luxationen, Knochenkaries, Tumoren u. a.). In solchen Fällen sollte man aber nicht ohne weiteres von „Entzündungen" sprechen, da es sich, wie gesagt, meist um rein mechanische Folgezustände handelt. Abgesehen von der gewöhnlichen, sekundären, absteigenden Degeneration (s. o. S. 431), haben solche mechanischen Schädigungen der Nerven nicht die Neigung, sich weiter aufwärts in Form einer „Neuritis ascendens" oder „migrans" auszubreiten, wie früher geglaubt wurde. Daß dagegen zuweilen Entzündungsvorgänge auf benachbarte Nervenstämme übergreifen können, daß sich ferner eine akute Entzündung der Gehirn- und Rückenmarkshäute mitunter unmittelbar auf das Neurilemm der austretenden Nerven fortsetzt, ist sicher. Insofern diese Vorgänge eine klinische Bedeutung gewinnen können, sind sie an geeigneter Stelle besonders erwähnt worden.

2. Die multiple degenerative Neuritis. Polyneuritis.

Ätiologie. Wir kennen eine ganze Reihe von nervösen Krankheitsbildern, die ausschließlich oder wenigstens der Hauptsache nach von mehr oder weniger ausgebreiteten primären Erkrankungen peripherischer Nerven abhängen. Fast immer sind es ungewöhnliche *chemische*, in den Körper hineingelangte oder im Körper selbst gebildete „Gifte", die einen zerstörenden Einfluß auf die peripherischen Nervenfasern ausüben. Zwar ist es möglich, daß alle derartigen Gifte von vornherein auf das *ganze peripherische Neuron*, d. h. Ganglienzelle und peripherische Nervenfaser einwirken. Die *sichtbare Schädigung* (*Degeneration*) zeigt sich aber meist ausschließlich in den peripherischen Nervenfasern, und zwar wahrscheinlich zuerst in den vom trophischen Zentrum, der Nervenzelle, am entferntesten liegenden Ausläufern. Nur bei schwerer und lange Zeit andauernder Einwirkung des Giftes kann das ganze Neuron, also auch die motorische Ganglienzelle im Vorderhorn des Rückenmarks in sichtbarer Weise geschädigt oder sogar vollständig zur Degeneration gebracht werden. — Am klarsten tritt der toxische Ursprung der peripherischen Nervendegeneration bei denjenigen Krankheitszuständen hervor, die wir mit Sicherheit auf ein ganz bestimmtes, bekanntes Gift zurückführen können. Dies sind die eigentlichen *„toxischen Neuritiden"* im engeren Sinne des Wortes, wie wir sie schon kennengelernt haben bei der Besprechung der *Bleilähmung* und *Arsenlähmung*. Wir sahen, daß hier durch die Einwirkung der genannten Gifte ausgedehnte Zerstörungen peripherischer Nerven eintreten können, die selbstverständlich schwere klinische Erscheinungen nach sich ziehen. Sehen wir von mehreren anderen, nur selten vorkommenden Vergiftungen (Kupfer, Zink, Silber, Phosphor, Quecksilber, Schwefelkohlenstoff u. a.) ab, so bleibt außerdem nur noch *eine* äußerst wichtige und verhältnismäßig häufige, zur multiplen Neuritis führende Vergiftung übrig, d. i. der *chronische Alkoholismus*. Die *alkoholische Neuritis* ist überhaupt weitaus die häufigste Form der multiplen Neuritis und wird daher später noch eine besondere Besprechung erfordern.

Neben den unmittelbar toxischen Neuritiden im engeren Sinne haben wir eine zweite große Gruppe Neuritiden, die *sekundär im Verlauf oder im Anschluß an andere Krankheiten* auftreten. Hierher gehören zunächst die meisten

Fälle der schon früher (S. 430) erwähnten „*Lähmungen nach akuten Krankheiten*". Da es sich hierbei meist um akute Infektionskrankheiten (*Diphtherie, Typhus, Scharlach, septische Infektionen, puerperale Erkrankungen* u. a.) handelt, so dürfen wir mit Recht annehmen, daß es die unter dem Einfluß der betreffenden Infektionserreger gebildeten Toxine sind, die zur Zerstörung der peripherischen Nervenfasern führen. Doch auch bei *chronischen Infektionskrankheiten* kommen ähnliche Zustände vor. So scheint namentlich die *Tuberkulose* manchmal in enger Beziehung zur multiplen Neuritis zu stehen, obwohl freilich hier die Komplikation mit etwaigen septischen Infektionen oder mit gleichzeitigen anderen Intoxikationen (insbesondere Alkohol, s. u.) oft schwer auszuschließen ist. Dagegen kommt, wenn auch selten, eine echte *syphilitische Polyneuritis* im Sekundärstadium der Syphilis sicher vor. Auch die *metasyphilitischen Nervenerkrankungen* (Tabes, s. d.) gehören als peripherische Nervendegenerationen wenigstens zum Teil hierher; da es sich indessen hierbei meist um ausgedehnte gleichzeitige Erkrankungen in den Zentralorganen handelt, so rechnet man diese Zustände nicht zur eigentlichen Neuritis. — Von den nichtinfektiösen Krankheiten steht vor allem der *Diabetes mellitus* zuweilen in engster Beziehung zum Auftreten einer multiplen Neuritis. Auch hier ist natürlich der Gedanke kaum von der Hand zu weisen, daß die Nervendegeneration durch ungewöhnliche chemische Stoffe hervorgerufen wird. Doch bedarf gerade die Frage nach der *diabetischen Neuritis* noch der weiteren Untersuchung. Auch bei schweren (meist ulzerierten) *Karzinomen* hat man in vereinzelten Fällen das Auftreten einer Polyneuritis beobachtet. Hierbei spielen, ähnlich wie bei der Tuberkulose (s. o.), vielleicht sekundäre infektiöse Vorgänge die Hauptrolle.

Die dritte Gruppe der multiplen Neuritis bilden endlich diejenigen Fälle, welche man als *primäre multiple degenerative Neuritis* bezeichnen muß. Freilich kann z. B. auch die alkoholische oder diabetische Neuritis als *scheinbar* primäre Krankheit auftreten. Zur primären Form der Krankheit gehören jedoch nur solche Fälle, bei denen überhaupt keine bekannte Ursache nachweisbar ist, wo die Neuritis anscheinend als selbständige Krankheit auftritt. Daß man auch hierbei an infektiös-toxische Einflüsse denken muß, geht schon aus dem ganzen, oft akut fieberhaften Krankheitsverlauf (s. u.) hervor. Über die nähere Art dieser Infektion wissen wir aber noch nichts. Besondere Ursachen sind meist nicht nachweisbar. Manchmal sind *starke Erkältungen* vorhergegangen. Derartige Fälle bezeichnet man auch als „rheumatische multiple Neuritis", ohne daß damit freilich ein bestimmter Zusammenhang mit dem echten Gelenkrheumatismus ausgedrückt werden darf. In anderen Fällen kann man bei *genauem* Nachfragen vielleicht eine Beziehung der Neuritis zu einer vorhergehenden leichten infektiösen oder toxischen Störung nachweisen (Angina, Grippe, Darmstörung o. dgl.). Zuweilen läßt sich aber in der Tat gar keine besondere Ursache der Polyneuritis feststellen. Bemerkenswert ist, daß von einigen Ärzten ein epidemisch gehäuftes Auftreten der primären Polyneuritis beobachtet worden ist.

Schließlich ist noch zu bemerken, daß wir die multiple Neuritis besonders häufig unter solchen Umständen beobachtet haben, wo *gleichzeitig mehrere* der obenerwähnten *Ursachen* nachweisbar waren, so insbesondere, wenn Alkoholismus *und* Tuberkulose oder Alkoholismus *und* Diabetes mellitus ihre schädigenden Einflüsse vereint geltend machen konnten. Ebenso sahen wir die alkoholische Polyneuritis auftreten im unmittelbaren Anschluß an eine schwere akute fieberhafte Erkrankung (Pneumonie u. a.), ein Verhalten, das an das Erscheinen eines Delirium tremens bei akuten Krankheiten erinnert.

Pathologische Anatomie. Die anatomischen Veränderungen bei der Neuritis bestehen, wie schon erwähnt, der Hauptsache nach in einem *degenerativen Zerfall der Nervenfasern*. Ob die toxischen Schädlichkeiten unmittelbar auf die peripherischen Nervenfasern oder auf die peripherischen motorischen Neurone in ihrer Gesamtheit einwirken, wissen wir nicht. Der *sichtbare grobanatomische* Zerfall findet jedenfalls meist nur in den peripherischen Ausläufern des Neurons, d. h. in den „peripherischen Nerven" statt, und zwar, wie es scheint, am stärksten in den distalsten *Endverzweigungen* der Nerven. In den größeren Nervenstämmen und Plexus sind die Veränderungen meist schon erheblich geringer als in den kleineren Nervenästen.

Nur in einzelnen *akuten* Fällen werden auch das interstitielle Bindegewebe und die Nervenscheide in den Zustand der *echten akuten Entzündung* versetzt. In solchen Fällen findet man die erkrankten Nerven geschwollen, ihre Farbe infolge der starken Gefäßfüllung

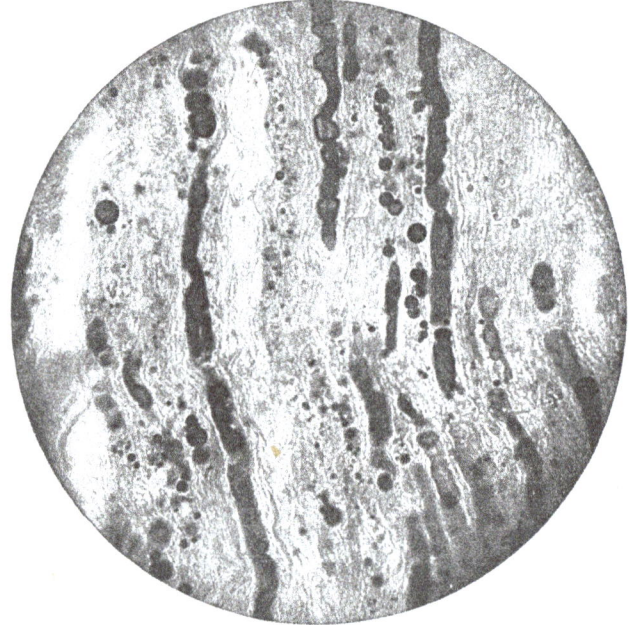

Abb. 106. N. radialis bei Polyneuritis alcoholica. Osmiumsäurepräparat.

deutlich gerötet; schon mit bloßem Auge sind zuweilen einzelne oder zahlreiche kleine Hämorrhagien zu bemerken. Das Mikroskop zeigt eine reichliche Infiltration der Nervenscheide und des interstitiellen Gewebes mit Rundzellen. In der Regel beteiligt sich aber das interstitielle Gewebe nur wenig oder fast gar nicht an der Erkrankung. Der pathologisch-anatomische Vorgang besteht ausschließlich in einem Zerfall des Achsenzylinders und der Markscheiden (s. Abb. 106). Färbt man die kranken Nervenfasern mit Überosmiumsäure, so sieht man die Schwannschen Scheiden nur noch erfüllt mit zahlreichen größeren und kleineren Schollen und Tropfen schwarzgefärbten Nervenmarkes. Die bei diesem Zerfall sich bildenden Fetttröpfchen werden von einzelnen umgewandelten Gliazellen aufgenommen und so entstehen die sog. „Fettkörnchenzellen". Hat der Prozeß eine Zeitlang gedauert und lassen die akuten Erscheinungen nach, so beginnt teils die *Regeneration* der Nervenfasern, teils bei dauerndem Ausfall von eigentlichem Nervengewebe die *Neubildung reichlicheren interstitiellen Bindegewebes*. Untersucht man jetzt einen *Querschnitt* des erkrankten Nerven, so findet man die einzelnen Nervenfasern nicht mehr dicht nebeneinander liegend wie unter normalen Verhältnissen, sondern an vielen Stellen, wo die Nervenfasern ganz zugrunde gegangen sind, durch reichlicheres interstitielles Bindegewebe voneinander getrennt. Erreicht die Neubildung von Bindegewebe einen höheren Grad, so wird hierdurch der Nerv fester, derber als normal und bei besonders reichlicher Bindegewebsbildung (nach Analogie der Kallusbildung) auch dicker, so daß man zuweilen an einzelnen Stellen von einer *Neuritis nodosa* sprechen kann. Tritt dagegen eine Heilung der Polyneuritis ein, so beruht diese auf der *Regeneration*, d. i. der völligen Neubildung der zerfallenen Nervenfasern. Die *ungemein große Regenerationsfähig-keit* des peripherischen Nervensystems ist eine der wichtigsten Tatsachen für die Patho-logie des Nervensystems. Sie erklärt sich auf einfache Weise durch das Erhaltenbleiben der Ursprungszellen (der motorischen Ganglienzellen in den Vorderhörnern), von denen aus die zerstörten Endzweige wieder nachwachsen wie die abgeschnittenen Zweige eines Baumes. Daher können zuweilen noch die schwersten peripherischen Lähmungen und Ataxien schließlich zu völliger Heilung gelangen.

In den Fällen von „*chronischer multipler Neuritis*" geht die Erkrankung aus einer akuten Neuritis hervor oder entwickelt sich von vornherein in schleichender Weise. Dann fehlt das erste akute Stadium der Hyperämie und zelligen Infiltration ganz, und der Unter-gang von Nervenfasern sowie die sekundäre Neubildung von Bindegewebe treten in einer von Anfang an chronischen Weise auf. Derartige Zustände sollten vielleicht zweckmäßig gar nicht als „Neuritis", sondern als „*primäre chronisch-degenerative Atrophie der Nerven*" bezeichnet werden. Doch kommt es auch hierbei weniger auf den Namen, als darauf an, daß man eine klare Vorstellung von dem Wesen und der Entwicklung der krankhaften Vorgänge gewinnt. Dann hat es auch nichts Auffallendes, wenn man in einzelnen Fällen in den *motorischen Ganglienzellen* selbst leichte Veränderungen findet. Bei schwerer oder lange Zeit fortgesetzter Einwirkung der toxischen Schädlichkeit leidet eben das *ganze* motorische Neuron einschließlich der Ursprungszelle. Die gelähmten *Muskeln* werden bei jeder peripherischen Neuritis bald stark atrophisch. Die mikroskopische Untersuchung zeigt in den Fasern alle Stadien der Atrophie bis zum völligen Untergang. Die Quer-streifung bleibt größtenteils erhalten, die Zahl der Muskelkerne ist stark vermehrt. Ver-einzelt findet man auch degenerativen Zerfall der Muskelfasern, Hypertrophie, Quellung, wachsartige Degeneration u. dgl. Zuweilen vereinigt sich mit der Neuritis eine wirkliche Myositis, d. h. die Bildung kleiner *entzündlicher* Herde im interstitiellen Muskelgewebe. In solchen Fällen von „*Neuromyositis*" scheint die Krankheitsursache von vornherein gleichzeitig auf Nerven und Muskeln einzuwirken.

Auch außerhalb der peripherischen motorischen Neurone und der Muskeln kann sich die Einwirkung der krankmachenden Schädlichkeit noch weiter erstrecken. So findet man z. B. in den *Gollschen Strängen* und sogar manchmal im *Gehirn* Veränderungen, die besondere klinische Erscheinungen hervorrufen (s. u.).

Symptome und Krankheitsverlauf der einzelnen Formen der multiplen Neuritis. Um ein richtiges Verständnis für die Symptomatologie der multiplen Neuritis zu gewinnen, müssen wir uns zuerst noch einmal daran erinnern, daß die Krankheit nicht ätiologisch vollkommen einheitlich ist, und daß daher schon von vornherein gewisse Unterschiede im klinischen Krankheits-bilde zu erwarten sind. Diese Unterschiede hängen nicht nur davon ab, wie sich die Degeneration auf die verschiedenen *Nervenstämme* verteilt, son-dern zum Teil auch davon, daß nicht immer die gleiche spezifische Art von *Nervenfasern* vorzugsweise betroffen ist. Im allgemeinen gilt freilich zweifellos der Satz, daß die *motorischen Nervenfasern* allen früher genannten Schädlich-keiten am wenigsten Widerstand leisten. Daher sind *peripherische Lähmungen* sicher das hauptsächlichste und häufigste Symptom der Polyneuritis. Doch bleiben die peripherischen *sensiblen Neurone* keineswegs immer vollständig von der einwirkenden Schädlichkeit verschont. Zunächst und vor allem macht sich die Mitbeteiligung der sensiblen Nerven durch *Reizsymptome* (Schmerzen, Parästhesien) bemerkbar. Freilich ist es schwer zu entscheiden, ob diese neuritischen Schmerzen durch eine unmittelbare Reizung oder durch die interstitiell entzündlichen Veränderungen verursacht werden. Bei genauer Prü-fung findet man aber auch oft genug sensible *Ausfallserscheinungen* (An-ästhesien), und zwar, wie wir später noch genauer sehen werden, vor allem im Gebiet der von den tieferen Teilen (Muskeln usw.) kommenden Nerven. Zuweilen sind diese Nerven sogar fast ausschließlich der Sitz der degenerativen Veränderungen, und dann entsteht notwendigerweise eine echte *Ataxie* (vgl. S. 438). Zweifelhaft (aber für das Endergebnis gleichgültig) kann es in solchen Fällen nur sein, ob die Degeneration wirklich ausschließlich nur die *periphe-rischen* Ausläufer der sensiblen Neurone oder deren *spinale* Fortsätze im Ge-biet der Hinterstränge betrifft. Jedenfalls haben wir vom symptomatologi-

schen Standpunkt aus eine *paralytische Form* (die häufigste gewöhnliche
Form) und eine *ataktische Form* (sog. akute heilbare Ataxie, ferner besonders
die Pseudotabes der Alkoholiker) zu unterscheiden. Doch kommen auch
Kombinationen der beiden Formen vor, indem sich Lähmungszustände und
Koordinationsstörungen miteinander vereinigen.

Gehen wir jetzt zur Beschreibung des allgemeinen Krankheitsbildes und
Verlaufs der Polyneuritis über, so ist es am besten, einzelne, teils klinisch,
teils ätiologisch unterscheidbare Formen auseinanderzuhalten.

1. Die primäre akute und chronische Polyneuritis. Die Krankheit beginnt
meist akut (ja zuweilen fast apoplektiform) und ohne jede sichere Veranlassung, ganz nach Art einer akuten Infektionskrankheit. Bei vorher ganz
gesunden Menschen (meist Erwachsenen im jugendlichen und mittleren
Lebensalter) treten Fiebererscheinungen (Temperaturen von 38—40° C),
schwerer Allgemeinzustand, Appetitlosigkeit, Mattigkeit, Kopfschmerzen,
zuweilen selbst leichte Delirien ein. Bei diesen akuten Neuritiden sind einige
Male auch Albuminurie und ein geringer Milztumor beobachtet worden, Erscheinungen, die für die infektiöse Natur der Krankheit sprechen. In anderen
Fällen sind die anfänglichen Allgemeinerscheinungen weit geringer oder
scheinen ganz zu fehlen. Die nervösen Störungen treten dann scheinbar
ohne alle Ursache und ohne irgend erheblichere Begleiterscheinungen bei
vorher ganz gesunden Menschen in ziemlich akuter Weise auf. Kennzeichnend
und den erfahrenen Arzt meist sofort auf die richtige diagnostische Spur
bringend sind die fast stets vorhandenen *Schmerzen*, die, als ziehend und
reißend geschildert, vorzugsweise im Kreuz und in den Gliedmaßen empfunden werden und sich zuweilen annähernd dem Verlauf der größeren
Nervenstämme anschließen. Bei passiven Bewegungen und bei Druck auf
die tieferen Teile machen sich die Schmerzen besonders bemerkbar. Da in
einigen Fällen auch mehrfache *Anschwellungen der Gelenke* vorkommen, so
kann die Krankheit anfangs mit einem akuten Gelenkrheumatismus verwechselt werden.

Sehr bald nach diesen Anfangssymptomen oder auch mit ihnen fast gleichzeitig treten die ersten *Lähmungserscheinungen*, meist in den unteren Gliedmaßen, auf. Die Kranken merken, daß sie das eine und bald darauf auch
das andere Bein nicht gut bewegen können. Mitunter bleibt die Lähmung
auf die Beine beschränkt, häufig breitet sie sich aber noch weiter auf einen
oder auf beide Arme aus. Was die Verteilung der Lähmungen betrifft, so
sind im allgemeinen die Vorderarme und Unterschenkel stärker beteiligt als
die Oberarme und Oberschenkel, ferner die Strecker (Radialis- und Peronaeus-
gebiet) stärker als die Beuger. Doch kommen auch andere Arten der Verbreitung vor, z. B. Befallensein der Glutaei und Oberschenkelmuskeln u. a.
Sehr bemerkenswert und für die polyneuritischen Lähmungen im Gegensatz
zu den poliomyelitischen Lähmungen (s. d.) charakteristisch ist die meist
ausgesprochene *Symmetrie der Lähmungen* in beiden Körperhälften. Untersucht man die gelähmten Teile näher, so findet man eine vollkommen *schlaffe*,
mehr oder weniger vollständige Lähmung. Die *Reflexe* sind fast immer *herabgesetzt*, die Sehnenreflexe fehlen meist ganz, die Hautreflexe sind schwach
oder ebenfalls fast ganz erloschen. Nur in vereinzelten Fällen können die
Reflexe sogar gesteigert sein, eine Erscheinung, die nach Analogie der Hauthyperästhesie aufzufassen ist. Meist findet man schon nach wenigen Tagen
eine deutliche *Abnahme der elektrischen Erregbarkeit* in den befallenen Nerven
und Muskeln und bald ausgesprochene *Entartungsreaktion*. Bei längerem
Bestand der Lähmung tritt eine deutliche *Atrophie der Muskeln* ein. Dabei

lassen die anfänglichen heftigen *sensiblen Reizerscheinungen* in der Regel ziemlich rasch nach, während geringe Schmerzen, Parästhesien, namentlich aber eine bedeutende Empfindlichkeit der gelähmten Teile gegen Druck und bei passiven Bewegungen längere Zeit zurückbleiben. Bei manchen akuten Neuritiden erreicht die *Hyperästhesie der Haut und der tieferen Teile* einen sehr hohen Grad. Die *Sensibilitätsstörungen* sind in vielen Fällen nur gering. Immerhin kann man bei genauer Prüfung doch häufig Sensibilitätsstörungen namentlich in den distalen Abschnitten der Gliedmaßen nachweisen. Man muß nur *alle* einzelnen Qualitäten der Empfindung, insbesondere auch die tiefen Druck- und Muskelempfindungen genau durchprüfen. Auch das Symptom der sog. *verlangsamten Leitung*, d. h. die *Verspätung der Schmerzempfindung* (s. o. S. 391), ist von anderen Beobachtern und auch von uns wiederholt gesehen worden. Im Gebiet der *Gehirn-* und *bulbären Nerven* findet man meist keine Störungen. Nur in vereinzelten Fällen wird eine Neuritis des *Optikus* beobachtet. *Fazialislähmungen* und, noch viel seltener, Lähmungszustände in der *Zunge* und in den *Augenmuskeln* können ebenfalls auftreten. Wir selbst beobachteten wiederholt vollkommene *beiderseitige Fazialislähmung*. Als seltene *Komplikation* sind akute *psychische Störungen* (Störungen der Merkfähigkeit, Verwirrtheit, Angstzustände u. dgl.) zu erwähnen. Näheres über diese eigentümliche „*polyneuritische Psychose*" werden wir unten bei der Besprechung der alkoholischen Polyneuritis mitteilen. Wichtig ist ferner die in der Regel vorhandene, vielleicht von einer Vagusstörung abhängige, auffallende *Vermehrung der Pulsfrequenz*. *Trophische Störungen* an Haut, Haaren und Nägeln kommen bei länger dauernden Fällen nicht sehr selten vor. Zuweilen treten starke *Schweiße* auf. Auch ziemlich starke *ödematöse Anschwellungen* an den befallenen Gliedmaßen sind mehrfach beobachtet worden. Dagegen bleiben die Funktionen der *Blase* und des *Mastdarms* meist unverändert. In einzelnen Fällen sind freilich geringe Blasenstörungen nachweisbar.

Was den *Verlauf der Krankheit* anlangt, so kann in den *schwersten* Fällen durch *Übergreifen der Lähmung auf die Respirationsmuskeln* rasch der *Tod* eintreten. Die Inspirationen werden angestrengt, geschehen nur mit den oberen Thoraxabschnitten, während das Epigastrium infolge der Zwerchfellähmung stillsteht oder inspiratorisch einsinkt. Dazu kommen ferner Lähmungen der übrigen Respirationsmuskeln, der Bauchmuskeln usw., und schon nach 1—$1\frac{1}{2}$ wöchiger Krankheitsdauer erfolgt der Tod unter allen Zeichen der Ateminsuffizienz. Derartige Fälle sind früher wiederholt unter dem Namen der „*akuten aufsteigenden Paralyse*" („*Landrysche Paralyse*") beschrieben worden (s. d.). Eine *zweite* Reihe von primären Neuritiden beginnt ebenfalls ziemlich akut, nimmt aber weiterhin einen chronischen Verlauf. Die akuten fieberhaften Initialerscheinungen hören nach einigen Tagen auf, die Lähmungen entwickeln sich bis zu einer gewissen Ausbreitung. Dann scheint ein Stillstand der Krankheit einzutreten, und allmählich beginnen die ersten Zeichen der Besserung. Da in diesen Fällen stets eine mehr oder weniger hochgradige Atrophie der Muskeln eingetreten ist, so erfordert auch die Heilung ziemlich lange Zeit, meist mehrere Monate. Es ist aber manchmal geradezu erstaunlich zu sehen, wie selbst die ausgedehntesten Lähmungen schließlich noch nach $\frac{1}{2}$—1 jähriger Dauer zu einer völligen Heilung gelangen. Eine *dritte* Reihe von Erkrankungen zeigt einen von vornherein chronischen Verlauf, obgleich auch bei diesen Fällen akute Verschlimmerungen der Krankheit vorkommen können. Hierbei entwickeln sich allmählich ziemlich ausgebreitete atrophische Lähmungen an den unteren und auch meist an den oberen Gliedmaßen. Die Reflexe verschwinden, die Sensibilität ist in der Regel etwas, aber fast niemals beträchtlich herabgesetzt. Schmerzen sind anfangs stets vorhanden, treten im weiteren Verlauf der Krankheit aber oft in den Hintergrund. Blase und Mastdarm bleiben in ihren Funktionen gewöhnlich normal oder zeigen nur geringe Störungen. Schreitet die Krankheit allmählich vorwärts, so kann sie noch spät (nach monatelangem Verlauf) den Tod bedingen, meist schließlich ebenfalls infolge eintretender Respirationslähmung. Andererseits kann es aber auch nach langwierigem Verlauf zu einem Stillstand der Krankheit und zu einer vollständigen oder wenigstens teilweisen Heilung kommen.

Die *Diagnose* der multiplen Neuritis ist in der Regel nicht schwer, wenn man die Krankheit kennt und die einzelnen Symptome genau beachtet. Wichtig in diagnostischer Beziehung sind vor allem der meist akute Beginn mit ausgesprochenen *sensiblen Reizerscheinungen*, mit oft sehr beträchtlicher Empfindlichkeit der Nerven und Muskeln gegen Druck und mit allgemeiner Hauthyperästhesie, ferner der Eintritt einer meist sich rasch ausbreitenden Lähmung, deren peripherische Natur durch den Nachweis der *Entartungsreaktion*, der *Muskelatrophie* und durch das *Fehlen der Haut- und Sehnenreflexe* erwiesen wird. Eine derartige Lähmung kann außer durch eine Erkrankung der peripherischen Nerven nur noch durch eine *Poliomyelitis* (s. d.) hervorgerufen werden. Verwechslungen der Poliomyelitis mit der multiplen Neuritis sind früher auch in der Tat oft vorgekommen. Doch macht die genaue Beachtung der Anfangserscheinungen, vor allem der *Schmerzen* und *Sensibilitätsstörungen*, die Differentialdiagnose meist möglich.

Die *Prognose* der multiplen Neuritis ist, wie aus der Darstellung des Krankheitsverlaufs hervorgeht, zwar zweifelhaft, aber keineswegs ungünstig. Namentlich wenn das erste akute Stadium der Krankheit glücklich vorübergegangen ist, darf man selbst bei ausgebreiteten Lähmungen noch auf Heilung oder wenigstens wesentliche Besserung hoffen. Derartige auffallende Heilergebnisse nach monatelang andauernden Lähmungen sind auch in diagnostischer Hinsicht wichtig, da so ausgebreitete Regenerationsvorgänge wohl bei Erkrankungen der peripherischen Nerven, kaum aber jemals bei spinalen Erkrankungen mit Zerstörung der motorischen Ganglienzellen möglich sind und daher zuweilen noch nachträglich die Diagnose der Neuritis sicherstellen.

Therapie. Im ersten Stadium der Krankheit, besonders wenn heftige Schmerzen, Gelenkschwellungen oder höheres Fieber vorhanden sind, empfiehlt es sich, einen Versuch mit der Darreichung von *Salizylpräparaten* zu machen, von denen manche Beobachter einen günstigen Einfluß gesehen haben. Man gibt *Natrium salicylicum, Aspirin, Novacyl, Diplosal* u. a. Statt der Salizylpräparate haben wir auch *Antipyrin, Pyramidon* und ähnliche Mittel mit gutem Erfolg verordnet. Geschickte Anwendung dieser Antineuralgika macht *Narkotika* meist überflüssig. Außerdem sind *Chloroformeinreibungen* und zuweilen auch langdauernde *warme Bäder* oder vorsichtige *Schwitzkuren* von sichtlichem Nutzen. — Im weiteren Verlauf der Krankheit sind richtige Pflege (Lagerung) und Diät (gute Ernährung) der Patienten die Hauptsache. Die regenerativen Heilungsvorgänge stellen sich, wenn überhaupt, von selbst ein. Nach Abklingen der Reizsymptome kann man durch *elektrische*, vor allem *galvanische Behandlung* die Heilung beschleunigen und vervollständigen. Auch zu *Bädern* (einfachen warmen Bädern, Salzbädern) und Badekuren in *Wiesbaden, Nauheim, Oeynhausen, Teplitz*, ferner zur vorsichtigen Anwendung von *Massage* und *Übungstherapie* kann geraten werden. Von inneren Mitteln können die sog. *Tonika* (*Ferrum, Chinin, Strychninpräparate, Arsen* u. dgl.) angewendet werden.

2. Die ataktische Form der Polyneuritis. Die „akute heilbare Ataxie". Eine scharfe Trennung der ataktischen von der paralytischen Form der multiplen Neuritis ist nicht durchführbar. Beide Zustände, Lähmung und Ataxie, können vereint bei demselben Kranken vorkommen. Allein es ist wichtig zu wissen, daß sich auch akute Zustände fast reiner Ataxie (ohne Lähmung) entwickeln können, die wohl sicher auf einer Degeneration der peripherischen zentripetalen sensiblen Neurone, sei es ihrer peripherischen oder ihrer spinalen Ausläufer, zurückzuführen sind.

Zu der ataktischen Form der Polyneuritis gehören zunächst die wiederholt beobachteten Fälle von *Ataxie nach verschiedenen akuten Infektionskrankheiten,* vor allem die Ataxie nach *Diphtherie* (s. d.), ferner nach Typhus, Pocken, septischen Erkrankungen, Dysenterie u. a. Allein es gibt auch eine *primäre akute Ataxie,* die bei vorher Gesunden ohne nachweisbare Ursache oder nach starken Erkältungen auftritt. Schwere allgemeine Anfangserscheinungen sind in der Regel nicht vorhanden, auch die Schmerzen sind nicht sehr beträchtlich. Die Ataxie entwickelt sich meist in den unteren Gliedmaßen, seltener in den Armen. Gleichzeitige leichte Sensibilitätsstörungen können wohl, brauchen aber nicht vorhanden zu sein. Die Patellarreflexe sind meist, aber auch nicht immer erloschen. In der Regel tritt bei gehöriger Schonung und geeigneter Pflege nach einigen Wochen völlige *Heilung* ein. Die *Diagnose* dieser primären akuten ataktischen Form der Polyneuritis ist meist nicht schwierig. Die Gehstörung der Kranken kann anfangs wohl den Verdacht einer *Tabes* erwecken. Doch sprechen dagegen der rasche Anfang, das völlig normale Verhalten der Pupillenreflexe und meist auch der Harnentleerung. Oft findet man neben der Ataxie in einzelnen Muskelgebieten echte *Paresen,* wie sie bei der Tabes in dieser Weise nicht vorkommen. Wir sahen z. B. einmal starke Ataxie der Beine mit doppelseitiger Fazialislähmung verbunden. Oder es tritt Lähmung der Beine und *Ataxie der Arme* auf. Endlich gibt in etwa zweifelhaften Fällen der *günstige Ausgang* in Heilung die letzte Entscheidung zugunsten der Polyneuritis. Doch ist hervorzuheben, daß es auch heilbare akute Formen der Ataxie gibt, die wahrscheinlich auf einer strangförmigen *Myelitis* der Hinterstränge beruhen (s. u. das Kapitel über Myelitis). Überhaupt wird man in den meisten Fällen von akuter Ataxie die Grenze zwischen peripherischer und spinaler Degeneration nicht zu streng ziehen dürfen, zumal da es sich dabei ja um Erkrankungen von Teilen desselben sensiblen Neurons handelt. Je deutlicher die anfänglichen *Schmerzen* und die *Hyperästhesie* hervortreten, um so mehr ist man berechtigt, *neuritische* Veränderungen anzunehmen.

3. Die akute und chronische Neuritis der Alkoholiker. Die alkoholischen Lähmungen. Die Pseudotabes (Ataxie) der Alkoholiker. Daß bei Alkoholikern nicht selten eigentümliche nervöse Erkrankungen vorkommen, ist schon lange bekannt (M. Huss, Leudet u. a.). Als Ursache der Erscheinungen wurde aber früher meist eine Erkrankung des *Rückenmarks* angenommen, und erst später ist man zu der Erkenntnis gelangt, daß der größte Teil der hierhergehörigen Fälle zur *akuten* und *chronischen multiplen Neuritis* zu rechnen sei (Lancereaux, Moeli u. a.). Die praktische Wichtigkeit dieser Alkoholneuritis ist nicht gering, einmal, da sie leicht zu Verwechslungen mit anderen Nervenkrankheiten (namentlich mit Myelitis und Tabes) Anlaß geben kann, und sodann, weil ihre richtige rechtzeitige Diagnose in therapeutischer Hinsicht von großer Bedeutung ist. Zudem ist die Alkoholneuritis eine keineswegs seltene Krankheit, *von allen Formen der Polyneuritis sicher weitaus die häufigste.* Je mehr man auf die Bedeutung der Alkoholschädigung aufmerksam geworden ist, um so mehr sind alle anderen ursächlichen Umstände in den Hintergrund getreten. Nicht selten kommen freilich neben dem Alkoholismus noch andere Ursachen gleichzeitig in Betracht. So sieht man z. B. Polyneuritis besonders häufig bei Alkoholikern, die gleichzeitig *tuberkulös* sind, ferner zuweilen bei der Kombination von Alkoholismus mit *Diabetes* u. a. In allen solchen Fällen spielt aber die chronische Alkoholvergiftung wahrscheinlich die Hauptrolle. — Die alkoholische Neuritis entsteht bei *Schnapstrinkern* und, wie wir häufig beobachten konnten, auch bei gewohnheitsmäßig starken *Biertrinkern.* Bei Weintrinkern *soll* sie angeblich seltener sein.

Die alkoholische Polyneuritis tritt, ebenso wie die übrigen Arten der multiplen Neuritis, in verschiedenen Formen auf. Dem Verlauf nach kann man *akute* und *chronische* Fälle unterscheiden, den Symptomen nach eine *paralytische* und eine *ataktische* Form. Strenge Grenzen zwischen diesen Formen sind aber nicht vorhanden.

Die *alkoholischen Lähmungen* beginnen ziemlich rasch oder mehr allmählich. Unter meist starken reißenden und ziehenden *Schmerzen,* bei recht beträchtlicher Druckempfindlichkeit in den befallenen Muskelgebieten entwickelt sich eine motorische Schwäche, die gewöhnlich zuerst ihren Hauptsitz in den unteren Gliedmaßen hat und daher das *Gehen* fast unmöglich macht. Häufig betrifft die Lähmung vorzugsweise die Muskulatur beider *Unterschenkel,* und zwar die Dorsalflektoren des Fußes noch mehr als die Fußbeuger. Die Muskeln der Oberschenkel und die Hüftmuskeln bleiben dann von der Lähmung ganz oder fast ganz verschont. Doch kommen, wie wir wiederholt beobachtet haben, auch Fälle vor, wo gerade die *Oberschenkelmuskulatur* befallen wird (Femoralisgebiet, Glutaei). Derartige Kranke können zuweilen noch mühsam auf ebener Erde gehen, aber keine Treppe mehr steigen, sich nicht vom Stuhl in die Höhe richten. Ist die Lähmung stärker, so werden die Kranken ganz bettlägerig. Die neuritischen Lähmungen sind selbstverständlich *schlaffe Lähmungen* mit herabgesetztem Muskeltonus. Die gelähmten Muskeln *atrophieren* rasch, ihre *elektrische Erregbarkeit* nimmt ab, und in allen ausgebildeten Fällen entwickelt sich *Entartungsreaktion,* sei es vollständige Entartungsreaktion, sei es die sog. Mittelform der Entartungsreaktion (s. o. S. 450ff.). Die *Patellarreflexe* und die übrigen *Sehnenreflexe* fehlen meist vollständig. Nur vereinzelte merkwürdige Ausnahmen von dieser Regel kommen vor. Die gelähmten Muskeln sind auch durch Hautreize nicht mehr reflektorisch in Zuckung zu versetzen. Die *Sensibilität* der Beine verhält sich bei genauer Prüfung selten völlig normal. Nach unseren Erfahrungen findet man bei schwerer alkoholischer Neuritis vor allem Abstumpfungen oder sogar schwere Störungen der *Berührungsempfindung,* der *Muskelempfindung* (Bewegungs- und Lageempfindung) und des *Drucksinns,* also eine Leitungshemmung der durch die weißen *Hinterstränge* geleiteten Reizqualitäten. Temperatur- und Schmerzreize werden dagegen gut empfunden. Für Schmerzreize besteht sogar oft eine ausgesprochene Hyperästhesie, daneben freilich nicht selten auch eine ausgesprochene *Verlangsamung der Schmerzempfindung.* — Häufig entwickelt sich an den gelähmten Beinen ein deutliches *Ödem.*

In vielen Fällen erstreckt sich die Lähmung auch auf die *oberen Gliedmaßen* und hier ganz vorzugsweise auf das *Radialisgebiet,* so daß beide Hände schlaff in volargebeugter Stellung herabhängen und ebensowenig, wie die

Finger, gerade ausgestreckt werden können. Die Kombination von Unter-
schenkel- und Vorderarmlähmung oder von doppelseitiger Radialis- und
Peronaeuslähmung ist als ein für die Alkohollähmung charakteristischer
Symptomenkomplex oft hervorgehoben worden (s. Abb. 107). Auch bei
solchen Kranken, die Hände und Finger noch gut strecken können, ist
oft die Herabsetzung der. Kraft dieser Bewegung festzustellen. Andererseits kann sich aber auch eine Lähmung der *Oberschenkelmuskulatur* mit einer
Lähmung der *Oberarm-* und *Schultermuskeln* kombinieren. Muskelatrophie,
elektrische Reaktion, Sensibilität, Reflexe verhalten sich an den Armen wie
an den unteren Gliedmaßen. Fibrilläre Zuckungen der atrophierenden Muskeln
werden bei neuritischen Lähmungen in der Regel nicht beobachtet.

Auch ein Befallensein der *Gesichtsmuskeln* (Fazialis) ist in einzelnen Fällen
beobachtet worden. Bei einigen sehr akut und schwer verlaufenden Poly-

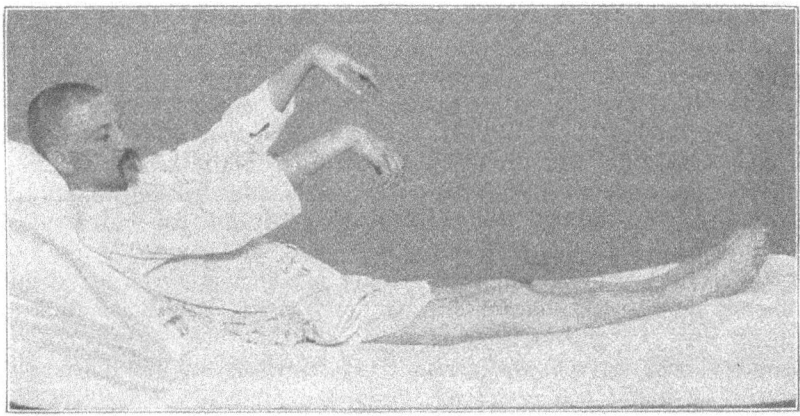

Abb. 107. Alkoholische Polyneuritis mit beiderseitiger Radialis- und Peronaeuslähmung.

neuritiden treten auch *Lähmungen der Augenmuskeln* auf, so daß die Augen
völlig ihre Beweglichkeit verlieren können. Nach den vorliegenden Sektions-
berichten scheint es sich aber hierbei meist nicht um eine Neuritis der
Augenmuskelnerven selbst, sondern um das Auftreten zahlreicher kleiner
Hämorrhagien in der Umgebung des dritten Ventrikels, also in der Kern-
region der Augenmuskelnerven zu handeln (*Polioencephalitis haemorrhagica
superior*, s. u.).

Psychische Störungen („*polyneuritische Psychosen*") sind gerade bei alkoholischer Polyneuritis häufig beobachtet worden. Namentlich im akuten Anfangsstadium wird man sie bei gehöriger Aufmerksamkeit selten ganz vermissen. Manchmal unterscheiden sie sich wenig von dem *Delirium tremens*.
In anderen Fällen entwickelt sich aber ein höchst eigentümliches Krankheitsbild (*Korsakoffsche Psychose*). Die Kranken sind verwirrt, verwechseln die
Personen ihrer Umgebung und sind unorientiert über zeitliche und örtliche Verhältnisse. Sie sind namentlich des Nachts unruhig, scheinen an
Halluzinationen zu leiden, sind daher oft ängstlich erregt, dazwischen aber
auch heiter und zufrieden. Die auffallendste Störung ist eine ganz außerordentliche *Schwäche der Merkfähigkeit* für alle neuen Ereignisse. Eine halbe
Stunde nach dem Essen wissen die Kranken nicht mehr, daß sie schon ge-
gessen haben. Zeigt man ihnen irgendeinen Gegenstand, spricht man ihnen
ein Wort oder einen kurzen Satz vor, so haben sie dies nach wenigen Minuten

vollständig vergessen. Je genauer man die Kranken nach dieser Richtung hin prüft, um so häufiger wird man diese merkwürdige Gedächtnisstörung nachweisen können. Dabei geht die Erinnerung an die *entfernte* Vergangenheit und das früher Gelernte gar nicht oder in viel geringerem Maße verloren. Die anfängliche Verwirrtheit der Kranken ist größtenteils die unmittelbare Folge dieser verminderten Merkfähigkeit. Die schweren psychischen Störungen dauern zuweilen nur wenige Tage. Die Gedächtnisstörungen dagegen lassen sich oft wochenlang nachweisen, bis sie langsam verschwinden.

Blase und *Mastdarm* bleiben auch bei der alkoholischen Polyneuritis meist ganz oder wenigstens fast ganz ungestört. Kleine *Fiebersteigerungen* sind im akuten Anfangsstadium der Krankheit nicht selten. Auffallend ist die lange Zeit, auch bei normaler Eigenwärme, anhaltende *hohe Pulsfrequenz* (100 bis 120 Schläge).

Die *ataktische Form der alkoholischen Polyneuritis* kann ebenfalls in *akuter* Weise auftreten, so daß die plötzlich eingetretene Gehunfähigkeit der Kranken auf einer echten *Ataxie der Beine* beruht. Freilich verbindet sich meist mit der Ataxie eine deutliche *Parese*, wenigstens in einzelnen Muskelgebieten (Glutaei, Peronaei, Radiales). Oft kann man die durch eine stärkere Parese verdeckte Ataxie nur bei genauer Untersuchung entdecken. Die *Patellarreflexe* sind meist (nicht ausnahmslos) erloschen, die Sensibilität, und zwar namentlich die Sensibilität der tieferen Teile (Muskelsinn und Drucksinn, s. o.) findet man bei genauer Prüfung wohl fast immer gestört. *Schmerzen, Parästhesien* und Druckempfindlichkeit der Muskeln und Nerven verhalten sich ebenso wie bei den anderen Formen der Neuritis. Die Blasenfunktionen sind ganz oder fast ganz regelrecht.

Besonders wichtig, weil diagnostisch oft schwierig zu beurteilen, ist die *chronische Form der alkoholischen Ataxie*, die eigentliche *Pseudotabes* der Alkoholiker. Hierbei entwickelt sich verhältnismäßig langsam ein der echten Tabes recht ähnliches Krankheitsbild: ataktischer Gang, lanzinierende Schmerzen, zuweilen sogar eine Art Gürtelgefühl, fehlende Patellarreflexe, leichte Blasenstörungen, deutliche Sensibilitätsstörungen u. dgl. Noch ähnlicher wird das Krankheitsbild mit echter Tabes, wenn vorübergehendes Doppeltsehen eintritt. In solchen Fällen kann nur durch eine genaue Untersuchung die Verwechslung mit echter Tabes vermieden werden. Das wichtigste klinische Unterscheidungsmerkmal bieten die *Pupillen* dar, deren *Reaktion bei Pseudotabes wohl stets erhalten bleibt.* Ferner beachte man, daß bei der Pseudotabes die Blasenstörungen meist nur gering sind, oft ganz fehlen, daß eine direkte Druckempfindlichkeit der Muskeln und Nerven besteht, und daß sich von Anfang an neben der Ataxie meist eine leichte, in einzelnen Muskelgebieten (s. o.) sogar stärkere echte *Parese* nachweisen läßt. Endlich kommt natürlich die Berücksichtigung der *Ursache*, des ausgesprochenen chronischen Alkoholismus, wesentlich in Betracht, während andererseits der Nachweis früherer Syphilis (WASSERMANNsche Reaktion) und die spezifischen Veränderungen des Liquors die Diagnose einer echten Tabes ermöglichen. Bemerkenswert ist, daß bei der alkoholischen Pseudotabes die anatomische Erkrankung sich wahrscheinlich oft nicht auf die peripherischen Nerven beschränkt, sondern auch die *spinalen Fortsätze* der Spinalganglienzellen, d. h. also das Gebiet der GOLLschen Stränge betrifft. Je genauer unsere Kenntnisse über die pathologische Anatomie der Polyneuritis geworden sind, um so häufiger haben wir die Mitbeteiligung der *Hinterstränge des Rückenmarks* an der peripherischen polyneuritischen Degeneration kennengelernt. Es ist daher im einzelnen Falle kaum möglich, sicher zu entscheiden, inwieweit manche Symptome (Ataxie, Störungen des Muskelsinnes, leichte Blasenstörungen u. dgl.) von der Beteiligung des Rückenmarks oder der peripherischen Nerven abhängen.

Der *Verlauf* dieser Pseudotabes kann sich auf mehrere Jahre erstrecken. Die *Prognose* ist aber doch weit günstiger als bei echter Tabes; bedeutende Besserungen, ja in leichten Fällen sogar völlige Heilungen kommen vor. Doch gibt es auch schwere unheilbare Formen, zumal da oft gefährliche Komplikationen hinzutreten (Tuberkulose u. a.).

Alle akuteren Formen der alkoholischen Neuritis geben eine ziemlich gute Prognose, vorausgesetzt, daß der Alkoholmißbrauch dauernd eingestellt wird. Dann sind völlige Heilungen im Verlauf einiger Wochen oder Monate oft zu beobachten. Anderenfalls treten häufig *Rezidive* auf, die meist einen langwierigen Verlauf nehmen.

Die *Behandlung* der alkoholischen Neuritiden hat in erster Linie darauf zu dringen, daß der Alkoholgenuß *gänzlich* aufgegeben wird. Dann erfolgt bei genügender Pflege der Kranken in leichteren Fällen meist Spontanheilung. Unterstützt wird der günstige Verlauf durch eine *elektrische* (*galvanische*) Behandlung und durch *lauwarme Salzbäder*. Innerlich verordnen wir *Strychnin-präparate* (Pillen mit Strychninum nitricum oder Extr. nucis vom.).

Sechstes Kapitel.

Geschwülste der peripherischen Nerven.
Recklinghausensche Krankheit.

Die an den peripherischen Nerven vorkommenden Neubildungen werden gewöhnlich als *falsche* und als *wahre Neurome* unterschieden. Die wahren *Neurome* bestehen aus neugebildeten, meist markhaltigen Nervenfasern (*Neuroma myelinicum* VIRCHOW), die in ein oft sehr reichliches bindegewebiges Stroma eingebettet sind. Am häufigsten entwickeln sich diese Neurome an den durchschnittenen Nervenenden der Amputationsstümpfe (*Amputationsneurome*). Auch nach sonstigen *Verletzungen der Nerven* können sich Neurome bilden, und vielleicht beruhen manche Neuralgien und andauernde Schmerzen nach Verletzung auf der Bildung derartiger kleiner Neurome. Primäre Neurome müssen offenbar zuweilen von versprengten embryonalen Keimen abgeleitet werden, denn sie können neben den Nervenfasern auch Ganglienzellen und Gliagewebe enthalten.

Besonders wichtig sind die *multiplen Neurom-* oder *Neurofibrombildungen* (*Recklinghausensche Krankheit*). Sie können sich in sehr großer Anzahl (zu vielen Hunderten) an fast allen peripherischen Nerven, an den sympathischen Geflechten der Bauchhöhle, an den Gehirnnerven (Vagus, Akustikus u. a.) gleichzeitig vorfinden. Die kleinsten dieser Tumoren haben die Größe eines Hirsekorns, die größten wachsen bis zur Größe eines Taubeneies oder eines Daumens an. Die Nerven werden dadurch in dicke, mit unregelmäßigen Auftreibungen besetzte Stränge verwandelt, die man schon zu Lebzeiten der Kranken allenthalben (an den Armnerven, am Nervus femoralis, an den Interkostalnerven usw.) unter der Haut durchfühlen kann. Dieses merkwürdige Verhalten kann nur durch eine *angeborene* Veranlagung des Nervensystems zur Geschwulstbildung erklärt werden, eine Ansicht, für die auch das gelegentlich beobachtete *erbliche* Vorkommen derartiger

multipler Neurombildungen spricht. Häufig entwickeln sich auch in der *Haut*
gleichzeitig zahlreiche kleine und größere Tumoren, die von Hautnerven und
Nervenendigungen in der Haut auszugehen scheinen. Übrigens ist der Name
,,Neurom'' nicht ganz richtig gewählt. Vielmehr handelt es sich um *Fibrome* (aus Bindegewebe bestehende Geschwülste), durch die die Nervenfasern
selbst meist *wohlerhalten* hindurchziehen (,,*Neurofibrome*''). Daher kommt
es auch, daß, wie auch wir wiederholt gesehen haben, trotz ausgedehnter
Neurofibrombildung zuweilen gar keine nervösen Erscheinungen bestehen,
keine Schmerzen, keine Anästhesien, keine Lähmungen. Doch sind auch
andere Beobachtungen mitgeteilt worden, in denen die Geschwülste deutliche
und sogar schwere Symptome je nach ihrem Sitz und ihrer Ausdehnung

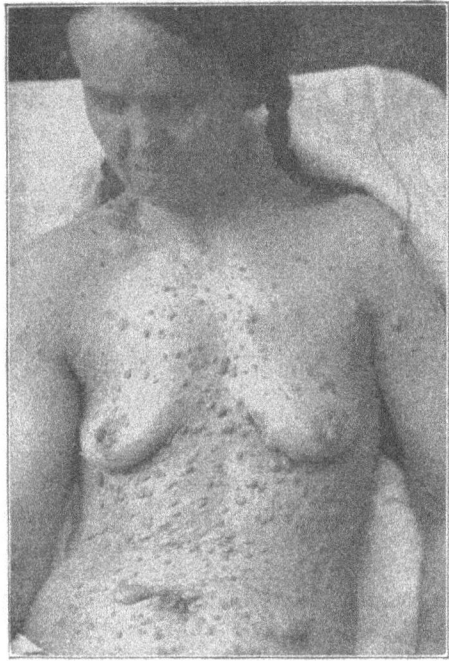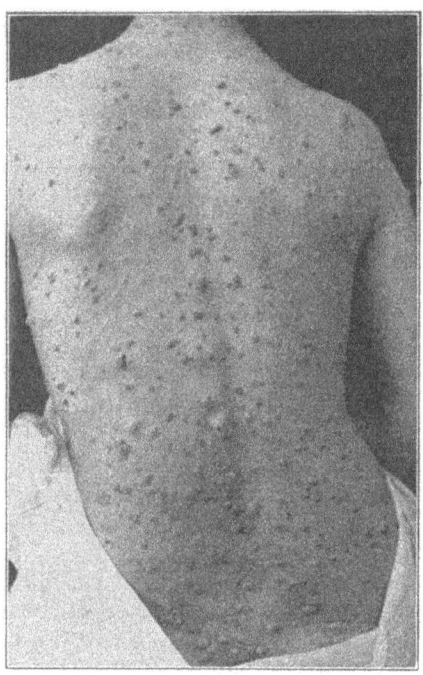

Abb. 108.   Abb. 109.
Neurofibromatosis der Haut.

hervorriefen. So beobachtet man z. B. in einzelnen Fällen Sehstörungen,
Lähmung eines N. facialis u. a. Wichtig ist es, daß man in vielen Fällen
von multipler Neurofibromatosis gleichzeitig noch andere Veränderungen
nachweisen kann, die mit sonstigen Störungen der Entwicklung oder vielleicht
auch der inneren Sekretion u. dgl. zusammenhängen. Hierher gehören zunächst die häufig gefundenen ungewöhnlichen *Pigmentierungen der Haut*, die
teils diffus, teils fleckweise auftreten. An den Händen und Fingern zeigen sich
zuweilen eigentümliche *Mißbildungen*, elephantiastische Hautlappen u. dgl.
(Abb. 110). Besonders oft findet man Veränderungen am *Knochensystem*,
Kyphose der Wirbelsäule, osteomalazische Veränderungen, Gelenkveränderungen u. a. Bei Sektionen hat man auch an den inneren Organen eigentümliche krankhafte Zustände gefunden, Veränderungen an den *Nebennieren* und
wiederholt eine *tuberöse Hirnsklerose*. Dementsprechend bieten manche (freilich durchaus nicht alle) Kranke gewisse Anzeichen geistiger Entartung dar.

Von sonstigen Geschwülsten der Nerven sind noch die *Sarkome* zu erwähnen. Sie treten manchmal auch multipel auf und führen dann zu sehr komplizierten Krankheitsbildern. — Eine besondere Erwähnung verdienen die „*Tubercula dolorosa*". Hierunter versteht man kleine, unter der Haut fühlbare, meist ziemlich leicht verschiebbare Knötchen, die auf Druck sehr empfindlich sind. Sie kommen nicht selten vor und sind meist verbunden mit ziehenden, selten ausgesprochen neuralgischen und nicht sehr streng lokalisierten Schmerzen. Ihr Sitz ist an den Gliedmaßen, besonders an den Armen, am Rumpf, am Nacken u. a. Merkwürdig ist es, daß die Beschwerden nur zeitweise stärker hervortreten und dann wieder verschwinden, und daß damit zuweilen auch ein spontanes

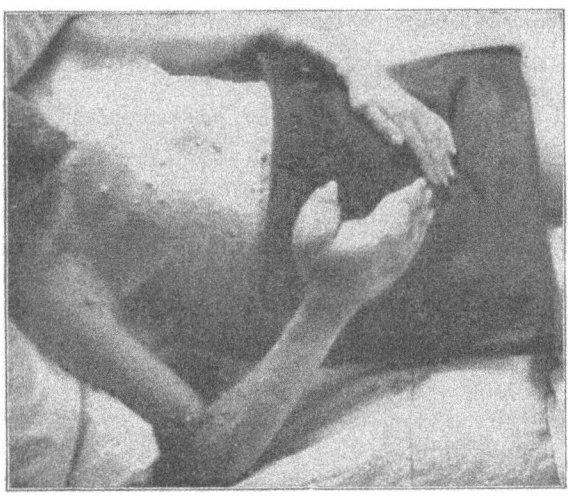

Abb. 110. Multiple Neurofibrome der Haut mit gleichzeitiger elephantiastischer Mißbildung der rechten Hand.

Zurückgehen der Knötchen verbunden ist. Pathologisch-anatomisch sind die meisten Tubercula dolorosa subkutane, von den peripherischen Nervenästchen ausgehende *Neurome* und *Neurinome*, andere stellen Neubildungen verschiedener Art dar.

Eine erfolgreiche *Therapie* der Neurome kann nur in ihrer *Exstirpation* bestehen, die aber nur dann vorzunehmen ist, wenn die Beschwerden sehr heftig sind. Ist die Exstirpation unausführbar, oder handelt es sich um multiple Neurome, so sind die etwaigen Beschwerden der Kranken nur in symptomatischer Weise (Narkotika, Elektrizität, vielleicht Röntgenstrahlen) zu mildern. Vermag man den Nerven oberhalb des Neuroms zu komprimieren, so kann auch hierdurch manchmal ein zeitweiliges Nachlassen der Schmerzen bewirkt werden.

II. Die Krankheiten des Rückenmarks.

Erstes Kapitel.

Krankheiten der Rückenmarkshäute.

1. Akute Entzündungen der Rückenmarkshäute.

Ätiologie und pathologische Anatomie. Akute Entzündungen der Rückenmarkshäute allein kommen fast niemals primär vor. Ziemlich häufig dagegen
setzen sich Entzündungsvorgänge der Nachbarschaft auf die Rückenmarkshäute fort, oder die Meningitis spinalis tritt als Teilerscheinung einer allgemeinen *Meningitis cerebrospinalis* auf. Dieses Verhalten beobachten wir
zunächst bei der *Meningitis cerebrospinalis epidemica*, einer Infektionskrankheit, die Bd. I, S. 174 ff. bereits besprochen worden ist. Ferner vereinigt
sich eine *tuberkulöse* Meningitis spinalis sehr häufig mit der tuberkulösen
Gehirnhautentzündung. Da aber deren Erscheinungen meist in den Vordergrund des Krankheitsbildes treten, werden wir die *tuberkulöse Zerebrospinalmeningitis* in dem Abschnitt über die Krankheiten der Gehirnhäute ab-
handeln. *Sekundäre Zerebrospinalmeningitiden* treten zuweilen im Verlauf
anderer Infektionskrankheiten auf und sind dann wahrscheinlich als besondere Lokalisationen der spezifischen Krankheitserreger aufzufassen. So
erklärt sich das Vorkommen akuter spinaler und zerebraler Meningitis im
Anschluß an eine *kruppöse Pneumonie*, bei *septischen Erkrankungen*, sehr
selten auch beim *Typhus* und bei *akuten Exanthemen*. Zu erwähnen ist endlich das seltene, von uns wiederholt beobachtete Vorkommen eitriger Zerebrospinalmeningitis im Anschluß an *eitrige Pleuritis, Lungengangrän* u. dgl.
In diesen Fällen erfolgt ebenfalls die Infektion der Meningen vom primären
Erkrankungsherd aus; doch ist der Weg der Infektion noch nicht genau
bekannt. Vielleicht sind die Interkostalnerven die Vermittler. Von großer
klinischer Bedeutung sind die meningealen Erkrankungen bei der *Syphilis*
(s. u. die betreffenden Kapitel).

In allen bisher erwähnten Fällen handelt es sich vorzugsweise um eine
Entzündung der *weichen* Gehirnhäute, um eine *Leptomeningitis*; die Dura
mater beteiligt sich nicht oder nur in geringem Grade an der Erkrankung.
Anders verhält es sich bei den entzündlichen Vorgängen, die sich *von der
äußeren Nachbarschaft* her allmählich auf die Rückenmarkshäute fortsetzen.
So sieht man bei Wirbelkaries sehr häufig umschriebene Entzündungen an
der Außenfläche der *Dura mater* (*Pachymeningitis*), die sich manchmal auf
deren Innenfläche, seltener noch weiter auf die Pia mater fortpflanzen.

Eine sehr seltene Erkrankung ist die akute *eitrige Peripachymeningitis*, d. h. die eitrige
Entzündung des Bindegewebes zwischen der Dura mater und der Wirbelsäule. Sie ist
wohl immer *sekundären* Ursprungs. Wir haben eine solche *eitrige Peripachymeningitis*
im Verlauf einer puerperalen Sepsis beobachtet. Von einer eitrigen Entzündung des
Beckenzellgewebes aus hatte sich die Infektion durch die Löcher des Wirbelkanals hindurch ausgebreitet und schließlich eine bis zum Halsmark hinaufreichende eitrige Entzündung an der *Außenfläche* der Dura hervorgerufen.

Durch fortgeleitete Entzündungen wird die *Pia mater* vorzugsweise bei Erkrankungen des Rückenmarks ergriffen. So nimmt die Pia in vielen Fällen von Myelitis in umschriebener oder größerer Ausdehnung an dem Krankheitsvorgang teil. Ob auch sonstige Schädlichkeiten, namentlich *Traumen* und *Erkältungen,* unmittelbar zu Entzündungen der Rückenmarkshäute führen können, ist nicht mit Sicherheit erwiesen.

In bezug auf die *pathologische Anatomie* der akuten Spinalmeningitis können wir uns kurz fassen. Die Veränderungen bei der eitrigen Entzündung der Pia mater sind im Kapitel über epidemische Meningitis beschrieben worden. Genau dieselben Verhältnisse finden sich auch bei den übrigen Formen der akuten *Leptomeningitis.* Durchaus ähnlich sind die Veränderungen bei der *Pachymeningitis.* Die Dura mater ist von erweiterten Gefäßen durchsetzt, sieht daher gerötet aus, ist verdickt und an ihrer Innen- oder Außenfläche (*P. interna* oder *externa* s. *Peripachymeningitis*) finden sich meist rein eitrige oder fibrinös-eitrige Auflagerungen.

Symptome. Eine Unterscheidung zwischen den akuten Entzündungen der Pia mater und denen der Dura mater läßt sich klinisch nicht durchführen. Die Krankheitserscheinungen setzen sich in jedem Falle zusammen aus den Symptomen des etwa vorhandenen Grundleidens, aus den Allgemeinerscheinungen (Fieber usw.) und den Folgen, die die meningealen Kreislaufstörungen und das meningitische Exsudat auf das Rückenmark und die Nervenwurzeln ausüben, und die sowohl auf einer mechanischen Kompression der genannten Teile, als auch wahrscheinlich nicht selten auf einem Übergreifen der Entzündung auf das Rückenmark selbst beruhen. Dazu kommt noch die häufige Vereinigung der Spinalsymptome mit den Erscheinungen der gleichzeitigen zerebralen Meningitis. Die *Symptome* der akuten Spinalmeningitis sind in den Kapiteln über die *epidemische* und über die *tuberkulöse* Meningitis näher erörtert worden. Kurz zusammengefaßt sind es vorzugsweise der oft sehr heftige *Schmerz im Rücken,* die große *Druckempfindlichkeit der Wirbelsäule* und die *Steifigkeit* des Rückens und des Nackens. Dazu kommen gewöhnlich Reizerscheinungen von seiten der Nervenwurzeln: *exzentrische Schmerzen* am Kopf und in den Gliedmaßen, *Hyperästhesie der Haut* und der tieferen Teile, motorische direkte oder reflektorische Reizsymptome, *Muskelspannungen, Zuckungen* u. dgl. Die Haut- und Sehnenreflexe sind häufig, jedoch nicht immer, durch die Beteiligung der Nervenwurzeln herabgesetzt oder ganz aufgehoben. Die Beine können nicht bei gestreckten Knien gegen den Rumpf gebeugt werden („KERNIGsches Symptom"). Beim Versuch passiver Beugung tritt alsbald eine Beugung des Knies ein. Zuweilen bestehen *Störungen der Harn- und Stuhlentleerung.* Treten im späteren Verlauf der Krankheit *Lähmungen* und *Anästhesien* auf, so ist dies wohl meist ein Zeichen der stärkeren Mitbeteiligung des Rückenmarks selbst.

Diagnose. Aus den genannten Erscheinungen wird man in vielen Fällen die *Diagnose* der Meningitis spinalis stellen können. Oft genug freilich findet sich eine Meningitis am Leichentisch, deren Symptome im Leben von schweren Allgemeinerscheinungen ganz verdeckt waren, während umgekehrt bei schweren Allgemeinzuständen die Symptome einer Meningitis vorgetäuscht werden können (*Meningismus* bei Typhus, Pneumonie, Sepsis u. a.). Den sichersten Aufschluß über das Bestehen und über die Art der Meningitis ergibt die *Lumbalpunktion.* Näheres hierüber sowie über die *Prognose* und *Therapie* der Meningitis findet man in den Kapiteln über die verschiedenen Formen der *Gehirnhautentzündung.*

2. Chronische Leptomeningitis spinalis.

Während die chronische Leptomeningitis (gewöhnlich schlechthin chronische Spinalmeningitis genannt) früher in der Diagnostik und pathologischen Anatomie der Rückenmarkskrankheiten eine große Rolle spielte, rechnen wir gegenwärtig ihr Vorkommen als selbständige Erkrankung zu den Seltenheiten. Die meisten Mitteilungen über chronische Meningitis stammen aus einer Zeit, in der die Diagnose vieler Erkrankungen des Rückenmarks selbst noch unmöglich war, und in der die Verdickungen und Trübungen der Rückenmarkshäute am Sektionstisch viel mehr auffielen als die weit wesentlicheren, aber nur bei genauer mikroskopischer Untersuchung nachweisbaren Veränderungen des Rückenmarks selbst. In neuerer Zeit sind aber doch vereinzelte Erkrankungen beschrieben worden, die mit gewissem Recht als primäre chronische Meningitiden aufgefaßt werden durften. Insbesondere haben zuerst OPPENHEIM und KRAUSE Beobachtungen mitgeteilt, aus denen folgt, daß *umschriebene Meningitiden* das Krankheitsbild eines Meningealtumors und Kompression des Rückenmarks hervorrufen können. Es handelt sich um eine Art Zystenbildung in den weichen Gehirnhäuten, um eine Meningitis serosa circumscripta, deren Ursache mitunter unklar ist. In manchen Fällen kommen sicher *traumatische Einflüsse* in Betracht. Bei den Kriegsverletzungen der Wirbelsäule und des Rückenmarks spielt die umschriebene Meningitis serosa keine geringe Rolle.

Anders steht es mit der *sekundären chronischen Leptomeningitis*. Diese bildet zunächst in seltenen Fällen den *Ausgang einer akuten Meningitis*. Namentlich bei der epidemischen Meningitis kann dieses Verhalten sicher nachgewiesen werden. Ferner finden wir eine chronische Meningitis häufig als *Folge* bei primären Erkrankungen des Rückenmarks und der Wirbel.

Bei älteren Fällen der chronischen, mit Atrophie verbundenen Spinalerkrankungen (Tabes, progressive Muskelatrophie usw.) z. B. ist die Pia fast immer stark getrübt, verdickt, mit Rückenmark und Dura durch oft sehr zahlreiche und feste Adhäsionen verwachsen, während sich in den Arachnoidealmaschen trübes, serös-sulziges Exsudat findet. Aber alle diese Abweichungen sind sekundär und haben meist keine wesentliche klinische Bedeutung.

Die als charakteristisch für die chronische Leptomeningitis aufgestellten *Symptome* entsprechen denen der akuten Meningitis, nur daß die Stärke geringer, der Verlauf der Krankheit langwieriger sein soll. Schmerzen und Steifigkeit in Rücken und Nacken, ungewöhnliche schmerzhafte Empfindungen, ausstrahlende Schmerzen und Parästhesien in den Gliedmaßen, Gürtelgefühl, schließlich zunehmende Paresen, Anästhesie und Blasenstörungen sind die Hauptzüge des Krankheitsbildes. In einigen durch die Sektion sichergestellten Fällen ähnelte das Krankheitsbild durch das Intentionszittern der Arme und die spastischen Erscheinungen in den Beinen einigermaßen dem der multiplen Sklerose. Auffallenderweise waren manchmal trotz starker meningealer Veränderungen fast keine ausstrahlenden Schmerzen zu Lebzeiten der Kranken vorhanden.

Therapie: Örtliche Anwendung von Wärme, Kälte, Jodeinpinselung, Galvanisation u. dgl. an der Wirbelsäule, warme Bäder oder Salzbäder, Darreichung von Jodkalium und symptomatisch wirkenden Mitteln (Aspirin, Phenacetin u. a.). Bei *umschriebener Meningitis* mit Tumorsymptomen ist wiederholt durch operativen Eingriff erhebliche Besserung erzielt worden.

3. Pachymeningitis cervicalis hypertrophica.

Die *Pachymeningitis cervicalis hypertrophica* ist als eine besondere, sehr seltene Krankheitsform zuerst von CHARCOT im Jahre 1871, dann von dessen

Schüler JOFFROY genauer beschrieben worden. Die *Ätiologie* ist noch vollständig unklar. Alkoholismus, Erkältungen und Traumen sind als Ursachen beschuldigt worden. Eine nicht geringe Zahl der Krankheitsfälle steht mit *Syphilis* in Zusammenhang. Überhaupt läßt die scharfe Abgrenzung der Pachymeningitis cervicalis noch viel zu wünschen übrig.

Anatomisch kennzeichnet sich die Krankheit durch eine meist am unteren Zervikalabschnitt des Markes sitzende chronische, oft beträchtliche Verdickung der Dura, während die Pia nur in verhältnismäßig geringem Grade an der Erkrankung teilnimmt. Die Dura kann eine Dicke von 6—7 mm erreichen und zeigt sich gewöhnlich aus einer Anzahl konzentrischer Schichten zusammengesetzt. Histologisch besteht die Hypertrophie aus einem neugebildeten derben Bindegewebe. Die klinischen Erscheinungen der Krankheit kommen dadurch zustande, daß zunächst die durchtretenden Nervenwurzeln, fernerhin aber auch das Rückenmark selbst eine beträchtliche *mechanische Kompression* erleiden. Tritt diese in hohem Grade und anhaltend ein, so sind sekundäre Degenerationen der motorischen Nerven und Muskeln sowie sekundäre absteigende Degeneration der Pyramidenbahn im Rückenmark die Folge.

Die *klinischen Symptome* sind nach dem anatomischen Befund leicht verständlich. Die Krankheit beginnt fast immer mit *heftigen Schmerzen*, die vom Nacken aus ins Hinterhaupt und in die Arme ausstrahlen. Daneben bestehen Parästhesien und Vertaubungsgefühl in Armen und Händen. Selten treten Herpeseruptionen auf. Alle diese Erscheinungen hängen von der Reizung der hinteren Wurzeln ab.

Nachdem dieser *erste Krankheitsabschnitt (période douloureuse* nach CHARCOT) etwa 2—3 Monate gedauert hat, beginnt der *zweite*, die *Periode der Lähmungen*. Vorzugsweise infolge der Kompression der vorderen motorischen Wurzeln entwickelt sich allmählich eine *atrophische Lähmung in den oberen Gliedmaßen*. Sie befällt namentlich das Gebiet des Nervus ulnaris und medianus, also die kleinen Handmuskeln und die Beugemuskeln der Hand und der Finger, während das Radialisgebiet beiderseits meist frei bleibt.

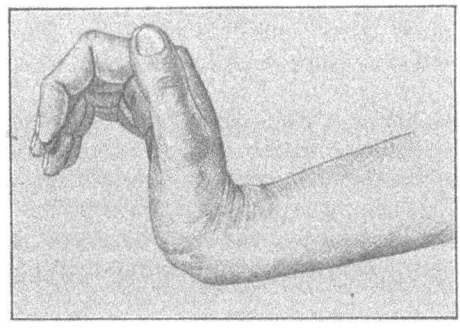

Abb. 111. Stellung der Hand bei der Pachymeningitis cervicalis hypertrophica. (Nach CHARCOT.)

Die Hand bekommt daher infolge der antagonistischen Extensorenkontraktur eine charakteristische Stellung (s. Abb. 111). Die gelähmten Muskeln werden rasch atrophisch und zeigen deutliche Entartungsreaktion. In diesem Stadium kann es auch zu teilweisen *Anästhesien* der Haut kommen.

Schreitet die Kompression des Rückenmarks fort, so müssen schließlich auch die das Halsmark durchziehenden motorischen Fasern für die unteren Gliedmaßen in Mitleidenschaft gezogen werden (*dritter Krankheitsabschnitt*). Die Folge ist eine *spastische Lähmung der unteren Gliedmaßen*, d. h. eine Parese oder Paralyse mit gesteigerten Sehnenreflexen, aber *ohne* Muskelatrophie, weil die trophischen Zentren für die Beinmuskeln, in den Vorderhörnern des Lendenmarks gelegen, ganz intakt bleiben. Wohl aber kann die Kompression des Halsmarks schließlich auch zur Anästhesie der unteren Gliedmaßen, zu Blasenlähmung und Dekubitus führen, Erscheinungen, unter denen schließlich der *Tod* eintritt. Es muß aber hervorgehoben werden, daß wahrscheinlich auch *Heilungen* oder wenigstens wesentliche Besserungen bei der Pachymeningitis cervicalis hypertrophica selbst noch nach jahrelangem Verlauf vorkommen.

Die *Diagnose* der Krankheit stützt sich vor allem auf den Beginn des Leidens mit Schmerzen in den Armen und auf den späteren Eintritt der kennzeichnenden Lähmungen. Verwechslungen können leicht vorkommen mit Tumoren am Halsmark und mit Spondylitis cervicalis. Die amyotrophische Lateralsklerose unterscheidet sich dagegen leicht durch das Fehlen der Sensibilitätsstörungen, durch die Bulbärsymptome und die ungestörte Blasenfunktion.

Die *Therapie* muß vorzugsweise symptomatisch sein. Bäder, Schwitzkuren, Jodkalium und Elektrizität kommen am meisten zur Anwendung. JOFFROY empfahl den Gebrauch des Glüheisens am Nacken.

4. Blutungen der Rückenmarkshäute.

(*Pachymeningitis haemorrhagica interna. Meningealapoplexie. Hämatorhachis.*)

Größere Blutungen in und zwischen die Rückenmarkshäute sind selten. Sie entstehen vorzugsweise nach *traumatischen Einflüssen,* nach Erschütterungen und Frakturen der Wirbelsäule oder durch unmittelbare Verletzungen der Meningen (Messerstiche, Schußwunden). In vereinzelten Fällen sollen auch große *körperliche Überanstrengungen* zu einer Meningealapoplexie geführt haben. Ferner können Erkrankungen der Wirbel, Karies und Karzinom, durch Arrosion eines Gefäßes zu einer Blutung führen. Endlich können *Aneurysmen* der Aorta und ihrer Äste in den Wirbelkanal durchbrechen.

Die nicht seltenen kleinen meningealen Blutungen, die als Teilerscheinung der Meningitis, bei hämorrhagischen Erkrankungen, im Verlauf schwerer allgemeiner Infektionskrankheiten (septischer Infektionen, Typhus, Pocken) und im Anschluß an schwere allgemeine Konvulsionen auftreten, haben fast niemals eine klinische Bedeutung.

Die *klinischen Erscheinungen* der Meningealblutung treten fast immer plötzlich, „apoplektiform", aber ohne Bewußtseinsstörung auf. Ihre Stärke hängt ganz von dem Grad der Kompression ab, die die Nervenwurzeln und das Rückenmark von dem ausgetretenen Blut erleiden. Gewöhnlich überwiegen die *Reizerscheinungen*: heftiger *Rückenschmerz, Parästhesien* und *neuralgische Schmerzen* in den Gliedmaßen, ferner auf motorischem Gebiet Spannung, Zittern und Kontrakturen der Muskeln. Bei großen Blutungen können auch *Lähmungserscheinungen,* teilweise *Anästhesien, Blasenstörungen,* Erscheinungen der „Halbseitenläsion" u. dgl. eintreten. Dabei richten sich die Verschiedenheiten im Krankheitsbild nach dem Sitz der Blutung.

Die *Diagnose* Meningealblutung kann nur gestellt werden, wenn maßgebende ursächliche Anhaltspunkte vorliegen und die *Lumbalpunktion* blutigen Liquor ergibt.

Der *Verlauf* ist in manchen Fällen, wenn die Blutung rasch resorbiert wird, ziemlich günstig. Zuweilen bleiben aber auch dauernde Funktionsstörungen zurück.

In *therapeutischer Hinsicht* ist vor allem vollständige Ruhe und *örtliche Anwendung von Eis* zu empfehlen. Man kann auch versuchen, durch *Lumbalpunktion* einen Teil des Blutes zu entleeren und dadurch das Rückenmark zu entlasten. Bleiben dauernde Störungen zurück, so werden sie vor allem mit Jodkalium, Bädern und Elektrizität behandelt.

Zweites Kapitel.

Vorbemerkungen über die Lokalisation und die topische Diagnostik (Segmentdiagnose) der Rückenmarkskrankheiten.

Die im Rückenmark vorkommenden krankhaften Veränderungen lassen sich ihrer Lokalisation nach in zwei Gruppen einteilen. Bei der *ersten Gruppe* beschränken sich die anatomischen Veränderungen mit merkwürdiger Regelmäßigkeit auf bestimmte, anatomisch und physiologisch *zusammengehörige Neurongebiete.* Diese Erkrankungen nennt man *Systemerkrankungen,* indem man die Gesamtheit der .funktionell zusammengehörigen Neurone als ein „System" bezeichnet. Die Entstehung dieser Erkrankungen können wir uns so vorstellen, daß entweder gewisse Neuronsysteme bei einzelnen Menschen von vornherein eine *angeborene (ererbte) minderwertige oder krankhafte Veranlagung* haben und infolgedessen ihrer Funktion nicht dauernd gewachsen sind und darum vorzeitig atrophieren — oder daß gewisse *äußere*, meist *toxische Schädlichkeiten* nicht auf das gesamte Nervensystem oder auf regellos umschriebene Stellen, sondern nur auf ganz bestimmte Neurone (Zellen oder Fasern) ihre krankmachende Wirkung ausüben (*„elektive Schädlichkeiten"*). Diese Annahme findet ihr Vorbild in dem Verhalten vieler bekannter Gifte (Curare, Strychnin, Morphin, Blei u. a.), die nur auf ganz bestimmte Neurone und Nerventeile schädlich einwirken, während sie alle anderen Neurone unberührt lassen. Je nachdem sich die Erkrankung auf ein einziges oder auf mehrere Neuronsysteme erstreckt, bezeichnet man sie als *einfache* oder als *kombinierte Systemerkrankung*.

Die spinale Muskelatrophie, die amyotrophische Lateralsklerose u. a. beruhen auf Erkrankungen der motorischen Neurone in der kortiko-muskulären Leitungsbahn; sie sind *einfache* Systemerkrankungen. Die „hereditäre Ataxie" ist dagegen ein Beispiel für eine *kombinierte* Systemerkrankung, da hierbei gewöhnlich nicht nur gewisse peripherische sensible, sondern gleichzeitig auch motorische Neurone degenerieren. Da die Ausläufer vieler Neurone sich einerseits vom Rückenmark oder den Spinalganglien aus in die peripherischen Nerven, andererseits vom Rückenmark aus ins Gehirn oder umgekehrt erstrecken, so kann man die systematischen Neuronerkrankungen strenggenommen nicht zu den „Rückenmarkskrankheiten" im engeren Sinne rechnen. Nur aus praktischen und aus rein herkömmlichen Rücksichten handeln wir die Systemerkrankungen in diesem Abschnitt ab.

Gegenüber den Systemerkrankungen gibt es eine *zweite Gruppe* von Erkrankungen des Rückenmarks, bei denen eine derartige Beschränkung des anatomischen Vorgangs auf bestimmte Neurongebiete nicht oder nur in viel beschränkterem Grade vorhanden ist. In diesen Fällen breitet sich die Erkrankung mehr oder weniger weit über den Querschnitt und die Längenausdehnung des Rückenmarks aus, bildet entweder *einen* größeren Krankheitsherd von regelloser Umgrenzung oder tritt in zahlreichen kleinen, ebenfalls regellos zerstreuten Herden auf. Zu dieser Gruppe, den *unsystematischen, diffusen Rückenmarkserkrankungen* gehören alle *traumatischen Zerstörungen*, ferner *Blutungen, Neubildungen, Entzündungen* des Rückenmarks, die *multiple Sklerose* u. a.

Die Diagnostik der Rückenmarkskrankheiten ist nun zunächst meist eine *topische Diagnostik*. Wir suchen aus den im Einzelfalle vorliegenden Symptomen zunächst den *Ort* im Rückenmark zu bestimmen, wo eine Erkrankung sitzen muß, wenn sie gerade den vorliegenden Symptomenkomplex erklären soll. Durch Verwertung aller bestehenden Krankheitserscheinungen und ebenso aller noch regelrecht gebliebenen Funktionen läßt sich feststellen, ob die Erkrankung sich nur auf ein bestimmtes Neuronsystem beschränkt oder sich in diffuser Weise über einen größeren Abschnitt des Rückenmarks erstrecken muß. Erst nachdem die topische Diagnose gestellt ist, sucht man duch Anknüpfung an die bekannten *typischen* Krankheitsbilder oder durch Berücksichtigung des ganzen Krankheitsverlaufs und der etwaigen begleitenden Erscheinungen ein Urteil über die *Art* der Erkrankung zu gewinnen.

Die *topische Diagnostik* setzt natürlich eine genaue Kenntnis der Funktionen aller einzelnen Teile des Rückenmarks voraus, wie wir sie zur Zeit noch keineswegs besitzen. Immerhin ist uns die Verteilung der motorischen und sensiblen Funktionen auf die einzelnen Abschnitte des Rückenmarks in ihren gröberen Umrissen bekannt, und hierauf gestützt können wir bei den *Querschnittserkrankungen* des Rückenmarks oft mit annähernder Sicherheit den Ort der Erkrankung, die *Segmentdiagnose*, feststellen.

1. Betreffs der Lokalisation der *motorischen Funktionen* wissen wir mit Bestimmtheit, daß die motorischen Fasern der vorderen Wurzeln sämtlich aus *Ganglienzellen der Vorderhörner* stammen. Zu jedem einzelnen Muskel gehört eine Gruppe von spinalen

Vorderhornzellen, aus denen die betreffenden motorischen Nerven, die den Muskel innervieren, entspringen. Diese einzelnen Muskelkerne scheinen aber nicht einfach neben- und übereinander zu liegen, sondern ineinanderzugreifen, wodurch ihre genaue Abgrenzung erschwert wird. Außerdem treten die zu einem Muskelkern gehörigen Fasern keineswegs immer nur aus einer vorderen Wurzel, sondern oft aus *zwei und mehreren Wurzeln aus.* Die folgende von FOERSTER hergestellte Übersicht über die Anordnung der spinalen Muskelkerne in den einzelnen Rückenmarkssegmenten kann als der *annähernde* Ausdruck der wirklichen Verhältnisse angesehen werden.

In den obersten Halssegmenten liegen die spinalen Muskelkerne der *kleinen Nackenmuskeln* und des oberen Teils des *Trapezius.* Nach FOERSTER befinden sich weiter die betreffenden Muskelkerne in folgenden Rückenmarkssegmenten:

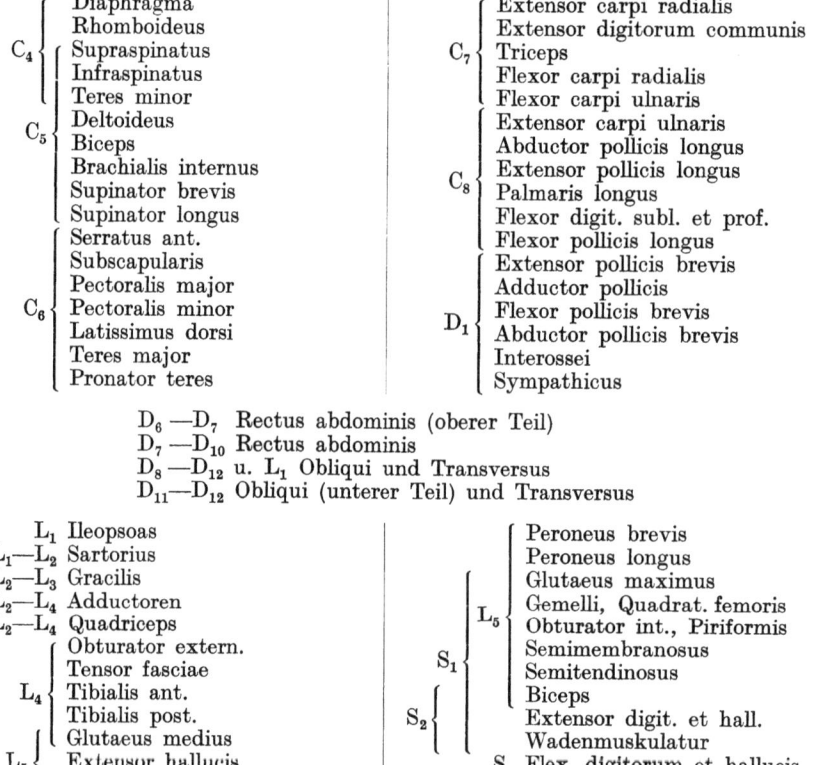

C_4 Diaphragma, Rhomboideus, Supraspinatus, Infraspinatus, Teres minor
C_5 Deltoideus, Biceps, Brachialis internus, Supinator brevis, Supinator longus
C_6 Serratus ant., Subscapularis, Pectoralis major, Pectoralis minor, Latissimus dorsi, Teres major, Pronator teres

C_7 Extensor carpi radialis, Extensor digitorum communis, Triceps, Flexor carpi radialis, Flexor carpi ulnaris
C_8 Extensor carpi ulnaris, Abductor pollicis longus, Extensor pollicis longus, Palmaris longus, Flexor digit. subl. et prof., Flexor pollicis longus
D_1 Extensor pollicis brevis, Adductor pollicis, Flexor pollicis brevis, Abductor pollicis brevis, Interossei, Sympathicus

D_6—D_7 Rectus abdominis (oberer Teil)
D_7—D_{10} Rectus abdominis
D_8—D_{12} u. L_1 Obliqui und Transversus
D_{11}—D_{12} Obliqui (unterer Teil) und Transversus

L_1 Ileopsoas
L_1—L_2 Sartorius
L_2—L_3 Gracilis
L_2—L_4 Adductoren
L_2—L_4 Quadriceps
L_4 Obturator extern., Tensor fasciae, Tibialis ant., Tibialis post.
L_5 Glutaeus medius, Extensor hallucis, Extensor digitorum

L_5 Peroneus brevis, Peroneus longus, Glutaeus maximus, Gemelli, Quadrat. femoris, Obturator int., Piriformis, Semimembranosus, Semitendinosus, Biceps
S_1 Extensor digit. et hall., Wadenmuskulatur
S_2 Flex. digitorum et hallucis
S_3 Sohlenmuskulatur

Bei Erkrankung der *grauen Vorderhörner* (Poliomyelitis, Syringomyelie, Hämatomyelie) oder *der vorderen motorischen Wurzeln* entsprechen die gelähmten Muskeln unmittelbar den erkrankten Segmenten. Bei ausgedehnten Querschnittserkrankungen (Myelitis, Tumoren, Kompression) werden natürlich auch diejenigen Muskelgebiete gelähmt sein, deren Kerne *unterhalb* der Läsionsstelle gelegen sind, da die zuführenden Fasern der Pyramidenbahn unterbrochen sind. Nach dem früher Gesagten (S. 431) wird man aber die *Kern-* oder *Wurzellähmungen* durch die stärkere *Atrophie* und vor allem durch die *Entartungsreaktion* leicht von den Pyramidenbahnlähmungen (Seitenstranglähmungen) unterscheiden können.

2. Die Verteilung der *sensiblen Leitungswege* auf die einzelnen Segmente des Rückenmarks entspricht im allgemeinen den Ausbreitungsgebieten der aus je einem *Spinalganglion* entspringenden hinteren Wurzelfasern (s. S. 394 ff.). Da die austretenden sensiblen Fasern sich aber in den Plexus untereinander

vermischen, so gelangen zu jedem Hautgebiet sensible Fasern aus mindestens zwei, ja wahrscheinlich meist aus drei Rückenmarkssegmenten oder aus zwei oder drei hinteren spinalen Wurzeln. Die nebenstehenden, von EDINGER ent-

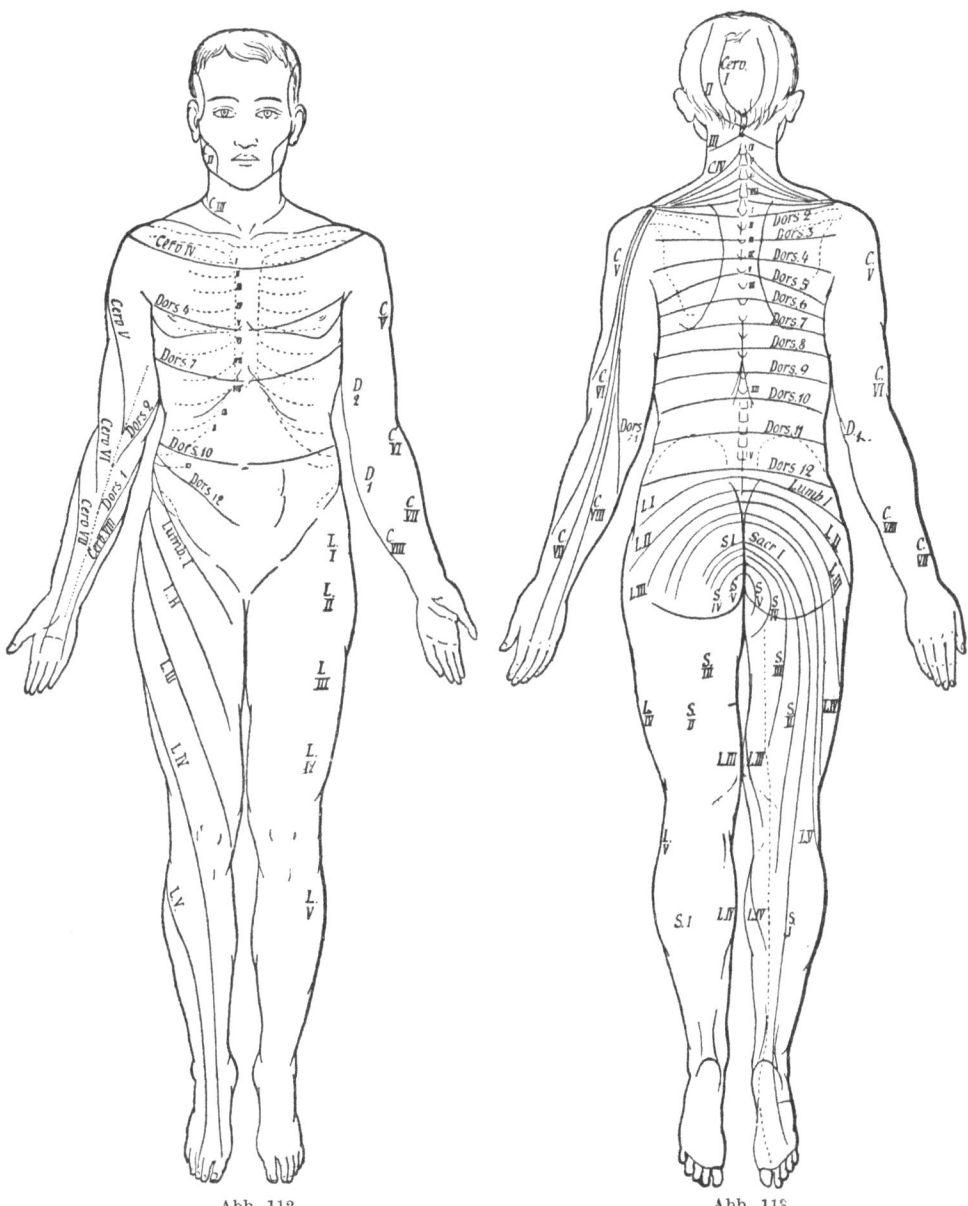

Abb. 112.   Abb. 113.
Verteilung der sensiblen Wurzelgebiete auf der Hautoberfläche (nach EDINGER).

worfenen Zeichnungen (Abb. 112 u. 113) geben eine Übersicht über die Ausdehnung der einzelnen sensiblen Wurzelgebiete. Auf Abweichungen muß man im Einzelfalle gefaßt sein.

Man sieht, daß an den *Armen* die radial gelegenen Gebiete von den *oberen* Wurzeln des Plexus brachialis, die ulnar gelegenen von den untersten Wurzeln dieses Plexus innerviert werden. Denkt man sich die Arme horizontal erhoben mit aufwärts gerichteten Daumen, so kann man sich also gewissermaßen eine horizontale segmentäre Einteilung der Arme je nach den einzelnen sensiblen Wurzelgebieten vorstellen. Am *Rumpf* tritt die segmentäre Anordnung der sensiblen Wurzelgebiete deutlich hervor. Dabei verlaufen die Segmente

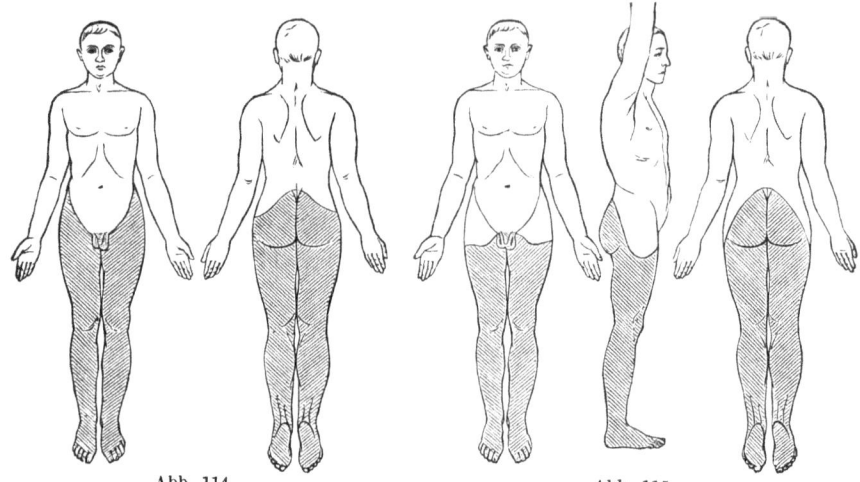

Abb. 114.

Läsion in der Höhe des 2. Lumbalsegmentes.

Abb. 115.

Läsion in der Höhe des 3. Lumbalsegmentes.

nicht etwa parallel den Rippen und Interkostalnerven, sondern ziemlich genau *horizontal*. Doch reicht die obere Grenze spinaler Anästhesien am Rücken gewöhnlich etwas *höher* hinauf als auf der vorderen Körperfläche.

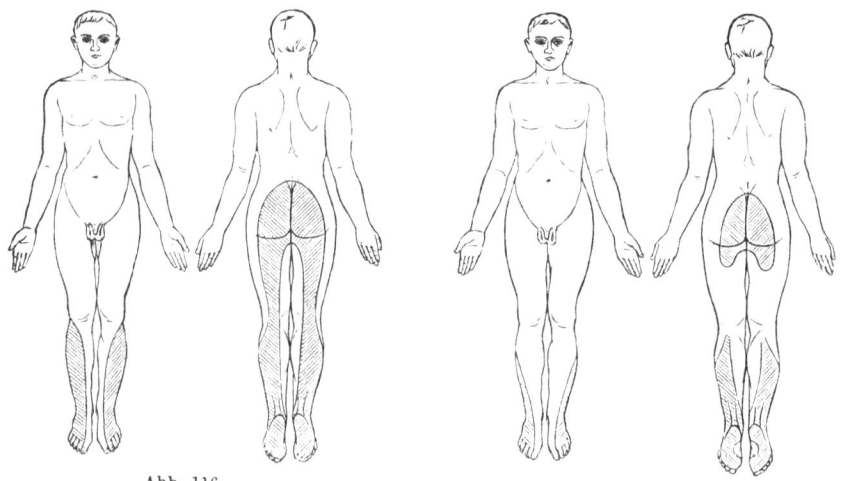

Abb. 116.

Läsion in der Höhe des 5. Lumbalsegmentes.

Abb. 117.

Läsion im 1. Sakralsegment.

In übersichtlicher Weise zeigen auch die Abb. 114—120 (einer Arbeit aus der STRÜMPELLschen Klinik von L. R. MÜLLER entnommen) die Ausbreitung der anästhetischen (schraffierten) Hautgebiete bei Querschnittsläsionen des Rückenmarks in den verschiedenen Höhen des Lumbosakralmarkes.

Wie man Sensibilitätsstörungen zur genauen Segmentdiagnose verwerten kann, werden wir später erörtern. *Sensible Reizerscheinungen* werden bei spinalen Erkrankungen fast ausschließlich als *Wurzelsymptome* aufgefaßt, abhängig von einer Reizung der betreffenden hinteren Wurzeln durch Druck,

Zerrung u. dgl. Derartige Reizsymptome zeigen sich daher vorzugsweise bei
Erkrankungen, die von der *Umgebung* des Rückenmarks (von den *Wirbeln*
und von den *Rückenmarkshäuten*) ausgehen. Sodann ist hier noch einmal

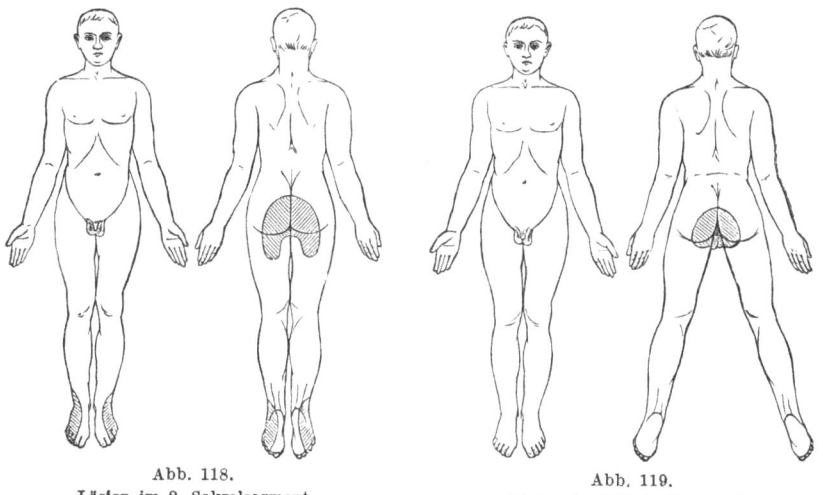

Abb. 118.
Läsion im 2. Sakralsegment.

Abb. 119.
Läsion im 3. Sakralsegment.

auf den schon S. 397 erwähnten Umstand hinzuweisen, daß die für die Leitung
der Schmerz- und Temperaturempfindung bestimmten Bahnen nach ihrem
Eintritt ins Rückenmark wahrscheinlich sofort in die *graue Substanz der Hinterhörner* eintreten, während die einfachen Berührungsempfindungen, Druck- und

Lageempfindungen durch die weißen
Hinterstränge zerebralwärts geleitet werden. Trifft man also bei Spinalerkrankungen auf sog. *dissoziierte Empfindungslähmungen,* insbesondere auf Anästhesien
für die Schmerz- und Temperaturempfindungen bei erhaltener Lage- und Berührungsempfindlichkeit, so darf man mit
ziemlicher Sicherheit auf *zentrale Läsionen
der grauen Hinterhörner* schließen, wie sie
namentlich bei der Syringomyelie, bei den
Rückenmarkstraumen und bei zentralen
Gliomen vorkommen.

3. Auch das Vorhandensein oder Fehlen
der *Reflexe* kann zur Segmentdiagnose
mit benutzt werden. Freilich sind die
Verhältnisse hier oft recht vieldeutig, da
der Reflex fehlen kann durch eine Unterbrechung sowohl in der beteiligten ein-

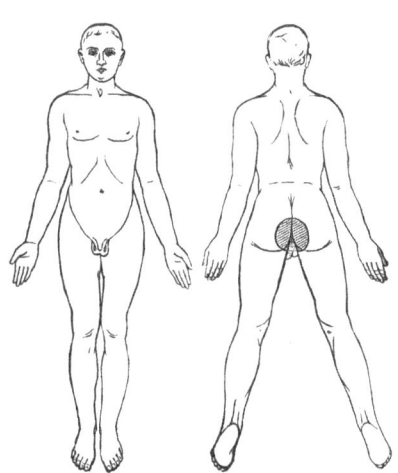

Abb. 120. Läsion im 4. Sakralsegment.

tretenden und austretenden Wurzel, als auch durch eine Unterbrechung an
jeder Stelle des Reflexbogens selbst. Der eintretende und der austretende
Schenkel des Reflexbogens brauchen aber durchaus nicht stets in gleicher
Höhe zu liegen. Über die Lage des Reflexbogens sind unsere Kenntnisse
noch keineswegs völlig gesichert. Darum beziehen sich die Angaben über
die Beteiligung bestimmter Rückenmarkssegmente an gewissen Reflexen im
allgemeinen nur auf die hierbei in Betracht kommenden zuleitenden

(zentripetalen) *hinteren Wurzelfasern.* Die Annahme, daß die Übertragung des Reizes auf die betreffenden motorischen Ganglienzellen in dem gleichen entsprechenden Rückenmarkssegment stattfindet, gilt höchstens für gewisse einfache Reflexe (Patellarreflex u. a.). Bei den ausgebreiteteren Reflexen (allgemeine Beugereflexe im Bein u. a.) ist von vornherein eine Ausbreitung des Reflexvorganges über viele Rückenmarkssegmente anzunehmen.

Die bisher bekannten, zum Teil noch recht unsicheren Beziehungen der Rückenmarkssegmente (oder der hinteren Wurzeln) zu bestimmten Reflexen sind im Folgenden zusammengestellt:

Bizeps-Sehnenreflex	5. und 6. Zervikalsegment.
Trizeps-Sehnenreflex	6. und 7. Zervikalsegment.
Sehnenreflexe am Vorderarm	7. und 8. Zervikalsegment.
Oberer Bauchdeckenreflex	8. und 9. Dorsalsegment.
Mittlerer u. unterer Bauchdeckenreflex	10. bis 12. Dorsalsegment.
Kremasterreflex	1. bis 2. Lumbalsegment.
Patellarreflex	2. bis 4. Lumbalsegment.
Glutäalreflex	4. und 5. Lumbalsegment.
Zehenreflex von der Fußsohle aus	1. und 2. Sakralsegment.
Achillessehnenreflex	1. und 2. Sakralsegment.
Analreflex	5. Sakralsegment.

Manche Einzelheiten über das Verhalten der Reflexe bei verschiedenen Spinalerkrankungen werden in späteren Kapiteln zur Sprache kommen. Hier mag nur kurz erwähnt werden, daß im allgemeinen die *Aufhebung* eines Reflexes auf eine Läsion des betreffenden Rückenmarkssegments hinweist. Querschnittserkrankungen *oberhalb* der betreffenden Reflexbogen sind dagegen meist (aber nicht immer, s. u.) mit einer ausgesprochenen *Steigerung* der Reflexe verbunden. Bei Erkrankungen des Lendenmarks sind also insbesondere die *Sehnenreflexe* an den unteren Gliedmaßen in der Regel erloschen, während sie bei Erkrankungen des Brust- und Halsmarkes gewöhnlich lebhaft gesteigert sind.

4. Über die *Lage der einzelnen Rückenmarksabschnitte in bezug auf die umgebende Wirbelsäule,* seien hier einige anatomische Bemerkungen gemacht. Das Rückenmark reicht mit seinem unteren Ende nur bis zur Höhe des 2. Lendenwirbels. Der weiter abwärts gelegene Teil des Wirbelkanals wird vom Filum terminale und vor allem von den Wurzelbündeln der *Cauda equina* ausgefüllt. Die größte Breite der *Halsanschwellung* liegt in Höhe des 5. und 6. Halswirbels. Das *Dorsalmark* beginnt in Höhe des 2. Brustwirbels, das *Lendenmark* in der Höhe des 10. Brustwirbels. Der *Conus terminalis* entspricht seiner Lage nach der oberen Hälfte des 2. Lendenwirbels. Praktisch wichtig sind ferner die örtlichen Beziehungen der einzelnen Rückenmarkswurzeln zu den Wirbelkörpern. Da die Rückenmarkssegmente eine geringere Höhenausdehnung haben als die Wirbelkörper, so müssen die Rückenmarkswurzeln je weiter nach abwärts, einen um so mehr absteigenden Verlauf nehmen, bis sie zu ihren entsprechenden Intervertebrallöchern gelangen. Die nebenstehende, von GOWERS entworfene schematische Abbildung 121 läßt dieses Verhältnis deutlich erkennen. Eine Läsion des 8. Dorsalsegmentes z. B. würde also nicht etwa dem 8. Brustwirbel, sondern dem 7. Brustwirbelkörper gegenüberliegen. Da nun aber auch die Processus spinosi eine absteigende Richtung haben, würde die Läsion in der Höhe des 7. oder gar 6. fühlbaren Processus spinosus zu suchen sein. Für operative Eingriffe haben diese Verhältnisse große praktische Bedeutung. Übrigens muß man auch hierbei im Einzelfall auf Abweichungen von der Regel gefaßt sein.

Drittes Kapitel.

Kreislaufstörungen, Blutungen und Verletzungen des Rückenmarks.

1. Kreislaufstörungen. Unsere Kenntnisse von dem Vorkommen und der klinischen Bedeutung reiner Kreislaufstörungen im Rückenmark sind sehr gering. Das meiste, was hierüber berichtet wird, entspricht weit mehr den gemachten theoretischen Voraussetzungen als Tatsachen.

Daß eine vollständige *Anämie des Rückenmarks* dessen Tätigkeit aufheben muß, versteht sich von selbst. Durch eintretende Anämie des Lendenmarks wird gewöhnlich ein Versuch STENSONS erklärt: Komprimiert man die Bauchaorta eines Tieres, so tritt sehr rasch eine Lähmung des Hinterkörpers ein. Auch beim Menschen führt der *embolische* (oder thrombotische) *Verschluß der Aorta* zu einer schlaffen Lähmung der Beine. Diese Paraplegie ist aber keineswegs auf eine Veränderung des Rückenmarks, sondern auf die Anämie der *peripherischen* Nerven und Muskeln zurückzuführen. Das Rückenmark wird von den Art. spinales (aus den Art. vertebrales) hinreichend mit Blut versorgt. — Ausgesprochene spinale Symptome bei schwerer *Anämie*, die auf gleichzeitige Anämie des Rückenmarks bezogen werden können, sind selten und treten jedenfalls viel weniger klinisch hervor als die wichtigen Folgen der gleichzeitigen Gehirnanämie (s. d.). Die bei der perniziösen Anämie zuweilen auftretenden schweren spinalen Erscheinungen beruhen auf kombinierten Strangdegenerationen im Rückenmark (s. u.).

Noch unsicherer sind alle Angaben über das Vorkommen und die klinische Bedeutung der *Rückenmarkshyperämie.* Ob aktive Hyperämien des Rückenmarks vorkommen, wissen wir nicht. Die Stauungshyperämie, an der das Rückenmark bei allgemeinen Kreislaufstörungen gewiß oft teilnimmt, macht keine besonders hervortretenden Symptome.

2. Blutungen in die Rückenmarksubstanz. Apoplexia spinalis. Hämatomyelie.

So häufig primäre Blutungen im Gehirn vorkommen, so selten treten solche im Rückenmark auf. Verhältnismäßig am häufigsten entstehen sie durch *traumatische Einflüsse* (Fall auf das Gesäß, Stoß auf den Rücken, übermäßige Biegung des Kopfes nach vorn u. dgl.). Wir kommen auf diese *traumatische Hämatomyelie* später noch einmal zurück. Auch nach großen *körperlichen Anstrengungen* hat man den plötzlichen Eintritt spinaler Lähmungen beobachtet, deren Ursache wahrscheinlich in einer Spinalapoplexie zu suchen ist. Daß *primäre Gefäßerkrankungen* (kleine Aneurysmen) in solchen Fällen den Eintritt der Blutung begünstigen, ist wohl möglich, aber noch nicht sicher erwiesen. — Kleinere (kapilläre) Spinalblutungen beobachtet man nicht selten als sekundäre Erscheinung bei Rückenmarkstumoren und bei entzündlichen Rückenmarkserkrankungen (bei Myelitis, epidemischer Meningitis usw.) sowie bei allgemeiner hämorrhagischer Diathese (Skorbut, schwere allgemeine Infektionskrankheiten), nach starken Stauungen, Konvulsionen u. dgl. Auch bei Neugeborenen, die nach schweren Geburten asphyktisch zur Welt gekommen waren, hat F. SCHULTZE in der grauen Substanz der Hinterhörner Blutungen nachgewiesen, die vielleicht im späteren Alter von Bedeutung werden können.

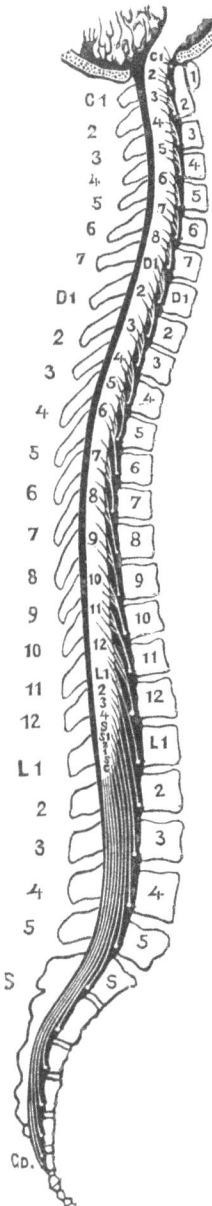

Abb. 121. Die gegenseitigen Lagebeziehungen des Austritts der einzelnen Rückenmarkswurzeln zu den einzelnen Wirbelkörpern und Wirbeldornfortsätzen.

Die *anatomischen Erfahrungen* über primäre Spinalapoplexien sind gering. Der häufigste Sitz der Rückenmarksblutungen ist die *graue Substanz* entweder in der Hals- oder in der Lenden·anschwellung. Ist die Blutung umfangreicher, so findet man das Gewebe in größerer Ausdehnung zertrümmert. Gewöhnlich erstreckt sich der apoplektische Herd vorherrschend in der *Längsrichtung* des Rückenmarks. Das Blut ist in frischen Fällen noch flüssig. Später erleidet es alle diejenigen Veränderungen, welche in dem Kapitel über die Gehirnapoplexien näher beschrieben sind. Gewisse Fälle von Syringomyelie können möglicherweise auf eine primäre Rückenmarksblutung zurückgeführt werden.

Die Symptome der Spinalapoplexie hängen in erster Linie von dem Sitz und der Ausdehnung der Blutung ab. Kennzeichnend ist stets der *plötzliche apoplektiforme* Beginn der Erscheinungen. Meist unter einem heftigen Schmerz im Rücken treten binnen kurzer Zeit mehr oder weniger ausgebreitete Lähmungen, Anästhesie, Blasenstörungen usw. ein. Da die Blutung meist in der grauen Substanz sitzt, so weisen die Muskellähmungen und die Art der Sensibilitätsstörung (dissoziierte Empfindungslähmung!) oft die hierauf bezüglichen Eigentümlichkeiten auf. Blutungen in die eine Hälfte des Rückenmarks zeigen zuweilen deutliche Symptome der *Halbseitenläsion* (s. u.).

So wurde bei Blutungen in das Halsmark in einigen Fällen von MINOR folgender Symptomenkomplex beobachtet: teilweise atrophische Lähmung des einen Armes, spastische Lähmung des Beines auf derselben Seite, partielle Empfindungslähmungen (ähnlich wie bei Syringomyelie) in den Gliedmaßen der entgegengesetzten Seite.

Der *Verlauf* der Rückenmarksblutungen kann manchmal verhältnismäßig günstig sein. Wird die Blutung resorbiert und sind keine wesentlichen Leitungsbahnen dauernd zerstört, so gehen die Lähmungserscheinungen allmählich wieder zurück, und es tritt Heilung oder wenigstens Besserung und Stillstand der Symptome ein. In manchen Fällen freilich entwickelt sich das schwere Bild der spinalen Lähmung mit Dekubitus, Cystitis usw. Dann tritt nach kürzerer oder längerer Zeit der Tod ein.

Mit der *Diagnose* der Spinalblutung sei man stets zurückhaltend. Nur bei einem ausgesprochenen apoplektischen Beginn der Erscheinungen und einer sicher nachweisbaren Ursache (Trauma) darf man die Diagnose mit einiger Wahrscheinlichkeit stellen. Nach einem Trauma können aber auch zentrale *Erweichungen* ohne eigentliche Blutung entstehen, die genau dieselben Erscheinungen machen wie eine Hämatomyelie. Sehr häufig sind gleichzeitig Verletzungen (Frakturen) der Wirbelkörper (s. u.). Auch vergesse man nicht, daß manche Formen von akuter Myelitis und selbst chronische Spinalerkrankungen (namentlich die Rückenmarkssyphilis) ebenfalls einen auffallend plötzlichen Anfang oder wenigstens plötzliche Verschlimmerungen zeigen können. Die Unterscheidung der echten Spinalapoplexie von *meningealen* Blutungen ist oft schwierig. Stärkere sensible Reizerscheinungen im Beginn sprechen für eine Meningealblutung, während das Auftreten von Symptomen, die auf eine Affektion der grauen Substanz hinweisen, wie insbesondere die Kombination von atrophischen Muskellähmungen mit partiellen Empfindungslähmungen (Thermoanästhesie, Analgesie) eine zentrale Hämatomyelie vermuten läßt. Von großer diagnostischer Wichtigkeit sind die Ergebnisse der *Lumbalpunktion* (Blutgehalt des Liquors).

Therapie. Hat man die seltene Gelegenheit, beim *Beginn* der Erscheinungen eingreifen zu können, so ist vollkommen *ruhige Lage* und *örtliche Anwendung von Eis* anzuordnen. In der Folgezeit richtet sich die Behandlung nach den bei spinalen Lähmungen üblichen Verfahren.

3. Verletzungen des Rückenmarks. Trotz seiner geschützten Lage wird das Rückenmark doch nicht selten schwer verletzt. Am häufigsten verursachen *Frakturen* und *Luxationen der Wirbelsäule* durch Verschiebungen einzelner Wirbel oder durch abgesprengte Knochenstücke bedeutende Verletzungen des Rückenmarks. Über die Häufigkeit der Wirbelfrakturen, namentlich auch der Absprengungen von Querfortsätzen u. dgl., haben wir erst durch die *Röntgenuntersuchung* Aufschluß erhalten. Manche Fälle, die man früher beim Fehlen aller äußeren Symptome als reine Blutungen oder traumatische Erweichungen aufgefaßt hätte, entpuppen sich bei der röntgenologischen Untersuchung als Verletzungen der Wirbelsäule und deren Folgen. *Luxationen* kommen am häufigsten in der Halswirbelsäule (zwischen Atlas und Epistropheus oder besonders oft zwischen dem 5. und 6. Halswirbel) vor. Dabei ist gewöhnlich der *obere Wirbel nach vorn luxiert*. Der Dornfortsatz des unteren Wirbels springt daher nach hinten vor, während der Dornfortsatz des luxierten Wirbels nach vorn verschoben ist. Der Kopf ist nach vorn geneigt. Jede Kopfbewegung ist schmerzhaft und wird ängstlich vermieden. *Frakturen* haben ihren Sitz am häufigsten an den mittleren Halswirbeln, den oberen Brustwirbeln und ganz besonders am 12. Brust- und 1. Lendenwirbel.

Außer den indirekten Läsionen des Rückenmarkes durch verschobene Wirbel kann sich die Wirkung des Traumas (Sturz auf den Rücken u. dgl.) auch unmittelbar auf das Rückenmark erstrecken. In manchen Fällen mag es im Augenblick der Verletzung zu einer vorübergehenden Distorsion der Wirbelsäule und einer damit verbundenen örtlichen Zerrung oder Quetschung des Markes kommen. Zuweilen kommen aber auch ohne Wirbelverletzungen schwere traumatische Rückenmarksläsionen vor. Sie bestehen teils in (meist zentralen) *Blutungen* (*Hämatomyelie*, s. o.), teils in ebenfalls meist zentral gelegenen *traumatischen Erweichungen*. Blutungen und Erweichungen können sich auch miteinander vereinigen.

Sehr oft werden natürlich die verschiedenen Wirkungen der traumatischen Gewalt vereint auftreten. Frakturen der Wirbel sind mit Wirbelluxationen verbunden, und dazu kommen noch die traumatischen meningealen oder zentralen Blutungen, die traumatischen Erweichungen usw. Insbesondere sieht man nicht selten nach oben und unten von der durch die Wirbelverletzung bedingten Zerquetschung des Rückenmarks außerdem noch zentrale, in den Vorder- und Hinterhörnern gelegene Blutungen oder Erweichungen.

Über die *Schußverletzungen* des Rückenmarks, wobei das Geschoß entweder ins Rückenmark selbst eindringt oder Zertrümmerungen der Wirbel und Blutungen herbeiführt, wodurch das Rückenmark indirekt in Mitleidenschaft gezogen wird, hat der Weltkrieg eine traurige Fülle von Erfahrungen gebracht. Die klinischen Symptome sind oft ungemein schwer zu entwirren, zumal sich nicht selten zu den organischen Veränderungen noch funktionelle Symptome hinzugesellen. Auch *Stich*- und *Schnittverletzungen* des Rückenmarks sind oft beobachtet worden.

Die Spitze eines Messers oder Seitengewehrs kann von hinten durch die Weichteile in den Spinalkanal eindringen und eine teilweise Durchschneidung oder wenigstens Quetschung des Markes hervorrufen. Auch hierbei werden die Verhältnisse im einzelnen Falle oft recht kompliziert durch die gleichzeitig eingetretene Blutung, die etwaige sekundäre traumatische Entzündung u. dgl.

Die *Symptomatologie* der Rückenmarksverletzungen richtet sich nach den im vorigen Kapitel erörterten allgemeinen Regeln über die Lokalisation der Rückenmarkserkrankungen. Meist besteht anfangs eine ausgesprochene, oft vollständige *motorische Lähmung* der unteren, beim Sitz der Verletzung an der Halswirbelsäule zuweilen auch der oberen Gliedmaßen. Dazu kommen *Anästhesien*, *Blasen*- und *Mastdarmlähmungen*. Nach manchen schweren Verletzungen scheint die *Harnsekretion* anfangs stark vermindert oder ganz aufgehoben zu sein. Sind die Rückenmarkswurzeln betroffen, so entstehen lebhafte ausstrahlende *Schmerzen* und *Parästhesien*. Oberhalb der Grenze der vollkommenen Hautanästhesie beobachtet man zuweilen eine Zone mit *dissoziierter Empfindungslähmung* (Analgesie und Thermoanästhesie). Dieses Symptom weist hin auf eine Hämatomyelie oder eine zentrale Erweichung in dem betreffenden grauen Hinterhorn oberhalb der eigentlichen Läsionsstelle (s. o.). Die *Reflexe* sind anfangs meist herabgesetzt, später, wenn der Sitz der Verletzung oberhalb des Reflexbogens gelegen ist, gesteigert, wenn der Reflexbogen aber selbst unterbrochen ist, dauernd aufgehoben.

Diese Regel erleidet aber insofern eine wichtige Ausnahme, als man häufig auch nach schweren Verletzungen des *Halsmarks*, insbesondere bei vollständiger Quertrennung, in den unteren Gliedmaßen eine *schlaffe Lähmung* und völliges *Fehlen* der *Sehnen-*, seltener auch der *Hautreflexe* findet.

Mit der Aufhebung der Reflexe verbindet sich häufig eine Lähmung der Blase und des Mastdarms. Bei Männern beobachtet man, namentlich nach Verletzung des Halsmarks, nicht selten eine mehr oder weniger vollständige und lange andauernde *Erektion des Penis*. Sie beruht wahrscheinlich auf einer unmittelbaren oder reflektorischen Reizung der Erektionsnerven. Physiologisch wichtig sind die ebenfalls besonders *bei Verletzungen des Halsmarks* oft beobachteten *hohen allgemeinen Temperatursteigerungen* bis 43—44° C. Sie treten namentlich in schweren, rasch tödlich endenden Fällen ein. Andererseits kommen (wie es scheint, besonders nach Verletzungen des Brustmarks) auch tiefe Senkungen der Temperatur bis auf 32—30° C vor.

Der weitere Verlauf der Krankheit gestaltet sich sehr verschieden. In den schwersten Fällen tritt schon nach wenigen Stunden oder Tagen der Tod ein. Nach anderen Verletzungen erholen sich die Kranken zwar von dem ersten „Schock", aber es bleiben dauernde Lähmungen zurück, die durch die eintretenden Folgezustände (Dekubitus, Cystitis) früher oder später noch zum Tode führen können. Nicht selten beobachtet man aber auch bedeutende Besserungen und schließlich einen Stillstand der Erscheinungen. Obgleich Funktionsstörungen zurückbleiben, ist das Leben doch nicht weiter gefährdet. Bei verhältnismäßig leichten Verletzungen kann vollständige Heilung eintreten.

Eine besondere Erwähnung verdienen die kennzeichnenden Verletzungen des *Conus terminalis* und der *Cauda equina*. Der *Conus terminalis* wird zuweilen bei Fraktur des 1. Lendenwirbels zerquetscht. Am häufigsten entstehen Konusverletzungen durch *Fall aufs Gesäß* oder auch auf die Füße mit nachfolgendem Zusammenknicken des Körpers. Die Symptome bestehen in einer Lähmung der Blase und des Mastdarms, in Ausfall der Geschlechtsfunktionen nebst Anästhesie der Haut über dem Kreuzbein, am After, Damm und an den Genitalien (Hautäste der letzten Sakralnerven, vgl. die Abbildungen auf S. 515). Reicht die Verletzung höher hinauf, so gesellen sich hierzu Sensibilitätsstörungen an der Hinterfläche der unteren Gliedmaßen (siehe Abb. 114—120, S. 514f.) und Lähmungen im Gebiet des Ischiadikus, insbesondere der Unterschenkelmuskeln. Die Lähmung der Blase zeigt sich in einem völligen Aufhören aller Willenseinflüsse auf die Entleerung der Blase. Es tritt *Automatie der Blase* ein, d. h. bei einem gewissen Füllungsgrade entleert sich die Blase ohne jedes Dazutun des Kranken von selbst. Leidet der Sphinktertonus, so treten leicht *Cystitis* und *Pyelitis* mit allen ihren Folgeerscheinungen ein. In ähnlich automatischer Weise und oft unbemerkt erfolgt die *Entleerung des Mastdarms*. Die Anästhesie der Gesäßgegend gibt sehr leicht Veranlassung zur Bildung von *Dekubitus*, der großen Umfang annehmen kann. — Ein ähnliches Krankheitsbild wie bei Verletzung des Konus entsteht auch durch eine Verletzung der *Cauda equina* (z. B. durch Frakturen am untersten Ende der Wirbelsäule oder Frakturen des Kreuzbeins), denn die Verletzung der betreffenden *Wurzelfasern* vom Plexus sacralis und Plexus coccygeus muß natürlich dieselben Erscheinungen hervorrufen wie die

Verletzung der hinzugehörigen Rückenmarkssegmente. Auch hierbei beobachtet man also die eigentümlich angeordneten Sensibilitätsstörungen und die im Ischiadikusgebiet lokalisierten Lähmungen, vor allem die kennzeichnende *doppelseitige Peronaeuslähmung.* Die namentlich für chirurgische Eingriffe praktisch wichtige *Differentialdiagnose* zwischen einer *Kaudaaffektion* und einer Verletzung des *untersten Rückenmarksabschnittes* ist nach den Krankheitserscheinungen keineswegs immer leicht. Neben der Berücksichtigung des Ortes, wo das Trauma hauptsächlich eingewirkt hat, hat man namentlich zu beachten, daß heftige sensible Reizerscheinungen (ausstrahlende Schmerzen, Parästhesien) im allgemeinen mehr für Kaudaaffektion sprechen, während andererseits das Bestehen einer dissoziierten Empfindungsstörung für die Annahme einer (zentralen) Rückenmarkserkrankung zu verwerten ist. Mit Hilfe der *Röntgenuntersuchung* ist es meist möglich, genauen Aufschluß über den Ort und die Art der Wirbel- oder Kreuzbeinverletzungen zu erhalten (*Myelographie*).

Die *Behandlung der Wirbelverletzungen* (insbesondere die *chirurgische Eröffnung der Wirbelsäule,* um womöglich durch die Beseitigung von Wirbeldislokationen oder Knochensplittern den Druck auf das Rückenmark zu vermindern) gehört ins Bereich der Chirurgie. In den meisten Fällen, vor allem bei vorherrschender Verletzung des Rückenmarks, muß man sich auf richtige *Lagerung der Kranken* (Wasserkissen) und auf möglichst sorgfältige Verhütung von Dekubitus und Cystitis beschränken. Von örtlichen Blutentziehungen, von Einreibungen mit grauer Salbe, Eisblase u. dgl. ist nur wenig Erfolg zu erwarten. Ist das akute Stadium überwunden, so werden etwa zurückgebliebene Lähmungserscheinungen in der gewöhnlichen Weise behandelt (Bäder, Elektrizität). Hat sich ausgedehnter Dekubitus entwickelt, so ist eine Heilung oft nur durch die Anwendung des *dauernden Wasserbades* zu erzielen.

4. Rückenmarkserkrankungen nach plötzlicher Erniedrigung des Luftdrucks.
Bei Arbeitern an Brückenbauten u. dgl., die unter Wasser in „Caissons" bei einem äußeren Druck von 2—3 Atmosphären stundenlang gearbeitet haben, beobachtet man nach zu raschem Verlassen der Caissons, also bei der plötzlich eintretenden Erniedrigung des Luftdrucks, das Auftreten eigentümlicher nervöser Erscheinungen. Diese treten nicht unmittelbar nach dem Übergang in den gewöhnlichen Atmosphärendruck ein, sondern meist einige Minuten oder sogar $1/_2$ Stunde später. Sie entwickeln sich sehr rasch, so daß spätestens nach wenigen Stunden das ausgebildete Krankheitsbild erreicht ist. Außer den häufig vorkommenden leichten und vorübergehenden Erscheinungen von Ohrenschmerzen und Ohrenblutungen, Gelenk- und Muskelschmerzen im Rücken und in den Gliedmaßen, Pulsverlangsamung und Erbrechen, Schwindel, Ohrensausen, Sehstörung, Sprachstörung, Verdunkelung des Bewußtseins oder auch völlige psychische Verwirrtheit, kommen auch anhaltende schwere *Störungen der Motilität und Sensibilität* vor, die unzweideutig auf eine Erkrankung des *Rückenmarks* hinweisen. Gewöhnlich sind die spinalen Symptome vorzugsweise nur in den *unteren Gliedmaßen,* seltener auch in den Armen vorhanden. Auch Lähmungen des Zwerchfells sind beobachtet worden. Im einzelnen zeigt das Krankheitsbild dabei manche Verschiedenheiten: in der Regel herrschen die Symptome einer *spastischen Paraplegie* vor, während in anderen Fällen stärkere *Sensibilitäts*- oder auch *Koordinationsstörungen* auftreten. Die Blase ist häufig beteiligt; meist besteht Retentio urinae. Manchmal tritt nach einigen Wochen Heilung ein, in anderen Fällen aber bedingt die Erkrankung in verhältnismäßig kurzer Zeit, nach wenigen Wochen oder Monaten, den Tod.

Die *anatomischen Untersuchungen* ergaben bei dieser „*Caissonkrankheit*" eine disseminierte, aber ausgebreitete Erkrankung im *Dorsalmark,* und zwar vorzugsweise in den Hintersträngen und den hinteren Abschnitten der Seitenstränge. Das Nervengewebe ist an den erkrankten Stellen vollständig zerstört, statt seiner findet sich Detritus und eine Anhäufung von großen rundlichen Fettkörnchenzellen. Blutungen im Rückenmark, die man vielleicht erwarten könnte, werden nicht gefunden. Die Ursache dieser kleinen multiplen Erweichungsherde ist in dem Auftreten zahlreicher *Gasembolien* zu suchen.

Während des Aufenthaltes der Arbeiter in der komprimierten Luft wird vom Blut eine ungewöhnliche Menge Gas, vor allem *Stickstoff*, absorbiert. Bei *zu rascher* Rückkehr in die gewöhnlichen Druckverhältnisse entwickeln sich Gasblasen im Blut und führen, falls sie nicht rasch genug durch die Lungen entweichen können, zu zahlreichen embolischen Verstopfungen kleiner Gefäße und deren Folgen. Daß die embolischen Herde vorzugsweise im Dorsalmark ihren Sitz haben, scheint mit der anatomischen Anordnung der Gefäße zusammenzuhängen.

Die *Therapie* ist dieselbe wie bei der akuten Myelitis. Sehr wichtig sind natürlich die im gegebenen Falle zu treffenden *prophylaktischen Maßregeln*. Bei vorsichtiger und langsamer Druckerniedrigung treten die Erscheinungen nicht auf.

Viertes Kapitel.

Die Drucklähmungen des Rückenmarks.

(Langsame Kompression des Rückenmarks, insbesondere bei Wirbelkaries und Wirbelkarzinom.)

Ätiologie. Zahlreiche krankhafte Vorgänge in der *Umgebung* des Rückenmarks üben einen allmählich zunehmenden mechanischen *Druck* auf dieses aus, hemmen hierdurch die Leitung der Nervenerregungen und bewirken organische Veränderungen im Rückenmark. Der Sitz derartiger Erkrankungen kann in den *Häuten des Rückenmarks* liegen. Bei der Besprechung der *Meningitis* haben wir bereits die Druckwirkung der entzündlichen Exsudatmassen auf die Nervenwurzeln und das Rückenmark erwähnt und namentlich in der *Pachymeningitis cervicalis hypertrophica* ein Beispiel einer allmählich zunehmenden Kompression des Halsmarks kennengelernt. Durchaus ähnliche Verhältnisse finden sich bei den *meningealen Tumoren*, deren Besonderheiten im Verein mit den Tumoren des Rückenmarks selbst zu besprechen sein werden.

Bei weitem die häufigsten und praktisch wichtigsten Kompressionslähmungen des Rückenmarks kommen durch *Erkrankungen der Wirbel* zustande, und zwar in erster Linie durch die *Tuberkulose der Wirbel*, die *Wirbelkaries* (*Spondylitis, Malum Potti*). Die tuberkulöse Spondylitis kommt fast in *jedem Lebensalter* vor; nur bei alten Leuten ist sie selten. Häufig entwickelt sie sich bei *Kindern*, aber fast ebensooft auch bei Erwachsenen. Die ätiologische Bedeutung der von den Kranken selbst oder von deren Eltern zuweilen angegebenen *Traumen* (Fall, Stoß) ist zwar in den meisten Fällen zweifelhaft, aber doch nicht ganz außer acht zu lassen. In der Regel entwickelt sich die Wirbelkaries scheinbar ganz von selbst als ein primäres Leiden. Doch gelingt es häufig, ursächliche Anhaltspunkte für das Vorliegen einer allgemeinen *tuberkulösen* Erkrankung nachzuweisen: familiäre Belastung oder frühere tuberkulöse Erkrankungen anderer Organe (Lungentuberkulose, Pleuritis, Knochenerkrankungen u. dgl.).

Der *Wirbelkrebs* führt ebenfalls zu Kompressionslähmungen des Rückenmarks. Er ist viel seltener als die Karies, entwickelt sich vorzugsweise bei älteren Leuten und kommt nur als *sekundäre metastatische Geschwulstbildung* bei Krebs anderer Organe (Mamma, Bronchien, Ösophagus, Magen, Prostata, Schilddrüse, Niere, Nebenniere u. a.) vor. Von primären Wirbelgeschwülsten sind vor allem die *Sarkome* zu nennen. Doch können auch von der Nachbarschaft aus Sarkome sekundär auf die Wirbel übergreifen.

Als seltene Ursachen von Rückenmarkskompression sind hier noch kurz zu erwähnen *Aneurysmen* der Aorta, die die Wirbel allmählich usurieren, *Echinokokken* im Wirbelkanal, *Wirbelexostosen* und *syphilitische Neubildungen*.

Pathologische Anatomie. Die *Wirbelkaries* kommt weitaus am häufigsten im Dorsalteil (*Spondylitis dorsalis*) der Wirbelsäule, seltener am Zervikalteil (*Spond. cervicalis*), am seltensten am Lumbalabschnitt der Wirbelsäule (*Spond. lumbalis*) und am Kreuzbein (*Spond. sacralis*) vor. Sie dehnt sich meist über mehrere benachbarte Wirbel aus; seltener zeigen sich zwei voneinander getrennte Krankheitsherde. Der Vorgang beginnt wahrscheinlich stets *im spongiösen Gewebe der Wirbelkörper.* Hier sieht man in beginnenden Fällen auf dem Durchschnitt rundliche blaßrötliche oder gelbliche Herde, die aus *tuberkulösem Granulationsgewebe* bestehen. Der Knochen wird durch dieses mehr und mehr zerstört, allmählich kommt es zum käsigen Zerfall des tuberkulösen Granulationsgewebes. So entstehen ausgedehnte Zerstörungen der Wirbelkörper, die weiterhin auf die Wirbelfortsätze, die Zwischenwirbelscheiben und die übrigen Gelenkverbindungen zwischen den einzelnen Wirbeln übergreifen.

Für die Frage nach dem *Zustandekommen der Rückenmarkskompression* und der *Kompressionslähmungen* kommen im wesentlichen zwei Umstände in Betracht. Zunächst kann die vollständige oder teilweise Zerstörung eines oder gar mehrerer Wirbelkörper und ihrer Gelenkverbindungen nicht ohne Einfluß auf die Lage der übrigen benachbarten Wirbel bleiben. In der Tat sehen wir sehr häufig danach *Verschiebung der Wirbel* eintreten, und zwar gewöhnlich in der Weise, daß durch Aneinanderrücken der nach oben und unten vom erkrankten Abschnitt gelegenen Wirbel *die teilweise zerstörten Wirbel nach hinten geschoben werden* (s. Abb. 122).

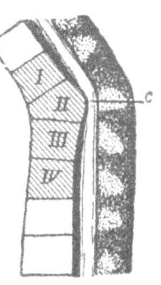

Abb. 122 Schematische Darstellung der Wirbelverschiebung bei Spondylitis. Bei *c*, in Höhe des 2. Brustwirbels, die Stelle der Rückenmarkskompression.

Es entsteht einerseits eine Verengerung des Wirbelkanals und damit eine oft sehr erhebliche Raumbeschränkung für das Rückenmark, andererseits jenes kennzeichnende Vortreten des Processus spinosi im Gebiet des erkrankten Abschnitts der Wirbelsäule, das den *Pottschen Buckel*, die *spitzwinklige Kyphose* (s. Abb. 123), bildet. Bei sehr geringen Graden findet nur ein leichtes Vortreten eines oder einiger Dornfortsätze statt, während in anderen Fällen allmählich eine ausgedehnte, auf den ersten Blick auf-

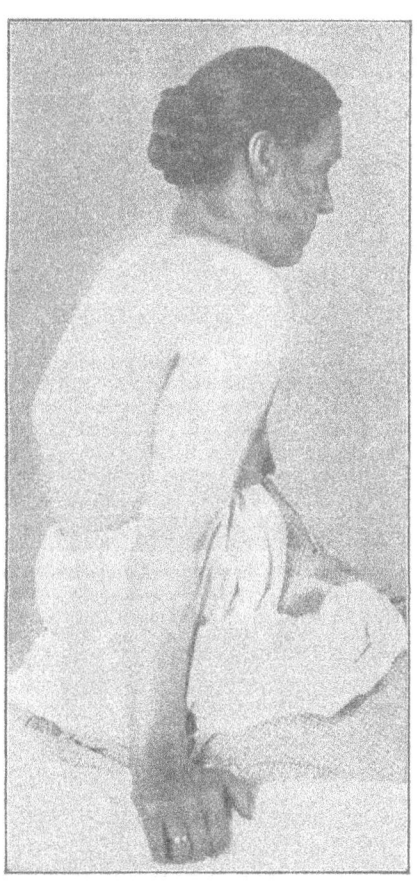

Abb. 123. Spitzwinklige Kyphose bei Wirbelkaries.

fallende Formveränderung der Wirbelsäule zustande kommt. Doch ist zu betonen, daß es in recht vielen Fällen von Wirbelkaries, bei denen kein Wirbelkörper völlig oder zum größten Teile zerstört wird, nicht zur Bildung eines Pottschen Buckels kommt. Die Reihe der Processus spinosi behält dann vollständig ihre regelrechte äußerliche Form.

Der zweite für die Entstehung der Rückenmarkskompression sehr häufig in Betracht kommende Umstand ist die Bildung von *tuberkulösem Granulationsgewebe* oder von *käsigen Herden an der Hinterfläche der Wirbelkörper.* Hier entstehen nicht selten reichliche Ansammlungen von käsigen Massen, die subperiostal sitzen und das Periost weit in den Wirbelkanal hinein abheben und vorbuchten. In noch häufigeren Fällen greift das tuberkulöse Granulationsgewebe unmittelbar auf die Außenfläche der Dura über und bildet hier ausgedehnte käsige Massen, wodurch ebenfalls eine Kompression des Rückenmarks bewirkt werden kann. Die Innenfläche der Dura mater ist an den entsprechenden Stellen meist deutlich ein wenig injiziert, aber sonst völlig normal. Ein weiteres Übergreifen des tuberkulösen Prozesses durch die Dura hindurch auf die Innenfläche der Dura oder gar auf die Pia ist sehr selten.

Ist nun durch Verschiebung der Wirbel oder durch die nach innen in den Wirbelkanal sich hinein erstreckenden käsigen Massen eine Verengerung des Wirbelkanals zustande gekommen, so bleiben die Folgen des Druckes auf das Rückenmark nicht lange aus. In den Fällen, wo eine grobe Verschiebung der Wirbel oder eine reichliche Bildung von käsigen Massen an der Außenfläche der Dura mit beträchtlicher Verengerung des Wirbelkanals stattgefunden hat, spielt sicher schon die *rein mechanische Schädigung* der nervösen Gewebe eine Rolle. Allein wir beobachten nicht selten zu Lebzeiten der Kranken ausgesprochene Paraplegien bei Wirbelkaries, wo die spätere Sektion nur eine verhältnismäßig geringe Verengerung des Wirbelkanals, meist durch Granulationsgewebe an der Außenfläche der Dura mater, erkennen läßt. In solchen Fällen kommt noch eine Reihe anderer, größtenteils gleichfalls *mechanischer Schädigungen* in Betracht, die auch zu einem Untergang von Rückenmarksgewebe führen. Zunächst bewirkt die Kompression des epispinalen Lymphraumes eine *Lymphstauung* (SCHMAUS) in den periadventitiellen und weiter in den periganglionären Lymphräumen und in den Lymphräumen zwischen Achsenzylinder und Markscheiden. Die gestaute Lymphe wirkt (mechanisch und wahrscheinlich auch toxisch) auf die Nervenelemente ein. Außerdem beobachtet man nicht selten *Thrombosen der kleinen zuführenden Arterien*, wodurch anämische Nekrosen der betreffenden Gefäßgebiete bewirkt werden. Inwieweit auch unmittelbare Kompression der Gefäße in Wirksamkeit tritt, läßt sich schwer entscheiden; ebensowenig, ob vielleicht auch Toxine aus dem tuberkulösen Erkrankungsherd in das Rückenmarksgewebe gelangen und hier schädigend einwirken können. Auf alle Fälle hat man aber, wie STRÜMPELL schon in der ersten Auflage dieses Werkes betont hat, kein Recht, von einer „*Kompressionsmyelitis*" zu sprechen. Eine Myelitis, d. h. eine *Entzündung*, setzt immer einen Entzündungserreger am Ort der Entzündung voraus, und davon ist bei den Kompressionen des Rückenmarks keine Rede. Alle histologischen Veränderungen an der Kompressionsstelle (s. u.) können durch die oben erörterten mechanischen Ursachen erklärt werden.

Findet sich eine stärkere Verengerung des Wirbelkanals, so ist auch das Rückenmark an der Kompressionsstelle *verschmälert*. Sehr oft, wenn die enge Stelle einer Knickung der Wirbelsäule entspricht, ist an der vorderen Fläche des Rückenmarks ein *deutlicher Knickungswinkel* sichtbar. Die gesamte Form des Rückenmarks und die Anordnung der nervösen Elemente kann mechanisch bedeutend gestört und verschoben sein. Meist ist die *Konsistenz* des Markes an der betroffenen Stelle, deren Ausdehnung nicht selten mehrere Zentimeter beträgt, *vermindert*, das Rückenmark ist weich und läßt sich leicht biegen. Nur in alten Fällen findet man das Rückenmark daselbst härter, sklerosiert (s. u.). Bemerkenswert ist es, daß im Leben *deutliche Lähmungserscheinungen vorhanden gewesen sein können, ohne daß eine gröbere Schädigung des Rückenmarks in der Leiche gefunden wird*, so daß das Rückenmark ein *regelrechtes Aussehen* zeigt. Wie bei peripherischen Nerven genügt offenbar auch beim Rückenmark schon ein geringer Druck, um eine teilweise *Leitungsunterbrechung* hervorzurufen, ohne daß damit gleichzeitig eine wirkliche mechanische Zerstörung von Nervenelementen verbunden zu sein braucht. Bei der *mikroskopischen* Untersuchung des Rückenmarks findet man in solchen Fällen, obgleich im Leben eine vollständige Paraplegie bestand, die meisten Nervenfasern noch vollkommen erhalten, nur hier und da einige Lücken, entsprechend umschriebenen Lymphstauungen (s. o.) und einzelnen untergegangenen Fasern. Diese Befunde sind deshalb wichtig, weil sie uns für die *Möglichkeit der Heilung*, selbst bei scheinbar schweren Drucklähmungen (s. u.), ein Verständnis gewähren.

Bei frischer Untersuchung der weichen Kompressionsstelle findet man meist sehr reichlich, zuweilen (in älteren Fällen) nur spärlich *Fettkörnchenzellen*, je nach der Menge des zerfallenen Nervenmarks, dessen Reste von umgewandelten Gliazellen aufgenommen werden. Fertigt man von gehärtetem Mark gefärbte Querschnitte an, so sieht man mikroskopisch nichts von Hyperämie, nichts von entzündlichen Zellanhäufungen um die Gefäße, sogar nur ausnahmsweise eine kleine Blutung, sondern neben meist reichlichen noch erhaltenen Nervenfasern andere Fasern, die im Zerfall begriffen oder bereits zerfallen sind. Sehr gewöhnlich sind die Veränderungen herdweise angeordnet. Man findet Gruppen *stark gequollener Achsenzylinder* oder abgerissene und spiralig aufgerollte Achsenzylinder. Die Markscheiden sind allenthalben in Zerfall begriffen, bis sie mit den ebenfalls zerfallenen Achsenzylindern verschmelzen. Die überall entstehenden Zerfallsprodukte (lipoiden Substanzen) werden von umgewandelten, phagozytisch wirkenden Gliazellen aufgenommen. Diese mit lipoiden Substanzen beladenen Zellen werden *Fettkörnchenzellen* genannt. Auch an den Ganglienzellen und an der Glia bemerkt man die Zeichen des Zerfalls. Nicht selten findet man sog. *Corpora amylacea*, deren Entstehung noch nicht ganz klar ist. Ist der Untergang des Nervengewebes bis zu einem gewissen Grade fortgeschritten, so tritt in späteren Stadien, wie bei allen ähnlichen Prozessen, eine *sekundäre Beteiligung der Neuroglia* ein. Jetzt erfolgt eine *Vermehrung des interstitiellen Gliagewebes*. Die Züge desselben, die den Platz des zugrunde gegangenen Nervengewebes einnehmen, erscheinen breit und dick, anfangs locker, später aber fester und fibrillär. Darum findet man in alten, abgelaufenen Fällen an der Kompressionsstelle eine Einbuße des Rückenmarks an Nervenfasern, an deren Stelle ein derbes gliöses Fasergewebe getreten ist. Zuweilen können jetzt *regenerative Prozesse* an den Nervenfasern bemerkbar werden (s. u.). Im allgemeinen sind die Veränderungen in der weißen Substanz viel stärker ausgebildet als in der grauen.

Endlich findet man nach jeder länger andauernden Kompression des Markes eine nach auf- und abwärts gelegene *sekundäre Degeneration* gewisser Fasersysteme im Rückenmark (s. d.).

Auf die Einzelheiten der Rückenmarkskompression aus anderen Ursachen brauchen wir nicht näher einzugehen, da ihre rein mechanischen Folgen genau dieselben sind. Beim *Wirbelkrebs* können ebenfalls nach Zerstörung einiger Wirbelkörper Formveränderungen der Wirbelsäule eintreten. Gewöhnlich beruht aber die Druckwirkung auf dem unmittelbaren Überwuchern der Neubildung auf die Dura. Wichtig ist auch die *Kompression der Nervenwurzeln* in den Intervertebralöffnungen.

Symptome und Krankheitsverlauf. 1. Die Kompressionslähmungen bei Wirbelkaries. Viele Spondylitiden verlaufen ohne oder mit geringer Beteiligung des Rückenmarks. In anderen Fällen bestehen die Symptome des Wirbelleidens lange Zeit allein, bis endlich, plötzlich oder langsamer, die Zeichen der Rückenmarkskompression hinzukommen. In einer dritten Gruppe von Fällen verläuft das Wirbelleiden an sich so verborgen, daß nur die bestehenden Spinalerscheinungen im Krankheitsbild hervortreten und die Erkrankung der Wirbel ganz übersehen wird.

Gewöhnlich gehen dem Auftreten der spinalen Symptome eine Zeitlang die Erscheinungen des sich entwickelnden Grundleidens, der Wirbelerkrankung, vorher. Die Kranken empfinden an einer bestimmten Stelle des Rückens einen *dumpfen Schmerz*, der sich bei Bewegung des Rumpfes, beim Bücken und Aufrichten steigert; daher die vorsichtige steife Haltung des Rumpfes bei allen gröberen Bewegungen (Aufsetzen u. dgl.). Die *Steifigkeit der Wirbelsäule* fällt manchen Kranken selbst auf, zuweilen sogar die *beginnende Formveränderung.* In charakteristischen Fällen bemerkt man bei der *Untersuchung der Wirbelsäule* sofort die auf nur wenige Wirbel beschränkte oder umfangreichere *spitzwinklige* Kyphose („Gibbus", s. Abb. 123). Mitunter ist aber nur ein geringes Hervortreten *eines* Wirbels vorhanden, und nicht selten fehlt äußerlich überhaupt jede Formveränderung der Wirbelsäule. Auch die *Schmerzhaftigkeit beim Druck* auf die Dornfortsätze ist kein regelmäßiges Symptom; sie kann sehr heftig sein, fehlt aber nicht selten, sogar bei ausgesprochener Kyphose. Für manche Fälle ist der *Stauchungsschmerz* kennzeichnend, d. h. der an der erkrankten Stelle der Wirbelsäule auftretende Schmerz, wenn man auf den Kopf des Kranken einen kurzen kräftigen Stoß nach unten ausübt. — Die ersten spinalen Symptome bestehen gewöhnlich in *schmerzhaften Empfindungen.* Diese Schmerzen entstehen durch die Kompressionen und die dadurch bedingte *Reizung der Nervenwurzeln* und strahlen daher je nach dem Sitz der Erkrankung in die Schultern und Arme, in die Seitenteile des Rumpfes oder in die unteren Gliedmaßen aus. Entsprechend dem häufigsten Sitz der Wirbelkaries in den unteren Brustwirbeln werden auch die anfänglichen Schmerzen meistens in der Gegend des unteren Rippenbogens oder vorn im Epigastrium empfunden. Sie sind zuweilen sehr heftig und haben dann oft einen ausgesprochenen neuralgiformen Charakter, oder sie sind mehr dumpf, drückend, ziehend u. dgl. Neben den eigentlichen *Schmerzen* kommen auch mannigfache *Parästhesien* (Ameisenkriechen, Kältegefühl, Gefühl von Brennen) vor.

Zugleich mit oder bald nach diesen Erscheinungen machen sich *Störungen der Motilität* geltend. Gewöhnlich nicht gleichzeitig in beiden Beinen, sondern zuerst mehr in dem einen, später auch in dem anderen, in der Regel aber doch bald beide Beine ergreifend, tritt eine *Steifigkeit und Schwäche* auf, wodurch das Gehen mehr und mehr erschwert wird. Rascher oder langsamer steigert sich diese Parese und kann schließlich in eine *völlige motorische Lähmung* übergehen. Ist der Sitz der Erkrankung, wie gewöhnlich, an der Brustwirbelsäule, oder ist er an der Lendenwirbelsäule, so betrifft die Lähmung nur die unteren Gliedmaßen, während die Arme ganz frei bleiben. Bei der *Spondylitis cervicalis* dagegen werden gewöhnlich die Arme zuerst und vorzugsweise befallen. Erst bei starker Kompression des Halsmarks wird auch die Leitung der dieses durchziehenden Fasern für die unteren Gliedmaßen geschädigt, und damit treten dann auch in den Beinen Funktionsstörungen ein. — *Ataxie* der Beine ist nicht gerade häufig, kommt aber bei Kompression des Rückenmarks sicher vor. Meist ist die Ataxie freilich durch die gleichzeitige Parese der Muskeln oder die bestehenden spastischen Zustände verdeckt. Am häufigsten beobachtet man Ataxie bei in Entwicklung oder in Heilung begriffenen Kompressionslähmungen.

Sensibilitätsstörungen finden sich, abgesehen von den schon erwähnten Schmerzen und Parästhesien, zwar häufig, aber in vielen Fällen von Kompressionslähmungen nur in verhältnismäßig geringem Grade. Es scheint, daß, ähnlich wie z. B. auch bei den Drucklähmungen peripherischer Nerven, die sensiblen Nerven sich dem Druck gegenüber resistenter verhalten als die motorischen. Möglicherweise schützt sie aber auch ihre Lage (graue Substanz der Hinterhörner, Seitenstrangreste) mehr vor den obenerwähnten mechanischen Schädigungen, als dies z. B. von den in der Pyramidenbahn verlaufenden motorischen Fasern gilt. Tatsächlich ist oft selbst bei vollständiger motorischer Paraplegie fast gar keine oder eine nur geringe Abstumpfung der Sensibilität vorhanden, und stärkere Anästhesien kommen selten und gewöhnlich erst in den letzten Stadien der Krankheit vor.

Zuweilen findet man eine gleichmäßige geringe Abstumpfung der Sensibilität für alle Empfindungsqualitäten, namentlich für die Schmerzempfindung, in anderen Fällen partielle Temperatursinnstörungen neben gut erhaltener Berührungs- und Schmerzempfindlichkeit, zuweilen auch partielle Drucksinnlähmungen u. a. Nicht selten verhalten sich die einzelnen Hautstellen verschieden, so daß neben stärker anästhetischen Stellen sich regelrecht empfindliche Hautabschnitte vorfinden. Auch *hyperästhetische Hautstellen* (insbesondere an der oberen Grenze der Sensibilitätsstörung) können vorhanden sein, namentlich mit starker Hyperästhesie gegen Schmerzreize (Nadelstiche).

Wichtig ist das *Verhalten der Reflexe.* Sitzt die Kompression oberhalb des Reflexbogens, der für die in den unteren Gliedmaßen vorkommenden Reflexe im Lendenmark angenommen werden muß, so haben wir ein Erhaltenbleiben der Reflexe und in vielen Fällen entsprechend dem Wegfall von hemmenden von oben her kommenden Einflüssen sogar eine Steigerung der Reflexe zu erwarten. Dies trifft für die *Sehnenreflexe* auch meistens zu. Deren Erhöhung und die gleichzeitige Steigerung des Muskeltonus werden in vielen Fällen von Kompression des oberen Brustmarks oder des Halsmarks so stark, daß die unteren Gliedmaßen das ausgesprochene Bild der *spastischen Starre* und *spastischen Lähmung* darbieten. Die Beine befinden sich dann in einem starren Strecktonus mit fest aneinandergepreßten Knien. Oder es bestehen spastische Beuge- und Adduktionskontrakturen. Kann der Kranke sein Bein noch beugen, so erfolgt in vielen Fällen dabei jedesmal ein starkes Hervortreten der Sehne des M. tibialis anterior („*Tibialisphänomen*"). Alle passiven Bewegungen der Beine sind nur mit größter Mühe ausführbar, oft tritt dabei allgemeiner Schütteltremor eines Beines ein. Sämtliche Sehnenreflexe (Patellarreflexe, Adduktorenreflexe, Fußphänomen usw.) sind sehr gesteigert. Auch bei scheinbar schlaffen Paraplegien sind zuweilen die Sehnenreflexe ziemlich lebhaft. Spastische Paraplegie entsteht nur durch Zunahme des Muskeltonus (Hypertonie). Muskeltonus und Sehnenreflexe sind aber nicht stets in demselben Sinne verändert. Bei der Spondylitis cervicalis sind die Sehnen- und Periostreflexe der Arme zuweilen ebenfalls gesteigert, in anderen Fällen aber, wenn der Reflexbogen selbst geschädigt ist, fehlen sie. Die *Hautreflexe* zeigen bei Kompression oberhalb des Lendenmarks oft ebenfalls eine große Lebhaftigkeit. Der Reflex in der großen Zehe von der Fußsohle aus tritt bei bestehender spastischer Lähmung als lebhafte *Dorsalflexion* auf (BABINSKIscher Reflex, s. o. S. 443). In manchen Fällen von schwerer Kompressionslähmung im Brustmark sind die Hautreflexe herabgesetzt. Ganz fehlen sie selten, man muß sie nur zu suchen verstehen und muß länger *andauernde* Hautreize (Kneifen, Stechen) an verschiedenen Hautstellen anwenden (s. o. S. 442). Bei *völliger Kompression des Halsmarks* findet man zuweilen ebenso wie bei vollkommenen traumatischen Querschnittslähmungen des Halsmarks eine *schlaffe Paraplegie mit fehlenden Sehnenreflexen* in den Beinen. Vielleicht handelt es sich in derartigen Fällen um *sekundär* eingetretene Veränderungen im Lendenmark, durch die der Reflexbogen geschädigt worden ist.

Störungen der Blase und *des Mastdarms* treten in fast allen schwereren Fällen auf. Oft ist die Erschwerung der Harnentleerung ein frühzeitiges Symptom der Krankheit, weiterhin tritt vollständige *Retentio* und in späteren Stadien der Krankheit meist *Incontinentia urinae*, d. h. rein reflektorische Harnentleerung ein. Damit ist die Gefahr der Entwicklung einer *Cystitis* sehr nahegerückt. Der *Stuhl* ist meist angehalten. Zuweilen entsteht auch *Incontinentia alvi.*

Oft finden sich in den gelähmten Teilen *trophische Störungen.* Bestehen heftige sensible Reizerscheinungen, so kommen mitunter dem Nervenverlauf entsprechende *Herpeseruptionen* vor. Häufiger sind bei schweren, lang andauernden Erkrankungen *chronische Ernährungsstörungen der Haut.* Die Haut wird trocken, die Epidermis schuppt verstärkt, die Nägel werden brüchig. *Dekubitus* am Kreuzbein, an den Hinterbacken, an der Innenseite der Knie und an den Hacken kommt in schweren Fällen, namentlich bei ungenügender Pflege der Kranken, sehr leicht zustande. Die gelähmten *Muskeln* werden bald mehr oder weniger *atrophisch.* Sind ihre zugehörigen spinalen motorischen Zentren erhalten, so bewahren sie aber ihre normale elektrische Erregbarkeit. Sind die motorischen Ganglienzellen zerstört, so tritt in den entsprechenden Muskeln Entartungsreaktion auf, und es kann zu *atrophischen Lähmungen* kommen. Das eigentümliche Gesamtbild der nervösen Erscheinungen bei der Erkrankung des *untersten Rückenmarksabschnittes* oder der *Cauda equina* haben wir schon früher (s. o. S. 520) kennengelernt. Man beobachtet es zuweilen bei Karies der oberen Lendenwirbel mit Kompression des Konus oder bei *Karies des Kreuzbeins* mit Kompression der Cauda equina.

So sehen wir bei der Rückenmarkskompression unter Umständen alle die Symptome auftreten, die die notwendige Folge der Leitungsunterbrechung im Rückenmark sind, und denen wir in gleicher Weise bei anderen spinalen Erkrankungen, vor allem bei der Myelitis und bei den Tumoren, wieder begegnen werden. Stärke und Anzahl der Symptome wechseln natürlich in den einzelnen Fällen. Ist die Kompression gering, so treten nur schwache sensible Reizerscheinungen und leichte Paresen auf. Eins der *frühesten* und *regelmäßigsten Zeichen* der Rückenmarkskompression im Brust- oder Halsmark ist fast immer die *lebhafte Steigerung der Patellarreflexe.* Man findet dies zuweilen schon zu einer Zeit, in der noch keine sonstigen spinalen Symptome vorhanden sind. Übrigens kommt es bei Wirbelkaries nur selten zu einer *vollständigen* Querschnittstrennung des Rückenmarks. Meist ist wenigstens die Leitung der sensiblen Eindrücke nicht ganz aufgehoben. Die *Zeitdauer*, während der sich die spinalen Kompressionserscheinungen entwickeln, ist sehr verschieden. Zuweilen erreichen sie in kurzer Zeit eine beträchtliche Höhe, zuweilen entwickeln sie sich erst im Laufe von Monaten. Schwankungen in der Stärke der Symptome kommen häufig vor und weisen vielleicht auf entsprechende Schwankungen in der Stärke der Kompression hin.

Hinsichtlich des *Ausgangs der Kompressionslähmungen* bei Wirbelkaries ist zu erwähnen, daß die *spondylitischen Erkrankungen* zweifellos die *Möglichkeit der Heilung* bieten. Praktisch wichtig ist dabei die Tatsache, daß auch die Kompressionslähmungen, insofern durch Schrumpfung und Vernarbung des entzündlichen und tuberkulösen Granulationsgewebes ein Aufhören der komprimierenden Ursache möglich ist, sich vollständig zurückbilden können, so daß *selbst nach monate- und jahrelangem Bestehen der Lähmung eine vollkommene und dauernde Heilung eintritt.*

Derartige Beobachtungen erklären sich zum Teil durch den Wiedereintritt der Funktion in Fasern, die durch den Druck nur leitungsunfähig, aber nicht völlig zerstört waren (s. S. 524), zum Teil aber in älteren Fällen vielleicht auch durch eintretende *Regenerationen.* FICKLER hat in der STRÜMPELLschen Klinik die wichtige Beobachtung gemacht, daß die Enden der Pyramidenseitenstrangfasern oberhalb einer alten Kompression auswachsen können und durch die vordere Fissur mit Umgehung der Kompressionsnarbe unterhalb derselben wieder ins Rückenmark hinein zu dessen Vorderhörnern gelangen können.

Wenn also hiernach die Prognose in einem kleinen Teil der spondylitischen Drucklähmungen auch gut sein kann, so tritt doch in zahlreichen anderen Fällen ein ungünstiger Ausgang ein. Die Kranken erliegen gefährlichen Folgeerscheinungen der Lähmung (Dekubitus, Cystitis, Pyelonephritis), oder sie sterben an den Folgen der Grundkrankheit (Lungentuberkulose, Miliartuberkulose, tuberkulöse Meningitis). In einzelnen Fällen tritt ein *bleibender Lähmungszustand* ein; die Wirbelerkrankung kommt zur Heilung und im Rückenmark bildet sich eine Sklerose, die keiner weiteren Veränderung fähig ist.

2. Die Kompressionslähmungen beim Karzinom der Wirbelsäule. Auch bei der Kompressionslähmung durch die nicht ganz seltenen Karzinommetastasen in der Wirbelsäule kann das Spinalleiden scheinbar als primäres Leiden auftreten, namentlich wenn die primäre Krebsgeschwulst bis dahin keine klinischen Symptome gemacht hat. Am häufigsten entwickeln sich Karzinommetastasen in den Wirbelkörpern im Anschluß an *primären Krebs der Brustdrüse.* Auch nach scheinbar erfolgreich exstirpierten Mammakarzinomen tritt, wie in anderen Knochen, so auch in den Wirbeln nicht selten (zuweilen erst nach Jahren!) sekundäre Karzinose auf. Nach primärem Karzinom im Ösophagus, im Magen, im Uterus, in der Prostata u. a. beobachtet man ebenfalls gelegentlich, meist gleichzeitig mit sonstigen Knochenmetastasen, Metastasen in der Wirbelsäule.

Die ersten Symptome sind fast immer *Schmerzen*, sowohl am Ort der Neubildung in den verschiedenen Knochen lokalisiert, als auch in *neuralgischer Form* ausstrahlend. Diese Schmerzen werden nicht selten anfangs falsch gedeutet und bei dem scheinbaren Mangel nachweisbarer Krankheitserscheinungen für „nervös", „hysterisch" u. dgl. gehalten. Sie erreichen eine qualvolle Höhe, wenn die hinteren Wurzeln von der Geschwulst umwachsen und komprimiert werden („*Paraplegia dolorosa*"). Die übrigen spinalen Symptome sind durchaus denen bei der Kompression des Rückenmarks durch Wirbelkaries gleich. Formveränderungen der Wirbelsäule kommen zuweilen vor, doch findet sich nur selten ein charakteristischer spitzwinkliger Gibbus wie bei der Wirbeltuberkulose. Durch *Röntgenaufnahmen* kann die Erkrankung der Wirbel und der übrigen Knochen meist auf das genaueste nachgewiesen werden. Gewöhnlich tritt allmählich die allgemeine Krebskachexie der Kranken deutlich hervor. Der Verlauf ist im allgemeinen rascher als bei der Wirbelkaries. Selten dauert die Krankheit bis zu ihrem stets tödlichen Ende länger als 1—2 Jahre.

Diagnose. Die Häufigkeit der Kompressionslähmungen des Rückenmarks gebietet bei *jeder* spinalen Erkrankung, namentlich wenn der betreffende Fall sich nicht einer der besonderen Arten systematischer Erkrankung (s. u.) unterordnen läßt, die *Wirbelsäule genau zu untersuchen.* Zu beachten ist besonders die *Steifigkeit bestimmter Abschnitte des Rückens* bei Bewegungen des Rumpfes oder des Kopfes. Schon die Art und Weise, wie die Kranken sich im Bett allein steif und langsam aufsetzen, ist oft kennzeichnend, ferner die eintretende Schmerzhaftigkeit im Rücken bei plötzlichem starken Druck auf die Scheitelhöhe des Kopfes (*Stauchungsschmerz*), die ausgesprochene *Schmerzhaftigkeit einzelner Wirbel* gegen Druck und endlich, als wichtigstes und sicherstes Kennzeichen, die *Formveränderung der Wirbelsäule*, das stärkere Vorspringen einzelner Processus spinosi oder die Bildung einer deutlichen spitzwinkligen Kyphose. Findet sich ein derartiger POTTscher *Buckel*, so ist die Diagnose leicht, und man darf dann jedesmal die bestehenden spinalen Symptome auf eine durch ein Wirbelleiden bedingte Kompression des Rückenmarks beziehen.

Schwieriger ist die Diagnose, wenn die Zeichen der Wirbelerkrankung nicht offen zutage liegen. Es muß noch einmal hervorgehoben werden, daß keineswegs jede Wirbelkaries einen deutlichen POTTschen Buckel zur Folge zu haben braucht, und daß selbst die Druckempfindlichkeit der Wirbel bei der Spondylitis zuweilen auffallend gering ist. In solchen Fällen muß die Untersuchung der Wirbelsäule öfter wiederholt werden, damit auch geringere Abweichungen durch ihre Beständigkeit diagnostischen Wert erhalten. Von der *größten* diagnostischen Bedeutung ist die *Röntgenuntersuchung der Wirbelsäule.* Auf Röntgenaufnahmen kann man die erkrankten Wirbelkörper deutlich erkennen (Abweichungen der Form, Veränderungen der Zwischenwirbelscheiben, Veränderungen in der Struktur der Wirbelkörper u. a.).

In klinischer Hinsicht sind für eine Rückenmarkskompression am meisten kennzeichnend der Beginn mit *sensiblen Reizsymptomen,* die anhaltenden mehr oder weniger starken *Rückenschmerzen,* das Vorwiegen der motorischen Lähmungserscheinungen bei verhältnismäßig wenig gestörter Sensibilität, endlich die nicht selten vorkommende Asymmetrie der Erscheinungen auf beiden Seiten, die sogar an das Bild der „*Halbseitenläsion*" des Rückenmarks (s. d.) erinnern kann. Auch die Untersuchung des *Liquor cerebrospinalis* kann wichtige, differentialdiagnostisch verwertbare Befunde ergeben. Bei Rückenmarkskompression findet man oft unterhalb der Verengerung die Zeichen einer *Liquorstauung,* d. i. erhöhter Druck, Gelbfärbung des Liquor („*Xanthochromie*", wahrscheinlich bedingt durch kapilläre Blutungen), Eiweißvermehrung und Neigung des Liquor zur Gerinnung, aber keine Zellvermehrung. Die oft starke Eiweißvermehrung ohne oder mit nur ganz geringer Zellvermehrung im Liquor ist für das „*Kompressionssyndrom*" am meisten kennzeichnend. Einen wertvollen Anhaltspunkt für das Bestehen eines raumbeengenden Prozesses im Wirbelkanal gibt auch das QUECKENSTEDTsche *Zeichen,* d. h. das Ausbleiben oder die starke Verzögerung des Ansteigens vom Liquordruck bei Kompression der Halsvenen.

Ist die Diagnose einer Wirbelerkrankung sicher, so entsteht die weitere Frage nach der *Art* des Leidens, insbesondere, ob eine *Spondylitis* oder ein *Wirbelkarzinom* besteht. Da die *Spondylitis* die bei weitem häufigere Krankheit ist, so wird man zunächst immer an sie denken, zumal wenn es sich um jugendliche, tuberkulös veranlagte Menschen und um die Bildung einer ausgesprochenen spitzwinkligen Kyphose handelt. Einen wichtigen Anhaltspunkt für die Diagnose der Wirbelkaries gibt auch die Beobachtung der Körpertemperatur. Kleine *Temperatursteigerungen*, wie sie bei allen tuberkulösen Erkrankungen zu beobachten sind, unterstützen häufig die Diagnose einer Spondylitis. Auch eine anhaltende auffallend *hohe Pulsfrequenz* bei regelrechter Eigenwärme spricht bis zu einem gewissen Grade zugunsten der Annahme einer tuberkulösen Spondylitis. Beim *Karzinom der Wirbelsäule* sind die gröberen Formveränderungen der Wirbelsäule meist weniger deutlich. Das Karzinom entwickelt sich besonders bei älteren Leuten (nach dem 40. Lebensjahr) und zeichnet sich, wie erwähnt, durch die *große Heftigkeit der sensiblen Reizerscheinungen* aus. Vor allem nötig ist der Nachweis eines primären Karzinoms (s. o.), sei es durch die Anamnese oder durch die Untersuchung. Weitaus die meisten Fälle von Wirbelkarzinose entstehen im Anschluß an *primäre Mammakarzinome*. In manchen Fällen ist die primäre Geschwulst anscheinend mit besten Erfolg exstirpiert worden, und trotzdem entwickelt sich — nicht selten ohne nachweisbares örtliches Rezidiv — die sekundäre Wirbelkarzinose. Auffallend ist es, daß die Metastasen oft erst mehrere Jahre nach der erfolgten Exstirpation des primären Geschwulstknotens auftreten. Treten bei einem Kranken mit (operiertem oder nicht operiertem) Mammakarzinom anhaltende Rücken- und Kreuzschmerzen auf, so darf man fast immer den Eintritt dieser traurigen Komplikation annehmen. Zuweilen kann auch die Feststellung von karzinomatösen Lymphknotenschwellungen in der Leistengegend, an der Brustwand u. a. zur Stütze der Diagnose dienen. Endlich ist auf die körperliche Verfassung der Krebskranken, auf die eigentümliche Krebskachexie und auf die Gesamtdauer des Leidens Gewicht zu legen.

Hat man Grund zur Annahme einer Rückenmarkskompression, kann aber ein Wirbelleiden ausschließen, so kommt besonders eine Geschwulstbildung in den Rückenmarkshäuten in Betracht.

Der *Ort der Kompression* ist meist schon durch die nachweisbare Lokalisation des Wirbelleidens erkennbar. Wertvolle Aufschlüsse liefert die *Röntgenuntersuchung*. Im übrigen gelten Lokalisationsregeln, die wir im zweiten Kapitel dieses Abschnittes (S. 510ff.) näher erörtert haben.

Therapie. Betreffs der besonderen, namentlich der orthopädischen Behandlung der Spondylitis müssen wir auf die Lehrbücher der Chirurgie verweisen. Am meisten Erfolg erwartete man früher von den in verschiedener Weise konstruierten *Extensionsvorrichtungen an der Wirbelsäule*. Allein sehr häufig haben auch wir uns überzeugen müssen, daß die Extensionsvorrichtungen keinen oder nur einen vorübergehenden Nutzen hatten, oder daß sie sogar die Beschwerden der Kranken wesentlich vermehrten. Auf die gleichfalls empfohlenen *Stützapparate* (SAYREsches Gipskorsett, LORENZsches Gipsbett u. a.) kann hier nicht näher eingegangen werden. *Ambulante Gipsbett-* oder Korsettbehandlung führt nicht zum Ziel. Am meisten sind Erfolge von einer sorgfältigen *Gipsbettlagerung* in einem *Krankenhaus* zu erwarten. *Chirurgische Eingriffe* („*Laminektomie*") zur Entfernung drückender verkäster Massen u. dgl. sind wiederholt bei Wirbelkaries versucht worden, vereinzelt mit gutem Erfolg, häufig ohne diesen. Jedenfalls wird man sich erst dann zu einer Operation entschließen, wenn die übrigen Behandlungsverfahren ohne Erfolg versucht worden sind.

In den meisten Fällen wird man sich auf eine *symptomatische* und *diätetische Behandlung* beschränken. Wichtig ist die *andauernd ruhige Rückenlage im*

Bett, die man stets dringend anraten muß. Mehrere völlige Heilungen schwerer Kompressionsparaplegien, die wir selbst beobachteten, sind allein hierdurch eingetreten. Daneben kommt natürlich auch die sorgsamste Behandlung des Allgemeinzustandes (frische Luft, Sonnenbestrahlung, gute Ernährung, Lebertran, Arsen u. a.) in Betracht. Vom KOCHschen *Tuberkulin* sahen wir eine sehr ungünstige Einwirkung! Die Reaktionserscheinungen des tuberkulösen Herdes können eine Zunahme der Kompression zur Folge haben. — *Örtliche Maßnahmen* an der Wirbelsäule werden vielfach angewandt, insbesondere Schmierseifeneinreibungen, Jodeinpinselungen und vor allem das *Ferrum candens*. Dieses hat bei der Spondylitis noch heutzutage warme Fürsprecher und verdient in der Tat versucht zu werden, zumal das Verfahren mit dem PAQUELINschen Thermokauter (etwa 3—4 runde Brandschorfe zu jeder Seite der erkrankten Wirbel) leicht ausführbar ist.

Von sonstigen Mitteln sind zu nennen: die stabile *Galvanisation* an der Druckstelle und die elektrische Behandlung der gelähmten Gliedmaßen, ferner der Gebrauch von *Bädern*, namentlich *Salzbädern*. Betreffs weiterer Einzelheiten der symptomatischen Behandlung verweisen wir auf das folgende Kapitel.

Fünftes Kapitel.

Die akute und die chronische Myelitis.

(*Myelitis transversa. Querschnittsmyelitis. Diffuse Myelitis.*)

Begriffsbestimmung und Ätiologie der Myelitis. Mit dem Namen „*Myelitis*" bezeichnen wir diejenigen *entzündlich-degenerativen*, d. h. von *exogenen Krankheitserregern* hervorgerufenen *Erkrankungen* des Rückenmarks, die sich primär in der Rückenmarksubstanz entwickeln und hier zu einem mehr oder weniger ausgedehnten Untergang der nervösen Elemente führen. Unsere Kenntnisse über die Ursachen dieser Erkrankungen sowie über die genauere Art und Weise, wie diese Ursachen ihre krankmachenden Einflüsse geltend machen, sind erst sehr gering. Früher wurde der Name Myelitis für verschiedene ungleichartige Krankheitsvorgänge gebraucht, da die anatomischen Veränderungen keineswegs immer leicht ihre genauere Entstehung erkennen lassen. Jedenfalls müssen wir uns dieser Unsicherheit in der Abgrenzung der Myelitis bewußt bleiben und nach Möglichkeit bestrebt sein, das sicher nicht Zusammengehörige auch voneinander zu trennen. Die rein *mechanisch-traumatischen Rückenmarksveränderungen* (Rückenmarkskompression usw.) sind von der echten Myelitis abzutrennen; hierbei kann es höchstens zu *sekundären* entzündlichen Prozessen kommen. Ferner müssen wir hier betonen, daß die *anämische Nekrose* des Gewebes nach Gefäßverstopfungen (durch primäre Endarteriitis, Thrombose oder Embolie der Gefäße) auch im Rückenmark wohl eine größere Rolle spielt, als man früher angenommen hat, und daß wir an der grundsätzlichen Scheidung derartiger *anämischer Erweichungen* oder „Infarktbildungen" von den *primären degenerativen Entzündungen* festhalten müssen. Zu den Schädigungen des Rückenmarks infolge vorausgehender Gefäßerkrankung gehören auch die meisten Fälle von *Rückenmarkssyphilis*. Sicher lassen sich viele Fälle, die früher als „akute Myelitis" aufgefaßt wurden, auf diese Weise erklären.

Als echte *Myelitis* dürfen wir nur solche Prozesse bezeichnen, bei denen es durch die von außen kommende (*exogene*) *örtliche Einwirkung* von irgendwelchen Krankheitserregern auf die Substanz des Rückenmarks in dieser selbst zu

34*

entzündlich-degenerativen Veränderungen kommt. Solche echten Myelitiden sind entschieden *seltene* Erkrankungen; über ihre Ursachen ist noch wenig Sicheres bekannt. Zuweilen sehen wir die Krankheit sich entwickeln bei vorher ganz gesunden Menschen, ohne daß überhaupt eine besondere Schädlichkeit nachgewiesen werden kann. In anderen Fällen werden starke *Erkältungen* beschuldigt, wiederholte *Durchnässungen*, *körperliche Überanstrengungen* (z. B. Kriegsstrapazen) u. dgl. Bei Frauen treten die ersten Erscheinungen des Krankseins zuweilen im Anschluß an ein *Wochenbett* auf. Alle diese vermeintlichen „Krankheitsursachen" spielen aber höchstens eine *auslösende* Rolle.

Für die echte *akute Myelitis* dürfen wir als Ursache mit größter Wahrscheinlichkeit *infektiöse Krankheitserreger* annehmen. Für die akute *Poliomyelitis* (s. Bd. I, S. 182 ff.) ist diese von STRÜMPELL schon vor längerer Zeit ausgesprochene Ansicht jetzt allgemein anerkannt worden. Allein auch für die anderen Formen akuter Myelitis ist ein infektiöser Ursprung höchstwahrscheinlich. Unzweifelhaft kommen Krankheitskeime (Staphylokokken u. a.) in den seltenen Fällen von *eitriger Entzündung des Rückenmarks* (*Rückenmarksabszeß*) in Betracht. Dasselbe gilt von den *Myelitiden nach akuten Infektionskrankheiten* (Typhus, Pocken, Erysipel, Variola, Grippe, Malaria, Gonorrhöe u. a.). Von grundsätzlicher Bedeutung ist aber die Frage, ob die eigentliche Krankheitsursache bei allen diesen akuten Myelitiden in der unmittelbaren Einwirkung der ins Rückenmark eingedrungenen *Mikroorganismen* liegt oder nur die Folge einer im Anschluß an eine Infektion entstandenen *Toxinwirkung* ist. Nach STRÜMPELLS Ansicht sind beide Möglichkeiten in Betracht zu ziehen, und zwar ist er geneigt, die herdförmigen Myelitiden, sowohl die umschriebene *akute Myelitis transversa* als auch namentlich die in zahlreichen kleinen einzelnen, über das ganze Rückenmark zerstreuten Entzündungsherden auftretende *akute Myelitis disseminata* durch das unmittelbare Eindringen der parasitären Krankheitserreger ins Rückenmark zu erklären. Bei den langsamer beginnenden und chronisch verlaufenden, mehr *strangförmig* auftretenden Erkrankungen des Rückenmarks scheinen dagegen toxische Einflüsse eine größere Rolle zu spielen. Freilich ist eine strenge Sonderung und Erklärung aller Formen myelitischer Erkrankung noch nicht möglich. Jedenfalls muß man in jedem einzelnen Falle akuter myelitischer Erkrankung durch eine *sorgsame Anamnese* nach der etwa möglichen Krankheitsursache forschen. Auf vorhergehende Erkrankungen (Anginen, Magen- und Darmkatarrhe, umschriebene Eiterungen in der Haut u. dgl.) ist besonders zu achten. Alle Versuche, im Lumbalpunktat oder in den Entzündungsherden des Rückenmarks selbst spezifische Krankheitserreger nachzuweisen, haben bisher — abgesehen von der akuten Poliomyelitis (s. Bd. I, S. 183 ff.) — zu keinen sicheren Ergebnissen geführt. Wichtig ist die Erfahrung, daß manche Fälle akuter disseminierter Myelitis ursächlich mit der epidemischen Enzephalitis (s. Bd. I, S. 192 ff.) zusammenzuhängen scheinen.

Wichtig sind endlich noch die Beziehungen gewisser chronischer Rückenmarkserkrankungen zur *perniziösen Anämie* (s. S. 180). Tritt die spinale Erkrankung erst im Verlauf einer schweren Anämie auf, so beherrschen die anämischen Symptome das Krankheitsbild. Bisweilen entwickeln sich die Erscheinungen eines chronischen Rückenmarksleidens langsam und scheinbar ohne alle Ursache, und erst viel später gesellen sich hierzu die ausgesprochenen Symptome einer perniziösen Anämie. Wahrscheinlich führt eine uns noch unbekannte Intoxikation sowohl zur Degeneration im Rückenmark, als auch zur Schädigung der Blutbildung.

Daß eine *sekundäre Myelitis* durch unmittelbare Ausbreitung des entzündlichen Prozesses von der Nachbarschaft her entstehen kann, ist mit Sicherheit bei den akuten eitrigen (insbesondere der epidemischen Zerebrospinalmeningitis) und der tuberkulösen Meningitis spinalis nachgewiesen worden. In den übrigen früher hierher gerechneten Fällen handelt es sich meist nur um rein *mechanische* Folgeerscheinungen. — Ob sich neuritische Prozesse auf das Rückenmark fortsetzen können („*Neuritis ascendens*"), ist noch immer nicht vollständig geklärt.

Pathologische Anatomie. Die *makroskopische Betrachtung des frischen Rückenmarks* ergibt oft keine sehr deutlichen pathologischen Veränderungen. Nicht selten erscheint das Rückenmark, auch wenn im Leben schwere spinale Symptome bestanden haben, auf den ersten Anblick fast völlig normal, zumal die häufig zunächst auffallenden Trübungen und Verwachsungen an der Pia keine wesentliche Bedeutung haben. Prüft man durch Betasten näher die *Konsistenz des Rückenmarks*, so fällt dem geübten Untersucher freilich oft eine Veränderung auf, indem das Rückenmark in einer bestimmten Ausdehnung entweder weicher, biegsamer oder im Gegenteil härter und fester erscheint. Macht man jetzt eine Anzahl von Querschnitten durch das Mark, so bemerkt man ein stärkeres Überquellen der Rückenmarksubstanz auf dem Querschnitt, ein Verwaschensein der Zeichnung der grauen Substanz und vor allem eine graurötliche Verfärbung der weißen, zuweilen auch eine rötliche (hyperämische) Verfärbung der grauen Substanz. In einzelnen Fällen erkennt das bloße Auge kleine kapilläre Blutungen. Je akuter die Erkrankung ist, um so weicher ist in der Regel das Rückenmark an der erkrankten Stelle („*akute entzündliche Erweichung*"). Ist die Krankheit chronisch verlaufen, oder ist schon längere Zeit nach dem Ablauf des akuten Anfangsstadiums vergangen, so ist das Rückenmark an der erkrankten Stelle derber, fester, „sklerosiert", auf dem Durchschnitt von mehr grauer Färbung. Nähere Feststellungen sind aber am frischen Rückenmark nicht möglich.

Schon viel deutlicher sichtbar werden die Veränderungen, wenn man das *Rückenmark in Chromsäure (oder in* Müller*scher Lösung) härtet* (mindestens 8—10 Wochen lang). Alle noch *normalen* Teile der weißen Rückenmarksubstanz nehmen dadurch eine dunkelgrüne Farbe an, die im wesentlichen auf der Chromfärbung der Markscheiden beruht. Die *erkrankten* Partien, in denen die Markscheiden ganz oder wenigstens zum größten Teil fehlen, behalten eine hellgrüne Färbung und grenzen sich dadurch oft sehr scharf von den gesunden, dunkelgrünen Gebieten ab. Da ähnliche Farbunterschiede zwischen gesundem und krankem Gewebe, wenn auch weniger scharf, auch in der grauen Substanz hervortreten, so gewähren die Querschnitte eines solchen gehärteten Rückenmarks meist schon eine ziemlich richtige Anschauung über die Ausbreitung der Erkrankung.

Genauen Aufschluß über die Art der Veränderungen erhalten wir durch die *mikroskopische Untersuchung*. Am *frischen ungehärteten Rückenmark* ausgeführt, ergibt sie wenig. Nur die Anwesenheit von zahlreichen *Körnchenzellen* (s. u.) im frisch zerzupften Präparat ist wichtig, da sie mit Sicherheit das Bestehen einer pathologischen Veränderung anzeigt. Fertigt man aber von dem *gehärteten Rückenmark* feine Querschnitte an und färbt sie mit *Karmin* oder ähnlich wirkenden Farbstoffen, so tritt zunächst schon für das unbewaffnete Auge ein deutlicher Unterschied zwischen dem erkrankten und dem gesunden Gewebe hervor, indem das erste, welches immer reicher an Gliagewebe ist, sich viel *dunkler* färbt und sich dadurch von dem helleren normalen Gewebe unterscheidet. Die mikroskopische Untersuchung zeigt, daß *an den erkrankten Stellen das normale Nervengewebe fast ganz oder zum Teil untergegangen ist*. Nur vereinzelt sieht man noch hier und da übriggebliebene Nervenfasern von normalem Aussehen. An anderen Stellen sind die noch sichtbaren Fasern verschmälert, atrophisch, die Achsenzylinder haben zum Teil ihre Markscheide verloren oder sind gequollen. Schwerer zu verfolgen sind die Veränderungen an den Ganglienzellen. In weiter vorgeschrittenen Fällen lassen sich aber auch an diesen deutliche Zeichen des Untergangs wahrnehmen; sie sind geschrumpft, abgerundet und haben ihre Fortsätze verloren. Dem *Untergang der Nervensubstanz* auf der einen Seite entspricht andererseits die *Vermehrung des Gliagewebes*. Die Maschen der Neuroglia verbreitern sich und schwellen an, so daß der durch den Untergang des Nervengewebes gebildete Raum zum größten Teil durch Gliagewebe eingenommen wird. Je älter der Prozeß, desto derber und faseriger wird das Gliagewebe. Die Kerne der Neuroglia nehmen an Zahl zu, und oft findet man auch eine sehr reichliche Vermehrung eigentümlicher, platter, fortsatzreicher Gewebszellen, der sog. Deiter*schen Spinnenzellen*. Die *Fettkörnchenzellen* sind auch am gehärteten Präparat, solange dieser noch nicht mit Alkohol behandelt ist, gut zu erkennen. Sie liegen in den Lücken des

Neuroglianetzes in reichlicher Menge, namentlich um die Gefäße herum. Der Ursprung der Fettkörnchenzellen ist noch nicht völlig klar. Wahrscheinlich sind es Zellen verschiedener Herkunft, hauptsächlich Gliazellen, aber auch Leukozyten, Endothelien der Gefäßscheiden u. a., die sich mit den beim Zerfall des Nervengewebes gebildeten Lipoidsubstanzen beladen, um diese Zerfallsstoffe abzuführen. Ist daher der Prozeß noch frisch oder im Fortschreiten begriffen, so sind die Fettkörnchenzellen in großer Anzahl anzutreffen, während in älteren, bereits sklerotisierten Herden nur spärliche oder fast keine Körnchenzellen gefunden werden. Sehr deutlich sind meist die *Veränderungen an den Gefäßen*. Diese sind oft erweitert und stark gefüllt. Hier und da können Blutungen auftreten. Die Gefäßwände sind namentlich in den älteren Fällen verdickt, zuweilen eigentümlich homogen geworden („hyaline Degeneration"); um die Gefäße herum finden sich reichlichere Kernanhäufungen, Reihen von Fettkörnchenzellen oder eigentümliche epitheloide Zellen. Sogenannte *Corpora amylacea* kommen in chronischen Fällen in größerer Menge oder nur spärlich vor. Ihre Bedeutung und ihre Genese sind noch unbekannt.

Die *Ausbreitung des Prozesses* ist sehr verschieden. Wichtig ist die Unterscheidung der eigentlichen *Myelitis transversa* (der „Querschnittsmyelitis") von der disseminierten Form (*Myelitis disseminata* oder *Myelitis funicularis, strangförmige Myelitis*). Bei der transversalen Myelitis findet man *einen* Hauptherd der myelitischen Erkrankung, der sich meist in diffuser Weise über den größten Teil des Rückenmarkquerschnitts erstreckt und nach oben und unten hin eine Ausdehnung von 6—10 cm und mehr gewinnen kann. Am häufigsten ist der Dorsalteil ergriffen (*Myelitis dorsalis*), gewöhnlich am stärksten die obere Hälfte, doch in anderen Fällen auch die untere Hälfte desselben. Manchmal ist fast das ganze Dorsalmark Sitz einer diffusen, freilich in den verschiedenen Höhen ungleich ausgebreiteten myelitischen Erkrankung. In anderen, selteneren Fällen sitzt der hauptsächlichste myelitische Herd im Zervikalmark (*Myelitis cervicalis*), etwas häufiger im Lumbalmark (*Myelitis lumbalis*). Oft findet man in der Umgebung des Hauptherdes einzelne kleinere, getrennt stehende Herde. Die pathogenetische Auffassung der transversalen Myelitis ist noch in vieler Beziehung zweifelhaft. Die *akut* beginnenden Fälle gehen meist wohl von den Gefäßen aus und sind größtenteils als anämische Gewebsnekrosen zu deuten. Viele Fälle, die früher als „Myelitis" gedeutet wurden, gehören sicher zur Syphilis. Eine Sonderstellung nehmen die *akuten Erweichungen* des Rückenmarks ein, die besonders im Lumbalmark beobachtet werden. Ihre Entstehung bleibt meist unaufgeklärt. Daß es wirklich eine umschriebene *chronische* (d. h. chronisch beginnende) *transversale* Myelitis gibt, ist nicht erwiesen.

Eine andere anatomische Form der Ausbreitung zeigt die *Myelitis disseminata* oder *Myelitis funicularis*. Sie tritt in zahlreichen kleineren und größeren Herden auf, die sich fast durch die ganze *Längenausdehnung* des Rückenmarks erstrecken können. Oft sind die *Hinterstränge* vorzugsweise befallen. In anderen Fällen handelt es sich um kombinierte Erkrankungen der Hinter- und Seitenstränge. Fast immer ist aber vorzugsweise nur die *weiße Substanz* des Rückenmarks stärker ergriffen. Die graue Substanz zeigt keine oder nur geringe Veränderungen. Zuweilen finden sich gleichzeitig Erkrankungsherde auch im verlängerten Mark, in der Brücke und im Gehirn. Diagnostisch wichtig ist das häufige Auftreten einer *Neuritis optica* (s. u.). Die histologischen Veränderungen an den erkrankten Stellen bestehen in Quellung und Untergang der Nervenfasern, Auftreten zahlreicher Fettkörnchenzellen, Vermehrung der gliösen Stützsubstanz. Die akute disseminierte Myelitis tritt scheinbar spontan oder im Anschluß an eine vorhergehende Infektionskrankheit auf. Je chronischer diese Einwirkung stattfindet, um so mehr gewinnt die Erkrankung den Charakter der einfachen Strangdegeneration. In allen sich mehr chronisch entwickelnden Fällen muß man an die Möglichkeit einer Beziehung zur perniziösen Anämie denken.

Symptome der Myelitis. Die Symptome und der Verlauf der Myelitis gestalten sich in den einzelnen Krankheitsfällen so verschieden, daß es nicht möglich ist, ein allgemein gültiges Krankheitsbild zu geben. Je nachdem bald diese, bald jene Teile des Rückenmarks ergriffen sind, müssen die klinischen Erscheinungen mannigfache Verschiedenheiten darbieten.

Die folgende Darstellung wird sich daher zunächst mit den *einzelnen vorkommenden Symptomen* beschäftigen und die Folgerungen angeben, die man nach dem jetzigen Stande unserer Kenntnisse aus ihrem Vorhandensein in bezug auf Sitz und Ausdehnung des anatomischen Prozesses ziehen kann. Erst dann werden wir die einzelnen klinischen *Krankheitsformen* der Myelitis zu unterscheiden suchen.

1. Motorische Lähmungserscheinungen sind nicht nur bei der ausgebildeten Myelitis in der Regel das hauptsächlichste Symptom, sondern meist auch das erste Zeichen der beginnenden Erkrankung. Bei akuter Myelitis sehr rasch, bei den mehr chronisch verlaufenden Formen in langsamer Weise entwickelt sich eine Schwäche der Beine, die oft zu einer völligen Lähmung führt.

Da, wie wir gesehen haben, die Leitungsbahnen für die willkürliche Bewegung in den *Vorderseitensträngen* des Rückenmarkes gelegen sind, so können wir bei jeder spinalen Erkrankung aus dem Vorhandensein von Lähmungssymptomen auf eine Beteiligung der Seitenstränge schließen. Da ferner bei der transversalen Myelitis mehr oder weniger der ganze Querschnitt des Rückenmarks ergriffen ist, so erstreckt sich die Lähmung auch auf beide Körperhälften: die *motorische Paraplegie ist die kennzeichnende Lähmungsform der transversalen Myelitis.* Die Paraplegie der *unteren Gliedmaßen* kann selbstverständlich bei jedem Sitz der Myelitis, sowohl im Lendenmark als auch im Brustmark oder im Halsmark zustande kommen. Die *oberen Gliedmaßen* dagegen bleiben notwendigerweise bei jeder Myelitis dorsalis und lumbalis ganz frei. Das Auftreten von paretischen Erscheinungen an den Armen und die schließliche Entwicklung einer *Paraplegia brachialis* weist mit Sicherheit auf eine Beteiligung des Halsmarks (Myelitis cervicalis) hin. Sind die Lähmungserscheinungen in den beiden entsprechenden *Gliedmaßen* nicht gleich, sondern auf der einen Seite stärker als auf der anderen, so muß auch die anatomische Erkrankung auf derselben Seite des Rückenmarks weiter fortgeschritten sein als auf der anderen. Ist nur das Gebiet der motorischen Pyramidenbahnen im engeren Sinne befallen, so ist die Lähmung der Beine nicht vollständig, sondern betrifft hauptsächlich nur die Beugung des Beines und die Bewegungen des Fußes. Vollkommene Paraplegie der unteren Gliedmaßen läßt stets auf eine ausgedehnte Erkrankung des Gesamtgebietes der Vorderseitenstränge schließen.

2. Motorische Reizerscheinungen der verschiedensten Art beobachtet man nicht selten sowohl im Anfang als auch während des weiteren Verlaufs der Myelitis. Spontan treten einzelne Zuckungen in den (meist gleichzeitig gelähmten oder wenigstens paretischen) Gliedern auf, bald kurz und rasch vorübergehend, bald langsam und andauernd. Die Beine werden an den Leib herangezogen, oder es treten heftige Streckkrämpfe in ihnen ein. Die Deutung dieser Erscheinungen ist nicht immer leicht. Namentlich ist oft schwer zu entscheiden, ob sie Folge einer *unmittelbaren* Reizung motorischer Fasern im Rückenmark sind, oder ob sie *Reflexe* darstellen (s. u.). Demgemäß ist auch die Verwertbarkeit der motorischen Reizerscheinungen für die Lokalisation der Erkrankung gering. Natürlich wird man aber auch hierbei vorzugsweise an die motorischen Bahnen in den Seitensträngen denken müssen.

3. Ataxie. Ataxie kommt bei den verschiedenen Formen der Myelitis häufig vor, wird freilich oft durch die gleichzeitig bestehenden spastischen Symptome verdeckt. Bei vorhandener Ataxie darf man stets auf eine Beteiligung der *Hinterstränge* schließen. Sehr ausgesprochene Ataxie in den Armen und Beinen kommt daher bei der akuten und chronischen disseminierten Myelitis der Hinterstränge vor.

4. Sensibilitätsstörungen. Die Störungen der Sensibilität treten in stärkerem Maße meist erst in den späteren Stadien der Krankheit auf. Im Anfang beobachtet man gewöhnlich nur *leichte sensible Reizerscheinungen* in den Beinen, wie Ameisenkriechen, Kribbeln, Gefühl von Taubsein und Pelzigsein u. dgl., während stärkere *Schmerzen* bei der Myelitis fast nie vorkommen,

vielmehr meist auf eine Erkrankung der Wirbel oder eine Beteiligung der
Meningen oder der peripherischen Nerven hinweisen. Bei sehr akut eintretender
Myelitis kann anfangs ein starker *örtlicher Schmerz* im Rücken vorhanden
sein. Sehr wichtig ist eine genaue Sensibilitätsprüfung zur Lokalisation der
Erkrankung. Findet man nur die Berührungs-, Muskel- und Druckempfin-
dungen gestört, so darf man hieraus auf eine Erkrankung der *Hinterstränge*
schließen, wie dies namentlich bei der akuten strangförmigen Myelitis häufig
zu beobachten ist. Störungen der Schmerz- und Temperaturempfindung
weisen auf eine Beteiligung der grauen *Hinterhörner* hin. Wie weit auch
Erkrankungen der Seitenstränge zu Sensibilitätsstörungen (Schmerz- und
Thermoanästhesie?) führen können, ist noch zu wenig erforscht. Bei schweren
Querschnittsmyelitiden findet man stets Störungen der Gesamtsensibilität,
zuweilen schließlich fast vollständige Anästhesie. In einigen Fällen beobachtet
man auch eine Verlangsamung der Schmerzempfindung oder eine auffallende
Hyperästhesie gegen Schmerzempfindungen (Nadelstiche).

Wichtige Dienste leistet die Sensibilitätsstörung zur Bestimmung der Höhe,
in welcher die Erkrankung im Rückenmark sitzt. Sucht man am Rumpf die
obere Grenze auf, wo die Empfindlichkeit der Haut wieder normal wird, so
kann man hieraus nach den S. 512 gemachten Angaben die obere Grenze der
myelitischen Erkrankung bestimmen. Da aber, wie gesagt, jedes Hautgebiet
aus mindestens zwei bis drei Spinalsegmenten mit sensiblen Fasern versorgt
wird, so hat man die obere Grenze der Erkrankung nicht einfach entsprechend
dem obersten anästhetischen Hautgebiet zu suchen, sondern in der Regel
noch ein bis zwei Rückenmarksegmente höher.

5. **Hautreflexe.** Wie allgemein angenommen wird, befindet sich der
Reflexbogen im Rückenmark ungefähr in gleicher Höhe mit den eintretenden
sensiblen und den austretenden motorischen Fasern. Außerdem steht er in
Verbindung mit Fasern, die von oben her kommen und *reflexhemmende*
Eigenschaften haben. Werden diese Fasern oberhalb des Reflexbogens in den
Zustand der Reizung versetzt, so wird dadurch der Reflex erschwert; wird
die Leitung jener Fasern aber unterbrochen, so erscheint die Reflextätigkeit
erhöht, der Reflex tritt schon bei schwächeren Reizen ein, und die Zuckung
wird lebhafter. Ist der Reflexbogen selbst an irgendeiner Stelle unterbrochen,
so muß der Reflex verschwinden.

Diesem Schema, demgegenüber die Wirklichkeit sicherlich kompliziertere Verhältnisse darbietet, lassen sich im allgemeinen auch die Ergebnisse der Krankenuntersuchung unterordnen. Bei ausgebreiteter *Myelitis
lumbalis*, durch die die Reflexbahn im Lendenmark unterbrochen wird,
müssen die Hautreflexe in den unteren Gliedmaßen abgeschwächt werden,
oder sie erlöschen. Gewöhnlich geht in diesen Fällen die Abnahme der Sensibilität der Abschwächung der Reflexe ungefähr parallel. Bei der Myelitis
dorsalis und cervicalis dagegen bleibt der Reflexbogen im Lendenmark ungestört, während die Leitung der sensiblen Eindrücke nach dem Gehirn zu
sehr wohl unterbrochen sein kann. In diesen Fällen sind die Hautreflexe
auch bei bestehender Anästhesie erhalten oder, wenn reflexhemmende Einflüsse durch die Erkrankung aufgehoben werden, sogar lebhaft gesteigert.
Doch können die Hautreflexe in den Beinen bei myelitischen Erkrankungen
des unteren Brustmarkes auch abgeschwächt oder verlangsamt sein, wobei
man an eine sekundäre Abnahme der Erregbarkeit der den Reflex ver-
mittelnden Fasern und Zellen zu denken hat. Über die nähere Art der Reflexzuckungen vergleiche man das S. 441 Gesagte. Von besonderer Wichtigkeit
ist die Feststellung des BABINSKI-Reflexes, da dessen Vorhandensein die

Unterbrechung der Pyramidenbahn oberhalb des Reflexbogens bedeutet. Wichtig ist auch die Untersuchung der *Kremasterreflexe*, der *Bauchdecken- reflexe* u. a. Sind die oben (S. 443) näher angegebenen Bahnen dieser Reflexe unterbrochen, so müssen die Reflexe selbstverständlich verschwinden. Sie sind aber sehr oft auch bei höherem Sitz der Erkrankung nicht vorhanden, ähnlich wie wir es später bei der zerebralen Hemiplegie kennenlernen werden (s. d.).

6. **Sehnenreflexe.** Dieselben Gesichtspunkte, welche für die Beurteilung des Verhaltens der Hautreflexe maßgebend sind, gelten im allgemeinen auch für die Sehnenreflexe. Vom *Patellarreflex* wissen wir (s. S. 444), daß sein Reflexbogen in der Höhe des 2. bis 4. Lumbalsegmentes liegt. Sind in dieser Höhe die Eintrittszonen der hinteren sensiblen Wurzeln oder die Ganglien- zellen in den Vorderhörnern erkrankt, so muß der Patellarreflex verschwinden. Der *Achillessehnenreflex* (und der Fußklonus) hat seinen Reflexbogen in den Sakralsegmenten des Rückenmarks. Er fehlt stets bei ausgedehnteren Er- krankungen der Hinterstränge und der grauen Substanz in dem entsprechen- den Abschnitt des Lendenmarks. Das Fehlen der Sehnenreflexe an den unteren Gliedmaßen ist also neben den sonstigen Symptomen eins der wich- tigsten Merkmale zur Diagnose einer *Myelitis des Lumbalmarkes*. Bei fast allen myelitischen Erkrankungen *oberhalb* des Lumbalmarkes, also bei der *Myelitis dorsalis* und *cervicalis*, tritt dagegen eine lebhafte *Steigerung der Sehnenreflexe ein*, infolge des Wegfalls von reflexhemmenden Einflüssen. Man hat manchen Grund zu der Annahme, daß die Fasern, die das Verhalten der Sehnenreflexe beeinflussen, vorzugsweise in den *Pyramidenbahnen* des Rückenmarks verlaufen. Wir können somit den Satz aufstellen, daß bei einer beträchtlichen Steigerung der Sehnenreflexe in beiden unteren Glied- maßen der Sitz der Myelitis *oberhalb* des Lendenmarks, also im Brust- oder Halsmark gelegen sein muß, und daß wir hierbei vorzugsweise an eine Be- teiligung der *Seitenstränge*, und zwar insbesondere der Gegend der *Pyramiden- bahnen* zu denken haben. Bei Myelitis cervicalis sind oft auch die Sehnen- reflexe an den oberen Gliedmaßen beträchtlich gesteigert. Gesteigerte Sehnen- reflexe sind meist mit einer Erhöhung des allgemeinen *Muskeltonus* ver- bunden. Man spricht dann von „*spastischer Paraplegie*". Die Myelitis lum- balis führt zu einer *schlaffen Paraplegie* mit fehlenden Reflexen und Herab- setzung des Muskeltonus.

7. **Störungen von seiten der Blase und des Mastdarms.** Störungen der *Harnentleerung* gehören zu den häufigsten Symptomen der Myelitis. Nach den Untersuchungen von L. R. MÜLLER u. a. liegen in und an der *Wandung der Harnblase* zahlreiche sympathische Ganglienzellen. Sie sind die untersten Zentren für die *rein automatische Entleerung* der Blase. Die *spinalen Reflexzentren der Blase* liegen hauptsächlich in der grauen Substanz des 3. und 4. Sakralsegments.

Beim *erwachsenen Menschen* sind diese Reflexzentren bekanntlich auch willkürlich be- einflußbar durch kortikale und subkortikale (Linsenkern?) Zentren, von denen aus die Erregung durch die Seiten- und vielleicht auch die Hinterstränge des Rückenmarks den nervösen Blasenzentren und weiterhin der Blasenmuskulatur zugeführt wird. Durch Reize, die der Blase durch die im *unteren Sakralmark* entspringenden *Nervi pelvici* zugeführt werden, tritt eine Erschlaffung des Sphinkter und eine Zusammenziehung des Detrusor vesicae ein, während sympathische Fasern des *Plexus hypogastricus*, die wahrscheinlich aus dem *oberen Lumbalmark* stammen, bei ihrer Reizung eine Zunahme des Sphinktertonus und ein Nachlassen des Detrusortonus bewirken. Die spinalen Blasenzentren im unteren Sakral- und oberen Lendenmark sind sowohl vom Gehirn aus, als auch reflektorisch, durch sensible Erregungen zu beeinflussen. Bei Erkrankungen des Rückenmarks, vor allem der Hinterstränge, wird die normale willkürliche Beeinflussung der motorischen Blasenfunktion häufig gestört, und es stellt sich entweder *Harnretention* oder *unfreiwillige Harnentleerung* ein.

Bei Querschnittserkrankungen des Rückenmarks tritt gewöhnlich zunächst *Ischurie* (Erschwerung der Harnentleerung) oder völlige *Retentio urinae* ein. Ist die Harnblase ad maximum gefüllt, so träufelt gewöhnlich der hinzutretende Überschuß ab (Ischuria paradoxa). Nach einiger Zeit stellt sich aber der reflektorische Mechanismus der Harnentleerung, d. h. die *automatische* Tätigkeit der Blase, wieder ein. Die Blase entleert sich dann von selbst in kürzeren oder längeren Zwischenzeiten (etwa alle $1/_2$—2 Stunden). In der Regel merken die Kranken das Herannahen des Blasenreflexes, weil die von sympathischen Nerven vermittelten sensiblen Erregungen der Blase noch durch das Rückenmark zum Großhirn geleitet werden. In einzelnen Fällen ist auch diese sensible Leitung unterbrochen, und die Harnentleerung findet dann völlig unbemerkt statt. Die willkürliche Unterdrückung des Reflexes wäre nur durch Kontraktion des (quergestreiften) Musc. sphincter urethrae möglich, der bei Myelitiskranken auch meist gelähmt ist. Sehr oft sieht man bei Rückenmarkskranken eine reflektorische Blasenkontraktion mit unfreiwilligem Urinabgang bei Reizung der Haut an den Oberschenkeln, am Perineum u. a.

Die klinische Bedeutung der Blasenstörungen bei der Myelitis (und bei vielen anderen Rückenmarkserkrankungen) liegt, auch abgesehen von den Unannehmlichkeiten für die Kranken, darin, daß sie sehr häufig, ja in schweren Fällen fast stets, den Anlaß zur Entstehung einer *Cystitis* abgeben. Bei der Retentio urinae ist es die notwendige Anwendung des Katheters, wodurch oft trotz aseptischen Vorgehens pathogene Keime in die Blase gebracht werden, die zur Cystitis führen. Außerdem begünstigt vielleicht manchmal die Anwesenheit von stagnierendem Harn in der Urethra das Eindringen von Krankheitskeimen in die Blase. Hat sich eine Cystitis entwickelt, so kann sich daran eine *Pyelitis* und eine eitrige *Pyelonephritis* (s. d.) anschließen. Diese ist nicht selten durch ihre Folgeerscheinungen, die mit Fieber und zuweilen mit Schüttelfrösten einhergehen, die unmittelbare Todesursache mancher Rückenmarkskranken.

Auch die *Stuhlentleerung* ist häufig bei der Myelitis gestört. Gewöhnlich tritt anfangs Verstopfung ein, indem ebenso wie bei der Harnentleerung die Auslösung der reflektorischen Mastdarmentleerung gestört ist. Die Schwäche der Bauchpresse spielt hierbei eine wesentliche Rolle. Zuweilen erreicht die Obstipation einen so hohen Grad, daß die Stuhlentleerung nur in Pausen von 1—2 Wochen stattfindet. Die Stuhlentleerung selbst erfolgt später rein reflektorisch (*Incontinentia alvi*). Sie kann willkürlich nicht gehemmt werden, wenn der Sphincter ani externus gelähmt ist, dessen spinales Zentrum im untersten Sakralmark gelegen ist.

Anhangsweise sei endlich bemerkt, daß die *Geschlechtsfunktionen* oft bei der Myelitis ebenfalls beträchtlich gestört sind und schließlich ganz erlöschen können.

8. **Trophische Störungen.** Wichtige diagnostische Anhaltspunkte gewährt das *trophische Verhalten der gelähmten Muskeln*. Bei der Myelitis cervicalis und dorsalis bleiben die spinalen motorischen, im Lendenmark gelegenen Zentren für die Muskulatur der Beine intakt; die gelähmten Muskeln zeigen daher keine rasche Atrophie und behalten vor allem ihre *normale elektrische Erregbarkeit*. Zwar tritt auch in solchen Fällen eine gewisse Atrophie der Muskeln sehr häufig ein. Sie beruht teils auf mangelnder Ernährung, teils auf Bewegungsmangel („*Inaktivitätsatrophie*"). Bei schlaffen Lähmun-

gen, bei denen auch die reflektorischen Erregungen der Muskeln längere Zeit fehlen oder gering sind, stellen sich stets stärkere Muskelatrophien ein. Findet sich aber bei einer myelitischen Erkrankung eine starke *Atrophie mit Entartungsreaktion* in den Muskeln der *unteren* Gliedmaßen, so können wir hieraus bestimmt auf ein Ergriffensein der *grauen Vordersäulen* oder der vorderen Wurzelfasern im *Lendenmark* schließen (vgl. S. 431). Ebenso weist die degenerative Atrophie mit Entartungsreaktion in den Muskeln der *oberen* Gliedmaßen auf eine Erkrankung der *vorderen grauen Substanz im Zervikalmark* hin.

Trophische Störungen in der Haut sind nicht selten. Oft findet man die Haut trocken, spröde, die Epidermis schuppt ab, die Nägel sind verdickt und brüchig. Ausnahmsweise treten Herpes, Urtikaria u. dgl. auf. Auch *vasomotorische Störungen* kommen vor. Zuweilen zeigen die gelähmten Gliedmaßen eine fleckige, zyanotische Rötung und fühlen sich kalt an. Häufig sind leichte *Ödeme* an den gelähmten Teilen vorhanden. Störungen der *Schweißsekretion* sind nicht selten. Man findet teils ein Erlöschen, teils eine starke Vermehrung, so daß die gelähmten Teile beständig feucht sind. Für die nähere topische Diagnostik können alle diese Symptome zur Zeit noch nicht verwertet werden.

Von großer praktischer Wichtigkeit ist das häufige Auftreten eines *Dekubitus* in der Kreuzbeingegend, an den Glutäen, seltener über den Trochanteren, an den Füßen (Hacken) und an den Innenseiten der Knie. Wenngleich trophische und vasomotorische Einflüsse bei seiner Entstehung auch eine Rolle spielen, so ist in letzter Hinsicht die Ursache doch *immer* in äußeren Verhältnissen (Druck, Verunreinigung usw.) zu suchen.

Je mangelhafter die Pflege der Kranken ist, desto leichter entsteht Dekubitus. Bei vollständig gelähmten und anästhetischen Kranken mit Incontinentia alvi et urinae kann er freilich auch bei der sorgfältigsten Behandlung auf die Dauer nicht vermieden werden. Die Ausdehnung, die der Dekubitus erreichen kann, ist manchmal geradezu schreckenerregend. Große Teile des Kreuzbeins können bloßgelegt werden, nachdem sich die darübergelegenen Weichteile und das Periost brandig abgestoßen haben. Ebenso bilden sich zuweilen an den Hacken tiefe, bis auf den Knochen reichende Dekubitalgeschwüre. Mitunter entstehen vom Dekubitus aus weiterreichende phlegmonöse Eiterungen. Gelingt es nicht, dem Fortschreiten der Eiterung Einhalt zu tun, so entwickelt sich ein septischer Allgemeinzustand (Fieber, Fröste, Durchfälle, Milzschwellung usw.), dem die Kranken schließlich erliegen.

9. **Störungen im Gebiet der Gehirnnerven** fehlen in den meisten Fällen von transversaler Myelitis vollkommen. Bei der disseminierten Myelitis kann sich der Prozeß auf Oblongata und Brücke erstrecken und zu *bulbären Symptomen* Anlaß geben. Ferner beobachtet man bei der *Myelitis cervicalis* zuweilen *Veränderungen an der Pupille* (Ungleichheit, spinale Miosis). Wichtig ist endlich die Kombination der akuten Myelitis mit *Neuritis optica* (s. u.).

Einzelne Formen der Myelitis. Akute und chronische Myelitis. Myelitis acuta disseminata. Chronische disseminierte Strangmyelitis. Aus den im vorhergehenden besprochenen Symptomen setzt sich in verschiedenster Weise das Krankheitsbild der Myelitis zusammen. Betrachten wir zunächst die echte *Querschnittsmyelitis* (transversale Myelitis), so wird man meist ohne Schwierigkeit wenigstens annähernd den Sitz und die Ausbreitung der Erkrankung bestimmen können. Fassen wir die hauptsächlichsten Symptome der verschiedenen Formen der transversalen Myelitis je nach dem *Sitz der Erkrankung im Rückenmark* zusammen, so ergibt sich:

Myelitis cervicalis: Paraplegie der Beine, vereinigt mit mehr oder weniger ausgebreiteten motorischen Störungen an den oberen Gliedmaßen, mitunter

Sensibilitätsstörungen in gleicher Ausdehnung. Zuweilen Atrophie einzelner Muskelgebiete der Arme. Muskulatur der Beine nicht wesentlich atrophisch. Hautreflexe in den Beinen erhalten, zuweilen ebenfalls erhöht, Sehnenreflexe meist erhöht, Blasen- und Mastdarmstörungen. Mitunter Veränderungen der Pupillen.

Myelitis dorsalis: Obere Gliedmaßen frei. Motorische und zuweilen sensible Paraplegie der Beine ohne stärkere Muskelatrophie und mit erhaltener elektrischer Erregbarkeit der Nerven und Muskeln. Erhöhte Sehnenreflexe und ausgesprochene spastische Erscheinungen in den Beinen (besonders bei der Myelitis im oberen Brustmark), erhaltene (manchmal gesteigerte) Hautreflexe. Blasen- und Mastdarmstörungen.

Myelitis lumbalis: Obere Gliedmaßen frei. Motorische und zuweilen sensible Paraplegie der Beine. Haut- und Sehnenreflexe in den Beinen abgeschwächt oder erloschen. Gewöhnlich rasch eintretende starke Muskelatrophie an den Beinen mit Entartungsreaktion. Blasen- und Mastdarmlähmung. Bei Myelitis im *unteren Sakralmark* ist vorzugsweise nur das Gebiet der Ischiadici sowie Blase und Mastdarm gelähmt. Die Sensibilitätsstörung findet sich an der hinteren Seite der Oberschenkel, an den Hinterbacken und an den Geschlechtsteilen (s. S. 515).

Während die soeben besprochene Trennung der einzelnen Myelitisformen sich nur auf den verschiedenen Sitz der Erkrankung und die hierdurch bedingte Verschiedenheit der Symptome bezog, kommt nun weiterhin die Trennung der Myelitis in eine *akute* und eine *chronische* Form in Betracht. Diese Trennung ergibt sich einzig aus der Beobachtung des *Krankheitsverlaufs* oder aus den hierauf bezüglichen anamnestischen Angaben. Doch ist wohl zu bemerken, daß es dabei eigentlich nur auf das *erste Stadium* der Krankheit ankommt, auf die Schnelligkeit, mit der die myelitischen Erscheinungen sich *anfangs* entwickeln. In den meisten Fällen von echter primärer Myelitis treten die myelitischen Krankheitserscheinungen sehr rasch ein, führen in kürzester Zeit (zuweilen schon nach wenigen *Tagen* oder nach wenigen *Wochen*) zu den schwersten Lähmungen (Paraplegie, Blasenlähmung, Sensibilitätsverlust, Dekubitus usw.) und können in unaufhaltsamem Fortschritt in kurzer Zeit (etwa 4—12 Wochen) den Tod herbeiführen. Derartige Fälle bezeichnet man selbstverständlich als *akute Myelitis*. Nun beobachtet man gelegentlich auch einen *akuten Beginn* der Erkrankung, mit rascher Entwicklung einer mehr oder minder vollständigen Paraplegie, die dann aber nach einiger Zeit ganz *stationär* bleibt oder nur äußerst geringe weitere Veränderungen zeigt. Derartige Fälle müssen entschieden auch zur *akuten Myelitis* gerechnet werden, obwohl es sich später um ein *chronisches*, mitunter viele *Jahre lang andauerndes spinales Krankheitsbild* handelt. Es sind dies offenbar ebenfalls *akute Myelitiden* mit dem Ausgang in *relative Heilung*, d. h. in *Heilung mit Narben-* oder *Defektbildung im Rückenmark*. Als wirklich *chronische Myelitis* dürfen wir nur solche Fälle bezeichnen, die *von vornherein chronisch, d. h. langsam beginnen und allmählich fortschreiten.*

Derartige chronische Myelitisformen sind aber sicher *sehr selten*. Denn die zu Lebzeiten der Kranken scheinbar hierhergehörigen, nicht allzu seltenen Fälle stellen sich bei der Sektion meist als etwas anderes heraus, als multiple Sklerosen (s. d.), als Tumoren, als kombinierte Strang- und Systemerkrankungen, chronische Wirbelerkrankungen u. a. Eine echte *umschriebene chronische*, d. h. langsam beginnende und langsam fortschreitende *Myelitis transversa* kommt nach STRÜMPELL überhaupt nicht vor. Mit Recht kann man gewisse *chronische Strangdegenerationen*, die von exogenen (toxischen) Schädlichkeiten abhängen, oder gewisse Formen der *chronisch-disseminierten Rückenmarkserkrankung* zur chronischen Myelitis rechnen. Als besonders wichtig sind hier diejenigen Fälle hervorzuheben, die ursächlich in naher Beziehung zur *perniziösen Anämie* stehen. Jedenfalls ist in allen Fällen chronischer Spinalerkrankung unklaren Ursprungs an diese Möglichkeit zu denken und eine genaue Blutuntersuchung vorzunehmen. Gewöhnlich gehen die anämischen Erscheinungen dem Auftreten der spinalen Symptome vorher. Es kommt aber auch das umgekehrte Verhalten vor.

Bei der Beurteilung aller Fälle myelitischer Erkrankung muß man vor allem auf den Beginn *der Krankheit* das größte Gewicht legen. Nur die Art und Weise, wie sich die Krankheitserscheinungen *entwickelt* haben, kann uns einen Hinweis auf ihre Entstehung geben. Der pathologische Anatom kann später nicht mehr entscheiden, ob eine gefundene „Sklerosierung" des Rückenmarks das Ergebnis eines von vornherein chronischen oder eines abgelaufenen akuten Prozesses ist.

Die *akute funikuläre Myelitis* ist vor allem durch das akute Auftreten *spinaler Strangsymptome* gekennzeichnet. *Ohne besondere neuritische Schmerzen* entwickeln sich in kurzer Zeit (in wenigen Wochen oder Tagen) zunächst gewöhnlich die Zeichen einer akuten Erkrankung der *Hinterstränge: Ataxie* der Beine und (beim Hinaufreichen der Erkrankung bis ins Halsmark) auch der Arme. Die meisten der früher als „akute Ataxie" bezeichneten Fälle gehören wahrscheinlich zur akuten funikulären Hinterstrangmyelitis. Dabei findet man *Sensibilitätsstörungen* vom ausgesprochenen *Hinterstrangtypus*, also Störungen der mechanischen Oberflächen- und Tiefensensibilität (Berührung, Muskelsinn und tiefer Drucksinn), während das Fehlen von gröberen Störungen der Schmerz- und Temperaturempfindung das Freibleiben der grauen Substanz anzeigt. Manchmal gesellen sich zu diesen Erscheinungen noch Störungen von seiten der *Harnblase*. Die gleichzeitige, aber anscheinend meist geringere Erkrankung der *Seitenstränge* erkennt man vor allem an der *Steigerung der Sehnenreflexe* (lebhafte Patellarreflexe, Fußklonus), an der mäßigen Hypertonie der Muskeln und vor allem durch den wichtigen Nachweis des BABINSKI-*Reflexes*. Wird die Erkrankung der Seitenstränge stärker, so treten natürlich Paresen und schließlich völlige Lähmungen auf. Dann ist das Krankheitsbild der kombinierten Strangmyelitis nur schwer von dem der transversalen Myelitis zu unterscheiden. Von besonderer diagnostischer Wichtigkeit ist das Auftreten einer *Neuritis optica*, die nicht selten im Verein mit Kopfschmerz, Schwindel, Erbrechen und Sehstörung das ganze Krankheitsbild einleitet. Kurze Zeit danach entwickeln sich dann die spinalen Symptome. Obwohl die Sehkraft größtenteils zurückkehrt, läßt die *ophthalmoskopische Untersuchung* doch noch immer die Veränderungen am Optikus deutlich erkennen. Diese Untersuchung darf daher in keinem Falle akuter Myelitis versäumt werden.

Heilungen einer akuten Myelitis sind möglich. In manchen Fällen von „geheilter Myelitis" aus früherer Zeit hat es sich zwar wahrscheinlich um Verwechslungen mit multipler Neuritis, Rückenmarkskompression u. dgl. gehandelt. Es gibt aber auch eine *heilbare Form der akuten disseminierten* und der *akuten funikulären Myelitis*. Ohne bekannte Ursache treten meist bei jugendlichen Menschen die Erscheinungen einer akuten Hinterstrangerkrankung (Ataxie, Störungen der Mechanosensibilität, Blasensymptome) und Seitenstrangerkrankung (Parese, gesteigerte Sehnenreflexe, BABINSKI-Reflex, Fehlen von Bauch- und Kremasterreflexen) in den Beinen auf. Durch das Fehlen aller Schmerzen läßt sich eine Polyneuritis ausschließen. Nach $1/2$—1 Jahr gehen alle Erscheinungen wieder vollständig und dauernd zurück. Zuweilen kann man von einer *relativen Heilung* sprechen, wenn die anfänglichen schweren Krankheitserscheinungen *zum Teil* zurückgehen und einem *stationären Krankheitszustand* Platz machen. Der *tödliche Ausgang* der akuten oder chronischen Myelitis erfolgt durch die schließlich eintretende *allgemeine Schwäche*, durch die *Cystitis* und *Pyelonephritis*, die nicht selten mit septischen Zuständen vereinigt sind, oder durch ausgedehnten *Dekubitus* mit sekundärer Sepsis. Derartige schwere Fälle akuter disseminierter Myelitis haben wir im wahrscheinlichen Zusammenhang mit der epidemischen Enzephalitis (siehe Bd. I, S. 192ff.) wiederholt beobachtet.

Diagnose. Die *Diagnose der Myelitis* geschieht stets unter Berücksichtigung des gesamten *Krankheitsverlaufes* und des vorliegenden Symptomenkomplexes. Durch sorgfältige Untersuchung der Wirbelsäule (*Röntgenuntersuchung*) und Berücksichtigung des Krankheitsverlaufes muß die Möglichkeit einer Rückenmarkskompression durch Wirbelerkrankung u. a. ausgeschlossen werden. Ferner muß festgestellt werden, daß die bestehenden Krankheitserscheinungen nicht einem bestimmten typischen Krankheitsbild oder einer Systemerkrankung entsprechen, sondern sich nur mit der Annahme einer *diffus über den Querschnitt* oder in den *weißen Strängen ausgebreiteten Erkrankung* des Rückenmarks vereinigen lassen. Von größter Wichtigkeit für die Beurteilung der *Art* der Erkrankung ist eine *genaue Anamnese*, die sich namentlich auch auf den *Beginn* der Krankheitserscheinungen zu beziehen hat. Sind *traumatische* Einflüsse und *Syphilis* (WASSERMANNsche Reaktion!) ausgeschlossen, so forscht man vor allem nach etwaigen anderen toxisch-infektiösen Ursachen (vorausgehenden Infektionskrankheiten, Anginen, Darmerkrankungen u. dgl.), ferner nach rheumatischen Schädlichkeiten (Erkältungen u. dgl.). Bei allen anscheinend „von selbst" sich in *akuter Weise*, d. h. in wenigen Tagen oder höchstens Wochen, entwickelnden Spinallähmungen ist fast nur die Annahme eines *akut entzündlichen* Prozesses im Rückenmark möglich, und die genauere Untersuchung ergibt dann meist leicht, ob es sich um eine *akute Poliomyelitis* (s. d.) oder um eine mehr *transversale* oder um eine *strangartig ausgebreitete* disseminierte *akute Myelitis* handelt. Sehr zu beachten, weil auch prognostisch äußerst wichtig, ist die Unterscheidung von einer *akuten polyneuritischen Erkrankung* (s. o.). Hier ist vor allem auf das anfängliche Bestehen von *spontanen Schmerzen* und *Druckschmerz* in den befallenen Gliedmaßen zu achten.

Erheblich schwieriger ist die Diagnose in den *langsam* (d. h. innerhalb mehrerer Monate oder gar Jahre) *sich entwickelnden Paraplegien*. Die erste Schwierigkeit der Diagnose liegt in der Entscheidung der Frage, ob es sich um eine intraspinale Erkrankung oder um eine Drucklähmung des Rückenmarks handelt. Wie schon früher erwähnt, ist namentlich ein latentes Wirbelleiden mit seinen Folgen oft sehr schwer auszuschließen, und schon manche „chronische Myelitis" hat sich bei der Sektion als Wirbelkaries entpuppt. Jedenfalls ist eine *Röntgenuntersuchung der Wirbelsäule* bei jeder Paraplegie dringend erforderlich. Glaubt man ein Wirbelleiden ausschließen zu können, so ist trotzdem das Urteil über die Art der anzunehmenden chronischen Spinalerkrankung meist schwierig. Daß das Vorkommen einer *umschriebenen chronischen* Herdmyelitis überhaupt zweifelhaft ist, wurde bereits betont. In der Regel entpuppen sich die chronischen spinalen Paraplegien bei der Sektion als *multiple Sklerosen*, als *Tumoren* oder als *kombinierte Strang- und Systemerkrankungen*. Wir werden bei der Besprechung aller dieser letztgenannten Zustände noch einmal auf die Ähnlichkeit ihres Krankheitsbildes mit demjenigen der „chronischen Myelitis" zurückkommen. Für die Diagnose der chronischen Strangdegenerationen kommt, wie erwähnt, die Beachtung gleichzeitiger *Blutveränderungen* (*perniziöse Anämie*) sehr wesentlich in Betracht.

Therapie. Wie selten unsere therapeutischen Bemühungen auch Aussicht auf einen dauernden und vollständigen Erfolg haben, so kann die Behandlung doch häufig Besserungen des Leidens und Verzögerungen des Ausgangs erzielen. In frischen Fällen ist zunächst größte Ruhe und Schonung des Kranken notwendig. Zu versuchen ist ein vorsichtiges diaphoretisches Ver-

fahren; innerlich verordnet man *Salizylpräparate, Jodkalium* od. dgl. Hält
man Syphilis als Ursache der Erkrankung für nicht ausgeschlossen, so ordnet
man eine spezifische Behandlung mit *Quecksilber, Salvarsan* und *Jodkalium*
an. Zuweilen sieht man hiervon entschiedene Besserungen, in anderen Fällen
freilich ist der Versuch unsicher, oder die Kur scheint sogar einen ungünstigen
Einfluß auf die Krankheit auszuüben.

In den späteren Stadien der Krankheit kommen als Behandlungsmethoden
vorzugsweise in Betracht: *Elektrizität, Bäder* und sonstige *hydrotherapeutische
Maßnahmen*. Mit diesen Verfahren wechselt man ab. Neue Kurversuche
heben den Mut und die Hoffnung des Kranken von neuem.

Die *Elektrizität* kann oft symptomatische Besserungen erzielen. Heilungen
bewirkt sie nur ausnahmsweise. In schweren hoffnungslosen Fällen ist sie
aber wenigstens das beste Trostmittel für die Kranken. Den größten therapeutischen Wert hat der *konstante Strom*. Man läßt unter Anwendung großer,
an der Wirbelsäule aufgesetzter Elektroden einen nicht zu starken Strom
stabil oder langsam labil etwa 3—5 Minuten das Rückenmark durchfließen,
vorzugsweise die Gegend, wo man den Sitz der Erkrankung vermutet. Gewöhnlich nimmt man *aufsteigende Ströme* und läßt abwechselnd den einen
und den anderen Pol auf die erkrankte Stelle einwirken. Wendungen und
starke Stromschwankungen sind zu vermeiden. Damit verbindet man die
peripherische Galvanisation und *Faradisation der Muskeln und Nerven* an den
gelähmten Gliedmaßen. Einzelne Symptome verdienen zuweilen besondere
Berücksichtigung (Faradisation der Haut bei Anästhesien, Galvanisation der
Blase bei Blasenschwäche u. dgl.). Das Elektrisieren geschieht täglich oder
einen Tag um den anderen. Will man Erfolge erzielen, so muß die Behandlung mit Ausdauer monatelang fortgesetzt werden.

Die vorsichtige Behandlung der Myelitis mit *Bädern* kann ebenfalls von
ersichtlichem Nutzen sein. Schon einfache Wannenbäder tun gute Dienste.
Als oberste Regel gilt, die Bäder *nicht zu heiß* zu machen (etwa 30 bis höchstens 35° C), ihre Dauer anfangs auf 10—15 Minuten zu beschränken und
zuerst nicht öfter als 3—4mal in der Woche baden zu lassen. Nur zuweilen
scheinen *heiße* Bäder (35—38° C und mehr) von guter Wirkung zu sein,
während sie in anderen Fällen von ungünstigem Einfluß sind. Am vorsich-
tigsten sei man bei beginnender, noch fortschreitender Myelitis. Die beste
Wirkung einfacher warmer Bäder sieht man bei Myelitis im chronischen
Stadium mit vorwiegend spastischen Symptomen. Hierbei kann auch die
Dauer der Bäder verlängert werden (bis auf 1 Stunde und mehr). Noch besser
als einfache Wasserbäder wirken mitunter Bäder mit künstlichen Zusätzen,
namentlich *Salzbäder*, die durch Zusatz von 5—10 Pfund Kochsalz (Staßfurter Salz, 4—6 Pfund Mutterlaugensalz oder 1—3 Liter Mutterlauge) zum
Badewasser hergestellt werden. Empfehlenswert sind auch die *Neurogenbäder*
und die *künstlichen kohlensauren Bäder*. Auch *elektrische Bäder* (Vierzellenbäder, faradische Bäder) werden von manchen Kranken als wohltuend gelobt.

Kann man bemittelte Kranke in einen Kurort schicken, so eignen sich
hierfür am meisten die kohlensäurehaltigen Thermalsolen *Oeynhausen* und
Nauheim, ferner die Bäder von *Kissingen, Wiesbaden, Baden-Baden*, die
Thermen von *Ragaz, Teplitz, Wildbad, Gastein* u. a.

Einige Erfolge erzielt zuweilen eine methodisch geleitete *Hydrotherapie*.
Doch sind hierbei alle eingreifenden Maßnahmen (Duschen, starke Abreibungen, sehr kalte Bäder) zu vermeiden und nur kurze kühle Voll- und Halbbäder
oder Wicklungen und leichte kalte Abreibungen vorzunehmen. Gewöhnlich
wird die Hydrotherapie mit der elektrischen Behandlung vereinigt.

Von *inneren* Mitteln hat man zwar wenig Erfolg zu erwarten, jedoch sind sie in der Praxis nicht zu entbehren. Am meisten empfehlenswert ist ein Versuch mit *Strychnin* (subkutan injiziert oder innerlich), ferner mit *Ergotin, Argentum nitricum* und vor allem *Jodkalium.*

Sehr wichtig ist die *allgemein-diätetische* und *symptomatische Behandlung.* Die Diät sei kräftig, aber leicht verdaulich. Alkoholische Getränke, vieles Rauchen, starker Kaffee, Tee usw. sind zu verbieten. Sind die Kranken bettlägerig geworden, so ist in erster Linie die größte Sorgfalt auf ein gutes Lager zu verwenden, um die Dekubitusbildung zu verhüten. In schweren Fällen, namentlich bei Sensibilitätsstörungen, ist ein *Wasserkissen* im höchsten Grade wünschenswert. Außerdem muß der Kranke öfter umgelagert und die Kreuzbeingegend oft gewaschen und eingerieben werden. Jeder beginnende Dekubitus muß sehr sorgfältig behandelt werden, um ein Weiterschreiten zu verhüten. Bei ausgedehntem Dekubitus ist das *beständige Wasserbad* oft das einzige Mittel, durch das noch Heilung zu erzielen ist.

Tritt *Retentio urinae* ein und muß katheterisiert werden, so ist die peinlichste Sorgfalt in bezug auf die Reinigung des Gliedes und die Sterilisation des Katheters anzuwenden, sonst entwickelt sich in wenigen Tagen eine *Cystitis.* Besteht bereits Cystitis, so sind *Urotropin, Myrmalyd, Helmitol* und *Salol* von den inneren Mitteln die wirksamsten. In schweren Fällen müssen Spülungen der Blase mit *Borwasser, hypermangansaurem Kalium* u. dgl. vorgenommen werden. Bei Incontinentia urinae erhalten Männer ein entsprechendes Urinal. Dabei ist aber darauf zu achten, daß sich die Haut des Penis nicht entzündet. Frauen mit Inkontinenz müssen sehr reinlich gehalten werden (häufig frische Bettunterlagen, Wattevorlagen u. dgl.).

Die *Obstipation* muß nach den üblichen Regeln bekämpft werden. Mit Abführmitteln sei man sparsam und suche mit diätetischen Vorschriften und Einläufen auszukommen. Bestehen heftige Schmerzen, so sind *Narkotika* unentbehrlich.

Sechstes Kapitel.

Die multiple Sklerose des Gehirns und des Rückenmarks.

(*Disseminierte Herdsklerose. Sclérose en plaques.*)

Ätiologie. Die multiple Sklerose des Zentralnervensystems ist eine besondere chronische Krankheitsform, deren anatomische Grundlage in der Entwicklung zahlreicher, zerstreuter „sklerotischer Herde" (s. u.) im Gehirn und Rückenmark besteht. Die Ursache dieser merkwürdigen Erkrankung ist noch nicht geklärt.

Die Bedeutung der früher als Krankheitsursache angeschuldigten Erkältungen, Überanstrengungen und Gemütsbewegungen ist völlig zweifelhaft. P. MARIE beobachtete das Auftreten des Leidens auffallend häufig *im Anschluß an akute Infektionskrankheiten* (Typhus, Scharlach u. a.) und vermutete einen *infektiös-entzündlichen* Ursprung der einzelnen Krankheitsherde. OPPENHEIM nahm einen Zusammenhang der multiplen Sklerose mit *chronischen Intoxikationen* an. STRÜMPELL war geneigt, die multiple Sklerose für eine *endogene* Krankheit zu halten, für eine auf *kongenitaler abnormer Veranlagung beruhende multiple Gliose.*

Die meisten Forscher neigen jetzt zu der Ansicht, daß die multiple Sklerose eine *entzündliche Erkrankung* des Zentralnervensystems ist. Ob diese durch einen *belebten Krankheitserreger* oder durch *Toxine* hervorgerufen wird, ist noch nicht bekannt. Etwaige dem Entstehen der Krankheit vorhergehende

Traumen, Intoxikationen, akute Krankheiten, Gemütsbewegungen u. dgl. spielen höchstens die Rolle *auslösender* Ursachen.

STEINER und KUHN haben mitgeteilt, daß es ihnen durch Impfungen von Blut und Liquor cerebrospinalis, die von Kranken mit multipler Sklerose stammen, gelungen sei,

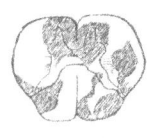

bei Meerschweinchen und Kaninchen schwere nervöse Erscheinungen hervorzurufen, als deren Ursache sie eine besondere, im Blut der Versuchstiere (nicht bei den Kranken!) aufgefundene *Spirochätenart* ansehen. SIEMERLING u. a. haben auch in den Herden der multiplen Sklerose einzelne Spirochäten nachgewiesen. Anderen Nachuntersuchern ist dieser Nachweis jedoch *nicht* gelungen, so daß ein abschließendes Urteil noch nicht möglich ist.

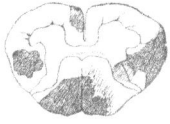

Eine *erbliche Disposition* scheint höchstens in vereinzelten Fällen vorzuliegen. Das Leiden kommt vorzugsweise im *jugendlichen Alter* vor, etwa zwischen dem 18. und 35. Le-

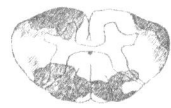

bensjahre, doch haben wir selbst einen (sezierten) Fall bei einem 60jährigen Manne beobachtet. Je sorgfältiger man in der Anamnese nachforscht, um so häufiger wird man erfahren, daß sich die ersten Anzeichen des Leidens schon etwa in den Pubertätsjahren des Kranken oder sogar noch früher bemerkbar gemacht haben. Ein-

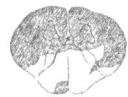

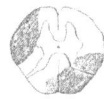

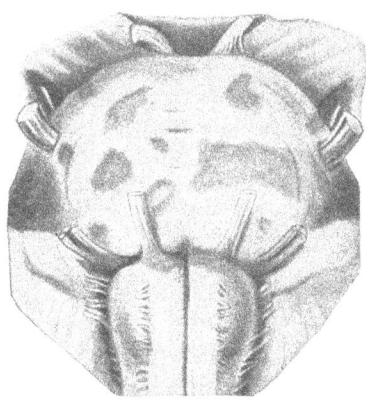

Abb. 125. *Multiple Sklerose.* Verteilung sklerotischer Herde auf der Oberfläche des Pons.

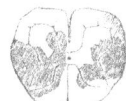

zelne Fälle von multipler Sklerose sind schon bei *Kindern* beobachtet worden. Doch ist das Vorkommen der Krankheit im kindlichen Alter sehr selten. — In bezug auf das Geschlecht läßt sich kein wesentlicher Unterschied nachweisen.

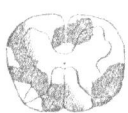

Pathologische Anatomie. Über die Entwicklung der einzelnen sklerotischen Herde ist erst wenig Sicheres bekannt. Wiederholt ist die Vermutung ausgesprochen worden, daß die Erkrankung von *primären Veränderungen der Gefäße* abhängt, doch kann ein Beweis hierfür nicht geliefert werden. Die Herde

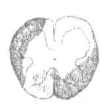

Abb. 124. Beispiel der Erkrankung des Rückenmarks bei multipler Sklerose. Die ganz unregelmäßig verteilten dunklen Stellen sind die erkrankten Gebiete.

sind zum Teil schon mit bloßem Auge an ihrer grauen Farbe und ihrer vermehrten Resistenz zu erkennen. Sie sind über das ganze Zentralnervensystem zerstreut. Im Gehirn sind vorzugsweise befallen: das weiße Marklager der Hemisphären, der Balken, die Wandungen der Seitenventrikel. Bei genauer Untersuchung sind auch in der grauen Substanz der Zentralganglien und in der Rinde zahlreiche Herde nachzuweisen. Ferner finden sich die Herde gewöhnlich ziemlich zahlreich im *Pons*, spärlicher in der *Oblongata*, sehr reichlich aber und in der verschiedensten Weise angeordnet im *Rückenmark* (s. Abb. 124 und 125), und zwar vorzugsweise in der weißen Substanz.

Mikroskopisch untersucht, bestehen die Herde im wesentlichen aus einem reichlichen, netzförmig angeordneten, fibrillären *Gliagewebe*, in dem die Nervenfasern an Zahl vermindert, aber in der Regel nicht völlig untergegangen sind. Vielmehr finden sich, wie CHARCOT zuerst nachgewiesen hat, in den Herden meist noch *zahlreiche erhaltene Achsen-*

zylinder. Diese Tatsache ist klinisch wichtig, weil sie uns erklärt, warum die multiple Sklerose nur selten und erst in vorgerückten Stadien zu völligen Lähmungen führt. Ferner weist sie vielleicht darauf hin, daß der Prozeß seinen Ausgang nicht vom Nervengewebe selbst, sondern vom interstitiellen Gliagewebe nimmt. Und endlich erklärt sich so, daß die gewöhnlichen *sekundären Degenerationen* trotz der Anwesenheit zahlreicher Herde im Rückenmark fast stets fehlen. An den Gefäßen bemerkt man gewöhnlich Wandverdickung und Umlagerung mit Gliazellen. Man hat diese und andere Veränderungen (insbesondere das Auftreten von Plasmazellen) für entzündlich erklärt und als Beweis für den exogenen infektiösen Ursprung der Krankheit aufgefaßt. Fettkörnchenzellen sind in frischen Fällen oft zu finden. Bemerkenswert ist, daß die Herde der multiplen Sklerose nur sehr selten Neigung zur Schrumpfung zeigen. Hierin liegt ein deutlicher Gegensatz zwischen den *entzündlichen* Herden und den *neugebildeten gliösen* Herden. Die allgemeine Form des Rückenmarks ist daher trotz zahlreicher sklerotischer Herde meist nicht wesentlich verändert. Sehr eigentümlich ist auch die oft vollkommen *scharfe, lineäre Begrenzung* der sklerotischen Herde gegen das normale Gewebe.

Symptome und Krankheitsverlauf. Bei den Verschiedenheiten, die die Anzahl und die Lokalisation der Herde darbieten können, ist es von vornherein erklärlich, daß es ein für *alle* Fälle passendes Krankheitsbild nicht geben kann. Immerhin zeigt eine große Anzahl von Erkrankungen einen so kennzeichnenden Symptomenkomplex, daß die Diagnose häufig mit völliger Sicherheit gestellt werden kann. Es kommen jedoch auch mannigfaltige abweichende und verwischte, *unausgeprägte Formen* (,,*formes frustes*'') vor, die der Diagnose große Schwierigkeiten bereiten.

Die Kenntnis des typischen Krankheitsbildes verdanken wir vor allem CHARCOT, obwohl dieser aus leicht erklärlichen Gründen zunächst nur die ausgeprägten Fälle mit auffallend stark hervortretenden Symptomen richtig zu deuten vermochte. Gegenwärtig wissen wir, daß das von CHARCOT in klassischer Weise gezeichnete Krankheitsbild nur in einer verhältnismäßig geringen Anzahl von Fällen voll entwickelt ist. Viel häufiger tritt die Krankheit in einer weniger komplizierten Form auf, die aber ebenfalls auf Grund unserer gegenwärtigen Erfahrungen meist sicher erkannt werden kann.

Versuchen wir das Krankheitsbild zu zeichnen, wie es sich uns in den schön *völlig entwickelten* Fällen von multipler Sklerose darbietet, so müssen wir zunächst eine höchst auffallende *Bewegungsstörung* erwähnen, die sich teils als wirkliche *Ataxie,* teils als ,,*Intentionszittern*'' darstellt. Dieses ,,Zittern'' ist die Ursache gewesen, daß man früher wiederholt die multiple Sklerose mit der Paralysis agitans verwechselte, obwohl beide Krankheiten eigentlich keine Ähnlichkeit miteinander haben. Schon der eine Umstand, daß die Bewegungsstörung bei der multiplen Sklerose nur ausnahmsweise in der Ruhe, vielmehr fast immer erst *bei den gewollten Bewegungen* auftritt, bedingt einen durchgreifenden Unterschied. Auch kann man die Bewegungsstörung bei der multiplen Sklerose nur in einem Teil der Fälle als wirkliches Zittern bezeichnen. Ein derartiges echtes *oszillatorisches Zittern* oder *Wackeln* sieht man z. B. manchmal in den Armen, wenn die Kranken sie ausgestreckt frei in der Luft halten sollen. Dabei scheint das Zittern im Gegensatz zur Paralysis agitans weniger in den Fingergelenken als in den größeren Gelenken stattzufinden. In den Beinen wird oszillatorisches Zittern bei multipler Sklerose kaum jemals gesehen. Bei Zielbewegungen handelt es sich auch in den Armen nur in einem Teil der Fälle um einen richtigen oszillatorischen Zitterklonus, häufiger um eine *ataktische Bewegungsstörung,* d. h. um eine Unsicherheit und ein Ausfahren der Bewegungen, wie es namentlich deutlich hervortritt, wenn die Kranken mit ihrem Zeigefinger einen bestimmten Punkt berühren, ihre beiden Zeigefingerspitzen aneinanderlegen, ein Glas Wasser zum Munde führen, aus einem Probiergläschen Wasser in ein anderes gießen sollen od. dgl. In den *Beinen* tritt die Ataxie (z. B. bei dem Kniehackenversuch) meist genau ebenso auf wie z. B. bei der Tabes dorsalis. Zuweilen sieht man auch im frei gehaltenen Kopf ein erhebliches

Schwanken und Wackeln. Auch in den Mund- und Kinnmuskeln haben wir in einem Fall von multipler Sklerose starkes oszillatorisches Zittern gesehen. Sehr deutlich ist meist die *Rumpfataxie*. Veranlaßt man die Kranken, sich mit geschlossenen Füßen gerade hinzustellen, so tritt gewöhnlich starkes Schwanken des ganzen Körpers ein. Dieses Schwanken wird oft beträchtlich stärker, wenn die Kranken die Augen schließen. Man findet also das „ROM-BERGSche *Phänomen*" bei der multiplen Sklerose häufig genau in derselben Weise wie bei der Tabes dorsalis (s. d.). Werden die Kranken mit multipler Sklerose psychisch erregt, so wird ihre Unsicherheit und Unruhe meist stärker.

Ist das Wackeln und Zittern sehr stark und ausgedehnt (Arme, Rumpf, Kopf), so entsteht ein so auffallendes Krankheitsbild, daß man es in der Tat oft auf den ersten Blick richtig deuten kann. Durch derartige Fälle ist auch CHARCOT zuerst auf die eigentümliche Krankheit aufmerksam geworden. *Sehr häufig* tritt aber die Motilitätsstörung anfangs nur in den *Beinen* stärker hervor, und zwar in Form einer leichten Schwäche und ungewöhnlichen Ermüdbarkeit und vor allem in Form ausgesprochener Ataxie. Die *Gehstörung*, die Unsicherheit und leichte Ermüdung beim Gehen und Arbeiten ist in der Mehrzahl der Fälle das erste Symptom, über das die Kranken klagen. Untersucht man die Beine genauer, so findet man (z. B. beim Kniehackenversuch) eine deutliche Ataxie, daneben keine oder nur eine geringe Parese der Muskeln. Besonders kennzeichnend ist es nun, daß sich diese ataktische Störung *mit spastischen Symptomen* verbindet: die *Sehnenreflexe* sind lebhaft gesteigert, oft besteht Fußklonus, der Muskeltonus ist erhöht. Man findet deutliche reflektorische Dorsalflexion der großen Zehe (BABINSKISches Phänomen), außerdem den ROSSOLIMOschen und seltener den MENDEL-BECHTEREWschen Reflex. Diese Kombination von Ataxie mit spastischer Hypertonie gibt auch dem Gang ein kennzeichnendes Gepräge: es ist ein *spastisch-ataktischer* Gang, vom rein ataktischen Gang der Tabiker deutlich verschieden.

Die Ataxie des Ganges beruht (im Gegensatz zum gewöhnlichen tabischen Gang) nicht nur auf der Unsicherheit der Beine, sondern auch auf dem Schwanken des ganzen Körpers, ähnlich wie bei „zerebellarer Ataxie". Treten die spastischen Erscheinungen mehr in den Vordergrund, so wird auch der Gang immer mehr *spastisch*, wobei die einzelnen Schritte wegen der fehlenden Parese anfangs immer noch rasch und groß gemacht werden. In manchen Fällen mit geringer Ataxie und starker Hypertonie der Muskeln ist der Gang fast rein spastisch. Erst bei etwa eintretender Parese der Beine wird der Gang immer schleppender, mühsamer und geschieht mit langsamen, steifen Schritten (*spastisch-paretischer Gang*). Die Ataxie ist dann natürlich nicht deutlich bemerkbar.

Meist ist die spastisch-ataktische Störung in beiden Beinen annähernd gleich stark vorhanden, doch kann zuweilen auch das eine Bein stärker und längere Zeit beteiligt sein als das andere. Die oft frühzeitig hervortretende *Ataxie des Rumpfes* haben wir schon erwähnt. In den *Armen* ist die Störung oft lange Zeit so gering, daß sie den Kranken selbst kaum bemerkbar wird. Prüft man freilich genauer (Zielbewegungen mit den Zeigefingern), so sind leichte Störungen meist nachweisbar. In der Regel tritt aber schon ziemlich frühzeitig die Ataxie oder auch (s. o.) das echte Intentionzittern der Arme deutlich hervor. Die *Sehnenreflexe* sind auch an den oberen Gliedmaßen oft deutlich gesteigert.

In noch zwei anderen Muskelgebieten kann die motorische Störung zu auffallenden Symptomen führen: in den *Sprachmuskeln* und in den *Augenmuskeln*. CHARCOT legte auf diese Störungen großes Gewicht, und in der Tat treten sie in manchen schweren Fällen ungemein stark hervor. Aber es ist zu betonen, daß sie häufig auch fehlen oder nur gering entwickelt sind. Die Störung in der *Zunge* und den anderen Sprachmuskeln ist mitunter schon beim Hervorstrecken der Zunge zu bemerken. Am meisten bemerkbar wird sie aber beim *Sprechen.* Viele Kranke mit multipler Sklerose zeigen eine *kennzeichnende Sprachstörung.* Die Sprache wird vor allem *langsamer, monotoner, skandierend,* undeutlicher, ja zuweilen schließlich fast unverständlich. Die Kranken sprechen mitunter jede Silbe oder sogar den einzelnen Laut besonders aus, z. B. Sch—w—al—be.

Auch ein häufiges „Überkippen" der Stimme in die Fistellage wird bisweilen beobachtet. Es kann kaum zweifelhaft sein, daß diese Sprachstörung auf die Anwesenheit sklerotischer Herde im Pons und in der Medulla oblongata hinweist, und daß die ihr zugrunde liegende Bewegungsstörung der oben beschriebenen Ataxie in den Armen und Beinen gleichzusetzen ist.

Ebenso ist der bei multipler Sklerose recht *häufig,* besonders bei seitwärts gerichteter Blickrichtung zu beobachtende *Nystagmus* den übrigen motorischen Störungen gleichzusetzen. Stärkerer Nystagmus wird bei der multiplen Sklerose nur in einem verhältnismäßig kleinen Teil der Fälle gefunden.

Die Erklärung für das Zustandekommen aller bisher beschriebenen motorischen Symptome der multiplen Sklerose ist nicht leicht. Nur so viel läßt sich sicher sagen, daß das obenerwähnte *Erhaltenbleiben der Achsenzylinder in den sklerotischen Herden* die Tatsache erklärt, daß es bei der multiplen Sklerose so oft *gar nicht zu eigentlichen Lähmungen,* sondern nur zu Ataxie (*„Intentionszittern"*) und zu spastischen Erscheinungen (Erhöhung der Sehnenreflexe) kommt. Ob aber die Ataxie bei der multiplen Sklerose auch auf dem Fortfall zentripetaler Regulierungen beruht (*„sensorische Ataxie"*) oder vielleicht auf einer unmittelbaren Störung der motorischen Innervationsvorgänge (*„motorische Ataxie"*), ist nicht sicher zu entscheiden. Im allgemeinen wird man geneigt sein, die Ataxie auf Herde in den Hintersträngen oder in den höher gelegenen Schleifenbahnen, die spastischen Erscheinungen auf Herde in den Seitensträngen zu beziehen. Wie der *oszillatorische* Tremor zustande kommt, ist noch unbekannt. Wahrscheinlich ist er bedingt durch eine Störung in der *statischen Koordination* der zur Feststellung der Gelenke gleichzeitig zusammenwirkenden, antagonistischen Muskeln.

Neben den geschilderten Erscheinungen sind nun noch vor allem einige Symptome zu nennen, die zwar im allgemeinen Krankheitsbild wenig hervortreten, deren Nachweis aber von größter diagnostischer Bedeutung ist. Zunächst verdient das *Verhalten der Hautreflexe* Aufmerksamkeit. Während die Sehnenreflexe fast immer gesteigert sind, findet man oft eine deutliche *Herabsetzung der Hautreflexe.* Schon die Strichreflexe von den Fußsohlen aus erfolgen oft ziemlich gering. Weit auffallender ist das *Verschwinden* gewisser anderer Reflexe, der *Kremasterreflexe* und vor allem der *Bauchdeckenreflexe.* Das Fehlen der Bauchdeckenreflexe tritt sehr frühzeitig hervor. Es ist um so bedeutsamer, da es sich doch meist um Jugendliche mit straffen Bauchdecken handelt, bei denen die Reflexe unter normalen Verhältnissen fast niemals ganz fehlen.

Ein zweites, diagnostisch ungemein wichtiges Symptom ist die bei der *ophthalmoskopischen* Untersuchung häufig nachweisbare *Abblassung der temporalen Optikushälften.* Dieses Zeichen tritt oft schon sehr frühzeitig hervor, ohne daß die Kranken selbst eine auffallende Sehstörung bemerken. In verhältnismäßig seltenen Fällen tritt schließlich vollkommene Atrophie mit Erblindung ein. Doch ist andererseits zuweilen der Gegensatz zwischen der

starken Veränderung im Augenhintergrund und der verhältnismäßig geringfügigen Sehstörung auffallend — ein Umstand, der wahrscheinlich auf dem
Erhaltenbleiben der Achsenzylinder beruht. Immerhin findet man bei genauer
Untersuchung nicht selten Einengungen und Beschränkungen des Gesichtsfeldes, Störungen des Farbensehens u. dgl. Sehr merkwürdig ist, daß gelegentlich im Beginn der Krankheit (s. u.) völlige Erblindung eines Auges für
kurze Zeit eintritt, dann aber wieder verschwindet. In seltenen Fällen hat
man auch Neuritis optica und Stauungspapille beobachtet — vielleicht abhängig von retrobulbär gelegenen sklerotischen Herden. Innervationsstörungen der *Augenmuskeln*, verbunden mit Doppeltsehen, treten nicht sehr selten
auf, mitunter sogar als An-
fangssymptom. Die Augen-
muskellähmungen sind ein-
seitig oder doppelseitig. Zuweilen handelt es sich um
assoziierte Lähmungen (Herde im Pons). Echte reflektorische Pupillenstarre wird
niemals beobachtet. Als seltenes Symptom werden ge-
legentlich *Lähmungen des
N. facialis* festgestellt. Auch
Gehörstörungen sind selten.
Wir haben sie aber ebenfalls
wiederholt beobachtet.

Sensibilitätsstörungen kommen im Krankheitsbild der
multiplen Sklerose ebenfalls
vor. Bei genauer Unter-
suchung sind leichte oder
vorübergehende Hypästhe-
sien oft nachweisbar. In den
letzten Stadien der Krank-

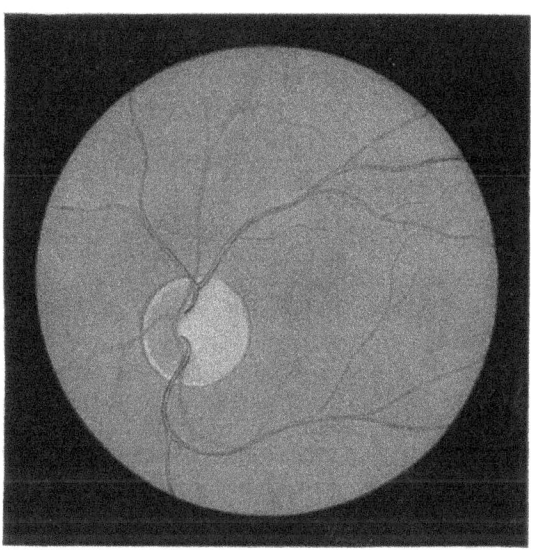

Abb. 126. Abblassung der temporalen Hälfte des Optikus
(beginnende Optikusatrophie) bei multipler Sklerose.

heit bei fast völliger Paraplegie findet man auch gröbere Störungen der
Sensibilität. Stärkere *Schmerzen* gehören nicht zum typischen Krankheitsbild. Doch kommen Parästhesien und schmerzhafte Empfindungen häufig
vor. Nur bei wenigen Kranken treten heftige, selbst neuralgische Schmerzen auf, zuweilen sogar als Initialsymptom. — *Blasenstörungen* stärkeren
Grades treten ebenfalls meist erst im letzten Stadium der Krankheit auf.
Leichte Blasenstörungen (vorübergehende Erschwerung der Harnentleerung,
leichte Inkontinenz) sind aber bei genauer Aufmerksamkeit sehr oft nachweisbar.

Von *zerebralen Störungen* haben wir noch *Kopfschmerzen* und außerdem
besonders *Schwindelzustände* zu erwähnen. Sie bilden oft ein sehr frühzeitiges
Symptom der Krankheit. Entweder treten sie anfallsweise auf, oder sie sind
dauernd vorhanden. — Häufig stellt sich im Verlauf der Krankheit eine
gewisse *psychische Schwäche*, eine *geistige Abstumpfung* ein, die sich zuweilen
zu stärkerer Demenz steigert, und die fast immer mit *Euphorie* einhergeht. Viel
seltener sind depressive Stimmungen oder Erregungszustände. Weiter ist
eine bei multipler Sklerose häufig zu beobachtende und daher auch diagnostisch
wertvolle Erscheinung zu erwähnen, nämlich das *Zwangslachen* und *Zwangsweinen*. Bei manchen Kranken treten die genannten Affektbewegungen sehr

häufig, teils fast ganz von selbst, teils bei dem geringsten Anlaß in nicht zu
unterdrückender Weise auf. Nicht selten gehen dabei auch die beiden genannten Affektbewegungen fast unvermittelt ineinander über. Wir sahen
Kranke, bei denen ausgesprochenes Zwangslachen das erste und das störendste
Symptom der multiplen Sklerose war.

Als seltenes, aber in diagnostischer Hinsicht wichtiges Symptom ist das
Vorkommen *apoplektiformer Anfälle* zu erwähnen. Nach leichten Prodromalerscheinungen (Kopfschmerz, Schwindel) tritt ziemlich plötzlich Bewußtlosigkeit und Hemiplegie ein. Dabei ist das Gesicht meist gerötet,
der Puls frequent, die Körpertemperatur kann bis auf 40—42°C steigen.
Nach 1—2 Tagen kehrt das Bewußtsein allmählich wieder zurück, und bald
darauf verliert sich auch die Hemiplegie. Viel seltener sind *epileptiforme
Anfälle*. Wir sahen diese wiederholt in einem typischen Fall, vorherrschend
halbseitig, mit zurückbleibender, aber ebenfalls rasch vorübergehender Hemiplegie. Die nähere Ursache dieser Anfälle ist unbekannt. Nur so viel
weiß man, daß sie *nicht* von komplizierenden gröberen Gehirnveränderungen abhängen, sondern nur funktionellen Lähmungs- oder Reizzuständen ihre Entstehung verdanken.

Der *Liquor cerebrospinalis* zeigt keine wesentlichen Veränderungen. In
der Regel ist eine geringe Erhöhung des Eiweißgehaltes nachweisbar. Der
Zellgehalt ist nicht oder nur gering erhöht. Eine mäßige Zellvermehrung, etwa
bis 40/3 Zellen, findet sich nur in akuten Fällen.

Was den *Gesamtverlauf* der typischen multiplen Sklerose betrifft, so entwickelt sich das Leiden meist langsam und allmählich. Je genauer man
nachforscht, um so häufiger kann man die Vorboten der kommenden schweren Krankheit schon in weit zurückliegender Zeit nachweisen. Vor allem
merkwürdig sind die *vorübergehenden prämonitorischen Symptome*, deren Auftreten man nur durch eine *genaue Anamnese* erfahren kann, und deren Bedeutung in der Regel erst viel später klar wird, wenn das Krankheitsbild
der multiplen Sklerose bereits deutlich entwickelt ist. Zu diesen prämonitorischen Symptomen, die oft *viele Jahre* dem Ausbruch anhaltender Krankheitserscheinungen vorhergehen, gehören vor allem kurzdauernde, zuweilen
nur wenige Tage anhaltende *Sehstörungen* (fast völlige Blindheit auf einem
oder auf beiden Augen), ferner vorübergehende *Schwächezustände* in einem *Arm*
oder *Bein*, manchmal auf einer ganzen Seite, sehr viel seltener *neuralgiforme
Schmerzen* u. a. Stellen sich später ausgesprochene Krankheitserscheinungen
ein, so bestehen sie anfangs meist in motorischen Symptomen, wie Zittern,
Unsicherheit der Bewegungen und Gehstörungen. Mitunter klagen die Kranken gleichzeitig über zeitweilige Kopfschmerzen und Schwindel. Allmählich
wird die Sprache undeutlicher, die Intelligenz schwächer, und es bilden sich
die übrigen Erscheinungen der Krankheit aus. Fast immer erstreckt sich
das Leiden auf Jahre oder Jahrzehnte. *Schwankungen des Verlaufs*, vorübergehende Besserungen und neue Verschlimmerungen kommen oft vor.
Ja, es scheint sogar, daß zuweilen bei leichteren Fällen eine Heilung oder
wenigstens ein Stillstand der Symptome eintreten kann. Doch muß man
im allgemeinen die Prognose als ganz ungünstig bezeichnen. Namentlich beobachtet man im Anschluß an die obenerwähnten apoplektiformen Anfälle
rasche Verschlimmerungen des Zustandes. Das letzte Stadium ist gekennzeichnet durch die immer stärker werdende allgemeine Ernährungsstörung,
durch schließliche Lähmungen und Dekubitus. Der Tod erfolgt durch interkurrente Krankheiten oder unter zunehmender Schwäche, zuweilen auch in
einem apoplektiformen Anfall.

Ungewöhnliche Formen. Außer der beschriebenen *typischen Form* der multiplen Sklerose kommen, wie gesagt, häufig abweichende, unausgeprägte Krankheitsbilder vor. Wir erwähnen kurz folgende Möglichkeiten:

1. Die Krankheit kann *sehr latent* verlaufen. Wir sahen einen Kranken, bei dem Klagen über geringen Kopfschmerz und Schwindel lange Zeit das einzige Symptom waren. Einmal trat ein leichter, vorübergehender apoplektischer Insult ein, mehrere Monate später ein epileptiformer Anfall und wenige Tage darauf der Tod. Die Sektion ergab eine vollkommen ausgebildete multiple Sklerose.

2. Zuweilen tritt die Krankheit ganz *unter dem Bilde der chronischen Querschnittsaffektion* auf. Die Gehirnherde machen keine Symptome (sind vielleicht nur in geringer Zahl vorhanden), und die spinalen Herde bewirken eine allmählich zunehmende Paraplegie der Beine mit Blasenstörung, Sensibilitätsabnahme usw. Wir verfügen über mehrere Sektionsberichte von multipler Sklerose, bei denen im Leben die Diagnose auf eine chronische Querschnittsmyelitis oder Tumor gestellt worden war. Jedenfalls muß man bei jeder chronisch entstandenen und langsam fortschreitenden *spastischen Paraplegie* in erster Linie stets auch an eine multiple Sklerose denken. Gewisse kennzeichnende Eigenheiten (prämonitorische Symptome, Verhalten der Reflexe, Augensymptome) ermöglichen zuweilen die sichere Diagnose.

3. Wiederholt sind Fälle bekannt geworden, wo die multiple Sklerose fast ganz unter dem Bilde einer reinen *spastischen Spinalparalyse* (s. d.) aufgetreten ist. Hierbei sitzen gewöhnlich verhältnismäßig zahlreiche Herde in den Seitensträngen des Rückenmarks. Vereinigen sich die spastischen Symptome mit Muskelatrophien (Herde in den grauen Vordersäulen), so kann sogar das Krankheitsbild einer *amyotrophischen Lateralsklerose* vorgetäuscht werden, zumal beim Bestehen gleichzeitiger bulbärer Erscheinungen. — Lokalisiert sich die multiple Sklerose in ungewöhnlicher Ausbreitung im Pons und in der Oblongata, so können die Symptome der *chronischen Bulbärparalyse* hervortreten. Befällt die Krankheit vorzugsweise das *Sakralmark*, so wird das Krankheitsbild so sehr von Blasen- und Mastdarmstörungen, von Störungen der Genitalfunktionen, von perianaler Anästhesie, Fehlen der Achillesreflexe u. dgl. beherrscht, daß man zunächst eine umschriebene Erkrankung des Konus oder der Cauda equina vermutet.

4. Zuweilen trifft es sich, daß die multiple Sklerose der Grund zur langsamen Entwicklung einer *Hemiplegie* ist. Diese nicht so ganz seltene *hemiplegische Form der multiplen Sklerose* ist teils halbseitig *spinalen*, teils *zerebralen* Ursprungs. Die Diagnose ist zu stellen aus der sich langsam ohne alle zerebrale Drucksymptome entwickelnden Hemiplegie in Verbindung mit sonstigen sklerotischen Symptomen (Optikusatrophie, Fehlen der Bauchreflexe, Zwangslachen u. a.), die sorgfältig aufgesucht werden müssen.

5. In einzelnen Fällen treten die *psychischen Störungen* (Demenz) so sehr in den Vordergrund der Krankheit, daß das Bild einer *Dementia paralytica* (mit Sprachstörung u. a.) entsteht.

Diagnose. In den atypischen Fällen ist die *Diagnose* der multiplen Sklerose schwierig und nur dann mit Wahrscheinlichkeit zu stellen, wenn außer den abweichenden Symptomen wenigstens einige der für die Krankheit kennzeichnenden Erscheinungen vorhanden sind. Gerade der Umstand, daß die ungewöhnlichen Fälle oft auch nicht in den Rahmen einer anderen Krankheitsform hineinpassen, muß den Gedanken an die Möglichkeit einer multiplen Sklerose nahelegen und zum Nachforschen nach kennzeichnenden Symptomen Anlaß geben. Als besonders wichtig wird noch einmal hervorgehoben:

der Nachweis der obenerwähnten *prämonitorischen Symptome*, der ophthalmo-skopische Befund (temporale Abblassung), das Fehlen der Bauchdeckenreflexe, etwa vorhandenes Zwangslachen u. a. Alle diese Symptome sind auch in *beginnenden*, noch wenig entwickelten Fällen wichtig, wo es anfangs sogar zweifelhaft sein kann, ob man es wirklich mit einem organischen Nerven-leiden oder nur mit einer funktionellen „hysterischen" Störung zu tun hat. Sehr wichtig für die Beurteilung der beginnenden Fälle ist neben dem Fehlen der Bauchdeckenreflexe und neben etwaigen Optikusveränderungen das Vor-handensein des BABINSKI-Reflexes. Auch eine leichte ataktische Unsicherheit bei Zielbewegungen der Arme tritt bei genauer Untersuchung oft schon sehr frühzeitig hervor.

In den *typischen* Fällen ist die Diagnose leicht und meist vollkommen sicher zu stellen. Eine Verwechslung mit *Paralysis agitans* (s. d.) ist kaum möglich, wenn man an die kennzeichnende Körperhaltung bei dieser Krank-heit, an das auch in der Ruhe stattfindende oszillatorische Zittern in den Fin-gern, an die Starre des Gesichts usw. denkt. Auch die Unterscheidung von *Tabes dorsalis* macht fast niemals Schwierigkeiten. Eher ist eine Verwechs-lung der multiplen Sklerose mit der FRIEDREICHschen *hereditären Ataxie* (s. d.) möglich. Doch ist meist schon das *Verhalten der Sehnenreflexe* entscheidend, die bei der Tabes und bei der FRIEDREICHschen Krankheit vollständig fehlen, während sie bei der multiplen Sklerose fast ausnahmslos erhöht sind. Kommt die Möglichkeit einer syphilitischen Spinalerkrankung in Betracht, so ent-scheiden meist der Liquorbefund und der Ausfall der WASSERMANN-Reaktion. Auch an *Geschwülste*, die vom Nervengewebe oder von den Hirn-Rückenmarks-häuten ausgehen, vor allem an *Rückenmarksgeschwülste*, ist differential-diagnostisch stets zu denken. Zuweilen kommt es vor, daß die *Hysterie* ein der multiplen Sklerose sehr ähnliches Krankheitsbild vortäuscht (Zittern, Ataxie, erhöhte Sehnenreflexe u. a.). Doch wird auch hier bei aufmerksamer Beobachtung die richtige Diagnose meist bald gelingen, wenn man das ganze Verhalten der Kranken, den Krankheitsverlauf und die kennzeichnenden hysterischen „Stigmata" in Betracht zieht. Beginnende Fälle von multipler Sklerose sind früher gewiß oft für Hysterie gehalten worden. Namentlich die rasch vorübergehenden, oft scheinbar schweren prämonitorischen Sym-ptome (z. B. die vorübergehende fast völlige Blindheit ohne jeden ophthalmo-skopischen Befund) sind oft als hysterische Erscheinungen gedeutet worden. Über die Unterscheidung der multiplen Sklerose von der sog. *Pseudosklerose* ist weiter unten nachzulesen.

Prognose. Die wichtigsten prognostischen Anhaltspunkte sind schon oben erwähnt worden. Wir haben gesehen, daß Remissionen der Krankheit und Besserungen der Erscheinungen nicht selten vorkommen, daß der Ausgang aber (vielleicht mit vereinzelten Ausnahmen) doch schließlich ungünstig ist. Die Krankheitsdauer kann sich auf viele Jahre erstrecken.

Therapie. Bei der Behandlung sind dieselben Mittel zu versuchen, die wir bei der Besprechung der Myelitis angeführt haben. Schon die *völlige Ruhe und Schonung*, die viele Kranke nur in einer guten Heilanstalt genießen können, wirken wohltätig. Außerdem sind vorzugsweise der *galvanische Strom, Bäder* (Halbbäder, kohlensaure Bäder, elektrische Bäder) und Ab-reibungen, innerlich *Jodkalium-* und *Antimonpräparate, Argentum nitricum, Urotropin, Arsen* u. dgl. anzuwenden. *Quecksilber-Schmierkuren* oder auch entsprechende planmäßige Einreibungen mit CREDÉscher *Salbe* können ver-sucht werden. Einige Male trat ein befriedigender, häufiger kein wesentlicher Erfolg ein. Mit Rücksicht auf die vermeintliche Spirochätenätiologie der multiplen Sklerose hat man die Krankheit vielfach mit *Salvarsanpräparaten*, besonders mit *Silbersalvarsan* behandelt. Natürlich berichten manche Ärzte über erzielte Erfolge. Wir haben dergleichen nicht gesehen. — Im übrigen muß die Behandlung symptomatisch sein. Die Unsicherheit der Bewegungen kann durch *methodische heilgymnastische Übungen* (s. das folgende Kapitel) zuweilen deutlich gebessert werden. Von Badeorten kommen vorzugsweise Oeynhausen, Wiesbaden, Teplitz, Gastein, Joachimsthal u. a. in Betracht.

Siebentes Kapitel.

Tabes dorsalis.

(*Graue Degeneration der Hinterstränge. Ataxie locomotrice progressive.*)

Mit dem alten Namen *Tabes dorsalis* („*Rückenmarksschwindsucht*") bezeichnet man eine bestimmte chronische Erkrankung des Zentralnervensystems, als deren hauptsächlichste, aber *keineswegs ausschließliche* anatomische Grundlage eine *primäre systematische Degeneration der peripherischen sensiblen Neurone*, und zwar sowohl ihrer peripherischen Ausläufer, als auch insbesondere ihrer Ausläufer in den *Hintersträngen des Rückenmarks* anzusehen ist.

Die erste, freilich in vieler Beziehung noch lückenhafte Beschreibung der Tabes findet sich in einer Arbeit von W. Horn (1827). Eine umfassendere Kenntnis des Leidens und eine sichere Abgrenzung von den übrigen chronischen Rückenmarkskrankheiten verdanken wir vor allem den Untersuchungen von Romberg in Deutschland (1851) und von Duchenne in Frankreich (1858). Seitdem ist die Tabes bis in die neueste Zeit hinein Gegenstand unzähliger Untersuchungen geworden. Aber immer wieder bietet sie den Forschern neue Aufgaben dar.

Ätiologie. Über die Ursachen der Tabes war bis vor wenigen Jahrzehnten nichts Sicheres bekannt.

Erbliche Verhältnisse spielen bei der echten Tabes eine sehr geringe Rolle, ebenso eine allgemeine „neuropathische Belastung". Viel Gewicht in ätiologischer Beziehung wurde früher auf vorhergegangene *Erkältungen* gelegt. Tatsächlich schließen sich die ersten Erscheinungen der Krankheit zuweilen an starke Erkältungen und Durchnässungen an. Viel häufiger aber läßt sich etwas Derartiges nicht annehmen. Eine ähnliche Bewandtnis hat es auch mit den *körperlichen und geistigen Überanstrengungen*, die man für das Entstehen der Tabes verantwortlich machen wollte. Daß *sexuelle Exzesse* die Ursache einer Tabes werden können, ist eine völlig unbegründete Behauptung. Selten entwickelt sich die Tabes *im Anschluß an akute Krankheiten*, etwas häufiger im Anschluß an *Traumen* (allgemeine Erschütterungen des Körpers durch Sturz, Frakturen u. dgl.). Aber auch diesen Punkten kann nur die Bedeutung einer auslösenden Ursache zugeschrieben werden. Die frühere Lehre von der Entstehung der Tabes nach „*unterdrückten Fußschweißen*" beruht auf einer Verwechslung von Ursache und Wirkung. Das Aufhören der Fußschweiße ist nicht die Ursache, sondern ein Symptom der beginnenden Tabes.

Diese zweifelhaften ätiologischen Angaben verloren an Bedeutung, als sich langsam die Erkenntnis Bahn brach, daß die *einzige* Ursache der Tabes in einer vorhergehenden *syphilitischen Infektion* zu suchen ist. Die Beziehungen der Tabes zu Syphilis wurden in Frankreich zuerst namentlich von Fournier, in Deutschland von Erb festgestellt. Trotz des lebhaften Widerspruchs, den die Ansichten der genannten Forscher anfangs von vielen Seiten erfuhren, hat sich die Auffassung der Tabes als einer *zur Syphilis in unmittelbarer ursächlicher Beziehung* stehenden Krankheit allgemeine Anerkennung verschafft.

Der Zusammenhang zwischen Tabes und Syphilis wurde zunächst auf *statistischem* Wege festgestellt. Erb konnte unter seinen Kranken bei etwa 62% eine frühere Syphilis mit sekundären Erscheinungen nachweisen. Fournier fand in 103 Fällen sogar 94mal syphilitische Antezedentien. Diese Angaben wurden bald allseitig bestätigt. Von Strümpells

Kranken z. B. gaben damals 61% mit Bestimmtheit an, früher an Syphilis gelitten zu haben. Rechnete man auch die Fälle hinzu, wo die Kranken einen früheren Schanker, aber keine Sekundärerscheinungen zugestanden, so wurde der Prozentsatz noch viel größer (etwa 90%). Im allgemeinen ist bemerkenswert, daß überhaupt in den meisten Fällen von Tabes die vorhergegangene Syphilis nicht sehr heftig auftritt. Sehr oft findet man daher in der Vorgeschichte der Tabes nur die Angabe über ein „kleines Geschwür am Penis", über eine „aus Vorsicht" durchgemachte kurzdauernde spezifische Behandlung u. dgl. Auch über ausgesprochene frühere sekundär-syphilitische Symptome (Haut- und Schleimhauterkrankungen) können viele Tabeskranke nichts angeben. Nicht selten wird in der Vorgeschichte nur ein „leichter Tripper" zugegeben, der aber in vielen Fällen eine syphilitische Erkrankung war. Bemerkenswert ist, daß man niemals in einem Fall von Tabes die Annahme einer früheren Syphilis als völlig unwahrscheinlich oder gar als unmöglich hinstellen kann. Die „tabische Jungfrau" ist trotz allen Suchens noch immer nicht gefunden!

Verhältnismäßig selten findet man neben der Tabes gleichzeitig tertiäre syphilitische Symptome (z. B. geschwürige Hautveränderungen, gummöse Periostitis u. a.). Sehr häufig sind aber gleichzeitige syphilitische Erkrankungen der Aorta und der Aortenklappen (s. u.). Der Zeitraum zwischen der Infektion und dem Beginn der ersten tabischen Erscheinungen wechselt sehr. Er schwankt zwischen 2 und 20 Jahren.

Trotz der auffallenden Ergebnisse der Statistik konnten alle Zweifel an der entscheidenden ätiologischen Bedeutung der Syphilis noch nicht beseitigt werden. Dies geschah erst durch die Ergebnisse der Serodiagnostik, vor allem durch die Einführung der WASSERMANNschen Reaktion. Auch in Fällen, in denen die Anamnese und die sonstige klinische Untersuchung völlig im Stich lassen, gibt die WASSERMANNsche Reaktion in der Regel ein positives Ergebnis. Im ganzen ist die WASSERMANNsche Reaktion im *Blut* in etwa 70—80% positiv. Im Liquor cerebrospinalis fällt die ursprüngliche WASSERMANNsche Reaktion nur in einem kleinen Teil der Fälle positiv aus. Neuere vervollkommnete Methoden mit Anwendung größerer Liquormengen haben aber auch hier in der überwiegenden Mehrzahl der Erkrankungen (in fast 90%) ein positives Ergebnis gehabt.

Als Schlußstein aller dieser Untersuchungen wäre der unmittelbare Nachweis der *Spirochaeta pallida* in den erkrankten Teilen des Nervensystems bei der Tabes anzusehen. Bei der progressiven Paralyse ist dieser Nachweis mit vollster Sicherheit erbracht worden. Bei der Tabes ist er aber erst in verhältnismäßig wenigen Fällen gelungen, was sich vielleicht durch die besondere Art der tabischen Erkrankung erklären läßt (s. u.).

Der Zusammenhang der Tabes mit einer früheren Syphilis erklärt ungezwungen eine Reihe von Eigentümlichkeiten in dem Auftreten der Tabes, so insbesondere den Umstand, daß die Tabes bei *Männern* häufiger ist als bei *Frauen*, daß sie bei Frauen aus den wohlhabenden Ständen selten ist, während sie bei Frauen aus den ärmeren Volksschichten weit häufiger gefunden wird, daß sie besonders im *mittleren Lebensalter* auftritt, daß sie in den *höheren Ständen* und in der *städtischen Bevölkerung* viel öfter vorkommt als bei dem Landvolk, daß gewisse Berufe (Kaufleute, Künstler, Offiziere u. a.) einen weit größeren Prozentsatz an Erkrankungen zeigen als andere (Geistliche, Lehrer u. a.).

Beobachtet man einzelne Tabesfälle, die in diesen Beziehungen auffallende Abweichungen darbieten, so kann man gerade auch in solchen Fällen fast immer das Bestehen einer früheren syphilitischen Infektion nachweisen. Derartige einzelne Fälle bieten dadurch einen überzeugenden Beweis für den Zusammenhang der beiden Krankheiten dar. So sieht man z. B. zuweilen Tabes bei unbescholtenen Frauen; hier kann man fast immer eine Syphilis des Mannes, die auf die Frau übertragen wurde, nachweisen. Wir selbst und andere Beobachter sahen auf diese Weise Tabes bei beiden *Eheleuten* entstehen. Oder man beobachtet Tabes bei *auffallend jungen* oder *auffallend alten* Personen und kann dann nachweisen, daß auch die Syphilis in ungewöhnlich frühzeitigem oder im hohen Alter erworben wurde. Einzelne Fälle von *Tabes bei Kindern* sind auf eine kongenitale oder im frühen Kindesalter erworbene Syphilis zu beziehen.

Wenn somit der Zusammenhang der Tabes mit einer früheren Syphilis als feststehend und die vorhergehende *Syphilis* als die *Conditio sine qua non* betrachtet werden darf, so ist doch die *Art* dieses Zusammenhangs noch nicht völlig geklärt. Die rein degenerativen (nicht spezifischen) anatomischen Veränderungen im Rückenmark, die geringe Wirksamkeit aller spezifischen Behandlungsmethoden u. a. weisen anscheinend auf einen wesentlichen Gegensatz zwischen der Tabes und den übrigen syphilitischen Erkrankungen des Nervensystems hin. STRÜMPELL hat daher schon vor längerer Zeit die Ansicht ausgesprochen, daß die Tabes durch gewisse *Gifte* (Toxine) hervorgerufen wird, die im Körper durch die Einwirkung der syphilitischen Infektion entstehen. Derartige Toxine können sehr wohl auf *bestimmte Fasersysteme* (s. u.) degenerierend einwirken, ihr Vorhandensein erklärt auch gut gewisse klinische Eigentümlichkeiten der Tabes, so vor allem das anfallsweise Auftreten gewisser Symptome (die sog. Krisen). Manche dieser „*Krisen*", so insbesondere die gastrischen und intestinalen Krisen, haben an sich schon viel Ähnlichkeit mit *toxischen Symptomen* (das Erbrechen, die Schmerzen, die ausgesprochene allgemeine Mattigkeit und Hinfälligkeit u. a.). Die Tabes ist also nach dieser Auffassung eine *Nachkrankheit* der Syphilis, eine *metasyphilitische Erkrankung* des Nervensystems, etwa ebenso wie die Lähmungen und Ataxien nach der Diphtherie eine metadiphtherische Erkrankung sind. Eine völlig klare Einsicht in das Wesen des tabischen Prozesses gewährt freilich auch diese Hypothese noch nicht. So bedarf namentlich das stetige *Fortschreiten* der meisten (freilich nicht aller, s. u.) Tabeserkrankungen noch einer besonderen Erklärung. Vielleicht darf man sich den Vorgang in der Weise vorstellen, daß durch die angenommenen Toxine zunächst nur eine *Schädigung* der betreffenden Fasersysteme (s. u.) bewirkt wird, daß aber ihre völlige Atrophie und Funktionsaufhebung erst *allmählich* durch ihre mit der normalen Tätigkeit der Nervenelemente verbundene Abnutzung eintritt. In diesem Sinne könnten auch andere äußere Einflüsse (*Strapazen* und *körperliche Überanstrengungen*, *Erkältungen*, *Traumen*) als begünstigende Hilfsursachen aufgefaßt werden. Fast immer handelt es sich aber nicht um den ersten Beginn tabischer Veränderungen nach Traumen usw., sondern nur um das erste Auftreten stärkerer klinischer Erscheinungen.

Die Frage, warum nicht in allen Fällen von Syphilis eine Tabes eintritt, haben französische Forscher durch die Annahme einer besonderen „Syphilis à virus nerveux" zu beantworten versucht. Obwohl man zugunsten dieser Ansicht einige Erfahrungen anführen kann, so insbesondere das Auftreten von Tabes und Paralyse bei verschiedenen Personen, die sich angeblich an derselben Quelle ihre Infektion zugezogen haben, ferner das Auftreten von Tabes bei Ehegatten, so ist die Annahme eines besonderen „virus nerveux" vorläufig noch wenig wahrscheinlich.

Pathologische Anatomie. Die Ursprungszellen der peripherischen sensiblen Neurone liegen in den *Spinalganglien*. Die Fortsätze der Spinalganglienzelle teilen sich in je zwei Ausläufer. Die einen verlaufen zur Peripherie des Körpers, zur Hautoberfläche: sie bilden die *peripherischen sensiblen Nerven*. Die anderen Ausläufer vermitteln die zentripetale Fortleitung der sensiblen Erregungen; sie treten durch die hinteren Wurzeln in das Rückenmark ein und verlaufen teils in den Hintersträngen nach aufwärts, teils treten sie in die grauen Hinterhörner ein, um hier mit den spinalen sensiblen Neuronen zweiter Ordnung in Verbindung zu treten. Auf dieses *peripherische (erste) sensible Neuronsystem* (*Spinalgangliensystem*) wirkt die tabische Krankheitsursache vor allem ein und bringt es langsam, Faser für Faser oder Neuron für Neuron, zur Degeneration. Dabei zeigt sich auch bei der Tabes, wie bei den meisten anderen primären Systemerkrankungen, daß die *nachweisbare, sichtbare* anatomische Degeneration der einzelnen Neurone stets zuerst an den *Ausläufern* beginnt und, wenn überhaupt, erst ganz zuletzt auch die Ursprungszelle selbst zum Zerfall bringt. Da nun die Ausläufer der Spinalganglienzellen einmal die *peripherischen* sensiblen Nerven sind, sodann die Fasern in den *Hintersträngen* und zum Teil in den *Hinterhörnern* des Rückenmarks, so versteht man ohne weiteres, daß sich der anatomische Prozeß bei der Tabes darstellen muß als Degeneration sowohl in den *peripherischen Nerven*, als auch in den *Hintersträngen* und *Hinterhörnern* des Rückenmarks. Dabei scheinen die *spinalen* Fortsätze der Spinalganglienzellen noch früher, regelmäßiger und

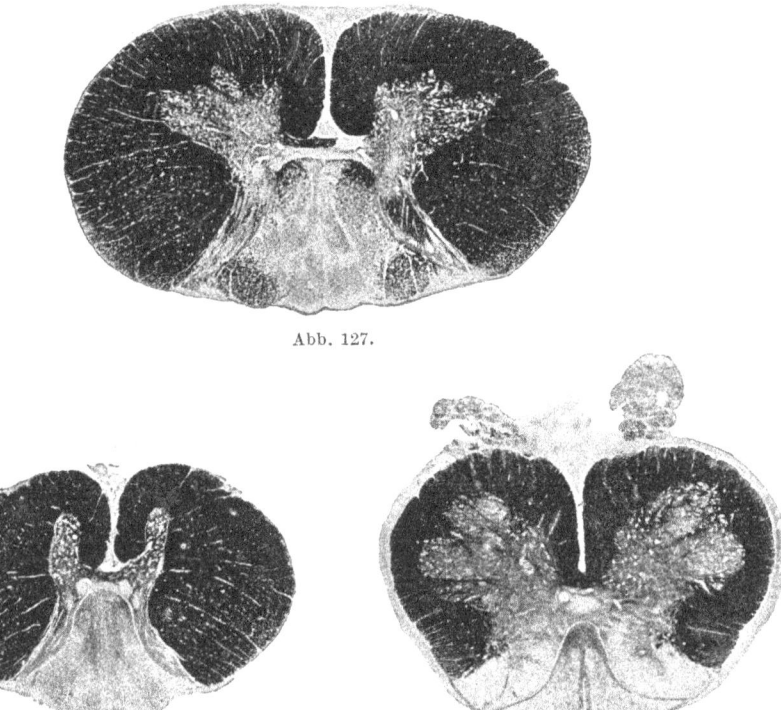

Abb. 127.

Abb. 128.   Abb. 129.

Abb. 127—129. Degeneration der Hinterstränge bei fortgeschrittener Tabes.
Abb. 127. Halsmark.   Abb. 128. Brustmark.   Abb. 129. Lendenmark.

in ausgedehnterer Weise zu erkranken als die peripherischen Ausläufer. Doch sind in dieser Hinsicht individuelle Unterschiede wahrscheinlich.

Untersucht man das *Rückenmark* eines im vorgerückten Stadium der Tabes verstorbenen Kranken, so fällt zunächst meist die Schmalheit und Dünne des Rückenmarks auf. Die Pia mater ist getrübt und verdickt, namentlich an der hinteren Fläche. Häufig sieht man die Hinterstränge als ein durch die ganze Länge des Rückenmarks sich erstreckendes *graues* Band durchschimmern. Auf Querschnitten bemerkt man, daß die Kleinheit des Markes vorzugsweise auf der oft sehr beträchtlichen *Atrophie der Hinterstränge* beruht, die ihre normale hintere Wölbung ganz verloren haben und flach und eingesunken erscheinen. Durch ihre ausgesprochen graue Färbung unterscheiden sie sich auch auf dem Querschnitt sehr deutlich von der übrigen weißen Rückenmarksubstanz. Eine beträchtliche Atrophie zeigen ausnahmslos auch die *Hinterhörner der grauen Substanz* und die *hinteren Nervenwurzeln*, die sehr schmal, dünn und ebenfalls grau verfärbt aussehen.

Die *mikroskopische Untersuchung* zeigt (s. Abb. 127—129), daß nicht alle Abschnitte der Hinterstränge in gleicher Weise erkrankt sind, sondern nur jene Abschnitte, welche die *Fortsetzungen und Kollateralen der hinteren Wurzelfasern* enthalten, die also zum

System der Spinalganglienneurone gehören. Die anderen Bahnen (kurze Bahnen, Kommissurenfasern) bleiben verschont. Im *Lendenmark* ist die Degeneration fast immer am stärksten; sie betrifft hier vorzugsweise die mittleren und hinteren Teile der Hinterstränge, während der vorderste Abschnitt und das sog. dorsomediale Sakralbündel (s. Abb. 129) in fast allen Fällen normal bleiben. Dies sind eben Faserzüge, die einen anderen Ursprung haben und jedenfalls nicht zum System der Spinalganglien gehören. Im *Brustmark* (s. Abb. 128) sind die Hinterstränge fast vollständig degeneriert. Nur in den hinteren äußeren Teilen und in den vordersten Abschnitten sind gewöhnlich noch kleine normale Felder enthalten. Im *Halsmark* (s. Abb. 127) sind vorzugsweise die GOLLschen *Stränge* (Fortsetzung der Fasern aus den Wurzelzonen des Lendenmarkes) und die „*seitlichen Wurzelfelder*“, d. h. diejenigen Abschnitte in den Keilsträngen erkrankt, in die direkte Fasern aus den hinteren Nervenwurzeln hineintreten, und aus denen sich weiterhin Fasern in die graue Substanz der Hinterhörner hinein verfolgen lassen. Dagegen bleiben die hinteren äußeren Felder und auch zwei kleine, vorn seitlich gelegene Felder ganz oder wenigstens lange Zeit von der Erkrankung verschont, weil dies wiederum Fasergebiete sind, die nicht zum System der Spinalganglien oder hinteren Wurzeln gehören. Untersucht man zur Sektion gekommene Fälle von Tabes in früheren Stadien, so findet man in den Hintersträngen nur einzelne Wurzelgebiete, d. h. die aus einzelnen Spinalganglien oder hinteren Wurzeln stammenden, an-

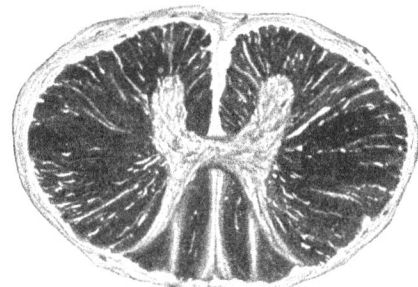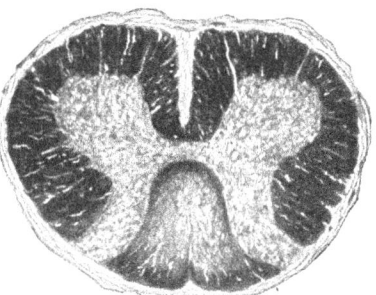

Abb. 130.   Abb. 131.
Degeneration der Hinterstränge des Rückenmarks bei beginnender Tabes dorsalis.
Abb. 130 Brustmark, Abb. 131 Lendenmark.

nähernd beieinander liegenden Fasern erkrankt, während andere Wurzelgebiete von der Degeneration noch frei geblieben sind (s. Abb. 130 und 131). Sehr frühzeitig erkrankt in der Regel auch ein System auffallend feiner, durch die hinteren Wurzeln eintretender Fasern, die sich unmittelbar nach dem Eintritt der Wurzeln nach außen abzweigen und hier an der Spitze des Hinterhorns zwischen Hinter- und Seitenstrang ein kleines, aber sehr scharf abgrenzbares Gebiet einnehmen (LISSAUERsche Zone). In allen erkrankenden Wurzelgebieten ergreift die Degeneration langsam Faser für Faser. Die Reihenfolge, in denen die einzelnen Wurzelgebiete nacheinander und zum Teil gleichzeitig miteinander degenerieren, ist gewiß nicht immer dieselbe, wie schon aus der Verschiedenheit des klinischen Krankheitsverlaufs hervorgeht. In der Regel erkranken zuerst die Neuronsysteme der lumbalen Spinalganglien und der unteren Dorsalganglien, erst später die Neuronsysteme der zervikalen Spinalganglien.

Was die Teilnahme der *grauen Substanz* an der Erkrankung betrifft, so ist zu bemerken, daß die *Hinterhörner*, wie schon erwähnt, stets beträchtlich erkrankt gefunden werden, was sich wiederum aus der Atrophie der in diese eintretenden hinteren Wurzelfasern erklärt. Ebenso kann es nicht auffallend erscheinen, daß auch die in den *Clarkeschen Säulen* befindlichen markhaltigen Fasern an Zahl sehr verringert erscheinen, da sie ebenfalls unmittelbare Fortsetzungen von hinteren Wurzelfasern sind. Die Zellen der CLARKEschen Säulen bleiben normal. Ebenso bleiben es die Ganglienzellen der Hinterhörner, die zu dem *zweiten* sensiblen Neuron gehören. Auch an den Ausläufern dieser Zellen in den Seitensträngen findet sich keine Veränderung. Überhaupt bleiben Seitenstränge und Vorderstränge des Rückenmarks meist (s. u.) unverändert.

Andererseits bleiben aber die *peripherischen sensiblen Nerven*, d. h. die peripherischen Ausläufer der Spinalganglienzellen keineswegs verschont. In den genauer untersuchten Fällen findet man auch in den *peripherischen Nervenstämmen* (Ischiadikus, Femoralis u. a.) und gewöhnlich noch weit mehr in den feineren sensiblen Nervenverzweigungen eine nicht unbeträchtliche Anzahl (zentripetaler) degenerierter Fasern. Die *Zellen in den Spinal-ganglien* selbst bleiben sicher lange Zeit, wenigstens ihrem äußeren Ansehen nach, gut erhalten. Allein schließlich kann man auch an ihnen deutliche schwächere oder sogar stärkere Veränderungen, wenn auch kaum jemals völlige Atrophie nachweisen.

Der anatomische Vorgang der Tabes beschränkt sich nun keineswegs ausschließlich auf die langsame Degeneration des ersten sensiblen Neuronsystems. Auch andere Neurone und Neuronsysteme können in die Erkrankung einbezogen werden. Die zuweilen vorkommenden Erkrankungen der Trigeminusneurone sind selbstverständlich der Degeneration der sensiblen spinalen Neurone gleich. Aber auch in anderen Gebieten, vor allem im *Optikus*, seltener im Vagus, Akustikus, ferner auch in gewissen motorischen Gebieten, namentlich in den *Augenmuskelnerven*, in anderen peripherischen *motorischen Nerven*, in der *Pyramidenseitenstrangbahn* u. a. treten zuweilen Degenerationen auf. Wir kommen auf diese „Komplikationen" oder, richtiger gesagt, verschiedenen Lokalisationen des tabischen Prozesses im klinischen Teil noch zurück. Immerhin bleibt es aber eine Eigentümlichkeit des tabischen Prozesses, daß er immer *ganz bestimmte Nervengebiete*, vor allem die hinteren Wurzelneurone, befällt, andere Gebiete dagegen, z. B. die motorischen Fasersysteme, im wesentlichen frei läßt. Während STRÜMPELL zur Erklärung dieser Tatsache die Annahme *toxischer* Einflüsse mit *spezifischen Angriffsmöglichkeiten* machte, hat man andererseits immer wieder versucht, den ganzen tabischen Prozeß doch als einen *spezifischen anatomisch-syphilitischen* aufzufassen und die systematische Natur der tabischen Rückenmarkserkrankung dadurch zu erklären, daß man sie als eine *sekundäre Degeneration* im Anschluß an eine primäre, die *hinteren Rückenmarkswurzeln* schädigende Erkrankung auffaßte. Nachdem früher, namentlich von NAGEOTTE, die Tabes für eine primäre spezifische Leptomeningitis und Neuritis der hinteren Wurzeln erklärt wurde, hat neuerdings HUGO RICHTER durch sorgfältige Untersuchungen den Nachweis geführt, daß sich bei jeder Tabes spezifisches syphilitisches Granulationsgewebe in der Umgebung des sog. *Nervus radicularis* vorfindet. Mit diesem Namen bezeichnet man den Abschnitt der hinteren Wurzel unmittelbar vor ihrem Eintritt in das Spinalganglion, wo sie der vorderen Wurzel bereits nahe angelagert ist. Hier greift das syphilitische Granulationsgewebe auf den N. radicularis selbst über und zerstört allmählich dessen Nervenfasern, wodurch die *sekundäre aufsteigende Degeneration* im Rückenmark bedingt wird. Diese Auffassung hat sicher viel für sich. Jedoch ist die eigentümlich gleichmäßige, fast immer symmetrische, fast ausschließlich auf die *hinteren* Wurzeln des *unteren* Rückenmarksabschnitts beschränkte Lokalisation sehr auffallend und noch nicht völlig erklärt. Daß aber echt syphilitische Veränderungen an den Meningen oder an den hinteren Wurzeln auch bei der Tabes nicht selten eine Rolle spielen, ist höchst wahrscheinlich.

Symptome und Krankheitsverlauf. Eine Krankheit, der eine so bestimmte und streng begrenzte anatomische Veränderung zugrunde liegt, muß auch ein kennzeichnendes klinisches Symptomenbild geben. Es gibt daher wenige Krankheiten, die schon in ihrem frühesten Stadium mit solcher Sicherheit diagnostiziert werden können wie die Tabes dorsalis. Die Unterschiede zwischen den einzelnen Fällen von Tabes beziehen sich daher auch weniger auf die Symptome selbst als auf ihre Stärke, ihre Dauer und die Reihenfolge ihres Auftretens. In *dieser* Beziehung sind die Unterschiede in den klinischen Krankheitsbildern äußerst mannigfaltig, so daß man selbst bei großer Erfahrung häufig immer noch neue Kombinationen der Symptome und Verlaufseigentümlichkeiten beobachtet.

Für die Mehrzahl der Erkrankungen kann man folgendes *allgemeine Krankheitsbild* entwerfen, wobei man zweckmäßig den ganzen Krankheitsverlauf in mehrere Stadien einteilt. Selbstverständlich kann aber diese Einteilung nur einen schematischen Wert haben.

Die Tabes beginnt in der Regel mit einem *Stadium der Initialerscheinungen*, das sich sehr allmählich, unmerklich entwickelt und von sehr verschieden langer Dauer sein kann. Das am meisten kennzeichnende Symptom dieses Stadiums sind *sensible Reizerscheinungen*, am häufigsten in Form der *blitzartigen „lanzinierenden" Schmerzen* in den unteren Gliedmaßen. Ihre Stärke ist zuweilen sehr heftig, während sie in anderen Fällen nur gering sind, von den Kranken verhältnismäßig wenig beachtet und für „Rheumatismus" gehalten werden. In den *Fingerspitzen*, besonders am vierten und fünften Finger, haben viele Kranke ein Gefühl von Kribbeln und Taubsein; am *Rumpf* tritt nicht selten ein ausgesprochenes *Gürtelgefühl* auf. In einzelnen Fällen können sich auch schon frühzeitig neuralgische und migräneartige Schmerzen am Kopf einstellen (s. u.).

Neben diesen sensiblen Reizerscheinungen, die oft jahrelang die einzigen Krankheitserscheinungen sein können, treten schon sehr frühzeitig zwei für die Diagnose der Tabes incipiens äußerst *wichtige Symptome* auf: das *Verschwinden der Sehnenreflexe* an den unteren Gliedmaßen (*Patellar-* und *Achillessehnenreflexe*) und die *reflektorische Pupillenstarre*. Das Fehlen der Achillessehnen- und Patellarreflexe ist das beständigste aller bekannten Symptome (s. u.). Die reflektorische Pupillenstarre, d. h. das Fehlen der Pupillenverengerung bei Lichteinfall, während die akkomodativen Änderungen der Pupillen dabei erhalten sind, ist zwar nicht ganz so regelmäßig wie das Fehlen der Patellarreflexe, aber doch auch in fast allen Fällen vorhanden. Es tritt in der Regel frühzeitiger ein als das Verschwinden der Sehnenreflexe.

Von selteneren Anfangserscheinungen werden wir unten das *Doppeltsehen* (durch Lähmung gewisser Augenmuskeln bedingt) und die *Abnahme der Sehkraft* (*Atrophie des Optikus*) kennenlernen. In manchen anderen Fällen verkünden gewisse andere *Sensibilitätsstörungen der Haut* (Gürtelgefühl, Parästhesien, Gefühl von Pelzigsein) das herannahende Leiden. Zuweilen treten auch *Störungen der Harnentleerung* schon ziemlich frühzeitig auf, während in anderen Fällen die *gastrischen* Krisen (s. u.) oder etwaige *Gelenkleiden* das erste *den Kranken selbst auffallende* Symptom sind.

Nachdem dieses erste Stadium der Krankheit sehr verschieden lange Zeit (wenige Monate bis 2—5—20 Jahre!) gedauert hat, beginnt das *zweite*, gewöhnlich als das *ataktische* bezeichnete Stadium der Tabes. Der Beginn dieses Stadiums kennzeichnet sich durch das Auftreten von *Gehstörungen*. Der Gang wird schwieriger und unsicherer. Die Untersuchung zeigt, daß die Gehstörung nicht auf einer Parese der Muskeln, sondern auf einer Koordinationsstörung, einer *Ataxie der unteren Gliedmaßen* beruht. Meist steigert sich dieses Symptom sehr langsam bis zu dem Grade, daß die Kranken nur noch mit fremder Unterstützung und schließlich gar nicht mehr gehen können. Nicht selten (fast immer aber erst nach Jahren) tritt später auch eine meist geringere *Ataxie der oberen Gliedmaßen* ein.

Außer den fortbestehenden Symptomen des ersten Stadiums treten jetzt neben der Ataxie häufig stärkere *Sensibilitätsstörungen* auf. Die Kranken haben ein Gefühl, als ob sie auf Wolle, Filz od. dgl. gingen. Schließen sie die Augen, so tritt starkes Schwanken des ganzen Körpers ein („*Rombergsches Phänomen*"). Die Untersuchung der Sensibilität ergibt jetzt fast immer erhebliche Störungen der Hautsensibilität, vor allem der Schmerzempfindung oder auch der anderen Empfindungsqualitäten. Sehr häufig zeigt sich insbesondere eine *Abnahme des Muskelsinnes*. Die *Störungen der Harnentleerung* (Inkontinenz) werden nach und nach stärker, und oft bildet sich eine *Cystitis* aus. Auch dieses Stadium kann jahrelang dauern. Zuweilen scheint die Krankheit stillzustehen, manchmal zeigen sich sogar deutliche Besserungen, dann wieder neue Verschlimmerungen.

Das *dritte Stadium*, das *Endstadium der Krankheit*, entwickelt sich dann, wenn die Kranken nicht schon vorher einem interkurrenten Leiden erlegen sind. Die Erscheinungen sind dieselben wie im letzten Stadium der meisten anderen chronischen Rückenmarkskrankheiten. Die Kranken werden immer elender und hilfloser und sind schließlich ganz an ihr Lager gefesselt.

Die Ataxie erreicht den höchsten Grad. Zuweilen bildet sich schließlich eine motorische *Schwäche* oder völlige *Lähmung der Beine* aus. In diesen (keineswegs häufigen) Fällen hat man ein Recht, das dritte Stadium der Tabes als „*paralytisches Stadium*" zu bezeichnen. Gewöhnlich entwickelt sich eine schwere Cystopyelitis, Dekubitus tritt auf, bis der Tod endlich die Kranken von ihrem beklagenswerten Zustand erlöst.

Dieses kurz geschilderte Krankheitsbild müssen wir jetzt durch die genauere *Besprechung der Einzelsymptome* vervollständigen.

1. **Störungen der Motilität.** Fast alle tabischen Motilitätsstörungen hängen nicht von einer Läsion zentrifugaler motorischer Nerven, sondern von einer Läsion *zentripetaler* sensorischer Nerven ab. Es handelt sich um sensomotorische Störungen, und zwar vorzugsweise um solche, die durch den Ausfall der von den *Bewegungsorganen selbst* (Muskeln, Sehnen, Gelenke) herstammenden zentripetalen Erregungen bedingt sind. Die auf diese Weise entstandenen Störungen betreffen die Koordination der Bewegungen (Ataxie), der Reflexe (Verschwinden der tiefen Reflexe) und des Muskeltonus (Hypotonie).

Das am meisten kennzeichnende motorische Symptom ist die *Störung der Koordination*, die *Ataxie* (vgl. S. 438). Die Ataxie zeigt sich fast immer zuerst in den unteren Gliedmaßen. Zur Untersuchung der Ataxie prüft man sowohl das Stehen und Gehen der Kranken als auch die Bewegungen der Beine im einzelnen. Zu diesem Zweck ist es am besten, die Kranken aufzufordern, mit dem Hacken des einen Fußes die Kniescheibe des anderen Beines zu berühren („*Kniehackenversuch*"). Man sieht dann, wie das bewegte Bein erst mehrmals an der bezeichneten Stelle vorbeifährt, ehe es diese erreicht. Auch schon beim einfachen Übereinanderschlagen der Beine ist die Ataxie oft bemerkbar, indem das gehobene Bein hierbei eine *viel zu ausgiebige, schleudernde Bewegung* macht.

Kennzeichnend ist die Veränderung des Gehens, der *ataktische Gang*. Er ermöglicht es oft, den Tabeskranken ihr Leiden schon auf den ersten Blick anzusehen. Sitzen die Kranken und wollen sie sich erheben, um zu gehen, so ist das Aufstehen mit Schwierigkeiten verbunden. Sie rücken die Beine auseinander, um einen festen Stützpunkt zu finden, nehmen womöglich einen Stock zu Hilfe und gewinnen oft erst nach mehreren Versuchen das richtige Gleichgewicht, um sich aufrecht zu erhalten. Der Gang selbst ist breitspurig, die Beine werden ungewöhnlich hochgehoben und stampfend aufgesetzt. Dabei wird aber die *Richtung* des Ganges in der Regel gut eingehalten, und der *Rumpf* (s. u.) beteiligt sich in vielen Fällen nur wenig am Schwanken. Hierdurch unterscheidet sich der ataktische Gang vieler Tabiker (bedingt durch die Ataxie der *Beine*) von dem taumelnden und schwankenden Gang bei Kleinhirnerkrankungen („zerebellare Ataxie" mit Ataxie der Beine und des *Rumpfes*), bei multipler Sklerose u. a. Läßt man die Kranken sich rasch umwenden oder ein richtiges militärisches „Kehrt" machen, so tritt die Unsicherheit der Bewegungen noch mehr hervor, ebenso, wenn die Kranken rasch aufstehen und fortgehen oder während des Gehens plötzlich Halt machen sollen. Diese Prüfungen eignen sich daher auch besonders, um die ersten Anfänge der Ataxie zu ermitteln. Sehr oft tritt die erste Unsicherheit des Ganges beim *Abwärtsgehen* einer Treppe hervor, weil die Kranken ihren Fuß nicht sicher auf die nächstfolgende tiefere Stufe setzen können. Das Aufwärtssteigen ist anfangs weit weniger gestört, weil die senkrechten Treppenteile ein Ausfahren der Bewegung hindern. Hat die Ataxie bereits einen etwas höheren Grad erreicht, so gehen die meisten Tabeskranken immer am Stock und überwachen die Bewegungen ihrer Beine, indem sie beim Gehen den Blick auf den Fußboden heften. Diese Überwachung ist deshalb notwendig, weil die Sensibilität der Beine, insbesondere die Muskelempfindungen herabgesetzt sind.

Auch beim Stehen mit fest aneinandergeschlossenen Füßen tritt die Ataxie in weiter fortgeschrittenen Fällen deutlich hervor (statische Ataxie). Man sieht fortwährend an den Muskeln und Sehnen der Beine kleine, zur Unterhaltung des beständig schwankenden Gleichgewichtes nötige Kontraktionen. Viel stärker werden diese, sobald die Kranken *bei geschlossenen Augen* frei stehen sollen. Jetzt tritt meist ein deutliches Schwanken des Körpers ein, zuweilen so stark, daß die Kranken umzufallen drohen. Dieses Symptom („*Rombergsches Phänomen*"), das in seinen ersten Anfängen oft schon sehr frühzeitig bei den Tabeskranken nachweisbar ist, hängt von der mangelhaften Regulierung der zur Erhaltung des Gleichgewichts notwendigen Muskelbewegungen durch die Sensibilität der Muskeln, Gelenke, zum Teil wohl auch der Fußsohlenhaut ab. Die Bewegungsstörung der Tabiker wird deshalb soviel wie möglich durch eine *vermehrte* Überwachung der Bewegung durch den *Gesichtssinn* in Schranken gehalten. Die ataktischen Tabiker heften daher beim Gehen und Stehen ihren Blick stets auf den Fußboden. Je nach dem Grade der Ataxie ist der Erfolg der optischen Bewegungsregulation verschieden. Jedenfalls wird aber die Ataxie und somit auch das Stehen mit geschlossenen Füßen sofort unsicher, wenn die Überwachung durch das Auge fortfällt. Manche Kranke mit beginnender Tabes können bei offenen Augen noch gut stehen, während bei geschlossenen Augen alsbald deutliches Schwanken eintritt. Aus dem gleichen Grunde ist auch das Gehen im Dunkeln den meisten Tabeskranken viel beschwerlicher als am hellen Tage.

In vielen Tabesfällen, namentlich bei weiter vorgeschrittener Krankheit, ist übrigens auch die Koordination der *Rumpfhaltung* deutlich gestört. Derartige Kranke können schließlich auch nicht frei *sitzen*, da der Rumpf hierbei in starkes Schwanken gerät. Der Gang bei Tabikern mit stärkerer Rumpfataxie wird noch unsicherer und dabei auch deutlich *taumelnd*.

Tritt im Laufe der Krankheit auch eine *Ataxie der oberen Gliedmaßen* auf, so ist diese leicht zu erkennen, wenn die Kranken nach einer bestimmten Stelle hin (z. B. an die Nasenspitze oder an die Ohren) greifen, wenn sie die Spitzen beider Zeigefinger oder noch besser die Spitzen aller Finger beider Hände aus einer gewissen Entfernung aneinanderbringen oder mit der einen Fingerspitze den vorgehaltenen Finger des Arztes genau berühren sollen. Bei allen feineren komplizierteren Bewegungen (Essen, Nähen, Schreiben, einen Knoten knüpfen, beim Ziehen gerader Striche u. dgl.) tritt die Ataxie natürlich ebenfalls hervor. Die Bewegungen sind unregelmäßig, unsicher und ausfahrend. Auch in den Armen nimmt die Bewegungsstörung bei geschlossenen Augen noch mehr zu. Neben der Bewegungsataxie kann man auch in den Armen oder den Händen oft eine ausgesprochene *statische Ataxie* feststellen. Fordert man den Kranken auf, Arme, Hände und Finger in ausgestreckter Stellung ruhig zu halten, so bemerkt man alsbald die ungewöhnlichen Stellungen, die die Finger einnehmen.

Über die *Ursache der Ataxie* bei der Tabes dorsalis ist früher viel gestritten worden. Der Hauptgrund, weshalb es überhaupt noch nicht möglich ist, eine völlig befriedigende Erklärung für das Zustandekommen der Ataxie zu geben, liegt darin, daß wir den Vorgang der *normalen Koordination der Bewegung* (s. S. 438) noch nicht ausreichend genau kennen und zu analysieren imstande sind. Denn offenbar muß jede Theorie über die Ursachen der Ataxie an die Vorgänge bei der Koordination der normalen Bewegungen anknüpfen. Sucht man sich hierüber eine Vorstellung zu machen, so ist vor allem daran zu denken, daß die Koordination der Bewegung keine angeborene, sondern eine *durch Übung erlernte*

Fähigkeit unserer Bewegungsorgane ist. Natürlich setzt aber die Möglichkeit dieser Erlernung die hierzu geeignete *Anlage* voraus, die aber jedes gesunde Kind bei der Geburt mit auf die Welt bringt. Die Bewegungen kleiner Kinder, die gehen lernen, sind ataktisch, und noch im späteren Lebensalter kommt es oft vor, daß die Ausführung gewisser verwickelter und schwieriger Bewegungen (Handfertigkeiten, Kunstübungen) erst *erlernt* werden muß. Wir können uns nun von dieser Erlernung der Koordination keine andere Vorstellung machen, als daß sie mit Hilfe der stetigen Einwirkung überwachender und verbessernder, von der Peripherie stammender (*zentripetaler*) Eindrücke zustande kommt, wobei aber besonders hervorzuheben ist, daß diese Einwirkungen größtenteils *unbewußt* erfolgen. Je sicherer wir in der Ausführung der Bewegungen werden, um so mehr tritt der regulatorische Einfluß der zentripetalen Erregungen in den Hintergrund, ohne jedoch jemals ganz fortzufallen. Dabei ist keineswegs bloß an Erregungen zu denken, die von der *Haut* der bewegten Teile den Zentralorganen zugeführt werden, sondern wahrscheinlich noch weit mehr an solche Erregungen, die durch die wechselnde Spannung und Lage der *tieferen Teile, der Muskeln, Faszien, Gelenkflächen* und *Bänder* bedingt sind. Auch andere Sinnesorgane, vor allem das Auge, tragen zur Regelung der Bewegung wesentlich bei.

Eine *Störung der Koordination* muß demnach zustande kommen, wenn diese beständige Regulation unserer Bewegungen durch zentripetal geleitete Erregungen fortfällt. Da nun die anatomische Erkrankung bei der Tabes fast ausschließlich in einer Degeneration von *zentripetalen*, durch die hinteren Wurzeln verlaufenden Fasersystemen besteht, so hängt unzweifelhaft auch die *tabische Ataxie von der Degeneration zentripetaler, die Bewegung regulierender Fasern* ab. Dabei ist aber zu betonen, daß man diese zentripetalen *koordinatorischen* Fasern nicht ohne weiteres völlig identifizieren darf mit den zentripetalen, der *bewußten Sensibilität* dienenden Fasern. Denn ein Parallelismus zwischen dem Grad der Ataxie und der Stärke der Sensibilitätsstörungen (in der Haut und in den Muskeln) ist bei der Tabes bisher nicht nachgewiesen worden und auch sicher *nicht durchweg* vorhanden, obwohl natürlich gerade bei dieser Krankheit sehr häufig Koordinationsstörungen und Sensibilitätsstörungen gleichzeitig nebeneinander vorhanden sind. Wir können aber auch sehr wohl annehmen, daß eine Degeneration derjenigen Kollateralen, welche aus den zentripetalen Neuronen zu den *motorischen Ganglienzellen* treten und dort die Regulation der motorischen Innervationsstärken besorgen, eine Ataxie zur Folge hat, während für die Leitung der sensiblen Eindrücke zu den Zentren des *Bewußtseins* noch genügend Leitungswege vorhanden sind. Unentschieden ist bis jetzt die Frage, an welcher Stelle der motorischen Bahn der regulatorische Einfluß der zentripetalen Erregungen stattfindet, ob in den Vorderhornzellen des Rückenmarks oder weiter zentralwärts in der motorischen Rinde oder im Kleinhirn u. a. Schon jetzt kann man vermuten, daß die normale Koordination unserer Bewegungen einen komplizierten Apparat erfordert, und daß daher *an allen einzelnen motorischen Stationen* die regulierenden zentripetalen Einflüsse eingreifen müssen. Für alle schwierigen Greif- und Beschäftigungsbewegungen findet die Hauptregulation in der *motorischen Gehirnrinde* statt, in der sicher zentripetale Schleifenbahnen endigen. Daher führen auch hochgelegene Unterbrechungen der Schleifenbahn und Erkrankungen der motorischen Gehirnrinde selbst zu Ataxie. Die wichtige Gleichgewichtshaltung des *Rumpfes* beim Stehen und Gehen ist wahrscheinlich Aufgabe des *Kleinhirns*, und es ist sicher von großer Bedeutung, daß hintere Wurzelfasern zu den Zellen der CLARKE-schen Säulen ziehen und durch die Kleinhirn-Seitenstrangbahn weiterhin mit dem Zerebellum in Verbindung treten. Für die einfachsten koordinierten Beziehungen der Muskelantagonisten untereinander sorgt vielleicht schon die Regulation der *spinalen* motorischen Ganglienzellen durch die an sie herantretenden „Reflexkollateralen" aus den hinteren Wurzelfasern. Die gesamte Koordination unserer Bewegungen kann also nicht in ein einfaches Schema gebracht werden. Die motorische Innervation steht unter dem beständigen regulierenden Einfluß *zentripetaler* Erregungen, genau wie die gut dressierten Pferde vor dem Wagen unter dem stetigen Einfluß der Zügel stehen. Sobald die Zügel locker werden, läßt die Sicherheit der Bewegung nach, und jeder Ausfall der zentripetalen Erregungen auf die motorischen Zentren, der nicht mehr ausgeglichen werden kann, und ebenso jede fehlerhafte Erregung dieser Zentren führen notwendigerweise zu einer Störung der motorischen Innervation, die sich als *Ataxie* der Bewegung kundgibt.

Die Ataxie ist daher die spezifische motorische Störung bei der Tabes. Die rohe Kraft der Muskulatur kann dabei vollkommen normal sein, und es ist vorzugsweise ein Verdienst DUCHENNES, den grundsätzlichen Unterschied zwischen Ataxie und Lähmung zum erstenmal klargestellt zu haben. Er zeigte, daß Ataktische, die keinen Schritt mehr allein gehen konnten, trotzdem mit ihren Beinen noch die größten Kraftleistungen auszuführen imstande waren. Wir selbst haben jahrelang einen Turnlehrer behandelt, der trotz der stärksten Ataxie der Arme noch so viel Kraft in ihnen besaß, daß er, sich auf die Arme im Bett aufstützend, seinen ganzen Körper mit gestreckten Beinen schwebend erhalten konnte. Indessen kommt es doch zuweilen vor, daß auch die rohe Kraft bei der Tabes nachläßt, und daß die Muskeln *paretisch* werden. Eine gewisse „*Pseudoparese*" kann schon dadurch vorgetäuscht werden, daß die Kranken bei starker Ataxie die Fähigkeit verlieren, ihre Muskelkraft in der nötigen Richtung zu konzentrieren. Schließlich bildet sich bei der Tabes mitunter auch eine völlige *Lähmung* der Beine aus. In diesen Fällen findet man bei der anatomischen Untersuchung den Prozeß nicht mehr allein auf die Hinterstränge beschränkt, sondern man findet eine gleichzeitige (*systematische*) Degeneration der motorischen *Pyramidenseitenstrangbahn* im Lendenmark. In einzelnen Fällen sind auch in früheren Stadien der Krankheit fast plötzlich auftretende Paraplegien beobachtet worden, die nach Verlauf einiger Wochen gewöhnlich wieder verschwinden. Ihre Entstehung ist noch nicht geklärt. — Eine andere Bedeutung haben die seltenen *Lähmungen einzelner spinaler motorischer Nerven*, wie sie namentlich im Beginn der Erkrankung beobachtet worden sind (Lähmungen eines N. radialis, peronaeus, accessorius u. a.). Sie beruhen wahrscheinlich auf Veränderungen der betreffenden *peripherischen* Nerven, gehen in der Regel wieder vorüber und sind, insofern es sich nicht um zufällige Komplikationen (z. B. um Drucklähmungen) handelt, mit den tabischen Augenmuskellähmungen (s. u.) in eine Reihe zu stellen. Von größerer Bedeutung ist die namentlich in schweren fortgeschrittenen Fällen nicht ganz selten zu beobachtende dauernde *doppelseitige Peronaeuslähmung*. Sie ist mit einer ausgesprochenen Atrophie und meist auch mit Entartungsreaktion der befallenen Muskeln verbunden und beruht wahrscheinlich auf einer Erkrankung der betreffenden *peripherischen* Nervenfasern.

Endlich ist zu erwähnen, daß *geringe motorische Reizerscheinungen*, kleine Zuckungen in den Muskeln, in den Beinen oder in den Fingern, nicht selten sind. Man bemerkt sie aber nur bei besonders darauf gerichteter Aufmerksamkeit. Wie sie entstehen, ist nicht sicher bekannt.

2. **Störungen der Reflexe.** Die Erkrankung zahlreicher zentripetaler Bahnen bei der Tabes führt in leicht verständlicher Weise auch zu einer Anzahl kennzeichnender *Reflexstörungen*. Dabei zeigt sich, daß die Tiefenreflexe viel früher und regelmäßiger geschädigt werden als die Hautreflexe. Die *Hautreflexe* zeigen bei der Tabes keine regelmäßigen Veränderungen. Meist verhalten sie sich annähernd normal, zuweilen sind sie abgeschwächt, namentlich dann, wenn gleichzeitig stärkere Sensibilitätsstörungen bestehen. In vieler Beziehung entspricht ihr Verhalten dem der Schmerzempfindung. *Bauchdeckenreflexe* und *Kremasterreflexe* bleiben oft auffallend lange Zeit erhalten.

Ein fast ausnahmslos vorhandenes und *diagnostisch höchst wichtiges* Symptom der Tabes ist aber das *Fehlen der Sehnenreflexe, insbesondere der Patellar-* und *Achillessehnenreflexe*. Wie schon erwähnt, ist das Erlöschen dieser Reflexe *eins der frühzeitigsten Symptome der Krankheit, das daher gerade für die Diagnose der beginnenden Tabes von der allergrößten Bedeutung ist.* Zwar gibt es sicher Tabesfälle, bei denen die Sehnenreflexe trotz der Entwicklung zahlreicher anderer Krankheitserscheinungen lange Zeit hindurch erhalten bleiben. Dies sind aber seltene Ausnahmen. In einzelnen Fällen können eben die betreffenden, zur Auslösung des Reflexes dienenden Fasern eine Zeitlang verschont bleiben, ebenso wie ja auch jedes andere kennzeichnende Symptom der Krankheit unter Umständen einmal fehlt. Sehr wichtig ist es, nicht nur die Patellarreflexe, sondern in *jedem* Fall auch die Achillessehnenreflexe zu untersuchen. Oft verschwinden die Achillesreflexe noch *früher* als die Patellarreflexe. Die Sehnenreflexe an den *oberen Gliedmaßen* fehlen ebenfalls häufig, aber nicht immer. Wahrscheinlich geht nicht selten dem Verschwinden der Sehnenreflexe ein Stadium der Steigerung vorher. So kommt es, daß man in ganz beginnenden Fällen von Tabes neben reflektorischer Pupillenstarre lebhafte Sehnenreflexe finden kann oder zuweilen *lebhafte Patellarreflexe bei fehlenden Achillesreflexen.*

Was die nähere anatomische Ursache des Verschwindens der Sehnenreflexe anbelangt, so kann es sich nur um eine Degeneration im *zentripetal leitenden* Abschnitte des betreffenden Reflexbogens handeln, also nur um Fasern, die zum Gebiet der hinteren Lumbal-

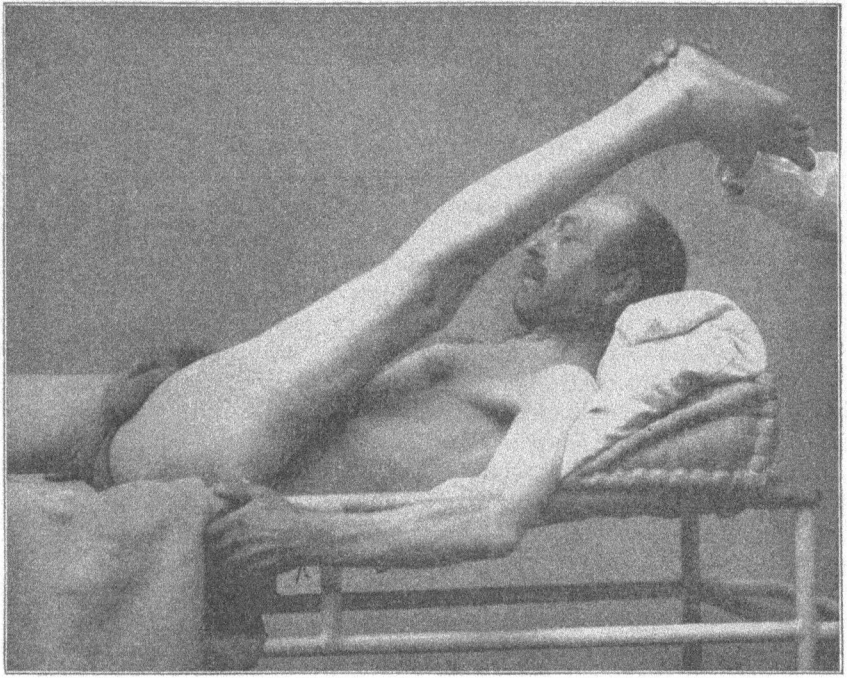

Abb. 132. Muskelhypotonie bei Tabes dorsalis.

und Sakralwurzeln gehören. Wie wir schon früher erwähnt haben, treten die reflexauslösenden Fasern für den Patellarreflex ungefähr in der Höhe der 2. bis 4. Lumbalwurzel ins Rückenmark ein, für den Achillesreflex in der Höhe der 1. und 2. Sakralwurzel. Die *unmittelbare mechanische Erregbarkeit* der Muskeln erleidet bei der Tabes natürlich *keine* Einbuße, weil sie von der Reizung der intramuskulären motorischen Nerven und der Muskeln selbst abhängt.

3. Verhalten des Muskeltonus. Eine dritte Folgeerscheinung des Wegfalls der normalen zentripetalen Erregungen ist die *Verminderung des Muskeltonus (Hypotonie).* Man bemerkt sie durch das kennzeichnende *Verhalten der Muskeln bei passiven Bewegungen.* Hierbei zeigt sich in den meisten Fällen eine ganz *auffallende Schlaffheit der Glieder*, so daß fast gar kein Muskelwiderstand zu fühlen ist. Bei bettlägerigen Tabikern kann man z. B. oft mit Leichtigkeit die gestreckten Beine so weit im Hüftgelenk beugen, daß sie den Kopf berühren (s. Abb. 132). Ferner kann man die Beine auffallend leicht und weit in den Hüftgelenken abduzieren, in den Kniegelenken so weit beugen, daß die Hacken bei Bauchlage der Kranken die Glutaei berühren, die Füße ungewöhnlich weit

und leicht dorsalwärts und plantarwärts bewegen. Es handelt sich somit offenbar um eine *Herabsetzung des Muskeltonus*, eine *Hypotonie der Muskeln*. Da alle Gründe dafür sprechen, daß der normale Muskeltonus *reflektorischen* Ursprungs ist, so ist das Fehlen des Muskeltonus bei der Tabes aller Wahrscheinlichkeit nach durch den Ausfall der *zentripetalen*, die motorischen Ganglienzellen in einen stetigen tonischen Erregungszustand versetzenden Reize zu erklären. Dabei geht aber das Verhalten des Muskeltonus nicht immer dem Verhalten der Sehnenreflexe parallel. Wiederholt haben wir deutliche Abnahme des Muskeltonus (Hypotonie) bei erhaltenen oder sogar lebhaften Sehnenreflexen (s. o.) beobachtet.

4. **Störungen der Haut- und Muskelsensibilität.** Während wir bisher nur Symptome kennengelernt haben, die sich im *motorischen* Gebiet infolge des Ausfalls der den motorischen Zellen unter normalen Verhältnissen stets zuströmenden zentripetalen Erregungen geltend machen, wenden wir uns nun den unmittelbaren *Störungen der bewußten Sensibilität* zu. Die Tabes beginnt in der großen Mehrzahl der Fälle mit *sensiblen Reizerscheinungen*, die gewöhnlich auch im späteren Verlauf der Krankheit anhalten. Neben den einfachen Parästhesien, dem Gefühl von Kribbeln und Taubsein in den Beinen, das zuweilen auch schon frühzeitig in den oberen Gliedmaßen (besonders oft im *Ulnarisgebiet*) auftritt, sind namentlich die *tabischen Schmerzen* für die Krankheit in hohem Grade kennzeichnend.

Die *Heftigkeit* der Schmerzen ist in den einzelnen Fällen sehr verschieden; ein völliges Fehlen beobachtet man aber nur äußerst selten. Manchmal werden die Kranken erst durch Befragen auf ihre geringen und nicht sehr häufig auftretenden Schmerzen aufmerksam; in anderen Fällen sind die heftigen Schmerzen eine anhaltende Qual für die Patienten. Am meisten kennzeichnend für die Tabes sind die *blitzartigen „lanzinierenden" Schmerzen*. Diese strahlen, wie neuralgische Schmerzen, eine Strecke weit längs des Verlaufes der Nerven aus. Sie treten nicht selten *anfallsweise* stark auf („*Schmerzkrisen*", zuweilen verbunden mit beträchtlicher Störung des Allgemeinbefindens, Appetitlosigkeit u. dgl.), halten einen oder mehrere Tage an, um dann wieder für kürzere oder längere Zeit nachzulassen. Außerdem kommen auch *bohrende, stechende* Schmerzen vor, die auf einen Punkt fixiert sind und namentlich in der *Nähe der Gelenke* ihren Sitz haben, und endlich auch „*konstringierende Schmerzen*", die vorzugsweise häufig im *Rücken* und *Kreuz* empfunden werden. Zu dieser Art von sensiblen Reizerscheinungen gehört auch das bekannte „*Gürtelgefühl*" der Tabiker, d. h. die Empfindung eines um den Rumpf fest angelegten Bandes oder eines festen, zusammenschnürenden Druckes in den Seitenteilen des Rumpfes. Dieses Gürtelgefühl beruht offenbar auf Reizvorgängen im Gebiet der unteren Dorsal- oder oberen Lumbalnerven. Da es verhältnismäßig recht häufig vorkommt und ziemlich frühzeitig auftritt, hat es eine gewisse diagnostische Bedeutung.

Die tabischen Schmerzen zeigen sich fast immer zuerst in den Beinen. Im weiteren Verlauf stellen sich zuweilen ganz ähnliche Schmerzen in den Armen ein.

In vorgeschrittenen Fällen haben wir auch Schmerzen im Gebiet der Okzipitalnerven und des Trigeminus beobachtet. Andererseits können auch schon im *Initialstadium* der Tabes *neuralgische Schmerzen im Gesicht* (namentlich im Gebiet des N. frontalis) oder im Hinterhaupt oder auch *migräneartige Anfälle* vorkommen. In sehr seltenen Fällen sind die lanzinierenden Schmerzen bei der Tabes von einem *Herpes zoster* begleitet.

Gewöhnlich erst viel später als die Schmerzen stellt sich eine nachweisbare *Abnahme der Sensibilität* ein. Als Regel läßt sich angeben, daß die Sensibilität

der Haut wohl in keinem Fall dauernd normal bleibt, daß aber stärkere Anästhesien, wenn überhaupt, meist erst in vorgerückten Stadien der Krankheit
auftreten.

Die Art der Sensibilitätsstörungen ist äußerst mannigfaltig, und zum
Studium wichtiger Einzelheiten im Gebiet der Empfindungsstörungen bietet
keine andere Krankheit so vielfache Gelegenheit. Namentlich stützen sich
unsere Kenntnisse von dem Vorkommen *partieller Empfindungslähmungen*
zum großen Teil auf die Untersuchungen an Tabikern. Um ein richtiges
Urteil über den Zustand der Hautsensibilität zu gewinnen, ist es daher durchaus nötig, alle einzelnen Empfindungsqualitäten genau durchzuprüfen. Die
einfachen *Berührungsempfindungen* findet man selbst in fortgeschrittenen Fällen häufig auffallend gut erhalten. Eine gewisse Stumpfheit der Empfindung
ist freilich oft vorhanden. Leise Berührungen mit einem Haarpinsel werden
oft schon frühzeitig namentlich an den Unterschenkeln und Füßen oder auch
in gewissen Zonen am Rumpf (s. u.) nicht mehr oder nur undeutlich empfunden. Auffallender ist die Störung der *Schmerzempfindung.* Eine Abstumpfung der Schmerzempfindlichkeit an den Beinen ist eine der regelmäßigsten und frühzeitigsten Erscheinungen. Um sie festzustellen, ist es
aber durchaus nötig, zunächst nur mit *kurzdauernden* Nadelstichen zu prüfe.
Dann findet man meist, daß solche Stiche von Berührungen mit dem Nadel-
kopf nicht sicher unterschieden werden können, eben weil die spezifische
*Schmerz*empfindung des Nadel*stiches* erloschen ist. Wenn man dagegen einen
anhaltenden Nadelstich anwendet, empfinden die Kranken anfangs gewöhnlich
auch nur eine nicht schmerzhafte Berührung, nach kurzer Zeit (zuweilen erst
nach einigen Sekunden) tritt aber eine oft sehr beträchtliche Schmerzempfindung auf, die von einer Reflexzuckung in dem betreffenden Bein
begleitet ist.

Dieses Symptom (früher von NAUNYN, E. REMAK u. a. als „Doppelempfindung" infolge „verlangsamter Leitung der Schmerzempfindung" erklärt) hängt nach STRÜMPELL
mit der erschwerten und längere Zeit notwendigen Summation der Schmerzreize zusammen (s. o. S. 392). Doch kommt vielleicht auch eine wirkliche Verlangsamung der
Leitung vor.

Prüft man bei geschlossenen Augen des Patienten in der Weise, daß man möglichst
gleichzeitig einen Nadelstich am Bein und einen am Arm (oder am Hals) anbringt, so
müßte, bei vorhandener verlangsamter Leitung der Empfindungseindrücke vom Bein
aus, der Nadelstich am Bein deutlich später empfunden werden als derjenige am Arm.
Dieses Verhalten haben wir aber bis jetzt niemals mit Sicherheit nachweisen können.

Eine andere eigentümliche Erscheinung sind die *Nachempfindungen* der Tabiker. Es
kommt vor, daß Tabeskranke nach jedem einzelnen Nadelstiche in wechselnden Zwischenräumen 5—6 und mehr schmerzhafte Nachempfindungen haben.

Bei weit vorgeschrittenen Fällen kann die Analgesie, namentlich an gewissen Hautstellen, einen so hohen Grad erreichen, daß selbst andauernde
Schmerzreize keine Schmerzempfindung mehr hervorrufen. Die Kranken
sind dann gegen tiefe Nadelstiche, ebenso gegen starke faradische Ströme
fast ganz oder ganz unempfindlich. — Mitunter kommt auch eine auffallende *Hyperästhesie* gegen Schmerzeindrücke zur Beobachtung. Namentlich am Rumpf können derartige *hyperästhetische Zonen* (s. u.) zuweilen schon
frühzeitig auftreten. Es erscheint durchaus einleuchtend, daß eine beginnende
Erkrankung der sensiblen Fasern zunächst zur Hyperästhesie und erst später
zur Hypästhesie und, bei völliger Degeneration der Faser, zur Anästhesie
führt. Ein entsprechendes Verhalten haben wir oben bei den Sehnenreflexen
kennengelernt.

Störungen des *Temperatursinnes* findet man ebenfalls ziemlich häufig,
namentlich auch als *partielle Empfindungslähmungen* bei sonst gut erhaltener

Sensibilität. Insbesondere ist auf das Vorkommen *partieller Anästhesien des Wärme- oder des Kältesinnes* zu achten. Andererseits können die Temperaturempfindungen zuweilen noch sehr scharf sein, während im übrigen bereits ein ziemlich hoher Grad von Empfindungslosigkeit besteht. Neben der Herabsetzung der Temperatureindrücke ist aber auch auf etwa vorhandene ungewöhnliche *Hyperästhesien* zu achten. So findet man namentlich am Rumpf oft schon im Anfang der Krankheit größere Hautgebiete mit sehr ausgesprochener *Kältehyperästhesie*, so daß die Berührung mit einem Eisstückchen eine ungewöhnlich lebhafte, unangenehme Kälteempfindung auslöst.

Besonders wichtig sind die bei ausgesprochener Tabes wohl regelmäßig nachweisbaren Störungen *des Muskelsinnes* (s. S. 389 ff.): Richtung und Größe der passiven Bewegungen werden von den Patienten bei geschlossenen Augen viel schlechter und unsicherer erkannt als von Gesunden. Um diese Störung auch schon bei beginnenden Fällen nachzuweisen, ist es nötig, die Bewegungen in *allen* Gelenken einzeln durchzuprüfen und vor allem die Untersuchung der kleineren distalen Gelenke (Füße, Zehen) nicht zu unterlassen. Man findet in diesen Gelenken oft schon ziemlich grobe Störungen, während die Bewegungen in den großen proximalen Gelenken (Knie, Hüfte) noch fast ganz normal empfunden werden. In den späteren Stadien der Krankheit treten die entsprechenden Sensibilitätsstörungen auch an den *oberen Gliedmaßen* auf.

In fortgeschrittenen Fällen nimmt die Empfindungslosigkeit der Gelenke und Muskeln schließlich einen so hohen Grad an, daß die Kranken ohne die Überwachung durch das Auge über die Lage ihrer Beine völlig im unklaren sind. Die Kranken merken es nicht, wenn man ihren Beinen die unbequemsten, unnatürlichsten Stellungen gibt. Sind die Muskelempfindungen in den Armen in erheblichem Grade gestört, so haben die Kranken bei geschlossenen Augen Mühe, die Hände der vorher ausgebreiteten Arme aneinander zu bringen. Sie fahren mit den Armen so lange in der Luft herum, bis sie zufällig mit der einen Hand den anderen Arm berühren, und tasten dann an diesem abwärts bis zur Hand.

Mit der Abstumpfung des Gefühls für passive Bewegungen verbindet sich im allgemeinen auch stets eine Abnahme des „*Drucksinnes*". Tieferer Druck auf die Weichteile der Gliedmaßen oder auf das Periost und die Knochen wird schlecht empfunden und von einfachen Berührungen der Haut nicht gut unterschieden (s. o. S. 389). Die Anästhesie der tieferen Teile (Knochen) erklärt auch die Abstumpfung des *Vibrationsgefühls* für aufgesetzte schwingende Stimmgabeln.

Neben der Untersuchung der Sensibilität für die einzelnen *Qualitäten* der Empfindung ist auch die *örtliche Abgrenzung* der anästhetischen oder hyperästhetischen Hautgebiete wichtig, weil man hieraus Schlüsse auf die Ausbreitung der Degeneration in den einzelnen Wurzelgebieten ziehen kann. Die Sensibilitätsstörungen entwickeln sich im allgemeinen zuerst an den unteren und später an den oberen Gliedmaßen. Man kann jedoch häufig bei *beginnenden* Tabesfällen schon *gürtelförmige hyperästhetische Zonen* am Rumpf nachweisen. Im Gebiet eines oder einiger Dorsal- oder Lumbalnerven findet man bei genauer Untersuchung oft deutliche Abstumpfung der Berührungs-, Schmerzempfindung u. a. Dieses Symptom kann von großer diagnostischer Bedeutung sein. Die *hyperästhetischen Zonen* (namentlich für Kälteempfindung) sind schon oben erwähnt worden. In einzelnen Fällen treten schließlich auch Anästhesien im Gebiet der Okzipitalnerven und des Trigeminus auf. Erwähnung verdient auch die häufig vorhandene *Unempfindlichkeit der peripherischen Nervenstämme*, insbesondere des N. ulnaris am Ellbogen, gegen unmittelbaren Druck („*Ulnarisphänomen*").

Die anatomische Ursache aller der erwähnten tabischen Sensibilitätsstörungen liegt unzweifelhaft in der Erkrankung der hinteren Wurzelneurone. Die Abnahme der Sensibilität durch den Ausfall sensibler Fasern ist leicht erklärlich. Weit schwieriger ist die

Beantwortung der Frage nach der Ursache der verschiedenartigen sensiblen *Reizerscheinungen*. Wir wissen nicht genau, ob die lanzinierenden Schmerzen nur auf Reizung der hinteren Wurzeln oder vielleicht auch auf Degenerationsvorgängen in den *peripherischen* sensiblen Nerven beruhen. Für manche klinische Erscheinungen, so namentlich für die *umschriebenen* anästhetischen oder hyperästhetischen Zonen am Rumpf, für einseitige Neuralgien, für die Gürtelschmerzen u. a. haben wahrscheinlich die oben erwähnten Befunde syphilitischer Erkrankung an den hinteren Wurzeln entscheidende Bedeutung.

5. Störungen von seiten des Auges und der übrigen Sinnesorgane. Nicht in allen Fällen, doch jedenfalls in der großen Mehrzahl findet man, daß die *Pupillen auf Lichtreiz keine Spur von Verengerung* zeigen, während die bekannten Veränderungen der Pupillenweite bei wechselnder

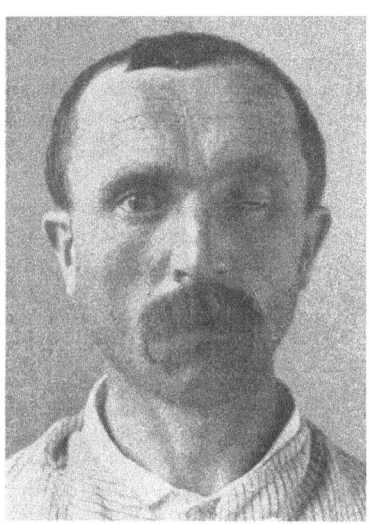

Abb. 133. Lähmung des linken N. oculomotorius bei Tabes.

Akkommodation des Auges (Erweiterung der Pupillen beim Sehen in die Ferne mit annähernd parallelen Augenachsen, Verengerung der Pupille beim Fixieren eines nahen Gegenstandes mit möglichst starker Konvergenz der Bulbi) in der Regel (freilich auch nicht immer) vollkommen deutlich eintreten. Man bezeichnet dieses zuerst von ARGYLL ROBERTSON beschriebene Phänomen, dessen nähere anatomische Ursache noch nicht bekannt ist, mit dem Namen der *reflektorischen Pupillenstarre*. Es handelt sich hierbei wiederum um eine durch den Untergang *zentripetaler* Fasern bedingte Reflexstörung, die somit den sonstigen zahlreichen sensomotorischen Symptomen der Tabes gleichzusetzen ist. — Kennzeichnend ist es, daß die reflektorisch starren Pupillen häufig nicht vollkommen kreisrund, sondern bei genauer Betrachtung etwas unregelmäßig verzogen oder eckig aussehen. Die Pupillenstarre ist häufig ein schon *sehr frühzeitig auftretendes Symptom*, so daß es diagnostisch sehr wichtig ist, um so mehr, als es außer bei echter Tabes (und bei der progressiven Paralyse) überhaupt nur selten vorkommt. — Die *mittlere Weite der Pupille* ist oft annähernd normal. Recht häufig sind aber auch beide Pupillen sehr stark verengt (*spinale Miosis*), seltener erweitert. Ziemlich oft findet man bei der Tabes *Ungleichheit der Pupillen* und als seltene Erscheinung auch einen auffallenden Wechsel in der Weite der Pupillen, so daß bald die eine, bald die andere Pupille weiter ist („*springende Pupillen*").

Im Gebiet der Augen kommen aber, wenn schon erheblich seltener, auch wirkliche *motorische Störungen* vor, d. h. echte *Lähmungen der äußeren Augenmuskeln* (s. Abb. 133). Sie treten gewöhnlich einseitig, doch zuweilen auch doppelseitig auf, und zwar oft schon im Beginn der Krankheit, so daß *Doppelsehen* das erste Symptom sein kann, worüber die Kranken klagen. Bei jeder plötzlich, ohne sonstige Veranlassung eintretenden Okulomotorius- oder Abduzenslähmung muß man an die Möglichkeit einer Tabes incipiens denken. Bemerkenswert ist, daß diese Lähmungen häufig nach einiger Zeit wieder vollständig und dauernd verschwinden. Doch sind spätere Rezidive immerhin möglich. STRÜMPELL beobachtete sogar einen Tabesfall mit ausgesprochener „periodischer Okulomotoriuslähmung" (s. S. 459). Zuweilen bleiben dagegen die einmal eingetretenen Augenmuskellähmungen *dauernd* bestehen.

Die dritte Komplikation von seiten des Auges ist die *Atrophie des Optikus*. Sie kommt etwa in 10—15% aller Tabesfälle vor und tritt gewöhnlich auch als Anfangssymptom auf, zu einer Zeit, wo außerdem nur noch die gewöhnlich bereits fehlenden Sehnenreflexe die Diagnose des Leidens ermöglichen. Die Kranken klagen über Abnahme der Sehkraft, namentlich erlischt das Unterscheidungsvermögen für die *Farben* (besonders für Grün) sehr frühzeitig. Bei der Untersuchung findet man dann außer dieser *Störung des Farbensinnes* meist auch schon eine *Einengung des Gesichtsfeldes*, und durch die ophthalmoskopische Untersuchung kann die beginnende *Atrophie* des Sehnerven leicht nachgewiesen werden. Die Erkrankung zeigt zuweilen kleine Stillstände und geringe scheinbare Besserungen, endigt aber meist mit völliger Blindheit. Bemerkenswert ist es, daß bei den Erkrankungen, die mit Optikusatrophie beginnen, die übrigen tabischen Symptome (Schmerzen, Ataxie) usw. sich oft auffallend spät und in verhältnismäßig geringem Grade entwickeln. Seltener tritt die Atrophie des Optikus erst in späteren Stadien der Krankheit auf, wenn bereits alle übrigen Symptome voll entwickelt sind.

Über die *anatomische Ursache* aller erwähnten Augenstörungen sind unsere Kenntnisse noch sehr lückenhaft. Namentlich wissen wir noch nichts über die Natur der isolierten reflektorischen *Pupillenstarre*. STRÜMPELL erschien die Annahme einer *toxischen* Schädigung der zentripetalen Fasern des Reflexbogens als die wahrscheinlichste. Auch bei der *Optikusatrophie* ist die Annahme toxischer Schädigungen schwer ganz zu entbehren, obwohl manche Forscher auch hierbei eine primäre syphilitische Veränderung in den Optikusscheiden annehmen. Bei der Entstehung der *Augenmuskellähmungen* spielen dagegen wahrscheinlich echt syphilitische meningitische oder perineuritische Erkrankungen die Hauptrolle. Bei der Sektion von Tabesfällen mit andauernder Augenmuskellähmung findet man nicht nur die betreffenden Nerven, sondern auch deren zerebrale Ursprungskerne atrophisch.

Gehörstörungen sind viel seltener als Sehstörungen, kommen aber auch vor. Ihre Ursache ist, wenigstens in einem Teil der Fälle, eine *Atrophie des Akustikus*. Manchmal beobachtet man bei der Tabes Erscheinungen, die denen des *Menièreschen* Symptomenkomplexes ähnlich sind (Ohrensausen, Schwindel und Schwerhörigkeit).

Wir behandelten lange Zeit einen Tabiker, der schließlich auf beiden Augen völlig blind, auf beiden Ohren völlig taub und bis zur Stirn hinauf fast ganz anästhetisch war. Die einzige Möglichkeit, sich dem Kranken verständlich zu machen, bestand darin, ihm die einzelnen Buchstaben der Wörter mit dem Finger auf die Stirn zu schreiben!

*Veränderungen des *Geschmack-* und *Geruchssinnes* werden nur selten beobachtet.

6. Störungen von seiten der Blase, des Mastdarms und der Sexualorgane. Störungen in der Entleerung der Harnblase sind ein in den späteren Stadien der Tabes fast regelmäßiges Symptom. Zuweilen treten sie jedoch auch schon sehr frühzeitig auf. Höchstwahrscheinlich beruhen die Blasenstörungen der Tabiker auf dem Ausfall der zentripetalen (sensiblen, reflexanregenden) Nervenfasern der Blase. Die Kranken verlieren ihr sicheres Urteil über den Füllungszustand der Blase, sie entleeren ihren Urin *seltener* als gewöhnlich und weniger vollständig. Da der Reflexmechanismus der Blasenentleerung gestört ist, müssen die Kranken stärker mit der Bauchpresse drücken, die Blase entleert sich nicht vollständig. Läßt der reflektorische Sphinktertonus nach, so kommt es zum Harnträufeln und zum Nachträufeln nach der Entleerung. In manchen Fällen treten auch *heftige sensible Reizerscheinungen* in der Blase auf („*Blasenkrisen*"). Im Anschluß an die Blasenstörungen entwickelt sich schließlich meist eine *Cystitis*, die der Ausgangspunkt einer schweren Cystopyelitis und Pyelonephritis und somit die Todesursache werden kann.

Ein ebenfalls sehr häufiges Symptom der Tabes ist die anhaltende *Obsti-pation*, deren Grund vielleicht in der mangelhaften reflektorischen Anregung der Darmperistaltik zu suchen ist. Die Verstopfung kann in manchen Fällen zu großen Beschwerden Anlaß geben, da sie zuweilen heftige schmerzhafte Empfindungen im Leib und im Kreuz hervorruft. Die mitunter bei der Tabes auftretende *Coccygodynie* ist schon einmal (s. S. 421) erwähnt worden. *Incontinentia alvi* kommt ziemlich selten in den letzten Stadien der Krankheit vor.

Eine *Abnahme der Geschlechtsfunktion* findet man fast regelmäßig bei vorgerückter Erkrankung. Manchmal gehört die Verminderung der Potenz schon zu den Anfangserscheinungen.

7. **Symptome von seiten der inneren Organe.** Nicht selten beobachtet man bei der Tabes gewisse nervöse, zum Teil kennzeichnende Symptome von seiten der inneren Organe. Am wichtigsten und verhältnismäßig am häufigsten sind die „*gastrischen Krisen*". Diese treten fast immer plötzlich, anfallsweise auf und bestehen in einem äußerst heftigen, in die Magengegend oder in das Gebiet einiger unteren Interkostalnerven verlegten *Schmerz*, der von lebhaftem *Erbrechen* begleitet ist. Das Erbrochene besteht meist aus gallig gefärbten, flüssig schleimigen Massen, die manchmal, aber durchaus nicht regelmäßig, so reichlich *Salzsäure* enthalten, daß man von einer wirklichen Superazidität sprechen kann. In einzelnen Fällen ist das Erbrochene bluthaltig („*crises noires*"). Die Kranken befinden sich während der gastrischen Krise sehr elend, sind unruhig und erregt, sehen blaß und verfallen aus. Der Puls ist meist beschleunigt, zuweilen deutlich unregelmäßig. Der Appetit liegt völlig danieder, es tritt rasch Abmagerung ein. Die Dauer des Anfalls beträgt zuweilen nur $1/_2$ Tag, gewöhnlich aber etwa 2—3 Tage, in schweren Fällen auch 8—10 Tage und mehr. Die Häufigkeit der gastrischen Krisen ist in den einzelnen Fällen sehr verschieden. Viele leichte und auch schwere Tabesfälle verlaufen ganz ohne gastrische Krisen, während in anderen Fällen das Krankheitsbild von diesen beherrscht wird. Die gastrischen Krisen können Jahre hindurch in großer Häufigkeit auftreten und dann für lange Zeit oder scheinbar ganz verschwinden. Nicht selten treten die Krisen anfangs in langen Pausen auf, werden aber allmählich immer häufiger. Es gibt Fälle, bei denen die gastrischen Krisen lange Zeit das *einzige* Symptom der Tabes sind, also schon zu einer Zeit auftreten, wo Pupillen, Reflexe u. a. noch normal sind. Ja, es scheint, daß sich beim Vorhandensein starker und häufiger gastrischer Krisen die anderen tabischen Symptome (Ataxie usw.) oft nur spät oder gar nicht entwickeln. Die gastrischen Krisen werden daher nicht selten anfangs falsch gedeutet, und bei manchem Tabiker mit gastrischen Krisen wurde zunächst ein Ulcus ventriculi, eine Cholelithiasis u. dgl. angenommen. Anfälle von nervöser *Diarrhöe* („Darmkrisen"), zuweilen mit kolikartigen Schmerzen verbunden, sind nicht ganz selten.

In einem Fall beobachtete STRÜMPELL während jeder Krise das Auftreten eines sehr starken *Meteorismus*. Überhaupt vereinigen sich bei den Anfällen nicht selten Magen- und Darmerscheinungen miteinander, so daß man von „gastro-intestinalen Krisen" sprechen muß. In einem Falle von ungewöhnlich schweren gastrischen Krisen sahen wir während eines jeden Anfalls Albuminurie.

Die eigentliche Ursache der *gastrischen Krisen* ist noch recht unklar. Es scheint sich dabei um einen anfallsweise (reflektorisch?) auftretenden Reizzustand im *N. vagus* zu handeln. Am ehesten könnte dieser Reizzustand durch bestimmte Toxine bewirkt werden. Es scheint aber auch, daß eine individuelle Hyperästhesie des Vagus (*Vagotonie*) eine gewisse Rolle spielt. Wenigstens sind die meisten Tabiker mit schweren gastrischen Krisen ausgesprochene *Neuropathen* im allgemeinkonstitutionellen Sinne. Häufig und in schwerer Form auftretende gastrische Krisen sind jedenfalls eins der qual-vollsten und traurigsten Symptome der Tabes, das nicht selten zum chro-nischen Morphinismus führt!

Als „*laryngeale Krisen*" bezeichnet man Anfälle von heftiger *Atemnot*, die vielleicht auf einem (reflektorischen?) *Glottiskrampf* beruhen und einen sehr beängstigenden Grad erreichen können. Sie sind mitunter verbunden mit einem heftigen, krampfhaften, einem Keuchhustenanfall ähnlichen *nervösen Husten*. Zuweilen treten diese Larynxkrisen in so plötzlicher Weise auf („*Ictus laryngis*"), daß die Kranken mit einem Male unter den Erscheinungen der schwersten Erstickungsgefahr zu Boden sinken. Anfälle von Schlingkrämpfen sind als „*Pharynxkrisen*" beschrieben worden. Als „*Pharynxkrisen*" und „*Ösophaguskrisen*" können auch ungemein heftige schmerzhafte Empfindungen

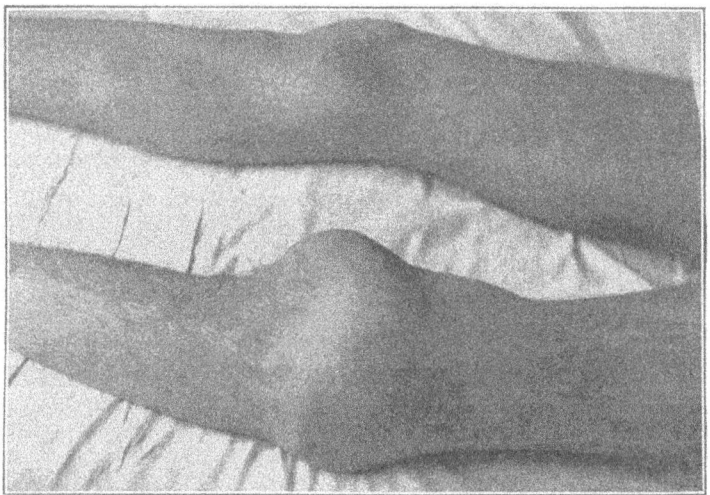

Abb. 134. Tabische Arthropathie des linken Kniegelenks.

bezeichnet werden, die von der Magengegend nach oben bis in die Pharynx-gegend ausstrahlen. Auch *Lähmungen* der Kehlkopfmuskeln (Cricoarytae-noidei post. u. a.) sind beobachtet worden, die wohl den übrigen tabischen Lähmungen (Augenmuskeln usw.) entsprechend sind. Als anatomische Ur-sache aller dieser Erscheinungen darf man wahrscheinlich Veränderungen am motorischen Vaguskern oder im Vagus und Rekurrens selbst annehmen.

In vereinzelten Fällen sind auch „*renale Krisen*" („crises néphritiques") beschrieben worden. Sie bestehen in heftigen nierenkolikähnlichen Schmerz-anfällen. Französische Ärzte beschreiben auch „*Urethralkrisen*" und „*crises clitoridiennes*" (anfallsweises Auftreten von Wollustgefühlen mit vaginaler Sekretion schon im Beginn der Krankheit bei Frauen).

Zuweilen beobachtet man bei Tabikern eine beständige, auffallend *hohe Pulsfrequenz* (100—120 Schläge in der Minute). Diese Erscheinung hängt meist mit *organischen Veränderungen an den Kreislauforganen* zusammen, denn sehr häufig findet man bei Tabeskranken gleichzeitig die Zeichen einer *Aortenklappeninsuffizienz*, einer *Aortitis fibrosa* oder eines *Aortenaneurysma*. In den letzten Jahrzehnten, in denen sowohl die Diagnostik der beginnenden und der unausgeprägten Tabes, als auch die Diagnostik der Aortenerkran-kungen ungemein verfeinert ist, tritt die Häufigkeit dieser Kombination

immer deutlicher hervor. Dabei kann in klinischer Hinsicht bald das Krankheitsbild der Tabes, bald das des Herzleidens vorherrschen und nur die genaue
Untersuchung deckt das Vorhandensein auch des anderen Symptomenkomplexes auf.

Eine Erklärung für diese auffallende Kombination zweier anscheinend so verschiedenartiger Krankheiten kann nur in der Annahme eines gemeinsamen Ursprungs, d. i. in einer
vorangegangenen syphilitischen Infektion, gefunden werden. Die Tabes vereinigt sich
häufig mit *syphilitischer Aortitis* und deren Folgezuständen (*Aortenklappeninsuffizienz,
Aneurysma*). Umgekehrt findet man in Fällen von Aortitis syphilitica, Aortenaneurysma
und Aortenklappeninsuffizienz, *wenn man danach sucht*, auffallend häufig einzelne tabische

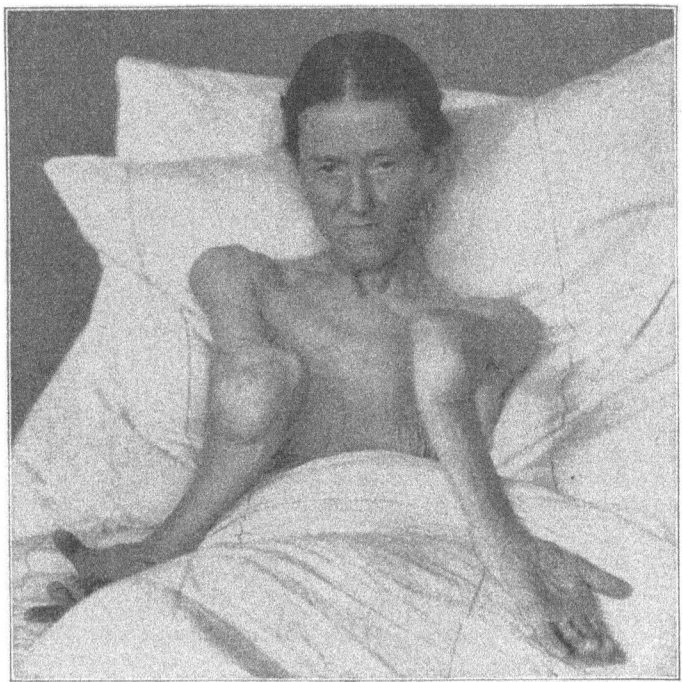

Abb. 135. Tabische Arthropathie beider Ellbogengelenke.

Symptome, wie reflektorische Pupillenstarre, fehlende Achilles- oder Patellarreflexe,
lanzinierende Schmerzen, Hypotonie der Muskeln u. a. So wurde dieses Zusammentreffen
eine Stütze für die früher lange Zeit angezweifelte Lehre von der syphilidogenen Entstehung der Tabes.

8. Trophische Störungen. Obwohl in vielen Tabesfällen trophische
Störungen ganz fehlen, so kommen sie andererseits doch recht häufig und in
den mannigfachsten Formen vor. Der *allgemeine Ernährungszustand* vieler,
freilich durchaus nicht aller Tabiker, leidet allmählich in auffallender Weise.
Die Kranken werden mager und bekommen ein eigentümlich leidendes, fahles
Aussehen. Die Möglichkeit einer engeren Beziehung dieser Erscheinung zu
der Grundkrankheit ist nicht ganz von der Hand zu weisen. Noch auffallender
aber sind die trophischen Störungen an den einzelnen Geweben. Das gelegentliche Auftreten eines *Herpes zoster* ist schon oben erwähnt worden. In
einzelnen Fällen hat man eine starke Abschilferung der Epidermis, ferner ein
Ausfallen der Haare, der *Nägel* und vor allem der *Zähne* beobachtet. Dem
Lockerwerden und Ausfallen der Zähne gehen manchmal eigentümliche
Parästhesien und Hypästhesien der Kieferschleimhaut und des Zahnfleisches

vorher. Zuweilen treten scheinbar spontan kleine *Blutungen* in der Haut oder in den sichtbaren Schleimhäuten (besonders, wie wir mehrmals gesehen haben, in der Konjunktiva auf.) Die schwerste trophische Störung der Haut bildet das *Malum perforans* („*mal perforant du pied*"), eine fast immer an den Zehenballen der Fußsohle oder am Hacken sitzende, rundliche tiefe, trotz der sorgfältigsten Behandlung nur schwer und langsam zur Heilung zu bringende Geschwürsbildung (s. Abb. 138).

Die wichtigsten trophischen Störungen bei der Tabes findet man aber in den *Knochen* und *Gelenken*. Es sind dies die von CHARCOT zuerst beschriebenen „*ostéopathies*" und „*arthropathies tabétiques*" (vgl. Abb. 134). In den Knochen entwickelt sich zuweilen eine eigentümliche Brüchigkeit, die zu plötzlichen *Frakturen* führen kann. Diese entstehen scheinbar ganz spontan oder nach den geringsten Anlässen (sogar im Bett). Dabei tritt die durch die tabische Analgesie bedingte Schmerzlosigkeit dieser Knochenbrüche in auffallendster Weise hervor. Ohne daß die Kranken es bemerken, verschieben sich die Knochen, und so kommt es oft zu schiefen Heilungen und ungewöhnlichen Kallusbildungen. Die tabischen *Gelenkerkrankungen* findet man am häufigsten im Knie- und Hüftgelenk, seltener im Fuß- Schulter- oder gar in einem Daumengelenk. Sie treten annähernd symmetrisch oder auch einseitig auf. Einen ungewöhnlichen Fall von tabischer Arthropathie in beiden *Ellbogengelenken* stellt Abb. 135 dar. Zuweilen zeigen die tabischen Gelenkerkrankungen einen scheinbar ganz akuten Anfang, indem mit einem Male ein starker seröser Erguß in die Gelenkhöhle eintritt. Außer diesem Erguß

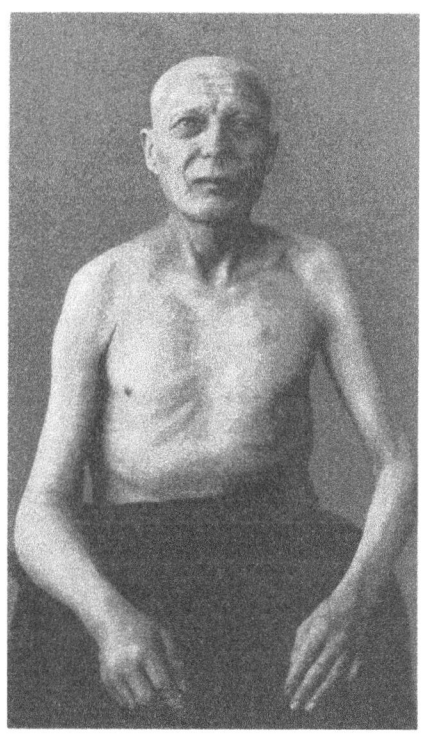

Abb. 136. Tabische Alopezie mit gleichzeitiger Spontanfraktur des rechten Schlüsselbeins.

entwickeln sich aber allmählich die mannigfachsten Erscheinungen einer deformierenden chronischen Arthritis: einerseits Atrophie der Gelenkenden, andererseits Verdickungen der Kapsel, Osteophytbildung u. a. Im Zusammenhang mit den Arthropathien bilden sich oft dauernde Gelenkverschiebungen aus. So sieht man namentlich oft im Anschluß an eine tabische Kniegelenkerkrankung ein *Genu recurvatum* (Abb. 137) sich entwickeln. Bemerkenswert ist auch die meist zu beobachtende *arthropathische Muskelatrophie* (Atrophie des Quadrizeps bei Erkrankung des Kniegelenks u. a.). Schließlich führt die tabische Arthropathie zu so ungewöhnlichen Gelenkveränderungen, wie sie unter anderen Umständen kaum vorkommen (siehe Abb. 134 und 135). Auch in der *Wirbelsäule* sind entsprechende Veränderungen beobachtet worden. Sie können zu Wirbelbrüchen, Verkrümmungen der Wirbelsäule u. dgl. Anlaß geben. Zu den osteopathischen Prozessen gehört auch die Entstehung des „*pied tabétique*", der hauptsächlich in einer beträchtlichen Verdickung und Vorwölbung des Fußrückens mit starker Abflachung

der Sohle besteht. Den genauesten Einblick in alle vorhandenen Knochenveränderungen gewährt die *Röntgenuntersuchung.*

Eine genaue Erklärung für das Zustandekommen aller dieser Veränderungen ist zur
Zeit noch nicht möglich. Für die Annahme besonderer *nervöser trophischer* Störungen
spricht, daß angeblich in den Fällen tabischer Osteo- und Arthropathie die zu den Knochen
und Gelenken führenden Nerven degenerative Veränderungen erkennen lassen. Es ist
auch möglich, daß die tabischen Arthropathien *syphilitischen* Ursprungs sind. *Ohne
Tabes* werden ebenfalls syphilitische Gelenkerkrankungen beobachtet, die der „tabischen"
Arthropathie sehr ähnlich sind. Wichtig ist es aber, daß gerade bei der Tabes Verhältnisse

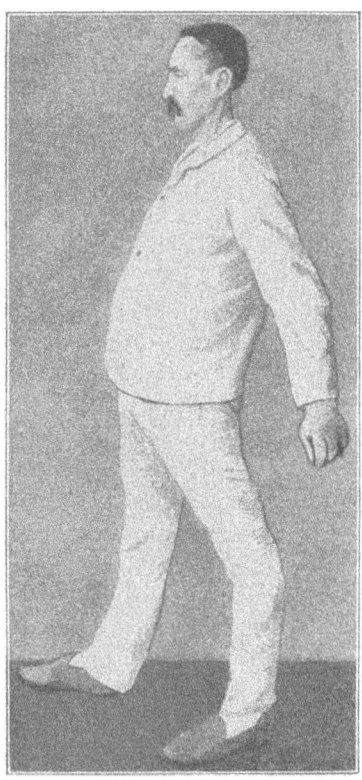

bestehen, die jede irgendwie entstandene Gelenk-
oder Knochenerkrankung in besonders ungünstiger Weise beeinflussen müssen. Hierzu gehört
vor allem die *Analgesie.* Sie ist die Ursache, daß
die Kranken trotz einer beginnenden Arthropathie
das erkrankte Gelenk nicht schonen, sondern fortwährend weiter reizen. Wir sahen z. B. einen
Tabeskranken, bei dem sich eine Kniegelenkerkrankung in einem verhältnismäßig frühen Stadium der (bis dahin noch gar nicht diagnostizierten) Tabes entwickelte. Der Kranke machte,
da er gar keine Schmerzen in seinem Knie spürte,
trotzdem noch einen ganzen Herbst hindurch die
anstrengendsten Jagden zu Fuß mit, bis endlich
eine äußerst starke Anschwellung des Kniegelenks
und eine förmliche Subluxation des Unterschenkels
eintraten. Daß ferner auch die lebhaften *ataktischen* Bewegungen manchmal zur Reizung der
Gelenkflächen das ihrige beitragen, ist ebenfalls
möglich.

Die *Muskeln* behalten im allgemeinen
ihren normalen Ernährungszustand bei, soweit sie nicht an einer Gelenkerkrankung
oder an der allgemeinen Abmagerung teilnehmen.

Charcot beschrieb einen Fall von *Kombination
der Tabes mit echter progressiver Muskelatrophie,*
bei dem die Sektion außer der Atrophie der Hinterstränge eine Degeneration der grauen Vordersäulen im Rückenmark ergab. Von demselben
Forscher rührt auch die erste Angabe über eine
bei der Tabes zuweilen schon ziemlich frühzeitig
sich entwickelnde *halbseitige Atrophie der Zunge*
her. Diese und ähnliche, auch in anderen Muskelgebieten zuweilen beobachteten Atrophien beruhen vielleicht auf Degenerationen der betreffenden motorischen Kerne (Hypoglossuskern u. a.).

Abb. 137. Genu recurvatum bei Tabes dorsalis.

Auch peripherische Neuritiden können jedoch bei der Tabes zu Muskelatrophien führen,
und ferner ist natürlich an die Möglichkeit umschriebener, echt syphilitischer Vorgänge
an den betreffenden motorischen Nervenwurzeln zu denken. Joffroy beschrieb eine
besondere Form des „*pied bot tabétique*", die mit einer Atrophie der Wadenmuskeln
zusammenzuhängen scheint.

Daß sich auch in den *Sehnen* eigentümliche trophische Veränderungen
entwickeln können, beweisen einzelne Beobachtungen von scheinbar *spontanen Zerreißungen* der Achillessehne, des Ligamentum patellae u. a.

9. Zerebrale Sypmtome. Außer den schon erwähnten häufigen Störungen
von seiten gewisser Hirnnerven (Optikus, Augenmuskelnerven) haben wir
hier vor allem die Beziehung der Tabes zur *progressiven Paralyse* (s. d.) zu
erwähnen. Einerseits gesellen sich im Verlauf der Paralyse nicht selten die
Erscheinungen der Tabes hinzu, wobei die Sektion eine typische Degeneration
der Hinterstränge nachweist. Andererseits kommt es aber auch vor, daß der

ganze Vorgang mit einer Tabes beginnt, die jahrelang für sich ohne irgendwelche psychischen Symptome bestehen kann, und dann treten erst zum Schluß die Symptome der Dementia paralytica hinzu (psychische Schwäche, Sprachstörungen, paralytische Anfälle, Größenideen usw.). Diese Kombination der beiden Krankheiten ist nichts Auffälliges, da die progressive Paralyse ebenfalls eine *metasyphilitische* Nervenerkrankung ist.

Wiederholt beobachtet worden ist die *Komplikation der Tabes mit einer Hemiplegie.* Diese beruht auf einer Gehirnblutung oder einer embolischen (thrombotischen) Gehirnerweichung. *Beide* Erkrankungen stehen meist zu der früheren Syphilis in Beziehung. Bemerkenswert ist, daß sich bei den Hemiplegien der Tabeskranken in den gelähmten Gliedern fast gar keine Kontrakturen entwickeln.

10. Veränderungen des Liquor cerebrospinalis. Die bei den meisten Kranken nachweisbare positive *Wassermannsche Reaktion* im Liquor haben wir bereits erwähnt. Das Aussehen des Liquor ist stets wasserklar. Sein Zellgehalt ist fast immer etwas erhöht, doch nur in mäßigem Grade. Die *Globulinreaktionen* sind etwas oder auch mittelstark vermehrt. Alles dies weist auf leichtentzündliche Vorgänge in den Meningen hin. Da die Liquorveränderungen schon im Anfangsstadium der Krankheit und auch in unausgeprägten Fällen vorhanden sind, so können sie unter Umständen von großer diagnostischer Bedeutung sein.

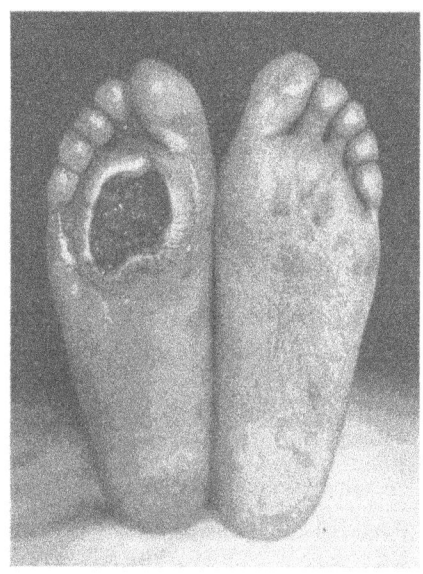

Abb. 138. Malum perforans bei Tabes dorsalis.

NONNE-APELTsche *Reaktion*: Mischung gleicher Teile Liquor und einer in der Hitze gesättigten, erkalteten und dann filtrierten Ammoniumsulfatlösung. Bei positiver Reaktion tritt innerhalb weniger Minuten deutliche Trübung durch die ausfallenden Globuline ein.

PANDYsche *Reaktion*: Ein Tropfen Liquor, der in ein mit konzentrierter Karbollösung gefülltes Uhrschälchen fällt, gibt bei positiver Reaktion eine wolkige Trübung.

Unter den Kolloidreaktionen ist die *Goldsol-Reaktion* (C. LANGE) am wichtigsten. Sie zeigt bei fast allen Tabesfällen einen kennzeichnenden Kurvenverlauf.

Gesamtverlauf und Prognose. Während die meisten der kennzeichnenden tabischen Symptome in fast allen voll entwickelten Fällen zu beobachten sind, zeigt doch die Reihenfolge und Heftigkeit ihres Auftretens große Verschiedenheiten. Die *Initialperiode*, abgesehen von den nur bei der Untersuchung nachweisbaren Symptomen (Verschwinden der Patellarreflexe, reflektorische Pupillenstarre, ist meist durch die lanzinierenden Schmerzen gekennzeichnet. Diese können aber in ihrer Stärke sehr verschieden sein, und die Dauer dieses ersten Stadiums kann zwischen wenigen Monaten und Jahrzehnten schwanken. Als seltene Anfangserscheinung waren die Atrophie des Optikus, die Augenmuskellähmungen, die gastrischen Krisen, Blasenstörungen u. a. zu nennen. Der Übergang des ersten Stadiums in das *zweite, in das Stadium der Ataxie,* erfolgt zuweilen sehr allmählich, in anderen Fällen auffallend rasch und plötzlich. Sie treten manchmal deutlich nach einer besonderen Veranlassung, z. B. nach einem Trauma, einer einmaligen körperlichen Überanstrengung, einer akuten Erkrankung u. dgl. auf. Waren die vorhergehenden Erscheinungen gering, so rechnen die Patienten erst von hieran ihre Erkrankung und erzählen, daß sie ganz plötzlich bei irgendeiner Gelegenheit zusammengebrochen wären und seitdem nicht mehr oder nur mühsam gehen könnten. Gerade in solchen Fällen kommen dann später nicht selten langsame Besserungen des plötzlich verschlechterten Zustandes vor, die freilich nicht von Dauer sind. In anderen Fällen entwickelt sich die Ataxie nur äußerst langsam und erreicht niemals einen besonders hohen Grad. Insbesondere lehrt die Erfahrung, daß Tabeskranke mit frühzeitiger Atrophie der Optici und ebenso Tabeskranke mit ungewöhnlich heftigen Schmerzanfällen oft auffallend lange (viele Jahre lang!) so gut wie keine Ataxie bekommen.

Über das Fortschreiten der Krankheit, das Übergreifen der Ataxie auf die Arme, das Auftreten der selteneren Symptome (Gelenkleiden usw.) lassen sich keine allgemeingültigen Regeln aufstellen. Fast jeder Kranke bietet Eigentümlichkeiten. Im ganzen ist aber doch meist ein allmähliches, langsames Fortschreiten des Leidens erkennbar. Neue Symptome treten auf, die alten verschlimmern sich, der Allgemeinzustand wird schlechter, bis schließlich das letzte Stadium der Krankheit herangerückt ist.

Heilungen der Tabes in dem Sinne, daß alle vorhandenen Symptome (Pupillenstarre, fehlende Patellarreflexe usw.) völlig verschwinden, sind noch niemals mit Sicherheit beobachtet worden. Nicht so sehr selten ist es aber, daß der tabische Prozeß wenigstens zu einem jahrelang dauernden *Stillstand* kommt. Derartige *stationäre Tabesfälle* hat man erst kennengelernt, als man auch die Anfänge des Leidens mit größter Sicherheit erkennen konnte.

Wir selbst kennen seit vielen Jahren eine Anzahl von leichten Tabeskranken, bei denen kaum ein erkennbarer Fortschritt der Krankheit nachweisbar ist, und die sich selbst für fast völlig gesund halten. Sie gehen ihrem Beruf nach und haben von ihrem Leiden gar keine oder nur geringe Beschwerden. Es gibt auch *rudimentäre Tabesfälle*, wo die metasyphilitische Intoxikation nur zur Pupillenstarre, Erlöschen der Patellarreflexe u. dgl. geführt hat, dann aber in ihren Wirkungen allem Anschein nach aufgehört hat. Je ausgebildeter unsere Diagnostik der Tabes geworden ist, um so mehr hat man die *Häufigkeit dieser unausgeprägten Tabeserkrankungen* kennengelernt. So ist z. B. schon oben hervorgehoben worden, wie oft man bei sonstigen metasyphilitischen Erkrankungen (Aortitis syphilitica u. a.) gleichzeitig einzelne tabische Symptome (Pupillenstarre, fehlende Sehnenreflexe, lanzinierende Schmerzen u. dgl.) nachweisen kann. Wahrscheinlich ist die Gesamtzahl dieser unausgeprägten Tabesfälle erheblich größer als die Zahl der ausgesprochenen, fortschreitenden Erkrankungen mit schweren tabischen Symptomen. Freilich muß man auch in solchen Fällen auf eine schließlich doch noch eintretende Verschlimmerung gefaßt sein. Diese braucht aber keineswegs immer einzutreten.

Bei einer weiter fortgeschrittenen Tabes kann die Behandlung höchstens gewisse Besserungen erzielen, den Gesamtverlauf der Krankheit verzögern und einzelne ihrer Symptome lindern. Manche Kranke können dann auch noch in diesem Stadium, namentlich unter günstigen äußeren Verhältnissen, jahrelang ein erträgliches Dasein führen. Eine erhebliche Besserung ihres Zustandes ist aber nicht mehr zu erhoffen, und meist ist doch eine langsame Zunahme der Krankheitserscheinungen unverkennbar.

Diagnose. Es gibt kaum eine andere Rückenmarkskrankheit, deren Diagnose in den meisten Fällen mit so großer Sicherheit gestellt werden kann wie die Diagnose der Tabes. Eben weil die Tabes, wenigstens bis zu einem gewissen Grade, eine auf die hinteren Wurzelneurone beschränkte *Systemerkrankung* ist, bietet sie eine so bestimmte Kombination von Symptomen dar, wie sie unter anderen Verhältnissen nicht vorkommt. Die Diagnose wird daher auch fast *niemals aus irgendeinem einzelnen Symptom*, sondern nur *aus der Vereinigung aller und aus dem Gesamtverlauf der Krankheit* gestellt.

Wichtig ist vor allem die *Diagnose der beginnenden* und der *rudimentären Tabes*. In jedem Falle von hartnäckigen „rheumatischen" oder ähnlichen

Schmerzen in den unteren Gliedmaßen soll man an die Möglichkeit einer Tabes denken und die Sehnenreflexe und die Pupillen untersuchen. *Kennzeichnende Schmerzen, beiderseits fehlende Patellarreflexe* oder *fehlende Achillessehnenreflexe und reflektorische Pupillenstarre* im Verein machen die Diagnose ganz sicher, zwei dieser Symptome, namentlich wenn sich die reflektorische Pupillenstarre darunter befindet, mindestens sehr wahrscheinlich. Sehr wichtig können die *Augenmuskellähmungen*, vorübergehende Ptosis, vorübergehendes Doppeltsehen für die Diagnose werden. Die Krankheit kann mit einer *Sehnervenatrophie* beginnen. Frühzeitig auftretende *gastrische Krisen* können ein Magenleiden, frühzeitige *Harnbeschwerden* ein Blasenleiden, *Gelenkschwellungen* ein Gelenkleiden vortäuschen, bis die genaue Untersuchung der übrigen Symptome die wahre Natur des Leidens aufklärt. Die Hauptsache ist, in jedem derartigen Falle überhaupt an die Möglichkeit der Tabes zu *denken* und nach den entscheidenden Symptomen zu suchen. Unter diesen wollen wir hier außer den allgemein bekannten (Fehlen der Sehnenreflexe, Pupillenstarre, leichte Blasenschwäche) noch besonders auf die umschriebenen *gürtelförmigen Sensibilitätsstörungen* (einerseits Hypästhesien, andererseits Kältehyperästhesien) *am Rumpf* aufmerksam machen, da diese in zweifelhaften Fällen oft von entscheidender diagnostischer Bedeutung sind. Außerdem sind Veränderungen des *Liquor cerebrospinalis* (Eiweißvermehrung, Zellvermehrung, WASSERMANN-Reaktion) bei der Tabes meist schon im Beginn der Krankheit und auch bei unausgeprägten Fällen vorhanden.

Im *ausgebildeten ataktischen Stadium* der Tabes ist die Diagnose fast stets leicht und oft auf den ersten Blick zu stellen. Schwieriger kann die Diagnose sein, wenn man den Kranken erst im *letzten* Stadium zu sehen bekommt, wenn wirkliche Lähmungen eingetreten sind, wenn eine komplikatorische Hemiplegie entstanden ist u. dgl. In solchen Fällen muß man auf die Entwicklung des Leidens Gewicht legen und heraussuchen, was noch von tabischen Symptomen — Pupillenerscheinungen, Fehlen der Patellarreflexe, Reste der Ataxie, Schmerzen — nachzuweisen ist. Dann wird man die Diagnose fast immer richtig stellen können.

Von *Krankheiten, die mit einer Tabes verwechselt werden können*, sind zunächst *Wirbelerkrankungen* zu nennen. Diese bewirken unter Umständen ebenfalls lanzinierende Schmerzen und infolge von Kompression der Rückenmarkswurzeln ein Verschwinden der Patellarreflexe. Indessen gestaltet sich hier — abgesehen von den Veränderungen an der Wirbelsäule und dem Fehlen anderer kennzeichnender tabischer Symptome, vor allem der Pupillenstarre — der spätere Krankheitsverlauf ganz anders. Dasselbe gilt von gewissen tief sitzenden *Tumoren* in der Umgebung des Rückenmarks. Daß eine *multiple Sklerose* (s. d.) in seltenen Fällen ähnliche Symptome wie die Tabes darbieten kann, ist schon früher erwähnt worden. Hier ist in diagnostischer Hinsicht vor allem auf das Verhalten der Sehnenreflexe, der Bauchdeckenreflexe, der Pupillen, der Sensibilitätsstörungen, des Augenhintergrundes und der Blase Gewicht zu legen.

Praktisch wichtiger ist es, daß gewisse *toxische Nervenerkrankungen* große Ähnlichkeit mit der Tabes haben können. In dieser Beziehung ist die chronische Neuritis der Alkoholiker, die „*Pseudotabes der Alkoholiker*", bereits besprochen worden. Doch fehlen bei dieser fast immer die reflektorische Pupillenstarre und meist auch die Blasenstörungen, während sich öfter gleichzeitig atrophische Lähmungen entwickeln, wie sie bei der Tabes fast nie vorkommen. Außerdem ist natürlich der Ursache (Alkoholismus!) Rechnung zu tragen. — Eine größere Bedeutung kommt der „*Ergotintabes*" zu. Wie

Tuczek gezeigt hat, kann sich bei der chronischen Vergiftung mit Mutterkorn (Ergotismus) ein Symptomenbild entwickeln, das mit der Tabes große
Ähnlichkeit hat und auch *anatomisch* durch eine *toxisch entstandene* Erkrankung
der Hinterstränge im Rückenmark bedingt ist. Die Unterscheidung der
Ergotintabes von echter Tabes wird aber praktisch meist leicht möglich
sein. — Bei Erwachsenen kann auch eine *postdiphtherische Bewegungsstörung*
mit Tabes verwechselt werden. Hier wird die Berücksichtigung der Ätiologie
und dann namentlich das Verhalten der Pupillen und der Blasenstörungen die
richtige Diagnose meist ermöglichen. Ebenso wird die „*diabetische Tabes*"
(S. 294) bei gehöriger Aufmerksamkeit kaum mit einer echten Tabes verwechselt werden können. Die Differentialdiagnose zwischen der Tabes und
der „*hereditären Friedreichschen Ataxie*" wird im nächsten Kapitel besprochen
werden.

Zuweilen kann die Frage auftauchen, ob es sich um eine beginnende Tabes
oder um rein funktionelle Störungen (neurasthenische Schmerzen u. dgl.)
handelt. In solchen Fällen ist manchmal die *Untersuchung des Liquor cerebrospinalis* (s. o.) von entscheidender Bedeutung. Endlich ist stets auch daran
zu denken, daß die tabischen Symptome zugleich mit einer beginnenden
Paralyse auftreten können (*Taboparalyse*), was natürlich in prognostischer
Hinsicht wichtig ist.

Therapie. Die erste gegenwärtig in bezug auf die Therapie der Tabes gewöhnlich aufgeworfene Frage ist die nach der Wirksamkeit einer *spezifischen
antisyphilitischen Behandlung*. Es kann jedoch kein Zweifel darüber bestehen,
daß von einer derartigen günstigen Einwirkung des Jods, Quecksilbers oder
Salvarsans, wie wir sie fast regelmäßig bei echt „tertiären" (gummösen)
syphilitischen Erkrankungen sehen, bei der Tabes auch nicht entfernt die
Rede ist. Häufig sieht man von der spezifischen Behandlung bei einem Tabeskranken gar keine oder wenigstens keine sichere Wirkung, in einzelnen Fällen
scheint sich der Zustand während einer derartigen Kur sogar zu verschlech-
tern. Trotzdem darf man die antisyphilitischen Behandlungsverfahren nicht
aus der Therapie der Tabes verbannen.

Schon die früheren Beobachter, wie namentlich Erb, gewannen den Eindruck, daß eine mit Vorsicht ausgeübte *Schmierkur* dem Kranken zuweilen
sichtlichen Nutzen bringt. Einen neuen Aufschwung nahm die spezifische
Behandlung der Tabes nach der Entdeckung des *Salvarsans* durch P. Ehrlich. Leider sind aber die anfänglich allzu großen Hoffnungen recht enttäuscht
worden. Immerhin ist es gerechtfertigt, vor allem bei beginnender oder noch
nicht zu weit fortgeschrittener Tabes mit positiver WaR. im Blut und Liquor
den Versuch einer spezifischen Behandlung zu machen. Daß diese auf gewisse
im Körper noch vorhandene *entzündliche* und *syphilitisch-gummöse* Vorgänge
einen Einfluß ausübt, ist unzweifelhaft. Die Wassermann-Reaktion im Blut
verschwindet in manchen Fällen, im Liquor wird sie schwächer, bleibt aber
meist noch nachweisbar. Der Zellgehalt des Liquor nimmt beträchtlich ab,
die Eiweißvermehrung dagegen nur in geringem Grade. Wie unsicher die
Erwartungen aber in bezug auf die *eigentlichen klinisch-tabischen* Krankheits-
symptome sind, ist schon hervorgehoben worden, und schließlich ist für den
Arzt doch das Befinden des Kranken wichtiger als das Verhalten seines Liquor
cerebrospinalis! *Möglich* ist es freilich, daß man durch eine ausreichende
antisyphilitische Behandlung die Bedingungen zum Fortschreiten der Tabes
in einer für den Kranken günstigen Weise beeinflußt. Leider kann man aber
nach den bisherigen Erfahrungen auf einen sicheren Erfolg auch in dieser
Hinsicht nicht rechnen, und gelegentlich kann die Kur durch den Eintritt von

Salvarsanschädigungen und sonstigen Zwischenfällen sogar zu recht unerwünschten Folgen führen. Dringend zu warnen ist vor der *endolumbalen* Anwendung des Salvarsans. Zu den unerwünschten Folgen einer spezifischen Behandlung der Tabes ist neben der Beeinträchtigung des allgemeinen Ernährungszustandes vor allem auch die oft *sehr ungünstige Beeinflussung des Seelenzustandes* der Kranken durch immer von neuem wiederholte antisyphilitische Kuren zu rechnen. Mancher Kranke ist ein zufriedener *beschwerdefreier* Mensch bis zu dem unglücklichen Augenblick, wo eine positive WASSERMANN-Reaktion in seinem Blut nachgewiesen und er nun allen Angriffen einer „energischen" Behandlung ausgesetzt wird. Dieser Standpunkt ist jedoch völlig zu verwerfen. Der positive Ausfall der WaR allein ist noch keine Anzeige für die Notwendigkeit weiterer eingreifender Behandlung. Es ist richtiger den *Kranken* und nicht die WASSERMANN sche Reaktion zu behandeln.

Was die Durchführung der Behandlung im einzelnen betrifft, so bevorzugen wir die altübliche *Schmierkur* vor Injektionen von Quecksilberpräparaten. Gleichzeitig wird den Kranken *Jod* verordnet.

Will man eine Quecksilberbehandlung mit einer *Neosalvarsankur* verbinden, so beginnt man mit Hg-Einreibungen (etwa 3,0 täglich). Nach 12 Einreibungen folgt die erste intravenöse Injektion von 0,15 Neosalvarsan. Dann werden die Hg-Einreibungen fortgesetzt, während alle 5—8 Tage eine erneute Salvarsaninjektion in steigender Dosis zu 0,3 und 0,45 gemacht wird. Im ganzen besteht die Kur aus etwa 36 Einreibungen und der Einverleibung von etwa 6,0 Neosalvarsan. Derartige Kuren können, natürlich mit Zwischenzeiten von etwa $^1/_2$—1 Jahr, mehrmals wiederholt werden. Bei schwächlichen oder empfindlichen Kranken muß man kleinere Mengen anwenden.

Ein abschließendes *Urteil* über den Wert einer antisyphilitischen Behandlung der Tabes wird erst *nach Jahren* möglich sein, wenn man zahlreiche behandelte Fälle nach langem Verlauf überblicken kann. Übertriebene Skepsis führt zum therapeutischen Nichtstun, aber ebenso schlimm ist die sanguinische Kritiklosigkeit und am allerschlimmsten die gewissenlose Anwendung stark wirkender Arzneistoffe und angreifender Kuren ohne Rücksicht auf das Wohl der Kranken.

Angeregt durch die guten Erfolge bei der Paralyse hat man versucht, auch die Tabes dorsalis durch Erzeugung einer *Impf-Malaria* günstig zu beeinflussen. Über die Ausführung dieser nur in Heilanstalten auszuführenden Malariakur ist im Abschnitt über die Behandlung der Paralyse nachzulesen. An die Malariabehandlung ist zweckmäßig eine Salvarsankur mit kleinen Dosen von 0,1 anzuschließen; auch Nachbehandlung mit Quecksilber oder Wismut ist empfohlen worden. Schwere lanzinierende Schmerzen sollen durch eine solche Kur wesentlich gebessert werden können. Da die Malariabehandlung sehr angreifend ist, kommen nur Kranke in gutem Allgemeinzustand *ohne schwere Herz- und Gefäßerkrankungen* in Betracht, und auch dann nur, wenn unerträgliche Schmerzen das Leben zur Qual machen. Wir selbst halten also die Durchführung einer Malariakur bei Tabes *nur* bei sehr starken gastrischen Krisen für angezeigt.

Ist die antisyphilitische Behandlung nicht angezeigt oder erfolglos geblieben, so verdienen die *Elektrizität* sowie die *Balneo-* und *Hydrotherapie* verhältnismäßig das größte Zutrauen, obgleich natürlich auch hierbei vor übertriebenen Hoffnungen gewarnt werden muß.

Die *elektrische Behandlung* besteht vorzugsweise in der Durchleitung aufsteigender *konstanter Ströme durch das Rückenmark*. Die Ströme dürfen nicht zu stark sein, die Sitzungen erfolgen täglich oder alle zwei Tage. ERB empfiehlt, die mittelgroße Kathode auf die Gegend des obersten Sympathikusganglions zu setzen, die große Anode dicht neben den Dornfortsätzen auf die andere Seite der Wirbelsäule, in Absätzen von oben nach unten rückend. Für jede Seite dauert dieses Verfahren etwa 3—5 Minuten. Gute Erfolge erzielt man außerdem in symptomatischer Beziehung durch die *periphersiche Galvanisation* bei starken Schmerzen, bei Blasenschwäche usw. Findet man, was aber selten der Fall ist, Schmerzpunkte an der Wirbelsäule, so werden diese mit stabiler Anode besonders behandelt. Auch die von RUMPF empfohlene Behandlung der Tabes mit dem *faradischen Pinsel* (starke Pinselung der Haut des Rückens und der Gliedmaßen 5—10 Minuten lang) wird zuweilen mit gutem Erfolg angewandt. Auch die verschiedenen Formen der *elektrischen Bäder* können mit Nutzen gebraucht werden. Jede elektrische Behandlung muß, um Erfolge zu erzielen, monatelang fortgesetzt werden.

Die *Hydrotherapie* hat, in vernünftiger Weise angewandt, häufig ebenfalls gewisse Besserungen der Tabes zur Folge, während sie sonst viel Unheil anrichten kann. Heiße Bäder, namentlich Dampfbäder, veranlassen oft rasche Verschlimmerungen, eine Tatsache, die man leider nicht selten beobachten kann, wenn den Kranken im Beginn ihres Leidens „wegen Rheumatismus" Dampfbäder verordnet worden sind. Ebenso wirken langdauernde feuchte Einpackungen und stärkere Abreibungen oft ungünstig. Dagegen tun *laue Halb- oder Vollbäder* (25 bis höchstens 30° C, etwa 5—10 Minuten lang), verbunden mit leichtem Reiben der Haut, kurze kalte Abwaschungen u. dgl. oft gute Dienste. Feuchte Binden, des Nachts um den Leib oder die Beine gelegt, können Schmerzen in günstiger Weise beeinflussen. Im allgemeinen ist es ratsam, wohlhabende Kranke im Sommer in ein mit Sachkenntnis geleitetes und gut eingerichtetes Sanatorium zu schicken. Doch kann man auch zu Hause die nötigen Maßnahmen ausführen lassen.

Von den *Bädern*, deren Gebrauch bei der Tabes empfohlen wird, hat *Oeynhausen* den größten Ruf. Dieselbe Zusammensetzung und Wirkung der Bäder wie *Oeynhausen* hat *Nauheim*. Günstige Erfolge sahen wir auch von den Bädern in *Kissingen*. Manche Ärzte rühmen *Moorbäder* und *Eisenbäder* (Pyrmont, Driburg, Cudowa, Elster, Franzensbad u. a.), während die *indifferenten Thermen* (Wildbad, Ragaz, Teplitz u. a.), früher sehr beliebt, jetzt bei der Tabes seltener angewandt werden. Doch macht sich neuerdings wieder eine Neigung zur Anwendung der *radiumhaltigen* Thermen (Brambach, Münster a. Stein, Joachimsthal, Teplitz) geltend. Über *künstliche* CO_2-Bäder und Solbäder (Neurogenbäder), deren Anwendung bei der Tabes zu empfehlen ist, vergleiche man das bei der Behandlung der Myelitis Gesagte.

Neben den bisher erwähnten Kurmethoden gibt es noch eine Anzahl *innerer Mittel*, deren Gebrauch zuweilen von Nutzen zu sein scheint. In der Praxis kann man sie nicht ganz entbehren. Zu erwähnen ist vor allem das zuerst von WUNDERLICH empfohlene *Argentum nitricum* (Pillen zu 0,01, anfangs 3, allmählich steigend bis zu 6 täglich, *vor* dem Essen zu nehmen) und das *Ergotin*[1]) (Pillen zu 0,05, 3—6 täglich); ferner kann man *Strychnin, Phosphor, Arsenik* u. a. versuchen.

Sonstige bei der Tabes früher mit viel großen Worten empfohlene Kurmethoden sind nach kurzer Blütezeit längst wieder verlassen worden, so z. B. die blutige *Dehnung der Nv. ischiadici*, die sog. *Suspensionsbehandlung*, die Behandlung mit *Stützkorsetts* u. a. Hörte man die Kranken, wenn sie soeben aus der Heilanstalt eines berühmten Orthopäden entlassen worden waren, so war des Rühmens kein Ende. Sah man sie nach Jahr und Tag wieder, so fand man sie ataktisch wie zuvor und die Korsetts — in irgendeinem Winkel!

---

[1]) Darin, daß trotz des Vorkommens einer „Ergotintabes" (s. o.) das Ergotin auch als Mittel *gegen* die Tabes empfohlen wird, liegt nur ein scheinbarer Widerspruch. Es ist sehr wohl möglich, daß dasselbe Mittel, das in großen Mengen gewisse Fasersysteme zur Atrophie bringt, in kleineren Gaben günstig (erregend) auf dieselben Fasersysteme einwirkt. Immerhin muß man aber bei der Anwendung des Ergotins vorsichtig sein.

In *symptomatischer* Hinsicht erfordern namentlich die tabischen *Schmerzen* oft besondere Beachtung. Von inneren Mitteln zeigen das *Aspirin* und das *Antipyrin* (ebenso *Phenacetin, Pyramidon* oder Mischungen der genannten Mittel) zuweilen eine mildernde und abkürzende Wirkung auf die Schmerzen. Besonders wirksam sind Mischpulver aus *Antipyrin* 0,5, *Phenacetin* 0,3, *Pyramidon* 0,1 und *Koffein* 0,1. Mit *Morphium* und seinen Ersatzpräparaten muß man bei der Langwierigkeit der Krankheit äußerst zurückhaltend sein. Auch narkotische Einreibungen, PRIESSNITZsche oder heiße Einwicklungen der schmerzenden Glieder haben mitunter eine lindernde Wirkung. Häufig haben wir bei starken Schmerzen anscheinend mit gutem Erfolg BIERsche Stauung angewandt. Auch die *unblutige* Dehnung des Ischiadikus kann vorübergehenden Erfolg zeigen. Einige Beobachter rühmen die Wirkung von umschriebenen Hautverbrennungen mit dem Thermokauter („*Points de feu*") neben der Wirbelsäule an der Austrittsstelle der betreffenden Nervenwurzeln.

Die *Obstipation* sucht man durch diätetische Vorschriften, durch leichte Abführmittel (Bitterwässer, Tamarinden, Rheum), Einläufe oder auch durch elektrische Behandlung und Massage des Abdomens zu heben. Auf die *Blasenbeschwerden* wirkt die galvanische Behandlung oft recht günstig ein. Manche Ärzte empfehlen vorzugsweise *Strychnin*. Bei den *gastrischen Krisen* sind Narkotika (*Morphium, Narcophin, Dilaudid, Heroin*) ein mitunter leider nicht zu vermeidendes Mittel. Freilich werden dadurch viele Kranke mit schweren gastrischen Krisen zu Morphinisten, und man weiß schließlich nicht mehr, was Tabes und was Morphinismus ist! Auch warme Umschläge, Magenausspülungen, Belladonna, Chloral, Lupulin u. a. kann man versuchen. Von O. FOERSTER wurde zuerst der Versuch gemacht, schwere Krisen durch Durchschneidung von hinteren Wurzeln zu beeinflussen. Anfangs wurde von „glänzenden" Erfolgen berichtet. Jetzt ist es von der operativen Behandlung der gastrischen Krisen auffallend still geworden. Immerhin ist in verzweifelten Fällen ein operativer Versuch gerechtfertigt, und vereinzelte scheinbar günstige, wenn auch nicht andauernde Erfolge haben wir selbst beobachtet. — Schwere *Larynxkrisen* erfordern meist ebenfalls stärkere Narkotika. Die *Sehnervenatrophie* trotzt leider jeder Behandlung. Zum Trost der Kranken versucht man gewöhnlich Strychnininjektionen oder eine Behandlung mit schwachen galvanischen Strömen.

Eine besondere symptomatische Behandlungsmethode der Tabes verdient noch Erwähnung, das ist die *Behandlung der Ataxie durch methodische Bewegungsübungen* (H. G. FRENKEL). Wenn ataktische Kranke in systematischer Weise dazu angehalten werden, täglich mehrmals eine Zeitlang alle Bewegungen in den einzelnen Gelenken langsam und möglichst gleichmäßig auszuführen, ferner gewisse sonstige Bewegungsübungen zu machen (Berühren bestimmter Punkte mit den Fingern oder mit den Fußspitzen, Gehen auf einem Kreidestrich, Gehen zwischen den Sprossen einer Leiter, Auffangen schwingender Kugeln, Einstoßen von Stöpseln in bestimmte Löcher usw.), so läßt sich in der Tat manchmal ein Einfluß der Übung auf die Sicherheit der Bewegung und eine Besserung der Ataxie nicht verkennen. Die Erfolge einer derartig zielbewußten Behandlung sind manchmal recht gut, dürfen aber nicht überschätzt werden.

Von größter Wichtigkeit ist endlich, daß die Lebensweise der Tabeskranken in allgemein hygienisch-diätetischer Hinsicht vom Arzt geregelt und beaufsichtigt wird. Vor allem *warne man vor jeder körperlichen* und *geistigen Überanstrengung*, verordne eine vorsichtige, aber kräftige Diät unter Entziehung aller größeren Mengen alkoholischer Getränke, sorge für gute Luft (im Sommer

Landaufenthalt oder mittleres Gebirgsklima, im Winter unter Umständen südliche Kurorte) und bemühe sich vor allem, die Hoffnung und den guten Mut der Kranken aufrechtzuerhalten. Wie wirksam diese allgemein-diätetische Behandlung der Tabes ist, sieht man in den Krankenhäusern, wo unbemittelte Tabeskranke durch einfache Ruhe und gute Pflege mitunter erheblich gebessert werden. Je früher man die Kranken in Behandlung bekommt, desto ausdauernder und sorgsamer sei man mit den therapeutischen Anordnungen, weil man dann noch auf einen gewissen Erfolg hoffen kann. In alten, weit vorgeschrittenen Fällen darf man sich auf die Pflege und auf eine rein symptomatische Behandlung beschränken.

Achtes Kapitel.

Hereditäre (juvenile) Ataxie (Friedreichsche Krankheit).

Ätiologie. Im Jahre 1861 hat FRIEDREICH zuerst eine eigentümliche, von ihm bei mehreren Geschwistern beobachtete Nervenkrankheit beschrieben. Er hielt das Leiden wegen der dabei auftretenden starken Ataxie anfangs für eine besondere Form der Tabes. Spätere Untersuchungen haben aber gezeigt, daß diese „FRIEDREICHsche Krankheit" mit der echten Tabes nichts gemein hat als eine gewisse Ähnlichkeit der Symptome (vor allem der Ataxie), die ihrerseits wiederum durch eine teilweise vorhandene Übereinstimmung der anatomischen Veränderungen des Rückenmarks bedingt ist.

Die FRIEDREICHsche Krankheit beruht zweifellos auf einer *angeborenen krankhaften Veranlagung* gewisser Neuronsysteme, infolge deren diese Neuronsysteme einer dauernden Tätigkeit nicht gewachsen sind und daher einer vorzeitigen langsamen Atrophie verfallen. Dieser *erbliche* Ursprung des Leidens spricht sich am deutlichsten in dem Umstand aus, daß die Krankheit nicht selten bei mehreren (2—5) *Geschwistern* beobachtet wird, in einzelnen Fällen auch bei Mitgliedern zweier oder gar mehrerer Generationen derselben Familie. Verhältnismäßig häufig sieht man freilich die FRIEDREICHsche Krankheit auch vereinzelt auftreten; dann weist aber fast immer schon das *jugendliche Alter* auf die krankhafte angeborene Veranlagung hin. Zuweilen zeigen sich die ersten Symptome bereits im Alter von 7—10 Jahren, häufig erst in den Pubertätsjahren, in einzelnen Fällen sogar noch etwas später (im 18. oder 20. Lebensjahre). Gewöhnlich ist es schwer, die Anfangszeit genau zu bestimmen, weil die Krankheit ganz allmählich beginnt und daher anfangs lange Zeit unbemerkt bleiben kann. Das Leiden kommt vielleicht etwas häufiger beim *männlichen* Geschlecht vor. Zuweilen scheinen die ersten Symptome sich an eine anderweitige akute Erkrankung (Scharlach, Masern, Grippe), an ein Trauma od. dgl. anzuschließen. Dies sind dann auslösende Ursachen, durch die die bereits vorhandene Krankheitsanlage zum Vorschein gebracht wird.

Symptome und Krankheitsverlauf. Das wichtigste, ausnahmslos zuerst bemerkte Symptom ist die *Ataxie*. Sie zeigt sich anfangs in einer langsam zunehmenden *Unsicherheit des Ganges;* fast gleichzeitig oder nur wenig später macht sich die Ataxie auch in den *oberen Gliedmaßen* bemerkbar. Ist die Krankheit entwickelt, so ist der Gang ungemein kennzeichnend. Er ähnelt in bezug auf die ataktischen Bewegungen der Beine dem tabischen Gang, unterscheidet sich von diesem aber durch die meist viel stärkeren *schwankenden Bewegungen des Rumpfes.* Der Gang gleicht hierin mehr demjenigen bei der zerebellaren Ataxie. Der Umstand, daß bei der FRIEDREICHschen Krankheit gerade vorzugsweise die *Rumpf-* und *Beckenmuskeln* von der ataktischen Störung mitbefallen werden, ist auch die Ursache, daß die Kranken gewöhnlich noch weit mehr, als es bei der Tabes der Fall ist, eine *statische Ataxie* zeigen, d. h. daß sie schon beim ruhigen *Stehen* beständig *ziemlich stark schwanken* (s. Abb. 139). Die Kranken stehen und gehen daher stets breitbeinig, um ihrem Körper eine festere Stütze zu gewähren. Läßt man sie mit möglichst geschlossenen Beinen stillstehen, so sieht man die beständigen, zur Erhaltung des Gleichgewichts nötigen Muskelkontraktionen. Fällt die Überwachung durch das Sehen fort (beim Schließen der Augen), so nimmt die Unsicherheit und das Schwanken des Körpers noch zu. In den Beinen selbst ist die Ataxie, wie man sich durch den „Hacken-Knieversuch" überzeugen kann, sehr hochgradig und ebenso in den *Armen* (Greifen nach vorgehaltenen Gegenständen u. dgl.). Auf einer Ataxie der zum Sprechen nötigen Muskeln beruht auch die in späteren Stadien oft bemerkbare *Sprachstörung*, bestehend in einer undeutlichen Artikulation und in einer verlangsamten, skandierenden, schlecht modulierenden Sprechweise. Ähnlich wie bei multipler Sklerose tritt als weiteres ataktisches Symptom zuweilen (aber keineswegs immer oder wenigstens erst spät) noch ein *Nystagmus* hinzu, insbesondere bei angestrengter seitlicher Blickrichtung.

Außer der schließlich ungemein stark werdenden Ataxie ist lange Zeit gewöhnlich nur noch *ein* anderes wichtiges, wahrscheinlich stets sehr frühzeitig auftretendes Symptom nachweisbar: das völlige *Fehlen der Sehnenreflexe* (Patellar- und Achillessehnenreflexe). Alle übrigen nervösen

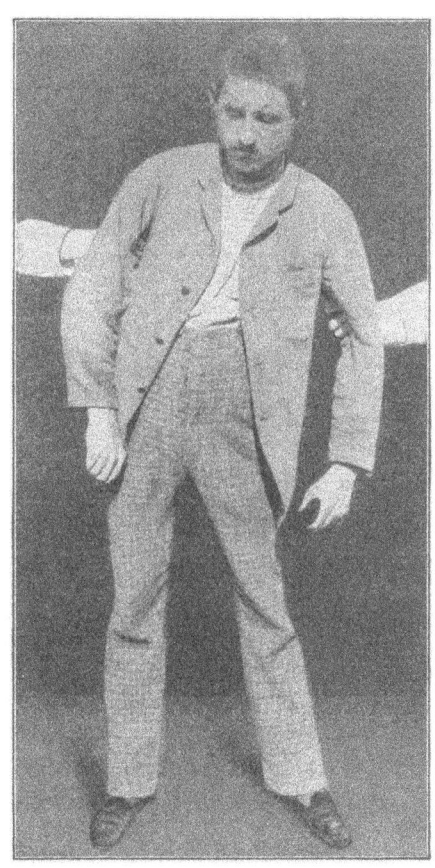

Abb. 139. Körperhaltung eines Kranken mit hereditärer Ataxie (Friedreichsche Krankheit).

Funktionen können lange Zeit ungestört bleiben. Die motorische Kraft der Muskeln bleibt gut erhalten. Wir kennen einen Kranken, der trotz stärkster Ataxie mit Hilfe eines Stockes täglich noch einen Weg von mehreren Stunden zurückgelegt hat. Die Muskeln sind meist nicht besonders kräftig entwickelt, zeigen aber (abgesehen von seltenen Komplikationen) keine auffallende Atrophie. Manche Kranke zeigen eine eigentümliche choreatische Muskelunruhe. Auch athetoseähnliche Bewegungen der Finger und eigentümliche Wackelbewegungen des Rumpfes werden zuweilen beobachtet. Die *Sensibilität* der Haut und der tieferen Teile (Gelenke, Muskelsinn) kann lange Zeit völlig normal bleiben, ein Verhalten, das namentlich von FRIEDREICH als Beweis gegen die Abhängigkeit der Ataxie von Sensibilitätsstörungen

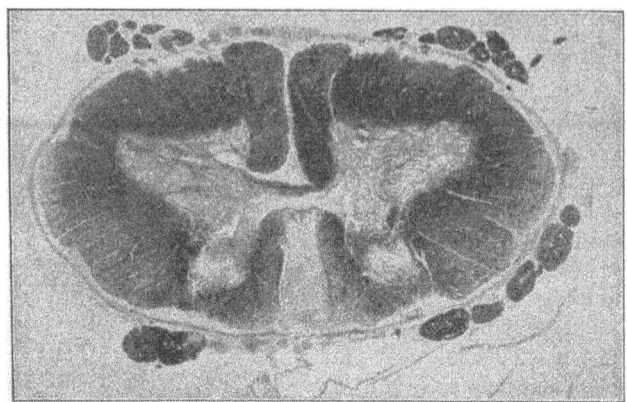

Abb. 140. (Halsmark.)

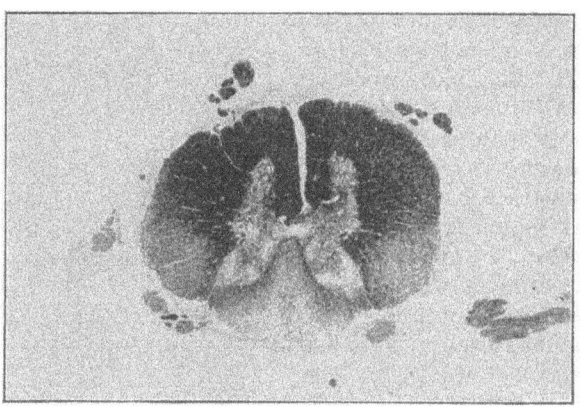

Abb. 141. (Brustmark.)

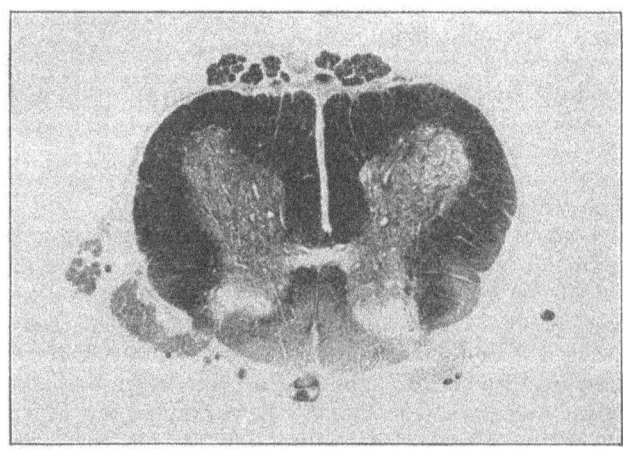

Abb. 142. (Lendenmark.)

Abb. 140—142. Anatomische Veränderungen des Rückenmarks bei hereditärer Ataxie
(Friedreichsche Krankheit).

hervorgehoben worden ist. Freilich darf dieses Freibleiben der Sensibilität nicht zu sehr betont werden, da zahlreiche andere Beobachter und wir selbst bei genauerer Prüfung doch wiederholt Sensibilitätsstörungen (namentlich an den Füßen, Zehen und Unterschenkeln) nachweisen konnten (Abnahme des Tastsinnes, des Drucksinnes, insbesondere auch des Muskelsinnes u. a.). Die Schmerzempfindung bleibt, wie es scheint, fast stets ungestört. Auch *Parästhesien* und spontane *Schmerzen,* sowie die übrigen Formen der „tabischen Krisen" *fehlen gänzlich* (s. u.). Die *Hautreflexe* zeigen, abgesehen von dem mitunter beobachteten BABINSKIschen Zehenreflex, keine wesentliche Störung. Die *Pupillenreflexe bleiben stets erhalten.* Der *Muskeltonus* ist in der Regel nicht so stark herabgesetzt wie bei echter Tabes. Dieses Fehlen der Hypotonie und der vorhandene BABINSKI-Reflex sind oft die einzigen klinischen Zeichen, die auf die Beteiligung der Seitenstränge (s. u.) hinweisen. Zu eigentlichen spastischen Symptomen kann es nicht kommen, weil aller Wahrscheinlichkeit nach die Hinterstrangerkrankung der Pyramidenbahndegeneration vorhergeht. — *Blasenstörungen* treten in der Regel nicht deutlich hervor. Dagegen kann in einzelnen Fällen, ähnlich wie bei der Tabes, *Atrophie der Optici* auftreten. Die Zehen, insbesondere die große Zehe, zeigen meist eine auffallende Neigung zu starker Dorsalflexionsstellung, während man im Fuß zuweilen die Neigung zur Equinusstellung beobachtet hat. Die Wirbelsäule zeigt manchmal eine deutliche *Skoliose.*

Der sehr chronische *Krankheitsverlauf* erstreckt sich auf Jahre und Jahrzehnte. Allmählich erreicht die Ataxie einen so hohen Grad, daß die Kranken bettlägerig werden. Dann stellen sich schließlich wirkliche Muskellähmungen, stärkere Sensibilitätsstörungen, nicht selten Intelligenzstörungen u. dgl. ein. Der Tod erfolgt durch interkurrente Erkrankungen.

Pathologische Anatomie. Die hereditäre Ataxie war die erste Erkrankungsform, bei der durch die genaue anatomische Untersuchung eine kombinierte Systemerkrankung des Rückenmarks durch KAHLER und PICK nachgewiesen wurde. Spätere Untersucher (F. SCHULTZE, RÜTIMEYER u. a.) haben diese Befunde bestätigt. Am stärksten erkrankt findet man die *hinteren Wurzeln* und die *Hinterstränge* und zwar hauptsächlich die Zonen der eintretenden Wurzelfasern. Die LISSAUERschen Felder bleiben im Gegensatz zur tabischen Degeneration meist verschont. Außerdem ist aber regelmäßig auch die *Kleinhirnseitenstrangbahn* (wahrscheinlich meist einschließlich der Zellen in den CLARKEschen Säulen), das GOWERSsche Bündel (s. u. das Kapitel über sekundäre Degeneration im Rückenmark) und, wenn auch in geringerem Grade, die Gegend der Pyramidenseitenstrangbahn erkrankt (s. Abb. 140—142). Der anatomisch-histologische Prozeß besteht, wie bei allen systematischen Erkrankungen, in einer Atrophie der Nervenelemente mit einer beträchtlichen sekundären Vermehrung der Neuroglia.

Die Ataxie der Gliedmaßen hängt offenbar von der Hinterstrangdegeneration ab, die Rumpfataxie wahrscheinlich von der Degeneration der Kleinhirnseitenstrangbahn. Das geringe Hervortreten der sonstigen Seitenstrangsymptome (abgesehen vom BABINSKI-Reflexe) ist schon oben betont worden. Auffallend ist bei der hereditären Ataxie das Fehlen lanzinierender Schmerzen. Dies erklärt sich vielleicht durch das Verschontbleiben der peripherischen Nerven, hauptsächlich aber auch durch die andere Art der Erkrankung: bei der Tabes *exogen* bedingte Degeneration der Fasern durch Einwirkung *reizender* Toxine, bei der hereditäten Ataxie einfache Atrophie *endogener* Ursache.

Diagnose. Die Diagnose der FRIEDREICHschen Krankheit ist, wenn man die Krankheit kennt, wohl meist völlig sicher zu stellen. Die starke Ataxie, namentlich der schwankende unsichere Gang, daneben das jugendliche Alter der Kranken, unter Umständen die erblichen Verhältnisse, ermöglichen meist eine richtige Beurteilung. Von der *Tabes* unterscheidet sich die Krankheit durch das Fehlen der Pupillenstarre, stärkerer Sensibilitätsstörungen, der sensiblen Reizerscheinungen, der Blasenstörungen, der für die Tabes kennzeichnenden Veränderungen des Liquor cerebrospinalis u. a. Eher möglich ist eine Verwechslung mit *multipler Sklerose,* zumal auch diese im jugendlichen Alter

auftritt. Doch beginnt die FRIEDREICHsche Krankheit meist in noch jüngeren
Jahren. Entscheidend ist vor allem die Untersuchung der *Sehnenreflexe*, die
bei der hereditären Ataxie völlig fehlen, bei der multiplen Sklerose gesteigert
sind. Durch das Verhalten der Sehnenreflexe unterscheidet sich die FRIED-
REICHsche Krankheit auch von der gleich zu besprechenden *hereditären zerebellaren Ataxie* (s. u.). Die Unterscheidung von einer *postdiphtherischen* oder
ähnlichen *Ataxie* dürfte bei genauer Anamnese und Untersuchung ebenfalls
meist keine Schwierigkeiten machen.

Therapie. Obwohl einzelne Schwankungen im Krankheitsverlauf vorkommen, scheint im allgemeinen die Krankheit doch stets weiter fortzu-
schreiten und unheilbar zu sein. Man kann daher nur versuchen, durch
eine verständige Pflege der Kranken und durch alle auch sonst (siehe das
vorige Kapitel) bei chronischen Nervenleiden angewandten Mittel vorübergehende Besserungen und Stillstände des Leidens zu erzielen. *Methodische
Bewegungsübungen* sind vor allem zu empfehlen.

Anhang.
Die hereditäre zerebellare Ataxie.
(*Héredo-ataxie cérébelleuse.*)

Im Anschluß an die FRIEDREICHsche Krankheit haben wir ein merkwürdiges erbliches
und familiäres Leiden zu erwähnen, dessen Hauptsymptom ebenfalls eine Ataxie ist,
während die wesentlichste anatomische Veränderung in einer *Atrophie des Kleinhirns*
besteht (NONNE, P. MARIE, LONDE u. a.).

Die Krankheit tritt bei *Geschwistern* und bei Mitgliedern *verschiedener Generationen*
derselben Familie auf. Doch kommen wahrscheinlich auch vereinzelte Fälle vor. Das
männliche Geschlecht scheint etwas zu überwiegen. Die ersten Symptome machen sich
gewöhnlich erst zwischen dem 20. und 30. Lebensjahre bemerkbar, zuweilen früher, selten
später. Sie bestehen in einer langsam eintretenden *Ataxie* der Gliedmaßen und vor
allem in einem *schwankenden, taumelnden Gang*. Auch das *Stehen* ist unsicher, wird
aber durch Schließen der Augen im ganzen nur wenig verändert. In den *Armen* kann
die Ataxie so hochgradig werden, daß alle feineren Beschäftigungen fast unmöglich werden. Die Ataxie der *Gesichtsmuskeln* bewirkt oft höchst eigentümliche mimische Bewegungen, die *Sprache* ist meist beträchtlich gestört. Die *Kraft* der Muskeln ist nicht vermindert, obwohl die Kranken häufig über Ermüdungsgefühl klagen. Die *Sensibilität* bleibt
vollständig erhalten, insbesondere findet man den Muskelsinn völlig ungestört. Die
Hautreflexe sind normal oder etwas abgeschwächt, die *Sehnenreflexe* fast ausnahmslos
gesteigert, wenn auch stärkere spastische Symptome fehlen. Die Innervation der *Blase*
erleidet keine Veränderung. Die *Pupillen* behalten meist ihre normale Reaktion, wiederholt ist *Atrophie der Optici* mit entsprechenden Sehstörungen beobachtet worden. Auch
ausgesprochene *psychische Störungen* (Gedächtnisschwäche, abnorme Reizbarkeit u. dgl.)
können sich entwickeln.

Der *Verlauf* des Leidens ist sehr langwierig und erstreckt sich meist über viele Jahre.
Die *Prognose* ist vollkommen ungünstig. Der Tod erfolgt durch interkurrente Erkran-
kungen oder infolge der schließlich eintretenden allgemeinen Schwäche. Die *anatomische
Untersuchung* ergibt als auffallendste Veränderung eine *Atrophie des Kleinhirns*, das an
Größe etwa um die Hälfte vermindert ist. Das *Rückenmark* ist zuweilen im ganzen dürftig
entwickelt, zeigt aber keine strangförmigen Degenerationen.

Durch dieses anatomische Verhalten unterscheidet sich die Krankheit wesentlich von
der sonst ähnlichen FRIEDREICHschen hereditären Ataxie. In *klinischer* Hinsicht lassen
sich die beiden Krankheiten vor allem durch das Verhalten der Sehnenreflexe und das
meist in etwas späterem Lebensalter erfolgende Auftreten der zerebellaren Ataxie unterscheiden. Schwierig ist oft die Differentialdiagnose gegenüber der multiplen Sklerose.
Hier entscheidet vor allem das familiäre Auftreten.

Die *Behandlung* kann nur symptomatisch sein und hat wenig Aussicht auf Erfolg.

Neuntes Kapitel.

Die primären Degenerationen der motorischen Leitungsbahn einschließlich der Muskeln.

1. Vorbemerkungen.

In diesem Kapitel werden wir eine Anzahl Krankheiten kennenlernen, die der Hauptsache nach auf primären Degenerationen der *zentrifugalen* motorischen Leitungsbahn, insbesondere der *Pyramidenbahn* beruhen. Ähnlich wie bei der hereditären Ataxie, geben hierbei vor allem *endogene, angeborene, erbliche*, daher sehr häufig *familiär* auftretende Schwächezustände dieser Teile des Nervensystems den Grund zur Erkrankung ab. In einzelnen Fällen kommen jedoch *exogene* Schädlichkeiten wahrscheinlich ebenfalls in Betracht.

Um einen vorläufigen Überblick über die hier zu behandelnde Krankheitsgruppe zu gewinnen, vergegenwärtige man sich noch einmal an der Hand des umstehenden Schemas (Abb. 143) den Verlauf der langen, von den Zentralwindungen zu den Muskeln führenden Leitungsbahn (siehe auch S. 425 ff.). Zunächst werden wir eine Krankheitsform kennenlernen, bei der schließlich die *gesamte* kortikomuskuläre Leitungsbahn von den Rindenzellen bis einschließlich zu den Muskeln hinein degeneriert gefunden wird. Es ist dies die „*amyotrophische Lateralsklerose*". Sodann werden wir eine Krankheitsform besprechen, bei der nur der zweite Abschnitt (das zweite „Neuron") der Gesamtbahn, nämlich das Stück von der spinalen Vorderhornzelle bis einschließlich zu den Muskeln erkrankt ist. Dies ist die *spinale Muskelatrophie* und die vollkommen entsprechende *progressive Bulbärparalyse*. Drittens kann auch der erste zerebrospinale Hauptabschnitt der Bahn *bis* zur Vorderhornzelle allein erkranken, ohne daß aber diese mitergriffen wird. Wir haben dann die echte primäre *Pyramidenseitenstrangsklerose* mit dem klinischen Krankheitsbild der reinen *spastischen Spinalparalyse*. Hierbei kann ausschließlich die Pyramidenseitenstrangbahn im engeren Sinne befallen sein, oder durch Erkrankung der *gesamten* motorischen Bahn und der Hinterseitenstränge kann es zu völliger Lähmung kommen. Viertens kann die Erkrankung nur den peripherischen motorischen Nerv mit seinen hinzugehörigen Muskeln betreffen („*neurale Muskelatrophie*"), und endlich werden wir als die häufigste Erkrankungsform auch noch die *Dystrophia musculorum progressiva* hier anreihen, d. h. diejenige Erkrankung, bei der nur die Endapparate der ganzen Bahn, die *Muskeln* selbst, einer fortschreitenden Atrophie verfallen.

Die genannten Krankheitsformen sind ihrem Wesen nach, soweit es sich um endogene Erkrankungen handelt, *wahrscheinlich alle miteinander verwandt*. Einstweilen ist es aber noch notwendig, sie wenigstens insofern auseinanderzuhalten, als sie in klinisch-symptomatischer und in anatomischer Hinsicht ganz bestimmte Unterscheidungsmerkmale darbieten. Daran müssen wir jedoch schon jetzt festhalten, daß wir die einzelnen klinisch-anatomischen Formen nicht alle als voneinander streng gesonderte Krankheiten auffassen dürfen. Je mehr unsere Kenntnisse zunehmen, desto mehr Übergänge und Verbindungsglieder zwischen den einzelnen Formen scheinen hervorzutreten.

2. Die amyotrophische Lateralsklerose.

Die erste genauere Kenntnis der amyotrophischen Lateralklerose verdanken wir Charcot, der im Jahre 1869 in Gemeinschaft mit Joffroy seine ersten hierhergehörigen Beobachtungen veröffentlichte und im Jahre 1874 bereits eine ziemlich vollständige Beschreibung der Krankheit geben konnte. Das nähere Verständnis der amyotrophischen

Lateralsklerose wurde aber erst durch die Untersuchungen FLECHSIGS über den Verlauf der Leitungsbahnen im Rückenmark ermöglicht.

Ätiologie und pathologische Anatomie. Die Krankheit stellt sich anatomisch im wesentlichen als eine primäre systematische Degeneration der gesamten kortikomuskulären Leitungsbahn dar, und zwar nicht nur des zu den

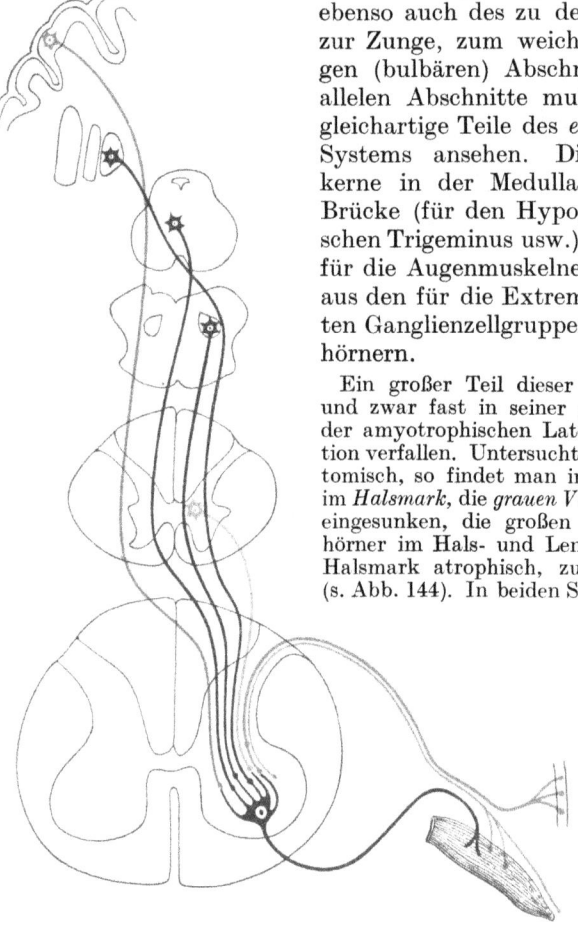

Gliedmaßen gehörigen (spinalen) Teiles, sondern ebenso auch des zu den Muskeln des Gesichts, zur Zunge, zum weichen Gaumen usw. gehörigen (bulbären) Abschnitts. Diese beiden parallelen Abschnitte muß man als vollkommen gleichartige Teile des *einen* großen motorischen Systems ansehen. Die motorischen Nervenkerne in der Medulla oblongata und in der Brücke (für den Hypoglossus, Fazialis, motorischen Trigeminus usw.), ferner ebenso die Kerne für die Augenmuskelnerven entsprechen durchaus den für die Extremitätenmuskeln bestimmten Ganglienzellgruppen in den spinalen Vorderhörnern.

Ein großer Teil dieser motorischen Leitungsbahn, und zwar fast in seiner ganzen Ausdehnung, ist bei der amyotrophischen Lateralsklerose einer Degeneration verfallen. Untersucht man das Nervensystem anatomisch, so findet man im *Rückenmark*, insbesondere im *Halsmark*, die *grauen Vordersäulen* verschmälert und eingesunken, die großen Ganglienzellen der Vorderhörner im Hals- und Lendenmark oder auch nur im Halsmark atrophisch, zum Teil ganz geschwunden (s. Abb. 144). In beiden Seitensträngen (auch in einem oder in beiden Vordersträngen, wenn überhaupt eine Pyramidenvorderstrangbahn vorhanden ist) findet man die Pyramidenbahnen stark degeneriert. Doch ist auch *in den übrigen Abschnitten der Vorderseitenstränge* meist ein Faserausfall vorhanden, was nicht auffallend ist, wenn man bedenkt, daß hier ebenfalls zahlreiche motorische Fasersysteme verlaufen (vgl. S. 427). Gegenüber den völlig oder fast völlig normalen Hintersträngen und Hinterhörnern erscheint somit der gesamte vordere motorische Abschnitt des Rückenmarks abgeflacht und verkleinert, eine Tatsache, die nicht ganz ohne

Abb. 143. Schema der „gemeinsamen Endstrecke" und der diese kontrollierenden Bahnen. Die gemeinsame Endstrecke von der Vorderhornzelle zum Muskel ist *schwarz* dargestellt. *Rot:* sensibler Schenkel des einfachsten Reflexbogens. *Grün:* intersegmentale Verbindungen. *Schwarz:* Extrapyramidale Bahnen vom Hirnstamm (DEITERSscher Kern), Vierhügel (Tectum, roter Kern), striären System (zur Vereinfachung unmittelbar zur Vorderhornzelle ziehend; die Verbindungen mit rotem Kern, Substantia nigra usw. sind fortgelassen.) *Blau:* Pyramidenbahn aus der vorderen Zentralwindung (Kreuzung zu niedrig angegeben). Nach TILNEY und RILEY aus M. KROLL, Die neuropathologischen Syndrome. Berlin: Julius Springer 1929.

klinische Bedeutung ist (s. u.). Auch in den Vorderhörnern hat die Zahl der markhaltigen Fasern (zum Teil sicher Fortsetzungen der PyS[1])-Fasern abgenommen. Nach aufwärts kann man die Degeneration der Pyramidenbahn zwar nicht in allen, aber in vielen Fällen weiter verfolgen durch die Pyramiden der Oblongata, die Brücke, die Hirnschen-

---

[1]) Abkürzungen, die im folgenden häufig gebraucht werden: PyS-Pyramidenseitenstrangbahn, PyV-Pyramidenvorderstrangbahn, KlS-Kleinhirnseitenstrangbahn.

kel, die innere Kapsel hindurch bis zu den Zentralwindungen, in deren Ganglienzellen auch bereits eine Atrophie nachgewiesen worden ist. Ebenso wie die spinalen Vorderhörner sind gewöhnlich auch die motorischen *Bulbärkerne*, insbesondere der *Hypoglossuskern, Vaqus-Accessorius-Kern*, seltener der *Fazialiskern* u. a. atrophisch. Von allen diesen bulbären und spinalen Ganglienzellen aus erstreckt sich nun auch eine weitere (sekundäre?) Degeneration nach der Peripherie zu in die betreffenden Nervenwurzeln (Hypoglossus u. a., spinale vordere Wurzeln) und Nervenstämme hinein. In den *peripherischen Nerven* ist der Nachweis atrophischer Fasern zwar schwierig, doch läßt sich wohl kaum bezweifeln, daß die betreffenden motorischen Fasern, die die Fortsetzung der atrophierten Ganglienzellen sind, sich gleichfalls im Zustand der Degeneration befinden. Die *Muskeln* endlich sind beträchtlich atrophisch. Ihr Umfang ist stark vermindert; manche Muskeln (Näheres s. u.) gehen schließlich beinahe ganz zugrunde, so daß an ihrer Stelle fast nur noch Bindegewebe und Fett zurückbleibt. In den übrigen Muskeln findet man neben einer Anzahl normal erhaltener Fasern zahlreiche sehr verschmälerte, in verschiedenem Grade atrophische Fasern meist mit noch erhaltener, seltener mit undeutlicher Querstreifung. Die Sarkolemmkerne sind stark vermehrt, das interstitielle Fettgewebe ist oft (nicht immer) reichlich entwickelt.

Wenn wir somit die amyotrophische Lateralsklerose der Hauptsache nach als eine primäre Degeneration der *motorischen Bahn*, und zwar vorzugsweise der *Pyramidenbahn*, bezeichnen dürfen, so bleibt doch in vielen Fällen die Erkrankung nicht vollkommen streng auf dieses eine System beschränkt. Nach der KlS hin ist die Grenze der Degeneration zwar fast stets vollkommen scharf, d. h. die KlS selbst bleibt in der Regel ganz normal. Dagegen sind in den GOLLschen Strängen schon wiederholt Erkrankungen gefunden worden. Wesentliche klinische Bedeutung haben diese letztgenannten Degenerationen nicht. Sie zeigen nur, wie unter dem Einfluß derselben Schädlichkeiten auch andere Faserzüge leiden können.

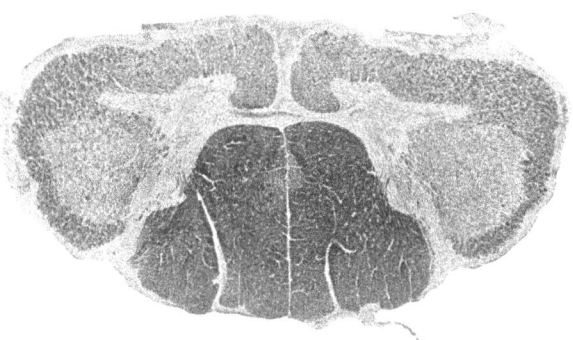

Abb. 144. Querschnitt aus dem Halsmark bei amyotrophischer Lateralsklerose: Degeneration der Pyramidenbahnen, z. T. der übrigen Vorderseitenstränge, ausgesprochene Atrophie der Vorderhörner.

Recht unsicher sind unsere Kenntnisse noch in bezug auf die Fragen, wo die Degenerationen ihren Anfang nehmen, in welcher Weise sie fortschreiten, was primäre und was sekundäre Atrophie ist. Die anatomische Untersuchung zeigt das Ergebnis der Zerstörung, läßt aber nur sehr schwer Näheres über ihren Verlauf erkennen. Manches kann aus der klinischen Beobachtung erschlossen werden. Vielleicht kommen verschiedene Möglichkeiten in Betracht, wodurch sich manche Unterschiede im klinischen Verlauf erklären ließen. Jedenfalls können die einzelnen Abschnitte des Systems in wechselnder Reihenfolge und auch in verschiedener Schnelligkeit der weiteren Ausbreitung erkranken. Stets ist aber der Untergang der Nervenfasern der primäre Prozeß, die *interstitielle Bindegewebswucherung* und die geringen Veränderungen an den Gefäßen sind ein sekundärer, hinzukommender Vorgang.

Über die *Ursachen* der amyotrophischen Lateralsklerose ist nichts Sicheres bekannt. Für eine Reihe von Fällen glauben wir eine *angeborene* Schwäche des motorischen Systems annehmen zu dürfen. Gewöhnlich beginnt das Leiden im Alter von 35—50 Jahren, nicht selten noch später. Besondere äußere Krankheitsursachen sind nicht aufgefunden worden. Das *männliche* Geschlecht scheint etwas häufiger zu erkranken als das weibliche.

Klinische Symptome und Krankheitsverlauf. Entsprechend dem soeben beschriebenen, durchaus systematischen anatomischen Befund geben auch die klinischen Symptome in allen typischen Fällen ein kennzeichnendes, *streng auf die motorische Sphäre begrenztes* Krankheitsbild.

Die ersten Zeichen der Krankheit beginnen gewöhnlich in den *oberen* Gliedmaßen. Die Kranken bemerken meist zuerst in einem Arm eine

Schwäche und leichte Ermüdbarkeit bei Bewegungen und körperlicher Arbeit. Allmählich nimmt die Schwäche des Armes zu und greift schließlich, gewöhnlich einige Monate später, auch auf den anderen Arm über. Nicht selten fällt schon jetzt den Kranken eine zunehmende und sich ausbreitende Abmagerung gewisser Muskeln auf. Etwa $^1/_2$—1 Jahr später beginnen auch Symptome von seiten der unteren Gliedmaßen. Der Gang wird steif und unsicher, die Patienten ermüden leicht, und oft stellt sich scheinbar von selbst ziemlich starkes Zittern in den Beinen ein.

Jetzt ist das Krankheitsbild meist schon vollkommen ausgeprägt. An den *oberen Gliedmaßen* bemerkt man zunächst eine ausgesprochene, mehr oder weniger ausgebreitete *Muskelatrophie*. Die Atrophie ist gewöhnlich dort am stärksten, wo sie beginnt, nämlich am *Daumenballen* und *Kleinfingerballen*. Ferner werden die *Interossei* deutlich atrophisch, weiterhin die *Muskeln an der Streckseite des Vorderarmes*, während die Beuger der Hand und der Endphalangen der Finger länger gesund bleiben. Am Oberarm atrophieren meist der *Trizeps* und vor allem der *Deltoideus* am stärksten, später und in geringerem Grade auch der Bizeps und die Schultermuskeln. Entsprechend dem Grade der Atrophie findet man eine *Funktionsstörung der Muskeln*, eine *Parese*. Die übriggebliebenen Muskelteile bleiben funktionsfähig und erst mit dem völligen Muskelschwund tritt ein vollkommenes Aufhören der betreffenden Bewegung ein. Doch ist eine deutliche *Parese* zuweilen auch in den noch nicht stärker atrophischen Muskeln zu bemerken. *Fibrilläre Muskelzuckungen* sind in den erkrankten Muskeln fast immer festzustellen. Die *elektrische Erregbarkeit* der noch *erhaltenen* Muskelfasern ist normal. Die Kontraktionsstärke der gereizten Muskeln (faradischer Strom) geht daher proportional der noch vorhandenen Muskelsubstanz. In den stark atrophischen Muskeln sind die Reizeffekte schließlich sehr gering, und die noch übriggebliebenen Muskelfasern zeigen fast immer deutliche *Entartungsreaktion* (namentlich am Daumenballen). Eine Abnahme der Erregbarkeit der Nervenstämme ist fast niemals sicher nachzuweisen, wahrscheinlich weil hier stets noch eine größere Anzahl normaler Fasern vorhanden ist.

Wichtig ist die Prüfung der *Sehnenreflexe*. Sie sind ausnahmslos schon von den frühen Stadien der Krankheit an *stark erhöht*. Von den Sehnen des Bizeps und Trizeps und von den unteren Enden der Vorderarmknochen aus erhält man schon durch leises Beklopfen lebhafte Reflexzuckungen. Diese Steigerung der Sehnenreflexe kommt bei der gewöhnlichen „progressiven Muskelatrophie", d. h. derjenigen Erkrankung, bei welcher sich die Degeneration bloß vom Muskel bis in die motorischen Ganglienzellen der Vorderhörner erstreckt, die motorischen Seitenstrangbahnen aber frei bleiben (s. u.), in dieser Weise *niemals* vor. In späteren Stadien der Krankheit bilden sich zuweilen (nicht immer) starke *Kontrakturen* an Armen und Händen aus.

An den *unteren Gliedmaßen* entwickeln sich die ersten Krankheitserscheinungen gewöhnlich einige Monate später als an den Armen. Hier treten die rein *spastischen Erscheinungen* durchaus in den Vordergrund, während die Muskelatrophie sich erst spät und in geringem Grade entwickelt. Die Beine werden steif und setzen passiven Bewegungsversuchen einen beträchtlichen Muskelwiderstand entgegen. Die spastischen Erscheinungen hängen mit der *Hypertonie* der Muskeln (dem vermehrten Muskeltonus) zusammen. Die Patellarreflexe sind sehr lebhaft, und oft findet man auch einen starken, anhaltenden Fußklonus. Gewöhnlich treten zu den spastischen bald auch echte *paretische Symptome* hinzu, zunächst meistens in den Beugern (Verkürzern) des Beines, also in den Beugern des Hüft- und Kniegelenks und in den Dorsalflexoren des Fußes. Bei jedem Anziehen des Beines findet gleichzeitig eine starke Kontraktion des Tibialis anterior statt mit sichtbarer Anspannung der Tibialissehnen (*Tibialisphänomen*). Bei Reizung der Fußsohle tritt meist reflektorische *Dorsalflexion* der Zehe ein (BABINSKI-Reflex). Das Gehen ist gewöhnlich noch ziemlich lange Zeit möglich, wird aber freilich immer mühsamer und anstrengender. Der Gang geschieht mit langsam schleppenden kleinen Schritten (*spastisch-paretischer Gang*). Nur in vereinzelten Fällen treten frühzeitig auch schon an den Beinen stärkere Muskelatrophien auf. — Die *Sensibilität* der Haut und der tieferen Teile bleibt bei der amyotrophischen Lateralsklerose an Armen und Beinen *vollständig erhalten*. Ebenso *fehlen Störungen der Harnentleerung* vollständig. Der Stuhl kann etwas angehalten sein.

Nachdem die Muskelatrophie mit erhöhten Sehnenreflexen an den oberen und die spastische Parese an den unteren Gliedmaßen eine Zeitlang (etwa 1 bis 2 Jahre) gedauert und sich langsam verschlimmert hat, treten *im dritten und letzten Stadium* der Krankheit *bulbäre Erscheinungen* auf. Allmählich wird die Sprache undeutlicher und das Schlucken erschwert. Jetzt findet man die Lippen atrophisch, so daß das Spitzen des Mundes, das Pfeifen u. dgl. erschwert ist. An der *Zunge* ist eine deutliche Atrophie bemerkbar. Ihre Oberfläche wird uneben, und man bemerkt stärkere und schwächere *fibrilläre Zuckungen* der einzelnen Muskelbündel. Auch hier bleibt die *Sensibilität normal*. Entsprechend den gesteigerten Sehnenreflexen der Gliedmaßen findet sich zuweilen ein lebhafter *Masseterenreflex* beim Beklopfen des Unterkiefers. Die Funktion der übrigen Muskeln des Gesichts, die Kaumuskeln und die Augenmuskeln bleiben *meist* ungestört. Die Intelligenz der Kranken zeigt keine Veränderung. Auffallend ist oft der leichte Eintritt *starker mimischer Affektbewegungen*. Manche Kranke mit amyotrophischer Lateralsklerose geraten bei den kleinsten Anlässen in ein *krampfhaftes Lachen* oder in ein *heulendes Weinen* („Zwangslachen" und „Zwangsweinen"). Manchmal ist das Gesicht infolge einer anhaltenden *tonischen Anspannung der Gesichtsmuskeln* beständig eigentümlich in die Breite verzerrt. In einem von uns beobachteten Falle traten häufig schwere *Glottiskrämpfe* mit Erstickungsgefahr ein.

Leidet die Nahrungsaufnahme durch die eingetretenen Schlingbeschwerden, so wird der allgemeine Ernährungszustand bald schlechter. Als eigentliche Todesursache treten schließlich gewöhnlich *Atmungsstörungen* ein, wenn nicht schon früher eine zwischentretende Krankheit (Verschluckungspneumonie u. a.) dem traurigen Zustand ein Ende gemacht hat.

Von diesem typischen Krankheitsbild kommen insofern zuweilen Abweichungen vor, als die *Reihenfolge*, in der die einzelnen Erscheinungen auftreten und die verschiedenen Muskelgebiete befallen werden, wechseln kann. Beginnt die anatomische Zerstörung ausschließlich in dem zentralen motorischen Neuron, so treten anfangs die rein *spastischen* Erscheinungen (entweder nur spastische Starre der unteren Gliedmaßen oder zugleich auch Rigidität des Rumpfes und der Arme, verzerrter Gesichtsausdruck) hervor, und erst später gesellen sich mit der Erkrankung des zweiten motorischen Neurons die Atrophien der Muskeln hinzu, gewöhnlich entweder zuerst in den Vorderarmen und Händen oder in den bulbären Gebieten (Zunge, Lippen usw.). In anderen Fällen tritt dagegen von vornherein weit mehr das Bild der progressiven Muskelatrophie hervor, und die spastischen Erscheinungen zeigen sich, wenn überhaupt in stärkerem Maße, nur an den unteren Gliedmaßen. In diesen Fällen überwiegt offenbar anfangs die Erkrankung des peripherischen über die Erkrankung des zentralen motorischen Neurons. Immerhin weisen die erhöhten Sehnenreflexe auch hier von vornherein auf die Mitbeteiligung des zentralen Neurons hin. Dabei können erhöhte Sehnenreflexe natürlich nur in solchen Muskelbündeln auftreten, deren zugehörige Vorderhornganglienzellen noch nicht vollständig zerstört sind. Die bulbären Symptome sind den übrigen Muskelatrophien gleichzusetzen; sie hängen von der Degeneration der Nervenkerne in der Oblongata ab. Wir werden sie weiter unten noch ausführlicher kennenlernen (s. u. progressive Bulbärparalyse). — Andere Unterschiede im Krankheitsbild hängen davon ab, in welcher Ausdehnung neben den Gliedmaßen auch die bulbären und zerebralen Gebiete befallen sind. In unserer Klinik wurde ein Fall von amyotrophischer Lateralsklerose beobachtet, wo der beklagenswerte, geistig völlig normale Kranke schließlich fast nur noch die Augen, das Zwerchfell und etwas den Kopf bewegen konnte. Arme, Beine, Rumpf, Gesicht, Zunge waren vollständig gelähmt! In neuerer Zeit ist man ferner darauf aufmerksam geworden, daß neben den „Pyramidenbahnsymptomen" zuweilen auch gewisse „striäre" oder „amyostatische" Symptome auftreten können, abhängig von einer Erkrankung der extrapyramidalen Bahnen. Diese Symptome bestehen in einer mimischen Starre, in Bewegungsarmut, Stellungsfixationen, vermehrter Sekretion der Talgdrüsen („Salbengesicht") u. a. (Siehe auch die Kapitel über WILSONsche Krankheit u. a.)

Die **Diagnose** ist selten schwierig. Der meist typische Verlauf des Leidens, die Muskelatrophie mit gleichzeitig gesteigerten Sehnenreflexen, die Rigidität in anderen Muskelgebieten, besonders in den Beinen, das vollständige Fehlen von Sensibilitäts- und Blasenstörungen, schließlich das Auftreten von Bulbärsymptomen sind in diagnostischer Beziehung am meisten zu beachten. Neubildungen oder Myelitiden können eine Zeitlang eine ähnliche Lokalisation haben (z. B. in der grauen Substanz des Halsmarks) und daher sehr ähnliche Symptome hervorrufen. Früher sind wahrscheinlich öfter Verwechslungen mit der *Syringomyelie* (s. d.) vorgekommen. Sie sind aber zu vermeiden, wenn man an die für diese Krankheit so sehr charakteristischen *Sensibilitätsstörungen* in den Armen denkt. Die Unterscheidung der amyotrophischen Lateralsklerose von den übrigen primären Erkrankungen des motorischen Systems wird sich aus den folgenden Darstellungen von selbst ergeben.

Die **Prognose** der amyotrophischen Lateralsklerose muß als vollkommen ungünstig angesehen werden. Das Leiden schreitet langsam, unaufhaltsam fort und führt meist nach einigen Jahren zum Tode.

Die **Therapie** hat demnach nur geringe Aussicht auf Erfolg. Höchstens kann vielleicht eine mit sehr viel Geduld und Ausdauer fortgesetzte *elektrische oder heilgymnastische Behandlung* das Fortschreiten der Krankheit etwas hemmen.

3. Die spinale progressive Muskelatrophie.

Wenige Krankheiten des Rückenmarks haben im Laufe der Zeit eine so verschiedene Auffassung und Deutung erfahren wie die *„progressive Muskelatrophie"*. Der Grund hierfür liegt vor allem darin, daß deren Hauptsymptom, die fortschreitende Atrophie der willkürlich beweglichen Muskeln, bei zahlreichen, an sich ganz verschiedenen Krankheiten vorkommen kann und daher zu beständigen Verwechslungen und Verwirrungen Anlaß gegeben hat.

Abgesehen von vereinzelten älteren Beobachtungen haben DUCHENNE und ARAN (1849 und 1850) die erste gute Beschreibung der progressiven Muskelatrophie gegeben. Die französischen Ärzte bezeichnen die Krankheit daher noch gegenwärtig zur Unterscheidung von anderen ähnlichen Erkrankungen als *„atrophie musculaire progressive, type Duchenne-Aran"*. Kurze Zeit darauf, 1855, sprach CRUVEILHIER zum ersten Male auf Grund eines Sektionsbefundes die Ansicht aus, daß eine Erkrankung der grauen Substanz im Rückenmark als die eigentliche anatomische Ursache des Leidens anzusehen sei. Seitdem wurde ein langwieriger Streit geführt, ob die Krankheit in der Tat im Rückenmark oder nicht vielmehr in den Muskeln selbst ihren Sitz habe, ein Streit, der lange Zeit um so ergebnisloser bleiben mußte, als die tatsächlichen pathologisch-anatomischen Unterlagen sehr gering waren und die Ergebnisse der Untersuchungen bei der Vermengung verschiedenartiger, nicht zusammengehöriger Krankheitsvorgänge einander häufig widersprachen.

Gegenwärtig wissen wir, daß die große Mehrzahl der „progressiven Muskelatrophien" sicher in den Muskeln selbst ihren Ausgangspunkt nimmt (s. u. Dystrophia musculorum progressiva), daß es jedoch auch eine *seltenere*, aber immerhin sicher festgestellte *spinale Form* der progressiven Muskelatrophie gibt. Diese Form ist mit der soeben besprochenen amyotrophischen Lateralsklerose nahe verwandt. Während aber bei dieser die gesamte motorische Pyramidenbahn degeneriert sein kann und insbesondere *stets* auch die Pyramidenseitenstrangbahn des Rückenmarks mit ergriffen ist, beschränkt sich die Degeneration bei der „spinalen progressiven Muskelatrophie" auf das peripherische motorische Neuron, d. h. also auf denjenigen Abschnitt der motorischen Leitungsbahn, der von den Ganglienzellen der Vorderhörner bis zu den Muskelfasern selbst reicht. Das zentrale motorische Neuron, d. i. also zunächst die Pyramidenseitenstrangbahn, bleibt dagegen vollkommen normal. Daß diese Verschiedenheit in der Ausbreitung der anatomischen Lokalisation einen grundsätzlichen Unterschied zwischen beiden genannten Krankheiten bedinge, ist sehr unwahrscheinlich. Immerhin treten die von der verschiedenen Lokalisation abhängigen klinischen Unterschiede scharf genug hervor, um wenigstens die gesonderte Abgrenzung der amyotrophischen Lateralsklerose einerseits und der spinalen progressiven Muskelatrophie andererseits als *zwei verschiedene klinische Formen desselben Krankheitsvorganges* zu rechtfertigen.

Pathologische Anatomie. Bei der spinalen progressiven Muskelatrophie wird folgender anatomischer Befund erhoben:

Im *Rückenmark* (am stärksten gewöhnlich im Halsmark) findet man die grauen Vorderhörner stark verschmälert, die Ganglienzellen ganz oder zum großen Teil geschwunden, die übriggebliebenen atrophisch, die Zwischensubstanz in ein feinfaseriges, zuweilen stark mit Spinnenzellen durchsetztes Gewebe verwandelt. Die Seitenstränge, insbesondere die *Pyramidenbahnen*, also den zentralwärts von den Vorderhornganglienzellen gelegenen Abschnitt der motorischen Leitungsbahn, findet man dagegen *vollständig* normal. Atrophisch sind die *vorderen Wurzeln* und die betreffenden motorischen Fasern in den *peripherischen Nerven*, obwohl gerade in den Nervenstämmen der Nachweis der mit zahlreichen anderen normalen Fasern gemischten degenerierten Fasern nicht leicht ist. In den *Muskeln* ist die Atrophie deutlich. Die am stärksten befallenen Muskeln sind zu schmalen, blassen und schlaffen Bündeln reduziert, in denen Fett und Bindegewebe das eigentliche Muskelgewebe überwiegen. Histologisch findet man neben einzelnen noch normal breiten oder sogar hypertrophischen Muskelfasern an den übrigen Fasern alle Grade der Verschmälerung und Atrophie, so daß von manchen Fasern schließlich fast nur die leeren Sarkolemmschläuche übriggeblieben zu sein scheinen. Dabei bewahren aber die meisten verschmälerten Fasern ihre *Querstreifung bis zuletzt*, und nur vereinzelt sieht man Anzeichen von körniger (fettiger?) und wachsartiger Degeneration der Muskelfasern, ihre Zerklüftung der Länge und Quere nach u. dgl. Das interstitielle Bindegewebe ist stets vermehrt, die Muskelkerne haben an Zahl erheblich zugenommen, oft findet man eine reichliche Fetteinlagerung zwischen den noch erhaltenen Fasern. Auch das subkutane Fettgewebe über den atrophischen Muskeln ist oft auffallend stark entwickelt.

Soweit der tatsächliche Befund. Schwierigkeiten bereitet nur die Frage nach der Entwicklungsweise und der gegenseitigen Abhängigkeit der einzelnen Störungen. Ist die Atrophie der Vorderhörner das Primäre und die Atrophie der Nerven und Muskeln als eine sekundäre absteigende Degeneration aufzufassen? Oder beginnt der Prozeß in den Muskeln oder den Nervenendigungen und breitet sich von hier aufwärts bis zu dem Rückenmark aus? Oder endlich, handelt es sich um eine annähernd gleichzeitige Degeneration des gesamten betroffenen motorischen Abschnittes? Dies sind Fragen, auf die zur Zeit keine sichere Antwort gegeben werden kann. Manche Gründe scheinen dafür zu sprechen, daß der degenerative Prozeß in den letzten Endverzweigungen der motorischen Nerven beginnt und von hier aus allmählich nach dem Rückenmark zu aufsteigt. Doch ist, wenigstens für manche Fälle, auch eine primäre Atrophie der motorischen Ganglienzellen nicht unwahrscheinlich.

Ätiologie. Die Ursachen der spinalen progressiven Muskelatrophie sind uns ebensowenig bekannt wie die der amyotrophischen Lateralsklerose. Wahrscheinlich wird man auch hier auf die Annahme *angeborener* Schwächezustände des befallenen Fasersystems zurückkommen müssen. *Erbliche* und *familiäre Einflüsse* sind zwar nicht oft nachweisbar, gelegentlich aber zweifellos vorhanden. Wir selbst und andere Beobachter haben das Auftreten von spinaler Muskelatrophie bei *Geschwistern* wiederholt gesehen. Mitunter treten die

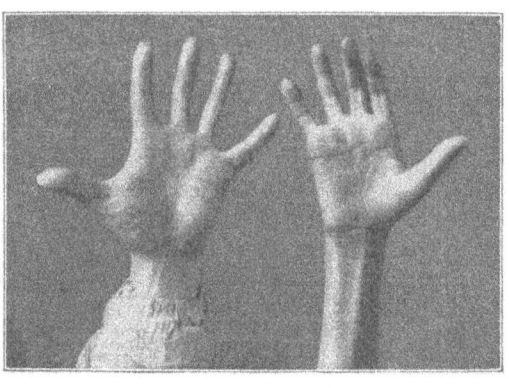

a   b

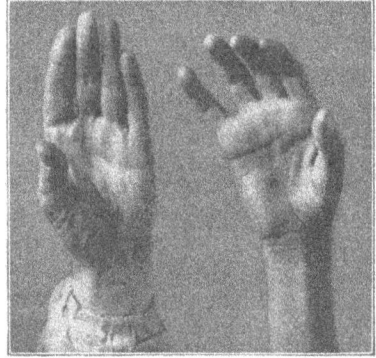
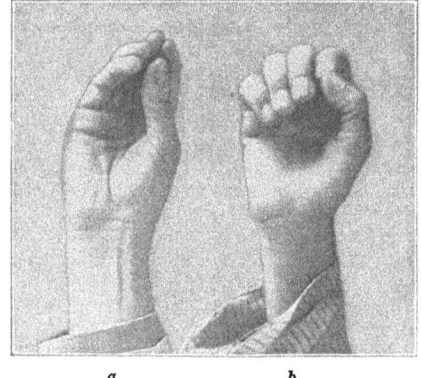

a   b   a   b

Abb. 145—147. Atrophie der kleinen Handmuskeln, besonders des Thenar und Hypothenar, bei spinaler progressiver Muskelatrophie. *a* Hand eines gesunden Menschen, *b* Atrophische Hand.

Anfänge des Leidens schon in der *Kindheit* auf (*familiäre infantile Form* der spinalen Muskelatrophie, Typ WERDNIG-HOFFMANN), zuweilen im jugendlichen Alter, manchmal aber auch erst im vorgerückteren Lebensalter (etwa im 40. bis 50. Lebensjahre). Obwohl die angeborene schwache *Veranlagung* des motorischen Systems wahrscheinlich stets die eigentliche Ursache der Krankheit darstellt, so scheinen doch in einzelnen Fällen gewisse äußere Umstände, vor allem anhaltende *Überanstrengung* der Muskeln durch schwere Arbeit, den Ausbruch des Leidens zu begünstigen.

Klinische Symptome und Verlauf. Die spinale progressive Muskelatrophie ist eine von Anfang an äußerst langsam und chronisch verlaufende Krankheit. Sie beginnt weitaus am häufigsten in den *oberen Gliedmaßen*, und zwar, wie es scheint, vorzugsweise im *rechten Arm*, doch zuweilen auch im linken

oder in beiden Armen zugleich. In der Regel stellt sich zunächst eine Atrophie der kurzen *Muskeln am Daumen und Kleinfingerballen* ein, die von
einer entsprechenden Funktionsstörung begleitet ist (vgl. Abb. 145—147).
Irgendwelche sonstigen Erscheinungen, insbesondere Störungen der Sensibilität, Parästhesien oder Schmerzen fehlen. Die Atrophie betrifft zunächst
gewöhnlich den *Abductor pollicis brevis* und *Opponens*, dann den *Flexor pollicis
brevis* und den *Adductor pollicis*. Schon sehr früh bemerkt man die kennzeichnende Einsenkung und Abflachung des Daumenballens und die ungewöhnliche Stellung des Daumens, der dem
zweiten Metakarpusknochen beständig genähert ist („Affenhand"). Die Opposition
des Daumens gegen die übrigen Finger (vom
Flexor brevis zum zweiten und dritten
Finger, vom Abductor brevis und Opponens
zum vierten und fünften Finger hin ausgeführt) wird immer schwieriger und schließlich unmöglich. Gleichzeitig oder etwas
früher oder später beginnt die *Atrophie der
Interossei*, kenntlich an dem Einsinken der
Spatia interossea auf dem Handrücken und
der immer unvollständiger werdenden Strek-
kung der Endphalangen der Finger. Die
Atrophie der *Lumbricales* bedingt eine deutlich sichtbare Abflachung in der Hohlhand.
Hat die Funktionsstörung der Interossei
einen gewissen Grad erreicht, so bildet sich
infolge der Antagonistenkontraktur (M. extensor digitor. communis) dieselbe Krallenstellung der Finger aus, wie wir sie schon bei
der Ulnarislähmung kennengelernt haben
(s. Abb. 148).

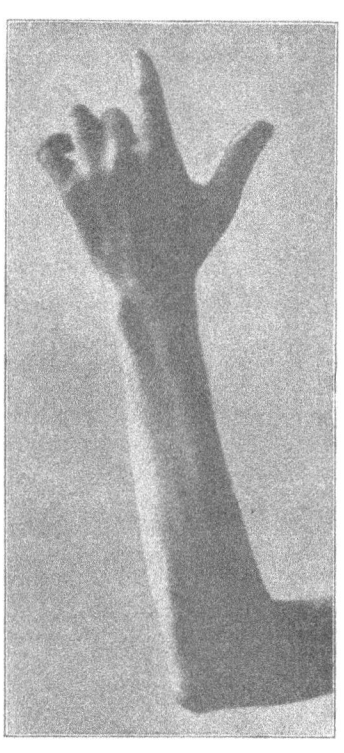

Abb. 148. Atrophie der kleinen Handmuskeln und der Muskeln an der Streckseite des Vorderarms bei spinaler progressiver Muskelatrophie. Die drei letzten Finger können nicht mehr gestreckt
werden.

Im weiteren Verlauf der Krankheit breitet
sich die Atrophie entweder auf die *Vorderarmmuskeln* aus oder überspringt zunächst
diese und befällt die *Muskulatur der Schulter*, zuerst gewöhnlich den *Deltoideus*. Am
Vorderarm werden zunächst meist die an
deren Streckseite befindlichen Muskeln ergriffen; der Abduktor und Extensor pollicis
longus, die Extensoren des Handgelenks
und der Finger, erst später die Supinatoren, Flexoren usw. Am Oberarm
wird fast immer der *Deltoideus* zuerst atrophisch, ferner der Bizeps, während
der Trizeps etwas längere Zeit gesund bleiben kann. Es gibt auch Fälle, in
denen die Atrophie an dem *Deltoideus* und den Oberarmmuskeln beginnt, während die kleinen Hand- und Fingermuskeln erst später befallen werden. Gewöhnlich ziemlich spät kommen auch die *Rumpfmuskeln* an die Reihe, die
Strecker und Geradehalter des *Kopfes*, so daß dieser nach vorn übersinkt,
die Trapezii, die Infra- und Supraspinati, Rhomboidei, Latissimi dorsi, Pectorales u. a. (s. Abb. 149 und 150). Die durch die Atrophie aller dieser Muskeln
bedingten Funktionsstörungen ergeben sich aus dem in den Kapiteln über die
einzelnen Formen der Lähmung Gesagten von selbst. In den vorgeschrittenen
Fällen hängen die Arme schlaff zu beiden Seiten des Rumpfes herab. Alle Ver-

richtungen mit ihnen sind nicht mehr oder nur noch mit der größten Mühe möglich. Doch lernen die Kranken zuweilen durch schleudernde Bewegungen, durch entgegenkommendes Bücken des Rumpfes, durch Zuhilfenahme des Mundes beim Festhalten der Sachen u. dgl. sich wenigstens einigermaßen noch allein zu helfen. Durch Befallenwerden des *Zwerchfells* und der übrigen Atmungsmuskeln können die schwersten *Respirationsstörungen* und schließlich der Tod herbeigeführt werden.

Die Zeit, die bis zu dem allmählichen Eintritt der stärkeren Funktionsstörungen verstreicht, ist fast immer sehr lang. Jahre können vergehen,

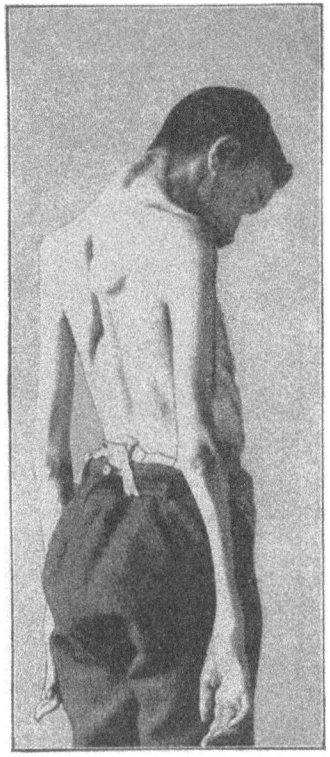 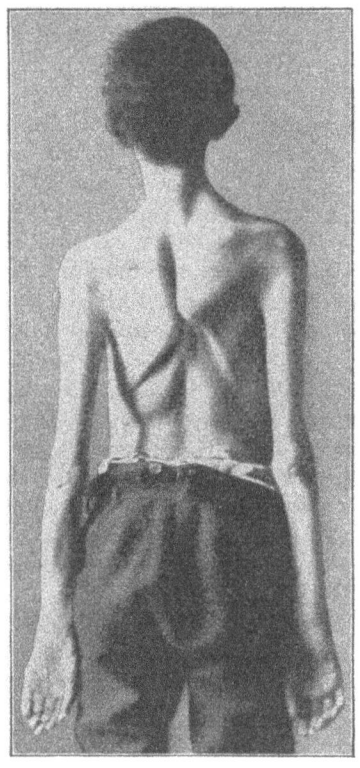

Abb. 149.　　　　　　　　　　　　　　　　　　Abb. 150.

Spinale progressive Muskelatrophie.

bevor sich die Atrophie von den kleinen Handmuskeln auf die übrigen Armmuskeln ausbreitet. In den *Beinmuskeln* kommen, wenn überhaupt, fast immer erst sehr spät die ersten Anzeichen der Atrophie zur Entwicklung. Manchmal sind die Arme bereits völlig gebrauchsunfähig, während noch stundenlanges Gehen möglich ist. Freilich kommen einzelne Ausnahmen von dieser Regel vor, und zwar scheinen dann besonders die Unterschenkelmuskeln (Peronaei) zuerst befallen zu werden.

Außer der Atrophie und der parallel gehenden Funktionsabnahme sind noch einige andere Veränderungen an den Muskeln hervorzuheben. Sehr auffallend sind oft die *fibrillären Muskelzuckungen*. Durch diese kann ein beständiges Zittern und Wogen des Muskels hervorgerufen werden. Bei anderen Kranken sind sie schwach und nur bei besonderer Aufmerksamkeit bemerkbar. Gewöhnlich werden sie lebhafter, wenn man den Muskel durch Beklopfen mechanisch reizt. Die sichere Feststellung der echten fibrillären Muskelzuckungen (nicht zu verwechseln mit dem Muskelzittern mancher Neurastheniker, durch Kälteeinwirkung bei entkleideten Kranken (u. a.) ist von großer diagnostischer Bedeutung, da dieses Symptom wohl stets auf eine Erkrankung der spinalen motorischen Ganglienzellen hinweist. — Die *elektrische Erregbarkeit* der erkrankten Muskeln verhält sich insofern verschieden, als es hierbei ganz auf die Zahl der einzelnen im Muskel noch erhaltenen normalen Fasern ankommt. Da die Atrophie erst nach und nach eine Muskelfaser nach der anderen befällt, so nimmt die faradische und galvanische Erregbarkeit zwar allmählich ab, erlischt aber vollständig erst dann, wenn der größte Teil des Muskels untergegangen ist. Bei genauer Prüfung kann man aber fast immer in einzelnen bereits stark erkrankten Muskeln deutliche *galvanische Entartungsreaktion* nachweisen, und zwar besonders in der Form der sog. *partiellen Entartungsreaktion:* die Erregbarkeit der Nerven ist erhalten, während in den Muskeln selbst die Zuckungen deutlich träge erscheinen und die AnS-Zuckungen überwiegen (s. o. S. 451 f.).

Manchmal tritt gleichzeitig mit der Atrophie der Muskelsubstanz eine (übrigens stets in mäßigen Grenzen bleibende) *Vermehrung des Fettgewebes* ein, welche die Beurteilung der Atrophie nicht selten erheblich erschwert. Doch klärt die Funktionsabnahme der Muskeln, die herabgesetzte elektrische Erregbarkeit und auch das eigentümliche weiche Gefühl, welches die mit Fett überlagerten atrophischen Muskeln darbieten, leicht den wahren Sachverhalt auf. *Trophische Störungen der Haut* fehlen. Die früheren hierauf bezüglichen Angaben beruhen wahrscheinlich fast alle auf Verwechslungen der progressiven Muskelatrophie mit ähnlichen Krankheitsbildern, vor allem mit der Syringomyelie. Die zuweilen in den Händen zu beobachtende *Kälte* und *Zyanose* beruht auf dem beständigen Herabhängen der Arme und dem Mangel jeglicher Muskelbewegung.

Wichtig ist die *Prüfung der Sehnenreflexe*. Während diese bei der amyotrophischen Lateralsklerose an den Armen ausnahmslos gesteigert erscheinen, *sind sie bei der echten progressiven Muskelatrophie nur schwach angedeutet oder fehlen ganz*, ein Verhalten, das sich aus der Atrophie der zum Reflexbogen gehörigen motorischen Ganglienzellen und der zentrifugalen motorischen Fasern leicht erklärt. Da dieser Atrophie keine Degeneration der Pyramidenseitenstrangbahn vorhergeht, so fehlt auch die für die amyotrophische Lateralsklerose so kennzeichnende Muskelrigidität, verbunden mit Parese und Steigerung der Sehnenreflexe. Muskelschwäche und Muskelatrophie gehen bei der spinalen progressiven Muskelatrophie vollkommen parallel. In den unteren Gliedmaßen sind die Patellarreflexe, solange die Beine noch von der Krankheit verschont sind, erhalten, aber nicht verstärkt. Greift die Atrophie auf die Beine über, so erlöschen meist auch die Patellarreflexe.

Die *Sensibilität* der Haut und der tieferen Teile bleibt *vollkommen* erhalten. Eine genaue Sensibilitätsprüfung ist daher unumgänglich notwendig, um Verwechslungen mit ähnlichen Krankheitszuständen (z. B. Syringomyelie) zu vermeiden. Ebenso treten niemals krankhafte Erscheinungen von seiten der *Blase* und des *Mastdarms* auf.

In manchen Fällen erfolgt schließlich ein Übergreifen der Erkrankung auf die von der Medulla oblongata aus innervierten Muskelgebiete: zu den Erscheinungen der progressiven Muskelatrophie gesellen sich die Symptome der „*progressiven Bulbärparalyse*" (s. u.). Die Vereinigung spinaler und bulbärer Erkrankung tritt, wie früher gezeigt ist, bei der amyotrophischen

Lateralsklerose in der Regel, und zwar schon nach verhältnismäßig kurzer Krankheitsdauer auf. Bei der echten progressiven Muskelatrophie bilden sich die bulbären Symptome, wenn überhaupt, meist erst nach jahrelangem Verlauf des Leidens aus. Dann beginnt die Sprache infolge der Zungenatrophie undeutlich zu werden, das Schlingen wird erschwert, und die Kranken erliegen endlich der zunehmenden Abmagerung oder den eintretenden Atmungsstörungen. In grundsätzlicher Hinsicht sind die Muskelatrophie an den Gliedmaßen und die bulbären Symptome vollkommen entsprechende Erscheinungen, insofern als die Nervenkerne in der Oblongata für die Muskulatur der Zunge, des Schlundes und des Gesichts genau die gleiche Bedeutung haben wie die grauen Vorderhörner des Rückenmarks für die Extremitäten- und Rumpfmuskulatur. In manchen Fällen kommt es aber gar nicht zu der Entwicklung bulbärer Erscheinungen, sei es, daß die Patienten schon vorher an hinzutretenden Erkrankungen sterben, oder daß die bulbären Fasergebiete überhaupt nicht an dem Krankheitsvorgang beteiligt sind. Dagegen kann, wie wir später sehen werden, der ganze Vorgang im Gebiet der Bulbärnerven als „*Bulbärparalyse*" beginnen, während die spinale Muskelatrophie in den Armen erst später hinzutritt.

Diagnose. Die Diagnose der spinalen progressiven Muskelatrophie ist leicht zu stellen, wenn man sich scharf an die Definition hält und sie nicht mit anderen Erkrankungen vermischt, bei denen die Muskelatrophie nur ein Symptom ist (Muskelatrophien bei ausgedehnter diffuser Myelitis, bei Tumoren und Höhlenbildung des Rückenmarks, bei multipler Neuritis, im Anschluß an Gelenkerkrankungen und Traumen u. a.). Zu beachten sind vor allem der *typische Verlauf* der Krankheit in den meisten Fällen von echter progressiver Muskelatrophie, der *Beginn an den oberen Gliedmaßen* (kleinen Handmuskeln, seltener Schulter- und Oberarmmuskeln), das langsame Fortschreiten, das eigentümliche „Individualisieren" der Atrophie, d. h. das Befallensein einzelner Muskeln, während andere benachbarte Muskeln vollständig normal bleiben, die besonders durch *fibrilläre Zuckungen* und *elektrische Entartungsreaktion* kenntliche Art der Atrophie und endlich das *Fehlen aller Sensibilitäts- und Sphinkterenstörungen*. Mit der *amyotrophischen Lateralsklerose* ist die progressive Muskelatrophie zweifellos nahe verwandt, indessen unterscheidet sich die letzte durch den rascheren Verlauf und vor allem durch die von der Seitenstrangerkrankung abhängige *Steigerung der Sehnenreflexe* und das dementsprechende Auftreten *spastischer Erscheinungen*. Die gegenwärtig in den meisten Fällen ebenfalls vollkommen sichere Differentialdiagnose zwischen der spinalen und der *myopathischen (juvenilen) Muskelatrophie (Dystrophia musculorum progressiva)* wird später besprochen werden.

Die **Prognose** der spinalen progressiven Muskelatrophie ist als durchaus ungünstig zu bezeichnen. Verhältnismäßig gutartig zeigt sich die Krankheit nur in ihrem oft sehr langsamen Fortschreiten, da sie 10—15 Jahre und noch länger dauern kann. Wie schon erwähnt, erfolgt der Tod durch interkurrente Erkrankungen oder infolge des schließlichen Eintritts gefährlicher bulbärer Symptome (Schling- und Atmungslähmungen).

Die Erfolge der Therapie sind sehr gering. Nur eine mit sehr viel Ausdauer monate- und jahrelang fortgesetzte *elektrische Behandlung* vermag kleine Besserungen zu erzielen und das Fortschreiten der Atrophie etwas aufzuhalten. Ebenso können vorübergehende Besserungen zuweilen durch eine methodische *Massage* der Muskeln und eine vernünftig geleitete *Heilgymnastik* erreicht werden. Im übrigen muß die Behandlung rein symptomatisch sein.

4. Die neurale progressive Muskelatrophie.

(Typus Charcot-Marie, Peronaeal-Vorderarm-Typus der progressiven Muskelatrophie.)

Mit diesem Namen bezeichnet man eine durch zahlreiche Beobachtungen (CHARCOT und MARIE, J. HOFFMANN u. a.) bekannt gewordene und durch mehrere sehr charakteristische klinische Merkmale ausgezeichnete Form der progressiven Muskelatrophie. Die Krankheit ist häufig ein ausgesprochen *erbliches* und *familiäres* Leiden, das zuweilen schon durch vier oder fünf Generationen hindurch nachgewiesen ist. Andererseits tritt es aber auch bei *Geschwistern* auf, ohne daß es bereits in der Aszendenz vorgekommen wäre, und endlich sind auch schon wiederholt *vereinzelte Fälle* beobachtet worden, bei denen erbliche Verhältnisse scheinbar nicht vorlagen. Die ersten Krank-
heitserscheinungen treten meist schon
in der *Kindheit* auf, obwohl einzelne
Fälle auch im späteren Lebensalter beobachtet worden sind. In bezug auf die
beiden *Geschlechter* besteht kein wesentlicher Unterschied.

Nächst den genannten Verhältnissen
(Beginn in der Kindheit, Erblichkeit) ist
vor allem die sehr *regelmäßige Lokalisation der Muskelatrophie* bemerkenswert.
Die Atrophie beginnt fast stets symmetrisch in den vom Rumpf entfernten
Abschnitten der Gliedmaßen, d. h. also
in den *Händen* und *Vorderarmen*, in den
Füßen und *Unterschenkeln*. Häufig werden die unteren Gliedmaßen kürzere und
längere Zeit (sogar jahrelang) vor den
oberen ergriffen. Die umgekehrte Reihenfolge kommt jedoch ebenfalls vor. Da
die Atrophie der *kleinen Fußmuskeln*
wenig auffallende Symptome (Krallen-

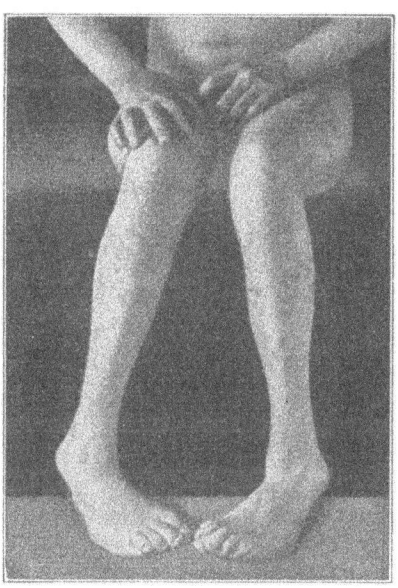

Abb. 151. Neurale Muskelatrophie.

stellung der Zehen) macht, so wird die Krankheit oft erst dann bemerkt, wenn die Peronaei, die M. tibiales anteriores und Extensores hallucis longi ergriffen werden. Dann wird der *Gang* durch das Herabhängen der Fußspitzen erschwert und zeigt alle charakteristischen Eigentümlichkeiten der beiderseitigen Pero-
naeuslähmung (s. d.). In älteren Fällen bildet sich oft beiderseits ein völliger *Pes equinus* oder *varo-equinus* aus. Beim Fortschreiten der Atrophie werden allmählich auch die *Wadenmuskeln* ergriffen, noch später die Muskeln am *Oberschenkel*. Atrophie der Muskeln und deren Parese gehen dabei stets Hand in Hand. Dasselbe bemerkt man in den *oberen Gliedmaßen*. Hier atrophieren zunächst, durchaus ähnlich wie bei der spinalen Muskelatrophie und der amyotrophischen Lateralsklerose, die *kleinen Handmuskeln*, die Interossei, die Muskeln am Thenar und Hypothenar. Die Finger nehmen daher Krallenstellung an; der in seiner Beweglichkeit mehr und mehr beschränkte Daumen liegt der Mittelhand adduziert an. Dann greift die Atrophie auf die *Vorder-
arme* über, auch hier werden die *Strecker* früher und stärker befallen als die Beuger. Nach längerem Krankheitsverlauf, wenn Vorderarme und Hände bereits hochgradig abgemagert sind, kann man gewöhnlich auch in den Ober-

arm- und Schultermuskeln die Anfänge der Atrophie nachweisen. Die eigentlichen Stammuskeln widerstehen dem Krankheitsvorgang am längsten. Ebenso bleiben die *Gesichtsmuskeln* meist ganz frei, obwohl auch in ihnen schließlich bedeutende Veränderungen auftreten können. Im Bereich der Bulbärnerven wurden dagegen bisher keine Störungen beobachtet. — Nach einer von HÄNEL mitgeteilten Beobachtung blieb das bei zahlreichen Mitgliedern einer Familie durch vier Generationen hindurch verfolgte Leiden stets auf die *oberen Gliedmaßen beschränkt*.

Wichtig für die Auffassung der ganzen Krankheit ist es nun, daß die atrophierenden Muskeln gewöhnlich geringe, nur ausnahmsweise lebhafte *fibrilläre Zuckungen* zeigen, und daß die elektrische Erregbarkeit der *Muskeln* und der *hinzugehörigen Nerven* ausnahmslos die schwersten Veränderungen erkennen läßt. Die *Nerven* zeigen bald eine starke Herabsetzung oder auch einen völligen *Verlust ihrer galvanischen* und *faradischen Erregbarkeit.* In den *Muskeln* findet man teils die gleichen Verhältnisse, teils ausgesprochene *galvanische Entartungsreaktion.* Die elektrische Untersuchung weist ebenso wie z. B. bei Bleilähmung oft auch in solchen Muskeln, die scheinbar noch gar keine Atrophie und Parese darbieten, schon deutliche Veränderungen der Erregbarkeit nach.

Die mechanische Erregbarkeit der Muskeln ist ebenfalls herabgesetzt. Die *Sehnenreflexe* fehlen in den befallenen Muskelgebieten vollständig oder sind stark herabgesetzt. Gesteigert sind sie niemals. Die *Sensibilität* zeigt wohl niemals stärkere Störungen, bleibt aber doch *nicht völlig normal.* Namentlich *Parästhesien* und *schmerzhafte Empfindungen* sind oft vorhanden, zuweilen auch deutliche leichte *Abstumpfungen der Hautsensibilität.* Blasen- und Mastdarmtätigkeit sind ungestört.

Schon aus diesen zuletzt beschriebenen klinischen Tatsachen konnte der Schluß gezogen werden, daß diese Form der Muskelatrophie einen neuralen oder spinalen Ursprung haben muß. Für die erste Annahme sprechen nicht nur die Ergebnisse der elektrischen Untersuchungen und das Vorkommen von Schmerzen und leichten Sensibilitätsstörungen, sondern auch die Ergebnisse der bisher angestellten, freilich noch spärlichen anatomischen Nachforschungen. Danach scheint die Erkrankung im wesentlichen auf die *Muskeln* und die *peripherischen motorischen Nerven* beschränkt zu sein, während die vorderen Wurzeln und die Ganglienzellen in den Vorderhörnern keine erkennbaren Veränderungen zeigen. Nur im Gebiet der GOLLschen Stränge findet sich zuweilen ein mäßiger Faserausfall.

Weitere Beobachtungen und Untersuchungen müssen lehren, ob sich, wie es wahrscheinlich ist, zwischen der neuralen und der spinalen Muskelatrophie noch nähere Beziehungen und Übergänge werden auffinden lassen.

5. Die Dystrophia musculorum progressiva.

(Die myopathischen, juvenilen Formen der progressiven Muskelatrophie.)

Weit häufiger als die bisher beschriebenen Formen der progressiven Muskelatrophie, bei denen außer dem Faserschwund in den Muskeln auch noch mehr oder weniger ausgedehnte Atrophien im motorischen Nervensystem bestehen, sind die rein *myopathischen* Muskelatrophien. So bezeichnet man die Gesamtheit derjenigen Formen, bei welchen die anatomische Untersuchung bisher *weder im Rückenmark, noch in den peripherischen Nerven,* sondern *ausschließlich in den Muskeln* selbst die atrophischen Vorgänge gefunden hat. Der alte langjährige Streit, ob der „Sitz" der progressiven Muskelatrophie im

Rückenmark oder in den Muskeln selbst gesucht werden müsse, ist somit jetzt dahin entschieden worden, daß jede dieser Annahmen für gewisse Fälle recht hat. Durch fortgesetzte klinische und anatomische Beobachtungen ist man jetzt in den Stand gesetzt, die spinalen (und neuralen) von den myopathischen Fällen schon zu Lebzeiten der Kranken meist leicht und sicher unterscheiden zu können. Freilich scheinen manche Tatsachen darauf hinzuweisen, daß auch hier keine strenge Grenze besteht, und daß Übergangs-formen vorkommen können.

Trotz vieler gemeinsamen Eigentümlichkeiten zeigen die einzelnen Fälle der myopathischen Muskelatrophie auch noch untereinander Verschieden-

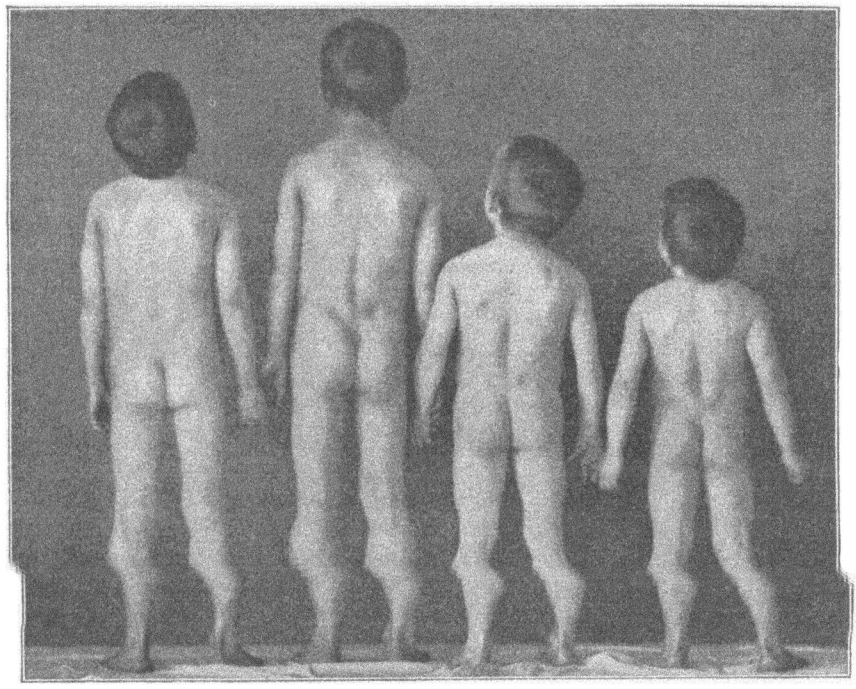

Abb. 152. Vier Brüder, 12, 11, 8 und 7 Jahr alt, mit Dystrophia musculorum hypertrophica progressiva. Alle vier Geschwister zeigen die *Pseudohypertrophie* der Unterschenkel, besonders der Wadenmuskulatur.

heiten. Diese beziehen sich teils auf die *Lokalisation* der vorzugsweise oder wenigstens zuerst befallenen *Muskelgebiete*, teils auf die besondere *Art* der Muskelerkrankung (einfache Atrophie oder Atrophie mit starker interstitieller Fettentwicklung). Diese Unterschiede sind die Ursachen gewesen, daß man früher mehrere Krankheitsarten zu erkennen glaubte, bei denen es sich in Wirklichkeit nur um verschiedene Formen („Typen") desselben Leidens handelt. Diese Formen haben freilich so viel Eigenartiges und sich immer von neuem Wiederholendes, daß ihre besondere Abgrenzung vom klinischen Standpunkt aus berechtigt ist. Andererseits kommen aber so viele Übergänge zwischen den einzelnen Typen vor, daß ihre innere Verwandtschaft untereinander unzweifelhaft ist. ERB hat daher mit vollem Recht den Vorschlag gemacht, alle diese verschiedenen Typen wenigstens unter einem gemeinschaftlichen Namen — *Dystrophia musculorum progressiva* — zusam-

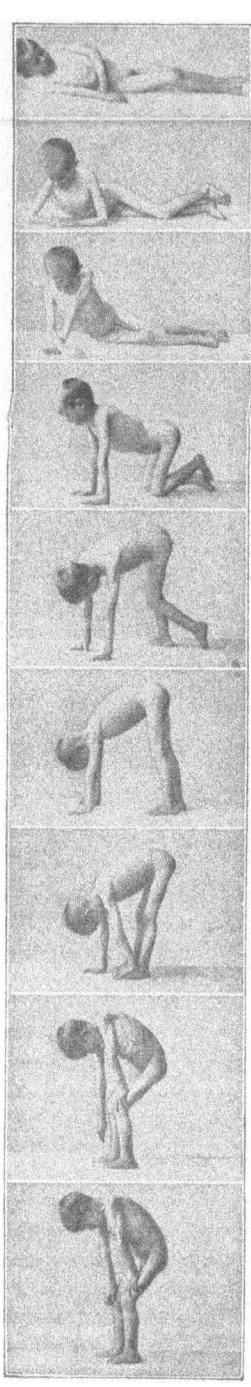

Abb. 153. Aufrichten der Kinder mit myopathischer Muskelatrophie (Dystrophia musculorum progressiva) infolge von Parese der Glutäalmuskeln.

menzufassen, um damit ihre Zusammengehörigkeit zu kennzeichnen. Dabei kann man immerhin die einzelnen Unterarten noch durch besondere Bezeichnungen unterscheiden.

Zunächst wollen wir die wichtigsten Punkte hervorheben, die allen Formen der *moypathischen* Muskelatrophie (*Dystrophia musculorum*) *gemeinsam* sind: Es sind dies folgende: 1. Alle Formen der Dystrophie treten meist *erblich, familiär* auf. Man sieht daher die Krankheit besonders oft bei *Geschwistern*, seltener auch bei Gliedern derselben Familie aus verschiedenen Generationen. Andererseits kommen freilich auch *vereinzelte* Fälle nicht selten vor. Tritt die Krankheit bei Geschwistern auf, so zeigt sie *meist* bei jedem derselben die gleiche Form. Doch können auch verschiedene Formen bei Geschwistern auftreten, ein Umstand, der für die innere Verwandtschaft der einzelnen Typen spricht.

Nicht nur das überwiegend erbliche und familiäre Auftreten, sondern auch das gemeinsame Vorkommen mit anderen angeborenen Mißbildungen (z. B. Muskeldefekten) und Nervenkrankheiten zeigt, daß die Dystrophia musculorum in der Keimanlage vorbedingt ist. Nach den experimentellen und pathologischen Forschungen des Japaners KEN KURÉ und seiner Schüler wird die Dystrophia musculorum progressiva durch angeborene minderwertige Anlage und darauffolgende Degeneration der *autonomen Innervation* des willkürlichen Muskels hervorgerufen.

2. Die ersten Krankheitserscheinungen zeigen sich fast immer in *jugendlichem* Alter, zuweilen schon in der *Kindheit*, zuweilen erst in den *Pubertätsjahren*. Nur selten beginnt die Krankheit im 30.—40. Lebensjahre oder noch später. Bemerkenswert ist, daß gewisse Formen meist schon in der Kindheit („infantile" Form mit Beteiligung der Gesichtsmuskeln, Pseudohypertrophie), andere gewöhnlich erst in den Pubertätsjahren („juvenile" Form mit Beteiligung der Schulter-Oberarmmuskulatur) auftreten. 3. Die *Lokalisation der Muskelatrophie* zeigt auffallende Gesetzmäßigkeiten. Freilich unterscheiden sich die einzelnen „Formen" oder „Typen" durch ihre besonderen Lokalisationen. Bei dem weiteren Fortschreiten der Krankheit oder in den häufigen Übergangsfällen kommt es aber oft vor, daß neben den hauptsächlich befallenen Muskelgebieten auch andere Gebiete in geringerem Grade ergriffen sind. Hierbei zeigt sich, daß es immer wieder bei *allen* Formen doch schließlich dieselben Muskelgebiete sind, die vorzugsweise von der Atrophie befallen werden, während andererseits bei *allen* Formen gewisse Muskelgebiete *fast* ausnahmslos intakt bleiben. Die der *Erkrankung* am meisten ausgesetzten Muskelgruppen sind: a) Gesichtsmuskulatur, soweit sie

vom Fazialis innerviert wird, vor allem Orbicularis oculi und oris; b) Muskulatur des Schultergürtels: Pectoralis, Latissimus, Serratus anterior, Rhomboidei, Trapezius; c) Oberarmmuskulatur: Bizeps, Brachialis, Brachioradialis, Trizeps; d) lange Rückenstrecker (Erector trunci); e) Beckenmuskulatur (Glutaei) und Muskeln am Oberschenkel.

Andere Muskeln bleiben bei der Dystrophia musculorum *fast* immer verschont: a) Deltoidei, Supra- und Infraspinati; b) Vorderarmmuskeln und vor allem die kleinen Hand- und Fingermuskeln; c) Unterschenkelmuskeln, vor allem Gastrocnemius und kleine Fußmuskeln; d) Zungen- und Schlundmuskulatur.

Alle diese Angaben sind keine ausnahmslos geltenden Gesetze, aber doch *Regeln*, deren häufige Verwirklichung auf besonderen inneren Gründen beruhen muß. 4. Die *anatomischen Veränderungen* in der Muskulatur sind im wesentlichen bei allen verschiedenen „Formen" der Dystrophie durchaus dieselben.

Sie bestehen zunächst in den mannigfachsten *Volumenänderungen* der einzelnen Muskelfasern. Zahlreiche Fasern zeigen eine schließlich bis zu völligem Schwund fortschreitende *Atrophie*, während daneben fast immer auch *hypertrophische* (hypervoluminöse) Fasern aufzufinden sind. ERB vermutet, daß die Hypertrophie das erste Stadium der Fasererkrankung darstelle, und daß aus dieser später die Atrophie hervorgehe. Neben diesen Volumenänderungen zeigt sich regelmäßig eine bedeutende *Vermehrung der Muskelkerne* und eine beträchtliche *Vermehrung des interstitiellen Bindegewebes*. Handelt es sich um ausgesprochene Pseudohypertrophie, so ist das interstitielle Gewebe mit reichlichen Anhäufungen von *Fettzellen* durchsetzt. An den Muskelfasern selbst bleibt die *Querstreifung fast immer bis zuletzt erhalten*, niemals findet sich in ausgedehnterem Maße körnige oder fettige, degenerative Entartung.

Die peripherischen motorischen Nerven und die motorischen Ganglienzellen in den Vorderhörnern, also

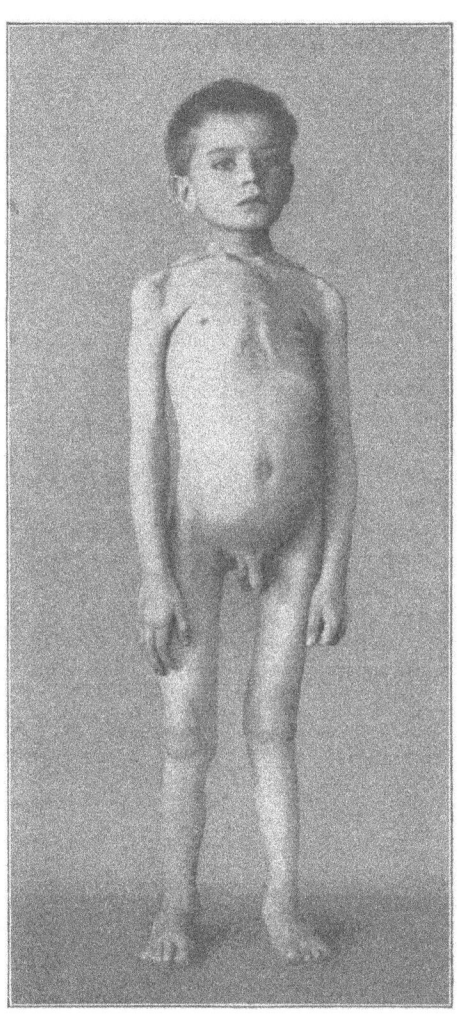

Abb. 154. Myopathische Muskelatrophie (Dystrophia musculorum progressiva juvenilis) bei einem 9jährigen Knaben mit starker Beteiligung der Gesichtsmuskulatur. Unfähigkeit, die Augen zu schließen, die Lippen zu bewegen. Facies myopathica. Atrophie der Pectorales usw.

die *peripherischen motorischen Neurone bleiben vollständig normal*. Dieser Umstand bedingt zwei *klinische Tatsachen*, die für die Diagnose sehr wichtig sind: a) Bei allen Formen der Dystrophie *fehlen fast ausnahmslos die fibrillären Zuckungen* in den erkrankten Muskeln, wie sie bei den spinalen Atrophien so häufig vorkommen. b) Fast *niemals findet sich* (im Gegensatz zu den spinalen Atrophien) *bei der Dystrophie deutliche Entartungsreaktion*. Da die Krankheit ebenso wie alle anderen Formen der progressiven Muskelatrophie als eine motorische Systemerkrankung auftritt, so bleiben auch bei der Dystrophie die *Sensibilität*, die *Blasenfunktionen* usw. *vollständig normal.*

Nachdem wir die wichtigsten, allen Formen der Dystrophie gemeinsamen Merkmale hervorgehoben haben, beschreiben wir jetzt die hauptsächlichsten einzelnen klinischen Typen.

1. **Die Pseudohypertrophie der Muskeln** (*Lipomatosis luxurians muscularis progressiva* nach HELLER, *Atrophia musculorum lipomatosa* nach SEIDEL). Die Pseudohypertrophie ist zwar die seltenste, aber infolge ihres auffallenden Äußern am längsten genauer bekannte Form der Muskeldystrophie.

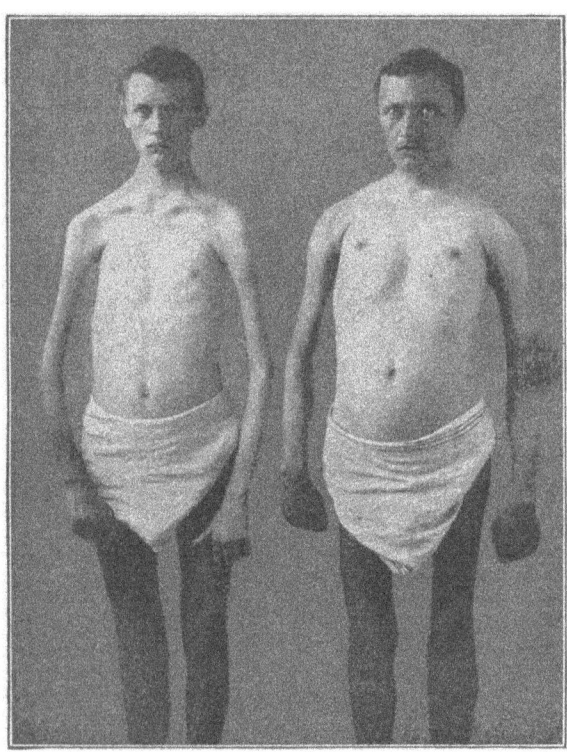

Abb. 155. Zwei Brüder mit myopathischer Muskelatrophie (Dystrophia musculorum progressiva juvenilis).

Sie wurde in Deutschland zuerst von GRIESINGER (1864) genauer beschrieben, während in Frankreich DUCHENNE 1868 schon eine sehr vollständige klinische Beschreibung geben konnte. Bereits 1866 hatten M. EULENBURG und COHN-HEIM durch genaue anatomische Untersuchung eines Falles nachgewiesen, daß das Nervensystem dabei vollkommen normal bleibt, eine Aufgabe, die durch alle späteren Untersuchungen (CHARCOT, F. SCHULTZE u. a.) bestätigt wurde.

Die Pseudohypertrophie entwickelt sich fast ausnahmslos in den *Kinderjahren* (etwa vom 5. bis 8. Jahre an). Sie ist eine ausgesprochen *familiäre* und *erbliche* Krankheit. Das männliche Geschlecht ist mehr zur Erkrankung geneigt als das weibliche. Zuweilen, aber keineswegs immer, findet man in den betreffenden Familien auch einzelne Züge *nervöser* Belastung (Hysterie, Epilepsie, Schwachsinn, Schädelmißbildungen u. dgl.).

Die Krankheit beginnt allmählich und fast immer ohne besonderen Gelegenheitsursache. Die Eltern bemerken, daß die bis dahin ganz gesunden und kräftigen Kinder nicht mehr so gut springen und Treppen steigen können wie früher. Hiermit haben wir auch schon die erste charakteristische Eigentümlichkeit angedeutet, wodurch die Pseudohypertrophie sich von der spinalen progressiven Muskelatrophie unterscheidet. Die erste beginnt *nämlich mit seltenen Ausnahmen in den Muskeln des Rumpfes*, insbesondere in den *Rücken- und Beckenmuskeln* (*Glutaei*) und in den *unteren Gliedmaßen*, besonders der *Oberschenkel*. Während die Arme und Hände noch ganz normal sind, wird das Gehen immer schwieriger und nimmt bald ein so kennzeichnendes Gepräge an, daß hieraus allein die Diagnose oft auf den ersten Blick gestellt werden kann. Der *Gang* wird *watschelnd* (hauptsächlich wegen der Schwäche der Glutaei medii), der *Bauch erscheint stark vorgestreckt*, die *Wirbelsäule* ist im Lendenteil beträchtlich *lordotisch* nach vorn gekrümmt, der ganze Oberkörper balanciert auf den Beinen. Diese werden langsam und mühsam gehoben, die Fußspitzen hängen gewöhnlich infolge der Parese der Dorsalflektoren herab. Kennzeichnend und in fast allen Fällen übereinstimmend sind infolge der Parese der *Hüft-* und *Kniestrecker* (Glutaei und Extensores cruris) die Bewegungen der Kinder, wenn sie sich vom Fußboden erheben oder einen Gegenstand von diesem aufheben sollen. Da das Aufrichten des Rumpfes unmöglich ist, so stellen sich die Kinder gewöhnlich zuerst auf alle vier Gliedmaßen und richten sich dann durch Aufstützen der Arme auf die Knie allmählich in die Höhe (s. Abb. 153). Im späte-

ren Verlauf treten auch an den oberen *Gliedmaßen* Bewegungsstörungen auf, die im allgemeinen den bei der nächsten Form näher zu beschreibenden sehr ähnlich sind.

Meist findet man auf den ersten Blick die ungewöhnliche *Volumenzunahme* einzelner Muskeln. Die Waden sind unförmlich dick, ebenso zuweilen die Oberschenkel, die Glutäen, die Oberarme u. a. Diese Zunahme ist durch eine abnorme interstitielle Fettentwicklung bedingt (*Pseudohypertrophie*, s. Abb. 152) Die Muskeln fühlen sich auch nicht fest, sondern weich und schwammig an. Indessen ist es keineswegs selten, daß neben der Pseudohypertrophie einzelner Muskeln in anderen sich eine echte *Atrophie* mit ausgesprochenem Muskelschwund *ohne gleichzeitige Fettentwicklung*

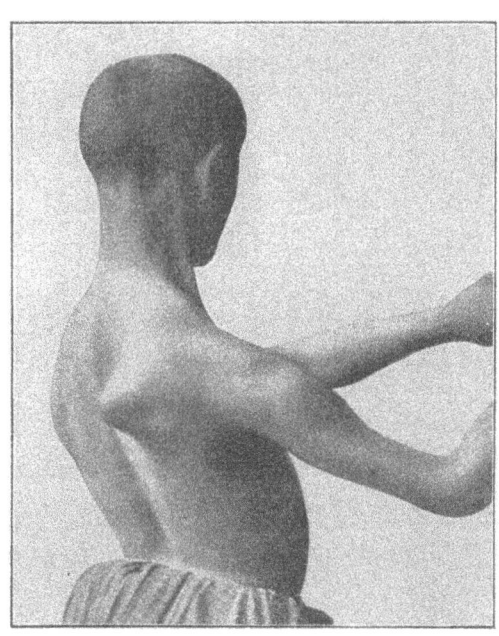

Abb. 156. Dystrophia musculorum progressiva juvenilis. Abstehen der Schulterblätter bei erhobenen Armen infolge von Atrophie der Serrati und der Rhomboidei.

ausbildet, wie dies namentlich an den oberen Gliedmaßen in den früher genannten Muskelgruppen beobachtet wird. Endlich scheint zuweilen eine echte *Muskelhypertrophie* vorzukommen. Wir sahen in mehreren Fällen eine starke Volumenzunahme der Wadenmuskeln, die dabei einer ganz ungewöhnlichen Kraftentwicklung fähig waren. Es handelt sich hierbei um eine *kompensatorische Hypertrophie*, dadurch, daß die überhaupt noch leistungsfähigen Muskeln auch übermäßig angestrengt werden.

Fibrilläre Muskelzuckungen sind fast niemals bemerkbar. Die *elektrische Untersuchung* ergibt eine der Atrophie und dem vermehrten Fettreichtum entsprechende Herabsetzung der Erregbarkeit, aber *niemals Entartungsreaktion*. Die *Sensibilität* bleibt vollständig normal, ebenso die *Harn-* und *Stuhlentleerung*. Die *Patellarreflexe* fehlen bisweilen, was mit der Erkrankung im Quadrizeps zusammenhängt. Die *Haut*, namentlich an den Beinen, zeigt sehr häufig eine eigentümlich *bläulich-marmorierte Färbung*. *Bulbärerscheinungen* treten, wie es scheint, niemals ein. Die *Intelligenz* ist in den meisten Fällen völlig normal. Nur ausnahmsweise zeigen die Kinder mit hereditärer

Muskelatrophie gleichzeitig deutliche Zeichen intellektueller oder moralischer Schwäche.

Die Krankheit schreitet sehr langsam, aber unaufhaltsam fort. Das Gehen wird schließlich ganz unmöglich, die Kranken sind ans Bett gefesselt und werden immer hilfloser. Der Tod erfolgt meist durch hinzutretende Krankheiten, zuweilen auch durch eintretende Insuffizienz der Atmungsmuskeln.

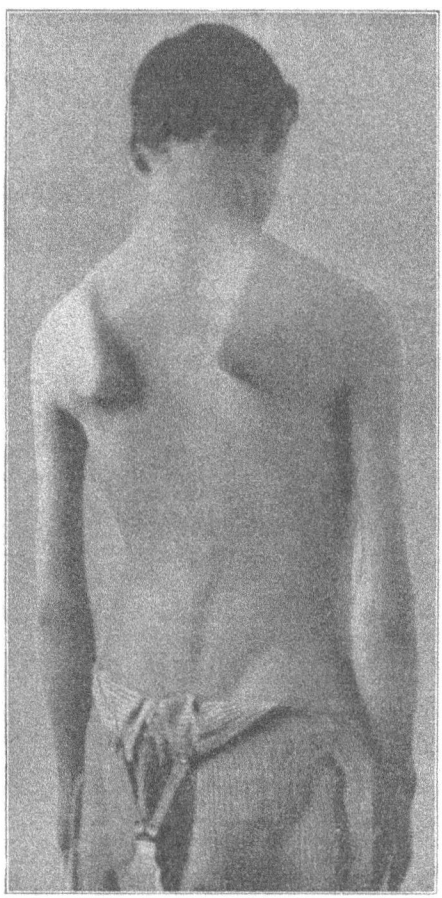

Abb. 157. Dystrophia musculorum progressiva juvenilis. Abstehen der Schulterblätter bei herabhängenden Armen.

2. Die infantilen atrophischen Formen der Muskeldystrophie, ohne und insbesondere mit Beteiligung der Gesichtsmuskulatur. Weit häufiger als die Pseudohypertrophie kommen *einfache* atrophische Formen des fortschreitenden Muskelschwundes schon in früher Kindheit zur Entwicklung. Sie können sich, wie erwähnt, mit Pseudohypertrophie kombinieren, besonders in der Weise, daß an den unteren Gliedmaßen Lipomatose, an den Schultern und Armen einfache Atrophie auftritt. Was aber der einfach-atrophischen *infantilen* Form ein besonderes Gepräge gibt, ist die verhältnismäßig häufige Beteiligung der *Gesichtsmuskulatur*. Diese Beteiligung kann auch *fehlen*, während sie andererseits in seltenen Fällen auch bei den *juvenilen* Formen hervortritt. Immerhin ist die *starke* Atrophie der Gesichtsmuskeln doch vorzugsweise eine Eigentümlichkeit der infantilen atrophischen Form.

Schon DUCHENNE hatte die Beobachtung gemacht, daß bei Kindern eine Form der Muskelatrophie vorkommt, die ihren Ausgangspunkt in den *Muskeln des Gesichts* nimmt. Seine Angaben waren aber beinahe in Vergessenheit geraten, bis später LANDOUZY und DEJERINE von neuem die Aufmerksamkeit auf diesen Gegenstand lenkten und den Nachweis führten, daß die Beteiligung der Gesichtsmuskeln eine keineswegs, wie man früher geglaubt hatte, seltene Erscheinung sei.

Ist die Atrophie bereits deutlich ausgesprochen, so treten kennzeichnende Erscheinungen ein: die Augen können nicht mehr vollständig geschlossen werden, die Bewegungen des Mundes beim Pfeifen, Lachen, Sprechen werden immer unvollkommener. Durch das Einsinken der Wangen, die etwas herabhängende Unterlippe u. a. entsteht eine sehr charakteristische Gesichtsform („*facies myopathica*"), die dem geübten Auge das Leiden fast sofort erkennbar macht (s. Abb. 154). Schließlich kann eine vollständige Starre und Unbeweglichkeit des Gesichts eintreten. Gleichzeitig oder wohl meist etwas später werden noch andere Muskelgebiete befallen, und zwar wiederum vorzugsweise die Schultermuskulatur, Oberarme, Rückenstrecker, Becken- und Oberschenkelmuskeln. Der *Gang* der Kinder wird ebenso watschelnd, wie wir dies bei den Kindern mit Pseudohypertrophie beschrieben haben. Die Wirbelsäule zeigt eine lordotische Krümmung, das Aufstehen von ·der Erde (s. Abb. 153) geschieht mit Zuhilfenahme der Arme usw.

Die Reihenfolge, in der die einzelnen Muskelgebiete von der Atrophie befallen werden, ist nicht stets dieselbe. So können z. B. manchmal die Gesichtsmuskeln *später* ergriffen werden als die Schulter-, Oberarm- und Rumpfmuskeln.

Um die leichteren Grade der Gesichtsbeteiligung nachzuweisen, läßt man bei rückwärts gebeugtem Kopf die Augen schließen. Man bemerkt dann leicht den zwischen den Augenlidern übriggebliebenen Spalt (Insuffizienz des Orbi-cularis oculi). Auch die Unmöglich-keit, den Mund zu spitzen (zu pfeifen), ist früh bemerkbar. Fibril-läre Zuckungen und Entartungsreak-tion fehlen fast stets.

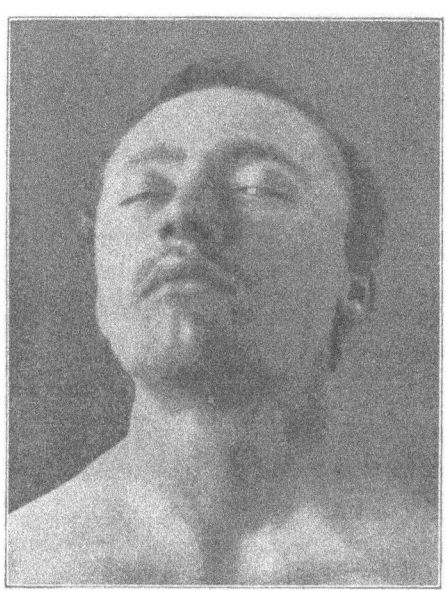

Abb. 158. Dystrophia musculorum progressiva juve-nilis. Insuffizienz der Augenschließer. Facies myo-pathica.

Die Kaumuskeln, die inneren Augen-muskeln, die Muskeln am Vorderarm und an der Hand bleiben fast stets normal. Kennzeichnend ist eine zuweilen vorhan-dene leichte dauernde Kontraktur des Musc. biceps.

3. Die juvenile Form der Dystrophie. Diese in ihren Eigen-tümlichkeiten zuerst von ERB ge-nauer studierte Form beginnt ge-wöhnlich nach der eigentlichen Kindheit, etwa in den Jahren der Pubertät, zuweilen erst später (im 20. bis 40. Lebensjahre). Sie tritt einzeln oder ebenfalls häufig *erblich* und *familiär* auf, und zwar werden gerade von dieser Form nicht sel-ten auch die *weiblichen* Mitglieder der Familie befallen, während die infantilen Formen besonders bei Knaben beobachtet worden sind. Das Leiden beginnt manchmal ebenso wie bei der Pseudohypertrophie an der Beckenmuskulatur und an den Beinen. Verhältnismäßig häufig werden die *Schultern* und die *oberen Glied-maßen* zuerst befallen. Dabei zeigt die Auswahl der ergriffenen Muskeln fast stets die schon oft hervorgehobene bemerkenswerte Gesetzmäßigkeit. Am *Rumpf* und an den *oberen Gliedmaßen* erkranken fast regelmäßig folgende Muskeln: Pectoralis major und minor, Trapezius, Latissimus dorsi, Serratus anterior, Rhomboidei, Sacrolumbalis und Longissimus dorsi, später auch der Trizeps. Dagegen bleiben *fast stets verschont*: Sternocleidomastoideus, Levator scapulae, Coracobrachialis, die Teretes, der Deltoideus, der Supra- und Infraspinatus und — im Gegensatz zu der spinalen Muskelatrophie — die kleinen Handmuskeln. Auch die Vorderarmmuskeln, mit Ausnahme des Brachioradialis, bleiben meist ganz oder wenigstens lange Zeit frei. Ausnahmen kommen jedoch vor. So zeigt z. B. die Abb. 155 zwei *Brüder* mit juveniler Muskelatrophie, bei denen auch die Muskeln an der Streckseite der Vorder-arme vollständig atrophisch waren. An den *unteren Gliedmaßen* befällt die Atrophie vorzugsweise die Glutaei, den Quadrizeps, seltener die Peronaei und den Tibialis anterior, während der Sartorius und die Wadenmuskulatur ge-

wöhnlich ganz verschont bleiben: *Fibrilläre Zuckungen* in den befallenen Muskeln *fehlen* fast immer. Entartungsreaktion ist nicht vorhanden.

Die von diesem Verhalten abhängigen Funktionsstörungen ergeben sich von selbst. Zunächst leidet meist die Gebrauchsfähigkeit der Arme. Besonders kennzeichnend ist hierbei das starke *Abstehen der Schulterblätter* infolge der Serratuslähmung (s. Abb. 157). Versucht man, die Kranken unter den Schultern zu fassen und emporzuheben, so können die Schultern nicht mehr nach unten fixiert werden. Sie werden daher alsbald so hoch hinaufgehoben, daß der Kopf zwischen die Schultern gerät („lose Schultern"). An der vorderen Brustwand fallen vor allem die *Abflachung in der Gegend der Pectorales* und die eigentümlichen Hautfalten an den vorderen Rändern der Achselhöhlen auf. Gehen die Kranken, so läßt ihr *eigentümlicher Gang* die Krankheit oft schon von weitem auf den ersten Blick erkennen. Der Oberkörper wird nach rückwärts gehalten (Lordose der Lendenwirbelsäule), der Gang ist *watschelnd*, da das Becken durch die schwachen Glutaei nicht mehr ordentlich fixiert werden kann. Beim Bücken und Sichaufrichten treten dieselben Erscheinungen hervor, die früher beschrieben worden sind (s. Abb. 153). Das *Gesicht* bleibt bei der juvenilen Form in der Regel unbeteiligt. Immerhin sind leichte Störungen der Gesichtsmuskeln (insbesondere mangelhafter Lidschluß, Unfähigkeit zu pfeifen) zuweilen nachweisbar (Abb. 158).

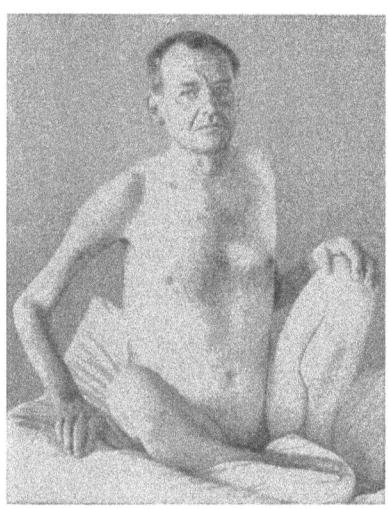

Abb. 159. Progressive myopathische Muskelatrophie (Dystrophia musculorum progressiva) der Pectorales, Oberarm-, Becken- und Oberschenkelmuskulatur. Gewöhnliche sitzende Stellung des Kranken, der weder stehen noch gehen konnte.

Wir haben einmal die Beobachtung gemacht, daß der erwachsene Bruder eines an juveniler Dystrophie erkrankten jungen Mädchens seit frühester Kindheit diese (angeborenen?) Anomalien im Gesicht zeigte, ohne daß bei ihm weitere Zeichen von Dystrophie aufgetreten waren.

Bulbärsymptome treten ebensowenig ein wie bei den anderen Formen. Von Bedeutung ist aber, daß schließlich auch die *Interkostalmuskeln* und das *Zwerchfell* atrophieren, und daß die hierdurch entstehende Atmungsstörung zur Todesursache werden kann.

Der *Gesamtverlauf* der juvenilen Dystrophie ist ebenso wie derjenige aller übrigen Formen chronisch. Die Krankheit schreitet nur sehr langsam fort und scheint manchmal längere Zeit fast ganz still zu stehen. Manche Fälle sind 20—30 Jahre lang beobachtet worden.

In einzelnen Fällen von Dystrophie wird der Beginn des Leidens auch im *höheren Lebensalter* (40—50) beobachtet.

Im übrigen haben aber diese Fälle nichts von dem allgemeinen Krankheitsbild Abweichendes. Nur ist uns aufgefallen, daß gerade bei derartigen in verhältnismäßig späterem Lebensalter erkrankten Patienten vorzugsweise die Becken- und Oberschenkelmuskulatur stark ergriffen war, so daß das Stehen und Gehen bereits unmöglich wurde, als die Arme noch leidlich funktionierten (Abb. 159—161).

Diagnose. Nachdem das Krankheitsbild der Dystrophia musculorum jetzt in allen Einzelheiten feststeht, hat die Diagnose gewöhnlich keine Schwierigkeiten. Das familiäre Auftreten der Krankheit, ihre Entstehung in meist kindlichem oder jugendlichem Lebensalter, die merkwürdige Regelmäßigkeit in der Auswahl der befallenen Muskeln, das Fehlen von fibrillären Zuckungen in den atrophischen Muskeln und ebenso das Fehlen der Entartungsreaktion in den Muskeln sind die hauptsächlichsten Merkmale, auf die sich die Diagnose in den einzelnen Fällen stützt. Berücksichtigt man diese Eigentümlichkeiten, so ist die Unterscheidung von den spinalen und neuralen Muskelatrophien oder von anderen ähnlichen Krankheitsbildern (Syringomyelie) in der Regel leicht. Nur vereinzelte Übergangsformen bleiben einstweilen noch unsicher.

Auf *einen* Zustand, der in diagnostischer Hinsicht zuweilen zu Irrtümern Anlaß geben kann, müssen wir aber noch hinweisen, nämlich auf die *angeborenen Muskeldefekte.* Bei einzelnen Menschen findet man, daß gewisse Muskeln oder Muskelteile *von Geburt* an fehlen, und zwar sind dies bemerkenswerterweise meist richtig am häufigsten dieselben Muskeln, die auch bei der Dystrophia musculorum besonders oft erkranken, so namentlich der *Pectoralis major* oder mindestens seine *Portio sternalis,* die *Serrati, Rhomboidei, Trapezii* u. a.

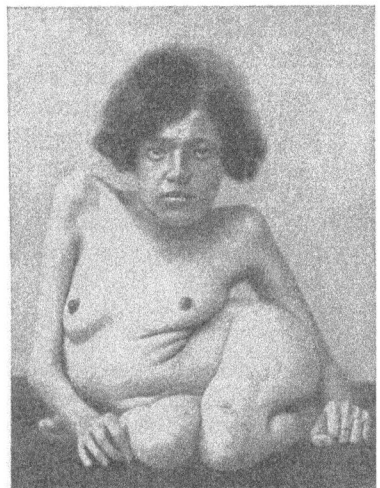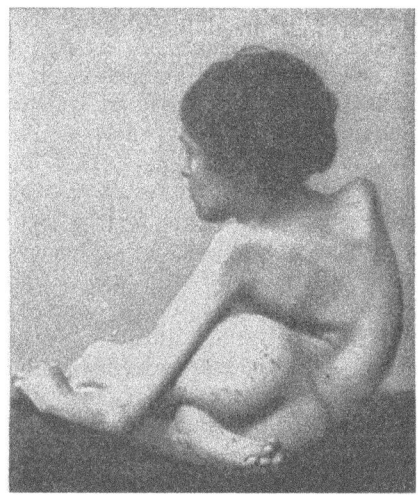

Abb. 160 und 161. Progressive myopathische Muskelatrophie (Dystrophia musculorum progressiva).

Derartige angeborene Muskeldefekte bieten natürlich auf den ersten Blick ein sehr ähnliches Bild dar, wie Kranke mit fortgeschrittener Dystrophie. Immerhin wird man den Zustand durch eine genaue *Anamnese* meist richtig beurteilen, da bei den angeborenen Muskeldefekten die Veränderungen nicht erst *nach* der Geburt *entstanden* sind und im Laufe der Jahre auch keinen bemerkbaren *Fortschritt* zeigen.

Therapie. Die Behandlung der myopathischen Muskeldystrophie hatte bisher keine Erfolge aufzuweisen. Zwar konnte man zuweilen durch eine ausdauernde *elektrische* oder *Massagebehandlung* gewisse Besserungen erzielen; eine erhebliche Änderung des Krankheitsverlaufs lag aber außer dem Bereich der Möglichkeit. Bessere Erfolge, d. h. Stillstand der Krankheit, Volumenzunahme und vermehrte Kraft der Muskeln, konnten durch die 1927 von Ken Kuré empfohlene *Adrenalin-Pilocarpin-Behandlung* erzielt werden. Täglich oder jeden zweiten Tag werden *Adrenalin* (0,2—0,3 ccm einer 0,1%igen Lösung) und *Pilocarpin* (0,1—0,2 ccm einer 1%igen Lösung) subkutan injiziert. Diese Injektionen müssen 50—60mal und mehr wiederholt werden. In einzelnen Fällen ist eine funktionell vollständige Heilung, in vielen eine wesentliche Besserung zu erzielen. Auch die von K. Thomas empfohlene Darreichung von *Glykokoll* (3mal tägl. 5 g in Wasser) soll die Muskelkraft erheblich stärken und das Allgemeinbefinden bessern können. Dauerheilungen und völlige Wiederherstellung sind jedoch auch durch diese Behandlungsverfahren nicht zu erwarten.

6. Die spastische Spinalparalyse. (Primäre Degeneration der Pyramidenbahnen.)
(*Primäre Seitenstrangsklerose. Motorische Tabes. Tabes dorsal spasmodique.*)

Während bei allen bisher besprochenen Formen von primärer Erkrankung des motorischen Systems die *Muskeln* primär oder sekundär mit beteiligt sind und die *Muskelatrophie* daher im klinischen Symptomenbild eine Hauptrolle spielt, kann sich in seltenen Fällen die Degeneration auch auf das *zentrale Neuron* (vgl. Abb. 143 S. 588) *der motorischen Hauptbahn* beschränken. Dann entsteht ein Krankheitsbild, in dem zwar ausschließlich *motorische* Störungen hervortreten, dagegen *Muskelatrophien* vollständig oder wenigstens lange Zeit vollständig fehlen, ein Krankheitsbild, das man mit dem Namen „*spastische Spinalparalyse*" (ERB, CHARCOT) bezeichnet. Unzweifelhaft kommen derartige primäre isolierte Degenerationen der Pyramidenbahnen ohne Beteiligung des zweiten motorischen Neurons (Vorderhornzelle mit ihrem Fortsatz, dem peripherischen motorischen Nerven) vor. Nur muß hervorgehoben werden, daß sich die Degeneration nicht immer auf die Pyramidenseitenstrangbahn im engeren Sinne beschränkt, sondern oft die Gesamtheit der in den Vorderseitensträngen verlaufenden motorischen Fasern betrifft. Außerdem vereinigt sich die primäre Pyramidenbahndegeneration besonders gern mit Degenerationen anderer Neuronsysteme (Kleinhirnseitenstrangbahn, Hinterstrangfasern). So entsteht dann das anatomische Bild einer „*kombinierten Systemerkrankung*".

Krankheitsbild. Drei Symptome beherrschen das Krankheitsbild der spastischen Spinallähmung: die *motorische Parese*, die *Hypertonie der Muskeln* (die *Muskelrigidität*) und die *Steigerung der Sehnenreflexe*. Die Abnahme der Bewegungsfähigkeit — wir sprechen vorläufig nur von der weitaus am häufigsten und ausgeprägtesten vorkommenden spastischen Lähmung der Beine — findet sich in verschieden hohem Grade, von einer einfachen Schwäche der Bewegungen an bis zu einer mehr oder weniger ausgebreiteten völligen Lähmung. In der Regel werden anfangs nur die Beugemuskeln (Verkürzer) der Beine paretisch, während die Strecker noch ihre volle Kraft bewahren. Aber auch die Beugung des Beines ist eigentümlich verändert: bei jedem Anziehen des Beines an den Rumpf erfolgt gleichzeitig eine starke, vom Kranken nicht zu unterdrückende Anspannung des Musc. tibialis anterior, kenntlich an dem Vorspringen seiner Sehne (*Tibialisphänomen*). Manchmal können die Kranken (ähnlich wie Hemiplegische) den Fuß allein gar nicht dorsalflektieren, während bei jedem Anziehen des ganzen Beines stets eine starke Dorsalflexion des Fußes erfolgt. Man erklärt diese Erscheinung dadurch, daß infolge der Degeneration der Pyramidenseitenstrangbahn die Muskelinnervation nur noch gruppenweise („synergisch"), nicht mehr in den einzelnen Muskeln allein erfolgen kann. Die Pyramidenbahn ist wahrscheinlich hauptsächlich die Bahn für die *feiner abgestuften* und *isolierten* motorischen Erregungen, während die übrigen motorischen Bahnen der Vorderseitenstränge mehr den synergischen, von ganzen Muskelgruppen ausgeführten Bewegungen dienen. Tritt daher schließlich eine völlige Lähmung *aller Muskeln* ein, so kann man mit Sicherheit eine Ausdehnung der Degeneration über das Gebiet der Pyramidenseitenstrangbahnen hinaus auf die Gesamtheit der motorischen Vorderseitenstränge annehmen.

Das kennzeichnende „spastische" Gepräge der Lähmung hängt aller Wahrscheinlichkeit nach unmittelbar von der Degeneration der Pyramidenseitenstrangfasern ab. Die dadurch bedingten klinischen Grundsymptome der „spastischen Lähmung" sind die *Hypertonie der Muskeln* und die *Steigerung der Sehnenreflexe*. Zum Teil sind beide Symptome freilich als identisch anzusehen, da auch die Spastizität der Muskeln reflektorischen Ursprungs sein kann. Sind nämlich die Sehnenreflexe sehr gesteigert, so treten die reflektorischen Anspannungen der Muskeln schon bei den Dehnungen und Zerrungen der Sehnen auf, die durch die Schwere der Glieder, durch alle aktiven und passiven Bewegungen derselben hervorgerufen werden.

Jedem Versuch einer Bewegung stellen sich die reflektorisch eintretenden Muskelspannungen entgegen. Versucht man, die Beine im Knie passiv zu beugen, versucht man, die Füße dorsalwärts zu biegen, so ist dies kaum möglich. Je rascher und plötzlicher man die Bewegung ausführen will, um so stärker ist auch der eintretende, oft kaum zu überwindende Muskelwiderstand. Wenn man dagegen sehr langsam und vorsichtig zu Werke geht und jede plötzliche Anspannung der Sehnen vermeidet, so kann man die Beine fast immer ohne besondere Mühe beugen. Setzen sich die Kranken auf den Bettrand, so hängen die Beine nicht schlaff herab, sondern geraten meist sofort in einen heftigen Strecktetanus, da die Schwere des Unterschenkels durch Anspannung des Ligamentum patellae den M. quadriceps in Kontraktion versetzt. Nicht selten tritt sogar, ähnlich wie beim Fußklonus, ein konvulsivisches, reflektorisch ausgelöstes Zittern im ganzen Bein ein. Untersucht man die Kranken im Bade, so findet man die Spasmen geringer, weil im Wasser der Einfluß der Schwere vermindert ist.

Neben der durch äußere mechanische Reizung hervorgerufenen reflektorischen Starre besteht oft auch eine unmittelbare *Hypertonie der Muskeln*, eine Zunahme des ständigen mittleren Muskeltonus, bedingt durch den Wegfall der diesen Muskeltonus unter normalen Umständen hemmenden Fasern. In vielen Fällen fühlen sich die Muskeln starr und gespannt an, die Beine befinden sich in einem beständigen Strecktetanus und in einer Adduktorenkontraktur. Hebt man passiv das eine Bein in die Höhe, oder versucht man es vom Rumpf zu abduzieren, so folgen das andere Bein und der ganze Rumpf bald nach. Auch in den Dorsalflexoren der Zehen und insbesondere der großen Zehe ist diese ständige Hypertonie meist sehr auffallend. Hiermit hängt wahrscheinlich die für alle spastischen Paresen der Beine kennzeichnende Erscheinung zusammen, daß beim Streichen der Fußsohle eine *Dorsalflexion* der großen Zehe stattfindet (BABINSKIscher Reflex).

Die *aktiven* Bewegungen müssen durch die hemmend entgegenwirkenden tonischen und reflektorischen Spasmen beeinträchtigt werden. Der Grad der Bewegungsstörung wird hierdurch also vermehrt, die Parese erscheint oft stärker, als sie es an sich in Wirklichkeit ist. Besonders auffallend ist der Einfluß der Muskelspannungen auf den *Gang der Kranken*. Solange das Gehen noch möglich ist, bemerkt man sehr deutlich, wie es nicht nur durch die Muskelparese, sondern auch durch die Steifigkeit der Beine erschwert wird. Das Gehen erfolgt mit kleinen, mühsamen Schritten, die Beine werden dabei im Knie fast gar nicht gebeugt, die Füße fast gar nicht gehoben. Diese „kleben am Boden" und werden langsam nach vorn geschleift, wobei infolge der eintretenden Kontraktion in den Wadenmuskeln die deutliche Neigung besteht, mit den Fußspitzen aufzutreten. Erst die Körperschwere drückt den Fuß nach abwärts. Man bezeichnet diese kennzeichnende Gangart als *spastisch-paretischen Gang*.

Die Steigerung der Sehnenreflexe kann auch bestehen, ohne daß gleichzeitig eine eigentliche motorische Parese der Muskeln vorhanden ist. Da aber auch in diesem Falle die Bewegungen nicht unbeträchtlich durch die stets eintretenden Spasmen beeinflußt sind, so wird eine Motilitätsstörung hervorgerufen, die STRÜMPELL als *„spastische Pseudoparalyse"* (richtiger *Pseudoparese*) bezeichnet hat. Hierbei ist die Muskelkraft an sich fast normal, die Kranken können ziemlich lange Zeit gehen. Trotzdem sind alle ihre Bewegungen steif und erschwert, und das Gehen zeigt alle Eigentümlichkeiten des *rein spastischen Ganges*. Die Schritte sind nicht sehr klein und folgen ziemlich rasch aufeinander. Die Beine aber bleiben vollständig steif, werden fast gar nicht vom Boden erhoben, und das Gehen geschieht fast ganz auf den Fußspitzen. Im Zimmer ist der Gang laut schlurrend, und im weichen Sande sieht man die Striche, welche die den Boden streifenden Füße ziehen. Da bei jedem Auftreten die Achillessehne angespannt und diese Anspannung mit einer reflektorischen Kontraktion der Wadenmuskulatur beantwortet wird, so erfolgt häufig bei jedem Schritt ein kurzes Heben des ganzen Körpers („wippender" spastischer Gang).

Wenn die erwähnten Symptome die kennzeichnenden *positiven Merkmale* der „spastischen Spinallähmung" sind, so gehört zu dieser im ursprünglichen Sinne des Wortes aber auch, daß gewisse andere spinale Symptome, vor allem *Störungen der Sensibilität, Störungen der Harn- und Stuhlentleerung, Muskel-atrophien und sonstige trophische Symptome vollständig fehlen.* Nur mit diesem Zusatz haben ERB und CHARCOT die Behauptung aufgestellt, daß dem eigentümlichen Symptomenkomplex auch eine besondere anatomische Ursache zugrunde liegen müsse, die sie in einer primären Erkrankung der Seiten-stränge, d. h. insbesondere der Pyramidenbahnen vermuteten.

Diese Vermutung war berechtigt, da das reine Bild der spastischen Spinalparalyse durch keine anderen anatomischen Annahmen erklärt werden konnte. Eine Degeneration in den Seitensträngen erklärt die motorische Parese, erklärt durch den Wegfall von reflex-hemmenden Einflüssen die Steigerung der Sehnenreflexe und die vermehrte tonische An-spannung der Muskeln. Ein wirklicher Beweis für das Vorkommen primärer systematischer Degeneration in den Seitensträngen wurde durch anatomische Beobachtungen in der Tat erbracht, so daß gegenwärtig das Vorkommen einer „spastischen Spinalparalyse" im ursprünglichen Sinne von CHARCOT und ERB nicht bezweifelt werden kann. Wenn wir dasselbe Krankheitsbild nicht nur bei primärer Pyramidenbahndegeneration, sondern auch sonst beobachten, so liegt das daran, daß auch andersartige Erkrankungen unter Umständen wenigstens zeitweise eine fast ausschließliche Beeinträchtigung der Seiten-stränge und insbesondere der Pyramidenbahnen verursachen können.

Nach unseren jetzigen Kenntnissen tritt das Leiden in zwei etwas verschie-denen klinischen Formen auf. Die *erste* bringen wir in die nächste Beziehung zur amyotrophischen Lateralsklerose. Wie wir oben (S. 590) gesehen haben, findet man auch bei der typischen amyotrophischen Lateralsklerose häu-fig in den *Beinen* eine rein spastische Parese *ohne* jede Spur von Muskel-atrophie, während in den Armen und in den bulbären Gebieten neben den spastischen Erscheinungen die Muskelatrophien mehr oder weniger stark hervortreten. Es gibt nun Krankheitsfälle — sie treten meist in etwas vor-gerücktem Lebensalter und vereinzelt, d. h. nicht familiär auf —, wo nicht nur in den Beinen, sondern auch im Rumpf, in den Armen und im Gesicht spastische Starre und Parese sich ausbildet ohne eine Spur von Muskelatro-phie. Die Kranken werden schließlich im Verlauf einiger Jahre fast völlig steif (Abb. 162). Die Steifigkeit hängt nur von dem Muskeltonus ab, und erst bei weiterem Fortschreiten der Krankheit geht die Muskelrigidität schließlich in völlige Muskellähmung über. Das *Gesicht* zeigt infolge der Hypertonie seiner Muskeln eine eigentümliche Starre und mimische Bewegungsarmut. Der Mund ist meist etwas in die Breite gezogen. Das Öffnen des Mundes ist infolge der Spannung der Kaumuskeln gehemmt. Auch der Schluckakt kann erschwert sein. Oft tritt Zwangslachen und Zwangsweinen ein, ganz wie bei der amyo-trophischen Lateralsklerose (Abb. 163). Die Arme zeigen ebenfalls deutliche Starre. Die Vorderarme werden meist gebeugt und proniert gehalten. Am stärksten ist die Starre am Rumpf und in den Beinen ausgesprochen. Man kann den ganzen Kranken wie einen Stock oder wie eine Statue gegen eine Wand stellen. Die passiven Bewegungen sind sehr erschwert, die Sehnenreflexe lebhaft, aber durch den Hypertonus verdeckt. Sensibilität, Blase und Mast-

darm bleiben ungestört. — Bei anatomischer Untersuchung findet man eine
starke systematische Degeneration in beiden Seitensträngen, vorherrschend
im Gebiete der PyS, doch außerdem auch noch in andere Fasergebiete der
Vorderseitenstränge übergreifend. Wie schon bei der Besprechung der amyotrophischen Lateralsklerose hervorgeho-
ben wurde, ist wahrscheinlich ein Teil
der Symptome (die allgemeine Starre,
die Stellungsfixationen u. a.) auf diese
Erkrankung der *extrapyramidalen* (striären) Bahnen zu beziehen. Die Degeneration der PyS läßt sich nach oben durch
die Pyramiden, die Brücke und die Hirnschenkel hindurch bis in die innere
Kapsel hinein verfolgen. Die Ganglienzellen in den Vorderhörnern des Rückenmarks sind dagegen ganz normal oder
zeigen nur eine geringfügige Erkrankung.
Aber gerade darin zeigt sich die nahe
Verwandtschaft dieser Form der „reinen
Lateralsklerose" zur „amyotrophischen
Lateralsklerose", daß die beiden Krankheiten *ineinander übergehen* können. Hat
das Krankheitsbild der Lateralsklerose
in reiner Form einige Jahre gedauert, so
entwickeln sich schließlich zuweilen
Atrophien in den kleinen Handmuskeln,
in der Zunge u. a., kurzum die deutlichen klinischen Anzeichen, daß nunmehr auch das *peripherische* motorische
Neuron zu degenerieren begonnen hat.
Immerhin bleiben die Atrophien in der
Regel verhältnismäßig gering, obwohl
wahrscheinlich verschiedene Grade der
Übergangsformen vorkommen.

Eine zweite Form der primären Pyramidenbahndegeneration ist die von
STRÜMPELL beschriebene *erbliche* oder
familiäre spastische Spinalparalyse. Die
Krankheit zeigt sich bei mehreren Mitgliedern derselben Familie, insbesondere
bei Geschwistern in der Weise, daß sich
ganz allmählich im Verlauf von Jahren
oder Jahrzehnten eine zunehmende Starre
der Beine mit gesteigerten Sehnenreflexen
und allen davon abhängigen Bewegungs-

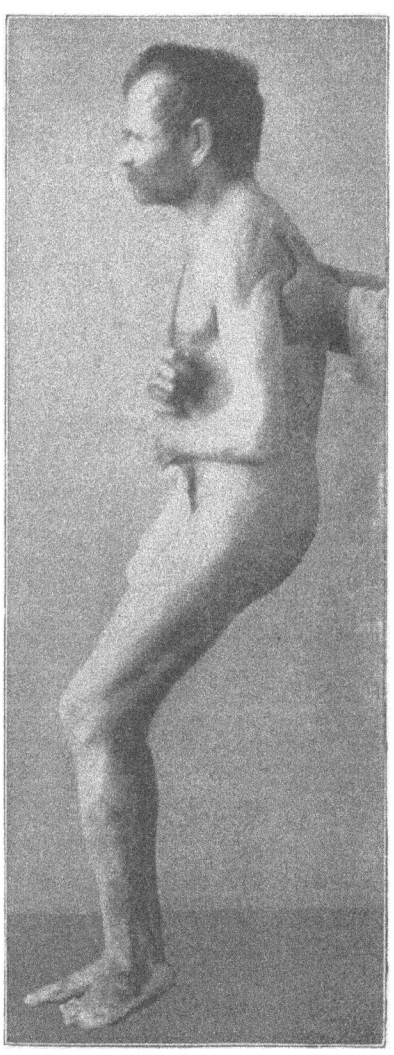

Abb. 162. Spastische Spinalparalyse. Erhebliche Muskelrigidität des Rumpfes, der Arme
und Beine. Von hinten gestützt, kann der
Kranke stehen, steif wie ein „Stock".

störungen ausbildet. Der Gang wird ausgesprochen spastisch, die Füße kleben
am Boden, die Beine sind infolge der Adduktorenkontraktur fest aneinander
gepreßt, und beim Gehen kann der eine Fuß nur mühsam am anderen vorbei.
Die Kranken treten nur mit den vorderen Teilen der Fußsohle auf, der ganze
Körper wird steif nach vornüber gehalten, so daß die Kranken einen Stock
vorhalten müssen, um nicht nach vorn zu fallen (s. Abb. 164). Lange Zeit
überwiegen die rein spastischen Erscheinungen über die paretischen (spastische

Pseudoparalyse), und erst ganz allmählich wird aus dem spastischen Gang ein spastisch-paretischer, und es tritt eine wirkliche Abnahme der Muskelkraft ein. Allgemeinbefinden, Sensibilität, Blase, Ernährungszustand der Muskulatur bleiben lange Zeit oder bis ans Ende ungestört. Gewöhnlich treten die Anfänge des Leidens etwa im 20. bis 30. Lebensjahre auf, doch scheinen einzelne Fälle auch schon bei Kindern vorzukommen. Es kann kaum bezweifelt werden, daß die Krankheit auf einer angeborenen krankhaften Veranlagung der Pyramidenbahnen beruht und somit in ätiologischer Hinsicht eng zusammengehört mit den übrigen Formen hereditärer Systemerkrankungen, vor allem mit der erblichen Muskelatrophie.

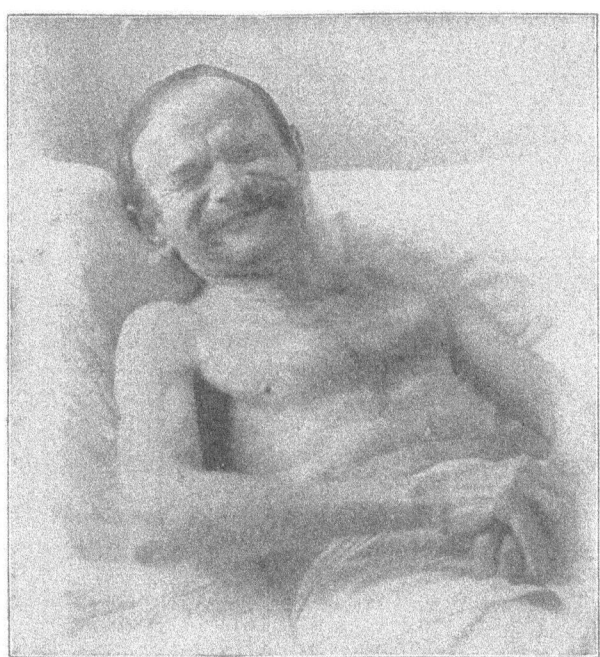

Abb. 163. Spastische Spinalparalyse. Zwangslachen. Derselbe Kranke wie Abb. 162. Später traten leichte Symptome der amyotrophischen Lateralsklerose hinzu.

Die bisher erst in vereinzelten Fällen möglich gewesene anatomische Untersuchung des Rückenmarks hat außer der Degeneration in den PyS auch eine Erkrankung in den KlS und in den GOLLschen Strängen, d. h. also im Gebiet der lumbalen Spinalganglienneurone ergeben. In anatomischer Hinsicht muß die erbliche spastische Spinalparalyse daher ebenfalls als kombinierte Systemerkrankung bezeichnet werden.

Außer den beiden genannten, klinisch und anatomisch sichergestellten Formen der primären Pyramidenseitenstrangdegeneration gibt es noch mehrere andere Erkrankungsformen, deren klinische Symptome vorherrschend in einer spastischen Spinalparalyse bestehen, während die anatomischen Veränderungen in primären, mehr oder weniger streng systematischen Erkrankungen der Seitenstränge allein oder der Seitenstränge und Hinterstränge bestehen. Im letzten Falle gesellen sich unter Umständen zu den spastischen Symptomen noch Ataxie, Blasenstörungen, leichte Sensibilitätsstörungen u. dgl. hinzu. Die nähere Kenntnis dieser seltenen Krankheitsformen ist aber erst gering. Manche dieser Erkrankungen scheinen *exogenen* Ursprungs zu sein und insbesondere mit einer früheren *Syphilis* zusammenzuhängen. Andere Fälle haben ursächliche Beziehungen zur *perniziösen Anämie* (s. S. 174ff.). Endlich ist noch zu bemerken, daß durch die chronische *Vergiftung mit Lathyrussamen* (Lathyrus sativus und L. Cicera, die Kichererbse, die in südlichen Gegenden zur Brotbereitung benutzt wurde) das reine Bild der spastischen Spinalparalyse erzeugt werden soll. Auch bei der *Pellagra* (s. S. 375ff.) kommt es zu systematischen Degenerationen im Rückenmark, die neben zahlreichen anderen spinalen und psychischen Krankheitserscheinungen, zuweilen besonders hervortretende spastische Symptome bedingen (TUCZEK).

Diagnose. Da der *Symptomenkomplex* der spastischen Spinalparalyse immer dann entstehen muß, wenn durch irgendeine Erkrankung die Pyramiden-bahnen an irgendeiner Stelle in beiden Seitensträngen des Rückenmarks oder noch weiter aufwärts betroffen sind, so erklärt es sich leicht, daß die Entscheidung, ob man es im einzelnen Falle mit einer primären systemati-schen Degeneration oder mit irgendeiner sonstigen, nur umschriebenen Er-krankung der Pyramidenbahnen zu tun hat, oft sehr schwierig, ja manchmal ganz unmöglich ist. Das Hauptgewicht bei der Dia-gnose wird man stets auf die allgemeine Entwicklung des Krankheitszustandes, die ursächlichen Verhältnisse (etwaige Erblichkeit) und die strenge Abgrenzung des Symptomenbildes (Fehlen *aller* Sensibilitätsstörungen, Blasenstörungen usw.) legen.

Die bei der Differentialdia-gnose hauptsächlich in Be-tracht kommenden Krank-heitszustände sind folgende: 1. Die *multiple Sklerose*. Sie kann eine Zeitlang fast das reine Bild der spastischen Spinalparalyse vortäuschen. 2. Die *syphilitische Erkran-kung des oberen Brustmarks* und die *syphilitische spasti-sche Spinalparalyse* (s. das Kapitel über Rückenmarks-syphilis). 3. Der *chronische Hydrozephalus* (s. u. im Ab-schnitt über Gehirnkrank-heiten). 4. Subakute und chronische *myelitische Er-krankungen* im Anschluß an

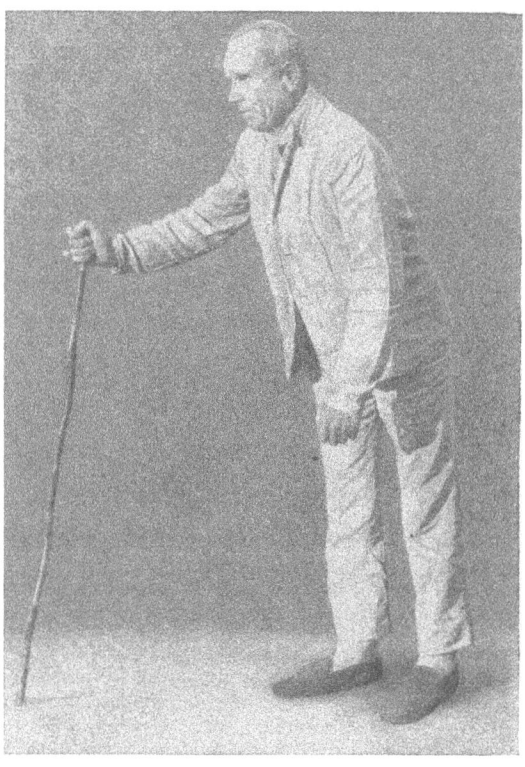

Abb. 164. Familiäre spastische Spinalparalyse.

sonstige akute Krankheiten (Typhus, Grippe u. a.). Diese lassen sich durch die Art ihres Entstehens und durch die klinischen Symptome meist leicht von der echten spastischen Spinalparalyse unterscheiden. 5. Leichte *Kom-pressionen des Rückenmarks* durch Wirbelkaries, Tumoren, traumatische Wir-belerkrankung u. dgl. können eine Zeitlang das Symptomenbild der spastischen Spinalparalyse hervorrufen, werden aber bei längerer Beobachtung nur selten zu Verwechslungen führen.

Prognose und Therapie. Die Prognose der echten spastischen Spinalparalyse ist ungünstig wie die aller anderen Systemerkrankungen. Die Therapie kann daher nur symptomatisch sein. Die oft sehr lästigen spastischen Symptome werden am ehesten durch die Anwendung langdauernder *warmer* Bäder etwas gemildert.

Zehntes Kapitel.

Die chronische Poliomyelitis.

(Subakute und chronische atrophische Spinallähmung. Paralysie générale spinale antérieure subaigue [Duchenne].)

Die **akute** *Poliomyelitis (epidemische Kinderlähmung)* ist eine *akute* Infektionskrankheit, die zunächst eine Allgemeininfektion des Körpers bedingt, sich dann aber vorzugsweise an einer oder einigen umschriebenen Stellen des Rückenmarks lokalisiert. Der häufigste Folgezustand, das Endstadium dieser akuten Krankheit, ist die Lähmungsform, die seit langem als „*spinale Kinderlähmung*" bekannt ist. Diese *Poliomyelitis acuta* ist im I. Bande des Lehrbuches S. 183 ff. unter den akuten allgemeinen Infektionskrankheiten besprochen worden. Es gibt aber auch **chronische** poliomyelitische Erkrankungen, die angeblich sowohl von der akuten Poliomyelitis als auch von der spinalen Muskelatrophie abzugrenzen sind. Früher sind unzweifelhaft Verwechslungen mit der multiplen Neuritis häufig vorgekommen, und nicht bei allen unter dem Namen „chronische Poliomyelitis" veröffentlichten Beobachtungen ist die Diagnose unanfechtbar. Immerhin kann nach einzelnen genauen Beobachtungen (OPPENHEIM, NONNE, STRÜMPELL u. a.) nicht bezweifelt werden, daß auch subakute und chronische ausgedehnte Erkrankungen in den Vorderhörnern des Rückenmarks vorkommen, die zur Entwicklung ausgedehnter Lähmungen führen.

Ätiologie. Die ätiologische und allgemein pathologische Auffassung dieser Krankheitsfälle ist noch recht ungeklärt. Sicher handelt es sich um infektiös-toxische Einflüsse, die auf die spinalen motorischen Ganglienzellen schädigend einwirken. Die Ursachen scheinen aber nicht einheitlich zu sein. Verschiedene Erreger oder Toxine rufen vielleicht dieselben Folgeerscheinungen hervor. Manche Erkrankungen scheinen auf *Syphilis* zu beruhen. Nicht wenige subakute und chronische Fälle sind auf das Wirken *derselben Erreger* zurückzuführen, die die *akute Poliomyelitis* verursachen. Die Erreger, die bei Kindern und jugendlichen Menschen eine akute Poliomyelitis hervorrufen, *können* bei Erwachsenen in dem weniger reaktionsfähigen Zentralnervensystem eine chronische Entzündung bedingen. In einigen Fällen scheint eine Gelegenheitsursache den Ausbruch der Krankheit begünstigt zu haben. Wiederholt hat man den Ausbruch des Leidens im Anschluß an *Traumen* beobachtet.

Symptome und Krankheitsverlauf. Bei *Erwachsenen* entwickelt sich meist ohne besondere Veranlassung und ohne schwere Anfangserscheinungen, aber in verhältnismäßig kurzer Zeit, im Laufe einiger Wochen oder höchstens Monate, eine Lähmung zuerst beider Beine, etwas später auch meist beider Arme. Die Kranken klagen anfangs über Schwäche in den Beinen, können bald nicht mehr gehen und werden bettlägerig. Kurze Zeit später treten dieselben Störungen in den Armen auf und führen zu einer mehr oder weniger vollständigen Lähmung. Seltener werden erst die Arme und später die Beine befallen. Zuweilen beschränkt sich die Lähmung auf die oberen oder die unteren Gliedmaßen, ja es kann auch nur *eine* Extremität befallen werden. Auch in den zeitlichen Verhältnissen des Fortschreitens finden Unterschiede statt (subakute Fälle und chronische Fälle). Dabei bleibt aber die *Sensibilität stets völlig ungestört*, und, abgesehen höchstens von leichten Parästhesien, *fehlen* auch alle spontanen, sowie auf Druck eintretenden *Schmerzen*. Bald *nach der Lähmung* entwickelt sich eine gleichmäßig ausgebreitete *Atrophie* und damit parallel eine Abnahme der elektrischen Erregbarkeit, die in partielle oder, in allen schweren Fällen, in vollständige *Entartungsreaktion* übergeht. Kennzeichnend und diagnostisch wichtig sind die fast stets zu beobachtenden *fibrillären* und *faszikulären Zuckungen* in den erkrankten Muskeln. Diese zuweilen sehr lebhaften Zuckungen sind die Folge von Reizungszuständen in den erkrankten spinalen motorischen Ganglienzellen und gehen dem Auftreten stärkerer motorischer Schwäche in den befallenen Muskeln vorher. Man beobachtet z. B. atrophische Lähmungen in den Beinen; die Arme sind scheinbar noch ganz kräftig, in ihren Muskeln treten aber schon starke faszikuläre Zuckungen auf. STRÜMPELL sah einen sehr charakteristischen Fall von chronischer Poliomyelitis, der mit so starken Muskelzuckungen in einem Bein begann, daß er zunächst an eine „*Myokymie*" dachte. Bei der Polyneuritis kommen derartige Zuckungen nicht vor, ebenso nur selten bei der akuten Poliomyelitis, weil hierbei ein rascher *Untergang* der Ganglienzellen stattfindet. Die *Haut-* und *Sehnenreflexe* sind sehr herabgesetzt, oft ganz erloschen. *Blase* und *Mastdarm* bleiben dagegen verschont; niemals entwickelt sich bei gehöriger Pflege Dekubitus. Einige Male wurde eine auffallende *Abnahme der Schweißsekretion* beobachtet. In *seltenen* Fällen findet auch ein Übergreifen der Krankheit auf die Nackenmuskeln, die Lippen-, Zungen- und Schlundmuskulatur statt.

Nachdem die Lähmung ihre größte Ausdehnung erreicht hat, tritt zuweilen ein Stillstand ein. Der Zustand bleibt, mitunter monatelang, stationär, und erst dann beginnt eine allmähliche Besserung, die vielleicht ausnahmsweise in eine *völlige Heilung* übergehen kann, meist aber *unvollständig* bleibt, so daß die Kranken zeitlebens mehr oder weniger bedeutende Funktionsstörungen behalten. Eine fast immer gute Prognose gibt die von ERB beschriebene „*Mittelform der chronischen Poliomyelitis*", bei der es in den gelähmten Muskeln nur zu *partieller Entartungsreaktion* kommt. Einen *ungünstigen Ausgang* nimmt die Krankheit, wenn durch *Beteiligung der Atemmuskeln* die Respiration gestört wird oder durch Beteiligung der *Schlingmuskulatur* die Ernährung unmöglich wird oder Verschluckungspneumonien eintreten. Ungünstig ist die Prognose auch in den von Anfang an mehr chronisch verlaufenden Fällen. Die langsam fortschreitende Atrophie führt nach etwa 2—3 Jahren durch Atemstörungen u. dgl. zum Tode.

Pathologische Anatomie. Die Sektion ergab in den hierhergehörigen mehr akuten Fällen ausgedehnte *degenerativ-entzündliche* Veränderungen in den grauen Vordersäulen des Rückenmarks mit reichlichem Untergang der Ganglienzellen, während in den peripherischen Nerven gewöhnlich nur sehr geringe Veränderungen (sekundäre Degeneration) nachweisbar waren. In den mehr chronischen Fällen treten die entzündlichen Veränderungen gegenüber der Atrophie der Vorderhornganglienzellen in den Hintergrund.

Die **Diagnose** der chronischen Poliomyelitis wird man stellen müssen, wenn sich ausgedehnte Lähmungen mit anfänglichen faszikulären Muskelzuckungen und *nachfolgender* Atrophie und Entartungsreaktion *ohne alle neuritischen Symptome* (ohne Schmerzen!) und *ohne Sensibilitäts-* und *Blasenstörung* einstellen. Die Trennung von der eigentlichen „spinalen Muskelatrophie" ist dadurch gegeben, daß bei dieser eine langsame, sozusagen Faser nach Faser ergreifende Atrophie eintritt, und daß Atrophie und Muskelschwäche vollkommen parallel gehen, während bei der chronischen Poliomyelitis die Lähmung der Atrophie vorhergeht und von vornherein ganze Muskeln oder ganze Muskelgebiete befällt. Gegenüber der akuten Poliomyelitis ist der Verlauf sehr langsam, ferner treten keinerlei Störungen des Allgemeinbefindens ein. Auch um *Rezidive* einer akuten Poliomyelitis kann es sich handeln, wie sie *nach vielen Jahren* noch auftreten, sich auch mehrfach wiederholen können. Es ist ferner daran zu denken, daß sich die chronische Erkrankung an ein akutes Stadium anschließen kann, das sehr wenig Allgemeinsymptome macht. Die akute Poliomyelitis ist ja auch bei Erwachsenen nicht ganz selten.

Die **Therapie** ist nicht aussichtslos. Immerhin muß man in den Fällen, die stetig fortschreitende Lähmungen zeigen, die Prognose sehr ernst stellen. Die Behandlung kann nur in Anwendung der Elektrizität, in Bädern, vorsichtiger Massage u. dgl. bestehen.

Elftes Kapitel.

Die akute aufsteigende Spinalparalyse (Landrysche Paralyse).

(*Paralysis ascendens acuta.*)

Unter dem Namen „*Paralysie ascendante aigue*" hat LANDRY im Jahre 1859 ein Krankheitsbild beschrieben, das sich *klinisch* vorzugsweise dadurch kennzeichnet, daß zuerst die unteren, bald darauf auch die oberen Gliedmaßen und endlich eine Anzahl von der Medulla oblongata versorgter Muskelgebiete von einer rasch fortschreitenden Lähmung befallen werden, während die Sensibilität, die Funktionen der Blase und des Mastdarms normal bleiben. Dieser eigenartige Symptomenkomplex kann, wie wir unten ausführen werden, durch *ursächlich* und *anatomisch* verschiedene Erkrankungen hervorgerufen werden. Immerhin ist das klinische Krankheitsbild der „LANDRYschen Paralyse" so auffallend, daß eine zusammenfassende Besprechung noch immer geboten erscheint.

Krankheitsbild und Symptome. Unter dem Bild der LANDRYschen Paralyse erkranken vorzugsweise gesunde und kräftige Menschen im jugendlichen und mittleren Lebensalter, etwa zwischen 20 und 35 Jahren. Einzelne Erkrankungen sind auch bei Kindern und älteren Leuten beobachtet worden. Bei Männern scheint die Krankheit häufiger vorzukommen als bei Frauen.

Das Leiden beginnt fast immer mit gewissen *Vorboten.* Diese bestehen in *allgemeinem Krankheitsgefühl*, in mäßigen *Fiebersteigerungen, Kopfschmerzen, Appetitlosigkeit* und ziemlich häufig in ziehenden und reißenden *Schmerzen* im Rücken und in den Gliedmaßen. Nachdem diese Erscheinungen einige Tage, seltener sogar einige Wochen gedauert haben, dabei entweder verhältnismäßig gering oder so heftig sind, daß manche Kranken bereits bettlägerig werden, tritt meist ziemlich plötzlich, zuweilen auch mehr allmählich, eine *Parese* zuerst des einen, sehr bald auch des anderen Beines ein, die rasch zunimmt und gewöhnlich schon in wenigen Tagen zu einer völligen *motorischen Paraplegie* führt.

Die Lähmung ist fast stets schlaff. Die Beine können passiv ohne allen Muskelwiderstand bewegt werden, die Muskeln zeigen weder aktive, noch reflektorisch eintretende Spannungen. Die *elektrische Erregbarkeit* der Muskeln bleibt häufig *völlig regelrecht*. Zuweilen tritt auch eine *rasche Abnahme der faradischen Muskelerregbarkeit* ein. Die *Reflexe* (Haut- und Sehnenreflexe) scheinen in der Mehrzahl der Erkrankungen herabgesetzt oder vollständig erloschen zu sein, doch sind auch einige Ausnahmen bekannt geworden.

Die *Sensibilität* ist zuweilen völlig *erhalten*. Geringe Veränderungen, ganz vereinzelt auch stärkere Anästhesien kommen jedoch vor. Einige Male wurde eine merkliche *Verlangsamung der Empfindungsleitung* beobachtet. Von seiten der *Sinnesnerven* findet man keine Veränderungen. Mitunter tritt ein leichtes *Ödem* an den Beinen auf, das als eine vasomotorische Störung aufzufassen ist. Erwähnenswert sind ferner die *starken Schweiße*, an denen manche Kranke leiden. *Blase* und *Mastdarm* zeigen in der Regel keine oder nur geringe, vorübergehende Störungen.

Kurze Zeit, nachdem die Beine befallen sind, werden auch die *Arme* paretisch. Zuerst in dem einen, dann in dem anderen Arm tritt eine deutliche motorische Schwäche ein, die sich ebenfalls bis zu fast vollständiger Paralyse steigern kann. Die Sensibilität, die Reflexe und die elektrische Erregbarkeit verhalten sich ähnlich wie an den Beinen. Gleichzeitig oder noch früher als die Arme werden die *Rumpfmuskeln* befallen. Die Kranken können sich nicht mehr im Bett aufrichten, sich nicht auf die Seite legen usw. In einigen Fällen ist auch eine *Lähmung der Hals-* und *Nackenmuskeln* beobachtet worden.

Das letzte Stadium der Krankheit ist durch *Atemstörungen* und *bulbäre Symptome* gekennzeichnet. Es treten deutliche Zeichen einer beginnenden *Atemlähmung* auf: die Atmung wird angestrengt und mühsam, die Zwerchfellbewegungen werden immer geringer, die Hustenstöße schwächer. Auch Schlingstörungen, artikuläre Sprachstörungen, Paresen des Gaumens und der Lippen können auftreten. In vereinzelten Fällen hat man *Fazialis-* und *Augenmuskelstörungen* beobachtet. Der Zustand verschlimmert sich akut, häufig tritt der Tod ein.

Außer den auf das Nervensystem bezüglichen Symptomen findet man fast immer noch andere Erscheinungen, die für die Beurteilung der Krankheit von großer Bedeutung sind. Hierher gehört zunächst das *Fieber*. Die Körpertemperatur ist meist von Anfang an erhöht; sie kann vorübergehend sogar recht beträchtliche Steigerungen (bis etwa 40° C) zeigen, später schwankt sie etwa zwischen 38 und 39°, kann dazwischen aber auch bis zur normalen Höhe herabsinken. Von den *inneren Organen* zeigt die *Milz* am häufigsten Veränderungen. Sie schwillt gewöhnlich mäßig, aber doch deutlich nachweisbar an. Ferner kommt es zuweilen zu einer geringen *Albuminurie*.

Die *Dauer* der Krankheit beträgt bis zum Tod nur wenige Tage, in der Regel 8—14 Tage, selten noch mehr. Zum Glück tritt aber der Tod nicht in allen Fällen ein. Die Krankheit kann jederzeit, sogar wenn bereits die bedrohlichsten Symptome vorhanden waren, zum Stillstand kommen. Dann gehen die vorhandenen Störungen langsam zurück, und nach Verlauf mehrerer Wochen erfolgt die *Heilung*. Gewöhnlich dauert es freilich ziemlich lange, bis die Kranken sich wieder im Besitz ihrer vollen Leistungsfähigkeit fühlen.

Pathologische Anatomie und Ätiologie. Betrachten wir das gesamte Krankheitsbild, so drängt sich uns der Gedanke auf, daß es sich hierbei um eine *akute Infektion* oder *Autointoxikation des Körpers mit vorherrschender Lokalisation im motorischen Nervensystem* handelt. Der Beginn der Krankheit mit den oben geschilderten Allgemeinerscheinungen entspricht dem Prodromalstadium akuter Infektionskrankheiten. Ferner lassen sich das Fieber, der akute Milztumor, die zuweilen vorkommende Albuminurie kaum anders erklären. In den früheren Beobachtungen ist meist die Angabe eines „*vollkommen negativen anatomischen Befundes*" vorhanden. Allein diese Angabe bezieht sich gewöhnlich nur auf das *Rückenmark.* Die *peripherischen* Nerven sind nicht untersucht worden. Und doch ist es schon nach den *klinischen* Erscheinungen (Schmerzen, Erlöschen der elektrischen Erregbarkeit, Verhalten der Reflexe) im höchsten Grade wahrscheinlich, daß manche Fälle der LANDRYschen Paralyse zur *Polyneuritis* (s. d.) gehören und weiter nichts sind als deren *akuteste* und *ausgebreitetste Form.* Einige anatomische Untersuchungen haben diese Annahme bestätigt. Immerhin wäre es falsch, die aufsteigende akute Paralyse mit der Polyneuritis völlig zu identifizieren, denn in einzelnen Beobachtungen sind auch akute ausgebreitete myelitische Veränderungen, namentlich in der Form zahlreicher kleiner umschriebener entzündlicher Herde in der Umgebung der Gefäße, in den motorischen Teilen des *Rückenmarks* (Seitenstränge, graue Vordersäulen) gefunden worden. Manche Fälle können daher als akuteste und ausgebreitetste Form der *akuten Poliomyelitis* (s. Bd. I, S. 183) aufgefaßt werden. Weitere Erfahrungen machen es wahrscheinlich, daß auch die epidemische Enzephalitis (s. Bd. I, S. 192) in der Form einer akuten aufsteigenden Spinallähmung auftreten kann. Die „akute aufsteigende Paralyse" läßt sich also nicht als einheitliche Krankheit aufrechterhalten. Es handelt sich um ein *klinisches* Krankheitsbild, das von verschiedenartigen Krankheitsvorgängen abhängig sein kann.

Diagnose. Bei jeder akut beginnenden, von Allgemeinerscheinungen und Fieber begleiteten Lähmung der Beine müssen wir an die Möglichkeit einer LANDRYschen Paralyse denken. Insofern mit dieser Bezeichnung zunächst nur ein kennzeichnender *klinischer* Symptomenkomplex gemeint ist, läßt sich die *Diagnose* unter Berücksichtigung der oben angegebenen Eigentümlichkeiten stets stellen. Schwierig ist aber die Entscheidung, ob die Erkrankung mehr dem Bild einer *akuten Poliomyelitis,* einer *Polyneuritis,* einer *Myelitis* oder keiner dieser Krankheiten, also der eigentlichen LANDRYschen *Paralyse* entspricht. Hierüber wird sich nur durch genaue Berücksichtigung der Einzelerscheinungen, vor allem des Verhaltens der Sensibilität (Schmerzen, Anästhesien), der Reflexe, der elektrischen Erregbarkeit und vor allem des *Liquors,* ein Urteil fällen lassen.

Die **Prognose** muß anfangs mit großer Vorsicht gestellt werden, und namentlich ist an die Möglichkeit eines raschen Todes zu denken. Geht aber das erste akute Stadium glücklich vorüber, und tritt ein Stillstand in der Ausbreitung der Lähmungserscheinungen ein, so ist die Prognose günstig, da dann Aussicht auf eine vollständige Wiederherstellung vorhanden ist.

Therapie. Die früher gebräuchliche Behandlung (Schröpfköpfe längs der Wirbelsäule, Ferrum candens) wird kaum mehr angewandt. Dagegen kann man noch immer einen Versuch mit einer *Einreibungskur mit grauer Quecksilbersalbe* (täglich 2,0—3,0 g) machen. Auch *Schwitzkuren,* mit Vorsicht angewandt, sind im Beginn der Krankheit empfehlenswert. Von inneren Medikamenten sind anfangs namentlich *Aspirin* und *Natrium salicylicum* in größeren Mengen (etwa 3mal täglich 2,0 g) zu versuchen. Außerdem können *Urotropin* und intravenös *Silberpräparate* angewandt werden. Zweckmäßig scheint es zu sein, frühzeitig mit der *galvanischen Behandlung* zu beginnen (Galvanisation am Rücken und an der Peripherie). Treten bedrohliche Zustände von Ateminsuffizienz ein, so verschafft die elektrische Reizung des Phrenicus und der Atemmuskeln dem Kranken zuweilen Erleichterung.

Tritt ein Stillstand der Erscheinungen ein, so dürften am meisten die elektrische Behandlung und der Gebrauch von Bädern die Wiedergenesung beschleunigen.

Zwölftes Kapitel.

Die syphilitischen Erkrankungen des Rückenmarks.

Ätiologie. Bei den durch Syphilis hervorgerufenen Krankheiten des Nervensystems müssen wir grundsätzlich zwei Formen unterscheiden. Die *erste Gruppe* wird von Erkrankungen gebildet, bei denen unter dem Einfluß einer vorausgegangenen syphilitischen Infektion, vielleicht durch die Einwirkung entstandener Toxine, eine Degeneration gewisser Neuronsysteme entsteht. Diese Erkrankungen bezeichnet man am zweckmäßigsten als die *metasyphilitischen Erkrankungen*. Zu ihnen gehören vor allem die *Tabes dorsalis* (Degeneration der hinteren Wurzelneurone), ferner wahrscheinlich auch gewisse seltene Fälle von Seitenstrangdegeneration und namentlich von kombinierter Systemerkrankung in den Seiten- und Hintersträngen (PyS, KlS, GOLLsche Stränge). Die *zweite Gruppe* der syphilitischen Erkrankungen gehört zu den unmittelbar durch die Einwirkung der *Spirochäten* selbst hervorgerufenen krankhaften syphilitischen Veränderungen. Das Kennzeichen dieser Erkrankungen ist die Entwicklung eines *entzündlich-gummösen Granulationsgewebes* im Rückenmark, namentlich in dessen Häuten (*Meningitis gummosa*) und an dessen Blutgefäßen (*Endarteriitis syphilitica*). Sie sind meist ziemlich ausgedehnt und nicht selten verbunden mit gleichzeitigen entsprechenden syphilitischen Veränderungen des Gehirns. Die Metasyphilis des Rückenmarks ist bereits an anderen Stellen dieses Buches abgehandelt worden. So sind hier nur noch die entzündlich-syphilitischen (gummösen) Erkrankungen des Rückenmarks zu besprechen. Nicht selten können syphilitische und metasyphilitische Krankheitserscheinungen miteinander vereinigt auftreten.

Durch zahlreiche Untersuchungen ist festgestellt worden, daß schon im *ersten* und namentlich häufig im *Sekundärstadium* der Syphilis (in etwa 70 % der Fälle) ausgesprochene Veränderungen des Liquor (Pleozytose und vermehrter Eiweißgehalt) vorkommen, die auf eine Beteiligung der Meningen hinweisen, ohne daß deutliche klinische spinale Erscheinungen hervortreten. In welcher Beziehung diese anfängliche Beteiligung des Rückenmarks zu dem etwaigen späteren Auftreten ausgesprochener syphilitischer spinaler Krankheitszustände steht, weiß man noch nicht. Die klinischen Zeichen der Rückenmarkssyphilis können schon $^1/_2$—1 Jahr nach der Infektion auftreten; häufiger entwickeln sie sich nach etwa 2—5 Jahren oder noch später. Wie bei der Gehirnsyphilis (s. d.), wenn auch viel seltener, kann auch das Auftreten von syphilitischen Rückenmarkssymptomen durch die Behandlung des Grundleidens mit Salvarsan, infolge einer *Salvarsanprovokation*, hervorgerufen werden (*Neurorezidiv*).

Pathologische Anatomie. Die Syphilis des Rückenmarks tritt nur ausnahmsweise in der Form einer umschriebenen *gummösen Bildung* auf, die dann Tumorsymptome hervorruft. Weit häufiger ist die *diffuse gummöse Meningitis*, fast immer ausgehend von den *weichen* Rückenmarkshäuten, nur ausnahmsweise von der Dura (vgl. oben S. 506). Das Rückenmark erscheint dann in unregelmäßiger, aber ausgedehnter Weise umschlossen von einem bis zu mehreren Millimetern dicken, neugebildeten, gefäßreichen Granulationsgewebe. Fast immer sind auch die meningealen *Blutgefäße* stark erkrankt, ihre Wandungen durch endarteriitische Veränderungen verdickt, ihr Lumen obliteriert oder thrombosiert. Gewöhnlich ist die *hintere* Umrandung des Rückenmarks am stärksten befallen. Die Längsausdehnung der Erkrankung ist meist beträchtlich. Häufig ist die Gegend des Brustmarkes am stärksten befallen, in anderen Fällen das Hals- oder Lendenmark, zuweilen auch die Gegend des *Conus medullaris* und der *Cauda equina*. Oft werden namentlich die *Rückenmarkswurzeln* von dicken Scheiden neugebildeten entzündlichen Gewebes umgeben. Von der Pia mater aus können zapfenförmige Streifen neugebildeten Gewebes in die *Rückenmarkssubstanz* einstrahlen. Oder die syphilitischen Veränderungen erstrecken

sich auf die *Gefäße des Rückenmarks* selbst. Dann entstehen sekundäre Gewebsveränderungen (Untergang des Nervengewebes, kleine Erweichungsherde) infolge der mangelhaften Blutversorgung des Gewebes. Dazu kommen in manchen Fällen ähnliche sekundäre Folgezustände im Rückenmarkgewebe, wie wir sie bei der Kompression des Rückenmarks durch *tuberkulöse* Neubildungen an der Dura mater kennengelernt haben (s. o. S. 524)
In einzelnen Fällen können sich wahrscheinlich echte gummös-syphilitische Erkrankungen
mit metasyphilitischen Degenerationen vereinigen.

Symptome und Krankheitsverlauf. Daß die Rückenmarkssyphilis bei der
mannigfaltigen Lokalisation der anatomischen Veränderungen kein abgeschlossenes Krankheitsbild bieten kann, liegt auf der Hand. Gerade die
Regellosigkeit der Symptome, ihre oft ungewöhnliche Kombination, ihr
wechselnder, schwankender Verlauf kennzeichnen die Rückenmarkssyphilis.
Aus den verschiedenen vorkommenden Symptomenkomplexen lassen sich verhältnismäßig noch am schärfsten folgende zwei Krankheitsformen absondern:

1. Die chronische Meningitis und Meningomyelitis spinalis
gummosa. Anfangs zeigen sich deutliche *Wurzelsymptome*, vor allem *Reizsymptome* von seiten der *hinteren* Wurzeln: Parästhesien, Hyperästhesien, ausstrahlende Schmerzen, Neuralgien. Damit verbunden sind zuweilen deutliche
örtliche Schmerzen am Rücken oder in der Kreuzgegend, Schmerzen bei Druck
und bei Bewegungen der Wirbelsäule. Gewöhnlich etwas später treten motorische Symptome hinzu, manchmal ebenfalls *motorische Wurzelsymptome*
(atrophische Lähmungen in bestimmten Muskelgebieten, z. B. in den Vor-
derarm- und Handmuskeln einer Seite oder im Sakralgebiet usw.) oder häufiger motorische Symptome durch *Beteiligung des Rückenmarks* selbst:
spastisch-paretische Erscheinungen in einem oder in beiden Beinen, zuweilen
bei Halsmarkerkrankungen auch in beiden Beinen und in einem Arm. Damit
vereinigen sich verschiedene, meist leichtere Sensibilitätsstörungen, Blasenstörungen u. a. Sind die Hinterstränge und hinteren Wurzeln vorzugsweise ergriffen, so können tabesähnliche Erkrankungen entstehen (*Pseudotabes syphilitica*). Nicht ganz selten führen einseitige Erkrankungen auch zu dem mehr
oder weniger deutlich entwickelten Bilde der BROWN-SÉQUARDschen Halbseitenläsion. Alle vorkommenden Mischungen von Symptomen erschöpfend
zu beschreiben, ist nicht möglich.

Der *Verlauf* des Leidens ist meist chronisch und vielfach schwankend.
In leichteren Fällen kann zuweilen durch entsprechende Behandlung fast
völlige Heilung eintreten. Doch ist dies leider selten, da die sekundären
Gewebsnekrosen infolge von Kompression, Gefäßverschluß u. dgl. keiner
völligen Wiederherstellung fähig sind. Verhältnismäßig häufig beobachtet
man, namentlich bei rechtzeitiger Behandlung, Besserungen, die schließlich in einen stationären Krankheitszustand übergehen. Auf Nachschübe,
neue Verschlimmerungen, Hinzutreten neuer, auch *zerebraler* Symptome
muß man gefaßt sein. So erstreckt sich die Krankheit oft über viele Jahre
oder gar 1—2 Jahrzehnte hin. Unmittelbar tödlich wird das Leiden durch
den Eintritt gefährlicher Komplikationen (Cysto-Pyelitis) oder schwerer
Gehirnerscheinungen (Apoplexien) u. dgl.

2. Die syphilitische Myelitis und die syphilitische spastische
Spinalparalyse. Bisweilen zeigt die Rückenmarkssyphilis von vornherein
die Merkmale einer *myelitischen* Erkrankung. Wahrscheinlich geht diese
Form meist von den *Rückenmarksgefäßen* aus. Die Endarteriitis syphilitica
der kleineren Gefäße führt zu rasch oder langsam eintretenden Gewebsnekrosen und den damit verbundenen spinalen Krankheitserscheinungen.
Manchmal entwickelt sich das Leiden so rasch wie eine *akute Myelitis*. Viele
früher als „akute Myelitis" aufgefaßten Erkrankungen gehören sicher zur

Syphilis. Innerhalb weniger Tage tritt eine mehr oder weniger vollständige *Paraplegie* auf. Nur bei genauer Anamnese erfährt man zuweilen, daß leichte Vorläufersymptome (Schwäche, Parästhesien u. dgl.) schon längere Zeit vorhergegangen sind. In anderen Fällen bildet sich die Paraplegie langsamer aus, aber doch in wenigen Wochen oder Monaten. Da die anatomische Erkrankung besonders häufig im *Dorsalmark* sitzt, so zeigt die Paraplegie bei weitem am häufigsten die Zeichen der spastischen Lähmung. Doch kommen im einzelnen große Unterschiede im Krankheitsbild vor. Sehr oft überwiegt die Störung in *einem* Bein, oder es treten annähernd die Zeichen einer Halbseitenläsion auf. In anderen Fällen beobachtet man das Krankheitsbild der Hemiplegia spinalis. Meist sind die motorischen Erscheinungen stärker entwickelt als die sensiblen. Doch sind bei sorgfältiger Untersuchung häufig auch Veränderungen von seiten der Sensibilität nachweisbar. Blasenstörungen sind ebenfalls oft vorhanden. Bei allen diesen Erscheinungen können erhebliche Besserungen mit neuen Verschlimmerungen wiederholt abwechseln. Bemerkenswert sind die nicht selten gleichzeitig vorhandenen *Zeichen einer zerebralen Syphilis* (Basalsymptome, Kopfschmerzen, apoplektische Insulte, Pupillenstarre u. dgl.).

Eine besondere Form syphilitischer Spinalerkrankung hat ERB unter dem Namen der *syphilitischen spastischen Spinalparalyse* beschrieben. Man beobachtet sie besonders bei jüngeren Leuten männlichen Geschlechts. Zuerst in einem Bein, bald jedoch auch in dem anderen tritt Schwäche, Steifigkeit, oft lebhaftes Zittern (Fußklonus!) ein. Der Gang wird immer mühsamer, langsamer, ausgesprochen *spastisch-paretisch.* Sehr gering sind anfangs die *Sensibilitätsstörungen.* Auch Schmerzen u. dgl. fehlen. Später sind dagegen leichte Veränernngen der Sensibilität oft nachweisbar. *Blasenstörungen* werden sehr selten stark, sind aber doch häufig von Anfang an in geringem Maße vorhanden. *Besserungen* des Zustandes können namentlich bei rechtzeitiger Behandlung eintreten. Oft bleibt aber ein langjähriger *stationärer* Krankheitszustand bestehen, oder es treten sogar neue Erscheinungen hinzu.

Die *anatomische Grundlage* der syphilitischen spastischen Spinalparalyse kann in einer mehr diffusen, hauptsächlich in den Seitensträngen gelegenen Erkrankung des oberen Brustmarkes bestehen, die wahrscheinlich von einer primären Gefäßveränderung ausgeht. In anderen Fällen hat man eine systematische kombinierte Erkrankung der Pyramidenbahnen, der KlS-Bahnen und der GOLLschen Stränge gefunden (NONNE u. a.). In diesen Fällen scheint es sich nm eine metasyphilitische Degeneration (s. o.) der betreffenden Faserzüge zu handeln.

Diagnose. Für die Diagnose der Rückenmarkssyphilis ist die Hauptregel, bei allen atypischen spinalen Erkrankungen von vornherein auch an die Möglichkeit einer syphilitischen Erkrankung zu denken. Ist eine frühere Infektion sicher oder durch besondere Vorgänge (Fehlgeburten u. dgl.) oder sonstige gleichzeitige Symptome (Narben, Knochenauftreibungen, Aortenerkrankungen u. a.) wenigstens wahrscheinlich, so wird die Diagnose um so mehr berechtigt. Der positive Ausfall der WaR. ist meist unmittelbar beweisend für eine syphilitische Erkrankung. Dabei ist die WaR. im Liquor noch wichtiger als im Blut. Auch chemisch und zytologisch ist der Liquor bei den syphilitischen Erkrankungen des Rückenmarks wohl ausnahmslos verändert (Eiweiß- und Zellvermehrung, insbesondere reichlich Lymphozyten, Kolloidreaktionen). Je akuter und je ausgesprochener die *meningitischen* Veränderungen sind, um so stärker tritt die Zellvermehrung im Liquor hervor. Bei vorherrschend endarteriitischer Erkrankung ist sie gering, bei systematischen Strangdegenerationen kann sie fast ganz fehlen, während eine Erhöhung der Eiweißreaktionen doch meist nachweisbar ist. Zuweilen ist der etwaige Erfolg oder Mißerfolg einer spezifischen Behandlung von diagnostischer Bedeutung.

Ähnliche Krankheitsbilder können hervorgerufen werden durch eine multiple Sklerose, durch Sarkomatose der Rückenmarkshäute, durch Wirbeltuberkulose u. a. An diese Erkrankungen hat man also bei der Differentialdiagnose mit zu denken.

Therapie. In *jedem* Falle, auch dann, wenn nur der *Verdacht* oder die *Möglichkeit* einer syphilitischen Erkrankung vorliegt, ist sofort eine ausreichende *antisyphilitische Behandlung* einzuleiten. Am gebräuchlichsten sind gegenwärtig die Behandlung mit *Neosalvarsan* (s. o. S. 579) und die *Schmierkur* mit Ungt. cinereum (tägliche Einreibungen von 3,0—5,0). Ob das Salvarsan dem Quecksilber wesentlich überlegen ist, läßt sich nicht sicher sagen. Ärzte, die stets mit Salvarsan behandeln, wissen gar nicht, wie gute Erfolge früher auch durch eine Behandlung ausschließlich mit Quecksilber und Jod erzielt wurden. Sicher ist das Salvarsan ebenfalls ein sehr wirksames, wenn auch nicht ganz ungefährliches Mittel. Empfehlenswert ist es, mit einer Schmierkur zu beginnen und nach etwa 2 Wochen eine Behandlung mit intravenösen Neosalvarsaninjektionen folgen zu lassen. Andere Ärzte empfehlen *Injektionskuren* mit Sublimat, Hydrargyrum salicylicum, Kalomel u. dgl. Namentlich die *Kalomelinjektionen* sollen zuweilen von auffallend guter Wirkung sein, auch wenn eine Schmierkur versagt hat. Meist verbindet man die Hg-Behandlung mit der innerlichen Darreichung von *Jodpräparaten*, insbesondere von *Jodkalium* (anfangs 1,5—2,0, später gegebenenfalls eine noch größere Dosis täglich), *Jodnatrium, Dijodyl* oder *Sajodin.* Gestatten es die äußeren Verhältnisse, so verbindet man gern die Schmierkur mit einer Badekur (Schwefelbäder in Aachen, Nenndorf, ferner Tölz, Wiesbaden, Hall i. Ö. u. a.). Jede antisyphilitische Kur muß lange genug fortgesetzt und in gewissen Pausen, je nach den klinischen Erscheinungen und dem Liquorbefund, wiederholt werden. Man muß dabei stets auch den *Allgemeinzustand* der Kranken berücksichtigen und nie außer acht lassen, daß Quecksilber und Arsen Gifte sind, die die *Zellen des Körpers* (Leber, Nieren, Gehirn usw.) schwer schädigen können. Neben der spezifischen Behandlung finden auch die übrigen bei chronischen Rückenmarksleiden wirksamen Behandlungsverfahren (warme Bäder, Mineralbäder, Galvanisation) Anwendung. Einzelne Symptome (neuralgische Schmerzen, Blasenbeschwerden) verlangen besondere Berücksichtigung.

Die richtig ausgeführte Behandlung der Rückenmarkssyphilis kann zuweilen ausgezeichnete, oft wenigstens befriedigende Erfolge erzielen. Mitunter werden die Erwartungen freilich enttäuscht, denn die Behandlung kann niemals bereits untergegangenes Nervengewebe ersetzen.

Dreizehntes Kapitel.

Geschwülste des Rückenmarks und seiner Häute.

Pathologische Anatomie. *Geschwülste des Rückenmarks* sind nicht besonders selten. Die häufigste primäre Neubildung in der Rückenmarkssubstanz selbst ist das *Gliom*, eine von der Neuroglia ausgehende zell- und gefäßreiche Geschwulst. Gliome sitzen besonders im *Halsmark* und *oberen Brustmark*, zuweilen auch in der *Lendenanschwellung*. Sie entwickeln sich anfangs häufig zuerst in der hinteren Rückenmarkshälfte, können aber später eine ziemliche Längenausdehnung und einen Querdurchmesser von mehreren Zentimetern erreichen, so daß das Rückenmark an der betreffenden Stelle beträchtlich *tumorartig verdickt* oder zuweilen sogar fast in seiner ganzen Länge in einen dicken unförmlichen Strang verwandelt ist. Im Innern der Gliome findet man mitunter sekundäre Blutungen und Erweichungen. Von den eigentlichen Gliomen unterscheidet man die *zentrale Gliose.* Diese führt niemals zu einer eigentlichen Auftreibung des Rückenmarks (Tumorbildung), sondern zu einer gliösen Degeneration und vor allem zu einer ungewöhnlichen *Höhlenbildung* im Rückenmark mit vorwiegender Längsausdehnung. Indessen kommen wahrscheinlich Übergangsformen zwischen der Gliose und der eigentlichen

Gliomatose vor. Wir werden die zentrale Gliose, diese wichtige und keineswegs sehr
seltene Erkrankung, im folgenden Kapitel genauer besprechen.

Von sonstigen seltenen Neubildungen im Rückenmark erwähnen wir noch *solitäre
Tuberkel, Syphilome (Gummen), Sarkome* und *Karzinommetastasen.* Die *solitären Tuberkel*
entwickeln sich zuweilen im Anschluß an eine Tuberkulose der Wirbelknochen. Sie sitzen
meist in der zentralen grauen Substanz oder in den Hintersträngen.

An den *Rückenmarkshäuten* sind „*Meningeome*" (*Endotheliome, Psammome*), *Fibrome,
Lipome, Sarkome* und *Syphilome (Gummen)* gefunden worden. Am häufigsten handelt es
sich bei den extramedullären Tumoren um *Psammome* (meist ziemlich umschriebene, etwa
olivengroße Geschwülste, die von außen das Rückenmark komprimieren), um mehr flächenhaft ausgebreitete *Endotheliome,* die von der Innenfläche der Dura mater ausgehen, und um
Sarkome. Die Sarkome der Dura haben große Neigung, sich flächenhaft auszubreiten,
so daß sie schließlich ausgedehnte Abschnitte des Rückenmarks mit ihrer Geschwulst-
masse umhüllen. Häufig treten die Sarkome auch *multipel* auf, z. B. gleichzeitig an der
Dura spinalis und an der Gehirnbasis u. a. Auf die Pia mater und die Rückenmarkssubstanz selbst greifen sie in der Regel nicht über. Es gibt aber auch Geschwülste, die
von der *Pia* ausgehen und meist als Sarkome bezeichnet wurden. Mindestens in einem
Teil der Fälle handelt es sich hierbei aber um *extramedulläre Gliome,* die von der äußeren
Gliaumrandung des Rückenmarks ausgehen. *Lipome* entwickeln sich an der Außenfläche
der Dura, ausgehend vom Fettgewebe zwischen Wirbelkanal und Duralsack. Auch
Zystizerken sind in den Rückenmarkshäuten wiederholt beobachtet worden. Ausgehend
von *Wirbelmetastasen* kann sich durch unmittelbares Übergreifen auch in den Rückenmarkshäuten eine *karzinomatöse* Wucherung entwickeln.

Über die Ursachen der meisten Neubildungen im Rückenmark wissen wir nichts.
Aller Wahrscheinlichkeit nach handelt es sich in manchen Fällen um abnorme *kongenitale*
Gewebsveranlagungen, die den Keim für die spätere Geschwulstentwicklung abgeben.
Bemerkenswert ist, daß auffallend häufig ein *Trauma* (Fall auf den Rücken u. dgl.) dem
Auftreten der ersten Symptome vorhergeht und somit anscheinend den ersten Anstoß
zur Erkennung der Geschwulst gibt.

Symptome und Krankheitsverlauf. *Geschwülste in den Rückenmarkshäuten*
sitzen vorzugsweise in der Höhe des *Dorsalmarkes.* Sie machen anfangs meist
ausgesprochene *Wurzelsymptome*, und zwar zuerst gewöhnlich *Reizsymptome
von seiten der hinteren Wurzeln.* Ausstrahlende *Schmerzen*, teils mehr anhaltend und brennend, teils anfallsweise *neuralgisch*, ferner *Parästhesien* in
gewissen Wurzelgebieten sind daher die ersten Krankheitserscheinungen. Daneben können auch *örtliche Schmerzen, Steifigkeit* und *Druck im Rücken* u. dgl.
vorhanden sein. *Druckschmerz* an der Wirbelsäule ist selten in kennzeichnender
Weise nachzuweisen. Nimmt die Kompression der hinteren Wurzeln zu, so
entstehen *Anästhesien*, deren Ausbreitung auf das Ergriffensein bestimmter
Wurzelgebiete hinweist. Seltener als die hinteren Wurzeln werden die *vorderen*
Wurzeln durch die Neubildung in Mitleidenschaft gezogen. Dann entwickeln
sich motorische Symptome, Muskelspannungen und umschriebene Lähmungen.
Im allgemeinen entstehen aber ausgeprägte Anästhesien und Lähmungen als
reine *Wurzelsymptome* erst bei fortgeschrittener Erkrankung, da auch die
völlige Durchtrennung *einer* sensiblen oder motorischen Wurzel in keinem
Gebiet vollständige Anästhesie oder Lähmung hervorruft. — So kennzeichnend auch dieses erste „neuralgische Stadium" für die meningealen Tumoren
ist, so kann es doch zuweilen ganz oder fast ganz fehlen. Je mehr der Tumor
bei seinem Wachstum das Rückenmark selbst komprimiert, um so mehr
treten ausgesprochene spinale Symptome auf. Gewöhnlich bemerken die
Kranken zunächst eine langsam zunehmende *Parese eines Beines*, die allmählich auch auf das andere Bein übergeht. Bei dem gewöhnlichen Sitz der Tumoren im Hals- oder Brustmark zeigt die Bewegungsstörung meist alle Eigentümlichkeiten der *spastischen Parese* (Rigidität, erhöhte Sehnenreflexe usw.).
Schließlich kann es zu fast völliger Paraplegie kommen. Früher oder später
treten *Sensibilitätsstörungen* hinzu, meist zunächst vom Typus der *Hinterstrangerkrankung.* Aus erklärlichen Gründen entwickeln sich nicht selten gewisse An-

zeichen einer Halbseitenerkrankung: Überwiegen der motorischen Symptome auf der einen, der sensiblen Störungen auf der anderen Seite. Gewöhnlich stellen sich auch *Blasenstörungen* ein, kurz, es entwickelt sich das volle Bild der Rückenmarkskompression.

Diagnose. Die Diagnose der extramedullären Tumoren stützt sich vor allem auf die genaue Beachtung des Krankheitsverlaufs, den langsamen Beginn des Leidens mit Wurzelsymptomen, den allmählichen Eintritt langsam fortschreitender Kompressionssymptome. Zu diesen gehören namentlich auch die oben S. 529 erwähnten Veränderungen des Liquors und das QUECKEN-STEDTsche Symptom. Der genauere Sitz des Tumors ist in einigen Fällen auch dadurch erkannt worden, daß die Kranken beim Einblasen von Luft nach der Lumbalpunktion an der Stelle des Tumors einen genau umschriebenen Schmerz angaben. Viel wichtiger für die Diagnose der extramedullären Tumoren ist die *Kontrastmittelfüllung (Jodipin, Lipojodol usw.) des Rückenmarkskanals nach Suboxzipitalstich (Myelographie)* geworden. Im Röntgenbild kann man an dem Stopp des im Lumbalsack herabsinkenden Kontrastmittels oft den Sitz des Tumors feststellen (s. Abb. 165). Vor Verwechslungen mit einer *Meningitis adhaesiva* hat man sich allerdings zu hüten.

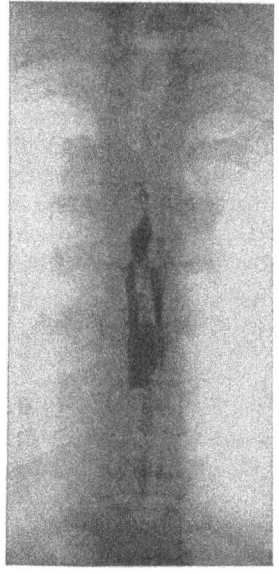

Die Diagnose der extramedullären Tumoren ist praktisch sehr wichtig, da die Aussichten für eine *operative Entfernung der Geschwulst* und damit für eine zuweilen völlige Heilung der Kranken keineswegs ungünstig sind.

Seitdem HORSLEY im Jahre 1889 zum ersten Male einen von GOWERS richtig diagnostizierten und lokalisierten Rückenmarkstumor exstirpierte, ist eine sehr große Anzahl von Fällen mit glücklichem Erfolg operiert worden — natürlich auch neben manchen Mißerfolgen.

Abb. 165. *Endotheliom der Rückenmarkshaut.* Füllung des Rückenmarkskanals nach Subokzipitalstich mit Jodipin. Vollkommener *Stopp* des herabsinkenden Kontrastmittels über dem Tumor. (Durch Operation bestätigt.)

Zuweilen macht die Unterscheidung zwischen Meningealtumoren und Kompression des Rückenmarks durch Wirbelkaries ohne POTTschen Buckel Schwierigkeiten. Man muß dann auf die allgemeinen Tuberkulosesymptome (Vorkommen in der Familie, Körperbau, Fieber, Blutkörperchensenkungsgeschwindigkeit, anderweite oder früher durchgemachte tuberkulöse Erkrankungen) und vor allem auf den Röntgenbefund Rücksicht nehmen. Tritt ein Meningealsarkom als Teilerscheinung einer multiplen Sarkomatose auf, so kann der Nachweis eines Sarkoms an einem andern Ort (z. B. in der Haut) auf die richtige diagnostische Fährte führen.

Bei den *Gliomen des Rückenmarks* selbst fehlen die anfänglichen sensiblen Reizsymptome fast ganz oder treten nur in geringem Maße hervor. Allmählich entwickelt sich ein kompliziertes Krankheitsbild, wobei alle spinalen Symptome in den verschiedensten Kombinationen auftreten können. Zuweilen bietet die Krankheit von vornherein das gewöhnliche Bild der *spinalen Querschnittslähmung* dar, das je nach dem Sitz der Neubildung Unterschiede zeigt (vgl. S. 539). In anderen Fällen lenken indessen doch gewisse Eigentümlichkeiten des Krankheitsbildes den Verdacht auf die Möglichkeit einer Geschwulst hin. Hierher gehört vor allem die anfängliche

Asymmetrie der Erscheinungen auf beiden Seiten. Da eine Geschwulst sich zuerst nur in einer Hälfte des Rückenmarks entwickeln kann (was bei den myelitischen Erkrankungen fast nie vorkommt), so werden bei Geschwülsten nicht selten die Anzeichen einer *Halbseitenläsion des Rückenmarks* (s. u. Kap. 16) in mehr oder weniger ausgesprochener Weise beobachtet. Erst im späteren Krankheitsverlauf geht dann das klinische Bild der Halbseitenläsion allmählich in das einer gewöhnlichen Querschnittslähmung über. Ferner sind gerade bei Tumoren zuweilen ein gewisser Wechsel der Erscheinungen, eintretende Besserungen und neue, ziemlich plötzliche Verschlimmerungen bemerkbar. Dieses Verhalten ist wahrscheinlich auf den Wechsel in der Gefäßfüllung oder auf eintretende Blutungen in die Substanz der Geschwulst hinein zu beziehen. Auch die Art des Fortschreitens der Krankheit ist bis zu einem gewissen Grade kennzeichnend. Findet man bei wiederholten Untersuchungen die deutlichen Anzeichen eines langsamen *Fortschreitens der Spinalaffektion nach oben*, also insbesondere ein Aufwärtsrücken der Hautanästhesien und das Hinzutreten von Lähmungen in höhergelegenen Muskelgebieten, so spricht dieses Verhalten entschieden für einen Tumor, da es bei andersartigen Erkrankungen weit seltener beobachtet wird. Endlich kommt in diagnostischer Hinsicht der Umstand in Betracht, daß die Gliome sich häufig im *Halsmark* entwickeln oder wenigstens allmählich auf das Halsmark übergreifen. Hierdurch entstehen neben der Paraplegie der Beine sensible Störungen und Lähmungen in den *Armen*, wie sie bei den myelitischen Erkrankungen nur selten vorkommen. Im allgemeinen kommen bei *langsam* sich entwickelnden Paraplegien eigentlich nur die Tumoren des Rückenmarks, die langsame Kompression bei Wirbelerkrankungen, die multiple Sklerose und eine umschriebene meningeale Entzündung (*Meningitis cystica serosa circumscripta*) in Betracht. Auf die (freilich oft sehr schwere) Unterscheidung dieser Erkrankungen muß mithin die Diagnose vor allem Rücksicht nehmen. Der Nachweis einer etwaigen primären *Wirbelerkrankung* wird oft durch eine genaue *Röntgenuntersuchung* wesentlich erleichtert. Neubildungen der Rückenmarkshäute können — wie einzelne Beobachtungen lehren — manchmal durch den Nachweis bestimmter Zellen in der durch *Lumbalpunktion* gewonnenen Spinalflüssigkeit richtig erkannt werden. Auch sonstige Veränderungen des Liquor (Gelbfärbung, vermehrter Eiweißgehalt, erhöhter Druck bei Liquorstauung oder andererseits ganz geringes Abträufeln des Liquors bei Verschluß des Subduralraums oberhalb der Punktionsstelle u. a.) sind bei Rückenmarksgeschwülsten häufig gefunden worden.

Auf alle Einzelheiten der *topischen neurologischen Diagnose* („*Segmentdiagnose*") brauchen wir nicht einzugehen. Sie richtet sich nach den für alle Rückenmarksläsionen allgemein gültigen Regeln (s. o. S. 510 ff.). Nur daran ist zu erinnern, daß *vollkommene* Anästhesie eines bestimmten Hautgebietes nicht nur auf eine Beteiligung der betreffenden, in den Schemata angegebenen hinteren Wurzeln, sondern auch noch auf eine Erkrankung der benachbarten und insbesondere der *zwei darübergelegenen* Wurzeln schließen läßt. Man soll daher nach der Feststellung der *oberen Anästhesiegrenze* die obere Grenze der *Rückenmarksläsion* immer noch 1—2 Segmente höher vermuten, als dem Schema entspricht, weil die einzelnen Hautgebiete stets zu *mehreren* spinalen Wurzeln in Beziehung stehen. Dasselbe gilt auch für die Segmentdiagnose auf Grund der motorischen Symptome. Die Nichtberücksichtigung dieses erst von SHERRINGTON klargelegten Verhältnisses war der Grund, daß man früher den Sitz auch der als solche richtig diagnostizierten Tumoren *meist zu tief* angenommen hat. Übrigens kommen für die Bestimmung der oberen Grenze des Tumors nicht nur die Anästhesien, sondern ebenso die *sensiblen Reizsymptome* in Betracht. Sehr häufig zeigen sie sich *oberhalb der anästhetischen Zone* und weisen dann mit ziemlicher Sicherheit auf eine Reizung der betreffenden hinteren Wurzeln durch den nach oben fortwachsenden Tumor hin. Praktisch wichtig ist endlich die Berücksichtigung der Lageverhältnisse der einzelnen Spinalsegmente und Wurzeln zu den Wirbelkörpern und Dornfortsätzen. Wir verweisen in bezug hierauf auf die Abb. 121, S. 517.

Ein Rückenmarkstumor kann *viele Jahre lang* krankhafte Erscheinungen machen. Bei Neubildungen der Häute können die sensiblen Reizsymptome allein mehrere Jahre lang bestehen, ehe es zu ausgebildeten Querschnittssymptomen kommt. Andere Fälle nehmen einen viel rascheren Verlauf.

Prognose und Therapie. Die Prognose der Rückenmarksgeschwülste ist nur dann nicht ganz ungünstig, wenn die Möglichkeit einer *operativen Heilung* vorliegt. Daß dies aber nur in einem Teil der Fälle zutrifft, ist schon oben erwähnt worden. Im übrigen ist die Therapie symptomatisch. Ist ein Verdacht auf vorhergegangene *Syphilis* vorhanden, so ist notwendigerweise der Versuch einer spezifischen Behandlung zu machen. Bei *Sarkomen* sind vielleicht *Arsen* und *Jodkalium* in größeren Gaben von einigem Nutzen. Auch an die Möglichkeit einer Behandlung der Rückenmarksgeschwülste durch *Röntgenstrahlen* ist zu denken.

Vierzehntes Kapitel.

Syringomyelie und Hydromyelus.

Pathologische Anatomie und Pathogenese. Die ungewöhnlichen Höhenbildungen im Rückenmark entstehen entweder durch eine *Erweiterung des Zentralkanals* (*Hydromyelus*) oder durch einen eigentümlichen Vorgang, den man als *zentrale Gliose mit sekundärer Höhlenbildung* (eigentliche *Syringomyelie*) bezeichnet. Die Fälle von echtem *Hydromyelus* kennzeichnen sich dadurch, daß die Höhlenbildung in der Mitte des Rückenmarks, entsprechend der Lage des Zentralkanals, gefunden wird, und daß ihre Wandung von Zylinderepithel bekleidet ist.

Geringere Grade von Hydromyelie, bei denen der erweiterte Zentralkanal etwa einen Durchmesser von 1—1$\frac{1}{2}$ mm erreicht, findet man nicht sehr selten. Die Erweiterung erstreckt sich gewöhnlich nur auf einen Abschnitt des Rückenmarks. Höhere Grade der Hydromyelie mit einer Erweiterung des Zentralkanals bis zu $\frac{1}{2}$—1 cm Durchmesser und starker Längsausdehnung sind viel seltener.

Für die Entstehung der *Hydromyelie* werden fast allgemein *Entwicklungsstörungen* bei der Bildung des Zentralkanals als Ursache angenommen.

Bei der praktisch viel wichtigeren *Syringomyelie* liegt nach vielfachen Untersuchungen anscheinend eine *gliöse Neubildung* oder *Umbildung* des Gewebes in den zentralen Teilen des Rückenmarks zugrunde. Man bezeichnet diesen, wahrscheinlich zuerst von den um den Zentralkanal gelegenen Ependymzellen ausgehenden Vorgang als *zentrale Gliose*. Er besteht in einem Ersatz des nervösen Gewebes durch faseriges Gliagewebe. Die zentrale Gliose, die sich teils mehr nach den Hinterhörnern, teils nach den Vorderhörnern zu erstreckt, hat ausgesprochene Neigung zum Zerfall und somit zur Bildung von *Höhlen*, die mit dem Zentralkanal verschmelzen oder auch neben diesem bestehen und oft in vielfachen Verzweigungen und Ausbuchtungen sich der Länge nach in den zentralen Rückenmarksteilen ausdehnen können. Diesen sekundären Höhlenbildungen hat man den Namen der *Syringomyelie* gegeben. Dabei verhält sich der Zentralkanal selbst fast niemals normal; er ist meist erweitert, zeigt mannigfache Ausbuchtungen, Verdoppelung u. dgl. Dies alles weist darauf hin, daß auch bei der Entstehung der Syringomyelie und der zentralen Gliose *Entwicklungsstörungen* in Betracht kommen. In manchen Fällen handelt es sich bei der Syringomyelie um ein echtes, intramedulläres, *stiftförmiges Gliom*, das zentral erweicht ist und so zur Höhlenbildung und zur Syringomyelie führte.

Eine tumorartige Auftreibung des Rückenmarks findet nicht statt. Dadurch soll sich die Gliose von der eigentlichen Gliombildung (Gliomatose) unterscheiden. In vielen Fällen verwischen sich jedoch die Unterschiede zwischen Gliose und Gliombildung völlig. Bei der Syringomyelie sieht das Rückenmark von außen normal aus oder erscheint bei ausgedehnter Erkrankung an den betreffenden Stellen schon von außen schlaff, sackartig, abgeplattet. Auf Durchschnitten erkennt man schon mit bloßem Auge die zentrale oder auch mehr seitlich in der grauen Substanz gelegene und in die Rückenmarkshörner sich hinein erstreckende Höhlenbildung. Mikroskopisch findet man um diese herum das neugebildete, außen noch in Wucherung, zentralwärts im Zerfall begriffene Gewebe. Es enthält in den zentralen Teilen reichlich neugebildete Ependymzellen; nach außen hin nehmen die Zellen ab, und das Gewebe besteht vorzugsweise aus einem Filzwerk feiner Gliafasern. Auf welche Umstände der Zerfall des Gewebes und die Höhlenbildung zurückzuführen ist, läßt sich nicht sicher sagen. Zum Teil spielen hierbei

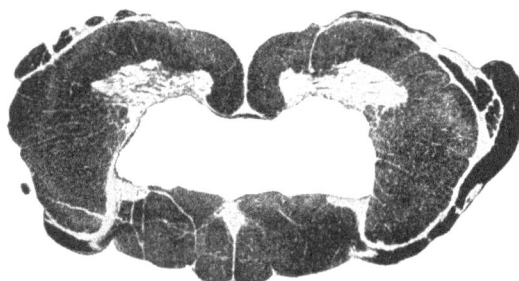

Abb. 166. Syringomyelie mit starker Hydromyelie.

vielleicht Veränderungen in den häufig erweitert gefundenen Gefäßen eine Rolle (Blutungen, Thrombosen u. dgl.).

In den meisten Fällen beginnt die zentrale Gliose und Syringomyelie im *Halsmark* und erreicht hier auch ihre höchste Ausdehnung. Doch kann sie sich in geringerem Grade weit nach abwärts bis ins Lendenmark und nach aufwärts bis in die *Medulla oblongata* erstrecken.

Die letzte Ursache der Gliose und Syringomyelie haben wir wahrscheinlich stets in einer *fehlerhaften angeborenen Anlage* des Rückenmarks zu suchen. Die häufige Vereinigung von Syringomyelie mit Hydromyelie erklärt sich ebenfalls daraus, daß beide Erscheinungen mit Entwicklungsstörungen zusammenhängen. Dabei ist aber die Hydromyelie anscheinend ein angeborener *gleichbleibender* Zustand ohne erhebliche klinische Bedeutung, während die zentrale Gliose mit sekundärer Syringomyelie ein erst im späteren Lebensalter sich bemerkbar machender, *fortschreitender* Vorgang ist, der zur Zerstörung von Nervengewebe und deshalb zu schweren klinischen Ausfallserscheinungen führt.

Nach F. SCHULTZE können in manchen Fällen auch Geburtstraumen bei schweren Entbindungen, die zu einer Hämatomyelie führen, den Grund zur späteren Erkrankung legen. Ferner werden nicht selten *Traumen* in der späteren Lebenszeit beschuldigt, das Leiden hervorgerufen zu haben. Wahrscheinlich handelt es sich aber hierbei um die Entfaltung einer angeborenen, vorhandenen Anlage durch das Trauma, oder dieses lenkt nur die Aufmerksamkeit auf das bis dahin verborgene Leiden.

Die Syringomyelie wird hauptsächlich im jugendlichen und mittleren Lebensalter, etwa zwischen dem 20. und 40. Jahre, beobachtet, bei Männern häufiger als bei Frauen. Bei Kindern gehört die Krankheit zu den größten Seltenheiten. Ein *familiäres* und *erbliches* Auftreten der Krankheit ist mehrfach beobachtet worden.

Klinische Symptome. Die Syringomyelie verursacht, abgesehen von vereinzelten Fällen, ein so ungemein kennzeichnendes Krankheitsbild, daß es der diagnostischen Erkenntnis meist völlig sicher zugänglich ist. Da die Gliose in der Regel *zentral im Halsmark* beginnt und bei ihrem Fortschreiten stets zunächst auf einer oder beiden Seiten die *graue Substanz der Hinterhörner und Vorderhörner* beeinträchtigen muß, entsteht trotz einzelner Abweichungen eine im allgemeinen außerordentlich kennzeichnende Symptomenvereinigung.

Geringe Grade von Hydromyelie und Syringomyelie und selbst ziemlich hochgradiger Hydromyelus können bei Sektionen als zufällige Nebenbefunde angetroffen werden,

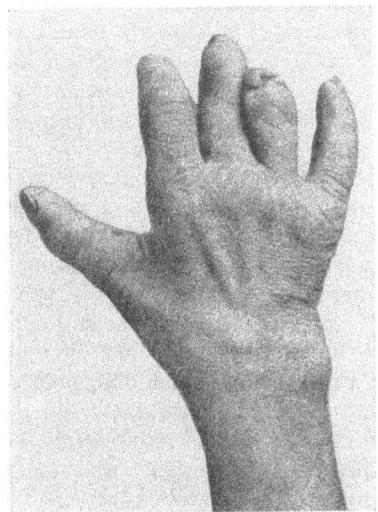

Abb. 167. Syringomyelie des Halsmarkes. Verunstaltung der Hände, Atrophie der Interossei und des Adductor pollicis.

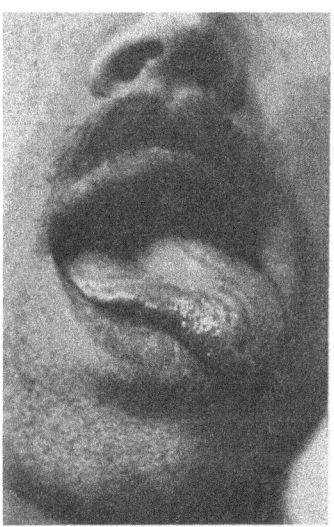

Abb. 168. Hemiatrophia linguae bei Syringobulbie (und Syringomyelie mit Kyphoskoliose).

ohne irgendwelche klinischen Erscheinungen gemacht zu haben. Sehr ausgedehnte Höhlenbildungen geben zu komplizierten spinalen Krankheitsbildern Anlaß, die im Leben sich meist der richtigen Deutung entzogen. Wir erinnern z. B. an den bekannten SPÄTH-SCHÜPPELschen Fall allgemeiner Anästhesie und an zwei von STRÜMPELL beobachtete Fälle, die das Bild der *spastischen Spinalparalyse* darboten u. a.

Die *Erscheinungen* der *Syringomyelie des Halsmarkes* entwickeln sich sehr allmählich und fast stets zunächst in den *oberen Gliedmaßen*, meist erst in einem, später auch in dem anderen Arm. Die hier zu beobachtenden Veränderungen lassen sich in drei Gruppen unterbringen: 1. *Motorische Schwäche* und *Muskelatrophie.* Diese Symptome hängen von dem Übergreifen des Krankheitsvorgangs auf die Vorderhörner ab. Die Atrophie befällt mit Vorliebe die *kleinen Handmuskeln* (Interossei, Daumenballen), ferner *Unterarmmuskeln,* *Deltoideus* usw. *Fibrilläre Zuckungen* und *Entartungsreaktion* sind oft nachweisbar. Die *Sehnenreflexe* sind erloschen oder auch zum Teil gesteigert, je nach der besonderen Lokalisation der Erkrankung. 2. Zu den Muskelatrophien gesellen sich fast ausnahmslos *Sensibilitätsstörungen*, die wohl stets von dem Übergreifen des Vorgangs auf die *Hinterhörner abhängen.* Die Sensibilitätsstörungen haben daher die Eigentümlichkeit, daß sie in erster Linie stets die

Schmerzempfindung und den *Temperatursinn* betreffen, während die von den weißen Hintersträngen vermittelten einfachen Berührungsempfindungen, Muskelempfindungen und auch der Drucksinn lange Zeit oder dauernd erhalten bleiben. Die Unempfindlichkeit der Kranken gegen Schmerz- und Hitze-einflüsse ist deshalb von besonderer Bedeutung, weil sie an Unterarmen, Hän-den und Fingern Veranlassung zu häufigen *Verletzungen, Verbrennungen* u. dgl. gibt, die von den Kranken oft unbemerkt bleiben, und meist schlecht heilen.

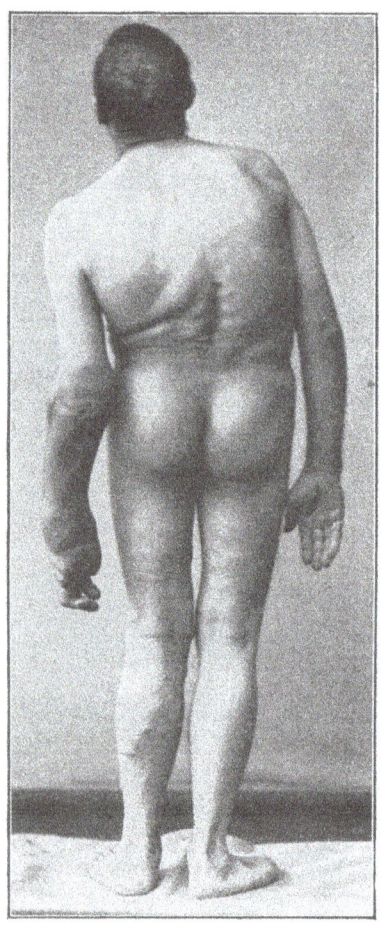

Abb. 169. Elephantiastische Verunstaltung des linken Unterarms und Kyphoskoliose bei Syringomyelie.

Die Temperatursinnstörungen betreffen bald mehr die *Kälteempfindung*, bald mehr den *Wärme*sinn oder auch beide. 3. Die dritte Gruppe von Erscheinungen wird von eigentümlichen *trophischen* Ver-änderungen gebildet. Zum Teil spielen hier freilich die durch die *Analgesie* be-dingten *äußeren Verletzungen* eine große Rolle (*Panaritien, Blasenbildungen, Phleg-monen* u. dgl.)[1]. Allein daneben müssen doch noch besondere *trophische Störungen* angenommen werden, so insbesondere für die zuweilen beobachteten Knochenver-dickungen, Fingeratrophien u. dgl. Bei vielen Kranken entwickelt sich auf diese Weise eine sehr eigentümliche Verunstal-tung einer oder beider Hände, wovon Abb. 167 eine gute Anschauung gibt. Handgelenk und Finger sind verdickt, einzelne Finger sind durch Atrophie der Phalangen verkürzt. Abb. 169 zeigt eine bei einer Syringomyelie entstandene ele-phantiastische Verdickung des linken Unterarms, ebenfalls verbunden mit Ver-stümmelungen der Hand und der Finger. Auch *vasomotorische* und *sekretorische* Störungen treten zuweilen in auffälligster Weise hervor.

In vielen Fällen bleiben die Symptome fast ganz auf die Arme beschränkt. Sie schreiten so langsam fort, daß manche Kranke noch lange Zeit eine gewisse Ar-beitsfähigkeit behalten. Schließlich kön-nen aber auch in den *Beinen* einfache Paresen und spastische Zustände oder auch ähnliche Symptome auftreten, wie wir sie oben für die Arme beschrieben haben, und wie sie nur durch ein Übergreifen des Vorgangs auf die graue Substanz des Lendenmarkes zu-stande kommen. Andererseits kann die Erkrankung vom Halsmark aus auch nach oben hin fortschreiten, wobei dann kennzeichnende *bulbäre Symptome* eintreten. Die häufigsten bulbären Störungen sind: partielle Empfindungs-

---

[1] Die sog. *Maladie de Morvan* ist weiter nichts als eine Syringomyelie, bei der die obengenannten trophischen und entzündlichen Veränderungen besonders stark hervor-treten. Sehr ähnliche Verstümmelungen der Hände kann die *Lepra* bewirken (s. Bd. I, S. 169 ff.).

lähmung im Gebiet des *Trigeminus*, einseitige *Hypoglossuslähmung* mit *halb-seitiger Zungenatrophie* (s. Abb. 168), einseitige *Stimmbandlähmungen*, ein-seitige *Akzessoriuslähmungen* (Schwäche und Atrophie eines Trapezius und Sternocleidomastoideus), Gaumensegel-, Fazialis-, Abduzenslähmungen u. a. Bei manchen Erkrankungen treten die bulbären Symptome gegenüber den spinalen Symptomen sogar in den Vordergrund, in anderen Fällen muß man erst nach ihnen suchen. Insbesondere versäume man beim Verdacht auf Syrin-gomyelie niemals die *laryngoskopische Untersuchung*, weil diese sehr häufig durch den Nachweis einer sonst nicht erkennbaren einseitigen Stimmband-lähmung die Diagnose ermöglicht. Wichtig ist ferner eine genaue *Unter-suchung der Augen*. Augenmuskellähmungen und Nystagmus kommen ge-legentlich vor. Viel häufiger und daher diagnostisch wichtig sind aber Stö-rungen im Bereich des *Sympathikus* und des *Centrum cilio-spinale* im unter-sten Hals- und obersten Brustmark. Hiervon hängt die einseitige *Verenge-rung der Pupille* (Miosis) ab, verbunden mit gleichzeitiger *Verengerung der Lidspalte* und leichtem *Zurücktreten des betreffenden Bulbus, Störungen der Schweißsekretion* und *vasomotorischen Erscheinungen* (HORNERscher Sympto-menkomplex, s. u.).

Auffallend häufig ist die Syringomyelie mit ausgesprochener mehr oder weniger starker *Kyphoskoliose* der Wirbelsäule verbunden (s. Abb. 169). In den meisten Fällen hängt die Kyphoskoliose mit *einseitigen Lähmungen der Rückenmuskeln*, infolge der Gliose des Brustmarks zusammen. Im übrigen spielen die bereits erwähnten, bei der Syringomyelie sehr häufigen *trophischen arthro-osteopathischen Störungen* eine ursächliche Rolle.

Der *Gesamtverlauf* der Syringomyelie ist sehr chronisch, im ganzen jedoch stets ungünstig. Plötzliche Verschlimmerungen der Symptome können durch Blutungen ins gliöse Gewebe (zuweilen *traumatisch* bedingt) hervorgerufen werden. Der Tod tritt schließlich durch interkurrente Erkrankungen, all-gemeine Schwäche, Pyelonephritis oder durch Amyloidose infolge der vielen eiternden Verletzungen ein.

Die **Diagnose** der Syringomyelie ist *nicht schwierig*, wenn man das Krank-heitsbild kennt. Jede Vereinigung von Muskelatrophie an den Händen mit Analgesie und Temperatursinnstörungen muß den Verdacht einer Syringo-myelie erwecken, ebenso alle an den Händen auftretenden trophischen Stö-rungen, häufige Panaritien und Phlegmonen u. dgl. Sind die obengenannten drei Gruppen von Symptomen vereinigt vorhanden, so kann die Diagnose fast völlig sicher gestellt werden. Vor Verwechslungen mit spinaler Muskel-atrophie schützt die genaue Untersuchung der Sensibilität. Ausnahmsweise können andere Krankheitsvorgänge am Halsmark (z. B. Kompression durch abgelaufene Karies) zu Verwechslungen Anlaß geben. Schwieriger kann die Differentialdiagnose zwischen Syringomyelie und *Lepra* sein, die mitunter ein sehr ähnliches Krankheitsbild darbietet. Doch werden hier die besonderen endemischen Verhältnisse, die eigenartigen Veränderungen der Haut und der Nachweis der Leprabazillen im Nasenschleim die richtige Entscheidung geben (s. Bd. I, S. 169 ff.) Endlich können ähnliche Verstümmelungen der Finger wie bei der Syringomyelie auch bei der Hämatoporphyrie, und zwar bei der Hydroa aestivale (s. o. S. 343), entstehen.

Therapie. In frischen Fällen, bald nach dem ersten Auftreten klinischer Erscheinungen vorgenommene *Röntgenbestrahlungen* des Rückenmarks haben anscheinend eine günstige Einwirkung auf den Krankheitsvorgang. Operative Maßnahmen (*Sympathektomie* oder *operative Eröffnung der Höhlen im Rücken-mark* können nicht empfohlen werden. Im allgemeinen muß die Behandlung symptomatisch sein. Zu beachten ist auch, daß man bei vorhandener Analgesie die Kranken nach Möglichkeit vor Verletzungen zu bewahren sucht. Besondere Vorsicht ist auch bei der Anwendung heißer Bäder, bei Diathermie usw. anzuraten.

Fünfzehntes Kapitel.
Die sekundären Degenerationen im Rückenmark.

Obwohl die sekundären, im Rückenmark auftretenden Degenerationen vorherrschend in anatomischer Hinsicht wichtig sind, müssen wir sie doch kurz besprechen, weil ihnen zum Teil auch eine *klinische Bedeutung* zugeschrieben wird, und weil das Studium der sekundären Degeneration der Ausgangspunkt unserer jetzigen Kenntnisse über den Verlauf der einzelnen Fasersysteme im Rückenmark gewesen ist.

1. *Sekundäre Degeneration im Rückenmark nach Gehirnläsionen.* Wir wissen (vgl. S. 431), daß jede Läsion der großen motorischen Ganglienzellen in den Vorderhörnern des Rückenmarks und jede in den motorischen Nerven selbst gelegene dauernde Unterbrechung der Leitung eine sekundäre Degeneration des nach der Peripherie zu gelegenen Abschnittes der motorischen Fasern nach sich zieht. Als Grund hierfür nimmt man einen „trophischen Einfluß" der erwähnten Ganglienzellen auf die von ihnen abgehenden motorischen Fasern an, so daß diese degenerieren, wenn die Zuleitung jenes trophischen Einflusses unterbrochen ist, oder wenn die trophisch wirkenden Ganglienzellen selbst zerstört sind. Für den ersten großen Abschnitt der motorischen Leitungsbahn (Pyramidenseitenstrangbahn) von der Hirnrinde an bis zu den Vorderhörnern (vgl. Abb. 143 auf S. 588) des Rückenmarks bestehen vollständig ähnliche Verhältnisse. Die großen Ganglienzellen der motorischen Hirnrinde üben auf die von ihnen entspringenden motorischen Fasern ebenfalls einen trophischen Einfluß aus, der bis ans Ende dieser Fasern, d. h. bis ausschließlich zu den großen motorischen Ganglienzellen in den Vorderhörnern des Rückenmarks reicht. Dieser trophische Einfluß wird verständlich, wenn man bedenkt, daß Ganglienzelle und hinzugehörige Nervenfaser eine Einheit und eigentlich nur *eine Zelle*, ein „*Neuron*" bilden, und daß daher der von der „Ganglienzelle", d. h. vom *Kern* der Zelle abgetrennte Ausläufer des Zelleibes (die „Nervenfaser") keine selbständige Existenz allein weiterführen kann. Wenn daher in der motorischen Hirnrinde selbst oder an irgendeiner Stelle der motorischen Bahn im Gehirn (motorische Stabkranzfaserung, innere Kapsel, Hirnschenkel, Brücke) eine Erkrankung sitzt, durch die die Leitung unterbrochen wird, so tritt eine sekundäre absteigende Degeneration der motorischen Fasern auf der gesamten, nach abwärts gelegenen Strecke bis zu den Vorderhörnern der grauen Substanz (diese ausgenommen) ein. Die *sekundäre absteigende Degeneration der Pyramidenbahn* findet sich dementsprechend im *Hirnschenkel*, in der *Brücke* und in der *Pyramide* derselben Seite, auf welcher der Erkrankungsherd im Gehirn sitzt. Von hier aus kann man unterhalb der *Pyramidenkreuzung* den Hauptteil der Degeneration weiterhin in dem Seitenstrang des Rückenmarks auf der *entgegengesetzten* Seite verfolgen (*sekundäre Degeneration der gekreuzten Pyramidenseitenstrangbahn*, s. Abb. 170), während außerdem häufig eine geringere sekundäre Degeneration in dem Vorderstrang des Rückenmarks auf derselben Seite (*sekundäre Degeneration der ungekreuzten Pyramidenvorderstrangbahn*) nachweisbar ist. Wie aus den FLECHSIGschen Untersuchungen bekannt ist, wechselt das Mengenverhältnis zwischen den gekreuzten Seitenstrangfasern und den ungekreuzt bleibenden Vorderstrangbahnen im Einzelfall innerhalb gewisser Grenzen. Wenn überhaupt keine Pyramidenvorderstrangbahn vorhanden ist, d. h. wenn alle motorischen Fasern in der Pyramidenkreuzung zu dem Seitenstrang der entgegengesetzten Hälfte hinüberziehen, fehlt natürlich eine absteigende Degeneration im Vorderstrang vollkommen. In einigen Fällen scheint aber auch eine geringe Anzahl von Fasern *ungekreuzt im Seitenstrang* zu verlaufen, so daß es zu einer schwachen sekundären *absteigenden Degeneration in der Pyramidenseitenstrangbahn derselben* (erkrankten) *Seite* kommen kann.

2. *Sekundäre Degenerationen im Rückenmark bei Querschnittserkrankungen des Rückenmarks selbst.* Sitzt an irgendeiner Stelle des *Rückenmarks* eine Erkrankung, von der mehr oder weniger der gesamte Querschnitt betroffen ist, so hat die Leitungsunterbrechung in den hier gelegenen Fasern ebenfalls das Auftreten von sekundären Degenerationen zur Folge, die sich sowohl in absteigender, als auch in aufsteigender Richtung hin nachweisen lassen (s. Abb. 171). Am häufigsten geben die *transversale Myelitis*, die *Rückenmarkskompression* und die *Rückenmarkstumoren* zum Auftreten von sekundären Degenerationen Veranlassung. Diese hängen aber natürlich niemals von der *Art* der Läsion, sondern nur von ihrem *Sitz* und von der verursachten Leitungsunterbrechung als solcher ab.

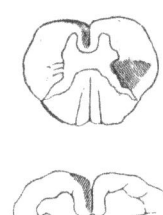

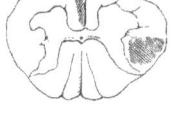

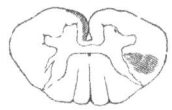

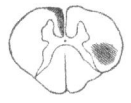

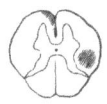

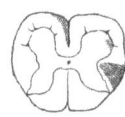

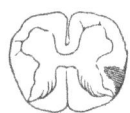

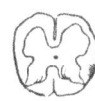

Die *sekundäre absteigende Degeneration* betrifft die *Pyramidenbahnen* in genau derselben Weise, wie wir dies bei der sekundären Degeneration nach Gehirnherden kennen. Da aber die Primärerkrankung gewöhnlich die Pyramidenbahn auf beiden Seiten betrifft, so entwickelt sich die absteigende sekundäre Degeneration in *beiden Pyramidenseitenstrangbahnen* und, wenn unterhalb der Läsionsstelle überhaupt eine *Pyramidenvorderstrangbahn* vorhanden ist, auch in dieser. Im allgemeinen ist die Ausdehnung der absteigenden PyS-Degeneration bei Querschnittserkrankungen des Rückenmarks größer als bei Gehirnherden. Dies hat seinen Grund wohl hauptsächlich darin, daß bei Rückenmarksherden auch die aus tieferen Zentren stammenden absteigenden motorischen Fasern (vgl. S. 428) absteigend degenerieren. Wir wissen schon lange, daß außer den PyS auch noch andere Fasern in den Vorderseitensträngen betroffen werden. Auch in den *Hintersträngen* gibt es absteigend degenerierende Fasern, so namentlich ein kleines kommaförmig in der Mitte jedes *Hinterstranges* gelegenes, wahrscheinlich aus absteigenden Kollateralen der Hinterstrangfasern gebildetes Bündel (*Schultzesches Komma*, s. Abb. 171), das man aber gewöhnlich nicht weit nach abwärts verfolgen kann. Auch das bei der Tabes freibleibende ovale Feld im Lenden- und Sakralmark („*dorsosakrales Längsbündel*") zeigt absteigende sekundäre Degeneration.

Die *aufwärts* von der primär erkrankten Stelle sich entwickelnde *sekundäre aufsteigende Degeneration* betrifft ebenfalls mehrere *zentripetal* leitende Fasersysteme, die *Gollschen Stränge* (den inneren Abschnitt der Hinterstränge) und außerdem zwei an der äußeren Peripherie der Seitenstränge gelegene Fasersysteme. Die Degeneration der *Hinterstränge* ist unmittelbar oberhalb der Unterbrechungsstelle am ausgedehntesten und nimmt nach oben hin ab (s. Abb. 171). Diese Degeneration ist leicht verständlich, wenn man bedenkt, daß die Fasern der Hinterstränge aufsteigende Fasern der hinteren Wurzeln sind, deren Ursprung in den Spinalganglienzellen liegt. Da die nach oben zu neu eintretenden Fasern aus den hinteren Wurzeln sich immer von außen an die von unten kommenden Fasern anlegen, so muß sich die Degeneration nach oben zu mehr und mehr auf das Gebiet der GOLLschen

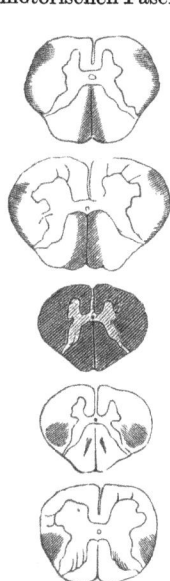

Abb. 171. Sekundäre auf- und absteigende Degeneration bei einer Querschnittserkrankung im oberen Brustmark. Aufwärts sind die Gollschen Stränge und die Kleinhirnbahnen, abwärts die Pyramidenseitenstrangbahnen degeneriert.

Abb. 170. Sekundäre absteigende Degeneration der Pyramidenbahnen bei primärer Läsion der linken Großhirnhälfte. Die Pyramidenseitenstrangbahnen der rechten Rückenmarkshälfte sind bis hinab in den untersten Teil des Lendenmarkes (1-8), die Pyramidenvorderstrangbahnen der linken Rückenmarkshälfte bis in den Beginn der Lendenanschwellung (1-6) degeneriert.

Stränge beschränken. Eine sekundäre aufsteigende Degeneration in den Hintersträngen tritt auch nach Durchtrennung der hinteren Wurzeln und deshalb auch nach Verletzungen der *Cauda equina* auf. — Die sekundäre aufsteigende Degeneration in den *Seitensträngen* setzt sich aus einem schmäleren hinteren und einem breiteren vorderen Abschnitt zusammen. Der erste ist die von FLECHSIG entdeckte *Kleinhirnseitenstrangbahn*, deren Fasern aus den Zellen der CLARKEschen Säulen im unteren Brustmark entspringen und deshalb nach Abtrennung von diesen Zellen degenerieren müssen. Die Fasern lassen sich nach aufwärts bis ins Corpus restiforme verfolgen und ziehen dann ins Kleinhirn. Der nach vorn von der KlS gelegene, ebenfalls nach aufwärts degenerierende Faserzug ist seiner Entwicklung und seinem Ursprung nach von der KlS zu trennen. Er entspringt wahrscheinlich aus Zellen der Hinterhörner und wird als GOWERSsches Bündel oder als *Tractus anterolateralis ascendens* bezeichnet. Seine Endigung und Bedeutung sind noch unbekannt. Nach Zerstörung der Hinterhörner beobachtet man eine aufsteigende Degeneration sensibler Fasern in den Seitensträngen.

Während man der sekundären *aufsteigenden* Degeneration keine *klinische* Bedeutung beilegen kann, herrscht noch vielfach die Ansicht, daß die sekundäre *absteigende* Degeneration bestimmte klinische Symptome verursache. Namentlich werden die bei Hemiplegien auftretenden *sekundären Kontrakturen* und die *Erhöhung der Sehnenreflexe* in den gelähmten Gliedern auf den angenommenen Reizzustand in den degenerierenden Fasern bezogen. Diese Ansicht ist jedoch unwahrscheinlich.

4. Sekundäre Degeneration im Rückenmark nach Amputationen. Untersucht man das Rückenmark von Menschen, denen längere Zeit vor ihrem Tode ein Bein oder ein Arm amputiert worden ist, so findet man zuweilen die ganze entsprechende Hälfte des Rückenmarks ein wenig verschmälert. Am häufigsten ist aber die Verkleinerung des *Hinterstranges* derselben Seite. Bei mikroskopischer Untersuchung ist hier im Gebiet der GOLLschen Stränge, d. h. in den medialen Teilen, ein leichter, aber deutlicher Faserausfall bemerkbar. Ein geringerer Faserausfall ist außerdem auch im GOLLschen Strang der anderen (der Amputation entgegengesetzten) Seite festzustellen. — Auf eine nähere Besprechung dieser theoretisch wichtigen, noch nicht geklärten Verhältnisse können wir hier nicht eingehen.

Sechzehntes Kapitel.

Die Halbseitenläsionen des Rückenmarks.

(*Brown-Séquardscher Symptomenkomplex.*)

Die Halbseitenläsion ist keine bestimmte Krankheit des Rückenmarks, sondern eine eigentümliche Vereinigung von Symptomen, ein *Syndrom*, das jedesmal auftritt, wenn durch irgendeine Erkrankung in der *einen Seitenhälfte des Rückenmarks* eine Unterbrechung der Leitung hervorgerufen wird. Da die hierbei auftretenden Symptome zuerst namentlich von BROWN-SÉQUARD[1]) experimentell und klinisch studiert worden sind, so bezeichnet man das Krankheitsbild als „*Brown-Séquardsche Lähmung*". In seinen reinsten Formen beobachtet man dieses Bild bei *Verletzungen des Rückenmarks*. Durch Messerstiche, Degenstiche u. dgl. sind schon wiederholt fast vollkommen genau halbseitige Durchschneidungen des Rückenmarks hervorgebracht worden. Außerdem können namentlich *Tumoren* und *syphilitische Erkrankungen*, seltener die zentrale *Gliose*, die *multiple Sklerose*, die *Hämatomyelie*, *Kompressionen* des Rückenmarks bei Wirbelkaries und Wirbelkarzinom u. a. während einer gewissen Zeit ihres Verlaufs in mehr oder weniger scharfer Abgrenzung die Symptome der Halbseitenläsion verursachen.

Das eigentümliche Verhalten der *Symptome bei der Halbseitenläsion* erklärt sich leicht durch die Berücksichtigung des Faserverlaufes im Rückenmark. Wie aus der umstehenden Abb. 172 zu ersehen ist, treten die *sensiblen* Fasern aus den hinteren Wurzeln zum Teil in die entgegengesetzte Rückenmarkshälfte ein, *kreuzen sich* also mit den entsprechenden sensiblen Fasern der anderen Seite, während ein anderer Teil *ungekreuzt* in den Hintersträngen nach oben verläuft. Die *motorischen* Fasern ziehen dagegen alle ungekreuzt auf der Seite ihres Eintritts im Rückenmark (und zwar im Seitenstrang) in die Höhe. Sitzt z. B. auf der *rechten* Seite des Rückenmarks eine Erkrankung (etwa eine halbseitige Durchschneidung), so wird die Leitung der von der *rechten* Seite kommenden *motorischen* und der von der *linken* Seite kommenden *sensiblen* Fasern unterbrochen. Hieraus folgt also, daß auf *derjenigen Seite des Körpers, wo die Läsion im Rückenmark sitzt, motorische Lähmung* und Anästhesie im Gebiet der ungekreuzt verlaufenden sensiblen Nerven, auf der *anderen Seite* des Körpers dagegen eine *Anästhesie* im Bereich der *gekreuzt* verlaufenden sensiblen Nerven, aber keine motorische Lähmung eintreten muß.

---

[1]) BROWN-SÉQUARD, französischer Physiologe, 1817—1897.

Sitzt die Erkrankung im Brust- oder Lendenmark, so ist das Bein der entsprechenden Seite gelähmt, das Bein der anderen Seite zum Teil anästhetisch. Sitzt die Läsion im Halsmark oberhalb des Eintritts der Nerven für die oberen Gliedmaßen, so sind auf der Seite der Läsion Arm und Bein zugleich gelähmt (*spinale Hemiplegie*), während Arm und Bein auf der anderen Seite gewisse Sensibilitätsstörungen zeigen, aber normal beweglich sind. Dagegen können halbseitige Erkrankungen des untersten Rückenmarksendes (des Sakralmarkes und des Conus terminalis) das Bild der BROWN-SÉQUARDschen Halbseitenläsion *nicht* hervorbringen, weil in dieser Höhe noch keine ausgiebige Kreuzung

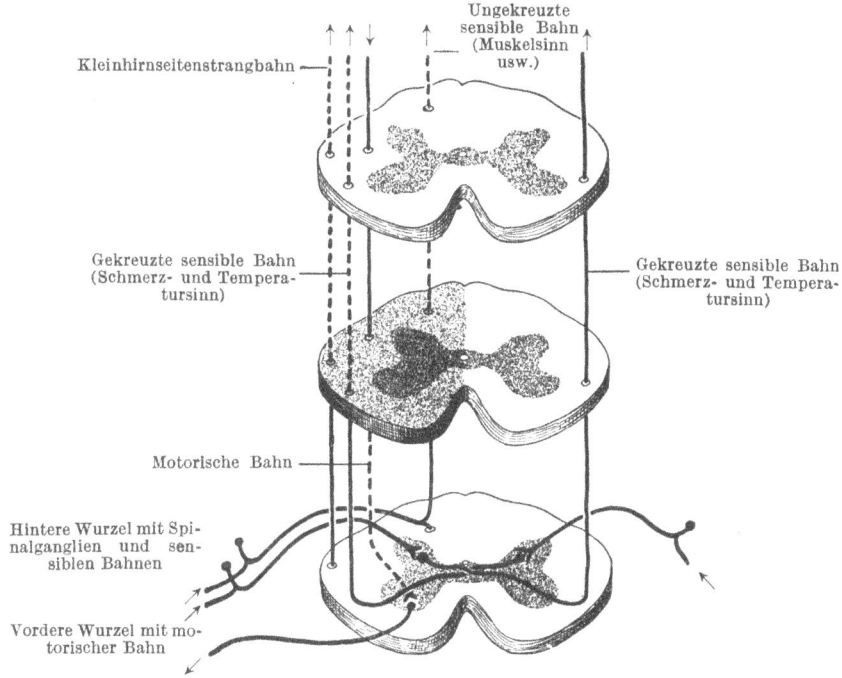

Abb. 172. Brown-Séquardsche Halbseitenlähmung des Rückenmarks. Rechtsseitige Brustmarkverletzung. (Die Verletzungsstelle ist dunkel getönt.)

von sensiblen Fasern stattgefunden hat. Höchstens findet sich neben schlaffer atrophischer Lähmung und *gleichseitiger* Sensibilitätsstörung des einen Beines eine Anästhesie auf der anderen Seite am Skrotum und Penis, weil die sensiblen Fasern für diese Gegend die am tiefsten eintretenden sind und daher auch am tiefsten ihre Kreuzung haben.

Die *motorischen* Störungen bei der Halbseitenläsion entsprechen der Ausdehnung der Erkrankung in der befallenen Rückenmarkshälfte. Sind *alle* motorischen Fasern daselbst unterbrochen, so muß natürlich eine vollständige Lähmung im Gebiet der unterbrochenen motorischen Nervenbahnen eintreten. Dabei bestehen gewöhnlich in dem befallenen Bein auch deutliche *spastische Symptome* (Hypertonie der Muskeln, gesteigerte Sehnenreflexe, Tibialisphänomen usw.).

Sehr häufig führt aber die Erkrankung nicht zu einer vollständigen Zerstörung der betreffenden Rückenmarkshälfte, und dann ist auch die Lähmung unvollständig und entspricht meist dem Typus der sog. hemiplegischen Lähmungen (s. u.). Im Bein sind die Beuger in der Regel stärker gelähmt als die Strecker. Beim Anziehen des Beines erfolgt dann eine gleichzeitige Kontraktion des M. tibialis anterior (Tibialisphänomen, s. o. S. 610). Sitzt die anatomische Läsion im Halsmark, so sind auf der entsprechenden Seite Arm und Bein motorisch gestört, und dann hat man das ausgesprochene Bild der „*spinalen Hemiplegie*".

Wichtig ist die genaue Untersuchung der *sensiblen Störungen* bei der Halbseitenläsion. Entsprechend dem verschiedenen Verlauf der einzelnen sensiblen Leitungsbahnen findet man zunächst auch auf der *gelähmten* Seite meist deutliche sensible Störungen, aber vorzugsweise nur in bezug auf den *Muskelsinn* (Gefühl für passive Bewegungen) und die tiefen *Druckempfindungen*. Außerdem ist es wahrscheinlich, daß bei völliger Halbseitenläsion auch die

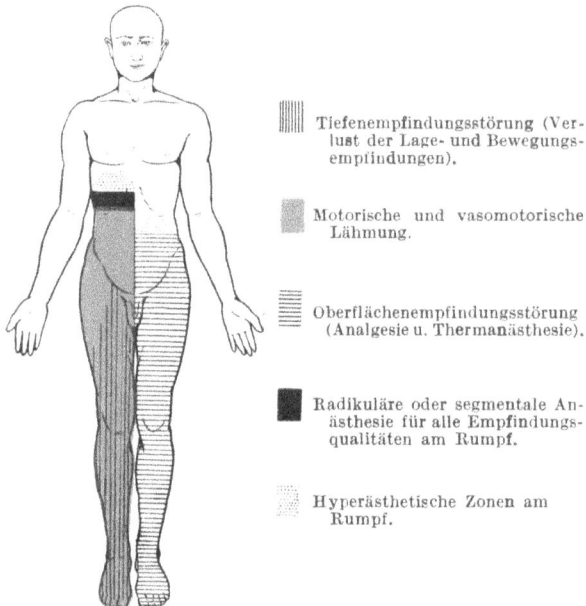

Tiefenempfindungsstörung (Verlust der Lage- und Bewegungsempfindungen).

Motorische und vasomotorische Lähmung.

Oberflächenempfindungsstörung (Analgesie u. Thermanästhesie).

Radikuläre oder segmentale Anästhesie für alle Empfindungsqualitäten am Rumpf.

Hyperästhetische Zonen am Rumpf.

Abb. 173. Brown-Séquardsche Halbseitenlähmung des Rückenmarks. Rechtsseitige Brustmarkverletzung.

einfachen Berührungsempfindungen auf der gelähmten Seite abgestumpft oder sogar völlig erloschen sind. Auf der *anderen (nicht gelähmten) Seite* findet man regelmäßig deutliche Störungen der *Schmerzempfindung* und der *Temperaturempfindungen*, weil die Bahnen für diese Empfindungsqualitäten sich im Rückenmark kreuzen. Nur entsprechend der Höhe der Läsionsstelle im Rückenmark selbst muß natürlich eine gewisse Menge sensibler Fasern sogleich an ihrer Eintrittsstelle ins Rückenmark und noch *vor* ihrer etwaigen Kreuzung unterbrochen sein. Darum findet man an der oberen Grenze der Sensibilitätsstörung häufig auf der gelähmten Seite noch eine schmale anästhetische Zone der Haut, die zugleich auch analgisch und thermanästhetisch ist.

Schwer zu erklären, aber auch weniger regelmäßig als die bisher beschriebenen sensiblen Störungen, ist die zuweilen beobachtete *Hyperästhesie* der Haut gegen Schmerzeindrücke (Nadelstiche) und zuweilen auch gegen thermische Reize. Diese Hyperästhesie findet man zuweilen am ganzen gelähmten Bein, häufiger in gürtelförmiger Ausdehnung an der oberen Grenze der Sensibilitätsstörung.

Über das Verhalten der *Hautreflexe* lassen sich schwer allgemeine Angaben machen. Sehr häufig findet man auf der *gelähmten* Seite ein Fehlen des Bauchdecken- und Kremasterreflexes. Wo spastische Erscheinungen vorhanden sind, besteht meist der BABINSKIsche Zehenreflex. Schließlich ist zu

bemerken, daß man bei einseitiger Hinterstrangaffektion ohne stärkeres Übergreifen der Läsion auf den vorderen Teil des Rückenmarks *Ataxie* des gleichseitigen Beines oder Armes nachweisen kann. Auch *vasomotorische Störungen*
(Erhöhung der Hauttemperatur u. dgl.) sind auf der gelähmten Seite beobachtet worden.

Vereinigen sich mit dem geschilderten Symptomenkomplex noch andere spinale Symptome (Störungen der Harn- und Stuhlentleerung, neuralgische Schmerzen, Muskelatrophien, Veränderungen der elektrischen Erregbarkeit u. dgl.), so handelt es sich um
Erscheinungen, die von der besonderen Lokalisation der Erkrankung abhängig sind. Dann
tritt das Symptomenbild der Halbseitenläsion, wie besonders zu bemerken ist, häufig nicht
vollständig rein hervor, sondern läßt nur einzelne hervorragende Züge erkennen. Mit
Hilfe unserer jetzigen Kenntnisse über den Verlauf und die Bedeutung der verschiedenen
spinalen Fasersysteme ist es aber bei Verwertung aller Symptome doch meist möglich,
wenigstens eine annähernd sichere topische Diagnose über den Sitz und die Ausdehnung
der vorhandenen Erkrankung zu stellen.

Über *Prognose* und *Therapie* der Halbseitenläsion brauchen wir nichts
hinzuzufügen, weil sie sich ganz nach der Art des Grundleidens richten.

III. Die Krankheiten des verlängerten Markes.

Erstes Kapitel.

Die progressive Bulbärparalyse.

(Paralysis glosso-labio-laryngea.)

Die erste klinisch genaue Beschreibung der gegenwärtig nach WACHSMUTH (1864) allgemein als *progressive Bulbärparalyse* bezeichneten Krankheit verdanken wir DUCHENNE (1860). DUCHENNE erkannte aber noch nicht deren eigentlichen Sitz, und erst 1870 konnten CHARCOT in Frankreich und E. v. LEYDEN in Deutschland die bereits von WACHSMUTH ausgesprochene Voraussetzung bestätigen, daß dem Syndrom der progressiven Bulbärparalyse eine fortschreitende degenerative Atrophie der Nervenkerne in der Medulla oblongata zugrunde liegt. Seitdem haben sich unsere klinischen und anatomischen Kenntnisse über die Krankheit rasch vermehrt, und insbesondere sind deren wichtige Beziehungen zu zwei anderen nahe verwandten Krankheitsformen, zur amyotrophischen Lateralsklerose und zur spinalen Muskelatrophie, wiederholt Gegenstand eingehender Erörterungen geworden.

Ätiologie. Über die Ursachen des Leidens ist nichts Sicheres bekannt. *Erblichkeit* spielt eine geringe Rolle. Immerhin weisen einzelne Beobachtungen über das familiäre Auftreten der Krankheit darauf hin, daß man wahrscheinlich meist eine angeborene Schwäche der später erkrankenden Neuronsysteme als eigentliche Ursache des Leidens annehmen muß. *Erkältungen, Gemütsbewegungen, körperliche Überanstrengungen* (vielleicht zuweilen Überanstrengung der betreffenden Muskelgebiete, z. B. der Lippenmuskeln bei Spielen von Blasinstrumenten) und *traumatische Einflüsse* werden in einzelnen Fällen als Veranlassungsursache der Krankheit angegeben; in vielen anderen Fällen läßt sich dagegen keine äußere auslösende Ursache auffinden. Männer scheinen etwas häufiger zu erkranken als Frauen. Fast immer tritt die Krankheit erst im mittleren oder höheren Lebensalter auf, selten vor dem 35. Jahre. Nur einzelne, zuweilen familiäre Fälle sind auch schon im *Kindesalter* beobachtet worden.

Symptome und Krankheitsverlauf. Die Symptome der progressiven Bulbärparalyse entwickeln sich fast immer sehr langsam. Nachdem zuweilen leichte *Vorboten* (schmerzhafte Empfindungen im Nacken u. dgl.) vorhergegangen sind, tritt ganz allmählich *Erschwerung der Sprache* ein. Bei manchen Worten, zunächst namentlich bei solchen Buchstaben, zu deren Hervorbringung eine stärkere Beteiligung der *Zunge* notwendig ist (I, R, L, S, G, K, D, T, N), wird die Aussprache undeutlich und lallend. Man überzeugt sich leicht, daß die Sprachstörung nicht auf einem Vergessen oder Verwechseln der Worte und Buchstaben beruht, also keine „Aphasie" darstellt, sondern eine Folge der mangelhaften Innervation der Zunge ist. Lange bevor man gröbere Bewegungsstörungen in der Zunge nachweisen kann, können jene feineren Kontraktionen, die zur normalen Lautbildung notwendig sind, nicht mehr mit der nötigen Vollkommenheit hervorgerufen werden. Die hierdurch entstehende Sprachstörung bezeichnet man als *artikulatorische Sprachstörung (Dysarthrie).*

Hat die Sprachstörung einen gewissen Grad erreicht, so kann man gewöhnlich bei aufmerksamer Betrachtung die beginnende *Atrophie der Zunge wahrnehmen*. Die Zunge ist schlaffer, dünner, weniger gewölbt; auf ihrer Oberfläche erscheinen einzelne Furchen und Einsenkungen, und häufig sieht man in den einzelnen Muskelbündeln *lebhafte fibrilläre Kontraktionen*. Die Bewegungsstörung geht, genau wie bei der spinalen Muskelatrophie, im allgemeinen der Atrophie vollkommen parallel.

Freilich kann es im *Anfang* der Krankheit vorkommen, daß die Lähmung stärker zu sein scheint, als es dem Grade der nachweisbaren Atrophie entspricht. Es wäre ja auch nicht unmöglich, daß eine primäre Erkrankung der Nervenkerne schon zu einer Lähmung führt, ehe sich die sekundäre Atrophie der Muskelfasern vollständig entwickelt hat, oder daß die Degeneration in den zugehörigen *zentralen* Neuronen beginnt. Andererseits muß bedacht werden, wieviel einzelne Muskelfasern in der Lippe oder in der Zunge bereits atrophiert sein können, ehe sich eine durch das Auge oder das Gefühl wahrnehmbare allgemeine Volumenabnahme jener Teile einstellt.

Je mehr die Atrophie zunimmt, desto mehr werden die Bewegungen der Zunge erschwert. Auch das Vorstrecken der Zunge und die Seitwärtsbewegungen werden schließlich fast ganz aufgehoben. Die Zunge liegt platt und welk auf dem Boden der Mundhöhle. Die Oberfläche ist oft mit Furchen und Einkerbungen durchsetzt, in denen sich ein reichlicher Zungenbelag ablagert. Es ist leicht verständlich, daß durch jede stärkere Bewegungsstörung der Zunge nicht nur die Sprache, sondern auch das *Kauen* und das *Schlucken* unvollkommen werden. Die Zunge vermag nicht mehr die gekauten Speisen aus den Backentaschen hervorzuholen und ebensowenig sie nach hinten in den Bereich der Schlundmuskulatur zu schieben.

Noch ehe aber die Atrophie der Zunge höhere Grade erreicht, treten gewöhnlich auch schon in anderen benachbarten Muskelgebieten entsprechende Störungen auf. In der Regel kommt nach der Zunge die *Lippenmuskulatur* an die Reihe. Die Kranken bemerken zuerst ein eigentümliches Gefühl von Starre und Spannung in den Lippen. Die Bewegung der Lippen wird immer mehr erschwert, die Kranken vermögen den Mund nicht mehr zu spitzen und können nicht mehr pfeifen. An der *Sprache* macht sich die Innervationsstörung der Lippen dadurch bemerkbar, daß jetzt auch alle diejenigen Buchstaben, bei deren Aussprache die Lippen wesentlich beteiligt sind (O, U, E, ferner P, F, B, M, W), nur noch unvollkommen und schließlich gar nicht mehr hervorgebracht werden können. Allmählich wird die *Atrophie der Lippen* deutlich; sie werden dünn und mager, ihre Ränder scharf, ihre Haut runzelig. *Fibrilläre Kontraktionen* sind nicht selten sichtbar.

An die Atrophie der Lippen (*M. orbicularis oris*) schließt sich zuweilen eine Atrophie und Bewegungsstörung in einem Teil der übrigen *mimischen Gesichtsmuskeln des unteren Fazialisgebietes* an. Der gesamte *Gesichtsausdruck* der Kranken mit progressiver Bulbärparalyse erhält dadurch ein kennzeichnendes Gepräge: der Mund erscheint in die Breite gezogen und ist halb geöffnet, die Mundwinkel sind nach abwärts gezogen, die Unterlippe hängt herab, so daß das Gesicht einen beständig weinerlichen Zug annimmt. Auch beim Lachen bleibt die untere Gesichtshälfte verhältnismäßig starr, während das *obere Fazialisgebiet* und die *Augenbewegungen* in der Regel *normal* bleiben.

Die dritte Gruppe von Bewegungsstörungen betrifft die Muskulatur des *Schlundes* und des *Kehlkopfes*. Die eintretende Parese des *weichen Gaumens* bewirkt eine weitere Erschwerung des Schlingens. Nicht selten gelangen Speiseteile, namentlich Flüssigkeiten, beim Schlucken in die Nase. Die *Sprache* wird näselnd und das Hervorbringen mancher Laute, wie namentlich des B und P, ganz unmöglich, weil außer der Schwäche der Lippen nun

noch ein Teil des notwendigen Luftstromes durch die Nase entweicht. Daher
kommt es, daß die genannten Laute zuweilen besser ausgesprochen werden
können, wenn man den Kranken die Nase zuhält. Die *Lähmung der eigentlichen Schlundmuskulatur* macht den Schlingakt immer unvollständiger und
gewinnt daher durch die Beeinträchtigung der Nahrungsaufnahme eine gefährliche Bedeutung.

Die *Funktionsstörung der Kehlkopfmuskulatur* macht sich in den frühen
Stadien der Krankheit zuerst nur durch eine gewisse *Schwäche* und *Mono-
tonie* der Stimme bemerkbar. Die Stimme verliert ihre Modulationsfähigkeit,
das Hervorbringen höherer Töne (Singen) wird unmöglich. Stärkere Innervationsstörungen der Kehlkopfmuskeln sind von großer klinischer Bedeutung.
Wird der Kehlkopfeingang beim Schlucken nicht mehr gehörig geschlossen,
indem die Aryknorpel dabei nicht mehr fest aneinandertreten, so ist häufiges
Verschlucken die Folge. Flüssigkeiten und feste Speiseteile gelangen in den
Kehlkopf hinein, erregen heftigen Husten und werden oft weiter in die Luftwege aspirirert, wo sie zu Bronchitis und Schluckbronchopneumonien führen
können. Schreitet die Lähmung der Kehlkopfmuskeln weiter fort, so wird
schließlich die Stimme heiser und aphonisch. Dann kann man auch die Bewegungsstörungen der Stimmbänder *laryngoskopisch* wahrnehmen. Von
wesentlicher Bedeutung ist die *Unmöglichkeit eines festen Glottisverschlusses,*
weil hierdurch jeder *kräftige Hustenstoß* verhindert wird. Die in den Luftwegen
angesammelten Schleimmassen können dann nicht mehr ausgehustet werden,
so daß die heftigsten Atembeschwerden entstehen.

Die *Atrophie der Muskeln* ist an der Zunge und den Lippen stets deutlich
nachweisbar. An den Schlund- und Kehlkopfmuskeln entzieht sie sich der
unmittelbaren Wahrnehmung am Lebenden und kann erst an der Leiche festgestellt werden. Da es sich um eine neurale Atrophie handelt, so ist das Vorhandensein der *Entartungsreaktion* eigentlich notwendig. Indessen ist deren
Nachweis ebenso erschwert wie bei der spinalen Muskelatrophie, weil neben
den degenerierten noch zahlreiche gesunde Muskelfasern liegen. Man kann
aber doch in vorgeschrittenen Fällen bei aufmerksamer Untersuchung an
einzelnen Abschnitten der Zunge und an den Lippen meist deutliche Entartungsreaktion finden.

Auffallend ist häufig die *Störung der Reflexe*. Gewöhnlich sind sie stark
herabgesetzt oder ganz erloschen, so daß man mit dem Finger den Zungen-
grund und den Kehldeckel kitzeln kann, ohne die entsprechenden Würg-
und Schlingreflexe hervorzurufen. In den *Fazialismuskeln* findet man in
einzelnen Fällen *erhöhte Sehnenreflexe* (Klopfen auf die Sehnen, auf das Periost
der Kiefer, des Nasenrückens usw.), eine Erscheinung, die wahrscheinlich
dem Verhalten der Körpermuskeln bei der amyotrophischen Lateralsklerose
(s. d.) gleichzusetzen ist.

Nur ausnahmsweise werden noch andere Muskelgebiete, außer den schon genannten,
ergriffen. Verhältnismäßig am häufigsten findet man eine Störung im Gebiet des *motorischen Trigeminus*, eine *Schwäche der Kaumuskulatur*. Das Kauen, schon ohnedies durch
die Atrophie der Zunge und der Lippen erschwert, wird dann fast ganz unmöglich. Nur
ausnahmsweise (s. u.) greift die Krankheit schließlich auch auf die *Augenmuskeln* über,
so daß Ptosis u. dgl. entstehen.

Während alle bisher erwähnten Symptome sich ausschließlich auf das
Gebiet der Motilität beziehen, verhält sich die *Sensibilität* bis zu den letzten
Stadien der Krankheit ganz normal. Die Empfindlichkeit der Haut im Ge-
sicht, der Schleimhaut auf der Zunge und in der Mundhöhle bleibt ebenso
ungestört wie die *Geschmacksempfindung*. Was in vereinzelten Fällen von
Sensibilitätsstörungen im Bereich des Trigeminus und von Gehörstörungen

(Akustikus) berichtet wird, ist noch zweifelhaft. Dagegen scheinen *sekretorische* und *vasomotorische Störungen* manchmal sicher vorhanden zu sein.

In ersterer Beziehung ist namentlich die *Vermehrung der Speichelsekretion* zu nennen. Bei progressiver Bulbärparalyse findet häufig ein beständiger Speichelfluß statt, so daß die Kranken sich stets ein Taschentuch vorhalten müssen, um den aus den Mundwinkeln ausfließenden Speichel aufzufangen. Diese Erscheinung hängt freilich einerseits davon ab, daß der abgesonderte Speichel nicht verschluckt werden kann und wegen des mangelhaften Lippenverschlusses zum Munde hinausfließt. Andererseits haben aber Messungen der Speichelmenge dargetan, daß es sich wahrscheinlich auch um eine vermehrte Sekretion handelt. In welcher Weise diese zustande kommt, ist noch unbestimmt. Über die *vasomotorischen Störungen* ist auch erst wenig bekannt. Manche Patienten klagen über ein Hitzegefühl und über „Wallungen" im Kopf. Hier mag auch erwähnt werden, daß man in einzelnen Fällen, namentlich in den letzten Stadien der Krankheit, eine starke *Vermehrung der Pulsfrequenz* (bis auf 140—160 Schläge) beobachtet hat, eine Erscheinung, die aller Wahrscheinlichkeit nach von einer eingetretenen Vaguslähmung abhängt.

Der *Verlauf der Krankheit* ist stets chronisch. Die Atrophie und die Bewegungsstörung treten in der Regel zuerst in der Zunge, dann in den Lippen und den benachbarten Gesichtsmuskeln, zuletzt in den Muskeln des weichen Gaumens, des Pharynx und des Kehlkopfs auf. Doch können gelegentlich auch Abweichungen von dieser Regel vorkommen. Gewöhnlich erfolgt das Weiterschreiten der Krankheit ganz allmählich. Zuweilen treten scheinbare Stillstände, selten ziemlich plötzliche Verschlimmerungen des Leidens ein. Sind alle einzelnen Erscheinungen voll entwickelt, so ist das gesamte Krankheitsbild der Bulbärparalyse ungemein kennzeichnend. Der eigentümlich starre Gesichtsausdruck, der breite, etwas geöffnete Mund mit den atrophischen Lippen, die fast ganz unverständliche, leise und eintönig lallende Sprache und das Unvermögen, zu schlucken, lassen die Krankheit oft auf den ersten Blick erkennen. Das letzte Stadium des Leidens ist um so qualvoller, als das Bewußtsein bis ans Ende vollkommen normal bleibt.

Die *Gesamtdauer* der Krankheit beträgt in der Regel mehrere (2—5) Jahre. Führt nicht eine interkurrente Krankheit den Tod herbei, so wird der Ausgang bedingt durch die infolge der Schlinglähmung mehr und mehr zunehmende *allgemeine Unterernährung* oder durch die infolge des Verschluckens auftretenden *Lungenerkrankungen* (Bronchitis, Bronchopneumonie, Gangrän) oder durch zuweilen plötzlich sich einstellende *Erstickungsanfälle* und *Herzlähmung*.

Pathologische Anatomie. Wesen der Krankheit und Auftreten als Teilerscheinung der spinalen Muskelatrophie und der amyotrophischen Lateralsklerose. Die *mikroskopische* Untersuchung des Nervensystems ergibt in allen hierher gehörigen Fällen eine durchaus regelmäßige und typische *Erkrankung der Medulla oblongata.* Die *Ganglienkerne* und *Nerven* (vgl. Abb. 174), deren zugehörige Muskeln bei der progressiven Bulbärparalyse atrophieren, zeigen eine ausgesprochene Degeneration. Am leichtesten läßt sich diese am *Hypoglossuskern* nachweisen. Seine Ganglienzellen sind zum Teil ganz geschwunden, zum Teil stark atrophisch. Das Gliagewebe ist dagegen vermehrt, die Wände der im Kern gelegenen Gefäße sind verdickt. Bei frischen Erkrankungen findet man oft ziemlich reichlich Fettkörnchenzellen. Dieselben Veränderungen, wenn auch meist in geringerem Grade, zeigen ferner der *Vagus-Akzessoriuskern*, der *Fazialiskern* und zuweilen auch der *Glossopharyngeuskern.* Die übrigen Nervenkerne sind vollkommen normal. *Niemals* hat man das Bild einer diffus sich ausbreitenden „Entzündung", sondern stets handelt es sich um eine *primäre Degeneration der betreffenden Nervenkerne*, die streng auf diese beschränkt bleibt.

Von den Nervenkernen aus erstreckt sich die degenerative Atrophie weiter auf die austretenden Nervenfasern. Die *Nervenwurzeln des Hypoglossus, des Vagus, Akzessorius* und des *Fazialis* erscheinen oft schon dem bloßen Auge verschmälert und grau gefärbt. Mikroskopisch läßt sich immer Atrophie eines Teiles ihrer Fasern nachweisen. Endlich findet sich eine entsprechende Atrophie auch in den befallenen Muskeln (Zunge, Lippen usw.). Die histologischen Verhältnisse sind genau dieselben wie bei der spinalen Form der Muskelatrophie in den Rumpf- und Extremitätenmuskeln.

Wir sehen also, daß die *progressive Bulbärparalyse der spinalen Muskelatrophie* völlig gleichzusetzen ist. Denn die motorischen Nervenkerne in der Medulla oblongata stehen als Ursprungsorte und trophische Zellzentren zu den bulbären Nerven und den von ihnen versorgten Muskeln im gleichen Verhältnis wie die grauen Vorderhörner des Rückenmarks zu den spinalen Nerven und der von diesen versorgten Muskulatur. Bei beiden Krankheiten handelt es sich um eine degenerative Atrophie der einzelnen neuromuskulären Elemente, der Neurone (bestehend aus Nervenzelle und peripherischer Nervenfaser) und der zugehörigen Muskelfasern. Bei beiden Krankheiten gehen die Atrophie und die Funktionsabnahme der Muskeln fast vollkommen parallel, bei beiden Krankheiten endlich ist die Erkrankung streng auf das motorische Gebiet beschränkt, während die Sensibilität vollständig normal bleibt. Unentschieden ist es für die progressive Bulbärparalyse ebenso wie für die spinale Muskelatrophie, ob der *primäre* Degenerationsvorgang sich nur auf die Nervenkerne beschränkt, so daß also die Degeneration der Nerven und Muskeln als *sekundär* anzusehen ist, oder ob der ganze Abschnitt der motorischen Leitungsbahn von der Ganglienzelle an bis zur Muskelfaser gleichzeitig erkrankt, oder ob endlich vielleicht gar die Atrophie im *Muskel* beginnt und erst im weiteren Fortschreiten auch die zugehörigen Nervenfasern und Nervenzellen ergreift.

Die Gleichartigkeit tritt noch mehr hervor, wenn man bedenkt, daß *beide Krankheiten sehr häufig miteinander vereinigt vorkommen.* Nicht selten gesellen sich den Erscheinungen

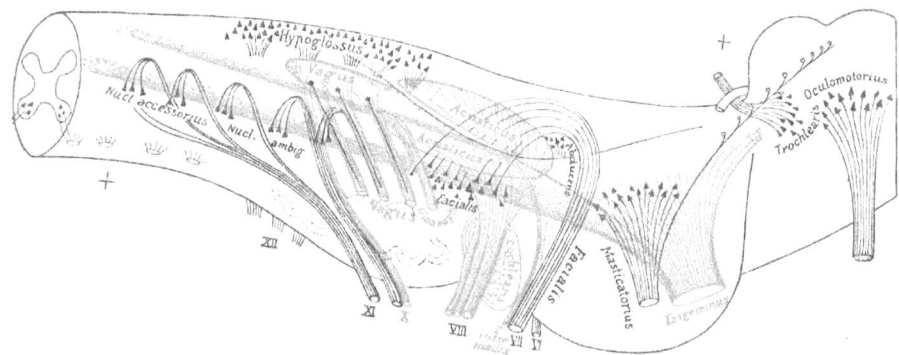

Abb. 174. Die Lage der Hirnnervenkerne. Medulla oblongata und Pons durchsichtig gedacht. Ursprungskerne (mot.) schwarz, Endkerne (sens.) rot. (Nach EDINGER.)

der spinalen Muskelatrophie, nachdem diese eine Zeitlang allein bestanden haben, die Symptome der Bulbärparalyse hinzu. Und umgekehrt kann in anderen Fällen die Krankheit mit bulbären Syptomen beginnen, zu denen erst später die Atrophien in den Extremitäten-muskeln (fast immer zunächst in den Armen) hinzutreten. Bei der Sektion derartiger Fälle findet man auch die anatomischen Veränderungen beider Krankheiten vereinigt, d. h. neben der Degeneration der Nervenkerne in der Oblongata besteht eine ausgesprochene Atrophie der Ganglienzellen an den entsprechenden Stellen der grauen Vorderhörner im Rückenmark.

Eine ebenso nahe Beziehung wie zur spinalen Muskelatrophie hat die progressive Bulbärparalyse zur *amyotrophischen Lateralsklerose* (s. o. S. 587). Auch diese hat ihren Sitz anfangs meist nur in den zu den Extremitäten gehörigen Abschnitten des motorischen Leitungssystems einschließlich der Pyramidenbahnen. Doch kommt es auch hierbei sehr oft schließlich zu einer Beteiligung der motorischen Bulbärkerne, d. h. also zu einer Bulbärparalyse. So darf man die *progressive Bulbärparalyse,* die spinale *progressive Muskelatrophie* und die *amyotrophische Lateralsklerose* als drei in bezug auf den Sitz der Erkrankung verschiedene, sonst aber eng miteinander *verwandte Erscheinungsweisen eines in grundsätzlicher* (pathogenetischer und ätiologischer) *Hinsicht* aller Wahrscheinlichkeit nach *identischen Krankheitsvorgangs* ansehen. Die eigentliche Ursache dieses Degenerationsprozesses kennen wir nicht. Für viele, vielleicht für alle Fälle, wird man in letzter Hinsicht an *angeborene* Schwächezustände der betroffenen Nervengebiete denken müssen. Derartig fehlerhaft veranlagte Nervengebiete unterliegen vorzeitig den schädlichen Einflüssen, die teils schon mit der normalen Funktion verbunden sind, teils in irgendeiner sonstigen Weise von außen her einwirken. Jedenfalls handelt es sich stets um eine primäre chronische Degeneration von Abschnitten der motorischen Hauptleitungsbahn. Gewöhnt man sich an eine einheitliche Auffassung der drei genannten Krankheitsgruppen, so erscheinen die Abweichungen, die der einzelne Fall darbieten kann, weniger unverständlich.

Diagnose. Die Diagnose der progressiven Bulbärparalyse hat in typischen Fällen keine Schwierigkeiten. Die genaue Untersuchung der übrigen Körpermuskulatur und die Berücksichtigung des Verlaufs der Krankheit ergibt, ob die Bulbärerkrankung jeweils für sich allein oder als Teilerscheinung einer ausgedehnteren Degeneration im motorischen Leitungssystem aufzufassen ist. Handelt es sich um eine isolierte bulbäre Erkrankung, so ist daran zu denken, daß ein sehr *ähnliches* Krankheitsbild auch durch andersartige Erkrankungen des Bulbus hervorgerufen werden kann. Die akuten Krankheitsvorgänge (Thrombose, Blutung usw.) können zwar ähnliche Erscheinungen zur Folge haben, unterscheiden sich aber durch die Art ihres Auftretens leicht von der stets langsam sich entwickelnden echten Bulbärparalyse. Viel leichter können aber Verwechslungen mit allmählich wachsenden *Tumoren* in der

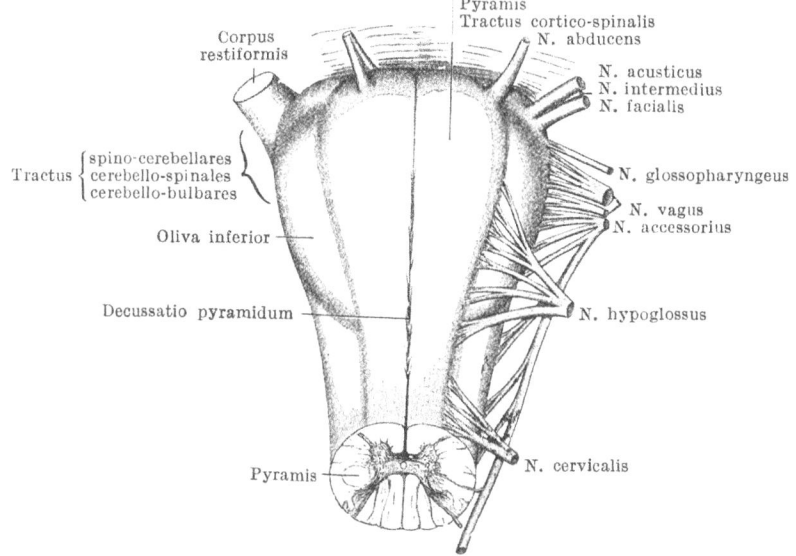

Abb. 175. Die Medulla oblongata des Menschen.

Medulla oblongata selbst oder in deren Umgebung entstehen. Hier entscheidet oft erst die fortgesetzte Beobachtung, indem schließlich Symptome (Sensibilitätsstörungen, Ergriffensein des oberen Fazialis, der Sinnesnerven, der Augenmuskeln) auftreten, die nicht in den Rahmen der typischen Bulbärparalyse hineinpassen. Dasselbe gilt von den seltenen Herden in der Medulla oblongata bei *multipler Sklerose.*

Doppelseitige Gehirnherde können eine derartige vollkommene Zungen- und Lippenlähmung zur Folge haben, daß die Symptome einer Bulbärlähmung vorgetäuscht werden. Man hat solche Fälle als *Pseudobulbärparalyse (Paralysis glosso-labio-pharyngea cerebralis)* bezeichnet. In seltenen Fällen scheint ein ähnliches Krankheitsbild sogar durch *einseitige* Gehirnherde hervorgerufen zu werden, was durch die Annahme erklärt werden kann, daß die betreffenden Muskeln auf *beiden* Seiten ihre motorischen Fasern wenigstens zum Teil von derselben Hemisphäre her erhalten. Übrigens kann die Pseudobulbärparalyse meist doch von der echten Bulbärparalyse getrennt werden, dadurch, daß gewisse Abweichungen von dem typischen Verhalten (apoplektischer Beginn oder auch wiederholte apoplektiforme Anfälle, unvollständige Sym-

metrie der Lähmung, gleichzeitige einseitige oder auch beiderseitige Extremitätenlähmung, normal erhaltene elektrische Erregbarkeit *ohne stärkere Atrophie der Lippen und der Zunge*, auffallende Zeichen psychischer
Schwäche) deutlich genug hervortreten, um die Diagnose zu ermöglichen.
In den meisten Fällen liegt dem ganzen Krankheitsvorgang eine ausgedehnte *Arteriosklerose der Gehirngefäße* zugrunde, die zu mehrfachen Er-
weichungs- oder Blutungsherden geführt hat.

Prognose und Therapie. Die *Prognose* der progressiven Bulbärparalyse ist
ungünstig, doch müssen wir wenigstens versuchen, den Krankheitsvorgang
aufzuhalten und sein Fortschreiten zu verlangsamen. Die *elektrische Behandlung* dürfte hierbei vielleicht noch die besten Aussichten bieten. Um den
Krankheitsort unmittelbar zu treffen, versucht man vorzugsweise die *Galvanisation* quer durch beide Processus mastoidei hindurch, abwechselnde
Stromesrichtung, womöglich täglich 2—3 Minuten lang. Außerdem kommt
die Galvanisation am Nacken und die peripherische galvanische (gegebenenfalls
auch faradische) Reizung der erkrankten Muskeln (Lippen, Zunge) in Betracht.
Bei beginnender Schlinglähmung ist außerdem die *galvanische Auslösung von
Schlingbewegungen* sehr zweckmäßig. Man setzt die Anode in den Nacken,
die Kathode an eine Seitenwand des Kehlkopfes. Bei jeder KaS oder bei
jedem kurzen Streichen mit der Kathode über die Seitenwand des Kehlkopfes erfolgt jetzt (bei mittlerer Stromstärke) eine reflektorische Schling-
bewegung.

Außer der elektrischen Behandlung kann vielleicht eine *Badekur* oder
eine vorsichtige *Kaltwasserkur* versucht werden. Einen besonderen Einfluß
auf die Krankheit darf man aber hiervon nicht erwarten. Von *inneren Mitteln*
kommen in Betracht: *Argentum nitricum, Strychnin, Jodkalium* usw. Gegen
starken *Speichelfluß* kann das *Atropin* (Pillen von 0,0005, 3—4 täglich) von
Nutzen sein.

Wichtig ist die *Art der Ernährung*, wenn Schlingbeschwerden eintreten.
Namentlich ist das Verschlucken möglichst zu vermeiden, weil sonst die
Gefahr einer eintretenden Lungenerkrankung sehr groß ist. Es empfiehlt sich
daher, nicht zu spät mit der *Ernährung durch die Schlundsonde* (Milch, Eier,
Wein, Fleischsaft, Kindermehl) zu beginnen.

In dem letzten qualvollen Stadium der Krankheit sind *Narkotika* unentbehrlich, um den Kranken ihre Leiden nach Möglichkeit zu erleichtern.

Anhang.

1. Die Ophthalmoplegia progressiva.

Während die typische progressive Bulbärparalyse sich im wesentlichen auf das Gebiet
des Hypoglossus, des Lippenteiles des Fazialis und der Schlundmuskulatur beschränkt
(vielleicht zuweilen nur deshalb, weil der eintretende Tod jedes weitere Fortschreiten
unmöglich macht), gibt es einzelne seltene Erkrankungen, bei denen die chronische
Degeneration auch noch andere motorische Nervenkerne mit den zugehörigen Nervenfasern und Muskeln ergreift. Diese Fälle braucht man trotz der klinischen Unterschiede
nicht grundsätzlich von der gewöhnlichen Bulbärparalyse zu trennen, um so weniger, als
alle möglichen Übergangsformen vorkommen. So haben wir z. B. die Beobachtung gemacht, daß zuweilen eine symmetrisch langsam fortschreitende Parese des mittleren
Fazialisgebietes (besonders des Wangenabschnittes) sich mit der Zungen- und Schlund-
lähmung vereinigen kann. In anderen Fällen betrifft die Degeneration von vornherein
das *gesamte* Fazialisgebiet beiderseits, so daß es allmählich zu einer vollständigen „*Diplegia facialis*" kommt. Ferner sieht man zuweilen, daß sich den gewöhnlichen Symptomen
der Bulbärparalyse auch *Störungen im Bereich der Augennerven* hinzugesellen, die aller
Wahrscheinlichkeit nach auf Degenerationen der betreffenden „*Nervenkerne*" (vgl.
Abb. 174) beruhen.

Besonders bemerkenswert ist aber, daß sich zuweilen der ganze Vorgang *auf die Augenmuskeln beschränken* kann. Dann entsteht ein Krankheitsbild, das schon A. v. GRAEFE als *Ophthalmoplegia progressiva* beschrieben hat. Hierbei entwickelt sich in sehr langsam fortschreitender und durchaus symmetrischer Weise beiderseitige *Lähmung aller äußeren Augenmuskeln*, d. h. also eine Beschränkung der Augenbewegungen nach allen Richtungen hin. Doppelbilder treten dabei fast niemals auf. Ebenso bleiben die Pupillenreaktion und fast immer auch die Akkomodationsbewegungen erhalten. Schließlich bildet sich eine völlige Unbeweglichkeit beider Bulbi aus, verbunden mit einer zwar nicht ganz vollständigen, aber doch ziemlich beträchtlichen Ptosis. Hiermit kann der Vorgang, dessen Wesen jedenfalls in einer fortschreitenden Degeneration der betreffenden Nervenkerne und Nervenfasern (Abduzens, Okulomotorius) besteht, sein Ende erreichen und weitere Gebiete verschonen. STRÜMPELL hat einen Kranken mit vollkommener beiderseitiger Ophthalmoplegie gesehen, bei dem dieser Zustand seit 15 Jahren in vollständig gleichmäßiger Weise bestand. Zuweilen ist neben
den Augenmuskeln noch die Gesichtsmuskulatur (Abb. 176) oder auch die Körpermuskulatur gelähmt. Andererseits scheint der Vorgang in vereinzelten Fällen sich auch auf einen Teil der Augenmuskelnerven (z. B. die Abducentes) zu beschränken.

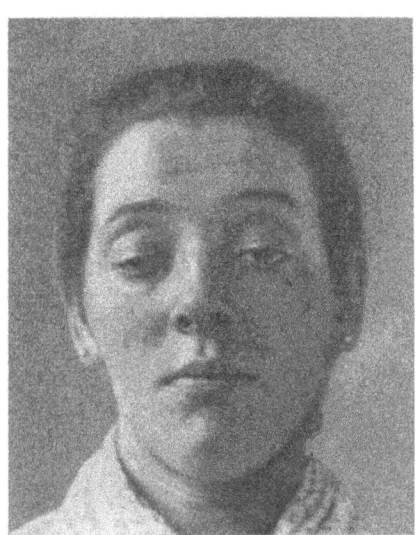

Abb. 176. Ophthalmoplegia progressiva. Vollständige Lähmung beider Bulbi mit beiderseitiger Ptose. Schwäche beider Faziales.

Die **Diagnose** der echten Ophthalmoplegia progressiva ist meist leicht, wenn man sich streng an die Begriffsbestimmung der Krankheit als einer ausschließlichen *motorischen* Kern- und Nervendegeneration (also in vollkommener Gleichsetzung mit der spinalen Muskelatrophie und der progressiven Bulbärparalyse) hält. Dann wird man Verwechslungen mit solchen Fällen vermeiden, in denen progressive Ophthalmoplegie nur als *Teilerscheinung eines ganz andersartigen komplizierteren Krankheitsvorgangs* auftritt. So ist insbesondere daran zu erinnern, daß *Tabes* und *progressive Paralyse* zu völliger Ophthalmoplegie führen können. Hieran anreihen würden sich die Ophthalmoplegien im Anschluß an *syphilitische Infektionen*. Auch die *multiple Sklerose* kann zu fast vollständiger Ophthalmoplegie führen, und endlich hat man denselben Symptomenkomplex auch als *postdiphtherische* Nervenerkrankung beobachtet.

Wohl zu unterscheiden ist die im Verlauf des Lebens entstandene progressive Ophthalmoplegie von den *angeborenen Defekten* der Augenbewegung. Wiederholt ist vollständige Ophthalmoplegia exterior (d. h. Lähmung aller äußeren Augenmuskeln) als angeboren beobachtet worden, ebenso auch kongenitale doppelseitige Abduzenslähmung, angeborene Ptosis u. a. Wahrscheinlich handelt es sich um Defekte der betreffenden Nervenkerne, doch vielleicht auch der Nerven oder Muskeln.

2. Myasthenia pseudoparalytica (Asthenische Bulbärparalyse).

An dieser Stelle erwähnen wir noch ein höchst merkwürdiges Krankheitsbild, das in seinen leichteren Formen zuerst von ERB, als schwere tödliche Erkrankung namentlich von OPPENHEIM, GOLDFLAM u. a. beschrieben worden ist. Die Symptome des Leidens bestehen in *Ptosis, Parese der Gesichtsmuskulatur, Kaustörung, Schling-* und *Sprachstörung.* Ptosis und Schwäche der Wangen- und Lippenmuskeln verleihen dem Gesicht oft ein auffallendes, kennzeichnendes Aussehen (Abb. 177). Bei genauerer Beobachtung zeigt sich, daß die Symptome nur zum Teil gleichmäßig andauern, zum größeren Teil dagegen auf einer ungemein raschen *Ermüdbarkeit* und *Erschöpfung* der betreffenden Muskeln beruhen. Ein derartiger Kranker kann z. B. einige Sätze ganz deutlich sprechen. Bei anhaltendem Sprechen wird die Sprache aber immer undeutlicher, unartikulierter, und schließlich geht sie in ein unverständliches Lallen über. Dasselbe zeigt sich beim Kauen und Schlucken: die ersten Bissen werden ganz normal gekaut und geschluckt, schon nach wenigen Minuten ist aber die weitere Nahrungsaufnahme völlig unmöglich. Neben diesen zunächst am meisten auffallenden „bulbären“ Erscheinungen zeigen sich ganz ähnliche Symptome auch an den *Muskeln der Gliedmaßen*: auch hier meist dieselbe rasche Ermüdbarkeit bis zum vollständigen Versagen der Funktion. Anfangs können die Kranken den Arm ohne besondere Mühe hoch erheben, aber schon nach 10—12 maliger Wiederholung dieser Bewegung ist der Arm wie völlig gelähmt und erholt sich erst nach einiger Zeit wieder. Eine unserer Kranken konnte, wenn sie vorher geruht hatte, ganz gut eine Treppe steigen. Aber schon beim zweiten Versuch mußte sie sich am Geländer halten, der dritte oder vierte Versuch mißlang gänzlich wegen der eingetretenen vollständigen Muskelschwäche. Wie JOLLY gefunden hat, kann man auch bei anhaltender *faradischer* Reizung der Muskeln dieselbe ungewöhnliche Ermüdbarkeit nachweisen (*myasthenische Reaktion*).

Schon aus diesem klinischen Verhalten darf man den Schluß ziehen, daß den klinischen Erscheinungen keine dauernde vollkommene Atrophie oder Degeneration der motorischen Teile zugrunde liegen kann. Und in der Tat war auch bisher der *anatomische Befund* in der Medulla oblongata und in den peripherischen Nerven bei denjenigen Fällen, in denen schließlich (nach etwa 1—2 jähriger Krankheitsdauer) der Tod durch Erstickung, Ateminsuffizienz u. dgl. eintrat, vollständig *negativ*. Dem anatomischen Verhalten der *Muskeln* hat man besondere Aufmerksamkeit geschenkt, ohne jedoch regelmäßig wiederkehrende krankhafte Befunde erheben zu können. Die Ursache und die Pathogenese der Myasthenie ist noch völlig unbekannt.

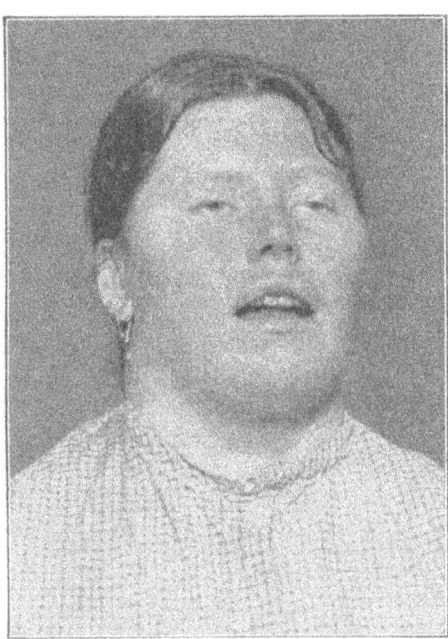

Abb. 177.　Beiderseitige Ptosis und Fazialisschwäche bei Myasthenie.

Die Geringfügigkeit der anatomischen Veränderungen erklärt es auch, daß bei diesem Leiden bedeutende *Besserungen*, ja sogar vollständige *Heilungen* nach mehrmonatiger Krankheitsdauer vorkommen können, wenn die *funktionelle* Schädigung der betroffenen Nervengebiete sich wieder verliert. Um diesen Gegensatz zwischen den dauernden Lähmungen durch grob anatomische Veränderungen und den hier in Rede stehenden krankhaften Ermüdungszuständen auszudrükken, hat STRÜMPELL für die letzten den Namen „*asthenische Lähmungen*" vorgeschlagen. Die Fälle mit vorwiegend bulbären Symptomen bezeichnete er als „*asthenische Bulbärparalyse*". Doch ist zu beachten, daß die Krankheit sich nicht ausschließlich auf die bulbären Nervengebiete beschränkt, wenn auch die bulbären Störungen meist am stärksten hervortreten. In einzelnen Fällen treten sogar die ungewöhnliche Ermüdbarkeit und die davon abhängigen Erscheinungen nur in den Gliedmaßen auf, ohne Beteiligung der bulbären Muskelgebiete. Daher ist der von JOLLY für die Krankheit vorgeschlagene Name „*Myasthenia pseudoparalytica*" zutreffender und jetzt allgemein gebräuchlich.

Die **Diagnose** *der Myasthenie* ist bei sorgfältiger Untersuchung in den ausgesprochenen Fällen leicht. Schwieriger ist die Beurteilung, wenn die Symptome nicht so ausgeprägt sind, wenn gleichzeitig eine ausgesprochene allgemeine Neurasthenie besteht und daher die Unterscheidung zwischen echter myasthenischer und einfach funktioneller Muskelschwäche nicht leicht ist. Hier entscheidet oft erst der weitere Verlauf der Krankheit.

Die **Prognose** ist nicht vollkommen ungünstig zu stellen. Immerhin sind auch bei scheinbar eingetretener Heilung *Rückfälle* zu fürchten. Der Tod tritt zuweilen unvermutet plötzlich ein.

Die **Behandlung** hat vor allem für größte körperliche Ruhe und Schonung zu sorgen. Ist die Ernährung mit Schwierigkeiten verbunden, so muß die Nahrung mit Vorsicht durch die Schlundsonde zugeführt werden. Leichtes Massieren und Galvanisieren der Muskeln, zentrale Galvanisation am Rückenmark und an der Medulla oblongata sind zu versuchen. Von inneren Mitteln gaben wir *Strychnin, Arsenik, Phosphor, Kalzium* und *Nebennierenextrakte* — ohne ersichtlichen Nutzen. Auch die Darreichung von *Glykokoll* (dreimal täglich 5 g in Wasser) kann versucht werden.

Zweites Kapitel.

Akute und apoplektiforme Bulbärlähmungen.

1. Blutungen in der Medulla oblongata und im Pons.
Allgemeine Symptomatologie der bulbären Herderkrankungen.

Blutungen kommen im verlängerten Mark und in der Brücke häufiger
vor als im Rückenmark, immer aber noch bedeutend seltener als im Großhirn. In bezug auf ihre Entstehung gelten dieselben Anschauungen, welche
wir bei den Ursachen der Gehirnblutung näher besprechen werden. In erster
Linie handelt es sich um *Erkrankungen der Gefäße* (Arteriosklerose, syphilitische Endarteriitis, kleine Aneurysmen), in zweiter um die Folgen eines
hohen Blutdrucks (essentielle Hypertension, Nierenleiden, übermäßige Körper-
anstrengungen, zu reichliche Aufnahme von Nahrungs- und Genußmitteln).
In einzelnen Fällen können *Traumen* des Hinterkopfes eine Apoplexie in der
Medulla oblongata zur Folge haben. Sekundäre, meist kleine Blutungen findet man nicht selten bei akuten entzündlichen Erkrankungen (s. u.) des
Rückenmarks, bei eitriger Meningitis und bei gefäßreichen Geschwülsten.

Die *anatomischen Verhältnisse* der Blutungen in der Medulla oblongata sind die gleichen
wie bei den entsprechenden Vorgängen im Gehirn, so daß wir auch in dieser Beziehung auf
den folgenden Abschnitt verweisen können. Die Größe des apoplektischen Herdes ist
sehr wechselnd. Ausgedehnte Blutergüsse, die einen großen Teil des Querschnitts einnehmen, finden sich in der Brücke häufiger als in der Medulla oblongata. Sitzt der
Herd nahe unter dem Boden des vierten Ventrikels, so kann ein Durchbruch in diesen
stattfinden. Tritt nicht bald nach der Blutung der Tod des Kranken ein, so wird das
Blut zum größten Teil resorbiert, und es bildet sich entweder eine *apoplektische Narbe*
oder eine *apoplektische Zyste*.

Die *Symptome* der Bulbärblutung treten, abgesehen von etwaigen leichten
Vorläufern, ganz plötzlich auf, fast immer unter den ausgesprochenen Erscheinungen des *apoplektischen Insultes*. Die Kranken werden plötzlich „vom
Schlag getroffen", sie sinken zusammen, werden schwindlig oder verlieren
das Bewußtsein. Immerhin ist die allgemeine Bewußtseinsstörung bei Pons-
blutungen doch meist geringer und hält kürzere Zeit an als bei Gehirnblutungen. Kopfschmerz, Erbrechen, Ohrensausen, einzelne Zuckungen oder sogar ein ausgebildeter epileptiformer Anfall werden zuweilen beobachtet.
In den schwersten Fällen tritt gleich im Anfall oder wenigstens kurze Zeit
danach der *Tod* ein. Hierbei handelt es sich um schwere Schädigungen der
Atem- und Kreislaufzentren, die eine längere Fortdauer des Lebens unmöglich machen. In anderen Fällen lassen aber die Anfangserscheinungen
des Insults nach, und nun treten erst die durch die Zerstörung bewirkten
Ausfallssymptome deutlich hervor.

Das Kennzeichnende der Bulbärlähmungen zeigt sich darin, daß besonders
im Bereich der *bulbären Nerven* Störungen vorhanden sind, wie sie bei den
Apoplexien im Großhirn in dieser Weise niemals vorkommen, ferner tritt die
Vereinigung dieser Störungen mit den Lähmungen der Gliedmaßen und
zuweilen auch die Anordnung der Lähmung in den Gliedmaßen selbst in einer
eigentümlichen, durch die anatomischen Verhältnisse bedingten Weise hervor.
Zu der ersten Gruppe von Erscheinungen gehört die mehr oder weniger vollständige *Zungenlähmung* (Hypoglossuskern, Hypoglossusfasern) und die hiervon abhängige *artikulatorische* (*dysarthrische Sprachstörung*); ferner die häufige
Schlinglähmung und einseitige *Stimmbandlähmung*, dann Lähmungen im Gebiet
des Abduzens, des Fazialis, des motorischen Trigeminus usw. Schlinglähmung
und Stimmbandlähmung weisen auf eine Erkrankung des motorischen Vagus-

kerns (des sog. Nucleus ambiguus) hin, und zwar liegt das Zentrum der Schluck-
muskeln im frontalen, das Zentrum der Kehlkopfmuskeln im kaudalen Teil
des Nucleus ambiguus. Sind die Pyramidenbahnen in der Brücke oder in der
Oblongata durch die Blutung verletzt, so vereinigt sich mit den spezifisch
bulbären Symptomen eine Lähmung der Gliedmaßen. Bei ausgedehnten Blutergüssen können *alle vier Extremitäten* mehr oder weniger vollständig gelähmt
sein. In der Mehrzahl der Fälle bleibt aber die Lähmung auf die *eine Seite*
beschränkt. Für eine große Anzahl von *Brückenblutungen* ist es kennzeichnend, daß gleichzeitig eine *Lähmung der Gliedmaßen* auf der *einen Seite* und
eine *Lähmung des Fazialis auf der anderen Seite* zustande kommt (*Hemiplegia
alternans (facialis)*, MILLARD-GUBLERsche *Lähmung*).

Diese Verteilung der Lähmung erklärt sich leicht, wenn man bedenkt, daß die Kreuzung
der vom Gehirn kommenden Fazialisfasern viel höher liegt als die Pyramidenkreuzung,
welche die Kreuzung der für die Gliedmaßen bestimmten
motorischen Fasern darstellt. Es ist daher sehr wohl möglich, daß ein apoplektischer Herd in der einen Brückenhälfte
oberhalb der Pyramidenkreuzung, aber unterhalb der Fazialiskreuzung sitzt. Dann müssen (s. Abb. 178 *y*) der Fazialis auf
derselben Seite, wo der Herd sitzt, die Gliedmaßen dagegen
auf der gegenüberliegenden Seite gelähmt sein.

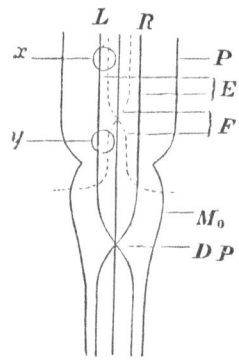

Abb. 178. Schema der Herd-
erkrankungen im Pons.
L = Links,
R = Rechts,
P = Pons,
Mo = Medulla oblongata,
DP = Decussatio Pyramidum,
E = Extremitätenfasern,
F = Fazialisfasern,
x = Herd in d. ob. Ponshälfte,
y = Herd i. d. unt. Ponshälfte.

Reicht der Krankheitsherd bis an den benachbarten Abduzenskern heran, so vereinigt sich mit der
Hemiplegia alternans noch eine *Blicklähmung*, d. h.
ein Ausfall der kombinierten Bewegung beider Augen
nach der Seite des Krankheitsherdes. Sitzt dagegen
der Herd höher, oberhalb der Fazialiskreuzung, so
müssen beide, sowohl die Lähmung der Gliedmaßen
als auch die Fazialislähmung, auf der gegenüberliegenden Körperhälfte liegen (s. Abb. 178*x*) wie bei
jeder gewöhnlichen Hemiplegie.

Ähnliche Kombinationen, wie diejenige der Ex-
tremitäten- und der Fazialislähmung, kommen, wenngleich viel seltener, auch in bezug auf andere Bulbärnerven vor. So kann die Extremitätenlähmung gekreuzt sein mit einer einseitigen Zungen-, Abduzens-
lähmung usw. Wichtig ist das bei Ponsherden nicht selten beobachtete Symptom der *assoziierten Blicklähmung*, d. h. der beschränkten kombinierten Bewegung beider Bulbi nach einer Seite hin. Viele Beobachtungen weisen darauf hin, daß namentlich Zerstörungen des sog. *hinteren Längsbündels* zu einer
assoziierten Blicklähmung nach der Seite des Herdes führen. Reizung der
Fasern des Fasciculus longitudinalis post. führt zu Nystagmus oder zur seitlichen Abweichung der Augen. Ob der *Abduzenskern* selbst als Zentrum für
die assoziierte Blickbewegung aufzufassen ist, oder ob man neben dem eigentlichen Abduzenskern ein besonderes Blickzentrum zu unterscheiden hat, ist
noch ungewiß. In einzelnen Fällen, freilich selten bei Blutungen, etwas häufiger bei andersartigen Krankheitsherden, kann die Erkrankung gerade die
Gegend der Pyramidenkreuzung selbst betreffen, und zwar so, daß die motorischen Fasern für die eine Extremität *oberhalb*, diejenigen für die andere
Extremität *unterhalb* ihrer Kreuzung betroffen werden. Dann entsteht das
seltene Krankheitsbild der „*Hemiplegia cruciata*", d. h. Lähmung des Armes
auf der einen, Lähmung des Beines auf der anderen Körperseite.

Sensibilitätsstörungen werden bei Ponsherden oft beobachtet. Zunächst
kann mit einer Hemiplegie der Gliedmaßen eine anderseitige Anästhesie im

Gebiet des *Trigeminus* vorkommen. Außerdem führen Erkrankungen der *Schleifenschicht* (vgl. Abb. 76) nicht selten zu halbseitigen Störungen der Körpersensibilität. Dabei tritt die Unterscheidung der Sensibilitätsstörungen in den *Hinterstrangtypus* (Störung der Berührungsempfindung, des Muskel- und Drucksinnes) und den *Hinterhorntypus* (Störung der Schmerz- und Temperaturempfindung) auch bei Ponsherden oft sehr deutlich hervor. Bestehen stärkere Störungen der Muskelsensibilität in den Gliedmaßen, so tritt ausgesprochene *Ataxie* ein.

Die Fasern für die Schmerz- und Temperaturempfindungen scheinen vorzugsweise in den *lateralen* Teilen der Schleife zu verlaufen, während die Fasern für den Muskelsinn in den medialen Teilen der Schleife neben der Raphe liegen. Herde in der Formatio reticularis können auch Störungen der Schmerz- und Temperaturempfindungen machen. In der Schleife liegen die sensiblen Fasern für die Arme am weitesten nach vorn (ventralwärts), dann kommen die Fasern für den Rumpf, am meisten dorsalwärts die Fasern für die Beine und die Sakralgegend. Die Störungen von seiten der Nn. acustici und vestibulares werden später besprochen werden.

Ein *eigenartiger bulbärer Symptomenkomplex* ist besonders zu erwähnen. Er setzt sich zusammen aus einer vollständigen *Schlinglähmung*, einer auf der Seite des Herdes vorhandenen *Gaumen-* und *Stimmbandlähmung*, sowie *Sympathikusparese* (verengerte Lidspalte und engere Pupille), auf der *entgegengesetzten Körperseite* am Rumpf, Arm und Bein eine *Herabsetzung der Schmerz-* und namentlich der *Temperaturempfindung*, verbunden mit sog. *perverser Temperaturempfindung*, d. h. Wärmeempfindung bei Kältereizen. Dieses eigenartige Symptomenbild entsteht wahrscheinlich durch Krankheitsherde in der Gegend des Nucleus ambiguus (d. i. des motorischen Vaguskerns) und der benachbarten Substantia reticularis, ein Gebiet, das von der Art. cerebelli inferior posterior versorgt wird.

Endlich haben wir noch einige seltene Symptome zu erwähnen, die eine wichtige Beziehung zu gewissen in der Medulla oblongata gelegenen nervösen Zentren haben. Hierher gehören auffallende *Störungen der Atmung* und der *Pulsfrequenz* (gesteigerte Pulsfrequenz, Irregularität), *vasomotorische Störungen* (Erhöhung der Hauttemperatur, Wärmegefühl) und endlich die zuweilen vorübergehend vorkommende *Albuminurie* und *Glykosurie*. Die *Körpertemperatur* ist anfangs meist normal oder nur wenig verändert, steigt aber bei tödlichem Ausgang der Krankheit oft sehr beträchtlich an (bis 42°C und darüber).

Was den *Verlauf der bulbären Apoplexien* anbelangt, so sind Fälle mit *raschem tödlichen Ausgang* wiederholt beobachtet worden. Günstiger gestaltet sich der Verlauf, wenn der erste Insult glücklich vorübergeht. Dann wird das ergossene Blut allmählich resorbiert, die Druckerscheinungen lassen nach, und es tritt langsam eine verhältnismäßige oder gar vollständige Besserung aller Erscheinungen ein. Häufiger bleiben freilich gewisse Lähmungserscheinungen dauernd zurück — sei es im Gebiet der eigentlichen Bulbärnerven (Zungenlähmung, Schlinglähmung), sei es an den Extremitäten (Hemiplegie). In diesem Falle sind die weiteren Erscheinungen (Kontrakturen usw.) ganz dieselben wie bei den gewöhnlichen zerebralen Hemiplegien.

Die *Diagnose* der Bulbärblutung wird aus dem apoplektischen Auftreten der Erscheinungen und aus dem Vorhandensein der besonderen Bulbärsymptome gestellt. Eine sichere Unterscheidung von embolischen Vorgängen, die fast das gleiche Krankheitsbild hervorrufen können, ist oft unmöglich.

Die *Behandlung* sowohl des Insultes, als auch der zurückbleibenden Lähmungen geschieht nach denselben Grundsätzen wie bei der später zu besprechenden Therapie der Gehirnblutung. Die bulbären Symptome werden ebenso behandelt wie bei der chronischen Bulbärlähmung, wobei die Elektrizität als verhältnismäßig wirksam anzusehen ist.

2. Die Embolie und Thrombose der Basilararterie.

Das verlängerte Mark und die Brücke erhalten ihr arterielles Blut hauptsächlich durch Gefäße, die aus der Art. spinalis anterior, den Vertebrales und aus der Basilaris stammen, in die vordere Medianspalte (Raphe) eindringen und von hier bis zu den Nervenkernen verlaufen. Einen weit geringeren Anteil des Kreislaufs versorgen die „Wurzelarterien", d. h. kleine Gefäße aus den Seitenästen der Basilaris und der Vertebrales, die mit den Nervenwurzeln zusammen bis zu den betreffenden Nervenkernen vordringen.

Abgesehen von individuellen Abweichungen werden nach den Untersuchungen DURETS die Kerne des *Hypoglossus* und *Akzessorius* von der *Art. spinalis anterior* und der *Vertebralis*, die Kerne des *Vagus*, *Glossopharyngeus* und *Akustikus* von den Ästen des oberen Endes der Vertebralarterien, die Kerne des *Fazialis*, *Trigeminus* und der drei *Augenmuskelnerven* von den Ästen der Art. basilaris versorgt.

Embolische oder thrombotische Verstopfungen der genannten Arterien müssen eine *sekundäre Erweichung* in den entsprechenden Abschnitten des Bulbus herbeiführen und sind dann die Ursache von apoplektisch oder wenigstens *akut auftretenden Bulbärlähmungen.*

Die *Ursachen* einer Thrombose oder Embolie der genannten Arterien sind dieselben, die wir bei der Besprechung der Gehirnerweichung noch näher kennenlernen werden. *Embolien* treten besonders bei Herzfehlern auf. Sie kommen nur in der Art. vertebralis (am häufigsten in der linken) vor, nicht unmittelbar in der Art. basilaris. Erst durch nachträgliche Vergrößerung der Thrombose der Vertebralis kann auch die Basilaris verstopft werden. Die häufigeren primären *Thrombosen* entwickeln sich auf Grund *chronischer Arterienverkalkungen*, namentlich der *Arteriosklerose* und der *syphilitischen Endarteriitis.* Die letzte, die einen ihrer Lieblingssitze in der Art. basilaris hat, ist die verhältnismäßig häufigste Ursache der akuten Ponserweichungen.

Die *anatomischen Veränderungen* entsprechen vollständig den Vorgängen bei der Gehirnerweichung (s. d.). In dem Gebiet, das durch die Verstopfung des zuführenden Gefäßes außer Zirkulation gesetzt ist, tritt infolge der akuten Anämie ein Absterben und Zerfall des Gewebes ein. Es bildet sich ein vorzugsweise aus den Zerfallprodukten des Nervengewebes und aus zahlreichen Fettkörnchenzellen bestehender *Erweichungsherd.*

Die *Krankheitserscheinungen* bei der Verstopfung der Basilararterie treten ganz plötzlich unter den Zeichen eines apoplektischen Insultes oder mindestens sehr rasch, innerhalb weniger Tage, auf. Die *Symptome des ersten Insultes* gleichen in allen wesentlichen Stücken denen bei der Bulbär- und im ganzen auch denen bei der Gehirnapoplexie. Auch der Mangel einer stärkeren *Bewußtseinsstörung* ist für die apoplektische Bulbärlähmung keineswegs kennzeichnend, da die plötzliche Verstopfung der Basilaris auch in den vorderen Großhirnabschnitten Kreislaufstörungen und akute Gehirnschwellung hervorruft und daher ein Schwinden des Bewußtseins zur Folge haben kann. In einzelnen Fällen zeigt sich die allgemeine Hirndruckerhöhung sogar durch das Auftreten einer ophthalmoskopisch nachweisbaren Stauungspapille. Oft treten *Atem- und Kreislaufstörungen* (CHEYNE-STOKESsches Atmen, hohe Pulsfrequenz u. dgl.) besonders hervor.

Tritt der Tod nicht unmittelbar ein, so daß die *örtlichen Ausfallsymptome* festgestellt werden können, so zeigen sich im allgemeinen dieselben Erscheinungen, wie wir sie soeben bei der *Bulbärblutung* kennengelernt haben. Die *Körperlähmung* betrifft zuweilen alle Gliedmaßen, gewöhnlich ist sie aber halbseitig und tritt dann in der für die Ortsdiagnose wichtigen Form der *Hemiplegia alternans* (gekreuzte Fazialis- oder Abduzenslähmung und Blicklähmung) auf. Mehrmals hat man beobachtet, daß die Lähmung zuerst besonders auf der einen Seite hervortritt, nach wenigen Tagen aber auf die andere Seite überspringt, ein Verhalten, das jedenfalls mit den wechselnden Zirkulationsverhältnissen (fortschreitende Thrombose, Ausbildung von Kollateralen) zusammenhängt. Die spezifisch *bulbären Symptome* bestehen, wie bei allen übrigen Bulbärerkrankungen, in *Zungenlähmung* und davon abhängiger artikulatorischer *Sprachstörung*, in *Schlinglähmung*, selten auch in einer durch Erkrankung des Akustikuszentrums hervorgerufenen *Gehörstörung* oder in vestibularen Gleichgewichtsstörungen. Selbstverständlich ist die Stärke und Ausbreitung aller dieser Symptome ganz von der Größe und dem Sitz der Erweichung abhängig. WALLENBERG hat auf das verhältnismäßig häufige Vorkommen einer *Embolie in die Art. cerebelli inferior posterior* aufmerksam gemacht. Das Krankheitsbild setzt sich im wesentlichen zusammen aus einer Schlucklähmung, aus einer Stimmbandlähmung, Sympathikusparese und Extremitätenataxie auf der Seite des Herdes, während in den Gliedmaßen der anderen Seite Störungen des Schmerz- und besonders des Temperatursinnes auftreten.

Der Verschluß der Art. basilaris verläuft fast immer ungünstig. Spätestens nach einigen Tagen tritt, häufig unter hoher Steigerung der Körpertemperatur, der Tod ein. Nur ausnahmsweise findet ein Übergang in ein chronisches Stadium der Krankheit statt.

Über die *Therapie* brauchen wir nichts hinzuzufügen, da dieselben Mittel angewendet werden wie bei den übrigen akuten bulbären Erkrankungen.

3. Die akute entzündliche Bulbärparalyse.
(*Akute Bulbärmyelitis. Akute Encephalitis pontis. Multiple Bulbärneuritis.*)

Unter „*akuter Bulbärparalyse*" im engeren Sinne des Wortes versteht man eine Krankheitsform, bei der sich in akuter Weise (innerhalb weniger Tage oder Wochen) die ausgesprochenen Erscheinungen einer Bulbärerkrankung (Schlinglähmung, Sprachstörung usw.) ausbilden. Die anatomische Ursache dieses Symptomenbildes kann nur in einer akuten, entzündlichen Erkrankung des verlängerten Markes und der bulbären Nerven gesucht werden. Aller Wahrscheinlichkeit handelt es sich wenigstens in einem Teil der Fälle um einen der akuten Poliomyelitis (s. d.) gleichen Krankheitsvorgang oder um Erkrankungen, die zur akuten Enzephalitis (s. d.), vielleicht insbesondere zur Grippeenzephalitis oder epidemischen Enzephalitis (s. d.) in naher Beziehung stehen. Über die *Ursache* dieser seltenen Krankheit ist nichts Sicheres bekannt. Das Leiden beginnt gewöhnlich mit leichten *Vorboten*: Schwindel, Kopfschmerz (in einem von uns beobachteten Falle mit schmerzhaften Empfindungen in der Nackengegend). Sehr bald stellen sich dann deutliche *bulbäre Symptome* ein: zuerst gewöhnlich eine *Erschwerung des Schlingens*. Wegen eintretender Lähmung des weichen Gaumens und der Kehlkopfmuskeln tritt häufig Verschlucken (Eindringen von Flüssigkeit in die Nase oder in den Kehlkopf) ein. Allmählich wird auch die Beweglichkeit der *Zunge* gestört, die *Sprache* wird undeutlich und, bei bestehender Gaumenlähmung, näselnd. Die Rachenreflexe sind stark herabgesetzt oder erlöschen. Auch in den *Gliedmaßen* sind zuweilen deutliche Paresen beobachtet worden, die auf ein Übergreifen des Krankheitsvorgangs auf die Gegend der Pyramiden zu beziehen sind. In manchen Fällen bleiben aber die Gliedmaßen bis zuletzt verschont. Häufiger sind Lähmungserscheinungen am *Fazialis* und an den *Augenmuskeln*. Namentlich ist auf das Auftreten von *konjugierten Augenmuskellähmungen* („Blicklähmungen") zu achten, eine Erscheinung, die unzweideutig auf ein Ergriffensein der Brücke hinweist. Die *Körpertemperatur* ist zuweilen etwas erhöht (38—39°), die *Pulsfrequenz* fast stets gesteigert (in einem von uns beobachteten Fall z. B. bis auf 148).

Der *Verlauf* der Krankheit ist fast stets *ungünstig*. Manchmal tritt schon nach 4—8 Tagen, zuweilen erst nach 2—3 Wochen der Tod ein. Er erfolgt meist unter den Zeichen der *Atemlähmung*.

Pathologisch-anatomische Befunde gibt es erst in geringer Zahl. Makroskopisch ist am verlängerten Mark meist nur wenig zu sehen; nur selten erscheint es schon dem bloßen Auge erweicht und mit kleinen Blutungen durchsetzt. Die *mikroskopische* Untersuchung ergibt dagegen deutliche Zeichen einer *entzündlichen* Erkrankung: Körnchenzellen, zellige Infiltration um die Gefäße herum, die Gefäßwände zum Teil verdickt, kleine oder auch größere Extravasate, Schwellung der Achsenzylinder u. dgl. Übrigens scheinen einige in klinischer Beziehung durchaus ähnliche Erkrankungen *peripherischen* Ursprungs (multiple *Neuritis der Bulbärnerven*) zu sein.

Die *Behandlung* der akuten Bulbärparalyse ist, wie schon erwähnt, fast aussichtslos. Im Beginn der Krankheit wird man *Ableitungen am Nacken*, vielleicht auch eine *Schmierkur* mit grauer Quecksilbersalbe vornehmen. Außerdem dürfte namentlich der *konstante Strom* (Galvanisation am Nacken, Auslösung von Schlingbewegungen) zu versuchen sein. *Strychnininjektionen* erwiesen sich als nutzlos. Im letzten Stadium sind *Narkotika* unentbehrlich.

Drittes Kapitel.
Die Kompression des verlängerten Markes.

Ätiologie. *Akute Kompressionen* und Beschädigungen des verlängerten Markes kommen verhältnismäßig am häufigsten durch *Frakturen* und *Luxationen der beiden oberen Halswirbel* zustande. Bekannt ist, daß die Luxation des Epistropheus und die Luxation des Atlas gegen das Hinterhaupt meist den sofortigen Tod zur Folge haben.

Langsame Kompression des verlängerten Markes beobachtet man bei *chronischen Erkrankungen der Knochen*, die die Medulla oblongata umgeben, bei *Karies und bei Geschwülsten des Hinterhauptes und der ersten zwei Hals*wirbel. *Enchondrome der Schädelbasis, Neubildungen am Clivus Blumenbachi* können ebenso wie *Geschwülste der Dura*, ja zuweilen auch *Geschwülste des Kleinhirns*, durch Druck auf das verlängerte Mark die schwersten Bulbärerscheinungen hervorrufen. Endlich sind hier die *Aneurysmen* am oberen Ende der *Arteria vertebralis* und an der *Arteria basilaris* zu nennen, die den Anlaß zu schweren bulbären Krankheitserscheinungen geben können. In allen diesen Fällen ist gewiß die rein mechanische Wirkung, die unmittelbare Zerstörung der nervösen Bahnen oder wenigstens die Leitungsunterbrechung in diesen die Hauptursache der klinischen Symptome. Außerdem können noch Blutungen und auch entzündliche Erkrankungen in der Nervensubstanz selbst auftreten, die das Krankheitsbild noch mannigfaltiger machen.

Krankheitsbild. Die klinischen Erscheinungen (vgl. Abb. 175 auf S. 643) einer langsamen Kompression der Medulla oblongata beginnen, ähnlich wie bei den Symptomen der Rückenmarkskompression, gewöhnlich mit gewissen *Reizungszuständen* im Gebiet der zunächst betroffenen Nervenwurzeln: neuralgischen Schmerzen im Trigeminus, einzelnen Zuckungen in den Gesichtsmuskeln, Ohrensausen u. dgl. Nimmt die Kompression weiter zu, so treten schwere Bulbärsymptome auf: Schling- und Sprachstörungen, Lähmung der Zunge, des Gaumens, der Gesichtsmuskeln und schließlich nicht selten auch motorische (paretische oder ataktische) und sensible Störungen in den Gliedmaßen. Daneben beobachtet man meist auch allgemeine Gehirnerscheinungen, Schwindel, Kopfschmerzen, Erbrechen, zuweilen epileptiforme Anfälle. Ein abgeschlossenes Krankheitsbild läßt sich natürlich nicht geben, da sowohl der Gesamtverlauf als auch die einzelnen Symptome je nach der Kompressionsursache sehr verschieden sind.

Die **Diagnose** ist nur dann möglich, wenn Ursachen (Wirbelkaries, Traumen) bekannt sind. Sie ist meist sehr schwierig. Bei *Aneurysmen* der Art. vertebralis soll man zuweilen ein lautes systolisches Geräusch zwischen dem einen Processus mastoideus und der Wirbelsäule hören. Von der echten progressiven Bulbärparalyse unterscheidet sich die langsame Kompression der Medulla oblongata vorzugsweise durch den Verlauf (die initialen Reizerscheinungen), durch die größere Mannigfaltigkeit des Krankheitsbildes (Sensibilitätsstörung, hemiplegische Lähmungen) und durch das nicht selten einseitig (asymmetrisch) stärkere Hervortreten gewisser Symptome. Betrifft die Kompression nur den vorderen Teil der Medulla oblongata (*Pyramiden*), so können, wenigstens eine Zeitlang, die bulbären Erscheinungen ganz fehlen und nur motorische, vorzugsweise *paretische* und *spastische Symptome in den Gliedmaßen* vorhanden sein.

Die **Prognose** ist, entsprechend dem Grundleiden, fast immer ungünstig. Der Tod erfolgt durch Schluckpneumonien oder Atemlähmungen.

Die **Therapie** muß rein symptomatisch sein und richtet sich nach denselben Regeln wie bei der progressiven Bulbärparalyse.

IV. Die Krankheiten des Gehirns.

Krankheiten der Gehirnhäute.

Erstes Kapitel.

Das Hämatom der Dura mater (Pachymeningitis haemorrhagica interna).

Ätiologie und pathologische Anatomie. Flächenhaft ausgebreitete, meist abgekapselte Blutergüsse an der inneren Oberfläche der Dura werden als *„Hämatom der Dura mater"* bezeichnet. Über ihre Entstehung ist viel gestritten worden, ohne daß bis jetzt eine völlige Einigung der Ansichten erzielt worden ist. Nach der einen Anschauung ist die *Blutung das Primäre;* aus der Organisation der Gerinnsel sollen sich erst später die bindegewebigen Auflagerungen entwickeln. VIRCHOW dagegen behauptete, daß die Blutung stets *sekundär* sei. Der primäre Vorgang bestehe in einer *eigentümlichen Entzündung* (*„Pachymeningitis haemorrhagica"*), und die Blutung erfolge erst in das gefäßreiche neugebildete Granulationsgewebe hinein. Neuerdings neigt man dazu, wenigstens für eine Anzahl der Fälle, wiederum die Blutung als den ursprünglichen Vorgang anzusehen, und sucht die Ursache der Blutungen in gewissen Veränderungen der Gefäßwände, die eine größere Zerreißlichkeit zur Folge haben.

In ihren leichtesten Graden stellt die Pachymeningitis interna anatomisch eine zarte, rötliche, der Innenfläche der Dura aufgelagerte, ziemlich leicht abziehbare Membran dar, in der zahlreiche rote und bräunliche Flecke sichtbar sind. Diese Flecke entsprechen kleinen Hämorrhagien und Hämatoidinanhäufungen. Die Membran selbst besteht aus einem zarten, von zahlreichen weiten Kapillaren durchzogenen Granulationsgewebe.

In den höheren Graden erreicht diese Auflagerung eine viel beträchtlichere Dicke. Sie besteht dann gewöhnlich aus mehreren Schichten, von denen die jüngste, die oberflächlichste, nach dem Gehirn zu gelegen ist, während die älteste, der Dura mater anliegende, aus einem bereits ziemlich derben, fibrillären Bindegewebe besteht. Offenbar entwickelt sich, wie aus der schichtweisen Anordnung des Hämatoms hervorgeht, der ganze Vorgang in verschiedenen Nachschüben, ein Verhalten, mit dem auch der klinische Verlauf der Krankheit gut übereinstimmt. Die Blutergüsse zeigen zuweilen beträchtliche Ausdehnung, so daß Blutherde, größer als ein Hühnerei, entstehen können, die einen nicht unbeträchtlichen Druck auf die darunterliegende Gehirnsubstanz ausüben. Die Blutungen finden sich stets *in* der Auflagerung oder *zwischen* ihren Schichten. Nur wenn die unterste (nach dem Gehirn zu gelegene) Schicht von dem Bluterguß durchbrochen wird, ergießt sich das Blut frei in den Raum zwischen Dura und Arachnoidea (*„Intermeningealapoplexie"*).

Der *Sitz* des Hämatoms ist am häufigsten die Scheitelgegend. Doch kommen auch an der Gehirnbasis (hintere und mittlere Schädelgrube) Hämatome vor. Sie sind entweder einseitig oder zuweilen auch doppelseitig.

Die Pachymeningitis haemorrhagica ist nicht selten. Geringe Grade, die meist klinisch bedeutungslos sind, finden sich zuweilen als Nebenbefund bei den Sektionen *chronischer Herz-, Nieren-* und *Lungenkranker,* ferner bei den verschiedensten *akuten Infektionskrankheiten* (Typhus, Variola u. a.). Wichtiger und häufiger ist ihr Vorkommen bei sonstigen *chronischen Gehirnerkrankungen,* namentlich allen denjenigen, welche mit einer stärkeren allgemeinen Gehirnatrophie verbunden sind. Insbesondere bei der *Dementia paralytica* ist das Durhämatom kein seltener Sektionsbefund. Bei der scheinbar primären Pachymeningitis haemorrhagica ist *chronischer Alkoholismus* die häufigste und wichtigste Ursache. Bei Trinkern entwickelt sich das Durhämatom nicht sehr selten in solcher Ausdehnung, daß dadurch ein schweres zerebrales Krankheitsbild entsteht. In den meisten Fällen dürften wohl hierbei *Veränderungen der Gefäßwände* (Atherosklerose, fettige Entartung) eine große Rolle spielen. Eine zweite wichtige Ursache sind *Traumen.* Wir haben einen Fall von tödlich endendem Hämatom der Dura beobachtet bei einem Kranken, der einige Monate zuvor bei einer Prügelei sehr heftige Schläge auf den Kopf erhalten hatte. Endlich kann das Durhämatom bei *allgemeiner hämorrhagischer Diathese* des Körpers auftreten. Hierher gehört das Vorkommen bei perniziöser Anämie, Leukämie, Skorbut u. dgl. In allen diesen Fällen haben wir es mit primären Blutungen zu tun.

Entsprechend den soeben aufgezählten ursächlichen Verhältnissen ist es erklärlich, daß das Hämatom der Dura vorzugsweise eine Krankheit des *höheren Alters* ist und bei *Männern* entschieden häufiger auftritt als bei Frauen.

Klinische Symptome. Nicht selten findet man bei Sektionen Durhämatome, auf die zu Lebzeiten der Kranken kein einziges Symptom hingewiesen hat.

Entweder war die Blutung dazu überhaupt nicht ausgedehnt genug, oder es zeigt sich die bekannte eigentümliche Toleranz des Gehirns gegen manche, sogar ausgedehnte anatomische Veränderungen, oder die etwa hervorgerufenen Symptome des Durhämatoms kamen in dem allgemeinen Krankheitsbild (Typhus usw.) nicht besonders zur Geltung.

Bisweilen bedingt die Pachymeningitis haemorrhagica einen schweren Krankheitszustand, dessen Symptome freilich nur selten so kennzeichnend sind, daß die Diagnose der anatomischen Ursache daraus gestellt werden kann. Denn je nach der Größe der Blutungen, je nach ihrem Sitz, je nach der Häufigkeit ihres Auftretens müssen die klinischen Erscheinungen große Verschiedenheiten zeigen.

Fast immer beginnt die Krankheit ziemlich plötzlich, nicht selten ganz nach Art eines *apoplektischen Insultes.* Beim traumatischen Durhämatom kann zwischen Trauma und Auftreten der ersten Symptome eine längere Zwischenzeit verstrichen sein. Dann treten auch die Krankheitserscheinungen weniger plötzlich auf. — Die Symptome des Durhämatoms sind teils von der Allgemeinwirkung der Blutung auf das Gehirn abhängig, teils durch die besondere Örtlichkeit der Blutung bedingt. Zu den Allgemeinsymptomen gehören der *Kopfschmerz,* die *Bewußtseinsstörung* (Benommenheit oder selbst vollkommenes Koma), *verlangsamter* oder unregelmäßiger *Puls, Erbrechen, verengte Pupillen,* alles Erscheinungen, die von dem gesteigerten Gehirndruck abhängen. Zuweilen kann sich sogar eine *Stauungspapille* entwickeln. Besonders auffallend waren uns einige Fälle durch die vorhandene andauernde *Schlafsucht.* Beim Anrufen gaben die Kranken wortkarge, aber richtige Antworten, verfielen jedoch unmittelbar darauf wieder in ihren eigentümlichen Schlafzustand. Zu den Erscheinungen des vermehrten allgemeinen Hirndruckes kommen bei dem meist einseitigen Sitz des Hämatoms in der Gegend der motorischen Rindenregion (Zentralwindungen) nicht selten *hemiplegische Störungen,* halbseitige Paresen und, da die Blutung häufig als *Reiz*

auf die motorischen Zentren einwirkt, *halbseitige Zuckungen* und *epileptiforme Anfälle*. Manchmal sind diese Erscheinungen nur auf einzelne Muskelgruppen, auf ein Fazialisgebiet oder auf eine Extremität beschränkt. Wiederholt sind auch *aphasische Störungen* beobachtet worden, wenn die Blutung
in der linken Inselregion ihren Sitz hatte. Breitet sich die Blutung weiter aus,
so nimmt dementsprechend auch die Motilitätsstörung zu und kann dann
zuweilen von der einen auf die andere Seite übergreifen. Die *Sensibilität* ist
gewöhnlich nur wenig gestört. Unregelmäßige *Fiebersteigerungen* werden nicht
selten beobachtet.

Der *weitere Verlauf* des Leidens gestaltet sich sehr mannigfaltig. Bei den
schwersten Erkrankungen tritt, meist im tiefen Koma, rasch der Tod ein. In
anderen Fällen dagegen bessern sich die anfänglichen Symptome, es bleiben
aber leichte Erscheinungen des Hirndruckes (Kopfschmerz, Schwindel) oder
örtliche Symptome (Hemiparese) zurück. Durch fortschreitende Resorption
des Blutes ist eine fast vollständige Heilung dieser Zustände möglich. Gewöhnlich aber entstehen neue Blutungen und damit neue Symptome. Gerade
dieses anfallsweise Auftreten der klinischen Erscheinungen, die häufige Wiederkehr schwerer zerebraler Symptome, ist für das Hämatom der Dura kennzeichnend. Dieser Umstand findet in der anatomischen Entwicklung des
Vorgangs seine wohlbegründete Erklärung. Auf diese Weise kann sich in
wechselnden Steigerungen und Rückgängen die Krankheit monate- und jahrelang hinziehen. Der Tod erfolgt dann in einem späteren Anfall. Stillstände
und wesentliche Besserungen des Leidens sind jedoch auch in den späteren
Stadien noch möglich, obgleich häufig die *Symptome des Grundleidens* mittlerweile das gesamte Krankheitsbild wesentlich verändert haben. Überhaupt
sind die klinischen Erscheinungen oft verwischt und verwickelt, da das Hämatom so häufig eine sekundäre Erkrankung ist.

Die **Diagnose** des Durhämatoms ist deshalb stets mit Schwierigkeiten verknüpft. Als die wichtigsten Anhaltspunkte heben wir noch einmal hervor:
1. Das Vorhandensein *ursächlicher Umstände* (Alkoholismus, vorausgegangene
Traumen, sonstige chronische Gehirnerkrankungen), 2. den *plötzlichen Anfang*
der Symptome und weiterhin das *anfallsweise Auftreten neuer Erscheinungen*,
den Wechsel von raschen Verschlimmerungen und Besserungen, 3. das Vorhandensein von Zeichen anhaltend vermehrten Hirndrucks (Kopfschmerz,
Benommenheit, *Schlafsucht* u. a.) und 4. das Bestehen von Symptomen, die
man erfahrungsgemäß vorzugsweise auf eine die *Gehirnrinde* betreffende
Erkrankung beziehen kann, die *halbseitigen epileptiformen Anfälle*, die *monoplegischen Paresen* und Kontrakturen und die *engen Pupillen*. Ein wichtiges diagnostisches Hilfsmittel ist endlich die *Lumbalpunktion*. Der dabei entleerte *Liquor* ist häufig ganz normal; zuweilen besteht Xanthochromie, nur selten finden sich rote Blutkörperchen im Liquor. Entscheidender ist die NEISSERsche *Schädelpunktion*. Da sich das Blut längere Zeit flüssig
erhält, kann man auch in älteren Fällen meist noch verändertes bräunliches
oder schwärzliches Blut aus dem Hämatom entleeren.

Epidurale Blutungen im Anschluß an eine Verletzung der *Art. meningea media* sind meist
mit einem Schädelbruch (Röntgenaufnahme!) verbunden. Die neurologischen Erscheinungen können dabei durch die zunehmende Benommenheit verdeckt werden. Oft ist eine
immer vollständiger werdende Hemiplegie festzustellen. Hirndruckerscheinungen, Reiz-
und Ausfallssymptome entwickeln sich stets in akuterer Weise als oben beschrieben, und
zwar häufig erst nach einem *symptomenfreien Intervall*, der bis 24 Stunden dauern kann.

Therapie. Vor allem kommt die Frage nach der Möglichkeit eines *chirurgischen Eingriffes* in Betracht (Eröffnung der Schädelkapsel und Entfernung
der drückenden Blutgerinnsel), wie er bei den traumatischen epiduralen

Blutungen aus der Art. meningea media schon oft mit bestem Erfolg ausgeführt ist. Bei der eigentlichen Pachymeningitis haemorrhagica sind die Verhältnisse aber wesentlich komplizierter, und man wird daher nur in besonders geeignet scheinenden Fällen die Operation anraten. Sehr günstig wirkt zuweilen schon die Entlastung des Gehirns durch Entleerung von Blut mit Hilfe der NEISSERschen *Schädelpunktion*. Im übrigen ist die Behandlung symptomatisch. Bei den apoplektischen Anfällen ist die Anwendung von Eis auf den Kopf nützlich.

Ist der Anfall glücklich vorüber, so besteht die weitere Behandlung vorzugsweise in allgemeinen diätetischen und hygienischen Vorschriften (Verbot von Alkohol, von stärkeren körperlichen und geistigen Anstrengungen), um die Wiederkehr neuer Blutungen möglichst zu verhüten. Außerdem können gewisse zurückbleibende Störungen (Lähmungen usw.) eine besondere symptomatische Behandlung wünschenswert machen.

Zweites Kapitel.

Die eitrige Meningitis (Meningitis purulenta).
(*Konvexitätsmeningitis.*)

Ätiologie. Da die eitrigen Entzündungen der *Dura mater* sehr selten sind und für sich allein klinisch nicht besonders hervortreten, so beschäftigen wir uns im folgenden ausschließlich mit der eitrigen Entzündung der *weichen Gehirnhäute*, der *eitrigen Leptomeningitis*. Eine wichtige Form, die *epidemische Zerebrospinalmeningitis*, haben wir als selbständige infektiöse Krankheit bereits kennengelernt (s. Bd. I). Auch manche *vereinzelten* Erkrankungen an *primärer* („*idiopathischer*") *Meningitis* sind in ätiologischer Hinsicht als *Meningokokkenmeningitis* anzusprechen. Andere sporadische Fälle anscheinend primärer Meningitis sind durch *Pneumokokken* oder *Influenzabazillen* bedingt. Im übrigen ist die eitrige Meningitis so gut wie immer eine *sekundäre Erkrankung*, d. h. die die Eiterung anregenden *Krankheitskeime* (Streptokokken u. a.) gelangen von einem anderen, vorher erkrankten Organ sekundär in die Meningen. Die klinische und pathologisch-anatomische Untersuchung hat daher in jedem einzelnen Fall von eitriger Meningitis nach dem Weg zu forschen, auf dem die pathogenen Keime zu den Meningen vorgedrungen sein können. *Klinisch* machen viele sekundäre Meningitiden den Eindruck einer primären Erkrankung, da die eigentliche Grundkrankheit nicht selten keine oder nur wenig auffallende Symptome darbietet.

Die häufigste Ursache der sekundären eitrigen Meningitis sind *Erkrankungen der Schädelknochen*, vor allem des *Felsenbeins* und des in diesem liegenden *Gehörapparates*. Daß sich an Entzündungen des mittleren und inneren Ohres nicht selten eine Meningitis anschließen kann, erklärt sich leicht aus der Berücksichtigung der anatomischen Verhältnisse. Gewöhnlich führt die aus einer Otitis media sich entwickelnde *Zerstörung des Felsenbeins*, an der dünnen oberen Decke der Paukenhöhle, zum Durchbruch oder zur Durchwanderung in die Schädelhöhle. Auch von den Zellen des *Processus mastoideus* aus, ferner durch unmittelbare Fortleitung längs der Scheide des N. acusticus und N. facialis und längs der durch die Fissura petrososquamosa hindurchziehenden Gefäße kann sich die Entzündung ausbreiten; sie ergreift zunächst die Dura und weiterhin die Pia. In manchen Fällen vermitteln auch die benachbarten Venensinus (Sinus sigmoideus, transversus, cavernosus, petrosus sup.) das Weitergreifen der Entzündung dadurch, daß sich zunächst eine *eitrige Thrombophlebitis* ausbildet. Auch eitrige Entzündungen in den oberen Teilen der *Nasenhöhle* oder in der *Augenhöhle* können den Ausgangspunkt einer Meningitis abgeben. Wiederholt sahen wir eitrige Meningitis im Anschluß an *Stirnhöhleneiterungen* (nach Grippe u. dgl.). *Furunkel im Gesicht*, besonders an der Oberlippe; gelegentlich auch *Gesichtserysipele* können die Ursache einer eitrigen Meningitis sein. Die Ausbreitung der Streptokokken und Staphylokokken scheint vorzugsweise auf dem Lymphwege zu erfolgen.

Eine häufige Ursache für die Entwicklung einer Meningitis bilden ferner die mannigfaltigen *traumatischen Schädigungen der Schädelknochen*. Hierbei handelt es sich meistens um *offene* Wunden, durch die die Krankheitskeime eindringen können. Die Eiterung tritt häufig zuerst in dem lockeren Gefüge der Diploe auf und schreitet von hier aus auf die Dura und Pia fort, entweder unmittelbar oder durch Vermittelung einer eitrigen, von den Venen der Diploe ausgehenden Sinusthrombose. Aber auch ohne Knochenverletzungen können Meningitiden im Anschluß an ein Kopftrauma dadurch entstehen, daß dieses einen örtlichen Angriffspunkt für die Ansiedlung im Blut kreisender Eitererreger schafft.

Außer durch Fortleitung der Entzündung von außen her kann eine Meningitis auch *im Anschluß an einen Gehirnabszeß* entstehen. Reicht ein irgendwie entstandener Abszeß bis an die Oberfläche des Gehirns, so entwickelt sich von der betreffenden Stelle aus eine mehr oder weniger weit sich ausbreitende eitrige Meningitis. Auch wenn ein Abszeß in einen Seitenventrikel durchbricht, kann von hier aus die Infektion der Pia an der Gehirnbasis erfolgen.

Während viele Meningitiden sich durch ein unmittelbares Übergreifen des Krankheitsvorgangs von der Nachbarschaft auf die Gehirnhäute erklären lassen, geschieht die Infektion der Pia bei einer zweiten Gruppe sekundärer Meningitiden von einem entfernten Orte aus auf dem Blut- oder Lymphweg. Derartige Meningitiden bezeichnet man als *metastatische*.

In erster Linie ist hier die sekundäre Meningitis bei der *kruppösen Pneumonie* zu nennen (s. Bd. I). Ebenso tritt zuweilen eine Meningitis bei allen *septischen Erkrankungen*, sehr selten auch beim *Typhus abdominalis*, bei den *akuten Exanthemen* (Pocken, Scharlach), beim *akuten Gelenkrheumatismus* u. a. auf. Immer wird man freilich zu bedenken haben, ob die eingetretene Meningitis unmittelbar oder erst durch ein Zwischenglied (z. B. Ohrenerkrankung bei Scharlach) mit der Grundkrankheit zusammenhängt.

Pathologische Anatomie. In bezug auf die pathologische Anatomie der eitrigen Meningitis können wir zum größten Teil auf das im I. Band über die epidemische Meningitis Gesagte verweisen, da das anatomische Bild der eitrigen Meningitis an sich stets dasselbe ist. Nur durch das Vorhandensein oder das Fehlen von Erkrankungen in der Nachbarschaft oder in anderen Organen (Pneumonie usw.) kann man entscheiden, ob die Meningitis primär oder sekundär ist. Je nach dem etwa bestehenden Ausgangsort der Entzündung verhält sich ihre Lokalisation etwas verschieden. Schließt sich die Meningitis z. B. an eine Eiterung im Felsenbein oder an eine Schädelverletzung an, so ist gewöhnlich in der unmittelbaren Nachbarschaft der Eiteransammlung zwischen Pia und Arachnoidea am reichlichsten. Von hier breitet sich die Entzündung allmählich weiter über die Oberfläche des Gehirns aus, bald mehr an der Gehirnbasis, bald mehr über die Konvexität des Gehirns. Doch kann man im allgemeinen sagen, daß die meisten sekundären und metastatischen eitrigen Meningitiden vorherrschend, wenn auch keineswegs ausschließlich, die *Konvexität* des Gehirns betreffen, und so erklärt sich die zuweilen gebrauchte Bezeichnung „*Konvexitätsmeningitis*" im Gegensatz zu der *tuberkulösen* Meningitis, die vorzugsweise die Gehirnbasis befällt und daher auch „*basale Meningitis*" genannt wird. Die weichen Häute des *Rückenmarks* sind zuweilen von der Entzündung mitergriffen, doch ist ihre Teilnahme nicht so regelmäßig wie bei der primären (epidemischen) Meningitis.

Das *Gehirn* selbst beteiligt sich fast immer an dem Vorgang, indem sich längs der aus der
Pia in die Gehirnsubstanz eintretenden Gefäße die Entzündung ausbreitet. Man findet
daher nicht selten im Innern des Gehirns selbst kleine Eiterherde, Blutungen u. dgl.
(*Meningo-Enzephalitis*). Das ganze Gehirn ist gewöhnlich feucht, ödematös, von weicher
Beschaffenheit. Oft ist eine beträchtliche *Abplattung der Windungen* an der Gehirnoberfläche zu erkennen. In den *Seitenventrikeln* findet sich fast immer eine Ansammlung
von serös-eitriger Flüssigkeit.

Krankheitsverlauf und Symptome. Tritt die Meningitis im Verlauf einer
sonstigen, bereits an sich sehr schweren Krankheit auf (Sepsis, Pneumonie
u. a.), so sind die meningealen Symptome nicht selten so verwischt, daß
sie sich nur unsicher von den Erscheinungen der Grundkrankheit trennen
lassen. Ebenso ist es häufig sehr schwierig zu entscheiden, ob sich einer
Schädel- und Gehirnverletzung außerdem noch eine Meningitis hinzugesellt
hat, weil begreiflicherweise schon das Trauma selbst beträchtliche Gehirnerscheinungen hervorgerufen haben kann. Die folgende Darstellung bezieht
sich daher vorzugsweise auf diejenigen Erkrankungen, bei denen die Meningitis als scheinbar primäres Leiden oder als deutlich ausgesprochene Komplikation auftritt.

Der *Beginn der Meningitis* in derartigen Fällen erfolgt bald rasch, bald
ziemlich schleichend. Zuweilen treten fast mit einem Male unter Frost und
hohem Fieber die schweren Erscheinungen auf, zuweilen gehen ihnen längere
Zeit unbestimmte, nicht immer leicht zu deutende Vorboten voraus. Fast
immer aber ist es der *Kopfschmerz*, der zuerst die Aufmerksamkeit auf eine
sich entwickelnde Krankheit oder Komplikation hinlenkt. Der Schmerz
nimmt rascher oder langsamer an Stärke zu und erreicht fast immer eine
große Heftigkeit. Nur ausnahmsweise kommt es vor, daß der Kopfschmerz
auffallend gering ist. Doch zeigt er nicht selten ziemlich große Schwankungen,
er ist an manchen Tagen und Stunden viel stärker als an anderen. Der *Sitz*
des Schmerzes ist bald im ganzen Kopf, bald in der Stirn, bald vorzugsweise
im Hinterhaupt. Nächst dem Kopfschmerz treten, namentlich im späteren
Verlauf der Krankheit, die *Störungen des Bewußtseins* meist in den Vordergrund. Die Patienten klagen über Schwindel, werden unklar, benommen
und fangen an zu delirieren. Zuweilen erreichen die Delirien eine große
Heftigkeit; gewöhnlich aber geht die Benommenheit der Kranken bald in stärkeren Sopor über. Das häufige Greifen nach dem Kopf, das schmerzhafte
Verziehen des Gesichts bei allen passiven Bewegungen des Kopfes lassen auch
jetzt noch das Fortbestehen der Kopfschmerzen erkennen, bis endlich mit dem
Eintritt eines tiefen Komas fast jede Reaktion der Kranken aufhört.

Außer diesen allgemeinen Gehirnerscheinungen kommen meist noch
andere Symptome zur Beobachtung, die mehr von der besonderen Lokalisation der Erkrankung abhängig sind. Hierher gehört zunächst die *Nackenstarre*. Sie ist am ausgesprochensten, wenn sich die Entzündung auf die
hintere Schädelgrube und das oberste Halsmark ausgebreitet hat. Ferner
kommen mannigfache *Lähmungs-* und *Reizungszustände im Gebiet der Hirnnerven* vor, die größtenteils von einer Erkrankung der Nerven an der Gehirnbasis abhängen: Augenmuskelstörungen (Lähmungen, Nystagmus), Pupillendifferenz, Verengerung und Erweiterung der Pupillen mit aufgehobener Licht-
reaktion, leichte Fazialisparesen, Trismus, Zähneknirschen usw., alles Erscheinungen, die in genau derselben Weise auch bei den übrigen Formen
der Meningitis auftreten. Mit dem Augenspiegel findet man zuweilen eine
Neuritis optica oder *Stauungspapille*. Eine andere Reihe von Symptomen
bezieht sich auf die *Erkrankung des Gehirns* selbst, wahrscheinlich häufig vorzugsweise der *Gehirnrinde*. Hierher gehören die allgemeine motorische Unruhe

oder auch einzelne Muskelzuckungen oder gar ausgebildete *epileptiforme Anfälle* in einer oder in mehreren Extremitäten. In anderen Fällen beobachtet man monoplegische oder hemiplegische Paresen oder völlige Lähmungen. Häufig fehlt bei der Sektion jeder entsprechende gröbere anatomische Befund, so daß man Kreislaufstörungen oder funktionelle Störungen annehmen muß. Greift die Entzündung auf die weichen Häute des *Rückenmarks* über, so wird die ganze Rückengegend steif und schmerzhaft. Die Kranken können nur mit Mühe im Bett aufgerichtet werden. Bei jedem Aufrichten des Rumpfes werden die Beine oft unwillkürlich gebeugt und an den Rumpf herangezogen. Dieses KERNIGsche Zeichen wird aber besser in der Weise geprüft, daß man das gestreckte Bein mit der linken Hand unten an der Ferse anfaßt, während die rechte Hand auf der Kniescheibe aufliegt und die Streckstellung festzuhalten sucht. Beugt man nun das gestreckte Bein im Hüftgelenk nach aufwärts, so erfolgt alsbald eine unwillkürliche Beugung im Kniegelenk. Das Bein klappt wie ein Taschenmesser zusammen (s. die Abbildung im folgenden Kapitel). Zuweilen ist ein entsprechendes Symptom auch im Arm zu beobachten, beim Erheben des gestreckten Arms im Schultergelenk. Besonders bei Kindern erfolgt ein unwillkürliches Anziehen der Beine an den Rumpf, wenn man mit einem Ruck den Kopf des Kindes nach vorn beugt (*Brudzinskisches Phänomen*). — Meist besteht eine auffallende *Hyperästhesie*, die bei tiefem Druck auf die Muskeln noch deutlicher hervortritt als beim Kneifen einer Hautfalte. Die Muskeln sind schlaff, die Sehnenreflexe schwach, oder sie fehlen ganz. Doch kommen auch Zustände von Spastizität mit gesteigerten Reflexen vor. Oft fällt die *gesteigerte Erregbarkeit der Vasomotoren* an der Rumpfhaut auf.

Von den sonstigen Symptomen ist in erster Linie das *Fieber* zu nennen. Fast immer ist die Eigenwärme erheblich erhöht; Temperaturen von 40 bis 40,5° C sind häufig. Der Fieberverlauf ist aber durchaus unregelmäßig. Zuweilen treten während der Krankheit wiederholt Frostanfälle mit hohen Temperatursteigerungen auf. Der *Puls* ist meist beschleunigt, oft etwas unregelmäßig. Nicht selten wechseln raschere und langsamere Schlagfolgen miteinander ab. Nur ausnahmsweise wird er infolge des erhöhten Gehirndruckes verlangsamt. *Erbrechen* ist namentlich im Beginn der Krankheit nicht selten. Der *Stuhl* ist fast immer angehalten, der *Leib* häufig gespannt und eingezogen. Die *Harnmenge* ist verringert; eine geringe Albuminurie wird oft gefunden. Von sekundären Erkrankungen finden sich nicht selten *Bronchopneumonien*, deren Entstehung durch Verschlucken und Aspiration bei dem benommenen Zustande der Kranken leicht erklärlich ist. Die Ergebnisse der *Lumbalpunktion* werden unten besprochen.

Der *Gesamtverlauf* der Krankheit beträgt bei den am raschesten verlaufenden Meningitiden nur wenige Tage, auch in den längerdauernden Fällen selten mehr als 1—1½ Wochen. Der *Ausgang* ist zumeist ungünstig (s. u.). Der *Tod* erfolgt in den meisten Fällen im tiefen Koma, zuweilen unter Konvulsionen. Häufig beobachtet man kurz vor dem Tode eine hohe Temperatursteigerung (42° und mehr).

Diagnose. Die Diagnose der Meningitis auf Grund der äußeren klinischen Krankheitssymptome ist zuweilen ziemlich leicht, in anderen Fällen indessen so schwierig, daß Verwechslungen mit sonstigen schweren akuten Erkrankungen (Typhus, Sepsis, Miliartuberkulose u. a.) bei ausschließlicher Berücksichtigung der äußeren klinischen Erscheinungen nicht immer zu vermeiden sind. Von den für das Bestehen einer meningitischen Erkrankung kennzeichnenden Erscheinungen verdienen in diagnostischer Beziehung am meisten

Berücksichtigung: der heftige *Kopfschmerz*, die rasch eintretenden *schweren Gehirnsymptome*, Delirien und Bewußtlosigkeit, die *Nackenstarre* und die zwar oft geringen, aber doch meist vorhandenen örtlichen Störungen im Gebiet der Gehirnnerven (*Augenmuskelstörungen, Neuritis optica*), die *Hyperästhesie* in den Gliedmaßen und das *Kernigsche Symptom.*

Zur Klarstellung der Diagnose Meningitis darf eine *Lumbalpunktion* in keinem der Meningitis verdächtigen Fall unterlassen werden. Bei Meningitis ist das unter *erhöhtem Druck* entleerte Lumbalpunktat trüb, eiweißreich und enthält bei der mikroskopischen Untersuchung zahlreiche *Eiterkörperchen (polynukleäre) Leukozyten*). In den späteren Stadien treten häufig auch Lymphozyten in den Liquor über. Die bakteriologische Untersuchung ergibt die nähere Art der Krankheitskeime: Meningokokken, Streptokokken, Pneumokokken, seltener Staphylokokken, Influenzabazillen u. a. Ist die Lumbalpunktion nicht ausführbar, so kommen neben der Berücksichtigung der etwaigen ursächlichen Umstände (Trauma, Ohrleiden u. a.) folgende differentialdiagnostische Erwägungen in Betracht. Der *Typhus* unterscheidet sich von der Meningitis durch den meist langsameren Beginn, das spätere Auftreten der schweren Gehirnerscheinungen, die Roseolen, die stärkere Milzvergrößerung, die kennzeichnenden Stühle und den eigenartigen Fieberverlauf. Ferner besteht beim *Typhus* eine *Leukopenie*, während bei *eitriger Meningitis* die Zahl der Leukozyten im Blut *vermehrt* ist. Schwere *septische Erkrankungen* (einschließlich Endocarditis ulcerosa), bei denen die Gehirnerscheinungen ebenfalls zur fälschlichen Annahme einer Meningitis verleiten können, müssen aus der etwa nachweisbaren Ursache (äußere Wunde, Fehlgeburt usw.), dem Auftreten von Hautblutungen, den septischen Netzhauterkrankungen, den Gelenkschwellungen, dem Auftreten von Schüttelfrösten u. a. erkannt werden. Auch die *Urämie* kann zu Verwechslungen Anlaß geben, zumal der Liquor bei ihr ebenfalls oft Eiweißvermehrung zeigt. Das Verhalten des Harns und das Vorwiegen von epileptiformen Anfällen können zuweilen, aber nicht immer, einen derartigen Irrtum vermeiden lassen. Endlich haben wir wiederholt Fälle gesehen, die im Leben ein ohne nachweisbare Ursache primär entstandenes, schweres, akutes zerebrales Krankheitsbild darboten, so daß man mit Recht die Diagnose einer Meningitis stellen zu können glaubte, während die Lumbalpunktion keine Zeichen für Meningitis ergab und die Sektion, abgesehen von „Hyperämie" des Gehirns, „ödematöser Schwellung" (akuter Hirnschwellung) und ähnlichen Befunden negativ ausfiel. Ein Teil dieser Fälle gehört vielleicht zur *Encephalitis epidemica*. Zu diagnostischen Täuschungen können *Psychoneurosen* (s. d.) führen, die zuweilen in der Form eines scheinbar ausgesprochenen meningitischen Krankheitsbildes auftreten (*hysterische Pseudomeningitis*). Bei vorurteilsfreier Beobachtung wird man aber in diesen Fällen die psychogene Art der Erkrankung meist bald richtig erkennen.

Ist die Meningitis diagnostiziert, so handelt es sich immer noch um die Feststellung der näheren *Ursache*. Hierbei sind in erster Linie die Ergebnisse der Lumbalpunktion maßgebend. Man forscht ferner nach einem etwa vorausgegangenen Trauma, nach einem alten Ohr- oder Nasenleiden (Spiegelbefunde!) usw. Die Annahme einer *epidemischen Meningitis* kann aus dem gleichzeitigen Auftreten mehrerer Erkrankungen begründet werden; außerdem ist der *Herpes* eine sie kennzeichnende Erscheinung, die bei den übrigen Formen der Meningitis nur ausnahmsweise vorkommt. Gegenüber der *syphilitischen Meningitis* ist der Liquorbefund (WaR., Goldsolkurve) kennzeichnend. Die *tuberkulöse Meningitis*, deren Symptome in fast allen Einzelheiten mit denen der eitrigen Meningitis übereinstimmen, kann man meist durch Berücksichtigung der ursächlichen Verhältnisse diagnostizieren. Außerdem sind die Ergebnisse der *Lumbalpunktion* entscheidend. Treten bei einem Kranken ausgesprochene meningitische Erscheinungen ein, die sich wieder vollständig *zurückbilden*, so muß man an die Möglichkeit einer gutartigen *leichteren Form der Meningitis* denken (*Meningitis serosa*). Derartige leichte, in Heilung übergehende, aber doch durch die Ergebnisse der *Lumbalpunktion* vollkommen sichergestellte Fälle von echter Meningitis findet man nicht ganz selten. Die Lumbalpunktion ergibt einen Liquor, der unter erhöhtem Druck steht und bei vermehrtem Eiweißgehalt keine oder nur wenige krankhafte zellige Beimischungen enthält. Die etwa vorhandenen spärlichen Zellen sind meist Lymphozyten.

Prognose. Die Prognose der eitrigen Gehirnentzündung ist sehr ungünstig. Sowohl sporadische Fälle von echter Meningokokkenmeningitis als auch einzelne Meningitiden anderer Ursache können jedoch einen günstigen Ausgang nehmen. Die *Meningitis serosa* ist bereits oben erwähnt worden. Auch bei sonstigen schweren Infektionskrankheiten treten häufig „meningitische Symptome" auf („*Meningismus*"), die das Schlimmste befürchten lassen, aber sich doch schließlich wieder zurückbilden. Bei akuter Mittelohrentzündung, insbesondere bei jugendlichen Kranken, entwickeln sich zuweilen ebenfalls anscheinend bedrohliche meningitische Symptome (Kopfschmerz, Benommenheit), die wieder verschwinden.

Therapie. Die Behandlung der einzelnen Formen der Meningitis richtet sich nach der Ursache. Bei *vom Ohr ausgehender* umschriebener eitriger Meningitis ist zuweilen noch durch einen *operativen Eingriff* Heilung zu erzielen. Auf die große praktische Bedeutung des rechtzeitigen operativen Eingriffs (Eröffnung des Warzenfortsatzes u. a.) bei Ohrerkrankungen zur *Verhütung einer drohenden Meningitis* kann hier nur kurz hingewiesen werden. Bei *syphilitischer* Meningitis ist selbstverständlich *spezifisch* zu behandeln (s. u.) Bei *epidemischer* Meningitis leistet *Meningokokkenheilserum* wertvolle Dienste (s. Bd. I. S. 182). Auch in Fällen, die nur *verdächtig* auf epidemische Meningitis sind, wenden wir stets Meningokokkenheilserum an.

Wiederholte *Lumbalpunktionen* sind bei allen Formen der Meningitis von großem Wert. Der symptomatische Einfluß der Punktion (Besserung des Kopf- und Rückenschmerzes, Abnahme der Benommenheit) tritt häufig deutlich hervor, und in manchen Fällen scheint die *Heilung* durch die Punktionen wesentlich gefördert worden zu sein. Diese können unbedenklich alle 2 bis 3 Tage oder fast täglich vorgenommen werden. Wir haben schwere Fälle von eitriger Meningitis heilen sehen, bei denen 20—30mal die Lumbalpunktion ausgeführt wurde.

Gegen den allgemeinen septischen Zustand sind *Silberpräparate* (*Kollargolklysmen*, 50 ccm einer 2%igen Lösung, Einreibungen mit *Credéscher Salbe*, intravenöse *Argochrominjektionen*) anzuwenden. Von örtlichen Mitteln werden vor allem *Eisumschläge* auf den Kopf angewandt. Sie schaffen häufig Erleichterung und vorübergehende Besserung. Bei heftigen Schmerzen und großer Unruhe der Kranken muß man *Narkotika* anwenden. Von inneren Mittel (*Jodkalium*, *Kalomel* u. a.) ist wenig Erfolg zu erwarten. Oft wird *Urotropin* gegeben (mehrmals täglich 0,5—1,0), weil dieses Mittel in die Lumbalflüssigkeit übergeht.

Drittes Kapitel.

Die tuberkulöse Meningitis (Meningitis tuberculosa).

(*Basilarmeningitis.*)

Ätiologie. Die Tuberkulose der weichen Gehirnhäute ist stets eine sekundäre Erkrankung, die sich an eine in irgendeinem anderen Organ bereits vorher bestehende tuberkulöse Erkrankung anschließt. Warum gerade die Pia so häufig von einer sekundären Infektion mit Tuberkelbazillen ergriffen wird, und über den Weg, den diese zurücklegen, um in die Pia zu gelangen, wissen wir noch sehr wenig. Man kann nur angeben, an welche anderen tuberkulösen Erkrankungen sich die tuberkulöse Meningitis erfahrungsgemäß am häufigsten anschließt. Sind diese primären Erkrankungen schon an sich mit schweren klinischen Erscheinungen verbunden, so tritt die Meningitis als Komplikation eines schon bestehenden Leidens auf. Hat aber die Primärerkrankung vorher keine oder bereits lange vorübergegangene Symptome gemacht, so erscheint die tuberkulöse Meningitis klinisch als eine scheinbare primäre Krankheit, und selbst die genaueste Untersuchung kann nicht in allen Fällen schon zu Lebzeiten der Kranken den Ausgangspunkt der Erkrankung feststellen. So tritt namentlich die tuberkulöse Meningitis der Kinder häufig als eine scheinbar primäre Krankheit auf.

Am häufigsten schließt sich die tuberkulöse Meningitis an eine bestehende *Lungentuberkulose* an. Sie kann bei bereits vorgeschrittener Lungenphthise als Endstadium auftreten oder sich schon zu einer Zeit entwickeln, wo die tuberkulösen Veränderungen in der Lunge erst eine sehr geringe Ausdehnung zeigen. Im allgemeinen lehrt aber die Erfahrung, daß die tuberkulöse Meningitis bei ausgesprochener und fortgeschrittener Lungentuberkulose seltener auftritt als in solchen Fällen, in denen die schon vorher bestehenden tuberkulösen Herde klinisch nur sehr wenig hervorgetreten sind. Nächst der Lungentuberkulose ist die *tuberkulöse Pleuritis* kein seltener Ausgangspunkt für eine tuberkulöse Meningitis. Die Ansicht, daß die Mehrzahl der scheinbar primär beginnenden Pleuritiden tuberkulöser Art ist, bestätigt sich nicht selten dadurch, daß sich nach Ablauf einer Pleuritis manchmal während der anscheinend vollen Genesung der Kranken, plötzlich die Erscheinungen einer tuberkulösen Meningitis zeigen. Bei Kindern (doch auch bei Erwachsenen) sind *tuberkulös verkäste Bronchial- oder Mesenteriallymphknoten* häufig die Quelle für die Verschleppung der Tuberkelbazillen in die Meningen, ferner *tuberkulöse ("fungöse") Knochen- und Gelenkerkrankungen* und bei Erwachsenen gelegentlich tuberkulös erkrankte *Harn- und Geschlechtsorgane*. Bemerkenswert ist auch, daß von einem größeren *solitären Hirntuberkel* aus die Aussaat der Bazillen in die Meningen erfolgen kann. Kurz, unter Umständen kann jeder irgendwo im Körper befindliche tuberkulöse Herd die Infektion bewirken, wobei merkwürdigerweise entweder nur die Meningen oder gleichzeitig auch zahlreiche andere Organe betroffen werden. Im letzten Falle, wo die Verschleppung der Tuberkelbazillen sicher durch den Blutstrom stattfindet, bildet die tuberkulöse Meningitis eine Teilerscheinung der *allgemeinen Miliartuberkulose* (s. Bd. I, S. 404ff.).

Die den Ausbruch der Krankheit angeblich verschuldenden Ursachen, denen man zuweilen begegnet, wie z. B. Überanstrengung, psychische Erregungen u. dgl., stehen meist in keinem ursächlichen Verhältnis zur Entwicklung der Meningitis. Sie treffen wohl nur zufällig mit dieser zusammen. *Traumatische Einwirkungen* können, namentlich bei Kindern, zuweilen als *auslösende*

Ursache angesehen werden. Eine nicht unbeträchtliche Rolle spielt das *Lebensalter*. Die Krankheit ist im *Kindesalter* häufiger als bei Erwachsenen.

Pathologische Anatomie. Wie bei der Tuberkulose der serösen Häute, so sehen wir auch bei der Meningealtuberkulose zwei Wirkungen der tuberkulösen Infektion: die Entwicklung des spezifischen Granulationsgewebes, d. i. der *miliaren tuberkulösen Knötchen*, und die *allgemein-entzündlichen Erscheinungen*. Bald ist dabei die Aussaat der tuberkulösen Knötchen sehr reichlich und die entzündliche Exsudation ziemlich gering, bald ist die Entzündung beträchtlich, obgleich miliare Tuberkel nur in verhältnismäßig spärlicher Zahl aufzufinden sind. Die größte Zahl der *tuberkulösen Knötchen* findet sich gewöhnlich längs der größeren Gefäße, daher vorzugsweise in den Furchen und Spalten an der Gehirnoberfläche, in den Fossae Sylvii, am Chiasma, an der Brücke, am verlängerten Mark, Kleinhirn usw. Überhaupt ist die Gehirnbasis meist stärker befallen als die konvexe Oberfläche des Gehirns. Deshalb hat man die tuberkulöse Meningitis auch „*Basilarmeningitis*" genannt. Indessen trifft dieses Verhalten keineswegs für alle tuberkulösen Meningitiden zu. Sehr oft ist das Gebiet einer oder einiger Arterien vorzugsweise befallen, was offenbar mit der Art der Infektion zusammenhängt. Die *allgemein-entzündlichen Veränderungen* bestehen in einer meist *stärkeren Gefäßfüllung* und in der Bildung eines bald spärlichen, bald reichlicheren *sulzig-serösen Exsudats*. Die zellige Exsudation ist mikroskopisch immer, häufig auch schon makroskopisch, durch die starke Trübung der Pia nachweisbar, erreicht aber nur ausnahmsweise eine solche Ausdehnung, daß man von einer wirklich eitrigen Entzündung sprechen kann. Kleinen *Blutungen* in der Pia begegnet man nicht selten. Das Gehirn selbst ist in den meisten Fällen durch den Druck des meningealen Exsudats abgeplattet. Häufig greift die tuberkulöse Entzündung auf das Gehirn selbst über, und man kann in ihm Tuberkel, entzündliche Vorgänge und kapilläre Blutungen nachweisen. In den *Ventrikeln* findet sich sehr oft ein *hydrozephalischer Erguß*, der den früheren Beobachtern Veranlassung gab, die Krankheit mit dem Namen „*Hydrocephalus acutus*" zu bezeichnen. Die Flüssigkeit ist serös, doch meist durch zellige Beimischungen getrübt, zuweilen leicht hämorrhagisch. Die *Plexus chorioidei* sind stark gefüllt, nicht selten auch mit tuberkulösen Knötchen besetzt. Das *Rückenmark* beteiligt sich meistens an der tuberkulösen Erkrankung. Auch hier finden sich in der Pia entzündliche Veränderungen und miliare Tuberkel. Dies ist klinisch wichtig, da manche Symptome der tuberkulösen Meningitis von der Erkrankung des Rückenmarks abhängen.

Krankheitsverlauf und Symptome. Die tuberkulöse Meningitis beginnt fast immer mit einem *Vorläuferstadium*, das zwar manchmal nur kurze Zeit dauert, in anderen Fällen aber auch 1—2 Wochen, ja noch länger anhalten kann. Die bis dahin scheinbar gesunden (s. o.) oder bereits an irgendeiner anderen tuberkulösen Erkrankung leidenden Kranken fühlen sich unwohl und fangen an, über zeitweise sich steigernde *Kopfschmerzen* zu klagen. Der *Appetit* hört auf, sehr häufig stellt sich *Verstopfung* ein. Auch ein- oder mehrmaliges *Erbrechen* ist ein oft vorkommendes Anfangssymptom. Der *Schlaf* ist durch die Kopfschmerzen oder durch eine gewisse allgemeine Unruhe gestört. Manchmal eröffnen ausgesprochene *psychische Symptome* die Krankheit. Die Kranken werden unbesinnlich, reden und tun verkehrtes Zeug, bis erst einige Tage später die ausgesprochenen meningitischen Symptome auftreten. Bei zwei Trinkern sahen wir die Krankheit ganz wie ein Delirium tremens beginnen. Bei Kindern sind gelegentlich eigenartige Charakterveränderungen zu Beginn der Krankheit zu beobachten.

Nachdem diese Initialerscheinungen kürzere oder längere Zeit gedauert haben, wird der Allgemeinzustand allmählich schwerer. Die Kopfschmerzen nehmen zu, die Kranken werden bettlägerig, fangen an zu delirieren, und bald zeigt sich das ausgesprochene Bild einer schweren Gehirnerkrankung. Das *Sensorium* wird mehr und mehr benommen. Die Patienten sind soporös, reagieren auf Anreden gar nicht mehr oder nur noch unvollkommen. Dabei sind sie anfangs meist ziemlich unruhig, greifen mit den Händen in der Luft und an der Bettdecke umher und machen beständige Bewegungen mit ihren Beinen. Die *Delirien* sind bald leise, bald laut, so daß die Kranken ununterbrochen singen, rufen und pfeifen. Daß der *Kopfschmerz* noch jetzt fort-

dauert, merkt man an dem schmerzhaften Verziehen des Gesichts und an
den Klagen der Kranken, wenn die Bewußtseinsstörung zeitweise geringer
wird. Neben dem Kopfschmerz findet sich meist eine deutliche *Empfindlichkeit des Nackens* gegen Druck, oft auch ausgesprochene *Nackenstarre*. Nicht
selten ist die *ganze Wirbelsäule* wegen der gleichzeitigen spinalen Meningitis
steif und schmerzhaft.

Ferner treten *Erscheinungen im Gebiet der Gehirnnerven* auf ähnlich wie
bei den übrigen Formen der Meningitis. An den *Augen* sieht man nicht selten
einseitige oder beiderseitige *Ptosis* (Parese im Gebiet des Okulomotorius).
Die Bulbi stehen unkoordiniert, weichen bald nach außen, bald nach innen
ab. Sehr häufig, namentlich in den früheren Stadien der Krankheit, sieht man
Reizerscheinungen im Gebiet der Augenmuskelnerven, langsame unfreiwillige seitliche Bewegungen der Bulbi, zuweilen auch kurze nystaktische
Zuckungen. Die *Pupillen* sind oft ungleich, entweder verengt oder erweitert.
Die Reaktion der Pupillen auf Lichteinfall ist meist träge, zuweilen fehlt sie
ganz. Die *Untersuchung mit dem Augenspiegel* ergibt an der Papille nicht
selten die Zeichen der Stauung oder der Neuritis. Von großer diagnostischer
Bedeutung ist der ophthalmoskopische Nachweis von *Chorioidealtuberkeln*,
der aber nur selten geführt werden kann. Im Gebiet des *Fazialis* beobachtet
man bisweilen einzelne Zuckungen, eine leichte tonische Kontraktion oder
auch einseitige Paresen. Alle diese Erscheinungen beruhen auf der Beeinträchtigung der Nervenstämme an der Gehirnbasis durch den Druck des sie umgebenden Exsudats, durch ein Übergreifen der Entzündung oder durch kleine
Blutungen, die man zuweilen in den Nervenscheiden antrifft.

Die *Störungen an den Gliedmaßen* können einen verschiedenen Grund haben.
Motorische Reizerscheinungen sind wahrscheinlich meist als Symptome von
seiten der Gehirnrinde aufzufassen. Man beobachtet einzelne *Zuckungen* in
größeren oder beschränkteren Muskelgebieten, in seltenen Fällen halbseitige
oder auf eine Extremität beschränkte *Krämpfe*. Zuweilen kommen ausgesprochene *Hemiparesen, Hemiplegien* oder *monoplegische Lähmungen*, ferner
aphasische Störungen vor, deren anatomische Ursache mitunter durch die Sektion klargestellt wird. Am häufigsten handelt es sich hierbei um eine an bestimmten Stellen der Gehirnoberfläche oder Gehirnbasis entstandene Bildung größerer, solitärer Tuberkel, die durch örtliche Druckwirkung oder durch örtliche Ge-
fäßkompression mit Thrombose und nachfolgender hämorrhagischer Erweichung der Gehirnsubstanz die betreffenden Herdsymptome hervorgerufen hat.
Ein anderes nicht seltenes Symptom der Meningitis ist eine *eigentümliche Starre
in den Gliedmaßen*. Die Sehnenreflexe der Beine sind anfangs oft erhöht,
im letzten Stadium der Krankheit vermindert und schließlich erloschen.
Ungleichheiten auf beiden Seiten werden nicht selten beobachtet. Das
diagnostisch wichtige *Kernigsche Zeichen* und das *Brudzinskische Phänomen*
werden bei der tuberkulösen Meningitis genau ebenso wie bei der eitrigen
Meningitis beobachtet (s. o. S. 659 und Abb. 179). Das Verhalten der *Sensibilität* ist bei dem benommenen Zustand der Patienten oft schwer zu beurteilen.
Häufig und kennzeichnend ist eine ausgesprochene *Hyperästhesie* der Haut
und Muskeln, eine Erscheinung, die wahrscheinlich auf den Reizzustand in
den hinteren Wurzeln zu beziehen ist. Auch stark benommene Kranke zeigen
lebhafte Schmerzreaktionen, wenn man einen stärkeren tiefen Druck auf die
Ober- oder Unterschenkel ausübt. Die *vasomotorische Erregbarkeit* der Hautgefäße ist meist sehr lebhaft (sog. TROUSSEAUsche Streifen). — Die wichtigen Ergebnisse der *Lumbalpunktion* werden im Abschnitt über die Diagnose
der tuberkulösen Meningitis erwähnt werden.

Die *Eigenwärme* ist bei der tuberkulösen Meningitis meist gesteigert, doch oft nur in geringem Grad, so daß sie zwischen 38° und 39° schwankt. Tiefere Remissionen, von unregelmäßigen neuen Steigerungen unterbrochen, kommen häufig vor. Selten sind Erkrankungen, die vorherrschend höhere Temperaturen, um 40° C herum, zeigen. Gegen Ende der Krankheit machen sich gewöhnlich beträchtliche Abweichungen der Temperatur nach der einen oder der anderen Richtung hin geltend. Manchmal beobachtet man ein sehr *tiefes agonales Sinken* (in zwei Fällen maßen wir selbst Temperaturen von 31° C), in anderen Fällen ein prämortales Ansteigen bis 41° C und mehr. Der *Puls* ist in den frühen Stadien der Krankheit oft deutlich verlangsamt, bis auf 40—50 Schläge in der Minute; dies hängt jedenfalls von dem erhöhten Hirndruck ab. Später, zuweilen ganz plötzlich, wird der Puls frequent und klein: auf das anfängliche Stadium der Vagusreizung folgt die Vaguslähmung. Unregelmäßigkeiten des Pulses und häufig wechselnde Schwankungen seiner Frequenz kommen nicht selten vor.

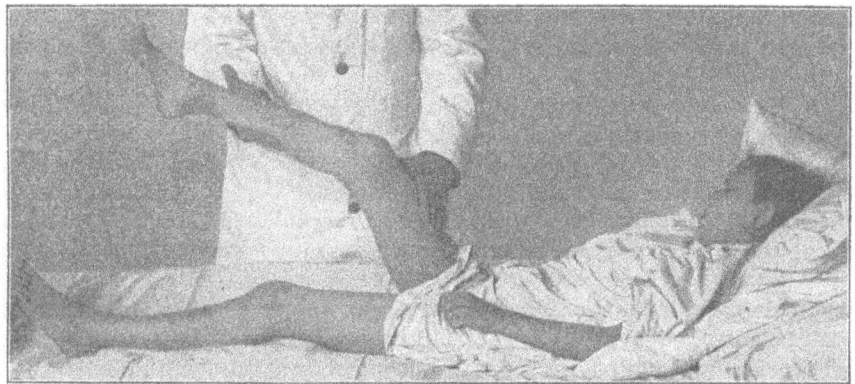

Abb. 179. Kernigsches Symptom bei tuberkulöser Meningitis.

Die *Atmung* ist meist mäßig beschleunigt. Stärkere Beschleunigung und Vertiefung der Atemzüge muß die Vermutung einer gleichzeitigen *Miliartuberkulose* der Lungen (s. d.) nahelegen. Gegen Ende der Krankheit nimmt die Atmung oft den Typus des CHEYNE-STOKESschen *Atmens* an: nach einer längeren Atempause beginnen ganz oberflächliche leichte Atemzüge, die allmählich immer tiefer werden, um dann wieder nachzulassen und in eine neue völlige Atempause überzugehen. Die Erscheinung ist stets von übelster Vorbedeutung, da sie eine bereits weit vorgeschrittene Abnahme in der Erregbarkeit des Atemzentrums anzeigt

Über die Erscheinungen von seiten der *übrigen Organe* ist nur wenig hinzuzufügen. Die *Milz* findet man zuweilen etwas vergrößert. Im strömenden Blut sind die *Leukozytenzahlen* normal, gelegentlich ist eine *Leukozytose* (15—20000) anzutreffen. Die *eosinophilen Zellen* sind fast immer vermindert. — *Erbrechen* ist in den späteren Stadien der Krankheit selten. Der *Leib* ist infolge einer tonischen Kontraktion der Bauchmuskeln häufig kahnförmig eingezogen und fühlt sich hart und gespannt an. Der *Stuhl* ist fast immer angehalten. Der Harn, von den soporösen Kranken meist ins Bett entleert oder in der Blase zurückgehalten, enthält zuweilen kleine Mengen Eiweiß. In fast allen Fällen tritt eine rasche *Abmagerung* und ein *allgemeiner Verfall* der Kranken ein.

Die *Gesamtdauer* der tuberkulösen Meningitis unterliegt gewissen Schwankungen, die namentlich auf Rechnung der verschiedenen Länge des ersten Krankheitsstadiums kommen. Ist das schwere Bild der Meningitis voll ausgebildet, so erstreckt sich die Krankheit selten länger als auf $1/_2$—$1^1/_2$ Wochen.

Die früher gemachte Einteilung in drei Stadien, 1. das *Stadium der Hirnreizung* (Kopfschmerz, Nackenstarre, Erbrechen, Delirien), 2. das *Stadium des Hirndrucks*, vorzugsweise bedingt durch die Entwicklung des Hydrozephalus (Sopor, langsamer Puls, Augenmuskellähmungen, hemiplegische Zustände usw.) und 3. das *Stadium der Lähmung* (tiefes Koma, Verschwinden der Muskelspannungen, Pulssteigerung, beträchtliche Temperaturschwankungen) entspricht nicht immer der Wirklichkeit, kann aber doch in manchen Fällen die Übersicht über den Krankheitsverlauf erleichtern.

Der *Ausgang* der tuberkulösen Meningitis ist fast immer *tödlich*. Nach kürzerer oder längerer Zeit wird die Bewußtlosigkeit vollständig, der Puls wird klein und frequent, die Atmung unregelmäßig und aussetzend. Die Temperatur steigt hoch an oder sinkt zu tiefen subnormalen Werten herab, und schließlich erfolgt der Tod unter den Zeichen der Lähmung aller lebenswichtigen Funktionen. *Vereinzelte Heilungsfälle* kommen bei tuberkulöser Meningitis vor, leider sind sie aber sehr selten.

Die tuberkulöse Meningitis der Kinder. Wegen der großen Häufigkeit der tuberkulösen Meningitis im Kindesalter wollen wir noch einige Bemerkungen über die hierbei vorzugsweise in Betracht kommenden Eigentümlichkeiten des Krankheitsverlaufs hinzufügen.

Häufig handelt es sich um blasse, schwächliche, aus tuberkulösen Familien stammende, doch nicht selten auch um scheinbar vorher ganz gesunde und blühende Kinder. Zuweilen schließt sich die tuberkulöse Meningitis an Masern, Keuchhusten und andere vorhergegangene Krankheiten an, die die Veranlassung zur Entwicklung der Tuberkulose abgegeben haben. Gewöhnlich geht auch bei den Kindern den schweren Krankheitserscheinungen ein oft ziemlich lange (1—$1^1/_2$ Wochen) andauerndes *Prodromalstadium* vorher, das häufig noch nicht die Schwere der beginnenden Erkrankung ahnen läßt. Die Kinder sehen blaß aus, haben keinen richtigen Appetit, werden mager, schlafen unruhig, sind am Tage verstimmt und weinerlich, oft müde und schläfrig, spielen nicht recht, die Zunge ist belegt, der Stuhl angehalten. Der Ausbruch des zweiten Stadiums ist auch hier meist durch das Eintreten von *Kopfschmerzen* und *Erbrechen* gekennzeichnet. Sehr heftige Kopfschmerzen sind bei den Kindern nicht besonders häufig; auffallend oft hört man dagegen Klagen über *Leibschmerzen* oder *Brustschmerzen*, deren nähere Ursache nicht nachweisbar ist. Dabei wird der *Puls* fast stets *verlangsamt*, sehr oft *etwas unregelmäßig*, schwirrend (d. h. unter dem Finger gleichsam zitternd), und zeigt häufig einen auffallend raschen Wechsel in seiner Frequenz, so daß man innerhalb weniger Stunden Unterschiede von 20 und mehr Schlägen in der Minute findet. Sehr bald tritt Benommenheit und Somnolenz ein, oft von einem eigentümlich *tiefen Aufseufzen* oder von dem schon lange den Ärzten bekannten und von ihnen gefürchteten plötzlichen *lauten Aufschrei* („cri hydrencéphalique") unterbrochen. Sehr oft sieht man zeitweise eine auffallende allgemeine *motorische Unruhe*. Besonders häufig ist ein beständiges Herumgreifen und Kratzen mit den Händen an den verschiedensten Körperstellen. Es macht den Eindruck, als ob diese Bewegungen durch bestehende Parästhesien, Juckempfindungen, Schmerzen od. dgl. hervorgerufen werden. Die Symptome von seiten der Gehirnnveren und die nervösen Störungen in den Gliedmaßen verhalten sich ebenso wie bei den Erwachsenen.

Die *Bulbi* sind fast immer *unkoordiniert* gestellt, sehr häufig besteht *Trismus* und ein lautes, für die Angehörigen des Kindes schrecklich anzuhörendes *Zähneknirschen*. Das von TROUSSEAU betonte Entstehen roter Flecken auf der Haut, wenn sie mechanisch gereizt wird („*Trousseausche Flecken*"), hat keine diagnostische Bedeutung. Derartige gesteigerte Gefäßreflexe kommen bei allen möglichen akuten Erkrankungen vor. Das *Fieber* ist unregelmäßig und, wie bei den Erwachsenen, meist nicht sehr hoch (etwa 38 bis 39° C), die *Atmung* gewöhnlich beschleunigt, oft unregelmäßig. Nicht selten beobachtet man CHEYNE-STOKESschen Atemtypus. Kurz vor dem Tode tritt häufig eine starke Temperaturerhöhung ein (40—41°). Die Verschlimmerung des Zustandes zeigt sich fast immer durch eine rasche Zunahme der Pulsfrequenz (bis auf 160—200 Schläge) an. Die Kinder werden vollständig komatös, und sehr häufig stellen sich zuletzt wiederholte *epileptiforme Anfälle* des ganzen Körpers oder einzelner Glieder ein.

Diagnose. Ist das Krankheitsbild ausgeprägt, so ist die Diagnose einer Meningitis nicht schwer, und es handelt sich dann nur noch um die Feststellung der näheren Art der Erkrankung. Die Erkennung einer *tuberkulösen* Meningitis beruht niemals auf den meningitischen Symptomen als solchen, sondern ist nur durch die Berücksichtigung der nachweisbaren *ursächlichen* Verhältnisse möglich. Von größter Bedeutung in dieser Hinsicht ist die Untersuchung des durch eine *Lumbalpunktion* gewonnenen Liquors. Er steht, wie bei allen Meningitiden, unter höherem Druck, sieht meist ganz wasserklar aus, nur selten etwas getrübt, enthält aber bei der mikroskopischen Untersuchung ziemlich reichlich Zellen, und zwar vorwiegend *Lymphozyten* (im Gegensatz zu den polynukleären Leukozyten bei eitriger Meningitis). Die Zahl der Lymphozyten im Kubikmillimeter beträgt etwa 200—300, zuweilen mehr oder auch weniger. Nicht selten treten schon in frühen oder erst in späteren Stadien der Krankheit auch zahlreiche polynukleäre Leukozyten in den Liquor über. Kurz vor dem Tode hat man wiederholt ein auffallend reichliches Auftreten von sog. Makrophagen beobachtet. Der Eiweißgehalt des Liquors ist in der Regel vermehrt. Kennzeichnend ist die Fibrinvermehrung. Läßt man den Liquor im Röhrchen ruhig stehen, so bildet sich meist eine deutliche *Fibrinflocke* („*Spinnewebsgerinnsel*"). Oft kann man im Lumbalpunktat *Tuberkelbazillen* nachweisen. Man untersucht mit dem gewöhnlichen Färbungsverfahren entweder das Zentrifugat oder die in der Flüssigkeit sich bildenden Gerinnsel. Oft sind die Tuberkelbazillen erst im *Kultur*- oder *Tierversuch* nachzuweisen. Ein negatives Ergebnis spricht natürlich nicht gegen eine tuberkulöse Meningitis. Auch die Untersuchung des *Auswurfs* auf Tuberkelbazillen ist in keinem verdächtigen Falle zu unterlassen, selbst wenn keine Zeichen einer Lungenerkrankung vorhanden sind. Neben der Bazillenuntersuchung kommen, wie bei allen anderen tuberkulösen Erkrankungen, die allgemeinen Verhältnisse, insbesondere das familiäre Vorkommen und der Nachweis früherer oder jetzt noch bestehender sonstiger tuberkulöser Erkrankungen in Betracht (Lymphknoten-, Knochen- und Gelenkerkrankungen, Lungentuberkulose, Pleuritis, Genitaltuberkulose, Chorioidealtuberkel). Fehlen derartige Anhaltspunkte, so kann man sich zuweilen von dem allgemeinen Körperbau des Kranken (Anämie, schlecht gebauter Thorax u. dgl.) leiten lassen. Die *Röntgenuntersuchung* der Lungen gibt gewöhnlich die wertvollsten Aufschlüsse (ältere Herde in den Lungen oder den Bronchialdrüsen, frische Miliartuberkulose). Außerdem ist natürlich auch die Abwesenheit anderweitiger Entstehungsursachen einer Meningitis (Trauma, Ohrenerkrankung, Herrschen epidemischer Meningitis) von diagnostischer Bedeutung.

Ziemlich große Schwierigkeiten macht die Diagnose der tuberkulösen Meningitis im *Beginn* der Erkrankung und bei *Abweichung von dem gewöhnlichen Krankheitsverlauf*. Namentlich in der Kinderpraxis kommen diagnostische Irrtümer nicht ganz selten vor. Die Krankheit wird anfangs wegen des Unwohlseins und Erbrechens als „einfacher Magenkatarrh" behandelt, und erst der Eintritt der schweren zerebralen Erscheinungen deckt die falsche Diagnose auf. Beachtung verdient in solchen Fällen besonders die anfängliche *Verlangsamung und Unregelmäßigkeit des Pulses*, ein Zeichen, das den Arzt stets in seiner Voraussage sehr vorsichtig machen soll. Treten die Fiebererscheinungen anfangs in den Vordergrund, so ist eine Verwechslung mit einem beginnenden *Typhus* leicht möglich, und oft kann erst der weitere Verlauf die richtige Diagnose ermöglichen. In bezug hierauf und auf die zuweilen in Betracht kommende Differentialdiagnose von *schweren septischen Erkrankungen, Urämie* u. dgl., kann auf das im vorigen Kapitel bei der eitrigen Meningitis Gesagte verwiesen werden. Den Ausschlag gibt meist erst die *Lumbalpunktion*.

Die Zahl und Verteilung der Tuberkel, das Bestehen eines stärkeren hydrozephalischen Ergusses u. dgl. lassen sich zu Lebzeiten der Kranken nicht voraussagen. Häufig ist man bei Kindern wie bei Erwachsenen über die scheinbare Geringfügigkeit der anatomischen Veränderungen erstaunt. Deutliche Gehirnnervenlähmungen (Augenmuskeln, Fazialis) lassen ein stärkeres Befallensein der Gehirnbasis vermuten, während das Fehlen derartiger Symptome trotz schwerer Bewußtseinsstörungen und motorischer Reizerscheinungen in den Gliedmaßen auf eine Konvexitätsmeningitis schließen läßt. Bestehen hemiplegische Störungen, so darf man ein stärkeres Befallensein der gegenüberliegenden Hemisphäre oder die Bildung von Solitärtuberkeln annehmen. Manche dieser Fälle rufen ein Krankheitsbild hervor, das demjenigen eines Gehirntumors sehr ähnlich ist.

Prognose. Die tuberkulöse Meningitis ist im allgemeinen eine unheilbare Krankheit. Immerhin können vereinzelte leichte Fälle in Heilung ausgehen.

Therapie. Durch *wiederholte Lumbalpunktionen* (s. S. 661) können Besserungen, vor allem Nachlassen der Druckerscheinungen erzielt werden. Leider sind die Erfolge fast immer nur vorübergehend. Bei großer Unruhe ist eine *Eisblase* auf den Kopf und *Chloralhydrat* (in Gaben von 2 g bei Erwachsenen und 0,5—1,0 g bei Kindern, 2mal täglich als Klistier) zu empfehlen. Von inneren Verordnungen werden *Jodkalium* und *Urotropin* am meisten angewandt.

Viertes Kapitel.

Die Thrombose der Hirnsinus.

Ätiologie und pathologische Anatomie. In den venösen Blutleitern der Dura mater entsteht zuweilen eine Thrombose unter ähnlichen Umständen wie in anderen Körpervenen. Am häufigsten führen *marantische Zustände* infolge der Kreislaufschwäche zu Thrombosen

Auf diese Weise erklärt sich die Sinusthrombose, die man nicht sehr selten bei elenden, atrophischen Kindern im ersten Lebensjahre findet, ferner bei Phthisikern, Karzinomkranken u. dgl. Besonders hervorzuheben ist, daß bei schweren *anämischen Zuständen* Sinusthrombose verhältnismäßig häufig beobachtet wird. Durch Gefäßschädigungen und durch Herzschwäche kann es auch bei *schweren akuten Infektionskrankheiten*, namentlich beim Typhus, zu Thrombosen in den venösen Blutleitern des Gehirns kommen.

Die eigentlichen *infektiösen Thrombosen* (*Thrombophlebitis*) der Sinus (*Sinusphlebitis*) entstehen fast immer durch fortgepflanzte Entzündungen von der Nachbarschaft her.

Vor allem pflanzen sich *eitrige Vorgänge im Felsenbein* (Otitis, Karies), auf die Wandung des benachbarten Sinus transversus oder Sinus petrosus fort, ebenso Erkrankungen (Traumen, Nekrose) anderer *Schädelknochen* und in seltenen Fällen auch tiefgreifende Entzündungen der *Weichteile des Gesichts und des Kopfes* (große Furunkel, erysipelatöse Abszesse). Die letzte Ursache der Sinusphlebitis erklärt sich dadurch, daß die äußeren Schädelvenen durch Vermittlung der Emissaria Santorini ebenfalls mit den Sinus der Dura mater zusammenhängen. Praktisch wichtig ist die in Bd. I (Kapitel „Septische Erkrankungen") erwähnte Thrombophlebitis des Sinus cavernosus nach kleinen Eiterungen an der Stirn, im Gesicht u. a. Daß sich die Sinusphlebitis oft mit eitriger Meningitis oder Hirnabszeß verbunden vorfindet, ist leicht erklärlich.

Die marantische Thrombose hat ihren Sitz am häufigsten im *Sinus longitudinalis superior* und im *Sinus transversus*, die infektiöse Thrombose im *Sinus transversus, sigmoideus, petrosus* und *cavernosus*. Selbstverständlich kann sich die Thrombose von ihrem Entstehungsort aus weiter in die benachbarten Sinus fortpflanzen. Von großer klinischer Bedeutung sind die *sekundären Stauungserscheinungen* im Gebiet derjenigen Venen, die ihr Blut in den betreffenden Sinus entleeren. Am ausgesprochensten findet man sie bei der Thrombose des Sinus longitudinalis: die meningealen Venen an der Gehirnoberfläche sind stark erweitert und geschlängelt, nicht selten kommt es zu ausgebreiteten *meningealen Blutungen*. Auch in der darunterliegenden Hirnsubstanz selbst ist die venöse Hyperämie deutlich ausgesprochen. Ernährungsstörungen, kleine Nekrosen und Blutungen sind im Gehirn wiederholt beobachtet worden.

Klinische Symptome. Zuweilen werden bei der Sektion nicht sehr ausgebreitete Thrombosen in den Hirnsinus gefunden, auf die zu Lebzeiten der Kranken gar kein Symptom hingewiesen hat. In anderen Fällen verursacht die Sinusthrombose zwar deutliche zerebrale Erscheinungen, die aber so allgemein und vieldeutig sind, daß man ihre anatomische Ursache nicht sicher diagnostizieren kann. Bei der *marantischen Sinusthrombose der Kinder* stellen sich gewöhnlich Koma, Steifigkeit des Nackens und des Rückens, Strabismus, Nystagmus, zuweilen auch klonische Zuckungen im Gesicht und in den Gliedmaßen ein. Ähnlich sind die Erscheinungen bei *Erwachsenen*: Kopfschmerz, Somnolenz, zuweilen Delirien, in anderen Fällen Koma, daneben wechselnde Reiz- oder Lähmungssymptome im Gebiet der Gehirnnerven (Nystagmus, Strabismus, Trismus usw.) und in den Gliedmaßen. Eine sichere Bedeutung für die Diagnose gewinnen alle diese Erscheinungen aber nur dann, wenn sich ihnen noch einige weitere Symptome hinzugesellen, die unmittelbar auf die eigentümlichen, durch die Sinusthrombose bedingten Kreislaufstörungen hinweisen. Solche Zeichen sind jedoch verhältnismäßig selten und oft schwer nachweisbar.

Ist der *Sinus cavernosus* undurchgängig geworden, so treten zuweilen deutliche Stauungserscheinungen im Gebiet der *Venae ophthalmicae* auf: ophthalmoskopisch nachweisbare Stauung in der Retina, Ödem der Augenlider und der Konjunktiva, stärkere Prominenz des Bulbus und ungewöhnliche Füllung der Vena frontalis. Handelt es sich um eine Sinusphlebitis, so kann die periphlebitische Schwellung auch deutliche Erscheinungen im Gebiet der benachbarten Nerven (Okulomotorius- und Abduzensparesen, neuralgische Schmerzen im Trigeminus) bewirken. Schwere eitrige Thrombophlebitis des Sinus cavernosus beobachtet man namentlich im Anschluß an Furunkel der Nase, der Stirnhaut u. dgl. Bei Thrombose des *Sinus transversus* ist manchmal eine ödematöse Schwellung hinter dem Ohr, in der Gegend des Processus mastoideus, beobachtet worden. Reicht die Verstopfung weiter in den *Sinus petrosus* oder sogar bis in die *Vena jugularis interna* hinein, so kollabiert das untere Ende dieser Vene. Weil sich dann die Vena jugularis externa leichter in die ungefüllte Jugularis interna entleeren kann, so kollabiert auch die Jugularis externa und tritt auf der befallenen Seite noch weniger hervor als auf der gesunden. Dieser ungleiche Füllungszustand ist jedoch nur selten deutlich bemerkbar. Zuweilen kann man die Thrombose der Jugularis interna fühlen, in diesen Fällen entstehen Schmerzen und Anschwellung auf der betreffenden Seite des Halses. Bei der Verstopfung des *Sinus longitudinalis superior* sind Stauungserscheinungen in der Nase (Nasenbluten) und stärkere Füllung der Venen in der Schläfengegend, die durch Vasa emissaria mit dem Sinus longitudinalis zusammenhängen, gefunden worden.

Primäre Thrombose des Sinus transversus mit Fortsetzung der Gerinnung auf die Vena magna Galeni und davon abhängiger Hydrocephalus internus ist wiederholt bei *hochgradigen Anämien* beobachtet worden. Das Krankheitsbild bestand in dem raschen Eintritt' schwerer Gehirnerscheinungen (Kopfschmerz, Erbrechen, Somnolenz), die rasch in tiefen Sopor übergingen und in wenigen Tagen zum Tode führten. Die vorkommenden halbseitigen Lähmungen und motorischen Reizerscheinungen (choreatische Zuckungen, epileptiforme Anfälle) hängen zum Teil von Stauungsblutungen in die Gehirnsubstanz ab.

Am verwickeltsten wird das Krankheitsbild, wenn es sich um eine Sinusphlebitis handelt, weil sich dann mit den örtlichen eitrigen Vorgängen *allgemeinseptische Erscheinungen* (Schüttelfröste mit hohem Fieber, Lungenabszesse, Gelenkeiterungen usw.) vereinigen. Oft verbindet sich mit der Sinusphlebitis ferner eine *eitrige Meningitis* oder ein *Hirnabszeß*.

Die **Prognose** der Sinusthrombose und der Sinusphlebitis ist in den meisten Fällen ungünstig. Sie hängt von dem Grundleiden, von den schweren Gehirnstörungen oder von der allgemeinen Sepsis ab. Spontanheilungen können zwar vorkommen, sind aber selten. Die *Gesamtdauer* der Krankheitserscheinungen beträgt zuweilen nur 1—2 Wochen, kann sich aber auch bis auf mehrere Monate erstrecken.

Die **Behandlung** muß in den meisten Fällen rein symptomatisch sein. Nur bei der im Anschluß an Ohrleiden entstandenen eitrigen Sinusthrombose können durch einen *chirurgischen Eingriff* Erfolge erzielt werden. Näheres hierüber findet man in den Lehrbüchern der operativen Ohrenheilkunde. Man vergleiche auch das Kapitel über Gehirnabszeß.

ZWEITER ABSCHNITT.

Krankheiten der Gehirnsubstanz.

Erstes Kapitel.

Allgemeine Vorbemerkungen über die örtliche Diagnostik der Gehirnkrankheiten.

(*Die Lehre von den zerebralen Lokalisationen.*)

Infolge der eigentümlichen physiologischen Verhältnisse des Gehirns hängen die klinischen Symptome der Gehirnerkrankungen zu einem großen Teil nicht von der *Art* des Leidens ab, sondern von dem *Ort*, an dem es sich entwickelt hat. Wenn z. B. an irgendeiner Stelle im Verlauf der Pyramidenbahn durch das Großhirn eine Leitungsunterbrechung dieser Bahn stattfindet, so ist die Folge davon das Auftreten einer hemiplegischen Lähmung auf der entgegengesetzten Körperhälfte. Dabei ist es gleichgültig, ob die motorischen Fasern durch eine Blutung oder durch einen Abszeß, durch eine Neubildung oder durch einen embolischen Erweichungsherd zerstört worden sind; wenn ihre Funktion auf irgendeine Weise unterbrochen ist, muß eine Lähmung von ganz bestimmter Ausdehnung und mit gewissen, bestimmten Eigenschaften die notwendige Folge sein. Ähnlich verhält es sich mit zahlreichen anderen Symptomen, deren Auftreten stets an die Schädigung eines bestimmten *Ortes* oder vielleicht auch einiger in bezug auf ihre Funktion verwandter Orte, jedoch niemals an die Schädigung irgendwelcher beliebigen Abschnitte des Gehirns gebunden ist.

Die *klinische* und *pathologisch-anatomische* Erfahrung führte zuerst zu Beobachtungen, die unzweideutig auf eine besondere Funktion der einzelnen Gehirnteile hinwiesen.

Vor allem drängten die anatomischen Befunde bei der *Aphasie* mit Notwendigkeit zu der *Lokalisation* dieses Symptoms auf eine bestimmte Stelle des Gehirns, und die 1861 veröffentlichte BROCAsche Entdeckung, daß das Auftreten jener eigentümlichen Sprachstörung meist an eine Schädigung der *dritten linken Stirnwindung* und deren Umgebung gebunden sei, ist der Ausgangspunkt für die Lehre von den Gehirnlokalisationen geworden. 9 Jahre später (1870) widerlegten FRITSCH und HITZIG durch gelungene Reizversuche an der Gehirnoberfläche von Tieren zum ersten Male die frühere Ansicht von der Unerregbarkeit der grauen Gehirnrinde. Es zeigte sich, daß man durch Reizung gewisser Stellen der Rinde Muskelzuckungen in ganz bestimmten Abschnitten der gegenüberliegenden Körperhälfte erzielen kann, und daß man somit eine Anzahl von ziemlich eng umgrenzten *Rindenzentren* anzunehmen berechtigt sei. Diese Ergebnisse fanden sehr bald zahlreiche bestätigende Erfahrungen in der Gehirnpathologie des Menschen, so daß unsere Kenntnisse über die motorischen Verrichtungen der Gehirnrinde heute den verhältnismäßig bestgekannten Teil in der Lehre von den Gehirnlokalisationen bilden. Seit der Mitte des 19. Jahrhunderts haben *Anatomen* (MEYNERT, FLECHSIG, EDINGER, MONAKOW), *Physiologen* (FERRIER, MUNK, GOLTZ u. a.) und *Pathologen* (CHARCOT und seine Schüler, NOTHNAGEL, WERNICKE, HUGHLINGS JACKSON, HORSLEY, WILSON,

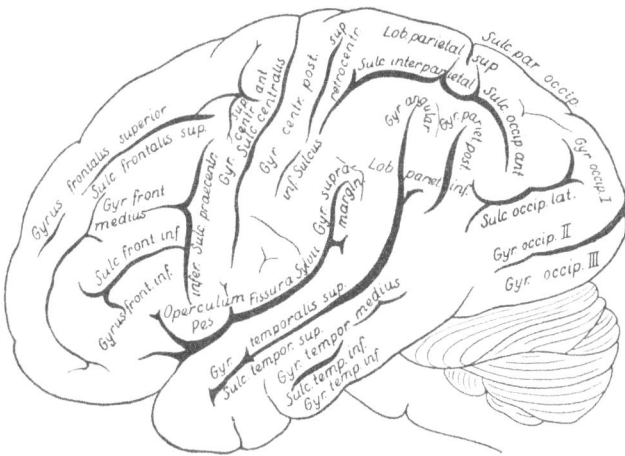

Abb. 180. Gyri und Sulci auf der Konvexität der linken Großhirnhemisphäre.

BRODMANN, RAMON Y CAJAL, SPIELMEYER, O. und C. VOGT u. a.) in erfolgreicher Weise daran gearbeitet, in diesem schwierigen Gebiet Klarheit zu schaffen. Freilich befinden wir uns noch in den Anfängen des Wissens, und zahlreiche Widersprüche der Hirnpathologie bedürfen noch der Aufklärung. In ihren Grundzügen ist aber die Lehre von den gesondert lokalisierten Funktionen des Gehirns Grundlage für den weiteren Ausbau der Pathologie und Diagnostik der Gehirnkrankheiten. Den Bedürfnissen des Arztes entsprechend, stellen wir die Ergebnisse der *klinischen* Beobachtungen am Menschen in den Vordergrund der folgenden Darstellung und weisen nur nebenbei auf die entsprechenden experimentellen Arbeiten hin. Auf diese Weise lernen wir am ehesten die bei der Diagnose der „*Herderkrankungen*" (der Ausdruck wurde zuerst von GRIESINGER gebraucht) in Betracht kommenden praktisch wichtigen Sätze kennen und können uns dann bei der Besprechung der einzelnen *Formen* der Gehirnerkrankungen auf diese allgemein geltenden Vorbemerkungen beziehen.

1. Die motorischen Felder der Großhirnrinde.

Ein Teil der Großhirnrinde nimmt insofern eine gesonderte Stellung ein, als er vor allem als der Sitz *motorischer Verrichtungen* angesehen werden muß. Die „*motorische Region*" (s. Abb. 181 und 182) wird der Hauptsache nach gebildet von der *vorderen Zentralwindung* (Gyrus centralis ant. Abb. 180 u. 182) und dem an der medianen Gehirnfläche gelegenen *Lobulus paracentralis* (s. Abb. 181). In geringem Maße greift die motorische Region auch noch auf die benachbarten Teile der Stirnwindungen über. Auch die *hintere Zentral-*

windung gehört wahrscheinlich zum Teil zur motorischen Zone; ihre Bedeutung ist dafür aber sicher erheblich geringer als die der vorderen Zentralwindung. Die gesamte motorische Rindenregion ist, wie BETZ zuerst nachgewiesen hat, auch anatomisch von den übrigen Rindengebieten unterschieden, indem nur in ihr gewisse *große pyramidenförmige Ganglienzellen* vorkommen. Diese Zellen müssen als diejenigen motorischen Ganglienzellen aufgefaßt werden, aus denen die Fasern der motorischen Pyramidenbahn entspringen (s. o. S. 426). Sitzen ausgedehnte Zerstörungen an anderen Stellen der Gehirnoberfläche, ohne diese motorischen Windungen in Mitleidenschaft zu ziehen, so sind die Erkrankungen von keiner nachweisbaren Lähmung begleitet, während alle Erkrankungen, durch die Teile der genannten Region geschädigt werden, notwendigerweise eine motorische Störung in der gegenüberliegenden Körperhälfte zur Folge haben.

In den einzelnen Rindenbezirken sind weiterhin besondere Zentren für die verschiedenen Muskelgebiete des Körpers zu unterscheiden, dabei ist aber

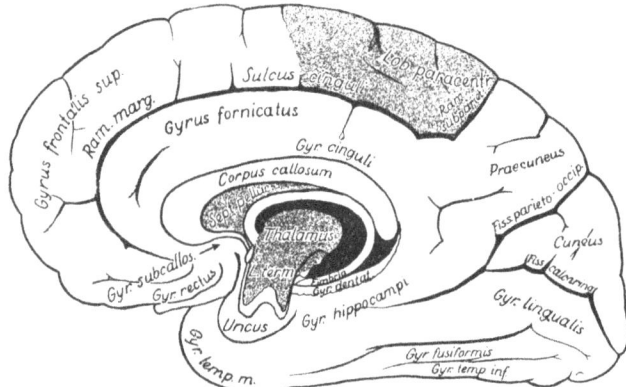

Abb. 181. Gyri und Sulci in der medialen Fläche der rechten Großhirnhemisphäre. Der zum motorischen Rindenfeld gehörige Lobulus paracentralis ist dunkel getönt.

besonders zu bemerken, daß die einzelnen Zentren nicht scharf voneinander abgegrenzt sind, sondern ineinander übergreifen. Hierdurch entsteht eine innige Verbindung der einzelnen zusammengehörigen Zentren, was auch physiologisch notwendig erscheint. Das *Zentrum für die Bewegungen der Gesichtsmuskeln* (Fazialisgebiet) ist an dem *unteren Ende* der Zentralwindungen, und zwar vorzugsweise in der *vorderen Zentralwindung* gelegen. In der Nähe hiervon, wahrscheinlich noch etwas tiefer, befindet sich auch das *Zentrum für die Bewegungen der Lippen* und der *Zunge*. Dieses Zentrum reicht wahrscheinlich schon etwas in den Fuß der dritten Stirnwindung hinein, so daß es also auf der linken Seite in unmittelbarer Nachbarschaft des eigentlichen motorischen Sprachzentrums (s. u.) gelegen ist. Das *Zentrum für die Bewegungen des Armes* sitzt etwas höher als das Fazialiszentrum und nimmt ungefähr die *mittleren Teile der vorderen Zentralwindung* ein. Das *Zentrum für die Bewegungen des Beines* befindet sich in den *obersten Teilen der Zentralwindungen* und im *Lobulus paracentralis*. Die Bewegungen des *Fußes* und der *Zehen* haben sicher ihr Zentrum im Lobulus paracentralis. Zerstörung beider Lobuli paracentrales — ein bei ihrer benachbarten Lage nicht ganz seltenes Vorkommnis — muß daher eine „*zerebrale Paraplegie*" beider Unterschenkel machen.

Innerhalb dieser großen für die Hauptgebiete des Körpers (Bein, Arm, Gesicht, Zunge) bestimmten Rindenzentren gibt es eine noch genauere Lokalisation für die einzelnen Muskelgruppen, ja vielleicht sogar für einzelne Muskeln. Diese Tatsache ist namentlich durch die wichtigen Reizversuche von FERRIER, HORSLEY, SHERRINGTON u. a. an der Hirnrinde von Affen festgestellt worden. Pathologische Erfahrungen und Reizversuche, die man beim Menschen nach operativer Freilegung des Gehirns (vgl. Abb. 182) anstellen konnte (O. FOERSTER u. a.), haben gezeigt, daß die Verhältnisse beim Menschen in vieler Beziehung ebenso sind wie bei den höheren Affen. Innerhalb des Beinzentrums liegen die besonderen Zentren für die Zehen und den Fuß am weitesten nach oben. Es folgen die Zentren für die Bewegungen im Fuß, im Kniegelenk und dann diejenigen für die Bewegungen im Hüftgelenk. Innerhalb des Armzentrums liegen am meisten nach oben (d. h. also nach dem Beinzentrum zu) die Zentren für die Bewegungen im Schulter- und Ellbogengelenk. Weiter abwärts folgen die Zentren für die Bewegungen der Hand und der Finger, und zwar besonders in der vorderen Zentralwindung. Sehr deutlich tritt außerdem die gesonderte

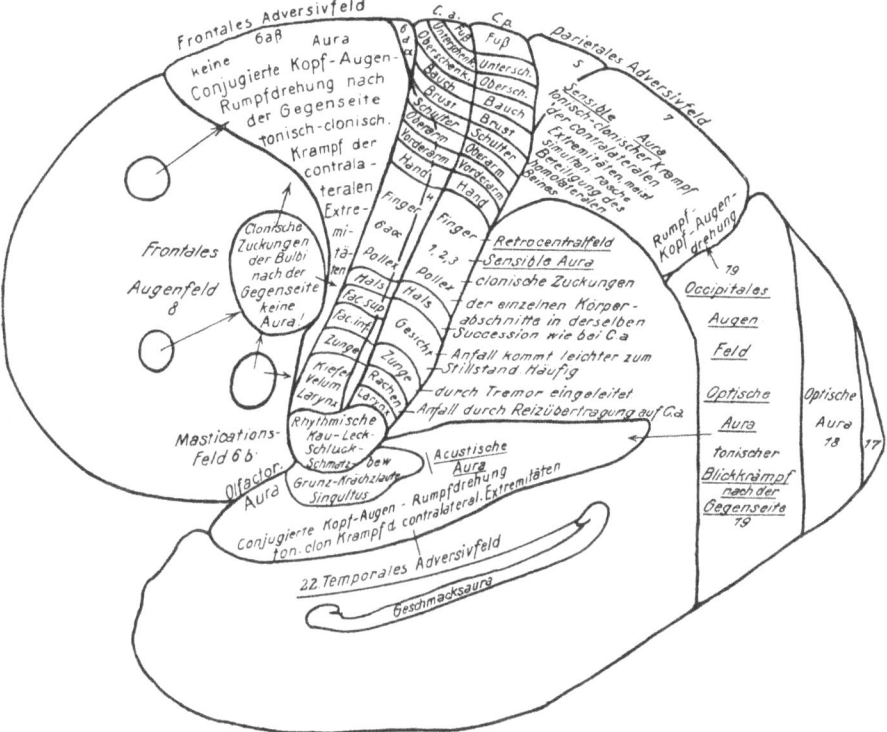

Abb. 182. Reizstellen an der Großhirnrinde des Menschen. Nach O. FOERSTER, D. Ztschr. f. Nerven-heilkunde, Bd. 94, S. 43.

Lage des Zentrums für den *Daumen* hervor. Weiter abwärts liegen die Zentren für die oberen Fazialisgebiete, über den Zentren für die Mund- und Lippenmuskeln. Im untersten Teile der Zentralwindungen und in dem benachbarten Teile der zwei unteren Stirnwindungen liegen auch die motorischen Zentren für die *Kaubewegungen*, für die Bewegungen der *Zunge* und der *Stimmbänder*. Die genaue Lage dieser Zentren beim Menschen ist aber nicht sicher bekannt.

Die Zentren, oder richtiger gesagt, die Vermittlungsstationen für die *assozi-ierten Augenbewegungen (Blickbewegungen)* scheinen an verschiedenen Stellen zu liegen. Man erhält diese Bewegungen (meist gleichzeitig mit einer entsprechenden Drehung des Kopfes) bei Reizung der an die Gegend des Arm- und Fazialiszentrums anstoßenden hinteren Abschnitte des *Stirnhirns*. Hier, am *Fuße der zweiten Stirnwindung* liegt jedenfalls das wichtigste motorische Rindenzentrum für die *seitliche Blickbewegung* der Augen nach der entgegengesetzten Blickrichtung hin. Bei *Reizung* dieses Zentrums tritt also Blicken nach der entgegengesetzten Seite auf, bei *Lähmung* dieses Zentrums ist diese Blickrichtung unmöglich, der Kranke blickt infolge der überwiegenden antagonistischen Blickinnervation nach der Seite des Krankheitsherdes hin. Andererseits sprechen aber pathologische und experimentelle Erfahrungen auch für das Auftreten von Störungen der assoziierten Augenbewegungen bei Verletzungen in der Gegend des Gyrus angularis, im Okzipitallappen u. a. O. FOERSTER unterscheidet dementsprechend 1. ein *frontales*, 2. ein *parietales* und 3. ein *temporales* „*Adversivfeld*" und ferner ein *frontales* und ein *okzipitales* „*Augenfeld*". Deren Lage, ebenso wie eine Übersicht über die bisher bekannten wichtigsten Lokalisationen in der Gehirnrinde erhält man durch die umstehende Abb. 182. Eine annähernde Vorstellung von den örtlichen Beziehungen der Gehirnwindungen zur Schädeloberfläche gibt die Abb. 183.

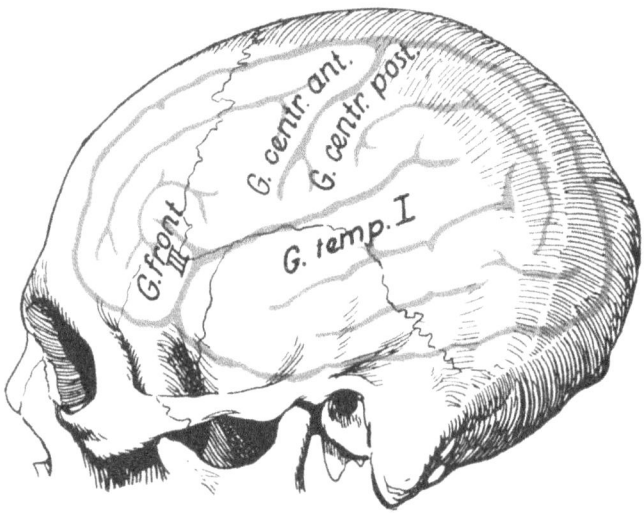

Abb. 183. Topographische Beziehungen der Gehirnwindungen in bezug auf die seitliche Oberfläche des Schädels.

Die Ortsdiagnose der Erkrankungen in dem motorischen Rindengebiete des Großhirns ergibt sich aus folgenden Gesichtspunkten:

Das räumliche Auseinanderliegen der motorischen Zentren für die einzelnen Körperabschnitte (Gesicht, Arm, Bein) begünstigt das Zustandekommen von isolierten Lähmungen in einem dieser Teile, von *Monoplegien*. In der Tat entstehen oft bei umschriebenen Erkrankungen im motorischen Rindengebiet isolierte Lähmungen einer Gesichtshälfte, eines Armes oder eines Beines. Man bezeichnet solche Lähmungen als *Monoplegia facialis, brachialis* und *femoralis* und kann in derartigen Fällen schon zu Lebzeiten der Kranken ziemlich genau die Stelle bezeichnen, wo der Herd an der Gehirnoberfläche sitzen muß. Noch häufiger als ganz umschriebene Monoplegien finden sich bei Rindenerkrankungen vereinigte Lähmungen zweier Körperabschnitte, vorzugsweise eine gleichzeitige Lähmung des Armes und des Fazialis, seltener eine Lähmung des Armes und des Beines. Dagegen ist es bei der Lage der motorischen Zentren undenkbar, daß durch *einen* Herd eine gleichzeitige Lähmung des Beines und des Fazialis mit Freibleiben des Armes hervorgerufen wird. Die stets *bilateral arbeitenden Muskeln* (Stirnmuskeln, Kaumuskeln, Augenmuskeln, Schlundmuskeln, Stimmbandmuskeln und Rumpfmuskeln) werden auch bilateral innerviert. Von jedem zugehörigen Rindenzentrum gehen nicht nur, wie von den übrigen

Zentren, Fasern zu den Muskeln der gekreuzten, sondern auch der gleichen Körperseite. Einseitige Krankheitsherde in den betreffenden Zentren rufen daher in *diesen* Muskeln keine Lähmung hervor, während die Reizung dieser Zentren stets eine *beiderseitige* Muskelzuckung bewirkt. Endlich ist noch hervorzuheben, daß bei Krankheitsherden im Rindenzentrum für die unteren Gliedmaßen, insbesondere bei Tumoren im Lobulus paracentralis, das entsprechende eng benachbarte Zentrum auch der anderen Hemisphäre leicht in Mitleidenschaft gezogen werden kann. So kann eine *kortikale Paraplegie beider Beine* entstehen. Auch bei Schußverletzungen auf der Scheitelhöhe sind derartige Paraplegien beobachtet worden.

Außer der soeben besprochenen Beschränkung der Lähmung auf einen Körperabschnitt gibt es noch ein zweites für die Rindenherde kennzeichnendes Verhalten: das auffallend häufige Vorkommen von *motorischen Reizerscheinungen*, von *tonisch-klonischen Krämpfen*, die ebenso wie die Lähmungen nicht selten nur *einen* Arm oder einen Arm *und* einen Fazialis, zuweilen freilich auch eine ganze Körperhälfte befallen. Man bezeichnet derartige, anfallsweise auftretende Krämpfe als „*Rindenepilepsie*" (*partielle Epilepsie*, JACKSONsche Epilepsie), da die Zuckungen den bei der genuinen Epilepsie vorkommenden durchaus ähnlich sind. Solche *umschriebenen epileptiformen Anfälle kommen nur bei Erkrankungen der motorischen Gehirnrinde vor*, und zwar kann man auch hierbei den näheren Ort der Läsion noch genauer bestimmen, da Krämpfe im *Fazialisgebiet* vorzugsweise auf das *untere Drittel*, Krämpfe im *Arm* auf den *mittleren* Teil und Krämpfe im *Bein* auf die *oberen* Teile der Zentralwindungen hinweisen. Beobachtet man derartige Anfälle von partieller kortikaler Epilepsie genau, so kann man fast stets den ersten Beginn der Zuckungen in einem ganz umschriebenen Muskelgebiet (z. B. im Gesicht, im Daumen u. dgl.) feststellen. Der Anfall beginnt bisweilen mit einer leichten sensiblen Aura (Parästhesien in dem betreffenden Körperteil), dann folgt eine tonische Muskelkontraktion, die bald in einen starken Klonus übergeht. Nun breiten sich die Zuckungen aus, und zwar stets in derjenigen Reihenfolge, welche der räumlichen Anordnung der einzelnen *neben*einander gelegenen Zentren entspricht. Diagnostisch wichtig ist es daher, stets festzustellen, in welcher Muskelgruppe die Zuckungen beginnen, weil man daraus schließen kann, daß das betreffende Rindenzentrum vorzugsweise der Sitz des Krankheitsherdes ist. In den *bilateral innervierten Muskelgebieten* (Stirnmuskeln, Augenmuskeln, Kaumuskeln u. a.) treten auch die Zuckungen *beiderseitig* auf. Oft bemerkt man eine krampfhafte *Abweichung des Kopfes und der Augen* nach der Seite der zuckenden Glieder hin, also entgegengesetzt der Seite der die Reizung veranlassenden zerebralen Herderkrankung. Bei sehr starken Anfällen geht der Krampf schließlich auch auf die andere Körperhälfte über. Gewöhnlich dauern die Zuckungen in dem *zuerst* befallenen Muskelgebiete am längsten. Eine *Bewußtseinsstörung* ist bei den Anfällen von umschriebener Rindenepilepsie *nicht* vorhanden. Breitet sich der Krampf aber auf beide Körperhälften aus, so ist meist Bewußtlosigkeit oder wenigstens starke Bewußtseinstrübung vorhanden. Die einzelnen Anfälle dauern nur kurze Zeit (etwa 1—2 Minuten). Nach ihrem Aufhören bleibt in den am stärksten befallenen Muskelgebieten meist eine rasch vorübergehende motorische Schwäche oder gar völlige Lähmung zurück, als Zeichen der eingetretenen Erschöpfung des betreffenden Zentrums. Oft ist unmittelbar nach dem Aufhören der Krämpfe in einem Bein das Vorhandensein des BABINSKI-Reflexes festzustellen, der später wieder verschwindet. Mit rechtsseitiger JACKSONscher Epilepsie sind häufig vorübergehende Sprachstörungen verbunden.

Das Verhältnis der Krämpfe zu den *dauernden* Lähmungen ist sehr wechselnd. In manchen Fällen, z. B. bei einer Blutung in den Zentralwindungen, treten zuweilen gleichzeitig mit der Lähmung heftige halbseitige Zuckungen auf. Bei langsam sich entwickelnden Erkrankungen (namentlich bei Geschwülsten) gehen dagegen häufig umschriebene epileptische Krämpfe dem Auftreten von anhaltenden Lähmungserscheinungen längere Zeit vorher, und endlich kommt es nicht selten vor, daß in den bereits gelähmten Gebieten noch später wiederholt epileptiforme Anfälle auftreten. Namentlich die beiden zuletzt genannten Verhältnisse lassen stets mit größter Wahrscheinlichkeit auf eine Erkrankung der Gehirnrinde schließen.

Außer den ausgebildeten epileptischen Anfällen kommen bei Erkrankung der motorischen Rindengebiete auch *leichtere motorische Reizerscheinungen* vor: einzelne Zuckungen, rhythmische Zuckungen, tonische Kontraktionen u. dgl. Bei Schußverletzungen in der Gegend des Rindenzentrums für die Handbewegungen sieht man oft eine eigentümliche Ungeschicklichkeit und Unbrauchbarkeit der Hand, teils infolge spastischer Muskelzustände, teils infolge der Unfähigkeit, die einzelnen Finger unabhängig voneinander in richtiger Weise zu bewegen.

Das Verhalten der *Sensibilität bei den kortikalen Lähmungen* ist sehr verschieden. Nach den experimentellen Untersuchungen von MUNK und den anatomischen Untersuchungen von FLECHSIG u. a. liegen die Endigungen der sensiblen Schleifenbahn (die sog. Fühlsphäre) zum Teil in denselben Rindengebieten, in denen sich auch die motorischen Rindenzentren befinden; hiernach müßte man bei den kortikalen Lähmungen des Menschen auch stets eine gleichzeitige Sensibilitätsstörung voraussetzen. In der Tat findet man bei genauer Untersuchung (namentlich in der Hand und in den Fingern) fast immer deutliche Sensibilitätsstörungen. Sie betreffen bemerkenswerterweise kaum den Schmerzsinn, wenig die Temperaturempfindungen, dagegen stark die einfachen Berührungsempfindungen und vor allem den *Muskelsinn* (Gefühl für Lage und Bewegungen der Glieder) und die *tiefen Druckempfindungen.* So erklärt es sich, daß das Erkennen der Gegenstände durch bloßes Betasten. der *„stereognostische Sinn"*, bei Rindenläsionen häufig gestört gefunden wird. Bestehen derartige sensorische Störungen ohne gleichzeitige stärkere Lähmung, so ist oft eine deutliche *Ataxie* in der betreffenden Extremität nachweisbar (*kortikale Ataxie*). Auch Störungen in der *Lokalisation* der Empfindung bei kortikalen Herden beobachtet werden.

2. Die übrigen Teile der Großhirnrinde mit Ausnahme der Sprachzentren.

1. *Frontalwindungen.* Einseitige Erkrankungen des Stirnhirns können sich in ziemlich großer Ausdehnung entwickeln, ohne überhaupt irgendwelche bemerkenswerte Störungen zu verursachen. Jedenfalls gehört der größte Teil der *oberen zwei Stirnwindungen* nicht zu den motorischen Teilen der Rinde. Nur von ihrem hinteren, an die vordere Zentralwindung anstoßenden Abschnitt, dem *„Fuß der Stirnwindung"*, ist anzunehmen, daß er motorische Zentren enthält. Schädigungen der ersten und zweiten Stirnhirnwindung sollen die Erhaltung des Gleichgewichts beim aufrechten Gang stören. Sie bedingen eine *„Stirnhirnataxie"*. Wiederholt hat man bei Erkrankungen, vor allem bei Tumoren des Stirnhirns, ein deutliches *Schwanken des Rumpfes* beim Gehen und Stehen (ähnlich wie bei der zerebellaren Ataxie, s. u.) beobachtet. Die *dritte (unterste) Stirnwindung* der *linken Seite* steht in Beziehung zu den *motorischen Sprachvorgängen.*

Das Stirnhirn wird als Sitz der „höheren *psychischen Funktionen"* angesehen. Bei *doppelseitigen* ausgedehnten Erkrankungen der Frontallappen bestehen bisweilen nur psychische Symptome (Abnahme der geistigen Fähigkeiten, Charakteränderungen, *Witzelsucht* u. dgl.) ohne sonstige Störungen. Bei der Dementia paralytica und bei anderen Formen der Verblödung ist die starke Atrophie im *Stirnhirn* sehr auffallend, so daß in der Tat eine enge Beziehung des Stirnhirns zu den höheren geistigen Vorgängen sehr wahrscheinlich ist. Indessen kann es doch nicht genug betont werden, daß wir über die nähere Art dieses Zusammenhangs und über die Natur der psychischen Funktionen *nichts Bestimmtes* wissen. Wahrscheinlich sind alle höheren Bewußtseinszustände an die gleichzeitige normale Tätigkeit *mehrerer* sensorischer Rindenzentren gebunden. Das entwickelte Bewußtsein des normalen Erwachsenen ist die höchste *Gesamtleistung* des Nervensystems.

2. *Parietalwindungen.* Über die Funktionen der Rinde des Parietallappens und über die Symptome, die etwa auf eine Erkrankung dieses Gehirnabschnittes hinweisen können, ist noch nicht viel bekannt. Nach FLECHSIG endet in der Rinde des Parietalhirns ein großer Teil der sensiblen Haubenbahn. Danach könnte man bei Erkrankungen des Parietalhirns deutliche *Sensibilitätsstörungen* erwarten. In der hinteren Zentralwindung und in den angrenzenden vorderen Teilen des oberen Scheitellappens ist die *Berührungs- und Schmerzempfindung* lokalisiert. Bei Schädigung des mittleren Drittels der hinteren Zentralwindung und des anstoßenden Teils des Scheitellappens wird *Tastlähmung* („*Astereognose*") beobachtet. — Etwas reichlicher sind die Erfahrungen über das Vorkommen *motorischer Störungen* bei Erkrankungen der Parietalrinde, und zwar tritt — wie von anderen Stellen des Gehirns — auch bei Erkrankungen in der Gegend des Gyrus angularis das Symptom der „*gleichsinnigen Abweichung*" („*déviation conjugée*"), d. h. die gleichzeitige starke Seitwärtsdrehung des *Kopfes* und beider *Augen* nach der Seite des Erkrankungsherdes auf. Diese Drehung der Augen und des Kopfes nach der einen Seite ist die Folge einer Lähmung der Blickbewegung nach der anderen Seite. Der Gyrus angularis enthält jedoch kein eigentliches Blickzentrum, durch ihn laufen nur die Fasern, die das Sehzentrum mit dem Blickzentrum verbinden. Ihre Unterbrechung führt zum Fortfall der konjugierten seitlichen Blickbewegung. — Bei Läsionen des *linken* Gyrus angularis hat man das Symptomenbild der *Alexie* (s. u.) beobachtet. Die Beziehungen des linken Scheitellappens zur *Apraxie* werden später erwähnt werden.

3. *Okzipitalwindungen.* Klinische und experimentelle Untersuchungen (MUNK, HITZIG, MONAKOW, HENSCHEN u. a.) haben zu dem Ergebnis geführt, daß das *Okzipitalhirn das kortikale Zentrum für die Gesichtsempfindungen* enthält. Hier enden die Optikusfasern in der Hirnrinde. Abb. 184 macht die bei Läsionen des Okzipitallappens auftretenden Sehstörungen leicht verständlich. Die (dick gezeichneten) Fasern von den *äußeren (temporalen)* Hälften beider Retinae gehen *ungekreuzt* in den betreffenden *Tractus opticus* über, während die aus den *inneren (nasalen)* Hälften der Netzhaut kommenden Fasern sich im Chiasma *kreuzen.* Eine solche *teilweise* Kreuzung der Optikusfasern findet sicher statt. Die Fasern aus jedem *Tractus opticus* gelangen auf dem Wege über das *Pulvinar thalami optici* und das *Corpus geniculatum externum* zur Rinde des Okzipitallappens, und zwar hauptsächlich zur Rinde des *Cuneus.* Der rechte Okzipitallappen z. B. erhält also die Fasern von der äußeren (temporalen) Hälfte der rechten Retina und von der inneren (nasalen) Hälfte der linken Retina. Ist der rechte Okzipitallappen durch irgendeine Erkrankung gestört, so werden die auf die eben genannten Retinateile fallenden Bilder, die aus der *linken* Hälfte des *Gesichtsfeldes* stammen, nicht mehr wahrgenommen. Die Kranken sehen mit jedem Auge nur die in der rechten Hälfte ihres Gesichtsfeldes gelegenen Objekte (im Schema die *schwarze* Hälfte

des linken Gesichtsfeldes und die *weiße* Hälfte des rechten Gesichtsfeldes), während sie für alles, was auf der linken Seite liegt, blind sind. Man nennt diese Art der Sehstörung, den Ausfall der beiden gleichseitigen („homonymen") Gesichtsfeldhälften für jedes Auge, eine *Hemianopsie (homonyme laterale Hemianopsie)*. Bei einer Läsion des *rechten Okzipitallappens* tritt also eine *linksseitige Hemianopsie* ein und umgekehrt bei Zerstörungen des *linken Okzipitallappens* eine *rechtsseitige Hemianopsie*. Freilich ist die Hemianopsie bei Okzipitalhirnherden nicht so scharf in der Mittellinie des Sehfeldes abgegrenzt wie bei der Hemianopsie infolge von Durchtrennung eines Tractus opticus. Bemerkenswert ist auch, daß den Kranken ihre Okzipitalhirn-Hemianopsie meist nicht von selbst auffällt.

Über die *nähere Lokalisation* des Sehzentrums gehen die anatomischen Befunde noch auseinander. Am regelmäßigsten sind Sehstörungen gefunden worden bei Erkrankungen

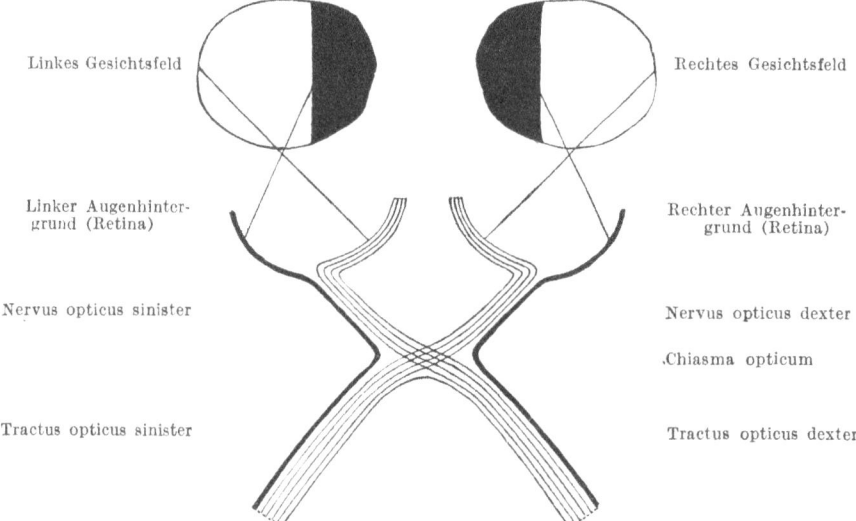

Linkes Gesichtsfeld

Rechtes Gesichtsfeld

Linker Augenhinter-grund (Retina)

Rechter Augenhinter-grund (Retina)

Nervus opticus sinister

Nervus opticus dexter

Chiasma opticum

Tractus opticus sinister

Tractus opticus dexter

Abb. 184. Schema des Faserverlaufes im Chiasma zur Erklärung der Hemianopsie. (Nach EDINGER.)

des *Cuneus*, insbesondere der Rinde an der Fissura calcarina, und der *ersten Okzipitalwindung* (Abb. 180 und 181). Die leider so zahlreichen Erfahrungen aus dem Weltkrieg bei Schußverletzungen am Hinterkopf haben die zuerst von HENSCHEN und von WILBRAND aufgestellte Lehre von einer *flächenhaften Projektion der Retina auf die Rinde in der Umgebung der Fissura calcarina* bestätigt. Dabei scheint die Macula lutea der Netzhaut (die Stelle des schärfsten zentralen Sehens) in der Nähe des Hinterhauptpoles lokalisiert zu sein. Das *Farbensehen* scheint merkwürdigerweise hauptsächlich an die *linke* Hemisphäre gebunden zu sein. Anatomisch ist die Rinde des Sehzentrums (insbesondere des Cuneus und der angrenzenden Gebiete des Gyrus lingualis) ausgezeichnet durch die Anwesenheit des *Gennarischen* oder *Vicq d'Azyrschen Streifens*, nach dem diese Gegend auch als „*Area striata*" bezeichnet wird. Hier scheinen also die Lichtempfindungen als solche zu entstehen. Zuweilen fehlt gleichzeitig die Farbenempfindung, während sie in anderen Fällen erhalten bleibt. Bei ausgedehnteren, namentlich *beiderseitigen* Erkrankungen der Hinterhauptslappen kommen höchst eigentümliche Sehstörungen vor. (Verlust des optischen Orientierungsvermögens, Verlust der optischen Erinnerungsbilder, Störungen der Tiefenwahrnehmung u. a.). Besonders wichtig ist das Symptom der „*Seelenblindheit*" (MUNK). Die Störung besteht darin, daß die Kranken die Gegenstände zwar noch *sehen*, aber nicht mehr ihre *Bedeutung erkennen*. Sie wissen mit ihnen nichts mehr anzufangen oder gebrauchen sie in der verkehrtesten Weise. Bekannte Personen erkennen sie nicht mehr nach ihrem Aussehen, sondern erst aus dem Klang ihrer Stimme. Es handelt sich also offenbar um einen *Verlust der optischen Erinnerungsbilder*. Dieses Symptom wird fast ausschließlich bei Erkrankungen der *linken* Hemisphäre beobachtet. Zuweilen leiden nur die Verbindungen zwischen den optischen Eindrücken und den *Sprachvorstellungen*. Es entsteht dann die *optische Aphasie* und die *Alexie*: die Kranken erkennen zwar die Gegenstände, können sie aber nicht benennen. Sie können Geschriebenes nicht lesen und nicht abschreiben, während sie spontan und nach einem Diktat, also ohne Vermittlung *optischer* Eindrücke, gut schreiben können (vgl. den folgenden Abschnitt).

4. *Temporalwindungen*. Wie der Okzipitallappen zum Gesichtssinn, so steht der Schläfenlappen in Beziehung zum *Gehör*. In den Querwindungen des Schläfenlappens und im mittleren Teil der oberen Schläfenwindung liegt das *kortikale Hörzentrum*. Wegen der Halbkreuzung der Akustikusfasern verursacht jedoch nur die *doppelseitige* Zerstörung des Hörzentrums Taubheit. — Erkrankungen der obersten (ersten) Schläfenwindung bewirken *Worttaubheit* („Seelentaubheit"), d. h. den Verlust des Sprach*verständnisses*. Wir werden auf diesen, meist mit sensorischer Aphasie verbundenen Zustand alsbald noch einmal zurückkommen. Oft ist der Verlust der lautlichen *Wort*-Erinnerungsbilder und ihrer Bedeutung auch mit einer allgemeinen Störung des *Gedächtnisses für die Schalleindrücke überhaupt* (kennzeichnende Geräusche, musikalische Tonfolgen u. dgl.) verbunden.

Schließlich mag hier noch bemerkt werden, daß im *Gyrus hippocampi* und den benachbarten Teilen (s. Abb. 181) wahrscheinlich der N. olfactorius endigt, so daß hier ein *Riechzentrum* angenommen worden ist. Anosmie entsteht aber nur nach *beiderseitiger* Zerstörung des Gyrus hippocampi. — Im hinteren Teil des Gyrus fornicatus soll das *Geschmackszentrum* liegen. Nach anderen Angaben soll dagegen der Gyrus fornicatus ein Zentrum für die Schmerzempfindungen sein. Sicheres über die Vertretung von Geruch und Geschmack in der Großhirnrinde ist jedoch nicht bekannt.

3. Die Sprachzentren und die Störungen der Sprache (Aphasie und verwandte Zustände).

Die verschiedenen Formen der Aphasie und die ihr verwandten Störungen. Zum besseren Verständnis dieses äußerst wichtigen Gegenstandes müssen wir an die Vorgänge beim *normalen* Sprechen anknüpfen.

Die Anregung zum Sprechen, d. i. zum mündlichen Mitteilen unserer Gedanken an andere, gewinnen wir entweder durch innere Antriebe oder durch äußere Anlässe, die diesen Antrieb hervorrufen. Immer setzt das Sprechen eine innere geistige Tätigkeit voraus, das Vorhandensein von Vorstellungen, aus deren weiterer Verarbeitung erst der Inhalt dessen gebildet wird, was wir durch die Sprache mitteilen wollen. Wo die Begriffe wirklich ganz fehlen, da stellt sich auch kein Wort ein. Der Blödsinnige spricht nicht, weil er nichts zu sprechen hat, ebenso das neugeborene Kind. Andererseits muß aber auch der Antrieb zum Sprechen vorhanden sein. Bei Geisteskranken sehen wir zuweilen anhaltende Sprachlosigkeit, nicht etwa aus Mangel an Sprachstoff, sondern aus Mangel jeden Antriebs zum Sprechen oder wegen des Vorhandenseins hemmender Vorgänge, die jede aufstrebende Sprachtätigkeit sofort unterdrücken. Setzen wir aber das Vorhandensein eines geistigen Vorstellungsinhalts voraus, so beruht dessen Übertragung in die äußere Sprache auf folgenden komplizierten Vorgängen, deren Störung im einzelnen die verschiedenen Formen der Aphasie erzeugt.

Zunächst muß dem Sprechenden das die Vorstellung ausdrückende Wort bekannt sein. Will er z. B. einem anderen den Namen eines Tieres nennen, so muß er das betreffende Wort, „Hund", „Sperling", kennen. Diese Kenntnis, die wir alle, soweit sie unsere Muttersprache betrifft, uns in der Kindheit erwerben, kann erfahrungsgemäß bei Gehirnerkrankungen

wieder verlorengehen. Wie wir ein Wort *vergessen* können, wie auch jeder
Gesunde beim Anblick eines vielleicht seltenen Tieres oder eines anderen
Menschen „nicht sogleich auf dessen Namen kommen kann", so kann ein
Kranker das Gedächtnis für alle oder für eine mehr oder weniger große Anzahl der Worte verlieren. Ein derartiger Kranker sieht einen Hund, er weiß
genau, daß das ein Tier ist, daß es diese oder jene Eigenschaft hat, aber er
weiß nicht mehr, wie es heißt. Die Verbindung zwischen der Vorstellung
„Hund" und ebenso auch zwischen der Gesichtswahrnehmung eines Hundes
und der dazugehörigen Lautvorstellung „Hund" ist verlorengegangen. Man
nennt diesen Zustand *amnestische* oder *sensorische Aphasie*, weil er auf dem
(vollständigen oder teilweisen) Verlust des *Wortgedächtnisses* beruht. Die
Kranken wissen genau, was sie sagen wollen, aber es fehlen ihnen die Worte.
Dabei ist das *Nachsprechen* der Worte bei rein amnestischer Aphasie vollkommen erhalten. Sobald man dem Kranken das Wort „Hund" vorspricht,
spricht er es vollkommen richtig nach. Dabei fällt ihm zuweilen auch sofort
ein, daß dies in der Tat das richtige Wort ist, während in anderen Fällen das
Wort zwar richtig nachgesprochen wird, aber ohne daß dabei dem Kranken
dessen Bedeutung zum Bewußtsein kommt (s. u. „Worttaubheit").
    Untersucht man die Fälle von amnestischer Aphasie genauer, so ist zu
beachten, ob die vergessenen Wortvorstellungen („Wortbilder") dem Gedächtnis dauernd entschwunden sind, oder nicht unter besonderen Umständen,
insbesondere durch assoziative Hilfen (Vorsprechen der ersten Silbe, Ein-
fügung in zusammengehörige Wortfolgen u. dgl.) wieder ins Bewußtsein eintreten können. Namentlich ist zu untersuchen, von welchen besonderen
Sinneswahrnehmungen aus das Gedächtnis für das verlorene Wort gegebenenfalls wieder hervorgerufen werden kann. Während durch die bloße *Vorstellung* allein das zugehörige Wort noch nicht ins Bewußtsein gelangt,
wird durch die sinnliche *Wahrnehmung* (insofern es sich um *äußere Objekte*
handelt) oft in assoziativer Weise das entsprechende Wort wieder ins Bewußtsein gerufen. Am häufigsten sind es natürlich die *optischen* Wahrnehmungen,
welche die Erinnerung an das Wort wieder hervorrufen. Versagt auch diese
Assoziation, so sprechen wir von einer *optisch-amnestischen Aphasie*. In
anderen Fällen können Gehörseindrücke (z. B. das Ticken einer Uhr, der
Klang eines Instrumentes) die Erinnerung für das betreffende Wort erneuern,
in noch anderen Fällen Tastempfindungen, Geschmacksempfindungen oder
Gerüche. Alle diese Assoziationen zwischen den betreffenden Wahrnehmungen
und den zugehörigen Wortvorstellungen können gleichzeitig oder im einzelnen gestört oder teilweise erhalten sein. Zuweilen ist erst eine gleichzeitige Einwirkung verschiedener Sinneseindrücke (z. B. Gesichts- *und* Tast-
wahrnehmungen) imstande, die Wortvorstellung von neuem ins Bewußtsein
zu rufen.
    Höchst merkwürdig sind Fälle von einer nur *teilweise eintretenden Amnesie.* Zum Bei-
spiel hatte ein Kranker vorzugsweise die Eigennamen vergessen, während ihm das Gedächtnis für alle anderen Wörter erhalten war. Oder es gehen nur die Wortvorstellungen
einer Sprache verloren, während der Kranke in einer anderen Sprache sich noch leidlich
gut ausdrücken kann. Ein von GRAVES beobachteter Kranker wußte von allen Wörtern
nur noch die Anfangsbuchstaben. Sah er z. B. eine Kuh, so wußte er, daß das betreffende
Wort mit einem K anfängt, und sah in einem Wörterbuch unter K so lange nach, bis er
das Wort fand. Diese Beobachtung erinnert übrigens an Erfahrungen, die auch der Gesunde nicht selten macht, wenn ihm z. B. von einem vergessenen Eigennamen nur noch
der Anfangsbuchstabe erinnerlich ist.
    Zu den amnestischen Störungen gehört auch die *Lockerung fest assoziierter
Wortfolgen,* wie eine solche z. B. in der Zahlenreihe, in den Namen der Wochentage, der Monate, in bekannten Versen und Gebeten u. dgl. gegeben ist.

Während derartige von Kindheit an fest eingeübte Wortfolgen einerseits (s. u.) das Aussprechen der einzelnen Wörter sehr *erleichtern* können, so ist andererseits ihre Verbindung manchmal so lose geworden, daß die Kranken die ganze Reihe zwar gut *nachsprechen*, aber nicht von selbst hersagen können. Derartige Prüfungen ergeben oft wichtige Einzelheiten. So ist z. B. öfters zu beobachten, daß aphasische Kranke die Namen der Wochentage zwar ziemlich gut in der gewöhnlichen Reihenfolge, aber nur sehr schwer *rückwärts* hersagen können. Manchen Kranken macht schon das Rückwärtszählen große Schwierigkeit. Häufig können die Kranken den *Anfang* einer bestimmten gewünschten Reihe (Monate, Wochentage u. a.) nicht finden, fahren aber in der Aufzählung der Reihe richtig fort, wenn man ihnen das erste Wort vorsagt und hierdurch die Assoziation in Gang bringt.

Ist das Wortgedächtnis erhalten, d. h. ist die Wortvorstellung klar im Bewußtsein vorhanden, so bedarf es zum lauten Sprechen alsdann der Übertragung der Wortvorstellung in diejenige Muskelaktion unseres Stimmorganes, die das betreffende Wort als wirklichen tönenden Laut hervorzubringen imstande ist. Dieser motorische Vorgang ist so kompliziert, daß eine äußerst feine Koordination der Bewegungen erforderlich ist, um die richtige Aussprache des Wortes zu ermöglichen. Daher ist man zu der Annahme gekommen, daß der Mensch ein besonderes „*motorisches Sprachzentrum*" besitzt, in dem die Übertragung der Wortstellung in die motorischen Sprachvorgänge stattfindet. Bei Erkrankung dieses Zentrums ist wiederum ein Verlust oder wenigstens eine mehr oder weniger starke Beeinträchtigung der Sprache die Folge. Die Kranken wissen jetzt sehr wohl das Wort, welches sie sagen wollen, aber sie können es nicht *aussprechen.* Sie haben die Fähigkeit zur Hervorbringung der richtigen Sprachbewegungen verloren. Manche Forscher denken sich diese Unfähigkeit dadurch entstanden, daß den Kranken das Gedächtnis für die zum Sprechen nötigen Bewegungen abhanden gekommen ist. Ihre Zunge, ihre Lippen sind *an sich nicht gelähmt,* aber die Kranken wissen sich ihrer zum *Sprechen* nicht mehr zu bedienen. Sie verhalten sich wieder wie ein Kind, das noch nicht sprechen gelernt hat. Die Kranken geben sich oft die größte Mühe zu sprechen. Das Wort, das sie sagen wollen, „schwebt ihnen beständig vor", sie bewegen den Mund in der auffallendsten Weise, aber es kommen nur einzelne falsche Laute hervor. Man bezeichnet diese Form der Sprachstörung als *motorische Aphasie.* Die Kranken können natürlich auch kein Wort *nachsprechen.* Sie blicken beständig nach dem Munde des Vorsprechenden, sie suchen die Mundbewegungen nachzuahmen, aber das Nachsprechen gelingt ihnen gar nicht mehr oder nur unvollkommen.

Die motorische Aphasie kann sehr verschieden stark ausgebildet sein. Einerseits gibt es Fälle von *vollständiger Aphasie,* bei denen die Kranken nur einzelne Laute, „a", „e" u. dgl., hervorbringen können. Andererseits gibt es aber auch leichtere Erkrankungen, bei denen es sich nur um Fehler beim Aussprechen handelt. Derartige Fälle könnte man am ehesten als „ataktische" Aphasie bezeichnen. Die Kranken sprechen viele Wörter richtig aus, bei anderen aber machen sich Fehler bemerkbar: Verwechseln einzelner Laute (Buchstaben), Umstellung oder Auslassen einzelner Laute (Buchstaben) oder endlich Anhängen falscher Laute (Buchstaben). So sagte z. B. eine von STRÜMPELL beobachtete Kranke Diestag statt Dienstag, Lipte statt Lippe, Gefd statt Geld, Tilscher statt Tischler usw. Man bezeichnet diese leichteste Form der ataktischen Sprachstörung als *„literale Ataxie".* Zuweilen hängen die Kranken vielen Wörtern dieselbe Endsilbe an. So z. B. zählte eine Patientin: einsen, zweien, vieren, fünfen usw. Meist können die Kranken einige Wörter ziemlich gut, andere nur mit Mühe und fehlerhaft, wieder andere gar nicht aussprechen. Gewöhnlich *lernen* die Kranken durch beständiges Nachsprechen einzelne, häufig vorkommende Wörter und Redensarten (z. B. „guten Tag" u. dgl.) allmählich immer besser aussprechen. Sehr merkwürdig ist die nicht selten zu beobachtende Tatsache, daß die Kranken zuweilen im *Affekt*, also gewissermaßen unwillkürlich, ein Wort, z. B. einen Ausdruck des Zornes, einen Fluch, einen Ausruf (in Sachsen z. B. „Ei Herr Jeses") ganz gut hervorbringen, während sie dieselben Wörter, wenn sie sie aussprechen *wollen*, nicht zustande bringen. Eine Kranke sagte auf die Frage „wie geht's" stets „gut". Sollte sie das Wort „gut" allein nachsprechen, so war sie dazu völlig außerstande. Ferner macht sich oft der Einfluß der Assoziation geltend: ein Kranker, der z. B. durchaus nicht „sechs" nachsprechen kann, sagt diese Zahl vollkommen deutlich, wenn er von eins zu zählen anfängt und der Reihe nach bis zu sechs fortzählt. Haben die Kranken ein Wort endlich richtig herausbekommen, so bleiben sie zuweilen gewissermaßen daran kleben, d. h. wenn sie jetzt etwas anderes sagen sollen, wiederholen sie immer noch das zuvor ausgesprochene Wort („*Perseveration*").

In manchen schweren Fällen motorischer Aphasie beschränkt sich das ganze Sprachvermögen überhaupt nur auf eine einzige Silbe oder eine einzige kurze Folge von Wörtern, die immer wieder zum Vorschein kommt, sobald die Kranken irgendeinen Versuch zum Sprechen machen („*Monophasie*"). So behandelte STRÜMPELL einen Kranken, der lange Zeit nichts anderes hervorbringen konnte als den sinnlosen Satz: „Selber sag' ich nämlich selber." Bei einer anderen Kranken bestand der ganze Wortschatz nur in den Lauten: „Bibi" und „Eibibi". Die Kranken wissen sehr wohl, daß dies falsch ist, aber trotz allen Widerstrebens bringt jeder motorische Sprachantrieb bei ihnen immer nur das eine Wort hervor. Von komischer Wirkung ist es, wenn die Kranken dabei dasselbe Wort mit dem verschiedensten mimischen Ausdruck gebrauchen. Die eben erwähnte Kranke konnte z. B. in schmeichelndem Tone mit „Bibi" bitten, während sie sich zuweilen auch in vollem Zorn mit einem lauten „Bibibibi" Luft machte.

Die Ursache der „motorischen Aphasie" wird gegenwärtig von den meisten Forschern in einer Störung des „motorischen Sprachzentrums" (s. u. BROCA-sches Zentrum am Fuß der linken dritten Stirnwindung) gesucht. STRÜMPELL war freilich der Ansicht, daß es ein besonderes „motorisches Sprachzentrum" nicht gibt, daß es vielmehr die Rindenzentren für Lippen, Zunge, Gaumen und Kehlkopf sind, die allmählich zum Zusammenarbeiten für die komplizierten Sprachbewegungen ebenso eingeübt werden wie dieselben und andere Muskelzentren zu zahlreichen sonstigen kombinierten Tätigkeiten (zahlreichen Handfertigkeiten, Spielen von Musikinstrumenten, kunstgerechtem Singen u. a.). Wie jede koordinierte Muskeltätigkeit ist aber auch das Sprechen an eine ununterbrochene richtige *sensorische Regelung* gebunden, die in diesem Fall neben den betreffenden Muskelempfindungen hauptsächlich von den sensorisch-akustischen Sprachzentren ausgeht. Erkrankung der letzten oder ihrer Verbindungsbahnen mit den motorischen Sprachzentren muß also auch zu einer Störung der motorischen Sprachvorgänge führen, die man gewöhnlich als „motorische Aphasie" bezeichnet. Noch passender ist der früher auch bereits gebrauchte Ausdruck der „ataktischen Aphasie". Faßt man den Begriff der „motorischen Aphasie" ganz streng auf, d. h. versteht man darunter die Unfähigkeit der Kranken, das Wort auszusprechen, obwohl ihnen das entsprechende Klangbild *vollständig klar* im Bewußtsein vorschwebt, so ist die rein motorische Aphasie gewiß ein sehr seltener Zustand. Vielleicht ist sogar daran zu zweifeln, ob sie überhaupt vorkommt. Denn der Nachweis des *vollständigen* Erhaltenseins der lautlichen Wort-Erinnerungsbilder ist gar nicht leicht zu führen. Fast ausnahmslos kann man in allen Fällen von Aphasie bei *genauer* Untersuchung deutliche Störungen des *Wortgedächtnisses*, d. h. der *Wortvorstellungen*, nachweisen, sei es, daß die Wortvorstellungen ganz fehlen oder nur unklar im Bewußtsein vorhanden sind, oder daß ihre leichte und richtige Verbindung gestört ist. Sobald aber die Wortvorstellung nicht ganz *klar* im Bewußtsein ist, kann natürlich auch der *motorische Sprachapparat* nicht richtig in Tätigkeit treten. Selbst beim Erhaltensein des sensorischen Wortbildes ist seine richtige *Übertragung* auf die motorischen Sprachzentren die notwendige Vorbedingung zum Zustandekommen der richtigen *Sprachbewegungen.* Eine „motorische Aphasie" kann also auch dadurch entstehen, daß die an sich durchaus funktionstüchtigen Sprachzentren nicht die richtigen Antriebe für den motorischen Sprachakt erhalten. Ob es also wirklich eine *rein motorische* Aphasie im Sinne einer primären Störung des motorischen *Sprachzentrums* selbst gibt, ist mindestens als noch nicht sicher nachgewiesen zu betrachten. Ausschließliche Störungen des motorischen Zentrums selbst können nur Störungen der richtigen und scharfen *Artikulation* hervorbringen. Sehr wichtig ist die oft beobachtete Tatsache, daß bei rechtsseitiger, mit Aphasie verbundener Hemiplegie auch die *Bewegungen der Zunge und der Lippen an sich* bei genauer Untersuchung oft deutliche Störungen zeigen. Bei frischer rechtsseitiger Hemiplegie ist die Zunge anfangs oft vollständig bewegungslos. Die Innervation der Zunge scheint für gewöhnlich überwiegend von der linken Gehirnhemisphäre aus stattzufinden. Daher muß zuweilen *ein Teil* der Sprachstörungen bei motorischer Aphasie als artikulatorische Störung aufgefaßt werden, d. h. als unvollkommene Leistung des eigentlichen motorischen Sprachapparates. Dann ist aber *jeder* schwierigere Sprachvorgang ausnahmslos gestört. Wenn die Kranken unter Umständen (z. B. beim Singen, s. u.) ganze Wortfolgen vollkommen richtig und deutlich aussprechen, während ihre Sprache unter anderen Umständen vollständig versagt, so kann dies doch offenbar nur in Störungen der *Innervationsantriebe*, nicht aber in einer Störung des motorischen *Innervationsapparates* selbst seinen Grund haben.

Die *amnestische (sensorische) Aphasie* kann in sehr verschiedenem Grade auftreten. Sie besteht nicht immer in dem völligen *Verlust* der Worterinnerungsbilder, sondern sehr häufig nur in einer Störung des festen Assoziationsgefüges zwischen den Vorstellungen und den zugehörigen Worten. Kranke mit sensorischer Aphasie *verwechseln* daher häufig die Worte oder bilden auch völlig falsche, sinnlose Lautbildungen („*Paraphasie*"). Solche Kranke können große Reden halten, von denen der Zuhörer kein Wort versteht, da der Kranke statt „Bleistift" „Bett", statt „geben" „galen" sagt u. dgl. Bei der Paraphasie macht sich nicht selten der *Einfluß bestimmter Assoziationen* deutlich geltend. Die Kranken sagen z. B. ein falsches Wort, das aber mit dem richtigen eine gewisse *lautliche Ähnlichkeit* hat, mit derselben Silbe anfängt od. dgl. Auch rein sensorielle Assoziationen spielen zuweilen eine Rolle. So nannte z. B. eine Kranke ein weißes Taschentuch „Schnee" u. dgl. Fast immer findet man bei der sensorischen Aphasie auch Störungen des *aktuellen Wortgedächtnisses.* Die Kranken können oft zwar einzelne Worte, aber keine kurzen Sätze richtig nachsprechen, weil sie die Worte durcheinander bringen, zum Teil ganz vergessen, oft auch durch andere, falsch assoziierte Worte ersetzen. So sprach z. B. eine Kranke den Satz „auf einem Baum sitzt ein Vogel und singt" in folgender Weise nach: „auf einem Vogel und singt ein Vogel" oder „auf einem Baum wächst ein Vogel" u. a.

Während die bisher besprochenen aphasischen Störungen sich alle auf das *Sprach*vermögen, d. h. auf die lautliche Äußerung der Vorstellungen beziehen, kommen wir jetzt zur Besprechung der damit häufig verbundenen oder in seltenen Fällen auch allein auftretenden Störung des Sprach-*verständnisses*. Diese Störung besteht darin, daß die Kranken die zu ihnen gesprochenen Wörter wohl *hören,* aber *nicht verstehen*. Das gehörte Wort ruft nicht mehr die ihm zukommende Vorstellung im Bewußtsein hervor. Die Kranken sind nicht eigentlich taub, denn sie *hören* alles, aber sie *verstehen* es nicht mehr, sie haben die Kenntnis von der Bedeutung der Wörter verloren. Die Muttersprache klingt ihnen wie dem Gesunden eine fremde Sprache, von der er gar nichts oder nur wenig gelernt hat. Man bezeichnet diesen Zustand gewöhnlich als „*Worttaubheit*" oder „*Seelentaubheit*". WERNICKE bezeichnet auch die Worttaubheit als „sensorische Aphasie", was nicht recht zutreffend zu sein scheint, da die Worttaubheit, d. h. das mangelhafte *Sprachverständnis* der Unfähigkeit zu *sprechen* infolge des Verlustes der Sprachvorstellungen (amnestische oder sensorische *Aphasie* im engeren Sinne) nicht gleichzusetzen ist. Amnestische Aphasie und Worttaubheit sind freilich aus naheliegenden Gründen sehr oft miteinander verbunden. Allein, es kann sehr wohl vorkommen, daß ein Kranker für einen Begriff das Wort vergessen hat, daß er aber dessen Bedeutung sofort richtig erkennt, sobald er es hört. Die Worttaubheit ist in gewissem Sinne der höhere Grad der Wortamnesie. In einer fremden Sprache kann auch der Gesunde oft das Wort für einen Begriff nicht finden, während ihm der Begriff sofort einfällt, wenn er das Wort hört. Eine fremde Sprache sprechen ist viel schwerer als sie „verstehen".

Geringere Grade der Worttaubheit finden sich, wie gesagt, sehr häufig oder *immer* mit der Aphasie verbunden. Man muß aber genau danach suchen, am besten, indem man unter Vermeidung aller unterstützenden Mimik Aufforderungen (bestimmte Gegenstände oder Körperteile zu zeigen, gewisse Handlungen zu verrichten) an die Kranken stellt und sieht, ob sie das Gesagte verstehen und demgemäß handeln. Auch in der Weise kann die Prüfung geschehen, daß man einen den Kranken vorgehaltenen Gegenstand zunächst in der verschiedensten Weise falsch und dann schließlich richtig benennt. Es zeigt sich dann, ob die Kranken durch Zeichen das richtige Wort als solches zu erkennen geben oder nicht. Immerhin beschränkt sich der Nachweis der Worttaubheit meist auf die konkreten Substantiva, auf gewisse Zeit- und Eigenschaftswörter, während für alle übrigen Wörter (viele Abstrakta, Umstandswörter u. a.) die Untersuchung auf Worttaubheit, zumal bei den gleichzeitig aphasischen Kranken, kaum ausführbar ist. Sehr oft bemerkt man daher, daß aphasische Kranke zwar die gewöhnlichen kurzen an sie gerichteten Fragen gut verstehen, daß sie aber nicht imstande sind, einer längeren Rede, etwas Vorgelesenem u. dgl. mit vollem Verständnis zu folgen. Dies geht oft schon deshalb nicht, weil die *Schnelligkeit der Auffassung* bei ihnen sehr gelitten hat. Wir haben Kranke gesehen, die jede Frage und jeden Satz erst dann verstanden, wenn man ihnen die Worte mehrmals wiederholte. Außerdem zeigt sich bei derartigen Kranken zuweilen, wie bereits erwähnt, auch eine deutliche *Abschwächung des aktuellen Wortgedächtnisses*. Spricht man ihnen einen etwas längeren Satz vor, so können sie nur die ersten 4—5 Wörter richtig wiederholen, während sie den Schluß des Satzes ganz vergessen oder höchstens dem Sinne, aber nicht dem Wortlaut nach behalten haben. Man versteht leicht, wie auch diese Schwäche des Wortgedächtnisses und die ungewöhnlich leichte Ermüdbarkeit des Gedächtnisses auf das Sprachverständnis hemmend einwirkt.

Mit der Untersuchung des motorischen Sprachvermögens als solchem und des Verständnisses für die gehörten Wörter ist aber die Reihe der bei der Aphasie vorkommenden Störungen noch keineswegs erschöpft. Wort und Begriff sind noch mit zwei anderen Ausdrucksmitteln aufs engste verknüpft, die uns nicht vom Ohr, sondern vom Auge vermittelt werden. Wir meinen die *mimischen Ausdrucksbewegungen* (oder die *Zeichensprache* im gewöhnlichen Sinne des Wortes) und dann die weit wichtigeren geschriebenen oder gedruckten optischen Zeichen: die *Buchstaben*, die *Schrift* einschließlich der *Zahlenzeichen* u. dgl. Auch hier handelt es sich um fest gefügte Assoziationen einerseits zwischen Zeichen und Begriff, andererseits zwischen Zeichen und Wortlaut. Auch diese Assoziationen können gelockert oder ganz gelöst sein, und es entsteht dann eine Reihe weiterer mit der Aphasie häufig gleichzeitig zu beobachtender krankhafter Erscheinungen.

Die *Störungen der mimischen Ausdrucksbewegungen* („Amimie" oder „Asymbolie") haben keine große praktische Bedeutung, bieten aber doch viel Wichtiges dar. Oft wundert man sich, wie ungeschickt aphasische Kranke, die nicht sprechen können, darin sind, ihren Gedanken, Wünschen usw. durch Zeichen Ausdruck zu geben. Zuweilen wenden sie auch mimische Bewegungen in offenbar verkehrter Weise an. So haben wir z. B. oft gesehen, daß Kranke mit dem Kopfe *nickten*, während sie offenbar etwas *verneinen* wollten. Auch das *Verständnis* für mimische Bewegungen anderer Menschen ist zuweilen herabgesetzt.

Weit wichtiger als die Amimie ist die *Agraphie*, die Störung des schriftlichen Ausdrucksvermögens. Auch hier können wir eine rein *motorische (ataktische)* und eine *amnestische Agraphie* unterscheiden.

Unter motorischer (ataktischer) Agraphie verstehen wir nicht die Unfähigkeit zu schreiben infolge einer etwaigen *Lähmung* des Armes, sondern die Unfähigkeit, die einzelnen Schriftzüge in der richtigen Weise zum geschriebenen Worte zu vereinigen. Die Kranken können dann auch ein *vorgeschriebenes Wort nicht nachschreiben.* Häufig können sie dies aber gut, während sie weder spontan, noch nach „Diktat" schreiben können. Dann handelt es sich um *Schriftamnesie (amnestische Agraphie).* Wie bei der Aphasie muß man auch bei der Agraphie die einzelnen Vorgänge, die den schriftlichen Ausdruck zusammensetzen und ihn in ihrer Gesamtheit hervorbringen, genau unterscheiden: geistige Vorstellung, zugehörige Wortvorstellung, Erinnerung an die entsprechenden Schriftzeichen, Übertragung in die motorischen Zentren der rechten Hand und endlich richtige Ausführung der notwendigen Schreibbewegungen. Wenn ein Kranker die Lautbilder der Worte vergessen hat, so kann er die Worte natürlich auch nicht aufschreiben. Prüft man bei Aphasischen die Fähigkeit des schriftlichen Ausdrucks genauer, so zeigen sich auch hierbei oft wichtige assoziative Verhältnisse. Die Kranken schreiben z. B. ein falsches Wort, das aber lautlich oder auch begrifflich eine gewisse *Ähnlichkeit* mit dem verlangten Wort hat. — Merkwürdig ist oft schon die ganze Art, wie derartige Kranke mit Agraphie schreiben. Sie fassen den Stift oder die Feder eigentümlich ungeschickt an, sie schreiben auffallend klein, oder die Buchstaben werden wenigstens allmählich immer kleiner u. dgl. Alles dies weist darauf hin, daß nicht die Schreibbewegungen als solche, sondern ihr sensorieller Antrieb gestört ist.

Zur Agraphie verhält sich die *Alexie*, wie die Worttaubheit zur Aphasie. Alexie ist *Schriftblindheit*, also mangelndes Schriftverständnis, die Unfähigkeit zu *lesen.* Offenbar nähert sich diese Störung der oben besprochenen *Seelenblindheit* (s. S. 678). Doch kann Alexie ohne eigentliche Seelenblindheit bestehen, indem nur die Assoziation zwischen den *Schriftzeichen* und den zugehörigen Wortvorstellungen verloren gegangen ist. Kranke mit reiner Alexie können nicht lesen und Geschriebenes nicht abschreiben, während sie spontan und nach einem Diktat ganz gut zu schreiben imstande sind. Genau genommen, muß man noch zwischen *lautem* und *leisem* Lesen unterscheiden. Das gesehene Schriftbild kann unter Umständen den Begriff hervorrufen, ohne laut ausgesprochen werden zu können. Umgekehrt können manche Kranke laut lesen, ohne das Gelesene oder Ausgesprochene zu verstehen.

Eine weitere wichtige, ebenfalls in naher Beziehung zur Aphasie stehende Störung mag hier noch kurz erwähnt werden, die Störung im *musikalischen Ausdrucksvermögen.* Auch hierin kommen die mannigfaltigsten krankhaften Erscheinungen vor, die sich sowohl auf die Auffassung wie auf die Reproduktion musikalischer Tonfolgen beziehen. Ebenso können die Assoziationen zwischen Tonvorstellungen und den schriftlichen *Notenzeichen* gelockert oder ganz aufgehoben sein. Wichtig ist endlich die Untersuchung der zwischen *Worten und Tönen* bestehenden Beziehungen, wie sie im *gesungenen Liede* vorhanden sind. Wir haben oft Aphasische beobachtet, die ein bekanntes Lied nicht her*sagen* konnten, aber sofort die richtigen Wörter deutlich aussprachen, wenn sie das Lied *sangen.* Die motorischen Sprechzentren erhalten beim Singen eines altbekannten Liedes viel reichlichere assoziierte Innervationsantriebe als beim einfachen Sprechen.

Aus allem bisher Gesagten ergibt sich, wie ungemein mannigfaltig und in wie zahlreichen wechselnden Kombinationen die besonderen Erscheinungen der Aphasie auftreten. Man hat eine große Anzahl verschiedener Formen der Aphasie unterschieden und den Versuch gemacht, für jede derselben eine besondere Lokalisation in der Hirnrinde oder die Erkrankung besonderer Faserverbindungen nachzuweisen. Eine Übereinstimmung der tatsächlichen, oft sehr komplizierten Verhältnisse mit allen diesen schematischen Darstellungen ist nicht zu erzielen, und wir haben daher absichtlich auf eine Wiedergabe der in vielen Lehrbüchern sich immer wiederholenden geometrischen Aphasiefiguren verzichtet. Wir dürfen uns nicht vorstellen, daß alle einzelnen beim Sprechen und Schreiben nötigen Vorgänge streng gesondert in nebeneinander liegenden „Zentren" zustande kommen. Es handelt sich um Gesamtleistungen eines großen Apparats, dessen Teile alle miteinander in engster Verbindung stehen, obwohl natürlich die einzelnen besonderen Aufgaben vorzugsweise an besondere anatomische Apparate gebunden sind. Die Zahl der möglichen Variationen der eintretenden Krankheitserscheinungen ist so groß, daß nur ein sorgfältiges und eingehendes Studium *jedes einzelnen Falles* von Aphasie eine erschöpfende Übersicht über alle vorhandenen Störungen geben kann.

Eine wesentliche Erweiterung hat das Studium der aphasischen Erscheinungen durch H. LIEPMANN erfahren. Dieser zeigte, daß die Aphasie (und ebenso die Agraphie, die Alexie, die Störung im musikalischen Ausdrucksvermögen usw.) eigentlich nur die besondere Form einer *viel allgemeineren Form* der zerebralen Störung vorstellt, die LIEPMANN als *Apraxie* bezeichnete. Viele Gehirnkranke, die ihre Muskeln und Gliedmaßen im einzelnen ganz gut bewegen können, verlieren doch die Fähigkeit, einen *größeren geordneten Bewegungskomplex* zur Ausführung eines bestimmten Zweckes, d. h. also eine *bestimmte zweckmäßige Handlung* auszuführen. Man erkennt die Störung, wenn man den Kranken die Aufgabe gibt, einzelne bestimmte Handlungen auszuführen, z. B. ein Streichhölzchen aus der Schachtel herauszunehmen, damit ein Licht anzuzünden und an dem Licht sich eine

Zigarre in Brand zu setzen oder eine Siegellackstange zu schmelzen und damit einen Brief zu siegeln. Schon bei einfacheren Bewegungshandlungen (Grüßen, Winken, Drohen, bestimmtes Anfassen, Streicheln, Klopfen u. dgl.) tritt die Apraxie in an sich gut beweglichen Muskelgebieten zuweilen deutlich hervor. Untersucht man diese Störungen genauer, so zeigt sich bald, daß man genau ebenso, wie man schon lange eine sensorische und eine motorische und sensomotorische Aphasie unterschieden hat, so auch eine rein motorische und eine sensorische Apraxie oder, wie LIEPMANN es genannt hat, eine *motorische (kinetische)* und eine *ideatorische Apraxie* unterscheiden muß. Die richtige Ausführung einer bestimmten Zweckbewegung erfordert zunächst eine klare *Vorstellung* von der Art und Reihenfolge der auszuführenden Bewegungen, dann muß aber diese klare Vorstellung in den motorischen Apparaten des Gehirns auch die richtigen *Bewegungen* auslösen. Es hat sich nun gezeigt, daß auch beim zweckbewußten Handeln überhaupt (wie beim Sprechen) die *linke Großhirnhemisphäre* die Hauptaufgabe zu verrichten hat. Bei Bewegungen mit den linksseitigen Gliedmaßen erhält die rechte Hemisphäre ihre Direktiven von der *linken Hemisphäre*, und zwar aller Wahrscheinlichkeit nach auf dem Wege der *Balkenfaserung*. Es gibt Fälle von Zerstörung des Balkens, bei denen eine „*Dyspraxie*" der *linken* Hand beobachtet wurde. Da unsere Handlungen hauptsächlich mit den Händen und dabei zu einem großen Teil mit der rechten Hand ausgeführt werden, so ist das linke Armzentrum der Ausgangspunkt für die geordneten „eupraktischen" Handlungen. Läsionen im *linken Scheitellappen* führen besonders oft zu einer *ideatorischen Apraxie* des rechten Armes, weil durch den Scheitellappen hindurch dem linken Armzentrum die betreffenden optischen und akustischen Erinnerungsreize zuströmen, die den motorischen Antrieb in der richtigen zielbewußten Weise regeln. — In allen Fällen von Hemiplegie, besonders aber in den mit sensorischer Aphasie verbundenen Fällen von rechtsseitiger Hemiplegie, muß man auf Apraxie untersuchen. Nicht selten findet man dann in der scheinbar „gesunden" *linken* Seite, d. h. vorzugsweise im *linken* Arm, deutliche Apraxie. Diese macht sich bemerkenswerterweise meist weniger geltend bei den reinen Spontanbewegungen als bei der verlangten Nachahmung bestimmter vorgemachter oder verlangter Bewegungen und Bewegungsfolgen, z. B. Streicheln, Klopfen, Tippen, Kratzen u. dgl.

Die bei der Aphasie vorkommenden anatomischen Veränderungen. Die Aphasie war das erste zerebrale Symptom, das auf die Erkrankung einer ganz bestimmten Stelle des Gehirns bezogen werden konnte. Schon im Jahre 1825 hatte BOUILLAUD behauptet, daß nur Erkrankungen des Vorderhirns zu Sprachstörungen führten. Ein anderer französischer Arzt, MARK DAX, wies 1836 zum ersten Male nach, daß nur Läsionen der *linken* Gehirnhälfte eine Aphasie zur Folge haben, und im Jahre 1861 konnte BROCA den Satz aufstellen, daß das „*Sprachzentrum" in der dritten linken Stirnwindung* („BROCAsche Windung") *gelegen sei*. Dieser Satz bezieht sich aber nur auf die rein „*motorische* Aphasie". Besteht motorische Aphasie, so darf man nach der jetzt meist herrschenden Ansicht eine Erkrankung der *hinteren Abschnitte der dritten linken Stirnwindung* annehmen: hier erfolgen also jene komplizierten motorischen Koordinationsvorgänge, die zum geordneten, lauten, richtigen Sprechen notwendig sind. Die BROCAsche Lehre ist auch in anatomischer Hinsicht angefochten worden. Nach P. MARIE hat die BROCAsche Stelle des Gehirns keine wesentliche Bedeutung für den Sprachvorgang als solchen. Die eigentliche Ursache der echt aphasischen Störungen ist stets in einer Beeinträchtigung des linken *Schläfenlappens* und dessen Verbindungen mit den motorischen Zentren der Sprachbewegungen zu suchen. Wie WERNICKE zuerst festgestellt hat, ist das Erhaltensein der *lautlichen Erinnerungsbilder* der einzelnen Worte an die *linke obere Schläfenwindung* gebunden. Wir sind berechtigt, hier das „*sensorische Sprachzentrum*" zu vermuten und bei jeder sensorischen Aphasie eine Erkrankung dieser Stelle des Gehirns anzunehmen. Völlige Zerstörung der WERNICKEschen Windung verursacht Worttaubheit und völlige Wortamnesie, teilweise Erkrankung dieser Stelle bedingt eine Beeinträchtigung

der Wortvorstellungen und die davon abhängigen Störungen des sprachlichen und schriftlichen Ausdrucks.

Schwierig ist die Frage, wie sich die Störungen verhalten, wenn nicht die erwähnten
Zentren selbst, sondern die zuleitenden Fasern zur obersten Schläfenwindung, die Verbindungsfasern von dieser zur dritten Stirnwindung und die ableitenden motorischen
Fasern von dieser zu den niederen motorischen Sprachzentren zerstört sind. Alle derartigen Sprachstörungen hat man als *subkortikale Aphasien* oder zum Teil auch als *Leitungsaphasien* bezeichnet. Zu ihrer Annahme ist man berechtigt, wenn die genaue
Untersuchung nicht ein *völliges Fehlen* der Erinnerung an die Klangbilder der Sprache
oder an die zur Hervorbringung der Worte nötigen Bewegungen, sondern nur die *fehlende
Reproduktion dieser Erinnerungsbilder unter bestimmten Umständen* erzielt. So kann z. B.
bestehende Worttaubheit bei erhaltenem Schriftverständnis und erhaltener Schreibfähigkeit nur auf einer subkortikalen Affektion im Zuleitungsapparat des Schläfenlappens bestehen, da das verständnisvolle Lesen das Erhaltensein der Worterinnerungsbilder an
sich voraussetzt. Sehr mannigfache Leitungsaphasien entstehen bei Krankheitsherden
in der linken *Inselgegend*. Denn hier befinden sich offenbar zahlreiche Verbindungsfasern
für die einzelnen Sprachzentren.

Das Verständnis der *Schriftzeichen* kann verlorengegangen sein trotz erhaltenen Wort-
verständnisses und erhaltener Sprachfähigkeit. Man darf in solchen Fällen (reine *Alexie*
oder „*Wortblindheit*") eine Erkrankung des *linken unteren Scheitellappens* annehmen. Ein
besonderes „*Schreibzentrum*" anzunehmen, ist natürlich noch weniger statthaft als die
Annahme eines motorischen Sprachzentrums. Es gibt unzählige geistig normale Menschen,
die nicht lesen und nicht schreiben können, aber keinen einzigen mit normalen Sinnen
begabten, der nicht sprechen kann. Nicht das laute Sprechen, wohl aber die „innere
Sprache" ist das notwendige Ergebnis und ebenso die notwendige Voraussetzung jeden
scharfen *begrifflichen Denkens.* Denn in dem Wortbilde vereinigen sich alle einzelnen
Empfindungs- und Vorstellungselemente, durch deren Zusammenwirken erst der genau abgegrenzte Begriff entsteht. Und ebenso ist jeder eingehendere geistige Verkehr
der Menschen untereinander nur durch das Hilfsmittel der Sprache möglich. Schreiben und Lesen sind dagegen erlernte nützliche Fähigkeiten und Tätigkeiten, die auf
das Vorhandensein der Sprachvorgänge gegründet sind. Ihre Bedeutung für die geistige
Entwicklung der Menschheit ist außerordentlich groß. Sie entsprechen aber einer schon
weit höheren Kulturstufe als die Sprache. — Die Bedeutung des *linken Scheitellappens*
für die *Apraxie* im allgemeinen ist schon oben hervorgehoben worden. Ebenso haben wir
das Vorkommen isolierter Apraxie im linken Arm bei *Balkenläsionen* erwähnt.

Schließlich sei noch bemerkt, daß die angeborenen Lokalisationen der einzelnen „Sprachzentren in der *linken* Gehirnhemisphäre" sich nur auf die „*Rechtshänder*" (etwa 90%
der Menschen) beziehen. Bei „*Linkshändigen*" (4—5%) liegen die Sprachzentren in der
rechten Gehirnhemisphäre, bei „*Ambidextren*" (5—6%) sind *beide* Hemisphären *gleichwertig.*

Über *Prognose* und *Verlauf* der *Aphasie* lassen sich keine allgemeinen Regeln
aufstellen, da alles auf die Art der Erkrankung ankommt, die die Aphasie
hervorgerufen hat. Bei den am häufigsten vorkommenden, durch Gehirnblutung oder Gehirnembolie (s. u.) bedingten Aphasien sieht man häufig
anfangs hochgradige Störungen, die allmählich aber zum Teil oder auch ganz
zurückgehen. Andererseits gibt es auch fast vollständige Aphasien, die jahrelang bis zum Tode andauern.

In bezug auf die *Behandlung* mag hier nur das eine hervorgehoben werden,
daß *methodische Übungen* in Form eines wirklichen *Sprach*- oder *Schreib-
unterrichtes* zuweilen von einigem Nutzen sein können. Bei der motorischen
Aphasie kann ein Unterricht, ähnlich wie bei Taubstummen, erteilt werden
(Zuhilfenahme der Gesichtsempfindungen zur neuen Einübung der nötigen
Muskelbewegungen), während bei den Wortamnesien methodische Übungen
des Gedächtnisses zur neuen „Einprägung" der vergessenen Wörter nötig
sind. Alle derartigen Übungen erfordern aber viel Geschick und Geduld auf
beiden Seiten!

4. Das Centrum semiovale, die Capsula interna, die Zentralganglien und die Vierhügelgegend.

Centrum semiovale. Das weiße Marklager der Hemisphären enthält einerseits *Kommissurenfasern* zur Verbindung der einzelnen Rindenzentren miteinander, andererseits Fasern, die von den Rindenzentren nach abwärts verlaufen und deren Verbindung mit den peripherisch gelegenen Organen vermitteln (*Stabkranzfasern*). Über Folgeerscheinungen der Zerstörung von Kommissurenfasern ist fast nichts bekannt. Vermuten darf man nur, daß bei den assoziativen Störungen, wie wir sie bei der Aphasie und den verwandten Erkrankungen kennengelernt haben, Läsionen von Kommissurenfasern (z. B. zwischen Schläfen- und Stirnlappen, Hinterhaupts- und Stirnlappen u. a.) in Betracht kommen. Durch eine Unterbrechung der Leitung in den *Stabkranzfasern* werden dieselben Ausfallssymptome hervorgerufen wie durch die Zerstörung des zugehörigen Zentrums selbst. Es ist daher verständlich, daß Herde im Centrum semiovale, welche die motorische, zu den Zentralwindungen gehörige Stabkranzfaserung unterbrechen (aber auch *nur* solche), *hemiplegische* oder bei geringer Ausdehnung auch *monoplegische Lähmungen* verursachen. In ähnlicher Weise können Erkrankungen im Marklager des Okzipitallappens zu *Hemianopsie*, Erkrankungen im Marklager des Schläfenlappens zu *Gehörstörungen* (Worttaubheit) führen. In der weißen Substanz des *Stirnhirns* der einen Seite hat man zuweilen ziemlich ausgedehnte Erkrankungen gefunden, die zu Lebzeiten der Kranken *keine* auffallenden Symptome gemacht hatten. Nur wenn der Erkrankungsherd auf der linken Seite die zur dritten Stirnwindung gehörenden Stabkranzfasern betrifft, muß eine *motorische Aphasie* entstehen.

Capsula interna. Durch den *hinteren Schenkel* der inneren Kapsel zieht, auf einen verhältnismäßig engen Raum beschränkt, die von den Zentralwindungen kommende *Pyramidenbahn* zu dem Hirnschenkelfuß hindurch (s. Abb. 88). Hier ist also der Ort, wo schon umschriebene Herderkrankungen zu einer *Hemiplegie* der gegenüberliegenden Körperhälfte führen müssen. In der Tat ist die größte Zahl der dauernden Hemiplegien durch Erkrankungen der erwähnten Stelle bedingt. Dabei verlaufen die zum Fazialis gehörigen Fasern am weitesten *vorn*, dahinter die Fasern für den Hypoglossus, die Armfasern in der Mitte, die für das Bein bestimmten Fasern hinten.

HORSLEY und BEEVOR haben gezeigt, daß man beim Affen die einzelnen motorischen Abschnitte der inneren Kapsel noch viel genauer isoliert reizen kann. Sie fanden auf diese Weise, daß die Anordnung der motorischen Fasern in der Capsula interna von *vorn nach hinten* sich in folgender Weise zeigt: Öffnen der Augen, assoziierte seitliche Bewegung der Augen und des Kopfes, Zunge, Mundwinkel, Schulter, Ellenbogen, Handgelenk, Finger, Daumen, Rumpf, Hüfte, Fußgelenk, große Zehe, übrige Zehen.

Am hinteren Ende der inneren Kapsel liegt die *sensible Bahn* (vgl. S. 396) und Abb. 88). Hiergelegene Herde machen in der Regel nur eine *Hemianästhesie* der Haut und der tieferen Teile (Muskelsinn). Sie ist deshalb in der Regel mit deutlicher *Hemiataxie* vereinigt. Sehr oft verbindet sich damit infolge der gleichzeitig zerstörten benachbarten optischen Bahnen auch eine *Hemianopsie*. Näheres hierüber findet man unten im Kapitel über die Gehirnblutung.

In praktisch diagnostischer Hinsicht ergibt sich aus dem Vorhergehenden, daß wir bei einer rein motorischen Hemiplegie ohne gleichzeitige Sensibilitätsstörung ein Freibleiben der hintersten Abschnitte der inneren Kapsel annehmen können, daß dieser Teil aber mit ergriffen ist, wenn sich neben der motorischen Lähmung auch stärkere Sensibilitätsstörungen vorfinden. Nach Beobachtungen EDINGERS u. a. können Herde in der Nähe

des hinteren Abschnittes der inneren Kapsel durch Reizung der dort gelegenen
sensiblen Fasern auch *sensible Reizerscheinungen* (Schmerzen, Parästhesien)
hervorrufen, wie man sie zuweilen in Verbindung mit motorischer Hemiplegie
beobachtet.

Corpus striatum (Linsenkern und Nucleus caudatus) s. Abb. 185. Die
Funktionen der motorischen Zentralganglien haben durch die wichtigen For-

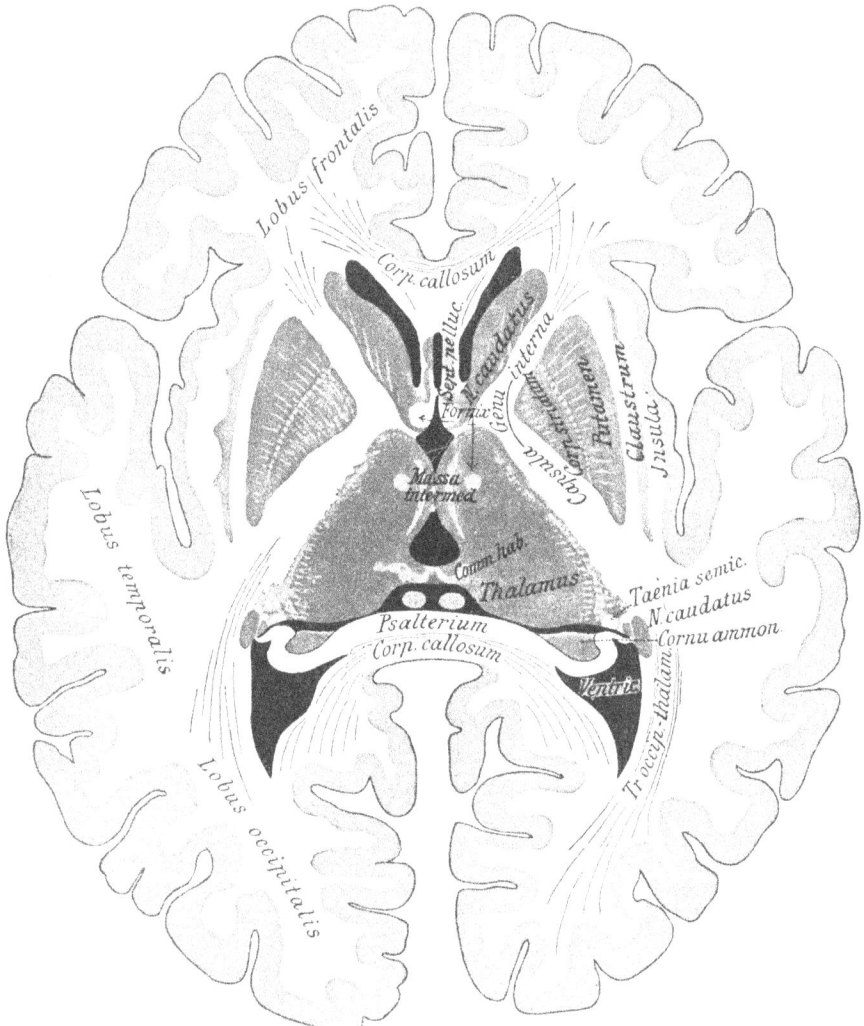

Abb. 185. Horizontalschnitt durch das Großhirn.

schungsergebnisse der letzten Jahre (K. WILSON, C. und O. VOGT, O. FOER-
STER, SPATZ u. v. a.) eine wesentliche Klärung erfahren. Man teilt gegenwärtig das Corpus striatum in zwei Teile ein: 1. in den *phylogenetisch älteren*
Teil, bestehend aus den zwei medialen Abschnitten des Linsenkerns, dem
Globus pallidus, jetzt gewöhnlich *Pallidum* (*Paläostriatum*) genannt, und den
phylogenetisch jüngeren Teil, bestehend aus dem *Putamen* und dem *Nucleus caudatus*, beide zusammengefaßt mit dem Namen *Neostriatum*. Während die von

der motorischen Großhirnrinde kommende Pyramidenbahn der Ausführung der einzelnen gewollten Zweckbewegungen dient, hat das striäre System (Pallidum und Neostriatum) hauptsächlich die Unterhaltung des allgemeinen *Muskeltonus* und die statische Festigung des Körpers bei all den verschiedenen Stellungen des Rumpfes und der Gliedmaßen zur Aufgabe. Die bei den Erkrankungen dieses Systems auftretenden Störungen beziehen sich daher nicht unmittelbar auf die Ausführung der gewollten Bewegungen, sondern auf den *Muskeltonus* und auf das *statische* Zusammenwirken der einzelnen Muskelgebiete, vor allem der Antagonisten, zur Unterhaltung der notwendigen festen Körperstellungen. Die Gesamtheit der bei den Erkrankungen des Striatums auftretenden eigentümlichen Symptome hat man vom anatomischen Gesichtspunkt aus als den *striären* oder *extrapyramidalen Symptomenkomplex*, vom physiologisch-klinischen Standpunkte aus als den *dystonischen* oder *amyostatischen Symptomenkomplex* bezeichnet. Dabei hat sich aber nach den klinisch-anatomischen Befunden noch eine weitere Sonderung der Symptome herausgestellt, je nachdem hauptsächlich das Pallidum oder das Neostriatum erkrankt ist. Im ersten Falle überwiegen im allgemeinen die einfach hypertonischen und antagonistischen Tremorsymptome, im letzten Falle kommt es zu ausgedehnteren und mannigfaltigeren motorischen Reizerscheinungen. Indem wir bei der Besprechung der hierhergehörigen Krankheitsformen (Paralysis agitans, Pseudosklerose, WILSONsche Krankheit, Chorea, Athetose u. a.) auf manche Einzelheiten zurückkommen werden, möge hier noch eine kurze Übersicht der beiden Symptomengruppen folgen:

1. Das *Pallidumsyndrom* (*Parkinsonsyndrom, hypokinetisch-rigide Syndrom*): allgemeine Erhöhung des Muskeltonus und des Dehnungswiderstandes der Muskeln (*Rigor*), Bewegungsarmut, mimische Starre, Stellungsfixationen bei passiven Bewegungen, Verlangsamung der willkürlichen Bewegungen, Einschränkung der Reflex- und Mitbewegungen. Häufig mehr oder weniger starker Ruhetremor (der sich bei Bewegungen vermindert).

2. Das *Striatumsyndrom* tritt in verschiedenen Formen auf: Athetosebewegungen, choreatische Bewegungen, Torsionsspasmen u. dgl. Dabei eine Abnahme des Muskeltonus und Verminderung der statischen Fixation, vermehrte Mitbewegungen und Abwehrreflexe, zuweilen gesteigerte mimische Ausdrucksbewegungen u. a.

Außer den genannten Erscheinungen hat man bei Striatumerkrankungen noch auf gewisse häufig beobachtete Störungen sekretorischer und vasomotorischer Funktionen zu achten: vermehrte Absonderung der Hauttalgdrüsen („Salbengesicht"), ungewöhnliches Hitzegefühl u. a. Manche Beobachtungen sprechen auch für das Vorhandensein von *Zentren für die Wärmeregulation* im Striatumgebiet, ebenso vielleicht von Zentren für die Regulation der Harnentleerung.

Thalamus opticus. Der Thalamus opticus ist im wesentlichen eine große Schaltungsstation im Verlauf zentripetaler, sensorischer Bahnen. Schädigungen des Thalamus (z. B. durch Verschluß der Art. cerebri post.) führen zu einem kennzeichnenden, „*Thalamussyndrom*" genannten Krankheitsbild, das mit folgenden Symptomen einhergeht: unbeeinflußbare halbseitige Schmerzen, Überempfindlichkeit gegen sensible und sensorische Reize aller Art (*Hyperpathie*), gegebenenfalls Hemianästhesie, besonders der Tiefensensibilität, choreatische und athetotische Bewegungen auf der Gegenseite, Hemiataxie, Astereognosie verschiedener Stärke.

Sicher ist ferner die Einschaltung des Thalamus, und zwar seines hinteren Abschnittes, des *Pulvinar* und des *Corpus geniculatum laterale*, in die zentrale

Sehbahn. Eine Zerstörung des hinteren Teils des Thalamus hat daher eine vollständige *Hemianopsie* der entgegengesetzten Seite zur Folge. Nicht selten verbindet sich die Hemianopsie mit einer Hemianästhesie (s. o.) und einer durch
die Störung des Muskelsinns bedingten Hemiataxie. Manche Forscher schreiben
dem Thalamus eine Bedeutung für die *mimischen Ausdrucksbewegungen* im
Sinne einer Hypermimik (*Zwangslachen, Zwangsweinen*) zu. Bei Hemiplegischen beobachtet man zuweilen, daß die untere Gesichtshälfte auf der
gelähmten Seite willkürlich nicht bewegt werden kann, während sie bei
seelischen Affekten (Weinen, Lachen) in starke Mitbewegung gerät. In solchen
Fällen soll man auf ein Freibleiben des Thalamus schließen dürfen, während
das Ausbleiben der Affektbewegung in der betreffenden Gesichtshälfte auf
eine Erkrankung des Thalamus hinweisen soll. Bei den innigen Verbindungen,
die zwischen Thalamus und strio-pallidärem System bestehen, ist aber zu
bedenken, ob bei dem obenerwähnten Symptom nicht vielmehr das Striatum
beteiligt ist.

Corpora quadrigemina und Hirnschenkel. Erkrankungen der Vierhügel
kommen selten und meist nur als Teilerscheinung ausgebreiteter Gehirnerkrankungen vor. Die *vorderen Vierhügel* stehen unzweifelhaft mit den
Fasern des *Nervus opticus* in Verbindung. Sind *beide* Corpora quadrigemina
anteriora zerstört, so muß eine völlige *Blindheit* die Folge sein, während
bei *einseitiger* Erkrankung *Hemianopsie* zu erwarten ist. Beide Symptome sind indessen so vieldeutig, daß sie allein selbstverständlich niemals
die topische Diagnose einer Erkrankung der vorderen Vierhügel gestatten.
Im übrigen ist bei allen Erkrankungen der Vierhügel vorzugsweise die Lage
der Kerne für den *N. oculomotorius* und *trochlearis* in Betracht zu ziehen.
Daher sind namentlich ein- oder doppelseitige *Okulomotoriuslähmungen* bei
Vierhügelläsionen wiederholt beobachtet worden, ferner auch *reflektorische
Pupillenstarre* und *Nystagmus*. Die Kerne des N. oculomotorius (s. Abb. 174,
S. 642) zeigen einen ziemlich langgestreckten Verlauf, wahrscheinlich haben
die einzelnen Augenmuskeln ihre besonderen Zellkerne. Besonders wichtig
ist die Trennung der am weitesten nach vorn gelegenen kleinzelligen Kerne für
die *inneren* Augenmuskeln (*Akkommodation* und *Sphincter iridis*) von dem weiter
rückwärts gelegenen großzelligen Okulomotoriuskern für die *äußeren Augenmuskeln*. So erklärt es sich, daß bei *nukleären* Okulomotoriuslähmungen sowohl
Lähmungen einzelner vom Okulomotorius versorgter Muskeln, als auch isolierte
Lähmungen der *äußeren* oder der *inneren* Augenmuskeln entstehen können, was
bei Läsion des *Nervus* oculomotorius kaum möglich ist. Von den beiden vorderen kleinzelligen Kernen inneviert wahrscheinlich der *kleinzellige Lateralkern*
(„WESTPHAL-EDINGERscher Kern") den Sphincter iridis, der *kleinzellige Medial-
kern* den M. ciliaris, also den Akkomodationsmuskel. Im WESTPHAL-EDINGER-
schen Kern hätten wir somit das Zentrum für den Pupillarreflex zu suchen.
Übrigens ziehen die motorischen Nerven für den Sphincter iridis und die
Ziliarmuskeln nicht unmittelbar zu ihren Muskeln, sondern werden durch
die Zellen des *Ganglion ciliare* nochmals unterbrochen. — In der gestreckten Zellsäule des Okulomotoriuskerns für die äußeren Augenmuskeln
(„*großzelliger Lateralkern*") liegt das Zentrum für den M. levator palpebrae
sup. am weitesten nach vorn, dann folgen die Zentren für den M. rect. superior,
den rect. internus, den obliquus inferior und den rectus inferior. Die Fasern
aus den beiden erstgenannten Kernen verlaufen ungekreuzt, während die
Fasern für die drei letztgenannten Muskeln sowohl zu den gleichseitigen, als
auch zu den Muskeln der anderen Seite gelangen. Offenbar dient diese Einrichtung der möglichst gleichmäßigen Bewegung beider Augen. Da nun aber

bei den gewöhnlichen seitlichen Blickbewegungen stets der vom Okulomotorius innervierte Rectus internus mit den vom Abduzens innervierten Rectus externus zusammenwirken muß, so bedarf es noch einer *Verbindung des Okulomotoriuskerns* (besonders des Kerns für den R. internus) mit dem *Abduzenskern.* Diese Verbindung ist anatomisch bekannt. Sie wird durch Fasern hergestellt, die im sog. *hinteren Längsbündel* („dorsales Längsbündel") verlaufen. Reizungen des hinteren Längsbündels bewirken seitlichen *Nystagmus.*

Ein weiteres wichtiges Symptom der Erkrankungen der Vierhügelgegend ist eine *Ataxie des Rumpfes*, ähnlich der zerebellaren Ataxie (s. u.). Diese Ataxie beruht aller Wahrscheinlichkeit nach auf einer Störung der von dem Corpus dentatum des Kleinhirns kommenden Bindearme, die nach erfolgter Kreuzung zu den roten Kernen (Nucleus ruber) unter den Vierhügeln gelangen und weiter mit dem Großhirn in Verbindung stehen. Haben wir es also mit einer Ophthalmoplegie zu tun, die beide Augen, wenn auch nicht völlig symmetrisch, betrifft und sich namentlich in Lähmungserscheinungen von seiten der Nn. oculomotorii und trochleares äußert, und ist diese Ophthalmoplegie verbunden mit einem unsicheren, schwankenden Gang, so müssen wir an eine Erkrankung der Vierhügelgegend denken. — Das *hintere Paar der Vierhügel* und die *Corp. geniculata medial.* stehen mit dem N. acusticus in Verbindung, so daß bei Erkrankungen dieser Gegend auch auf *Gehörstörungen* zu achten ist.

Greift eine Erkrankung auf den *Hirnschenkel* über, so kann ein kennzeichnendes Syndrom entstehen, nämlich eine Lähmung der einen Körperhälfte (Arm, Bein, Fazialis), verbunden mit einer *gekreuzten* (auf der anderen Seite gelegenen) *Okulomotoriuslähmung.* Ein z. B. auf der *rechten* Seite gelegener Herd würde die Fasern des rechten Okulomotorius zerstören und somit eine *rechtsseitige Okulomotoriuslähmung* hervorrufen, während er bei genügender Ausdehnung gleichzeitig die Pyramidenfasern des rechten Hirnschenkels betreffen könnte, was eine *linksseitige Hemiplegie* zur Folge haben müßte. Man hat auch Fälle beobachtet, bei denen durch einen Herd in der Hirnschenkelgegend (wie es scheint, vorzugsweise im *Nucleus ruber*) eine *gleichseitige Okulomotoriuslähmung* mit motorischen choreatischen oder tremorartigen *Reizerscheinungen* auf der *gekreuzten* Körperseite verbunden war (*Benediktsches Syndrom*). Daß Erkrankungen der *Hirnschenkelhaube* Sensibilitätsstörungen oder zuweilen auch Ataxie nach sich ziehen müssen, ist von vornherein anzunehmen. Erkrankungen der *Haubenregion und ihrer Umgebung* bewirken daher ein Krankheitsbild, das aus Hemiplegie, taktiler Hemianästhesie (oder Hemiataxie) und gekreuzter Okulomotoriuslähmung zusammengesetzt ist.

5. Das Kleinhirn.

Das Kleinhirn ist hauptsächlich ein Zentralorgan für die statische Regulierung (Koordination) der *Rumpfhaltung* und der *Rumpfbewegung.* Die richtige und feste, jeder Änderung des Schwerpunktes sich anpassende Fixierung unseres Rumpfes ist nicht nur für alle allgemeinen Körperbewegungen (Gehen, Stehen, Laufen, Springen), sondern ebenso auch für alle feineren Bewegungen der Gliedmaßen die *Grundbedingung*, da Unsicherheit des Rumpfes natürlich auch jede feine Handbewegung u. dgl. stören würde.

Außerdem enthält das Kleinhirn ungemein wichtige Apparate zur Regulierung des Gleichgewichtes des *Kopfes und dessen Beziehungen zu den Stellungen und Bewegungen der Augen.* Da wir fast beständig Änderungen der Kopfhaltung vornehmen, so ist für diese Bewegungen des Kopfes ein besonderer Regulierapparat nötig. Dabei verschiebt sich aber bei jeder Kopfbewegung auch das Verhältnis der Außenwelt zu unseren Netzhäuten. Wir würden daher in bezug auf Bewegung, Entfernung und Lage der Objekte außer uns in beständige Verwirrung geraten, wenn nicht Rumpf-, Kopf- und Augenbewegungen in ihren Verhältnissen zueinander aufs feinste geregelt wären, so daß unter normalen Verhältnissen die räumlichen Beziehungen unseres Körpers zu den Objekten der Außenwelt uns stets klar erkennbar sind.

Zur Erfüllung dieser Aufgaben bedarf das Kleinhirn zunächst eines sicheren Nachrichtendienstes über alle räumlichen Verhältnisse (Lage, Stellung, Bewegung) des *Rumpfes* und auch der *unteren* und der *oberen* Gliedmaßen. Reize fließen ihm zu durch die zerebellipetalen Bahnen der *Kleinhirnseitenstrangbahn* und des GOWERSschen Bündels, die einerseits mit den hinteren Rückenmarkswurzeln, andererseits durch die Corpora restiforma (hintere Kleinhirnstiele, crura cerebelli ad medullam) mit dem Kleinhirn in Verbindung stehen. Die Regulierung der *Kopfbewegungen* und die hierbei zugleich notwendige Regulierung der Augenbewegungen erfolgt hauptsächlich durch den *Vestibularapparat,* der von den Bogengängen des Labyrinths seinen Ausgang nimmt und von hier durch den *N. vestibularis* die betreffenden Erregungen dem Vestibulariskern, dem DEITERSschen Kern und weiter durch die mittleren Kleinhirnstiele dem Kleinhirn mitteilt. Durch Fasern des hinteren Längsbündels steht aber der DEITERSsche Kern auch mit den Augenmuskeln in engster Beziehung. Er erhält von ihnen einerseits muskelsensorische Nachrichten und kann andererseits von sich aus Motilität und Spannung beeinflussen.

Um nun alle diese zerebellipetalen Erregungen für die Regulierung der Bewegungen des Kopfes, des Rumpfes und der Augen verwerten zu können, bedarf es auch *zerebellofugaler* Verbindungen zu den Muskeln hin. Diese sind, soweit bis jetzt bekannt, vorzugsweise gegeben durch die bis zu den roten Kernen hinziehenden *Bindearme* und das von den roten Kernen abwärtsziehende MONAKOWsche Bündel (s. S. 428), ferner durch die zum DEITERSschen Kern und von diesem weiter nach abwärts ziehenden *vestibulo-spinalen* Bahnen, und endlich durch die schon erwähnten Verbindungen zwischen Vestibularapparat und Augenmuskeln.

Entsprechend diesen beiden, eng zusammengehörigen Funktionen des Kleinhirns (Erhaltung des Körpergleichgewichts und Erhaltung der richtigen Beziehungen zwischen Körperhaltung, Kopfhaltung und Augenbewegungen), entstehen bei Erkrankungen des Kleinhirns vor allem *zwei* kennzeichnende Symptome: 1. die *zerebellare Ataxie,* d. i. die Unsicherheit des *Rumpfes* beim Stehen und Gehen, und 2. der zerebellare oder vestibulare *Schwindel,* d. i. die Störung in der normalen Beurteilung der räumlichen Beziehungen unseres Körpers zu den Gegenständen der Außenwelt und das dadurch hervorgerufene subjektive Gefühl der Unsicherheit und des Schwankens. Als dritte zerebellare Symptomengruppe kommen dann gewisse motorische Störungen in den Gliedmaßen und den Augenmuskeln in Betracht, sowie die zerebellare *Hypotonie* der Muskeln.

Die *zerebellare Ataxie* zeigt sich im *Rumpf* und in den *unteren* Gliedmaßen, und zwar vorzugsweise beim *Stehen* und *Gehen.* Liegen die Kranken zu Bett, so bewegen sie ihre Beine fast ganz sicher und mit normaler Kraft. Sobald sie aber das Bett verlassen, treten die kennzeichnenden Bewegungsstörungen deutlich hervor. Schon beim *Stehen* bemerkt man meist ein deutliches Schwanken des ganzen Körpers, das besonders stark wird, wenn die Hacken und Zehen der beiden Füße aneinandergestellt werden. Beim breitbeinigen Stehen gewinnen die Kranken etwas mehr Sicherheit und Festigkeit. Durch Schließen der Augen wird das Schwanken in der Regel nur wenig verstärkt, da die durchs Großhirn vermittelte Sensibilität der Haut und Muskeln an den unteren Gliedmaßen bei reinen Zerebellarerkrankungen normal bleibt. Das *Gehen* ist sehr schwankend, taumelnd und ähnelt dem Gang eines stark Betrunkenen, während es meist durchaus verschieden von den ataktischen Gehstörung der Tabiker ist. Statt des gleichmäßig mit den Beinen stampfenden und schleudernden Ganges bei der Tabes findet sich bei der zerebellaren Ataxie ein Taumeln des ganzen Körpers, so daß die Kranken schließlich überhaupt nicht mehr in einer geraden Richtung gehen können, sondern zickzackförmig bald nach rechts, bald nach links fallen. Die stärkste zerebellare Ataxie beobachtet man bei Erkrankungen des Wurmes. Bei halbseitigen Kleinhirnerkrankungen kann man zuweilen ein Überwiegen der Ataxie auf der entsprechenden (homolateralen) Körperseite nachweisen. Stehen auf dem Beine der kranken Seite ist noch unsicherer als Stehen auf dem Beine der gesunden Seite. Mit der Ataxie verbunden ist fast stets eine *Abnahme des Muskeltonus* (Hypotonie). Dies erklärt sich dadurch, daß der Muskeltonus durch die aus dem Rückenmark stammenden zerebellipetalen Erregungen reflektorisch unterhalten wird. Nicht selten, aber keineswegs immer, bemerkt man, daß das Schwanken des Körpers beim Gehen vorzugsweise nach einer bestimmten Richtung, entweder nach vorn oder rückwärts oder nach der einen Seite hin, geschieht. Hieraus einen sicheren Schluß auf die nähere Lage des Erkrankungsherdes im Kleinhirn zu ziehen, ist zur Zeit noch nicht möglich; höchstens darf man vermuten, daß in einem derartigen Falle die *mittleren Kleinhirnschenkel* (s. u.) mit ergriffen sind. Bemerkenswert ist, daß die *oberen Gliedmaßen* bei der zerebellaren Ataxie an der Unsicherheit der Bewegungen *nicht* oder jedenfalls nur in geringem Grade teilnehmen. Viele Kranke, die kaum mehr allein zu gehen imstande sind, können mit ihren Händen noch die feinsten Beschäftigungen verrichten. Man sieht also, daß das Kleinhirn vor allem bei der *Erhaltung des Gleichgewichts* des Rumpfes durch die Becken- und Beinmuskeln (beim Stehen, Sitzen, Gehen usw.) eine wichtige Rolle spielt. Dagegen machen sich gewisse motorische Störungen bei genauer Prüfung doch auch in den Armen geltend (s. u.). Außerdem ist auch die *Schätzung von Gewichten* bei geschlossenen Augen zuweilen auffallend gestört.

Die zerebellare Ataxie ist, wie oben erwähnt, meist mit einem ausgesprochen *Schwindelgefühl* verbunden. Ein vollständiger Parallelismus zwischen der Gehstörung und dem Schwindel ist indessen nicht vorhanden. In einzelnen seltenen Fällen kann sogar das eine dieser Symptome ohne das andere bestehen. Gewöhnlich tritt der Schwindel nur dann ein, wenn die Kranken sich aufrichten, stehen oder gehen, sehr selten auch bei ruhiger Bettlage. Denn erst bei den Bewegungen des Körpers macht sich der Ausfall in dem geordneten Zufluß der regulatorischen Einflüsse geltend, der zum Entstehen des Schwindelgefühls führt. Ist der zuführende Vestibularapparat selbst erkrankt und dabei im Zustand der Reizung (MENIÈREsche Krankheit, s. u.), so fließen dem Kleinhirn auch in der Ruhe fehlerhafte Nachrichten zu, die zu Schwindelempfindungen führen. — Sehr oft verbindet sich der zerebellare Schwindel mit *Nystagmus*. Doch ist es oft schwer zu entscheiden, inwieweit dieser Nystagmus unmittelbar von einer Erkrankung des Vestibularapparates abhängig ist oder von den Fernwirkungen der Erkrankung (Tumoren!) auf die Brücke oder das hintere Längsbündel. Gewöhnlich tritt der Nystagmus besonders stark auf beim *Seitwärtsblicken* nach der *erkrankten* Seite hin.

Der zerebellare Schwindel ist meist ein echter *Drehschwindel;* die Kranken haben das Gefühl, als ob sie selbst oder die sie umgebenden Gegenstände gedreht würden. Wie STEWART und HOLMES festgestellt haben, erfolgt dabei in der Regel die *Scheinbewegung der Objekte* von der kranken nach der gesunden Seite hin. Die scheinbare *Eigenbewegung des Körpers* dagegen erfolgt bei intrazerebellaren Erkrankungen von der kranken nach der gesunden, bei extrazerebellaren Tumoren der hinteren Schädelgrube von der ge sunden nach der kranken Seite hin. Freilich machen die Kranken über diesen Punkt keineswegs immer genaue Angaben. Das Schwindelgefühl ist beständig vorhanden oder tritt in einzelnen stärkeren Anfällen auf.

Sehr wichtig ist es, den *Ausfall der Vestibularisfunktion,* der sowohl zur statischen Unsicherheit des Körpers, als auch zum Auftreten des subjektiven Schwindelgefühls führt, unmittelbar nachzuweisen. Wir verdanken hierüber namentlich den eingehenden Untersuchungen BÁRÁNYS sehr wichtige Versuchs- methoden, über die freilich hier nur das Allerwichtigste mitgeteilt werden kann.

Wie BÁRÁNY fand, erzeugt Ausspritzen des Ohres durch kaltes Wasser (25°) infolge der Vestibularisreizung bei Gesunden einen horizontalen Nystagmus nach der *entgegen- gesetzten* Seite, Ausspritzen mit Wasser von *höherer* Temperatur, als der Eigenwärme entspricht (also etwa 45°), erzeugt einen „kalorischen Nystagmus" nach *derselben* Seite. Meist prüft man nur mit kaltem Wasser. Das Ausbleiben der kalorischen Reaktion be- deutet einen Ausfall der Vestibularisfunktion. Mit dem Nystagmus tritt meist gleich- zeitig eine Störung der Raumvorstellung ein, so daß die Kranken bei geschlossenen Augen auf den vorgehaltenen, vorher gesehenen Finger nicht mehr richtig hinzeigen können, sondern weit vorbeizeigen, und zwar bei bestehendem Nystagmus nach rechts, links vorbeizeigen, und umgekehrt. Bei der Besprechung des sog. MENIÈREschen Schwindels werden wir auf die Prüfung des Vestibularapparats noch einmal zurückkommen.

Die sonstigen *motorischen Störungen,* die bei Kleinhirnerkrankungen be- obachtet werden, scheinen ebenfalls hauptsächlich Störungen der *statischen* Funktionen zu sein. Zuweilen findet man bei Zeigeversuchen u. dgl. Störungen in der rechtzeitigen und richtigen *Hemmung der Bewegungen.* Vielfach sieht man die *Adiadochokinesis:* Man läßt die Kranken rasche abwechselnde *anta- gonistische Bewegungen* ausführen, gewöhnlich abwechselnde Pronations- und Supinationsbewegungen der Vorderarme. Es tritt dann alsbald eine Störung oder völlige Stockung der Bewegungen ein. Viele der mit den echten zere- bellaren Symptomen verbundenen Krankheitserscheinungen erklären sich durch die Fernwirkungen des Krankheitsvorgangs. So dürfte es sich z. B. bei echter *Ataxie der Beine* meist um eine Fernwirkung der Krankheit auf die Schleifenbahn handeln. Zuweilen hat man bei Kleinhirnerkrankungen *feh- lende Patellarreflexe* gefunden. Auch dieses Symptom hängt möglicherweise von gleichzeitigen Störungen der hinteren Rückenmarkswurzeln durch gestau- ten Liquor cerebrospinalis ab. In einzelnen Fällen ist eine *Hemiparese (Asthenie der Gliedmaßen auf der Seite der Erkrankung* (entsprechend den Ergebnissen von LUCIANIS Tierexperimenten) gefunden worden. Dies ist vielleicht ein unmittelbares zerebellares Symptom. Von der zerebralen gekreuzten Hemi- parese unterscheidet sich nach L. MANN die *zerebellare gleichseitige Hemi- parese* dadurch, daß sie alle Muskeln gleichmäßig und nicht im Typus der Pyramidenbahnlähmung (s. u.) betrifft, daß sie ferner nicht mit Hypertonie, sondern mit *Hypotonie* verbunden ist und *keine* Steigerung der Sehnenreflexe sowie *keinen* BABINSKI-Reflex zeigt. Auf gewisse, besonders den *Tumoren* des Kleinhirns zukommende Eigentümlichkeiten kommen wir später noch einmal zurück.

Auf Reizung der *mittleren Kleinhirnschenkel (Crura cerebelli ad pontem)* bezieht man gewöhnlich auf Grund physiologischer Erfahrungen eigentümliche Erscheinungen, die als *Zwangsbewegung* und als *Zwangslage* bezeichnet werden. Die letzte besteht darin, daß die Kranken, bei klarem Bewußtsein oder auch im Zustand völliger Bewußtlosigkeit, stets eine bestimmte Seitenlage im Bett einnehmen. Werden sie in eine andere Lage gebracht, so dreht sich der Rumpf alsbald unwillkürlich wieder in die frühere Lage zurück.

Nicht selten ist mit dieser Zwangslage des Rumpfes auch eine entsprechende Zwangsstellung des Kopfes und der Augäpfel verbunden, während die Gliedmaßen fast immer
unbeteiligt erscheinen. Eigentliche *Zwangsbewegungen* werden viel seltener beobachtet.
Sie zeigen sich, wenn die Kranken überhaupt gehen können, in zwangsmäßigen Kreis-
bewegungen („Reitbahnbewegungen") u. dgl. Nach den Angaben RUSSELS sollen die
Zwangsbewegungen bei einer Erkrankung des *rechten* mittleren Kleinhirnschenkels die
Richtung „eines in einen Kork *hineingedrehten* Pfropfenziehers", bei Erkrankung des
linken Kleinhirnschenkels die Richtung eines „*herausgedrehten* Pfropfenziehers" zeigen.
Übrigens muß betont werden, daß das Symptom der Zwangslagen und Zwangsbewegungen
selten und sein diagnostischer Wert zweifelhaft ist. Denn in einzelnen Fällen von Gehirnerkrankungen hat man dieselben Symptome beobachtet, ohne daß die mittleren Kleinhirnschenkel nachweisbar ergriffen waren. Andererseits haben wir in zwei zur Sektion
gekommenen Fällen von Tumoren der mittleren Kleinhirnschenkel alle Zwangsbewegungen
vollkommen vermißt.

Der Übersichtlichkeit wegen stellen wir hier noch einige der *wichtigsten
diagnostischen Sätze in bezug auf die Gehirnlokalisation* zusammen:

1. Die gewöhnliche *Hemiplegie* ist am häufigsten bedingt durch eine Läsion
der Pyramidenbahnen im hinteren Schenkel der *inneren Kapsel*. Bei dauernder Hemiplegie sind diese Bahnen wirklich zerstört; bei vorübergehender
Hemiplegie sind sie durch vorübergehende Funktionsstörungen (Spasmen?)
oder durch Erkrankungsherde in ihrer Nachbarschaft nur zeitweise funktions-
unfähig gemacht.

2. *Monoplegische zerebrale Lähmungen* werden meist durch Erkrankungen der
Gehirnrinde (Zentralwindungen und Lobulus paracentralis) verursacht. Die
Monoplegia facialis und *lingualis* beruhen auf Läsionen des *unteren* Endes
der vorderen Zentralwindung. Die *Monoplegia brachialis* hängt vorzugsweise von einer Schädigung des mittleren Drittels der vorderen Zentralwindung ab. Die *Monoplegia femoralis* deutet auf eine Erkrankung des
obersten Abschnittes der vorderen Zentralwindung und des *Lobulus paracentralis* hin.

3. Hemiplegische oder monoplegische Lähmungen, die mit halbseitigen
oder nur in einem bestimmten Körperteil auftretenden *epileptiformen Krämpfen* verbunden sind, hängen von einer Erkrankung der *Gehirnrinde* ab. Dieselben motorischen Reizerscheinungen *ohne* gleichzeitige Lähmung sind ebenfalls auf eine Reizung der motorischen Rindengebiete (vordere Zentralwindung) zu beziehen.

4. *Hemiplegie mit gekreuzter Okulomotoriuslähmung* weist auf eine Erkrankung der *Hirnschenkel* hin. Gleichzeitige taktile Hemianästhesie läßt eine
Beteiligung der *Hirnschenkelhaube* vermuten. Isolierte Lähmung der *äußeren*
oder der *inneren*, vom Okulomotorius versorgten Augenmuskeln, spricht für den
nukleären Ursprung der Lähmung.

5. *Hemiplegie mit gekreuzter Fazialislähmung* läßt den Sitz des Erkrankungsherdes in der *Brücke* mit großer Sicherheit erkennen. Ein weiteres Zeichen
für eine Erkrankung der Brücke (Abduzenskern) ist *seitliche Blicklähmung*.

6. *Bewegungsarmut, tonische Stellungsfixationen, mimische Starre* und *Zitterbewegungen*, andererseits *choreatische* und *athetotische* Bewegungen weisen auf
eine Erkrankung des *Striatums* hin.

7. *Hemianästhesie* der Haut und Muskeln, verbunden mit *Hemiataxie*,
hängt vorzugsweise von einer Erkrankung der *hintersten Abschnitte der
inneren Kapsel* oder des *Thalamus* ab.

8. *Hemianopsie* kann von einer Läsion des *Okzipitallappens* (Cuneus) herrühren, ferner von einer Läsion des hintersten Abschnittes der *inneren Kapsel*
(dann meist verbunden mit Hemianästhesie oder Hemiataxie), endlich von

einer Erkrankung des *Pulvinar thalami optici*, eines *Corpus geniculatum laterale*, eines vorderen *Vierhügels* und eines *Tractus opticus*.

9. Sogenannte *motorische Aphasie* bedeutet nach der bisher gültigen Auffassung eine Erkrankung des Fußes der *dritten linken Stirnwindung* (BROCAsche Stelle).

10. *Sensorische Aphasie* (Störungen oder völliger Verlust des Wortgedächtnisses) und damit zusammenhängende *Worttaubheit* (sog. Seelentaubheit) (Verlust des Sprachverständnisses) hängen von einer Erkrankung der *obersten linken Schläfenwindung* ab, *Wortblindheit* (Alexie, Verlust des Schriftverständnisses) von einer Erkrankung des *linken unteren Scheitellappens*

11. *Artikulatorische Sprachstörungen* und *Schlingstörungen* weisen auf eine Erkrankung des *verlängerten Markes* hin, können aber auch bei *beiderseitigen* zerebralen Herden auftreten (sog. zerebrale Pseudo-Bulbärparalyse).

12. *Taumelnder Gang* (Rumpfataxie) und ausgesprochenes *Schwindelgefühl* sind die regelmäßigsten Zeichen von Erkrankungen des *Kleinhirns*. Die zerebellare Ataxie tritt am stärksten auf bei Erkrankungen des Wurms. *Einseitige zerebellare Erkrankungen* zeigen stärkere *Ataxie* auf der erkrankten Seite, ferner oft auf derselben Seite *Hypotonie* und *Parese* ohne Erhöhung der Sehnenreflexe und ohne BABINSKI-Reflex. Besteht Nystagmus, so ist er meist besonders stark beim Blick nach der erkrankten Seite. Rumpfataxie kommt aber auch bei Erkrankungen der *Vierhügel* und des *Stirnhirns* (s. o.) vor.

Anhangsweise möge hier auch noch einmal eine kurze Übersicht über den Verlauf der wichtigsten Leitungsbahnen folgen:

1. *Motorische Pyramidenbahn.* a) *Erstes zentrales Neuron:* Ganglienzelle in der motorischen Gehirnrinde, Nervenfortsatz durch den Stabkranz, hinteren Schenkel der inneren Kapsel, Hirnschenkelfuß, Kreuzung in der Pyramide, Hinterseitenstrang des Rückenmarks, Aufsplitterung in den Vorderhörnern (für die motorischen Gehirnnerven schon früher in deren „Kernen"). b) *Zweites peripherisches Neuron:* Ganglienzelle in den Vorderhörnern (oder in den Kernen der motorischen Gehirnnerven), Nervenfortsatz in der vorderen Wurzel und den peripherischen Nerven, Aufsplitterung in der Muskelfaser.

2. *Zentripetale (sensible und koordinatorische) Hauptbahn.* a) *Erstes (peripherisches) Neuron:* Ganglienzelle im Spinalganglion, Nervenfortsatz teils im peripherischen sensiblen Nerv, teils in der hinteren Wurzel. Ein Teil der hinteren Wurzelfasern splittert sich alsbald um die Ganglienzellen der Hinterhörner auf, ein anderer Teil zieht in dem gleichseitigen Hinterstrang nach aufwärts bis zu den Kernen der GOLLschen und BURDACHschen Stränge. Die physiologische Bedeutung der beiden Faserarten ist früher erörtert worden (s. S. 397). b) *Zweites Neuron:* Ganglienzelle in den Hinterhörnern oder in den GOLLschen und BURDACHschen Strangkernen, Nervenfortsatz durch die (gekreuzten) Vorderseitenstränge, Olivenzwischenschicht, Schleifenbahn der Oblongata und der Brücke, Hirnschenkelhaube, hinterster Teil der inneren Kapsel. Aufsplitterung zum Teil im Thalamus opticus. c) *Drittes Neuron:* Ganglienzelle im Thalamus opticus, Nervenfortsatz zur Gehirnrinde (hintere Zentralwindung, Parietalhirn).

3. *Optische Hauptbahn.* Erstes peripherisches Neuron ganz in der Netzhaut gelegen, auch vom zweiten Neuron liegt die Ganglienzelle in der Retina, Nervenfortsatz durch den Nervus und Tractus opticus (teilweise Kreuzung!) zum *Corpus geniculatum laterale*, zu den *vorderen Vierhügeln* und dem *Pulvinar thalami optici*, wo die Faseraufsplitterungen stattfinden. Drittes Neuron von den Zellen der genannten Teile durch den hintersten Abschnitt der inneren Kapsel zur Rinde des *Okzipitallappens* (Cuneus).

4. *Akustische Hauptbahn.* Die Ganglienzelle des peripherischen Neurons liegt im Ganglion cochleare der Schnecke, der Nervenfortsatz im *Nervus cochlearis*, Endigung im Nucleus ventralis acust. Hier beginnt das zweite Neuron, dessen Nervenfortsätze im Corpus trapezoides und in den Striae acusticae (?), weiter in der lateralen Schleife zum *hinteren Vierhügelpaar* und dem *Corp. genicul. mediale* ziehen. Hier beginnt wahrscheinlich ein drittes Neuron, das hauptsächlich in der Rinde des Schläfenlappens endigt. Auch die akustischen Fasern laufen teils gekreuzt, teils ungekreuzt, so daß jeder Hörnerv mit beiden Hemisphären in Verbindung steht. Daher werden einseitige Gehörstörungen bei Erkrankungen des Schläfenlappens fast niemals beobachtet.

Zweites Kapitel.

Die Störungen der Blutversorgung des Gehirns.

I. Gehirnanämie.

Ein so empfindliches Organ wie das Gehirn muß schon auf Störungen der Blutversorgung leichten Grades verhältnismäßig stark ansprechen. Unsere näheren Kenntnisse von dem Vorkommen und von der Art solcher Störungen sind aber sehr gering, weil ihr Nachweis mit großen Schwierigkeiten verbunden ist. Bei ausgesprochenen krankhaften Erscheinungen von seiten des Gehirns sprechen wir die *Vermutung* von Kreislaufstörungen im Gehirn aus, wenn aus mannigfachen Gründen eine *gröbere anatomische* Erkrankung ausgeschlossen werden kann. So werden namentlich gewisse Fälle von *Kopfschmerzen*, Kopfdruck und Schwindel auf Störungen der Blutversorgung des Gehirns zurückgeführt.

Am sichersten ist die Annahme von Kreislaufstörungen im Gehirn bei gewissen *anfallsweise* auftretenden Gehirnerscheinungen. Namentlich beruht die *Ohnmacht (Synkope)* zweifellos auf einer plötzlich eintretenden *Blutleere im Gehirn.* Bekanntlich entstehen Ohnmachtsanfälle meist bei bestimmten, nachweisbaren Veranlassungen. *Seelische Erregungen* (Schreck, ungewohnte psychische Eindrücke, wie z. B. der Anblick einer blutenden Wunde u. dgl.), *körperliche Überanstrengungen* (langes Stehen), die Einwirkung großer *Hitze* und ähnliche Ursachen sind häufig und allgemein bekannt. In manchen Fällen spielt dabei auch der Zustand des *Magens* oder vielleicht eine *Störung der Blutzuckerregulation* eine Rolle. Es gibt viele Leute, bei denen ein längerer Aufschub ihrer gewohnten Mahlzeiten, z. B. längeres Nüchternbleiben des Morgens, ungemein leicht die Veranlassung einer Ohnmachtsanwandlung werden kann. Überhaupt besitzen einzelne Menschen entschieden eine größere Bereitschaft zu Ohnmachten als andere. Oft sind es schwächlich gebaute, im ganzen anämische (z. B. Rekonvaleszenten), in anderen Fällen aber auch scheinbar kräftige und widerstandsfähige Leute, die bei besonderen Veranlassungen verhältnismäßig häufig von einer Ohnmacht befallen werden. Bemerkenswert ist ferner die Neigung mancher *Kinder* zu Ohnmachten. Auch die beim ADAMS-STOKESschen *Symptomenkomplex*, bei der *Aortenstenose* und bei anderen *Kreislaufstörungen* infolge Herzmuskelschwäche zu beobachtenden ohnmachtsähnlichen Anfälle sind auf Störungen der Blutversorgung des Gehirns zurückzuführen.

Über die näheren Ursachen des Eintritts der Gehirnanämie ist wenig bekannt. Bei den Ohnmachtsanfällen aus psychischen Veranlassungen kann man einen durch die psychische Erregung entstehenden *Krampf* der kleineren *arteriellen Gehirngefäße* annehmen. Auch um einen plötzlichen Nachlaß im Gefäßtonus des Splanchnikus wird es sich oft handeln. Ein großer Teil des Blutes ergießt sich in die erweiterten Gefäße der Bauchorgane, und im Gehirn tritt starke Blutleere ein.

Die *Symptomatologie* des gewöhnlichen Ohnmachtsanfalls ist gut bekannt. Gewöhnlich gehen gewisse Vorboten voraus. Die Betreffenden merken, daß ihnen „schlecht wird". Der Kopf wird eingenommen, die Sinne schwinden, Gähnen, Ohrensausen, Schwarzsehen oder Flimmern vor den Augen treten ein, der Boden schwankt unter den Füßen, und die Gegenstände vor den Augen fangen an sich zu drehen. Dabei besteht fast immer ein Gefühl von Übelkeit, und nicht selten kommt es zu wirklichem Erbrechen. Können die Kranken sich zur rechten Zeit hinlegen, so geht der Anfall vorüber, ehe völlige Bewußtlosigkeit eintritt. Sonst schwindet das Bewußtsein eine gewisse Zeit lang (mehrere Minuten oder sogar eine halbe Stunde und länger) vollständig. Im Beginn des Anfalls macht sich die eintretende *Blässe* des Gesichts am meisten bemerkbar. Sie erreicht oft den allerhöchsten Grad und ist der sichtbare Ausdruck der gleichzeitig vorhandenen Gehirnanämie. Oft bricht im Gesicht und am Körper ein kalter *Schweiß* aus. Der *Puls* ist meist klein und beschleunigt.

Eine ernstliche Gefahr bergen die gewöhnlichen Ohnmachtsanfälle fast niemals in sich. In *therapeutischer* Hinsicht ist möglichst schleunige waagerechte Lagerung des Ohnmächtigen am wichtigsten, um hierdurch das Wiedereinströmen des Blutes ins Gehirn zu erleichtern. Außerdem sind leichte Reizmittel anzuwenden: Bespritzen des Gesichts mit kaltem Wasser, Reiben der Schläfen mit Essig oder Kölnischem Wasser usw. Um die etwa bestehende Disposition zu Ohnmachten zu vermindern, können nur solche Mittel dienlich sein, welche die gesamte Konstitution kräftigen.

Die Folgen einer *dauernden Gehirnanämie* beobachten wir dann, wenn die Gehirnanämie Teilerscheinung einer hochgradigen allgemeinen Anämie ist. Bei der Chlorose, der perniziösen Anämie, bei den Anämien nach starken Blutungen (Magenblutungen usw.) treten die Symptome der Gehirnanämie in fast allen Fällen deutlich hervor. Die Erscheinungen sind hierbei im wesentlichen dieselben wie bei den Ohnmachtsanwandlungen. Das Bewußtsein ist nur bei stärkster Blutarmut in höherem Grade gestört. Eine gewisse beständige *Schläfrigkeit*, oft verbunden mit wiederholtem *Gähnen*, gehört aber zu den häufigsten Zeichen der dauernden Gehirnanämie. Am quälendsten für die Kranken sind meist das heftige *Ohrensausen*, ferner die beständige *Übelkeit* und die *Brechneigung*, zuweilen auch anhaltende *Kopfschmerzen*. Wenn die Kranken sich im Bett aufrichten, nehmen alle diese Erscheinungen zu und steigern sich oft zu wirklichen Ohnmachtsanfällen, während sie bei möglichst ruhiger waagerechter Lage verhältnismäßig am geringsten sind. Die *Behandlung* dieses Zustandes fällt natürlich ganz mit der Therapie des Grundleidens zusammen.

II. Gehirnhyperämie.

Entsprechend den Verhältnissen bei der Gehirnanämie tritt auch die *Hyperämie des Gehirns* entweder dauernd oder nur anfallsweise auf. Ob die bei „vollblütigen" Personen auftretenden Kopfschmerzen und Schwindelerscheinungen auf einer Gehirnhyperämie beruhen, ist zweifelhaft, wenn auch nicht ganz von der Hand zu weisen. Wahrscheinlich sind die Hirnerscheinungen bei der echten *Polyzythämie* (s. S. 198) auf eine Hyperämie des Gehirns zurückzuführen. Ob die zerebralen Erscheinungen, die infolge *chronischer Intoxikationen* (Alkohol, Nikotin u. a.) oder im Anschluß an anhaltende *geistige*

Überanstrengung auftreten, auf einer Gehirnhyperämie, wie zuweilen angenommen wird, und nicht vielmehr auf funktionellen Schädigungen der nervösen Elemente selbst beruhen, ist bisher nicht sicher entschieden. Wahrscheinlich kommen zumeist *vasomotorische Störungen* und häufig wohl auch organische Gefäßveränderungen hierbei in Betracht. Auch bei den Gehirnerscheinungen infolge *gesteigerten Blutdrucks* (bei essentiellem Hochdruck, bei Arteriosklerose, bei beginnender Nierenschrumpfung u. dgl.) spielt der *Gefäßkrampf* eine größere Rolle als eine Hyperämie des Gehirns.

Auf plötzlich eintretende Gehirnhyperämien bezieht man häufig die als „*Kongestionen nach dem Kopfe*" bezeichneten Anfälle, die im Klimakterium und bei verschiedenen nervösen Zuständen beobachtet werden. Diese „Wallungen" kennzeichnen sich durch den mehr oder weniger plötzlichen Eintritt einer allgemeinen Erregung, verbunden mit Hitzegefühl im Kopf und Hals, mit Klopfen der Karotiden, starker Rötung des Gesichts, allgemeiner Reizbarkeit und Hyperästhesie, Kopfschmerzen, Schwindelgefühl, Ohrensausen, Flimmern, Übelkeit u. dgl. Die Dauer eines Anfalls beträgt etwa $^1/_2$—1 Stunde. Die eigentlichen Entstehungsursachen derartiger Zustände bleiben meist dunkel. Daß hierbei vasomotorische Störungen (Erweiterung der Gehirngefäße durch Gefäßlähmung oder durch Reizung vasodilatatorischer Nerven) eine Rolle spielen, ist wahrscheinlich.

Die *Behandlung* der „Kongestionen" besteht in einer möglichst ruhigen Lagerung des Kranken mit *erhöhtem* Oberkörper und ferner in Maßnahmen, durch die man den Blutzufluß zum Gehirn nach anderen Teilen hin abzulenken versucht. Hierzu dienen heiße *Fußbäder*, *Senfteige* auf die Brust und die Waden und stärkere *Abführmittel* (Senna, Bitterwasser). Wohltätig wirkt ferner die örtliche Anwendung der Kälte auf den Kopf und aufs Herz. Ein *Aderlaß* kann bei Hypertension oder bei Polyzythämie von sehr günstigem Einfluß sein. Bei Störungen der Drüsen mit innerer Sekretion (Klimakterium) ist eine *Substitutionstherapie* zu versuchen. Bei der Behandlung der allgemeinen, mit Gehirnhyperämie verbundenen Krankheitszustände ist vor allem auf die gesamte körperliche und geistige Verfassung der Kranken Rücksicht zu nehmen. Diätetische Kuren (Verbot von alkoholischen Getränken, leichte, vorherrschend vegetabilische Kost usw.), Badekuren (in Kissingen, Marienbad u. a.) und Kaltwasserkuren kommen hierbei vorzugsweise in Betracht.

Drittes Kapitel.

Die Gehirnblutung.

(*Apoplexia sanguinea. Haemorrhagia cerebri.*)

Ätiologie. Die Ursache einer Gehirnblutung ist immer in einer Erkrankung der Wandungen der kleinen Gehirnarterien zu suchen. Am häufigsten treten daher größere Gehirnblutungen bei solchen Leuten ein, die an allgemeiner *Arteriosklerose* und insbesondere an *Arteriosklerose der Gehirnarterien* leiden. Die durch Fett- und Kalkeinlagerungen entarteten Gefäßwände können dem Blutdruck nicht mehr standhalten und reißen ein. Im Jahre 1866 haben CHARCOT und BOUCHARD zuerst nachgewiesen, daß man in vielen Fällen von größeren Gehirnblutungen an den kleinen, arteriosklerotisch veränderten arteriellen Gefäßen des Gehirns *miliare Aneurysmen*, oft in sehr großer Zahl, auffinden kann, von denen eines durch Bersten seiner Wand die Veranlassung zur Blutung gegeben hat. Diese kleinen Aneurysmen können einen Durchmesser von 1 mm und mehr erreichen. Sie zeigen sich meist als spindelförmige oder kugelige Erweiterungen der Gefäße; seltener ist die Gefäßwandung nur nach einer Seite hin ausgebuchtet. Da die intrazerebralen Arterien so gut wie keine Adventitia besitzen, sind gerade in diesen Gefäßen die Bedingungen zum Zustandekommen einer Aneurysmabildung besonders günstig.

Die meisten für die Entstehung der Gehirnblutungen sonst noch in Betracht kommenden begünstigenden Umstände haben eine naheliegende Beziehung zur Arteriosklerose. Eine wichtige Rolle spielt vor allem das *Lebensalter*. Wenngleich vereinzelte Fälle auch bei jüngeren Menschen vorkommen, so tritt die große Mehrzahl der Gehirnblutungen doch erst im vorgerückten Alter, nach dem 50. Lebensjahre, auf, also zu derselben Zeit, wo gewöhnlich auch die Arteriosklerose ihre höheren Grade erreicht. Ebenso erklärt sich der Umstand, daß die Gehirnblutungen bei Männern etwas häufiger sind als bei Frauen, aus dem entsprechenden Verhalten der Arteriosklerose. Unmäßiger Genuß alkoholischer Getränke, Überernährung, Abhetzung und Abnutzung, Syphilis und Stoffwechselkrankheiten und eine nicht sehr selten nachweisbare *erbliche Veranlagung* werden sowohl zu den Ursachen der Arteriosklerose, als auch zu denen der Gehirnblutungen gerechnet. Erwähnung verdient noch der „*apoplektische Habitus*“. Obgleich bei Menschen jeglichen Körperbaus Gehirnblutungen vorkommen können, läßt es sich doch nicht in Abrede stellen, daß die Apoplektiker auffallend häufig einen bestimmten Habitus darbieten. Es sind nicht sehr große, aber fettleibige Leute mit breiter Brust, kurzem, gedrungenem Hals und rundem Gesicht, Personen, die den Freuden der Tafel und dem Alkohol nicht abhold waren. Derartige Menschen zeigen nicht selten gleichzeitig einen erhöhten Blutdruck, geringe Herzhypertrophie und, wie man aus der Untersuchung der Radial- und Temporalarterien oft schon zu Lebzeiten der Kranken feststellen kann, eine allgemeine Arteriosklerose.

Wenn somit die Arterienerkrankung und zwar vor allem die auf *arteriosklerotischer* und die auf *syphilitischer* Grundlage entstandenen Veränderungen als die häufigste Hauptbedingung für das Zustandekommen einer Gehirnblutung anzusehen sind, so ist doch andererseits auch der *Blutdruck*, unter dem die erkrankte Gefäßwand steht, von größter Bedeutung. Daß eine ganz normale Gefäßwand durch einen erhöhten Blutdruck einreißen kann, ist zu bezweifeln. Wenn aber neben oder infolge *anhaltender Blutdrucksteigerung* die Gefäßwand geschädigt ist, tritt leicht eine Zerreißung ein. So erklärt sich vor allem auch das häufige Vorkommen von Gehirnblutungen bei *essentieller Hypertension* und bei *Hochdruck infolge von Nierenkrankheiten*, insbesondere bei der *Schrumpfniere*. Wichtig ist ferner das Auftreten von Gehirnblutungen bei der *Polyzythämie* (s. d.) mit gesteigertem Blutdruck. Ebenso erklärt sich die Wirksamkeit mancher *Gelegenheitsursachen*, die die letzte unmittelbare Veranlassung zum Eintritt einer Gehirnblutung abgeben, aus vorübergehenden, besonders hohen Blutdrucksteigerungen. So kann z. B. eine Gehirnblutung zuweilen nach einer übermäßigen *Muskelanstrengung*, nach einer *reichlichen Mahlzeit*, nach *Alkoholgenuß*, im *kalten Bad* oder im *Schwitzbad*, nach einer heftigen *psychischen Erregung* u. dgl. eintreten. Auch auf *traumatische* Veranlassungen ist zu achten. Insbesondere ist es praktisch wichtig, daß ein Schädeltrauma zuweilen scheinbar ohne Folgen vorübergeht, während erst einige Tage oder gar Wochen später eine Gehirnblutung eintritt. Derartige Fälle von „*traumatischer Spätapoplexie*“ werden so erklärt, daß das Trauma zunächst nur einen kleinen Einriß in die Gefäßwand bewirkt, der sich erst allmählich erweitert und zur Gehirnblutung führt. Eine *traumatische* Spätapoplexie kann jedoch nur

angenommen werden, wenn *keine* allgemeine Erkrankung des Gefäß- und Kreis-
laufsystems vorliegt.

Gegenüber den soeben angeführten Anschauungen über die Entstehung der
Gehirnblutungen ist von manchen Forschern geltend gemacht worden, daß sich
der fast *völlige Untergang des Gehirngewebes* im hämorrhagischen Herd und auch
einige sonstige Eigenheiten des Herdes nicht allein aus den rein *mechanischen*
Einflüssen der Blutung erklären lassen. Sie nehmen daher eine vorhergehende,
umschriebene, durch Ernährungsstörungen bedingte fermentative (toxische ?)
Schädigung des Hirngewebes an, die auch zur Nekrose der Gefäßwände und
damit zur Blutung führt. Näheres über Ursachen und Art der Schädigung
läßt sich freilich zur Zeit noch nicht angeben, doch ist hiermit eine wertvolle
Anregung zu weiteren Forschungen gegeben.

Schließlich ist noch zu erwähnen, daß zuweilen die Gehirnblutungen nur
der Ausdruck einer *allgemeinen hämorrhagischen Diathese* sind, wie sie bekanntlich bei der *Leukämie*, bei *perniziöser Anämie* und bei den *Purpuraerkrankungen* (Skorbut, Morbus maculosus usw.) beobachtet wird. Auch bei
schweren allgemein-infektiösen Erkrankungen (Sepsis, Typhus, Pocken u. dgl.)
können, wie in anderen Organen, so auch im Gehirn kapilläre Blutungen entstehen, die aber nur selten einen größeren Umfang erreichen.

Pathologische Anatomie. Da die Arteriosklerose und die Miliaraneurysmen nicht in
allen Gehirnarterien gleich häufig vorkommen, kann man auch für die Gehirnblutungen
gewisse *Prädilektionsstellen* angeben, die ungleich öfter der Sitz von Blutungen werden
als andere Gehirnabschnitte. Es scheinen das auch diejenigen Stellen zu sein, in deren
Arterien der verhältnismäßig höchste Blutdruck herrscht. Bei weitem am häufigsten
erfolgen die Gehirnblutungen aus den Verzweigungen der *Art. fossae Sylvii*. Somit werden
von der Blutung gewöhnlich betroffen die großen *Zentralganglien* in der Umgebung der
Seitenventrikel, Thalamus opticus, Nucleus caudatus und Linsenkern, sowie die ihnen
benachbarte weiße Substanz der *inneren Kapsel* und des *Centrum semiovale*. Viel seltener
sind Blutungen in den übrigen Gehirnteilen, in den Windungen, in der Brücke, dem Kleinhirn,
in den Hirnschenkeln und in der Medulla oblongata. Tritt die Blutung in der Nähe eines
Ventrikels ein, so erfolgt oft ein *Durchbruch des Blutes* in diesen. Das Blut ergießt sich dann
zuweilen durch das Foramen Monroi sogar in den Seitenventrikel der anderen Gehirnhälfte.
Der gesamte Liquor wird blutig gefärbt (s. u.). Ebenso kann eine in der Rinde stattfindende Blutung an die Oberfläche des Gehirns durchbrechen.

Ein umfangreicher Blutungsherd in einer Hemisphäre übt einen so beträchtlichen
Druck auf die Umgebung aus, daß man schon bei Eröffnung der Schädelhöhle die Folgen der
vermehrten Spannung auf der befallenen Seite wahrnehmen kann. Die *Dura* ist straffer,
die Sichel ist nach der anderen Seite hinübergedrängt, die *Windungen* an der Konvexität
erscheinen abgeplattet, die Furchen abgeflacht. Bei sehr großen und nahe an die Oberfläche heranreichenden Blutungsherden kann man beim Betasten von außen eine Fluktuation wahrnehmen.

Beim Durchschneiden des Gehirns trifft man auf den *hämorrhagischen Herd* und kann
nun den Sitz und die Größe feststellen. Diese wechselt selbstverständlich innerhalb
ziemlich weiter Grenzen, so daß bald nur ein kleines Gebiet, bald ein großer Teil einer
ganzen Hemisphäre durch das ausgetretene Blut zertrümmert ist. Die Wand des Herdes besteht aus der unregelmäßig zerfetzten und zerrissenen Hirnsubstanz, der Herd
selbst aus dem geronnenen, zum Teil mit den Trümmern der nervösen Elemente (s. o.)
gemischten Blut. Der *geronnene Blutklumpen* hat in frischen Fällen fast immer eine
dunkle Farbe; später verwandelt sich der Herd in einen schokoladenfarbigen oder mehr
braungelblichen Brei, bestehend aus den zerfallenen Resten der Nervensubstanz und
dem sich zersetzenden Blut. Mikroskopisch lassen sich, namentlich in der Umgebung
des Herdes, zahlreiche *Fettkörnchenzellen* auffinden. Diese werden von aus dem Blut
ausgewanderten Zellen, aus Fibroblasten, Adventitiazellen und Gliazellen abgeleitet.
Sie nehmen vorhandene Zerfallsmassen in sich auf und erscheinen so als lipoidhaltige
Körnchenzellen. Ferner findet man immer reichliche, aus dem Zerfall der roten Blutkörperchen hervorgegangene *Hämatoidinkristalle*. Die weitere Umgebung des Herdes ist
durch Imbibition mit dem gelösten Blutfarbstoff gelblich gefärbt und zeigt meist bis
auf eine gewisse Entfernung hin eine weich-ödematöse Beschaffenheit.

Bleibt der Kranke am Leben, so werden die Bestandteile des Herdes allmählich
mehr und mehr resorbiert. Der Herd verkleinert sich langsam, seine Umgebung kehrt

nach und nach wieder in ihre normalen Verhältnisse zurück. Schließlich bildet sich manchmal eine glattwandige, mit seröser Flüssigkeit gefüllte Höhle, eine unverändert bleibende *„apoplektische Zyste"*. In anderen Fällen, namentlich bei kleineren Herden, treten die Wandungen des Herdes gleichzeitig mit der Resorption seines Inhalts immer näher aneinander; es beginnt eine reichliche Bindegewebsentwicklung, als deren Ergebnis schließlich die durch Blutpigmente meist gelb gefärbte *apoplektische Narbe* zurückbleibt. Von dem Sitz und der Größe des schließlichen Defektes hängt der etwaige Eintritt einer *sekundären absteigenden Degeneration* (s. S. 632) sowie die Art und die Ausbreitung der *dauernd* zurückbleibenden klinischen Symptome ab.

Klinische Symptome und Krankheitsverlauf. Die der Blutung zugrunde liegende Erkrankung (Arteriosklerose, Hypertension) ruft in vielen Fällen keine sehr auffallenden Krankheitserscheinungen hervor. Andererseits erfährt man aber auch oft, daß die von einer Gehirnblutung befallenen Menschen schon kürzere oder längere Zeit vorher viel an Schwindel, Kopfschmerzen u. dgl. zu leiden hatten, Symptome, die zweifellos von der Erkrankung der Gehirngefäße oder der schon vorher bestehenden Blutdrucksteigerung abhängig waren.

Sobald an irgendeiner Stelle das Bersten der Gefäßwand und damit die Blutung in die Gehirnsubstanz erfolgt, tritt mit einem Male ein schwerer zerebraler, mit dem Namen des *apoplektischen Insults* (*„Schlaganfall"*) bezeichneter Symptomenkomplex ein. Da der Austritt des Blutes unter einem Druck stattfindet, der dem arteriellen Blutdruck nahezu gleichkommt, und da dieser Druck zweifellos höher ist als der Druck, unter dem die weiche Gehirnsubstanz steht, so erfolgt im Augenblick der Blutung eine bedeutende, auf den betroffenen Hirnteil sich verschieden weit nach allen Richtungen hin fortpflanzende Druckwirkung. Die traumatische Wirkung der Gehirnblutung, die sich wahrscheinlich sowohl in einer Kompression der nervösen Teile selbst, als auch insbesondere in einer Kompression der Blut- und Lymphbahnen und einer hierdurch bewirkten Kreislaufstörung äußert, kann von sehr wechselnder Heftigkeit sein. Demnach erreichen auch die Erscheinungen des apoplektischen Anfalls keineswegs stets den gleichen Grad. Je weiter der Riß in dem Gefäß ist, und je rascher und je reichlicher daher das Blut sich ergießen kann, um so größer ist auch der Insult. Die Blutungen aus größeren Gefäßen sind daher gewöhnlich von schwereren Erscheinungen begleitet als diejenigen aus kleinen Arterienästchen. Während bei einer umfangreichen Gehirnblutung die Kranken zuweilen plötzlich völlig bewußtlos umsinken, verursachen kleinere Blutungen nicht selten nur einen vorübergehenden Schwindelanfall mit leichter Trübung des Bewußtseins. Ist der Riß in der Arterienwand sehr klein und schmal, so daß das Blut sich nur langsam einen Weg bahnen kann, so kommt es zuweilen überhaupt nicht zu einem schweren plötzlichen Insult, sondern die Erscheinungen bedürfen einer gewissen Zeit zu ihrer Entwicklung.

Nicht unwesentlich sind auch die Beziehungen zwischen dem Sitz der Blutung und der Schwere des eintretenden apoplektischen Anfalles. Da die Bewußtseinsstörung, wie wir sogleich noch näher beschreiben werden, das Hauptsymptom des Insultes ist, und da diese jedenfalls von einer Funktionshemmung der Hirnrinde abhängt, so ist einerseits klar, daß, je näher die Gehirnrinde dem Blutungsherd gelegen ist, um so leichter auch ein starker Insult eintreten wird. Dementsprechend beobachten wir bei Blutungen in tieferabgelegenen Gehirnschnitten (Hirnschenkel, Brücke) nicht selten einen verhältnismäßig geringen apoplektischen Insult. Auf der anderen Seite kommt aber ein durch die Kreislaufverhältnisse im Gehirn bedingter Umstand in Betracht, der es erklärlich macht, daß bei Blutungen in den *Hirnstamm* der Insult doch häufig größer ist als bei Blutungen in den Gehirnmantel

(Rinde, weiße Marksubstanz der Hemisphäre). Der Gehirnstamm ist nämlich mit verhältnismäßig weit stärkeren Arterien versehen als der Gehirnmantel, in dem nur Gefäße kleineren Kalibers vorhanden sind. Außerdem bringt es die Art der Gefäßverteilung, wie DURET und HEUBNER gezeigt haben, mit sich, daß der *Blutdruck* in den Arterien des Stammes nicht unwesentlich *höher* ist als in denen des Hirnmantels. So erklärt sich also die klinisch gefundene Tatsache, daß Blutungen im Gebiet der Stammarterien (die überhaupt, wie gesagt, am häufigsten vorkommen) selbst bei verhältnismäßig geringem Umfang von Insulterscheinungen begleitet sind, während solche zuweilen bei annähernd gleich großen Herden im Gehirnmantel vermißt werden können.

Die *klinischen Erscheinungen des Insults* treten zuweilen vollkommen plötzlich ein, während in anderen Fällen dem eigentlichen schweren Schlaganfall während einer kürzeren oder längeren Zeit gewisse *Vorboten* vorhergehen. Diese Vorboten sind entweder die Folgen der durch die Gefäßerkrankung im Gehirn bedingten Kreislaufstörungen und bestehen dann in zeitweilig auftretenden Kopfschmerzen, Schwindelerscheinungen, Ohrensausen, Flimmern vor den Augen, Müdigkeit, Muskelschwäche u. dgl., oder sie beruhen auf kleineren, dem Eintritt einer größeren Hämorrhagie nicht selten vorangehenden Blutungen. In einem solchen Falle erfährt man, daß die Patienten in der letzten Zeit vor ihrer schweren Erkrankung schon einmal oder wiederholt einen leichten, rasch vorübergegangenen Anfall erlitten haben, bestehend in einer geringen Ohnmachtsanwandlung, in einer rasch vorübergehenden Sprachstörung, in einer plötzlich eingetretenen, aber rasch wieder verschwundenen Schwäche eines Armes oder Beines und in ähnlichen Erscheinungen. Diese Symptome können mehrere Tage oder Wochen und Monate dem schwereren apoplektischen Anfall vorhergehen.

Bei anderen Kranken fehlen derartige Vorboten. Der apoplektische Anfall tritt unerwartet und plötzlich ein, so daß die Kranken mitten in scheinbar völliger Gesundheit „wie vom Schlage getroffen" umsinken. In einer dritten Reihe von Fällen endlich fehlen die Vorboten, und doch treten die Insulterscheinungen nicht auf einmal in ihrer ganzen Heftigkeit auf, sondern entwickeln sich erst allmählich im Verlauf einiger Stunden oder gar eines Tages. Man bezeichnet diesen auf einer langsam eintretenden und erst allmählich anwachsenden Blutung beruhenden Vorgang als *langsamen* oder *verzögerten apoplektischen Insult*. Die Kranken werden verworren, ängstlich, Delirien (wir beobachteten einmal sehr ausgesprochene Gesichtshalluzinationen) treten auf, Arm und Bein der einen Seite werden paretisch und allmählich immer stärker gelähmt, bis nach einigen Stunden völlige Bewußtlosigkeit eintritt. Zwischen den Erscheinungen des langsamen und des plötzlichen Insultes kommen alle Übergänge vor.

Der apoplektische Anfall kann in kürzester Zeit mit dem *Tode* endigen. Die traumatische Druckwirkung der Blutung erstreckt sich in solchen Fällen wahrscheinlich bis auf die Medulla oblongata, deren zur Erhaltung des Lebens notwendige Zentren für die Herzbewegung und die Atmung außer Tätigkeit gesetzt werden. Gewöhnlich tritt aber nur mehr oder weniger rasch eine völlige *Bewußtlosigkeit* ein. Zuweilen sind die Kranken noch imstande, sich niederzulegen; gewöhnlich sinken sie auf einen Stuhl oder zu Boden nieder und verfallen in ein tiefes *Koma*. Nicht selten ist der Eintritt des Insults mit einmaligem oder wiederholtem *Erbrechen* verbunden. Während des anfänglichen Komas ist das *Gesicht* nicht selten auffallend gerötet, der *Puls* ist voll und gespannt, infolge des vermehrten Gehirndrucks zuweilen etwas *verlangsamt*. Die *Atmung* ist tief, geräuschvoll, schnarchend („*stertoröses Atmen*"), nicht selten

ebenfalls verlangsamt. Die schlaffen Wangen und Lippen werden oft bei
jeder Inspiration tief eingezogen, bei jeder Exspiration aufgeblasen. Bei
schwerem Insult tritt häufig CHEYNE-STOKESscher Atemtypus auf. Die
Körpertemperatur zeigt meist eine anfängliche Senkung und steigt erst später
wieder bis auf die Norm oder über diese hinaus. Nur bei rasch tödlichem
Ausgang dauert das anfängliche Sinken der Eigenwärme bis zum Tode fort.
Nicht selten besteht bei schweren Apoplexien anfangs eine eigentümliche
Haltung des Kopfes und der Augen, indem die genannten Teile ganz nach
der einen Seite hin gerichtet sind. Diese als *gleichsinnige Ablenkung („déviation
conjugée")* *der Augen und des Kopfes* bezeichnete und gewöhnlich allmählich
wieder vorübergehende Erscheinung hängt von einer Reizung oder Ausschaltung der *Adversiv- und Augenfelder* ab (s. Abb. 182 u. S. 674). Gewöhnlich
tritt die Abweichung in der Stellung des Kopfes und der Augen in der Weise
ein, daß Kopf und Augen sich von der gelähmten Körperseite abwenden und
nach der Seite des Gehirnherdes hin gerichtet sind. Die Augen blicken also gewissermaßen den Herd an. Bringt man den Kopf in eine gerade Stellung, so
kehrt er meist nach kurzer Zeit in die seitliche Zwangsstellung zurück. Die
Pupillen zeigen keine regelmäßigen Eigentümlichkeiten. Oft sind sie von
normaler Weite, in anderen Fällen verengt, erweitert, selten ungleich. So ist
bei großen Gehirnblutungen die Pupille auf der Seite der Blutung anfangs oft
stark erweitert. Die Reaktion gegen Lichteindrücke ist in den schwersten
Fällen erloschen, in anderen erhalten, aber oft abgeschwächt.

Die *Gliedmaßen* liegen während des tiefen apoplektischen Komas meist
vollständig unbeweglich da und fallen, wenn sie passiv erhoben werden, schlaff
herab. Die *Reflexe* sind bei den schwersten Apoplexien völlig aufgehoben;
zuweilen kann man aber durch stärkere Nadelstiche, durch Kneifen der Haut
u. dgl. noch einzelne langsame Reflexzuckungen und Abwehrbewegungen erzielen. Ob überhaupt und auf welcher Seite durch eine Apoplexie eine *halbseitige Lähmung* eingetreten ist, läßt sich während des anfänglichen apoplektischen Komas nicht immer leicht feststellen. Meist jedoch bemerkt man schon
jetzt, daß der Mundwinkel auf der einen Seite tiefer herabhängt als auf der
anderen, daß die betreffende Backe vom exspiratorischen Luftstrom stärker
aufgeblasen wird als die andere, daß die Gliedmaßen auf der einen Seite
bedeutend schwerer sind und viel schlaffer herabfallen als diejenigen auf der
anderen Körperhälfte, und daß die Reflexe und Abwehrbewegungen auf der
einen (gelähmten) Seite ganz fehlen, während sie auf der anderen Seite deutlich hervorgerufen werden können. Insbesondere kann der Sitz der Lähmung
häufig durch das Fehlen des MAYERschen Daumenreflexes (s. S. 446) auf der
gelähmten Seite festgestellt werden.

Im Gegensatz zu der gewöhnlichen Schlaffheit der Arme und Beine während
des apoplektischen Komas kann sich in anderen Fällen eine *tonische Starre*
der Gliedmaßen, vorzugsweise auf der der Blutung gegenüberliegenden
Seite, ausbilden. Wahrscheinlich handelt es sich dabei um ein *striäres* Symptom. Durchbruch der Blutung in die Seitenventrikel kann eine Lähmung
aller vier Extremitäten zur Folge haben. Ziemlich selten wird eine Gehirnblutung von dem Eintritt allgemeiner oder halbseitiger *epileptiformer* Krämpfe
begleitet, eine Erscheinung, die auf eine Reizung der motorischen Rindengebiete zu beziehen ist.

Erwähnenswert ist, daß nicht selten bei der Gehirnblutung in dem nach
dem Anfall entleerten *Urin* geringe Mengen von *Eiweiß* und sog. *Komazylinder* gefunden werden. Auch vorübergehende Glykosurie wird beobachtet.
Man bezieht dieses Symptom gewöhnlich auf eine bis auf die Oblongata sich

erstreckende Druckwirkung des Blutungsherdes. Die Aufhebung der willkürlichen Harnentleerung zeigt sich meist in einer *Retentio urinae*, während in
anderen Fällen der Harn unwillkürlich ins Bett entleert wird.

In einer Anzahl von Fällen erholen sich die Kranken nicht wieder aus dem
apoplektischen Koma. Zwar tritt der Tod nicht sofort ein, aber die völlige
Bewußtlosigkeit hält an, die Atmung wird beschleunigt, unregelmäßig (CHEYNE-
STOKESscher Atmen) und durch Hineinfließen von Speichel und Schleim
in den Kehlkopf und in die Trachea röchelnd; der anfangs verlangsamte
Puls wird beschleunigt, das Gesicht wird blasser und immer verfallener,
die Augen sinken ein, die Corneae werden trübe, und schließlich tritt nach mehr-
stündigem oder selbst nach einem 1—2 Tage anhaltendem Koma der *Tod*
ein, häufig unter einer ziemlich *beträchtlichen Temperatursteigerung*. Nicht
selten bilden sich während des apoplektischen Komas *Schluckpneumonien* aus.

Der tödliche Ausgang ist indessen keineswegs die Regel. Häufiger über-
leben die Kranken den apoplektischen Anfall. Die Blutung hat aufgehört, das
Gerinnsel zieht sich zusammen, es beginnt der Zerfall und die Resorption. Damit läßt die Druckwirkung auf die Umgebung mehr und mehr nach, die entfernteren Gehirnteile erholen sich allmählich von ihrem „Schock", das Bewußtsein
kehrt langsam zurück. Die Kranken fangen an, bei starken Anrufen die Augen
aufzuschlagen, sie greifen nach dem Kopf, seufzen, gähnen; allmählich wird ihr
Bewußtsein klarer, sie versuchen zu reden, sich durch Zeichen verständlich
zu machen; die Erinnerungen tauchen wieder auf, sie erkennen ihre Umgebung wieder. Selten wird diese Besserung durch eine neue, vielleicht tödliche Verschlimmerung unterbrochen. Dies kann geschehen, wenn die Blutung sich erneut. Gewöhnlich hält aber die Besserung an, die Kranken
sind nach einigen Tagen wieder bei völligem Bewußtsein, und jetzt erst kann
man den ganzen „angerichteten Schaden übersehen".

Außer den bisher beschriebenen Erscheinungen des *schweren* apoplektischen Insultes kommen *leichtere Schlaganfälle* in allen möglichen Abstufungen sehr häufig vor. In solchen Fällen tritt überhaupt kein andauerndes tiefes Koma ein. Die Kranken verlieren das Bewußtsein nur
vorübergehend oder gar nicht. Sie werden von einem *Schwindel*, von plötzlichem *Kopfschmerz* ergriffen, sind nur eine Zeitlang betäubt, benommen.
Ziemlich häufig tritt, ebenso wie bei den gewöhnlichen Ohnmachtsanwandlungen, *Übelkeit* und *Erbrechen* ein. Trotz dieser verhältnismäßig geringen
Insulterscheinungen, die zuweilen sogar fast ganz fehlen, können doch die
eigentlichen Herdsymptome, die Lähmung (Hemiplegie u. a.), sich vollkommen ausbilden.

Als *direkte Herdsymptome* der Gehirnblutung bezeichnet man die von der
Zerstörung eines bestimmten Gehirnteiles unmittelbar abhängigen Ausfallserscheinungen. Am Ort der Blutung wird ein größeres oder kleineres Gebiet
des Gehirns von dem unter hohem Druck plötzlich austretenden Blut völlig
zertrümmert. Dieser Ausdehnung entsprechend entsteht später die apoplektische Narbe oder Zyste, und je nach dem Ort, wo dieser Verlust an
funktionsfähiger Gehirnsubstanz stattfindet, muß sich die Art und die Ausbreitung der *dauernden*, größtenteils *irreparablen Ausfallserscheinungen*
richten. Außer diesen unmittelbaren Herderscheinungen gibt es aber auch
noch *mittelbare Herdsymptome* der Gehirnblutungen, die den eigentlichen
apoplektischen Insult überdauern und auch von der besonderen Örtlichkeit
des Herdes abhängen. Sie entsprechen aber nicht dem eigentlich zerstörten Gehirngebiet, sondern beziehen sich auf die eine gewisse Zeitlang anhaltende Einwirkung des apoplektischen Herdes auf seine *unmittelbare*

Umgebung. Der Druck des Herdes auf seine Umgebung, der gestörte Blut-
kreislauf in dieser, das kollaterale Ödem, vielleicht auch die Imbibition
mit den gelösten Zerfallsprodukten aus dem apoplektischen Herd sind hierbei vorzugsweise in Betracht zu ziehen. Die unmittelbaren Herdsymptome
überdauern zwar den apoplektischen Insult, sind aber doch vorübergehend
und verschwinden wieder nach verschieden langer Zeit, nach Tagen, Wochen
oder selbst noch nach Monaten. Ist der apoplektische Insult vorüber und
sind die zurückbleibenden Herdsymptome in ihren Einzelheiten festgestellt
worden, so besitzen wir zunächst kein sicheres Zeichen, aus dem wir schließen
können, ob die bestehenden Herdsymptome unmittelbarer oder mittelbarer
Natur sind. Hierüber gibt allein die weitere Beobachtung des Krankheitsverlaufes Aufschluß. Gehen die anfänglichen Erscheinungen innerhalb der
nächsten Tage, Wochen oder der ersten Monate allmählich wieder zurück,
so schließen wir hieraus nachträglich, daß es sich um mittelbare Herdsymptome gehandelt hat. Was nach Ablauf eines halben Jahres noch
zurückgeblieben ist, gehört zu den unmittelbaren Herdsymptomen und ist
einer wesentlichen weiteren Besserung nicht mehr fähig. Wir kommen auf
diese in praktischer Beziehung.äußerst wichtigen Unterschiede bei der Besprechung des *Verlaufes* der Gehirnblutungen noch einmal zurück.

Eine nähere Beschreibung aller bei den Gehirnblutungen möglichen Herdsymptome und der aus ihnen sich ergebenden Anhaltspunkte für die Diagnose
des *Sitzes* der Blutung können wir unterlassen, da hierbei alle im vorigen
Kapitel über die zerebralen Herdsymptome besprochenen Tatsachen noch
einmal aufgezählt werden müßten. Nur das hauptsächlichste Krankheitsbild,
das bei weitem am häufigsten nach einer Gehirnblutung zurückbleibt, bedarf
einer ausführlichen Darstellung: die gewöhnliche *zerebrale Hemiplegie* (s. Abb. 186).

Die zerebrale Hemiplegie. Da die meisten Gehirnblutungen in der Umgebung der Seitenventrikel eintreten, so wird in der Mehrzahl der Fälle die
durch die innere Kapsel laufende motorische Pyramidenbahn durch die Blutung entweder unmittelbar zerstört oder wenigstens durch den in ihrer Nachbarschaft gelegenen Blutungsherd in Mitleidenschaft gezogen. Bei den meisten Kranken findet sich daher, nachdem die Erscheinungen des apoplektischen
Insults glücklich vorübergegangen sind, eine *halbseitige motorische Lähmung*
auf der dem Sitz der Blutung *gegenüberliegenden Körperhälfte.* Untersucht
man die Hemiplegie näher, so findet man zunächst gewöhnlich im *Fazialisgebiet*
einen deutlichen Unterschied zwischen der gesunden und der kranken Seite, und
zwar eine deutliche Lähmung im Gebiet des *unteren Fazialis* (Wangen-, Nasen-
und Mundmuskeln), während der *obere Abschnitt* (Augen- und Stirnteil) des
Fazialisgebietes ganz oder *fast ganz frei* geblieben ist. Das Runzeln der Stirn
geschieht auf beiden Seiten gleich oder auf der gelähmten Seite nur ein wenig
schwächer als auf der gesunden. Beim Rümpfen der Nase, beim Verziehen
des Mundes, beim Versuch zu pfeifen, zu blasen, beim Sprechen u. a. tritt
dagegen die Fazialislähmung deutlich hervor. Oft ist sie schon in der Ruhe
durch das Verstrichensein der Nasolabialfalte und das Herabhängen des
Mundwinkels bemerkbar. Dabei kommt die Parese des unteren Fazialis
beim willkürlichen Verziehen des Mundes (Zeigen der Zähne) viel mehr zum
Vorschein als beim *unwillkürlich* eintretenden *Lachen.* Zuweilen bemühen
sich die Kranken vergeblich, ihren einen Mundwinkel stärker zu bewegen,
fangen dann an, über ihr eigenes Ungeschick zu lachen und ziehen hierbei
ihren Mund in fast ganz normaler Weise in die Breite. Dieses Verhalten
kann wahrscheinlich durch die Beziehungen des *Thalamus opticus* zu den
mimischen Ausdrucksbewegungen erklärt werden. Der Unterschied im Ver-

halten des oberen und unteren Fazialisgebiets bei den zerebralen Hemiplegien hängt wahrscheinlich damit zusammen, daß die Muskeln des oberen Fazialisgebietes (Frontalis, Corrugator, und bis zu einem gewissen Grade auch die Schließmuskeln des Auges) *beider* Seiten von *jeder Hemisphäre aus* innerviert werden, so daß also das Erhaltensein des *einen* Fazialiszentrums für die Beweglichkeit der beiderseitigen Muskeln ausreichend ist[1]). Übrigens handelt es sich auch im unteren Fazialisgebiet bei den gewöhnlichen zerebralen Hemiplegien fast immer nur um eine mehr oder weniger starke *Parese*, fast nie um eine völlige Lähmung.

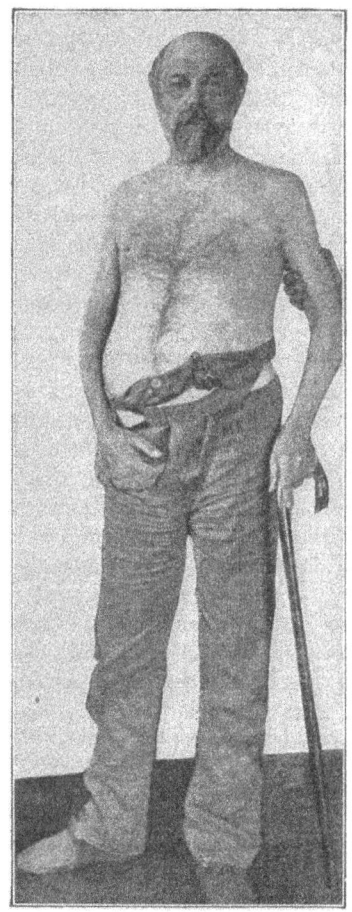

Ziemlich häufig ist auch eine geringe Störung im Gebiet des *Hypoglossus* nachweisbar. Strecken die Kranken die *Zunge* heraus, so zeigt die Zungenspitze eine deutliche *Abweichung nach der gelähmten Seite* hin. Dieses Verhalten beruht auf der Parese des einen *M. genioglossus.* Durch die Wirkung der beiden Genioglossi wird die Zunge gewissermaßen nach vorn geschoben. Überwiegt dieses Schieben auf der einen (gesunden) Seite, so wird hierdurch die Spitze der Zunge nach der anderen (kranken) Seite hinübergeschoben. Eine stärkere Bewegungsstörung der Zunge beobachtet man in der ersten Zeit nach dem Insult nicht selten bei rechtsseitigen, mit Aphasie verbundenen Hemiplegien. Zuweilen kann durch die leichte Parese der einen Zungenhälfte im Verein mit der Fazialisparese eine merkliche *artikulatorische Sprachbehinderung* entstehen. Sie erreicht freilich nur ausnahmsweise einen höheren Grad und ist oft nur den Kranken selbst als ein subjektives Gefühl der Erschwerung des Sprechens bemerkbar.

Eine deutliche Beteiligung des *weichen Gaumens* ist selten. Das Gaumensegel der gelähmten Seite hängt dann etwas tiefer herab und bewegt sich weniger als auf der anderen Seite. Die Uvula steht schief, mit ihrer Spitze bald nach der gesunden, bald nach der kranken Seite hin gerichtet. Besondere Funktionsstörungen kommen hierdurch nicht zustande.

Abb. 186. Kranker mit rechtsseitiger Hemiplegie.

Die Beteiligung der *Rumpfmuskulatur* an der Hemiplegie tritt gewöhnlich nur im Gebiet des *M. trapezius* stärker hervor. Die *Schulter* hängt infolge der Parese dieses Muskels tiefer herab und kann auf der kranken Seite weniger

---

[1]) Wir wollen hier darauf aufmerksam machen, daß überhaupt diejenigen Muskeln, deren Tätigkeit für gewöhnlich auf beiden Seiten gleichzeitig erfolgt, und die dementsprechend wahrscheinlich auch von beiden Hemisphären aus innerviert werden, bei der zerebralen Hemiplegie nie vollständig gelähmt werden. Die meisten der für gewöhnlich stets auf beiden Seiten gleichzeitig innervierten Muskeln (Corrugator, Frontalis, Augenmuskeln, Kaumuskeln, Inspirationsmuskeln) können willkürlich gar nicht oder nur nach besonderer Übung einseitig isoliert bewegt werden.

hoch gehoben werden als auf der gesunden. Läßt man die Kranken tiefe
willkürliche Inspirationen machen, so bemerkt man zuweilen ein geringes,
von der Parese der betreffenden Respirationsmuskeln abhängiges *Nachschlep-
pen der kranken Seite bei der Atmung.* Hiermit hängt es vielleicht zusammen,
daß Erkrankungen der Atmungsorgane bei Hemiplegikern sich verhältnismäßig häufig in der (weniger ausgiebig atmenden) Lunge der kranken Seite
lokalisieren.

Die wichtigste Teilerscheinung der Hemiplegie ist die *Lähmung der Gliedmaßen.* Sie ist in der ersten Zeit nach Eintritt der Blutung häufig so vollständig, daß nicht die geringste willkürliche Bewegung in dem befallenen Arm
oder Bein ausgeführt werden kann. In anderen Fällen besteht dagegen von
vornherein nur ein mehr oder weniger hoher Grad von Parese (*Hemiparese*),
oder die vollkommene Lähmung erstreckt sich wenigstens nur auf gewisse
Muskelgebiete, während in anderen Muskeln noch Reste aktiver Beweglichkeit
erhalten sind. Auch wenn anfangs eine völlige Hemiplegie besteht, tritt in der
Folgezeit fast immer bis zu einem gewissen Grade eine Wiederbeweglichkeit
in einem Teil der gelähmten Muskeln ein (s. u.).

Das *Verhalten der Reflexe* zeigt eine ziemlich große Übereinstimmung. Im
allgemeinen sind auf der gelähmten Seite die *Sehnenreflexe gesteigert*, gewisse
Hautreflexe dagegen *abgeschwächt.* Die Steigerung der *Sehnenreflexe* ist fast regelmäßig vorhanden. Nur wenn die Erscheinungen des anfänglichen apoplektischen Insultes heftig sind, fehlen häufig *anfangs* in den völlig *schlaff* gelähmten Gliedmaßen auch die Sehnenreflexe. Bei älteren Hemiplegien sind sie
aber mit vereinzelten Ausnahmen meist erheblich gesteigert. Am *Arm* findet
man die lebhaftesten Periostreflexe beim Beklopfen des unteren Radius- und
Ulnaendes, ferner beim Beklopfen der Bizeps- und Trizepssehne, der Klavikula u. a. Im *Bein* ist vor allem die Steigerung des Patellarreflexes bemerkenswert; außerdem besteht oft lebhafter Fußklonus, Erhöhung der Adduktorenreflexe u. a. Übrigens beschränkt sich diese Steigerung der Sehnenreflexe
keineswegs auf die kranke Seite; sie ist in geringerem Grade, fast stets *auch
auf der gesunden Seite* nachweisbar.

Der durch die *Gehirnerkrankung selbst* bedingte Wegfall gewisser reflexhemmender Erregungen ist als die Ursache der gesteigerten Sehnenreflexe anzusehen. Die Steigerung
der Sehnenreflexe auf der gelähmten (und der gesunden) Seite ist nicht abhängig von der
sekundären Degeneration der Pyramidenbahnen im Rückenmark, da die Erhöhung der
Sehnenreflexe häufig schon wenige Tage oder gar Stunden nach dem apoplektischen Anfall
vorhanden ist, also zu einer Zeit, wo eine sekundäre Degeneration im Rückenmark noch
gar nicht bestehen kann.

Sehr häufig, namentlich bei älteren Hemiplegien mit ausgebildeten Kontrakturen, findet man eine erhöhte „*direkte mechanische Erregbarkeit*" der gelähmten Muskeln, indem bei ihrem direkten Beklopfen lebhafte Kontraktionen
entstehen. Ein Teil dieser Kontraktionen ist auch *reflektorischen* Ursprungs
und beruht auf der mechanischen Reizung der Muskelfaszien (*Faszienreflexe*).
Außerdem handelt es sich auch um die unmittelbare mechanische Reizung
der *Muskelnerven.* Häufig fehlt der *Mayersche Daumenreflex* auf der gelähmten Seite.

Anders als die Sehnenreflexe verhalten sich die *Hautreflexe.* Im gelähmten
Arm sind meist keine Hautreflexe hervorzurufen, im gelähmten Bein sind die
durch Nadelstiche in die Fußsohle im ganzen Bein hervorzurufenden Reflexe
zuweilen annähernd gleich stark, zuweilen aber auch schwächer als in dem
Bein der gesunden Seite. Sehr auffallend ist der Unterschied in der Art der
Reflexzuckung in der *großen Zehe.* Streichen der Fußsohle bewirkt auf der
gelähmten Seite meist eine *Dorsalflexion* (BABINSKI), auf der gesunden Seite

dagegen eine Plantarflexion (vgl. S. 442). Doch kommt zuweilen auch auf der gesunden Seite ein wenn auch schwächerer dorsaler Zehenreflex vor. Fast ebenso häufig wie der BABINSKIsche Zehenreflex tritt der OPPENHEIMsche Unterschenkelreflex auf: Streicht man mit dem Daumen unter ziemlich starkem Druck den Unterschenkel an der inneren Tibiafläche nach abwärts, so findet auf der gelähmten Seite Dorsalflexion der Zehen und namentlich Dorsalflexion des Fußes durch Anspannung des M. tibialis anterior statt. Der *Bauchdeckenreflex* und der *Kremasterreflex* sind auf der gelähmten Seite fast immer sehr herabgesetzt oder ganz verschwunden, während man sie auf der gesunden Seite in normaler Stärke hervorrufen kann, ein Unterschied, der nicht selten zur Bestimmung des Sitzes der Hemiplegie dienlich ist, wenn die Kranken benommen oder sogar ganz bewußtlos sind. Auch im *Konjunktivalreflex* und *Kornealreflex* besteht oft ein auffallender Unterschied. Auf der gelähmten Seite kann man den Augapfel mit einem Wattebäuschchen berühren, ohne daß sofort reflektorischer Lidschluß erfolgt, wie dies auf der gesunden Seite der Fall ist.

Die Erklärung des auffallenden Verhaltens der Hautreflexe bei den zerebralen Hemiplegien ist nicht leicht. Man nimmt gewöhnlich an, daß die genannten Hautreflexe, insbesondere der Bauchdecken- und der Kremasterreflex, ihre Reflexbogen gar nicht im Rückenmark, sondern weit höher oben im Gehirn haben. Das Fehlen dieser Reflexe auf der gelähmten Seite bei der zerebralen Hemiplegie würde demnach auf einer unmittelbaren Schädigung der Reflexbahn beruhen. Freilich ist zu betonen, daß gerade über diesen Punkt weitere Studien notwendig sind.

Die *Sensibilität* ist bei zerebraler Hemiplegie meist nur in geringem Grade gestört. Indessen findet man bei genauerer Prüfung doch häufig eine deutliche *Abstumpfung* der Empfindlichkeit für einfache Berührungen, während die Schmerzempfindlichkeit, die Temperaturempfindungen und der Muskelsinn erhalten bleiben. In einzelnen Fällen kann aber auch der Muskelsinn deutlich gestört sein. Leichte *Parästhesien* in der gelähmten Seite sind, namentlich im Beginn der Erkrankung, häufig. Auch *Schmerzen* in den gelähmten Teilen sind nicht selten. Oft sind sie auf besondere peripherische Verhältnisse zurückzuführen (Kontrakturen u. dgl.); zuweilen scheint es sich aber auch um eine Reizung der zentralen sensiblen Bahnen zu handeln (EDINGER). Eine *stärkere Sensibilitätsstörung* weist, wie wir gesehen haben (vgl. S. 689), auf eine Beteiligung des hintersten Abschnittes der inneren Kapsel an der Erkrankung hin. In derartigen, freilich seltenen Fällen kann die motorische Hemiplegie mit einer vollständigen zerebralen *Hemianästhesie* vereinigt sein. Die Hemianästhesie bezieht sich auf die *Mechano-Sensibilität* (Berührung, Druck) der Haut und der tieferen Teile (Muskeln, Knochen), sowie auf die *Thermo-Sensibilität* (Wärme- und Kälteempfindung). Die *Schmerzempfindung* bei starken Reizen (Nadelstiche u. dgl.) bleibt meist erhalten, wird aber schlecht lokalisiert. STRÜMPELL beobachtete mehrere Fälle, bei denen die hemiplegischen Erscheinungen gering waren, und nach dem apoplektischen Insult nur eine fast vollständige *zerebrale Hemianästhesie* zurückblieb, die infolge des vollständigen *Verlustes des Muskelsinnes* mit stärkster *Hemiataxie* verbunden war. In solchen Fällen kann man einen Herd am *hintersten Ende der inneren Kapsel* mit größter Wahrscheinlichkeit annehmen. Bei der Nähe der optischen Bahnen erklärt es sich, daß die Hemianästhesie und Hemiataxie nicht selten mit *Hemianopsie* verbunden ist. Eine *vorübergehende Hemianopsie* soll nach GOWERS in der ersten Zeit nach dem Eintritt einer Gehirnblutung häufig vorkommen. STRÜMPELL sah

wiederholt anfängliche Hemianopsie verbunden mit assoziierter Augenmuskellähmung. Auch die Vereinigung einer Hemiplegie mit dauernder *Hemianopsie*
ist nicht sehr selten. Vorzugsweise darf man hierbei an eine Erkrankung der
Optikusfasern in der Sehstrahlung oder im Pulvinar thalami optici denken.
Störungen des Gehörs und der anderen Sinne (Geruch, Geschmack) spielen
bei der Hemiplegie keine Rolle.

Eine andere Reihe wichtiger Erscheinungen tritt uns entgegen, wenn wir
den *weiteren Verlauf der Hemiplegien* beobachten. Vor allem verdient das
weitere Verhalten der gelähmten Muskeln Beachtung. Ist die Hemiplegie
von vornherein nicht vollständig, so kann sich in ziemlich kurzer Zeit
die Beweglichkeit der befallenen Seite in fast völlig normaler Weise wieder-
herstellen. Höchstens bleibt noch eine gewisse leichte Schwäche und Steifigkeit zurück, die indessen allmählich auch noch weiter abnimmt. Wie aus dem
früher Gesagten hervorgeht, ist in diesen Fällen die anfängliche Hemiparese
ein *indirektes* Herdsymptom. Es verschwindet, sobald die Fernwirkungen
des eigentlichen Herdes aufhören.

Wenn eine vollständige Hemiplegie eintritt, bleibt sie jedoch auch nur ausnahmsweise in ihrer ganzen Ausdehnung dauernd bestehen. Entweder schon
nach einigen Tagen oder häufiger erst nach einigen Wochen beginnt in einzelnen Teilen der gelähmten Seite die Beweglichkeit wieder zurückzukehren.
Langsam schreitet die Besserung fort, und im Verlauf der nächsten Monate
kann der größte Teil der Lähmungserscheinungen wieder verschwinden. Gewöhnlich gelangt aber die Besserung nur bis zu einem gewissen Grade, und
der dann erreichte Zustand bleibt bestehen. Jetzt haben wir erst das gewöhnliche kennzeichnende Bild des „Hemiplegikers", wie es dem kundigen
Auge auf den ersten Blick kenntlich ist. Trotz mannigfacher einzelner Unterschiede in der schließlichen Wiederkehr gewisser Bewegungen ebenso wie in
dem dauernden Gelähmtbleiben anderer Muskelgruppen besteht doch dabei
eine ganz auffallende Gesetzmäßigkeit und Gleichmäßigkeit. Fast ausnahmslos kehrt *die Beweglichkeit des Beines in höherem Maße zurück als die des Armes.*
Aber auch in bezug auf das Verhalten der einzelnen Muskelgruppen finden
sich fast immer dieselben Erscheinungen wieder. Nach den Untersuchungen von WERNICKE und L. MANN bezieht sich bei den zerebralen Hemiplegien
die dauernde Lähmung oder die Wiederherstellung der Beweglichkeit niemals auf einzelne Muskeln, sondern stets auf ganze *Muskelgruppen von ausgesprochener funktioneller Zusammengehörigkeit.* In der *oberen Extremität*
bleiben meistens *gelähmt* die gesamte Muskelgruppe für die *Auswärtsdrehung
des Armes* (Supinatoren des Vorderarmes, Auswärtsrollung des Oberarmes
durch den Infraspinatus und Teres minor und Fixation, sowie Auswärtsdrehung des Schultergürtels durch den unteren Teil des Trapezius und die
Rhomboidei), ferner die *Erhebung des Oberarmes* (Deltoideus, Serratus), die
Bewegungen im Ellbogengelenk, und zwar besonders die Streckung, die
Öffnung der Hand (Fingerstrecker, Fixation des Handgelenkes durch die
Beuger) und die *Opposition des Daumens* (Opponens, Abductor brevis).
Erhalten bleiben dagegen in der Regel die *Einwärtsrollung* der oberen
Extremität und die *Schließung* der Hand.

Die Kranken können daher oft wegen der mangelhaften Öffnung der Hand nicht
„zugreifen", wohl aber das einmal Ergriffene festhalten. Feinere Beschäftigungen
mit der Hand sind infolge der Bewegungsstörung im Daumen sehr gehemmt. Eigentümliche Unterschiede machen sich bei älteren Hemiplegikern auch in der dauernden
Bewegungsstörung von Schulter und Oberarm einerseits und Hand und Finger andererseits geltend. Bei einer Reihe von Hemiplegikern tritt in der Schulter wieder eine leid-
liche Beweglichkeit ein, aber die Hand bleibt gelähmt. Bei anderen kann der Arm

nicht in der Schulter erhoben werden, aber die Beweglichkeit von Hand und Fingern kehrt zurück.

Im *Bein* bleiben die Beuger des Unterschenkels und die Dorsalflexoren des Fußes meist dauernd paretisch, ebenso die Abduktoren und Einwärtsroller des Hüftgelenks, während dagegen der Iliopsoas, der Quadriceps femoris und die Plantarflexoren des Fußes ihre Beweglichkeit oft wieder gewinnen. Die Rückkehr der Beweglichkeit im Iliopsoas und Quadrizeps ist deshalb von so großer praktischer Bedeutung, weil die Kranken dadurch in den Stand gesetzt werden, wieder zu *gehen.* Freilich bedürfen die Kranken der Hilfe eines Stockes, und der Gang bleibt oft langsam und mühsam, aber der Vorteil der eigenen Ortsbewegung ist doch ungemein groß. Der *Gang der Hemiplegiker* ist kennzeichnend. Das kranke Bein ist mit der Fußspitze etwas nach außen gerichtet, seine Vorwärtsbewegung geschieht langsam, am Boden streifend, in einem leichten, nach außen gerichteten Bogen. Stellt man die Kranken noch während des Bestehens der Hemiplegie auf die Füße, so stehen einige ganz leidlich auf dem gesunden Bein (wie „auf einem Bein"), andere können keinen aufrechten Halt finden und sinken stets zur Seite um. Man sieht also, daß die Herstellung der Gehfähigkeit der Hemiplegiker sehr wesentlich auch von der statischen Sicherheit des *Rumpfes* abhängt. Wenn durch die Zerstörung striärer oder zerebellarer Bahnen eine *statische Rumpfataxie* eingetreten ist, bleibt das Gehen unmöglich.

Worauf es beruht, daß sowohl die eintretende Besserung als auch die dauernd zurückbleibende Lähmung sich in gesetzmäßiger Weise fast immer auf *dieselben* bestimmten Muskelgruppen beziehen, läßt sich nicht sicher sagen. Vielleicht sind die wieder beweglich werdenden Muskelgebiete diejenigen, die am leichtesten auch von der *gesund* gebliebenen (gleichseitigen) Hemisphäre her wieder innerviert werden können. Manche Gründe sprechen auch für die Annahme, daß nach der Unterbrechung der Pyramidenbahn die subkortikalen, extrapyramidalen motorischen Bahnen vom Striatum her in vikariierender Weise eintreten können.

Daß eine *Regeneration* der einmal zerstörten Fasern auftritt, ist unwahrscheinlich, wenn auch freilich nicht unmöglich. Von größter praktischer Bedeutung bleibt aber die schon erwähnte Tatsache, daß eine wesentliche Besserung der hemiplegischen Lähmungserscheinungen nur etwa *innerhalb des ersten Jahres* möglich ist.

In den gelähmt bleibenden Teilen bilden sich in der späteren Zeit sehr häufig *Kontrakturen* aus, die ebenfalls in den einzelnen Fällen eine ziemlich große Übereinstimmung zeigen. Entsprechend dem höheren Grade der Lähmung sind auch die Kontrakturen im *Arm* meist stärker als im Bein, und zwar zeigen die *Finger* fast immer eine Beugekontraktur, der *Vorderarm* eine *Pronationskontraktur,* wobei er meist gebeugt, nur selten gestreckt ist, und der *Oberarm* eine *Adduktionskontraktur* (vorzugsweise in dem M. pectoralis). Diese Kontrakturstellungen entsprechen durchaus *denjenigen Stellungen, welche der gelähmte Arm fast immer einnimmt, wenn er sich selbst überlassen bleibt,* teils infolge der Schwere, teils infolge der noch übriggebliebenen Reste aktiver Beweglichkeit. Die Kontrakturen finden sich stets in denjenigen Muskelgruppen, deren Beweglichkeit bei der Hemiplegie verhältnismäßig am *wenigsten* leidet (s. o.). Da die einmal erlangte Stellung durch die gelähmten Antagonisten nicht wieder verändert werden kann, so treten in den dauernd verkürzten Muskeln sog. *passive Kontrakturen* ein. Für die Richtigkeit dieser Ansicht spricht der Umstand, daß die Kontrakturen bis zu einem gewissen Grade verhindert werden können, wenn man durch regelmäßig fortgesetzte passive Bewegungen keine dauernde Verkürzung der Muskeln zustande kommen läßt. Immerhin lassen sich die zuweilen ungemein starken Muskelkontrakturen der Hemiplegiker auf die angegebene Weise nicht allein erklären. Offenbar spielen auch noch abnorme Innervationsverhältnisse eine — freilich noch wenig bekannte — Rolle. CHARCOT und seine Schüler (BOUCHARD u. a.) hielten die hemiplegischen Kontrakturen für eine Folge *der sekundären Degeneration der Pyramidenbahn.* Diese Annahme ist aber höchst unwahrscheinlich. Denn erstens haben die degenerierenden Fasern ihre Erregbarkeit verloren und können daher keinen Reiz mehr bewirken, und außerdem entstehen die Kontrakturen ja gar nicht in den gelähmten, sondern hauptsächlich in den noch beweglichen Muskeln. Kontrakturen und sekundäre Degeneration sind somit *beigeordnete* Folgeerscheinungen der Gehirnerkrankung. STRÜMPELL machte für die Entstehung der Kontrakturen nicht eine Läsion der Pyramidenbahn, sondern eine Störung in den Innervationsverhältnissen der *statischen motorischen Bahnen* (Linsenkernbahn u. a.) verantwortlich.

Treten im *Bein* stärkere Kontrakturen ein, so sind es entweder Streck- oder Beugekontrakturen, was wohl zum Teil von der Lagerung u. dgl. abhängt. Im Fußgelenk findet sich dagegen fast immer eine Kontraktur der Wadenmuskeln, weil der in seinen Dorsalflexoren gelähmte Fuß der Schwere nach in Plantarflexionsstellung herabfällt, und weil die Plantarflexoren des Fußes auch meist eine bessere Beweglichkeit behalten als die Dorsalflexoren. — Nicht ganz ohne Einfluß auf die *Stärke* der Kontrakturen ist auch der Umstand, daß der *Muskeltonus* auf der gelähmten Seite gesteigert ist (entsprechend der Steigerung der Sehnenreflexe). Zu erwähnen ist hier noch die von HITZIG hervorgehobene Tatsache, daß manche Kontrakturen des Morgens, wenn die Kranken aus dem Schlafe erwachen, gering sind, und erst stärker werden, nachdem die Kranken die ersten Bewegungen gemacht haben.

Von sonstigen Erscheinungen sind zunächst noch die *Mitbewegungen* zu beachten, die bei Hemiplegikern oft vorkommen. Sie beruhen zum Teil darauf, daß die Kranken nicht mehr in leichter Weise die einzelnen paretischen Muskeln innervieren können. Es bedarf dazu stets einer starken Willensanstrengung, und diese überträgt sich nun auch auf andere Muskelgebiete. So sieht man z. B. ungewollte Mitbewegungen im Bein, wenn die Kranken mit aller Anstrengung sich bemühen, ihren Arm zu bewegen, und umgekehrt. Sollen die Kranken ihren Arm in der Schulter heben, so beugen sie gleichzeitig den Vorderarm. Besonders erwähnenswert ist die zuerst von STRÜMPELL beschriebene häufige Mitbewegung im Fuß (Dorsalflexion durch Anspannung des Tibialis anterior) bei Beugung des Hüft- und Kniegelenks. Oft können die Kranken eine alleinige Dorsalflexion des Fußes auf der gelähmten Seite gar nicht ausführen. Sollen sie aber das ganze Bein an den Rumpf heranziehen, so findet dabei stets gleichzeitig eine starke Dorsalflexion des Fußes mit stark hervortretender Anspannung der Sehne des M. tibialis anterior statt. Diese von STRÜMPELL als *Tibialis-phänomen* bezeichnete Erscheinung beruht wahrscheinlich auf der Unterbrechung der Pyramidenbahn. Die Kranken können jetzt nur noch größere Muskelgruppen gleichzeitig („*synergisch*") zur Kontraktion bringen, haben aber die Fähigkeit verloren, die Innervation auf die einzelnen Muskeln zu verteilen und zu isolieren. Beim Ausstrecken des Beines sieht man oft eine auffallende gleichzeitige Dorsalflexion der großen Zehe („*Zehenphänomen*"). Ähnliche *abnorme Muskelsynergien* kommen auch an der oberen Extremität vor (Dorsalflexion im Handgelenk beim Schließen der Finger u. a.). — Auch Mitbewegungen in der *gesunden* Seite bei Bewegungen der kranken Seite kommen vor; angeblich ist auch das umgekehrte Verhalten beobachtet worden.

Im Anschluß an die Mitbewegungen sei die *Hemichorea posthemiplegica* (WEIR MITCHELL) erwähnt. Sie besteht darin, daß einige Zeit nach dem Auftreten der Lähmung in den gelähmten Teilen eigentümliche choreatische, athetotische oder Zitterbewegungen entstehen, die teils fortwährend, teils nur als Mitbewegungen bei gewollten Bewegungen in der kranken oder auch in der gesunden Seite auftreten. Bei den Hemiplegien nach Gehirnblutungen ist die posthemiplegische Chorea übrigens sehr selten. Häufiger ist sie bei der *zerebralen Kinderlähmung* (s. u.). Die erwähnten Erscheinungen werden jetzt allgemein als *striäre Symptome* (s. o.) aufgefaßt.

Mitunter ist das *trophische* und *vasomotorische Verhalten der gelähmten Teile* im Beginn und im weiteren Verlauf der Hemiplegie gestört. Zuweilen findet man die Haut auf der gelähmten Seite im Anfang etwas röter und wärmer als auf der gesunden. Auch im Gebiet des *Halssympathikus* werden bei Hemiplegischen teils vorübergehende, teils dauernde Lähmungserscheinungen (vermehrte Temperatur und Rötung in der gelähmten Gesichtshälfte, Verengerung der Lidspalte und der Pupille), freilich fast immer nur in geringem Grade, nachgewiesen. Sehr häufig, namentlich am Handrücken, findet man eine geringere oder selbst stärkere *ödematöse Anschwellung*, die ebenfalls gewöhnlich als vasomotorisches Symptom aufgefaßt wird. Doch ist zu bedenken, einen wie großen Einfluß auf die Fortbewegung des Venen- und Lymphstromes die *Bewegungen* eines Körperteiles haben, und daß vielleicht auch durch den Wegfall dieses Einflusses das Ödem in den gelähmten Teilen erklärt werden kann. Bei *älteren* Hemiplegien findet man die Gliedmaßen auf der gelähmten Seite stets *kühler*, und namentlich an der Hand macht sich sehr häufig eine stark *zyanotische Färbung* bemerkbar. Die *Haut* wird zuweilen spröde und rissig, manchmal verdickt. An der Innenfläche kontrakturierter Hände findet oft ziemlich reichliche *Schweißabsonderung* statt.

Zu den spezifisch trophischen Störungen bei der Hemiplegie wird von CHARCOT auch der „*akute maligne Dekubitus*" gerechnet. Dieser Dekubitus entwickelt sich zuweilen in äußerst rascher Weise schon wenige Tage nach dem apoplektischen Insult, gewöhnlich in der Mitte der Hinterbacke der gelähmten Seite. Hier entsteht eine umschriebene Rötung und Blasenbildung, die rasch in eine tiefgreifende Gangrän der Weichteile übergeht. Wir selbst haben bei *gut gepflegten* Kranken diesen Dekubitus nie beobachtet und müssen zweifeln, ob seine Entwicklung wirklich eine trophische Störung und nicht vielmehr von dem Druck und von dem Eindringen von Infektionserregern in die Haut abhängig ist. Daß bei alten bettlägerigen Hemiplegikern leicht in der gewöhnlichen Weise Dekubitus entstehen kann, versteht sich von selbst.

Besteht die Hemiplegie längere Zeit, so findet man die *gelähmten Muskeln* im Vergleich zur gesunden Seite *fast immer mehr oder weniger atrophisch*. Die Hauptursache dieser Atrophie ist wohl sicher in dem *Nichtgebrauch der gelähmten Muskeln* zu suchen (Atrophie durch Funktionsausfall). Bei der mikroskopischen Untersuchung der gelähmt gewesenen Muskeln findet man eine deutliche Atrophie der einzelnen Fasern. Doch erreicht diese Atrophie in der Regel lange nicht den hohen Grad wie bei peripherischen oder poliomyelitischen Lähmungen. Außerdem ist die Atrophie auch stets eine *einfache*, nicht eine „*degenerative*", und demgemäß bleibt die *faradische* und *galvanische Erregbarkeit* der gelähmten Muskeln, selbst wenn sie stärker atrophisch sind, vollkommen erhalten. Sie zeigt nicht einmal eine geringe quantitative Herabsetzung. In einzelnen Fällen tritt die Atrophie gewisser Muskeln (z. B. Interossei, Daumenballen, Deltoideus u. a.) auch bei der gewöhnlichen Hemiplegie ungewöhnlich *frühzeitig* und in besonders starkem Grade auf, so daß man von „*zerebraler Muskelatrophie*" sprechen kann. Hier könnte man in der Tat an besondere trophische Einflüsse denken. Doch glauben wir, daß auch diese Annahme entbehrlich ist. Die stärkeren Atrophien treten bei Hemiplegischen vorzugsweise dann auf, wenn es sich um völlig *schlaffe* Lähmungen mit fehlenden

Reflexen (s. o.) handelt, wobei also die Muskeln wirklich von *jeder* Kontraktion ausgeschlossen sind. — In den *Gelenken* der gelähmten Gliedmaßen, namentlich im Knie- und Schultergelenk, entwickeln sich in seltenen Fällen akute oder mehr chronisch verlaufende Entzündungsvorgänge, deren Entstehungsweise nicht klar ist. CHARCOT hält einen neurotrophischen Ursprung für wahrscheinlich, ebenso wie für die selten vorkommenden *Verdickungen an den peripherischen Nervenstämmen* der gelähmten Seite („*Neuritis hypertrophica*").

Psychische Störungen kommen, abgesehen von der durch den apoplektischen Insult bedingten Bewußtseinshemmung, im unmittelbaren Anschluß an Gehirnblutungen nur selten vor. Zuweilen bleibt aber eine allgemeine psychische Unruhe zurück, verbunden mit großer Erregbarkeit und Schlaflosigkeit. Bei einer großen Anzahl von Kranken mit andauernder Hemiplegie entwickeln sich schließlich im Laufe der Jahre immer mehr zunehmende Zeichen *geistiger Schwäche*. Die Kranken werden stumpfsinnig, und ihr Gedächtnis nimmt ab. Sehr häufig zeigt sich eine eigentümliche *Neigung zum Weinen*, so daß sie bei jedem geringsten Anlaß in Tränen ausbrechen. Die Stimmung wechselt jedoch oft rasch, und Weinen und Lachen können unmittelbar ineinander übergehen. Zuweilen werden die Kranken auch schließlich verwirrt, aufgeregt u. dgl. Alle derartigen ausgesprochenen Zustände hängen wohl meist von der allgemeinen Hirnatrophie infolge der Arteriosklerose ab (s. u.). Da die Grundkrankheit, die zur Gehirnblutung geführt hat, meist fortbesteht, so tritt natürlich nicht selten nach kürzerer oder längerer Zeit ein neuer, zweiter Schlaganfall ein. Betrifft dieser die andere Gehirnhälfte, so folgt daraus das Krankheitsbild der beiderseitigen Hemiplegie. Vor allem treten jetzt gewöhnlich die Lähmungserscheinungen an den beiderseitig innervierten Zungen- und Schlundmuskeln hervor. Ausgesprochene Erschwerung des Sprechens und des Schluckens führt zu den Krankheitserscheinungen der *zerebralen Pseudobulbärparalyse.*

Schließlich ist zu bemerken, daß man bei hemiplegischen Kranken auch der *gesunden Seite* einige Aufmerksamkeit zu schenken hat. Da ein kleiner Teil der Pyramidenbahn *ungekreuzt* zu den Gliedmaßen *derselben* Seite verläuft, so erklärt es sich, warum auch auf der nicht gelähmten Seite in der Regel ebenfalls eine *Steigerung der Sehnenreflexe* und eine gewisse *Abnahme der Muskelkraft* nachweisbar ist. Auf die *apraktischen* Störungen, die man bei Kranken mit Aphasie und rechtsseitiger Hemiplegie zuweilen im *linken* Arm beobachtet, wurde schon hingewiesen.

Der *allgemeine Ernährungszustand der Kranken* bleibt oft lange Zeit gut erhalten; nicht selten tritt sogar eine entschiedene Neigung zum Fettansatz hervor. In anderen Fällen, namentlich bei den vollständig bettlägerigen Hemiplegikern, entwickelt sich aber allmählich ein allgemeiner Marasmus, der das Ende der Kranken beschleunigt, zumal wenn noch Dekubitus, eine Bronchitis oder sonstige Erkrankungen hinzutreten.

Wir haben die Eigentümlichkeiten der Hemiplegie hier näher besprochen, weil das Gesagte der Hauptsache nach für alle zerebralen Hemiplegien gilt, an welcher Stelle der Pyramidenbahn auch die Unterbrechung stattfindet, und durch welchen anatomischen Vorgang sie auch herbeigeführt ist. Die Hemiplegie als solche ist dieselbe, ob der Blutungsherd in der Rinde, in der inneren Kapsel, im Gehirnschenkel oder in der Brücke sitzt. Durch welche *Begleiterscheinungen* der Sitz näher bestimmt werden kann, ist aus dem im vorigen Kapitel Gesagten ersichtlich. Zu erwähnen ist die häufige *Kombination einer rechtsseitigen Hemiplegie mit Aphasie* bei ausgedehnten Blutungen in der *linken*

Hemisphäre, wenn der Herd von der inneren Kapsel aus bis in die Gegend der dritten Stirnwindung oder der obersten Schläfenwindung (vgl. S. 687) reicht.

Diagnose. Die Diagnose der Gehirnblutung stützt sich auf den plötzlichen Eintritt der Erscheinungen des apoplektischen Insultes und die etwaigen zurückbleibenden zerebralen Ausfallssymptome. Vollkommen sicher ist die Diagnose fast niemals, da *Erweichungsherde* (*Enzephalomalazie*) durchaus die gleichen Erscheinungen hervorbringen können. Die Differentialdiagnose zwischen einem Erweichungsherd und einer Gehirnblutung wird im folgenden Kapitel besprochen werden. Nur in solchen Fällen, wo der Blutungsherd in einen Ventrikel oder in den Subarachnoidealraum durchbricht, wird der *Liquor* blutig gefärbt. Dann kann eine *Lumbalpunktion* das Vorhandensein einer *Gehirnblutung* mit Sicherheit nachweisen. In frischen Fällen enthält der Liquor noch unzerstörte rote Blutkörperchen, in älteren Fällen ist er durch Blutfarbstoff gelblich verfärbt. Bemerkenswert ist ferner, daß im Anschluß an die Resorption des Blutes nach einer Hirnblutung nicht selten *Urobilin* und *Urobilinogen* im Harn auftreten.

In einzelnen Fällen können auch sonstige Gehirnerkrankungen (*Enzephalitis, progressive Paralyse, multiple Sklerose, Meningitis* und vor allem *Gehirntumoren* unter dem Krankheitsbild einer Apoplexia sanguinea cerebri verlaufen. Ferner können eine plötzlich eintretende *Urämie*, ein *diabetisches Koma* und schwere *Vergiftungen* (Alkohol, Schlafmittel, Kohlenoxyd) das Krankheitsbild einer Gehirnblutung vortäuschen und infolge der rasch eintretenden schweren allgemeinen Gehirnerscheinungen (Bewußtlosigkeit u. a.) für ein apoplektisches Koma gehalten werden. Gewöhnlich ermöglichen aber doch genaue Anamnese, sorgfältige Untersuchung und der weitere Krankheitsverlauf die richtige Diagnose.

Prognose. Die Prognose richtet sich nach der Schwere der Insulterscheinungen. Je tiefer und anhaltender die Bewußtlosigkeit, je ungenügender die Atmung und der Puls, um so geringer ist die Aussicht auf eine Wiederherstellung. Eine sichere Vorhersage ist jedoch niemals möglich. Hat der Kranke den Anfall überstanden und ist eine Hemiplegie zurückgeblieben, so hängt die Möglichkeit ihrer Besserung allein davon ab, ob die Lähmung ein indirektes oder ein direktes Herdsymptom ist. Da niemand dies im Anfang wissen kann, so muß man mit seinem Urteil, sowohl nach der schlimmen, als auch nach der guten Seite hin, sehr zurückhaltend sein. Stets im Auge zu behalten ist die Möglichkeit einer *Wiederkehr der Blutung.* Die der Gehirnblutung zugrunde liegende Gefäßerkrankung macht die Tatsache verständlich, daß bereits einmal von einem Schlaganfall heimgesuchte Menschen sehr häufig nach kürzerer oder längerer Zeit von einer zweiten Apoplexie befallen werden.

Therapie. Die Behandlung des *apoplektischen Insultes* besteht zunächst in ruhiger *Lagerung* des Kranken mit erhöhtem Oberkörper. Zur Vermeidung von Dekubitus ist *Reinlichkeit* und sorgsame *Hautpflege* an den der Unterlage aufliegenden Teilen des Körpers dringend notwendig. Der Kopf, namentlich die Seite, wo man die Blutung vermutet, wird mit einer *Eisblase* bedeckt. Ein *Aderlaß* ist nur dann angezeigt, wenn ein stark gerötetes Gesicht, ein lebhaftes Pulsieren der Karotiden, ein gespannter, langsamer Puls bei einem sonst kräftigen Menschen auf den ersten Blick einen stark erhöhten Blutdruck erkennen läßt, und man noch hoffen kann, durch eine Herabsetzung des Blutdruckes im *Beginn* des Anfalls das längere Andauern der Blutung zu verhindern. Durch *Einläufe*, in der späteren Zeit durch innerlich gerichtete leichte Abführmittel, sorgt man dauernd für genügende Stuhlentleerung. Die Entleerung der *Harnblase* ist sorgfältig zu überwachen. Bei der sehr häufigen Retentio urinae muß katheterisiert werden. Wird die Atmung und der Puls ungenügend, so versucht man *Reizmittel* (*Kampfer, Cardiazol, Koffein*).

Ist der Anfall glücklich vorübergegangen, so sind unsere Mittel, auf den ferneren Verlauf der Erscheinungen einzuwirken, gering. Solange Kopfschmerzen und Fiebererscheinungen anhalten, fährt man mit der Eisapplikation auf den Kopf fort und richtet sich im übrigen nach den einzelnen symptomatischen Indikationen. Bei Unruhe und Schlaflosigkeit verordnet man kleine Gaben *Phanodorm, Adalin, Veronal* u. dgl. Etwa 3 bis 4 Wochen nach dem Insult kann man, wenn alle anfänglichen Reizerscheinungen vorüber sind, die *Behandlung der Hemiplegie* in Angriff nehmen, wobei die Anwendung der *Elektrizität* in Betracht kommt. Man versucht eine planmäßig durchgeführte, milde *Galvanisation* der gelähmten Muskeln und Nerven. Die Beurteilung der hierdurch anscheinend erzielten günstigen Heilerfolge ist jedoch deshalb unsicher, weil, wie erwähnt, spontane Besserungen häufig vorkommen.

Sehr wichtig zur möglichsten Verhütung der Kontrakturen sind frühzeitig anzufangende und lange Zeit fortzusetzende *passive Bewegungen*, verbunden mit *Massage* der gelähmten Muskeln. Die Massage und eine in späterer Zeit *systematisch betriebene Heilgymnastik* (*Übungstherapie*) können zur Besserung der aktiven Beweglichkeit wesentlich beitragen. Es ist im allgemeinen nicht richtig, die hemiplegischen Kranken länger als 4—6 Wochen nach dem Anfall im Bett liegen zu lassen. Wenn irgend möglich, soll man dann, oder unter Umständen auch schon früher, mit vorsichtigen Bewegungsübungen (gegebenenfalls im Bade), vor allem mit regelmäßigen *Steh- und Gehübungen* anfangen. Durch regelmäßig betriebene Gehübungen kann man bei Hemiplegischen zweifellos recht gute Erfolge erzielen. Die vielfach angewandten *Einreibungen* (mit *Kampferspiritus, Chloroformöl, Senfspiritus* usw.) wirken als Massage und Hautreiz günstig ein.

Von *inneren Mitteln* wird *Jodkalium* häufig verordnet. Was die Anwendung der *Bäder* betrifft, so sind alle höheren Temperaturen (über 33—34° C) zu vermeiden. Mäßig warme Bäder, unter Umständen mit einem Zusatz von Salz, 3—4 in der Woche, oder künstliche kohlensaure Bäder scheinen oft eine günstige Wirkung auszuüben. Wir verordnen meist Bäder mit *Staßfurter Salz*, gelegentlich auch *Neurogenbäder* (3—4 mal in der Woche und Zusatz von 5 Pfund Neurogen, 34—35° C) oder *kohlensaure Bäder* (3—4 mal in der Woche, 32—34° C, 10 Minuten lang, nach jedem Bade 1 Stunde ruhen). Zu Badekuren eignen sich für Hemiplegiker *Wildbad, Ragaz, Wiesbaden, Oeynhausen, Nauheim, Teplitz* u. a. Doch sind an allen diesen Orten zu heiße Bäder zu vermeiden.

Bei der langen Dauer vieler hemiplegischer Lähmungen muß man mit den einzelnen Heilverfahren wiederholt wechseln, um den Mut und die Geduld der Kranken stets von neuem zu beleben. Mit besonderer Sorgfalt sind diejenigen allgemeinen Vorschriften zu erteilen, die der Wiederkehr einer Blutung nach Möglichkeit vorbeugen sollen: Regelung der Lebensweise, einfache Kost, Vermeidung größerer Mengen alkoholischer Getränke, Vermeidung körperlicher Anstrengungen und geistiger Aufregungen.

Viertes Kapitel.

Die embolischen und thrombotischen Erweichungsherde im Gehirn (Enzephalomalazie).

Ätiologie. *Embolische Verstopfungen der Gehirnarterien* gehören zu den am häufigsten vorkommenden embolischen Vorgängen. Die Emboli stammen meist aus der linken Herzhälfte, aus *Thromben im linken Herzohr* oder aus den thrombotischen Auflagerungen, die sich bei *Endokarditiden* auf den Klappen der linken Herzhälfte (Mitralfehler, Aortenklappenfehler) bilden. Bei starker Arteriosklerose können sich auch von Parietalthromben in den *größeren Arterien*, namentlich in der Aorta, Emboli ablösen, und wenn die Gehirngefäße selbst der Sitz ausgedehnter arteriosklerotischer Veränderungen sind, so können sogar die in den größeren Arterien der Gehirnbasis entstandenen Thromben zu Embolien in das Gebiet der kleineren Gehirngefäße führen.

Die *Thrombose der Gehirnarterien* beruht immer auf primären Erkrankungen der Gefäße, vorzugsweise auf der soeben genannten *Arteriosklerose*. An allen Stellen, wo arteriosklerotische Vorgänge die Gefäßintima geschädigt haben, können sich thrombotische Auflagerungen bilden, deren Entstehung noch dadurch begünstigt wird, daß der Verlust der Arterien an Elastizität und die an manchen Stellen der Gefäßbahn entstehenden Verengerungen des Lumens der Gefäße eine Verlangsamung, ja vielleicht stellenweise sogar ein völliges Stocken des Blutstromes zur Folge haben. Daß Thrombose und Embolie vielfach ineinander übergehen, ist leicht verständlich, wenn man bedenkt, daß sich von jedem Thrombus ein embolischer Pfropf loslösen, und daß umgekehrt jeder festsitzende Embolus sich durch anlagernde Thrombusmassen vergrößern kann.

Nächst der Arteriosklerose ist die *syphilitische Endarteriitis* die häufigste Ursache von Thrombenbildung in den Gehirngefäßen. Wir werden im Kapitel über Gehirnsyphilis näher auf diese eingehen. Eine *scheinbar spontane Thrombose* findet sich in einzelnen Fällen bei kachektischen Schwerkranken (Typhus u. dgl.). Man erklärt derartige Fälle einerseits durch die bestehende Herzschwäche, andererseits aber ebenfalls durch toxische oder infektiöse Gefäßschädigungen.

Pathologische Anatomie. Ist an irgendeiner Stelle des arteriellen Gefäßsystems eine vollständige embolische oder thrombotische Verstopfung eingetreten, so hängen die weiteren Folgezustände ganz davon ab, ob das von den gewöhnlichen Blutzufuhr abgeschlossene Gefäßgebiet jetzt von einer anderen Seite her, auf dem Wege des kollateralen Kreislaufs, mit Blut versorgt werden kann oder nicht. Im ersten Falle sind überhaupt keine weiteren Folgen bemerkbar, im letzten muß aber das der weiteren arteriellen Blutzufuhr beraubte Gewebe notwendigerweise dem Untergang verfallen und in den Zustand der „Erweichung" übergehen. Von der größten praktischen Bedeutung ist daher die Tatsache, daß die Arterien des *Hirnstammes* und insbesondere der große *Zentralganglien* und *inneren Kapsel* sämtlich „Endarterien" sind, d. h. in ihren Verzweigungen keine *ausgedehnten* Verbindungen mit den Ästen benachbarter Gefäße haben. Die Arteria fossae Sylvii und ihre Äste sind aber erfahrungsgemäß die Prädilektionsstellen für Embolien im Gebiet der Gehirnarterien, und so erklärt es sich, daß gerade in ihrem Abschnitte die schweren Folgen der Embolie am häufigsten beobachtet werden. Dabei ist bemerkenswerterweise die *linke* Arteria fossae Sylvii häufiger der Sitz eines Embolus als die rechte. Im Gebiet des *Hirnmantels* (Centrum semiovale, Rinde) ist die Möglichkeit eines kollateralen Ausgleichs der gehemmten Blutzufuhr größer als in den Stammganglien; doch ist der kollaterale Kreislauf auch hier keineswegs in allen Fällen ausreichend, wie das nicht seltene Vorkommen von Erweichungsherden in dem Marklager der Hemisphären und in der Gehirnrinde beweist. Weit seltener sind dagegen embolische Herde in den Hirnschenkeln, in der Brücke und im Kleinhirn.

Die näheren zur embolischen oder thrombotischen Gehirnerweichung führenden Vorgänge sind im wesentlichen dieselben wie die verwandten embolischen Prozesse in anderen

Organen. Das seines arteriellen Blutes beraubte Gewebe stirbt ab, zerfällt und verwandelt sich in eine gleichmäßig weiche Masse. In den abgesperrten Gefäßabschnitt strömt rückwärts von den Venen und, wenn möglich, auch von benachbarten kleinen Arterien her Blut ein, das aber zur Ernährung des Gewebes nicht ausreichend ist. Die Gefäßwände werden ungewöhnlich durchlässig und zerreißlich, so daß sowohl seröse Flüssigkeit als auch teils *per diapedesin* rote Blutkörperchen in das zerfallene Gewebe eintreten, teils hier und da kleine echte Blutungen entstehen. Zu einer wirklichen Infarktbildung kommt es jedoch im Gehirn niemals, vielleicht weil die starke seröse Durchtränkung und Quellung des Nervengewebes ein reichlicheres Eindringen von Blut unmöglich macht. Immerhin sind die kleinen punktförmigen Blutungen in manchen Fällen so zahlreich, daß sie im Verein mit der Durchtränkung des Gewebes mit Blutfarbstoff dem ganzen Erweichungsherd ein deutlich rötliches oder gelbliches Aussehen verleihen (*rote* oder *gelbe Erweichung*). Tritt diese Verfärbung des Gewebes nicht besonders hervor, so spricht man von einer *weißen Erweichung*. Die seröse Durchtränkung des außer Zirkulation gesetzten Gehirnteiles führt gewöhnlich zu einer starken *Gehirnschwellung* der betroffenen Gehirnsubstanz. Diese mit einer allgemeinen Hirndrucksteigerung verbundene Hirnschwellung ist jedenfalls von erheblicher klinischer Wichtigkeit (s. u.).

Bei der *mikroskopischen* Untersuchung frischer Erweichungsherde findet man die erweichte Masse bestehend aus Myelintropfen, gequollenen und zertrümmerten Nervenfasern, aus zahlreichen Fettkörnchenzellen und freien Fettkörnchen. Die Zeit bis zum Eintritt dieser Veränderungen beträgt 1—2 Tage. Tritt innerhalb der ersten 24—48 Stunden ein ausreichender kollateraler Kreislauf ein, so kann sich die Nervensubstanz wieder erholen und funktionsfähig werden. Nach dieser Zeit ist sie aber endgültig abgestorben, zerfällt, und die weißen Blutkörperchen und Wanderzellen (vielleicht auch die Gefäßendothelien, Glia- und Ganglienzellen) nehmen den entstandenen fettigen Detritus auf und bilden so die soeben erwähnten *Fettkörperchenzellen*. Allmählich wird das abgestorbene und zerfallene Gewebe resorbiert, und es kann sich schließlich eine Zyste bilden, die sich nachträglich durch nichts von einer nach Gehirnblutung entstandenen Zyste unterscheiden läßt. Aus kleineren Erweichungsherden entstehen zuweilen auch narbig-indurierte Gehirnteile.

Betrifft die Erweichung Teile der *Gehirnoberfläche*, so bildet sich daselbst später oft ein ziemlich tiefer *Defekt*, der zum Teil von seröser Flüssigkeit, zum Teil von der verdickten Pia eingenommen wird. In einigen Fällen sind die Windungen noch teilweise erkennbar, aber atrophisch, gelblich verfärbt und infolge der narbigen Bindegewebsvermehrung von einer derb sklerotischen Beschaffenheit.

Symptome und Krankheitsverlauf. Der Eintritt einer *Gehirnembolie* ist im allgemeinen mit denselben *Insulterscheinungen* verbunden wie die Gehirnblutung. Auf die Einzelheiten des Insultes brauchen wir daher nicht noch einmal näher einzugehen, sondern können auf das vorige Kapitel (s. S. 704) verweisen. Auch bei der Embolie wechselt die Heftigkeit des Insultes von rasch vorübergehender Benommenheit oder leichtem Schwindelanfall bis zu tiefem anhaltenden Koma. In erster Linie hängen diese Unterschiede von der Größe des verstopften Gefäßes ab, ferner von dessen Lage, je nachdem die Embolie in den Hemisphären oder in den tiefer gelegenen Hirnteilen stattgefunden hat. Im allgemeinen ist aber der Insult, namentlich die Bewußtlosigkeit, bei der Embolie selten so schwer und so lange andauernd wie bei der Gehirnblutung. Nicht selten verlieren die Kranken bei einer Gehirnembolie trotz eingetretener Hemiplegie das Bewußtsein nicht vollständig oder nur für kurze Zeit. Außerdem fehlen bei der Embolie meist die Zeichen des erhöhten Hirndrucks, insbesondere die Verlangsamung des Pulses. Die *Körpertemperatur* zeigt gewöhnlich anfangs nicht die Abnahme, wie sie bei frischen Gehirnblutungen beobachtet wird. Dagegen stellt sich nach einem oder nach mehreren Tagen in der Regel ein mäßiges Fieber ein. — Das Auftreten *epileptiformer Krämpfe* ist bei der Embolie erfahrungsgemäß etwas häufiger als bei der Blutung. Ein *verlangsamter Insult* kann auch bei der Embolie zustande kommen, wenn ein anfänglich kleiner Embolus sich durch eine nachfolgende Thrombose allmählich vergrößert.

Die Erklärung für das Zustandekommen des Insults bei der Embolie ist nicht einfach. Sicher ist die allgemeine Kreislaufstörung, die bei der plötzlichen Embolie einer größeren Arterie in den benachbarten Gefäßgebieten bis zu den Kapillaren der Gehirnrinde eintreten muß, für das Zustandekommen der Insulterscheinungen nicht ohne Bedeutung. Besonders wichtig ist aber die obenerwähnte, infolge des Gefäßverschlusses eintretende allgemeine *seröse Hirnschwellung* in den außer Zirkulation gesetzten Gebieten. Bei Embolie der A. fossae Sylvii oder gar der A. carotis interna kann die Gesamtschwellung der betroffenen Gehirnhälfte so beträchtlich werden, daß sie die andere Gehirnhälfte förmlich seitlich zusammendrückt. Diese starke Gehirnschwellung mit allgemeiner Gehirndrucksteigerung ist wohl sicher die hauptsächlichste Ursache der anhaltenden allgemeinen Bewußtlosigkeit, wie man sie nach Embolie der größeren Gehirngefäße nicht selten beobachtet.

Die nach der Embolie zurückbleibenden *dauernden Krankheitserscheinungen* entsprechen bis in die Einzelheiten den bei der Gehirnblutung vorkommenden. Wie erwähnt, ist ein völliger Ausgleich der anfangs bestehenden Herdsymptome nur dann möglich, wenn innerhalb der ersten 48 Stunden nach Eintritt der Embolie sich ein genügender Kollateralkreislauf entwickelt. Nach dieser Zeit ist die Nekrose der von der weiteren Blutzufuhr abgesperrten Gewebsteile unvermeidlich. Doch ist immerhin noch jetzt ein Unterschied zwischen unmittelbaren, unheilbaren und mittelbaren. einer Besserung fähigen Herdsymptomen vorhanden, so daß also auch eine embolische Lähmung im Verlauf der nächsten Wochen noch beträchtliche Besserungen zeigen kann.

Da die Embolien bei weitem am häufigsten in eine Art. fossae Sylvii erfolgen, und diese Arterie außer den Stammganglien auch die innere Kapsel versorgt, so ist die *gewöhnliche zerebrale Hemiplegie* mit allen ihren im vorigen Kapitel geschilderten Eigentümlichkeiten das häufigste Herdsymptom der Gehirnembolie. Verhältnismäßig oft ist sie mit *aphasischen Störungen* verbunden, da, wie erwähnt, besonders die *linke* Arteria fossae Sylvii mit Vorliebe der Sitz der Embolie wird. Seltener sind kortikale Monoplegien embolischen Ursprungs, ferner embolische Erweichungen des Hinterhauptlappens mit Hemianopsie u. dgl.

Die *thrombotischen Gehirnerweichungen* führen nur selten zu einem ganz plötzlichen Insult. Gewöhnlich entwickeln sich hierbei die Herderscheinungen und die sonstigen zerebralen Symptome (Bewußtlosigkeit u. a.) in mehr allmählicher Weise. Am häufigsten beobachtet man dieses Verhalten bei der „*senilen Gehirnerweichung*". Diese hängt fast immer mit einer Arteriosklerose der Gehirngefäße (s. u.) zusammen. Die einzelnen Erscheinungen treten gewöhnlich in der Form mehrfacher Nachschübe und neuer Verschlimmerungen auf. Schwere Insulterscheinungen sind selten; dagegen entwickelt sich fast jedesmal allmählich eine zunehmende *Demenz*.

Der weitere *Verlauf* und der schließliche *Ausgang* der Gehirnerweichung bietet dieselben Verschiedenheiten dar wie die Gehirnblutung. Embolien großer Gehirngefäße können einen raschen Tod zur Folge haben. Wird dagegen der Insult überstanden, so können die etwa zurückbleibenden dauernden Ausfallserscheinungen jahrelang bestehen, ohne den übrigen Körper wesentlich in Mitleidenschaft zu ziehen. Die Gefahr der *Wiederkehr des Anfalles* ist namentlich dann vorhanden, wenn die Quelle der Embolie (Herzfehler, Arteriosklerose) unverändert fortbesteht.

Diagnose. Sowohl die Erscheinungen des anfänglichen Insultes, als auch die zurückbleibenden Herdsymptome sind bei den hämorrhagischen und den embolischen Herden so ähnlich, daß eine sichere Entscheidung, ob eine apoplektiform eingetretene Hemiplegie auf einer Blutung oder auf einer embolischen Erweichung im Gehirn beruht, in *vielen Fällen fast unmöglich ist*. Wenn eine Differentialdiagnose in dieser Hinsicht überhaupt gestellt werden kann, so stützt sie sich auf folgende Punkte: 1. Vor allem ist der Nachweis einer Quelle für eine Embolie wichtig. Handelt es sich z. B. um einen Kranken mit einem *Herzklappenfehler*, so ist eine Embolie (namentlich bei vorhandenem Mitralfehler) stets wahrscheinlicher als eine Blutung. Andererseits wird man bei Kranken mit plethorischem, apoplektischem Körperbau, mit *Hochdruck*, gespanntem Puls und Herzhypertrophie natürlich meist mit Recht eine Blutung im Gehirn annehmen. 2. Ein *jugendliches Alter des* Patienten spricht im ganzen mehr für eine Embolie als für eine *Blutung* Im höheren Alter sind beide Vorgänge etwa gleich häufig. 3. Ein *schwerer, lange anhaltender Insult* mit Rötung des Gesichtes, starkem Pulsieren der Karotiden und *Zeichen vermehrten Hirndruckes* (Pulsverlangsamung) spricht im allgemeinen mehr für eine Blutung als für eine Embolie. Bei einer Embolie sind die anfänglichen Insulterscheinungen häufig, wenn auch nicht immer geringer (s. o.). 4. Von entscheidender Bedeutung ist oft das Ergebnis einer *Lumbalpunktion*. Bluthaltiger Liquor oder 8—10 Tage nach dem Insult gelb gefärbter Liquor sprechen unzweideutig für eine Gehirnblutung, während bei der Hirnembolie der Liquor hell bleibt, bei größeren Erweichungsherden im Gehirn aber fast immer eine geringe Zell- und Eiweißvermehrung zeigt. 5. Zuweilen kann endlich der *Nachweis von Embolien in anderen Organen* (z. B. von ophthalmoskopisch sichtbaren Embolien der Gefäße des Augenhintergrundes) die Diagnose der Gehirnembolie unterstützen.

Auch *Geschwülste* des Gehirns, namentlich wenn in deren Substanz Blutungen eintreten, oder wenn sich in ihrer Umgebung rasch eine *akute Hirnschwellung* mit allgemeiner Gehirndrucksteigerung entwickelt, können das ausgeprägte Bild eines anscheinend primären apoplektischen Anfalles gewähren, ebenso *Abszesse*, die bis dahin latent verlaufen sind und mit einem Male in einen Ventrikel durchbrechen. In solchen Fällen ist man häufig nicht imstande, sogleich die richtige Diagnose zu stellen. Die Hauptsache ist dann eine genaue Anamnese und ein richtige Bewertung der in Erfahrung gebrachten vorausgegangenen Krankheitserscheinungen.

Thrombotische Erweichungen sind besonders dann anzunehmen, wenn es sich um *Syphilis* des Gehirns (s. d.) handelt. Überhaupt spielt die Syphilis in der Ätiologie der Hemiplegien eine so große Rolle, daß man in jedem Falle eine WASSERMANN-Reaktion des Blutes und möglichst auch des Liquors anstellen sollte. Für die *senilen Erweichungen* sind außer dem Alter der Patienten und den Zeichen der allgemeinen Arteriosklerose das schubweise Fortschreiten der Krankheit von anfänglich leichteren zu schwereren Erscheinungen und die eintretende Demenz bis zu einem gewissen Grade kennzeichnend.

In bezug auf die Prognose und Therapie der Gehirnembolie können wir ganz auf das im vorigen Kapitel Gesagte verweisen.

Fünftes Kapitel.

Die arteriosklerotische Gehirnerkrankung.

In den Kapiteln über die Gehirnblutung und über die embolischen Erweichungen haben wir die große Bedeutung der *Arteriosklerose* für das Zustandekommen dieser wichtigen Krankheitsvorgänge wiederholt hervorgehoben. Allein, auch ohne daß es zu gröberen apoplektischen Insulten und ausgesprochenen hemiplegischen Störungen kommt, macht eine ausgedehntere arteriosklerotische Erkrankung der Gehirngefäße oft ein eigenartiges chronisches Krankheitsbild.

In der Regel sind es ältere Leute, bei denen sich die Arteriosklerose gleichzeitig auch in anderen Gefäßgebieten (Herz, Nieren, Gliedmaßen) geltend macht. Doch können zuweilen auch die *zerebralen* Symptome ziemlich isoliert auftreten. Handelt es sich um verhältnismäßig jugendliche Menschen, bei denen die Arteriosklerose auffallend frühzeitig auftritt, so kommen meist noch besondere Ursachen in Betracht (Alkohol, Nikotin, Erblichkeit, Stoffwechselkrankheiten u. dgl.).

Die Erkrankung der Gehirngefäße bedingt eine Erschwerung der Zirkulation und dadurch eine ungenügende Ernährung des Gehirns. Die erste und allgemeinste Folge hiervon ist eine gewisse *Abnahme der allgemeinen zerebralen Leistungsfähigkeit*. Daher zeigt sich die Krankheit oft zunächst nur in einer größeren körperlichen und geistigen Ermüdbarkeit, in allgemeiner geistiger Schwäche, in Abnahme des Gedächtnisses, der geistigen Regsamkeit, des Interesses, der Tatkraft. Daneben besteht manchmal eine sehr störende *Schlaflosigkeit*, während in anderen Fällen häufiges Einschlafen auch am Tage beobachtet wird. Meist vereinigen sich damit unangenehme Empfindungen (Kopfschmerz, Schwindel, Ohrensausen u. a.). Auffallend ist nicht selten auch eine gewisse *allgemeine* Ernährungsstörung (Abmagerung). Zuweilen tritt die motorische Schwäche besonders stark hervor, und der Gang und alle übrigen Bewegungen werden langsamer und unsicherer. Das Gehen geschieht oft mit kleinen schlurrenden Schritten, die Kranken fallen leicht, wissen sich schlecht zu helfen u. dgl. Nicht selten vereinigt sich dieser Zustand aus leichtverständlichen Gründen mit echten *apoplektischen* Anfällen leichterer oder selbst schwererer Art. Dann beherrschen natürlich die eingetretenen *hemiplegischen Störungen* das Krankheitsbild. Sind durch wiederholte apoplektische Insulte *beide* Gehirnhemisphären betroffen, so tritt häufig die *zerebrale Pseudobulbärparalyse* (s. d.) auf. Auch einzelne *epileptiforme* Anfälle können sich einstellen. Dazu kommen häufig noch Krankheitserscheinungen von seiten der anderen Organe (Herz, Lungen, Nieren usw.).

Die *anatomische Grundlage* aller dieser krankhaften Erscheinungen ist hauptsächlich eine allgemeine oder auf gewisse Abschnitte beschränkte *Atrophie des Gehirns*: die Windungen werden schmäler, die Furchen tiefer, das Gesamthirn wird kleiner und leichter. Die mikroskopische Untersuchung ergibt den teilweisen Schwund der Fasern und Zellen, die Veränderungen der kleineren Gefäße, die Zunahme des gliösen Zwischengewebes. Sehr oft findet man in den fortgeschrittenen Fällen einzelne größere oder auch zahlreiche kleinere Erweichungsherde oder Gewebslücken.

Übrigens ist hervorzuheben, daß es nicht für sämtliche, gewöhnlich zur „Arteriosklerose des Gehirns" gerechneten schweren zerebralen Krankheitszustände sicher ist, ob ihnen eine primäre Gefäßerkrankung zugrunde liegt, oder ob es sich nicht um primäre, ihrer Ursache nach noch unbekannte degenerativ-atrophische Vorgänge in der Gehirnsubstanz selbst handelt. Bei manchen Fällen von „seniler Demenz", die aber schon im 6. oder gar 5. Jahrzehnt des Lebens beginnen, ist das Vorhandensein primärer Gefäßveränderungen nicht sicher nachweisbar. Dasselbe gilt von manchen Fällen sog. Spätepilepsie oder von den eigentümlichen Fällen, die STRÜMPELL als *Myastasie* bezeichnet hat, und die jedenfalls zur Paralysis agitans (s. d.) in Beziehung stehen. Sie kennzeichnen sich durch eine zunehmende Langsamkeit und Unbeholfenheit der willkürlichen Bewegungen, durch eine gewisse allgemeine Muskelsteifheit, Starre des Gesichts, Spracharmut, Bewegungsarmut, geistige Langsamkeit u. a.

Die **Diagnose** der arteriosklerotischen Gehirnerkrankung ist gewöhnlich unter Berücksichtigung der allgemeinen Verhältnisse und des besonderen Symptomenkomplexes nicht schwierig. Verwechslungen mit Dementia paralytica, Paralysis agitans, Gehirntumoren u. dgl. können freilich vorkommen.

(s. die betr. Kapitel). Besondere Beachtung verdient stets auch die Möglichkeit einer *syphilitischen* Gefäßerkrankung (WASSERMANN-Reaktion!).

Die ungünstige **Prognose** ergibt sich von selbst, ist freilich im einzelnen
stets unsicher, da zahlreiche unberechenbare Zwischenfälle (Apoplexien, Embolien u. a.) eintreten können.

Die **Behandlung** hat in erster Linie auf möglichst große *allgemeine körperliche* und *geistige Schonung* zu sehen. Die Lebensweise der Kranken muß
daher genau geregelt werden. Ein ruhiger Land- oder Gebirgsaufenthalt ist
von entschiedenem Nutzen. Der vorsichtige Gebrauch von Bädern (Salzbäder,
CO_2-Bäder) ist oft von Vorteil. Von inneren Mitteln kommen vorzugsweise
Jodpräparate (*Sol. Kal. jod.*, *Dijodyl*, *Jod-Calciumdiuretin*) in Betracht, außerdem je nach den Besonderheiten des Falles zahlreiche symptomatische Mittel.

Sechstes Kapitel.

Der Gehirnabszeß.

Ätiologie. In den meisten Fällen von Gehirnabszeß können wir das Eindringen infektiöser, die Eiterung anregender Stoffe ins Gehirn mit Sicherheit nachweisen. Auf diese Weise entstehen namentlich die nicht sehr seltenen
Gehirnabszesse im Anschluß an mechanische Verletzungen der Kopfhaut, der
Schädelknochen und des Gehirns selbst (*traumatischer Gehirnabszeß*). Hierbei
handelt es sich wahrscheinlich immer um *offene* Wunden, die den Infektionserregern freien Eintritt gewähren. In den seltenen Fällen von traumatischem
Gehirnabszeß anscheinend *ohne* jede offene Wunde sind die kleinen Hautverletzungen wahrscheinlich übersehen worden. Eine Verletzung der Schädelknochen braucht dagegen nicht vorhanden zu sein, da sich erfahrungsgemäß
auch bei ausschließlichen Verwundungen der Weichteile die Eiterung durch
den Schädel hindurch bis zum Gehirn fortsetzen kann. Ebenso wie Verletzungen, können natürlich auch umschriebene *eitrige Entzündungen der
Kopfhaut* (Furunkel u. dgl.) den Ausgangsort für die Ausbreitung der eitrigen
Infektion bilden. Von der Art, wie die Ausbreitung der Entzündung erfolgt,
hängt es ab, ob sich eine eitrige Meningitis (s. d.) oder ein Gehirnabszeß
entwickelt. Nicht selten finden sich auch diese beiden Erkrankungen vereinigt vor. Zwischen dem Trauma und dem Auftreten der Abszeßerschei-
nungen kann ein längerer Zeitraum (sogar von jahrelanger Dauer) verstreichen.
Erwähnenswert ist noch das Entstehen der traumatischen Gehirnabszesse
nach dem Eindringen von *Fremdkörpern* ins Gehirn (z. B. durch die Augenhöhle, ferner bei Schußverletzungen), mit denen die Entzündungserreger
unmittelbar in die Gehirnsubstanz hineingelangen. Derartige Abszesse treten
nicht selten als *Spätabszesse* erst nach langer Zwischenzeit auf.

Außer den traumatischen Veranlassungen können bereits bestehende
Eiterungen in der Nachbarschaft des Gehirns durch unmittelbares Weitergreifen zu Gehirnabszessen führen. Hierbei kommen dieselben Vorgänge in
Betracht, die wir als Ursachen der eitrigen Meningitis kennengelernt haben
(s. S. 656), insbesondere *Eiterungen im Mittelohr* und im *Felsenbein* (chronische eitrige Mittelohrentzündung, Karies des Felsenbeines). In der Regel
greift die Eiterung unmittelbar auf das Gehirn über, nachdem der Knochen bis zur Dura erkrankt und diese selbst infiziert ist. In seltenen Fällen bilden sich auch extradurale Abszesse. Wird das dünne Dach des
Cavum tympani durchbrochen, so kommt es meist zu einer Abszeßbildung

im *Schläfenlappen,* während Eiterungen im Warzenfortsatz gewöhnlich zu *Kleinhirnabszessen* führen. Auch längs der Lymphscheiden des N. acusticus und des N. facialis oder durch Vermittlung von perivaskulären Lymphscheiden und Venen können die Eitererreger ins Gehirn gelangen. Der Gehirnabszeß ist dann durch eine Schicht anscheinend normalen Gehirngewebes von dem oberflächlichen Eiterherd getrennt. Etwa ein Drittel aller vorkommenden Gehirnabszesse gehen von eitrigen Ohrerkrankungen aus. Besonders wenn der Abfluß des Eiters infolge von wuchernden Granulationen, Cholesteatombildungen u. dgl. gehemmt ist, aber auch bei akuten Nachschüben einer chronischen Ohreiterung ist die Gefahr eines Gehirnabszesses vorhanden. — Weit seltener sind Abszesse im Stirnhirn im Anschluß an eitrige Vorgänge der *Nasenhöhle* und der *Siebbeine.*

In einer dritten Reihe von Fällen erfolgt die Verschleppung der Infektionserreger von bereits bestehenden, aber entfernt im Körper gelegenen Erkrankungsherden her. So entstehen die *metastatischen* oder *embolischen Gehirnabszesse.* Hierher gehören die Abszesse bei der *Sepsis,* bei *ulzeröser Endokarditis* u. dgl. Wichtiger als diese meist kleinen und im Gesamtbild der schweren Allgemeinerkrankung selten hervortretenden Abszesse sind diejenigen, welche sich nicht sehr selten an gewisse Eiterungsprozesse in den *Lungen* und *Pleuren* anschließen. Namentlich bei *Bronchiektasen, putrider Bronchitis, Lungengangrän* und *-abszessen* und bei *Empyemen* sind sekundäre Gehirnabszesse (ebenso wie eitrige Meningitis, s. d.) wiederholt beobachtet worden. Es handelt sich hierbei zweifellos um eine Verschleppung von pathogenen Keimen; über den näheren Weg weiß man aber noch nichts Bestimmtes.

In einer geringen Anzahl von Gehirnabszessen kann irgendein sicherer ursächlicher Umstand nicht aufgefunden werden. Man bezeichnet diese Fälle als *idiopathische Gehirnabszesse.* Einige derartige Fälle sind von uns gerade zur Zeit einer herrschenden Epidemie von Meningitis cerebrospinalis beobachtet worden, und die Vermutung erscheint daher gerechtfertigt, ob nicht vielleicht *manche* der scheinbar spontan entstehenden Gehirnabszesse auf denselben Infektionserreger wie die epidemische Meningitis zurückzuführen sind. In anderen Fällen handelt es sich vielleicht um andersartige Infektionen.

Schon aus der Mannigfaltigkeit der Ursachen erklärt es sich, daß die *Art* der Krankheitskeime beim Gehirnabszeß nicht immer dieselbe ist. Am häufigsten findet man im Abszeßeiter Strepto- oder Staphylokokken, unter Umständen auch den Pneumkokkus, den Proteus vulgaris u. a.

Pathologische Anatomie. Die Gehirnabszesse bieten dieselben anatomischen Verhältnisse wie die Abszesse in anderen Organen. Die Größe wechselt von den kleinsten, kaum linsengroßen Eiterherden an bis zu umfangreichen, mit Eiter gefüllten, den größten Teil eines ganzen Gehirnlappens einnehmenden Höhlen. Die traumatischen und otitischen Gehirnabszesse treten meist einzeln auf, die metastatischen Abszesse dagegen nicht selten in größerer Anzahl. Der Abszeßeiter hat meist eine grüngelbe Farbe, ist entweder geruchlos oder übelriechend. Nicht selten ist er vermischt mit Resten des untergegangenen Nervengewebes und mit roten Blutkörperchen. Die Wandungen des Abszesses sind oft unregelmäßig ausgebuchtet. Um den Abszeß herum findet sich die Gehirnsubstanz in geringerer oder größerer Ausdehnung im Zustand der Erweichung. Diese ist teils eine Folge des Druckes, teils eine Folge der fortschreitenden Entzündung. Im Gewebe um den Abszeß herum sind meist reichlich Fettkörnchenzellen vorhanden.

Ist der Abszeß sehr groß und reicht er nahe an die Oberfläche des Gehirns heran, so kann man ihn zuweilen schon von außen durch eine merkliche Vorwölbung und durch ein wahrnehmbares Fluktuationsgefühl erkennen. Fast immer sind die Windungen an der Oberfläche der befallenen Hemisphäre abgeplattet. Schreitet die Abszeßbildung bis zur Oberfläche des Gehirns vor, so schließt sich an den Abszeß eine *eitrige Meningitis* an. Auch die Komplikation eines Gehirnabszesses mit *eitriger Phlebitis* und *Sinusthrombose* ist öfter beobachtet worden. Zentral gelegene Abszesse brechen nicht selten in einen *Seitenventrikel* durch. Besteht ein Abszeß längere Zeit, so kann er schließlich *abgekapselt* werden, d. h. um ihn herum bildet sich eine glatte, derbe, bindegewebige Hülle, die das Weiterschreiten des Abszesses verhindert. Solche Abszesse können jahrelang im Gehirn ruhig verharren. Der Eiter im Inneren wird allmählich eingedickt und krümelig. Zu einer völligen Resorption kommt es aber wahrscheinlich äußerst selten, und ein neues akutes Aufflammen der Entzündung, z. B. aus Anlaß eines Trauma, liegt stets im Bereich der Möglichkeit.

Symptome und Krankheitsverlauf. Kleinere und selbst ausgedehnte Gehirnabszesse können *lange Zeit fast symptomlos und verborgen verlaufen*. Dies findet man namentlich bei den scheinbar idiopathischen Abszessen, ferner bei denjenigen Abszessen, welche sich in ganz langsamer, schleichender Weise im Anschluß an anscheinend geringfügige Kopfverletzungen, an chronische Mittelohrerkrankungen u. dgl. entwickeln. Zuweilen geht ein lange dauerndes „Stadium der Latenz" oder ein längeres Stadium unbestimmter leichter Vorläufererscheinungen (zeitweiliges Kopfweh, Schwindel, allgemeines Unwohlsein, leichte Fiebersteigerungen u. dgl.) dem Auftreten schwerer Gehirnerscheinungen vorher.

Heftiger sind die Erscheinungen von Anfang an bei den Abszessen nach groben Verletzungen des Gehirns und bei manchen *akut entstehenden* und *rasch wachsenden Abszessen*. Hier läßt sich das Krankheitsbild oft kaum von dem einer akuten Meningitis unterscheiden. Die Kranken sind benommen, fangen an zu delirieren; heftige Kopfschmerzen, Erbrechen, motorische Reizsymptome (allgemeine oder umschriebene Krampfanfälle) und Fiebererscheinungen, zuweilen in Form einzelner hoher Temperatursteigerungen, treten auf. Je nach dem besonderen Sitz des Abszesses können sich bestimmte Herdsymptome (hemiplegische und monoplegische Erscheinungen, partielle Rindenepilepsie, aphasische Störungen, Hemianopsie u. a.) zeigen. Die Bewußtseinsstörung nimmt mehr und mehr zu, und schon nach verhältnismäßig kurzer Zeit (1 bis 2 Wochen) kann im tiefsten Koma der ungünstige Ausgang erfolgen. Nur selten lassen die heftigen Krankheitserscheinungen wieder nach, so daß sich an das erste akute ein zweites chronisches Stadium des Abszesses anschließt.

Die Symptome der *chronisch verlaufenden Gehirnabszesse* lassen sich in zwei Gruppen einteilen, in die *Allgemeinerscheinungen* und in die *Herderscheinungen*. Häufiger als bei anderen Gehirnerkrankungen fehlen die Herderscheinungen lange Zeit oder sogar während des ganzen Krankheitsverlaufes. Dies rührt teils davon her, daß der Abszeß verhältnismäßig oft in solchen Gehirnteilen gelegen ist, deren Erkrankung überhaupt keine nachweisbaren Herdsymptome hervorruft (Marklager des Stirnhirns, Kleinhirnhemisphäre u. a.), teils davon, daß *indirekte* Herdsymptome durch die Fernwirkung des Abszesses auf seine Umgebung verhältnismäßig selten zustande kommen.

Unter den *Allgemeinerscheinungen* nimmt der anhaltende, tiefsitzende, dumpfe *Kopfschmerz* den ersten Platz ein. Er kann lange Zeit das einzige Krankheitssymptom darstellen, so namentlich bei den nach Kopfverletzungen und nach chronischen Ohrerkrankungen sich langsam entwickelnden Abszessen. Je nach dem Sitz des Abszesses wechselt auch hauptsächlich die Örtlichkeit des Kopfschmerzes; doch kommen Widersprüche in dieser Beziehung nicht selten vor. Zuweilen ist das *Beklopfen des Schädels* in der Gegend des Abszesses besonders empfindlich; doch darf man auch auf dieses Symptom nicht zuviel Wert legen. Neben dem Kopfschmerz ist der Schwindel ein häufiges Symptom des Gehirnabszesses und ferner *Erbrechen*, das sich nach der Nahrungsaufnahme, häufig aber auch ganz unabhängig von dieser, einstellt. Dazu kommt oft als diagnostisch wichtiges Symptom ein unregelmäßiges *Fieber*, bald von nur geringer Höhe, bald in Form hoher intermittierender Steigerungen. In manchen Fällen, namentlich bei abgekapselten Abszessen, kann das Fieber auch ganz fehlen. Diagnostisch wichtig ist der Nachweis einer *Leukozytose des Blutes*, weil bei *Eiterungen* der Leukozytengehalt des Blutes zunimmt, und ebenso der Nachweis einer *beschleunigten Blutkörperchensenkungsgeschwindigkeit*. Von großer Bedeutung ist die Untersuchung des *Liquors*. Sobald eine gleichzeitige entzündliche Reizung der Meningen eintritt, zeigt der Liquor einen vermehrten Eiweiß- und Zellgehalt. Der *Puls* ist häufig verlangsamt. Von diagnostischer Bedeutung ist die Tatsache, daß *Stauungspapille* und *Neuritis optica* beim Gehirnabszeß zwar vorkommen, sich aber seltener entwickeln und nur ausnahmsweise einen so hohen Grad erreichen, wie bei Gehirntumoren (s. d.).

Das *Allgemeinbefinden* der Kranken ist zuweilen nur wenig gestört. Gewöhnlich macht sich aber doch ein ausgesprochenes allgemeines Krankheitsgefühl bemerkbar. Die Kranken sehen blaß aus, sind appetitlos, magern ab und zeigen leichte *psychische Veränderungen* (depressive Stimmung, vorübergehende Verwirrtheit u. dgl.).

In bezug auf die *Herdsymptome* der Gehirnabszesse haben wir nach dem im ersten Kapitel dieses Abschnittes Gesagten hier nur wenig hinzuzufügen. Bei den in der *motorischen Rindenregion* sitzenden Abszessen beobachtet man das Auftreten umschriebener epileptiformer Anfälle und monoplegischer Lähmungen. Besonders kennzeichnend ist es, daß beim Weiterschreiten des Abszesses eine Lähmungserscheinung zu der anderen hinzukommt, wobei gerade das Fortschreiten der Lähmung häufig von epileptiformen Krämpfen begleitet wird. Bei Abszessen im *Hinterhauptslappen* ist Hemianopsie, bei Abszessen im *Schläfenlappen* sind die verschiedenen Formen der sensorischen Aphasie (Worttaubheit, Wortamnesie, Paraphasie usw.) zur Lokalisationsdiagnose verwertbar. *Kleinhirnabszesse* bleiben nicht selten lange Zeit verborgen; in anderen Fällen treten aber hierbei neben heftigen Allgemeinerscheinungen auch die kennzeichnenden Kleinhirnsymptome (taumelnder Gang, Schwindel, Hinterhauptschmerz, Nackensteifigkeit) deutlich hervor.

Die *Gesamtdauer* des chronischen Gehirnabszesses schwankt sehr. In der Mehrzahl der Erkrankungen ist sie nach Monaten zu messen, doch sind auch Fälle mit jahrelangem Verlauf sicher festgestellt worden. Namentlich kann das Stadium der völligen Latenz oder der nur geringen, unbestimmten Kopfsymptome sehr lange Zeit dauern. Ziemlich häufig beobachtet man, daß die schwereren Krankheitssymptome (Kopfschmerzen, Erbrechen, Fieber) in einzelnen *Anfällen* auftreten, die von kürzeren oder längeren Zeiten mit verhältnismäßig gutem Allgemeinbefinden unterbrochen werden.

Der *Ausgang* des Gehirnabszesses ist, wenn keine chirurgische Hilfe eintritt, fast immer tödlich. Heilungsfälle gehören nicht zu den Unmöglichkeiten, sind aber bis jetzt nur ganz vereinzelt festgestellt worden. Das ungünstige Ende tritt entweder allmählich durch das mit der Vergrößerung des Abszesses parallel gehende Fortschreiten aller Krankheitserscheinungen ein oder erfolgt plötzlich bei einer eintretenden Steigerung der Symptome. Zuweilen wird der Tod durch den Durchbruch des Abszesses in einen Ventrikel oder durch eine Meningitis herbeigeführt. In manchen Fällen eines plötzlichen, unerwarteten Todes bei einem Gehirnabszeß läßt sich keine unmittelbare Todesursache nachweisen.

Diagnose. Die Diagnose eines Gehirnabszesses ist oft ziemlich schwierig und entbehrt nur selten einer gewissen Unsicherheit. Als die diagnostisch wichtigsten Punkte sind hervorzuheben: 1. Der Nachweis einer *Ursache* (Trauma, chronisches Ohrleiden, eitrige Lungenerkrankung, Empyem). 2. Das Vorhandensein von *allgemeinen Gehirnsymptomen* (Kopfschmerz, Schwindel,

Erbrechen), die sich zeitweise steigern, zeitweise vermindern. Zur Unterscheidung zwischen Abszeß und Geschwulst dienen hierbei 3. die *Fiebererscheinungen*, die beim Abszeß häufig vorhanden sind, bei der Geschwulst meist fehlen, während 4. eine stärkere *Stauungspapille* bei Gehirntumoren häufiger vorkommt als beim Gehirnabszeß. 5. Ausgesprochene *Leukozytose* des Blutes, Beschleunigung der *Blutsenkungsgeschwindigkeit* und vor allem die *Liquorveränderungen* können oft zugunsten der Annahme eines Gehirnabszesses verwertet werden. Ein schubweises Fortschreiten vorhandener Herderscheinungen kommt in gleicher Weise auch bei den Geschwülsten vor. Störungen im Bereich der basalen Gehirnnerven (Augenmuskellähmungen u. dgl.) kommen bei Geschwülsten häufig (s. u.), beim Gehirnabszeß seltener (s. u.) vor. Die Differentialdiagnose zwischen eitriger Meningitis und akutem Gehirnabszeß ist oft kaum möglich. Nur die Entwicklung von Herdsymptomen weist in solchen Fällen auf das Bestehen eines Abszesses hin. Von entscheidender Bedeutung kann das Ergebnis einer *Hirnpunktion* werden. Dieser Eingriff soll jedoch nur vorgenommen werden, wenn die endgültige Operation sofort angeschlossen werden kann.

Von großer praktischer Wichtigkeit ist die rechtzeitige Erkennung der an *eitrige Ohrleiden* sich anschließenden Gehirnabszesse. Man muß wissen, daß auch bei Eiterretention im Mittelohr Gehirnerscheinungen (Kopfschmerz, Erbrechen, Schwindel, Benommenheit u. dgl.) auftreten können, die nach der Entleerung des Eiters durch die Parazentese des Trommelfells wieder völlig verschwinden. Läßt sich aber keine Eiterverhaltung im Ohr nachweisen, so muß jedes Auftreten von andauernden Gehirnerscheinungen den Verdacht eines Gehirnabszesses hervorrufen. Wir werden die Eigentümlichkeiten der otitischen Hirnabszesse im Anhang zu diesem Kapitel näher besprechen.

Therapie. Die einzige Möglichkeit, eine Heilung des Abszesses herbeizuführen, besteht in der *operativen Entleerung* nach *Eröffnung des Schädels*. Je frühzeitiger und genauer die Diagnose des Abszesses gestellt werden kann, um so günstiger sind daher die Aussichten. Die Gefahren der Operation sind bei der jetzigen Technik gering. Namentlich bei den Gehirnabszessen im Anschluß an chronische Ohrleiden kann durch rechtzeitiges chirurgisches Eingreifen manches Leben gerettet werden (s. u.). In bezug auf alle Einzelheiten verweisen wir auf die chirurgischen Lehrbücher.

Ist ein operativer Eingriff nicht möglich, muß man sich auf eine rein *symptomatische Therapie* beschränken. *Eisumschläge* auf den Kopf, *Bromkalium* und *Narkotika* sind neben den allgemeinen diätetischen Maßnahmen die vorzugsweise anzuwendenden Mittel.

Anhang.
Die eitrig-entzündlichen Komplikationen von seiten des Gehirns bei Erkrankungen des Ohres.

Bei der Häufigkeit und großen praktischen Wichtigkeit der im Anschluß an eitrige Vorgänge im *Ohr* auftretenden zerebralen (intrakraniellen) Erkrankungen wird im folgenden noch eine kurze Übersicht über die wichtigsten hierbei in Betracht kommenden Tatsachen gegeben.

1. Otitische Pachymeningitis externa. Der Extraduralabszeß. Hat eine Eiterung im Mittelohr den Knochen des Felsenbeins so weit zerstört, daß die angrenzende Dura mater erreicht wird, oder gelangen die Infektionserreger auf dem Wege des Blutstroms durch die unversehrte Knochendecke hindurch bis zur Dura, so entsteht in manchen Fällen bei rechtzeitiger Abkapselung des Prozesses ein umschriebener *extraduraler* oder *subduraler*

Abszeß. Derartige Abszesse können sich spontan ins Mittelohr oder nach außen (hinter dem Proc. mastoideus) entleeren. In der Regel führen sie aber, falls keine rechtzeitige operative Hilfe eintritt, weiterhin zu Meningitis, Gehirnabszeß u. a. Die Symptome der duralen Abszesse sind ziemlich unbestimmt: Kopfschmerzen, Schmerz bei Beklopfen des Schädels. Fieber fehlt oder ist gering. Keine Liquorveränderungen.

2. Otitische Leptomeningitis entsteht durch Ausbreitung der Infektion per continuitatem oder durch Fortleitung der Entzündungserreger durch die Lymphscheiden des Akustikus, des Fazialis, der kleinen Arterien oder durch die Venen. Das Krankheitsbild ist früher bereits ausführlich geschildert worden. Man unterscheidet die seltenen leichten Fälle von *Meningitis serosa* mit gutartigem Verlauf und die gewöhnlichen schweren *eitrigen Meningitiden.*

3. Der otitische Gehirnabszeß entsteht durch Verschleppung der pathogenen Keime von dem subarachnoidealen Lymphraum aus durch die Lymphscheiden der ins Gehirn eindringenden Blutgefäße. Durch die Thrombose des betreffenden Gefäßes kommt es oft gleichzeitig zu anämischer Nekrose des vom thrombosierten Gefäß versorgten Gehirnteils. Geht dem Gehirnabszeß ein Extraduralabszeß vorher, so erfolgt die Abszeßbildung meist langsam, und der Gehirnabszeß zeigt eine umschriebene *Abkapselung,* während die durch Thrombophlebitis oder metastatisch entstandenen Gehirnabszesse wenig scharf abgegrenzt und daher auch in bezug auf die operative Behandlung prognostisch ungünstiger sind. — Die otitischen Gehirnabszesse sitzen fast immer in der Marksubstanz des Gehirns, und zwar weitaus am häufigsten entweder in der Basis *des Schläfenlappens oder* in der *vorderen Hälfte der betreffenden Kleinhirnhemisphäre.* Den Krankheitsverlauf teilt man gewöhnlich in mehrere Stadien: a) das *Anfangsstadium* der *meningealen Reizung:* Fieber, Kopfschmerz, Erbrechen, allgemeines Krankheitsgefühl. b) Stadium des sich *entwickelnden Hirndrucks:* zunehmende Kopfschmerzen und zunehmendes Krankheitsgefühl, Anfälle von Erbrechen, Klopfempfindlichkeit des Schädels, Blässe und Appetitlosigkeit, fehlendes oder geringes Fieber. Ohne scharfe Grenze gehen diese Erscheinungen über c) in das Stadium der *ausgesprochenen Herdsymptome,* oft verbunden mit deutlichen Zeichen des *gesteigerten allgemeinen Hirndrucks* (Verlangsamung des Pulses, Neuritis optica oder Stauungspapille, Somnolenz und Benommenheit). Da derartige Gehirnabszesse ihren Sitz, wie erwähnt, am häufigsten im *Schläfenlappen* oder im *Kleinhirn* haben, so achte man namentlich auf die Lokalsymptome dieser Gehirnteile. Verhältnismäßig am sichersten lassen sich die Abszesse im *linken Schläfenlappen* diagnostizieren durch den Nachweis von *aphasischen Störungen,* von Worttaubheit, Wortamnesie, optischer Aphasie u. dgl. Tiefer greifende Abszesse können durch Fernwirkung auch Hemiparesen, Hemianopsie, Ataxie und durch Druck auf die Gehirnbasis Paresen des Okulomotorius oder Abduzens hervorrufen. Otitische *Kleinhirnabszesse* bewirken Hinterhauptschmerz, leichte Nackensteifigkeit, Schwindel und unsicheren Gang (zerebellare Ataxie), Adiadochokinesis, Nystagmus nach der kranken Seite, gleichzeitige Ataxie im Arm und Bein, Störung des Zeigeversuchs u. a. Der *Liquor cerebrospinalis* zeigt ein oft wechselndes Verhalten, ist aber stets deutlich verändert: hoher Druck, Zellvermehrung geringen oder hohen Grades, Eiweißvermehrung. Zu beachten ist auch die örtliche Empfindlichkeit des Schädels beim Beklopfen, meist oberhalb des oberen Randes der Ohrmuschel. d) Ist operative Hilfe unmöglich, so tritt schließlich allgemeines Koma ein. Das Ende ist zuweilen bedingt durch den Durchbruch des Abszesses in die Ventrikel oder den Eintritt einer allgemeinen Meningitis.

4. Die otitische Sinusthrombose kann primär entstehen durch Übergreifen der Eiterung auf die Wand eines Sinus oder sekundär durch Ausbreitung der Thrombose von einer ursprünglich thrombosierten kleinen Vene des Ohres aus. Am häufigsten ist die Thrombose des *Sinus sigmoideus* (Teil des *Sinus transversus*) im Anschluß an Eiterungen im Warzenfortsatz. Doch kommen auch im Sinus petrosus und im Bulbus jugularis eitrige Thrombophlebitiden vor. Das Hauptsymptom ist das *septische* Fieber, verbunden mit Frösten und intermittierenden hohen Temperatursteigerungen. Im Blut findet sich häufig *Leukozytose* und *Bakteriämie* (Streptokokken). Oft entwickeln sich septische Metastasen in den Lungen, in den Gelenken, in den Nieren u. a. Hinter dem Proc. mastoideus bildet sich zuweilen eine schmerzhafte Anschwellung aus, Kopfschmerz, infektiös-toxische Allgemeinerscheinungen und Milzschwellung stellen sich ein. In seltenen Fällen kann die thrombosierte Jugularvene fühlbar werden. — Die Prognose ohne operativen Eingriff ist fast ausnahmslos ungünstig. Dagegen sind die Aussichten für eine Genesung bei rechtzeitiger operativer Eröffnung des Sinus und gegebenenfalls bei Unterbindung der Jugularis recht gut (etwa 60—70% Heilungen).

Siebentes Kapitel.

Die akute und chronische Enzephalitis.

(Entzündung des Gehirns.)

Während im Rückenmark umschriebene Entzündungen (Myelitiden und akute Poliomyelitis) verhältnismäßig häufig vorkommen, sind entsprechende Vorgänge im Gehirn weit seltener. Immerhin gibt es sicher auch im Gehirn akute *entzündliche, nicht eitrige* Erkrankungen, die aller Wahrscheinlichkeit nach auf einer von außen erfolgten Infektion beruhen. Soweit unsere bisherigen Kenntnisse reichen, lassen sich vom *klinischen* Standpunkt aus folgende Formen der Enzephalitis unterscheiden:

1. **Die akute Enzephalitis der Kinder. Zerebrale Kinderlähmung.** (*Hemiplegia spastica infantilis.*) Bei Kindern kommt eine bestimmte Form hemiplegischer Lähmung nicht selten vor, die aller Wahrscheinlichkeit nach wenigstens in einer Reihe von Fällen auf einer akuten Enzephalitis beruht und daher hier eine besondere kurze Besprechung verdient.

Der *Beginn* der Krankheitserscheinungen, der gewöhnlich in das 1. bis 4. Lebensjahr fällt, ist fast immer akut. Die bis dahin gesunden Kinder werden plötzlich von Unwohlsein und Fieber ergriffen. Sehr häufig stellen sich Übelkeit und Erbrechen und fast immer gleichzeitig oder bald darauf schwere Gehirnerscheinungen (Benommenheit und namentlich häufig Krämpfe) ein. Dieser Zustand dauert zuweilen nur kurze Zeit (1—2 Tage), zuweilen aber auch in derselben heftigen oder in einer milderen Form 1 bis 3 Wochen. Dann lassen die akuten Krankheitserscheinungen nach, die Kinder erholen sich ziemlich rasch, aber von den Eltern wird eine zurückgebliebene Lähmung bemerkt, die sich zwar bessern kann, jedoch selten wieder vollständig verschwindet. Zuweilen schließt sich die Lähmung auch nur an Krampfanfälle an, ohne daß sonstige deutliche enzephalitische Erscheinungen vorausgegangen sind.

Bekommt man die Kinder zur Untersuchung, wenn, wie es meist der Fall ist, die Lähmung schon längere Zeit besteht, so findet man gewöhnlich folgende Verhältnisse. Die Gehirnnerven beteiligen sich meist nur in geringem Grade an dem Vorgang. Vorzugsweise sind die *Gliedmaßen* der einen Seite ergriffen, der Arm fast immer in höherem Maße als das Bein. Die befallenen Teile sind zuweilen im Wachstum zurückgeblieben, ihre Beweglichkeit ist mehr oder weniger beschränkt, die Sehnenreflexe sind häufig gesteigert, und fast regelmäßig haben sich geringere oder stärkere *Kontrakturen* gebildet (vgl. Abb. 187). Auf weitere Einzelheiten der hemiplegischen Störung brauchen wir nicht einzugehen, da die Verhältnisse im allgemeinen dieselben sind, wie bei der Hemiplegie der Erwachsenen (s. o. S. 708). Die *Muskeln* sind zwar meist etwas atrophisch, zeigen aber *niemals Entartungsreaktion*; die *Sensibilität* ist in der Regel vollständig normal. Nur bei genauer Untersuchung findet man zuweilen im gelähmten Arm eine leichte Abschwächung der Berührungsempfindlichkeit, der Bewegungsempfindungen und insbesondere eine Abnahme der Fähigkeit, Gegenstände mit Hilfe des Tastsinnes bei geschlossenen Augen zu erkennen (s. o. S. 394). Auch dauernde Hemianopsie kann mit der Hemiplegie vereinigt sein. Auffallend oft, und dies ist in der Tat bis zu einem gewissen Grade eine Eigentümlichkeit der kindlichen Hemiplegie im Gegensatz zur Hemiplegie der Erwachsenen, findet man in der hemiparetischen Seite *motorische Reizerscheinungen*, am häufigsten in der Form von ausgesprochenen *athetotischen* Bewegungen (*Hemiathetosis, Hemichorea*), nicht selten auch in der Form von

Mitbewegungen. Wenn solche Kinder gehen, machen sie daher zuweilen mit ihrem paretischen Arm eigentümliche Bewegungen in der Luft. Durch die beständigen Athetosebewegungen der Finger werden die Fingergelenke zuweilen so ausgedehnt und schlaff, daß man die Finger in den Metakarpalgelenken rechtwinklig und noch weiter dorsalflektieren kann. Nicht selten werden die Kinder später *epileptisch.* Sie leiden an Krampfanfällen, die gewöhnlich in der gelähmten Seite beginnen, später aber sich über den ganzen Körper erstrecken können. Bei rechtsseitiger Hemiplegie beobachtet man zuweilen gleichzeitige Störungen und Entwicklungshemmungen der *Sprache.* In *psychischer* Beziehung entwickeln sich manche Kinder ziemlich normal, andere zeigen jedoch eine geringere oder stärkere Demenz oder sind moralisch minderwertig.

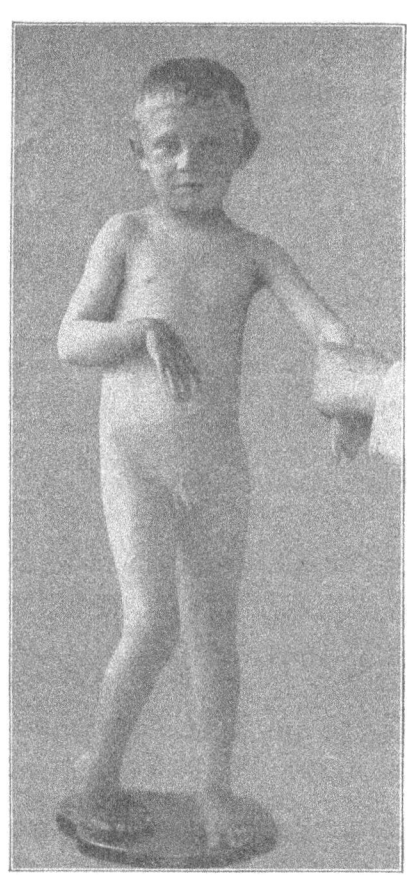

Nach dem ganzen Krankheitsverlauf handelt es sich in vielen Fällen höchstwahrscheinlich um den Folge- oder Restzustand nach einer überstandenen *akuten Enzephalitis,* die entweder vorzugsweise, wenn auch nicht ausschließlich, die *motorischen* Rindengebiete mit zurückbleibenden epileptiformen Anfällen („*Polioenzephalitis*") oder zuweilen auch die Gegend der *Zentralganglien* (Fälle mit Athetose, Hemichorea) betrifft. Die akute Enzephalitis erinnert sehr an die akute Poliomyelitis der Kinder, von der sie sich nur durch die verschiedene Örtlichkeit des Entzündungsherdes unterscheidet. Unmöglich ist es nicht, daß beide Krankheiten *ätiologisch* nahe verwandt oder sogar gleich sind. Das Anfangsstadium ist bei beiden kaum zu unterscheiden. Später und bei den Folgezuständen ist dagegen eine Verwechslung nicht möglich, wenn man die hemiplegische Form der Lähmung, die motorischen Reizerscheinungen, die erhaltene elektrische Erregbarkeit und die häufig vorhandene Steigerung der Sehnenreflexe beachtet. — Hervorzuheben ist,

Abb. 187. Zerebrale Kinderlähmung. Rechtsseitige Hemiplegie.

daß durchaus ähnliche Krankheitsbilder bei Kindern auch zuweilen *im Anschluß an akute Infektionskrankheiten* (Masern, Scharlach, Grippe u. a.) entstehen. Besonders zu erwähnen ist die wiederholt beobachtete *Keuchhusten-Enzephalitis,* die namentlich durch Sehstörungen (Neuritis optica) und sonstige zerebrale Herdsymptome (Hemiplegie, zerebellare Ataxie) gekennzeichnet ist. Auch nach Abklingen der *Varizellen* tritt, allerdings sehr selten, eine derartige Enzephalitis auf. Ferner gehört hierher die nach *Pockenschutzimpfungen* vereinzelt beobachtete Enzephalitis, die bereits Bd. I, S. 92 besprochen wurde.

Bei der *anatomischen Untersuchung* der alten, längst abgelaufenen Fälle von zerebraler Kinderlähmung findet man in den befallenen Teilen des Großhirns eine starke, narbige Atrophie. War die Gehirnrinde befallen, so zeigt sich daselbst eine narbige Einsenkung, ein

Substanzverlust, eine „*Porenzephalie*". An solchen Stellen ist die Pia verdickt und zuweilen findet sich eine umschriebene Zystenbildung. Die Pyramidenbahn zeigt eine absteigende sekundäre Degeneration. Der Zustand ist somit auch anatomisch der Vorderhornatrophie bei der Poliomyelitis ähnlich.

Selbstverständlich beruhen nicht alle in der Kindheit entstandenen Hemiplegien auf einer Enzephalitis. Denn in nicht sehr seltenen Fällen können auch bei Kindern *embolische Erweichungen* und vielleicht zuweilen *Gehirnblutungen* vorkommen, die zu Halbseitenlähmungen Anlaß geben. Im einzelnen Falle ist die Entscheidung oft schwer zu treffen, ob man eine zerebrale Kinderlähmung als abgelaufene Enzephalitis oder als Folge einer andersartigen Gehirnerkrankung auffassen soll. Daß aber mindestens ein großer Teil der Kinderhemiplegien ihre Ursache in einer Enzephalitis hat, erscheint in hohem Grade wahrscheinlich. Zu beachten ist in diagnostischer Hinsicht vor allem der eigentümliche Anfang der Krankheit unter Fieber, Krampfanfällen u. dgl. bei den *vorher völlig gesunden* Kindern. Hierdurch unterscheiden sich die enzephalitischen Lähmungen auch von den seit der Geburt bestehenden Hemiplegien infolge Geburtstraumen, angeborenen Mißbildungen des Großhirns (Porenzephalien) u. a.

Die *Behandlung* wird im Anfang nach denselben Regeln geleitet wie im Anfangsstadium der akuten Poliomyelitis (s. d.). Die nach Ablauf der ersten Monate zurückbleibende Hemiplegie ist keiner wesentlichen Besserung mehr fähig. Am meisten verdienen dann noch Anwendung die Elektrizität, die Massage und kalte Abreibungen. Gegen die zurückbleibenden epileptischen Anfälle sind *Luminal* und *Brompräparate* (gegebenenfalls in Verbindung mit *Chloralhydrat* u. a.) wirksam.

2. **Die epidemische Enzephalitis (Encephalitis epidemica s. lethargica)** ist bereits im I. Bande des Lehrbuches S. 192ff. unter den akuten allgemeinen Infektionskrankheiten beschrieben worden.

3. **Die akute hämorrhagische Enzephalitis bei Erwachsenen.** Fälle von *akuter hämorrhagischer Enzephalitis bei Erwachsenen* sind teils im Anschluß an andere akute Krankheiten, teils als *primäre akute Krankheit* beobachtet worden. Namentlich zur Zeit einer Grippeepidemie und im unmittelbaren Anschluß an Grippe sind derartige Fälle akuter hämorrhagischer Enzephalitis beobachtet worden, so daß man sie auch als „*Influenza-Enzephalitis*" bezeichnet hat (vgl. in Bd. I, S. 192ff. das über die E. epidemica Gesagte). In derartigen Fällen treten ziemlich plötzlich die schwersten Gehirnerscheinungen (Kopfschmerz, Bewußtlosigkeit, hemiplegische Störungen) auf und führen unter hohem Fieber rasch zum Tode.

Die Sektion ergibt in einer Hemisphäre oder im Hirnstamm ausgedehnte hämorrhagischenzephalitische Herde. Die Gehirnsubstanz ist gelblich erweicht, ödematös durchtränkt, mit zahllosen kleinen kapillären Blutungen durchsetzt. Die Lymphscheiden der kleinen Gefäße sind mit ausgewanderten weißen Blutzellen ausgefüllt. Auch sonst ist das Gehirngewebe an vielen Stellen mit Rundzellen infiltriert. Die kleinen Gefäße im erkrankten Gebiet findet man oft thrombosiert.

Von praktischer Bedeutung ist es, daß es nach den Beobachtungen von STRÜMPELL, OPPENHEIM u. a. auch eine *heilbare Form der akuten Enzephalitis* bei Erwachsenen gibt. Wenigstens läßt sich kaum eine andere Deutung für diejenigen Fälle finden, bei denen in ziemlich akuter Weise unter *Fieber* und *schweren allgemeinen Gehirnerscheinungen* (Kopfschmerz, Benommenheit, Delirien, zuweilen tiefer Sopor) auch deutliche *lokale Gehirnsymptome* auftreten (hemiplegische Störungen, aphasische Zustände, Hemianopsie, kortikale Reizsymptome u. a.) und nach einiger Zeit (einige Tage bis mehrere Wochen) wieder vollständig oder wenigstens bis auf gewisse bleibende, aber nicht mehr fortschreitende Reste zurückgehen. Von großer diagnostischer Bedeutung ist in allen diesen Fällen die *ophthalmoskopische Untersuchung*. Sie ergibt oft — freilich nicht immer — deutliche *Neuritis optica* mit mehr oder weniger ausgesprochener venöser Stauung. Ebenso wichtig sind die Ergebnisse der Lumbalpunktion (geringe Zell- und Eiweißvermehrung).

Selbstverständlich ist die *Prognose* in diesen Fällen nicht stets mit Sicherheit günstig zu stellen, und zuweilen tritt selbst nach scheinbar eingetretener Besserung noch unerwartet plötzlich der Tod ein. Die *Behandlung* kann nur symptomatisch sein.

4. Die Polioencephalitis acuta haemorrhagica superior. Unter diesem Namen haben WERNICKE u. a. eine klinisch ziemlich scharf gekennzeichnete Form der akuten Enzephalitis beschrieben, die namentlich bei *Alkoholikern* (Schnapstrinkern) beobachtet worden ist. Auch andere Intoxikationen (insbesondere Wurstgifte, Fischgifte u. dgl.) können gelegentlich ein ähnliches Krankheitsbild hervorrufen. Ferner hat man diese Form der Enzephalitis im Anschluß an Grippe beobachtet.

Die *Krankheitssymptome* bestehen in allgemeinen zerebralen Erscheinungen (Delirien, Somnolenz, Kopfschmerz) und einer damit vereint in akuter Weise auftretenden *Lähmung der Augenmuskeln*. Zuweilen treten auch Reizerscheinungen in den Augenmuskeln (*nystaktische Zuckungen*) auf. In manchen Fällen entwickelt sich schließlich eine fast vollständige doppelseitige Ophthalmoplegie. Die inneren Augenmuskeln (Sphincter iridis) und der Levator palpebrae sup. bleiben in der Regel verschont. An den Gliedmaßen treten zuweilen gleichzeitig nervöse Störungen auf, die in mancher Beziehung an die oben besprochene alkoholische Polyneuritis (s. S. 499) erinnern. Der Ausgang des Leidens ist meist ungünstig. Heilungen kommen auch vor, sind aber selten. Zumeist kann schon nach 1 bis 2 Wochen der Tod eintreten, unter den Zeichen der Atemlähmung oder der Herzschwäche.

Die *anatomische Untersuchung* ergibt vorzugsweise in der Umgebung des dritten Ventrikels und des Aquaeductus Sylvii, also in der Gegend der Augenmuskelkerne, eine hämorrhagische Enzephalitis.

5. Die diffuse Hirnsklerose. Eine eigentümliche, vielleicht zu den chronisch-entzündlichen Vorgängen zu rechnende Krankheit ist die *diffuse Hirnsklerose*. Hierbei zeigt das ganze Gehirn oder vorzugsweise eine Hemisphäre in größerer Ausdehnung eine sehr auffallende Konsistenzvermehrung, so daß sich das Gehirn wie zähes Leder schneiden läßt.

Die mikroskopische Untersuchung ergibt meist eine *diffuse Gliavermehrung* im Gehirn. Außerdem konnten wir in einem von uns selbst anatomisch untersuchten Falle eine zweifellose Abnahme der Nervenfasern in der weißen Hirnsubstanz nachweisen.

Ein abgeschlossenes Krankheitsbild dieser seltenen, bei Kleinkindern zu beobachtenden Erkrankung läßt sich nicht geben. In chronischer Weise entwickelt sich eine Reihe zerebraler Symptome, unter denen *spastische, hemiplegische* oder *paraplegische Lähmungen* ohne stärkere Sensibilitätsstörungen, motorische Reizerscheinungen, teils allgemeine oder halbseitige *epileptiforme Anfälle*, teils *Zittern* und einzelne *rhythmische* oder *choreatische Zuckungen*, ferner eine *allgemeine Störung der geistigen Entwicklung* am häufigsten zu sein scheinen. Zuweilen beschränkt sich der Vorgang auf einen umschriebenen Gehirnabschnitt ("*lobäre Sklerose*"). Im klinischen Krankheitsbild treten dann gewisse zerebrale Herdsymptome (Hemiplegie, Hemiataxie, Hemianopsie u. a.) hervor. Bei der Sklerose beider Hemisphären bestehen in beiden Beinen meist starke *spastische Symptome*.

Bei der ähnlichen **tuberösen Sklerose** ergaben anatomische Untersuchungen, daß nicht Folgen einer reaktiven interstitiellen Wucherung, sondern nichtentzündliche Veränderungen vorliegen. Man findet bei der anatomischen Untersuchung vor allem in der Gehirnrinde, aber auch in den Ventrikelwandungen, multiple, deutlich abgegrenzte, leicht eingesunkene Herde von auffallend derber, tumorartiger Beschaffenheit. Es handelt sich um eine *Gliomatose*, um eine *angeborene Mißbildung*, die zu den Tumoren zu rechnen ist. Fast immer finden sich bei der tuberösen Hirnsklerose gleichzeitig *angeborene Geschwülste der Nieren* und anderer innerer Organe, ferner *geschwulstartige Neubildungen der Haut (Adenoma sebaceum)*. Unter den klinischen Symptomen spielen *epileptische Anfälle* und die *Zeichen psychischer Veränderungen (angeborener Schwachsinn)* die wichtigste Rolle.

Anhang.

Die Littlesche Krankheit.

*(Angeborene spastische Paraplegie bei Kindern. Spastische Zerebralparalyse.
Diplegia spastica infantilis.)*

An dieser Stelle ist auch ein zuerst von J. HEINE und vom englischen Arzt
LITTLE[1]) beschriebener Krankheitszustand zu besprechen, der nicht ganz
selten bei Kindern beobachtet wird. Es handelt sich dabei um Erscheinungen,

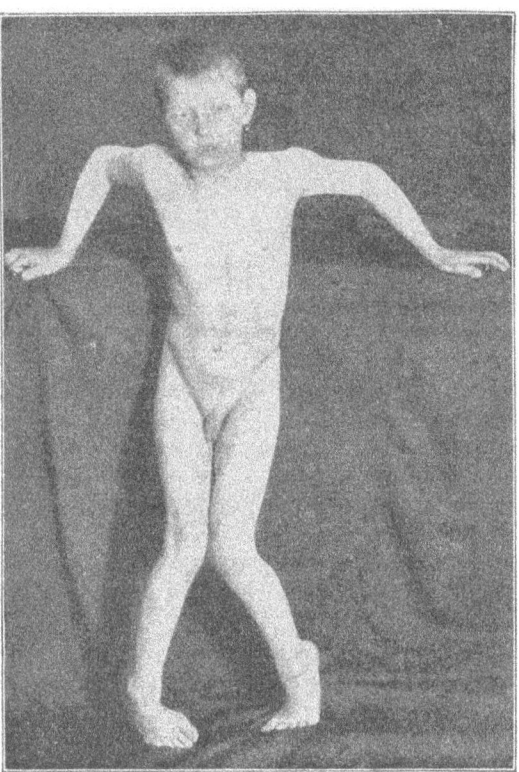

die meist *angeboren* oder wenigstens während der Geburt
entstanden (s. u.) sind, die
aber aus leicht verständ-
lichen Gründen erst später,
z. B. beim Gehenlernen, bemerkt werden. Gewöhnlich
sind die Kinder, wenn sie
zur ärztlichen Beobachtung
kommen, schon 3—6 Jahre
alt oder noch älter.

Das auffallendste Sym-
ptom ist, daß die Kinder gar
nicht oder nur mühsam mit
fremder Unterstützung gehen
können. Untersucht man die
Beine näher, so findet man
meist eine beträchtliche
Rigidität und eine kennzeichnende *Stellungsände-
rung*. Die Oberschenkel sind
meist etwas gebeugt und fest
aneinander adduziert, meist
auch nach innen gedreht.
Ebenso sind die Knie leicht
gebeugt, während die Füße
sich häufig in Equinus- oder
Varo-Equinusstellung befinden (s. Abb. 188). Dieses
eigentümliche Verhalten der

Abb. 188. Beinhaltung bei Littlescher Krankheit.

Beine beruht auf *pyramidalen Spasmen* und *extrapyramidalen Tonusstörungen*.
Durch die Adduktorenspasmen geschieht es leicht, daß sich die Beine beim
Liegen oder namentlich bei den Gehversuchen der Kinder überkreuzen. Passive Bewegungen der Beine sind nur mit Überwindung eines mehr oder minder
großen Muskelwiderstandes ausführbar. Die *Sehnenreflexe*, namentlich die
Patellarreflexe, sind gesteigert, oft zeigt sich ein anhaltender Fußklonus.
Sensibilität und *Blasenentleerung* verhalten sich dagegen normal. Die *Arme*
sind in der Regel gut beweglich, leichtere spastische Erscheinungen an ihnen
kommen aber auch vor. Viele dieser Kinder verhalten sich geistig durchaus
normal, lernen gut sprechen, schreiben usw. In anderen Fällen aber zeigen sich
außerdem deutliche *zerebrale Störungen*, schlechte Intelligenz, mangelhafte
Sprache, epileptische Anfälle, Strabismus u. dgl. Mit zunehmender körperlicher Entwicklung der Kinder bessern sich manchmal die Erscheinungen, im

[1]) LITTLE, Arzt in London 1810—1894.

allgemeinen handelt es sich aber um einen *dauernden, stillstehenden*, nicht um einen fortschreitenden Zustand.

Die Ursachen der LITTLE schen Krankheit, die nur eine *klinisch gut abgrenz-bare Form der zerebralen Kinderlähmungen* ist, können ganz verschieden sein. Meist handelt es sich um Kinder, die *sehr schwer* und *mit Kunsthilfe (Zange* u. dgl.) *geboren* sind. Wahrscheinlich kann man Verletzungen des Großhirns intra partum durch Blutungen od. dgl. annehmen, die dauernde Funktions-störungen zur Folge haben. Ergibt die Vorgeschichte keinen derartigen An-haltspunkt (höchstens handelt es sich häufig um zu früh geborene Kinder), muß man *angeborene Mißbildungen* im Großhirn (*Porenzephalien*) oder *intra-uterine Schädigungen* durch entzündliche Erkrankungen, die das fötale Gehirn trafen (Syphilis, Sepsis u. a.), annehmen.

In *therapeutischer* Hinsicht sind warme Bäder, heilgymnastische Übungen u. dgl. in erster Linie zu versuchen. Zuweilen können chirurgische Eingriffe (Tenotomie, Sehnenübertragung) und orthopädische Vorrichtungen die Geh-fähigkeit der Kinder bedeutend bessern. FOERSTER hat vorgeschlagen, die Durchschneidung mehrerer *hinteren Spinalwurzeln* vorzunehmen, um hier-durch die Hypertonie und die spastische Starre der Beine zu vermindern. Diese Operation ist bereits bei einer ganzen Anzahl von Kranken ausgeführt worden und hatte zum Teil einen guten Erfolg, zumal wenn sie mit einer sorgfältigen orthopädischen Nachbehandlung verbunden wurde.

Achtes Kapitel.
Die Geschwülste des Gehirns.

Ätiologie. Über die Ursachen der Entstehung von Gehirngeschwülsten ist ebensowenig bekannt wie über die Ursachen der Geschwulstbildung in anderen Organen. Gewöhnlich entwickeln sich die Neubildungen unmerklich und all-mählich bei vorher gesunden Menschen, ohne daß man irgendeine Veranlas-sung zur Erkrankung auffinden kann. Man nimmt daher gegenwärtig viel-fach eine abnorme embryonale Veranlagung des Gewebes als Ursache der späteren Neubildung an. Zuweilen stellen sich die ersten Symptome unmittel-bar oder einige Zeit nach einem *Trauma*, welches den Kopf betroffen hat, ein. Namentlich für die vom Periost, von den Gehirnhäuten u. dgl. ausgehenden *Sarkome* und *Meningeome* ist ein traumatischer Ursprung (d. h. die „Aus-lösung" der schon vorher bestehenden Geschwulstprädisposition durch das Trauma) manchmal *wahrscheinlich*, wenn auch kaum jemals sicher nach-zuweisen. Auch *Gliome* werden zuweilen auf eine traumatische Veranlassung zurückgeführt. Je sorgfältiger man in der Anamnese nachforscht, um so häufiger wird man die Möglichkeit des traumatischen Ursprungs eines Gehirn-tumors in Erwägung ziehen müssen.

Die meisten Gehirngeschwülste findet man bei Menschen im *jugendlichen* und *mittleren Lebensalter*. Gewisse Formen der Neubildungen im Gehirn, namentlich die solitären Tuberkel, aber auch Gliome, kommen verhältnis-mäßig häufig bei *Kindern* vor. Das *Geschlecht* scheint von einigem Einfluß auf die Entstehung der Gehirngeschwülste zu sein, erfahrungsgemäß sind diese bei *Männern* häufiger als bei Frauen.

Die einzelnen Formen der Gehirngeschwülste[1]). Die wichtigsten im Gehirn beobachte-ten *Geschwulstformen* sind folgende:

---

[1]) Vom klinischen Standpunkt aus rechnet man meist die von der Umgebung des Gehirns, insbesondere von den Gehirnhäuten ausgehenden, das Gehirn in Mitleidenschaft ziehenden Neubildungen auch zu den Gehirngeschwülsten.

1. **Das Gliom.** Das Gliom ist die dem Zentralnervensystem eigentümliche, bei weitem häufigste und klinisch wichtigste Geschwulstform im Gehirn. Es entwickelt sich im Gehirn bedeutend häufiger als im Rückenmark. Der Ausgangspunkt der Neubildung ist die Neuroglia. Das Gliom besteht mikroskopisch aus Fasern und Zellen, die den normalen Gliazellen ähnlich sind. Sie unterscheiden sich von ihnen vor allem durch ihre außerordentliche Vielgestaltigkeit. Alle Entwicklungsstadien der Glia vom primitiven Neuroepithel bis zu völlig ausgebildeten Gliazellen können in Gliomen gefunden werden. Dementsprechend werden je nach dem Reifestadium der Zellen *Medulloblastome, Neuroepitheliome, Spongioblastome, Ependymome, Astroblastome (Astrozytome), Oligodendrogliome, Ganglioneurome* u. a. unterschieden. Kennzeichnend für das Gliom ist der Umstand, daß es selten eine umschriebene Geschwulst bildet, vielmehr meist ohne Grenze in das gesunde Gewebe übergeht. Dabei ist der von Gliom befallene Gehirnteil zwar oft vergrößert, behält aber im ganzen seine ursprüngliche Gestalt bei. Auf dem Durchschnitt sehen die „gliomatös entarteten" Teile gelblich oder graurot aus. Sie sind meist ziemlich weich und fast immer sehr gefäßreich. Dieser *Gefäßreichtum der Gliome* ist in klinischer Beziehung wichtig, da Unterschiede in der Gefäßfüllung, namentlich aber die nicht selten innerhalb der Neubildung plötzlich eintretenden *Blutungen* mit deutlichen klinischen Symptomen verbunden sein können.

Die Gliome kommen am häufigsten in der Marksubstanz der großen Hemisphären vor, doch auch an den Zentralganglien, im Kleinhirn u. a. In der Regel findet sich nur *eine* Geschwulst, seltener entwickeln sich gleichzeitig mehrere Gliome.

2. **Sarkome.** Die verschiedenen Formen der Sarkome nehmen ihren Ausgangspunkt nur selten von den Blutgefäßscheiden der Gehirnsubstanz, meist von dem Bindegewebe der umgebenden Teile, von der *Dura mater*, vom *Periost* der Schädelknochen oder von den Schädelknochen selbst (*Osteosarkome*). Am häufigsten sitzen die Sarkome an der *Schädelbasis*, wo sie umschriebene derbe oder weiche Geschwulstknoten bilden und durch Kompression ihrer Nachbarschaft, sowie durch Übergreifen auf diese zu den schwersten klinischen Erscheinungen Anlaß geben. Der histologischen Beschaffenheit nach unterscheidet man, wie bei allen anderen Sarkomen, *Rundzellensarkome, Spindelzellensarkome, Fibrosarkome* u. a.

3. **Syphilome (Gummata) und solitäre Tuberkel.** Auf die Gummata im Gehirn werden wir im Kapitel über Gehirnsyphilis noch einmal zurückkommen. Die seltenen *Solitärtuberkel* im Gehirn wachsen zuweilen bis zu Kirschengröße und darüber an. Sie kommen einfach („solitär") oder multipel vor und können an jeder Stelle des Gehirns ihren Sitz haben. Vor allem findet man sie in der Hirnrinde, im Kleinhirn und in der Brücke. Die Solitärtuberkel und die Syphilome stellen sich auf dem Durchschnitt als meist scharf begrenzte, gelblich-käsig aussehende, histologisch aus Granulationsgewebe bestehende Geschwülste dar.

4. **Karzinome.** *Primäre* Karzinome sind im Gehirn sehr selten. Meist nehmen sie von Resten des Hypophysengangs ihren Ursprung. Die seltenen *Ependymome*, die vom Ventrikelependym, meist in der Gegend des 4. Ventrikels, ausgehen, werden zu den Gliomen gerechnet.

Ungleich häufiger sind *sekundäre* Karzinomknoten im Gehirn. Sie treten zumeist zahlreich, nicht ganz selten aber auch als einzelne große Knoten auf. Vor allem sind Gehirnmetastasen bei *primärem Bronchial- und Lungenkarzinom,* und auch bei *primärem Pleura- oder Mammakarzinom* häufig. Dies ist eine beachtenswerte Ähnlichkeit zu dem Vorkommen sekundärer Gehirnabszesse bei primären Lungenabszessen, bei Lungengangrän und bei Bronchiektasen mit fötider Bronchitis. Beiläufig sei erwähnt, daß auch primäre *Hypernephrome* oft Gehirnmetastasen, nicht selten in der Form eines einzelnen großen metastatischen Knotens, zur Folge haben.

5. **Meningeome** (*Endotheliome, Psammome*). Die ziemlich häufig zu beobachtenden Endotheliome sind fast immer gutartige, zumeist vom Oberflächenendothel der harten oder weichen Hirnhäute ausgehende Geschwülste. Sie wachsen langsam und verursachen, solange sie klein sind, wenig klinische Erscheinungen. Sie können bis apfelgroß werden, multipel auftreten. Sehr selten durchwachsen sie unter den klinischen Erscheinungen einer bösartigen Gehirngeschwulst Dura, Schädelknochen und Kopfschwarte.

Psammome werden derbe, meist ziemlich kleine und daher oft symptomlos verlaufende Endotheliome genannt, die eingelagerte Kalkkörnchen enthalten. Die Kalkeinlagerungen finden sich in rundlichen Gebilden, die aus platten, in Form von Zwiebelschalen umeinander sich lagernden Zellschichten gebildet sind.

6. **Neurinome** sind meist isolierte, vom Akustikus ausgehende Tumoren, die ihren Ursprung von den Zellen der SCHWANNschen Scheiden nehmen. Sie sind die häufigste Form der Kleinhirnbrückenwinkeltumoren.

7. Als seltene Hirngeschwülste sind noch zu erwähnen die wie Perlmutter glänzenden *Cholesteatome*, ferner die *Teratome*, *Angiome*, *Chondrome* u. a. Bei den seltenen, von der *Hypophyse* ausgehenden Geschwülsten handelt es sich um *Adenome*.

8. Im Anschluß an die eigentlichen Geschwülste erwähnen wir hier auch die Gehirnzysten. Sie entstehen ohne bekannte Ursache (angeboren?, im Anschluß an Schädeltraumen?), können bis zur Größe eines Apfels heranwachsen und ganz dieselben klinischen Erscheinungen machen wie eine Gehirngeschwulst. Verhältnismäßig häufig sind die *Zysten im Kleinhirn*. Bei genauen histologischen Untersuchungen der Zystenwand stellen sich viele dieser Gehirn- oder Kleinhirnzysten als *zystisch umgewandelte Gliome* dar. — Die *Zystizerken* des Gehirns werden S. 749 besprochen.

Die Allgemeinerscheinungen der Gehirngeschwülste. Wie bei allen übrigen Herderkrankungen des Gehirns hängt auch bei den Gehirngeschwülsten ein Teil der Symptome von der besonderen Örtlichkeit der Neubildung ab. Je nachdem dieser oder jener Teil des Gehirns durch die Geschwulstbildung zerstört oder wenigstens in seiner Funktion beeinträchtigt ist, müssen sich bestimmte *Herdsymptome* entwickeln, deren Auftreten allein die Diagnose des *Sitzes* der Geschwulst ermöglicht. Außer diesen Herdsymptomen kommen aber bei fast allen größeren Gehirngeschwülsten gewisse *Allgemeinerscheinungen* vor. Diese beruhen größtenteils auf der durch die wachsende Neubildung herbeigeführten Erhöhung des *allgemeinen Gehirndruckes*. Zahlreiche *klinische* Tatsachen weisen darauf hin, daß bei jeder umfangreicheren Geschwulst ein großer Teil der gesamten weichen Gehirnmasse dieser Druckwirkung der Geschwulst unterliegt, und auch bei der *anatomischen* Untersuchung jedes eine größere Geschwulst beherbergenden Gehirns ist eine Anzahl von hierauf bezüglichen Veränderungen fast ausnahmslos nachweisbar. Die Windungen sind abgeplattet und verstrichen, die Dura an den Schädel angedrückt, zuweilen durch den anhaltenden Druck verdünnt oder gar durchbrochen, zuweilen chronisch-entzündlich verdickt. In einzelnen Fällen erstreckt sich die Druckwirkung sogar bis auf den knöchernen Schädel, so daß dieser in seinem Nahtgefüge gelockert, usuriert, verdünnt, ja selbst durchbrochen sein kann. Eine Folge des allgemein vermehrten Hirndruckes und seiner Einwirkung auf die Venenstämme des Gehirns ist auch der bei Gehirngeschwülsten sehr häufig anzutreffende *Ventrikelhydrops* (Hydrocephalus internus). Die stärksten Grade findet man bei Geschwülsten in der hinteren Schädelgrube, weil diese unmittelbar auf die Vena cerebri interna communis (V. magna Galeni) drücken. Auch der Verschluß der Verbindungen der Ventrikel untereinander und mit dem Subarachnoidealraum führt zu Ventrikelhydrops. Klinisch wichtig ist ferner, daß sich in der Umgebung eines Gehirntumors nicht selten eine ausgesprochene akute ödematöse *Hirnschwellung* entwickelt (s. u.).

Folgende *klinischen Erscheinungen* der Gehirngeschwülste sind durch ihre *allgemeine Druckwirkung* bedingt:

1. Der *Kopfschmerz* ist eins der regelmäßigsten und frühzeitigsten Symptome der Gehirngeschwülste. Er ist gewöhnlich anhaltend, steigert sich aber zeitweise und läßt dann wieder nach. Die Kranken bezeichnen ihn als dumpf, tief sitzend, betäubend. Obwohl er den ganzen Kopf einnimmt, steht doch seine hauptsächlichste Örtlichkeit zuweilen (nicht immer) zu dem Sitz der Geschwulst in näherer Beziehung. Namentlich weist andauernder Hinterhauptskopfschmerz auf eine Geschwulst in der hinteren Schädelgrube hin. Zuweilen kann man auch durch sorgfältiges, vorsichtiges *Beklopfen* des Schädels ein besonders schmerzhaftes Gebiet finden. Immerhin muß man mit den hieraus zu ziehenden diagnostischen Schlüssen ziemlich vorsichtig sein. Der Kopfschmerz hält gewöhnlich bis zum Ende der Krankheit an, und selbst wenn die Kranken bereits vollständig benommen sind, kann man aus ihrem

leisen Stöhnen und dem häufigen Greifen nach dem Kopf auf die noch vorhandenen Schmerzen schließen.

2. Nächst den Kopfschmerzen gehören Symptome von seiten des *Sensorium* und des *psychischen Verhaltens* der Kranken zu den häufigsten Allgemeinerscheinungen der Gehirngeschwülste. Schon der *Gesichtsausdruck* der Patienten hat oft etwas Kennzeichnendes: er ist eigentümlich matt, teilnahmslos, stumpfsinnig. Die *Sprache* wird langsam, die Kranken müssen sich oft lange besinnen, ehe sie wissen, was sie sagen wollen. Das *Gedächtnis* nimmt ab, namentlich für die Ereignisse der jüngsten Vergangenheit. Die Teilnahme der Kranken für ihre Umgebung, für alles das, was ihnen früher lieb und wert war, schwindet mehr und mehr. Sie machen einen schläfrigen, benommenen Eindruck, werden unachtsam auf sich und unreinlich. Zuweilen tritt ausgesprochene *Schlafsucht* ein. Selbstverständlich können die einzelnen Fälle verschiedene Abweichungen von dem geschilderten Bild darbieten. Im allgemeinen sind aber die meisten Erkrankungen einander ziemlich ähnlich, wenn auch der Grad der psychischen Erscheinungen von den leichteren Formen des Stupors bis zu den höchsten Graden geistiger Schwäche wechseln kann. Auch andersartige psychische Störungen (depressive Verstimmung, halluzinatorische Verwirrtheit, Erregungszustände, Witzelsucht u. a.) werden gelegentlich bei Gehirntumoren beobachtet. Vielleicht kommen jedoch hierbei schon örtliche Störungen (vor allem im Stirnhirn) in Betracht.

Zeitweise eintretende plötzliche Drucksteigerungen, wie sie durch stärkere Gefäßfüllung, durch Blutungen in den Geschwülsten u. dgl. bedingt sein können, rufen nicht selten Anfälle von stärkerer Bewußtlosigkeit hervor, die sich wie *Ohnmachtsanfälle* oder *apoplektische Anfälle* ausnehmen.

3. Unter den allgemeinen Gehirnerscheinungen sind ferner *Schwindel*, *Pulsverlangsamung* und *Erbrechen* zu nennen. Ein beständiges leichtes *Schwindelgefühl* kommt als Allgemeinerscheinung vielen Gehirngeschwülsten zu. Tritt aber der Schwindel stark in den Vordergrund der Krankheitssymptome, so weist er auf eine besondere Beeinträchtigung des Kleinhirns durch die Geschwulst hin. Die *Pulsverlangsamung*, ein diagnostisch nicht wertloses Symptom der Gehirngeschwülste, haben wir schon bei Besprechung der Apoplexien als eine Folge der allgemeinen Gehirndrucksteigerung kennengelernt. Die Pulsfrequenz schwankt oft etwa zwischen 50—60 Schlägen in der Minute oder nimmt noch mehr ab. Auch geringe Unregelmäßigkeiten des Pulses kommen nicht selten vor. Das *zerebrale Erbrechen* kann eins der frühzeitigsten und lästigsten Symptome sein. Es tritt oft unabhängig von der Speiseaufnahme ein, namentlich des Morgens, und ist nicht selten mit einem Schwindelgefühl verbunden.

4. *Epileptiforme Krämpfe* gehören ebenfalls bisweilen zu den Allgemeinerscheinungen der Gehirngeschwülste. Da die Anfälle aller Wahrscheinlichkeit nach stets in der Rinde des Großhirns ihren Ursprung nehmen, so beobachtet man sie demgemäß auch am häufigsten, wenn auch keineswegs ausschließlich, bei Geschwülsten der Großhirnhemisphären. Sind die Anfälle nicht allgemein, sondern auf eine Körperhälfte oder gar auf einzelne Körperteile beschränkt, so haben sie die Bedeutung eines *Herdsymptoms* und können zur Bestimmung der Örtlichkeit der Geschwulst dienen (s. S. 675). Bis zu einem gewissen Grade sind auch diejenigen Anfälle zur Lokalisation zu verwerten, die in einer Seite oder in einem bestimmten Körperteile *beginnen*, sich von hier aus aber rasch über den übrigen Körper ausbreiten. Bei tief sitzenden Geschwülsten des Gehirns und bei Kleinhirntumoren beobachtet man zuweilen Krampfanfälle, die einen mehr *tonischen* Charakter zeigen.

5. Die *Stauungspapille* („*Stauungsneuritis*"). Die Stauungspapille (s. Abb. 189) gehört zu den wichtigsten, häufig (in etwa 60% aller Gehirntumoren) auftretenden Allgemeinerscheinungen der Gehirngeschwülste. Die *Untersuchung* des Augenhintergrundes darf daher bei keiner Gehirnerkrankung unterlassen werden.

Für das Zustandekommen der Stauungspapille kann mit größter Wahrscheinlichkeit angenommen werden, daß eine *rein mechanische Ursache*, die Erhöhung des *allgemeinen* Hirndruckes, die Hauptrolle spielt. Hierfür spricht namentlich die häufig bestätigte Erfahrungstatsache, daß selbst eine starke Stauungspapille in kurzer Zeit vollständig verschwinden kann, wenn man durch eine chirurgische Eröffnung des Schädels und durch reichlichen Abfluß von Liquor eine Verminderung des intrakraniellen Druckes erreicht wird. Nach der ursprünglichen v. GRAEFEschen Ansicht wird durch den erhöhten Hirndruck die Entleerung der Vena centralis retinae in den Sinus cavernosus unmittelbar gehemmt.

Gegenwärtig nimmt man aber zumeist an, daß bei der Steigerung des Gehirndrucks der Liquor in die mit dem Subarachnoidealraum des Gehirns frei kommunizierende *Lymphscheide* des Optikus gedrängt wird, und daß der hierdurch entstehende „*Hydrops vaginae nervi optici*" den Nerven und die ihn durchziehenden Gefäße komprimiert.

Die Stauungspapille ist *niemals als ein Herdsymptom* aufzufassen; sie kann bei *jedem* Sitz der Geschwulst auftreten, wenn nur hierdurch eine allgemeine Erhöhung des Gehirndrucks zustande kommt. Nur insofern hat sie auch für die Ortsdiagnose eine Bedeutung, als sie auf der Seite des Tumors manchmal stärker entwickelt ist als auf der anderen.

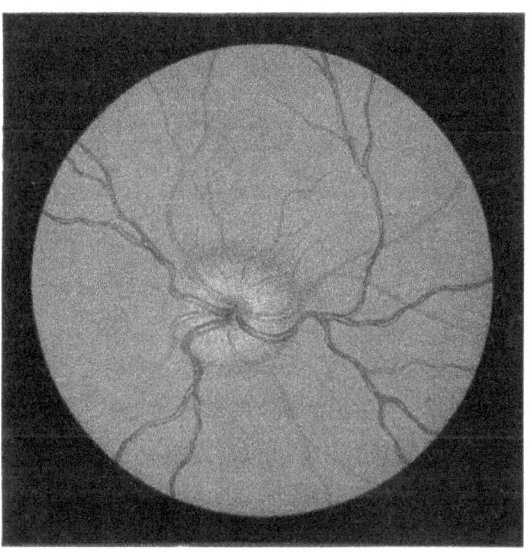

Abb. 189. Stauungspapille bei Gehirntumor.

Sehstörungen, bestehend in Sehschwäche, Gesichtsfeldausfällen oder sogar in völliger *Erblindung*, kann die Stauungspapille verursachen, *braucht es aber nicht*. Nur in einzelnen Fällen kommt es vor, daß die Abschwächung des Sehvermögens (*Amblyopie*) eins der ersten Symptome der Hirngeschwülste ist, so daß die Kranken die Hilfe eines Augenarztes früher als die eines anderen Arztes in Anspruch nehmen. Gewöhnlich bleibt das Sehvermögen noch ziemlich lange erhalten, obwohl der Augenspiegel deutlich die *Zeichen der Stauungspapille* — Schwellung der Papille, starke Schlängelung und Erweiterung der Venen, zuweilen Stauungsblutungen, Trübung des Sehnervenkopfes, aber normale Durchsichtigkeit der Netzhaut — ergibt. Erst wenn sich im Anschluß an die langdauernde Stauung tiefergreifende Ernährungsstörungen im Sehnerven (*Atrophie*) entwickeln, tritt eine stärkere Abnahme des Sehvermögens ein. Auffallend starke Sehstörungen bei verhältnismäßig geringen Stauungspapillen sprechen für eine unmittelbare Schädigung der Optici durch eine benachbarte Geschwulst (z. B. einen Hypophysentumor).

6. Zuweilen tritt bei den Gehirngeschwülsten schon ziemlich frühzeitig eine *allgemeine Abmagerung* und *Körperschwäche* ein. Obgleich diese Symptome zum großen Teil von der geringen Nahrungsaufnahme der Kranken, von dem

Erbrechen, der Schlaflosigkeit u. dgl. abhängen, so kann doch auch die Möglichkeit eines unmittelbaren ungünstigen Einflusses der schweren Gehirnerkrankung auf die gesamten Ernährungsvorgänge im Körper nicht ganz von
der Hand gewiesen werden. Es gibt aber auch Fälle von Gehirntumor, wo
die Kranken dick und pastös werden und an Körpergewicht zunehmen. In
solchen Fällen muß man stets an eine Beteiligung der *Hypophyse* denken, sei
es durch unmittelbare Erkrankung oder durch den Druck des begleitenden
Hydrozephalus. Erwähnt sei ferner die bei den meisten Kranken mit Gehirntumor beobachtete Neigung zu *hartnäckiger Stuhlverstopfung*. Auch zerebral
bedingte Blasenstörungen werden nicht selten beobachtet. Als Folge einer
Schädigung vegetativer Zentren des Zwischenhirns ist gelegentlich *Glykosurie*
oder *Polyurie* festzustellen. Bei Frauen mit Tumor cerebri tritt auffallend
häufig *Amenorrhöe* auf.

7. Hier ist endlich auch noch die Tatsache hervorzuheben, daß man bei der Untersuchung des *Rückenmarks* von Menschen, die an Gehirntumoren gestorben sind, nicht
selten außer der etwaigen gewöhnlichen sekundären absteigenden Degeneration auch
degenerative Veränderungen in den *Hintersträngen* und *hinteren Wurzeln* findet. Wahrscheinlich sind diese Veränderungen eine Folge des gesteigerten Hirndruckes und der hierdurch bedingten Liquorstauung und können somit zu den „Allgemeinerscheinungen“ der
Tumoren gerechnet werden. Eine größere klinische Bedeutung kommt ihnen in der Regel
nicht zu. Nur das in manchen Fällen von Gehirntumoren (insbesondere bei Geschwülsten
des Kleinhirns) beobachtete *Verschwinden der Patellarreflexe* ist möglicherweise von
diesen sekundären Veränderungen der hinteren Wurzeln und Hinterstränge abhängig.

Die Geschwülste der einzelnen Gehirnabschnitte und ihre Herdsymptome.
Sind keine weiteren Krankheitserscheinungen als die eben besprochenen Allgemeinsymptome vorhanden, so ist die Bestimmung des genauen Sitzes der Geschwulst gar nicht möglich. Derartige Fälle sind keineswegs sehr selten. Geschwülste der weißen Marksubstanz im Stirnlappen oder Geschwülste im Strei-
fenhügel und Thalamus opticus, Geschwülste in einer Kleinhirnhemisphäre u. a.
können anscheinend ohne sicheres Herdsymptom verlaufen und nur zu allgemeinen zerebralen Erscheinungen (Kopfschmerz, Erbrechen, Stauungspapille)
Anlaß geben. Bei den meisten Gehirngeschwülsten treten jedoch zu den Allgemeinerscheinungen noch andere Symptome hinzu, aus denen eine Ortsdiagnose mit größerer oder geringerer Sicherheit gestellt werden kann. Je
genauer und sorgsamer man untersucht, um so eher wird man einzelne Zeichen finden, die doch auf einen bestimmten Sitz der Geschwulst hinweisen.
Da die in Betracht kommenden *Herdsymptome* fast alle in ihren Einzelheiten schon besprochen worden sind (Kap. I dieses Abschnittes), und da ihre
Verwertung zur genaueren Diagnostik der Gehirngeschwülste in derselben
Weise geschieht, wie bei allen anderen Herderkrankungen des Gehirns, so können
wir uns im folgenden kurz fassen. Hervorzuheben ist nur noch, daß auch bei
den Gehirngeschwülsten die Einteilung der Herdsymptome in *unmittelbare* und
mittelbare notwendig ist. Die unmittelbaren Herdsymptome hängen von der
Zerstörung des Nervengewebes durch die Neubildung ab, die mittelbaren von
dem Druck, den die Geschwulst auf ihre nächste Umgebung ausübt oder
von dem sekundären *Hydrozephalus*. Da dieser Druck je nach dem Füllungszustand der Geschwulst oder nach der Stärke des Hydrozephalus wechselt,
so können mittelbare Herdsymptome zeitweise in verstärktem Maße auftreten
und dann wieder nachlassen. Eine Zwischenstellung nehmen diejenigen Herdsymptome ein, welche in manchen Fällen durch gewisse *anatomische Folgezustände der Neubildung* bedingt sind. Den sekundären Hydrozephalus haben
wir soeben bereits erwähnt. Nicht selten findet man um die eigentliche Geschwulst herum eine *weiße Erweichung der Gehirnsubstanz*. Diese entsteht wahr-

scheinlich meist infolge der Kompression der umliegenden kleineren Gefäße, zuweilen aber auch (namentlich bei Syphilomen und solitären Tuberkeln) im Anschluß an eine in diesen sich entwickelnde *Arteriitis obliterans*. Ferner können in gefäßreichen Neubildungen, vorzugsweise in Gliomen, *Blutungen* eintreten, deren zerstörende Einwirkung häufig ein größeres Gebiet umfaßt als die Neubildung selbst.

1. **Geschwülste der Großhirnhemisphären.** Die Tumoren in der Gegend der *motorischen Zentralwindungen* sind am leichtesten einer genauen Ortsdiagnose und einer chirurgischen Behandlung zugänglich. Die ersten örtlichen Symptome bestehen meist in *herdförmigen Krampfanfällen*, wie wir sie früher (S. 675) näher geschildert haben. Allmählich treten *monoplegische Lähmungen* ein, die sich nach und nach zu einer vollständigen *Halbseitenlähmung* weiter entwickeln können. Anfangs besteht z. B. eine brachio-faziale Monoplegie oder eine femorale Monoplegie, und später greift die Lähmung auf das Bein oder den Arm derselben Seite über. Die näheren Eigentümlichkeiten der kortikalen Krämpfe und Lähmungen sind oben (S. 675) besprochen worden. Bei genauerer Untersuchung sind Störungen der Berührungsempfindung und insbesondere Störungen des Muskelsinnes (der Bewegungs- und Lageempfindungen), sowie des sog. stereognostischen Sinnes in den gelähmten Gliedern oft nachweisbar. Auch *Ataxie* und bei Tumoren der *linken* Hemisphäre *Sprachstörungen* können auftreten. — Geschwülste, die den linken *Schläfenlappen* betreffen, bewirken Seelentaubheit oder amnestische (sensorische) Aphasie. — Geschwülste des *Okzipitallappens* können durch eintretende Sehstörungen (Seelenblindheit, Hemianopsie) erkannt werden. — Bei Geschwülsten in den *Stirnlappen* wird meist eine auffallende *Gehstörung* (sog. frontale Ataxie, d. h. schwankender Gang, Neigung seitwärts oder rückwärts zu fallen, ähnlich der zerebellaren Ataxie) beobachtet. Frühzeitig treten bei Stirnhirntumoren *psychische Störungen (Stimmungsschwankungen, „Witzelsucht", Störungen der Merkfähigkeit und der Orientierung, ethische Defekte)* auf. Wir beobachteten wiederholt Fälle von Stirnhirntumoren, die zu Lebzeiten außer den allgemeinen Tumorsymptomen (Kopfschmerz, Stauungspapille) nur auffallende psychische Symptome (Schlafsucht, Herabsetzung der geistigen Fähigkeiten) dargeboten hatten. Durch die starke Schwellung des Stirnhirns der einen Hirnhälfte wird auch das andere anliegende Stirnhirn durch Druck geschädigt. Die Nachbarschaft der motorischen Zentren macht es erklärlich, daß hemiparetische Zustände und epileptische Anfälle bei Stirnhirntumoren verhältnismäßig häufig auftreten. — Nicht ganz selten gehen Gehirntumoren vom *Corpus callosum* (Balken) aus. Sie sind aber kaum jemals sicher zu diagnostizieren. Kennzeichnende Herderscheinungen fehlen; gewöhnlich treten nur die allgemeinen Tumorsymptome und insbesondere tiefere Störungen des Bewußtseins (Stupor, Somnolenz, Abnahme des Gedächtnisses, der Merkfähigkeit u. a.) hervor.

2. **Geschwülste an der Gehirnbasis.** Die Neubildungen an der Gehirnbasis gehören zu den am häufigsten vorkommenden Gehirngeschwülsten und veranlassen in der Mehrzahl der Erkrankungen ein kennzeichnendes Krankheitsbild. Ein Teil der Geschwülste entwickelt sich an der *Schädelbasis*; hierher gehören Sarkome, syphilitische Neubildungen („gummöse Periostitiden") u. a. Andere Neubildungen gehen von den *Gehirnhäuten (Meningeome)*, noch andere endlich von den an der Basis gelegenen *Hirnteilen* selbst aus. Unter den letzten sind diejenigen besonders bemerkenswert, deren Ausgangspunkt in der *Hypophysis cerebri* gelegen ist. In klinischer Beziehung kommt der besondere Ausgangspunkt fast niemals in Betracht, da bei dem nahen Aneinanderliegen der genannten Teile die klinischen Symptome keine wesent-

lichen Unterschiede darbieten und daher nur im allgemeinen die Diagnose einer „basalen Geschwulst" an dieser oder jener Stelle der Gehirnbasis ermöglichen.

Ihr kennzeichnendes klinisches Gepräge erhalten die Basalgeschwülste durch die *häufige Beteiligung der an der Gehirnbasis verlaufenden Gehirnnerven*. Die anatomischen Verhältnisse bringen es mit sich, daß die betreffenden Nervenstämme oft teils komprimiert, teils unmittelbar von der Neubildung ergriffen werden. Am häufigsten beobachtet man Lähmungen im Gebiet der *Augenmuskelnerven* (Okulomotorius, Abduzens), anfangs meist einseitig, später zuweilen doppelseitig. Beachtenswert ist aber, daß der N. abducens nicht selten auch durch den gesteigerten allgemeinen Gehirndruck (Hydrozephalus) geschädigt werden kann. Einseitige Abduzensparese bei Gehirntumoren darf also nur mit Vorsicht als örtliches Lokalisationssymptom verwertet werden. Durch die Beteiligung eines *Tractus opticus* kann *Hemianopsie*, durch Druck auf einen Nervus opticus eine *einseitige Stauungspapille* mit einseitiger Sehstörung entstehen. Werden beide Tractus optici beteiligt, so entstehen in beiden Sehfeldern eigentümliche Ausfallserscheinungen, die man sich nach dem bekannten Verhalten der Optikusfasern im Chiasma (s. S. 678) meist leicht erklären kann. Vor allem spricht eine *bitemporale Hemianopsie* (Ausfall der beiden temporalen Hälften des Sehfeldes) stets für eine Geschwulst zwischen den beiden Tractus optici mit Kompression ihrer medialen Fasern. — Läsionen des *Trigeminus* verursachen nicht selten *Sensibilitätsstörungen* im Gesicht, in einzelnen Fällen auch *Kaumuskellähmungen*. Es gibt Geschwülste, die von der Nervenscheide des Trigeminus ausgehen, ähnlich den alsbald zu besprechenden Akustikustumoren. Häufig wird der Stamm des Fazialis betroffen. Die hierdurch entstehende *Fazialislähmung* ist in diagnostischer Beziehung dadurch besonders wertvoll, daß durch die Mitbeteiligung der Stirnmuskeln und des M. orbicularis oculi (vgl. S. 708) und die meist eintretende Entartungsreaktion in den gelähmten Gesichtsmuskeln die *peripherische* Natur der Lähmung erwiesen wird, ein Umstand, der selbstverständlich einen wertvollen Hinweis auf den Sitz der Läsion an der *Schädelbasis* im Gegensatz zu den mit Fazialislähmung verbundenen *zentralen* Erkrankungen abgibt. Geschwülste, die von der Basis der hinteren Schädelgrube ausgehen, bewirken Kompressionslähmungen der letzten Gehirnnerven (Hypoglossus, Accessorius) und durch Druck auf die Oblongata zuweilen ausgesprochene „Bulbärsymptome" (Schluck- und Artikulationsstörungen). — Mit allen erwähnten Erscheinungen von seiten der Gehirnnerven können sich natürlich auch *Extremitätenlähmungen* in mannigfaltiger Weise vereinigen. Sie treten am häufigsten ein, wenn die Hirnschenkel und die in ihnen verlaufenden Pyramidenbahnen mit ergriffen sind. Eine ausführliche Darstellung aller möglichen Kombinationen ist unnötig, bei jedem einzelnen Kranken müssen alle vorhandenen Symptome sorgfältig aufgesucht und mit den anatomischen Verhältnissen verglichen werden. Dann gelingt es in der Mehrzahl der Fälle, den Ort an der Basis, wo die Neubildung sitzen muß, wenigstens mit annähernder Genauigkeit zu bestimmen. Diagnostische Irrtümer können zuweilen dadurch herbeigeführt werden, daß Erscheinungen von seiten der basalen Gehirnnerven manchmal auch als indirekte Drucksymptome von ziemlich entfernt in der Gehirnsubstanz selbst gelegenen Geschwülsten hervorgerufen werden.

Geschwülste der Hypophyse sind durch ihre Beziehungen zur *Akromegalie* (s. d.) besonders wichtig. Hypophysengeschwülste kommen jedoch auch keineswegs selten ohne gleichzeitige Akromegalie vor. Das am meisten kennzeichnende Symptom sind eigenartige *Sehstörungen* infolge des Drucks den hinteren Winkel des Chiasmas oder einseitige völlige Blindheit mit Hemianopsie des anderen Auges sind Störungen, die bisher fast nur bei Hypophysentumoren beobachtet worden sind. Zuweilen treten die Sehstörungen bei Hypophysentumoren auch in eigentümlichen Anfällen von Verdunkelung des Gesichtsfeldes auf. Durch den Augenspiegel läßt sich meist bald eine *Atrophie der Optici* nachweisen. Von allgemeinen Tumorsymptomen sind *psychische Veränderungen* (Verwirrtheit, Schlafsucht) hervorzuheben. Zu achten ist in den Fällen ohne eigentliche Akromegalie auf sonstige *Störungen:* Glykosurie, Adipositas, Ausfallen der Haare, subnormale Körpertemperaturen u. dgl. Wichtig sind vor allem Störungen in der *sexuellen Sphäre* (Amenorrhöe, Entwicklungsstörungen der Geschlechtsteile und der Mammae). Sexuelle Störungen (insbesondere ungewöhnlich frühzeitige Entwicklung der Geschlechtsorgane) beobachtet man auch bei Tumoren der Glandula pinealis. Sehr wichtig ist es, daß man bei Hypophysentumoren die Ausbuchtung der Stella turcica des Schädels *röntgenologisch* nachweisen kann. Gelegentlich kann jedoch auch der sekundäre Hydrozephalus durch die Erweiterung des dritten Ventrikels zu einer ausgesprochenen Abplattung der Sella turcica führen.

3. **Geschwülste in der Umgebung des dritten Ventrikels.** Zuweilen entwickeln sich Geschwülste, die ziemlich zentral im Innern des Gehirns, namentlich in der Umgebung des dritten Ventrikels gelegen sind und daher wenig ausgeprägte Lokalsymptome machen. Neben den allgemeinen Tumorsymptomen (Amaurose infolge von Stauungspapille, Benommenheit, Kopfschmerz, Erbrechen) besteht allgemeine Schwäche der Gliedmaßen, oft verbunden mit spastischer Starre, die auf der einen Seite meist nur wenig stärker entwickelt ist als auf der anderen. Die genaue topische Diagnose ist daher in der Regel schwer zu stellen. *Geschwülste der Vierhügelgegend* bewirken doppelseitige Augenmuskellähmungen, insbesondere oft Lähmung der gleichnamigen Muskeln auf beiden Seiten, außerdem Seh- und Gehörstörungen, Pupillenveränderungen und Ataxie des Rumpfes beim Gehen und Stehen.

4. **Geschwülste des Kleinhirns.** Kleinhirntumoren sind verhältnismäßig häufig und oft auch mit ziemlicher Sicherheit zu diagnostizieren. Die allgemeinen Tumorsymptome (Kopfschmerz, Erbrechen) sind meist sehr ausgesprochen. Der *Kopfschmerz* ist beträchtlich und anhaltend, hat meist, wenn auch nicht immer, seinen Sitz im *Hinterhaupt und Nacken* und ist nicht selten mit einer deutlichen *Nackensteifigkeit* verbunden. Oft ist der Schädel hinten beim Beklopfen empfindlich, und die Unterschiede der Schmerzhaftigkeit beider Seiten (manchmal auch gewisse Unterschiede im Perkussionsschall) können mit Vorsicht für die Beurteilung des Sitzes der Erkrankung in Betracht gezogen werden. Kennzeichnend für Kleinhirntumoren ist der meist frühzeitige Eintritt einer starken *Stauungspapille,* oft verbunden mit Sehstörungen. Bei beiderseitiger Geruchstörung und Gehörabnahme, wie sie gerade bei Geschwülsten in der hinteren Schädelgrube einige Male beobachtet worden sind, kann man vielleicht an entsprechende Stauungserscheinungen in den Acustici und Olfactorii denken. Doch können diese Nerven ebenso wie die N. abducentes (s. o.) auch durch den begleitenden meist sehr starken sekundären *Hydrocephalus internus* komprimiert werden. Die allgemeinen Drucksymptome der Kleinhirntumoren, insbesondere der Kopfschmerz, der Schwindel und das Erbrechen, hängen oft in deutlichster Weise von der besonderen Körperlage und Haltung des Kopfes ab. Die Kranken nehmen daher häufig bestimmte Lagen des Körpers und des Kopfes ein, in denen sie erfahrungsgemäß die geringsten Beschwerden haben. Von den zerebellaren Herdsymptomen sind der

Schwindel und die *zerebellare Rumpfataxie* die wichtigsten. Ihre Bedeutung ist früher bereits eingehend erörtert worden (S. 694). Nicht selten üben Kleinhirngeschwülste bei ihrem weiteren Wachstum einen *Druck auf die Brücke und die Medulla oblongata* aus, wodurch besondere klinische Symptome entstehen: Lähmungen oder Reizerscheinungen von seiten der hinteren Gehirnnerven, Nystagmus, konjugierte Blicklähmung, Hemiparesen, Hemiataxie u. a.

Wegen der Möglichkeit einer etwaigen Operation ist es wichtig zu entscheiden, auf welcher Seite der Kleinhirntumor sitzt: Auf der *Seite* des Tumors findet sich leichte Hypotonie und Hemiparese, Abschwächung oder Fehlen der Sehnenreflexe, Adiadochokinesis am Arm der kranken Seite, beim Gehen Schwanken nach der kranken Seite, Nystagmus am stärksten beim Blick nach der kranken Seite, Störungen von seiten einzelner Gehirnnerven (Akustikus, Vestibularis, Fazialis, Abduzens, Abschwächung des Kornealreflexes), endlich stärkerer Schmerz und vermehrtes Klingen des Perkussionsschalles beim Beklopfen des Schädels auf der kranken Seite. Weisen die Erscheinungen nicht auf eine bestimmte Seite hin, so darf man den Sitz des Tumors bei vorhandenen starken zerebellaren Symptomen (Schwindel, Ataxie) im Wurm des Kleinhirns vermuten. Bei Tumoren in einer Kleinhirnhemisphäre (insbesondere bei solitären Tuberkeln und Gummageschwülsten, die keinen starken Druck ausüben) können ataktische zerebellare Symptome so gut wie ganz fehlen.

Im Anschluß an die Kleinhirntumoren sind hier noch die *Tumoren des Kleinhirn-Brückenwinkels* besonders zu erwähnen, da sie häufig richtig diagnostiziert und mit gutem Erfolg operiert werden können. Seltener handelt es sich dabei um Sarkome der Pia mater, meist um gutartige Neurinome, die ihren Ausgang von der Scheide des *N. acusticus* (sog. *Akustikustumoren*) oder auch des N. facialis nehmen. Darum beginnen die Krankheitserscheinungen auch häufig mit *Gehörstörungen* (einseitige nervöse Schwerhörigkeit, Ohrensausen) oder *Vestibularissymptomen* (Schwindel, Unsicherheit des Ganges, Vestibularisprüfung), denen sich später Erscheinungen von seiten des *Fazialis*, *Trigeminus* (neuralgische Schmerzen, Anästhesien und besonders oft einseitiges Verschwinden des Kornealreflexes), *Abduzens* und ferner des *Kleinhirns* und der *Brücke* (Adiadochokinesis, Nystagmus, konjugierte Blicklähmung nach der kranken Seite) u. a. hinzugesellen. Diagnostisch wichtig ist es, daß man bei Akustikustumoren röntgenologisch häufig eine Erweiterung des Porus acusticus internus nachweisen kann. Durch Druck auf die Medulla oblongata können Schling- und Artikulationsstörungen entstehen. Die allgemeinen Tumorsymptome (Kopfschmerz, Stauungspapille) sind in manchen Fällen lange Zeit sehr gering.

Einen ähnlichen Symptomenkomplex wie die Kleinhirntumoren machen *Geschwülste* im *IV. Ventrikel.* Auch manche Fälle von angeborenem oder essentiellem *Hydrozephalus* bei Erwachsenen können mit Kleinhirntumoren verwechselt werden.

5. Geschwülste im Pons, in den Gehirnschenkeln und in der Medulla oblongata sind nach den allgemeinen Regeln über die Lokalisation der Gehirnkrankheiten zu beurteilen. Die *Brückengeschwülste* sind vorzugsweise Gliome. Die allgemeinen Tumorsymptome treten in der Regel nicht sehr hervor. Insbesondere fehlt gewöhnlich eine Stauungspapille. Von den Herdsymptomen haben die meiste diagnostische Bedeutung die *Hemiplegia alternans*, d. h. Extremitätenlähmung der einen Seite, Lähmung eines Fazialis, Abduzens oder Trigeminus der anderen Seite und die *konjugierte Blicklähmung* (Affektion des Abduzenskerns). Sind die Schleifenfasern betroffen, so entstehen Sensibilitätsstörungen und Hemiataxie.

Allgemeiner Verlauf der Gehirngeschwülste. Der klinische Verlauf der Gehirngeschwülste ist fast immer chronisch. Nur in den seltenen Fällen, wo eine bis dahin latent verlaufene Geschwulst plötzlich durch eine in dieser eintretende Blutung oder durch akute Hirnschwellung in der Umgebung des Tumors zu schweren apoplektiformen Krankheitserscheinungen Anlaß gibt, ist der Beginn und zuweilen auch der weitere Krankheitsverlauf akut. In der Regel entwickeln sich die Symptome der Gehirngeschwulst ganz allmählich. Von der Örtlichkeit der Geschwulst hängt es ab, ob die Allgemeinerscheinungen oder die Herdsymptome früher in den Vordergrund des Krankheitsbildes treten. Häufiger ist das erste der Fall. Unbestimmte, tiefsitzende Kopfschmerzen eröffnen die Szene, und erst nach und nach treten die übrigen Allgemein- und Herdsymptome hinzu. Mannigfache Schwankungen in der Heftigkeit der Krankheitserscheinungen sind nicht selten und größtenteils aus dem wechselnden Druck der Geschwulst auf ihre Umgebung erklärlich. Die plötzlichen Verschlimmerungen, die namentlich bei den gefäßreichen Gliomen vorkommen oder auf Steigerungen des Hydrozephalus zu beziehen sind, wurden schon erwähnt.

Diagnose. Die Hoffnungen, mit Hilfe der *Röntgenstrahlen* Herderkrankungen des Gehirns dem Auge bemerkbar zu machen, haben sich bisher nur in seltenen Fällen (bei Meningeomen und bei Geschwülsten, die von den Schädelknochen ausgehen) erfüllt. Trotzdem ist es bei jeder auf Hirntumor verdächtigen Erkrankung unbedingt nötig, *Röntgenaufnahmen des Schädels* anzufertigen. Druckusuren der Schädeldachknochen und vor allem örtliche Knochenusuren der Sella und der Pyramidenspitze bei basalen Hirntumoren sind diagnostisch wichtig. Bei Hypophysentumoren sind die röntgenologisch nachweisbare Ausweitung der Sella turcica und die Veränderungen der Proc. clinoidei ein kennzeichnender Befund (s. o.).

Wertvolle Aufschlüsse kann die *Luftfüllung der Ventrikel mit nachfolgenden Röntgenaufnahmen* (*Enzephalographie*) geben. Je nachdem, ob der Weg zum Ventrikelsystem frei ist oder nicht, wird eine *subokzipitale Enzephalographie* oder eine *Ventrikulographie nach direkter Ventrikelpunktion* vorgenommen. Die Ergebnisse dieser ausschließlich in Kliniken mit größter Vorsicht auszuführenden Untersuchungsverfahren dürfen nur im Verein mit den klinisch erhobenen Befunden verwertet werden.

Die *Lumbalpunktion* oder der *Subokzipitalstich* haben bei Verdacht auf Tumoren der hinteren Schädelgrube zu *unterbleiben*. Wiederholt sind Todesfälle unmittelbar nach der Punktion beobachtet worden. Bei *allen* Hirntumoren ist die Lumbalpunktion als *nicht ungefährlicher* Eingriff mit größter Vorsicht (im Liegen, dünne Nadel) vorzunehmen. Meist wird ein stark erhöhter Liquordruck und bisweilen vermehrter Eiweißgehalt des Liquors ohne Zellvermehrung festgestellt.

Mehrfach hat man versucht, die *Perkussion des Schädels* als Hilfsmittel für die Diagnose des Sitzes einer Gehirngeschwulst zu benutzen. Oberhalb nicht zu tief sitzender Geschwülste soll der verdünnte Schädelknochen beim Beklopfen zuweilen keinen ganz dumpfen, sondern einen mehr „tympanitischen" Schall geben. Auch eine Art von „Geräusch des gesprungenen Topfes" („bruit de pot fêlé") infolge der Lockerung der Nähte ist beobachtet worden. Praktische Bedeutung hat die Perkussion des Schädels nicht, da die Ergebnisse in ihrer Deutung zu unsicher sind.

Im allgemeinen stützt sich die Diagnose der Gehirngeschwülste auf die Krankheitssymptome, und zwar in erster Linie auf den *allmählichen Eintritt und die stetige langsame Zunahme der oben näher besprochenen Allgemeinerschei-*

nungen (Kopfschmerz, Schwindel, Erbrechen, Krampfanfälle, psychische Schwäche usw.). Alle diese Symptome, von denen der Kopfschmerz das regelmäßigste ist, weisen auf die Entwicklung eines chronischen Hirnleidens hin, wobei die Annahme einer Gehirngeschwulst, wenn bestimmte sonstige ursächliche Anhaltspunkte (Hypertension, Urämie, Syphilis, Abzeß) fehlen, die wahrscheinlichste ist. Als ein besonders wichtiges Symptom kommt noch die *Stauungspapille* hinzu, da diese, wie erwähnt, bei allen anderen chronischen Gehirnkrankheiten (Abszeß, Erweichung) viel seltener auftritt als bei den Geschwülsten. Niemals versäume man daher bei anhaltendem Kopfschmerz, zumal wenn er mit Erbrechen verbunden ist, eine Untersuchung des Augenhintergrundes. Keineswegs selten werden Kranke mit Gehirntumor anfangs als Magenkranke oder als Hysterische behandelt!

Während die Allgemeinerscheinungen vorzugsweise auf das Bestehen einer Geschwulst überhaupt hinweisen, ermöglichen die *Herdsymptome* allein die Bestimmung ihres näheren Sitzes. Aus ihrer allmählichen Entwicklung und aus dem langsamen Hinzutreten neuer Symptome zu den bereits bestehenden ist aber zugleich auch ein weiterer Grund zu der Annahme eines stetig fortschreitenden Krankheitsvorgangs im allgemeinen zu entnehmen, wie ihn gerade Gehirngeschwülste am häufigsten bedingen. Von den in ähnlicher Weise verlaufenden Erkrankungen unterscheidet sich der *Gehirnabszeß* vor allem durch die geringeren allgemeinen Hirndruckerscheinungen, insbesondere durch das häufigere (freilich keineswegs regelmäßige) Fehlen der Stauungspapille, ferner durch die nicht seltenen Fiebererscheinungen und endlich durch einen Zusammenhang mit gewissen ursächlichen Verhältnissen (Trauma, Ohrleiden, eitrige Lungenerkrankung). *Embolische* und *thrombotische*, langsam entstehende *Gehirnerweichungen* machen meist geringere Allgemeinerscheinungen als die Geschwülste, haben fast niemals eine Stauungspapille zur Folge und sind (abgesehen von den syphilitischen Gehirngefäßerkrankungen und den Embolien bei Herzfehlern) bei jugendlichen Menschen überhaupt viel seltener als die Gehirngeschwülste. Die *multiple Sklerose des Gehirns* kann zuweilen ein ähnliches Krankheitsbild darbieten wie manche Fälle von Gehirngeschwulst. Jedoch fehlt auch hier die Stauungspapille; der Verlauf ist viel langwieriger (5—10 Jahre und mehr), und das fast immer multiple Auftreten der sklerotischen Herde bedingt häufig einen Symptomenkomplex, der sich nur schwer mit der Annahme einer einzigen Herderkrankung vereinigen läßt.

Unmöglich ist mitunter die Unterscheidung eines Hirntumors von gewissen seltenen *umschriebenen chronischen Meningitiden*, die meist an der Basis sitzen, zu einer beträchtlichen Verdickung des Gewebes führen und auf diese Weise alle Symptome einer basalen Geschwulst vortäuschen können. Wahrscheinlich handelt es sich meist um Erkrankungen syphilitischen Ursprungs. Auch der *chronische Hydrozephalus* kann zuweilen mit einer Gehirngeschwulst verwechselt werden. Wir haben einen Fall von Hydrops des vierten Ventrikels gesehen, der zu Lebzeiten des Kranken das vollkommene Bild einer Kleinhirngeschwulst dargeboten hatte. — Vor allem sind es aber gewisse, ihrem Wesen nach noch wenig erforschte Fälle chronischer oder subakuter *Meningo-Enzephalitis*, die zu Verwechslungen mit Gehirngeschwülsten Anlaß geben können. In diesen Fällen entwickeln sich schwere allgemeine Zerebralerscheinungen (Kopfschmerz, Benommenheit, Erbrechen), verbunden mit ausgesprochener *Stauungspapille* oder *Neuritis optica*. Die Annahme eines Gehirntumors scheint sicher zu sein, und doch tritt schließlich Besserung, Heilung oder wenigstens Stillstand der Erscheinungen ein. Derartige Fälle werden zuweilen als chronische „Meningitis serosa" oder „*adhäsive Arachnoiditis*" bezeichnet;

wahrscheinlich liegen ihnen aber enzephalitische Erkrankungen oder eine „Hirnschwellung" zugrunde. NONNE hat ähnliche Fälle von „*Pseudotumor*" beschrieben, bei denen alle klinischen Erscheinungen auf das Vorhandensein einer Gehirngeschwulst hinweisen, während die Sektion einen anscheinend völlig normalen Gehirnbefund ergab.

Über die *Art der Geschwulst* lassen sich höchstens Vermutungen aussprechen. Weisen die Herdsymptome auf eine Geschwulst im *Gehirn* selbst hin, so denkt man zunächst stets an ein *Gliom*, weil dieses die bei weitem häufigste Art der im Gehirn vorkommenden Neubildungen ist. Wie erwähnt, kann man auch aus gewissen Verlaufseigentümlichkeiten (namentlich aus dem anfallsweisen Auftreten neuer Erscheinungen) mit Wahrscheinlichkeit auf ein Gliom schließen. Handelt es sich dagegen um eine *basale Geschwulst*, so hat die Vermutung eines Meningeoms oder *Sarkoms* das meiste für sich. Die Neurinome des Akustikus und die Hypophysengeschwülste sind besonders zu beachten. In *allen* Fällen, vorzugsweise bei den Basalgeschwülsten, ist auch die Möglichkeit *syphilitischer Neubildungen* besonders ins Auge zu fassen. Sowohl die Anamnese, als auch die Untersuchung des übrigen Körpers, sowie vor allem das Verhalten des Liquors und der WASSERMANNschen Reaktion haben stets auf diesen in therapeutischer Beziehung so wichtigen Punkt genügend Rücksicht zu nehmen. — In *allen* Fällen von Hirntumoren bei älteren Menschen ist ferner eine *Thoraxröntgenaufnahme* und gegebenenfalls eine genaue *Nierenuntersuchung* vorzunehmen, um *metastatische* Gehirntumoren, die nicht selten von einem kleinen, bis dahin völlig unbemerkten *primären Bronchialkarzinom* oder von einem GRAWITZschen *Nierentumor* ausgehen, rechtzeitig zu erkennen.

Eine besondere Art von Geschwülsten verdient noch eine kurze Erwähnung: die *einfachen (solitären)* oder *multipel vorkommenden großen Gehirntuberkel*. Sie treten vorzugsweise im *Kindesalter* auf, so daß jedes chronische Gehirnleiden bei Kindern auf die Möglichkeit ihrer Entwicklung hinweisen soll, um so mehr, wenn gleichzeitig *sonstige Zeichen von Tuberkulose in anderen Organen* (Lymphknoten, Lungen, Knochen usw.) nachweisbar sind. Die *klinischen Symptome* sind denen der übrigen Hirntumoren ähnlich. Kopfschmerzen und Krampfanfälle (oft halbseitig) gehören zu den häufigsten Erscheinungen. Daneben können je nach dem Sitz der Erkrankung alle möglichen Herdsymptome auftreten.

Prognose. Außer den syphilitischen Neubildungen geben alle Gehirngeschwülste eine *ungünstige* Prognose. Bei den Solitärtuberkeln kann vielleicht in vereinzelten Fällen eine Rückbildung vorkommen, indessen darf man in der Praxis hierauf kaum jemals rechnen. Bei allen anderen Geschwülsten ist eine Heilung, abgesehen von der etwaigen Möglichkeit einer *operativen Behandlung*, so gut wie ausgeschlossen.

Die Zeit vom Beginn der Krankheitserscheinungen bis zum Eintritt des Todes ist sehr wechselnd, so daß man mit jeder zeitlichen Vorhersage sehr vorsichtig sein muß. Eine längere Dauer der Krankheit als 1—2 Jahre ist jedoch selten, und auch auf die Möglichkeit eines plötzlichen, unvorhergesehenen Todes des Kranken, meist infolge eintretender akuter Gehirnschwellung in der Umgebung der Geschwulst, muß man gefaßt sein. Glücklicherweise wird das letzte traurige Stadium der Krankheit von den Kranken bei ihrer zunehmenden geistigen Stumpfheit gewöhnlich nicht mehr klar empfunden. Zuweilen tritt sogar ein gewisser euphorischer Zustand ein.

Therapie. Da die Art der Geschwulst in keinem Falle mit vollständiger Sicherheit diagnostiziert werden kann, und da die Möglichkeit einer syphilitischen Neubildung selten ganz ausgeschlossen ist, so wird man häufig auch ohne sichere Grundlage den Versuch einer antisyphilitischen Behandlung (vor allem Schmierkur und Jod, auch Salvarsan) machen. Meist hilft freilich die antisyphilitische Kur nicht viel, da es sich um andersartige Geschwülste handelt, doch scheint vor allem die *Quecksilberschmierkur in einzelnen Fällen auch auf nicht syphilitische Neubildungen eine vorübergehende günstige Wirkung auszuüben.* Auch der längere Zeit fortgesetzte Gebrauch von *Arsenik* ist mehrfach empfohlen worden.

Röntgenbestrahlungen der Hirntumoren können versucht werden, jedoch nur dann, wenn eine Radikaloperation abgelehnt wird oder unmöglich ist. Die Erfolge sind leider noch sehr gering. Infolge der nicht selten im Anschluß an Bestrahlungen auftretenden *Hirnschwellung* sind diese auch nicht ganz ungefährlich. Wesentlich bessere Ergebnisse sind zu erzielen, wenn man nach vollkommener oder teilweiser operativer Entfernung eines Gehirntumors *Röntgennachbestrahlungen* anschließt. Nur bei *Hypophysengeschwülsten*, die auf Röntgenbestrahlungen fast immer gut ansprechen, sollte *vor* einer Operation stets der Versuch einer Bestrahlungsbehandlung gemacht werden.

Um den Ausbau der Kenntnisse, Gehirntumoren auf chirurgischem Wege zu entfernen, haben sich besonders F. Krause, Schloffer, Veraguth, O. Foerster und Cushing verdient gemacht. Am meisten kommt es hierbei auf die besonderen günstigen Verhältnisse des einzelnen Falles an. Ist man imstande, mit annähernder Sicherheit einen *extrazerebral* sich entwickelnden Tumor (*Meningeom*) über der Gehirnrinde oder an der Gehirnbasis zu diagnostizieren, so ist ein chirurgischer Eingriff unbedingt nötig und schon oft mit dauerndem Erfolg ausgeführt worden. Bleiben bei *Hypophysentumoren* Röntgenbestrahlungen ohne Erfolg, und nimmt die Sehkraft weiter ab, so ist auch bei ihnen operativ einzugreifen. Bei den fast immer gutartigen *Kleinhirnbrückenwinkeltumoren* wird man sich nur dann zur Operation entschließen, wenn die durch den Tumor hervorgerufenen Beschwerden für die Dauer unerträglich sind.

Bei *intrazerebral* sich entwickelnden Tumoren wird ein chirurgischer Eingriff stets vorzunehmen sein, wenn man einen Tumor an der *Oberfläche* des Gehirns, und zwar insbesondere an der *motorischen Gehirnrinde* annehmen kann. Da ohne Operation keine Aussicht auf Genesung des Kranken vorhanden ist, so sollte in jedem Falle von anscheinend sicher diagnostizierbarem und lokalisierbarem Tumor in der *motorischen Rindenregion* der Versuch einer chirurgischen Heilung gemacht werden. Mit zu großen Erwartungen darf man freilich nie an die Operation herantreten, da Irrtümer in der Diagnose und unvorhergesehene Komplikationen und Zwischenfälle sich oft genug herausstellen. Von den übrigen Gehirntumoren sind vorzugsweise die *Geschwülste des Kleinhirns* einer operativen Behandlung zugänglich. Insbesondere sind *Kleinhirnzysten* schon mehrfach operativ geheilt worden. Liegt der Tumor in tieferen Teilen des Gehirns, so kann man bei starken allgemeinen Hirndrucksymptomen (Kopfschmerz, Somnolenz, Stauungspapille) eine *bloße Eröffnung der Schädelhöhle ohne weiteren Eingriff (subtemporale oder okzipitale Entlastungstrepanation)* vornehmen. In einigen Fällen ist die danach eintretende Verminderung des intrakraniellen Druckes wenigstens auf diese allgemeinen Drucksymptome des Tumors von recht günstigem Einfluß. Insbesondere beobachtet man danach oft einen erheblichen Rückgang der Stauungspapille. Freilich treten zuweilen auch unangenehme Folgeerscheinungen der Entlastungstrepanation ein, namentlich Gehirnprolaps u. a. Von scheinbarem Nutzen bei Gehirntumoren mit sekundärem Hydrozephalus ist zuweilen auch die *Punktion der Ventrikel* (Balkenstich nach Anton). Namentlich bei drohender Erblindung durch eine rasch zunehmende Stauungspapille ist der Balkenstich angezeigt. Auch die *Lumbalpunktion* und der *Subokzipitalstich* können einen gewissen Nachlaß der Hirndruckerscheinungen bewirken. Man wendet sie aber nur mit größter Vorsicht an, weil man, wie schon erwähnt, danach wiederholt plötzliche Todesfälle durch Einklemmung der Medulla oblongata und des Kleinhirns in das Foramen occip. magnum beobachtet hat.

Im übrigen richtet sich die Behandlung nach den symptomatischen Indikationen. Die Kopfschmerzen werden durch *Eisumschläge, Antineuralgika, Narkotika* u. dgl. bekämpft, die Krampfanfälle durch *Luminal, Brom* und *Chloralhydrat,* das Erbrechen außer durch Bettruhe durch *Eiswasser,* dem *Orexin. tannicum* oder *Cocain. mur.* zugesetzt wird. Viel kommt auf die allgemeine Pflege der Kranken an, um diese vor Beschädigungen, vor Dekubitus u. dgl. nach Möglichkeit zu schützen.

Anhang.

Die Zystizerken des Gehirns.

Wie schon im I. Band S. 774 erwähnt worden ist, kann der von der *Taenia solium* stammende *Cysticercus cellulosae* in großer Zahl im Gehirn vorkommen. Die Zystizerken sitzen am häufigsten in der Pia mater, senken sich aber meist von hier aus in die Gehirnrinde hinein. In den Gehirnhäuten findet man nicht selten die Zeichen einer chronischen Meningitis, zuweilen auch kleine oder sogar größere Blutungen. Sitzen Zystizerken in den Gehirnventrikeln, besonders im vierten Ventrikel, so entwickelt sich meist ein mehr oder weniger starker Hydrocephalus internus. Die einzelnen Zystizerken sind mitunter von einer bindegewebigen oder gliösen Kapsel umgeben, manchmal sind sie ganz frei von einer derartigen Umhüllung.

Ein kennzeichnendes *Krankheitsbild* für die Gehirnzystizerken läßt sich nicht geben, da die einzelnen Erkrankungen in symptomatologischer Hinsicht je nach der Zahl und dem Sitze der Parasiten große Verschiedenheiten darbieten. Zuweilen verursachen die Zystizerken gar keine Krankheitserscheinungen und werden nur als zufälliger Obduktionsbefund angetroffen. In anderen Fällen sind sie aber die Ursache eines langwierigen chronischen Gehirnleidens. Unter den Symptomen scheinen *epileptiforme Krampfanfälle* am häufigsten vorzukommen, was jedenfalls mit dem Sitz der Zystizerken in der Gehirnrinde zusammenhängt. Die Krämpfe können, ähnlich wie echte epileptische Anfälle, bei sonst völlig erhaltenem Wohlbefinden nur zu gewissen Zeiten auftreten, oder neben diesen zeigen sich auch anhaltende allgemeine Gehirnsymptome: Kopfschmerzen, Schwindel, psychische Störungen usw. In einem von uns beobachteten Fall bestanden die Krankheitserscheinungen ausschließlich in anfallsweise auftretendem Kopfschmerz mit unstillbarem Erbrechen. Die Diagnose war vermutungsweise auf einen Tumor gestellt worden. Die Sektion ergab einen kirschgroßen Zystizerkus im vierten Ventrikel mit sekundärem Hydrozephalus. In anderen Fällen beobachtet man seelische Störungen (Verwirrtheit), taumelnden Gang, Schwindel u. dgl., so daß die Krankheit schon wiederholt mit Hysterie verwechselt worden ist. Eigentliche *Herdsymptome* sind bei Gehirnzystizerken nur selten vorhanden. Praktisch wichtig ist die Tatsache, daß bei Gehirnzystizerkus nicht selten ein *plötzlicher unerwarteter Tod* eintritt. Wir haben mehrere derartige Fälle gesehen bei Leuten, die vorher teils gar nicht über Kranksein, teils nur über geringfügige Kopfschmerzen u. dgl. geklagt hatten. Meist handelt es sich hierbei um Zystizerken im dritten oder vierten Ventrikel, die wahrscheinlich zu plötzlichen Verlegungen der Liquorverbindungen oder zu Druckeinwirkungen auf die Medulla oblongata führen.

Die *Diagnose* läßt sich niemals mit völliger Sicherheit stellen. Vermuten darf man die Anwesenheit von Zystizerken im Gehirn, wenn die oben genannten schweren Gehirnerscheinungen bei einem Menschen auftreten, dessen Beruf (Fleischer u. dgl.) die Möglichkeit einer Infektion besonders nahe legt, oder der nachweisbar früher eine Taenia solium beherbergt hat oder noch beherbergt, oder bei dem in anderen Organen, insbesondere *in der Haut,* Zystizerken mit Sicherheit aufgefunden werden können.

Ein Mittel, die Zystizerken zu töten, kennen wir nicht. Die *Therapie* kann daher nur rein symptomatisch sein. In vereinzelten Fällen war eine *operative* Entfernung eines Zystizerkus möglich.

Neuntes Kapitel.

Die Gehirnsyphilis.

Ätiologie. Schon an mehreren Stellen wurde in früheren Kapiteln darauf hingewiesen, eine wie große Rolle die Syphilis als Ursache bei vielen chronischen Leiden im Gebiet des Zentralnervensystems spielt. Wie wir ebenfalls schon früher hervorgehoben haben, zeigt sich der Einfluß der Syphilis auf die Entstehung dieser Erkrankungen in *zwei* anscheinend voneinander verschiedenen Weisen. Das eine Mal handelt es sich um wahrscheinlich wenigstens zum Teil *toxisch* bedingte, sog. *metasyphilitische Degenerationsvorgänge* gewisser Faserzüge und Ganglienzellen (Tabes, zum Teil wahrscheinlich auch progressive Paralyse), das andere Mal ausschließlich oder wenigstens vorzugsweise um die Bildung echter, von der Anwesenheit der Spirochäten abhängiger *syphilitischer entzündlich-gummöser Veränderungen*. Nur diese letzte Form der syphilitischen Gehirnerkrankungen soll hier besprochen werden, während wir der progressiven Paralyse später ein besonderes Kapitel widmen.

Während man früher die syphilitischen Erkrankungen des zentralen Nervensystems fast ausschließlich nur als Spätformen oder sog. tertiäre Formen der Syphilis kannte, wissen wir jetzt, daß das Nervensystem häufig schon in *den ersten zwei Jahren*, nicht selten sogar schon in den *ersten Monaten* (s. u.) nach der Infektion befallen werden kann. Die richtige Diagnose dieser Fälle ist erst durch die Erweiterung unserer klinischen Kenntnisse, vor allem durch die Einführung der WASSERMANNschen Reaktion und der Liquoruntersuchungsverfahren möglich geworden. Andererseits treten die Erscheinungen zerebraler syphilitischer Erkrankung nicht ganz selten auch erst 10—15 Jahre nach der Infektion und noch später auf. Daß es wirklich eine besondere Form der Spirochäten (ein „virus nerveux") gibt, die mit Vorliebe gerade das Nervensystem befällt, ist wenig wahrscheinlich. Dagegen scheint aus allen Beobachtungen mit Sicherheit hervorzugehen, daß das Nervensystem und ebenso die anderen inneren Organe, insbesondere die Aorta, vorzugsweise in solchen Fällen befallen werden, bei denen es nur zu geringen oder gar keinen ausgesprochenen „sekundären" Erscheinungen (Roseola und anderen Hautsyphiliden, Plaques usw.) gekommen war. Dies ist auch der Grund, warum die Kranken mit Nerven- oder Aortensyphilis so häufig von ihrer Infektion keine Ahnung haben. Es scheint, daß eine starke anfängliche Reaktion des Körpers gegen den eingedrungenen Feind sein langsames heimliches Eindringen in die inneren Organe erschwert. *Alter* und *Geschlecht* bieten nur insoweit Unterschiede in der Häufigkeit der Erkrankung dar, als dies von der Verbreitung der Syphilis im allgemeinen abhängt. Auch bei der kongenitalen Syphilis sind Erkrankungen des Nervensystems sicher festgestellt worden. Denjenigen Umständen, welchen bei allen Erkrankungen des Zentralnervensystems überhaupt eine *prädisponierende* Bedeutung zukommt, kann auch bei der Entwicklung der Gehirnsyphilis ein gewisser Einfluß nicht abgesprochen werden. Ob eine angeborene vermehrte Krankheitsdisposition (allgemeine neuropathische Veranlagung) auch auf die Entwicklung einer syphilitischen Gehirnerkrankung von Einfluß sein kann, mag zweifelhaft erscheinen. Dagegen können ungünstige äußere Einflüsse, anhaltende seelische Erregungen, toxische und traumatische Einflüsse zuweilen die Entwicklung und den Fortschritt des Leidens begünstigen.

Pathologische Anatomie. Die Syphilis des Gehirns tritt vorzugsweise in zwei Formen auf, erstens als *meningitisches syphilitisches Granulationsgewebe* in mehr flächenhaft ausgebreiteter oder in mehr umschriebener, geschwulstartiger Form (Gumma, Syphilom), und zweitens als eine meist ziemlich ausgebreitete *Erkrankung der Gehirnarterien*. Ein grundsätzlicher Unterschied zwischen beiden Erkrankungsformen, die auch gleichzeitig vorkommen, besteht nicht, da die Gefäßerkrankung ebenfalls auf der Entwicklung des syphilitischen Granulationsgewebes in den Arterienwandungen beruht. Dazu kommt drittens die viel seltenere Bildung *umschriebener Gummata* im Inneren des Gehirns.

Das *syphilitische* Granulationsgewebe stellt zarte oder dichte, gelbliche oder grau-rötliche, in der Mitte mitunter nekrotische Gewebsmassen dar. Es entwickelt sich am häufigsten als *Meningitis syphilitica* im Subarachnoidealraum und greift von hier hier aus auf benachbarte Gefäße und Nerven über. Weitaus am häufigsten wird die Gehirnbasis befallen, erheblich seltener Teile der Konvexität. Obwohl die Meningitis syphilitica eine ziemlich große flächenhafte Ausbreitung gewinnen kann, hat sie doch entschieden die Neigung, sich an einzelnen mehr umschriebenen Stellen besonders stark zu entwickeln. so namentlich in der Umgebung gewisser basaler Gehirnnerven, des *Okulomotorius, Fazialis* und *Akustikus, Optikus, Trigeminus* u. a. So entstehen die für die Meningitis syphilitica kennzeichnenden Lähmungen einzelner Gehirnnerven. Das syphilitische Granulationsgewebe greift aufs *Perineurium* über und erstreckt sich auch längs den Gefäß- und Bindegewebsscheiden ins Innere des Nerven hinein. Der ganze Nerv erscheint in diesem Falle beträchtlich verdickt, die Nervenfasern werden erdrückt und atrophisch. Die Gefäßwände sind meist betroffen, auch in der benachbarten Gehirnsubstanz entwickelt sich nicht selten Granulationsgewebe. — In *histologischer* Hinsicht ist das syphilitische Granulationsgewebe reich an lymphoiden Zellen und Plasmazellen. Es ist anfangs gefäßreich, in den späteren Stadien derber, narbiger und gefäßärmer. Zuweilen findet man fast tumorartiges Granulationsgewebe (meningeale Gummata), die im Inneren ausgedehnte Nekrosen zeigen. In den Frühformen der Meningitis syphilitica überwiegen mehr die flächenhaften Erkrankungen. Mit besonderen Färbungen lassen sich im syphilitischen Granulationsgewebe mehr oder weniger zahlreiche *Spirochäten* nachweisen.

Die *syphilitische Arterienerkrankung* ist neben der Erkrankung der Meningen die *häufigste und wichtigste Form* der Gehirnsyphilis. Sie ist zuerst von HEUBNER in ihrer Bedeutung erkannt und genau beschrieben worden. Sie findet sich am ausgebildetsten gewöhnlich in den *Arterien der Gehirnbasis*, insbesondere in der Arteria fossae Sylvii und deren Verzweigungen. Schon dem bloßen Auge fällt das undurchsichtige, graue Aussehen der Gefäße auf, die sich derber und starrer anfühlen und auf dem Durchschnitt eine gleichmäßige oder eine stellenweise stärker hervortretende Verdickung ihrer Wandung erkennen lassen. Hierdurch wird das Lumen der Gefäße beträchtlich verengt und schließlich an manchen Stellen ganz verschlossen, zumal wenn der letzte Rest der Gefäßlichtung durch sich bildende Thromben verstopft wird. Die *histologische Untersuchung* der erkrankten Gefäße zeigt eine Wucherung des Endothels der Intima und eine kleinzellige Infiltration fast der ganzen Gefäßwandung. HEUBNER hielt die Endothelwucherung für den primären Vorgang und nannte die Erkrankung daher *Endarteriitis luetica*. Nach späteren Untersuchungen ist es aber wahrscheinlicher, daß die Spirochäten von außen durch die Vasa vasorum in die Gefäßwand eindringen und hier spezifische gummöse Gewebsveränderungen hervorrufen, an die sich die Endothelwucherung der Intima erst sekundär anschließt. Man sollte also richtiger von einer *Arteriitis* als von einer Endarteriitis syphilitica sprechen. Unzweideutige histologische Merkmale für die syphilitische Arteriitis gibt es nicht; diese kann mit völliger Sicherheit nur dann als syphilitisch angesehen werden, wenn sie im Verein mit anderen syphilitischen Erkrankungen, sei es im Gehirn, sei es in anderen Organen, vorkommt, oder wenn die Anamnese, die Blutuntersuchung und der frühere Krankheitsverlauf auf das Bestehen einer Syphilis hinweisen. Die sicherste Entscheidung gibt natürlich der Spirochätennachweis.

Die große klinische Bedeutung der syphilitischen Arteriitis liegt darin, daß die Gehirngebiete, deren zuführende Arterien erkranken, von ihrer normalen Blutzufuhr abgeschnitten werden. Ist diese Absperrung vollständig, so muß eine *Erweichung der Gehirnsubstanz*, ebenso wie bei der gewöhnlichen embolischen und thrombotischen Enzephalomalazie, eintreten. Da, wie erwähnt, vorzugsweise die Arteria fossae Sylvii erkrankt, so findet man auch die syphilitischen Erweichungen am häufigsten im Gebiet dieses Gefäßes.

Klinische Symptome und Krankheitsverlauf.

Bei der Mannigfaltigkeit der anatomischen Vorgänge und der Verschiedenheit ihres Sitzes ist natürlich auch das Krankheitsbild, unter dem die Gehirnsyphilis verläuft, sehr wechselnd. Immerhin können gewisse *Verlaufsarten* unterschieden werden, die sich in engen Zusammenhang mit den anatomischen Veränderungen bringen lassen und in vielen Fällen ein für die Gehirnsyphilis kennzeichnendes Krankheitsbild liefern.

1. Die vorzugsweise meningitischen syphilitischen Erkrankungen. Die Frühformen und die sog. Neurorezidive (Salvarsanprovokationen) der Syphilis. Schon bei der Besprechung der Rückenmarkssyphilis (vgl. S. 620) ist erwähnt worden, daß die syphilitische Infektion sehr frühzeitig die Hüllen des Zentralnervensystems befallen kann. In etwa 60—70% aller Fälle von Frühsyphilis (Exantheme, Leukoderma) finden sich deutliche krankhafte Veränderungen des Liquors, teils mit, teils ohne sonstige offenkundige Nervensymptome. Die lange bekannten, oft heftigen *Kopfschmerzen* im Beginn der Sekundärperiode der Syphilis beruhen wahrscheinlich meist auf einer *Meningitis syphilitica.* In anderen Fällen treten wenige Monate oder innerhalb der ersten Jahre nach der Infektion ausgesprochene zerebrale Symptome (Kopfschmerz, Schwindel, Erbrechen, Augenmuskellähmungen, Fazialislähmungen, Gesichts- und Gehörstörungen, epileptiforme Anfälle u. a.) auf, die wenigstens der Hauptsache nach auf eine Erkrankung der Meningen zu beziehen sind, obwohl natürlich eine gewisse gleichzeitige Beteiligung des Gehirns selbst niemals ausgeschlossen werden kann. Die richtige Deutung dieser früher gewiß häufig verkannten Fälle ist erst durch die neueren diagnostischen Hilfsmittel (WASSERMANN-Reaktion, Liquorbefund) möglich geworden. Dabei hat sich gezeigt, daß gerade diese Frühformen syphilitischer Gehirnerkrankung besonders häufig, wenn auch nicht ausschließlich, während oder unmittelbar nach einer spezifischen Behandlung der Syphilis auftreten. Jedenfalls wurde man auf die Häufigkeit dieser Erkrankungsformen zuerst besonders nach der allgemeinen Einführung der *Salvarsanbehandlung* aufmerksam und war daher anfangs vielfach geneigt, hierbei eine spezifische Salvarsanschädigung des Nervensystems anzunehmen. Bald zeigte sich aber, daß die betreffenden Krankheitssymptome bei einer fortgesetzten Salvarsanbehandlung nicht verschlechtert, sondern sogar gebessert und oft ganz geheilt wurden. Man mußte somit zu der Annahme kommen — da das auffallend häufige Auftreten der betreffenden Krankheitssymptome im zeitlichen Anschluß an eine Salvarsan-, weit seltener an eine ausschließliche Quecksilberbehandlung der Syphilis nicht in Abrede gestellt werden konnte — daß die Behandlung eine gewisse „Aktivierung", eine Art Reizung der Spirochäten bewirke und dadurch namentlich an geeigneten Körperstellen, z. B. in engen Knochenkanälen u. dgl. einen gesteigerten syphilitischen Krankheitsvorgang und die betreffenden Krankheitserscheinungen hervorrufe. Man bezeichnet diesen Vorgang häufig als „*Neurorezidiv*" und bringt ihn in Beziehung mit gewissen entsprechenden Erscheinungen (mit der HERXHEIMERschen Reaktion u. a.), die man an der erkrankten Haut zuweilen unmittelbar beobachten kann. Da es sich aber nach dem oben Gesagten nicht um ein „Rezidiv", sondern um das stärkere Aufflammen eines schon vorher bestehenden Vorgangs handelt, so ist der Name „*Salvarsanprovokationen der Neurolues*" sicher zutreffender.

Die zerebralen Krankheitserscheinungen treten meist ziemlich akut und unerwartet auf. Die Kranken bekommen heftige Schmerzen im Kopf und in den Schläfengegenden, außerdem häufig Schwindel und Erbrechen, das sich mehrere Tage lang wiederholen kann. Bald nach diesen Vorläufersymptomen oder zuweilen bei mehr umschriebenen Prozessen auch ohne diese treten besonders häufig Zeichen einer Erkrankung einzelner *basaler Gehirnnerven* auf, namentlich Lähmung eines *N. facialis,* ausgesprochene *Taubheit* (Erkrankung eines oder beider *Nn. acustici*) und Störungen im Gebiet der *Augenmuskelnerven.* Die Gesichtslähmung hat den Charakter der *peripherischen* vollständigen Lähmung, betrifft also auch den Augen- und Stirnteil des Fazialis. Sie ist meist einseitig. STRÜMPELL beobachtete aber auch vollständige *Diplegia facialis.* Die Taubheit ist, entsprechend der benachbarten Lage des Fazialis und des Akustikus, oft mit der Gesichtslähmung vereinigt, kommt aber auch ohne diese vor und ist einseitig oder beiderseitig. Sie kann mit starkem Ohrensausen verbunden sein oder auch mit deutlichen Zeichen von seiten des *N. vestibularis* (Schwindel, unsicherer Gang, Nystagmus, Fehlen der vestibularen Reizsymptome). Besonders häufig sieht man Störungen von seiten der *motorischen Augennerven.* Veränderungen der *Pupillen,* Lähmungen im Gebiet eines *N. oculomotorius, trochlearis,* seltener des *N. abducens,* werden in vielen Fällen beobachtet, meist einseitig, seltener auf beiden Augen. Über *Sehstörungen* klagen die Kranken selten. Untersucht man aber mit dem Augenspiegel, so findet man häufig leichte oder ausgesprochene Anzeichen einer *Neuritis optica.* Wird der *N. trigeminus* befallen, so treten heftige neuralgische Schmerzen auf, im Anschluß daran auch eine *Anästhesie* im Gebiet des Trigeminus, die den Anlaß zur Entstehung einer schweren *Ophthalmia neuro-paralytica* geben kann. — Während die bisher genannten Krankheitserscheinungen auf eine *basale Meningitis* mit Beteiligung der *basalen Hirnnerven* hinweisen, treten in anderen Fällen mehr die Symptome einer *Konvexitätserkrankung* des Gehirns auf. Hier ist vor allem das Auftreten *epileptiformer Anfälle* zu nennen, die sich zu einem förmlichen *Status epilepticus* häufen können. In anderen Fällen treten aphasische und hemiplegische Störungen auf. Auch vorübergehende *psychische* Störungen, Zustände von Verwirrtheit, Aufgeregtheit bis zu förmlicher Tobsucht sind zuweilen beobachtet worden.

Verläuft die Erkrankung günstig — was vor allem von einer fortgesetzten richtigen spezifischen Behandlung abhängt — so gehen die Krankheitserscheinungen nach einigen Wochen wieder zurück, und es kann anscheinend völlige Heilung eintreten. Es gibt aber auch Fälle, wo die Behandlung keinen oder wenigstens keinen vollständigen Erfolg hat, und dauernde Taubheit, dauernde Gesichtslähmungen, Augenstörungen u. a. zurückbleiben. Dazu kommt, daß sich natürlich im weiteren Verlauf der Krankheit später noch andere Folgen der Infektion einstellen können, insbesondere Vereinigungen der Meningitis syphilitica mit syphilitischen Gefäßerkrankungen u. a.

Während die obige Schilderung sich hauptsächlich auf die sog. *Frühformen* der Meningitis syphilitica bezieht, die meist schon im 1. bis 2. Krankheitsjahre auftreten, kommen zuweilen *chronisch-gummöse Erkrankungen der Meningen* auch in den späteren Stadien der Syphilis vor, ebenfalls besonders an der Gehirnbasis. Sie können noch 10—15 Jahre nach der Infektion auftreten. Die einzelnen Krankheitssymptome sind natürlich dieselben, wie die oben geschilderten, nur ist der gesamte Krankheitsverlauf langwieriger und mannigfachen Schwankungen unterworfen. Außer den oben beschriebenen Erscheinungen von seiten der Gehirnnerven, ist hier noch die wiederholt beobachtete anhaltende starke *Polyurie* nach Art eines *Diabetes insipidus* (s. d.) zu erwähnen, eine Erscheinung, die wahrscheinlich auf eine Beteiligung der Hypophyse hinweist. Auch andauernde Störungen von seiten eines oder beider Nn. optici (Hemianopsie, einseitige Blindheit u. a.) kommen zuweilen vor.

Von größter Bedeutung für die Diagnose der Meningitis syphilitica ist in allen Fällen außer der Anamnese und der WASSERMANNschen Reaktion im Blut die *Untersuchung des Liquor cerebrospinalis.* Erhöhung des Liquordrucks, vermehrter Eiweißgehalt, vor allem aber der reichliche Gehalt des Liquors an zelligen Elementen (etwa 50—200 und mehr Lymphozyten im Kubikmillimeter), der positive Ausfall der WASSERMANN-Reaktion im Liquor und endlich kennzeichnende Kurven bei den Kolloidreaktionen geben der Diagnose die völlige Gewißheit. Auch für die Beurteilung des Einflusses der eingeleiteten spezifischen Behandlung ist die fortlaufende Untersuchung des Liquors wichtig, obwohl sichere prognostische Schlüsse sich aus dem Liquorbefund niemals ziehen lassen. Je frischer die Erkrankung ist, um so ausgesprochener sind die Veränderungen des Liquors. In den älteren Fällen findet man zwar meist noch eine Globulinvermehrung, aber oft nur eine geringe Vermehrung der zelligen Elemente.

2. **Gehirnsyphilis mit vorzugsweiser Beteiligung der Gehirnarterien.** Die häufigste und wichtigste Verlaufsart der Gehirnsyphilis kommt dann zur Beobachtung, wenn die *syphilitische Arterienerkrankung* die wesentlichste anatomische Veränderung darstellt. Nach einem nicht selten anzutreffenden, zuweilen aber nur gering entwickelten *Vorläuferstadium* (Kopfschmerzen, leichte Schwindelerscheinungen) kommt es hierbei, entsprechend einer plötzlich eintretenden Gefäßverstopfung, zu einem ausgesprochenen *apoplektischen Insult*, auf den meist eine mehr oder weniger vollständige *halbseitige Lähmung* folgt. Die Insulterscheinungen können hierbei sehr verschieden heftig sein; sie bestehen zuweilen nur in einem leichten Schwindel, zuweilen, beim Verschluß eines größeren Gefäßes mit nachfolgender Hirnschwellung, in einem tagelang andauernden Koma. Nicht selten setzt sich der Insult aus mehreren, sich rasch folgenden Anfällen zusammen. Die Kranken bemerken z. B. plötzlich eine leichte Behinderung in der einen Hand oder in einem Bein oder eine leichte Sprachstörung. Die Erscheinungen gehen wieder zurück, wiederholen sich aber nach 1—2 Tagen. Zu der Schwäche des Armes tritt eine Lähmung des Beines oder eine Sprachstörung hinzu u. dgl. Namentlich die verschiedensten Grade *aphasischer Störung* werden bei rechtsseitigen syphilitischen Hemiplegien häufig beobachtet. Bei manchen Kranken schließt sich an den Anfall ein eigentümlicher Zustand psychischer Betäubung und Verwirrung an, der wochenlang anhalten kann. Bei schweren Erkrankungen erfolgt schon in kurzer Zeit der Tod, gewöhnlich unter hoher Temperatursteigerung. Bei anderen tritt rasche oder langsame Besserung ein, zumal wenn die Kranken richtig behandelt werden. In der Regel bleibt aber eine mehr oder weniger vollständige *Hemiplegie* zurück, die alle Eigentümlichkeiten der früher geschilderten gewöhnlichen zerebralen Hemiplegie darbietet. Die meisten Hemiplegien bei jugendlichen Menschen ohne Herzfehler oder Hypertension beruhen auf einer syphilitischen Erkrankung der Gehirnarterien.

Die apoplektischen Anfälle können sich *öfter wiederholen* und sich auch mit allen möglichen sonstigen Erscheinungen der zerebralen Syphilis vereinigen. Insbesondere können sich die Folgeerscheinungen der Arteriensyphilis mit Erscheinungen der *Meningitis syphilitica* verbinden, mit Augenmuskellähmungen, optischen Störungen u. a. So bietet die Gehirnsyphilis schließlich mannigfache traurige zerebrale Krankheitsbilder dar, die nicht alle im einzelnen geschildert zu werden brauchen.

3. **Komplizierte Fälle von zerebrospinaler Syphilis.** *Vereinigung von gummöser Syphilis mit syphilitischer Nervendegeneration (Tabes, Paralyse).* Abgesehen von den bisher beschriebenen Krankheitsformen zerebraler Syphilis kommen noch zahlreiche Fälle vor, die zwar, zum Teil wenigstens, einer der erwähnten Formen angehören, andererseits aber durch die weit größere Ausbreitung des anatomischen Vorgangs noch viel kompliziertere Symptome darbieten. Zunächst ist hier das *vereinigte Vorkommen zerebraler und spinaler* Symptome zu erwähnen. Die letzten hängen häufig ebenfalls von *entzündlich-gummöser Meningitis* oder von einer syphilitischen Erkrankung der spinalen *Gefäße* ab, die ihren Sitz besonders oft in der Gegend des *Halsmarkes* haben und zu paraplegischen Störungen, Armparesen, zu den Erscheinungen der Halbseiten-

läsion (s. S. 634), zu ausstrahlenden Wurzelschmerzen, Blasenstörungen u. a.
führen. Mit diesen Erscheinungen, deren wechselnde Einzelheiten hier unmöglich alle besprochen werden können, vereinigen sich nun nicht selten zerebrale Symptome, die ihrerseits wiederum den oben beschriebenen Verhältnissen entsprechen. — Besonders wichtig sind ferner die wiederholt anatomisch
untersuchten Fälle, wo sich die Erscheinungen entzündlich-gummöser Syphilis
mit *echter Tabes* vereinigen, oder wo andererseits Gehirnerscheinungen auftreten, die dem Krankheitsbild der *progressiven Paralyse* angehören (Pupillenstarre, Gedächtnisschwäche, Sprachstörung, Zucken der Gesichtsmuskeln,
paralytische Anfälle usw.). Hier wird die Mannigfaltigkeit der möglichen
Einzelheiten unerschöpflich; aber gerade in dieser Regellosigkeit liegt eine
kennzeichnende Eigentümlichkeit des Krankheitsbildes, das die Syphilis des
zentralen Nervensystems oft erkennen läßt, und das bei gehöriger Berücksichtigung der Art der Erkrankung und ihrer Eigenheiten auch der klinischen
Deutung meist zugänglich ist.

Diagnose. Die wichtigsten diagnostischen Anhaltspunkte sind bei der Darstellung der Symptome bereits hervorgehoben worden. Die Hauptsache ist
zunächst stets, überhaupt an die Möglichkeit einer bestehenden Syphilis zu
denken und dieser Vermutung dann weiter nachzugehen. Je mehr das vor-
liegende Krankheitsbild den oben geschilderten, am meisten kennzeichnenden
Formen der Gehirnsyphilis entspricht, um so stärker wird von vornherein
der Verdacht einer Syphilis begründet sein. Zur weiteren Begründung dieses
Verdachts ist natürlich zunächst der *Nachweis einer früheren syphilitischen
Infektion* des Kranken stets wichtig. Nicht nur die anamnestischen Angaben
(außer früher durchgemachten syphilitischen Erkrankungen, insbesondere bei
Frauen auch Fehl- und Frühgeburten u. dgl.), sondern vorzugsweise die
bei der Untersuchung aufzufindenden, noch bestehenden syphilitischen Veränderungen oder ihre Reste (Narben auf der Haut und an den Schleimhäuten,
Lymphknotenschwellungen, Hautulzera, Periostveränderungen an den Tibiae,
Hodenerkrankungen u. dgl.) bieten die wichtigsten Hinweise in dieser Beziehung
dar. Wichtig ist auch das *Alter* des Kranken, z. B. müssen apoplektische Anfälle bei jugendlichen Menschen weit eher den Verdacht einer Gehirnsyphilis erregen als bei älteren Leuten. Eine wichtige Bedeutung hat die *serologische
Diagnostik* der Syphilis, die WASSERMANNsche *Reaktion*, gewonnen. Vollkommen entscheidend ist sie freilich nicht, da bei früher überstandener Syphilis
und daher positiver Reaktion auch andersartige Krankheitsvorgänge auftreten
können, und da andererseits zuweilen (insbesondere nach früheren antisyphilitischen Kuren) die WaR trotz sicher bestehender Syphilis auch fehlen
kann. Noch wichtiger als die WaR im Blut ist der positive Ausfall der WaR im
Liquor, der wohl stets auf eine syphilitische Erkrankung des Zentralnervensystems hinweist. Auch die chemische und mikroskopische Untersuchung des
durch Lumbalpunktion gewonnenen Liquors, vor allem sein vermehrter Zellen-
gehalt und die kennzeichnenden Kurven bei den Kolloidreaktionen, sind von
größter diagnostischer Wichtigkeit. Eine nicht geringe Unterstützung gewinnt
endlich die Diagnose zuweilen noch *ex juvantibus*. Auch in diagnostisch zweifelhaften Fällen soll man mit einer spezifischen Behandlung (s. u.) nicht zögern.
Ein Erfolg trägt dann zur Sicherung der Diagnose bei.

Prognose und Therapie. Es gibt wenig schwere und lebensgefährliche Krankheitszustände, bei denen eine rechtzeitig angewandte geeignete Behandlung
von so großem Erfolg begleitet sein kann, wie bei vielen Fällen von Gehirnsyphilis. Um einerseits diese Erfolge zu verstehen, andererseits aber, um sich
durch die gleichfalls möglichen Mißerfolge nicht beirren zu lassen, ist es not-

wendig, sich klarzumachen, in welcher Weise eine antisyphilitische Behandlung
allein wirksam sein kann. Sie vermag dies nur dadurch, daß sie das ent-
zündlich-syphilitische Granulationsgewebe an den Meningen, den Gefäßwänden u. a. zur Rückbildung und zur Resorption bringt. Damit schwinden die Druckwirkungen auf die Umgebung, damit wird das Lumen der
Gefäße wieder hergestellt und die Blutzufuhr zu den außer Zirkulation gesetzten Gehirnabschnitten wieder erneuert. Ist das Gewebe überhaupt noch
funktionsfähig, so nimmt es seine Tätigkeit wieder auf, und dann verschwinden
alle Krankheitserscheinungen. Anders aber, wenn das Gewebe bereits tiefere
Schädigungen durch die Kompression oder den Blutmangel erlitten hat.
Degenerierte Nervenstämme an der Gehirnbasis können sich auch dann noch
allmählich wieder regenerieren; eingetretene Erweichungen in der Gehirnsubstanz selbst aber bedeuten einen unwiederbringlichen Verlust an funktio-
nierendem Nervengewebe. In solchen Fällen wird also auch eine antisyphilitische Kur nichts mehr nützen. Quecksilber und Salvarsan können niemals
neue Nervenfasern und neue Ganglienzellen hervorzaubern. Neben der Einwirkung auf das syphilitische *Granulationsgewebe* kommt aber natürlich auch
noch die Einwirkung auf die *Krankheitserreger*, die Spirochäten, in Betracht.
Es ist eine wichtige, noch fast ganz ungelöste Aufgabe der Syphilisforschung,
festzustellen, in welcher Weise und in welchem Grade diese beiden Erforder-
nisse der Syphilisbehandlung, die Abtötung der Spirochäten und die Rückbildung des syphilitischen Granulationsgewebes, verwirklicht werden können,
und bis zu welchem Grade die spezifische Behandlung hierdurch den Gesamtverlauf der Krankheit beeinflussen und womöglich zu einer *endgültigen* Heilung
führen kann.

Hieraus ist ersichtlich, daß die erste Bedingung des Erfolges der Behandlung
ein *möglichst frühzeitiges Eingreifen* ist. Je frühzeitiger die richtige Diagnose
gestellt wird, desto eher gelingt es, die bestehenden Krankheitserscheinungen
zu beseitigen und den schweren Folgeerscheinungen vorzubeugen. Die
rascheste und stärkste Einwirkung auf die Spirochäten erzielt man durch
die *intravenöse Neosalvarsan-Behandlung*. Man beginnt meist mit 0,15 bis
0,3 und wiederholt alle 4—8 Tage die Injektionen mit steigenden Dosen
bis zu 0,45—0,6. Die Einwirkung des Salvarsans auf den gesamten syphilitischen Krankheitsvorgang — wahrscheinlich durch unmittelbare Abtötung
der Spirochäten — ist unzweifelhaft sehr beträchtlich. Die Giftigkeit
des Mittels muß aber zur Vorsicht mahnen. Durch die anfänglich angewandten zu hohen Dosen und durch Fehler in der Zubereitung der Salvar-
sanlösung ist mancher Todesfall verursacht worden. Auch das oben erwähnte
Auftreten von *Salvarsanprovokationen* (*Neurorezidiven*) bei der Salvarsanbehandlung (Augennerven, Fazialis und besonders Akustikus) ist eine oft recht
unwillkommene und nicht belanglose Nebenwirkung. Im allgemeinen beginnt man — abgesehen von den schwersten Fällen — mit kleinen Gaben
von 0,15 und steigert allmählich. Nur bei den Frühformen der Meningitis
syphilitica empfiehlt es sich vielleicht, gleich mit 0,3 Neosalvarsan anzufangen. Daß das Salvarsan im ganzen wesentlich mehr leistet als die früher
allgemein geübte und oft so erfolgreiche Schmierkur, ist noch nicht erwiesen.
Daß es ein *nicht ungefährliches* Mittel ist, darf nie außer acht gelassen werden.
Auch ein so erfahrener Beobachter wie NONNE kommt zu dem Schluß, daß
die Heilerfolge bei den alten Methoden (Quecksilber und Jod) nicht nachweisbar
schlechter sind als bei der Salvarsanbehandlung. STRÜMPELLS Erfahrungen
stimmen damit überein. Er konnte nicht finden, daß sich die Gesamterfolge
in der Behandlung der Gehirnsyphilis in der neueren Zeit wesentlich anders

gestaltet haben als in der früheren, wo man nur Quecksilber und Jod in ausreichender Weise anwandte, obwohl auch er die ungemein günstige und rasche Einwirkung des Salvarsans auf viele Fälle zerebraler und spinaler Syphilis unbedingt zugab.

Wir wenden gegenwärtig bei der Gehirnsyphilis kombinierte Kurmethoden an, weil die Gefahr eintretender Neurorezidive hierbei erheblich geringer zu sein scheint. Wir beginnen in der Regel mit einer *Quecksilber-Schmierkur* und verordnen gleichzeitig fortlaufend hohe *Jodgaben*. Nach 6—12 Einreibungen geben wir die erste Neosalvarsan-Injektion. Dann werden die Einreibungen fortgesetzt, und etwa alle 4—5 Tage folgt eine Salvarsaninjektion in steigender Dosis von 0,15 bis zu 0,6 Neosalvarsan, so lange bis im ganzen etwa 6 g Neosalvarsan verbraucht und 36 Einreibungen mit grauer Salbe gemacht worden sind. Derartige Kuren müssen unter Umständen in $1/4$—$1/2$ jährigen Pausen mehrmals wiederholt werden. Die Schmierkur wird in der Weise vorgenommen, daß täglich mindestens 3—5 g Ungt. cinereum in der üblichen Weise eingerieben werden. Bei gut genährten, „vollblütigen" Menschen ist hiermit die Verordnung einer knappen Diät zu verbinden. Bei allen anämischen und schwächlichen Kranken muß die Ernährung gut und ausreichend sein. Mit der Einreibungskur verbinden wir die innerliche Darreichung von *Jodkalium* (2—3 g, in schweren Fällen auch 4—6 g *pro die*). Das Jodkalium läßt man in kleineren Gaben noch lange Zeit fortgebrauchen. Wenn nach 20—30 Einreibungen kein Erfolg eingetreten ist, so ist die Aussicht auf eine nennenswerte weitere Besserung gering. In günstigen Fällen beginnt die Wirkung des Quecksilbers oft schon nach der 5.—6. Einreibung und führt zuweilen zu erstaunlich raschen Fortschritten. Manche Ärzte ziehen *intramuskuläre Quecksilberinjektionen* (*Kalomel, Hydr. salicylium*) vor und behaupten, davon Wirkungen gesehen zu haben selbst in Fällen, wo die graue Salbe versagte. Vielfach wird das Quecksilber mit gutem Erfolg durch *Wismutpräparate* (*Bismogenol, Bismophanol, Bismuto-Yatren* u. a.) ersetzt. Die ausschließliche Anwendung von *Jodkalium* ist nur bei leichten Erkrankungen (Kopfschmerzen, Trigeminusneuralgien, isolierten Augenmuskellähmungen u. dgl.) ausreichend. Statt des Jodkalium empfiehlt sich zuweilen die Anwendung eines anderen Jodpräparates (*Jodnatrium, Dijodyl* u. a.). In manchen Fällen kann es aus äußeren Gründen erwünscht sein, die Kur nicht zu Hause, sondern in einem *Badeort* (Aachen, Tölz, Wiesbaden, Hall in Oberösterreich u. a.) durchführen zu lassen. Auch zu Nachkuren oder zu Wiederholungskuren eignen sich die genannten Badeorte, wobei aber die medikamentöse Behandlung neben den Bädern stets die Hauptrolle spielt.

Außer der *spezifischen* Therapie ist in vielen Fällen noch eine *symptomatische* Behandlung notwendig. Antineuralgika, örtliche Applikationen am Kopfe, Elektrizität, Bäder u. a. kommen nach denselben Regeln und Gesichtspunkten wie bei den übrigen chronischen Gehirnkrankheiten in Betracht und unterstützen die ursächliche Behandlung oft in der wirksamsten Weise.

Zehntes Kapitel.

Die progressive Paralyse (Dementia paralytica).

Vorbemerkungen. Obgleich die Darstellung der Geisteskrankheiten nicht in dem Plane dieses Buches liegt, müssen wir in dieser Hinsicht mit *einer* Krankheit doch eine Ausnahme machen, nämlich mit der *progressiven Paralyse* oder *Dementia paralytica*, im ärztlichen Sprachgebrauch auch kurzweg die „Paralyse" genannt. Wir halten dies für zweckmäßig, weil ein großer Teil der Symptome der Paralyse rein körperlicher Art ist,

und weil ferner die Kenntnis gerade dieser häufigen und in ihren Folgen so verhängnisvollen Krankheit für den praktischen Arzt von der größten Wichtigkeit ist.

Die ersten klinischen Darstellungen der progressiven Paralyse, durch die sie von
anderen ähnlich verlaufenden Krankheiten in schärferer Weise als vorher abgegrenzt
wurde, verdanken wir den französischen Irrenärzten BAYLE (1822) und CALMEIL (1826).
Eine genauere Kenntnis der einzelnen Symptome und der anatomischen Veränderungen,
auf welche die Krankheitserscheinungen bezogen werden müssen, ist aber erst in den
letzten Jahrzehnten nach der Einführung besserer Untersuchungsmethoden angebahnt
worden. Hiernach müssen wir jetzt sagen, daß die progressive Paralyse eine Krankheit ist, die ihre Angriffspunkte in den verschiedensten Gebieten des gesamten Zentralnervensystems (im Gehirn *und* Rückenmark) gleichzeitig oder nacheinander findet, wobei aber natürlich gewisse Gesetzmäßigkeiten in der Prädisposition einzelner Abschnitte
zur Erkrankung und in der Reihenfolge ihrer Erkrankung nachgewiesen werden können.
Am häufigsten beginnt die Paralyse in denjenigen Gebieten des *Großhirns*, die eine
unmittelbare Beziehung zu dem geregelten Ablauf der psychischen und gewisser psycho-
motorischer Vorgänge haben. Psychische und motorische Symptome leiten demgemäß
in den meisten Fällen das Krankheitsbild ein. Allmählich werden immer ausgedehntere
Gebiete des Zentralnervensystems in die Erkrankung hineingezogen, womit ein fortschreitender Untergang alles höheren geistigen Lebens Hand in Hand geht, während
gleichzeitig auch zahlreiche körperliche, vom Nervensystem abhängige Störungen sich
immer mehr und mehr ausbreiten.

Ätiologie. Die Paralyse ist eine *häufige* Krankheit. Sie fordert unter den
Wohlhabenden und Gebildeten ebenso zahlreiche Opfer wie unter der ärmeren Bevölkerung der größeren Städte. Man kann annehmen, daß durchschnittlich etwa ein Zehntel aller in den Anstalten untergebrachten Geisteskranken Paralytiker sind. Bei den meisten Kranken fällt der Beginn des
Leidens in die Zeit *zwischen dem 30. und 50. Lebensjahre.* Im höheren Alter
wird die Krankheit seltener. Bei jungen Leuten unter 20 Jahren wird sie nur
vereinzelt beobachtet. In solchen Fällen handelt es sich meist um kongenitale
Syphilis. — Daß das *männliche Geschlecht* häufiger erkrankt als das weibliche,
ist zweifellos, doch kommen immerhin Fälle von Paralyse auch bei Frauen in
nicht geringer Zahl vor.

Die Ursache der Paralyse ist stets eine *frühere syphilitische Infektion.*
Man darf annehmen, daß etwa 5—10% aller mit Syphilis infizierten
Menschen später an Paralyse erkranken (etwa 3% an Tabes). Min-
destens bei 75% aller Paralytiker kann die frühere Syphilis schon durch die
Anamnese nachgewiesen werden. Dabei bestehen genau dieselben Beziehungen
und kommen freilich auch dieselben Schwierigkeiten der Deutung dieses Verhältnisses in Betracht, die wir bei der Besprechung der Abhängigkeit der
Tabes von der Syphilis schon früher erwähnt haben (vgl. S. 554). Dieser
Umstand ist aber deshalb wiederum nicht ohne Bedeutung, weil gerade
zwischen der Tabes und der Paralyse die engsten Berührungspunkte zu finden
sind (s. u.). Immerhin scheinen bei der Paralyse die *unmittelbaren* Spirochäten-
wirkungen eine größere Rolle zu spielen als bei der Tabes. *Spirochäten* sind
im Gehirn der Paralytiker *fast in allen Fällen* zu finden, während sie im
Rückenmark der Tabiker bisher nur ganz vereinzelt gefunden worden sind. Die
Paralyse steht gewissermaßen in der Mitte zwischen der Gehirnsyphilis und
der Metasyphilis. Sie ist zum Teil als diffuse „chronische Spirochätenenze-
phalitis" aufzufassen, zum Teil als wahrscheinlich toxisch bedingte primäre
Neurodegeneration mit systematischer Lokalisation. Die WASSERMANNsche
Reaktion wird bei der Paralyse sowohl im Blut, als auch im Liquor fast ausnahmslos positiv gefunden. Der Zeitraum zwischen Primärinfekt und Ausbruch der Paralyse kann sehr schwanken. Durchschnittlich beträgt er 15 Jahre.

Berücksichtigt man die Abhängigkeit der Paralyse von einer früheren
Syphilis, so erklären sich ungezwungen die meisten Eigentümlichkeiten in
dem Auftreten der Paralyse, insbesondere die oben bereits angeführten Ein-

flüsse des Alters und des Geschlechts, das entschieden verhältnismäßig häufige Auftreten der Krankheit in gewissen Berufen (Kellner, Reisende, Künstler, Offiziere), die Häufigkeit der Krankheit in den großen Städten gegenüber ihrem selteneren Auftreten auf dem Lande u. a.

Neben der Syphilis dürfen alle übrigen „Ursachen" der Paralyse höchstens als prädisponierend gelten. Eine nicht ganz außer acht zu lassende Bedeutung hat die *geistige Überanstrengung*, zumal wenn sie mit *psychischen Aufregungen* verbunden ist. Bei Kaufleuten, Beamten u. a., die an Paralyse erkranken, läßt sich eine derartige vorhergegangene Überarbeitung häufig nachweisen. In seltenen Fällen sind *Kopfverletzungen* oder *Insolation* des Kopfes als auslösende Ursachen anzusehen. Inwieweit Kopftraumen den Ausbruch einer Paralyse auslösen oder beschleunigen können, läßt sich aber im einzelnen Fall meist schwer entscheiden. Die *erbliche Veranlagung* zu nervösen Erkrankungen ist auch bei der Entstehung der Paralyse von gewisser, jedenfalls aber nicht sehr großer Bedeutung.

Symptome und Krankheitsverlauf. Die Paralyse fängt meist so langsam und allmählich an, daß ein bestimmter Zeitpunkt ihres Beginns fast niemals angegeben werden kann. Häufig wird es erst zu einer Zeit, wo das Leiden bereits vollkommen entwickelt ist, nachträglich klar, daß gewisse frühere Symptome, deren Natur zuerst nicht richtig erkannt wurde, schon als anfängliche Krankheitserscheinungen aufgefaßt werden müssen. Nur ausnahmsweise beginnt die Krankheit anscheinend akut, mit einem sog. „paralytischen Anfall" (s. u.).

Die ersten Symptome der Krankheit auf *psychischem Gebiete* bestehen gewöhnlich in einer allmählich eintretenden Änderung des ganzen Wesens und der geistigen Eigentümlichkeit des Erkrankten, wobei aber die geistige Störung meist von vornherein den Charakter der *Schwäche*, d. i. der *verminderten psychischen Leistungsfähigkeit* zeigt. Die gewohnte geistige Arbeit geht dem Kranken nicht mehr so leicht vonstatten wie früher. Sein Gedächtnis wird unsicher, auffallende Vergeßlichkeit und Unachtsamkeiten kommen vor, die früher geradezu unmöglich waren. Oft wird der Kranke unordentlich in seinem Äußeren und verletzt die allgemein gültigen gesellschaftlichen Regeln des Anstandes und der Sitte. Da sein Urteil über den Wert und die Bedeutung der Dinge unsicher wird, so begeht er zwecklose Handlungen, verschwendet Geld, macht Schulden, wird liederlich o. dgl. Auch darin zeigt sich nicht selten die zunehmende geistige Stumpfheit, daß der Kranke zu jedem höheren geistigen (ästhetischen) Genuß unfähig wird, und daß auch die edleren Regungen des Gefühles schließlich matt werden und keinen nachhaltigen Einfluß mehr auf sein Tun auszuüben imstande sind. Neben allen diesen Zeichen der beginnenden geistigen Schwäche macht sich andererseits freilich oft auch eine krankhafte *Reizbarkeit* bemerkbar. Die Kranken geraten leicht in Aufregung, Zorn u. dgl. Doch gehen diese Stimmungen gewöhnlich rasch vorüber, ohne einen nachhaltigen Eindruck zu hinterlassen. Man begreift leicht, wie beängstigend und erschreckend diese Änderung in der gesamten Persönlichkeit des Kranken auf ihre Umgebung wirken muß, zumal die Angehörigen es zuerst gar nicht verstehen können, weshalb der Kranke jetzt „so ganz anders ist als früher".

In der ersten Zeit der Krankheit ist sehr häufig noch ein *subjektives Krankheitsgefühl* vorhanden. Die Kranken merken selbst, wie ihre geistigen Fähigkeiten, namentlich ihr Gedächtnis, abnehmen, und werden hierdurch oft in hohem Grade geängstigt. Dazu kommt, daß sich nicht selten auch gewisse *Empfindungen* bemerkbar machen: ein Gefühl von *Eingenommenheit des Kopfes*, von *Kopfdruck, Schwindelerscheinungen, rheumatische Schmerzen* u. dgl. Gewöhnlich ist auch der Schlaf gestört, ebenso der Appetit und die Verdauung. Wenn solche Kranke mit ihren Klagen zum Arzt kommen, so geschieht es leider nur zu häufig, daß sie anfangs für „Neurastheniker" gehalten und demgemäß behandelt werden.

Und doch vermag eine aufmerksame Untersuchung meist schon jetzt das Leiden mit Sicherheit zu erkennen. Die beginnende geistige Störung fällt zwar den Angehörigen mehr auf als dem Arzt, der den Kranken vorher nicht gekannt hat und ihn nur flüchtig sieht. Bei etwas eingehenderer Beschäftigung mit dem Kranken ist sie aber doch gewöhnlich leicht festzustellen. Am meisten empfiehlt es sich, die Kranken einen *Brief schreiben*, oder noch einfacher, schriftlich *rechnen* zu lassen: sie machen dann oft schon bei einfachen Multiplikationsexempeln die gröbsten Rechenfehler, vergessen namentlich das Hinzuzählen der im Sinne behaltenen Zahlen u. dgl.

Von der größten diagnostischen Bedeutung sind aber gewisse, meist schon in früheren Stadien der Krankheit auftretende *motorische Symptome*, vor allem eigentümliche Störungen der *Sprache* und der *Schrift*. — Die *paralytische Sprachstörung* zeigt sich zunächst in der Form des sog. *Silbenstolperns* oder der *literalen Ataxie*. Der einzelne Laut kann (im Gegensatz zur bulbären Sprachstörung) ganz richtig ausgesprochen werden, aber die Zusammenfügung der einzelnen Laute zu dem ganzen Wort stößt immer mehr und mehr auf Schwierigkeiten. Um die ersten Anfänge des Symptoms zu erkennen, ist es ratsam, die Kranken einzelne schwierige Wörter nachsprechen zu lassen, wie z. B. „dritte reitende Artilleriebrigade", „französische Schuhzwecken", „Initiative", „Elektrizität" u. dgl. Man hört dann oft „Artralleririe" statt „Artillerie" u. a. In späteren Stadien der Krankheit wird die Sprache zuweilen fast ganz unverständlich. Dabei beobachtet man auch andere kompliziertere aphasische Störungen (Paraphasie, anhaltendes Wiederholen desselben Wortes u. a.). In derartigen Fällen sind die Kranken zuweilen auch gar nicht mehr imstande, irgendeinen Satz richtig zu *lesen*. Sie bringen zum Teil ganz andere Wörter hervor, so daß ein vollkommener Unsinn entsteht, — was die Kranken selbst aber nicht bemerken. Kennzeichnend sind auch die oft zu beobachtenden ungewöhnlichen *Mitbewegungen der Gesichtsmuskeln* beim Sprechen. Der gesamte *Gesichtsausdruck* der Paralytiker hat oft etwas eigentümlich Schlaffes und Stumpfes. Beim Zähnezeigen, beim Sprechen u. dgl. werden kleine Zuckungen in den Gesichtsmuskeln bemerkbar. Die *Stimme* der Paralytiker verliert oft ihre Modulationsfähigkeit, wird schwach und rauh: Erscheinungen, die jedenfalls von einer mangelhaften Innervation der Stimmbänder abhängen. — Fast noch kennzeichnender als die Sprachstörung ist die bei Paralytikern zu beobachtende *Veränderung der Schrift* (s. Abb. 190). Die Störung ist zunächst rein *motorischer* Natur: die Schriftzüge werden unsicher, unregelmäßig und zitternd. Außerdem zeigen sich aber auch die Folgen der psychischen Schwäche: einzelne Buchstaben werden ausgelassen, I-Punkte und Interpunktionszeichen vergessen, die Einhaltung der Linien und des freibleibenden Randes unterlassen u. dgl. Schreitet die Krankheit weiter fort, so nimmt auch die Schriftstörung allmählich zu, so daß das Geschriebene schließlich ganz unverständlich werden kann und nur noch aus unsinnigem Gekritzel besteht.

Neben den eben kurz beschriebenen Veränderungen der Sprache und der Schrift kommen aber auch noch *andere körperliche Störungen* oft schon frühzeitig vor, die dartun, an wie mannigfachen Stellen des Nervensystems die Krankheit gleichzeitig ihr Zerstörungswerk beginnt. Von größter diagnostischer Wichtigkeit ist besonders das *Verhalten der Pupillen*. Die Pupillen sind oft *ungleich*, entrundet und zeigen außerdem in einem großen Teil der Fälle *reflektorische Starre.* Auch vorübergehende *Augenmuskellähmungen* kommen zuweilen schon im Beginn der Krankheit vor. Schon sehr frühzeitig findet man nicht selten auch Veränderungen der *Sehnenreflexe*, besonders häufig eine deutliche *Steigerung der Patellarreflexe*, oder in anderen Fällen ein diagnostisch noch viel sicherer verwertbares *Fehlen der Patellarreflexe*. Das letzte Verhalten

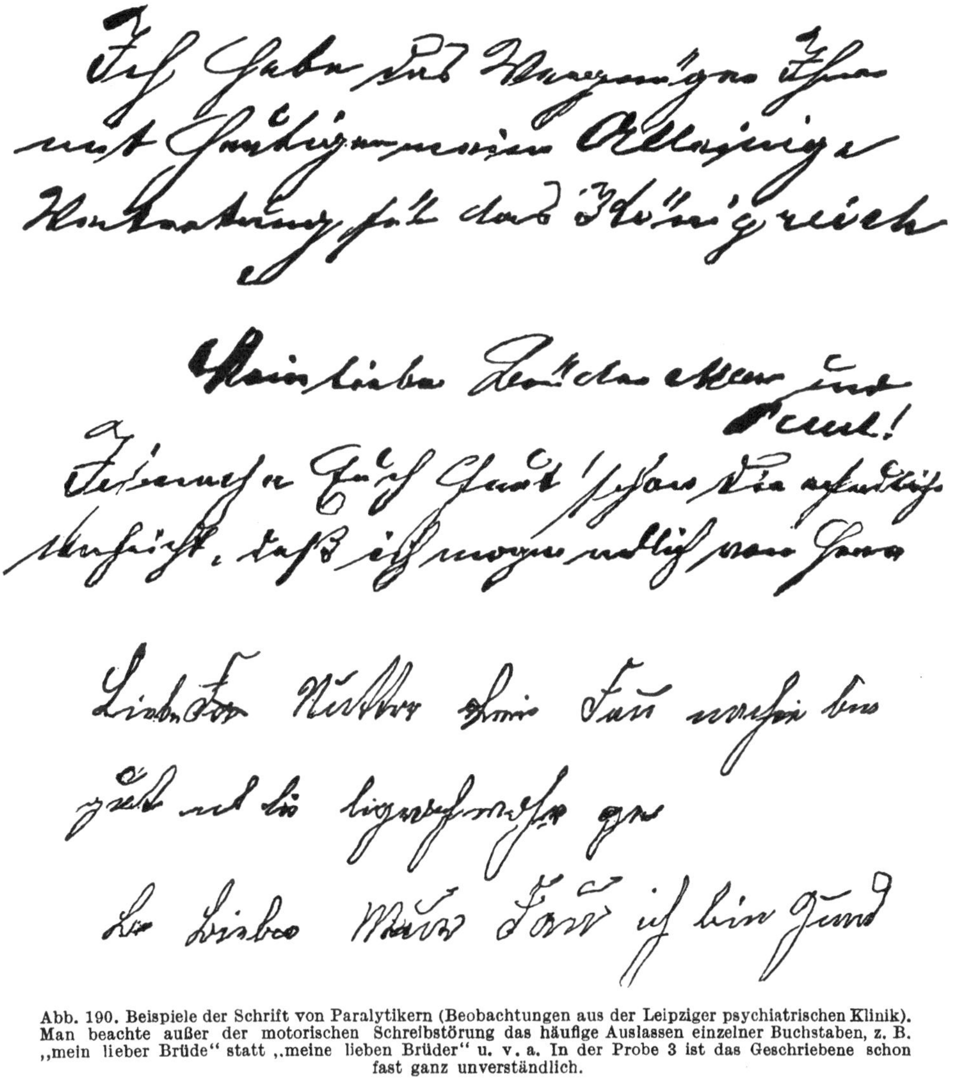

Abb. 190. Beispiele der Schrift von Paralytikern (Beobachtungen aus der Leipziger psychiatrischen Klinik). Man beachte außer der motorischen Schreibstörung das häufige Auslassen einzelner Buchstaben, z. B. „mein lieber Brüde" statt „meine lieben Brüder" u. v. a. In der Probe 3 ist das Geschriebene schon fast ganz unverständlich.

ist wohl ausnahmslos ein tabisches Symptom (s. u.). Auch die Vereinigung von reflektorischer Pupillenstarre mit einer *Steigerung* der Patellarreflexe ist bei der Paralyse nicht selten. Im Gebiet der sensiblen Nerven sind als wiederholt beobachtete Symptome noch zu erwähnen: *Neuralgien*, *Migräneanfälle* und endlich *Atrophie des Optikus*, die letzte wiederum meist Teilerscheinung einer gleichzeitigen Tabes.

Im *Liquor* finden wir bei der Paralyse vermehrten Zellgehalt (80—100 Zellen) und erhöhten *Eiweißgehalt*. Im allgemeinen ist der Eiweißgehalt des Liquors bei

der Paralyse noch größer als bei der Tabes. Das regelmäßige Vorkommen der
WASSERMANN-Reaktion im Blut und Liquor des Paralytikers haben wir
schon erwähnt. Dabei zeigt der Liquor bei der Paralyse gewöhnlich schon
bei der Anwendung weit geringerer Mengen positiven Ausfall der WaR, als
es bei der Tabes der Fall ist. Die Pleozytose (vor allem Lymphozyten, daneben
Leukozyten, Plasmazellen und sog. Makrophagen) des Liquors und die Vermehrung seines Eiweißgehaltes sind in beginnenden Fällen von großer diagnostischer Bedeutung. Ebenso wichtig ist die *Goldsolreaktion* des Liquors,
die bei Paralyse eine kennzeichnende Kurve ergibt.

Als zur „klassischen Form" der Paralyse gehörig bezeichnet man häufig
diejenigen Fälle, bei denen sich an ein *anfängliches „Depressionsstadium"* mit
gedrückter Gemütsstimmung ein zweites Stadium der *„maniakalischen Exal-
tation"* anschließt. Dies ist das Stadium, wo die bereits deutlich ausgesprochenen Wahnideen gewöhnlich immer mehr und mehr die Form der
„Größenideen" annehmen und so den längst allgemein als verhängnisvoll bekannten paralytischen *„Größenwahn"* darstellen. Die ersten Andeutungen desselben finden sich oft in der Angabe der Kranken, daß es ihnen jetzt viel besser
gehe, daß sie „sehr gesund" seien, sich „sehr kräftig" fühlten u. dgl. Oft aber
nehmen diese Wahnideen allmählich immer ungeheuerlichere Formen an:
die Kranken halten sich für unermeßlich reich, besitzen Tausende von Schlös-
sern, Millionen Mark, haben die größten Erfindungen gemacht, halten sich für
einen Kaiser, für Napoleon, für Christus, für einen „Obergott" u. dgl. Jeg-
liches Urteil über die Unsinnigkeit dieser Vorstellungen und den traurigen
Gegensatz des Inhalts mit der Wirklichkeit ist ihnen bereits unmöglich geworden. Doch kommen freilich auch noch jetzt zeitweilige *Remissionen* des
Zustandes vor, bei denen die Kranken klarer sind und das Krankhafte der
Wahnideen vorübergehend erkennen.

Man darf aber keineswegs glauben, daß der Größenwahn ein bei der Paralyse besonders häufiges Symptom sei. Die frühere Überschätzung dieses
Symptoms stammt aus einer Zeit, wo man die Paralyse nur in den Fällen
mit ausgesprochenem Irresein erkennen konnte. Das Irresein kann aber bei
der Paralyse in sehr verschiedener Weise auftreten. Bei manchen Kranken
(*depressive Form der Paralyse*) besteht die anfängliche gedrückte, hypochondrische Verstimmung auch späterhin noch fort. Die auftretenden Wahnideen behalten dieselbe Färbung, die Kranken behaupten, nicht mehr essen
zu können, vergiftet zu sein, keinen Kopf, keine Arme mehr zu haben, ganz
klein zu sein („délire micromaniaque") u. dgl. Zuweilen stellen sich auch akute
heftige *Angstzustände* ein. Wiederum in anderen Fällen (*agitierte oder maniakalische Form der Paralyse*) kommt es zu heftigen Erregungszuständen, bei
denen die Kranken laut toben, schreien und alles, was ihnen in die Hände
kommt, zu zerstören suchen. Derartige Zustände wechseln zuweilen auch mit
Größendelirien ab. Bei weitem die *häufigste* und *praktisch wichtigste Form
der Paralyse* tritt aber in Form einer einfachen, langsam fortschreitenden
Verblödung auf (verbunden mit Sprachstörung, etwaigen paralytischen Anfällen
u. dgl.), ohne daß es jemals in bemerkenswerter Weise zu stärkeren Erregungszuständen, zur Bildung von Wahnideen u. dgl. kommt. Ganz allmählich geht
die anfängliche einfache geistige Schwäche in eine immer mehr zunehmende
allgemeine Verblödung über. Dies ist schließlich der traurige Ausgang in fast
allen Fällen.

Während das geistige Leben in der soeben angegebenen Weise seinem
völligen Untergang immer mehr und mehr entgegengeht, treten in der Regel
allmählich auch die *körperlichen Störungen* der Krankheit in immer stärkerem

Grade hervor. Zuweilen entwickeln sich *Ataxie der Gliedmaßen*, Abnahme der *Sensibilität, Blasenstörungen,* kurz die Erscheinungen einer *Tabes dorsalis*. In diesen Fällen sind auch die Sehnenreflexe fast immer erloschen. In anderen Fällen kommt es aber zu wirklichen *Lähmungen*, zunächst in den unteren, dann in den oberen Gliedmaßen. Hierbei sind die Sehnenreflexe oft gesteigert, so daß das Krankheitsbild der „*spastischen Lähmung*" entsteht. Wiederum in anderen Fällen treten *bulbäre Symptome* (Schlingstörungen, Kaumuskellähmungen), *Augenmuskellähmungen* (meist zu dem tabischen Symptomenkomplex gehörig) u. a. auf.

Besonders wichtig, zuweilen auch für die Diagnose, sind aber eigentümliche Anfälle, die zu den häufigsten und am meisten kennzeichnenden Symptomen der Paralyse gehören. Diese „*paralytischen Anfälle*" zeigen sich in ihren geringen Graden zuweilen schon in verhältnismäßig frühen Stadien der Krankheit. Sie bestehen dann gewöhnlich in ganz plötzlich auftretenden, einige Minuten bis $^1/_2$ Stunde und mehr andauernden Anfällen von *Schwindel, Bewußtseinstrübung* oder selbst *Bewußtseinsverlust*, nicht selten verbunden mit leichten *hemiplegischen* oder *monoplegischen Symptomen*. Besonders häufig beobachtet man neben dem Schwindel ein vorübergehendes Schwächegefühl im *rechten* Arm, verbunden mit einer deutlichen aphasischen *Sprachstörung*. Manchmal stellen sich hierbei auch schon einige leichte Zuckungen in den betroffenen Gliedmaßen oder im Gesicht ein. Im weiteren Verlauf der Krankheit steigern sich gewöhnlich die Anfälle, die man, je nachdem die Lähmungs- oder die Krampfzustände überwiegen, als *apoplektiforme* oder als *epileptiforme paralytische Anfälle* bezeichnet. Die letzten können sich zu manchen Zeiten in großer Häufigkeit wiederholen (30—40 Anfälle an einem Tage und mehr), während welcher Zeit die Kranken sich beständig in bewußtlosem Zustand befinden (*status paralyticus*). Kommen die Kranken, zuweilen erst nach 8 bis 14 Tagen, allmählich wieder zu sich, so beobachtet man sehr häufig im Anschluß an derartige schwere Anfälle eine dauernde allgemeine Verschlimmerung des Zustandes, eine Zunahme der Demenz u. dgl. In nicht ganz seltenen Fällen führt ein schwerer Status paralyticus auch unmittelbar zum Tode.

Die *übrigen Organe*, abgesehen vom Nervensystem, beteiligen sich nur in sekundärer Weise an dem Krankheitsvorgang. Bemerkenswert ist nur die nicht seltene Vereinigung der Paralyse mit syphilitischen *Gefäßerkrankungen* (Aortitis, Aneurysmen der Aorta, Aortenklappeninsuffizienz u. dgl.). Auch Vereinigungen der Paralyse mit echt syphilitisch-gummösen Gehirnerkrankungen können vorkommen.

Die *Körpertemperatur* ist in der Regel annähernd normal oder häufig etwas subnormal. Im Zusammenhang mit den paralytischen Anfällen kommen aber sehr starke Veränderungen der Eigenwärme vor, teils Steigerungen, teils sehr tiefe Senkungen.

Die *Gesamtdauer der Krankheit* beträgt zuweilen nur wenige Monate („galoppierende" Form der Paralyse), meist 2—3 Jahre. In anderen Fällen dauert die Krankheit viele Jahre lang und führt nur langsam fortschreitend zur völligen Verblödung. Die am raschesten tödlich endende Form ist diejenige, bei welcher es infolge der Schlaflosigkeit, der beständigen Unruhe, der Nahrungsverweigerung sehr bald zu einer starken Abmagerung und einem raschen Verfall der Kräfte kommt. In den anderen Fällen erfolgt der Tod entweder ebenfalls durch den allmählich eintretenden allgemeinen Kräfteverfall oder in einem schweren paralytischen Anfall, oder endlich häufig durch eintretende sekundäre Folgezustände (schweren Dekubitus, Cysto-Pyelitis, Tuberkulose, akute Darmerkrankungen, Pneumonien u. a.).

Pathologische Anatomie und Wesen der Krankheit. Unsere Kenntnisse über die pathologische Anatomie der progressiven Paralyse haben durch die eingehenden Forschungen von NISSL, ALZHEIMER u. a. einen gewissen Abschluß erreicht. Aber trotz der bekannt gewordenen zahlreichen histopathologischen Einzelheiten fehlt es doch noch sehr an einer klaren Einsicht in ihre Entstehung, und vor allem in ihre Beziehungen zu dem klinischen Krankheitsbild. Wichtig sind die Veränderungen an den *Gehirnhäuten*. Die *Pia* ist meist verdickt und getrübt, vielfach mit dem Gehirn verwachsen; das Gewebe und die Gefäßscheiden sind mit Lymphozyten und Plasmazellen infiltriert. Die *Dura* ist oft mit dem Schädel verwachsen. Häufig findet man eine *Pachymeningitis hämorrhagica interna*. Die wesentlichsten und wichtigsten Veränderungen zeigen sich aber am *Gehirn*. Auffallend ist zunächst immer die *Atrophie des Gehirns*, die vorzugsweise die vordere Hälfte, insbesondere das *Stirnhirn* betrifft. Hier sind die Windungen am stärksten verschmälert und die Furchen verbreitert; das Gewicht des Vorderhirns kann um $1/4$—$1/3$ des Normalgewichtes vermindert sein. Untersucht man die Windungen mikroskopisch, so findet man, daß die Verkleinerung des ganzen Organs vorzugsweise von einem Schwund der nervösen Elemente abhängt. Die stärksten Veränderungen zeigt gewöhnlich die *Gehirnrinde*. Am wichtigsten sind die Veränderungen an den *nervösen Bestandteilen* selbst. Sie bestehen im wesentlichen in einer degenerativen *Atrophie* der Ganglienzellen und Nervenfasern. Besonders hervorzuheben ist, daß in der Rinde des Stirnhirns (namentlich deutlich oft im Gyrus rectus) und der Insel, doch auch in anderen Gebieten ein sehr beträchtlicher *Schwund der feinen markhaltigen* (größtenteils der Oberfläche parallel laufenden und daher als „Assoziationsfasern" gedeuteten) *Nervenfasern* sicher nachgewiesen werden kann. Auch an den *Ganglienzellen* selbst sind Zeichen der Degeneration und der Atrophie stets sichtbar. Daneben finden sich aber auch sehr ausgesprochene Veränderungen an der *Glia*, am *Blut- und Lymphgefäßsystem*. Besonders kennzeichnend sind die Veränderungen an den *kleinen Gehirngefäßen*, deren Endothel gewuchert ist, und deren Lymphscheiden mit *Lymphozyten* und vor allem mit *Plasmazellen* erfüllt sind.

Die anatomische Erkrankung bei der Paralyse ist aber keineswegs auf die Gehirnrinde beschränkt. Auch in tieferen Teilen (weiße Substanz, Zentralganglien) sind ausgesprochene Veränderungen des Nervengewebes und des Zwischengewebes fast immer festzustellen. Sehr wichtig sind die zuerst von WESTPHAL genauer beschriebenen und seitdem als fast regelmäßig erkannten gleichzeitigen *Veränderungen des Rückenmarks*, meist bestehend in strangartigen (systematischen) Degenerationen der Seitenstränge (Pyramidenbahnen) oder der Hinterstränge. Ein großer Teil der körperlichen Störungen der Paralytiker (tabische Erscheinungen, spastische Paralyse, s. o.) hängt sicher nicht von der Gehirnerkrankung, sondern von begleitenden Rückenmarksveränderungen ab.

Auch die *Spirochäten* finden sich bei der Paralyse nicht nur in der Hirnrinde, sondern ebenso in den tieferen Abschnitten des Großhirns, im Kleinhirn, in den Meningen, zuweilen auch in den Gefäßen. Die Zahl der Spirochäten ist in manchen Fällen so groß, daß man von förmlichen Spirochätennestern (JAHNEL) sprechen kann, in anderen Fällen ist die Zahl der Spirochäten auffallend gering.

Demgemäß glauben wir das Wesen der Paralyse nach unseren gegenwärtigen Kenntnissen am besten in folgender Weise auffassen zu können: Durch die Einwirkung der ins Gehirn eingedrungenen Spirochäten und der von ihnen ausgehenden toxischen Schädlichkeiten kommt es an den *verschiedensten Abschnitten des Nervensystems* zum allmählich fortschreitenden Untergang des Nervengewebes. Je nach der Bedeutung und Funktion der betreffenden Fasern (oder Zellen) müssen natürlich die klinischen Symptome verschieden sein. In der *Regel* erkranken zuerst gewisse Rindengebiete des Großhirns. Die Intelligenzstörungen hängen vorzugsweise von dem Untergang der nervösen Elemente des Stirnhirns, die Sprachstörungen von der Erkrankung der motorischen Sprachzentren ab usw. Ebenso lassen sich für die später auftretenden motorischen, tabischen und anderen Symptome die entsprechenden teils zerebralen, teils spinalen anatomischen Veränderungen nachweisen. Die Reihenfolge der befallenen Abschnitte des Nervensystems und der dadurch bedingten klinischen Symptome ist natürlich in den einzelnen Fällen sehr verschieden. Schon früher sahen wir, daß der ganze Vorgang mit einer Spinalerkrankung, nämlich mit einer Tabes, *beginnen* kann, zu der die Paralyse erst später „hinzukommt" (*Tabo-Paralyse*). Doch ist dies selbstverständlich so aufzufassen, daß beide Zustände einander beigeordnet sind. Beide sind Teilerscheinungen desselben Vorgangs, der sein Zerstörungswerk in den verschiedensten Gebieten des Nervensystems ausführen kann.

Für die paralytischen Anfälle und auch für die schweren Zustände des tödlichen Status paralyticus läßt sich in der Regel keine *gröbere* anatomische Ursache nachweisen. Doch ist es wahrscheinlich, daß sie, wenigstens zum größten Teil, von den Veränderungen in den motorischen Zentralwindungen abhängen. Sie scheinen eine gewisse Analogie zu den tabischen „Krisen" darzubieten.

Diagnose. Da die *Frühdiagnose* der progressiven Paralyse wegen der Erfolge einer rechtzeitigen Behandlung von der größten praktischen Wichtigkeit ist, so heben wir hier noch einmal in Kürze alle diejenigen Symptome hervor, welche diagnostisch besonders zu beachten sind: Auffallende Änderung des Wesens und des Benehmens, unbegründeter rascher Wechsel der Stimmung. Gedächtnisstörungen, Abnahme der geistigen Fähigkeiten und Leistungen (Rechenfehler u. dgl.), die kennzeichnenden Veränderungen der Sprache und der Schrift und endlich die gleichzeitig vorhandenen *körperlichen Symptome*, vor allem die *Pupillenstörungen* (Ungleichheit, Starre, Entrundung der Pupillen), ferner Erlöschen der Sehnenreflexe oder deren Steigerung, leichte *paralytische Anfälle*, Schwindel, Sprachstörung, vorübergehende Bewegungsstörung eines Armes u. dgl. Dazu kommen dann der Nachweis der sicheren syphilitischen Infektion (WASSERMANN!), die *Veränderungen des Liquors*, vor allem auch die kennzeichnende Kurve bei der *Goldsolreaktion*.

Als besonders häufige und oft verhängnisvolle Irrtümer wollen wir hervorheben, daß die Symptome der beginnenden Paralyse nicht selten anfangs verkannt und als Zeichen der Unmoralität, des Mangels an Pflichtgefühl u. dgl. beurteilt werden. Ferner kommt es nicht selten vor, daß die Paralyse anfangs für *Pyschoneurosen* oder *Hypochondrie* gehalten und demnach behandelt wird.

Von anderen organischen Nervenleiden kann die Paralyse bei gehöriger Aufmerksamkeit in der Regel sicher unterschieden werden. *Gehirngeschwülste*, besonders *Stirnhirntumoren, gummöse Prozesse* und vor allem gewisse Formen von *multipler Sklerose* können zuweilen ein der Paralyse ähnliches *Krankheitsbild* liefern. Auch die durch *Arteriosklerose* der Gehirnarterien oder durch Ernährungsstörungen bedingte einfache *senile Demenz* und gewisse Formen des chronischen *Alkoholismus* können zu Verwechslungen mit der progressiven Paralyse Anlaß geben. Entscheidend in solchen diagnostisch schwierigen Fällen sind vor allem die Ergebnisse der Liquoruntersuchung.

Prognose. Die Prognose der Paralyse galt bis vor kurzem als ganz ungünstig. Immer gab es jedoch Paralysen, bei denen vorübergehende Besserungen („*Remissionen*") eintraten, zuweilen sogar in nicht unerheblichem Grade und auch für längere Zeit. Je frühzeitiger die Kranken in eine geeignete Pflege und Behandlung kommen, um so eher ist eine derartige günstige Wendung zu erhoffen. Freilich treten später fast immer Rückfälle ein. Als ungünstig sind besonders diejenigen Erkrankungen zu bezeichnen, bei denen sich bald sonstige körperliche (insbesondere spinale) Symptome einstellen, und bei denen die Gesamternährung des Körpers rasch leidet. Mit der Einführung der unten noch näher zu besprechenden *Malariabehandlung der progressiven Paralyse* hat sich die Prognose wesentlich gebessert. Mit dieser Behandlung sind langdauernde heilungsähnliche Remissionen und selbst klinische Heilungen erzielt worden. Meist führt die Malariabehandlung zu einem Stillstehen des Krankheitsvorgangs. Bei dieser „*Heilung mit Defekt*" schreitet die Abnahme der geistigen Fähigkeiten nicht fort, die Sprachstörungen bessern sich. Serum- und Liquorreaktionen werden negativ.

Therapie. Sobald das Leiden erkannt ist, muß die Fernhaltung aller körperlichen und geistigen Anstrengungen, sowie aller psychischen Aufregungen das erste, unbedingt notwendige Erfordernis sein. Die Kranken sind daher ihrem Beruf, den sie bis dahin oft noch zu erfüllen versucht haben, wenn irgend möglich, zu entziehen. Ihre Lebensweise und ihre Diät muß geregelt, jede Ausschreitung verboten werden. In allen Fällen, die schon anfangs mit stärkeren psychischen Aufregungszuständen verbunden sind, ist die Unterbringung in eine geeignete *Anstalt* aufs dringendste anzuraten, während bei den mit einfacher geistiger Schwäche einhergehenden Paralysen die häusliche Pflege mitunter ausreicht. Nur durch eine rechtzeitige Erkennung der Krankheit und die entsprechend getroffenen Maßregeln können den Angehörigen der Patienten zahlreiche, sonst unzweifelhaft eintretende Unannehmlichkeiten erspart bleiben.

Was die Behandlung der Krankheit selbst anbetrifft, so haben sich leider alle Hoffnungen auf eine günstige Beeinflussung des Krankheitsvorgangs durch eine planmäßige antisyphilitische Behandlung *nicht* erfüllt. Schmierkuren und Salvarsan werden zwar immer wieder angewandt, sie bessern vielleicht die Lymphozytose und die WASSERMANN-Reaktion des Liquor, aber damit ist den *Kranken* wenig gedient und in klinischer Hinsicht bleibt meist alles beim alten. Auch die scheinbaren Besserungen sind nur vorübergehend! Mit dieser Auffassung von dem Nutzen einer antisyphilitischen Behandlung bei der Paralyse stimmen zwar die sanguinischen Angaben mancher anderen Ärzte nicht überein, und es soll auch keineswegs von weiteren immer zu wiederholenden Versuchen einer spezifischen Behandlung abgeraten werden. Aber die Erfolge sind einstweilen noch recht gering. In der Regel gelingt es nicht einmal, einen Stillstand der Krankheit zu erzielen.

Wichtige Versuche hat man daher angestellt, den Verlauf der Paralyse durch die *künstliche Hervorrufung von Fieberzuständen* günstig zu beeinflussen. Durch *Tuberkulinkuren*, Injektionen von *Natr. nucleinicum* und namentlich durch die Übertragung von *Malariablut* (WAGNER-JAUREGG) hat man anhaltende starke Remissionen der Krankheit erzielt. Künstliche *Rekurrensimpfungen* bei Paralytikern haben sich weniger bewährt. Die Berichte über die künstlichen Malariainfektionen bei Paralytikern lauten jedoch sehr erfreulich. Es werden überraschend günstige Ergebnisse damit erreicht.

Zur Überimpfung soll ausschließlich Malaria tertiana gewählt werden. Man injiziert am besten 2—5 ccm Malariablut vom Spender unmittelbar in eine Vene des Paralytikers. Bei intravenöser Injektion treten nach 4—10 Tagen, bei subkutaner Einspritzung des Malariabluts nach 6—17 Tagen Malariaanfälle auf mit Schüttelfrost, hohen Temperaturen und nachfolgendem Schweißausbruch. Man richtet sich nach dem Kräftezustand des Kranken und läßt ihn dementsprechend 8—10 Fieberanfälle durchmachen. Dann wird die Impfmalaria, die im allgemeinen leicht verläuft, durch *Chinin* ausgeheilt. Zur Unterbrechung gibt man an sieben aufeinanderfolgenden Tagen je 1 g *Chinin* per os (5mal 0,2). In jedem Falle von frischer Impfmalaria läßt sich auf diese Weise ohne weitere Chininnachbehandlung eine endgültige Heilung der Malaria erzielen. Im Anschluß an die Malariainfektion soll eine spezifische Therapie besonders gut wirken. Es ist zweckmäßig, an die Malariabehandlung eine *Neosalvarsankur* mit kleinen Gaben von 0,1 beginnend anzuschließen, auch Nachbehandlung mit *Quecksilber* oder *Wismut* ist empfohlen worden.

Beiläufig ist zu erwähnen, daß Paralytiker, die älter als 60 Jahre oder die sehr fettleibig sind, und solche mit nachweisbaren Veränderungen des Herzens und der Aorta von der Malariabehandlung auszuschließen sind. Mitunter bietet in solchen Fällen eine vorsichtig durchgeführte andere Art der Fiebererzeugung — mit *Pyriferinjektionen* — einen Ersatz.

Die *symptomatische* Behandlung der Paralyse richtet sich nach den allgemein üblichen Regeln. Gewöhnlich werden Bäder, Abreibungen, wo es nötig ist, Schlafmittel und Beruhigungsmittel u. dgl. verordnet.

Elftes Kapitel.

Der Hydrozephalus.
(*Wasserkopf.*)

Wiederholt ist in früheren Kapiteln das Auftreten einer Flüssigkeitsansammlung in den Ventrikeln als Folgeerscheinung bei sonstigen Gehirnkrankheiten (Meningitiden, Geschwülsten u. a.) erwähnt worden. Außer diesem „*sekundären Hydrozephalus*" kommt eine Zunahme der Ventrikelflüssigkeit auch als anscheinend *selbständige Erkrankung* vor, und zwar bei weitem am häufigsten als eine angeborene oder wenigstens in früher Kindheit sich entwickelnde Krankheit. Nur unscharf von diesem *Hydrocephalus congenitus* abzugrenzen sind die auch bei Erwachsenen zu beobachtenden Fälle von *Hydrocephalus acquisitus*.

1. **Hydrocephalus congenitus.** Über die Ursachen des Hydrozephalus der Kinder ist wenig Sicheres bekannt. Die am häufigsten gemachte Annahme, daß er auf einer bereits im Fötalleben aufgetretenen oder in frühester Kindheit entstandenen *Entzündung des Ventrikelependyms* beruhe, ist pathologisch-anatomisch nicht für alle Fälle erwiesen. Ebenso unsicher sind noch unsere Kenntnisse über das Bestehen von *Liquorstauungen* infolge Verschluß des Aquaeductus Sylvii oder der Foramina Magendie und Luschkae des IV. Ventrikels und von *mangelhafter Aufsaugung* des Liquors durch die Gehirnvenen. Auch über die Bedeutung der als Ursachen der Veränderungen angeschuldigten kongenitalen Syphilis, der Trunksucht der Eltern usw.) kann man kein bestimmtes Urteil fällen. In manchen Fällen handelt es sich um eine Fehlanlage des Zentralnervensystems, um eine *Hemmungsmißbildung*, da ein Hydrocephalus congenitus nicht selten mit anderen Entwicklungsstörungen und Mißbildungen (Balkenmangel, Spina bifida, Hasenscharte, Klumpfuß u. a.) vergesellschaftet ist. Wiederholt sind mehrere Fälle von Hydrozephalus bei Kindern derselben Familie beobachtet worden.

Pathologische Anatomie. Das wichtigste *anatomische* Merkmal des Hydrozephalus der Kinder ist die Vergrößerung des Kopfes. Der Umfang des Schädels kann schon im ersten Lebensjahre 60—80 cm und mehr betragen. Am stärksten treten gewöhnlich die Stirnbeine und die Parietalhöcker hervor. Die Schädelknochen verdünnen sich allmählich so sehr, daß sie fast papierartig durchscheinend werden. Die Fontanellen und die Nähte bleiben weit offen. Das Gehirn ist so abgeplattet, daß es fast wie ein Sack erscheint, der mit der hydrozephalischen Flüssigkeit erfüllt ist. Die Dicke der Hemisphären beträgt in ausgebildeten Fällen häufig nur 2—3 cm oder noch weniger. Der innere, mit seröser Flüssigkeit gefüllte Raum entspricht den ungeheuer *erweiterten Ventrikeln*, und zwar in erster Linie den Seitenventrikeln; nicht selten jedoch sind auch der dritte und der vierte Ventrikel ausgedehnt. Das Ependym der *Ventrikelwandungen* ist häufig glatt und zart, mitunter mit kleinen *Granulationen* besetzt, in manchen Fällen auch netzartig verdickt. Die *hydrozephalische Flüssigkeit* hat meist ein farbloses, seröses Aussehen und ist eiweiß- und zellarm. Ihr *spezifisches Gewicht* beträgt etwa 1004—1006. Die *Menge* des Liquors kann 1 bis 10 Liter erreichen, doch kommen hierin selbstverständlich die größten Schwankungen vor.

Symptome und Krankheitsverlauf. Zuweilen wird ein Kind mit einem bereits entwickelten Hydrozephalus geboren, so daß dieser ein Geburtshindernis bilden kann. Gewöhnlich fällt jedoch den Eltern in den ersten Lebenswochen nichts Besonderes an dem Kinde auf, und erst später werden sie durch die allmählich immer deutlicher werdende *Größenzunahme des Kopfes* auf die Krankheit aufmerksam. Als Anhaltspunkte für die Beurteilung sei hier angeführt, daß der *Kopfumfang unter normalen Verhältnissen* bei Neugeborenen etwa 30—40 cm, bei Kindern von 1 Jahr etwa 45 cm beträgt und von da an bis zum Eintritt der Pubertät allmählich eine Größe von

etwa 50 cm erreicht. Bis zu welchen Zahlen der Kopfumfang beim angeborenen Hydrozephalus zunehmen kann, ist oben erwähnt worden. Die
Zunahme erfolgt oft ziemlich rasch, so daß man alle 2—3 Wochen ein Wachsen des Schädelumfanges um 1—2 cm nachweisen kann. Gewöhnlich ist die
Ausdehnung des Schädels gleichmäßig nach allen Seiten; doch kommt es
auch vor, daß der Schädel vorzugsweise in seinem sagittalen Durchmesser zunimmt und daher schließlich eine ausgesprochen dolichozephale
Form hat. Nicht selten beobachtet man Zeiten mit rascherem Wachstum
des Hydrozephalus und dann wieder scheinbare Stillstände. Das weite
Offenstehen der Fontanellen und Nähte, durch die hindurch man zuweilen
sogar ein Fluktuationsgefühl wahrnehmen kann, ist ebenfalls schon erwähnt worden. Das mitunter am Kopf hörbare Gefäßgeräusch hat keine
diagnostische Bedeutung. Auffallend ist häufig die Erweiterung der Venen,
die als durchschimmernde bläuliche Stränge den Schädel überziehen. Das

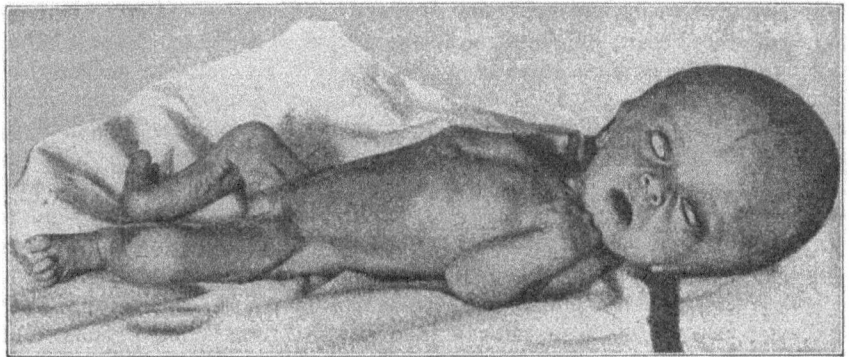

Abb. 191. Angeborener Hydrozephalus.

Gesicht bleibt klein und bildet einen seltsamen Gegensatz zu dem großen,
infolge seiner Schwere fast immer nach vorn herabsinkenden Kopf. Die
Augen sind meist nach unten gerichtet, teils infolge der Herabdrängung des
Orbitaldaches, teils auch infolge der ungenügenden Innervation der Augenmuskeln.

Unter den *übrigen Krankheitserscheinungen* nimmt die *mangelhafte Entwicklung der geistigen Fähigkeiten* bei den hydrozephalischen Kindern die erste Stelle
ein. Die Kinder lernen gar nicht oder nur unvollkommen sprechen; sie spielen
nicht oder nur in läppischer Weise, vermögen ihre Aufmerksamkeit auf nichts
zu konzentrieren und bleiben unreinlich und unachtsam. Alle Arten des
Schwachsinns bis zur völligen Idiotie können beobachtet werden.

Andererseits muß auch angeführt werden, daß man selbst bei *sehr beträchtlichem*
Hydrozephalus zuweilen von einzelnen Regungen des Geistes überrascht werden kann,
dadurch, daß die Kinder allmählich namentlich ein genaues Unterscheidungsvermögen
für die Menschen und Gegenstände ihrer Umgebung erlangen. Bei Kindern mit *mit-
telstarkem* Hydrozephalus kann man mitunter beachtliche geistige Leistungen (Gedächtnis, Musik, Rechnen u. a.) entdecken. *Leichter* Hydrocephalus ist nicht ganz selten
mit ungewöhnlich großen geistigen Fähigkeiten verbunden, wie dies z. B. bei MENZEL,
HELMHOLTZ, SCHOPENHAUER u. a. der Fall war.

Beim hochgradigen Hydrozephalus sind neben psychischen Mängeln fast
immer *Bewegungsstörungen* vorhanden. In den Beinen, seltener in den Armen,
bestehen ausgesprochene Paresen, zuweilen sogar eine völlige Paraplegie.
Daneben finden sich meist *spastische Symptome*, erhöhte *Sehnenreflexe* u. dgl.

Nur wenige Kinder lernen allein gehen und stehen. In den Armen beobachtet man selten stärkere Paresen, dagegen häufig eine *ataktische* Unsicherheit und Unbeholfenheit der Bewegungen. Die *Sensibilität* ist bemerkenswerterweise fast immer erhalten. Wenigstens sprechen die Kinder sehr lebhaft auf alle Schmerzeindrücke an. Unter den *Sinnesorganen* leidet das *Auge* am häufigsten. *Stauungspapille* und *Atrophie der Optici* sind wiederholt beim Hydrozephalus gefunden worden. Sehr häufig sind motorische Reizerscheinungen, namentlich *epileptiforme Krampfanfälle, Tremor* u. dgl. Der *allgemeine Ernährungszustand* ist zuweilen ziemlich gut erhalten. In der Regel bleiben aber hydrozephalische Kinder in ihrer gesamten körperlichen Entwicklung bedeutend zurück.

Der *Ausgang* des hochgradigen Hydrozephalus der Kinder ist fast immer ungünstig. Nur wenige Kinder überschreiten das 5. Lebensjahr, obwohl in einzelnen Fällen ein viel höheres Alter erreicht werden kann. Der *Tod* erfolgt gewöhnlich durch die zunehmende Kachexie, nicht selten auch in einem Status epilepticus. *Heilungen* sind nicht mit Sicherheit bekannt. Doch kann ein *Stillstand* in dem Fortschreiten des Hydrozephalus eintreten, wobei dann die Kinder jahrelang in einem ziemlich unveränderten Zustand fortleben. Eine gewisse Selbsthilfe des Körpers tritt in vereinzelten Fällen dadurch ein, daß sich der Liquor einen Weg nach außen bahnt. Dies geschieht meist durch das Siebbein nach der Nasenhöhle hin, so daß eine freilich meist nur tropfenweise, zuweilen aber auch in etwas reichlicherer Menge erfolgende Entleerung von Liquor aus der Nase stattfindet.

2. Hydrocephalus acquisitus (Meningitis serosa). Über die **Ursachen** des akuten oder chronischen *Hydrozephalus der Erwachsenen* ist ebensowenig Sicheres bekannt wie über die Entstehung des Hydrocephalus congenitus. Eine scharfe Grenze zwischen diesem und dem Hydrocephalus acquisitus zu ziehen ist nicht möglich. Oft handelt es sich nur um das *akute Aufflackern eines angeborenen leichten Hydrozephalus.* QUINCKE nahm als Ursache eine chronisch-entzündliche Erkrankung des Ventrikelependyms (*Meningitis serosa ventriculorum*) an.

STRÜMPELL neigte der Ansicht zu, daß viele hierhergehörige Krankheitsfälle zur *Enzephalitis* zu rechnen sind, und daß der Hydrozephalus eine sekundäre Erscheinung ist, ähnlich wie die exsudativen Pleuritiden meist sekundäre Erkrankungen im Anschluß an primäre Lungen- oder Lymphknotenerkrankungen sind. Bei genauer Anamnese kann man auch in den chronischen Fällen oft einen ziemlich akuten *Anfang* nachweisen.

Viele Forscher nehmen an, daß der Hydrozephalus der Erwachsenen eine *abgeschwächte Form einer infektiösen Meningitis* sei, die durch die verschiedensten Krankheitskeime und Toxine hervorgerufen werden kann. Körperliche und geistige Anstrengungen, Sonnenbestrahlung des Kopfes, leichte Kopftraumen und Alkoholgenuß können zuweilen eine akute Verschlimmerung eines bis dahin unbemerkten, latenten Zustandes auslösen.

Die **klinischen Erscheinungen** ähneln in den akut verlaufenden Fällen durchaus dem Krankheitsbild der eitrigen Meningitis, nur daß die Erscheinungen im allgemeinen eine geringe Heftigkeit haben und der Ausgang schließlich günstig ist. Zuweilen schließt sich auch an das akute Anfangsstadium ein lange andauerndes, vielfach schwankendes chronisches Stadium der Krankheit an. Andere Fälle verlaufen von Anfang an mehr chronisch und bieten ein Krankheitsbild dar, das entschieden den Verdacht eines *Gehirntumors* hervorrufen muß (Kopfschmerzen, Schwindel, Stauungspapille oder Atrophie der Optici, motorische Störungen u. a.). Viele dieser Fälle zeigen später eine auffallende Besserung. Erfolgt der Tod, was spontan selten, nach Entlastungstrepanationen jedoch häufig der Fall ist, so weist die Sektion das Irrtümliche der meist auf „Gehirntumor" gestellten Diagnose nach. In differential-diagnostischer Hinsicht sind die Ergebnisse einer *Lumbalpunktion* von Bedeutung: hoher Liquordruck bei kaum nennenswerter Vermehrung des Zellgehaltes und des Eiweißes.

Diagnose. Die Diagnose des *kindlichen Hydrozephalus* bietet in allen entwickelten Fällen keine Schwierigkeit dar, da die Größenzunahme des Kopfes meist schon auf den ersten Blick die Krankheit erkennen läßt. Bei den Erkrankungen geringeren Grades kann die Entscheidung freilich zuweilen schwierig sein, und namentlich hat man sich davor zu hüten, die makrozephalischen, aber meist mehr viereckigen *rachitischen Schädel* mit hydrozephalischen zu verwechseln. Die Beachtung der geistigen Fähigkeiten, der Bewegungsstörungen und der übrigen Symptome darf daher neben dem Suchen nach *sonstigen Mißbildungen* nie versäumt werden.

Röntgenaufnahmen des Schädels, Enzephalographie und *Lumbalpunktion* lassen im Verein mit der klinischen Beobachtung die Art des Hydrozephalus zumeist mit Sicherheit erkennen.

Beim erworbenen *Hydrozephalus der Erwachsenen* fehlt die Vergrößerung des Schädels ganz, so daß die Diagnose nur nach dem Krankheitsverlauf vermutet werden kann. Die Differentialdiagnose gegenüber einem *Hirntumor* (s. S. 746 ff.) ist oft außerordentlich schwierig. Stets ist bei älteren Menschen auch an Sehstörungen, Hirndruckerscheinungen und an die starke Zunahme des Schädelumfangs bei der *Ostitis deformans* (PAGET) zu denken (s. S. 143 ff.).

Therapie. Bis jetzt sind alle gegen den *Hydrozephalus der Kinder* angewandten Mittel erfolglos geblieben. Einreibungen von *Unguentum cinereum* und von *Jodtinktur* am Schädel, die innerliche Darreichung von *Jodkalium* haben keinen Erfolg. Die teilweise Entleerung der hydrozephalischen Flüssigkeit vermittelst *Punktion* und sonstiger operativer Eingriffe ist häufig vorgenommen worden, doch war auch hierdurch nur selten eine anhaltend gute, meist gar keine oder nur eine vorübergehende günstige Wirkung zu erzielen. QUINCKE hat zuerst die Anregung gegeben, durch immer wiederholte *Lumbalpunktionen* der hydrozephalischen Flüssigkeit einen Abfluß zu verschaffen. Einige günstige Ergebnisse dieses Verfahrens sind berichtet worden. In den meisten Fällen beschränkt man sich auf eine rein *symptomatische Behandlung* und auf die Anordnung einer *verständigen Pflege* der Kinder.

Beim *Hydrocephalus acquisitus*, der *Meningitis serosa* der Erwachsenen, kommt ebenfalls die *Lumbalpunktion* als hauptsächlichstes Mittel in Betracht. Außerdem empfiehlt QUINCKE dringend eine *Einreibungskur mit Quecksilbersalbe* und in schweren Fällen auch die Anwendung der sog. Pustelsalbe (*Brechweinsteinsalbe*) auf die rasierte Scheitelgegend. Man reibt etwa 3—4 Tage lang ein erbsengroßes Stück Ungt. tartari stibiati in die Haut und erzeugt dadurch eine heftige „ableitende" Dermatitis. — Beim *Hydrozephalus der Erwachsenen* hat man wiederholt versucht, durch chirurgische Eingriffe den Zustand zu bessern. *Entlastungstrepanationen* können von uns nicht empfohlen werden. Ungefährlicher ist es, eine *Ventrikelpunktion* (Balkenstich nach ANTON) zu versuchen. Andere Chirurgen haben sinnreiche Operationen erdacht, um die vermehrte Ventrikelflüssigkeit dauernd in die Venen abzuleiten. Näheres hierüber findet man in den Büchern über Gehirnchirurgie.

Zwölftes Kapitel.

Der Menièresche Symptomenkomplex und die Erkrankungen des Vestibularapparates.

1. Die Menièresche Krankheit. Der Labyrinthschwindel. Im Jahre 1861 hat ein französischer Arzt, MENIÈRE, zuerst die Aufmerksamkeit auf einen eigentümlichen *Symptomenkomplex* gelenkt, der entweder anscheinend *primär* oder *im Anschluß an chronische Gehörleiden* auftritt, und dessen Krankheitserscheinungen hauptsächlich in einem sehr heftigen *Schwindel* und in starkem *Ohrensausen* bestehen. Wie wir gegenwärtig wissen, handelt es sich stets um eine Erkrankung des *Vestibularapparates* (Bogengänge des Labyrinths), wobei die Art der anatomischen Veränderungen und dementsprechend auch der gesamte Krankheitsverlauf sehr verschieden sein können. Daß das MENIÈRESche Syndrom sehr nahe Beziehungen haben kann zu anderen Formen des Vestibularschwindels, wie wir ihn bei Kleinhirnerkrankungen u. a. beobachten, liegt auf der Hand. Die Abgrenzung der eigentlichen MENIÈREschen Symptome ist aber durch die Lokalisation der zugrunde liegenden Erkrankung im *inneren Ohr* gegeben.

Die *klinischen Erscheinungen*, aus denen sich der MENIÈREsche Symptomenkomplex zusammensetzt, sind folgende: 1. *Schwindel*. Es handelt sich meist um einen echten Drehschwindel, d. h. um das Gefühl, als ob der eigene Körper im Kreise herumgedreht wird, oder (bei offenen Augen) als ob die äußeren Gegenstände sich im Kreise bewegen. Die Richtung der Drehbewegungen ist stets die gleiche oder wechselnd. In anderen Fällen sind die Scheinbewegungen unregelmäßig. Die Kranken haben das Gefühl, hin- und hergeworfen zu werden, zu fallen u. dgl. Diese Schwindelerscheinungen dauern auch bei völliger Ruhelage an. Das Bewußtsein als solches ist in der Regel nicht getrübt. 2. *Gehen* und *Stehen* wird durch den Schwindel im höchsten Grade gestört, unsicher, taumelnd, zuweilen ganz unmöglich (*vestibulare Ataxie*). Beim plötzlichen Eintritt eines MENIÈRE-Anfalls stürzen die Kranken manchmal zu Boden und ziehen sich die stärksten Verletzungen zu. 3. Fast immer verbindet sich der Schwindel mit starker *Übelkeit*, die sich oft zu heftigem *Würgen* und *Brechen* steigert. Nicht selten treten auch häufige dünne *Stuhlentleerungen* ein. 4. Bei genauer Untersuchung finden sich meist *motorische Augensymptome*: *Nystagmus* und *Deviation* der Augen. Diese Erscheinungen hängen offenbar mit der physiologischen Bedeutung des Vestibularapparates zusammen. 5. *Ohrensausen* und *Schwerhörigkeit* gelten mit Recht als fast beständige und in diagnostischer Hinsicht entscheidende Symptome. In der Tat verbindet sich mit dem MENIÈREschen Schwindel fast immer ein lebhaftes Ohrensausen, das die Kranken bald als Pfeifen, bald als Rauschen, Glockenklingen, Hämmern u. dgl. schildern. Wir müssen aber daran festhalten, daß Ohrensausen ein *Akustikus*symptom ist und deshalb ebenso wie die Schwerhörigkeit begreiflicherweise bei fast allen Erkrankungen des inneren Ohres auftritt. Es gibt aber auch seltene Fälle von MENIÈREscher Krankheit, bei denen die Akustikussymptome ganz fehlen oder wenigstens sehr zurücktreten. 6. Endlich sind als häufige *Begleiterscheinungen* noch zu nennen: *Schweißausbruch*, nervöses *Frösteln*, beschleunigter, oft etwas unregelmäßiger, seltener verlangsamter *Puls* und verschiedene andere Erscheinungen von vermehrter Spannung, Eingenommenheit des Kopfes u. a.

Was nun das *Auftreten* dieses Symptomenkomplexes betrifft, so zeigen sich dabei, wie schon erwähnt, die größten Verschiedenheiten. Am häufigsten schließen sich die MENIÈRE-Symptome an chronische Erkrankungen des Ohres an, sei es, daß diese ursprünglich vom Mittelohr ausgehen oder von vornherein das innere Ohr betreffen (chronische Ohreiterungen, Otosklerose u. a.). Oft leiden die Kranken an beständigem leichten Ohrensausen mit oder ohne gleichzeitiger Schwerhörigkeit und werden nur von Zeit zu Zeit von MENIÈREschen *Schwindelanfällen* ergriffen. In anderen Fällen treten die Erscheinungen ganz *akut* oder fast *apoplektiform* bei vorher ohrgesunden Menschen auf. Derartige Anfälle können, zumal wenn sie mit einer anfänglichen Bewußtseinstrübung verbunden sind, anfangs leicht mit einer echten zerebralen Apoplexie verwechselt werden. In kürzester Zeit kann sich völlige Taubheit, heftigster Schwindel, taumelnder Gang, starkes Ohrensausen einstellen. In der Folgezeit nehmen die Erscheinungen allmählich ab; doch ist die Heilung kaum jemals vollständig. Als Ursachen dieser *apoplektiformen Menièreschen Krankheit* sind *Gefäßspasmen*, *Blutungen* (bei *Hypertension* und *Arteriosklerose*), seltener *akute hämorrhagische Entzündungen* im Labyrinth anzunehmen. FRANKL-HOCHWART beschreibt die Kombination von akuten MENIÈRE-Symptomen mit *Fazialislähmung* und deutet derartige Fälle als „*Polyneuritis cerebralis menieriformis*".

Gelegentlich treten MENIÈRESche Symptome nach schweren *Schädelverletzungen* auf (traumatische Blutungen ins Labyrinth, Frakturen des Felsenbeins). Ferner sind sie eine wiederholt beobachtete Teilerscheinung bei sonstigen Erkrankungen: bei *Syphilis*, bei der *Tabes dorsalis*, bei *Leukämie*, bei *akuten Infektionskrankheiten* (Meningitis, Typhus,

Mumps). Weiterhin kommen auch ausgesprochene MENIÈRE-Anfälle zur Beobachtung, bei denen der gutartige weitere Verlauf dafür spricht, daß es sich nur um leichte, funktionelle Störungen handeln kann. Manche Anfälle scheinen zu *Angioneurosen,* andere zur *Migräne* und zum Flimmerskotom in Beziehung zu stehen, — wieder andere zur *Neurasthenie* oder vielleicht auch zur *Epilepsie.* Endlich ist zu erwähnen, daß die bekannten Erscheinungen der akuten *Chinin-, Salizyl-* und vielleicht auch *Nikotin*vergiftung zum Teil ebenfalls als Vestibularsymptome aufzufassen sind.

Die *Diagnose* der MENIÈREschen Krankheit ist bei Kenntnis des Symptomenkomplexes und sorgfältiger Untersuchung meist sicher zu stellen. Den Beweis für das Vorliegen einer Labyrintherkrankung liefert die „*Prüfung des kalorischen Nystagmus*" nach BÁRÁNY (s. weiter unten). Stets ist die WASSERMANNsche Reaktion anzustellen und auf eine symptomatische Erkrankung bei Syphilis zu fahnden. Die *Prognose* richtet sich nach der besonderen Form des vorliegenden Falles.

Die *Therapie* hat zu berücksichtigen: 1. die *spezialistisch-otologische* Behandlung des etwa zugrunde liegenden Ohrleidens, 2. die Behandlung etwaiger sonstiger zugrunde liegender *Allgemeinerkrankungen:* Herz- und Kreislaufstörungen, Hypertension, Arteriosklerose, Angioneurosen, Nierenleiden usw. Bei begründetem Verdacht auf Syphilis ist eine spezifische Behandlung, zunächst Jod und Quecksilberschmierkur, später Neosalvarsan, einzuleiten. 3. die *Allgemeinbehandlung:* Ruhe, Höhenluft, Bäder, Elektrotherapie u. dgl., 4. die *symptomatische Behandlung:* Brom, Nux vomica, Antineuralgika u. a. Anhaltender Gebrauch von *Chinin* soll wenigstens in manchen Fällen, eine Besserung der Erscheinungen, ja zuweilen sogar eine vollkommene Heilung herbeiführen. Man verordnet täglich 0,3—0,6 g Chinin, auf 2—3 Gaben verteilt, und läßt dieses Mittel mindestens mehrere Wochen lang gebrauchen. Die Erfolge mit der Chininbehandlung sind jedoch nicht sehr befriedigend. Manche MENIÈRE-Kranke vertragen sogar das Chinin auffallend schlecht. Zuweilen scheint *galvanische* Behandlung (Anode am Ohr, Kathode im Nacken) von Nutzen zu sein. In schweren Fällen soll die *Lumbalpunktion* manchmal einen guten Erfolg gehabt haben.

2. Die anderen Erkrankungen des Vestibularapparates. Da der Nervus vestibularis mit dem DEITERSschen Kern in der Medulla oblongata in Verbindung tritt und weiterhin zu dem hinteren Längsbündel, zu den Kernen der *Augenmuskelnerven* und zum *Kleinhirn* enge Beziehungen hat, so hat die Prüfung des Vestibularapparats bei allen Erkrankungen der hinteren Schädelgrube (Kleinhirn, Oblongata) eine große Bedeutung gewonnen. R. BÁRÁNY hat mehrere Verfahren angegeben, um die Funktion dieses Apparates zu prüfen, und hat wichtige diagnostische Lehren aus dieser Funktionsprüfung abgeleitet, von denen hier nur das Allernotwendigste angeführt werden kann. Die Untersuchung hat vor allem auf folgende Punkte zu achten:

1. *Prüfung des spontanen Nystagmus,* namentlich in den Endstellungen der Bulbi. Der Nystagmus besteht aus einer abwechselnden langsameren und einer rascheren Bewegung des Bulbus. Die Richtung des Nystagmus wird nach der Richtung der *raschen* Zuckung bezeichnet. Vertikaler Nystagmus kommt nur bei *zentralen* Erkrankungen vor; Erkrankungen des peripherischen Bogengangapparats machen horizontalen und rotatorischen Nystagmus. Bei *peripherischer* Erkrankung ist die Richtung des Nystagmus nach der gesunden Seite, bei *zentralen* Erkrankungen dagegen (z. B. Akustikustumoren, Kleinhirnerkrankungen) häufig nach der kranken Seite hin.

2. *Prüfung des kalorischen Nystagmus.* Reizt man den Vestibularis eines gesunden Menschen durch Einfließenlassen von kaltem Wasser (25—30° C), so tritt Nystagmus nach der anderen (nicht gereizten) Seite auf. Dabei tritt Schwindelgefühl auf, und die Gegenstände scheinen sich zu drehen. Ist der Bogengang oder der Nervus vestibularis zerstört, so bleibt der „kalorische Nystagmus" ganz aus. Fehlen der kalorischen Reaktion beweist also Erkrankung des Vestibularapparats auf derselben Seite.

3. *Prüfung der Zeigebewegungen mit den Armen.* Der sitzende Kranke zeigt in vertikaler oder horizontaler Bewegung nach dem vorgehaltenen Finger des Arztes und muß dann bei geschlossenen Augen diesen Zeigeversuch wiederholen. Während dem Gesunden dies ohne Schwierigkeit gelingt, findet man namentlich bei *Kleinhirnerkrankungen* oft sehr deutliche Störungen. Erkrankungen der *rechten* Kleinhirnhemisphäre bewirken Vorbeizeigen mit dem *rechten* Arm, linksseitige Erkrankungen Vorbeizeigen des linken Armes. Dabei soll je nach der erkrankten Stelle im Kleinhirn das Vorbeizeigen nach links oder nach rechts stattfinden. Ruft man einen *künstlichen* kalorischen Nystagmus (s. o.) hervor, so zeigt der *gesunde* Mensch, der vorher richtig gezeigt hat, dabei nach der *dem Nystagmus entgegengesetzten* Seite vorbei. Bei Kranken fehlt aber diese Reaktionsbewegung. Man kann also nach BÁRÁNY eine Erkrankung der Kleinhirnrinde dann annehmen, wenn das spontane Vorbeizeigen vorhanden ist und die Reaktion in der entgegengesetzten Seite beim kalorischen Nystagmus fehlt.

Dreizehntes Kapitel.

Die Parkinsonsche Krankheit (Paralysis agitans).

(Schüttellähmung.)

In diesem und in den folgenden Kapiteln wird eine Reihe von Krankheiten besprochen, die als *„Krankheiten des extrapyramidalen Systems"* oder als *„pallidostriäre Syndrome"* zusammengefaßt werden. Während diese Krankheiten keine Zeichen der *Pyramidenbahnläsion* (Lähmungen, Spasmen, das BABINSKISche Phänomen, sowie Sensibilitätsstörungen) aufweisen, ist der *Muskeltonus* und das *statische* Zusammenwirken der einzelnen Muskelgebiete, vor allem der Antagonisten, zur Unterhaltung der notwendigen festen Körperstellungen gestört. Die anatomische Grundlage der hierhergehörigen Krankheitsformen (*Paralysis agitans, Pseudosklerose, Wilsonsche Krankheit, Athetose, Chorea* u. a.) war schon S. 691 besprochen worden.

Ätiologie. Über die Ursachen der zuerst von PARKINSON unter dem Namen *„Shaking palsy"* im Jahre 1817 beschriebenen, ziemlich häufigen Krankheit ist erst wenig bekannt. Es kann jedoch keinem Zweifel mehr unterliegen, daß die Paralysis agitans zu der eben besprochenen Gruppe der *extrapyramidalen, striären Erkrankungen* gehört. Wie anatomische Untersuchungen ergeben haben, werden in *allen* Fällen degenerative Veränderungen in den *Stammganglien* (*Striatum* und *Pallidum*), im *Luysschen Körper* und in der *Substantia nigra* (s. o. S. 691) gefunden. Alle Symptome der Paralysis agitans lassen sich ungezwungen auf eine Störung im *statischen Zusammenarbeiten* der Muskeln zurückführen (Stellungsanomalien, Bewegungsfixation, Antagonistentremor u. a.). Worauf freilich die ursprüngliche *Ursache* der krankhaften Veränderungen bei der Paralysis agitans zurückzuführen ist, läßt sich noch nicht sicher sagen. Eine *erbliche Disposition* zu nervösen Erkrankungen ist zuweilen nachzuweisen, welche Rolle sie jedoch bei der Paralysis agitans spielt, ist noch nicht bekannt. *Altersveränderungen* und *Ernährungsstörungen* bestimmter Stellen der Stammganglien infolge *arteriosklerotischer Gefäßschädigungen* könnten die Krankheit verursachen. Möglicherweise sind *endogene Intoxikationen*, vielleicht infolge *seniler oder präseniler Veränderungen der Drüsen mit innerer Sekretion*, anzuschuldigen. Als *auslösende* Ursachen hat man zuweilen beobachtet: *Erkältungen*, heftige *Gemütsbewegungen* und nicht ganz selten *traumatische Einflüsse* (Stoß, Fall, Verletzungen u. dgl.). Gelegentlich treten die ersten Erscheinungen der Krankheit im *Anschluß an eine akute Erkrankung* (Typhus abdominalis) auf.

Gewöhnlich entsteht das Leiden ganz allmählich, ohne daß sich irgendeine Veranlassung nachweisen läßt. Fast immer werden *ältere* Menschen befallen; vor dem 35. bis 40. Lebensjahre ist die Krankheit sehr selten. Das *Geschlecht* scheint keinen erheblichen Einfluß auf die Entwicklung des Leidens auszuüben.

Symptome und Krankheitsverlauf. *Zwei Symptome* kennzeichnen hauptsächlich die Paralysis agitans: erstens eigentümliche, in der Form von *Zitterbewegungen* auftretende motorische Reizerscheinungen, und zweitens ein Zustand von *Starre und Bewegungsarmut in gewissen Muskeln*, wodurch ein ganz eigenartiges, meist auf den ersten Blick zu erkennendes Krankheitsbild entsteht.

Das *Zittern* ist meist (freilich keineswegs immer, s. u.) das erste Symptom, auf das die Kranken aufmerksam werden. Es beginnt gewöhnlich in den Händen, und zwar vorzugsweise in der rechten *Hand*, greift von hier all-

mählich auf den Arm und das Bein derselben Seite, dann auf den anderen
Arm und das andere Bein über, so daß schließlich in ausgebildeten Fällen
der ganze Körper von den Zitterbewegungen erschüttert wird. Die Krankheitserscheinungen können sich jedoch in einzelnen Fällen eine Zeitlang fast ausschließlich auf *eine Körperhälfte* beschränken (*„Hemiparkinsonismus"*).

Die Form des Zitterns ist kennzeichnend. Es handelt sich um rasche, *gleichmäßige, grobschlägige Bewegungen* bald von geringerem, bald von stärkerem
Ausmaß. Am stärksten ist der Tremor gewöhnlich in den Händen und
Armen. Der Daumen und die halbgebeugten Finger zeigen dabei eine Bewegung, die der Bewegung beim Spinnen oder beim Pillendrehen ähnlich ist.
Im Vorderarm sind es gewöhnlich rasch sich folgende Beuge- und Streckbewegungen, doch ist es schwer, alle dabei beteiligten Muskeln näher festzustellen. Von dem Zittern des Rumpfes bleibt es fraglich, ob es einen selbständigen Ursprung hat oder nur infolge der Miterschütterung des ganzen Körpers durch die Zitterbewegungen der Arme und Beine entsteht. Wiederholt
sehen wir selbständige Zitterbewegungen des *Kopfes*. Von den Gesichtsmuskeln
sind vorzugsweise die Muskeln des *Kinns* vom Zittern befallen.

Das Zittern bei der Paralysis agitans hält immer längere Zeit an, zuweilen ist es *fast beständig*. Zwar hört es nicht selten in einem Glied für kurze
Zeit auf, um dann aber alsbald wieder von neuem zu beginnen. Je ruhiger
die Kranken sich verhalten, und je ungestörter sie sind, desto geringer wird die
Heftigkeit der Zitterbewegungen. Werden die Kranken psychisch erregt,
fangen sie an zu sprechen, werden sie beobachtet, so nimmt das Zittern sofort
zu und kann so stark werden, daß der ganze Körper in die heftigste Erschütterung gerät. Aktive Bewegungen verstärken das Zittern nicht. Man beobachtet im Gegenteil häufig, daß bei starken willkürlichen Anspannungen
der Muskeln, z. B. beim Heben von Gewichten, beim festen Drücken mit den
Händen u. dgl., das Zittern nachläßt. Das Zittern bei der Paralysis agitans
tritt stets in der Form des *grobschlägigen* Zitterns auf, wobei es öfter seine
Ebene oder Achse etwas wechselt. Es ist kein rascher, feinschlägiger Tremor,
sondern ein regelmäßiges Antagonistenwackeln mit verhältnismäßig großen
Ausschlägen.

Fast noch kennzeichnender als das Zittern ist das zweite Hauptsymptom
der Paralysis agitans, die eigentümliche *Muskelstarre* (*Rigor*), die mit einer
auffallenden allgemeinen *Bewegungsarmut* (*Akinese*) verbunden ist. Schon im
Gesicht macht sich meist die eigentümliche Spannung der Muskeln bemerkbar; es erhält dadurch oft den Ausdruck der *mimischen Starre*. Besonders auffallend ist die *Seltenheit des Lidschlags*. Auch im ganzen übrigen Körper tritt
ein gewisser Muskelrigor ein. Der ganze Körper verharrt in einer bestimmten Stellung, die verhältnismäßig nur selten durch willkürliche Bewegungen
unterbrochen und geändert wird. Der Kopf erhält allmählich fast immer eine
nach vorn geneigte Stellung. Ja, nach langjähriger Krankheitsdauer kann das
Kinn vollständig gegen das Brustbein angedrückt sein. Auch im *Rumpf* und
in den *Gliedmaßen* führt die allmählich eintretende Muskelstarre zu eigentümlichen und für die Krankheit äußerst kennzeichnenden Haltungen. Der
Rumpf ist nach vorn übergeneigt, die Arme liegen ihm an und sind in den
Ellbogengelenken gebeugt, die Finger sind namentlich in den Metakarpalgelenken gebeugt, der Daumen ist gegen die Finger wie beim Schreiben gestellt oder auch eingeschlagen, die Beine sind in den Knien etwas eingeknickt.
Abb. 192 gibt die pathognomonische Körperstellung der Kranken mit Paralysis agitans deutlich wieder. Kennzeichnend ist in den meisten Fällen die
Stellung der Finger, die der „Interosseistellung" entspricht mit Beugung der

Grundphalangen und gleichzeitiger Streckung der Endphalangen. Der Daumen ist oft eingeschlagen (s. Abb. 192). Die Ursache dieser eigentümlichen Fingerstellung dürfte wohl in einem Kontrakturzustand der Mm. interossei zu suchen sein.

Die Muskelstarre tritt auch der Ausführung vieler Bewegungen hemmend entgegen. Namentlich sind alle *Bewegungen des Rumpfes beträchtlich erschwert.* Bei weit vorgeschrittener Krankheit können sich die Kranken, wenn sie im Bett liegen, nicht allein aufrichten. Da ihre Muskelkraft an sich aber meist noch gut ist (s. u.), so bedürfen sie nur einer leichten Handhabe, um sich selbst daran in die Höhe zu ziehen. Dagegen ist das Umlegen von einer Seite auf die andere im Bett den Kranken oft ganz unmöglich. In schweren Fällen müssen sie daher oft nachts mehrmals umgelagert werden, zumal das längere ruhige Liegen in derselben Körperlage ihnen eine große innere Unruhe verursacht. Sitzen die Kranken, so können sie nicht allein aufstehen, weil es ihnen unmöglich ist, die zum Aufstehen notwendige Vorwärtsbewegung des Rumpfes auszuführen. Kommt man ihnen hierbei aber nur etwas zu Hilfe, so können sie aufstehen und nun allein gehen und sogar rasch laufen. Da aber der Schwerpunkt ihres Körpers infolge der nach vorn übergebeugten Rumpfhaltung nach vorn gerückt ist, und da die Kranken ihren Rumpf nicht genügend nach rückwärts bewegen können, so geraten sie beim Gehen sehr leicht „in Schuß" und können dann nicht eher willkürlich stillhalten, als bis sie an irgendeinen feststehenden Gegenstand oder eine Wand gelangt sind und sich hier entgegenstemmen können. Gibt man einem Kranken, bei dem die Vorwärtsbiegung und Steifigkeit des Rumpfes bereits einen höheren Grad erreicht hat, einen leichten Stoß nach vorn, so muß er, um nicht zu fallen, vorwärts laufen. Man bezeichnet die Erscheinung als *Propulsion.* Ein Stoß nach hinten, wodurch der Schwerpunkt des Körpers

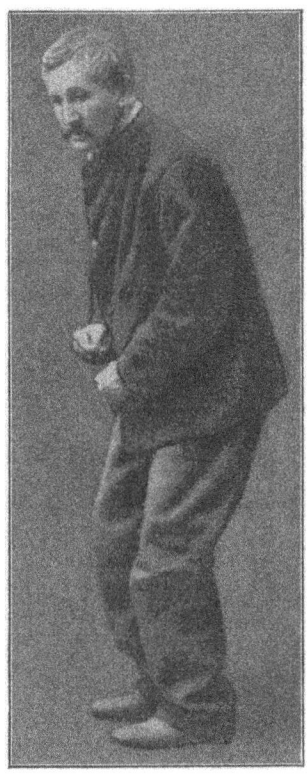

Abb. 192. Kennzeichnende Haltung des Körpers bei Paralysis agitans.

nach hinten gerückt wird, bringt einen derartigen Kranken sehr leicht zum Fallen, weil der Versuch, rückwärts zu laufen, meist mißlingt. Die Kranken machen einige rasche Schritte rückwärts (*Retropulsion*), fallen aber doch gewöhnlich hin, wenn sie nicht gehalten und passiv wieder in die richtige Körperstellung gebracht werden. Die *Propulsion* und die *Retropulsion* sind „Zwangsbewegungen" (vgl. S. 436). Diese Erscheinungen lassen sich *stets* aus den rein *mechanischen Verhältnissen der Verschiebung des Körperschwerpunkts* und der *Muskelstarre* erklären. Daß viele Kranke mit Paralysis agitans die Neigung haben, beim Gehen ihre Arme auf den Rücken zu legen, beruht auch darauf, daß hierdurch der Schwerpunkt des Körpers etwas nach hinten gerückt wird.

In den *Gliedmaßen* sind die Bewegungen verhältnismäßig weniger gestört als im Rumpf. Doch kann man auch hier fast immer die allgemeine Bewegungsarmut und eine gewisse *Langsamkeit* und *Steifigkeit der Bewegungen* beobachten. Auch *Katalepsie* (auffallend langes Verharren der Muskeln in den ihnen passiv gegebenen Stellungen) wird nicht selten beobachtet. Die Kraft der Muskeln kann lange Zeit gut erhalten bleiben, in manchen Fällen sind aber schließlich auch deutliche *Paresen* vorhanden. Namentlich tritt eine leichte *Ermüdbarkeit der Muskeln* oft schon in frühen Stadien der Krankheit ein. — Die auffallend geringe Lebhaftigkeit der mimischen Bewegungen in den *Gesichtsmuskeln*, wodurch das Gesicht oft einen kennzeichnenden starren Ausdruck erhält (*mimische Starre, Maskengesicht*), ist schon

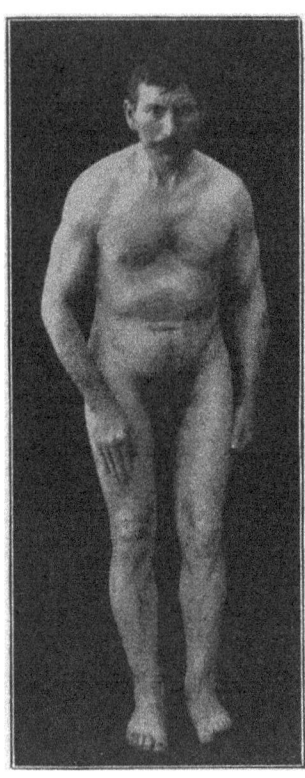

erwähnt worden. Auch die *Augenmuskeln* scheinen manchmal an der Starre teilzunehmen, so daß es den Kranken beim Lesen schwer fällt, die einzelnen Zeilen mit den Augen rasch zu verfolgen und den Blick vom Ende einer Zeile zum Beginn der nächstfolgenden abzulenken.

Das Symptom der Muskelstarre ist, wie gesagt, für die Paralysis agitans noch kennzeichnender als das Zittern. Es kommen nicht sehr selten Erkrankungen vor, in denen, wenigstens eine Zeitlang, die eigentümliche Körperstellung und die Muskelstarre der Kranken ausgebildet ist, während das Zittern fehlt, also Fälle, die STRÜMPELL zuerst als *Paralysis agitans sine agitatione* bezeichnet hat. Wer das eigenartige Krankheitsbild kennt, kann es oft auf den ersten Blick richtig diagnostizieren an der eigentümlichen allgemeinen Körperhaltung, an der kennzeichnenden Fingerstellung, der Langsamkeit, Spärlichkeit und Schwerfälligkeit der Bewegungen und dem starren Blick (s. Abb. 193). Oft erst bei genauer Beobachtung fällt hier und da ein leichtes, grobschlägiges Zittern auf. Alle übrigen Nervenfunktionen bleiben bei der gewöhnlichen Paralysis agitans vollständig normal. Die *Sensibilität* ist niemals gestört; nur gewisse schmerzhafte Empfindungen, namentlich in den Schultern, kommen zuweilen im Beginn der Krankheit vor. Die *Reflexe*, die

Abb. 193. Paralysis agitans sine agitatione (Myastasie).

Harnentleerung usw. zeigen keine auffallenden Störungen. Niemals findet sich der BABINSKI-Reflex. Die *Lumbalpunktion* ergibt keinen krankhaften Befund. Ob die *zerebralen* und *psychischen Symptome*, die in einzelnen Fällen von Paralysis agitans beobachtet worden sind, wirklich unmittelbar von der Krankheit abhängen oder zufällige Komplikationen sind, muß bei ihrer Seltenheit zweifelhaft bleiben. Die geistigen Fähigkeiten der Kranken bleiben in der Regel lange Zeit ungestört. Die allgemeine Bewegungsarmut zeigt sich jedoch zuweilen auch in einer deutlichen Verminderung des Sprachantriebs. Bemerkenswert sind noch *vegetative Störungen*. Viele Kranke leiden an einem *starken Wärmegefühl*. Die innere Körpertemperatur ist normal; dagegen soll die *periphere Temperatur* oft etwas erhöht sein. Auch eine Neigung zu starkem Schwitzen und sonstige Störungen von seiten des *Sympathikus* (Speichelfluß, vasomotorische Ödeme und Zyanose, GRAEFE-sches Symptom an den Augen) werden beobachtet. Auffallend ist in vielen Fällen die vermehrte Absonderung des Hauttalges im Gesicht (*Salben-gesicht*).

Der *Gesamtverlauf* der Krankheit ist sehr chronisch; das Leiden kann jahrzehntelang dauern. Von den ersten Anfängen an entwickelt es sich in langsamem Fortschreiten allmählich immer stärker und stärker. Größere Schwankungen in der Stärke der Symptome kommen selten vor, wohl aber zeitweilige lange dauernde scheinbare Stillstände des Leidens. *Heilungen* sind bis jetzt niemals beobachtet worden. Der Tod wird nicht durch das Leiden selbst herbeigeführt, sondern erfolgt durch hinzukommende Krankheiten. Auch die große Unbeholfenheit der Patienten kann gefährlich werden. Der oben (Abb. 192) abgebildete Kranke fand in seinem Heimatsort dadurch einen traurigen Tod, daß er mit dem Gesicht in eine Wasserpfütze fiel, sich nicht wieder aufrichten konnte und ertrank!

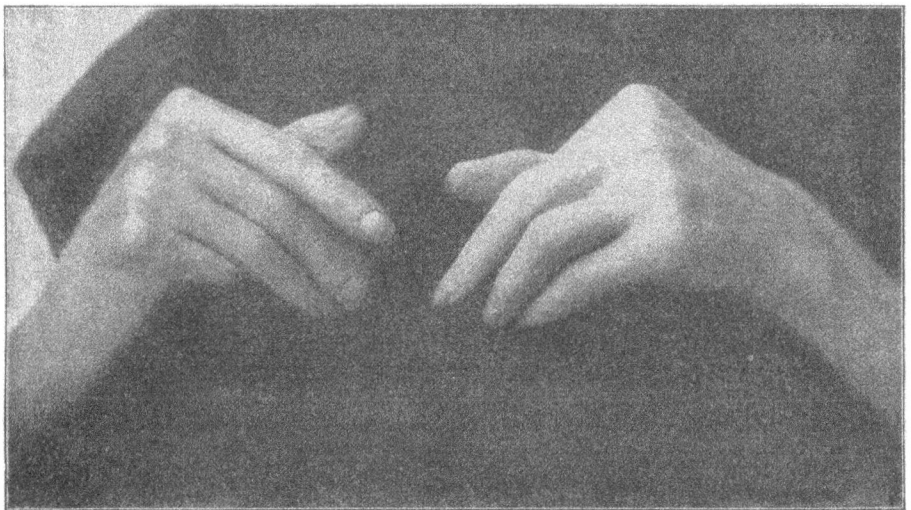

Abb. 194. Fingerstellung bei schwerer Paralysis agitans.

Diagnose. Die Diagnose der *Paralysis agitans* ist in allen typischen Fällen leicht und sicher, oft auf den ersten Blick, zu stellen, wenn man die geschilderten Eigentümlichkeiten des Zitterns, die kennzeichnende Haltung des ganzen Körpers und die Muskelstarre in Betracht zieht. Die Differentialdiagnose zwischen der Paralysis agitans und der multiplen Sklerose macht keine Schwierigkeiten. Abgesehen von der Art des Zitterns, das bei der Paralysis agitans auch in der Ruhe fortdauert und ausgesprochen grobschlägig ist, während es bei der multiplen Sklerose fast immer ein reines Intentionszittern darstellt, zeigt das Gesamtbild der beiden Krankheiten die größten Verschiedenheiten. Große Schwierigkeiten kann die Abgrenzung der Paralysis agitans gegen den *Parkinsonismus nach Encephalitis epidemica*, der symptomatologisch ihr völlig gleicht (s. Bd. I, S. 196), bereiten. Psychische Veränderungen sind jedoch beim postenzephalitischen Parkinsonismus viel häufiger als bei der Paralysis agitans. Auch beobachtet man den Parkinsonismus zumeist im jugendlichen oder mittleren Lebensalter. Bei manchen *Vergiftungen* (*Kohlenoxyd*, *Mangan*) kommen ähnliche parkinsonartige Zustände vor. Meist weisen dann Vorgeschichte und Entstehungsweise auf den richtigen Weg.

Therapie. Bis jetzt ist kein Mittel gefunden worden, um mit Sicherheit auf die Krankheit einzuwirken. *Atropin* hat einen günstigen Einfluß auf die Muskelstarre. Man gibt es wochenlang in steigenden Mengen (3 mal tägl. 1 Tropfen [zu 0,0005 g] einer halbprozentigen Lösung), steigt bis zu 3 mal tägl. 6 Tropfen, bleibt längere Zeit bei dieser Gabe stehen und geht dann langsam wieder zurück. *Skopolamin* übt einen lindernden und beruhigenden Einfluß auf das Zittern aus. Man gibt es in subkutanen Injektionen oder auch innerlich (Scopolamin. hydrobrom. 0,01, Aq. dest. ad 10,0, davon 3 mal tägl. 6—8 Tropfen). Vorsicht und sorgfältige Überwachung ist bei der Anwendung von Atropin und von Skopolamin nötig. Auch das aus Pflanzen hergestellte *Banisterin* und das *Harmin* (tägl. 0,02 subkutan) vermögen eine vorübergehende Besserung der Muskelstarre hervorzurufen. Außerdem kann man *Brom*, *Jod* und *Arsen* versuchen. FRANCOTTE lobt die Wirkung des ebenfalls nur mit Vorsicht anzuwendenden *Duboisinum sulfuricum* (subkutan oder in Pillen zu $^1/_2$ mg, 3—6 täglich).

Lauwarme, etwas verlängerte *Bäder*, kühle *Abreibungen*, leichte *Massage* der Muskeln, in einzelnen Fällen vorsichtige *Galvanisation* können wohltuend wirken. Besonders wohltätig empfinden die Kranken meist die Vornahme planmäßiger *passiver Bewegungen*. Auch *elektrische Bäder* können versucht werden. In den meisten Fällen wird man sich schließlich auf eine sorgsame Pflege der Kranken beschränken müssen.

Vierzehntes Kapitel.

Die sogenannte Pseudosklerose (Westphal-Strümpell) und die Wilsonsche Krankheit.

An die Paralysis agitans schließen sich zwei andere, offenbar verwandte Krankheitszustände an, auf die man erst in neuerer Zeit aufmerksam geworden ist. Bei der „Pseudosklerose" handelt es sich hauptsächlich um ein starkes *Antagonistenzittern* ohne besonders ausgeprägte Muskelrigidität, bei der WILSONschen Krankheit dagegen um *antagonistische Muskelstarre* ohne besonders stark hervortretendes Zittern.

1. Die sog. **Pseudosklerose** hat ihren Namen von ihrem ersten Beschreiber (C. WESTPHAL) deshalb erhalten, weil WESTPHAL das Krankheitsbild ähnlich demjenigen der multiplen Sklerose fand, ohne daß aber die Sektion irgendwelche sklerotischen Herde im Gehirn oder Rückenmark erkennen ließ. Die Krankheit entwickelt sich ohne erkennbare Ursache meist bei jugendlichen Menschen (im Alter von etwa 15—30 Jahren). In den Armen oder im Kopf tritt ein immer stärker werdendes *Zittern* auf, das bei völliger Muskelruhe verschwindet, bei Bewegungen, so vor allem in den ausgestreckten Armen, sehr heftig wird. Man kann dann eigentlich nicht mehr von Zittern, sondern eher von *Wackeln, Schlagen* u. dgl. sprechen. Immer handelt es sich aber um ein nicht sehr rasches, *grobschlägiges, oszillatorisches* Zittern, das abwechselnd hauptsächlich den Oberarm oder den Vorderarm, die Hand, den Kopf usw. betrifft. Eine eigentliche Muskelstarre ist dabei höchstens in geringem Grade vorhanden. Nur das *Gesicht* zeigt oft eine deutliche *mimische Starre*. In den Beinen besteht eine leichte Steifigkeit, die dem Gang ein gewisses spastisches Gepräge verleihen kann. Doch handelt es sich *nicht* um die reflektorischen Spasmen und die Hypertonie, wie wir sie bei Erkrankungen der Pyramidenbahn beobachten. Die Sehnenreflexe sind nicht be-

sonders gesteigert, und vor allem findet sich kein BABINSKI-Reflex. Es fehlen somit wiederum alle Zeichen einer Erkrankung der Pyramidenbahnen. Die Sensibilität bleibt intakt. Oft findet sich eine ausgesprochene *Sprachstörung*, und zwar ein starkes Skandieren der Sprache, das in der Tat der Sprache bei manchen Kranken mit multipler Sklerose vollkommen ähnlich ist. Schreitet die Krankheit allmählich fort, so kommt es im Laufe der Jahre meist zu schweren zerebralen Störungen. *Psychische Symptome* stellen sich ein: gereizte Stimmung, Zornausbrüche, Verwirrtheit, Halluzinationen, schließ-

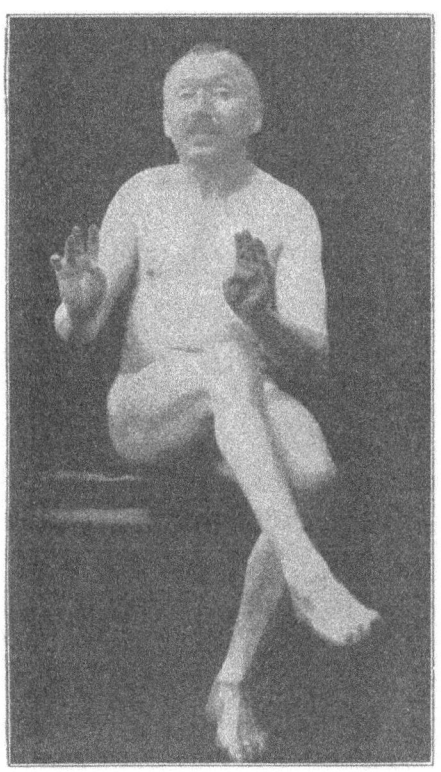 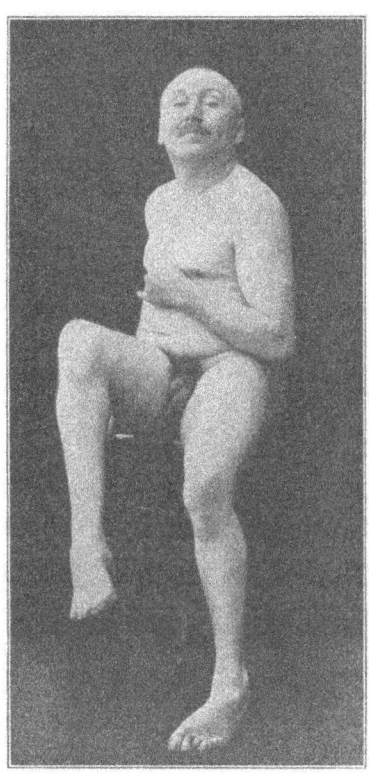

Abb. 195. Abb. 196.

WILSONsche Krankheit (Progressive Degeneration des Striatum).

lich geistige Schwäche. Auch apoplektiforme und epileptiforme Anfälle sind beobachtet worden, ferner Zwangslachen und Zwangsweinen. Höchst merkwürdig ist die von FLEISCHER u. a. gemachte Beobachtung, daß die meisten Kranken mit Pseudosklerose einen eigentümlichen *Pigmentring an der äußeren Umrandung der Hornhaut darbieten.*

Die Krankheit ist unheilbar. Der Tod erfolgt in einem apoplektiformen Anfall oder schließlich an allgemeiner Schwäche. Das zentrale Nervensystem erscheint bei makroskopischer Betrachtung normal. Bei genauer histologischer Untersuchung sind aber stets deutliche krankhafte Veränderungen im *Striatum*, und zwar besonders im *Pallidum*, gefunden worden (s. o. S. 691 und S. 773). Außerdem findet sich in fast allen Fällen eine auffallende Verkleinerung und *zirrhotische Lappung der Leber*. Welcher Art die *kongenitalen Störungen* sind, die für die Entstehung der Krankheit eine Bedeutung haben, ist noch völlig unbekannt.

2. Die Wilsonsche Krankheit (Progressive Degeneration des Striatum). Auf Grund älterer Beobachtungen (HOMEN, STRÜMPELL u. a.) hat der englische Neurologe WILSON ein ebenfalls hierher gehöriges eigenartiges Krankheitsbild abgegrenzt, das sich durch folgende Eigentümlichkeiten auszeichnet: 1. Häufig *familiäres* Auftreten bei Geschwistern im *jugendlichen* Alter, unabhängig vom Geschlecht. 2. Langsam sich entwickelnde *Hypertonie* der Muskeln, aber nicht im Sinne spastisch-reflektorischer Kontraktur, sondern im Sinne der von STRÜMPELL so genannten *antagonistischen Fixationskontraktur*. Maskenartige Starre des Gesichts. Die Glieder sind beweglich, haben aber die Neigung, in der aktiv oder passiv eingenommenen Stellung stehen zu bleiben. So kommt es, daß die Kranken meist in eigentümlichen Stellungen verharren (vgl. Abb. 195 und 196). Schließlich kommt es auch zu dauernden Kontraktionszuständen. 3. Zuweilen verbindet sich hiermit deutliches, aber selten starkes antagonistisches *Zittern*, in anderen Fällen beobachtet man in den Händen, seltener in den Füßen, *athetoide Bewegungen*. 4. Alle eigentlichen Pyramidenbahnsymptome (Steigerung der Sehnenreflexe, BABINSKI-Reflex) *fehlen*, die Bauchdeckenreflexe bleiben erhalten. 5. Zuweilen beobachtet man Störungen des *Sprechens* und *Schluckens*, sowie *Zwangslachen*. 6. Psychische Störungen können ganz fehlen, treten aber doch mitunter auf, insbesondere eine gesteigerte Affekterregbarkeit. — Aus der Zusammenstellung dieser Symptome erkennt man, welche nahen inneren Beziehungen die drei Krankheiten, die Paralysis agitans, die sog. Pseudosklerose und die WILSONsche Krankheit zueinander haben müssen. Sie gehören alle, wie erwähnt, zur Gruppe der *striären (amyostatischen) Erkrankungen* (s. o. S. 691 und S. 773).

Die Krankheit beginnt im 10. bis 25. Lebensjahr und schreitet nur langsam fort. Infolge der zunehmenden Muskelstarre wird das Gehen und Arbeiten schließlich ganz unmöglich. *Klinische* Symptome von seiten der inneren Organe (Blase, Leber) fehlen. Bei der Sektion fanden sich bisher stets *doppelseitige, symmetrische, degenerative, bald höhlenartige, bald narbige Veränderungen im Striatum*, in den WILSONschen Fällen, die mit Athetosebewegungen verbunden waren, besonders im *Putamen*. Dagegen bleiben Thalamus opticus und innere Kapsel ganz gesund. Das Merkwürdigste ist aber, daß sich bisher in allen Fällen eine eigentümliche *zirrhotische grobhöckerige Veränderung der Leber* gefunden hat, die offenbar der bei der „Pseudosklerose" gefundenen Lebererkrankung (s. o.) völlig gleich ist. Ob diese Lebererkrankung den primären Krankheitsvorgang darstellt, der durch toxische Einflüsse den Linsenkern zur Degeneration bringt, oder ob beide Zustände, Leberzirrhose und Gehirnerkrankung, einander beigeordnet sind, wissen wir nicht.

Fünfzehntes Kapitel.

Athetosis. Torsionsdystonie.

Im Jahre 1871 beschrieb der amerikanische Neurologe HAMMOND unter dem Namen *Athetosis* (ἄϑετος = ohne feste Stellung) eine eigentümliche Form motorischer Reizerscheinungen, die sich von allen übrigen unfreiwilligen Bewegungen, von den epileptiformen, den choreatischen u. a. Zuckungen in kennzeichnender Weise unterscheidet. Die *Athetosebewegungen* (vgl. S. 436) bestehen in oft sehr komplizierten und wunderlichen, entweder *auf eine bestimmte Muskelgruppe beschränkten* oder auch ziemlich ausgebreiteten unwillkürlichen Bewegungen, durch die der betroffene Körperteil in eine beständige Unruhe versetzt wird. Sind die *Gesichtsmuskeln* (gewöhnlich das untere Fazialisgebiet) und die *Kaumuskeln* befallen, so verdrehen und verziehen die Kranken fortwährend ihr Gesicht und ihren Mund. Ist die *Zunge*, wie wir es in einem Falle gesehen haben, beteiligt, so ist die Sprache undeutlich und erschwert. Sind die *Nackenmuskeln* ergriffen, so wird der Kopf gewöhnlich nach hinten oder nach einer Seite gezogen und in der verschiedensten Weise gedreht und gewendet. Am kennzeichnendsten sind aber die Athetosebewegungen in der *Hand* und in den *Fingern.* Hier beobachtet man ein unaufhörliches Spreizen, Strecken, Beugen, Über- und Durcheinanderbewegen der Finger, die hierdurch in die seltsamsten Stellungen geraten. Die Abbildungen 197—201 können zur Veranschaulichung einiger

derartiger Stellungen dienen. Aus der Art der Bewegungen geht hervor, daß die Mm. interossei vorzugsweise beteiligt sein müssen. Sehr häufig entsteht infolge der immerwährenden Dehnungen, denen die Bandapparate der Fingergelenke ausgesetzt sind, schließlich eine derartige Schlaffheit und Lockerung der Gelenkkapseln, daß die Finger Hyperextensionsbewegungen ausführen können, wie sie ein Gesunder überhaupt nicht nachzuahmen imstande ist. Dabei ist zu .bedenken, daß vielleicht auch eine primäre Abnahme des Muskeltonus, ähnlich wie bei der Chorea, bei dieser Überdehnbarkeit der Finger eine Rolle spielt. Die *Armmuskeln* sind meist nur in geringerem *Grade* an der Athetose beteiligt. Auch in den *unteren Gliedmaßen* ist die Erscheinung

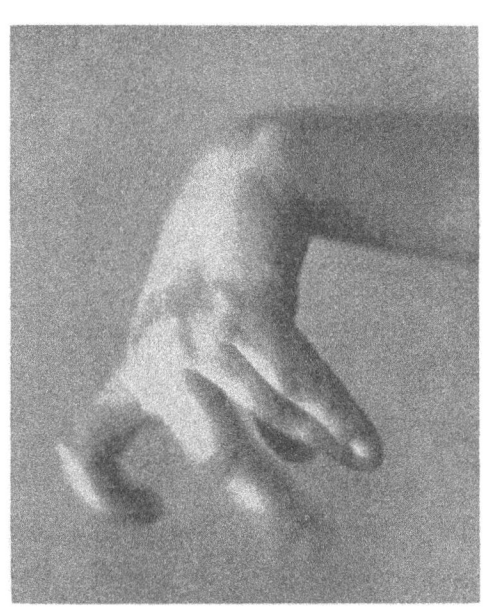

Abb. 197. Athetosestellung der Finger in einem Fall von zerebraler Kinderlähmung.

in der Regel schwächer als in den oberen. Es kommen jedoch ganz entsprechende Bewegungen wie in den Fingern auch an den *Zehen* vor.

Obgleich die Bewegungen im allgemeinen *beständig* stattfinden, sind Schwankungen ihrer Stärke häufig. Namentlich nehmen sie bei psychischen Erregungen der Kranken fast immer zu. Im *Schlaf* hören sie gewöhnlich auf, doch sind Fälle bekannt, wo sie in geringerem Grad auch im Schlaf fortgedauert haben. Bei willkürlichen Bewegungen werden sie meist schwächer, andererseits kann auch eine Verstärkung unter der Form von Mitbewegungen auftreten.

Was das Vorkommen der Athetosebewegungen betrifft, so muß man eine *symptomatische* und eine echte *primäre* (idiopathische) *Athetose* unterscheiden.

Die *symptomatische Athetose* ist als Teilerscheinung bei verschiedenen sonstigen Nervenleiden beobachtet worden. Die ersten von HAMMOND mitgeteilten Beobachtungen betrafen zum größten Teile Kranke mit Epilepsie, schweren Psychosen u. dgl. Bei weitem am häufigsten treten die Athetosebewegungen als *posthemiplegische Reizerscheinung (Hemiathetosis posthemiplegica)* auf, und zwar nur sehr selten bei den gewöhnlichen Hemiplegien der älteren Leute, ziemlich häufig dagegen im Anschluß an die *zerebrale*

Kinderlähmung (s. S. 730). Andeutungen von Athetosebewegungen finden sich bei den infantilen Hemiplegien sogar in der Mehrzahl der Fälle. Außerdem beobachtet man zuweilen Athetosebewegungen bei der WILSONschen Krankheit, bei gewissen Formen der Encephalitis epidemica u. a.

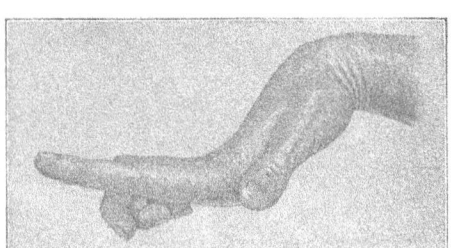

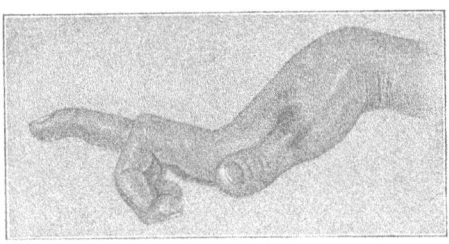

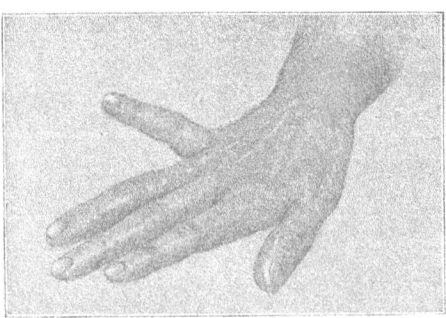

Abb. 198—201. Beispiele der Stellung der **Finger** bei Athetosebewegungen.

Als *idiopathische Athetosis* müssen diejenigen seltenen Erkrankungen bezeichnet werden, in denen die geschilderten unfreiwilligen Bewegungen in selbständiger Weise als einziges oder wenigstens hauptsächlichstes Krankheitssymptom auftreten. Einzelne derartige Beobachtungen, wobei die ohne bekannte Ursache entstehende Athetose meist nur auf ein gewisses Gebiet beschränkt blieb, sind bei älteren, vorher gesunden Menschen gemacht worden. Besonders hervorzuheben ist aber die aus *frühester Kindheit* stammende, wahrscheinlich *angeborene Athetose*, von der wir selbst mehrere, untereinander vollkommen übereinstimmende Fälle gesehen haben. Hierbei handelt es sich seltener um einen fortschreitenden Krankheitszustand, vielmehr meistens um Menschen, bei denen die Athetose einen stationär gewordenen Zustand darstellt, der weder einer Verschlimmerung noch einer wesentlichen Besserung mehr fähig ist. Die Athetosebewegungen sind fast immer im Gesicht, Nacken, in den Armen und in den Fingern am stärksten. Sie sind auf beiden Körperseiten annähernd gleich stark (daher der Name **Athetosis duplex** (*doppelseitige Athetose, Athetose double*) im Gegensatz zur *Hemiathetose*). Sonstige nervöse Symptome, Lähmungen, Sensibilitätsstörungen, können gänzlich fehlen oder auch in verschiedener Weise sich mit der Athetose verbinden. Die geistigen Fähigkeiten der Kranken sind zuweilen, aber durchaus nicht immer, herabgesetzt.

Bei der idiopathischen Athetose kann es als festgestellt gelten, daß es sich um *angeborene Dysplasie* oder *frühe Schädigung* im Bereich des *Neostriatum* handelt (vgl. Ätiologie der *zerebralen Kinderlähmung* S. 732). Aber auch die symptomatischen Athetosen sind neben den kapsulären und Pyramidenbahnschädigungen in das *Neostriatum* zu lokalisieren.

Bei der *Athetosis duplex* fehlen in dem verkleinerten Striatum nestförmig die Ganglien-zellen. An deren Stelle läßt ein Netzwerk feiner markhaltiger Fasern das gesamte Striatum gefleckt erscheinen. Dieses mikroskopische Bild wird nach C. und O. Vogt *Status mar-moratus* genannt.

Torsionsdystonie. Der Athetose stehen einige andere ähnliche Formen krampfhafter Bewegungsstörungen nahe, die zuweilen in höchst seltsamen Krankheitsbildern auftreten, so insbesondere die namentlich bei jüdischen Kindern beobachtete *Torsionsdystonie*, die auch *progressiver Torsionsspasmus* oder *Torsionsneurose* genannt wird. Dabei treten während des Gehens höchst merkwürdige Dreh- und Rückwärtsbeugungen des Rumpfes und Verrenkungen des ganzen Körpers auf, meist auch verbunden mit krampfhaften Stoß- und Schleuderbewegungen in den Gliedmaßen. Die Spasmen gehen vor allem auch in die Wirbelsäulenmuskulatur über, so daß die sonderbarsten Ver-drehungen und Verbiegungen des Rumpfes und der Wirbelsäule (Lordose) stattfinden können (,,*Dysbasia lordotica progressiva*'').

Es kann keinem Zweifel unterliegen, daß alle diese verschiedenen Formen der Torsionsdystonie zu dem striären (amyostatischen) Symptomenkomplex gehören. Es handelt sich um angeborene oder irgendwie (Enzephalitis u. a.) erworbene *Veränderungen im Striatum*, zu denen sich natürlich noch weitere zerebrale Störungen hinzugesellen können.

Therapeutisch sind alle diese Zustände nur in sehr geringem Grade zu be-einflussen (Heilgymnastik, Stützapparate, Bäder, *Skopolamin* u. dgl.).

Sechzehntes Kapitel.

Chorea minor.
(*Chorea St. Viti. Veitstanz.*)

Ätiologie. Während in früheren Jahrhunderten mit dem Namen *Chorea* (Tanz) vorzugsweise jene eigentümlichen, endemisch auftretenden und auf psychischer Überreiztheit und psychischer Ansteckung (Nachahmung) be-ruhenden Zustände der sog. ,,Tanzwut'', zu deren Heilung eine Wallfahrt nach den dem heiligen Veit geweihten Orten besonders ersprießlich sein sollte, bezeichnet wurden, versteht man gegenwärtig hierunter eine vollkommen scharf gekennzeichnete Krankheit, deren Hauptsymptom in dem Auftreten gewisser eigentümlicher motorischer Reizerscheinungen besteht. Die nähere Bezeichnung Chorea *minor* geschieht im Gegensatz zu der früher so genannten Chorea *major* oder *magna*, die indessen keine eigentliche Krankheit *sui generis* darstellt, sondern eine Erscheinungsweise der Hysterie (s. d.), in manchen Fällen vielleicht auch der Epilepsie ist.

Die Chorea minor ist vorzugsweise eine Krankheit des *jugendlichen Alters;* am häufigsten tritt sie bei Kindern zwischen 5 und 15 Jahren auf. Nicht selten kommen jedoch auch Fälle in früheren und in späteren Jahren vor. *Mädchen* werden entschieden häufiger (60%) befallen als Knaben (40%).

Über die *Ursache* der Krankheit läßt sich in der Regel nichts Bestimm-tes ermitteln. *Psychische Erregungen*, Schreck u. dgl. scheinen in einzelnen seltenen Fällen den Ausbruch der Krankheit zu begünstigen.

Daß der *Nachahmungstrieb* bei gesunden Kindern, die mit Choreakranken zusammen-kamen, auch bei den ersten zu choreatischen Bewegungen führen kann, ist sicher. Doch fragt es sich, ob diese ,,*imitatorische Chorea*'' wirklich als echte Chorea aufgefaßt werden darf. Weit richtiger scheint es zu sein, in solchen Fällen, die einer psychischen Behandlung sehr zugänglich sind, von einer *hysterischen* Chorea zu sprechen.

Eine *erbliche Bereitschaft zu Nervenkrankheiten* spielt bei der Chorea minor keine sehr große Rolle. Von der *erblichen Huntingtonschen Chorea* (s. nächstes Kapitel) ist die Chorea minor scharf abzugrenzen.

Sehr wichtig ist der Zusammenhang zwischen der Chorea und dem *akuten Gelenkrheumatismus*. Das verhältnismäßig häufige Auftreten der Chorea im Anschluß an Gelenkrheumatismus im Kindesalter ist eine sichere Tatsache. Auch bei Kindern, die an leichteren chronisch-rheumatischen Beschwerden leiden, ferner namentlich bei Kindern mit *Klappenfehlern des Herzens* (sei es nach einem oder ohne einen vorhergegangenen Gelenkrheumatismus) wird die Chorea nicht selten beobachtet. Dieser zweifellos bestehende Zusammenhang zwischen Chorea, Gelenkrheumatismus und Herzklappenfehler weist auf die Möglichkeit hin, daß es sich bei der echten Chorea um eine im Anschluß an eine Infektion entstandene *infektiös-toxische Schädigung* handelt. Es empfiehlt sich daher, auch bei der scheinbar idiopathisch auftretenden Chorea minor nach vorhergegangenen leichten Infektionen (Angina u. a.) zu forschen. In vereinzelten Fällen sollen auch *Scharlach, Grippe, Diphtherie* und *Masern* zu einem Choreasyndrom geführt haben.

Wahrscheinlich auf *toxischen Schädigungen* beruht die während der *Schwangerschaft* sich entwickelnde *Chorea gravidarum*. Sie tritt namentlich bei Erstgebärenden auf, die sich noch in verhältnismäßig jugendlichem Alter befinden. Die Zeit ihres Auftretens fällt meist in den 3. bis 5. Schwangerschaftsmonat. Der innige ursächliche Zusammenhang der Chorea mit der Gravidität wird dadurch erwiesen, daß die Chorea nach spontan erfolgter oder künstlich herbeigeführter Beendigung der Schwangerschaft alsbald aufhört.

Pathogenese. Über das Wesen der choreatischen Bewegungsstörung sind unsere Kenntnisse noch gering. Sicher handelt es sich um eine exogene, toxische oder infektiöse Krankheitsursache, und zwar kann es jetzt als feststehend bezeichnet werden, daß der Ausgangspunkt der krankhaften motorischen Erregungen im *Striatum*, und zwar hauptsächlich im *Putamen* und *Nucl. caudatus* zu suchen ist. Den Gegensatz zwischen dem „Pallidumsyndrom" und den Symptomen bei Erkrankungen des Neostriatum haben wir schon oben S. 691 erwähnt. Auch bei der symptomatischen Chorea (Ch. posthemiplegica, Chorea bei epidemischer Enzephalitis) muß man stets an eine Beteiligung des Neostriatum denken.

Pathologisch-anatomisch findet man bei der Chorea minor vor allem herdförmige Veränderungen im *Corpus striatum* (Putamen und Nucleus caudatus).

Symptome und Krankheitsverlauf. Die Chorea beginnt meist allmählich und ohne besondere Vorboten. Zuweilen gehen der Krankheit *Prodromalerscheinungen* vorher, die vorzugsweise in einer gewissen psychischen Verstimmung und Reizbarkeit, in einer Unlust zu geistiger Beschäftigung, in geringen rheumatischen Schmerzen oder auch in leichten Störungen des Appetits und des Allgemeinbefindens bestehen.

Gewöhnlich sind aber die eigentümlichen *motorischen Störungen* das erste Symptom, das die Aufmerksamkeit der Kranken oder ihrer Eltern auf sich zieht. In den verschiedensten Muskelgebieten des Körpers treten unwillkürliche Bewegungen auf, die die Kranken nicht unterdrücken können. In allen Teilen des Körpers erfolgen abwechselnd bald hier, bald da, bald nur in einem Körperteil, bald gleichzeitig in mehreren, bald in rascher Aufeinanderfolge, bald von längeren Pausen der Ruhe unterbrochen, einzelne Zuckungen und unfreiwillige komplizierte Bewegungen. Sind die *Gesichtsmuskeln* mit ergriffen, so bemerkt man von Zeit zu Zeit ein Runzeln der Stirn oder ein Verziehen des Mundes. Bei starker Chorea der Gesichtsmuskeln, wie sie in schweren Fällen gewöhnlich vorhanden ist, machen die Kranken oft die sonderbarsten Grimassen, zum Teil mit eigentümlichem Affektausdruck (Lachen, Zorn u. dgl.). Zwischen diesen Zuckungen zeigt das Gesicht dagegen oft einen eigentümlich starren, maskenartigen Ausdruck. Auch die *Augen* beteiligen sich zuweilen an den unfreiwilligen Bewegungen, werden hin und her bewegt, geschlossen und wieder geöffnet. Die *Pupillen* sind häufig erweitert. Sollen die Kranken die *Zunge* herausstrecken und stillhalten, so wird diese nicht selten unwillkürlich wieder in den Mund zurückgezogen oder seitlich verschoben. Bei starker Chorea der Zunge ist die *Sprache* merklich gestört. Sie erfolgt stoßweise und ist undeutlich. Viele Kinder geben daher das Sprechen fast ganz auf. In manchen Fällen schwerer Chorea scheint es sich um ein fast völliges Verschwinden jeden Sprachantriebs zu handeln. Auch in den *Kehlkopfmuskeln* sind choreatische Bewegungen beobachtet worden. In den *Armen* ist die Chorea oft am stärksten. Sie werden gedreht, gebeugt, gehoben, auf den Rücken gelegt, kurz in jeder nur möglichen Weise bewegt. Die *Rumpfmuskeln* sind in den leichteren Fällen meist nur wenig beteiligt. Bei schwerer Chorea wird aber auch der ganze Körper bewegt: die Kranken richten sich auf, legen sich wieder hin, drehen sich auf die Seite usw. In den *Beinen* ist die Chorea meist weniger stark als in den Armen und im Gesicht. Doch sieht man geringe Bewegungen in diesen sehr häufig: Vorsetzen des Fußes, Heben des Fußes auf die Spitze, Beugen der Knie u. dgl. In schweren Fällen ist die choreatische Störung auch in den Beinen so stark, daß das Stehen und Gehen vollkommen unmöglich wird (vgl. Abb. 202 bis 207). Im allgemeinen ist es für die Chorea kennzeichnend, daß die krankhaften motorischen Reize meist gleichzeitig eine größere Anzahl von Muskeln betreffen, wodurch alle möglichen *kombinierten Bewegungen* entstehen, und daß ferner die choreatischen Bewegungen zum großen Teil nicht kurze Zuckungen sind, sondern in ihrem Ablauf eine Ähnlichkeit mit willkürlichen Bewegungen haben.

Die Heftigkeit der Bewegungen unterliegt in den verschiedenen Fällen großen Schwankungen. Im Anfang ist die Chorea oft so gering, daß sie von ungeübten Augen gar nicht bemerkt wird. Viele Kinder werden im Beginn der Erkrankung in der Schule ungerecht bestraft, weil sie schlecht schreiben oder unruhig sitzen. Manche Erkrankungen an Chorea bleiben leicht, so daß die Zuckungen niemals einen stärkeren Grad erreichen. In anderen Fällen sind die Reizerscheinungen zwar heftiger, die Patienten können aber doch wenigstens allein stehen und gehen. Bei den schwersten Erkrankungen endlich ist die Chorea so heftig, daß der ganze Körper beständig in größter Unruhe ist. Die Kranken werfen sich im Bett umher, Arme und Beine sind der Sitz immerwährender heftig schleudernder Bewegungen. Die Nahrungsaufnahme ist in hohem Maße erschwert, der Schlaf gestört, so daß die Kranken körperlich in kurzer Zeit sehr herunterkommen.

Auch in jedem einzelnen Falle schwankt die Stärke der choreatischen Bewegungen zu verschiedenen Zeiten. Sind die Kranken vollkommen ruhig sich selbst überlassen, so sind die Zuckungen gewöhnlich am schwächsten. Jede psychische Erregung steigert diese. Sobald die Kranken sich beobachtet wissen, sobald sie willkürliche Bewegungen machen sollen, sobald man sich mit ihnen unterhält, wird der Zustand meist bedeutend schlimmer. Andererseits ist freilich auch eine gewisse Beeinflussung der Bewegungen durch den Willen möglich. Zuweilen werden die Kranken auch ruhiger, wenn man den völlig unterstützten Körper sanft festhält u. dgl. Im *Schlaf* hören die choreatischen Bewegungen meist ganz auf.

Während zuweilen die gesamte willkürliche Muskulatur befallen ist, sieht man in anderen Fällen nicht selten eine Beschränkung der Krankheit auf gewisse Muskelgebiete. Mitunter ist vorzugsweise *eine Körperhälfte* (namentlich oft die linke) betroffen (*Hemichorea*); in der anderen Körperhälfte finden dabei gar keine oder nur viel geringere unwillkürliche Bewegungen

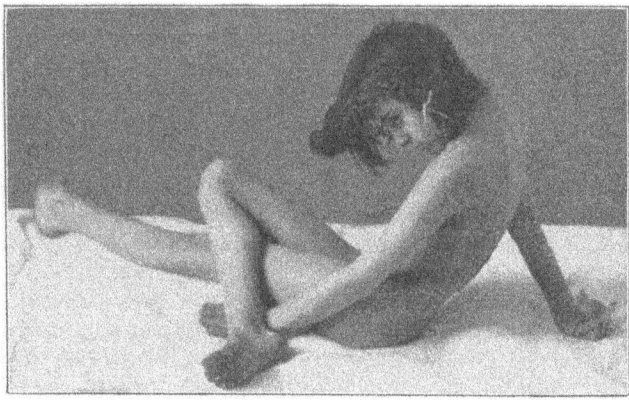

Abb. 202. Schwere Chorea.

statt. Daß die Muskeln des Gesichtes und der Arme oft stärker befallen sind als die Muskeln des Rumpfes und der Beine, ist schon erwähnt worden.

Die geschilderte Bewegungsstörung ist oft das einzige oder wenigstens das allein hervorstechende Symptom der Chorea. Lähmungserscheinungen sind

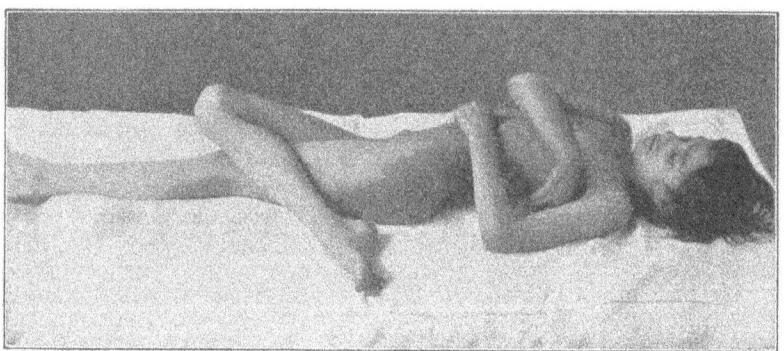

Abb. 203. Schwere Chorea.

fast niemals vorhanden, und die Kraft der Muskeln ist gut erhalten. Sogar das *Ermüdungsgefühl* fehlt meist auffallenderweise trotz der beständigen Bewegungen. Nur in wenigen Fällen von echter Chorea sahen wir wirkliche Paresen der Muskeln, z. B. eines Armes, oder bei Hemichorea auch eine leichte Hemiparese derselben Seite. Die *Sensibilität* ist vollkommen normal. Die *Reflexe* bieten keine besonderen Eigentümlichkeiten dar. Die *Sehnenreflexe* fanden wir meist normal, seltener auffallend schwach oder auch ein wenig gesteigert. Zuweilen verbindet sich mit der Abschwächung der Sehnenreflexe eine auffallende *Hypotonie* der Muskeln. Durch die Abnahme des Muskeltonus werden die Glieder schlaff, scheinbar paretisch (*Chorea mollis*). Hebt

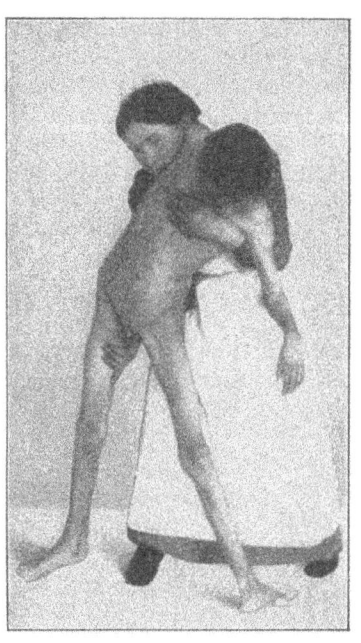
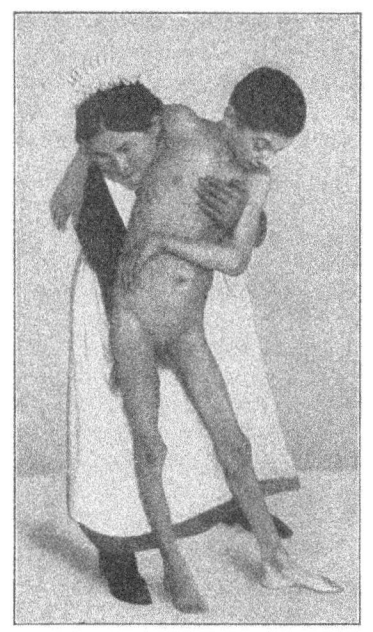

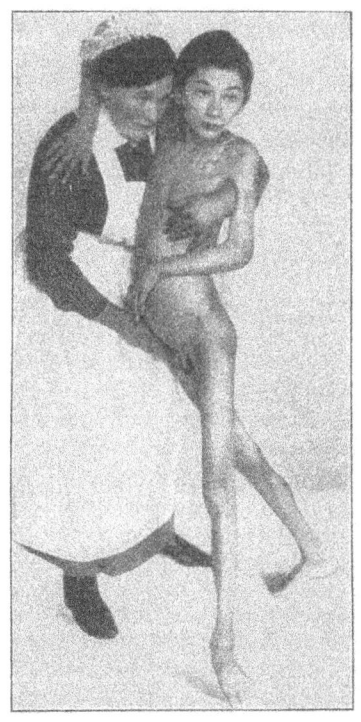
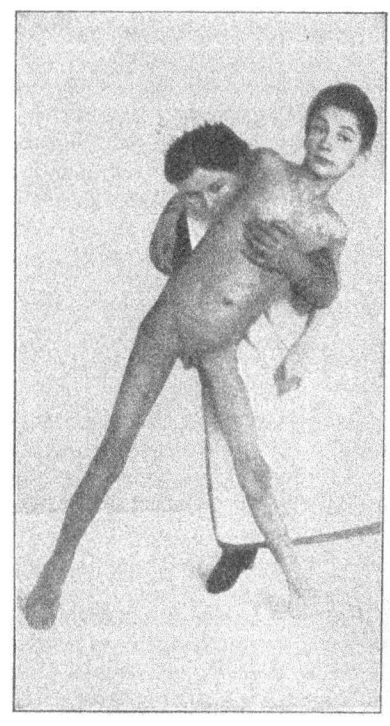

Abb. 204—207. Schwere Chorea.

man die Kinder aus dem Bett, so ist in solchen Fällen die haltlose Schlaffheit der Muskulatur des Rumpfes und der Gliedmaßen sehr auffallend. Die
eigentlichen willkürlichen Bewegungen erfahren bei der Chorea oft eine gewisse Abschwächung oder wohl richtiger eine Art Hemmung. Kennzeichnend
ist oft der Mangel mimischer Bewegungen, der starre Gesichtsausdruck der
Kranken. Zuweilen, aber keineswegs immer, sind einzelne Punkte der *Wirbelsäule gegen Druck auffallend empfindlich*. Das häufige gemeinsame Auftreten
der Chorea mit *Gelenkerkrankungen* und *Herzklappenfehlern* ist schon erwähnt
worden. Nicht ganz selten bleibt nach überstandener Chorea ein *Herzleiden* —
meist eine *Mitralinsuffizienz* — zurück. Die *Körpertemperatur* ist trotz der
beständigen Muskelzuckungen nicht erhöht, ebensowenig der *Harnstoffgehalt*
des Urins.

Geringe *Störungen im psychischen Verhalten* der Kranken werden häufig beobachtet. Die Kinder sind oft unartig, verdrießlich, launenhaft, unfähig
zu geistiger Anstrengung, reizbar und zum Weinen geneigt. Sehr auffallend ist in manchen schweren Fällen eine gewisse Hemmung der sich äußern-
den geistigen Regsamkeit. Wiederholt haben wir choreatische Kinder
gesehen, die tage- und wochenlang kaum ein Wort sprachen (*choreatischer
Mutismus*), obwohl sie nicht eigentlich stumm waren. Auch der obenerwähnte starre Gesichtsausdruck gehört in diese Gruppe der Erscheinungen.
Stärkere *psychische Störungen* (Erregungszustände, Verwirrtsein, Halluzinationen) treten zuweilen in den schweren Fällen auf, insbesondere bei der
Chorea gravidarum.

Der *Gesamtverlauf* der Chorea erstreckt sich oft auf mehrere Monate. Doch
kommen auch leichte Erkrankungen vor, die schon nach einigen Wochen
zur Heilung gelangen, während es andererseits sehr langwierige Fälle gibt,
die beinahe ein Jahr und noch länger dauern können. Schwankungen in der
Heftigkeit der Chorea, teils von selbst eintretend, teils von äußeren Anlässen
abhängig, treten oft ein. Auch wenn die Krankheit scheinbar vollständig erloschen ist, muß man auf die Möglichkeit eines *Rezidivs* gefaßt sein. Ein
wiederholtes Auftreten der Chorea innerhalb mehrerer Jahre, wobei es schwer
zu entscheiden ist, ob es sich um Rückfälle oder um neue Erkrankungen
handelt, ist ebenfalls häufig beobachtet worden. Die langdauernde Chorea
zeigt in der Regel einen verhältnismäßig geringen Grad der Krankheitserscheinungen, während andere sehr heftig auftretende Erkrankungen in verhältnismäßig kurzer Zeit wieder verschwinden.

Bei *Erwachsenen* und noch mehr im höheren Lebensalter (*Chorea senilis*) tritt dagegen die Chorea zuweilen in einer *chronischen* Form auf, die nicht selten völlig *stationär* wird. Hierbei handelt es sich jedoch um ganz andersartige Krankheitsvorgänge
(s. u.).

Der *Ausgang* der Krankheit ist in der Regel *günstig*. Doch kommen
immerhin einzelne schwere Fälle vor, die *tödlich* enden. Dann zeigen die
choreatischen Bewegungen die größte Heftigkeit. Die Kranken werden
mit Wucht im Bett umhergeworfen, können fast nichts genießen und
sind vollkommen schlaflos.

Wir selbst sahen bisher drei Fälle, die Mädchen von 14—17 Jahren betrafen und innerhalb der ersten 2—3 Krankheitswochen zum Tode führten, zwei unter den Zeichen der
allgemeinen Erschöpfung und des Herzversagens, der dritte infolge zahlreicher gangränös
gewordener Hautverletzungen, die trotz aller nur möglichen Vorsichtsmaßregeln entstanden waren.

Diagnose. Die Diagnose der Chorea ist fast immer leicht, meist sogar auf
den ersten Blick zu stellen. Die motorischen Reizerscheinungen bei der
Athetose, bei der Paralysis agitans, bei den verschiedenen Formen des Tremors

(Tremor senilis, alcoholicus, saturninus, mercurialis usw.) unterscheiden sich durch ihre Eigenart leicht von den choreatischen Bewegungen. Ebenso fällt es nicht schwer, die *symptomatischen* choreatischen Bewegungen bei anderweitigen Gehirnleiden (z. B. auch bei *Encephalitis epidemica*) von der echten Chorea minor zu unterscheiden. Zwischen choreatischen und *Athetosebewegungen* können zwar Übergänge stattfinden. Im allgemeinen ist aber die wechselnde, sprunghafte Lokalisation der choreatischen Bewegungen kennzeichnend im Gegensatz zu den langsameren, auf eine bestimmte Muskelgruppe beschränkten Athetosebewegungen. Auch rein *psychogene* choreiforme motorische Reizzustände kommen vor, die mit echter Chorea verwechselt werden können.

Prognose. Die Prognose der gewöhnlichen Chorea ist fast stets günstig, wenn auch der Verlauf der Krankheit oft langwierig ist. Auf die Möglichkeit von Rezidiven wurde schon oben hingewiesen. Zweifelhaft ist die Prognose in den schwersten Fällen akuter Chorea, die den Allgemeinzustand der Kranken in kurzer Zeit sehr herunterbringen. Die *Chorea gravidarum* muß in prognostischer Hinsicht weit ernster aufgefaßt werden als die gewöhnliche Kinderchorea.

Therapie. Auch bei leichter Chorea ist es notwendig, die Kinder nicht in die Schule gehen zu lassen, sondern sie zu Hause zu behalten, um sie vor allen unnützen seelischen Erregungen, vor Neckereien u. dgl. zu bewahren. In *allen* frischen Fällen von Chorea müssen die Kinder das Bett hüten. Erst beim Nachlassen der unwillkürlichen Muskelbewegungen ist in leichten Fällen mäßige Bewegung im Freien zuträglich. In den schweren Fällen von Chorea sind geeignete Vorsichtsmaßregeln (Kissen, gepolsterte Bettwände) zu treffen, um die Kranken vor körperlichen Verletzungen zu schützen. Für reichliche, aber reizlose, am besten laktovegetabilische *Ernährung* und für ständige leichte *Verdauung* ist zu sorgen.

Von den gegen die Chorea empfohlenen Medikamenten wird *Arsen* am häufigsten angewendet. Von der Wirksamkeit des Arsens haben wir uns freilich nie so recht überzeugen können. Man verordnet die *Solutio Fowleri*, rein oder zu gleichen Teilen mit Aqua Menthae oder Tinct. Chinae compos., von der täglich 2—3mal zuerst 5, dann in allmählich steigender Dosis 8 bis 10 Tropfen und mehr *in Wasser* gegeben werden. Bei kleinen Kindern unter 6 Jahren wird die Dosis geringer genommen. Von sonstigen Mitteln ist zunächst das *Pyramidon* zu nennen, das zuweilen in Gaben von 0,1 mehrmals täglich bei schwerer Chorea einen entschiedenen Nutzen zeigt. Man gibt es namentlich in solchen Fällen, die mit Gelenkrheumatismus zusammenhängen. Manche Beobachter berichten über gute Erfolge mit *Natrium salicylicum* (3mal täglich 1,0) oder *Aspirin* (0,3—0,5 mehrmals täglich). *Atophan* erwies sich als wirkungslos und ist nicht ungefährlich.

Bleiben die genannten Mittel erfolglos, so macht man einen Versuch mit *Bromnatrium* oder *Bromkalium* in größeren Gaben (2,0—3,0 täglich). Gerade bei schwerer akuter Chorea sahen wir von den Bromsalzen mehrmals unzweifelhaften Nutzen. Mit der Darreichung von *Narkotika* sei man *vorsichtig*! Obgleich wiederholt das *Chloralhydrat* gegen schwere Chorea empfohlen worden ist, wissen wir doch andererseits auch von üblen Folgen dieses Mittels. Immerhin kann man den fortgesetzten vorsichtigen Gebrauch kleiner Chloraldosen (bei Kindern 0,1—0,3, bei Erwachsenen 0,5—1,0 täglich, oder einzelne größere abendliche Einläufe mit 1,0—1,5 g) oder anderer Schlafmittel (*Luminal, Medinal, Allional* u. a.) versuchen. *Nirvanol* (2mal täglich 0,2) ist nur mit größter Vorsicht in schweren Fällen anzuwenden. Die Nirvanoldarreichung soll bis zum Eintreten von Intoxikationserscheinungen (Fieber, masernähnliches

Exanthem, Schleimhautreizungen) durchgeführt werden. In Fällen schwerer
Chorea bei Erwachsenen sind subkutane Injektionen von *Scopolaminum hydrobrom.* ($^1/_2$—1 mg pro die) oder der innere Gebrauch dieses Mittels von sichtlichem Nutzen.

Von günstiger Einwirkung und in den meisten Fällen von Chorea leicht
anwendbar ist eine milde *hydrotherapeutische Behandlung.* Lauwarme Bäder,
nasse Einwicklungen und leichte Abreibungen mit Wasser von 23—28° C
sind daher empfehlenswert. In einigen hartnäckigen Fällen schien uns eine
Schwitzkur von Nutzen zu sein. Heiße Einpackungen wirken beruhigend bei
schwerer choreatischer Unruhe. Günstige Wirkungen sahen wir wiederholt
in leichten Fällen von *planmäßigen heilgymnastischen Übungen,* bestehend in
regelmäßigen Beugungen und Streckungen der Arme, in taktmäßigen Schritt-
übungen u. dgl. Die *elektrische* Behandlung (schwache Galvanisation am
Rücken und am Kopfe) hat keine erhebliche Bedeutung.

Bei der *Chorea gravidarum,* die zuweilen in sehr heftiger Form auftritt,
kommen die obengenannten Mittel ebenfalls in Betracht. Bleiben sie wirkungslos, so muß in schweren Fällen die *künstliche Frühgeburt* eingeleitet
werden. Hiernach tritt, wie wir bestätigen können, meist ein rasches Nachlassen der Erscheinungen ein.

Siebzehntes Kapitel.

Chronische erbliche Chorea (Huntingtonsche Chorea). Chorea electrica. Paramyoclonus (Myoklonie).

1. Chronische erbliche Chorea (Huntingtonsche Chorea). Die von dem New
Yorker Arzt HUNTINGTON im Jahre 1872 zuerst beschriebene chronische
Chorea äußert sich zwar ebenfalls in heftigen choreatischen Bewegungen des
Körpers, ist aber ihrem Wesen nach eine von der gewöhnlichen Chorea gänzlich verschiedene Krankheit. Während die gewöhnliche Chorea minor offenbar mit infektiös-toxischen Einflüssen zusammenhängt, ist die chronische
„HUNTINGTONsche Chorea" eine *endogene, degenerative Erkrankung.* Dies zeigt
sich vor allem darin, daß sie fast immer *erblich* und *familiär* auftritt. Bei
dieser ausgesprochenen Erbkrankheit ist *ununterbrochene dominante Vererbung*
über mehrere Generationen sicher festgestellt worden, und zwar erkranken
beide Geschlechter.

Über die *anatomische Grundlage* des Leidens haben die Untersuchungen von C. und
O. VOGT, F. H. LEWY u. a. Aufklärung gebracht. Die HUNTINGTONsche Chorea gehört
zu der Gruppe der *striären Erkrankungen,* und zwar handelt es sich hauptsächlich um
degenerative Veränderungen im *Neostriatum* (Putamen und Nucleus caudatus). Die kleinen
Ganglienzellen im Striatum gehen zugrunde, so daß durch Zusammenrücken der erhaltenen
Markfasern ein *„Status fibrosus"* entsteht. Freilich sind daneben auch noch weitere Störungen in der Gehirnrinde u. a. vorhanden.

Die HUTINGTONsche Chorea tritt in der Regel etwa im 30. bis 40. Lebensjahre, zuweilen noch später in Erscheinung. Gewöhnlich werden die Kranken
erst von ihrer Umgebung darauf aufmerksam gemacht, daß sie eigentümliche
Grimassen schneiden und ungewöhnliche Bewegungen mit den Armen oder
dem Rumpf machen. Die choreatischen Zuckungen werden allmählich immer
stärker und steigern sich bis zu den wunderlichsten und sonderbarsten Bewegungen im Gesicht und im ganzen Körper. Die Fähigkeit zu gehen und
die Arme zum Essen, Ankleiden usw. zu gebrauchen, bleibt lange Zeit erhalten;

jede Tätigkeit der Kranken ist aber von den auffallendsten zappligen Mitbewegungen und Zuckungen im ganzen Körper begleitet. Später wird das Gehen, Stehen und Sitzen unmöglich. Bei psychischer Aufregung und bei vorgeschriebenen willkürlichen Bewegungen steigert sich die choreatische Unruhe. So tritt z. B. beim Öffnen des Mundes oft ein auffallendes Verziehen des ganzen Gesichts ein, mit gleichzeitiger Anspannung des Platysma u. a. Sind die Gesichts- und Zungenmuskeln mitbefallen, so wird die Sprache gestört, eigentümliche Schnalzlaute werden hörbar u. dgl. Alle Bewegungen geschehen hastig und abgerissen, weil die Kranken die kurzen Ruhepausen zur Ausführung ihrer Bewegungen abpassen müssen. Im ganzen sind die krankhaften Bewegungen etwas langsamer und ununterbrochener als bei der Chorea minor. Bemerkenswert ist, daß die starke Muskelunruhe kein Ermüdungsgefühl hervorruft. Der *Muskeltonus* ist in einigen Fällen entschieden herabgesetzt. Die Sensibilität und die übrigen nervösen Funktionen bleiben ungestört. Die Sehnenreflexe sind meist ziemlich lebhaft.

Kennzeichnend für die HUNTINGTONsche Chorea ist es, daß sich bei den Kranken in *psychischer Hinsicht* allmählich im Laufe der Jahre meist eine deutliche Schwäche bemerkbar macht, die sich bis zur vollkommenen *Verblödung* steigern kann. Zunächst machen sich unbegründeter Stimmungswechsel, Reizbarkeit, Nachlassen der geistigen Fähigkeiten und Leistungen, Gedächtnis- und Wahrnehmungsstörungen bemerkbar. In anderen Fällen treten stärkere psychische Erregungszustände oder auch depressive Stimmungen auf, die zu Selbstmordversuchen führen können.

Diagnose: Die Erkennung des Leidens ist nicht schwierig, vor allem wenn Fälle von HUNTINGTONscher Chorea in der Familie vorgekommen sind. Die *Chorea minor* ist nach Vorgeschichte und Verlauf leicht abzugrenzen. *Symptomatische Choreaformen*, die bei den verschiedensten Gehirnkrankheiten zu beobachten sind, können an den sonstigen vorhandenen neurologischen Befunden, die bei der HUNTINGTONschen Chorea nicht zu erheben sind, erkannt werden.

Die *Prognose* der HUNTINGTONschen Chorea ist ganz trüb. Das Leiden schreitet stetig fort und ist unheilbar. Von den bei der gewöhnlichen Chorea üblichen Mitteln sieht man in der Regel nicht einmal eine symptomatische Wirkung. Am ehesten scheinen fortgesetzte kleine Gaben von *Chloralhydrat* und *Skopolamin* von einiger Wirkung zu sein.

Vorbeugung: Um zu vermeiden, daß die bedauernswerten Kranken Nachkommen haben, denen das gleiche traurige Schicksal zuteil würde, ist im Deutschen Reich *jeder Fall von* HUNTINGTONscher Chorea *meldepflichtig.* Sobald sich das Leiden aus der verborgenen Anlage erkennbar entwickelt hat, möglichst noch rechtzeitig, bevor Kinder oder weitere Kinder gezeugt werden, sind die Träger dieser Erbkrankheit *unfruchtbar* zu machen.

2. Chorea electrica. Unter diesem Namen beschrieb HENOCH eine Form der Chorea bei *Kindern*, die sich von der gewöhnlichen Chorea minor durch die an einzelnen Muskeln (besonders des Nackens und der Schultern) auftretenden viel kürzeren, *blitzartigen Zuckungen* unterscheidet. Die Zuckungen machen den Eindruck, als ob die Muskeln durch einzelne galvanische Schläge in Zuckung versetzt würden. Sie treten in ziemlich langen Zwischenräumen von etwa 3—5 Minuten auf. Diese *Chorea electrica* ist offenbar mit der weiter unten besprochenen Myoklonie nahe verwandt. Vielleicht handelt es sich in einem Teil dieser Fälle um die Folgen einer *epidemischen Enzephalitis.*

Die Bezeichnung „Chorea electrica" ist auch einer eigentümlichen Krankheit gegeben worden, die in der Lombardei endemisch sein soll, zuerst von DUBINI beschrieben wurde und daher auch unter dem Namen der „DUBINIschen Krankheit" bekannt ist. Auch hier treten nach vorhergehenden Kopf- und Rückenschmerzen rasch und stoßweise sich folgende Muskelzuckungen auf, zuerst gewöhnlich in einem Arm, dann aber allmählich auf

alle übrigen Gliedmaßen übergreifend. Nach mehreren Wochen oder Monaten treten
Lähmungen und Muskelatrophien auf, nicht selten auch epileptiforme Krampfanfälle
und Fieber. Die Haut ist hyperästhetisch, so daß jede Berührung lebhafte Zuckungen
auslöst. Das Bewußtsein bleibt ungetrübt. — Die Krankheit führt unter den Zeichen
der Herzlähmung oder unter dem Eintritt komatöser Zustände nach wenigen Wochen
oder noch in späterer Zeit oft zum Tode. Nur in einem kleinen Teil der Fälle tritt Genesung ein. Etwas Näheres über die Ursache des Leidens ist nicht bekannt.

3. Paramyoclonus multiplex (Myoklonie). Dieser Name wurde zuerst von
FRIEDREICH für einen von ihm beobachteten Krankheitsfall gebraucht, bei
dem es sich um klonische Zuckungen in symmetrischen Muskelgruppen (an
den Armen und Beinen) handelte, die anfallsweise ohne Bewußtseinsstörung
auftraten. Daneben fand sich eine beträchtliche Steigerung der Sehnenreflexe.
Derartige Fälle sind später in ziemlich großer Anzahl beschrieben worden,
wobei aber zweifellos verschiedenartige Krankheitszustände (Folgen einer
Encephalitis epidemica u. a.) miteinander vermengt wurden. Als echten Paramyoklonus, d. h. als Krankheit sui generis können wir nur solche Fälle gelten
lassen, bei denen die Zuckungen *blitzartig in einzelnen Muskelfasern oder Muskeln auftreten, fast immer ohne einen sichtbaren Bewegungseffekt* zur Folge zu
haben. Dadurch unterscheiden sie sich von den choreatischen Zuckungen.
Am häufigsten sind die Muskeln des Rumpfes und der Gliedmaßen beteiligt.
Dieser eigentümliche Krankheitszustand ist einerseits der obenerwähnten
Chorea electrica aufs nächste verwandt, während er andererseits nahe Beziehung
zu den verschiedenen Formen des *Muskelticks* (*Tic convulsif,* klonischer
Fazialiskrampf, klonischer Akzessoriuskrampf, s. d.) hat. Am häufigsten tritt
der eigentliche *Paramyoklonus* in den *Armen*, und zwar vorzugsweise in den
Adduktoren (Pectorales) auf, so daß beide Arme ununterbrochen gleichzeitig
zusammenzucken. Psychische Erregungen steigern die Zuckungen. Bei vollständiger Ruhe werden diese geringer, im Schlaf hören sie ganz auf. Zuweilen
verbinden sich die Zuckungen in den Armen mit einem Tick im Fazialisgebiet.
Manche Erkrankungen an Paramyoklonus stehen vielleicht der *Hysterie* nahe.
Dies sind namentlich die im Anschluß an einen einmaligen heftigen *Schreck*
entstandenen Zuckungen. Hier kann eine geeignete psychische Behandlung
rasche Heilung bewirken. Die meisten Erkrankungen sind jedoch sicher organischen Ursprungs. Sie trotzen allen Heilversuchen und stellen ein äußerst
qualvolles, jahrelang andauerndes Leiden dar. Wie alle derartigen Krankheiten, tritt auch der Paramyoklonus wahrscheinlich nur bei dazu disponierten
Menschen auf. Er entsteht auf Grund einer *erblich-nervösen Bereitschaft.*
Exogene Ursachen lösen diese Anlage aus. *Anatomisch* handelt es sich um
nicht sehr ausgedehnte, geringfügige Schädigungen im *Striatum.* Nicht unwahrscheinlich ist es, daß in manchen Fällen zwischen dem Paramyoklonus
und der HUNTINGTON*schen Chorea* (s. o.) Beziehungen bestehen.

Zur HUNTINGTONschen Chorea gehören wahrscheinlich diejenigen Fälle,
bei denen die auftretenden krampfartigen Zuckungen viel kompliziertere
Formen annehmen. Hier verbinden sich die Muskelzuckungen mit krampfhaft
hervorgestoßenen eigentümlichen Lauten oder sogar zwangsweise hervorgestoßenen Worten. Haben diese Worte eine anstößige Bedeutung, so spricht
man von *Koprolalie.* Besteht ein zwangsweises Nachsprechen gehörter Worte,
so nennt man den Zustand *Echolalie.* Alle diese eigentümlichen Symptome
vereinigen sich mitunter in verschiedener Weise zu einem eigenartigen Krankheitsbild, das von französischen Forschern als „*Maladie des tics*" bezeichnet
und früher zur Hysterie gerechnet wurde.

Endlich haben wir noch eine besondere Form der „Myoklonie" zu erwähnen,
die von UNVERRICHT, LUNDBORG u. a. beschrieben worden ist. Sie ist aus-

gezeichnet durch ihr *erbliches, familiäres* Vorkommen, durch das Übergreifen der Zuckungen auf die Zungen- und Schlundmuskulatur, sowie durch die Vereinigung mit zuweilen schweren und häufigen *epileptischen* Anfällen. Nicht selten führt sie schließlich zu *völliger Verblödung*. Diese Fällen stehen ebenfalls in naher Beziehung zur HUNTINGTONschen Chorea.

Die *Behandlung* aller hierher gehörigen Krankheitszustände muß in erster Linie *psychisch* sein. Die Kranken bedürfen völliger körperlicher und geistiger Ruhe. Am besten ist Absonderung im Krankenhaus oder in einer Heilanstalt. Durch eine planmäßige, vorsichtige Heilgymnastik versucht man die *normalen* motorischen Innervationen zu stärken, um hierdurch die krankhaften Antriebe zu unterdrücken. Die Kranken müssen nach dem Takt langsame Bewegungen ausführen u. dgl. Daneben können beruhigende Mittel (*Skopolamin, Brom, Chloralhydrat, Arsen* u. a.) angewandt werden. Auch eine galvanische Behandlung, elektrische Bäder u. dgl. sind oft von Nutzen.

V. Die Krankheiten des vegetativen Nervensystems.

Erstes Kapitel.

Vorbemerkungen zur Anatomie, Physiologie und Pharmakologie des vegetativen Nervensystems[1]).

Unter dem Namen *vegetatives Nervensystem* fassen wir alle diejenigen Ganglienzellen und Nervenfasern zusammen, die zu der glatten Muskulatur, dem Herzmuskel und den Drüsen mit innerer und äußerer Sekretion Erregungen leiten, die deren Tätigkeit und die der Kreislaufs-, der Verdauungs- und der Harn- und Geschlechtsorgane überwachen und Stoffwechsel und Körperwärme regeln. Die auf diesen Nervenbahnen vermittelten nervösen Einflüsse wirken anregend oder hemmend auf die Tätigkeit der Zellen und Organe. Sie sorgen dafür, „daß deren Leistungen so zusammenspielen, daß das Leben erhalten, und daß das Ganze zu einem einheitlichen Lebensorganismus zusammengeschlossen bleibt" („*Lebensnerven*" nach L. R. MÜLLER).

Das zerebrospinale oder „*animale*" Nervensystem dient im allgemeinen den *willkürlichen*, ins Bewußtsein dringenden Funktionen, während die Erregungsvorgänge in dem jetzt zu besprechenden „*vegetativen*" Nervensystem *unwillkürlich* vor sich gehen. Da wir keinen Einfluß auf den Ablauf der Vorgänge haben, wurde es von dem englischen Forscher LANGLEY als das „*selbständige*", als das „*autonome*" Nervensystem bezeichnet. Wenngleich aber die Tätigkeit des vegetativen Nervensystems von dem im Großhirn zustandekommenden Willen nicht oder nur wenig abhängig ist, bestehen doch enge Beziehungen zum Großhirn. So üben psychische Vorgänge, vor allem die Lust- und Unlustgefühle (*Stimmungen*) auf die Erfolgsorgane der vegetativen Nerven einen lebhaften Einfluß aus (Weinen, Erblassen, Herzklopfen, Schweißausbruch u. a.). Vom Großhirn, und zwar vom *Zwischenhirn* (Höhlengrau der Wand und Gangliengruppen am Boden des III. Ventrikels), nehmen auch die Fasern des vegetativen Nervensystems ihren Ursprung, außerdem allerdings auch von der *Medulla oblongata* und vom *Rückenmark*.

Das Hauptunterscheidungsmerkmal des *vegetativen* Nervensystems von dem *animalen* ist die Einschaltung von Ganglienknoten in die peripherischen Nervenfasern. Jede vegetative Faser, die vom Zentralnervensystem kommt (*präganglionäre* Faser), splittert sich um einen Ganglienknoten auf. Von diesem Ganglion gehen nunmehr erst die vegetativen Nerven für das Erfolgsorgan ab (*postganglionäre* Faser). Derart eingeschaltet sind unter vielen anderen die Ganglien des Grenzstrangs, das Ganglion ciliare, das Ganglion coeliacum und wahrscheinlich auch die dicht an den Organen oder in diesen liegenden Ganglien (z. B. MEISSNERscher und AUERBACHscher Plexus). Während die *präganglionären* Fasern

---

[1]) Ausführliche Darstellungen findet man in L. R. MÜLLER, Lebensnerven und Lebenstriebe. 3. Aufl. Berlin 1931. Julius Springer. — E. SCHILF, Das autonome Nervensystem. Leipzig 1926. Georg Thieme. — K. DRESEL, Erkrankungen des vegetativen Nervensystems in KRAUS-BRUGSCH, Handb. d. spez. Pathologie u. Therapie d. inn. Krankheiten. Bd. X, 3. Teil, S. 1—182. Berlin 1924. — G. v. BERGMANN u. E. BILLIGHEIMER, Das vegetative Nervensystem und seine Störungen in BERGMANN-STAEHELIN, Handb. der inneren Med. 2. Aufl. Berlin 1926. Bd. 5, Teil 2, S. 1076—1154.

des *vegetativen* Nervensystems *markhaltig* sind, ziehen die *postganglionären* — auch im Gegensatz zu den in ihrem ganzen Verlauf markumhüllten *animalen* Nervenfasern — *ohne Markscheide* zum Erfolgsorgan.

Das vegetative Nervensystem wird in einen „*sympathischen*" und einen „*parasympathischen*" Teil getrennt, eine Einteilung, die sich zwar anatomisch nicht völlig, wohl aber nach dem physiologischen und pharmakologischen Verhalten dieser Systeme durchführen läßt. Daneben spricht man von einem „*intramuralen System*" („*enteric system*" nach LANGLEY), d. h. man weiß, daß in die Organe (Herz, Magen, Darm, Blase) Ganglienzellen eingelagert sind. Ob man diesem intramuralen System jedoch eine Sonderstellung einräumen kann, ist zweifelhaft (s. unten).

Sympathisches System. Die sympathischen Fasern verlassen das Rückenmark in den vorderen Wurzeln des I. Thorakal- bis zum IV. Lumbalnerven. Sie treten alle in gleicher Weise aus den Rückenmarksnerven kurz nach dem Zusammentreffen von vorderer und hinterer Wurzel aus und bilden, jederseits längs der Wirbelsäule nach auf- und abwärts ziehend, mit einer hier liegenden segmental angeordneten Kette von Ganglienknoten den „*Grenzstrang des Sympathikus*".

Im zervikalen Teil des Grenzstrangs, im „*Halssympathikus*", gehen vom *Ganglion cervicale supremum* Fasern zu den Gefäßen, Schweißdrüsen und Pilomotoren des Kopfes, zu den Tränen- und Speicheldrüsen, zum Dilatator pupillae, sowie zum Müllerschen Muskel. Vom *Ganglion cervicale infimum*, das meist mit den beiden obersten Ganglien des Brustteiles zum *Ganglion stellatum* verschmolzen ist, sowie von dem nicht immer vorhandenen *Ganglion cervicale medium* nehmen Nervenfasern ihren Ursprung, die zum Herzen, zu den Bronchien und zu den Lungen führen.

Aus den Ganglien des übrigen Grenzstranges entspringende peripherische Nervenfasern führen zu den inneren Organen, zu Blutgefäßen, Drüsen und zu den glatten Muskelfasern des ganzen Körpers. Diese Nervenfasern sind dabei durch zahlreiche geflechtartige Bildungen ihrer Äste unter sich und mit denen von Gehirn- und Rückenmarksnerven verbunden. Viele Sympathikusfasern verlaufen mit den sensiblen Nerven zur Peripherie, ein Teil der Fasern tritt in die Bahn der Spinalnerven ein und zieht mit diesen zu den Blutgefäßen der Haut, zu den Schweißdrüsen und den Pilomotoren.

Oberhalb des Zwerchfells verläßt ein kräftiger Nerv, der seine Fasern aus dem 6. bis 9. Brustsegment erhält, als *N. splanchnicus major* den Grenzstrang. Ohne mit dessen Ganglien in Verbindung zu treten, zieht er als präganglionärer Nerv zu einem Geflecht von Gangliengruppen (*Plexus solaris*), das längs der Bauchaorta gelegen ist. Die größten Ganglienknoten dieses Geflechtes sind das *Ganglion coeliacum* und das *G. mesentericum superius*. Auch der *N. splanchnicus minor* (aus dem 10.—12. Brustsegment) führt diesem Nervengeflecht präganglionäre Fasern zu. Der Plexus versorgt mit seinen Fasern den Magen, den Darm bis zum Colon descendens, Leber, Gallenblase, Milz, Nebennieren und Pankreas. Nach unten schließt sich das *Ganglion mesentericum inferius* in der Gegend der Abgangsstelle der Art. mesent. inf. an. Es sendet Fasern zur Blase und Niere und zu den unteren Darmteilen.

Auch aus dem sakralen und dem coccygealen Teil des Grenzstrangs gehen Äste zu den großen Nervengeflechten, die der Blase, den Genitalien und dem Mastdarm angelagert sind.

Parasympathisches System. Das parasympathische System besteht aus einem *kranial-autonomen* und einem *sakral-autonomen* Teil. Das kranial-parasympathische System enthält Nervenfasern, die aus dem Mittelhirn kommen und im *N. oculomotorius* zum *Ganglion ciliare* verlaufen, um von dort aus den Sphincter pupillae und den Ziliarmuskel zu innervieren. Aus der Medulla oblongata entstammen im *N. trigeminus* und im *N. glossopharyngeus* vermutlich sekretorische Fasern und Fasern für die Vasodilatation des Gesichts. Vom zwischengeschalteten *Ganglion sphenopalatinum* gehen sekretorische Fasern zu den Tränendrüsen und zur Nasenschleimhaut, vom *Ganglion oticum* zur Ohrspeicheldrüse. Fasern, die im Fazialis verlaufen und als Chorda tympani zum *Ganglion submaxillare* ziehen, versorgen die Speicheldrüsen.

Der bei weitem größte Teil des parasympathischen Systems verläuft im *Vagus*. Die vom viszeralen Vaguskern ausgehenden Fasern versorgen das Herz, die Lungen, den Magen, die Leber, das Pankreas und den oberen Teil des Darmes bis zum Colon descendens. Sensible Vagusfasern ziehen zum Schlund und Kehlkopf.

Die Nervenfasern des sakral-parasympathischen Systems gehen vom Sakralmark aus, gelangen mit dem *Plexus pudendus* ins kleine Becken und ziehen als *Nervi pelvici* zu den Nervengeflechten, die Blase, Mastdarm und Geschlechtsorgane versorgen.

Zum parasympathischen System werden ferner nach L. R. MÜLLER die dem Brust- und Lendenteil des Rückenmarks entspringenden *vasodilatatorischen Fasern* und die *schweißhemmenden Bahnen* für den Rumpf und für die Gliedmaßen gerechnet.

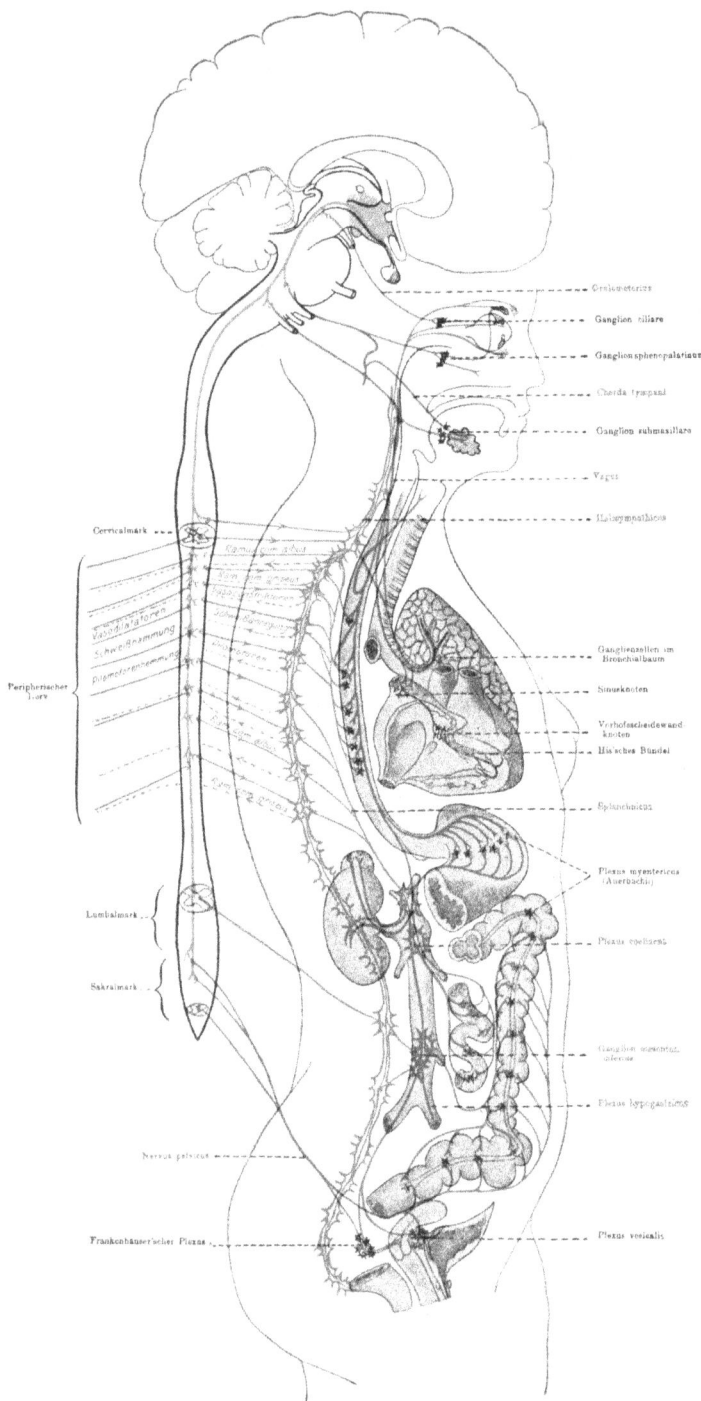

Abb. 208. Übersichtsbild der vegetativen Innervation der inneren Organe des Menschen.
(Nach L. R. MÜLLER.) Rot: sympathisches Nervensystem. Blau: parasympathisches Nervensystem.
Schwarz: intramurales Nervensystem. Grün: Bahnen im Rückenmark von den vegetativen Zentren
im Zwischenhirn ausgehend.

Intramurales System. Unter diesem Namen faßt man die in den Wandungen der Hohlorgane befindlichen Nervenplexus und Ganglienzellen zusammen. Wir finden sie in der Schlundröhre, im Magen-Darmkanal, im Ureter, in der Blase und vor allem im Herzen. Hier bestehen zwischen dem muskulären Reizleitungssystem und dem Gangliengeflecht durch zahlreiche Nervenfasern enge Beziehungen. In der Darmwand wird der *Meißnersche Plexus* von dem *Auerbachschen Plexus* unterschieden. Der letzte hat vor allem Beziehungen zur Motilität des Darmes.

Dieses „*enteric system*" oder besser „*Wandnervensystem*" gewährt den betreffenden Organen, auch wenn sie von den vegetativen Nerven losgelöst sind, eine gewisse Selbständigkeit. Im allgemeinen unterliegt dieses intramurale System hemmenden und fördernden Einflüssen des sympathischen und parasympathischen Systems. Im einzelnen ist aber der Zusammenhang der in den Wandungen der Hohlorgane liegenden Nervenplexus mit dem übrigen vegetativen Nervensystem noch ungeklärt. Wahrscheinlich ist es nicht berechtigt, diese intramuralen Ganglienzellplexus von dem übrigen vegetativen Nervensystem abzutrennen. Viele Forscher rechnen das Wandnervensystem zum *parasympathischen Teil* der vegetativen Nerven. Dresel äußert die Ansicht, daß das ganze „enteric system" nichts anderes ist als der „*Plexus parasympathicus postganglionaris*".

Fast sämtliche Organe werden sowohl von sympathischen als auch von parasympathischen Nerven versorgt. Die vegetative Innervation ist nicht nur eine *doppelte*, sondern gewöhnlich auch eine *antagonistische*. Beide Anteile wirken dann in entgegengesetzter Richtung, die einen Nerven wirken fördernd und anregend, die anderen hemmend und reizherabsetzend. Zumeist in dieser Weise greifen das sympathische und das parasympathische System in die Tätigkeit des oben besprochenen Wandnervensystems der Hohlorgane ein und üben infolge ihres antagonistischen Verhaltens einen regelnden und steuernden Einfluß auf die Organtätigkeit aus. Die Wirksamkeit der parasympathischen oder sympathischen Reizung hängt dabei nach neueren Untersuchungen von dem Gehalt der Erfolgsorgane an *Kalium-* oder *Kalziumionen* ab, die sich ebenfalls antagonistisch verhalten. Kaliumanreicherung wirkt nach S. G. Zondek wie Parasympathikus-, Kalziumanreicherung wie Sympathikusreizung.

Beispiele der antagonistischen vegetativen Innervation seien im folgenden angeführt: Am Auge *verengert* sich die *Pupille* unter der parasympathischen Innervation (N. oculomotorius) des Sphincter pupillae, während andererseits im Halssympathicus *pupillenerweiternde* Fasern nach dem Auge ziehen. — Die *Bronchialmuskulatur* wird durch den Vagus *angespannt* und durch den Sympathikus zur *Erschlaffung* gebracht. — Auf die *Herzaktion* wirken Fasern des sympathischen Systems erregend, d. h. *beschleunigend*, der Vagus *verlangsamt* die Herztätigkeit. — Umgekehrt *regt* der Vagus die *Peristaltik des Magen-Darmkanals an*, während der N. splanchnicus (Sympathikus) diese *hemmt*. — Dem *Enddarm* vermittelt der N. pelvicus (Parasympathikus) *erregende*, sympathische Fasern bedingen dagegen *hemmende* Einflüsse. — An der *Harnblase* bewirkt der Sympathikus (Nn. hypogastrici) *Hemmung* der Entleerung, Fasern des sakral-parasympathischen Systems regen die *Kontraktion der glatten Blasenmuskulatur* an.

Wichtig ist dabei, daß es sich bei den Innervationen des vegetativen Nervensystems nicht wie bei dem der Willkür unterstehenden Nervensystem um den Wechsel von Ruhezuständen und plötzlicher Tätigkeit handelt. Es besteht vielmehr hier ein ständiger *Spannungszustand (Tonus)*, der von *Tonusschwankungen* unterbrochen wird. Einer Tonus*erhöhung* im sympathischen Teile steht dabei ein Tonus*nachlaß* im parasympathischen gegenüber und umgekehrt.

Das sympathische und das parasympathische System beeinflussen sich aber nicht ausschließlich im *antagonistischen*, sondern auch nicht selten im *ergänzenden* Sinne (*Synergismus*). So liefert z. B. die Reizung *beider* Nervensysteme eine vermehrte Speichelsekretion. Bei der Erregung der *parasympathischen* Fasern wird ein reichlicher, dünner, sehr flüssiger „Chordaspeichel" entleert, bei der Reizung der *sympathischen* Fasern wird dagegen ein spärlicher, zäher, mehr feste Substanzen enthaltender Speichel abgesondert.

Nicht nur die einzelnen Organe werden vom vegetativen Nervensystem beeinflußt, sondern auch die Tätigkeit mehrerer Organe wird durch die vegetative Innervation zu einem einheitlichen Ganzen zusammengefaßt. In
dieser Weise wird z. B. der *Stoffwechsel* (Wasser- und Salzhaushalt, Kohlen-
hydrat-, Eiweiß- und Fettstoffwechsel) und die Aufrechterhaltung des *Wärme-
gleichgewichts* bewirkt. Das vegetative *Zentrum für die Wärmeregulation* liegt im
Zwischenhirn (Tuber cinereum). Von hier aus werden sowohl die physikalischen
Maßnahmen in der Haut als auch die chemischen Vorgänge in den großen
Drüsen, vor allem in der Leber, in einheitlichem Sinne geregelt. Nach manchen
Forschern sollen im Sympathikus die Bahnen für die Steigerung der Körpertemperatur verlaufen, während parasympathische Fasern die Aufgabe haben
sollen, die Wärmebildung zu hemmen und die Wärmeabgabe zu steigern, also
die Körpertemperatur herabzusetzen. An diesem Wärmezentrum greift die
Mehrzahl der chemisch-physikalischen (toxischen) Reize, die *Fieber* erzeugen,
an. Was die vegetative Regulation des *Stoffwechsels* anbetrifft, so führen
nach L. R. MÜLLER die sympathischen Innervationen zu „*verbrauchsstei-
gernden*“ Vorgängen (Oxydationen und Wärme*bildung*), die parasympathischen
umgekehrt zu „*aufbauenden*“ Vorgängen (Synthesen und Wärme*bindung*).

Im vegetativen Nervensystem sind nicht nur *efferente* (zentrifugale, motorische und sekretorische) Fasern vorhanden, sondern auch zentripetal leitende,
afferente, sensible Bahnen. Vor allem spricht für diese Ansicht, daß die
Eingeweide des Bauches und der Brust unter Umständen *Schmerzempfindungen* verursachen können. Auch daß die Chirurgen unter *Splanchnikus-
anästhesie* schmerzlose Bauchoperationen ausführen können, ist ein Beweis für
das Vorhandensein von sensiblen Fasern im Splanchnikus. Der Sympathikus
führt afferente Nervenfasern nur von den Eingeweiden zum Zentralnervensystem. In den übrigen von sympathischen Fasern innervierten Teilen des
Körpers verlaufen die afferenten sensiblen Fasern nicht im Sympathikus,
sondern unmittelbar in den Spinalnerven.

Die im *Sympathikus* verlaufenden afferenten sensiblen Fasern der *Bauchorgane* durch-
ziehen die Prävertebralganglien, sammeln sich in den Nn. splanchnici und treten durch
die Rami comm. ins Rückenmark ein, von wo aus die Erregungen, vielleicht auf Verbindungen verschiedener Art, zu den großen Zwischenhirnganglien gelangen. Hier wird
nach den neueren Ergebnissen experimenteller Untersuchungen die Schmerzempfindung
wahrgenommen.

Durch die Überleitung der Erregung von viszerosensiblen Bahnen auf sensible Nerven, die von der Haut kommen, entsteht die *Überempfindlichkeit
der Haut* bei Erkrankungen der inneren Organe. So sind die hyperästhetischen HEADschen Zonen zu erklären, die entsprechend dem Verlauf der Hautnerven meist horizontal und streifenförmig angeordnet sind.

Auf dem Wege der afferenten Nerven werden die vom vegetativen Nervensystem versorgten Organe *reflektorisch* beeinflußt. Die Reize dringen dabei
zumeist nicht bis zur Großhirnrinde vor, sondern der Reflexbogen wird in
den vegetativen Zentren des Zwischenhirns oder im Rückenmark geschlossen.
Aber auch im Großhirn zustande kommende Stimmungsschwankungen und
Gemütserregungen sind imstande, nach Art eines Reflexes auf dem Wege
des vegetativen Nervensystems die inneren Organe anzuregen oder zu hemmen
(L. R. MÜLLER). Die vegetativen Zentren, welche den Einfluß des Großhirns
auf das vegetative Nervensystem weitergeben, liegen nach den physiologischen
Untersuchungen und den klinischen Erfahrungen der letzten Jahrzehnte im
Zwischenhirn (Höhlengrau des dritten Ventrikels, Regio hypothalamica). Die
Zellen dieser übergeordneten Zentren sind nicht mehr sympathisch *oder* para-
sympathisch, sondern vegetativ.

Enge Beziehungen bestehen ferner zwischen dem vegetativen Nervensystem und den *Drüsen mit innerer Sekretion* (z. B. Nebennieren, Schilddrüse, Beischilddrüsen, Pankreas). Unsere Kenntnisse von dem Zusammenspiel dieser Drüsen mit dem vegetativen Nervensystem ist jedoch noch sehr gering.

Wichtig ist das *pharmakologische* Verhalten des vegetativen Nervensystems. *Nikotin* wirkt in leitungsunterbrechendem Sinne auf die Ganglien des sympathischen Systems und damit *lähmend* auf das *gesamte vegetative Nervensystem.* Gegenüber anderen Giften hat jedoch das sympathische und das parasympathische System eine verschiedene Ansprechbarkeit:

Adrenalin entspricht in seiner Wirkung einer *Reizung* des *sympathischen* Nervensystems. Es führt zu Pupillenerweiterung, Vasokonstriktion in fast allen Gefäßgebieten, Piloerektion, Beschleunigung des Herzschlags, Erweiterung der Bronchien, Hemmung der Magensaftabsonderung und der Magen-, Darm- und Blasenbewegungen.

Ergotoxin, Ergotamin und *Histamin* (*β-Imidazolyläthylamin*) *lähmen* die Nervenendigungen des *sympathischen* Systems. Sie wirken also *entgegengesetzt* wie das Adrenalin.

Muskarin, Physostigmin, Pilokarpin, Cholin und *Azetylcholin* erregen das *parasympathische* Nervensystem. Sie führen zu Pupillenverengerung, Kontraktion der Bronchialmuskeln, Verlangsamung des Herzschlags, Kontraktion der Magen-Darmmuskulatur, Sekretion der Tränen- und Speicheldrüsen.

Atropin lähmt die Endapparate des *parasympathischen* Systems. Es bewirkt Erweiterung der Pupillen, Hemmung der Tränen- und Speicheldrüsensekretion, Herzbeschleunigung, Erschlaffung der Bronchial- und der Magen-Darmmuskulatur.

Zweites Kapitel.

Die vegetativen Neurosen.

(*„Vegetativ Stigmatisierte"* und *„vegetativ Labile".*)

Krankheitserscheinungen nervös-funktioneller Art auf Störungen im vegetativen Nervensystem, auf dauernde ungewöhnliche Erregungszustände im Bereich des parasympathischen und des sympathischen Systems zurückzuführen, wurde bereits von ROSENBACH, v. NOORDEN, ZUELZER und anderen versucht. EPPINGER und HESS haben dann im Jahre 1910 die klinischen Begriffe der *„Vagotonie"* und der *„Sympathikotonie"* aufgestellt. Auf Grund pharmakologischer Untersuchungen des vegetativen Nervensystems kamen sie zu dem Schluß, daß es Menschen gibt, die einen erhöhten Vagustonus und eine verstärkte Ansprechbarkeit gegenüber dem Pilokarpin zeigen (*Vagotoniker*), während sie gegen Reize, die im sympathischen System angreifen (Adrenalin), unterempfindlich sind. Umgekehrt soll bei anderen Kranken eine veränderte, erhöhte Reizbarkeit im sympathischen System und eine starke Empfindlichkeit gegen Adrenalin bestehen, während das parasympathische System dieser Menschen auf Pilokarpin und Atropin weniger stark reagiert (*Sympathikotoniker*). Eingehende Nachprüfungen haben jedoch ergeben, daß diese von EPPINGER und HESS aufgestellten klinischen Begriffe der Vagotonie und der Sympathikotonie *nicht aufrechtzuerhalten* sind. Es gibt keine „reinen" Krankheitsfälle und auch keine „rein" vagotonisch oder „rein" sympathikotonisch Disponierten, bei denen die Reizbarkeit des *ganzen* parasympathischen oder des *ganzen* sympathischen Systems erhöht ist. In manchen Fällen befinden sich einzelne Teilgebiete des sympathischen oder des parasympathischen Systems im Zustand des erhöhten Tonus oder der erhöhten Reizbarkeit (L. R. MÜLLER). Zumeist zeigen aber Menschen mit übererregbarem vegetativen Nervensystem eine gleichmäßige Überempfindlichkeit gegenüber dem Pilokarpin *und* dem Adrenalin (JULIUS BAUER). *Sowohl parasympathische als auch sympathische Erscheinungen* sind bei den Betreffenden zu finden. Man bezeichnet daher jetzt allgemeiner Menschen, bei denen

wir Abweichungen im vegetativen Nervensystem erkennen, die also Stigmata
der parasympathischen und sympathischen Symptomengruppe haben, als
„vegetativ Stigmatisierte" (v. Bergmann).

Die Kenntnis dieser klinischen Merkmale ist praktisch wichtig. Wir vermögen mit ihrer Hilfe konstitutionelle Menschengruppen mit bestimmter
neuropathischer Krankheitsbereitschaft zu erkennen, bei denen also eine Neigung zu Störungen im Bereich des vegetativen Nervensystems besteht, bei denen
die vegetativen Funktionen und Regulationen nicht gefestigt, sondern unausgeglichen, labil, sind („vegetativ Labile"). Durch diese Kenntnis sind wir imstande, das Wesen von Krankheiten richtig aufzufassen, die sich auf den
Boden dieser Krankheitsbereitschaft entwickeln.

Die wichtigsten klinischen Symptome der Übererregbarkeit im parasympathischen System sind folgende: Pupillenenge, Akkommodationskrämpfe, vermehrter Speichelfluß, übermäßige Tränen- und Nasensekretion, auffällig
starke Schweißabsonderung, Vasolabilität: blasse Hautfarbe, kalte Füße und
Hände, Dermographismus (Zeichen allgemeiner Überempfindlichkeit des vegetativen Systems), Bradykardie, langsamer Puls, niedriger Blutdruck, respiratorische Arhythmie, Extrasystolie, Spasmen im Bereich des ganzen Magen-
Darmkanals, Hyperazidität, die röntgenologisch nachweisbare Stierhornform
des Magens, Eosinophilie des Blutes. Einzelne Reizsymptome werden nach
intravenöser Injektion von 0,75 mg Atropin geringer, manche Erscheinungen
treten stärker hervor, nachdem 0,0075 g Pilokarpin intravenös eingespritzt
wurde. Krankheitsbilder, die teilweise auf einer gesteigerten parasympathischen
Übererregbarkeit beruhen, sind das Asthma bronchiale, die Angina pectoris
vasomotorica, der Pylorospasmus, der Kardiospasmus mit sekundärer Erweiterung des Ösophagus, die Colica mucosa und die spastische Obstipation. Auch
die Seekrankheit wird von manchen Forschern als eine Reizung des Vagus
aufgefaßt.

Die Haupterscheinungen der Sympathikusübererregbarkeit sind Pupillenweite, Weite der Lidspalten, Exophthalmus, geringer Speichel- und Tränenfluß, trockene Haut, Tremor, Tachykardie, Pulsbeschleunigung, Atonie und
Sekretionsschwäche des Magens, die röntgenologisch zu findende Hakenform
(Atonie) des Magens, verminderte Erregbarkeit der Darmmotilität, Glykosurie
nach intravenöser Injektion von 0,01 mg Adrenalin, das außerdem Blutdrucksteigerung, Beschleunigung der Puls- und Atemfrequenz, Veränderungen des
Blutbildes u. a. bewirkt. Am deutlichsten ist die Sympathikusübererregbarkeit
beim Morbus Basedowi und bei jener Menschengruppe, die eine „thyreotische
Konstitution" (Julius Bauer) haben, sowie bei Tetanie und Spasmophilie.
Andererseits muß hervorgehoben werden, daß gerade bei Fällen von Morbus
Basedowi oft eine Übererregbarkeit im gesamten vegetativen Nervensystem
nachzuweisen ist. In einzelnen Zügen findet man ferner eine erhöhte Erregbarkeit des gesamten sympathischen Systems bei manchen Formen der Psychoneurosen (Neurasthenie und Hysterie).

Über die pharmakologische Untersuchung und die mechanische Prüfung des
vegetativen Nervensystems (Aschners Bulbusdruckphänomen, Tschermakscher
Druckversuch, Erbenscher Versuch, Prüfung der respiratorischen Arhythmie), ist
Näheres in den S. 794 angegebenen Werken nachzulesen. Es kann jedoch
nicht dazu geraten werden, etwa in der Praxis pharmakologische und physiologische Leistungsprüfungen des vegetativen Nervensystems vorzunehmen.
Dazu sind alle diese Prüfungsmittel in fast jeder ihrer Wirkung zu vieldeutig.

Überhaupt kommt es weniger auf die strenge Scheidung in parasympathische oder sympathische Erscheinungen an als auf die ohne weitere Maß-

nahmen mögliche Feststellung von Zeichen, „Stigmata", *allgemeiner Über-empfindlichkeit im vegetativen Nervensystem* zur Erkennung „*vegetativ Labiler*".
Bei diesen finden sich also parasympathische *und* sympathische Symptome
nebeneinander oder miteinander abwechselnd, z. B. sind die Hände und Füße
bald heiß, bald kalt, die Haut bald gerötet, bald blaß, bald besteht Tachy-kardie, bald Bradykardie, die Blutdruckwerte schwanken außerordentlich usw.

Auf die Rolle des vegetativen Nervensystems bei einzelnen Krankheiten
(z. B. Herz- und Gefäßneurosen, nervösen Magendarmstörungen), insbesondere
bei den Psychoneurosen (Neurasthenie und Hysterie) kann an dieser Stelle
nicht eingegangen werden. Noch wissen wir zu wenig Sicheres, noch sind die
Fragen zu sehr im Fluß. Die wenigen kurzen Hinweise sollen nur auf die Be-deutung des vegetativen Nervensystems aufmerksam machen.

Von einer erfolgreichen *therapeutischen Beeinflussung* funktioneller Störungen
im Bereich des vegetativen Nervensystems sind wir ebenfalls noch weit ent-fernt. *Adrenalin* kommt therapeutisch im wesentlichen nur beim Asthma
bronchiale in Betracht. *Atropin* kann dagegen in vielen Fällen mit vorwiegend
parasympathischen Reizerscheinungen mit Erfolg angewandt werden. Ob
Kalziumdarreichung von wesentlichem Einfluß ist, müssen erst weitere Er-fahrungen lehren. Über die sehr wichtige *psychische Behandlung* gilt das im
Kapitel über *Neurasthenie* (s. u.) Gesagte.

Drittes Kapitel.

Die Erkrankungen des Halssympathikus.

Infolge seiner anatomischen Lage ist der Halssympathikus (s. S. 795) Schädi-gungen leichter ausgesetzt als andere Teile des Grenzstranges. Erkrankungen
des Halssympathikus gehören daher zu den häufigsten und am besten bekann-ten organischen Krankheiten des vegetativen Nervensystems. Verletzungen,
Druck benachbarter Tumoren (Schilddrüse, Lymphknoten, mediastinale Ge-schwülste), Aneurysmen der Aorta, Pleuraschrumpfungen über einer Lungen-spitze bei Lungentuberkulose, Halsrippen u. a. können Beeinträchtigungen
des Halssympathikus und das Auftreten kennzeichnender Erscheinungen
herbeiführen.

Handelt es sich um eine krankhafte *Reizung* des Halssympathikus, so beob-achtet man auf der betreffenden Seite *Erweiterung der Pupille und der Lid-spalte, Hervortreten des Auges* und *Vasokonstriktion* der Gefäße des Gesichts
und des Ohres.

Wichtiger und viel häufiger sind die Ausfallserscheinungen bei *Lähmungen
des Halssympathikus*. Diese werden als **Hornerscher Symptomenkomplex**[1])
oder als *Ophthalmoplegia sympathica* bezeichnet. Entsprechend den glatten
Muskeln und den Drüsen, die vom Halssympathikus aus innerviert werden,
beobachtet man dabei auf der betreffenden Seite eine *Verengerung der Pupille*
(Lähmung des vom Sympathikus versorgten M. dilatator pupillae), in manchen
Fällen verbunden mit einer trägen Reaktion der Pupille, ferner eine *Ver-engerung der Lidspalte* (Lähmung des LANDSTRÖMschen M. palpebralis tertius)
und in älteren Fällen auch ein *Zurücksinken des Bulbus* (Lähmung des MÜLLER-schen Muskels in der Orbita), *Abflachung der kranken Gesichtshälfte*, endlich
zuweilen *vermehrte Rötung und Wärme am Ohr und an der Wange* (*Überwiegen
der Vasodilatation, Lähmung der Vasokonstriktoren*). Gelegentlich soll ein *Aus-*

---

[1]) JOHANN FRIEDRICH HORNER, schweiz. Augenarzt, 1831—1886.

fall der Schweißsekretion (halbseitige Anhidrosis), weiterhin eine *Beeinträchtigung der Speichelabsonderung* und ein starker *Tränen- und Nasenfluß* gesehen worden sein.

Die Abflachung der kranken Gesichtshälfte beruht auf *trophischen Störungen der Haut, des Unterhautfettgewebes und der Knochen.* Am stärksten ausgesprochen findet sich diese trophische Erkrankung einer Gesichtshälfte bei der *Hemiatrophia faciei progressiva* (s. S. 812), der vielleicht ebenfalls eine Erkrankung des Halssympathikus zugrunde liegt.

Hinzuzufügen ist noch, daß auch die normalerweise eintretende reflektorische Erweiterung der Pupille durch schmerzhafte Reize der Gesichtshaut bei der Sympathikuslähmung ausbleibt. Dagegen reagiert die verengte Pupille auf Licht, da der N. oculomotorius unbeeinflußt bleibt. Ebenso kann das herabgesunkene Augenlid willkürlich gehoben werden.

Keineswegs brauchen nun in den einzelnen Krankheitsfällen *alle* eben geschilderten Symptome der Lähmung des Halssympathikus vorhanden zu sein. Die Erscheinungen sind verschieden, je nachdem nur einzelne oder mehrere Bahnen des Sympathikus geschädigt sind. Manche Fasern können auch bereits zugrunde gegangen sein, während sich andere nur im Erregungszustand befinden. Es können sich also auch Symptome der *Reizung* des Halssympathikus mit *Lähmungserscheinungen* verbinden. Einmal aufgetretene Ausfallserscheinungen bilden sich für gewöhnlich nicht zurück.

Beiläufig sei erwähnt, daß nach Ansicht mancher Forscher auch der Farbstoffgehalt der Iris vom Halssympathikus aus beeinflußt wird. Jedenfalls sind mehrere Fälle von *Heterochromie der Iris* gleichzeitig mit anderen Ausfallserscheinungen bei Schädigungen des Halssympathikus beschrieben worden. Vor allem sollen gelegentlich tuberkulöse Lungenspitzenerkrankungen, die zu Schrumpfungen führten, einseitige Depigmentierung der Iris im Gefolge haben.

Das Hornersche Syndrom kann mitunter auch bei krankhaften Vorgängen in der *Medulla oblongata* beobachtet werden, ebenso bei Krankheiten des *Halsmarks* (Tumoren, Syringomyelie) und der ersten und zweiten *Halswurzel*. Der mehr oder weniger vollständige Hornersche Symptomenkomplex tritt also auch auf, wenn die Bahnen halbseitig zerstört werden, die von vegetativen Zentren im Zwischenhirn durch Medulla und Rückenmark zum obersten Zervikalganglion ziehen, von dem der Halssympathikus seinen Ausgang nimmt. TRENDELENBURG und BUMKE erzeugten den Hornerschen Symptomenkomplex im Tierversuch nach Halbseitendurchschneidung des Rückenmarks. Wurde vorher der Halssympathikus durchschnitten oder das oberste Zervikalganglion exstirpiert, blieb die Pupillendifferenz nach Halbseitendurchschneidung des Rückenmarks aus.

Das Vorkommen von Sympathikussymptomen bei gewissen Verletzungen des Plexus brachialis (*Klumpkesche Lähmung*) ist schon oben (S. 474) besprochen worden.

Viertes Kapitel.

Die vasomotorischen und trophischen Neurosen.

Allgemeines über die vasomotorischen Störungen. Von den *vasomotorischen Nerven* unterscheidet die Physiologie bekanntlich zwei Arten: die *gefäßverengernden (sympathisches System)* und die *gefäßerweiternden Nerven (parasympathisches System)*. Da die letzten bisher aber nur an einzelnen Stellen (namentlich Chorda tympani, N. erigens, Ischiadikus) experimentell nachgewiesen sind, haben sie in der menschlichen Pathologie noch keine sehr große Bedeutung gewonnen. Man ist vielmehr jetzt noch meist geneigt, jede ungewöhnliche Gefäßverengerung auf eine Reizung, jede abnorme Gefäßerweiterung auf eine Lähmung der gefäßverengernden Nerven zu beziehen, obgleich vielleicht pathologische Reizzustände der Vasodilatatoren gar nicht selten vorkommen mögen. Was den näheren *anatomischen Verlauf* der Gefäßnerven betrifft, so ist zunächst zu erwähnen, daß sicher schon vom *Großhirn* aus vasomotorische Erregungen ausgehen können, wie die allgemein bekannten Erscheinungen des Errötens und Erblassens *bei psychischen Affekten* beweisen. Experimentelle Untersuchungen machen wahrscheinlich, daß das *Zwischenhirn*, d. h. der Hypothalamus und das Höhlengrau des dritten Ventrikels, als diejenige Stelle des Zentralnervensystems anzusprechen ist, wo lebhafte sensible Reize und wo die durch Stimmungen bedingte Veränderung der allgemeinen Erregbarkeit auf vasomotorische Bahnen überspringen (W. GLASER und L. R. MÜLLER). Weiterhin scheinen in der *Medulla oblongata* vasomotorische Zentren gelegen zu sein, deren Reizung (direkt oder reflektorisch) eine fast allgemeine Gefäßverengerung, deren Zerstörung eine fast allgemeine Gefäßerweiterung zur Folge haben soll. Auf jeden Fall gehen die vom Zwischenhirn ausgehenden vasomotorischen Innervationen durch das verlängerte Mark. Nach den Versuchen von GOLTZ sind auch im *Rückenmark* vasomotorische Reflexzentren für die einzelnen Körperabschnitte vorhanden. Den weiteren Verlauf der vasokonstriktorischen Gefäßnerven haben wir wahrscheinlich zum größten Teil (ob aber ausschließlich?) in den *Seitensträngen* des Rückenmarks zu suchen, aus denen der Austritt vorzugsweise durch die *vorderen Wurzeln* erfolgt. Ob überhaupt und wo eine etwaige Kreuzung der vasomotorischen Fasern stattfindet, ist nicht sicher bekannt. Die vasomotorischen Nerven sammeln sich jedenfalls in den Grenzsträngen des *Sympathikus*, von dem aus, wie bekannt, die einzelnen die Gefäße umspinnenden Plexus und die in der Bahn der sensiblen Nerven zur Peripherie, zu den Gliedmaßen und der Haut des Rumpfes ziehenden vasomotorischen Nerven (s. S. 795) entspringen.

Die *klinischen vasomotorischen Symptome* kommen vorzugsweise an der äußeren Haut zur Beobachtung. Man unterscheidet:

1. *Vasomotorische Lähmungserscheinungen.* Auf eine Lähmung der Vasomotoren schließen wir, wenn sich in der Haut eine ungewöhnliche *Rötung* einstellt, die fast immer mit einer nachweisbaren und oft auch vom Kranken selbst empfundenen *Temperaturerhöhung* verbunden ist. Derartige Zustände beobachtet man teils im Verein mit sonstigen nervösen Erscheinungen (z. B. bei frischen spinalen und zerebralen Lähmungen), teils in der Form selbständiger Erkrankungen (reine vasomotorische Neurosen, Verletzungen des Halssympathikus u. a.). Freilich ist es hierbei meist schwer zu entscheiden, ob man es wirklich mit vasomotorischen Lähmungszuständen und nicht vielmehr mit den Erscheinungen einer Reizung der Vasodilatatoren zu tun hat. Es gibt Fälle, wo eine anhaltende oder anfallsweise auftretende diffuse Rötung der Haut, namentlich des Kopfes, verbunden mit starkem Hitzegefühl, mit Herzklopfen, starkem Pulsieren der Arterien, Unruhe, Ohrensausen und Schweißsekretion das einzige Krankheitssymptom bilden.

2. *Vasomotorische Krampferscheinungen.* Der Krampf der kleinen Gefäße macht sich bemerkbar durch eine auffallende Blässe und Kühle der Haut. Dabei tritt in den befallenen Teilen oft ein lebhaftes Gefühl von Kribbeln und Steifigkeit auf, das sich zu wirklicher Schmerzempfindung steigern kann. Derartige vasomotorische Krämpfe kommen namentlich an den Händen vor

und bilden ein nicht sehr seltenes habituelles Leiden. Beobachtet wird es bei allgemein nervösen und reizbaren Menschen, ferner gelegentlich bei Wäscherinnen. Auch als Teilerscheinung komplizierter Anfälle, z. B. bei der nervösen Angina pectoris (s. d.), kommt zuweilen Gefäßkrampf an den Gliedmaßen, namentlich im Beginn der Anfälle, vor. Ein anhaltender Krampf der kleinen Arterien kann zu nachfolgenden beträchtlichen trophischen Störungen Anlaß geben. Wenigstens sind die seltenen Fälle von „*spontaner symmetrischer Gangrän*" (s. u.) an den Gliedmaßen, ferner gewisse Formen der *Sklerodermie* und einige ähnliche Erkrankungen auf primäre angiospastische Zustände zurückzuführen.

Allgemeines über trophische Störungen. Weit weniger als über die vasomotorischen, sind wir über die *trophischen Nerven* unterrichtet. Wie bekannt, dauert noch jetzt der Streit fort, ob man wirklich ein Recht habe, die Existenz besonderer trophischer Nerven anzunehmen. Die Tatsachen der *klinisch-neurologischen Beobachtung* führen häufig anscheinend mit Notwendigkeit auf die Annahme besonderer trophischer Funktionen, obwohl freilich auch hierbei die Beurteilung meist sehr schwierig ist, zumal da wir den indirekten Einfluß *sensibler* und *zirkulatorischer* Einflüsse (s. o. Anästhesie des Trigeminus) selten ganz ausschließen können. Neue Gesichtspunkte über die Natur der trophischen Störungen haben die Erfahrungen über die Bedeutung der *inneren Sekretion* ergeben. Von den Erkrankungen der *Schilddrüse* (Myxödem, Morbus Basedowi), der *Hypophyse* (Akromegalie), der *Nebennieren* (Morbus Addisoni) wissen wir schon lange, daß sie zu merkwürdigen trophischen Krankheitserscheinungen führen können. Wahrscheinlich wird man noch weitere hierher gehörige Tatsachen kennenlernen, durch die mancher bis jetzt rätselhafte Krankheitsvorgang eine ganz neue Beleuchtung erfahren wird.

Von denjenigen Erscheinungen, welche vorzugsweise zur Annahme spezifisch trophischer nervöser Einflüsse drängen, haben wir die *degenerative Atrophie der Nerven und Muskeln* schon kennengelernt. Andere trophische Störungen in der *Haut* und in *tiefergelegenen Teilen* (Knochen, Gelenke) werden bei Nervenkrankheiten in mannigfacher Weise beobachtet. An der *Haut* bemerkt man, namentlich nach peripherischen Nervenverletzungen, zuweilen eine eigentümlich glänzende, glatte, atrophische Beschaffenheit (*Glanzhaut*, „*glossy skin*", „*glossy fingers*" der englischen Ärzte). In anderen Fällen scheinen *Pigmentverschiebungen* der Haut mit nervösen Störungen zusammenzuhängen. So entwickeln sich z. B. pigmentfreie Stellen (*Vitiligo*) manchmal im Anschluß an heftige Neuralgien. Auch an das Auftreten von *Pigmentvermehrungen* aus nervösen Ursachen ist hier zu erinnern, insbesondere an die Ätiologie des *Morbus Addisoni* (s. d.).

Zu den schweren neurotrophischen Störungen der Haut rechnen einige Forscher, namentlich CHARCOT, das Auftreten eines *akuten Dekubitus* bei gewissen spinalen und zerebralen Lähmungen. Wir selbst haben uns indessen von dem Vorkommen eines „*neurotrophischen Dekubitus*" nicht überzeugen können und glauben, daß *jeder* Dekubitus durch äußere Schädigungen (Druck auf die Weichteile, Verunreinigungen und Eindringen von pathogenen Keimen) bedingt ist.

Neben trophischen Störungen in der Haut sieht man bei Nervenkranken entsprechende Veränderungen häufig auch an den *Nägeln* und an den *Haaren*. Die Nägel werden brüchig und rissig, nehmen eine dunklere Färbung an und zeigen oft krankhafte Wachstumsverhältnisse, ungewöhnliche Krümmung, Streifung, Verdickung (*Onychogryphosis*) u. dgl. Zuweilen beobachtet man auch ein Ausfallen der Nägel. Ein *Ausfallen der Haare* sieht man bei Frontalneuralgien, bei gewissen Formen des Kopfschmerzes, ferner als scheinbar selbständige nervöse Erkrankung (*Alopecia*) nicht selten. Bekannt ist das in einigen Fällen sehr rasch eintretende *Ergrauen der Haare* nach psychischen Erregungen.

Vermehrung und Schwund des *Unterhautfettgewebes* unterliegen ebenfalls einer Regelung durch das vegetative Nervensystem, und zwar gehen die dazu führenden Erregungen von einem im *Zwischenhirn gelegenen Zentrum* aus (L. R. MÜLLER, D. GOERING). Hierfür spricht die Störung der Fettverteilung bei der *Dystrophia adiposogenitalis* (s. S. 271). Auf trophische Störungen ist ferner vermutlich der Schwund des Unterhautfettgewebes bei der *Hemiatrophia faciei progressiva* und bei der *Lipodystrophia progressiva* zurückzuführen (s. u.).

Auch in den *Knochen* und *Gelenken* kommen mannigfache Störungen des Wachstums und der Ernährung vor, die als trophische Störungen gedeutet werden. Die Beteiligung der *Knochen* an trophischen Vorgängen sehen wir vorzugsweise in manchen Fällen von *progressiver halbseitiger Gesichtsatrophie* (s. d.). Ferner ist bei den in der Kindheit entstandenen spinalen und auch zerebralen Lähmungen das *Zurückbleiben des Knochenwachstums* in den befallenen Gliedmaßen eine häufig zu beobachtende Erscheinung. Ungewiß ist aber, inwieweit es sich hierbei um den Wegfall unmittelbarer trophischer Einflüsse oder um die mittelbaren Einflüsse des Wegfalls der motorischen Funktionen handelt. Sehr auffallende, anscheinend trophische Störungen in den Knochen und Gelenken beobachtet man endlich nicht selten bei der *Tabes* (s. d.) und bei der *Syringomyelie* (s. d.).

1. Erythromelalgie.

Diese hierher gehörige, sehr seltene eigentümliche Krankheit ist bisher am häufigsten an den *Füßen* beobachtet worden; doch tritt sie auch an den Händen auf. Männer scheinen daran häufiger zu leiden als Frauen. Die Erscheinungen bestehen in heftigen *Schmerzen*, besonders an den Zehen und Fingern, doch zuweilen auch an den Zehenballen, in der Hackengegend u. a., verbunden mit *Schwellung, Rötung* und starker *Pulsation der Gefäße*. In einzelnen Fällen nehmen die befallenen Teile eine ganz *dunkelrote* oder *blaurote* Färbung an. Nicht selten beobachtet man übermäßige Schweißabsonderung. Der beschriebene Zustand tritt entweder anfallsweise auf oder ist anhaltend, wenn auch in wechselnder Stärke vorhanden. Beim Stehen, Gehen und in der Wärme nimmt der Schmerz meist zu. Zuweilen verbinden sich mit der Erythromelalgie auch anderweitige nervöse Erscheinungen, wie Kopfschmerzen, Schwindel, Schwächezustände u. dgl. Der *Krankheitsverlauf* ist fast immer sehr langwierig und die *Prognose* daher zweifelhaft.

Pathogenetisch liegen der Krankheit wahrscheinlich *Reizzustände in vasomotorischen (besonders vasodilatatorischen) sensiblen und sekretorischen Zentren und Bahnen* zugrunde. Gewöhnliche vasokonstriktorische Neurosen, die Akroparästhesien, sind verwandte Zustände. Gelegentlich sind Übergangsformen des Leidens zur Raynaudschen Gangrän (s. S. 807) beobachtet worden.

Die *Behandlung* besteht in Ruhigstellung und Hochlagerung der erkrankten Extremität, in Anwendung von kühlen Umschlägen und Bädern. Auch elektrische Teilbäder können verordnet werden. Ferner kann die Darreichung von *Chinin, Arsen, Eisen*, von *Nitroglyzerin*, sowie von *Pyramidon* und *Antipyrin* versucht werden. Gelegentlich hat man mit zweifelhaftem Erfolg zu operativen Maßnahmen (*Nervenresektion, periarterielle Sympathektomie*) gegriffen.

2. Akroparästhesien.

Schon seit langer Zeit den Ärzten bekannt und auch mehrfach in der Literatur beschrieben, haben die von FR. SCHULTZE mit dem Namen der

„*Akroparästhesien*" bezeichneten sensiblen Reizerscheinungen doch erst in den letzten Jahrzehnten die allgemeine Aufmerksamkeit erregt (LAQUER u. a.). Es handelt sich um ein in der Tat *recht häufiges* Leiden, dessen hauptsächlichstes Symptom in fast beständigen oder wenigstens häufig auftretenden, unangenehmen und oft sogar sehr schmerzhaften Empfindungen an den Spitzen („*ἄκρα*") der Gliedmaßen besteht, vor allem in den Händen, Fingerspitzen, an den Füßen und Zchen.

Das Leiden tritt meist im *mittleren Lebensalter* auf, angeblich bei *Frauen* etwas häufiger als bei Männern. Eine besondere *Ursache* ist in vielen Fällen nicht aufzufinden. Zuweilen lassen sich aber doch gewisse Schädlichkeiten nachweisen, die auf die Hände oder Füße eingewirkt haben, so z. B. vorhergegangene Kälteeinflüsse, Erfrierungen, vieles Waschen im kalten Wasser, anstrengende mechanische Beschäftigungen, chemische Reize u. dgl.

Die ungewöhnlichen Empfindungen werden meist als Stechen, Prickeln, Reißen u. dgl. geschildert. Ihr hauptsächlichster Sitz sind, wie gesagt, die Finger und die Fingerspitzen. Meist sind beide Hände befallen, nicht selten ist aber die Erkrankung auf der einen Seite stärker ausgeprägt als auf der anderen. Auch einzelne Finger derselben Hand sind zuweilen schmerzhafter als andere. Seltener als die Hände werden die Füße (Zehen) befallen. Hier scheinen venöse Stauungen (Varizen) eine gewisse ursächliche Bedeutung zu haben. Auch an *arteriosklerotische Veränderungen* der Gefäße muß gedacht werden (vgl. Bd. I, Arteriosklerose). Die Schmerzen sind nicht zu allen Zeiten gleich stark. Häufig treten sie *nachts* und gegen *Morgen* am heftigsten auf, während sie am Tage nachlassen.

Untersucht man die Hände oder Füße näher, so ist zuweilen an ihnen nichts Krankhaftes nachweisbar. In vielen Fällen treten aber gewisse „*vasomotorische*" Erscheinungen deutlich hervor. Die schmerzenden Teile sind *kühler*, *zyanotischer* als unter normalen Verhältnissen (*Angiospasmen*). Wir sahen jedoch auch sehr hartnäckige Fälle, bei denen die Hände sich meist *heiß* anfühlten und beständig *starke Schweißsekretion* darboten. Die *Sensibilität* ist normal, oder es besteht an einzelnen Hautstellen eine ganz geringe Abstumpfung der Tastempfindung, seltener auch eine auffallende *Hyperästhesie* gegen Berührung. Die *Motilität* ist in der Regel ungestört. Nur über eine gewisse *Steifigkeit* der Hände klagen manche Patienten. Im allgemeinen sind es aber nur die oft sehr heftigen Schmerzen, die die Brauchbarkeit der Hände beeinträchtigen und den Kranken oft die größten Störungen in ihrem Beruf verursachen. An den *Reflexen* ist nichts Besonderes nachweisbar. In einigen Fällen beobachteten wir sehr auffällige *trophische Veränderungen*, insbesondere eine deutliche Schmalheit und Zuspitzung der Endphalangen, stärkere Krümmung der Nägel, glänzende Beschaffenheit der Haut (glossy skin) u. dgl. In einem sehr hartnäckigen, seit vielen Jahren bestehenden Falle sahen wir an den Zehen ohne äußeren Anlaß torpide Geschwüre auftreten, die sehr schmerzhaft waren und keine Neigung zur Heilung zeigten.

Der *Verlauf* des Leidens ist in einigen Fällen gutartig, so daß nach mehreren Monaten wieder Heilung eintritt; in vielen anderen Fällen sind aber die Akroparästhesien ein sehr hartnäckiger, chronischer, jahrelang anhaltender Zustand, der trotz seiner Ungefährlichkeit den Kranken große Beschwerden und Unbequemlichkeiten macht.

Über die *Natur* und die eigentliche *Entstehung* der Krankheit ist noch nichts völlig Sicheres bekannt. Es handelt sich um eine *vasokonstriktorische Neurose* der Gliedmaßen. Zumeist ist sie nur Teilerscheinung einer auch an allen möglichen anderen Symptomen reichen allgemeinen Psychoneurose

neurasthenischer oder hysterischer Art. Die vasomotorischen Krankheitserscheinungen beruhen auf einer funktionellen Störung im Bereich des *vegetativen Nervensystems*, insbesondere der vasomotorischen Bahnen und Zentren.
Vielleicht liegen diesen krankhaften Erscheinungen auf vasomotorischem
Gebiet wieder Störungen der *inneren Sekretion* zugrunde. Eine allgemein
neuropathische konstitutionelle Bereitschaft spielt ursächlich in vielen Fällen
eine wichtige Rolle.

Der vasokonstriktorische Anfall kann auch andere Gefäßgebiete als die der
Gliedmaßen, und zwar die des Kopfes und der inneren Organe, befallen. Die
in Bd. I, S. 525 erwähnte *Angina pectoris vasomotoria* ist eine solche generalisierte vasokonstriktorische Neurose.

Die *Diagnose* der Akroparästhesien ist im allgemeinen leicht, da das Krankheitsbild in der Tat kennzeichnend ist. Immerhin muß man stets daran denken,
daß ähnliche Parästhesien zuweilen auch als Symptom oder Vorläufer organischer zentraler Erkrankungen auftreten (z. B. als Vorläufer von Apoplexien, bei Hypertension, bei Gehirnleiden, bei der Tabes, bei Diabetes u. a.).

Therapie. Auslösende Ursachen (Kälte, chemische Reize, schädigende Nahrungsmittel, psychische Erregungen und Überanstrengungen) sind zu vermeiden. Durch geeignete *Organpräparate* (Schilddrüse, Ovarium) kann versucht werden, endokrine Unstimmigkeiten zu bessern. Auf die Krankheitserscheinungen scheint die örtliche Anwendung des *elektrischen Stromes* insbesondere des *faradischen Pinsels*, die besten Erfolge zu haben. Doch auch vom
konstanten Strom, von elektrischen Handbädern u. dgl. hat man Nutzen gesehen. Über den Einfluß *thermischer Einwirkungen* (warme und kalte Hand-
bäder, kalte Duschen, schottische Duschen, Diathermie u. a.) muß die Erfahrung im einzelnen Fall entscheiden. Auch *Biersche Stauung* kann mit Erfolg
angewandt werden. — Neben der örtlichen Behandlung ist der Allgemeinzustand
der Kranken zu berücksichtigen (Eisen, Chinin, Arsen bei Anämie u. dgl.).

Im Anschluß an die Besprechung der Akroparästhesien sei hier kurz angeführt, daß
STRÜMPELL auch ein sehr ausgesprochenes Krankheitsbild beobachtet hat, das den
Namen ,,*Akroanästhesie*'' verdient. Ohne sehr hervortretende Ursache (Kälteeinwirkungen?) entwickelt sich in beiden *Händen* und *Füßen* eine ausgesprochene Anästhesie,
die fast gar nicht den Schmerz- und Temperatursinn, auch nur wenig die Berührungsempfindung, hauptsächlich die Tiefenempfindung (Druck- und Muskelsinn) betrifft. Die
dadurch entstandene Astereognosie (s. o. S. 394) ist für die Kranken recht störend.

3. Symmetrische spontane Gangrän (Raynaudsche Krankheit).

Diese ihrer Ätiologie nach noch recht unklare Krankheit beginnt mit *Blässe*
und *Kälte der Finger* (,,regionäre Ischämie''), verbunden anfänglich mit
Kribbeln und Vertaubungsgefühl, später mit anfallsweise auftretenden heftigen Schmerzen. Nach kurzer Zeit geht die Blässe in eine *blaurote Verfärbung*
über *(Akrozyanose)*, die besonders an den Endphalangen hervortritt und zuweilen zur Bildung einer *fleckförmigen Gangrän* einer kleinen Hautstelle führt.
In schweren Fällen wird ein Teil der Endphalangen durch trockene Gangrän
vollkommen zerstört und abgestoßen (Abb. 209). Der ganze Vorgang kann
monatelang dauern. Er verläuft meist fieberlos, ist aber zuweilen mit ziemlich schweren allgemeinen nervösen Störungen verbunden. In seltenen
Fällen hat man die spontane symmetrische Gangrän auch an anderen
Körperstellen beobachtet, z. B. an den Unterschenkeln, am Gesäß, an
Ohren, Nase u. a. Zuweilen folgen mehrere Anfälle des Leidens nacheinander, so daß die Gesamtdauer der Krankheit sich jahrelang hinzieht.

Es handelt sich bei der Raynaudschen Krankheit um eine *dauernde Tonus-
änderung der Arterien, wahrscheinlich spastischer Art* und vielleicht um

anfallsweise auftretende schwere *Angiospasmen*. Infolge eines, wenn auch nur vorübergehenden, vollkommen krampfhaften Arterienverschlusses werden bei einer vorhandenen Disposition Teile des Gewebes nekrotisch. Leichte Erkrankungen, die Übergänge zu den gutartigen vasokonstriktorischen Akroparästhesien bilden, sind nicht selten. Manche Fälle von spontaner Gangrän treten bei Kranken auf, die an *Sklerodermie* (s. unten) leiden. Hier scheint die sehr schleichend verlaufende Gangrän nur ein Symptom des Grundleidens zu sein.

Die *Ursache* der Raynaudschen Krankheit ist noch unbekannt. Jüngere Menschen werden vorwiegend befallen, fast ausschließlich sind es *Frauen* im Alter von 18—30 Jahren. Gelegentlich ist ein *familiäres*, wahrscheinlich kon-

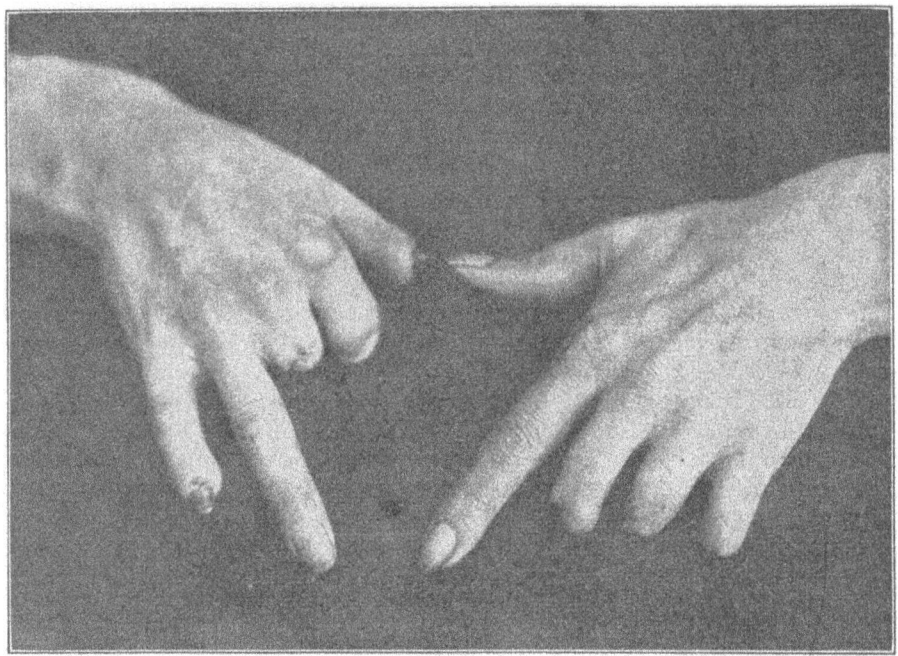

Abb. 209. Spontane Gangrän der Finger (Raynaudsche Krankheit).

stitutionell bedingtes Auftreten der Krankheit beobachtet worden. Einige Forscher nehmen an, daß der Raynaudschen Krankheit *Sympathikusläsionen* zugrunde liegen, die vielleicht durch irgendwelche Infekte oder Intoxikationen hervorgerufen werden. Diese Erkrankungen des sympathischen Systems sollen einen Zustand abnormer Reizbarkeit vasomotorischer Bahnen veranlassen. Andere meinen, daß die Störung der Vasomotoren einer *Dysfunktion der Schilddrüse* zuzuschreiben sei. Zumeist fehlt neben der konstitutionellen Bereitschaft, die eine besondere vasomotorische oder eine allgemein neuropathische sein kann, jeder ursächliche Anhaltspunkt.

In *diagnostischer* Hinsicht muß man sich zunächst von dem *spontanen* Auftreten der Krankheit überzeugen. Die symmetrische Gangrän nach *Mutterkornvergiftung* gleicht dem spontanen Morbus Raynaud völlig. Bei *Hysterischen* hat man schon wiederholt ausgedehnte Gangränstellen der Haut beobachtet, die von den Kranken künstlich durch Ätzmittel (Kalilauge u. dgl.) hervorgebracht worden waren. Ferner muß man an *jugendliche Spontangangrän* (*Thrombangiitis obliterans* (s. Bd. I, S. 586), an *Arteriosklerose* und der auf

dieser beruhenden *Altersgangrän* und *diabetischen Gangrän* denken, an Syringomyelie, Morbus Basedowi, Gangrän nach Fleckfieber u. a.

Die *Behandlung* ist im allgemeinen nur symptomatisch. Warme Bäder,
elektrische (galvanische) Teilbäder und Massage wirken günstig. *Arsen* und
Eisen können zur allgemeinen Kräftigung gegeben werden. Gegen die Vasokonstriktion wird *Chinin* empfohlen. Mit *Nitriten* (*Amylnitrit, Natr. nitrosum,
Nitroglyzerin*) sind nur selten Erfolge zu erzielen. Intramuskuläre Injektionen
hormonartiger Stoffe (*Padutin, Eutonon* u. a.), die eine gefäßerweiternde Wirkung auf die peripherischen Arterien haben, sollen in den Anfangsstadien Besserungen hervorrufen. Gelegentlich sollen Schilddrüsenpräparate (*Thyroxin*)
Besserungen zur Folge haben. In einigen Fällen haben tägliche *Insulininjektionen* von 10 Einheiten eine schnelle Heilung bewirkt. BIERsche Stauung ist oft von Nutzen. H. NOESSKE entleert durch feine Inzisionen z. B. am
Finger das zyanotische Blut. Das betreffende Glied oder die ganze Hand
wird dann in einer an ein Wasserstrahlgebläse angeschlossenen *Saugglocke*
einem negativen Druck von 10—15 ccm Quecksilber 2—3mal täglich auf
8—10 Minuten ausgesetzt. Man hat auch, allerdings mit zweifelhaftem Erfolg, versucht, *operativ* durch *Resektion von Sympathikusganglien des Hals-
strangs* oder durch Abschälung der Adventitia (*periarterielle Sympathektomie*)
der befallenen Arterien, Besserungen zu erzielen.

4. Akutes angioneurotisches Ödem (Oedema cutis circumscriptum). Quinckesches Ödem.

Mit diesem Namen bezeichnet man ein meist bei jüngeren Menschen vorkommendes Leiden, das durch das plötzliche Auftreten von ödematösen
Anschwellungen an den verschiedensten Körperstellen gekennzeichnet ist.
Bald im Gesicht, und hier besonders an den Augenlidern, bald an den Schultern, am Rücken, an Händen und Füßen u. a. kommt es an einer Stelle, seltener an mehreren zugleich, zu einem meist leicht geröteten, bisweilen auch
blassen Ödem von Talergröße oder von größerem Umfang. Meist verschwinden
die Anschwellungen schon nach wenigen Stunden, kehren aber immer und
immer wieder. Gefährliche Symptome können auftreten, wenn das Ödem
die Rachenteile und den Kehlkopfeingang betrifft. Das übrige Befinden der
Kranken ist zuweilen ganz gut, in anderen Fällen aber auch mehr oder weniger
stark verändert. Namentlich Magenstörungen (Anfälle von Erbrechen und
Magenschmerzen) sind bei derartigen Kranken gleichzeitig beobachtet worden.
Fieber und Schmerzen fehlen zumeist, nur über Spannungsgefühl wird geklagt. Mitunter ist das Ödem von Haut- und Schleimhautblutungen begleitet,
oder es tritt Hämaturie auf. Wir beobachteten einen Fall von Quinckeschem
Ödem, der mit schweren angiospastischen Vorgängen (Raynaudscher Gangrän
der Finger, umschriebener Gangrän am Oberschenkel) einherging.

Lokalisieren sich akute umschriebene Ödeme in den Sehnenscheiden oder
in den Gelenken, so spricht man vom „*Hydrops articulorum intermittens*".
In ganz regelmäßigen Zwischenräumen von etwa 1—4 Wochen bilden sich dann
starke Anschwellungen, meist des Kniegelenkes, zuweilen auch anderer großer
Gelenke. Die Gelenkschwellungen verlaufen ebenfalls ohne Fieber und meist
auch ohne erhebliche Schmerzen; sie verschwinden wieder nach wenigen
Tagen. Derartige Anfälle können sich mit verschieden langen Unterbrechungen
jahre- und jahrzehntelang wiederholen.

Für die nervöse Natur aller dieser Ödeme spricht namentlich das rasche
Auftreten und Vergehen der Anschwellungen und ferner die mehrfach beobachtete Vereinigung mit sonstigen nervösen Störungen (Angina pectoris,

nervösem Bronchialasthma, Morbus Basedowi, vasomotorischen Symptomen, Hyperhidrosis, Magensaftfluß u. dgl.)

Die eigentliche *Ursache* dieser neurotischen Ödeme ist noch nicht bekannt. Nahe verwandt sind sie offenbar mit der *Urtikaria* und mit gewissen Formen der *exsudativen Diathese* („*angioneurotische exsudative Diathese*"). Wichtig ist die Bedeutung der *neuropathischen Konstitution*. Krankhafte *Erregungszustände im vegetativen Nervensystem* spielen eine große ätiologische Rolle. Die krankhaft nervösen Zustände an den Gefäßen bestehen in anfallsweise auftretenden *spastischen Kontraktionen größerer Arterien* und gleichzeitiger *Dilatation der Kapillaren* mit Verlangsamung oder Stase des Blutstromes in diesen und *Exsudation* in die Umgebung. Vielleicht gehören die unter dem Namen „Quinckesches Ödem" zusammengefaßten vasoneurotischen Ödeme zu den *allergisch* bedingten Krankheiten (s. Bd. I. S. 305). In einigen Fällen soll es gelungen sein, in der Nahrung oder in der Umgebung der Kranken die reizenden Stoffe (*Allergene*) aufzufinden. Für die anaphylaktische Ursache der Störung spricht auch die häufig im Anfall nachzuweisende *Eosinophilie* des Blutes. Möglicherweise bereiten *endokrine Störungen* (Schilddrüse, Ovarium) den Boden für die durch vegetative anaphylaktische Überempfindlichkeit veranlaßten Ödeme vor.

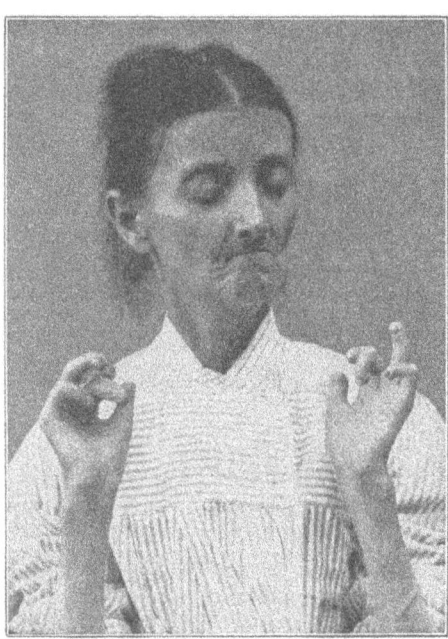

Abb. 210. Sklerodermie.

Die *Prognose* des zumeist ungemein hartnäckigen Leidens ist mit großer Vorsicht zu stellen (Hirnödem, Glottisödem). Nach Jahren kann jedoch in vorgerücktem Alter Heilung eintreten.

In *therapeutischer* Beziehung hat man ohne wesentlichen Einfluß *Salizylpräparate*, *Chinin*, *Arsen* und *Eisen* versucht. Dauernde Darreichung von *Kalziumpräparaten*, im Anfall auch intravenös gegeben (*Afenil*), wirkt oft günstig. Auch *Schilddrüsen-* und *Eierstockspräparate* können versucht werden. Auf vorsichtige Kost und Beseitigung etwa vorhandener Verstopfung ist zu achten. Durch Erproben sind gegebenenfalls schädlich wirkende Stoffe aus der Nahrung auszuschalten.

5. Sklerodermie.

Die Sklerodermie ist eine bei Frauen häufiger als bei Männern auftretende merkwürdige Erkrankung, bei der die eigenartigen trophischen Veränderungen vielleicht mit abnormen nervösen Einflüssen (Störungen der vasomotorischen und trophischen Bahnen und Zentren) und wahrscheinlich auch mit Störungen der inneren Sekretion zusammenhängen. Ursächliche Anhaltspunkte (rheumatische Schädlichkeiten, allgemeine neuropathische Konstitution, psychische Traumen) lassen sich in der Regel nicht nachweisen.

In der Hauptsache handelt es sich um eine langsam zunehmende Schrumpfung und Atrophie der Haut und der darunterliegenden Weichteile und Knochen. Das Leiden entwickelt sich gewöhnlich zuerst an den Händen und Armen. Das erste Stadium bezeichnet man als *Stadium oedematosum*. Die Finger erscheinen geschwollen, die Haut ist gespannt, glänzend, oft alabasterartig weiß. Dieses Stadium kann jedoch auch ganz fehlen. Das Leiden beginnt dann gleich mit dem *Stadium atrophicum*. Die Finger werden schmal, die Endphalangen verkümmern immer mehr und mehr, die Haut wird glatt, glänzend, atrophisch. Dabei ist sie anämisch und kühl (*„Leichenhand"*, s. Abb. 211). Muskeln und Faszien nehmen an der Schrumpfung teil. Im Gesicht atrophieren vor allem Lippen und Nase, ferner die Ohren (Abb. 210). Auch die Rumpfhaut und die Weichteile der Brust können ergriffen werden, so daß quälende Atemnot infolge der Behinderung

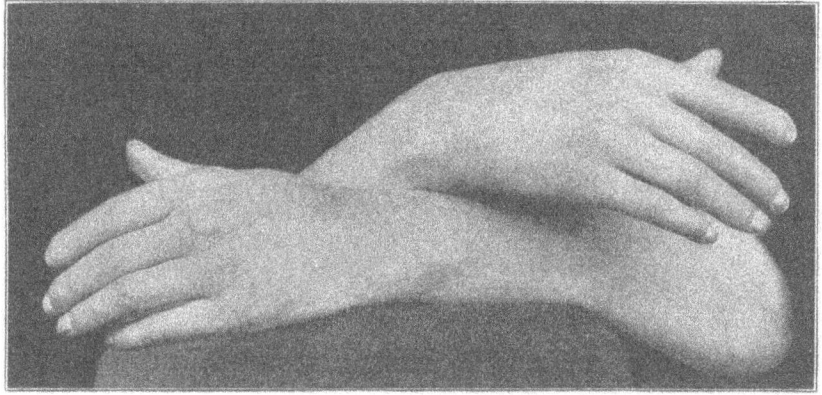

Abb. 211. Sklerodermie mit Sklerodaktylie der rechten Hand.

der Atembewegungen entsteht. Ähnliche Veränderungen zeigen sich an den Füßen und weiter aufwärts an den Beinen. Die Haut ist straff gespannt, glänzend und kann nirgends in Falten abgehoben werden. Sehr oft findet man ungewöhnliche *Pigmentierung*, so daß man zuweilen geradezu an eine Vereinigung der Sklerodermie mit ADDISONscher Krankheit denken könnte. Vasomotorische Störungen (Akrozyanose, lokale Asphyxie) werden oft beobachtet. Die Schweißsekretion ist meist herabgesetzt, nur ausnahmsweise gesteigert. STRÜMPELL beobachtete in schweren Fällen anhaltende *Steigerungen der Körpertemperatur*, für die sich kein besonderer Grund nachweisen ließ, und die wahrscheinlich unmittelbar von Störungen des Wärmehaushalts (der Wärmeabgabe?) abhingen. Stärkere trophische Veränderungen (Geschwürsbildungen, Blasen, Pusteln) werden gelegentlich beobachtet. Bisweilen kommt es zu Gangrän und Verstümmelungen von Endgliedern der Finger. Dadurch entstehen Übergänge zur Raynaudschen Krankheit (s. oben und Abb. 210). Auch erythromelalgische Zustände hat man bei Sklerodermie gesehen. Nicht selten ist ferner die Vereinigung mit Gelenkerkrankungen. Wir beobachteten einen Fall mit ungeheuer schmerzhaften Schwellungen der Fuß- und Kniegelenke. Erwähnenswert ist schließlich noch, daß die Sklerodermie zuweilen nicht in diffuser Form auftritt, sondern in einzelnen *band-* und *fleckförmigen* Herden (*„Sclerodermie en bandes"* und *„Sclerodermie en plaques"*).

Der Verlauf der Krankheit ist sehr langwierig. In frühen Stadien sind Heilungen möglich. Bei den chronischen, oft 10 bis 20 Jahre dauernden Fällen macht die allmählich entstehende Kachexie die Prognose ungünstig.

Therapie. Durch Massage, Heilgymnastik, Salbenbehandlung, Bäder, Fango- und Moorpackungen können nicht ganz unwesentliche symptomatische Besserungen erzielt werden. Die *Biersche Hyperämiebehandlung* verdient ebenfalls versucht zu werden. Auch *Thiosinamininjektionen (Fibrolysin)* sind empfohlen worden. Wir selbst sahen von ihnen keinen Nutzen. Günstige Wirkung haben wir bei der Darreichung von *Salizylpräparaten* beobachtet. Wichtig sind Versuche mit der Darreichung von *Hypophysensubstanz*, da man einen gewissen Gegensatz zwischen der Sklerodermie und der Akromegalie (s. d.) annehmen könnte. Nach H. Curschmann reicht man am zweckmäßigsten *kombinierte Organpräparate* (Schilddrüse mit Hypophysin, Geschlechtsdrüsensubstanz, Adrenalin usw.).

6. Hemiatrophia faciei progressiva.
(Einseitige fortschreitende Gesichtsatrophie.)

Die einseitige Gesichtsatrophie ist ein äußerst seltenes Leiden. Es besteht in einer sehr langsam und allmählich, aber meist stetig fortschreitenden Atrophie der einen Gesichtshälfte und betrifft nicht nur die Haut, sondern auch das Fettgewebe, die Muskeln und die Knochen in gleichmäßiger oder verschieden starker Weise. Der Beginn der Erkrankung fällt meist in die Jugendjahre. Das weibliche Geschlecht scheint stärker zur Hemiatrophie disponiert zu sein als das männliche.

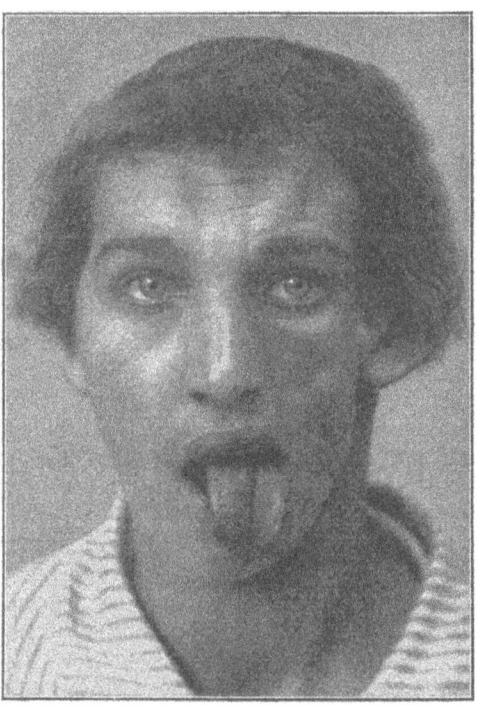

Abb. 212. Hemiatrophia faciei sinistra.

Die Atrophie, die ihren Sitz weit häufiger auf der linken als auf der rechten Seite hat, beginnt gewöhnlich an einer umschriebenen Stelle, entweder an der Wange oder am Kinn. Die *Haut* erfährt in der Regel eine langsam zunehmende weißliche oder bräunliche Verfärbung. Allmählich sinkt die befallene Stelle und schließlich die ganze Gesichtshälfte immer mehr und mehr ein, so daß die Krankheit auf den ersten Blick erkannt werden kann. In der Mittellinie zeigt die Atrophie eine scharfe Begrenzung. Die *Muskeln* bleiben in manchen Fällen scheinbar fast ganz gesund, in anderen Fällen zeigt sich eine deutliche Atrophie, besonders der Kaumuskulatur. Einige Male hat man auch eine Beteiligung der entsprechenden Hälfte der Zunge und des weichen Gaumens gesehen. Ausnahmsweise greift die Atrophie sogar auf die benachbarte Schultergegend und auf den Arm über. Die *Knochen* atrophieren ebenfalls, namentlich in den Fällen, die sich bereits in früher Jugend bemerkbar machen. Die *Haare* auf der befallenen Kopfhälfte fallen oft stark aus und werden dünn und atrophisch. Die *Sensibilität* bleibt vollständig erhalten. Deutliche *vaso-motorische* und *sekretorische Störungen* sind nicht häufig beobachtet worden. In einigen Fällen bestehen jedoch die Erscheinungen des HORNERschen *Sym-ptomenkomplexes* (s. S. 801). Abb. 212 zeigt einen von uns beobachteten Fall, bei dem die Atrophie, wie die Röntgenuntersuchung zeigte, sich nur auf die Weichteile, aber nicht auf die Knochen erstreckte.

Über die Natur des Leidens ist Näheres nicht bekannt. Darin sind jedoch gegenwärtig die meisten Beobachter einig, daß es sich um eine Erkrankung *trophischer Nerven oder Nervenzentren* handelt. MENDEL fand in einem zur Sektion gekommenen Fall eine deutliche chronische Neuritis im *Trigeminus*. Mehrfach wurde der Ort der Erkrankung im *Halssympathikus* oder in dessen Zentren nachgewiesen. Da wir wissen, daß im peripherischen Trigeminus vegetative Fasern verlaufen, kann jetzt als wahrscheinlich angesehen werden, daß als Ursache der Hemiatrophia faciei ein chronischer Reizzustand peri-pherischer Fasern des *Halssympathikus*, seiner Zentren oder seiner Ausläufer anzusehen ist (L. R. MÜLLER).

Das Leiden ist an sich nicht gefährlich und bewirkt meist keine be-sonderen Beschwerden, scheint aber unheilbar zu sein. Bei dem umstehend abgebildeten jungen Mädchen wurde versucht, durch Injektionen von *Hu-manol*, einem aus Menschenfett hergestellten Stoff, einen kosmetischen Er-folg zu erzielen.

Die sehr seltenen Fälle von *doppelseitiger* Gesichtsatrophie sind als *Lipodystrophia progressiva* aufzufassen, die sich nur auf das Gesicht beschränkt (siehe den folgenden Abschnitt).

Ferner sei noch kurz erwähnt, daß es auch eine *halbseitige Hypertrophie* gibt, die ebenfalls wahrscheinlich mit neurotrophischen Störungen zusammenhängt. Wir beobachteten einen 10jährigen, sonst ganz gesunden Knaben, bei dem sich allmählich eine sofort auf-fallende *Hypertrophie seiner linken Gesichtshälfte und seines linken Armes* entwickelt hatte.

7. Lipodystrophia progressiva.

Die Lipodystrophia progressiva ist eine seltene, bisher fast nur bei Frauen beobachtete Krankheit, die in einem *fortschreitenden, symmetrischen Schwund des Unterhautfettgewebes* an bestimmten Teilen des Körpers besteht. Das Leiden beginnt am häufigsten bereits in der Kindheit, meist im 6. Lebensjahr. Allmählich zunehmend, im Verlauf von Jahren und Jahrzehnten, macht sich eine auffällige, beiderseits zumeist *gleichmäßige Abmagerung im Gesicht, an den Armen und in der oberen Rumpfhälfte* bemerkbar. In fortgeschrittenen Fällen hat das Gesicht durch den beiderseitigen symmetrischen Schwund des Wangenfettpfropfes ein eigenartig abstoßendes Aussehen „(*Totenkopf-gesicht*", „*Erinnyengesicht*"). Da die Fettpolster der Becken- und Gesäß-gegend sowie der unteren Gliedmaßen bestehen bleiben und sich allmählich zunehmend sehr reichlich entwickeln, bildet sich ein auffälliger Gegensatz gegenüber dem abgezehrten Gesicht und dem abgemagerten Oberkörper aus (Abb. 213). Der Anblick einer derartigen Kranken läßt, wenn man die eigen-artige Krankheit kennt, die Diagnose leicht stellen.

Gegenüber der eben geschilderten häufigsten, *Lipodystrophia cephalo-thoracica* genann-ten Form des Leidens bildet sich nur in sehr seltenen Fällen ein doppelseitiger Fett-schwund der *Beine* und der *Becken- und Gesäßgegend* aus, während Oberkörper, Arme, Nacken und Gesicht auffällige Fettpolster zeigen. Dann scheint es, als ob die dünnen Beine und die abgemagerten Hüften gar nicht zu dem kräftigen und fettreichen Ober-körper gehörten.

Nach vollkommenem Fettschwund im Gesicht tritt anscheinend ein *Stillstand des Leidens* ein. Das *Allgemeinbefinden* der Kranken ist nicht gestört. Sie sind körperlich und geistig leistungsfähig. Zumeist leiden sie nur unter der entstellenden Häßlichkeit ihres abgezehrten Gesichts. *Muskeln* und *Knochen* bleiben anscheinend zumeist unverändert. In einem Falle wurde jedoch gleichzeitig eine beträchtliche *Hypertrophie der gesamten Weichteile* eines Beines, in einem anderen *Spontanfrakturen* beobachtet. Die *Sensibilität* bleibt vollkommen erhalten. *Trophische Störungen* der Haut und Fingernägel, Hypertrichosis, sowie *vasomotorische und sekretorische Störungen* (Akrozyanose, Rhinorrhoe, ungewöhnliche Schweiße und auffällige Talgdrüsensekretion) sind öfters beschrieben worden. Gelegentlich wurden *Polyurie* und *Glykosurie* beobachtet. Der *Stoffwechsel* ist normal.

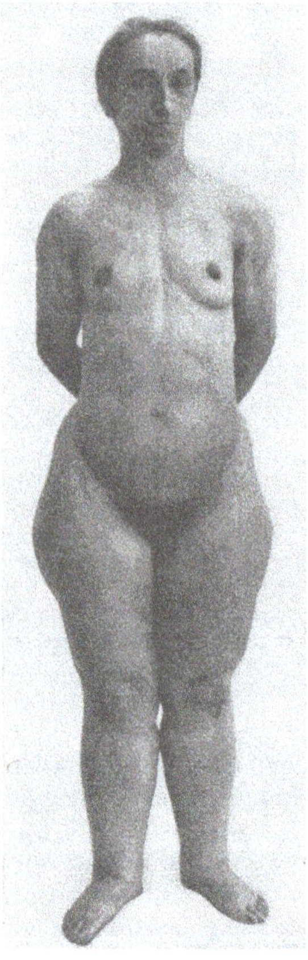

Die hier besprochene *Lipodystrophia progressiva* hat nichts zu tun mit dem nicht ganz selten zu beobachtenden Schwund des subkutanen Fettgewebes (*Lipodystrophie*) nach oftmaligen *Insulininjektionen* an derselben Stelle.

Mitunter ist die Lipodystrophia progressiva bei *mehreren Mitgliedern einer Familie* beobachtet worden. Meist handelt es sich wahrscheinlich um eine angeborene Störung, da sich die ersten Anfänge des Leidens oft bis in die Kindheit zurückverfolgen lassen. Dafür, daß es sich um Störungen der Drüsen mit innerer Sekretion handelt, fanden sich anatomisch keine Anhaltspunkte. Als Ursache kommen wahrscheinlich *trophoneurotische und endokrine Störungen* in Betracht. Vielleicht handelt es sich um eine *Erkrankung des vegetativen Nervensystems*, und zwar der in der *Zwischenhirnbasis liegenden Zentren*, die nach D. GOERING den Anbau und Abbau des Fettgewebes unter der Haut regeln.

Therapeutisch ist noch kein Mittel bekannt, das Leiden zu beheben. Öfters sind *chirurgische Maßnahmen* versucht worden, um die entstellende Abmagerung des Gesichts zu verbessern.

Abb. 213. Lipodystrophia progressiva.

8. Sekretorische Störungen.

Im Anschluß an die vasomotorischen und trophischen Störungen müssen wir noch der ebenfalls nicht seltenen *sekretorischen Störungen* gedenken. Störungen der *Speichelsekretion* bei der Fazialislähmung und der *Tränensekretion* bei Trigeminusneuralgien haben wir schon kennengelernt. Gelegentlich werden ähnliche Erscheinungen auch bei anderen Nervenkrankheiten beobachtet. Am leichtesten festzustellen sind die Störungen der *Schweißsekretion*, deren Verständnis durch den zuerst von LUCHSINGER geführten Nachweis der aus dem Sympathikus stammenden „Schweißnerven" wesentlich gewonnen hat. Bei Nervenkranken sehen wir ziemlich häufig einerseits eine ungewöhnliche Vermehrung der Schweißsekretion (*Hyperhidrosis*), andererseits eine Herabsetzung oder ein vollständiges Aufhören der Schweißbildung (*Anhidrosis*). Die erste kommt z. B. bei manchen Hemiplegikern in der gelähmten Seite und bei spinalen Lähmungen, die letzte bei der Tabes dorsalis vor. Ziemlich häufig sind auch Störungen der Schweißsekretion, meist verbunden mit vasomotorischen Störungen, bei Psychoneurosen (Hysterie, Neurasthenie u. dgl.). In einigen seltenen Fällen soll eine echte *Hämathidrosis* (Blutschwitzen) beobachtet worden sein. Wichtig ist ferner der als *Hyperhidrosis unilateralis* (halbseitiges Schwitzen) bezeichnete Zustand, bei dem besonders im Gesicht, seltener auch an einem Arm oder auf der ganzen einen Seite eine ungewöhnliche Schweißsekretion auftritt. Dieser Zustand kommt meist im Verein mit Tabes, Syringomyelie, Hemikranie, Morbus Basedowi, Hysterie u. dgl. vor und scheint auf Störungen des Sympathikus zu beruhen. Gelegentlich tritt die *halbseitige Anhidrosis des Kopfes* bei Schädigungen des Halssympathikus auf. Gleichzeitig sind zumeist die S. 801 besprochenen übrigen Symptome des *Hornerschen Symptomenkomplexes* nachzuweisen. Übrigens haben wir wiederholt (sonst ganz gesunde) Menschen gesehen, bei denen die unter normalen Verhältnissen (Hitze, körperliche Anstrengung) eintretende Schweißsekretion auf die eine Hälfte des Körpers, insbesondere des Gesichtes, beschränkt blieb.

Fünftes Kapitel.

Die Myotonia congenita (Thomsensche Krankheit) und die Dystrophia myotonica.

Die Ursache der beiden im folgenden geschilderten Krankheitszustände ist noch unbekannt. Mit großer Wahrscheinlichkeit kann jedoch angenommen werden, daß es sich um *Erkrankungen im Bereich des vegetativen Nervensystems* handelt. Vermutlich ist der Sitz der Krankheit sowohl bei der Thomsenschen Myotonie als auch bei der dystrophischen Myotonie *zentral im Gebiet der hypothalamischen Kerne* gelegen.

1. Die Myotonia congenita (Thomsensche Krankheit).

Im Jahre 1876 beschrieb ein Schleswiger Arzt, THOMSEN, ein bis dahin nicht bekanntes eigentümliches Leiden, das er an sich selbst und an zahlreichen Mitgliedern seiner Familie beobachtet hatte. An Stelle der von THOMSEN für die von ihm beobachtete Krankheit gewählten treffenden, aber zu langen Bezeichnung „*tonische Krämpfe in willkürlich bewegten Muskeln*" hat STRÜMPELL später den kürzeren Namen „*Myotonia congenita*" vorgeschlagen. Die Krankheit ist recht selten; doch ist gegenwärtig schon eine größere Anzahl von in Deutschland, Frankreich, Italien, Schweden, Norwegen und Nordamerika gemachten Beobachtungen bekanntgeworden.

Das Leiden ist wahrscheinlich stets *angeboren*; wenigstens führen die Symptome in den meisten Fällen schon in die früheste Kindheit der Kranken. Zuweilen machen sich die Krankheitserscheinungen aber auch erst ungefähr zur Zeit der Pubertät bemerkbar. Fast immer ist die Krankheit *familiär* und *erblich*. Sie läßt sich mitunter durch viele Generationen verfolgen. Die *männlichen* Mitglieder der befallenen Familien scheinen häufiger und auch schwerer zu erkranken als die weiblichen.

Das *wesentliche Symptom der Myotonie* besteht darin, daß jeder willkürlich bewegte Muskel, der vorher eine Zeitlang in Ruhe war, bei seiner Kontraktion in einen mehr oder weniger lange dauernden Kontraktionszustand, in einen leichten Tetanus gerät, so daß also die zu jeder geordneten Bewegung nötige Fähigkeit, einen angespannten Muskel jederzeit sofort wieder erschlaffen

zu lassen, aufgehoben ist. Man versteht leicht, wie dieser Zustand alle willkürlichen Bewegungen in hohem Maße erschwert. Die Kranken sind keineswegs gelähmt, haben aber das Gefühl größter Schwere und Anstrengung bei
jeder Muskeltätigkeit. Rasche, kurze Bewegungen sind oft ganz unausführbar, so daß die Kranken daher z. B. zum Militärdienst völlig untauglich
sind. Bemerkenswerterweise verliert sich die Steifigkeit gewöhnlich vorübergehend, wenn die Kranken eine Zeitlang ihre Muskeln bewegt haben. Beim
Treppensteigen sind die ersten Schritte sehr steif und mühsam; später werden
aber die Bewegungen immer besser und gelenkiger. Am stärksten treten
die myotonischen Kontraktionen bei plötzlichen kräftigen Bewegungen auf.
Werden die Finger kräftig zur Faust geschlossen, so können sie gar nicht
oder nur steif, langsam und mühsam wieder gestreckt werden. Beißen die
Kranken fest die Zähne zusammen, so können sie zunächst den Mund nicht

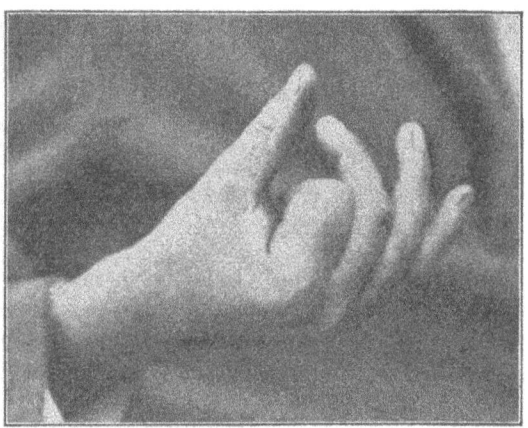

Abb. 214. Mühsames Öffnen der vorher geschlossenen Hand
bei einem Myotoniker.

wieder öffnen. Psychische
Erregungen wirken stets ungünstig ein: die Muskel-
steifigkeit tritt dann noch
stärker als gewöhnlich hervor. Ebenso ungünstig ist
meist der Einfluß der Kälte.
STRÜMPELL beobachtete
einen Fall von ausgespro-
chener Myotonie, bei dem
die Störung überhaupt nur
in der Kälte auftrat, in der
Wärme jedoch völlig ver-
schwand.

Bei der Untersuchung der
Kranken fällt häufig die ungewöhnliche Entwicklung
der Muskulatur auf. Die
Muskeln sind namentlich an den Gliedmaßen oft so umfangreich, daß man
von „athletischem Körperbau", von „echter Muskelhypertrophie" sprechen
kann, ohne daß freilich hiermit immer eine entsprechende Vermehrung der
Muskelkraft verbunden ist. Sehr bemerkenswert sind vor allem gewisse merkwürdige Abweichungen in der *elektrischen Erregbarkeit* der Muskeln. Sie sind
zuerst von ERB näher studiert und mit dem Namen *„myotonische Reaktion"*
bezeichnet worden.

Die faradische und galvanische Erregbarkeit der Muskeln ist meist gesteigert. Bei
faradischer Reizung mit stärkeren Strömen tritt eine etwas verlangsamte Kontraktion
mit *kennzeichnender langer Nachdauer* (2—20 Sekunden und mehr) nach Aufhören des
Reizes hervor. Bei anhaltender Einwirkung des Stromes treten eigentümlich wogende,
oszillierende Muskelkontraktionen auf. Bei *galvanischer Muskelreizung* sind die Zuckungen
bei etwas stärkeren Strömen deutlich *träge, tonisch* und ebenfalls *nachdauernd*. Sie treten
nur bei Stromschließungen, nicht bei Öffnungen auf. Endlich zeigt sich an den Muskeln
fast immer eine weitere, von ERB entdeckte Erscheinung: bei stabiler Stromeinwirkung
auf die Muskeln treten in ihnen *rhythmisch-wellenförmige Kontraktionen* auf, die von der
Kathode ausgehen und sich zur Anode hinbewegen.

Kennzeichnend und praktisch wichtig (weil jederzeit leicht nachweisbar)
ist die *erhöhte mechanische Erregbarkeit der Muskeln* beim Beklopfen mit dem
Perkussionshammer. Nach jedem Schlag (z. B. auf den Deltoideus, Bizeps
usw.) *bleibt die entstehende Kontraktionsfurche eine Zeitlang bestehen.* Die sog.
„idiomuskulären Zuckungen" sind nicht gesteigert. *Reflexe, Sensibilität*, überhaupt alle übrigen nervösen Funktionen bieten nichts Krankhaftes dar.

Pathologisch-anatomisch sind bisher am *Zentralnervensystem* keine kennzeichnenden Veränderungen gefunden worden. An den *Drüsen mit innerer Sekretion* wurde kein krankhafter Befund erhoben. Die mikroskopische Untersuchung der *Muskeln* zeigte eine beträchtliche Hypertrophie der einzelnen Muskelfasern, oft auffallend feine und undeutliche Querstreifung, zuweilen Vakuolenbildung in den Fasern, relative *Kernvermehrung* und mäßige Vermehrung des interstitiellen Bindegewebes.

Die *Ursache* des Leidens ist nicht im Muskel selbst zu suchen. Es handelt sich um eine *Funktionsstörung*, um eine *gesteigerte Erregbarkeit des Muskelsarkoplasmas*. Wahrscheinlich ist die *vegetative Innervation* dieser Muskelteile gestört, wobei vermutlich der eigentliche Sitz der Krankheit *zentral im Gebiet der hypothalamischen Kerne* gelegen ist.

Die Myotonie dauert das ganze Leben an. Die Kranken gewöhnen sich allmählich an ihren Zustand und lernen ihn nach Möglichkeit zu verdecken. Das Allgemeinbefinden kann, abgesehen von einer etwaigen psychischen Depression, völlig ungestört bleiben.

Wesentliche *therapeutische Erfolge* sind bei der Myotonie bis jetzt nicht erzielt worden. Im einzelnen Falle dürften anhaltende warme Bäder, leichte Massage der Muskeln, eine vorsichtige galvanische Behandlung und sorgfältige planmäßige Muskelübungen am meisten zu empfehlen sein.

2. Die Dystrophia myotonica.

Der THOMSENschen Myotonie ähnlich, aber doch in vielen Punkten von ihr zu trennen, ist die *myotonische Dystrophie* (STEINERT, H. CURSCHMANN, A. HAUPTMANN u. a.), ein Krankheitsbild, bei dem sich *myotonische* Symptome mit fortschreitender *Muskelatrophie* und anderen *trophischen Symptomen* vereinigen. Auch die myotonische Dystrophie ist ein *Erbleiden*. Sie tritt *familiär* auf und geht wahrscheinlich im *dominanten* Erbgang auf die Nachkommen über. Innerhalb der befallenen Familien ist die myotonische Dystrophie stets in ihrer eigenen kennzeichnenden Form zu beobachten, nicht etwa vereinigt mit Fällen THOMSENscher Myotonie. Sie entwickelt sich im allgemeinen erst im 2. oder 3. Jahrzehnt des Lebens. Die myotonischen Erscheinungen treten nicht so stark hervor wie die atrophischen. Ausgesprochene Myotonie findet man gewöhnlich nur beim Faustschluß, zuweilen auch in den Beugern am Oberarm und den Wadenmuskeln. Elektrische myotonische Reaktion ist nachweisbar, aber meist in erheblich geringerer Weise als bei der THOMSENschen Myotonie. Kennzeichnend ist die Verteilung der *Atrophie*. Befallen sind vor allem die Gesichtsmuskeln (facies myopathica), die Kaumuskeln, die Sternocleidomastoidei, die Vorderarmmuskeln, besonders der Brachioradialis, endlich die Peronaei. Meist fehlen die Patellarreflexe. Höchst merkwürdig sind gewisse, fast mit Regelmäßigkeit zu beobachtende, begleitende Symptome: *Hodenatrophie mit sexueller Impotenz, Kataraktbildung in der Linse, Haarausfall (Glatzenbildung), vermehrte Speichel- und Tränensekretion* u. a. Im Blut findet sich eine geringe Lymphozytose und Eosinophilie.

Mit größter Wahrscheinlichkeit sind alle diese muskulären und endokrinen Erscheinungen der gemeinsame Ausdruck einer *Erkrankung der nervösen trophischen Zentren* (H. CURSCHMANN). Diese wieder beruht auf *ererbten, angeborenen Entwicklungsmängeln* unbekannter Art.

Die Prognose der Krankheit ist durchaus ungünstig. Die Krankheitserscheinungen nehmen langsam zu und lassen sich therapeutisch nicht beeinflussen.

VI. Nervenkrankheiten ohne bekannte anatomische Grundlage.

Erstes Kapitel.

Der habituelle Kopfschmerz.
(*Cephalaea. Cephalalgie.*)

Im folgenden möchten wir den *habituellen Kopfschmerz* („*nervösen Kopf-schmerz*") besprechen, ein Leiden, das in der Praxis sehr häufig vorkommt, über dessen nähere Ursachen und dessen eigentliches Wesen unsere Kennt-nisse aber noch gering sind.

Man bezeichnet als „*nervösen Kopfschmerz*" nicht die so häufig beob-achteten *symptomatischen* Kopfschmerzen bei akuten fieberhaften Infektions-krankheiten, bei ausgesprochener Anämie, bei Hypertension, bei präurämischen Nierenleiden, bei den verschiedensten organischen Krankheiten des Gehirns und seiner Häute, der Schädelknochen, der Stirnhöhlen, bei Syphilis, Diabetes usw. Ebensowenig dürfen wir den habituellen Kopfschmerz mit anderen schmerzhaften, gut gekennzeichneten Erkrankungen, wie namentlich mit typischen *Neuralgien* im Stirnast des Trigeminus oder in den Okzipitalnerven und mit der echten *Migräne* oder *Hemikranie* (s. d.) verwechseln. Viel-mehr gehören hierher diejenigen Erkrankungen, bei welchen der Kopf-schmerz gewissermaßen eine Krankheit für sich darstellt und das einzige oder wenigstens eins der hauptsächlichsten Symptome ist, über das die Kranken klagen und gegen das sie Hilfe suchen. Eine sichere anatomische Grundlage für diese Fälle kennen wir nicht. Gewöhnlich nimmt man zwar „*Kreislauf-* und *feinere Ernährungsstörungen*" auf Grund von *vasomotorischen Störungen* als die eigentliche Ursache vieler Fälle von Kopfschmerz an; doch ist uns die Art dieser Veränderungen noch völlig unbekannt. Auch über den *Ort*, wo die Schmerzen eigentlich entstehen, läßt sich wenig Sicheres sagen. Ob in der Gehirnsubstanz selbst Schmerzerregungen zustande kommen können, wissen wir nicht genau. Falls bei Reizungen sensibler Gehirnteile Schmerzen entstehen sollten, so würden diese wahrscheinlich nicht im Kopf empfunden, sondern nach der Peripherie des Körpers projiziert werden. Die *Gehirnhäute* dagegen, namentlich die *Dura mater*, sind bestimmt schmerz-empfindlich, und sie werden daher auch gewöhnlich als der eigentliche Sitz des „Kopfschmerzes" angesehen. Wahrscheinlich vermitteln die *Duralnerven* und *Nerven der Pia mater* den Schmerz. *Vasomotorische Einflüsse*, und zwar sowohl *Hyperämie* als auch *Anämie*, haben wohl den wesentlichsten Anteil an der Erregung dieser Nerven. Für manche Fälle von habituellem Kopf-schmerz ist zu vermuten, daß sie vielleicht mit vasomotorisch bedingten Schwankungen in der Absonderung des Liquor cerebrospinalis und somit mit vorübergehenden *Steigerungen des Ventrikeldrucks* zusammenhängen. Natürlich können auch die Schädelknochen mit ihrem *Periost* und ebenso die äußeren *Weichteile* (Muskeln, Faszien, Haut) der eigentliche Sitz der „Kopfschmerzen" sein.

Daß die *Ursache des Kopfschmerzes* bei den einzelnen Kranken sehr verschieden ist, macht schon die Mannigfaltigkeit der Umstände, unter denen der Kopfschmerz auftritt, wahrscheinlich. Bald handelt es sich um Leute, die sonst vollkommen gesund erscheinen, bald um anämische, schwächliche Menschen, bald wiederum um „vollblütige", kräftige Naturen von sehr guter Ernährung und mit rotem Gesicht. Je nach der allgemeinen Konstitution des Kranken sucht man daher die Ursache des Schmerzes entweder in einer krankhaften *Hyperämie* oder in einer ungewöhnlichen *Anämie* des Gehirns und seiner Häute (*Cephalaea hyperaemica* oder *anaemica*). Sehr häufig findet man ferner den Kopfschmerz als das Hauptsymptom bei nervösen, neurasthenischen Patienten (*Cephalaea neurasthenica*). Hierher gehören namentlich die Fälle bei Leuten, die sich körperlich und geistig überarbeitet haben, bei Gelehrten, bei Beamten, bei Studenten und Gymnasiasten vor dem Examen u. dgl. Glaubt man bestimmte toxische Einflüsse (Alkohol, Nikotin, chronische Bleivergiftung u. a.) nachweisen zu können, so spricht man von einer *Cephalaea toxica*. Ganz besonders häufig tritt dieser nach übermäßigem *Zigarettenrauchen* auf. Der „rheumatische" (*Erkältungs-*) Kopfschmerz gehört streng genommen nicht zum nervösen Kopfschmerz, da es sich hierbei in den meisten Fällen um leichte rheumatische Entzündungen der äußeren Weichteile des Kopfes handelt. Es ist aber wichtig zu wissen, daß manche Fälle von anhaltendem Kopfschmerz auf rheumatischen Erkrankungen der *Kopfmuskeln* (M. frontalis und occipitalis) oder der *Kopfschwarte* beruhen. In solchen Fällen kann man zuweilen deutliche „rheumatische Schwielen und Knötchen" in den erkrankten Teilen fühlen (*„Schwielenkopfschmerz"*). Auch in der Nackengegend kommen derartige rheumatische Myalgien und Faszialgien mit Druckempfindlichkeit der Muskeln und ihrer Ansätze vor. Nicht selten leiden Kranke mit habituellem Kopfschmerz gleichzeitig an chronischen *Magenbeschwerden* oder an *anhaltender Verstopfung*, so daß diese Erscheinungen in manchen Fällen in ursächlicher Beziehung (toxische Einflüsse?) zu den Kopfschmerzen stehen. Endlich ist ein sehr beachtenswerter Punkt, daß der Kopfschmerz zuweilen mit *chronischen Erkrankungen benachbarter Organe*, insbesondere der *Nase*, des *Nasenrachenraumes*, der *Stirnhöhlen*, der *Tonsillen*, der *Zähne* und des *Ohres* zusammenhängen kann. Auch *Überanstrengungen der Augen, Refraktionsanomalien* und andere *Augenleiden* sind recht häufig die Ursache von Kopfschmerzen. Immerhin wird man aber in vielen Fällen *keine bestimmte Ursache* des Leidens auffinden können, so daß man es mit einem rein *idiopathischen* Leiden zu tun hat. Ein seit der Jugend bestehender habitueller Kopfschmerz ist sicher in den meisten Fällen der Ausdruck einer allgemeinen „*nervösen Konstitution*", die auf angeborenen, im einzelnen freilich noch ganz unbekannten Verhältnissen beruht. Daher ist der habituelle Kopfschmerz auch häufig ein *ererbtes Leiden*.

Der habituelle Kopfschmerz ist stets ein *chronisches* Leiden. Er kann monate- und jahrelang, ja das ganze Leben hindurch dauern, entweder fast beständig vorhanden sein oder, was häufiger ist, in einzelnen Anfällen für mehrere Stunden oder Tage auftreten. Diese Anfälle kommen zuweilen ohne jede nachweisbare Veranlassung; häufig lassen sie sich aber auf bestimmte Einwirkungen zurückführen, namentlich auf psychische Erregungen, auf körperliche Anstrengungen, auf übermäßiges Rauchen, auf Diätfehler u. dgl. Der *Schmerz* wird von den Kranken bald mehr in den Stirnteilen und im Gesicht, bald mehr im Hinterhaupt, zuweilen im ganzen Kopf empfunden. Nicht selten ist er auch auf bestimmte, ziemlich scharf umgrenzte Teile des Kopfes beschränkt. Die nähere Art des Schmerzes wird in der verschiedensten Weise beschrieben, bald als bohrend, klopfend oder reißend, bald als würde der Kopf von außen zusammengepreßt, bald als wollte er zerspringen. Zuweilen ist die Stärke des Schmerzes nicht bedeutend, es besteht bloß ein Eingenommensein des Kopfes, ein Gefühl von „Kopfdruck", in anderen Fällen ist der Schmerz sehr heftig. Dann besteht manchmal auch eine ausgesprochene Hyperästhesie der Kopfhaut, so daß sogar die Berührung der Haare schmerzhaft sein kann.

Das Allgemeinbefinden ist beim Kopfschmerz fast stets gestört. Die Kranken sind arbeitsunfähig, meist verstimmt und reizbar, appetitlos. Zuweilen beobachtet man stärkere Magenerscheinungen, namentlich Übelkeit und Erbrechen (Übergangsformen zur Migräne, s. d.), zuweilen starken Schweißausbruch. Schwere Fälle des Leidens sind von großer Bedeutung, da die Kranken dadurch fast ganz unfähig gemacht werden, ihren Beruf auszuüben. Namentlich für viele Frauen ist der nervöse Kopfschmerz ein Leiden, der ihr ganzes Leben beeinflußt und überall hemmend und störend auftritt.

Die **Therapie** des Kopfschmerzes ist eine schwierige und oft undankbare Aufgabe. Die Behandlung wird zunächst natürlich in jedem Falle an eine etwa nachweisbare *Ursache des Leidens* anzuknüpfen suchen. Man versäume daher niemals, eine genaue Untersuchung aller in Betracht kommenden Organe (Nase, Augen, Ohr, Tonsillen, Zähne, Magen, Herz, Nieren usw.) vorzunehmen und auf etwa vorhandene Grundleiden (*Syphilis, Hypertension,* Stoffwechselkrankheiten, organische Nervenleiden u. a.) und zugrunde liegende Ursachen (*übermäßiges Rauchen,* Alkoholismus usw.) besonders zu achten. Glaubt man eine Erkrankung der Kopfmuskeln und ihrer Ansätze annehmen zu können, so ist neben der Darreichung von *Antirheumatika* (s. u.) eine sachgemäße *Massagebehandlung* zuweilen von gutem Erfolg begleitet. — Ferner ist auf die allgemeine *Körperkonstitution* die größte Rücksicht zu nehmen. Anämischen Kranken verordnet man *Eisen, Arsen, Landaufenthalt,* gegebenenfalls *Leberdiät, Freiluftliegekuren* u. dgl. Vollblütige Menschen, besonders wenn sie gleichzeitig an Verdauungsbeschwerden leiden, läßt man entsprechende *Diät-* und *Bewegungskuren* durchmachen, verordnet planmäßiges *Trinken von Mergentheimer, Marienbader oder Karlsbader Wasser,* u. a., nimmt gelegentlich einen *Aderlaß* vor u. dgl. Die nervösen Kopfschmerzen bei Hysterischen und Neurasthenikern verlangen ebenfalls vor allem eine vernünftige Allgemeinbehandlung: psychische Behandlung, Regelung der Lebensweise, Kaltwasserkuren und andere hydrotherapeutische Maßnahmen, *Elektrizität* (allgemeine Faradisation, Galvanisation am Kopfe, am Sympathikus) u. a. Menschen, die infolge übermäßiger geistiger Anstrengungen und Aufregungen an nervösen Kopfschmerzen leiden, ist vor allem für längere Zeit vollständige körperliche und geistige Ruhe dringend anzuraten. Man schickt sie aufs Land, ins Hochgebirge oder in ein *Seebad.*

Die Zahl der zur Linderung des Kopfschmerzes empfohlenen *symptomatischen Mittel* ist sehr bedeutend. In den meisten Fällen von langwierigem Kopfschmerz haben die Kranken selbst ihr Leiden vollständig kennengelernt. Viele wissen, daß es gegen „ihre alten Kopfschmerzen" doch kein Mittel gibt, verlangen nur Ruhe und warten ab, bis der Schmerz von selbst wieder aufhört. Andere haben sich an gewisse Hausmittel gewöhnt, machen sich Umschläge auf den Kopf, nehmen ein kaltes oder heißes Fußbad, legen sich einen Senfteig in den Nacken, waschen sich die Stirn mit Kölnischem Wasser, gebrauchen einen „Migränestift", binden sich ein Tuch fest um den Kopf, trinken starken Tee, riechen Ammoniak („Riechsalz") u. dgl. Von *inneren*

Mitteln, die teils während des Anfalls, teils auch sonst längere Zeit hindurch gebraucht werden sollen, um das Wiederkehren der Schmerzen zu verhindern, sieht man zuweilen Erfolge, häufig aber auch nicht. Oft hat ein neues Mittel Erfolg, dieser dauert aber nicht an. Besondere Indikationen für die einzelnen Mittel gibt es nicht, so daß man erst allmählich erproben muß, welches den besten Nutzen hat. Wohl am meisten angewandt werden *Aspirin,* *Pyramidon, Phenazetin, Antipyrin* u. a. Praktisch wichtig ist, daß Mischungen der genannten Mittel (z. B. *Antipyrin* und *Phenazetin* zu gleichen Teilen, *Novalgin, Gelonida antineuralgica, Veramon, Migränin, Trigemin* u. a.) manchmal wirksamer sind als die einzelnen Mittel. Bei den rheumatischen Formen des Kopfschmerzes ist *Natrium salicylicum* und *Novacyl* zu versuchen. Von sonstigen Medikamenten nennen wir noch die manchmal recht gut wirkende *Pasta Guarana* (Paulinia sorbilis, enthält Koffein) in Pulvern zu 0,5—2,0, *Bromkalium* (2,0—4,0), *T. Gelsemii sempervir.* u. a.

Die *elektrische Behandlung* (s. o.) hat in manchen Fällen Erfolg aufzuweisen, obwohl hierbei vielleicht die seelische Beeinflussung die Hauptrolle spielt. Man muß die elektrische Behandlung stets mit Vorsicht beginnen und erst erproben, welche Methode am besten vertragen wird. Nützlich sind ferner *Kaltwasserkuren* und sonstige *hydrotherapeutische Maßnahmen,* der Aufenthalt auf dem Lande, an der See, im Gebirge.

Mit allen genannten Mitteln kann man mitunter den Kranken gute Dienste leisten, während in anderen Fällen das Übel allen Heilversuchen hartnäckig trotzt. Dann bleibt aber den Patienten wenigstens der Trost übrig, daß das Leiden nicht selten nach Jahren und Jahrzehnten im höheren Alter schließlich von selbst aufhört.

Zweites Kapitel.

Die Migräne (Hemikranie).

Ätiologie. Unter Hemikranie (Migräne) versteht man eine eigentümliche Form von *anfallsweise* auftretendem, gewöhnlich *halbseitigem Kopfschmerz,* verbunden mit einer sehr beträchtlichen *Störung des Allgemeinbefindens* und ausgesprochenen *nervös-gastrischen* Beschwerden (völlige Appetitlosigkeit, Übelkeit, Erbrechen). Das Leiden kommt bei *Frauen* und etwas seltener bei *Männern* vor und beginnt fast immer im *jugendlichen Alter,* meist zur Pubertätszeit. Schon bei Schulkindern sind echte Anfälle von Migräne durchaus nicht selten. Ziemlich häufig, aber *keineswegs immer,* betrifft die Krankheit Menschen, die als „*allgemein nervös*" bezeichnet werden müssen. Verhältnismäßig häufig spielt die *Erblichkeit* eine Rolle, indem die Hemikranie einerseits als solche sehr oft erblich ist, andererseits nicht selten in Familien auftritt, wo auch sonstige Nervenleiden (Neurasthenie, Hysterie, Psychosen) vorgekommen sind. Als *auslösende Ursachen* sowohl für das Entstehen der Krankheit als namentlich auch für das Entstehen der einzelnen Anfälle sind körperliche und geistige Überanstrengungen, stärkere psychische Erregungen, Verdauungsstörungen, übermäßiges Rauchen, Alkoholgenuß u. dgl. anzuführen. Die eigentliche *Ursache* der Krankheit liegt aber wahrscheinlich meist in einer *angeborenen Anlage.*

Großes Gewicht ist auf gewisse, bei der Migräne zuweilen zu beobachtende *vasomotorische Begleiterscheinungen* zu legen. Es ist anzunehmen, daß bei der Migräne *Störungen des Blutkreislaufs im Gehirn und in den Meningen* eine wichtige Rolle spielen. Vorübergehende *vasokonstriktorische* und *vasodila-*

tatorische Vorgänge könnten am leichtesten die Migräneanfälle erklären. Die Migräne wäre dementsprechend der Hauptsache nach als eine *Krankheit des vegetativen Nervensystems* aufzufassen. Wahrscheinlich sind *exsudative Vorgänge* bei den vasomotorischen Störungen beteiligt. Genaueres über die Art und den Ort der den klinischen Erscheinungen zugrunde liegenden Veränderung ist uns noch unbekannt. Ansprechend, aber freilich ebenfalls unbewiesen, ist die Vermutung, daß es sich bei den Anfällen um eine „*Autointoxikation*" des Körpers handelt, d. h. um die Wirkung eines irgendwie im Körper selbst von Zeit zu Zeit entstehenden Giftes. Auf welche Stelle des Nervensystems dieses Gift etwa einwirkt, wissen wir aber nicht. Nur vermuten dürfen wir, daß der Ort der Reizung, von welcher die Schmerzen und die übrigen hemikranischen Symptome abhängen, im Gehirn selbst (in der Rinde oder in tieferen Zentren) liegt. Hierfür sprechen namentlich manche Begleiterscheinungen des Migräneschmerzes (die Empfindlichkeit der Sinnesorgane, die leichte psychische Veränderung, die Flimmerskotome u. a.). Vielleicht ist der schwere Migräneanfall auf vorübergehende akute Drucksteigerungen der Ventrikelflüssigkeit zurückzuführen, abhängig von ungewöhnlichen Einflüssen auf die Plexus chorioidei. Wichtig für die Auslösung des Migräneanfalls sind nach manchen Ärzten ferner *anaphylaktische* Vorgänge, die Überempfindlichkeit gegen Eiweißstoffe der Nahrung, chemische Stoffe usw. Die Migräne wäre dann zu den *allergischen*, durch Überempfindlichkeit bedingten Krankheiten zu rechnen (s. Bd. I. S. 305). Welche reizenden Stoffe (*Allergene*) einen Migräneanfall auslösen, ist jedoch unbekannt.

Symptome und Krankheitsverlauf. Die Migräne tritt, wie gesagt, immer in einzelnen *Anfällen* auf, die sich nach verschieden langen Zwischenpausen wiederholen, bei manchen Kranken aber oft eine auffallend große Regelmäßigkeit zeigen. Zuweilen steht der Eintritt der Anfälle bei Frauen mit den Menses in Beziehung, in anderen Fällen wird er durch eine der obengenannten auslösenden Ursachen bedingt.

Der *Migräneanfall* beginnt meist mit gewissen *Prodromalerscheinungen*. Als sichere Anzeichen des herannahenden Leidens werden diese den Kranken bald wohlbekannt. Die Prodromalerscheinungen bestehen in allgemeiner Verstimmung, Unbehagen, Kopfdruck, Schwindel, zuweilen Ohrensausen, Flimmern vor den Augen, Verdunkelung des Gesichtsfeldes, Frösteln, Übelkeit, krankhaftem Gähnen u. dgl. Nach kurzer Zeit beginnt der *Schmerz*. Er wird bald mehr in den vorderen Stirnteilen, bald mehr in der Schläfenoder Scheitelgegend empfunden. Im allgemeinen zeigt er einen kontinuierlichen, nicht intermittierenden (wie bei den Neuralgien) Charakter und kann sich bis zu sehr großer Heftigkeit steigern. Gewöhnlich ist die eine Kopfhälfte, besonders oft die *linke*, der Hauptsitz des Schmerzes, und zwar hauptsächlich die Stirn- und Augengegend. Es kommt jedoch auch vor, daß der Schmerz abwechselnd bald die rechte, bald die linke Seite betrifft; zuweilen ist er überhaupt nicht auf eine Seite beschränkt und nimmt fast den ganzen Kopf ein. Die Kopfhaut ist auf der befallenen Seite meist hyperästhetisch; auch die Austrittsstellen der Nerven können gegen Druck empfindlich sein. Stärkerer Druck auf den Kopf (mit den Händen, durch ein fest umgebundenes Tuch) wirkt aber zuweilen wohltätig.

Neben dem Kopfschmerz ist die zweite Haupterscheinung bei der Migräne die *völlige Appetitlosigkeit* und die starke *Übelkeit*. Zuweilen tritt erst gegen Ende des Anfalls *Erbrechen* ein, manchmal hält ein fast unstillbares Erbrechen während des ganzen Anfalls an. Nicht selten fällt den Kranken der stark *saure* Geschmack des Erbrochenen auf, und wir selbst konnten bei mehreren Migränekranken *Superazidität und Supersekretion des Magensaftes* nachweisen. Häufig findet sich *spastische Verstopfung*. Das *Allgemeinbefinden* der Kranken ist fast stets in hohem Grade gestört. Sie fühlen sich sehr elend und matt und haben eine große *Empfindlichkeit gegen äußere Eindrücke*, gegen jedes grelle Licht, gegen jedes Geräusch usw. Zu jeder geistigen Anstrengung sind sie unfähig. In manchen Fällen (*Hemicrania ophthalmica*, s. u.) treten bemerkenswerte *Augensymptome* auf: leichte oder stärkere Ptosis eines Augenlides, starkes Flimmern vor dem Auge, *Flimmerskotome*, keineswegs selten auch eine ausgesprochene *Hemianopsie*. Diese Erscheinungen bilden namentlich oft die Vorboten des eigentlichen Schmerzanfalls. Auch sonstige schwere nervöse Begleiterscheinungen, wie Parästhesien in den Händen und Fingern, Ohrenklingen, Sprachstörungen u. dgl. sind vereinzelt beobachtet worden. Gelegentlich treten *angioneurotische Ödeme* an den Fingern oder an den Augenlidern, seltener an anderen Körperteilen auf.

Die den Kopfschmerz begleitenden *vasomotorischen Symptome* können in zwei verschiedenen Formen auftreten. Danach wurde die Migräne früher in zwei Unterarten eingeteilt: in die *Hemicrania sympathico-tonica s. spastica* und in die *Hemicrania sympathico-paralytica s. angio-paralytica*. Bei der *Hemicrania spastica* (zuerst von DU BOIS-REYMOND nach Beobachtungen an sich selbst beschrieben) sind Stirn und Ohr auf der befallenen Seite blaß, die Haut ist kühl, die Temporalarterie kontrahiert, die Pupille oft deutlich erweitert, die Speichelabsonderung vermehrt — kurz, es ist eine ganze Reihe von Erscheinungen vorhanden, die alle übereinstimmend auf einen *Reizungszustand im Sympathikus* hinweisen. Bei der *Hemicrania paralytica* dagegen (zuerst von MÖLLENDORF ebenfalls nach Beobachtungen an sich selbst beschrieben) ist das Gesicht auf der befallenen Seite gerötet, fühlt sich heiß an, die Temporalarterie erscheint erweitert, stark pulsierend, zuweilen tritt halbseitiger Schweiß im Gesicht auf, die Pupille ist verengert — also Symptome, die sämtlich nur von einer *Lähmung des Sympathikus* abhängig sein können.

Wie schon oben gesagt, ist aber die Deutung aller dieser Symptome nicht über jeden Zweifel erhaben. Auch müssen wir hinzufügen, daß die erwähnte Einteilung mehr theoretisch aufgebaut, als tatsächlich begründet ist. Die in der Praxis vorkommenden Fälle lassen sich keineswegs ohne weiteres in das eine oder das andere typische Schema einfügen. Häufig sind die Gefäßsymptome überhaupt nur gering, zuweilen scheinen bei demselben Anfall Lähmungs- und Reizzustände des Sympathikus miteinander abzuwechseln, und manchmal können sich sogar scheinbar widersprechende Symptome (z. B. Blässe und Pupillenverengerung) gleichzeitig vorfinden. Überhaupt sind die etwa vorhandenen Gefäßveränderungen fast niemals einseitig, sondern annähernd gleichmäßig in beiden Gesichtshälften vorhanden. Bei schweren Anfällen sieht das ganze Gesicht meist blaß und verfallen aus; doch kann die anfängliche Blässe auch in Röte übergehen.

Die *Dauer* der Migräneanfälle ist sehr verschieden. Gewöhnlich beträgt sie einige Stunden bis zu einem Tag. Dann verliert sich der Schmerz allmählich, oft, nachdem gegen Ende des Anfalls starkes *Erbrechen*, zuweilen auch *reichliche Harnentleerung* („*Urina spastica*"), eingetreten ist. In der Zwischenzeit zwischen den einzelnen Anfällen befinden sich die meisten Patienten vollkommen wohl und schmerzfrei. Manche Migränekranke sind freilich ausgesprochene Neuropathen, die auch, abgesehen von den Migräneanfällen, über dauernde nervöse Störungen zu klagen haben. Es gibt ferner schwere Migräneformen, wo die einzelnen Anfälle mehrere Tage lang und noch länger dauern („état de mal"). Ohne genaue Anamnese können diese schweren Zustände von heftigem Kopfschmerz und anhaltendem Erbrechen leicht falsch gedeutet werden.

Der *Gesamtverlauf der Migräne* ist sehr chronisch und erstreckt sich auf Jahre und Jahrzehnte. Meist ist sie ein habituelles Leiden, an das die Kranken sich schließlich gewöhnen müssen. Mit der *Prognose* muß man ziemlich vorsichtig sein, da die Migräne häufig allen Heilungsversuchen sehr hartnäckig widersteht. Nur den Trost kann man den Kranken geben, daß sich das Leiden im höheren Alter gewöhnlich von selbst verliert. Eine besondere Gefahr birgt es nicht in sich. Nur in einzelnen Fällen hat man gesehen, daß jahrelang eintretende Migräneanfälle einem später sich entwickelnden schweren Gehirnleiden vorhergingen.

Augenmigräne. Hemicrania ophthalmica. Diese eigentümliche, mit der gewöhnlichen Migräne offenbar nahe verwandte Störung bedarf noch einer kurzen Besprechung. In ihren leichtesten Formen tritt sie als einfaches *Flimmerskotom* auf. Die Kranken bemerken plötzlich einen kleinen leuchtenden Punkt im Gesichtsfeld, der sich bald zu einem von zackigen Rändern begrenzten, annähernd halbkreisförmigen flimmernden Bild erweitert. Am inneren Rande des Flimmerbildes erscheinen oft schachbrettähnliche helle und dunkle Stellen. An den flimmernden Stellen entsteht ein Ausfall des Gesichtsfeldes. Das Flimmerbild erweitert sich mehr und mehr, um dann allmählich zu verschwinden. Oft verbinden sich mit dem Flimmerskotom deutlich *migränoide* Symptome, allgemeines Unwohlsein mit Übelkeit, Kopfschmerz, besonders oft neuralgischer Schmerz im N. frontalis. Doch können auch sonstige Parästhesien, Sprachstörungen und motorische Symptome auftreten.

Hemicrania ophthalmoplegica. Diese Form der Migräne haben wir bereits auf S. 459 erwähnt. Der Anfall beginnt meist mit den Erscheinungen einer gewöhnlichen Migräne. Nach etwa 1—2 Tagen oder noch später tritt meist vollständige *Lähmung des N. oculomotorius* auf der Seite des Kopfschmerzes ein. Der Kopfschmerz läßt dann nach, während die Augenmuskellähmung nur langsam nach mehreren Tagen oder sogar erst nach mehreren Wochen zurückgeht. Nur selten werden auch andere Augenmuskelnerven (Abduzens, Trochlearis) ergriffen. Die Anfälle wiederholen sich in Pausen von mehreren Wochen oder Monaten. Nicht selten nehmen sie allmählich an *Stärke* zu, so daß schließlich dauernde Lähmungszustände zurückbleiben können.

Diagnose. Die Diagnose der Migräne ist nicht schwer, wenn man sich streng an die Definition der Krankheit hält. Laien, besonders Damen, nennen freilich jeden Kopfschmerz und allerlei sonstige nervöse und hysterische Zustände mit besonderer Vorliebe „Migräne". Für die echte Migräne sind vor allem kennzeichnend: die Erblichkeit, der Beginn in der Jugend, das Auftreten in Anfällen, das begleitende Erbrechen und die übrigen nervösen Begleiterscheinungen. Irrtümer in der Diagnose können dadurch entstehen, daß *symptomatische Migräneanfälle* auch bei schweren organischen Leiden auftreten (Tabes, Gehirntumoren u. a.). Wir beobachteten einen Kranken, der jahrelang an schwerer „Migräne" litt. Schließlich starb er, und die Sektion ergab einen Zystizerkus im vierten Ventrikel mit sekundärem Hydrozephalus.

Therapie. Sehr viele an Migräne leidende Kranke verzichten schließlich, nachdem sie alle möglichen Mittel durchgeprobt haben, auf jede besondere Behandlung. Sie ziehen sich, wenn der Anfall eingetreten ist, auf ihr Zimmer zurück, verdunkeln die Fenster, genießen nichts als etwas Tee, Selterswasser, Eisstückchen u. dgl., machen sich einen kalten Umschlag um den Kopf, versuchen vielleicht ein Fußbad — und warten im übrigen ruhig ab, bis der Anfall wieder vorüber ist. In der Tat sind auch unsere Mittel, den Anfall zu unterdrücken, ziemlich unsicher. Zuweilen helfen sie, oft aber lassen sie, namentlich bei wiederholter Anwendung, im Stich. Besonders ist hervorzuheben, daß *Narkotika* (Morphium) bei der Migräne fast immer schlecht vertragen werden und nichts nützen. Dagegen sind *Antipyrin, Pyramidon, salizylsaures Natrium* (2,0—3,0 in starkem, schwarzem Kaffee), *Aspirin, Phenacetin, Salipyrin, Novalgin, Veramon, Gelonida antineuralgica* u. a. in vielen Fällen von unzweifelhaft günstiger Wirkung. Welches der genannten Mittel am besten wirkt, muß gewöhnlich im einzelnen Falle erprobt werden. Wir selbst sahen früher vom Natrium salicylicum, in letzter Zeit namentlich vom Antipyrin und vom Pyramidon (rein oder gemischt mit den anderen genannten Mitteln) gute Erfolge, indem die Migräneanfälle, falls das Mittel gleich beim Auftreten der ersten Erscheinungen genommen wurde, danach entschieden weit milder und rascher verliefen. Freilich läßt die Wirkung oft mit der Zeit nach, und man muß dann einen anderen der genannten Arzneistoffe versuchen. — Von den sonstigen angewandten Mitteln erwähnen wir noch die *Pasta Guarana* (Paulinia sorbilis, einige Pulver zu 2—4 g) und das zuweilen recht nützliche *Koffein* oder *C. natriosalicylicum* (0,2—0,3 und mehr). Das Koffein ist auch der Hauptbestandteil des vielfach gerühmten „*Migränins*".

Zu vorbeugendem Gebrauch werden *Luminal* und *Brompräparate* empfohlen. Je nach der Stärke der Störung und nach der Häufigkeit des Auftretens gibt man dreimal täglich eine *Luminalette* zu 0,015 oder eine Tablette *Luminal* zu 0,1. Noch bessere Dienste leistete uns *Theominal* (1—3 mal tägl. 1 Tabl.). Auch *Lubrokal* (Kal. bromatum und Luminalnatrium) kann vorbeugend (tägl. 1 Tabl.) verordnet werden. Ferner ist langanhaltende *Kalziumdarreichung* zu empfehlen. Aus theoretischen Gründen wird *Natrium nitrosum* (2,0 auf 120,0 Wasser, 1—3 mal tägl. ein Teelöffel) und *Nitroglyzerin* (Tabl. zu 0,0005 und 0,001) angewandt. Bei schweren Migräneanfällen könnte man eine *Lumbalpunktion* versuchen. Bei der ophthalmischen Migräne wird die Behandlung mit großen Gaben *Bromkalium* als erfolgreich gerühmt.

Sehr wichtig ist in vielen Fällen die *Allgemeinbehandlung*. *Eisen-, Arsen-* und *Chinindarreichung*, Seebäder, Gebirgsaufenthalt, Kaltwasserkuren u. dgl. sind manchmal von guter Einwirkung. Auffallend guten *dauernden* Nutzen sahen wir in mehreren Fällen schwerer Migräne von dem planmäßigen Gebrauch des *Karlsbader Wassers*. Jedenfalls empfehlen wir stets neben *Magnesiumperhydroldarreichung* einen derartigen Versuch, zumal wenn gleichzeitig die Erscheinungen einer Superazidität des Magensaftes (s. o.) vorhanden sind. Meist verbinden wir mit dem kurgemäßen Gebrauch des Karlsbader Wassers eine planmäßige Hydrotherapie (kalte Abreibungen, Halbbäder mit Übergießungen u. dgl.) und entsprechende Diätkur. Einige Erfolge hat auch die andauernde *elektrische Behandlung* aufzuweisen; sehr großen Hoffnungen darf man sich aber nicht hingeben. Vorsichtiges Galvanisieren am Kopfe sowie schwache primäre faradische Ströme können angewandt werden. Die Spezialisten für *Massage* rühmen ihre Behandlungsart auch für die Migräne; sie massieren teils gewisse schmerzhafte Stellen am Kopf, teils die Magengegend. Endlich muß erwähnt werden, daß die Migräne manchmal mit *Krankheiten der Nase*, mit *Nebenhöhlenerkrankungen, Zahnleiden, Tonsillenerkrankungen* und *Refraktionsstörungen* zusammenzuhängen scheint, und daß in solchen Fällen die Behandlung des Grundleidens ein Aufhören der Migräne zur Folge haben kann.

Drittes Kapitel.

Die Epilepsie.
(Fallende Sucht. Morbus sacer.)

Ätiologie. Die *Epilepsie* ist eine häufig vorkommende eigenartige Krankheit, deren Hauptsymptom in *anfallsweise auftretenden Bewußtseinsstörungen* besteht. Diese sind in den typisch ausgebildeten Fällen mit heftigen *allgemeinen Krampfanfällen* verbunden; bei vielen ungewöhnlichen und unausgeprägten Formen der Epilepsie können aber die motorischen Reizerscheinungen vollständig oder wenigstens fast vollständig fehlen. Der echten, „genuinen" Epilepsie liegen *keine* mit unseren jetzigen Hilfsmitteln regelmäßig nachweisbaren *anatomischen Veränderungen* im Nervensystem zugrunde. Da viele Kranke sich in der Zeit zwischen den Anfällen wochen- und monatelang völlig wohl fühlen, so kann es sich auch gar nicht, wenigstens von Anfang an, um irgendwelche gröberen, dauernden organischen Veränderungen handeln. Bei lange bestehender Epilepsie treten freilich häufig so ausgesprochene *anhaltende* psychische Störungen ein (s. u.), daß eine ständige anatomische Veränderung des Gehirns von vornherein anzunehmen und in den vorgeschrittenen Fällen meist auch nachweisbar ist. Von der „genuinen Epilepsie" zu trennen sind die *symptomatischen epileptischen Anfälle.* Durchaus ähnliche Anfälle wie bei der echten Epilepsie treten nicht selten bei verschiedenen organischen Erkrankungen des Gehirns (bei Gehirntumoren, bei Lues cerebri, bei progressiver Paralyse, Enzephalitis, multipler Sklerose u. a.) auf. Sie sind dann nur als ein *Symptom* einer *andersartigen* Erkrankung aufzufassen und werden daher als „*epileptiforme Anfälle*" von den echt epileptischen Anfällen unterschieden. Doch ist es im einzelnen Fall oft sehr schwierig zu entscheiden, ob man es mit einer „*genuinen*" oder „*symptomatischen*" Epilepsie zu tun hat.

Die *Ursachen* der eigentlichen Epilepsie sind uns noch fast völlig unbekannt. Man kennt nur eine Anzahl von Umständen, welche das Auftreten der Krankheit begünstigen und daher als *vorbereitende Ursachen* aufgefaßt werden müssen. Unter den Ursachen spielt die *erbliche Anlage* zweifellos die größte Rolle. In einem großen Teil der Fälle tritt die Epilepsie bei *erblich neuropathisch belasteten Menschen* auf, in deren Familie bereits Erkrankungen des Nervensystems vorgekommen sind. Denn die *erbliche Anlage* zur Epilepsie ist keineswegs ausschließlich in dem Sinne aufzufassen, daß in der Aszendenz der Kranken auch Fälle von echter Epilepsie nachweisbar sein müssen, sondern die Erblichkeit zeigt sich in dem weiteren Sinne der ererbten „*allgemeinen neuropathischen Disposition*". Je genauere und sorgfältigere Nachforschungen man in dieser Beziehung anstellt, um so häufiger kann man in der Verwandtschaft der Kranken bereits vorgekommene nervöse Erscheinungen, teils wiederum echte Epilepsie, teils aber auch Geisteskrankheiten, Psychoneurosen, allgemeine Nervosität u. dgl. nachweisen. Wie bekannt, findet man in derartigen „neuropathischen Familien" neben kranken Mitgliedern nicht selten andere, die sich nur durch gewisse psychische Eigentümlichkeiten und Absonderlichkeiten, und endlich auch solche, die sich durch eine außergewöhnliche und hervorragende, freilich oft einseitige Begabung auszeichnen. Einen gewissen Einfluß auf die Entstehung von Epilepsie wie auch von anderen nervösen Erkrankungen soll die *Blutsverwandtschaft der Eltern untereinander* haben. Doch kommt dieser Umstand jedenfalls nur in vereinzelten Fällen in Betracht. Von Einfluß ist er wohl nur dann, wenn beide Eltern aus derselben *erbkranken* Familie stammen. Von Bedeutung ist vielleicht auch die *Trunksucht der Eltern*;

namentlich ist wiederholt die Beobachtung gemacht worden, daß im Zustand der Trunkenheit vom Vater gezeugte Kinder später epileptisch geworden sind.

Über die Bedeutung der sonst noch angenommenen *mitwirkenden Ursachen* ist ein entscheidendes Urteil oft schwer zu fällen. *Alkoholische Exzesse* haben nur in einzelnen Fällen eine Bedeutung für das Zustandekommen der Epilepsie (in Frankreich soll die Krankheit verhältnismäßig häufig bei Absinthtrinkern vorkommen). Bekannt ist aber die Unverträglichkeit vieler Epileptiker gegen den Alkohol, so daß schon mäßiger Alkoholgenuß jedesmal einen Anfall auslöst. Die *Syphilis* steht mit der echten Epilepsie in keinem unmittelbaren Zusammenhang. Wenn im Verlauf der Syphilis epileptiforme Krampfanfälle auftreten, so sind sie, wie wir früher gesehen haben, ein *Symptom*, das von einer durch die Syphilis hervorgerufenen Gehirnerkrankung abhängt. Auch die epileptiformen Krampfanfälle *kongenital syphilitischer Menschen* sind keine echte genuine Epilepsie. Freilich findet man auch bei sicher ererbter genuiner Epilepsie gelegentlich eine positive WASSERMANNsche-Reaktion. Damit ist jedoch die nähere Art des Zusammenhangs noch keineswegs geklärt. *Körperliche* und *geistige Überanstrengungen* und *wiederholte Gemütserregungen* können zuweilen den *Ausbruch* der Epilepsie begünstigen; eine unmittelbare ursächliche Bedeutung haben sie jedoch niemals. Manche Fälle von Epilepsie sind auf eine in der Kindheit durchgemachte *akute Infektionskrankheit* (Scharlach, Masern u. a.) und eine damit zusammenhängende *akute Enzephalitis* oder auf eine sonstige in der Kindheit überstandene *Enzephalitis* oder *Meningitis* zurückzuführen. Hierbei handelt es sich aber zumeist nicht um echte genuine Epilepsie, sondern um eine *symptomatische (Residual-) Epilepsie*. Hervorzuheben ist, daß der erste Anfall der Krankheit sich nicht selten unmittelbar an eine starke *psychische Erregung*, namentlich an einen heftigen *Schreck*, anschließt. In diesen Fällen ist der Schreck nur die *auslösende* Ursache, die bei bereits bestehender Veranlagung zur Erkrankung den Anfall hervorruft. Auch hat man sich hierbei vor Verwechslungen der echten Epilepsie mit epileptiformen Krampfanfällen bei *Hysterie (Affektepilepsie)*, die sehr häufig nach einem Schreck entstehen, zu hüten.

Zuweilen läßt sich ein Zusammenhang zwischen der Epilepsie und einem vorangegangenen *Trauma des Kopfes* (Verletzungen des Schädels durch Fall, Stoß mit schweren dauernden Gehirnschädigungen u. dgl.) nachweisen, da sich einige Zeit nach der Verletzung oder auch nach langen, freien Zeiträumen Anfälle einstellen, die in der Art ihres Auftretens vollkommen echt epileptischen Anfällen entsprechen (*„traumatische Epilepsie"* oder besser *„traumatische Hirnschädigung mit epileptischen Folgeerscheinungen"*). Es ist jedoch in diesen Fällen nicht zweckmäßig, von einer echten Epilepsie zu sprechen. Bei der traumatischen Epilepsie handelt es sich um irgendwelche unmittelbaren oder mittelbaren anatomischen Verletzungen der Großhirnrinde, von denen aus die Reizung der motorischen Rindenfelder (s. u.) geschieht. Nicht selten zeigen die epileptiformen Anfälle hierbei die Eigentümlichkeit, daß die Krämpfe einseitig oder in einem einzelnen Gliede beginnen, entsprechend dem Sitz der Verletzung in der gegenüberliegenden Gehirnrinde. Es ist nicht unwahrscheinlich, daß vereinzelte Fälle von anscheinend „genuiner" Epilepsie auf unbemerkt gebliebenen oder vergessenen Kopftraumen in früher Jugend beruhen. Jedenfalls soll man in allen Fällen von Epilepsie, bei denen die Möglichkeit eines früheren Traumas vorliegt, die Anfertigung einer Röntgenaufnahme des Schädels nicht unterlassen. Andererseits muß auch berücksichtigt werden, daß in manchen Fällen der Unfall oder das Schädeltrauma nicht die Ursache, sondern die *Folge* eines, vielleicht des ersten epileptischen Anfalls ist.

Als „*Reflexepilepsie*" bezeichnete man früher Erkrankungen, bei denen die einzelnen Krampfanfälle *reflektorisch* von irgendeiner Körperstelle aus hervorgerufen werden. Von dieser gehen die Krämpfe aus und breiten sich dann auf die übrigen Körpermuskeln derselben Seite aus. Dabei stellt sich eine Aufhebung des Bewußtseins ein. Vorzugsweise sollten *traumatische Verletzungen peripherischer Nervenstämme* (steckengebliebene Splitter, Narben u. a.), *Neubildungen an den Nerven*, ferner *Fremdkörper und entzündliche Vorgänge im Ohr* und *Darmparasiten* auf reflektorischem Wege Krampfanfälle hervorrufen können. In früherer Zeit sind jedoch sehr häufig Verwechslungen *mit schon vorher bestehender echter Epilepsie* und mit *hysterischen* („*traumatisch-neurotischen*") *Anfällen* vorgekommen. Die Angaben über „Reflexepilepsie" sind abzulehnen.

Symptome und Krankheitsverlauf. Die klinischen Erscheinungen der Epilepsie sollen in der Weise geschildert werden, daß wir zunächst eine Beschreibung der einzelnen *Formen des epileptischen Anfalls* geben und hieran die Besprechung des Gesamtverlaufs der Krankheit anschließen.

1. Der *ausgebildete epileptische Anfall* wird der besseren Übersicht wegen gewöhnlich in mehrere Stadien eingeteilt. Das *erste Stadium* ist das *Stadium der Vorläufer* oder nach dem gewöhnlich noch jetzt gebrauchten alten GALEN-schen Ausdruck das Stadium der *epileptischen Aura* (aura = Hauch). Nicht selten fehlt zwar die Aura vollständig, so daß der eigentliche Krampfanfall ganz plötzlich ohne alle Vorboten beginnt. In vielen anderen Fällen sind aber die Prodromalsymptome sehr deutlich ausgesprochen und wiederholen sich oft in der gleichen, merkwürdig regelmäßigen Weise bei jedem einzelnen Anfall, wogegen die verschiedenen Fälle von Epilepsie untereinander die größte Mannigfaltigkeit in bezug auf die besonderen Erscheinungen der Aura zeigen.

Am zweckmäßigsten unterscheidet man *verschiedene Formen der Aura*, je nachdem die dabei auftretenden nervösen Erscheinungen in sensiblen, motorischen, vasomotorischen oder in psychischen Symptomen bestehen. Am häufigsten kommt jedenfalls die *sensible Aura* vor. Sie besteht in eigentümlichen Parästhesien, die in einem Arm, einem Bein, häufig in der Herz- oder in der Magengegend beginnen und von hier meist „nach dem Kopf zu aufsteigen". Daß diese Parästhesien den Kranken wirklich wie ein „Hauch", ein Anblasen, vorkommen, ist selten. Die von der epigastrischen Gegend ausgehende Aura ist zuweilen mit einem starken Beklemmungs- und Angstgefühl, manchmal auch mit Übelkeit und Erbrechen verbunden. An die sensible schließt sich die *sensorische Aura* an, bei der Symptome im Gebiet der Sinnesnerven auftreten. Manchmal haben die Kranken unangenehme *Geruchsempfindungen*, die sie mit irgendwelchen bestimmten Gerüchen ver-gleichen. Auch eine *Geschmacksaura* kommt vor, ist aber selten. Häufiger ist eine *optische Aura*, bestehend in Farben- und Lichterscheinungen (zuerst tritt gewöhnlich eine Rotempfindung auf), in einem scheinbaren Größer-werden oder Kleinerwerden der gesehenen Gegenstände (*Makropsie* und *Mikropsie*) oder endlich in wirklichen Gesichtshalluzinationen, in dem Sehen von allerlei menschlichen oder tierischen Gestalten u. dgl. Auch eine *Gehörs-aura* ist nicht selten; sie tritt als ein plötzliches Gefühl von Taubheit auf einem Ohr auf oder in der Form mannigfacher Gehörsempfindungen (Pfeifen, Brum-men, Rauschen usw.).

Die *motorische Aura* zeigt sich in leichten prodromalen Zuckungen, die im Kopf, im Gesicht, in einem Arm oder Bein auftreten. Auch motorisch-apha-sische Störungen können den epileptischen Anfall einleiten und endlich auch Reizerscheinungen im Gebiet der glatten Muskulatur (Würgbewegungen, Stuhlgang u. dgl.). Auf anfänglichen *vasomotorischen Erscheinungen* beruhen diejenigen Fälle, in welchen die Aura in Kälte- oder Hitzegefühlen, häu-fig verbunden mit einer *außerordentlichen Blässe* oder einer auffallenden Röte im Gesicht oder in den Händen, besteht. Auch ein allgemeines Frostgefühl, der Ausbruch von Schweiß, starkes Herzklopfen u. dgl. können als epileptische Aura vorkommen.

Als *psychische Aura* endlich bezeichnet man diejenigen Anfangserscheinungen, welche in Schwindel, Benommenheit oder in sonstigen ausgesprochenen *Bewußtseinsstörungen* bestehen. Namentlich geht dem epileptischen Anfall zuweilen eine auffallende psychische Unruhe und Erregung vorher. Übrigens ist zu bemerken, daß nicht selten verschiedene Formen der Aura gleichzeitig miteinander vereinigt vorkommen.

Die *Dauer* der epileptischen Aura beträgt zuweilen nur wenige Augenblicke. In anderen Fällen hält sie so lange an, daß die Kranken, die aus Erfahrung das Bevorstehen des Anfalls wissen, noch Zeit haben, sich hinzulegen oder gewisse sonstige vorbeugende Maßregeln (s. u.) vorzunehmen. Selten kann die Aura, namentlich die psychische Form, auch stunden- und tagelang anhalten. Zuweilen geht die Aura vorüber, ohne daß sich der eigentliche epileptische Anfall anschließt; gewöhnlich folgt aber auf die Aura das *zweite Stadium des Anfalls*, das Krampfstadium.

Das *Krampfstadium des epileptischen Anfalls* beginnt fast stets plötzlich. Ist keine oder nur eine ganz kurze Aura vorhanden, so stürzt der Kranke mit einem Male zu Boden, meist vornüber, seltener auf die Seite oder auf den Hinterkopf. Das *Bewußtsein ist völlig erloschen*, jede Empfindung hat aufgehört, so daß sich die Kranken beim Hinstürzen zuweilen nicht unbeträchtliche Verletzungen zuziehen. Der von manchen Kranken im Beginn des Anfalls ausgestoßene laute „*epileptische Schrei*" fällt bereits in das Stadium der vollständigen Bewußtlosigkeit.

Der Krampfanfall beginnt mit einer kurzdauernden Periode der allgemeinen *tonischen Muskelkontraktion*. Der Kopf ist gewöhnlich nach hinten oder auch nach einer Seite gezogen, die Zähne sind fest aufeinandergepreßt, der Rumpf ist opisthotonisch gekrümmt, die Gliedmaßen sind gestreckt, nur die Finger sind gewöhnlich über den eingeschlagenen Daumen gebeugt. Da auch die Atemmuskeln an dem Krampf teilnehmen, so steht die Atmung still, und bald stellt sich infolge davon eine stark zyanotische Färbung des anfänglich blassen Gesichtes ein. Dieser allgemeine tonische Krampf dauert gewöhnlich nur kurze Zeit, $1/4$—$1/2$ Minute. Auf ihn folgt die zweite Periode des Krampfanfalls, die Periode der *klonischen Krämpfe*. Die *Gesichtsmuskeln* werden in der heftigsten Weise hin und her gezerrt, die *Augäpfel* zucken oder zeigen eine gleichsinnige Abweichung nach der einen Seite hin, die *Zunge* wird krampfhaft vorgestreckt und wieder zurückgezogen, der *Kopf* schlägt heftig gegen die Unterlage, *Arm-*, *Bein-* und *Rumpfmuskeln* sind beständig der Sitz der heftigsten, stoßweise sich folgenden Zuckungen. Die *Pupillen* werden, wahrscheinlich meist nach einer rasch vorübergehenden Verengerung, während des Krampfstadiums *sehr weit und sind völlig reaktionslos.* Der *Puls* ist etwas, aber nicht erheblich beschleunigt; die *Körpertemperatur* ist normal oder um wenige Zehntel eines Grades erhöht. Die *Hautreflexe* sind unmittelbar nach dem Krampfanfall noch erloschen, die *Sehnenreflexe* meist ebenfalls abgeschwächt, oder sie fehlen ganz. Zuweilen findet man sie aber auch ziemlich lebhaft vorhanden. Bemerkenswert ist, daß man häufig unmittelbar nach dem Anfall einen deutlichen BABINSKIschen *Zehenreflex* nachweisen kann. Nicht selten erfolgt während des Anfalls ein unfreiwilliger Abgang von Stuhl, Harn und bei Männern zuweilen auch eine Ejaculatio seminis. *Verletzungen* des Körpers während der heftigen Krämpfe kommen häufig vor, insbesondere *Bißverletzungen der Zunge*. In seltenen Fällen treten Einrisse in die Kapsel eines Schultergelenkes ein, mit dadurch bedingter *Luxation des Humerus.* Bleibt der Riß offen, so wiederholt sich die Luxation fast bei jedem neuen epileptischen Anfall. Das im Anfang des Anfalls, wie erwähnt, meist blasse Gesicht wird stark *zyanotisch.* Die Halsvenen treten prall hervor, und infolge der starken venösen Stauung entstehen nicht selten kleine *Blutungen* in den Conjunctivae, in der Gesichtshaut um die Augen herum u. a.

Das Krampfstadium dauert gewöhnlich nur wenige Minuten. Dann hören die Zuckungen auf, zuweilen nach einem tief seufzenden Atemzug, und es folgt das dritte Stadium, das Stadium des *postepileptischen Koma.* Der Kranke bleibt bewußtlos, aber die Atmung wird ruhig, und die Zyanose verschwindet. Die Glieder sind unmittelbar nach dem Anfall meist schlaff, hypotonisch, wie gelähmt (Erschöpfungszustand). Das Koma geht allmählich in Schlaf über, der mehrere Stunden lang währen kann. In anderen Fällen dauert aber dieses Stadium nur sehr kurze Zeit, so daß sich die Kranken auffallend rasch von ihrem Anfall wieder erholen. Nicht selten bestehen jedoch mehrere Tage lang deutliche *Nachwehen des Anfalls.* Die Kranken haben Kopfschmerzen, fühlen sich matt und angegriffen, sind psychisch verstimmt und reizbar. In den *Muskeln,* namentlich am Rumpf, hinterläßt der Krampf häufig für einige Zeit recht heftige Schmerzen. Zuweilen bleibt nach dem Anfall eine *leichte vorübergehende Parese* eines Gliedes oder einer Körperhälfte zurück. In dem ersten, nach dem Anfall entleerten *Harn* findet man oft, aber keineswegs immer, einen geringen *Eiweißgehalt,* zuweilen auch einige hyaline Zylinder. Nicht selten besteht auch eine Zeitlang nach dem Anfall ausgesprochene *Polyurie.* Nach dem Anfall kann ferner fast regelmäßig eine *Leukozytose* im Blut (10—15 000) nachgewiesen werden, während vor und während des Anfalls *Leukopenie* beobachtet wird. Fast immer fehlt nach der Rückkehr des Bewußtseins die Erinnerung an das Geschehene vollständig oder ist nur ganz unvollkommen vorhanden. Bei genauerem Nachforschen findet man häufig, daß auch das Gedächtnis für die dem Anfall unmittelbar (etwa $^1/_4$—2 Stunden) *vorhergegangenen Ereignisse* gänzlich verschwunden ist. Ein Student z. B., der während der klinischen Vorlesung einen epileptischen Anfall bekam, wußte später nicht, wie er in die Klinik gekommen war, und was er dort vor seinem Anfall gehört und gesehen hatte. In vereinzelten Fällen (insbesondere nach traumatischer Epilepsie) kann sich diese *retrograde Amnesie* auf einen viel längeren Zeitraum erstrecken.

2. *Die leichten, unausgeprägten Formen des epileptischen Anfalls. Kleiner epileptischer Anfall (,,Petit mal").* Außer den soeben geschilderten heftigen Krampfanfällen (dem ,,*grand mal*") kommen bei der Epilepsie auch sehr häufig leichtere, ,,*kleine*" epileptische Anfälle (,,*petit mal*") vor. Die Anfälle bestehen zuweilen nur in einem rasch vorübergehenden *Schwindel,* einer leichten *Ohnmachtsanwandlung* oder vor allem in einem kurzen Bewußtseinsverlust (,,*absence*"), ohne daß es aber hierbei zu motorischen Reizerscheinungen kommt. Auch diesen leichten Anfällen geht zuweilen eine Aura vorher. Oft fehlt sie aber vollständig. Nicht selten kann man beobachten, daß die Kranken mitten in irgendeiner Tätigkeit (beim Sprechen, Essen, Kartenspielen) plötzlich eine Pause machen, einen Augenblick lang wie abwesend vor sich hinstarren und dann mit einem Male wieder in ihrer Beschäftigung fortfahren, als ob nichts vorgefallen wäre. In anderen Fällen setzen die Kranken während dieser kurzen Bewußtseinstrübungen ihre Tätigkeit fort. Wenn sie z. B. auf der Straße befallen werden, gehen sie mechanisch weiter, schlagen hierbei aber einen verkehrten Weg ein oder gehen in ein fremdes Haus hinein, bis sie plötzlich zu sich kommen und sich zu ihrer eigenen Ver-

wunderung an einem ganz ungewohnten Ort wiederfinden. Auch die Fälle von *„plötzlichem Einschlafen"* sind zum Teil (s. u.) zur Epilepsie zu rechnen. Von den leichten Schwindelanfällen bis zu den ausgebildeten epileptischen Krämpfen kommen alle möglichen Übergänge vor. Nicht selten sinken die Kranken bewußtlos zu Boden, es kommt aber nur zu einigen leichten Zuckungen im Gesicht oder in den Armen, und nach wenigen Minuten sind die Kranken wieder bei völliger Besinnung. Recht häufig, namentlich bei Kindern, bestehen die Anfälle in einem kurzen durchdringenden *Schreien*, in Bewußtseinsverlust, einigen krampfhaften Bewegungen mit den Armen — und in wenigen Sekunden ist alles vorüber. Solche Anfälle treten am Tage und oft auch in der Nacht auf. Bei anderen Kranken bestehen die Anfälle in plötzlichem Blaßwerden, Aufspringen, Bewegungsdrang nach außen, Ausstoßen einiger kurzer Worte. Kurz, es ist kaum möglich, alle die verschiedenen Erscheinungsweisen der unausgeprägten und ungewöhnlichen epileptischen Anfälle zu schildern. Dabei treten, was diagnostisch besonders wichtig ist, bei Kranken, die an derartigen leichten Anfällen leiden, nicht selten dazwischen auch vollkommen ausgebildete epileptische Krampfanfälle auf.

3. *Die epileptoiden Zustände (die epileptischen Äquivalente).* Während die „kleinen" Anfälle sich meist als unausgeprägte Formen des ausgebildeten epileptischen Anfalls darstellen, indem sie in einer einfachen Abschwächung des Bewußtseins oder auch zuweilen gleichzeitig in leichten motorischen Reizerscheinungen bestehen, tritt bei den epileptoiden Zuständen der Charakter des epileptischen Anfalls ganz in den Hintergrund. Nur das anfallsweise Auftreten der Störung und ihr häufig nachweisbarer Zusammenhang mit kennzeichnenden epileptischen Anfällen haben zu der Erkenntnis der zweifellosen Zugehörigkeit dieser Zustände zu der Epilepsie geführt. Von der größten praktischen Wichtigkeit sind die *„psychisch-epileptischen Äquivalente"*. Teils unmittelbar im Anschluß an echte epileptische Anfälle („*postepileptisches Irresein*"), teils auch in selbständiger Weise treten Anfälle *psychischer Störung* ein. Die Anfälle zeigen sich als Zustände vollkommener psychischer *Verwirrtheit*, in denen die Kranken die verkehrtesten Handlungen begehen, sich entkleiden, scheinbare Diebstähle begehen, ins Wasser springen, Feuer anlegen u. dgl. Manchmal machen die Kranken in ihrem Dämmerzustand weite Reisen und sind dann völlig überrascht, wenn sie sich bei wiedergekehrtem normalen Bewußtsein in einer ganz fremden Umgebung befinden. Außer diesen *„epileptischen Dämmerzuständen"* kommen auch Anfälle mit *heftiger psychischer Erregung* vor, verbunden mit Angstvorstellungen, schreckhaften Halluzinationen und einer davon abhängigen maniakalischen Erregung, die nicht selten zu Tätlichkeiten gegen die Umgebung führt. Bei Jugendlichen beobachtet man als psychisch-epileptisches Äquivalent zuweilen eigentümliche Zustände, in denen die Kinder in läppischer Weise umherlaufen, alle möglichen Gegenstände zusammentragen, auffallende kombinierte Bewegungen machen u. dgl. Auch kurzdauernde plötzlich eintretende Zustände gestörten Bewußtseins mit offenbar vorherrschenden Angstvorstellungen, oft mit einigen Zuckungen verbunden, haben wir gerade bei Kindern öfter beobachtet. Manche Fälle von „Pavor nocturnus", Bettnässen, Zähneknirschen u. a. gehören zur Epilepsie, obwohl hier die Trennung von unwesentlicher *neuropathischer Anlage* meist nicht leicht ist. Auf alle die zahlreichen wichtigen Einzelheiten der *epileptischen Dämmerzustände* (Stupor, Erinnerungsstörungen, poriomanische und dipsomanische Zustände usw.) und auf ihre große *forensische Bedeutung* können wir hier nicht näher eingehen und müssen in dieser Beziehung auf die Lehrbücher der Psychiatrie verweisen.

Gesamtverlauf der Krankheit. In der großen Mehrzahl der Erkrankungen beginnt die Epilepsie *vor dem 20. Lebensjahre.* Häufig treten die ersten Anfälle schon in der Jugend, besonders in den *Pubertätsjahren* auf, nur sehr selten jedoch vor dem 10. Lebensjahre. Ganz vereinzelt zeigt sich das erste Auftreten der Krankheit im späteren Alter (*Epilepsia tarda s Epilepsia senilis*) Treten epileptische Anfälle in ausgebildeter oder in ungewöhnlicher Form erst im höheren Alter bei vorher gesunden Menschen auf, so handelt es sich zumeist nicht um eine echte „genuine" Epilepsie, sondern um symptomatische Anfälle, denen ein andersartiges Leiden (besonders oft Arteriosklerose der Gehirngefäße und arteriosklerotisch-senile Gehirnveränderungen, syphilitische Erkrankungen, ferner zuweilen multiple Sklerose, Gehirntumoren, urämische Zustände u. a.) zugrunde liegt.

Über die *Häufigkeit der Anfälle* läßt sich keine allgemeine Regel aufstellen, da die einzelnen Erkrankungen hierin die größten Verschiedenheiten zeigen. Es gibt Menschen, die in ihrem ganzen Leben nur drei oder vier epileptische Anfälle in Zwischenräumen von 10—15 Jahren haben, während in der Regel die Anfälle sich etwa alle paar Wochen oder alle paar Monate wiederholen. In anderen Fällen können die Anfälle noch häufiger, sogar täglich auftreten. Oft beobachtet man gewisse Schwankungen des Verlaufs, so daß die Krankheit Zeiten mit häufig wiederkehrenden Anfällen zeigt, auf die dann wieder längere anfallsfreie Pausen folgen. Tritt in schweren Fällen von Epilepsie ein Zustand ein, bei dem die Anfälle sich während mehrerer Tage sehr oft wiederholen und die Kranken gar nicht aus der Bewußtlosigkeit herauskommen, so bezeichnet man dies als *Status epilepticus* (*„Etat de mal"*). Derartige, übrigens ziemlich seltene Zustände sind sehr gefährlich; oft erfolgt in ihnen der Tod, meist unter hoher Temperatursteigerung.

Das häufige oder seltene Auftreten der epileptischen Anfälle hängt zuweilen mit gewissen *äußeren Einflüssen* zusammen. *Alkoholische* und *sexuelle Exzesse, psychische Erregungen, körperliche Überanstrengungen* u. dgl. üben fast immer einen merklichen schädlichen Einfluß aus. Ob es wirklich eine sekundäre symptomatische *„Alkoholepilepsie"* gibt, ist zweifelhaft. Oft ist schon die periodisch eintretende Trunksucht selbst ein Zeichen der epileptischen Anlage. Bei Frauen hängt das Auftreten der Anfälle manchmal mit dem *Eintritt der Menstruation* zusammen. Nicht selten beginnt die Krankheit zur Zeit des ersten Erscheinens der Menses. Mitunter beobachtet man jedoch, daß sich epileptiforme Zustände bei noch unentwickelten Mädchen mit dem Eintritt der Pubertät bessern. Die *Gravidität* übt ihren Einfluß in verschiedener Weise aus: zuweilen werden die Anfälle während der Schwangerschaft häufiger, zuweilen aber auch seltener. Interkurrente sonstige Erkrankungen, namentlich akute Infektionskrankheiten, scheinen manchmal ebenfalls einen *günstigen* Einfluß auf die Häufigkeit der Anfälle auszuüben.

Von praktischer Bedeutung ist die Unterscheidung der *Epilepsia diurna* und der *Epilepsia nocturna.* Während bei vielen Kranken die Anfälle nur des Tags auftreten, kommen andererseits auch Fälle vor, in denen sich die epileptischen Zustände nur nachts zeigen. Bei reiner Epilepsia nocturna kann die Krankheit, zumal wenn die Kranken allein schlafen, lange Zeit unbemerkt bleiben. Die Kranken haben des Morgens meist gar keine Erinnerung von den nächtlichen Anfällen. Gewöhnlich merken sie freilich an einem wüsten Gefühl im Kopf, an gewissen, ihnen unerklärlichen Verletzungen am Körper (Zungenbiß u. dgl.) oder auch an der Unordnung des Bettes, daß etwas mit ihnen des Nachts vorgegangen sein muß. In einigen Fällen von nächtlicher Epilepsie erwachen die Kranken zuerst aus dem Schlafe, wahrscheinlich infolge der epileptischen Aura, werden dann aber beim Eintritt des Krampfes von neuem bewußtlos. Außer der reinen Epilepsia nocturna und diurna, in denen die Anfälle *nur* des Tags oder *nur* nachts auftreten, kommen häufig auch die gemischten Formen vor.

Was das *Auftreten der einzelnen Formen* des epileptischen Anfalls betrifft, so beobachtet man hierin alle möglichen Kombinationen. In manchen Fällen handelt es sich stets nur um die ausgebildeten epileptischen Krampfanfälle. Sehr oft kommen aber neben solchen in größerer oder geringerer Häufigkeit kleine Anfälle vor. Diese können lange Zeit hindurch auch die einzige Äußerung der Krankheit sein. Namentlich bei Kindern kommen Zustände mit zuweilen häufig auftretenden kurzdauernden Bewußtseinstrübungen nicht selten zur Beobachtung. Die epileptoiden Zustände fehlen häufig gänzlich, während bei anderen Epileptikern die psychischen Äquivalente in den Vordergrund des Krankheitsbildes treten und sich dann meist in bemerkenswerter *Gleichartigkeit* zeigen.

In der Zeit *zwischen den einzelnen Anfällen* zeigen viele Epileptiker ein in körperlicher und psychischer Beziehung völlig *normales* Verhalten. Freilich sind es nicht selten etwas eigentümliche, aufgeregte, mißtrauische, nervös reizbare oder in anderen Fällen stumpfsinnige, geistig wenig regsame Menschen, doch trifft dies keineswegs immer zu. Viele Epileptiker, namentlich solche, deren Anfälle verhältnismäßig nur selten auftreten, sind in ihrem Beruf vollkommen tüchtig, und aus der Geschichte sind zahlreiche Beispiele bekannt, daß selbst hervorragende Menschen an der Krankheit gelitten haben (z. B. Cäsar, Mohammed, Rousseau, Napoleon I. u. a.).

Vielfach hat man sich bemüht, gewisse „*körperliche Degenerationszeichen*" an den Epileptikern mit ihrem so gut wie immer *kräftigen, massigem Körperbau* aufzufinden. Asymmetrie des Schädels, Makrozephalie, Scheitelsteilheit, Mißbildungen an den Ohrmuscheln, an den Zähnen, Händen u. dgl. findet man bei vielen, aber freilich keineswegs bei allen Epileptikern. So sahen wir einen Epileptiker, der an jeder Hand *sechs* Finger hatte. In der Tat scheinen alle derartigen Abweichungen bei erbkranken Menschen häufiger aufzutreten als bei Abkömmlingen gesunder Familien.

Bei längerer Dauer der Krankheit und namentlich dann, wenn die Anfälle häufig auftreten, macht sich meist — obgleich *keineswegs immer* — allmählich ein deutlicher Einfluß des Leidens auf das Gesamtverhalten der Kranken bemerkbar. Vorzugsweise treten die *psychischen Störungen* allmählich immer stärker hervor. Der *Charakter* ändert sich in eigenartiger Weise. Die Kranken werden reizbar und gewalttätig, zeigen ethische Mängel, Neigung zur Unwahrheit u. dgl. Daneben tritt auch die *intellektuelle Schwäche* immer deutlicher hervor. Aufmerksamkeit und Gedächtnis nehmen ab. Die Leistungen sind herabgesetzt. Die geistige Schwerfälligkeit und Beschränktheit kann sich bis zum Schwachsinn steigern. In manchen Fällen führt die Epilepsie schließlich zur völligen *Verblödung*. Bei solchen Kranken leidet auch das körperliche Befinden nicht unbeträchtlich. Sie magern ab, motorische Paresen, Tremor und sonstige andauernde zerebrale Störungen stellen sich ein. Alle diese Erscheinungen weisen darauf hin, daß der Epilepsie ein *chronischdegenerativer Vorgang im Zentralnervensystem* zugrunde liegt, der sich zunächst lange Zeit fast nur in den epileptischen Anfällen äußert, schließlich aber doch zu dauernden Ausfallserscheinungen führt.

Die Epilepsie begleitet die Kranken während ihres ganzen Lebens. Freilich kommt es vor, daß die Anfälle aufhören und die Krankheit jahrelange Pausen macht. Jedoch kann man sich niemals mit Sicherheit darauf verlassen, daß

das Leiden endgültig erloschen ist, da aus irgendeinem Anlaß auch nach jahrelanger Unterbrechung wieder ein Anfall auftreten kann. Im ganzen ist die
mittlere Lebensdauer der Epileptiker kürzer als diejenige gesunder Menschen,
zumal die Epileptiker nicht selten von hinzutretenden Erkrankungen befallen
werden und diesen erliegen.

Die **Prognose** der Gesamtkrankheit ergibt sich aus dem Gesagten von
selbst. Der einzelne epileptische Anfall ist an sich nur ausnahmsweise lebens-
gefährlich. Daß im Status epilepticus oft der Tod eintritt, ist oben erwähnt
worden. — Im allgemeinen können jedenfalls diejenigen Epilepsien, bei denen
die einzelnen Anfälle selten und nur in den milderen Formen auftreten, als
die günstigeren bezeichnet werden. Doch ist die Möglichkeit plötzlicher Verschlimmerungen auch hier vorhanden. Andererseits können aber zuweilen
auch schwere Fälle schließlich nicht unerhebliche Besserungen zeigen. In
bezug auf die Unterscheidung der Epilepsia nocturna und diurna halten wir
die erste für die verhältnismäßig *leichtere* Form der Krankheit.

Pathologische Anatomie und Physiologie der Epilepsie. Schon aus dem klinischen
Verhalten der echten Epilepsie, bei der die Kranken in den Zwischenräumen zwischen
den einzelnen Anfällen oft keine nachweisbare Veränderung darbieten, geht hervor,
daß der Epilepsie keine andauernde *gröbere* anatomische Störung zugrunde liegen kann.
In der Tat ist der anatomische Befund bei der genuinen Epilepsie fast völlig negativ
oder besteht in Veränderungen, denen nur eine nebensächliche Bedeutung zuerkannt
werden darf (Osteosklerose der Schädelknochen, Verdickung der Gehirnhäute u. dgl.).
Manche Untersucher sind allerdings der Ansicht, daß die von ihnen histologisch nachgewiesenen *Entwicklungsanomalien der Hirnrinde* der notwendige, vorbereitende Boden für
die genuine Epilepsie sind.

Handelt es sich um Epileptiker, die jahrelang an schweren und häufigen Anfällen
gelitten haben, und bei denen schließlich eine ausgesprochene Verblödung eingetreten war,
so sind im Gehirn bei genauer Untersuchung stets anatomische Veränderungen zu finden:
entweder gröbere Entwicklungsstörungen des Großhirns (Mikrogyrie, Pachygyrie, Porence-
phalie u. a.) oder ausgesprochene histologische Veränderungen (Gliawucherung, besonders
deutlich Randgliose, *Sklerose eines oder beider Ammonshörner* u. a., ferner in der Hirnrinde
nach SPIELMEYER auffallend oft deutliche, *mikroskopisch nachweisbare Entwicklungsstörungen*, weiterhin Veränderungen an den Ganglienzellen, an den Gefäßen, an den Meningen). Aber alle diese Veränderungen finden sich in ähnlicher Weise auch bei anderen
schweren chronischen Verblödungszuständen. Eine engere Beziehung der gefundenen
Veränderungen zu den schweren klinischen Erscheinungen der *Epilepsie* ist jedesfalls
nicht nachweisbar. Sie weisen nur auf die der Epilepsie zugrunde liegende schwere organische Störung hin.

Manches Verlockende haben die wiederholt gemachten Versuche, die Epilepsie als eine
„*Autointoxikation*" des Körpers zu erklären. Man glaubt festgestellt zu haben, daß der
Harn, das Blut und auch der Liquor cerebrospinalis von Kranken, die an Epilepsie leiden,
besonders unmittelbar nach den Anfällen, stärkere toxische Wirkungen bei Versuchstieren
hervorbringen, als dieselben Flüssigkeiten von gesunden und nicht epileptischen Men-
schen. Man hat bereits geglaubt, bestimmte chemische Körper (karbaminsaures Ammoniak,
Cholin u. a.) als die wirksamen Gifte betrachten zu dürfen. Andere Forscher glauben
die Epilepsie auf Störungen der *inneren Sekretion*, insbesondere der *Schilddrüse* und der
Beischilddrüsen, zurückführen zu können. Allein diese Angaben bedürfen noch weiterer
Prüfung und sind in ihrer Deutung teils durchaus unsicher, teils bestimmt unrichtig.

Wenn wir somit einstweilen nur einen kommenden und wieder verschwindenden
funktionellen Reizzustand als Ursache des epileptischen Anfalls annehmen können, so
fragt es sich, an welcher Stelle des Gehirns wir uns diesen Vorgang zu denken haben,
und worin er etwa bestehen könne. In bezug auf die erste dieser beiden Fragen war
man lange Zeit der Meinung, daß das *verlängerte Mark* als der eigentliche „Sitz der Krankheit" angesehen werden müsse. Diese Meinung erhielt eine Stütze durch die experimentellen Untersuchungen von NOTHNAGEL, der bei Kaninchen in der Brücke eine bestimmte
Stelle (ein „Krampfzentrum") nachwies, deren Reizung das Auftreten von Krampfanfällen
zur Folge hatte. Indessen ist diese Ansicht gegenwärtig verlassen, da klinische und experimentelle Tatsachen mit Sicherheit darauf hinweisen, daß der Ausgangspunkt der epileptischen Krämpfe im Großhirn, und zwar vorzugsweise in der *Großhirnrinde* zu suchen
sei. In klinischer Beziehung spricht hierfür die stete Vereinigung der Krampfanfälle
mit Bewußtseinsstörungen, ferner der Umstand, daß die leichten und unausgepräg-

ten Formen der Epilepsie, deren naher Zusammenhang mit den epileptischen Krämpfen unzweifelhaft ist, fast alle ebenfalls ins psychische Gebiet fallen, daß in symptomatischer Hinsicht den epileptischen durchaus ähnliche Anfälle häufig sicher ihren Grund in *organischen Erkrankungen der Gehirnrinde* haben, und endlich, daß die Ausbreitung der Krämpfe über die einzelnen Muskelgruppen beim Menschen ebenso wie bei der experimentellen Rindenepilepsie des Tieres (s. u.) der anatomischen Lage der einzelnen *motorischen Rindenzentren* vollkommen entspricht (HUGHLINGS JACKSON). Beginnt der Krampf z. B. in einem Fazialis, so geht er von hier auf den Arm, dann erst auf das Bein über.

Auch das *Experiment* spricht zugunsten der Annahme des kortikalen Ursprungs der epileptischen Anfälle. Von den verschiedensten Beobachtern (HITZIG, FERRIER, ALBERTONI, LUCIANI, FRANCK, PITRES, O. FOERSTER u. a.) ist festgestellt worden, daß man durch elektrische Reizung der motorischen Rindengebiete bei Tieren epileptiforme Anfälle künstlich hervorrufen kann. UNVERRICHT hat umfassende experimentelle Untersuchungen an Hunden über diesen Punkt angestellt. Er fand, daß bei Reizung eines motorischen Zentrums die Ausbreitung der Krämpfe von dem entsprechenden Muskelgebiet auf die anderen genau der anatomischen Lage der einzelnen Zentren entspricht. Wird ein *Rindenzentrum exstirpiert, so hören die Krämpfe in dem zugehörigen Muskelgebiet* sofort ganz auf, so daß also die Unversehrtheit der motorischen Rindenzentren eine notwendige Bedingung zum Zustandekommen epileptischer Anfälle ist. Über den näheren Weg, auf dem die Erregung von einem Zentrum zum anderen übergreift, ist noch nichts Sicheres bekannt. Wahrscheinlich schreitet die Erregung horizontal durch die Rinde fort.

Somit ist der *Ausgangsort* der Anfälle auch bei der menschlichen Epilepsie mit der größten Wahrscheinlichkeit in der *Gehirnrinde* zu suchen, obwohl die Beteiligung *subkortikaler motorischer Zentren* an dem Gesamtverlauf des Anfalls nicht ausgeschlossen werden kann. Nicht unwahrscheinlich ist die Annahme, daß die *tonischen* Krampfzustände von *subkortikalen* motorischen Zentren (Linsenkern?) ausgehen, während die *klonischen* Zuckungen wohl sicher *kortikalen* Erregungen ihren Ursprung verdanken. Die Erscheinungen der Aura sind wahrscheinlich ebenfalls auf Reizzustände der Rinde, und zwar vorzugsweise der sensiblen Rindengebiete (sensible Aura, optische Aura usw.) zu beziehen. Über die *Art und Weise*, wie die Erregung zustande kommt, fehlt aber bis jetzt fast jeder Aufschluß. Auf Grund der Versuche von KUSSMAUL und TENNER, die das Auftreten epileptiformer Krampfanfälle infolge allgemeiner *Gehirnanämie* bewiesen, wurde früher häufig angenommen, daß auch die echt epileptischen Krampfanfälle auf einer zeitweise (vielleicht im Anschluß an einen Krampf der Gehirngefäße) eintretenden Gehirnanämie beruhen. Jedoch ist dies nicht erwiesen. Bei der experimentell erzeugten Epilepsie wird, wie UNVERRICHT bei seinen Versuchen und MAGNAN bei der durch Absinth künstlich hervorgerufenen Tierepilepsie fand, die Gehirnrinde keineswegs auffallend anämisch. Wir können uns deshalb einstweilen von dem Zustandekommen der Anfälle bei der echten genuinen Epilepsie nur die unvollkommene Vorstellung machen, daß die motorische Hirnrinde infolge einer krankhaften Beschaffenheit die Fähigkeit verloren hat, ihre motorische Energie aufzuspeichern und in normaler Weise zu verausgaben, und daß es deshalb von Zeit zu Zeit zu krankhaften „Entladungen", zu einer Art „Kurzschluß" und dadurch zu dem Auftreten der Krampfbewegungen kommt. Eine weitere Ausführung dieser Annahme unterlassen wir, da sie sich zu sehr in ein noch vollkommen hypothetisches Gebiet verlieren würde.

Diagnose. Die Diagnose der Epilepsie kann oft ohne Schwierigkeiten gestellt werden. Hat man Gelegenheit, einen Anfall selbst zu beobachten, so macht dessen Deutung meist keine Schwierigkeiten. Zu bedenken ist nur, daß epileptiforme Krampfanfälle auch als Symptom *organischer* Gehirnerkrankungen (Encephalitis, Tumoren, Abszesse, multiple Sklerose, Lues cerebri, progressive Paralyse u. a.) auftreten können. Oft unterscheiden sich derartige Fälle von symptomatischer Epilepsie durch das Verhalten der Patienten während der anfallsfreien Zwischenzeit und durch den weiteren Verlauf des Leidens meist leicht von der echten genuinen Epilepsie. Mitunter ist die Frage, ob eine *sekundäre symptomatische* oder eine *echte genuine* Epilepsie vorliegt, sehr schwer zu entscheiden, vor allem wenn die Erbforschung keine Anhaltspunkte ergeben hat, daß der Betreffende einer erbkranken Familie (s. o.) angehört. Viele Jahre lang können epileptische Krämpfe das einzige Zeichen einer vorhandenen *Neubildung im Schädelinnern* sein. Mitunter läßt nur eine sehr genau von den Eltern u. a. aufgenommene Vorgeschichte erkennen daß der Betreffende in den ersten Kinderjahren eine fieberhafte Krankheit mit zerebralen Symptomen durchgemacht hat, so daß man annehmen kann, daß sich damals ein *enzephalitischer Vorgang* abgespielt hat. Hervorzuheben ist, daß halbseitige oder nur auf einzelne Körperteile beschränkte Krampfanfälle ("JACKSONsche Epilepsie", s. S. 675) meist (freilich nicht immer) nicht zur echten Epilepsie gehören, sondern als Symptom irgendwelcher umschriebenen Erkrankung der Gehirnrinde auftreten.

Auf die Unterscheidung von *hysterischen (psychasthenischen) Anfällen* und *Affektepilepsie* werden wir im Kapitel über Hysterie noch einmal zurückkommen. Zu beachten ist neben dem *Gesamtbild des Anfalls* vorzugsweise der vollkommene *Bewußtseinsverlust*, die *Weite* und *Reaktionslosigkeit der Pupillen*, die anfangs nicht selten vorhandene *Blässe* und die spätere *Zyanose* des Gesichts, endlich das Auftreten des BABINSKI-*Reflexes* am Schluß des echten epileptischen Anfalls. Zu beachten ist ferner die Art des Eintritts und die *Dauer* des Anfalls (bei echten epileptischen Anfällen dauert das *Krampfstadium* selten länger als einige Minuten), der *Zungenbiß* und etwaige äußere Verletzungen beim Hinstürzen zu Beginn des Anfalls, das Verhalten der Kranken unmittelbar nach dem Anfall (tiefer anhaltender Schlaf spricht für Epilepsie), die Möglichkeit, den *hysterischen,* nicht aber den epileptischen Anfall willkürlich hervorzurufen (durch Suggestion, durch Druck auf eine "hysterogene" Zone u. dgl.

Sehr oft müssen wir die Diagnose "Epilepsie" nicht auf Grund eigener Beobachtung eines Anfalls, sondern nur auf Grund der *anamnestischen Angaben* des Kranken oder seiner Angehörigen machen. In der Regel ist dies möglich, wenn man sich die Mühe gibt, sorgfältig und eingehend zu fragen, und wenn man genau weiß, wie und wonach man zu fragen hat (die Art der Anfälle, ihre kurze Dauer, etwaige Verletzungen, Krankheiten innerhalb der Familie (s. S. 826) usw.). Wichtig — als *nachweisbare* Symptome — abgesehen von zurückgebliebenen Folgen etwaiger Verletzungen (Zungenbiß, Hautverletzungen beim Hinfallen) — sind der Körperbau (kräftig, massig, ferner Schädelform, Gesichtsausdruck) und die allgemeine geistige Verfassung, die Eigenart der psychischen Ausdrucksformen der Kranken.

Die Entlarvung *simulierter* Epilepsie (meist handelt es sich dabei um hysterische Reaktionen) muß auf dieselben diagnostischen Anhaltspunkte (Pupillen, Art des Hinfallens, Verhalten der Reflexe nach dem Anfall u. a.) Rücksicht nehmen. Auch die äußeren Umstände beim Auftreten der Anfälle (Wünsche und Befürchtungen der Kranken!) müssen natürlich in Betracht gezogen werden.

Mitunter ist die Abgrenzung epileptischer Krankheitsbilder von der *Narkolepsie* schwierig. Als *Narkolepsie* (GELINEAU) bezeichnet man plötzlich eintretende "*Schlafanfälle*". Die Kranken fühlen mitten bei irgendeiner Beschäftigung, beim Essen usw. ein unwiderstehliches Schlafbedürfnis und schlafen schnell ein. Nach einigen Minuten erwachen sie wieder. Solche Anfälle können mehrmals an einem Tage, in anderen Fällen in tagelangen Abständen auftreten. Über die Ursache dieser eigenartigen symptomatisch bei verschiedenen Krankheiten, aber auch ganz spontan auftretenden Schlafanfälle ist nichts bekannt. Sie sind wahrscheinlich wesensverschieden von epileptischen Zuständen. Zeichen einer tiefen Bewußtseinsstörung fehlen. Den Anfällen, die auch als vorübergehende Verwirrtheit mit aphasischen oder paraphasischen Erscheinungen auftreten können, folgt *keine Amnesie.* Sie führen nie zu bleibenden psychischen Veränderungen.

Vorbeugung: Um zu vermeiden, daß Epileptiker ihre krankhafte Anlage auf Nachkommen vererben, ist im Deutschen Reich jeder Fall von "*erblicher Fallsucht*" meldepflichtig. *Symptomatische* Epilepsien (z. B. nach in frühester Kindheit durchgemachter Enzephalitis oder Meningitis und viele andere) fallen *nicht* unter das Gesetz zur Verhütung erbkranken Nachwuchses. Nach diesem Gesetz ist jedoch die Unfruchtbarmachung zu beantragen: 1. in allen Fällen von *genuiner* Epilepsie, bei denen „auf Erblichkeit irgendwelcher Art in der Verwandtschaft hinweisende belastende Momente" festgestellt werden, und 2. in allen Fällen von *genuiner* Epilepsie, „in denen das genuine Bild das gewöhnliche ist, und in denen ernste äußere Ursachen, die jeder Kritik standhalten, für das Leiden nicht aufzufinden sind" (GÜTT-RÜDIN-RUTTKE).

Therapie. Wenn es auch kein Mittel gibt, um eine sichere und dauernde Heilung der Epilepsie herbeizuführen, so kann man doch auf das Leiden in verschiedener Weise günstig einwirken, die Heftigkeit und die Häufigkeit der Anfälle vermindern und ihren Folgen in mancher Beziehung vorbeugen.

Wichtig ist zunächst die *allgemein-diätetische Behandlung* der Epileptiker. Ausschreitungen im Essen und Trinken müssen vermieden werden, starker Kaffee und Tee sind nur in mäßiger Menge zu gestatten, *Alkohol ist ganz zu verbieten,* auch dürfen die Kranken nicht zu viel rauchen. Die Kost sei einfach und reizlos. So wenig *Kochsalz* wie möglich sollte genossen werden (s. u.). Die Kost bestehe im übrigen mehr aus vegetabilischer als aus animalischer Nahrung. Durch *reine Pflanzennahrung* und *Milchdiät* sollen in einzelnen Fällen bedeutende Besserungen erzielt worden sein. Im Sommer ist dem Kranken ein ruhiger Aufenthalt auf dem Land oder im Gebirge zu empfehlen. Außerdem ist noch die besondere *Körperkonstitution* zu berücksichtigen. Je nachdem es sich einerseits um schwächliche, anämische oder andererseits um vollblütige, fettleibige Menschen handelt, verordnet man entweder reichliche Kost oder Entziehungskuren, Bitterwässer u. dgl. Ständig ist für *leichten Stuhlgang* zu sorgen. Geistige Anstrengungen und Aufregungen sind möglichst zu vermeiden. *Körperliche Arbeit* innerhalb gewisser Grenzen (Freiluftbeschäftigung, Turnen u. dgl.) ist bei kräftiger Konstitution vielleicht von gewissem Vorteil.

Was die *Behandlung der Krankheit* selbst betrifft, so ist den ursächlichen Verhältnissen nur bei der *symptomatischen* Epilepsie Rechnung zu tragen. Die Exzision alter Narben oder Cysten, die Entfernung von Tumoren oder Fremdkörpern (Knochen- oder Geschoßsplittern) haben *einzelnen* Kranken dauernde Heilung gebracht. Liegt die Möglichkeit eines Zusammenhangs der Anfälle mit einer syphilitischen Infektion vor, so kann man eine spezifische Behandlung versuchen. Bei der echten genuinen Epilepsie liegen aber unmittelbare Angriffspunkte für eine ursächliche Behandlung nicht vor. Man muß bei der genuinen Epilepsie nach denjenigen Mitteln greifen, welche erfahrungsgemäß in symptomatischer Weise die Äußerungen der Krankheit bessern.

Unter diesen Mitteln genießt *Luminal* den größten Ruf, so daß es in jedem Fall von Epilepsie zunächst versucht werden muß. Luminal hat unzweifelhaft einen günstigen Einfluß auf die Häufigkeit der eintretenden Anfälle. Man verordnet dreimal täglich 0,1 g Luminal, kann bis zu dreimal täglich 0,3 steigern und geht auf die geringste Tagesgabe herab, bei der keine Anfälle mehr auftreten. Das Mittel kann lange Zeit hindurch gegeben werden. Leiden die Kranken an auffallender Schläfrigkeit, so nimmt man die Menge etwas geringer (z. B. dreimal täglich eine oder zwei Luminaletten zu 0,015). — Ohne hypnotische Nebenwirkung ist *Prominal*, das sich ebenfalls zur Dauerbehandlung aller Formen der Epilepsie eignet. Man gibt je nach der Schwere des Falles $1/_2$ bis 3 Tabl. täglich. Zumeist genügt 1 Tabl. lange Zeit täglich genommen. — Kombinierte oder abwechselnde Darreichung von *Luminal* mit *Brompräparaten* (s. unten) wirkt sehr günstig. Besonders empfehlenswert ist *Lubrokal* (Luminalnatrium und Kal. bromatum) (1—2—3-Tabletten tägl.).

Die *Brompräparate*, insbesondere das *Bromkalium*, genießen den ältesten
Ruf als *Antiepileptikum*. Ihre Wirkung beruht wahrscheinlich auf einer unmittelbaren Herabsetzung der Erregbarkeit der motorischen Rindenzentren.
Die Mengen des *Bromkalium* müssen ziemlich groß sein. Man beginnt mit etwa
2—3 g täglich, steigt aber unter Umständen bis auf 5—6 g und noch mehr.
Entweder verschreibt man Lösungen von 10,0—15,0 auf 150,0 Wasser oder
Pulver zu 1—3 g, die sich die Kranken selbst in einem Glase Wasser, Selterswasser oder Zuckerwasser auflösen. Die größere Menge des Lösungsmittels
ist deshalb notwendig, weil der Magen sonst leicht angegriffen wird. Die Gesamtmenge des Tages wird gewöhnlich in zwei oder drei Einzelgaben verabreicht. Doch kann man die gesamte Tagesmenge auch in einer größeren Wassermenge (Selterswasser) lösen und allmählich im Laufe des Tages verbrauchen
lassen. Außer dem Bromkalium werden auch die anderen Bromsalze, *Bromnatrium* und *Bromammonium*, häufig angewandt. Das Bromnatrium hat den
Vorzug, daß es vom Magen oft besser vertragen wird als das Bromkalium.
Auch Kombinationen der verschiedenen Bromsalze sind zweckmäßig, so namentlich eine von ERLENMEIER empfohlene und im sog. „Bromwasser" oder im
„brausenden Bromsalz" enthaltene Mischung von Bromkalium, Bromnatrium
und Bromammonium im Verhältnis 2:2:1. Vielfach gerühmt wird das *Bromipin*
(bromiertes Sesamöl, 15,0—30,0 pro dosi), da es geringere Nebenerscheinungen
macht als die Bromsalze. Auch das *Sedobrol* läßt sich zur Epilepsiebehandlung
gut verwerten. Man gibt täglich 1—3 Würfel (je 1,1 g NaBr + 0,1 g NaCl)
mit heißem Wasser übergossen. *Bromglidine* ist eine Verbindung von Brom
mit Pflanzeneiweiß (1 Tabl. enthält 0,05 g Brom).
Mit dem Bromgebrauch müssen die Kranken monate- und mit einzelnen
Unterbrechungen oft jahrelang fortfahren, wenn ein Nutzen erzielt werden
soll. Zweckmäßig ist es, das Mittel in regelmäßigem Wechsel gebrauchen zu
lassen (z. B. mit 2,0 täglich anfangen, jede Woche um 1,0 steigen lassen, bis
zu etwa 5,0—6,0 oder noch mehr täglich, dann wieder heruntergehen). Treten
unangenehme Nebenerscheinungen (starke Bromakne, starker Geruch aus dem
Munde, Muskelermüdung und Zittern, Herzschwäche, Verdauungsstörungen,
Impotenz, psychische Depression und Gedächtnisschwäche) ein, so vermindert
man die Menge, setzt jedoch die Bromdarreichung nicht sofort aus, da anderenfalls leicht gehäufte Anfälle auftreten. Das Entstehen der für manche Patienten
sehr lästigen Brompusteln kann man zuweilen durch gleichzeitige Darreichung
von *Solut. Fowleri* verhüten. Während der Brombehandlung ist die Zufuhr
von *Kochsalz* auf ein möglichst geringes Maß herabzusetzen. Kochsalzfreie
Diätsalze (*Curtasal, Hosal, Bromhosal* u. a.) werden als Ersatz verabreicht.
Bei der Verminderung des Chlornatrium sollen die Bromsalze gewissermaßen an
seine Stelle treten, und ihre Wirksamkeit soll deshalb bei einer NaCl-armen
Nahrung eine weit stärkere werden. Wir haben eine Reihe von Epileptikern
in dieser Weise behandelt und in einigen Fällen anscheinend guten Erfolg
gesehen, während bei anderen keine besonders günstige Heilwirkung erzielt
werden konnte. Tritt bei der Brombehandlung ein wesentliches Nachlassen
der Anfälle ein, so setzt man allmählich die Menge herab, um sie bei einer
etwaigen neuen Verschlimmerung des Leidens wieder zu steigern.
Daß die Häufigkeit der Anfälle bei manchen Epileptikern durch fortgesetzten Bromgebrauch vermindert werden kann, unterliegt wohl keinem
Zweifel. Diese Wirkung tritt freilich nur bei solchen Kranken deutlich zutage, bei denen die einzelnen Anfälle verhältnismäßig häufig (alle 2—3 Wochen
oder noch öfter) auftreten. Bekommt man Epileptiker zur Behandlung, bei
denen sowieso Pausen von $^1/_2$—1 Jahr und mehr zwischen den einzelnen

Anfällen liegen, so ist die etwaige Wirksamkeit einer Brombehandlung kaum jemals sicher zu beurteilen und der notwendigerweise lange anhaltende Bromgebrauch hat oft unangenehme Nebenwirkungen (s. o.) zur Folge. Wir selbst sehen daher in solchen Fällen meist ganz von der Brombehandlung ab. Überhaupt ist bei jeder anhaltenden Brombehandlung eine sorgfältige Überwachung der Einwirkung des Mittels auf das Allgemeinbefinden des einzelnen Kranken notwendig.

FLECHSIG empfahl, die Brombehandlung mit dem Gebrauch von *Opium* zu kombinieren. Man soll anfänglich nur *Extr. Opii* geben, anfangs täglich 0,15, allmählich auf 0,25—0,35 steigend, stets verteilt auf 2—3 Tagesgaben. Nach sechswöchigem Opiumgebrauch läßt man das Opium mit einem Male fort und beginnt mit einer etwa zwei Monate dauernden Brombehandlung. Die Berichte über die mit dieser Methode erzielten Erfolge lauten verschieden. Allgemein eingebürgert hat sie sich nicht.

Die meisten sonst noch gegen die Epilepsie empfohlenen Mittel haben wenig praktischen Wert und größtenteils nur noch historische Bedeutung. Verwendung findet eigentlich nur noch die *Radix Valerianae*, die man als Baldriantee verordnet, gewöhnlich in einer Mischung von *Rad. Valerianae* und *Rad. Artemisiae* zu gleichen Teilen, davon abends 1—2 Tassen zu trinken. Von sonstigen Mitteln ist noch zu erwähnen: *Belladonna* (Extr. Belladonnae, Fol. Belladonnae pulv. ana 1,0, Succi Liquir. q. s. ad pil. 100, täglich 2 bis 6 Pillen in allmählich steigender Dosis) und *Atropin* (Pillen zu 0,0005, 3—5 täglich); und endlich *Chloralhydrat* in kleinen Gaben (täglich 0,3—0,5 in mehreren Dosen verteilt). Nicht ganz unzweckmäßig scheinen in manchen Fällen *Kombinationen* von Luminal oder Bromsalzen mit einem der genannten Mittel zu sein. So haben wir insbesondere von der Vereinigung einer Brommischung mit kleinen Chloraldosen oder mit Atropin zuweilen eine anscheinend günstige Wirkung gesehen, namentlich bei häufigen unausgeprägten Anfällen.

Schließlich folge noch ein Wort über die *chirurgische Behandlung* der Epilepsie. Sie ist zunächst in Fällen *symptomatischer* Epilepsie versucht worden, die aller Wahrscheinlichkeit nach auf umschriebene Erkrankungen der motorischen Rindenfelder zurückzuführen sind. Erfolge wurden bei traumatischer Epilepsie, sodann bei Fällen JACKSON scher Epilepsie nach abgelaufener Enzephalitis u. dgl. erzielt. Ist ein früheres Schädeltrauma nachweisbar und ergibt das Röntgenbild eine erkennbare Veränderung am knöchernen Schädel, so muß natürlich die Frage nach einem etwaigen operativen Eingriff näher erörtert werden. Auch bei der *echten genuinen Epilepsie* haben KOCHER, F. KRAUSE u. a. versucht, durch „Ventilbildung" am Schädel, d. h. Fortnahme eines Knochenlappens, der nach vorheriger Verkleinerung an seinen Rändern wieder vernäht wird, oder durch eine Ventrikelpunktion eine dauernde Druckentlastung des Gehirns und damit eine Verminderung der Krampfanfälle herbeizuführen. Neben vielen Mißerfolgen sind einzelne gute Erfolge erzielt worden. Im allgemeinen ist aber einstweilen von der chirurgischen Behandlung der echten genuinen Epilepsie nichts zu erwarten.

Was die *Behandlung des epileptischen Anfalls* selbst betrifft, so braucht gewöhnlich außer den sich von selbst ergebenden Vorsichtsmaßregeln gar nichts zu geschehen, da wir doch kein Mittel besitzen, den einmal begonnenen Anfall zu unterdrücken, und da, wie erwähnt, der Anfall selbst nur selten gefährlich ist. Manchmal lernen die Kranken selbst aus Erfahrung ein Mittel kennen, um den *Anfall noch während der Aura zu verhindern.* So gibt es z. B. Fälle, in denen ein festes Umschnüren oder starkes Reiben desjenigen Gliedes, von dem die Aura ausgeht, den Anfall unterdrückt. Ferner sind mehrere Beobachtungen bekannt geworden, in denen das Verschlucken einer reichlichen Menge *Kochsalz* während der (gewöhnlich vom Epigastrium ausgehenden) Aura den Ausbruch des Anfalls verhütete. Eine unserer Kranken, bei welcher der Anfall mit einem Gefühl von Tenesmus anfing, behauptete, die Krämpfe fast jedesmal unterdrücken zu können, wenn sie Zeit und Gelegenheit fände, rasch ihrem Stuhlgang Folge zu leisten.

Beim *Status epilepticus* sind am meisten Einläufe mit *Chloralhydrat* (2—4 g), *Amylenhydrat* (2 g je dreimal in 10 Minuten Abstand) oder *Paraldehyd* (5—10 g) zu empfehlen. Auch intramuskuläre Injektionen einer 20%igen *Luminallösung* (1—2 Ampullen zu 1 ccm oder von *Luminalnatrium* (1—2 Ampullen zu 0,22 g) leisteten uns gute Dienste. *Aderlaß* und *Lumbalpunktion* wirken mitunter günstig. Ferner kann ein Versuch mit der *Entwässerung durch konzentrierte Kochsalzeinläufe* gemacht werden.

Anhang.
Die Krämpfe der Kinder.
(*Eclampsia infantum.*)

Die Häufigkeit und praktische Bedeutung der Krämpfe im Kindesalter, sowohl in der Säuglingszeit als auch in den späteren Kinderjahren, rechtfertigt es, ihrer mit einigen Worten besonders zu gedenken.

Die alltägliche ärztliche Erfahrung lehrt, daß der kindliche Körper offenbar zu Krämpfen eine besondere Bereitschaft hat. Zu einem Teil beruht dies wohl auf einer *erhöhten allgemeinen Erregbarkeit des kindlichen Gehirns.* So sieht man bei Kindern nicht selten Krampfanfälle aus Anlässen auftreten, die bei Erwachsenen nur ausnahmsweise dieselbe Erscheinung zur Folge haben. Im *Beginn akuter fieberhafter Krankheiten* (Pneumonie, Scharlach, Masern, fieberhafte Angina u. a.) werden „Fieberkrämpfe" bei Kindern nicht sehr selten beobachtet.

Die Bedeutung der scheinbar spontan bei Kindern in den ersten Lebensjahren auftretenden Krämpfe ist nicht immer leicht zu ermitteln. In einzelnen Fällen handelt es sich um eine wirkliche *Epilepsie*, d. h. die Krämpfe sind der erste Ausbruch der auch im späteren Leben sich fortsetzenden Krankheit. In anderen Fällen liegt eine organische Erkrankung des Gehirns vor. Wenn man an das Anfangsstadium der akuten Poliomyelitis und der Enzephalitis der Kinder (s. Bd. I, S. 183 und Bd. II, S. 730) denkt, so erscheint die Annahme nicht ganz unmöglich, daß auch manche Fälle, in denen die Kinder rasch „unter Krämpfen" sterben, hierher zu rechnen sind. In vielen Fällen, wo Krämpfe bei Kindern plötzlich auftreten und wieder für immer verschwinden, bleibt ihre Ursache unaufgeklärt. Oft mag es sich um irgendwelche *Autointoxikationen* vom Magendarmkanal her handeln. *Nährschäden* spielen eine große Rolle. Die Erfahrung lehrt, daß namentlich *rachitische Kinder* besonders oft von Krampfanfällen heimgesucht werden. Bei Säuglingen sind diese sehr häufig der Ausdruck einer krankhaften Steigerung der allgemeinen Erregbarkeit des Nervensystems (*Spasmophilie*). Dieser „spasmophile Zustand" zeigt sich außerdem noch in der Neigung zu Anfällen von *Tetanie* (s. d.), *Laryngospasmus*, in der Steigerung der elektrischen und mechanischen Nervenerregbarkeit (Fazialisphänomen, TROUSSEAUsches Phänomen). Jedenfalls ist das Auftreten eines Krampfanfalls bei einem Kinde oft (wenn auch keineswegs immer) das Anzeichen einer ungewöhnlich konstitutionellen-nervösen Veranlagung. Daher zeigen sich bei Kindern, die an „spasmophiler Diathese" gelitten haben, später mitunter, jedoch nicht immer, die Symptome der Neurasthenie, der Hysterie, psychischer Minderwertigkeit u. dgl.

Die *Symptome* der Krampfanfälle entsprechen im ganzen denjenigen der epileptischen Anfälle. Die Kinder bekommen einen starren Blick, verdrehen die Augen; im Gesicht, im Rumpf und in den Gliedmaßen stellt sich ein tonischer Krampfzustand ein, der nach wenigen Augenblicken in allgemein klonische Zuckungen übergeht. Krampfhafte Atmung, Zyanose und Schweißausbruch begleiten den Anfall, der nie länger als wenige Minuten dauert. Dann kehrt das Bewußtsein zurück. Ein „postepileptischer Schlaf" kommt nicht oft vor. — Die *Zahl der Anfälle* unterliegt den größten Schwankungen. Zuweilen treten die Anfälle vereinzelt auf, in anderen Fällen können sie sich mit geringen Unterbrechungen tagelang wiederholen. Die Prognose ist dann, namentlich wenn es sich um schwächliche Kinder handelt, stets zweifelhaft, obgleich keineswegs vollkommen ungünstig. Über die Ursache und Bedeutung der Krämpfe entscheidet gewöhnlich erst der weitere Verlauf.

Die *symptomatische Behandlung* der Krampfanfälle besteht bei leichteren Fällen in der Anwendung von kalten Umschlägen auf den Kopf, in allgemeinen feuchten Einwicklungen der Kinder, in dem Legen von Senfteigen auf die Brust und die Waden, unter Umständen in der Anwendung eines Einlaufs (vielleicht mit etwas Essigzusatz) u. dgl.

Zur Besserung der allgemeinen „*spasmophilen Diathese*" wird namentlich der anhaltende Gebrauch von *Kalziumpräparaten* empfohlen. *Auf eine zweckmäßige Ernährung der Kinder ist stets zu achten.* Sind Anzeichen von *Rachitis* vorhanden, so ist diese in der S. 362ff. angegebenen Weise zu behandeln.

Bei epileptiformen Anfällen ist von Medikamenten in erster Linie *Luminal* zu versuchen (Tagesmenge: 2. bis 6. Lebensjahr 0,05 bis 0,075, Schulalter 0,075 bis 0,1 g). Bei schweren Anfällen gibt man *Luminalnatrium* (0,05—0,1 g subkutan), *Chloralhydrat* als Einlauf (0,5—1,0 g, im Schulalter bis 2,0 g auf 100 ccm Wasser) oder *Amylenhydrat* als Einlauf (2,0—3,0 g auf 100 ccm Wasser). Man kann den Kindern ferner *Bromnatrium* (1,0 g, älteren Kindern 2,0—3,0 g täglich) verordnen.

VII. Psychoneurosen.

Erstes Kapitel.

Die Hysterie.

Begriffsbestimmung. Eine kurze, treffende Begriffserklärung der Hysterie zu geben, ist nicht leicht. Die Erscheinungsweisen, unter denen hysterische Reaktionen auftreten, sind, wie wir sehen werden, so mannigfaltig, daß es kein einziges Symptom gibt, das als allgemein kennzeichnend oder gar für alle Fälle pathognomonisch angesehen werden könnte. Die Hysterie ist keine einheitlich abgeschlossene Krankheit. Dagegen läßt sich das *Wesen* aller derjenigen Zustände, welche wir als hysterische bezeichnen, sehr wohl unter einem einheitlichen Gesichtspunkt auffassen.

Nach den jetzigen Anschauungen sind hysterische Störungen *seelische Reaktionen ungewöhnlicher oder krankhafter Art*, die meist auf irgendwelche widrigen Anforderungen des Lebens auftreten. Und zwar sind *nur* seelisch, durch „*Vorstellungen*" entstandene und *durch sekundäre seelische Weiterverarbeitung festgehaltene* körperliche Funktionsstörungen als hysterische Reaktionen aufzufassen. Es ist daher nicht nur zeitgemäß, sondern es entspricht auch besser dem Wesen der hierher zu rechnenden Zustände, statt von „*Hysterie*" von „*hysterischen Reaktionen*" zu sprechen.

STRÜMPELL faßte die Hysterie als einen Krankheitszustand auf, der sich *ausschließlich auf die mit den psychischen Vorgängen unmittelbar verknüpfte Gehirntätigkeit bezieht*, also wenn man will, als eine *Psychose*, aber in dem erweiterten Sinne des Wortes, daß sich die Störung nicht nur auf den normalen Ablauf der psychischen Vorgänge selbst bezieht, sondern vorzugsweise auf ihre *Verknüpfung mit den rein körperlichen Innervationsvorgängen*. Er nannte daher jede Krankheitserscheinung „*hysterisch*", die auf *einer Störung der normalen Beziehungen zwischen den Vorgängen unseres Bewußtseins und unserer Körperlichkeit* beruht. Zwischen unseren Willensvorstellungen und unserer Muskulatur, ebenso zwischen den Erregungen unserer Sinnesnerven und unserem Bewußtsein bestehen unter normalen Verhältnissen ganz bestimmte, fest geregelte Verknüpfungen. Tritt in diesen Verknüpfungen eine Lockerung, eine Verschiebung, ein falsches Maßverhältnis ein, so entsteht eine „nervöse" Störung der Bewegung oder der Empfindung, eine „*hysterische*" Krankheitserscheinung. Dabei liegt aber der Ausgangspunkt der Störung in *letzter* Hinsicht stets auf *psychischem* Gebiet. Erleidet z. B. die *Willensvorstellung* eine krankhafte Änderung in dem Sinne, daß sie nicht mehr die körperliche motorische Erregung in irgendeinem Muskelgebiet hervorrufen kann, so entsteht eine „hysterische" Lähmung. Wendet sich das *Bewußtsein* dauernd ab von bestimmten sensorischen Eindrücken, die ihm zufließen, so haben wir es mit einer *hysterischen* Anästhesie zu tun. Ebenso entstehen durch zentrale *psychische* Vorgänge die hysterischen Krampfzustände und die hysterischen sensiblen Reizerscheinungen. *Der Ursprung aller hysterischen Krankheitserscheinungen ist psychogen.*

Zunächst stellen wir folgende allgemeinen Merkmale der hysterischen Zustände auf:

1. Allen hysterischen Erkrankungen, so schwer auch die dabei zutage tretende nervöse *Funktionsstörung* erscheinen mag, liegen *keine anatomischen Veränderungen* im Nervensystem zugrunde. Dies folgt vor allem daraus, daß *jede* auch noch so schwere hysterische Erscheinung in kürzester Zeit

entstehen und sofort auf irgendeine Suggestionsmaßnahme wieder vollständig verschwinden kann.

2. Alle hysterischen Erkrankungen stehen in engster Beziehung zu den *psychischen Vorgängen.* Nicht nur ihr erstes Auftreten und ihre erste Entwicklung hängt mit *seelischen Vorstellungen* auf das innigste zusammen, sondern auch im weiteren Verlauf der Krankheit sind seelische Einflüsse die bei weitem wirksamsten, wenn nicht vielleicht einzigen Umstände, die eine Änderung des Krankheitszustandes, sei es in günstiger oder ungünstiger Hinsicht, hervorrufen können. Dieser Einfluß seelischer Vorgänge auf die Körperlichkeit, der *zu einem völligen Bruch oder wenigstens zu einer völligen Verschiebung der normalen Beziehungen zwischen dem Vorstellungsleben und der Körperlichkeit* zu führen vermag, kann einerseits als psychogene (hysterische) Reaktion *bei vorher völlig Gesunden,* andererseits vor allem aber *bei dazu besonders veranlagten Menschen* auftreten. Die hysterischen Reaktionsformen entstehen dann auf dem Boden eines *hysterischen Charakters (Konstitution),* und dieser ist wiederum nur eine besondere Form einer allgemeinen *neuropathischen* oder *psychopathischen* Veranlagung. Im einzelnen Fall kann diese allgemeine psychopathische Konstitution in recht verschiedener Form auftreten. Für die Hysterie besonders kennzeichnend ist aber die Art und Weise, wie die Kranken durch die verschiedenartigsten seelischen Einflüsse, d. h. also durch Änderungen ihres Vorstellungslebens beeinflußt werden. Man bezeichnet diese Eigentümlichkeit meist als ,,*Suggestibilität*'' der Kranken und spricht von ,,*Suggestion*'', ,,*Autosuggestion*'' u. dgl. Diese Fremdwörter haben aber den Nachteil, einfache und klare Verhältnisse unnötig verwickelter erscheinen zu lassen, als sie sind, und ihnen unter Umständen sogar einen gewissen geheimnisvollen Beigeschmack zu verleihen. Jedenfalls sei man sich darüber klar, daß das Wort ,,Suggestion'' nichts anderes bedeutet als eine irgendwie hervorgerufene bestimmte *Vorstellung* oder *Einbildung,* und daß man das Wort ,,Suggestion'' stets durch diese eben genannten deutschen Ausdrücke *vollkommen* ersetzen kann. Die von MÖBIUS gegebene Begriffserklärung, hysterisch sei jede *durch Vorstellungen* entstandene Krankheit, ist unbedingt richtig. Nur muß hinzugefügt werden, daß nicht jede Hysterie *nachweislich* durch *bewußte* abwegige Vorstellungen entsteht. Bei psychopathisch veranlagten Menschen treten zuweilen die hysterischen Erscheinungen scheinbar ganz von selbst auf, wie sich bei ihnen auch irgendeine andere Psychose ,,von selbst'' entwickeln kann. Wie wir später sehen werden, muß man diese schweren *konstitutionellen Formen* der Hysterie von den durch bestimmte Veränderungen im Vorstellungsinhalt entstandenen hysterischen (psychogenen) Reaktionen (*Zweckhysterie, Wunschhysterie* u. dgl.) wohl unterscheiden. Immer ist aber die *ungewöhnliche oder krankhafte Veränderung des Bewußtseins und die Störung in den Beziehungen der Vorstellungen zur Körperlichkeit* die Grundlage und das Wesen jeder hysterischen Erkrankung.

Ätiologie. Gehen wir nach diesen Vorbemerkungen jetzt auf die besonderen *Anlässe* näher ein, die zur Auslösung hysterischer Reaktionen führen, so ist hierbei, wie gesagt, den *psychischen Ursachen* in erster Linie Rechnung zu tragen. In zahlreichen Fällen schließen sich die hysterischen Reaktionen an eine *heftige seelische Erschütterung,* an ein, wenn man sich so ausdrücken darf, *psychisches Trauma* unmittelbar an. Infolge eines starken *Schrecks,* eines großen *Ärgers,* einer bedeutenden *Aufregung* entstehen hysterische Anfälle, hysterische Lähmungen u. a. Dabei klingen die Folgen der seelischen Erschütterungen nicht rasch und völlig wie beim Gesunden wieder ab, sondern sie werden lange Zeit festgehalten und erleiden allerlei Umwandlungen. Die

Ursache derartiger psychogener Weiterentwicklungen ist im Auftreten ängstlicher oder sonstiger Vorstellungen, Befürchtungen, Wünsche usw. im Bewußtsein zu suchen.

Körperliche Traumen (*Unfälle*) spielen daher eine große Rolle bei der Entstehung hysterischer Reaktionen. Immer ist es jedoch nicht die körperliche Verletzung, auch nicht der hierdurch hervorgerufene Schock oder Schreck, sondern richtiger die *gesamte durch den Unfall bedingte Bewußtseinsstörung* (Wünsche und allerlei Befürchtungen, Einbildungen, Angst vor den Folgen usw.), die die hysterischen Erscheinungen hervorruft. Diese nach körperlichen Traumen entstandenen seelischen Veränderungen (,,*traumatische Hysterie*'', ,,*traumatische Neurosen*'', *Begehrungsneurosen, Entschädigungsneurosen, Kriegsneurosen*) sind praktisch so wichtig, daß wir ihnen später ein besonderes Kapitel widmen werden.

Da für die Entstehung der hysterischen Zustände das gesamte Vorstellungsleben der Kranken von größtem Einfluß ist, so versteht man leicht, daß die Hysterie besonders oft unter Verhältnissen auftritt, die dem Kranken ein Auftreten der Krankheit besonders *wünschenswert* erscheinen lassen, so z. B. bei Untersuchungsgefangenen, bei Soldaten, bei bestraften oder gezüchtigten Schülern, bei Unfallverletzten u. dgl. m. Man kann alle diese Fälle unter der Bezeichnung ,,*Zweckhysterie*'' oder ,,*Wunschhysterie*'' zusammenfassen. Nie wird daher der erfahrene Arzt bei der Beurteilung Hysterischer die Frage *cui bono* außer acht lassen. Hierin liegt auch der Grund, warum eine scharfe Grenze zwischen Hysterie und Simulation oft so schwer zu ziehen ist.

In bemerkenswerter Weise machen sich oft die besonderen Nebenumstände der psychischen Einwirkung auf die *Lokalisation* der hysterischen Erkrankung geltend: *derjenige Körperteil, auf welchen bei der seelischen Erschütterung die Aufmerksamkeit vorzugsweise hingelenkt wird, ist später meist auch der Sitz der hysterischen Reaktion.* Bei den hysterischen Gelenkerkrankungen (S. 422) ist die Ursache nicht selten ein Trauma, das gerade das schmerzhafte Gelenk betroffen hat. Bei einem jungen Mädchen, das nachts durch den Qualm ihres in Brand geratenen Bettes erweckt wurde und sich infolge des Einatmens des Rauches eine heftige Laryngitis zugezogen hatte, zeigte sich später eine *hysterische Stimmbandlähmung.* Bei einem Mädchen, das beim Herabspringen von einem Wagen auf die Seite gefallen war, beobachteten wir eine auf derselben Seite entstandene Hemianästhesie.

Oft schließen sich hysterische Reaktionen nicht an *einmalige* heftige seelische Erregungen an, sondern sind die Folge *an sich zwar geringer, aber lange Zeit andauernder und sich immer wieder von neuem wiederholender seelischer Erschütterungen.* Dies sind die Fälle, deren ätiologisches Verständnis dem Arzte oft nur dann möglich ist, wenn er durch das von ihm gewonnene Vertrauen des Kranken und seiner Angehörigen in die intimsten Familien- und Lebensverhältnisse eingeweiht wird. Sorge und Kummer, Wünsche, Befürchtungen, getäuschte Erwartungen, aufgegebene Hoffnungen, kurz alles, was ein Gemüt erschüttern kann, ist imstande, schließlich derartige funktionelle Störungen im Nervensystem herbeizuführen, wie sie uns als hysterische Reaktionen entgegentreten.

Alle die bisher genannten ursächlichen Verhältnisse bilden meist nur den *äußeren Anlaß* zur Entstehung der Hysterie. Die Kriegserfahrungen haben zwar gezeigt, daß auch bei *jedem völlig nervengesunden Menschen* unter genügender seelischem Belastung hysterische Reaktionsformen auftreten können, und MÖBIUS hat schon vor langer Zeit den Satz ausgesprochen, daß *jeder* ,,ein bißchen hysterisch'' sein kann. Dennoch muß in vielen Fällen die eigentliche Grundlage der hysterischen Reaktionen in einer *angeborenen* und *ererbten ungewöhnlichen Anlage* („*Entartung*") des *Nervensystems* gesucht werden. Derselbe Stoß, welcher einen schwächlichen Körper zu Fall bringt, prallt an dem Widerstand eines kräftigen wirkungslos ab. Genau dieselbe Erscheinung beobachten wir auch bei den „psychischen Stößen", die das Nervensystem treffen. Das Leben bringt es mit sich, daß nur wenige Menschen vor derartigen Einflüssen gänzlich bewahrt bleiben. Aber nicht bei allen macht sich ihr dauernder Einfluß auf die *körperlichen* Funktionen geltend. Es gibt „starke Naturen", die auch dem mächtigsten geistigen Anprall, ohne zu wanken, widerstehen können, und auf der anderen Seite Menschen mit einem *widerstandsschwachen* („*minderwertigen*") *Nervensystem*, das von der Macht der seelischen Erschütterungen nur zu leicht überwältigt wird. Hierbei zeigt sich also die überaus wichtige Tatsache der *im Einzelfalle verschiedenen Bereitschaft* des Nervensystems zu Erkrankungen, eine Tatsache, die in der Pathogenese aller funktionellen Nervenstörungen eine große Rolle spielt. Je größer die angeborene Veranlagung ist, um so eher werden die hysterischen Reaktionen scheinbar ohne jede besondere äußere Veranlassung auftreten (*konstitutionelle Hysterie*, im Gegensatz zur *Wunschhysterie* und *Zweckhysterie*, s. o.). Worin diese angeborene Disposition besteht, wissen wir nicht. Am meisten neigen *empfindliche, wehleidige*, „*nervöse*" Menschen und vor allem auch „*vegetativ Stigmatisierte*" oder „*vegetativ Labile*" (vgl. S. 799) zu hysterischen Reaktionen.

In vielen Fällen ist diese Disposition *ererbt*. In jener Reihe erblicher Neurosen, die abwechselnd bald in dieser, bald in jener Form die Mitglieder einer Familie heimsuchen können, nimmt die Hysterie eine der wichtigsten Stellen ein. Die Bereitschaft zur hysterischen Reaktion kann jedoch auch *erworben* sein. Ihre erste Anlage kann einerseits entwickelt und gefördert, andererseits gehemmt und unterdrückt werden. Verhängnisvoll wirken *ungünstige Familienverhältnisse*, wobei die Nachahmung pathologischer Vorbilder eine wichtige Rolle spielt. *Vorbild* und *Umwelt* sind von großer Bedeutung für die besondere Form der hysterischen Reaktionsweise. Nichts wirkt ferner so sehr begünstigend auf die Entwicklung einer etwa vorhandenen hysterischen Anlage wie eine *verkehrte Erziehung*. Die Mißgriffe einer Erziehung, die die Launenhaftigkeit der Kinder nicht unterdrückt, die die Stärke der Selbstbeherrschung des Willens vernachlässigt, die die Phantasie der Kinder in unpassender und überspannter Weise anregt, oder die andererseits durch geistige Überbürdung ihre psychischen Kräfte überanstrengt und die geistige Entwicklung der Kinder verfrüht, legen leider nur zu oft den Grund zu jener Geistesverfassung, auf deren Boden sich später die Hysterie ausbildet.

Daß die Hysterie bei dem „schwachen" *weiblichen Geschlecht* häufiger ist als bei dem männlichen, ist eine bekannte und im allgemeinen auch richtige Tatsache. Indessen kommen auch bei *Männern* schwere hysterische Reaktionsformen (Lähmungen, Kontrakturen, Anfälle usw.) keineswegs selten vor, und große Gruppen hysterischer Erscheinungen (durch entschädigungspflichtige Unfälle oder durch Kriegsereignisse verursacht) zeigen, daß das männliche Geschlecht durchaus keinen Grund hat, sich seiner besonderen seelischen „Stärke" zu rühmen. Am häufigsten betroffen ist das *jugendliche* und *mittlere Lebensalter*. Schon bei *Kindern*, etwa vom 8. bis 10. Jahre an, sind ausgebildete hysterische Erscheinungen etwas Gewöhnliches. Das erste Auftreten hysterischer Reaktionen läßt sich mitunter sogar bis in die Jahre vor der Pubertät zurückverfolgen. *Nationalität* und *Rasse* scheinen ohne Bedeutung zu sein. Scheinbare Häufungen von hysterischen Reaktionen in manchen Gegenden sind wahrscheinlich vor allem auf die Macht des Vorbilds, auf die Sucht zur Nachahmung zurückzuführen, weniger auf die Häufung konstitutioneller Hysterieformen in abgeschlossenen Gebieten. Beruf und geistiger Bildungsgrad spielen keine entscheidende Rolle. Die Hysterie findet man bei geistig begabten und hochgebildeten Frauen und Männern ebenso häufig wie bei Bauernmädchen und bei Handarbeitern mit primitiver seelischer Einstellung.

Endlich müssen wir der Beziehungen der Hysterie zu den Geschlechtsorganen und zum Geschlechtsleben gedenken, auf die früher ein übertriebener Wert gelegt wurde. Schon der Name „Hysterie" (ὑςτέρα = Uterus) weist auf die von den Ärzten des griechischen Altertums stammende Annahme hin, daß die Hysterie stets von Erkrankungen der weiblichen Geschlechtsorgane ihren Ausgang nehme. Ganz abgesehen von der Hysterie bei Männern und Kindern, zeigt eine vorurteilsfreie Beobachtung, daß diese Annahme auch für die Hysterie der Frauen völlig unbegründet ist. Bei einer großen Anzahl hysterischer Frauen findet sich keine Störung von seiten der Geschlechtsorgane. Wo sich aber gleichzeitig eine Erkrankung der Genitalorgane vorfindet, ist ihr Zusammenhang mit den hysterischen Erscheinungen keineswegs ohne weiters anzunehmen. Meist findet man durch genaues Nachfragen auch in derartigen Fällen die seelischen Ursachen, deren Bedeutung für das Entstehen der hysterischen Reaktionen unvergleichlich viel höher anzuschlagen ist als irgendeine Lageveränderung des Uterus u. dgl. Nur das muß hervorgehoben werden, daß in manchen Fällen Störungen des Geschlechtslebens vielleicht mehr als manche andere seelische Leiden das *Gemüt* bedrücken und insofern *mittelbar* die Ursache hysterischer Reaktionen werden können. Auf derartige Einflüsse ist es zu schieben, daß überhaupt die *Vorgänge des Geschlechtslebens* (Menstruation, Schwangerschaft, Wochenbett) nicht selten für die Entwicklung und den Verlauf der Hysterie von Bedeutung sind. Ebenso führen geschlechtliche Enthaltsamkeit und geschlechtliche Überreizung gewiß niemals unmittelbar, wohl aber zuweilen durch Vermittlung sich daran anschließender seelischer Vorstellungen und Einbildungen zur Hysterie.

Höchst bedauerlich und gänzlich abzuweisen ist aber die in den letzten Jahrzehnten von einer gewissen Gruppe von Ärzten (S. FREUD u. a.) vertretene und in einem umfangreichen Schrifttum ausführlich dargelegte und mit viel Geist und — Phantasie verfochtene Ansicht, daß der Hysterie stets *sexuelle* seelische Einwirkungen zugrunde liegen, und daß es die Aufgabe des Arztes sein müsse, diese oft schon aus der Kindheit oder wenigstens aus früherer Zeit stammenden, im Hintergrund des Bewußtseins halb schlummernden sexuellen Erlebnisse und Vorstellungen aufzustöbern und zur Grundlage der weiteren „psychoanalytischen" Behandlung (s. u.) zu machen. Die sehr bedenklichen Folgen dieser in der vorgetragenen Verallgemeinerung durchaus unbegründeten und zu den absonderlichsten Folgerungen führenden Anschauung können nicht tatkräftig genug bekämpft werden.

Seelenzustand (psychische Verfassung) der Hysterischen. Hysterischer Charakter und Konstitution. Bei der Auffassung der Hysterie als eine seelische Reaktion ungewöhnlicher oder krankhafter Art kann es nicht auffallen, daß auch der gesamte Seelenzustand der Hysterischen ihre besonderen Eigenheiten zeigt. In vielen Fällen ist daher das psychische Verhalten der Hysterischen so kennzeichnend, daß der Arzt schon aus dem Wesen und dem ganzen Benehmen der Patienten einen Schluß auf die Art der Krankheit ziehen kann.

Bei *hysterischen Reaktionen* ist die Psyche der Betreffenden beherrscht von irgendwelchen *Wünschen, Befürchtungen, Erwartungen,* von einem *Be-*

gehren nach *Rente, Entschädigung, Haftentlassung, Befreiung vom Front- oder Heeresdienst* usw. Diese oder entsprechende seelische Vorstellungen setzen sich um in die *Flucht in die Krankheit* und damit in die vielgestaltigen hysterischen Erscheinungsweisen. Die Betreffenden suchen dadurch irgendwelchen unbequemen und unangenehmen Anforderungen des Lebens zu entgehen, irgendwelche Ziele zu erreichen oder Wünsche und Pläne durchzusetzen.

Bei den *hysterischen Charakteren* bedingen vorwiegend die *Sucht, durch Krankheitserscheinungen aufzufallen, sich wichtig zu machen* oder bei Angehörigen oder bei der Umgebung *Mitleid zu erregen*, die psychogenen Reaktionen. Die Hysterischen sind vom *Willen zur Krankheit* beherrscht, um sich *Beachtung* und *Geltung* zu verschaffen, oder um ihrem unbefriedigten Leben einen Inhalt zu geben (z. B. ältere unverheiratete Damen). Sie beschäftigen sich in ihren Gedanken fast ausschließlich mit ihrem Krankheitszustand. Sie reden von nichts anderem so gern wie von „*ihrem*" Leiden, leben ganz ihrem krankhaften Befinden und scheinen den Willen zur Gesundheit und zu regelrechter Betätigung verloren zu haben, wenn sie auch in gewissen einseitigen Beschäftigungen eine große Ausdauer entwickeln können. Manche Hysterische drängen zur Vornahme immer neuer *Operationen*, indem sie entsprechende eingebildete Krankheitserscheinungen darbieten. Freilich gilt das Gesagte nicht für alle Fälle. Bei *schwerer* konstitutioneller Hysterie (s. o.) kann der Wunsch, gesund zu werden, sehr lebhaft vorhanden sein, und trotzdem können die Kranken ihre normale Willensbetätigung nicht wiederfinden.

In anderen Fällen dienen selbst richtige *Betrügereien* (*Simulation*) oder auch *übertriebene Frömmigkeit* oder *übereifrige Hingabe zu dienenden Berufen* (z. B. Krankenpflege) dem Zweck, Mitleid oder Teilnahme zu erregen oder die Aufmerksamkeit auf sich zu ziehen. Immer ist die Absicht, *einen starken Eindruck auf die Umgebung zu machen*, bei den Hysterischen führend.

Letzten Endes liegt den hysterischen Reaktionen irgendeine *Unzulänglichkeit*, ein *Insuffizienzgefühl*, zugrunde, ein *Unvermögen, sich im Leben durchzusetzen* oder sich mit den *gegebenen Tatsachen abzufinden*. Durch hysterische Reaktionen versuchen die Betreffenden, *ihre eigene Schwäche im Lebenskampf auszugleichen*.

Jaspers hat versucht, das Wesen des hysterischen Charakters folgendermaßen zusammenzufassen: „Anstatt sich mit den ihr gegebenen Anlagen und Lebensmöglichkeiten zu bescheiden, hat die hysterische Persönlichkeit das Bedürfnis, vor sich und anderen mehr zu erscheinen, als sie ist, mehr zu erleben, als sie erlebensfähig ist."

Im allgemeinen sind konstitutionell Hysterische *in ihrem Gefühlsleben unausgeglichen*, reizbar, zu Affekten geneigt, leicht verstimmt, empfindlich, launenhaft, von einem Extrem der Stimmung in das andere verfallend. Sie sind anspruchsvoll gegen ihre Umgebung und ihren Arzt. Ihre Neigung zu *Übertreibungen* und zur *Unwahrhaftigkeit* und ihre *blühende Phantasie* kann sich in Schwindeleien oder in der Form der *Pseudologia phantastica* zeigen. *Selbstsucht* und *Selbstüberschätzung* treiben zu erhöhtem Geltungsbedürfnis. Sie sind dabei stets *leicht beeinflußbar* und *lenksam*. Dem steht freilich in anderen Dingen auch ein großer *Eigensinn* gegenüber. Auf der einen Seite *willensschwach* und *willenlos*, sind Hysterische andererseits *schlau* und *hartnäckig*, wenn es gilt, irgendeinen Wunsch oder Plan durchzusetzen oder einen Zweck zu verfolgen.

Andererseits sind Hysterische sehr oft *liebenswürdig* und *anziehend, klug* und *geistig regsam* sind sie häufig. Nicht selten vermischen sich die erwähnten Charakterzüge mit guten Eigenschaften, *mit starkem Pflichtgefühl, mit großer*

Arbeitslust u. a. Dann sind die Betreffenden trotz ihres eigenartigen Charakters — solange die Umweltbedingungen für sie günstig sind — brauchbare Menschen und weisen tüchtige oder sogar hervorragende Leistungen auf.

Dieses Charakterbild paßt für viele, aber in seiner Gesamtheit natürlich nicht für alle Hysterische. Die Ausbildung der einzelnen Eigenschaften ist im Einzelfall ganz verschieden. Während einige Charakterzüge durch besondere Erlebnisse, durch Umwelteinwirkung oder sonstige Bedingungen zur völligen Entfaltung kommen, sind andere nur angedeutet oder überhaupt nicht vorhanden. Am häufigsten findet man diesen Charakter bei Patienten, die nur leichte hysterische Erscheinungen darbieten und alle möglichen allgemeinen Beschwerden vorbringen, bald über dieses, bald über jenes klagen, dabei aber im ganzen doch ihren täglichen Beschäftigungen nachgehen können. Wo es sich um schwerere, lokalisierte hysterische Erscheinungen (Lähmungen, Kontrakturen usw.) handelt, da tritt die Eigenart des Charakters zuweilen nicht besonders hervor. Oft wird sie freilich von den Patienten dem Arzt gegenüber verdeckt, und erst eine nähere Bekanntschaft mit den Kranken und ihrem Vorleben deckt schließlich doch die psychopathische Natur der gesamten geistigen Konstitution (des „Charakters") auf.

Erscheinungsweisen der hysterischen Reaktionen. Die Kenntnis des eben geschilderten *psychischen Zustandes* der Hysterischen ist wichtiger als die der vielen willkürlichen und abenteuerlichen Erscheinungsweisen der hysterischen Reaktionen, die auf diesem Boden erwachsen. Trotz der fast unübersehbaren Fülle der Möglichkeiten von Krankheitsvorstellung und psychogener Krankheitsdarstellung müssen wir dennoch eine *überraschende Beständigkeit der Erscheinungsweisen hysterischer Reaktionen* anerkennen. Das ziemlich gleichförmige Auftreten von Störungen der Sinnesempfindungen, Lähmungen, Kontrakturen, Anfällen derselben Art usw. beweist, daß auch das psychische Geschehen, die Zustände des Bewußtseins und deren Einwirkungen auf die Körperlichkeit nach festen, in unserer *Gesamtorganisation* liegenden und durch sie bedingten Gesetzen geregelt sind. Nach O. BUMKE „erschöpfen sich diese Gesetze zum guten Teil in den Beziehungen zwischen den Affekten und deren Ausdrucksbewegungen, zum anderen beruhen sie auf der Gleichheit der Erwartungen, mit denen disponierte Menschen in die Krankheit eintreten".

Im folgenden versuchen wir, in kurzen Zügen eine übersichtliche Darstellung der klinischen Erscheinungsweisen der hysterischen Reaktionen zu entwerfen, wie sie sich dem Arzt darbieten.

1. Hysterische „Stigmata". Sensibel-sensorische Störungen. Als „*hysterische Stigmata*" bezeichnete man früher gewisse die Hysterie besonders kennzeichnende Erscheinungen. Seit der Erkennung der Hysterie als eine *psychische* Reaktionsweise ist jedoch die Bedeutung dieser „Stigmata" für die Diagnose dieser Zustände gering geworden. Man muß sich dessen bewußt sein, daß alle hysterischen „Stigmata" psychogen entstehen. Sie treten meist erst *bei* der Untersuchung und *durch* die besondere Art der Untersuchung zutage. Von den Kranken werden sie in der Regel nicht von selbst angegeben, weil erst durch die Untersuchung die Vorstellungen der Kranken in der betreffenden Weise beeinflußt werden. Hieraus ergibt sich, daß man aus *ärztlich-therapeutischen Rücksichten* in dem Nachforschen nach hysterischen Erscheinungen nicht zu weit gehen darf. Je mehr man die Hysterischen *untersucht*, um so mehr *psychogene* Symptome bilden sich unter Umständen bei ihnen aus. Es ist also Sache der ärztlichen Erfahrung und des ärztlichen Taktes, zu entscheiden, wieweit man die Untersuchung der Hysterischen im

einzelnen Fall ausdehnen soll. Immerhin ist der Nachweis „hysterischer Stigmata" immer noch von gewissem diagnostischen Wert für die Beurteilung sonstiger vorhandener Erscheinungen, deren psychogene Natur nicht so offen zutage liegt.

Unter den körperlichen Symptomen sind Störungen der *Sinnesempfindungen*, und zwar *Abschwächungen*, am häufigsten. Zunächst sind die *Sensibilitätsstörungen der Haut* zu erwähnen. Nicht selten findet man an der gesamten Körperoberfläche eine Herabsetzung der Empfindlichkeit, insbesondere eine mehr oder weniger vollständige *Analgesie*. In solchen Fällen kann man überall tiefe Nadelstiche machen oder aufgehobene Hautfalten völlig mit einer Nadel durchstechen, ohne daß die Kranken dabei über Schmerz klagen. Die bekannten häufigen Vorkommnisse, daß Hysterische, um sich wichtig zu machen oder aus einem sonstigen Grund, sich selbst tiefe Verletzungen und Verwundungen beibringen, lassen sich fast immer mit einer durch Vorstellungen entstandenen Analgesie in Verbindung bringen. Sehr oft ist die Anästhesie nicht allgemein, sondern beschränkt sich auf bestimmte Körperteile oder Hautstellen. Die Abgrenzung der unempfindlichen Hautgebiete von der übrigen regelrecht empfindenden Haut wechselt mitunter bei den verschiedenen Prüfungen. Die Ausbreitungsgebiete der Gefühlsstörungen entsprechen dabei fast nie dem Verlauf und der Ausbreitung der peripherischen Nerven, sondern *laienhaften Vorstellungen* in der Weise, daß ein *ganzer* Arm, eine *kreisförmige* oder *viereckige* Hautstelle usw. als unempfindlich angegeben werden. Gelegentlich sind die Ausfallsgebiete *westen-, handschuh-, manschetten- oder strumpfförmig*. Fast immer ist die *Schmerzempfindung* am meisten gestört. Daneben können sich die anderen Empfindungsqualitäten der Haut ziemlich unverändert zeigen. Abweichungen des Temperatursinns, Drucksinns usw. kommen jedoch vor.

An den *Schleimhäuten* macht sich die Hypästhesie besonders oft an der *Konjunktiva* und im *Rachen* bemerkbar. Hysterische vertragen meist Berührungen der Konjunktiva, ohne zu blinzeln, und lassen sich den Rachen kitzeln, ohne einen Würgreflex zu bekommen. Dieses *Fehlen des Rachenreflexes* entspricht den übrigen hysterischen Anästhesien.

Störungen in der Empfindlichkeit der übrigen Sinnesorgane („*sensorielle Anästhesien*") gehören ebenfalls zu den häufigsten Erscheinungen der hysterischen Reaktionen. Zuweilen klagen die Kranken, daß sie *undeutlich und trüb sehen*. Nicht ganz selten trifft man auf die Angabe ein- oder doppelseitiger *Blindheit*, wobei sich der Hysterische ganz wie ein Blinder benimmt. Fachärztliche Untersuchungen können einwandfrei die *psychogene* Art der Sehstörungen feststellen. Autosuggestiv erzeugte Funktionsstörungen sind ferner die oft verzeichnete *Einengung des Gesichtsfeldes*, der *Verlust der Farbenempfindung* (*Achromatopsie*) usw. Meist knüpfen hysterische Sehstörungen an geringfügige organische Schädigungen der Augen oder an eine tatsächliche Abnahme der Sehschärfe an. — Herabsetzung der *Hörfähigkeit* oder völlige *Taubheit* auf einem oder auf beiden Ohren ist ebenfalls nicht selten. *Psychogene Aufpfropfungen* auf alte Ohrleiden spielen dabei eine große Rolle. Noch häufiger sind *Störungen des Geschmacks und des Geruchs*. Salz, Chinin, Essig, Zucker u. a. rufen entweder alle keine Geschmacksempfindung hervor oder die Zunge ist für den einen oder den anderen dieser Stoffe unempfindlich. Dasselbe gilt für den *Geruchssinn*, der ebenfalls ganz willkürlich gestört sein kann.

Die im vorhergehenden aufgezählten sensoriellen Störungen können im einzelnen Falle natürlich in der mannigfachsten Weise vereinigt vorkommen.

Besonders eigentümlich ist die *hysterische Hemianästhesie*, eine Erscheinung, die fast nur bei der Hysterie beobachtet wird, und die daher sofort auf die richtige Diagnose hinweist. Die Hemianästhesie muß meist erst *aufgesucht* werden, da die Kranken selbst, bevor sie darauf aufmerksam gemacht worden sind, fast immer gar keine Ahnung von einer Anästhesie haben. Sehr oft entsteht die hysterische Anästhesie erst durch die *ärztliche Untersuchung!* Erst hierdurch werden die Kranken veranlaßt, ihrer Sensibilität eine bewußte Aufmerksamkeit zu schenken, und dabei tritt dann erst durch ungewöhnliche *Vorstellungen* jene eigentümliche Ablenkung des Bewußtseins von den eintretenden Empfindungsreizen ein, die wir als hysterische Anästhesie bezeichnen. Die hysterische Anästhesie ist keine wirkliche Empfindungslosigkeit des betreffenden Gliedes, sondern ein „Nicht-empfinden-Wollen" oder ein „Sich-Einbilden-nichts-empfinden-zu-können". Eine Kranke mit hysterischer Anästhesie der Hand kann daher, ohne daran zu denken, ihre Hand sehr gut zum Zuknöpfen ihrer Kleidung benutzen u. dgl.

Eine besonders eigentümliche Erscheinung besteht darin, daß die Kranken z. B. ihren anästhetischen, aber für gewöhnlich normal beweglichen Arm *nicht bewegen können*, *sobald sie die Augen schließen*. Der Arm bleibt dann in der gerade vorher innegehabten Stellung regungslos stehen. Ändert man passiv seine Stellung, so wird diese wiederum starr festgehalten; es besteht also bei geschlossenen Augen eine ausgesprochene Katalepsie. Duchenne bezog diese eigentümliche Erscheinung auf den Verlust eines besonderen Sinnes, den er „conscience musculaire" nannte. Nach unserer heutigen Auffassung von der Hysterie ist es nicht zweifelhaft, daß die Erscheinung rein psychogen bedingt ist. Nur darf man nicht glauben, daß es sich dabei um ein *bewußtes* Nichtwollen der Kranken handelt.

Während wir bisher nur von den Anästhesien gesprochen haben, findet man bei den Hysterischen häufig auch *hyperästhetische Gebiete*. Zuweilen wird die Aufmerksamkeit des Arztes schon dadurch auf diese Stellen gelenkt, daß sie der Sitz beständiger geringer oder heftiger Schmerzen sind. In anderen Fällen wird die Schmerzhaftigkeit nur bei Druck angegeben. Die Hyperästhesie kann dann so bedeutend sein, daß kaum die leiseste Berührung vertragen wird. Freilich hängt die Überempfindlichkeit vollkommen mit dem Zustand der Aufmerksamkeit der Kranken zusammen. Werden ihre Gedanken abgelenkt, so wird selbst ein starker Druck häufig gar nicht besonders bemerkt. Man sieht also deutlich, daß es sich um eine „psychische Hyperästhesie" handelt.

Die *hyperästhetischen Stellen* sind bald ziemlich ausgedehnt, bald eng umschrieben, ja fast auf einen bestimmten Punkt beschränkt. Sie können neben, ja mitten in anästhetischen Gebieten liegen. An den Gliedmaßen findet man sie verhältnismäßig am seltensten, häufiger am Kopf und am Rumpf, insbesondere am Brustbein, an den Seitenteilen der Brust, unter den Mammae u. a. Schmerzhafte Druckstellen am Scheitel wurden früher *Clavus hystericus* genannt. Am häufigsten werden bei Frauen Hyperästhesien in der Unterbauchgegend („*Ovarialschmerz*", „*Ovarie*") angegeben. Diese Bezeichnung ist jedoch falsch, da es sich nur um eine bei tieferem Druck sofort bemerkbare Schmerzhaftigkeit der Weichteile überhaupt, also durchaus nicht allein oder vorzugsweise des Ovarium handelt.

Zu den sensiblen Reizerscheinungen ist ferner die sehr häufige und bekannte Erscheinung des *Globus hystericus* zu rechnen. Die Betreffenden haben das Gefühl, als ob ihnen eine Kugel im Hals oder in der Speiseröhre herauf- und heruntersteige oder im Schlund steckenbleibe. Derartige würgende und drückende, krampfartige Gefühle im Hals oder unter dem Brustbein werden übrigens bei *allen* Psychoneurosen beobachtet.

Hyperästhesie in anderen Sinnesgebieten, ungewöhnliche Empfindlichkeit des Auges, Ohres usw. kommt ebenfalls vor. So scheinen z. B. manche Fälle von hysterischem Blepharospasmus auf einer übermäßigen Lichtempfindlichkeit zu beruhen. Auffällige Schärfung des Gehörs beobachtet man besonders während der hysterischen Anfälle. Ferner gehört hierher die Abneigung mancher Hysterischen gegen gewisse Geschmacks- und Geruchseindrücke u. a.

An dieser Stelle sind auch die *hysterischen Schmerzen* zu erwähnen. Sie sind kaum jemals streng von den hysterischen Hyperästhesien zu trennen. Wenigstens geben fast alle Hysterischen, die über Schmerzen klagen (im Rücken, im Gesicht, in den Armen und Beinen, sehr häufig „überall") an, daß Bewegung und Druck diese Schmerzen steigern. Je mehr die Kranken in ihrer allgemeinen Stimmung erregt werden, je mehr sie an die Schmerzen denken, um so stärker werden sie. Beschäftigen sich die Kranken mit anderen Dingen, so vergessen sie ihre Schmerzen ganz. Suggestive Einflüsse haben große Wirkung. Es kann keinem Zweifel unterliegen, daß die Schmerzempfindungen rein psychogen sind. Es sind eingebildete Schmerzen, Schmerzhalluzinationen oder, wenn man will, „zentrale Schmerzen", d. h. zentrale psychische Erregungszustände, die sich subjektiv als Schmerzempfindungen äußern. Die Hysterischen *glauben*, daß sie Schmerzen haben, oder *wollen* auch, daß sie Schmerzen haben, und diese Vorstellung beherrscht sie so, daß sie ohne ruhige objektive Selbstbeobachtung sich in den inneren Erregungszustand der vermeintlichen Schmerzempfindung hineinversetzen. Die hysterische Art der Schmerzen gibt sich daher dem erfahrenen Arzt oft schon durch die Entstehungsursache, die begleitende allgemeine psychische Erregung, durch die übertriebenen Schmerzäußerungen u. dgl. zu erkennen. Der Kranke mit wirklicher Appendizitis z. B. liegt möglichst ruhig da, um den Schmerz nicht zu steigern, während der Kranke mit hysterischen Leibschmerzen sich „vor Schmerzen" krümmt und windet, in die Kissen beißt usw. Immerhin findet man natürlich diese Unruhe nicht bei allen Hysterischen. Zuweilen gewinnen die hysterischen Schmerzen dadurch große Bedeutung, daß sie die Kranken zur Untätigkeit veranlassen. Es gibt Hysterische, die den ganzen Tag auf dem Sofa liegen, weil sie „vor Schmerz" kein Glied rühren können. Derartige besonders ausgesprochene Fälle sind von MÖBIUS u. a. unter der Bezeichnung „*Akinesia algera*" beschrieben worden. Es liegt jedoch keineswegs eine besondere Krankheit vor. Derartige Zustände allein oder in der mannigfachsten Weise mit anderen Erscheinungen verbunden, sind als hysterische Reaktionen aufzufassen.

2. **Hysterische Lähmungen.** Die hysterischen Lähmungen schließen sich häufig unmittelbar an eine heftige psychische Erregung an (z. B. „*Schrecklähmungen*"), seltener entwickeln sie sich allmählich. Ihrem Wesen nach müssen sie als *zentrale Lähmungen* aufgefaßt werden. Es sind *Willenslähmungen*; die Kranken haben die Herrschaft des Willens über die befallenen Muskelgebiete verloren. Man hat stets den Eindruck, die Kranken könnten ihr gelähmtes Glied sehr wohl bewegen, wenn sie nur wollten. Sie *können* oder *wollen* aber nicht wollen, und gerade darin besteht der krankhafte Zustand. Bemerkenswert ist der Umstand, daß sich die hysterischen Lähmungen häufig (freilich nicht immer) nur auf gewisse *kombinierte* Bewegungen beziehen. Manche Kranke bewegen z. B. im Bett ihre Beine ganz gut, aber sie können keinen Schritt *gehen* („*Abasie*", s. u.). Ebenso sahen wir z. B. eine hysterische *Schreiblähmung*: der rechte Arm war gar nicht gelähmt, aber bei jedem Versuch zu *schreiben*, versagte er vollständig.

Die hysterischen Lähmungen betreffen am häufigsten die *Gliedmaßen*, namentlich die *Beine*, doch kommen auch *hemiplegische Lähmungen* vor. Eine der häufigsten Formen besteht, wie gesagt, darin, daß die Patienten die Fähigkeit zu *stehen* und zu *gehen* verloren haben. Sie liegen im Bett oder auf dem Sofa und können dabei ihre Beine zuweilen ganz gut anziehen und wieder ausstrecken. Sobald die Kranken aber stehen oder gehen sollen, knicken sie zusammen, fangen an zu zittern, bekommen eine rasche, krampfhafte Atmung und machen auch nicht den geringsten Versuch, ihre Beine zu gebrauchen („*Abasie*", „*Astasie*", s. Abb. 219). Ist nur *ein* Bein gelähmt, so gehen die Kranken oft sehr eigentümlich. Mit dem gesunden Bein machen sie jedesmal einen großen Schritt, das gelähmte Bein wird vollständig steif gehalten und oft mit laut schlurrendem Geräusch am Boden nachgezogen. Hysterische Lähmungen in den Armen sind seltener; Lähmungen in den *Gesichtsmuskeln* kommen nur ausnahmsweise vor.

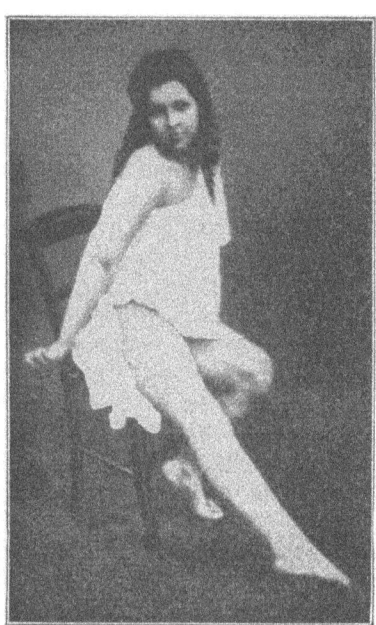

Abb. 215. Hysterische Kontraktur. (Aus der Iconographie de la Salpêtrière von BOURNE-VILLE und REGNARD. Bd. 2. Paris 1878.)

Was die nähere Art der Lähmung betrifft, so kommen bei der Hysterie sowohl *schlaffe*, als auch *pseudospastische Lähmungen* vor. Die *Sehnenreflexe* können gesteigert sein oder infolge Atonie der Muskeln fehlen. Der *Babinskische Zehenreflex* und sonstige *Pyramidenbahnreflexe* kommen jedoch bei hysterischen Lähmungen nicht vor. In manchen Fällen, so z. B. bei Lähmungen eines Armes, hängt das gelähmte Glied völlig schlaff herab. Mitunter sind die gelähmten Teile gleichzeitig völlig anästhetisch, in anderen Fällen dagegen regelrecht empfindlich oder sogar hyperästhetisch.

Sehr häufig sind *hysterische Stimmbandlähmungen*. Die Kranken verlieren meist plötzlich die Stimme, so daß sie nur noch im Flüsterton sprechen können (*hysterische Aphonie*). Untersucht man die Kranken laryngoskopisch (wobei gewöhnlich die Anästhesie und Reflexunerregbarkeit der Rachenschleimhaut auffällt), so findet man keine Spur einer organischen Veränderung an den Stimmbändern, sondern nur eine Parese, einen unvollständigen Schluß der Glottis oder sogar ein Auseinanderweichen der Stimmbänder bei jeder Intonation. Die Patienten sprechen dann ausschließlich mit der *Flüsterstimme*. Hysterische Aphonien können rein psychogen nach einem psychischen Trauma auftreten, oder sie entstehen im Anschluß an eine organisch bedingte Erkältungs-, Rauch- oder Kampfgaslaryngitis (*psychogene Schonungs- oder Pfropfungsaphonien*). — An die hysterische Aphonie schließt sich die *hysterische Stummheit* an. Die Kranken verlieren völlig die Herrschaft ihres Willens über die Sprachwerkzeuge und werden schließlich vollkommen *stumm*! An dieser Stelle, obwohl eigentlich zu den hysterischen Reizzuständen gehörig, erwähnen wir gleich auch das *hysterische Stottern*. Die willkürliche ruhige Innervation der Sprachmuskeln ist hierbei derartig gestört, daß das Sprechen durch unnötige krampfhafte Nebenbewegungen, Grimassen u. dgl. oft in der absonderlichsten Weise verändert ist. Namentlich bei Kindern (infolge von Schreck) sind derartige hysterische Sprachstörungen (Stottern oder Stummheit) von uns öfter beobachtet worden. Zuweilen kann sich mit der Stummheit auch *Verlust der Schreibfähigkeit* vereinigen.

Seltener als Stimmbandlähmungen kommen *hysterische Schlucklähmungen* vor. Indessen ist es oft nicht leicht, zu entscheiden, ob die hysterischen Schlingstörungen auf *Lähmungen* der Pharynx-muskeln oder auf *spastische*, bei jedem Schluckver-such eintretende Zustände zu beziehen sind.

3. Hysterische Reizzustände. Psychogene Kon-trakturen treten teils für sich, teils vereinigt mit Lähmungen, Anästhesien und sonstigen hysteri-schen Erscheinungen auf. Sie sind bedingt durch meist ungemein starke tonische Muskelzusammen-ziehungen. Der Ausgangspunkt der Reizung ist zentral zu suchen. Es handelt sich gewissermaßen um tonische Willenskrämpfe, um andauernde, un-bewußt erfolgte Willensinnervationen, die den be-treffenden Kontraktionszustand in den Muskeln dauernd hervorrufen. Sicher liegt keine anhaltende *bewußte* Willensinnervation vor, wohl aber eine starke *krankhafte* Innervation, deren Ursprung und Natur der normalen Willensinnervation völlig ent-spricht. Diese rein funktionell-psychogene Natur der hysterischen Kontraktur geht mit Sicherheit daraus hervor, daß jede, auch lange anhaltende hysterische Kontraktur unter Umständen (sugge-stive Behandlung oder sonstige psychische Ein-flüsse) plötzlich wieder verschwinden kann. Zu-weilen sind die Kontrakturen nur vorübergehend, häufig aber zeichnen sie sich gerade durch ihre Stärke und ihre *große Hartnäckigkeit* aus. Am häufigsten befallen werden die Gliedmaßen, sel-tener die Nacken- und Rumpfmuskeln. In den Händen und Füßen, namentlich den Zehen, sind die Beugekontrakturen, in den größeren Gelenken die Streckkontrakturen in der Regel vorwiegend. Obwohl bei der psychogenen Entstehung der Kon-trakturen manche willkürlichen und abenteuer-lichen Verschiedenheiten vorkommen, sind doch

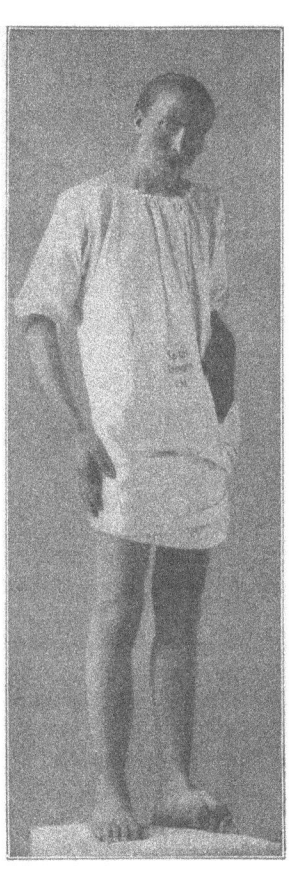

Abb. 216. Kontrakturstellung des linken Fußes bei „traumatischer Hysterie".

einzelne Formen besonders kennzeichnend. Als Beispiele verweisen wir auf die Abb. 215 und 216.

Oft schließen sich psychogene Kontrakturen an geringfügige äußere Ver-letzungen des betreffenden Gelenkes oder Gliedes an. Bestehen hysterische Kontrakturen *sehr lange*, können sie zu sekundären *organischen* Gelenk-veränderungen führen. Die Beziehungen der hysterischen Kontrakturen zu den Gelenkneurosen haben wir schon früher (S. 422) besprochen. In der *Narkose* und im tiefen *Schlaf* verschwinden alle hysterischen Kontrakturen vollständig.

Es gibt auch *hysterische Krampfzustände (Hyperkinesen), die sich auf ein bestimmtes Muskelgebiet beschränken.* So kommen z. B. isolierte *Respirations-krämpfe* (Hustenkrämpfe u. a.), nicht selten mit den seltsamsten Geräuschen verbunden, isolierte Krämpfe in den Armen oder in den Beinen vor. Auch die Kehlkopfmuskeln können befallen werden (*hysterischer Glottiskrampf*). Ziemlich häufig sind Krämpfe des Zwerchfells und anderer Inspirations-muskeln unter der Form des hysterischen *Singultus*. Dieser darf jedoch nicht mit myoklonischen Zuständen bei der *epidemischen Enzephalitis* und mit dem *epidemischen Singultus* (s. Bd. I, S. 197) verwechselt werden. — Hysterische Reaktionen, die in Form von *isolierten Krämpfen der Hals- und Nacken-muskeln* u. a. verlaufen, sind sehr selten. Sie dürfen jedenfalls nicht mit entsprechenden Hyperkinesen verwechselt werden, die zum pallidostriären Syndrom gehören und die im Anschluß an eine vielleicht unerkannt über-standene Enzephalitis auftreten. — Zweifellos als hysterische Reaktionen aufzufassen sind dagegen die gelegentlich in Schulklassen im Anschluß an einen Fall von *Chorea minor* auftretenden nachgeahmten entsprechenden „Erkrankungen".

Mitunter beobachtet man Krampfzustände, die in klonischer Weise oder in einzelnen Zuckungen bald in diesem, bald in jenem Muskelgebiet auftreten, zuweilen symmetrische Muskelgruppen befallen, nicht mit Bewußtseins-störungen verbunden sind, während des Schlafes aufhören und durch eine geeignete psychische Therapie heilbar sind. Derartige Fälle werden gelegent-lich mit *Paramyoklonus* oder *Myoklonie* (s. S. 792) verwechselt.

Auch die „*Zitterkrankheit*" der „*Kriegszitterer*" ist zu den hyperkinetischen hysterischen Reaktionen zu rechnen. Die Spontanheilung des Tremors der Hände, der Beine oder des ganzen Körpers mit Eintritt des Friedens, also nach Beseitigung der Gefahr, lehrte diese Zitterkrankheit als hysterische Reaktion erkennen (vgl. das Kapitel über Unfall- und Kriegsneurosen).

4. Hysterische Anfälle. Besonders eigenartig sind die bei schweren hyste-rischen Reaktionsformen *anfallsweise* auftretenden Erscheinungen. Oft wird durch das Auftreten derartiger, meist kennzeichnender und von dem erfahrenen Arzt leicht richtig zu deutender *hysterischer Anfälle* die Diagnose des gesamten Zustandes gesichert. Was die Stärke und die Art der hysterischen Anfälle betrifft, so herrscht hierin eine so große Mannigfaltigkeit, daß eine erschöpfende Beschreibung aller Möglichkeiten hier nicht gegeben werden kann. Trotzdem sind aber gewisse Züge und Eigenheiten bei den hysterischen Anfällen kennzeichnend und kehren häufig wieder.

Die leichten Formen der hysterischen Anfälle bestehen in einem eintretenden Gefühl der Beklemmung, der Beängstigung, des Schwindels und vor allem auch schon hierbei des *Verlustes der Willensherrschaft über den Körper*. Die Kranken sinken daher aufs Bett, auf einen Stuhl, schließen die Augen, werden unfähig zu handeln und zu sprechen. Meist treten leichte motorische Reiz-erscheinungen ein, am häufigsten eine Beschleunigung der Atmung, ein allgemeines Zittern, ein Zwinkern mit den Augen u. dgl. Auch leichte spastische Zustände in den Pharynxmuskeln und im Zwerchfell sind nicht selten. Sehr oft besteht während des Anfalls starkes Herzklopfen.

Bei derartigen Fällen hat jeder unbefangene Beobachter den Eindruck des Sichgehenlassens von seiten der Kranken. Muntert man sie etwas auf, spritzt man ihnen ohne zu große Rücksicht kaltes Wasser ins Gesicht oder in den Rücken, so finden sie meist auch bald ihre Willensherrschaft wieder und erholen sich rasch.

In ununterbrochener Reihe gehen diese leichten Formen der Anfälle in die schwereren über, bei denen die Bewußtseinstrübung stärker ist und die motorischen Reizerscheinungen heftiger sind. Vollständige *Bewußtlosigkeit*, wie bei den epileptischen Krämpfen, kommt bei den hysterischen Anfällen niemals vor. Häufig sind dagegen starke *Trübungen und Veränderungen des Bewußtseins.*

Beim *hysterischen Starrkrampf* (s. Abb. 217) befindet sich der ganze Körper in tetanischer Starre, der Kopf ist nach hinten gebeugt, die Kiefer geschlossen, die Augen meist nach oben verdreht. Zuweilen geht der Starrkrampf ganz plötzlich in heftige Bewegungen über. Dabei sind die Bewegungen viel mannigfaltiger, ausgiebiger und komplizierter als beim epileptischen Krampfanfall. Die Arme machen schleudernde und stoßende, nicht selten auch scheinbar ganz koordinierte Bewegungen. Die Kranken schlagen mit geballter Faust gegen die Unterlage oder auch zuweilen gegen den eigenen Körper, sie greifen nach Gegenständen und klammern sich an diesen fest (z. B. an den Bettkissen, an Möbeln u. dgl.). In den Beinen sieht man entsprechende Streck- und

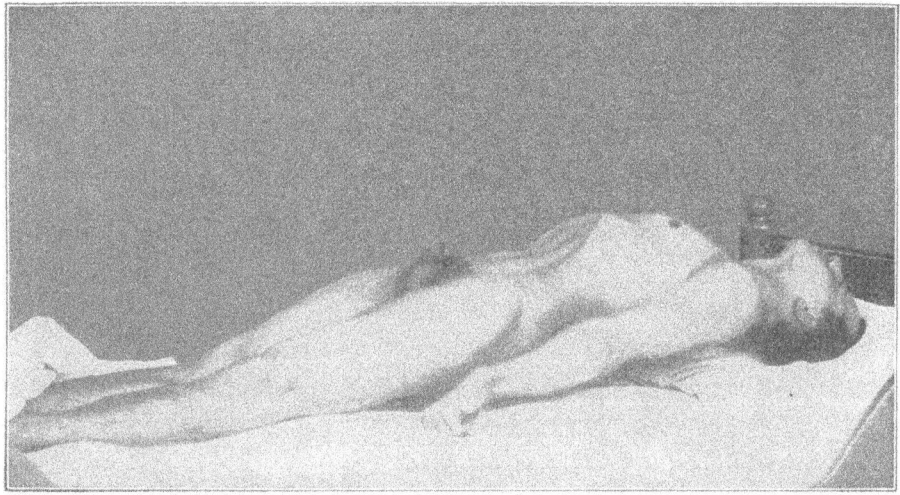

Abb. 217. Allgemeiner Starrkrampf des Körpers im hysterischen Anfall.

Beugebewegungen. Fast immer sind die Augäpfel stark nach oben, seltener auch konvergierend oder seitlich verdreht, oft machen sie rollende Bewegungen. Die Augenlider sind fest geschlossen oder auch zuweilen geöffnet. Meist besteht *Trismus* und häufig *Zähneknirschen.* Die stärksten Verdrehungen und Verkrümmungen macht der Rumpf. Mit dem Kopf stoßen die Kranken oft aufs heftigste gegen die Wand oder gegen die Unterlage, verletzen sich jedoch — im Gegensatz zu den Epileptikern — dabei so gut wie niemals ernstlich. Der ganze Körper kann Stellungen einnehmen, wie sie ein Gesunder ohne besondere Übung kaum nachmachen könnte. Am bekanntesten und in der Tat häufig und kennzeichnend ist die *Kreisbogenstellung* („*arc de cercle*"), von der Abb. 218 eine Vorstellung gibt. Manche Hysterische berühren vorübergehend den Boden nur mit dem Kopf und den Fußspitzen. Dazwischen schleudern oder rollen sie ihren Körper hin und her, trommeln mit den Beinen auf dem Fußboden oder werfen sie in die Luft u. dgl. Die *Pupillenreaktion* bleibt auch bei den schwersten hysterischen Anfällen — im Gegensatz zum epileptischen Anfall — regelrecht erhalten. Jedem, der einen derartigen „*großen hysterischen Anfall*" einmal gesehen hat, wird das Bild unvergeßlich bleiben.

Eine etwas andere, aber ebenfalls häufige Form der hysterischen Anfälle ist durch die starke *Beteiligung der Atemmuskeln* ausgezeichnet. Der ganze

Anfall beginnt mit einer krankhaften Beschleunigung der Atmung, die Atemzüge werden immer rascher und hastiger. Wir selbst zählten gegen 200 Atemzüge in der Minute. Auch andere eigentümliche und in dieser Weise nur bei
der Hysterie vorkommende Krämpfe der Respirationsmuskeln sind nicht
selten: *Singultus,* lautes *Schluchzen, Grunzen* u. dgl. Andere hysterische Anfälle zeigen sich in der Form von *Wein-, Lach-, Schrei-* und *Gähnkrämpfen.*
Mitunter findet man während der hysterischen Anfälle ausgesprochene
kataleptische Zustände.

CHARCOT hat einige Paradefälle von Hysterie beschrieben, bei denen er den Kranken
künstlich solche Körperstellungen gab, die mit irgendeinem Vorstellungsinhalt eng verknüpft sind (Körperstellung beim Gebet, bei der Kreuzigung, beim Schrecken, beim
Abscheu u. a.). Hierbei trat dann sofort bei den Kranken der hinzugehörige Gesichtsausdruck und die gesamte entsprechende Körperhaltung in größter theatralischer Leb-

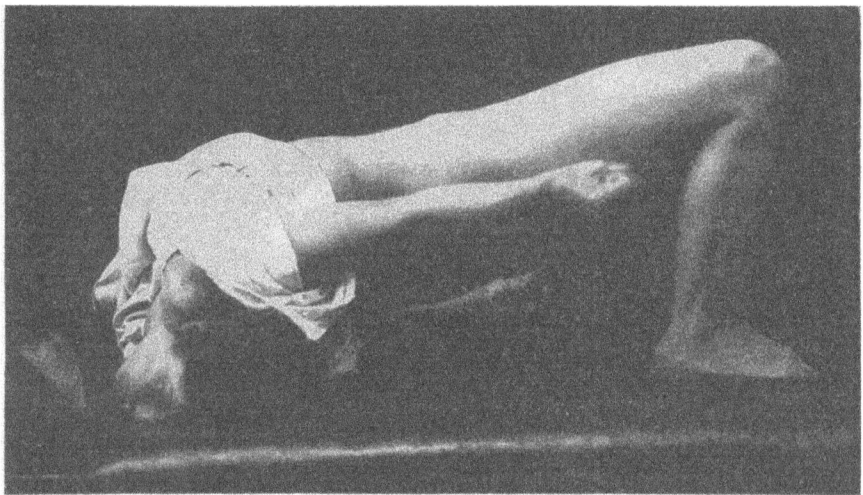

Abb. 218. Kreisbogenstellung im hysterischen Anfall.

haftigkeit hervor. Man sieht, bis zu welchem Grade der „Suggestibilität" man Hysterische
— abrichten kann!

Einer der wesentlichsten Punkte, der dem großen hysterischen Anfall sein
kennzeichnendes Gepräge gibt, ist die Beziehung, die die Anfälle zu gewissen
ungewöhnlichen Zuständen des Bewußtseins haben. Während des Anfalls
ist der Kranke *nicht bewußtlos,* sondern befindet sich unter der Herrschaft
innerer krankhafter Vorstellungen, und diese sind es, die sich nicht selten in
den äußeren Bewegungen widerspiegeln. Der Kranke ist ganz von einem bestimmten Vorstellungskreis beherrscht, er halluziniert, durchlebt irgendein
meist schreckhaftes und aufregendes Ereignis. Dies alles drückt sich in seinen
Bewegungen und in seinem Mienenspiel in der stärksten Weise aus. Daher
zeigt das Gesicht im Anfall oft den Ausdruck des Schreckens, der Wut, der
Drohung, der Lüsternheit, der Heiterkeit u. a. Sehr oft bricht sich die innere
Erregung dann auch in Worten Bahn, und es kommt zu förmlichen hysterischen Delirien, zu den stärksten Affektäußerungen u. dgl. Eigentümlich
ist die häufig zu beobachtende Tatsache, daß bei hysterischen Anfällen, die
zuerst im unmittelbaren Anschluß an einen heftigen Schreck oder irgendein
aufregendes Ereignis entstanden sind, sich späterhin in jedem Anfall gewissermaßen derselbe Vorgang immer wieder von neuem im Bewußtsein des Kranken

abspielt. Treten z. B. bei einem nervösen Kind, das von einem Hund an-
gefallen wird, hysterische Anfälle ein, so erkennt man nicht selten in jedem
Anfall immer wieder von neuem die Schreckensäußerungen über den heran-
springenden Hund u. dgl. Manchmal sprechen auch die Kranken während
der Anfälle beständig vor sich hin, meist sehr schnell, mit häufigen Wieder-
holungen desselben Satzes oder desselben Wortes. Dann gelingt es nicht
selten, den Delirien durch Anreden der Kranken eine bestimmte Richtung
zu geben. Man kann sich mit einem Hysterischen während des Anfalles
ordentlich unterhalten. Dazwischen treten meist die rein motorischen Krampfbewegungen immer wieder von neuem auf oder halten auch in tonischer Weise
längere Zeit hindurch an.

Ein Punkt ist bei den hysterischen Anfällen noch zu erörtern: die „*hysterogenen Zonen*".
Wir haben oben erwähnt, wie häufig bei Hysterischen gewisse Körperstellen (Ovarial-
gegend, Seitenteile der Brust u. a.) eine auffallende Empfindlichkeit gegen Druck darbieten. Es zeigt sich nun keineswegs selten, daß ein trotz des Widerstrebens der Kranken
etwas länger ausgeübter Druck auf derartige Stellen einen *hysterischen Anfall hervorruft*.
Umgekehrt gelingt es nicht selten, durch Druck auf dieselben oder andere Zonen einen
bestehenden Anfall künstlich zum Aufhören zu bringen. Es unterliegt keinem Zweifel,
daß auch bei diesen Maßnahmen stets *Vorstellungen als Zwischenglieder in Wirksamkeit
treten*, denn durch suggestives Zureden und alle möglichen sonstigen Maßnahmen kann
man sehr oft *jederzeit* bei Hysterischen Anfälle hervorrufen und wieder hemmen. Niemals
handelt es sich hierbei um *physiologische* Reflexvorgänge, sondern stets um die Wirkungen
der den Kranken eingeredeten Vorstellungen.

Auf zahlreiche weitere Einzelheiten, die bei den großen Anfällen (der
„grande hysterie") vorkommen, und deren genauere Kenntnis wir namentlich
den Beobachtungen CHARCOTS und der *Schule der Salpêtrière in Paris*
(BOURNEVILLE und REGNARD, P. RICHER) verdanken, brauchen wir nicht
näher einzugehen. Es unterliegt keinem Zweifel, daß ein großer Teil der
von CHARCOT beschriebenen eigentümlichen Erscheinungen *künstlich herangezüchtet* war. Die Hysterischen waren eine Zeitlang die enfants gâtés
der Salpêtrière. Kein Wunder, daß Suggestion und Autosuggestion bei
Kranken und Ärzten (!) die schönsten Früchte zeitigten. Die damals aufgestellten „Regeln" und „Gesetze" haben daher alle nur einen sehr bedingten Wert.

Auch bei den hysterischen Anfällen, und oft gerade bei diesen in der ausgesprochensten Weise, macht sich die für die Hysterie so kennzeichnende
„*Suggestibilität*" geltend. Unter „*Suggestion*" versteht man das künstliche
Hervorrufen eines bestimmten psychischen oder von der Psyche abhängigen
körperlichen Zustandes durch Wachrufen der sich hierauf beziehenden *Vorstellungen*. Schon bei der allgemeinen Beschreibung der Geistesverfassung
der Hysterischen mußten wir andeuten, wie sehr sich die Kranken oft von
ihren *Einbildungen* beherrschen lassen. Die Suggestion ist nur die auf die
Spitze getriebene künstliche Benutzung dieser psychischen Eigentümlichkeit.
Je mehr man die Einbildungskraft künstlich nährt und erhöht, je mehr man
die falschen Vorstellungen, zu denen die Hysterischen kommen, unkorrigiert
läßt, um so mehr gelingt es, diese schließlich ganz zum Spielball ihrer Vorstellungen zu machen. Daher lehrt die alltägliche ärztliche Erfahrung, daß
die Hysterischen den öfter wiederholten Suggestionsversuchen immer leichter
zugänglich werden, so daß man schließlich wirklich „alles mit ihnen anstellen
kann". Ob ein derartiges Verfahren aber uneingeschränkt ärztlich und moralisch zulässig ist, darüber sollte eigentlich wohl kaum eine Meinungsver-
verschiedenheit herrschen. Und selbst die Benutzung der Suggestion zu Heilzwecken ist ein zweischneidiges Schwert, dessen Wirkung der Arzt keineswegs
immer fest in der Hand hat.

Am leichtesten gelingt die *Suggestion während der hysterischen Anfälle* selbst, namentlich bei den Formen, wo die Kranken sprechen, hören und antworten. Sobald man dann dem Vorstellungsinhalt der Kranken eine bestimmte Richtung gibt, ihnen mit überzeugendem Ton vorerzählt, sie wären z. B. im Garten, im Walde, pflückten Blumen und Früchte, würden überfallen, gefesselt, lägen am Rand eines Abgrundes, eines Gewässers u. dgl., so merkt man an dem Gebaren und den Reden der Kranken, daß sie in delirierender und halluzinierender Weise alle diese Vorgänge wirklich zu durchleben meinen. Die Äußerungen der Furcht, des Schreckens, der Freude, des Abscheus sind dabei oft geradezu von erstaunlicher Plastik. In derselben Weise kann man den Kranken Lähmungen, Kontrakturen, Anästhesien einreden. Gelegentlich kommt es vor, daß nach dem Aufhören des Anfalls angeblich *jede Spur von Erinnerung an das während des Anfalls Vorgefallene* erloschen sein soll. Dieselben Kranken, welche noch soeben in der lebhaftesten Weise durch irgendeine bestimmte Vorstellung erregt waren, wollen wenige Sekunden danach, sobald der Anfall von selbst oder künstlich (s. u.) sein Ende erreicht hat, durchaus nichts mehr davon wissen. Ja, sie geben an, nicht einmal eine verschwommene Erinnerung, wie an einen Traum, zu haben, selbst wenn man ihnen eindringlich schildert, was sie soeben getan und gesagt haben. Noch merkwürdiger aber ist es, daß während der folgenden *Anfälle* die Erinnerung an das in den vergangenen *Anfällen* Erlebte oder in der Vorstellung Durchlebte oft sehr wohl erhalten ist. Man hat in solchen Fällen von einem *doppelten Bewußtsein* („*double conscience*") gesprochen. Vorgänge des bewußten *wachen* Lebens haften dagegen im Bewußtsein während der Anfälle. So haben wir schon oben erwähnt, daß derjenige wirkliche Vorgang (Schreckensszene u. dgl.), welcher den Anlaß zum ersten Auftreten der Anfälle gegeben hat, sich oft in den Delirien der Anfälle von neuem wieder kundgibt. Mit dieser früher vielbeachteten *retrograden Amnesie* nach hysterischen Anfällen muß man jedoch außerordentlich vorsichtig sein. Alle von uns Beobachteten zeigten bei willenskräftigem Zureden recht gute Erinnerungsbilder an das während des Anfalls Vorgefallene.

An die Vorgänge bei der Suggestion schließen sich eng die *hypnotischen Erscheinungen.* Eine ausführliche Darstellung dieses vielfach studierten Gebietes können wir hier nicht geben. Der Hang der Menschennatur zur Mystik und der Einfluß der Suggestionen, die nicht nur bei den Kranken, sondern auch bei den untersuchenden Ärzten selbst zur Geltung kommen, sind die Ursache, daß gerade bei dem Studium der Hypnose Falsches und Wahres vielfach durcheinandergemengt werden. Nur der eine große Fortschritt ist jetzt wohl als allgemein anerkannt zu bezeichnen, daß die früher vielfach geglaubte Annahme einer besonderen „*magnetischen Kraft*" („tierischer Magnetismus"), durch die die „Magnetiseure" ihre „Medien" in den „magnetischen Schlaf" oder in sonstige ungewöhnliche Zustände versetzen sollten, jetzt von wissenschaftlich Unterrichteten allgemein verlassen worden ist.

Die *Hypnose* ist unseres Erachtens weiter nichts als das beabsichtigte künstliche Hervorrufen eines hysterischen Zustandes oder einer hysterischen Psychose *durch Suggestion*, d. h. durch Einwirkung bestimmter *Vorstellungen* auf den zu Hypnotisierenden. Daher können nur solche Menschen hypnotisiert werden, bei denen der Einfluß der Vorstellungen stark genug ist. Kein Mensch, dem das Wesen der Hypnose klar ist, kann jemals hypnotisiert werden. Das *Wesentliche aller* hypnotisierenden Maßnahmen ist nur das möglichst lebhafte Hervorrufen der Vorstellung: „Es wird sicher so kommen, wie der Hypnotiseur es voraussagt." Alles andere, wie das Fixieren blanker Knöpfe, Stimmgabelschwingungen u. dgl., ist rein nebensächlich und dient nur dazu, die Suggestion zu unterstützen. Bei allen leicht zu hypnotisierenden Menschen genügt das einfache Schließen der Augen und der Ausspruch „jetzt schlafen Sie ein", um den hypnotischen Schlaf hervorzurufen. Zu dieser Suggestibilität gelangen die Kranken (auch hier darf man in der Tat von „Kranken" sprechen) freilich erst, nachdem sie schon oft hypnotisiert worden sind. Denn je häufiger dieselbe Wirkung einer Vorstellung hervorgerufen wird, um so leichter tritt sie ein — ein Satz, der auch aus vielen sonstigen Erfahrungen auf psychischem Gebiet hervorgeht. Die einzelnen Formen der erreichten Hypnose unterscheiden sich in nichts von den verschiedenen hysterischen Zuständen. *Jede Hypnose ist eine künstlich und absichtlich hervorgerufene psychogene, d. h. hysterische Erscheinung,* und schon hieraus ergibt sich die Gefährlichkeit aller hypnotischen Versuche, sobald sie von Unwissenden ausgeführt werden. Schon oft hat sich auch hierbei gezeigt, daß man die Geister, die man rief, nicht wieder loswerden konnte.

Gewöhnlich unterscheidet man vier Hauptformen des hypnotischen Zustandes, die aber in der mannigfachsten Weise ineinander übergehen: 1. Der *kataleptische Zustand,* wobei die Glieder alle ihnen künstlich gegebenen Stellungen beibehalten. 2. Der Zustand der „*Suggestibilität*", d. h. der *künstlich hervorzurufenden Halluzinationen.* Durch gewisse, bestimmten Handlungen entsprechende, passiv dem Körper mitgeteilte Haltungen wird in dem Kranken der gesamte hinzugehörige Vorstellungsinhalt bis zur Deutlichkeit einer Halluzination hervorgerufen. Die bekannten hypnotischen Schaustücke, wobei hypnotisierte erwachsene Männer Wickelkinder schaukeln, rohe Kartoffeln mit dem Ausdruck des Entzückens verzehren u. dgl., gehören hierher. 3. Der *lethargische Zustand,* d. i. ein Zustand scheinbarer Bewußtlosigkeit mit geschlossenen Augen, vollkommen erschlafften Muskeln und einer auffallend *gesteigerten Erregbarkeit der Muskeln und Nerven.* Schon ein leiser Druck und ein leichter Schlag auf einen Nerven, z. B. den Nervus facialis, genügt, um sämtliche von diesem versorgte Muskeln in eine tetanische, den Reiz überdauernde Kontraktion zu versetzen. 4. Durch gewisse Manipulationen (z. B. durch Reiben am Scheitel) kann man den lethargischen Zustand in den des *hysterischen Somnambulismus* verwandeln. Die Kranken bleiben halb bewußtlos, beantworten aber jetzt automatisch an sie gerichtete Fragen, befolgen gegebene Befehle und zeigen zuweilen gewisse sensorielle Hyperästhesien. Man sieht, daß *alle diese Zustände genau identisch mit den verschiedenen Formen der hysterischen Anfälle sind.* Nur die gesteigerte mechanische Erregbarkeit der Muskeln und Nerven ist noch nicht völlig aufgeklärt. Doch sind die hierüber mitgeteilten Beobachtungen auch nicht über jeden Zweifel hinaus festgestellt. Insbesondere fragt es sich, ob hier nicht auch Suggestionen, d. h. Vorstellungen, die zu unbewußtwillkürlichen Muskelkontraktionen führen, eine Rolle spielen.

5. Vasomotorische und trophische Störungen. Erscheinungen an den inneren Organen.

Außer den bisher beschriebenen Erscheinungen kommen bei der Hysterie auch solche vor, die in das Gebiet des *vegetativen Nervensystems* fallen. Da bei Hysterischen, ebenso wie bei allen „Nervösen", eine *ungewöhnlich gesteigerte Erregbarkeit* und *Unausgeglichenheit des vegetativen Nervensystems* besonders häufig ist, sind gewisse von psychischen Vorgängen abhängige vasomotorische und sekretorische Störungen bei den hysterischen Reaktionen wohl verständlich. Die Hysterie kann sich ferner nicht selten mit verschiedenen *organisch-funktionellen* Störungen in den verschiedensten Körpergebieten vereinigen. Im allgemeinen verhalte man sich aber den vasomotorischen, trophischen und sekretorischen Störungen gegenüber bei Hysterischen doch stets möglichst kritisch und skeptisch. Gerade auf diesem Gebiet hat die Leichtgläubigkeit mancher Ärzte eine Fülle von scheinbar wunderbaren und unerklärlichen Beobachtungen zutage gefördert, die einer strengen Kritik nicht standhalten.

Zunächst sind *anfallsweise* auftretende vegetative Störungen (*vegetative Anfälle*) zu erwähnen, die mit Zittern, Schweißausbruch und vasomotorischen Erscheinungen einhergehen. Auf *vasomotorische* Einflüsse deuten die nicht selten zu beobachtende *Blässe* (Verengerung der Hautgefäße) oder ungewöhnliche *Röte* (Erweiterung und Füllung der Kapillaren) *der Haut.* Da die Gefäßnerven bekanntlich in hohem Grade durch psychische Erregungen beeinflußt werden, so kann man für diese Erscheinungen einen zentralen Ursprung annehmen. Schwieriger zu erklären sind die *Blutungen in der Haut und aus Schleimhäuten,* die bei der Hysterie durch „psychisch-vasomotorische Einflüsse" erklärt worden sind. Unserer Ansicht nach muß man mit einer derartigen Annahme *im allerhöchsten Grade zurückhaltend* sein. Am häufigsten sieht man das *hysterische „Blutbrechen"* oder das *hysterische „Blutspucken",* d. h. die Entleerung von Blut aus dem Munde, bald unter hustenden, bald unter mehr würgenden Bewegungen. Unerfahrene Ärzte haben sich hierdurch schon oft zu der falschen Annahme eines gefährlichen Lungenleidens oder eines Magengeschwürs verleiten lassen. Sieht man aber näher zu, so fällt das entleerte Blut schon durch seine hell-himbeerrote Farbe, durch seine reichliche Beimischung von Schleim und Speichel und seine dünnflüssige Beschaffenheit auf. Seine Gesamtmenge beträgt selten mehr als 50—80 g. Forscht man genauer nach dem Ursprung des Blutes, so kann man meist die Herkunft aus dem Zahnfleisch, der Mund- oder Rachenschleimhaut nachweisen. Häufig sind es krampfhafte Würg- oder Singultusbewegungen, durch die die Schleimhaut rein mechanisch zum Bluten gebracht wird. Daß auch absichtliche Betrügereien von seiten der Kranken der Blutung zugrunde liegen können, ist für manche Fälle gewiß. Namentlich bei „blutigem Schwitzen", „blutigen Tränen", Genitalblutungen, Hautblutungen (aus den Handtellern bei den „Stigmatisierten") u. dgl. sei man in dieser Hinsicht äußerst vorsichtig.

Mit der Möglichkeit einer psychogenen Entstehung derartiger Hautblutungen muß allerdings gerechnet werden, zumal es einigen Untersuchern gelungen sein soll, durch hypnotische Suggestion auf der Haut „geeigneter" Menschen Veränderungen zu erzeugen, die in vasodilatatorischer Exsudation, subkutanen Blutungen, Blasenbildungen und einer zur Narbenbildung führenden Entzündung bestanden. Uns ist dies nie geglückt. Wir entlarvten jedoch einmal eine Hysterische, die sich jahrelang mit Ätznatron ausgedehnte Gangräneszierungen der Haut selbst beigebracht hatte! Natürlich handelt es sich bei allen derartigen „Betrügereien" der Hysterischen fast immer um Zeichen einer schweren hysterischen Konstitution. Der krankhafte Hang zu Betrügereien und Lügen, die den Kranken vielleicht gar nicht immer voll bewußt sind, bildet einen Grundzug der Seelenverfassung mancher schwer konstitutionell Hysterischen. STRÜMPELL bezeichnete solche Fälle als Hysteria mendax. Kennzeichnend ist für sie oft die auffallend geringe psychische Reaktion der Kranken, wenn ihre Betrügereien entlarvt werden.

Im Anschluß an die vasomotorischen Störungen ist das „hysterische Fieber" zu erwähnen. Bei schwerer Hysterie, namentlich zur Zeit heftiger Anfälle und psychischer Störungen, haben andere Beobachter und wir selbst wiederholt scheinbar hohe Temperatursteigerungen (bis 41° und darüber) beobachtet, die in ganz unregelmäßiger Weise auftraten. In keinem der von uns selbst gesehenen Fälle vermochten wir aber die Möglichkeit einer Simulation, d. h. das Hervorbringen des hohen Quecksilberstandes durch Reiben und Drücken des Thermometers u. dgl. auszuschließen. Alle von uns selbst im Rektum ausgeführten Temperaturmessungen waren normal, während das angeblich hohe Fieber stets in unserer Abwesenheit auftrat. Auch in bezug auf diesen Punkt ist daher die größte Vorsicht zu empfehlen.

Bei manchen Hysterischen kann psychogen eine reichliche Schweißsekretion eintreten. Entsprechende Erscheinungen bietet auch die Speichelsekretion dar. Häufiger ist die hysterische Polyurie, die Entleerung großer Mengen sehr hellen und spezifisch leichten Harns. Diese Polyurie hängt aber nur von der sehr reichlichen Wasseraufnahme ab. Sie ist — im Gegensatz zum Diabetes insipidus — durch suggestive Maßnahmen und durch Verbot des Trinkens vieler Flüssigkeit ohne alle Folgen leicht zu beseitigen. Polydipsie (stark vermehrtes Durstgefühl oder richtiger ausgedrückt, die krankhafte Neigung zu fortwährendem Wassertrinken) ist eine bei Hysterischen, namentlich im Anschluß an hysterische Anfälle, oft zu beobachtende Erscheinung.

In betreff der Verdauungsstörungen Hysterischer ist auf das in den Kapiteln Magenneurosen (Bd. I, S. 704ff.) und nervöse Darmerkrankungen (Bd. I,

S. 772ff.) zu verweisen. Psychogene Magendarmstörungen (Schmerzen, Verstopfung, Durchfälle) sind keine seltenen Teilerscheinungen hysterischer Reaktionen. Namentlich spielt das *hysterische Erbrechen* oft eine große Rolle, zumal es den Ernährungszustand der Kranken sehr herunterbringen kann. In anderen Fällen steht freilich das wohlgenährte Äußere der Kranken in einem auffallenden Gegensatz zu ihrer Angabe, daß sie „alles wieder ausbrechen müssen". Manche Hysterische werden durch lange Übung förmliche Künstler im Brechen, so daß sie jederzeit die genossenen Speisen wieder ausbrechen können. Andere Hysterische zeigen die Absonderlichkeit des *Wiederkäuens* aller oder einiger besonderer Speisen. — Zu erwähnen ist hier noch der *hysterische Meteorismus* (*Tympanites, Trommelbauch*), eine oft sehr beträchtliche Auftreibung des Leibes infolge einer starken Anhäufung von Luft und Gasen im Magen und in den Därmen. Sehr oft wird dieser Zustand dadurch herbeigeführt, daß die Kranken (absichtlich oder unabsichtlich) *große Mengen von Luft verschlucken*. Zuweilen entstehen die ungewöhnlichen Vorwölbungen am Abdomen nur durch besondere Anspannungen der Bauchmuskeln. Die Auftreibung und Spannung des Leibes kann so bedeutend sein, daß ernste Erkrankungen (Peritonitis, Tumoren) oder eine Gravidität vorgetäuscht werden. In zweifelhaften Fällen gibt die Untersuchung in der *Narkose* sofort entscheidenden Aufschluß. Durch Druck auf den Leib, Einführung eines Magenschlauches u. dgl. kann man die gesamte Luftmenge in kurzer Zeit entfernen. Auch die *Röntgenuntersuchung* gibt wertvolle Aufklärung.

Von den psychogenen Funktionsstörungen an den übrigen inneren Organen seien hier nur nochmals die des *Herzens* und des *Gefäßsystems* hervorgehoben. Diese können bei Gemütserschütterungen die verschiedensten Erscheinungen zeigen. Auch auf psychogene *Störungen in der Korrelation der Drüsen mit innerer Sekretion* sei hingewiesen. *Thyreotoxikosen* und die *Basedowsche Krankheit* (s. diese) können außer durch andere Ursachen auch durch fortdauernde stärkste geistige Anspannungen und seelische Erschütterungen *bei geeigneten Krankheitsbereiten* hervorgerufen werden. Ob dies auch *rein psychogen* möglich ist, bleibt weiteren Forschungen überlassen. Nicht selten bestehen jedoch bei diesen Krankheiten *gleichzeitig* hysterische, d. h. rein psychogene Symptome.

Endlich haben wir hier noch einmal der *Störungen an den Geschlechtsorganen* bei Hysterischen kurz zu gedenken. Schon erwähnt ist, daß der Zusammenhang zwischen Sexualerkrankungen und der Hysterie früher oft in übertriebener Weise dargestellt und unrichtig gedeutet worden ist. Andererseits muß jedoch hervorgehoben werden, daß, wie in fast allen übrigen Organen, so auch in den Geschlechtsorganen *nervöse Störungen* als *Teilerscheinung* der Hysterie vorkommen. Manche *Impotenz* entspringt allein dem Gedanken an diese und der Befürchtung, daß sie eintreten könnte. Auch die *Menstruation* kann seelischen und selbst suggestiven Einwirkungen zugänglich sein. Sie kann gelegentlich durch seelische Vorstellungen hervorgerufen, unterbrochen und hinausgeschoben werden. Außerdem ist es leicht verständlich, daß bei den sehr erregbaren konstitutionell Hysterischen sexuelle Beziehungen oft eine nicht unbedeutende Rolle spielen, wie sich dies namentlich in dem erotischen Charakter hysterischer Delirien und Halluzinationen mitunter ausspricht.

6. **Der Einfluß auf den körperlichen Allgemeinzustand** durch hysterische Reaktionen kann sehr beträchtlich sein. Vor allem können das hysterische *Erbrechen* und andere eingebildete *Magendarmstörungen*, auch durch die

„deswegen" eingehaltene „Diät", auf den Ernährungszustand außerordentlich ungünstig einwirken. Es gibt Fälle von *höchstgradiger allgemeiner Abmagerung*, die nur auf diese Weise entstanden sind und nach Beseitigung der krankhaften Vorstellungen wieder vollkommen heilen.

Wir beobachteten eine bis dahin völlig gesunde 69jährige, unverheiratete Dame, die im Anschluß an ihr widrige Vorgänge seit 5 Monaten an unstillbarem, immer heftiger werdendem Erbrechen fast aller genossenen Speisen litt. Der dadurch bedingte Erschöpfungszustand war allmählich so groß geworden, daß sie in somnolentem Zustand dem Krankenhaus überwiesen wurde. Die genaueste klinische und röntgenologische Untersuchung ergab außer einem ungewöhnlich hohen Reststickstoffgehalt des Blutserums (180 mg%!) nicht den geringsten organischen Befund, besonders am Magendarmkanal und an den Nieren. Nach unserer Meinung war es durch das 5 Monate lang anhaltende Erbrechen zu einer Verarmung des Körpers an Chlorionen, zu einer *chloropriven Azothämie* gekommen. Durch *intravenöse Kochsalzinfusionen* und durch Traubenzucker-Dauertröpfcheneinläufe, später durch strenges Verbieten des Erbrechens und seelische Beeinflussung verschwanden die bedrohlichen Erscheinungen und das Erbrechen schnell. Nach zweimonatiger Krankenhausbehandlung betrug die Gewichtszunahme etwa 20 kg! Vollkommene, anhaltende Heilung seit 2 Jahren.

Langdauernde *echte Nahrungsverweigerung* bei Hysterischen führt ebenfalls mitunter zu äußerster Abmagerung und Entkräftung. Meist handelt es sich jedoch dabei trotz der gleichzeitigen hysterischen Reaktionen um *Schizophrene*. Die angebliche Nahrungsverweigerung *ohne entsprechende Gewichtsabnahme* ist immer durch „nächtliche" Speisungen usw. zu erklären.

Beiläufig sei erwähnt, daß es eine besondere *körperliche* Konstitutionsform für Hysterische nicht gibt. Wir haben zwar bei der Besprechung des Seelenzustandes der Hysterischen (s. S. 846) einen in der Anlage begründeten hysterischen Charakter, die hysterische Persönlichkeit, eine konstitutionelle Hysterie, kennengelernt, eine besondere *körperliche* Konstitution kommt den Hysterischen jedoch nicht zu. Im ganzen ist die schwere *konstitutionelle* Hysterie wohl häufig mit *allgemeinem, schwächlichem Körperbau* verbunden. Oft handelt es sich um *zarte, wehleidige*, „*nervöse*" Menschen, vor allem auch um „*vegetativ Stigmatisierte*" oder „*vegetativ Labile*". Keineswegs selten kommt jedoch die Hysterie auch bei *muskelkräftigen und gutgenährten* Menschen, bei wahren *Herkulesnaturen*, vor.

Gesamtverlauf und Prognose. Die gegebene Übersicht beschränkt sich nur auf die häufigsten hysterischen Erscheinungsweisen. Aus der Art der Entstehung der hysterischen Reaktionen (vgl. S. 843 ff.) ist zu entnehmen, welche unerschöpfliche Mannigfaltigkeit der Erscheinungsbilder diese darbieten können. Wir sahen oben ferner, daß zwischen der *hysterischen (psychogenen) Reaktion* und dem *konstitutionell hysterischen Charakter*, der *in der Anlage begründeten hysterischen Persönlichkeit*, zu unterscheiden ist. Bei *einer Reihe* von diesen letzten Fällen treten die schweren hysterischen Erscheinungen überhaupt gar nicht zutage. Die Patienten zeigen nur den für die Hysterie kennzeichnenden psychischen Allgemeinzustand: sie sind leicht erregbar, zu Klagen und Übertreibungen geneigt, haben alle möglichen Beschwerden (Schmerzen, Herzklopfen, Magendarmerscheinungen, Atemnot usw.), die bei psychischen Erregungen stets auftreten und sich in körperliche Erscheinungen umsetzen, zu anderen Zeiten aber so sehr in den Hintergrund treten, daß die Betreffenden gar nicht als hysterisch erscheinen. Eine *zweite Reihe* von Fällen verläuft in der Weise, daß entweder bei einem schon vorher bestehenden hysterischen Allgemeinzustand oder auch bei vorher ganz Gesunden nach irgendwelchen seelischen Erschütterungen usw. (s. o.) hysterische Reaktionen auftreten. Hierbei entwickeln sich Erscheinungen, die im einzelnen oben besprochen worden sind. Entweder handelt es sich um hysterische

Anfälle oder um Lähmungen, Reizzustände, um Sensibilitätsstörungen, Hyperästhesien usw. Die einzelnen Erscheinungen können mit großer Hartnäckigkeit manchmal wochen- und monatelang oder gar jahrelang andauern, dann aber freilich zuweilen ganz plötzlich verschwinden oder anderen Symptomen Platz machen. Wie bei der ersten Entstehung der Krankheit, so machen sich auch in ihrem ferneren Verlauf psychische Einflüsse in unverkennbarer Weise geltend. Oft sind die neuen Verschlimmerungen des Zustandes auf psychische Erregungen zurückzuführen, wie sich dies namentlich bei den hysterischen Anfällen zeigt. Bei anderen Kranken treten freilich die hysterischen Anfälle auch scheinbar ganz spontan auf.

Die *Gesamtdauer* des Zustandes unterliegt den größten Schwankungen. Bei den *hysterischen Reaktionen* ist sie abhängig von dem Erreichen des gesteckten Zieles, dem Erfüllen des ersehnten Wunsches oder von der Einsicht, daß es zweckmäßiger ist, das hysterische Verhalten aufzugeben. Bei der *konstitutionellen Hysterie* zieht sich das Leiden stets jahre- und jahrzehntelang hin. Auf Zeiten anscheinend völliger Gesundheit folgen neue Äußerungen der Hysterie. Erst im höheren Alter lassen gewöhnlich die Symptome nach. Zwar bleibt der hysterische Allgemeinzustand des Nervensystems übrig, zu einzelnen schweren Anfällen kommt es jedoch nicht mehr. In zahlreichen anderen Fällen können die hysterischen Erscheinungen aber auch vollständig und dauernd verschwinden. Dieser günstige Ausgang tritt namentlich dann ein, *wenn die Kranken in angemessene und ihnen zusagende äußere Lebensverhältnisse kommen, in denen sie bei einer geregelten Tätigkeit den mannigfachen ungünstigen seelischen Einflüssen nicht mehr ausgesetzt sind.* Viele bei vorher gesunden *Kindern* und *jüngeren Leuten* nach einer *einmaligen* Veranlassung auftretende hysterische Reaktionen heilen sogar verhältnismäßig rasch, um nie wieder von neuem aufzutreten. Eine Bürgschaft für das Nichteintreten von Rückfällen kann man freilich niemals übernehmen, da jede einmal bestandene hysterische Reaktion das Zeichen einer ungewöhnlich geringen Widerstandskraft des Nervensystems gegen äußere Eindrücke und die durch diese hervorgerufenen seelischen Vorgänge sein kann.

Die *Prognose* einer hysterischen Reaktion hängt ab von der Behandlung und von den inneren und äußeren Bedingungen, unter denen sie aufgetreten ist. Führen besondere äußere Umstände (psychische Traumen, Auftreten besonderer Wunschvorstellungen) zu einer *Wunsch-* oder *Zweckhysterie* (s. o.), so hängt die Prognose vor allem von der etwaigen Änderung oder dem Andauern jener äußeren Umstände (der Lebensbedingungen, der Familienverhältnisse, des Berufs, der Umwelt usw.) ab. Viele Hysterien gehen daher wieder rasch in Heilung über. Auch die *Kriegshysterien* klingen sofort nach Aufhören der Front- oder Kriegsgefahr ab, während z. B. die *Unfallhysterien* bekanntlich meist eine sehr schlechte Prognose geben — solange nicht eine einmalige, endgültige Kapitalabfindung Wunder wirkt. Bei der konstitutionellen Hysterie hängt die Prognose vor allem von der Schwere des zugrundeliegenden *allgemein konstitutionellen Zustandes*, von der *Stärke und Menge der vorhandenen krankhaften Charakterzüge* ab, obwohl natürlich auch hierbei die äußeren Umstände eine erhebliche Rolle spielen (s. o.). Zu einer *Abnahme der geistigen Fähigkeiten*, zu einer *Demenz*, führt die Hysterie nie.

Schließlich ist noch eine nicht unwichtige Bemerkung anzuknüpfen. Da die Grundlage der Hysterie, wie wir gesehen haben, oft eine ungewöhnliche angeborene konstitutionelle Veranlagung des Nervensystems ist, so ist es nicht auffallend, wenn *neben* der *hysterischen* Anlage bei demselben Menschen zuweilen auch noch andere konstitutionelle Abweichungen vorhanden sind.

So finden sich hysterische Erscheinungen zuweilen *bei anderen Nervenkrankheiten*, z. B. bei Syringomyelie, bei Gehirntumoren, bei sonstigen Psychosen u. a. Ja, man kann vielleicht noch weiter gehen und annehmen, daß bei manchen Hysterischen neben der ungewöhnlichen Veranlagung des Großhirns auch andere Teile des Nervensystems oder selbst ganz andere Organe *funktionell* minderwertig veranlagt sind, eine Annahme, die natürlich für die pathogenetische Auffassung einzelner Symptome von entscheidender Bedeutung wäre. Es ist unmöglich, auf diese Verhältnisse hier näher einzugehen. Wir wollen aber doch nochmals darauf hinweisen, daß bei Hysterischen neben den rein *psychogenen* Symptomen auch *funktionell-organische* „nervöse" Symptome auftreten können (z. B. Migränezustände, funktionelle Herz-, Magen-, Darmstörungen usw.), die das gesamte Krankheitsbild noch verwickelter machen. So schwer die Trennung in praktischer Hinsicht auch sein mag, grundsätzlich müssen wir doch an der Unterscheidung zwischen einerseits *organisch-funktionellen* und andererseits *psychogen* entstandenen „hysterischen" Erscheinungen festhalten. Freilich wird diese Unterscheidung dadurch noch weiter erschwert, daß auch die organisch-funktionellen Symptome durch psychische Vorgänge stark beeinflußbar sind.

Diagnose. Die Diagnose „*Hysterie*" oder „*hysterische Reaktion*" ist keineswegs immer leicht und sicher zu stellen. Irrtümer in der Diagnose sind sehr häufig. Verhältnismäßig selten täuschen hysterische Reaktionen anfangs ein organisches Leiden vor, so daß erst die genaue Untersuchung und Beobachtung das wahre Wesen des Zustandes erkennen lassen. *Viel häufiger werden aber organische Erkrankungen für hysterische Äußerungen angesehen* (s. u.).

Vor allem ist das gesamte psychische Verhalten der Betreffenden, ihr ganzes Gebaren und Getue zu beachten, weiterhin die Abhängigkeit ihres Befindens von psychischen Erregungen, das Verschwinden der Symptome bei abgelenkter Aufmerksamkeit und endlich die Ursache des Leidens, das Entstehen der Erscheinungen nach vorausgegangenen seelischen Erschütterungen, der Nachweis der Zweck-, Wunsch- oder Begehrungsvorstellungen u. dgl. Viele Erscheinungsweisen der hysterischen Reaktionen, wie namentlich die Abasie, die Aphonie, die Hyperästhesie, die Hemianästhesie, gewisse Formen der Anfälle usw., sind an sich so kennzeichnend, daß aus ihnen meist die richtige Diagnose gestellt werden kann. Gerade der Umstand, daß die hysterischen Erscheinungsformen sich meist *nicht* an die Gesetze der Nervenanatomie und Nervenphysiologie halten und mit diesen oft nicht in Einklang zu bringen sind, ist für ihre Erkennung wichtig. Das systematische *Aufsuchen* hysterischer „*Stigmata*" ist jedoch zu unterlassen, da, wie wir oben gesehen haben, dadurch nur *künstlich*, „*iatrogen*", neue hysterische Erscheinungen herangezüchtet werden. Bei der Diagnose der *konstitutionellen Hysterie* ist neben der genauen Vorgeschichte die sorgfältige Analyse der gesamten Persönlichkeit, das ganze Wesen, vor allem auch der oft eigentümliche Gesichtsausdruck mit zu verwerten.

Vor allem muß *ernstlich betont werden, es mit der Diagnose „hysterische Reaktion" und „Hysterie" nicht zu leicht zu nehmen.* Ausgesprochene hysterische Zustände werden von einem erfahrenen Arzt nur selten verkannt. Manche Ärzte sind jedoch mit der Diagnose „hysterisch" gar zu leicht bei der Hand! Recht häufig werden allerlei Beschwerden, die von verborgenen, nicht leicht und sicher nachweisbaren organischen Krankheiten herrühren (*beginnende multiple Sklerose, Hirntumor, beginnende Meningitis oder Enzephalitis, Arteriosklerose, Gallenstein- oder Nierensteinleiden* u. a.), fälschlicherweise für „hysterisch" gehalten, zumal wenn es sich dabei in der Tat um nervöse Kranke handelt.

Wir erlebten den Tod eines 37 jährigen Kranken, dessen seit mehreren Monaten bestehende, unter Suggestionsmaßnahmen zeitweise verschwindende Gehstörungen und dessen eigentümliches psychisches Verhalten bis zu seinem plötzlich eintretenden Tod von erfahrenen Fachärzten für „hysterische Reaktionen" gehalten wurden. Kurz vor seinem Tode war der Betreffende wegen des gänzlich negativen Befundes für arbeitsfähig gehalten worden. Die Sektion ergab eine nach der Vorgeschichte und nach der klinischen und röntgenologischen Untersuchung nicht diagnostizierbare leichte *Mitralstenose mit geringen rekurrierenden endokarditischen Auflagerungen.* Die Krankheit war ohne Temperatursteigerungen, ohne Beschleunigung der Blutsenkungsgeschwindigkeit, kurz ohne alle darauf hindeutenden klinischen Erscheinungen verlaufen. Multiple kleinste *Gehirnembolien* hatten die „hysterischen" Erscheinungen bedingt, eine größere Embolie den plötzlichen Tod herbeigeführt.

Sehr häufig werden *tetanische Erkrankungen,* besonders bei jungen Mädchen, für hysterische Erscheinungen gehalten. Auch vor dem Übersehen von *Thyreotoxikosen* und *Basedowscher Krankheit* ist besonders zu warnen. Weiterhin hat man sich vor Verwechslungen von konstitutionellen Hysterien mit *Schizophrenien* in acht zu nehmen.

Immer ist ferner daran zu denken, daß hysterische (psychogene) Erscheinungsformen *organische* Krankheitszustände *begleiten* oder „überlagern" können. Auch darf nie vergessen werden, daß, selbst wenn eine schwere hysterische Charakterveränderung einwandfrei feststeht, daneben *organische Krankheiten* auftreten können. Manche langjährige Hysterika hat es zu büßen gehabt, wenn sie einmal wirklich ernstlich erkrankte! Die immer wiederholte sorgfältige und eingehende Untersuchung und Beobachtung ist stets dringend geboten. In manchen zweifelhaften Fällen kann sogar zuweilen erst der Erfolg der Behandlung die Diagnose sichern. Aber gerade in zweifelhaften Fällen darf der Arzt nicht zu schroff und zu rasch vorgehen, da er sonst nur zu leicht Schaden anrichten kann. Wir kommen im folgenden Kapitel über „Neurasthenie" noch einmal auf diesen Punkt zurück.

Da eine Unterscheidung der *hysterischen* und der *epileptischen* Anfälle besonders wichtig ist, so geben wir hier noch einmal eine kurze Übersicht der unterscheidenden Merkmale:

Epileptische und epileptiforme Krampfanfälle.	*Hysterische Anfälle.*
1. Fast immer Unabhängigkeit von äußeren, besonders seelischen Anlässen.	1. Abhängigkeit von seelischen Anlässen (Erregungen, Zweckmäßigkeitsgründen usw.).
2. Unbeeinflußbarkeit und Nichtauslösbarkeit durch suggestive und hypnotische Maßnahmen. Äußere Reize während des Anfalls ohne jeden Einfluß.	2. Die Anfälle können leicht durch hypnotische oder sonstige suggestive Maßnahmen jederzeit künstlich hervorgerufen oder gehemmt werden (Druck auf bestimmte Körperstellen oder dgl.). Während des Anfalls werden die Krämpfe durch Anspritzen mit Wasser, eine kalte Dusche oder dgl. beeinflußt oder ganz zum Stillstand gebracht.
3. Plötzliches Hinfallen zu Boden; dabei oft äußere Körperverletzungen.	3. Langsames Zusammensinken; keine äußeren Verletzungen.
4. Plötzliches Erblassen des Gesichts. Später oft starke Zyanose.	4. Kein auffallendes Erblassen des Gesichts. Keine stärkere Zyanose.
5. Pupillen meist weit, reaktionslos.	5. Pupillenreaktion ungestört.
6. Krämpfe nach Art der Rindenepilepsie in Form stoßweiser Zuckungen. Oft Bißverletzungen der Zunge.	6. Krämpfe bestehen in ausfahrenden Bewegungen. Schlagen mit Armen und Beinen, Herumwälzen des Körpers u. dgl. Respirationskrämpfe. Kein Zungenbiß.
7. Oft einmaliger anfänglicher Schrei, dann vollkommene Bewußtlosigkeit.	7. Hysterische Bewußtseinsstörungen, aber keine völlige Bewußtlosigkeit: krampfhaftes anhaltendes Schreien, Lachen, Weinen u. dgl., Sprechen im Anfall. Affektbewegungen, Delirien u. dgl.

8. Dauer des Krampfanfalls selten länger als wenige Minuten. Danach tiefer Schlaf.	8. Krampfanfall kann $1/2$—1 Stunde und länger dauern. Häufig plötzliches Erwachen.
9. Sonstige hysterische Erscheinungen fehlen.	9. Gleichzeitig sonstige hysterische Erscheinungen, oft nach den Anfällen zurückbleibend (hysterische Hemianästhesien, Lähmungen, Kontrakturen u. a.).
10. Nach Aufhören des Krampfstadiums kann man meist den Babinski-Reflex in der großen Zehe nachweisen.	10. Babinski-Reflex nicht nachweisbar.

Therapie. Da den hysterischen Störungen immer *seelische* Reaktionen ungewöhnlicher oder krankhafter Art zugrundeliegen, so ist in erster Linie stets auf die *psychische* Behandlung das größte Gewicht zu legen. Nichts wäre jedoch falscher, als die Hysterischen zu verspotten und sie wie Simulanten zu behandeln. Denn die hysterischen Reaktionen sind Vorgänge, deren Erscheinungen ebenso unabhängig von dem *bewußten* Willen der Patienten auftreten wie alle anderen krankhaften psychischen Störungen. Andererseits ist es aber auch durchaus notwendig, die *psychische Schulung*, die der Arzt mit den Patienten vornehmen muß, mit aller nötigen Willenskraft und Strenge durchzuführen, weil nur so eine Heilung oder Besserung erreicht werden kann. Darum gehört zu einer erfolgreichen Behandlung der Hysterie zunächst eine *vollkommen sichere Diagnose*. Ist der Arzt über die Natur des Leidens zweifelhaft, ist er nicht völlig frei von dem Gedanken, daß es sich doch vielleicht um eine *organische* Krankheit handeln könne, dann kann er auch nicht mit der nötigen Sicherheit und unerbittlichen Beharrlichkeit vorgehen, und die therapeutischen Erfolge sind selten befriedigend. Steht die Diagnose aber fest, dann darf dem Kranken nicht das geringste Zugeständnis gemacht werden. Je rascher und tatkräftiger man vorgehen kann, um so besser sind die Erfolge. Die meisten suggestiven Behandlungsmethoden erzielen bei der Hysterie entweder eine rasche „Wunderheilung" oder — gar keinen Erfolg.

Auf *suggestiver Beeinflussung* beruhen *alle* Behandlungsverfahren der hysterischen Zustände. Alles hängt von der Überzeugungskraft der ärztlichen Ausführungen und Anordnungen ab. Nur der fortreißende seelische Einfluß der *Persönlichkeit des Arztes*, das unbedingte Vertrauen zu ihm, eine hohe Meinung und Achtung, aber auch eine gewisse Scheu und Furcht vor dessen Wissen und Kunst vermögen das Wunder der Heilung zu bewirken. Unbedingt nötig ist eine geeignete *seelische Verbindung zwischen Arzt und Patient*. Diese wird durch ein ruhiges, wohlwollendes, zielbewußtes Aufnehmen der Vorgeschichte, durch ein gütiges, eingehendes Beschäftigen mit dem Kranken und mit seinem Seelenzustand hergestellt. Diese sorgfältige *Aufnahme der Vorgeschichte* ist unbedingt erforderlich, um hysterische Reaktionen und ihre Erscheinungsweisen, aber auch um die Grundstörungen zu erkennen und zu heilen. Die Kunst und die Erfahrung des Arztes bestimmen dabei, wieweit er bei diesem Erheben einer „*analytisch gerichteten Anamnese*" zu gehen hat, ohne sich in den bekannten übertriebenen psychoanalytischen Methoden FREUDS und seiner Anhänger zu verirren. Will der Arzt helfend eingreifen und die körperlichen Folgen seelischer Vorstellungen beseitigen, so muß er die Familien-, Lebens- und Berufsverhältnisse, die wirtschaftliche und soziale Lage, die Umweltbedingungen des Kranken, seine besonderen Wünsche, Pläne und Befürchtungen genau kennen.

Die Wahl unter den zahlreichen zur Verfügung stehenden psychotherapeutischen Maßnahmen ist ganz von den im Einzelfall vorliegenden besonderen Bedingungen abhängig. Oft, vor allem bei den psychogenen Gelegenheits-,

Schreck-, Wunsch- oder Zweckreaktionen, ist eine vernünftige und vorsichtige *Aufklärung* der kürzeste und beste Weg zur Beseitigung der ungewöhnlichen Vorstellungen und ihrer körperlichen Folgen. Dabei darf sich der Arzt jedoch nicht durch ungeschicktes und schroffes Vorgehen den Weg verbauen. Hysterische *wollen* krank sein. Es hat keinen Sinn, ihnen vorzuhalten, daß ihre Klagen und Beschwerden nur *hysterisch* seien, und daß es sich um *Einbildungen* handele. Man muß besser von „*Irrtum*", von „*nervösen Symptomen*" usw. sprechen und trotzdem versuchen, ohne in Schulmeisterei zu verfallen, die Hysterischen aufzuklären. Man muß sie lehren, ihre Krankheit selbst zu verstehen und die richtige Einstellung zu ihrem Kranksein zu gewinnen. Der Arzt muß ihnen über quälende Gedanken hinweghelfen, ihnen möglichst eine Brücke bauen, so daß sie sich ehrenvoll aus der Angelegenheit ziehen können und sich selbst in ihren Lebensraum zurückfinden. Nicht ganz selten tritt nach einer vernünftigen Aufklärung *Selbstheilung* ein.

Bei leichten hysterischen Reizerscheinungen, z. B. beim hysterischen Singultus, beim hysterischen Husten u. dgl., wirkt oft schon *eine strenge Ermahnung* nützlich. In solchen Fällen ist auch der psychische Eindruck, den die Unterbringung in einem Krankenhaus hervorruft, oft hinreichend, um mit einem Male die Erscheinungen, die vielleicht monatelang vorher bestanden haben, zum Verschwinden zu bringen. Das gleiche gilt vom *hysterischen Erbrechen*. Nach monatelangem Kranksein hat uns auch hier einfach *strenges Verbieten* des Erbrechens zum Ziele geführt. Im allgemeinen ist jedoch vorsichtig und mit überlegener ruhiger Güte vorzugehen. Wo nur der leiseste Verdacht des Vorliegens oder des gleichzeitigen Vorhandenseins einer organischen Erkrankung besteht, ist zunächst abzuwarten, weiter zu untersuchen und zu beobachten.

Oft ist es am besten, die Aufmerksamkeit, das Sichversteifen und Beharren der Kranken auf bestimmte Symptome durch ein *bewußtes Ignorieren* abzulenken. Ein *absichtliches Vernachlässigen, Sichnichtinteressieren* für bestimmte Krankheitserscheinungen verblüfft mitunter und wirkt in nicht wenigen Fällen außerordentlich günstig, vor allem wenn die Angehörigen und die sonstige Umgebung dem Rat des Arztes folgend *geschickt* in gleicher Weise verfahren. Dann verlieren sich die Symptome meist von selbst. Ganz besonders führt dieses Nichtbeachten einer Krankheitserscheinung bei Kindern zum Erfolg.

Gelegentlich kann ein *Anrufen von Vernunft und Verstand* zum Ziele führen. Man kann versuchen, den Betreffenden zu überzeugen oder ihm einzureden, daß es für ihn zweckmäßiger sei, auf anderem Wege als durch Flucht in die Krankheit seine Ziele, Wünsche usw. zu erreichen. Man kann versuchen, durch Vernunftgründe seine Befürchtungen usw. zu zerstreuen. Man muß versuchen, das Gemeinschaftsgefühl des Hysterischen zu heben, ihn zum Gemeinschaftsleben zurückzuführen und seinen Eigennutz, sein eigenes Ich, zurückzusetzen. Bei diesem Verfahren der *Überredung*, „der „*Persuasion*" (DUBOIS), werden jedoch zumeist Einsicht und Vernunft der Hysterischen überschätzt. Zu groß ist die Macht des Triebhaften. Nur in vereinzelten Fällen gelingt es, Hysterischen durch Vernunftgründe die Überzeugung beizubringen, daß sie nicht krank sind, daß sie mit Rücksicht auf das Gemeinwohl nicht krank sein dürfen.

Ungleich häufiger gelingt es, statt durch „*Überzeugen*", durch „*Überrumpeln*" krankhafte Störungen bei Hysterischen zu beseitigen. Ergibt die genaue Aufnahme der Vorgeschichte und die sorgfältige Untersuchung z. B. das Vorliegen einer hysterischen Lähmung, so kann eine überraschende, bestimmte, kurze Aufforderung, ein Befehl, aufzustehen, im Bett zur Seite zu rücken usw. erreichen, daß plötzlich die verlorene Herrschaft des Willens über die „gelähmten" Muskeln wiedererlangt wird. Auch bei hysterischen Anfällen kann man in dieser Weise die Kranken gleich im Beginn des Anfalls zur Selbstbeherrschung bringen, sei es durch schroffes Anrufen, durch plötzliches Ablenken der Auf-merksamkeit u. dgl. Meist schafft eine gelungene Überrumpelung Achtung vor dem Können des Arztes. Dadurch ist der erste Schritt für die weitere erfolgreiche psychische Behandlung freigemacht. Man betrachte nun zur Festigung des Erreichten den Betreffenden als *völlig* geheilt und übersehe geflissentlich jedes Schonungsverlangen, damit der Kranke gezwungen ist, sich ebenfalls als geheilt anzusehen und nicht rückfällig wird.

Mitunter gelingt es nur durch Anwendung *gewichtiger, handgreiflicher Suggestivverfahren* zu überrumpeln. In erster Linie sind *elektrische*, ferner *hydrotherapeutische Maßnahmen* sowie „*Übungen*" zu Hilfe zu nehmen (s. u.). Man nützt dabei vor allem „*Schreckwirkungen*" aus, ganz entsprechend wie in folgendem Fall eine plötzliche psychische Erregung von heilsamem Einfluß war:

In der Klinik STRÜMPELLS wurde einmal eine Kranke mit schwerer hysterischer Abasie und vollständigem Mutismus ohne rechten Erfolg behandelt. Plötzlich schrie die Kranke nachts auf, sprang aus dem Bett und konnte mit einem Male wieder gehen und sprechen. Eine ins Bett gelangte und von der Kranken bemerkte — *Maus* hatte die plötzliche und darnach anhaltende Heilung bewirkt!

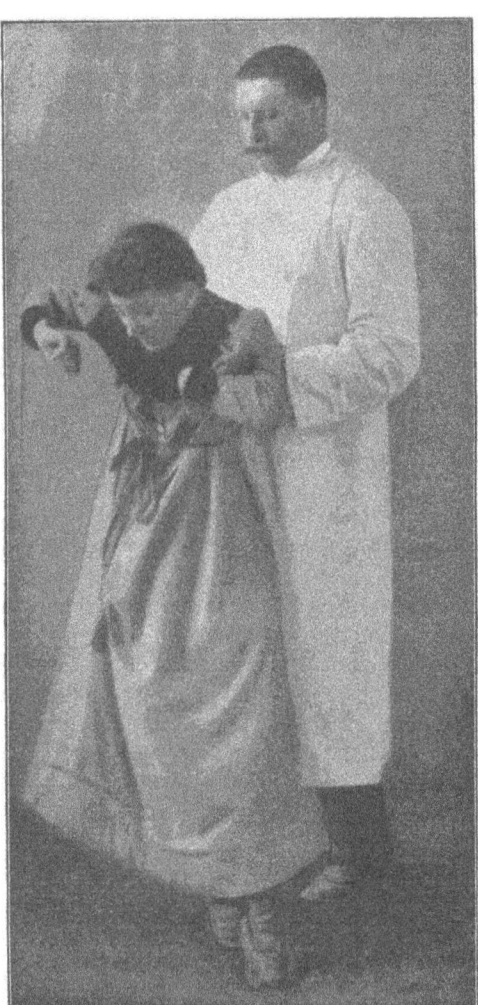

Abb. 219. Hysterische Abasie. Gehübungen.

Eine sehr schwere Aufgabe bieten diejenigen Formen von Hysterie der Behandlung dar, in denen es sich weniger um ausgebildete Symptome als vielmehr um jenen *hysterischen Allgemeinzustand* handelt, der sich bei den Patienten in allen möglichen leichten körperlichen Störungen (Schmerzen, Magendarmstörungen, Herzklopfen usw.) und Klagen, in wechselnder psychischer Stimmung u. dgl. ausspricht. Hierbei handelt es sich oft um ältere Patienten, bei denen eine eingreifende psychische Behandlung nicht mehr möglich ist und in deren Lebensverhältnissen gewisse ungünstig wirkende Umstände vorhanden sind, die sich nicht mehr entfernen lassen. Auch in diesen Fällen kann dennoch der Arzt, der das volle Vertrauen der Kranken gewonnen hat, durch eine geeignete psychische Einwirkung auf diese viel Gutes schaffen. Bei derartigen Kranken soll die Behandlung vorzugsweise in einer *psychischen Schulung und Erziehung* bestehen. Die Kranken sollen allmählich lernen, ihre krankhaften Vorstellungen zu unterdrücken und sich wieder an eine normale Lebensweise zu gewöhnen.

Alle bisher erwähnten *psychotherapeutischen* Verfahren können durch *bestimmte Anordnungen, Maßnahmen* und *körperliche Behandlungsmethoden* wirkungsvoll unterstützt werden. Zuweilen ist die zur erfolgreichen psychotherapeutischen Behandlung unbedingt notwendige Herrschaft über die Kranken nur dann zu erreichen, wenn diese gewissen schädlichen Einflüssen ihrer Umgebung, z. B. den zu besorgten und nachsichtigen Eltern und Verwandten, dem zu weichen und liebevollen Ehegatten, entzogen werden. In solchen Fällen leistet eine *Krankenhausbehandlung* oft viel mehr als die beste Behandlung im eigenen Heim, und wir müssen aus eigener Erfahrung dringend raten, in schweren Fällen von Hysterie die etwaige Notwendigkeit einer Anstaltsbehandlung stets ins Auge zu fassen. Oft (z. B. bei Kindern) wirkt sogar schon die Scheu oder Furcht vor dem Krankenhaus in psychischer Beziehung günstig ein. Im Krankenhaus wieder ist eine *Absonderung*, das Unterbringen in einem Einzelzimmer nötig. Sind keine Zuschauer vorhanden, so haben die Krankheitsäußerungen für die Hysterischen meist ihren Zweck verloren. Diese Absonderung bei gleichzeitiger verständnisvoller Pflege durch eingearbeitete Schwestern führt oft im Verein mit Suggestivmaßnahmen zu schnellen Heilungen.

Überhaupt kann bei allen Heilmaßnahmen die *Ausschaltung der Umweltseinflüsse*, die Lösung aus der Familie, aus dem Beruf, die Umstellung der ganzen Lebensweise eine große Hilfe sein, so daß die Kranken sich wieder auf sich selbst besinnen und psychotherapeutische Maßnahmen die endgültige und völlige Heilung herbeiführen können.

Klimawechsel, Beurlaubungen, der Aufenthalt in waldreicher Gegend im Mittelgebirge, im Sommer auch ein Aufenthalt im Hochgebirge oder an der See sind bei der Nachbehandlung mancher Hysterischer zu empfehlen. Vor „gesellschaftlichen Verpflichtungen", vor anstrengenden Reisen „zur Zerstreuung" und vor dem Leben in großen Kurorten ist jedoch zu warnen.

Die *Kost* hat zwar gegebenenfalls vorhandene hysterische Magendarmstörungen zu berücksichtigen, übertriebenes Einhalten diätetischer Maßnahmen, eine unvernünftige Schonungskost, ist jedoch von Anfang an zu beseitigen. Durch Suggestivmaßnahmen muß erreicht werden, daß die Kranken ihre Magen- oder Stuhlbeschwerden vergessen, daß sie von ihren Befürchtungen usw. abgelenkt werden, so daß seelische Vorstellungen die vegetativen Funktionen nicht mehr stören. Das letzte Ziel aller Diätvorschriften muß sein, eine regelrechte Kost und einen normalen Ernährungszustand zu erreichen.

Von körperlichen Behandlungsverfahren, die die Psychotherapie unterstützen, sind vor allem *Übungsbehandlungen* zu nennen. Betrifft z. B. eine hysterische Lähmung, wie es gewöhnlich der Fall ist, die unteren Gliedmaßen, so wird der Patient trotz allen Widerstrebens und Klagens auf die Füße gestellt und ohne Härte, aber mit unerbittlicher Beharrlichkeit aufgefordert, Gehversuche zu machen, wobei anfangs natürlich eine starke Unterstützung notwendig ist (s. Abb. 219). Solche Gehübungen werden regelmäßig mehrmals des Tages wiederholt. Der Kranke lernt allmählich immer sicherer gehen, gewinnt von neuem Vertrauen auf seine Kraft, und ist erst der Anfang zur Besserung gemacht, so gehen die weiteren Fortschritte meist schnell vor sich.

Jeder erfahrene Arzt kennt zahlreiche Beispiele, daß hysterische Lähmungen, die wochen- und monatelang vorher bestanden hatten, durch eine derartige Behandlung in wenigen Tagen oder gar Stunden beseitigt werden konnten. — Bei hysterischen Stimmbandlähmungen sind *Sprechübungen* (Zwingen zum Anspannen der Stimmbänder und zum Hervorrufen eines *lauten* Tones) gut durchführbar und wirksam. — Bei hysterischen Kontrakturen kann man versuchen, durch Massage der Muskeln und kräftige passive Bewegungen die Kontraktur zu lösen. Um diese dauernd zu beseitigen, müssen dann regelmäßige *Muskelübungen* und aktive Bewegungen angeordnet werden. — Planmäßige *heilgymnastische Übungen* sind bei allen hysterischen Zuständen von bestem Erfolg begleitet. Man hemmt bei hysterischen Reizerscheinungen die krankhaften motorischen Innervationen, indem man den Willen in andere geregelte Bahnen lenkt: regelmäßige Atemübungen bei Respirationskrämpfen, gymnastische Übungen mit den Armen bei Zuckungen u. dgl.

Oft bedient man sich des *elektrischen Stromes* zur Unterstützung psycho-therapeutischer Maßnahmen. Bei hysterischen Lähmungen wird die Kur durch *Faradisieren* der Muskeln unterstützt, wobei gerade das für den Kranken Unangenehme dieser Maßnahmen ihn antreibt, sich selbst alle mögliche Mühe zur Wiedererlangung der Bewegungsfreiheit zu geben. — Außerdem dient der *elektrische Strom* (äußerlich oder auch intralaryngeal angewandt) als bestes Mittel, um bei hysterischen Stimmbandlähmungen dem durch den plötzlichen Schmerz erschreckten Patienten mit einem Male die Stimme wiederzugeben. Dasselbe gilt von allen hysterischen Sprachstörungen und von der hysterischen Stummheit. — Auch ein hysterischer Anfall kann durch starkes *Faradisieren* zum Stillstand gebracht werden. — Ist eine besondere Behandlung einer hysterischen Anästhesie erwünscht, so eignet sich dazu ebenfalls am besten die Elektrizität. Die anästhetischen Hautstellen werden mit dem *faradischen Pinsel* behandelt, um durch die starke Reizung der Haut-nerven die anästhetischen Hautgebiete gewissermaßen von neuem dem Be-wußtsein zuzuführen. — Bei der Anwendung schmerzhafter elektrischer Ströme darf jedoch Tatkraft nicht zu Roheit verleiten. Mit Recht sagt A. HAUPTMANN: ,,Die Intensität des zur Heilung notwendig gewesenen Stromes steht im umgekehrten Verhältnis zu den psychotherapeutischen Fähigkeiten des Arztes''.

Entsprechend unterstützend wirken *hydrotherapeutische Maßnahmen*. Bei hysterischen Anfällen z. B. wirkt Anspritzen mit kaltem Wasser oder ein Bad mit kalten Übergießungen als heftiger sensibler Reiz, um den Kranken die Willenskraft und die Herrschaft über die Muskeln wiederzugeben und damit den Krämpfen Einhalt zu tun. Die Scheu vor der Wiederholung des Bades tut das ihrige, um die Kranken vor einem neuen, widerstandslosen Sichgehenlassen gegenüber einem etwa wiederkehrenden Anfall zu warnen. Allein mitunter schwächt sich die Wirkung derartiger Mittel allmählich ab, die Kranken gewöhnen sich an die kalten Bäder, und diese bleiben erfolglos. — Zur allgemeinen Beruhigung, Erfrischung und Anregung werden *Fichtennadel-extrakt-*, *Luftperl-* oder *Sauerstoffbäder* und vor allem planmäßige *Kaltwasser-kuren* (*Übergießungen, Abreibungen, Bäder, Duschen*) gern angewandt.

Die zahlreichen bei der *Hysterie* empfohlenen *inneren Arzneimittel* finden ihre Anwendung mehr bei den hysterischen Allgemeinzuständen als bei den hysterischen Gelegenheitsreaktionen. Innere Mittel erzielen bei der Hysterie nur *mittelbar*, auf psychischem Wege durch die *Suggestion* einen Erfolg, namentlich wenn der Kranke ein großes Vertrauen auf die Medikation oder den diese verordnenden Arzt setzt. So erklären sich die zahlreichen raschen

Heilungen hysterischer Erkrankungen auch durch homöopathische, „elektro-homöopathische" (!) und ähnliche Mittel, die durch die Wirkungen der geheiligten Wässer und Reliquien noch weit übertroffen werden.

Unter den „Anti-Hysterika" unseres Arzneischatzes sind die *Asa foetida.* *Valeriana* und das *Castoreum* die berühmtesten, obgleich ihre „spezifische" Wirksamkeit gegenwärtig wohl nur wenige Verteidiger finden dürfte. Am meisten empfiehlt sich noch der Gebrauch der Valerianapräparate (Pillen aus *Extract. Valerianae* 1,0—2,0 *pro die* oder *Tinct. Valerianae simplicis* oder *aethereae*, täglich mehrmals 20 Tropfen) bei hysterischen Aufregungszuständen (Neigung zu Anfällen, Herzklopfen u. dgl.). Die eigentlichen *Nervina* (*Bromkalium, Bromural, Nervophyll, Abasin, Veramon* u. a.) werden bei Hysterischen zwar vielfach verordnet, haben aber auf die Dauer selten Erfolg. Vor *Narkotika*, insbesondere vor *Morphium*, muß *dringend gewarnt* werden, da ihr Nutzen sehr gering und die Gefahr groß ist, aus den Hysterischen chronische Morphinisten zu machen. Nur die leichteren *Schlafmittel* (*Adalin, Phanodorm, Somnifen, Sedormid* u. a.) können oft nicht ganz entbehrt werden.

Finden sich neben der Hysterie *wirkliche organische Erkrankungen* vor, so sind diese selbstverständlich besonders zu behandeln. Dabei ist aber bei Hysterischen vor allen *chirurgischen und gynäkologischen operativen Eingriffen* — falls sie zur Erhaltung des Lebens nicht unumgänglich notwendig sind — dringend zu warnen. Sehr oft wird der Zustand der Kranken dadurch nur verschlimmert.

Beiläufig muß noch die allgemein bekannte Tatsache erwähnt werden, daß hysterische Erscheinungen auf suggestivem Wege durch allerlei *Wunderwirkungen* (*Reliquien, religiöse Einflüsse, magnetische Maßnahmen*) geheilt werden können. Auch die *Metallotherapie*, das *Auflegen von Metallplatten* und der sog. *Transfert*, die früher eine große Rolle gespielt haben, sind hierher zu rechnen.

Sonach kann man also gewiß sagen, daß alle Behandlungsverfahren der Hysterie nur dann wirksam sind, wenn sich der notwendige seelische Einfluß, d. h. der *Glaube* der Kranken an die Wirksamkeit des Mittels, oder, wie man sich gegenwärtig auszudrücken pflegt, die „*Suggestion*", d. h. die *wirksame Beeinflussung des Vorstellungslebens der Kranken*, damit verbindet. Jede Maßnahme kann, wenn sie an sich auch noch so unsinnig erscheint, den größten Erfolg haben, sobald nur der Kranke „daran glaubt", d. h. sobald die psychische Wirkung dieses Glaubens zur Geltung kommt. Daher kommt es auch, daß bei der Hysterie, wie gesagt, in der Regel durch die Behandlung entweder rasch ein glänzender Erfolg oder gar kein Erfolg erzielt wird.

Zwei Behandlungsverfahren müssen wir zum Schluß noch erwähnen, die *Behandlung durch Hypnose* und die *psychoanalytische Methode von* S. FREUD.

Viel weniger als die bisherigen Behandlungsmaßnahmen, die man als „*Verbal- oder Wachsuggestion*" zusammenfassen kann, und ausschließlich von erfahrenen Nervenärzten darf unseres Erachtens die *Hypnose* (vgl. auch S. 858) zu Heilzwecken bei Hysterischen angewandt werden. Diese Behandlungsart wurde in umfassender Weise zuerst namentlich durch die „*Schule von Nancy*" (BERNHEIM) und ihre Anhänger ausgeübt. Wenn durch Suggestion während der Hypnose krankhafte Zustände *erzeugt* werden können, so liegt es auf der Hand, daß durch Suggestion auch krankhafte Zustände *geheilt* werden können. Hat der hypnotisierende Arzt durch zahlreich bekannt gewordene Heilerfolge schon von vornherein das Vertrauen der Kranken ebenso gewonnen, wie die Reliquie das Vertrauen des Gläubigen besitzt, so können durch die Hypnose selbstverständlich die schönsten Erfolge erzielt werden. Etwas *grundsätzlich Eigenartiges liegt in der hypnotischen Behandlungsweise nicht.* Jedes andere wirksame Behandlungsverfahren der Hysterie fußt auf den gleichen Bedingungen und Voraussetzungen. Die Hypnose hat nur den *Vorteil,* daß sie für den Kranken fast stets mit dem Schein des Wunderbaren und Mystischen umgeben und daher zu suggestiven Einwirkungen besonders geeignet ist. Dagegen hat sie den großen *Nachteil,* daß sie als *krankhafter geistiger Zustand* bei einem Kranken künstlich hervorgerufen wird, der von diesen Zuständen bisher spontan nicht befallen wurde. Darin liegt ein Nachteil, der sich freilich nicht immer dauernd fühlbar zu machen braucht, aber oft genug schon in der schlimmsten Weise hervorgetreten ist. Zuweilen hat der Versuch, einen Kranken zu hypnotisieren, der an einer leichten hysterischen Reaktion leidet, das Auftreten eines schweren hysterischen Anfalls zur Folge. Dieser üble Zustand wird zwar psychiatrisch ausgebildeten Fachärzten selten zustoßen, weil ihr psychischer Einfluß auf die Kranken meist von vornherein groß genug ist, um unerwünschte Nebenwirkungen der Hypnose zu vermeiden. Wir würden es aber als ein Unglück betrachten, wenn die Hypnose in zu ausgedehnter Weise angewandt werden würde. Daß auf diese Weise oft die scheinbar wunderbarsten Heilungen erzielt werden können, ist vollkommen zuzugeben und auch gar nicht auffallend. Wir wollen daher eine verständige und zielbewußte Hypnose in der Hand erfahrener Fachärzte nicht aus der Therapie der Hysterie und der verwandten Psychoneurosen verbannt wissen. Sicher können aber dieselben Heilerfolge in der Regel auch auf andere Weise erzielt werden, *ohne daß man dabei Gefahr läuft, die Kranken erst recht zu dem zu machen, wovon man sie heilen will.* Denn hypnotisieren heißt vorübergehend hysterisch machen (s. o. S. 858), und es kann nicht dem geringsten Zweifel unterliegen, daß die Anwendung der Hypnose oft ein zweischneidiges Schwert ist. Je häufiger die künstliche Hypnose wiederholt wird, um so leichter tritt sie ein, und so kann es vorkommen, daß die ursprünglich zu therapeutischen Zwecken vorgenommenen „Hypnosen" in gewöhnliche „hysterische Anfälle" übergehen. Dazu kommt noch, daß nicht selten der gesamte Bewußtseinszustand der Hysterischen durch eine hypnotische Behandlung mit allem, was drum und dran ist, keineswegs günstig beeinflußt wird. Übrigens ist es nicht schwer vorauszusagen, daß die Hypnose mit dem allgemeinen Bekanntwerden ihres eigentlichen Wesens bei den Kranken ihren Zauberschein und damit auch ihre Heilkraft verlieren wird.

Auch die viel besprochene „*psychoanalytische Methode*" der Behandlung der Hysterie (S. FREUD) beruht auf einer sehr einseitigen Auffassung der Krankheit. FREUD und seine Anhänger führen die Hysterie auf psychische Erlebnisse zurück, die meist in die Zeit der Kindheit fallen, fast ausschließlich einen *sexuellen Inhalt* haben, aus dem vollen Bewußtsein aber verdrängt sind und nun in diesem Zustand der Verdrängung das übrige Bewußtsein ungünstig beeinflussen. Erst durch die Wiedererweckung und Befreiung dieser „eingeklemmten Affekte" soll die Heilung des hysterischen Bewußtseinszustandes erreicht werden können. Die tatsächlichen Unterlagen dieser Theorie, namentlich in ihrer übertriebenen Verallgemeinerung, sind wenig begründet. Vollkommen abzulehnen ist aber die aus ihr sich ergebende FREUDsche Behandlungsmethode, *weil das dauernde Heranziehen sexueller Verhältnisse und erotischer Vorstellungen zweifellos oft die schlimmsten Folgen hat.*

Zweites Kapitel.

Die Neurasthenie.

(Nervenschwäche. Psychasthenie. Nervosität.)

Begriffsbestimmung und Ätiologie. Mit dem Namen „*Neurasthenie*" bezeichnet man einen in sehr mannigfaltiger Weise auftretenden nervösen Zustand, dessen Ursache nicht in einer organischen Erkrankung, sondern in
einer nur funktionellen Störung des Nervensystems oder einzelner seiner
Abschnitte zu suchen ist. Die Art dieser funktionellen Störung wird gewöhnlich durch die beiden Symptome der „*ungewöhnlichen Reizbarkeit*" und der
„*nervösen Erschöpfbarkeit*" gekennzeichnet. Jedoch sind mit dem zusammen-
fassenden Begriff der „*reizbaren Schwäche*" noch keineswegs alle Erscheinungen der Neurasthenie und der verwandten Zustände erschöpft. Auch ist
hervorzuheben, daß *keineswegs das gesamte* Nervensystem ungewöhnlich ar-
beitet. Vielmehr muß sich auch hier, je genauer man die Erscheinungen der
Neurasthenie kennen lernt und analysiert, ähnlich wie bei der Hysterie, die
Überzeugung Bahn brechen, daß es sich bei der Neurasthenie im wesentlichen
(wenn auch nicht ausschließlich, s. u.) um ein ungewöhnliches *psychisches*
Verhalten der Erkrankten handelt, und daß sich die zahllosen körperlichen
Beschwerden und Symptome der Neurastheniker in letzter Hinsicht zum
allergrößten Teil auf ein *gestörtes Vorstellungsleben* zurückführen lassen. Mit
einem gewissen Recht gebraucht man daher neben der Bezeichnung „Neurasthenie" auch die allerdings zu sehr einengende Bezeichnung „*Psychasthenie*".

Eine vollständig scharfe Grenze zwischen *Nervosität, Neurasthenie* und
Hysterie ist, wie es in der Natur der Sache liegt, nicht zu ziehen. Bei allen
diesen drei Zuständen handelt es sich teils um einen angeborenen oder wenigstens auf Grund einer angeborenen Anlage durch äußere Umstände entstandenen, teils bei ursprünglich völlig Nervengesunden allein durch Umwelteinflüsse hervorgerufenen ungewöhnlichen nervösen Zustand. In erster Linie
macht sich dieser auf *rein psychischem Gebiet*, in zweiter Linie in den *Beziehungen zwischen geistigem und körperlichem Leben* geltend. Zeigt sich der
Zustand nur in leichter psychischer Reizbarkeit, Empfindlichkeit mit Neigung
zu ängstlichen Vorstellungen, zu unbegründeten Befürchtungen und dadurch
zur Entstehung allerlei *subjektiver*, aber auf die Körperlichkeit bezogener
ungewöhnlicher Empfindungen, so bezeichnet man ihn als *Nervosität*. Verbindet sich damit eine stärkere Abschwächung der *geistigen* und infolge der
mangelhaft entwickelten oder stärker gehemmten geistigen Willenskraft auch
der *körperlichen Leistungsfähigkeit*, in der Regel verbunden mit gesteigerten
Angstvorstellungen und mit den dadurch entstehenden Empfindungen, so
nennen wir diesen Zustand *Neurasthenie*. Bei dieser haben wir es also mit
einer „*äußerlich* unproduktiven psychischen Reaktion *nach innen*" (H. Curschmann) zu tun. Ist aber die Beziehung zwischen den geistigen Vorgängen
und der Körperlichkeit so sehr ins Schwanken geraten, daß eine völlige Lockerung (Lähmungen, Anästhesie) dieser Beziehungen oder unter dem Fortfall
aller gesunden geistigen Hemmungen ganz ungewöhnliche geistige Reizzustände entstehen (Krämpfe, Anfälle) so haben wir die ausgeprägte *Hysterie*
mit ihren vielgestaltigen Ausdrucksformen auf körperlichem Gebiet vor uns.
Die Grundlage aller drei genannten Zustände ist — bildlich ausgedrückt —
der Mangel an geschlossener Ordnung und Festigkeit beim Ablauf aller derjenigen Vorgänge, die wir unter dem Namen der seelischen Vorgänge im weitesten Sinne des Wortes zusammenfassen.

An dieser Stelle sollen nur die eigentlich *neurasthenischen* Zustände besprochen werden, die an Häufigkeit alle anderen Nervenkrankheiten weitaus überragen. Wenn man gemeint hat, die Neurasthenie sei eine Erscheinung der Jetztzeit, so ist dies nicht richtig. Sie ist so alt wie überhaupt unsere genauere Kunde von den Krankheiten des Menschen, und wenn man oft das rastlose Hasten, die Unruhe und die Aufregungen des „modernen" Lebens für die zunehmende Häufigkeit der Neurasthenie verantwortlich macht, so dürfte ein Blick auf die Geschichte früherer Jahrhunderte mit ihren Schrecken und Kriegswirren auch die Berechtigung dieser Angabe höchst zweifelhaft machen. Neu ist nur der Name „Neurasthenie", der von dem amerikanischen Nervenarzt BEARD stammt (1880), und die bessere Einsicht in das Wesen der Krankheit. Selbstverständlich ist die Neurasthenie keine *einheitliche* Krankheit, sondern ein Sammelbegriff für *verschiedene nervöse Äußerungen* („*Reaktionen*").

Man grenzt jetzt gewöhnlich die in der Anlage begründeten hierhergehörigen Zustände (*konstitutionelle Neurasthenie*) von den durch seelische Einflüsse im späteren Leben entstandenen Erschöpfungszuständen des Nervensystems (*erworbene Neurasthenie*) ab.

Konstitutionelle Neurasthenie. In weitaus der größten Anzahl aller Fälle ist diese geistige Konstitution oder wenigstens ihre Grundlage *angeboren*. Die Neurasthenie zeigt sich natürlich nicht immer (wenn auch häufig genug) schon in der Kindheit. Sie entwickelt sich nicht immer in gleichem Grade, sondern je nach der verschiedenen Einwirkung, die mannigfaltige äußere Einflüsse (Vorbild der Eltern, Familienverhältnisse, Erziehung, Schule, Beruf) auf ihr stärkeres oder geringeres Hervortreten ausüben. Die angeborene Anlage der Neurasthenie zeigt sich namentlich bei genauer Berücksichtigung der *erblichen Verhältnisse.* Nervosität, Neurasthenie und Hysterie sind untereinander sich eng berührende Zustände, zu denen eine ererbte ungewöhnliche geistige Konstitution den Grund legt. Sie vereinigen sich daher in vielen psychopathischen Familien, in denen mitunter auch Epileptiker und Trinker, seltener wirkliche Geisteskranke vorkommen, gelegentlich zu einer traurigen Kette. Wo die Auffassung des Laien in wohl verständlicher Scheu eine tiefe Trennung anzunehmen geneigt ist, sieht das ärztliche Auge nur quantitative Unterschiede in einer langen Reihe psychischer Krankheitszustände, die sich ohne bestimmte Grenze einerseits an das normale Seelenleben anschließen, andererseits in ausgesprochene Geistesstörungen übergehen.

Erworbene Neurasthenie (Neurasthenische Reaktionen). Auch bei vorher „ganz gesunden" Menschen können unter dem Einfluß anhaltender geistiger *Überanstrengungen* und *Aufregungen* und unter den Einwirkungen von *dauernder Angst, Sorgen* und *Kummer* neurasthenische Erschöpfungs- und Erregungszustände auftreten. Nicht *jedes* Nervensystem unterliegt jedoch der gleichen Last; das eine trägt sie, ohne dauernden Schaden zu nehmen, während das andere unter ihr zusammenbricht. Auch bei der „nervösen Erschöpfung", bei der „geistigen Überanstrengung" spielt oft eine in der Konstitution begründete Veranlagung eine Rolle.

Wir beobachten die Neurasthenie besonders oft beim Geschäftsmann, dessen kühne Spekulationen von aufregender Furcht und Hoffnung begleitet sind, beim Politiker, dessen Geist beständig von leidenschaftlichen Kämpfen bewegt wird, oder bei solchen Künstlern und Gelehrten, deren nimmer ruhender Ehrgeiz sie in den rastlosen Kampf um die Höchstleistung drängt. Wir sehen neurasthenische Reaktionen also häufig bei Menschen mit großer Verantwortung, mit fortdauernden Aufregungen und ständiger übermäßiger geistiger Inanspruchnahme. Aber nicht nur andauernde *geistige* Anspannungen, sondern auch *körperliche* Überanstrengungen, wenn es sich dabei um willensmäßig überspannte Höchstleistungen, z. B. bei Sportsleuten, handelt, können zu einer „*nervösen Erschöpfung*" und zu „*ungewöhnlicher Reizbarkeit*" führen. Daß eine Krankheit, die sich hauptsächlich in dem Vorstellungsleben des davon Betroffenen abspielt, von dessen Bildungsgrad, d. h. von dem Reichtum und der Lebhaftigkeit seines Vorstellungslebens wesentlich beeinflußt wird, ist leicht verständlich. Unrichtig ist es aber, die Neurasthenie eine Krankheit vorzugsweise der „Gebildeten" und der „Kopfarbeiter" zu nennen. Auch bei Ungebildeten und bei „Handarbeitern" kommen neurasthenische Zustände sehr häufig vor, wenn sie sich auch in etwas anderer Weise äußern.

Selbst wenn wir an dem Standpunkt der psychogenen Entstehung der meisten neurasthenischen Zustände festhalten, so fragt es sich doch, ob diese „neurasthenische Veränderung" nicht ihrerseits durch ganz andersartige Einflüsse hervorgerufen werden kann. Es ist doch unzweifelhaft, daß rein exogene toxische Einflüsse ausgesprochene Psychosen hervorrufen können. Ferner weisen viele Erfahrungen darauf hin, daß gewisse Vorgänge der „inneren Sekretion" sicher auch auf die Vorgänge des Bewußtseins von Einfluß sind. Man denke z. B. an die eigentümlichen psychischen Symptome des Morbus Basedowi, an die freilich noch wenig bekannten, aber doch zweifellos vorhandenen Einwirkungen der inneren Sekretion der weiblichen und männlichen Geschlechtsorgane (Vorgänge bei der Pubertät, bei der Schwangerschaft, im Wochenbett, im Klimakterium u. a.) auf die psychischen Vorgänge. Es ist somit nicht unmöglich, daß gewisse Fälle von „Neurasthenie" von ganz andersartigen Störungen abhängen. Freilich wissen wir hierüber bis jetzt nichts.

Noch ein weiterer Gesichtspunkt ist zu berücksichtigen, der uns ebenfalls davor warnen soll, die Annahme der „psychogenen" Entstehung *aller* neurasthenischen Erscheinungen zu vorschnell als sicher hinzustellen. Das genaue Studium der „nervösen Erkrankungen" zeigt uns, daß wir neben den psychisch (d. h. durch *Veränderungen des Vorstellungslebens*) bedingten Erscheinungen doch auch das Vorkommen rein *körperlich-funktioneller* Störungen nicht ganz in Abrede stellen können. Auch in dem (freilich meist durch nervöse Einflüsse geregelten) normalen Ablauf zahlreicher rein körperlicher Vorgänge können *funktionelle* Störungen auftreten, bestehend teils in einer krankhaften Erregung oder in einer ungewöhnlichen Ermüdbarkeit, einer verringerten Leistungsfähigkeit, einem gestörten Chemismus u. dgl. Manche nervösen Störungen des Herzens, des Magens, des Darmes, der Blase u. a. können nicht gut anders erklärt werden als durch die Annahme derartiger funktioneller Betriebsstörungen. Es ist nun leicht verständlich, daß bei vorhandener allgemein-neuropathischer Konstitution die psychasthenischen Erscheinungen sich nicht selten mit derartigen funktionell-körperlichen Störungen verbinden können. Dazu kommt noch, daß sich auch die Wirkung *seelischer* Vorgänge bei vorhandener *gesteigerter körperlicher Erregbarkeit* bei den „Neurasthenikern" oft in besonders hohem Grade geltend macht. Die Neurasthenie als *konstitutionelles* Leiden macht sich nicht nur, wenn auch vorwiegend, in den *psychischen* Veränderungen geltend, sondern oft gleichzeitig auch in gewissen konstitutionellen krankhaften Störungen der körperlichen Tätigkeit gewisser innerer Organe.

Symptome. 1. Die psychischen Erscheinungen. Der Kernpunkt des Seelenzustandes der Neurastheniker ist die *ungewöhnliche psychische Reaktion* gegenüber den gewöhnlichen oder gegenüber irgendwelchen besonderen Einwirkungen der In- und Umwelt. Wir sahen oben, daß dabei im Vordergrund der allgemeinen psychischen Störungen die beiden Symptome der „*ungewöhnlichen Reizbarkeit*" und der „*nervösen Erschöpfbarkeit*" stehen. Das krankhaft gestörte Vorstellungsleben gibt in vielen Fällen dem psychischen Gesamtverhalten der Neurastheniker den Charakter des *Lebhaften, Aufgeregten* und

Unruhigen. Andererseits kann aber auch eine stärkere Hemmung des übrigen Vorstellungslebens und infolge davon eine mehr *depressive, mißmutige, trübe Gemütsstimmung* eintreten. Zuweilen wechseln auch die psychischen Stimmungen in verschiedenen Formen miteinander ab. Besteht eine allgemein gesteigerte Lebhaftigkeit des Vorstellungslebens überhaupt, so kann, wie bei anderen psychischen Erkrankungen, auch beim Neurastheniker der häufige und rasche Übergang von dem „himmelhoch jauchzend" in das „zu Tode betrübt" besonders auffallend sein. Heftige *Affektäußerungen,* Wut- und Zornäußerungen sind häufig. Neurastheniker sind fast immer *überempfindlich* und *leicht verletzlich.* Oft bestehen quälende *Insuffizienzgefühle* hinsichtlich ihres Berufs, der Zukunft, der Vollendung einer Arbeit usw. Als ein Versuch, ihre innere Spannung zu besänftigen, ist das sehr häufige übermäßige *Zigarettenrauchen* der Neurastheniker aufzufassen. Seltener greifen sie zu anderen Betäubungsmitteln (Alkohol, Morphium, Kokain).

Die folgenschwerste Einwirkung des gestörten Vorstellungslebens besteht in der Störung und Hemmung aller anderen Vorstellungsreihen durch die sich immer von neuem ins Bewußtsein drängenden *krankhaften Vorstellungen.* Dies ist der hauptsächlichste Grund, warum die Neurastheniker so häufig zu jeder *anstrengenden planmäßigen geistigen Arbeit unfähig* werden oder diese wenigstens nur mit größter Mühe verrichten können. Zu dem *geistigen Ermüdungsgefühl* gesellen sich hierbei auch körperliche Schwächegefühle (s. u.), die Unfähigkeit, anhaltend zu lesen oder zu schreiben, zuweilen verbunden mit unangenehmen Empfindungen der Schwäche und des Drucks in den Augen („*nervöse Asthenopie*"). Selbstverständlich wird man aber auch bei den Störungen der geistigen Leistungsfähigkeit stets eine Scheidung zwischen einer angeborenen primären funktionellen Schwäche und einer erst sekundär bedingten Erschwerung der geistigen Arbeit vornehmen müssen.

Eine der wichtigsten Veränderungen im Vorstellungsleben der Neurastheniker ist das häufige und leichte Hervortreten von *Vorstellungen ängstlichen Inhalts.* Soweit sich diese Vorstellungen auf den eigenen Körper beziehen, nennt man sie von alters her *hypochondrische Vorstellungen.* Teils scheinbar von selbst auftretend, teils durch leicht erkennbare Anlässe (Lesen von Krankengeschichten oder medizinischen Schriften, Krankheits- und Todesfälle in der Umgebung u. dgl.) hervorgerufen, tauchen derartige Vorstellungen, oft in ziemlich genau festgesetzter Form, immer wieder im Bewußtsein auf und beherrschen damit mehr oder weniger das ganze übrige Vorstellungsleben. Eine große Anzahl der Neurastheniker wird von dem Gedanken beherrscht, von einer ernsten organischen Krankheit bedroht oder schon befallen zu sein. Der eine fürchtet sich beständig vor einem bevorstehenden Krebsleiden, der andere vor einem Herzfehler, ein dritter vor beginnender Lungenschwindsucht, ein vierter glaubt die sicheren Anzeichen eines Rückenmarksleidens, einer Magenkrankheit usw. an sich zu bemerken. Die ängstlichen Vorstellungen können aber auch andere Formen zeigen. Zuweilen beziehen sie sich weniger auf die eigene Person als auf die nächsten Angehörigen. Frauen werden zuweilen von der beständigen Angst geplagt, ihr Mann oder ihre Kinder könnten schwer erkranken. Die Ideen können sich auch auf äußere Vorgänge beziehen, mit denen sich ängstliche Vorstellungen leicht und unaufhörlich assoziieren. Die *Platzangst* (ängstliche Vorstellungen beim Überschreiten eines größeren leeren Platzes), die Angst vor jedem Gedränge, vor jeder Eisenbahnfahrt, vor jeder Gesellschaft, die Furcht, im Theater unter dem Kronleuchter zu sitzen, die Angst vor Feuer, die Furcht vor Erröten, vor Stuhl- und Urindrang bei unpassenden, „peinlichen" Gelegenheiten und viele andere Vorstellungen ähnlichen Inhalts werden bei Neurasthenikern häufig beobachtet.

BLEULER hat diese Phobien „*Erwartungsneurosen*" genannt. Weil der Neurastheniker von einem solchen Ereignis gehört oder gelesen hat, oder weil er vielleicht einmal bei irgendeiner entsprechenden Gelegenheit das gefürchtete Erlebnis selbst gehabt hat, deshalb lebt er — wenn er in die gleiche Lage kommt — in der *Erwartung* der betreffenden Störung. Angst und Furcht der Erwartung eines Schwindelanfalls, des Erbrechens, des Errötens, des Stuhl- oder Harndrangs führen dann dazu, daß — infolge der Abhängigkeit des vegetativen Nervensystems von psychischen Vorstellungen — das Gefürchtete tatsächlich nicht selten eintritt.

Gelegentlich treten solche Vorstellungen ängstlichen Inhalts plötzlich mit besonderer Heftigkeit auf und führen zu förmlichen *Angstanfällen* mit ausgesprochenen körperlichen Folgezuständen. Derartige Anfälle können sich nachts beim Einschlafen einstellen, die Kranken aus dem Bett treiben und in die größte Unruhe und Aufregung versetzen.

Daß das leichte Auftauchen von Vorstellungen ängstlichen Inhalts die Patienten gewissermaßen in einer beständigen Erregung hält, ist leicht erklärlich. Darum ist die Klage derartiger Kranker häufig: „Ich bin stets so unruhig, jede Kleinigkeit ärgert mich, alles, auch das geringste, regt mich auf." Nur wenn die Gedanken anderweitig in Anspruch genommen werden, sind die Kranken ruhig und verhalten sich scheinbar völlig normal.

Übrigens sind die Angstvorstellungen zwar die bei weitem häufigste, aber nicht die einzige Form krankhafter Vorstellungen, die bei der Neurasthenie beobachtet werden. Insofern alle derartigen Vorstellungen unabhängig von äußeren Ereignissen immer von neuem ins Bewußtsein treten und den Kranken sozusagen beständig in Beschlag nehmen, bezeichnet man sie treffend mit den Namen *Zwangsvorstellungen* (*Zwangsgedanken, Zwangsantriebe, Zwangshandlungen*). Einige besonders häufige Formen sind folgende: Manche Kranke werden von beständig auftauchenden, zum größten Teil ganz überflüssigen Fragen gequält: Warum ist dies so, warum nicht so? Was würde geschehen, wenn dies oder jenes einträte? u. a. (*Grübelsucht*). Andere Kranke quälen sich mit beständigen Zweifeln, mit dem beständigen Gefühl der Ungewißheit, ob auch dies oder jenes richtig geschehen sei, ob sie die Türen richtig abgeschlossen haben, ob sie in die eben fertig gemachten Briefe auch jeweils das richtige Schreiben getan, ob sie nichts Falsches geschrieben, nichts vergessen haben u. dgl. (*Zweifelsucht*). *Zwangsantriebe* sind das Zählenmüssen von Treppenstufen, begegnenden Autos, von Steinen des Bürgersteigs, das Addieren von Nummern der Straßenbahn usw. Besonders peinliche Formen von *Zwangshandlungen* sind das Lachenmüssen bei Begräbnissen, das Aussprechen unanständiger Dinge bei feierlichen Gelegenheiten usw. Derartige und andere Zwangsvorstellungen können sich einerseits selbst im gesunden Seelenleben eindrängen, andererseits aber vor allem bei wirklichen Geisteskranken auftreten. Im Gegensatz zu diesen bleibt beim Neurastheniker *die Einsicht in das Ungewöhnliche, das Krankhafte dieser Zwangsvorstellungen stets voll bewußt*.

Bei den *neurasthenischen Reaktionen*, die, wie die Kriegserfahrungen gezeigt haben, auch bei jedem völlig nervengesunden Menschen unter genügender seelischer Belastung auftreten können, sind die hypochondrische Einstellung, die Phobien und Zwangsvorstellungen seltener. Hier steht die *depressive Stimmungslage* und die *Reizbarkeit* im Vordergrund. Die Betreffenden sind mißmutig, mürrisch, empfindlich, zu Tränen, zu Wut- und Zornausbrüchen, zur „Verzweiflung" geneigt. Sie sind „vollkommen zusammengebrochen" und infolge der inneren Unruhe, der ungenügenden Konzentrationsfähigkeit, des Versagens des Gedächtnisses, der Interesselosigkeit usw. völlig unfähig zur Arbeit (z. B. bei Schülern und Studenten vor einem Examen), zum Dienst (bei Soldaten, Beamten usw.), zum Training (bei Sportsleuten), zum Reden (bei politischen Kämpfern) usw. Es kann bis zu ausgesprochenen *Erschöpfungspsychosen* in Form von deliranten, stuporösen und Dämmerzuständen kommen.

Bei diesen *akuten nervösen Zusammenbrüchen* spielen vor allem *Insuffizienzgefühle*, aber auch mitunter *verletzte Ehrgefühle* und andere *Vorstellungen* (Verfolgung eines Zieles usw.) die ursächliche Rolle. Gleich hier sei bemerkt, daß von den im folgenden zu besprechenden *körperlichen* Symptomen bei diesen akuten neurasthenischen Reaktionen vor allem die *körperliche muskuläre Übermüdung*, die *Schlaflosigkeit* mit quälenden Träumen, *Kopfdruck* und *Kopfschmerzen, kardiale und vaskuläre Erscheinungen* und besonders die unten näher zu schildernden mannigfaltigen *Störungen von seiten des vegetativen Nervensystems* im Vordergrund stehen. Selbstverständlich gibt es alle möglichen fließenden Übergänge zwischen den Erscheinungen der konstitutionellen Neurasthenie und den meist nach genügenden Schonungs- und Ruhepausen wieder vorübergehenden akuten neurasthenischen Reaktionen.

2. **Die körperlichen Symptome.** Während die psychischen Erscheinungen der Neurasthenie nur von dem kundigen *Arzt* als eigentlicher Mittelpunkt der Krankheit erkannt werden, leidet der Neurastheniker selbst in der Regel am meisten unter zahllosen *körperlichen* Beschwerden, die in dem Bereich fast eines jeden Organs auftreten können. Der weitaus größte Teil all dieser zahllosen Empfindungen ist nach unserer Auffassung nur eine *Folge der primären Störung des Vorstellungslebens*. Erst in zweiter Linie geben wir die Möglichkeit zu, daß neben der psychischen Anomalie auch selbständige funktionell-nervöse Störungen in anderen Nervengebieten auftreten und zu besonderen körperlichen Symptomen führen können. Denn wie wir schon bei der Besprechung der Hysterie erwähnt haben, ist es durchaus zuzugeben, daß die ungewöhnliche psychische Anlage sich auch mit konstitutionellen Minderwertigkeiten in anderen Gebieten des Körpers vereinigen kann. Es ist daher keineswegs ausgeschlossen, daß namentlich gewisse vasomotorische, sekretorische und trophische Störungen sich mit der psychischen Erscheinung der Neurasthenie verbinden, ohne aber selbst rein psychischen Ursprungs zu sein. Daß aber wenigstens die meisten subjektiven Symptome eine *psychogene* Entstehung haben, geht schon daraus hervor, daß sie fast immer dem Inhalt der vorhandenen hypochondrischen Vorstellungen vollkommen entsprechen, und daß sie, sobald es gelingt, *diese Vorstellungen* aus dem Bewußtsein zu vertreiben, auch ihrerseits vollkommen verschwinden.

Man kann sehr wohl, um einen Überblick über die am häufigsten vorkommenden neurasthenischen Beschwerden zu erhalten, sie nach den Organen einteilen, auf die sich die Befürchtungen der Kranken hauptsächlich beziehen. Die Vorstellungen von einem befürchteten Organleiden rufen in der Tat die entsprechenden subjektiven Empfindungen hervor. So entstehen die „eingebildeten Krankheiten". Beschäftigen sich die Gedanken des Patienten vorzugsweise mit dem befürchteten Eintritt eines Rückenmarksleidens, so treten zahlreiche scheinbar *spinale Symptome* auf, insbesondere *Rückenschmerzen* und unangenehme Empfindungen längs der Wirbelsäule, *Schmerzen* und *Parästhesien in den Beinen* u. dgl. Je mehr die Kranken durch Erfahrung oder Lesen von den wirklichen Krankheiten wissen, um so mannigfaltiger werden ihre Beschwerden. Die neurasthenischen Ärzte sind daher die schlimmsten Patienten. — Man kann auch von einer „*Herzneurasthenie*" oder besser

„*Herzneurose*" sprechen. Die *Neurastheniker*, die in beständiger Angst vor einem Herzleiden und seinen Folgen leben, klagen über Herzklopfen, über Druck, Schmerz und „Flimmern" in der Herzgegend, über Schwindel und Atembeklemmung. — Die Kranken mit „*nervösem Magenleiden*" (*Magenneurose*, „*nervöser Dyspepsie*", s. d.) empfinden nach jeder Nahrungsaufnahme Druck und Schmerzgefühl im Magen, fürchten sich daher vor jeder etwas schwer verdaulichen Speise, leiden an unbewußt-willkürlichem Aufstoßen u. a. Daß es sich in derartigen Fällen zuweilen gleichzeitig auch um wirkliche geringe funktionelle Schwächezustände der betreffenden Organe selbst handeln *kann*, ist wohl möglich. Immerhin wird man aber bei genauer Beobachtung die meist sehr überwiegende *psychische* Ursache deutlich erkennen. — Das gleiche gilt von den sehr häufigen *neurasthenischen Darmbeschwerden* (*Darmneurosen*). Die gesamte Vorstellungswelt der Betreffenden ist von der Sorge um den Stuhlgang erfüllt. Beschaffenheit, Farbe, Menge usw. werden genau überwacht, gegebenenfalls werden sorgfältige Aufzeichnungen geführt. Bei den geringsten Abweichungen werden Rückschlüsse auf Magendarmkrankheiten und auf das Allgemeinbefinden gemacht. Seltener sind Durchfälle psychogener Art. Die Kranken fürchten sich bei „ihrer" „Empfindlichkeit der Magendarmschleimhaut" vor unzähligen Speisen. Sie leben in ständiger Angst vor den vielleicht eintretenden Durchfällen.

Mit derartigen, durch *bestimmte* ängstliche Vorstellungen (durch „*Autosuggestion*") hervorgerufenen subjektiven Empfindungen ist aber die große Reihe der körperlichen neurasthenischen Symptome noch keineswegs erschöpft. Fast in allen Fällen macht sich noch eine große Gruppe von körperlichen Erscheinungen geltend, die wir als die *notwendige* (d. h. physiologisch begründete) Folge der *allgemeinen* psychischen Aufregung betrachten. Wenn bei *jedem* gesunden Menschen *jede* größere seelische Erregung eine Menge körperlicher Symptome zur Folge hat, so ist es verständlich, daß auch der krankhafte, d. h. ohne hinreichenden äußeren Grund eintretende Aufregungszustand des Neurasthenikers dieselben, oft sogar in verstärktem Maße auftretenden körperlichen Folgen hat. Hierher rechnen wir in erster Linie einen großen Teil der sog. „*zerebralen Symptome*", wie *Kopfschmerz, Schwindelgefühl, Druck* und *Eingenommensein* des Kopfes, womit sich freilich auch mannigfache auf Autosuggestion beruhende zerebrale Symptome verbinden können. Hierher gehört ferner die neurasthenische *Schlaflosigkeit*, eins der häufigsten und wichtigsten Symptome, das eine unmittelbare Folge der psychischen Aufregung als solcher ist. In manchen Fällen tritt die Schlaflosigkeit ganz in den Mittelpunkt des neurasthenischen Symptomenkomplexes. Man kann dann sagen, daß die Furcht vor der Schlaflosigkeit der hauptsächlichste Grund der wirklich eintretenden Schlaflosigkeit ist.

Eine unmittelbare physiologische Folge der allgemeinen psychischen Erregung sind ferner die außerordentlich mannigfaltigen Störungserscheinungen von seiten des *vegetativen Nervensystems*: *Herzklopfen, Pulsbeschleunigung, Röte* oder *Blässe* des Gesichts und der Hände, verstärkte *Schweißsekretion* oder andauernde *Kälte* der Hände und Füße, *Zittern der Hände, Flattern der Augenlider, Steigerung der Sehnenreflexe* u. a. Auch die wichtige Tatsache, daß der *Blutdruck* bei Neurasthenikern und vor allem bei den akuten neurasthenischen Reaktionen fast regelmäßig um etwa 20—30 mm Hg *herabgesetzt* ist, gehört hierher. Endlich steht auch die Neigung zu übertriebener *Kälte- und Wärmeempfindlichkeit*, die *Appetitlosigkeit* vieler Kranken, die *Stuhlverstopfung* (s. o.), in anderen Fällen die Neigung zu *Durchfällen* (s. o.) oder die *Colica mucosa* (s. diese) genannte eigenartige Darmstörung, in wieder anderen

Fällen das „*nervöse Asthma*", *Störungen der Blasenfunktion* usw. mit den psychischen Vorgängen in engster Verbindung.

Von der allgemeinen seelischen Grundstimmung hängt der Hauptsache nach auch die Lebhaftigkeit der *motorischen Innervationen* ab. *Reizerscheinungen*, feinschlägiges *Zittern der Hände* und *tickartige Zuckungen der Gesichtsmuskeln* sind häufig. Während manche Neurastheniker, von beständiger Unruhe getrieben, sich in weiten nutzlosen Spaziergängen ermüden, tritt bei anderen eine große *körperliche Schwäche* ein, die, soweit sie nicht auf einem wirklichen funktionellen krankhaften Zustand oder auf einer mangelhaften allgemeinen Ernährung beruht, von der unzulänglichen zentralen Willensinnervation der Muskeln abhängt. Solche Kranke ermüden rasch beim Gehen, können keine anhaltende Arbeit verrichten und empfinden zuweilen eine solche Schwäche, daß sie das Zimmer nur ungern verlassen und die meiste Zeit im Bett oder auf dem Sofa liegend zubringen.

Ob die Neurasthenie einen *unmittelbaren* Einfluß auf die *allgemeine Ernährung* des Körper ausübt, läßt sich schwer entscheiden. Man findet die Neurasthenie sowohl bei vollblütigen, muskelkräftigen, korpulenten als auch bei schwächlich gebauten Menschen. Sehr häufig handelt es sich um „*vegetativ Stigmatisierte*" oder „*vegetativ Labile*" (s. S. 799). Einen *mittelbaren* Einfluß übt die Neurasthenie sehr häufig auf den Ernährungszustand der Kranken aus, indem namentlich Appetitmangel oder Furcht vor der Nahrungsaufnahme allmählich eine starke Abmagerung zur Folge haben. Andererseits ist aber auch stets in Erwägung zu ziehen, ob die Neurasthenie sich nicht, wie oben bereits angedeutet, mit sonstigen konstitutionellen körperlichen Schwächezuständen verbindet.

Mit einigen Worten müssen wir hier noch einer praktisch sehr wichtigen Form der Neurasthenie Erwähnung tun — der *sexuellen Neurasthenie*. Sie entwickelt sich meist bei solchen Menschen, die in der Jugend *Onanie* getrieben haben und nun durch Lesen oder eigene Überlegung in die übertriebenste Angst vor den vermeintlichen schlimmen Folgen dieses Lasters geraten sind. Meist fürchten derartige bedauernswerte Kranke unrettbar einem dauernden sexuellen Unvermögen oder gar einem Rückenmarks- oder Gehirnleiden verfallen zu sein und leiden demgemäß unter ihren Selbstvorwürfen und einem Heer entsprechender subjektiver Symptome. Noch bedeutungsvoller ist aber die sehr oft eintretende „psychische Impotenz", d. h. die *sexuelle Impotenz* infolge der den Geschlechtsakt störenden und unmöglich machenden ängstlichen Vorstellungen. Damit verbunden sind übrigens meist noch andere sexuelle Störungen, die wenigstens zum Teil wohl eine unmittelbare Folge der zumal im jugendlichen Alter stattgehabten physiologischen Überreizung sind (häufige Pollutionen, Prostatorrhöe u. dgl.). Um diesen Kern herum gruppiert sich dann natürlich auch bei der sexuellen Neurasthenie das ganze Heer der oben näher geschilderten allgemeinneurasthenischen Symptome.

Wie schon oben angedeutet, ist man nicht berechtigt, *alle* bei der Neurasthenie auftretenden körperlichen Symptome als sekundäre psychogene Erscheinungen aufzufassen. Da die Neurasthenie auf einer allgemeinen konstitutionell-abnormen Anlage des Nervensystems beruht, so ist es, wie erwähnt, nicht auffallend, wenn neben den ungewöhnlichen Erscheinungen im Vorstellungsleben der Kranken gleichzeitig funktionelle Störungen auch in anderen Nervengebieten auftreten. So kann die Neurasthenie sich mit echten Neuralgien, mit Migräne und anderen Formen des Kopfschmerzes, mit organisch-funktionellen Herz-, Magen-, Darm- und sonstigen Störungen verbinden (man vgl. hierüber die betreffenden Kapitel). Es ist daher eine wichtige, oft freilich schwierige Aufgabe für den Arzt, das gesamte Krankheitsbild im einzelnen Falle zu analysieren, die rein *psychogenen* Symptome als solche zu erkennen und von den etwa gleichzeitig vorhandenen *körperlich-nervösen* bzw. somatisch-funktionellen oder gar krankhaft-organischen (s. o.) Symptomen zu trennen. Diese Unterscheidung ist namentlich auch im Hinblick auf die einzuschlagende Behandlung von großer Bedeutung.

Allgemeiner Krankheitsverlauf und Prognose. Der *Verlauf der Neurasthenie* richtet sich hauptsächlich nach dem Grad der vorhandenen allgemein-nervösen Anlage und nach der Stärke der von außen her auf den Kranken einwirkenden ungünstigen Einflüsse.

Handelt es sich um bisher völlig Geistesgesunde, bei denen nur unter der Einwirkung ungewöhnlicher geistiger Aufregungen oder Anstrengungen ein neurasthenischer Erregungs- oder Erschöpfungszustand eingetreten ist, so können derartige Zustände von „*akuter neurasthenischer Reaktion*" bei geeigneter Behandlung und beim Fortfallen der schädlichen äußeren Einflüsse wieder vollständig verschwinden. Rückfälle kommen aber bei erneuter übermäßig starker Beanspruchung der seelischen Kräfte der Betreffenden oft vor.

Anders verhält es sich in den Fällen, in denen sich die neurasthenische Veranlagung verhältnismäßig frühzeitig im ganzen geistigen Wesen des Kranken bemerkbar gemacht hat. Auch hier sind freilich oft große Schwankungen im Hervortreten der Erscheinungen bemerkbar. Eine wirkliche Heilung ist aber kaum möglich, weil sie gleichbedeutend wäre mit einer völligen Umwandlung der geistigen Gesamtverfassung. Nur im *höheren Lebensalter* tritt *zuweilen* auch in solchen Fällen ein auffallendes Zurücktreten der Krankheitserscheinungen ein. — In den *leichten Fällen* zeigen die Patienten ihr Leiden nach außen hin nur wenig. Sie suchen es zu verbergen, da sie mit ihren allgemeinen Beschwerden doch meist nur wenig Teilnahme finden und ihr zuweilen guter Ernährungszustand und ihr gesundes Aussehen ihre weitläufigen Klagen Lügen zu strafen scheinen. In den *schweren Fällen* aber, in denen die gesamte Leistungsfähigkeit der Kranken tief geschädigt ist, nimmt das Leiden auch nach außen hin eine ernstere Bedeutung an und wird eine unerschöpfliche Quelle von Sorgen und Beunruhigungen nicht nur für den Kranken selbst, sondern auch für dessen Umgebung. Eine wirkliche *Gefahr* bietet die Krankheit freilich kaum dar. So kommt es, daß viele Neurastheniker, namentlich bei günstigen äußeren Bedingungen, ein verhältnismäßig erträgliches Leben führen und auch in ihrem Beruf Tüchtiges und Ersprießliches leisten.

Diagnose. Die Diagnose Neurasthenie darf nur nach *sorgfältigster* Untersuchung und Beobachtung und stets nur dann gestellt werden, wenn man durch eine genaue und eingehende Untersuchung des Nervensystems und des gesamten Körpers die völlige Abwesenheit organischer Veränderungen und andersartiger Erkrankungen festgestellt hat. Nur durch langdauernde Untersuchungen unter Zuhilfenahme aller diagnostischen Hilfsmittel kann man einen Neurastheniker gegebenenfalls von der völligen Grundlosigkeit seiner hypochondrischen Befürchtungen überzeugen. Vor allem aber sollen die Untersuchungen verhindern, daß organische oder funktionelle Gehirnkrankheiten übersehen und für „Neurasthenie" gehalten werden. Derartige Verwechslungen kommen am häufigsten vor bei *beginnenden* schweren Gehirnerkrankungen und Psychosen (bei Tumoren, namentlich bei beginnender Paralyse, bei Lues cerebri, bei Hypertensionszuständen, bei arteriosklerotischen Erkrankungen des Gehirns, bei Schizophrenie, bei manisch-depres-

siven Zuständen u. a.), ferner bei beginnender multipler Sklerose, beginnender
Tabes, in leichten Fällen von Morbus Basedowi usw. Leider ist es ferner
keineswegs selten, daß Kranke mit organischen inneren Leiden, die schwer
zu erkennen sind, fälschlich für Neurastheniker'' gehalten werden. So wird
z. B. mancher Fall von Hypertension, Arteriosklerose, Angina pectoris,
Cholelithiasis, chronischer Appendizitis, Adnexerkrankungen, beginnender
Blutkrankheit (Leukämie, perniziöse Anämie) u. a. lange Zeit als ,,Neur-
asthenie'' behandelt, zumal wenn die betreffenden Kranken, was ja oft genug
vorkommt, zugleich wirklich ,,nervös'' sind. Mit der zunehmenden Ver-
feinerung unserer diagnostischen Hilfsmittel, namentlich bei der Erkennung
der Magen- und Darmkrankheiten, ist man in der Diagnose der ,,nervösen
Dyspepsie'' weit zurückhaltender geworden als früher. Zahlreiche Fälle, die
früher unbedenklich als ,,nervös'' aufgefaßt worden wären, werden z. B. durch
die *Röntgenuntersuchung*, durch die *fraktionierte Ausheberung*, durch die
Gastroskopie usw. als organische Erkrankungen (chronische Gastritis, Achylia
gastrica, Ulcus ventriculi und duodeni u. a.) aufgeklärt. Freilich darf man
nun auch nicht in den anderen Fehler verfallen und belanglose organische
Veränderungen als weitreichende Krankheitsursachen aufbauschen. Eine gefährliche diagnostische Klippe liegt darin, daß natürlich auch ausgesprochene
Neurastheniker und Hysterische an allen möglichen organischen Leiden
erkranken können, und daß ihr Zustand dann nur zu leicht verkannt wird,
weil man sich daran gewöhnt hat, die Klagen der Patienten für übertrieben
und unberechtigt zu halten. Also — so einfach und leicht die Diagnose der
Neurasthenie für den erfahrenen Arzt auch in den meisten Fällen ist, so sollen
wir sie doch immer wieder von neuem in unbefangener und vorurteilsfreier
Weise prüfen. Wie überall, gilt auch hier als oberster diagnostischer Grundsatz: *An alles denken!*

Therapie. Wie bei der Hysterie, so ist auch bei der Neurasthenie die
psychische Behandlung in erster Linie zu nennen. Im allgemeinen gilt das im
Kapitel *Hysterie* über die Psychotherapie Gesagte auch für die Behandlung
der konstitutionellen Neurasthenie und der neurasthenischen Reaktionen.
Immerhin muß hier die Behandlung doch in etwas anderer Weise geschehen
wie bei den hysterischen Reaktionen. Während die Hysterischen mehr oder
weniger zur Heilung *gezwungen* werden müssen, sollen Neurastheniker zur
Heilung *angeleitet, überredet* werden. Die Neurastheniker *bedürfen* des *Trostes*
und der *Beruhigung*. Sobald man durch eine genaue Erhebung der Anamnese
die meist vorhandenen hypochondrischen Angstvorstellungen erkannt hat,
sind diese soviel wie irgend möglich durch beruhigendes Zureden auf Grund
der angestellten sorgfältigen körperlichen Untersuchung zu beseitigen. Die
Neurastheniker müssen *oft* und *gründlich*, unter Zuhilfenahme aller diagnostischen Hilfsmittel (Röntgenaufnahmen usw.) untersucht und *mit unermüd-
licher Geduld* immer wieder von neuem getröstet und beruhigt werden. Hierin
zeigt sich vor allem die Kunst und der persönliche Einfluß des Arztes. Jede
Untersuchung, die mit der Versicherung des Arztes endigt, daß er nichts,
was zu einer ernsten Besorgnis Anlaß gibt, gefunden habe, wirkt auf den
Kranken äußerst beruhigend und wohltuend ein. Wo hypochondrische Vorstellungen bei der Neurasthenie in den Vordergrund treten, da kann allein die
psychische Beruhigung des Kranken zur Heilung ausreichen. Sodann ist auf
das übrige geistige Leben der Kranken Rücksicht zu nehmen. Handelt es
sich um Kranke, die sich geistig sehr anstrengen und vielfachen Aufregungen
ausgesetzt sind, so ist natürlich in dieser Hinsicht Änderung zu schaffen.
Dies sind die Fälle, denen man *geistige Ruhe, Erholung, Urlaub, Fernbleiben*

von jeder Arbeit und jeder anstrengenden Tätigkeit vorschreiben muß. Nichts wäre aber verkehrter, als diese Vorschrift verallgemeinern zu wollen. Für viele Kranke, die infolge ihrer psychischen Verstimmung sowieso nichts tun und nichts leisten, vielmehr den ganzen Tag ihren hypochondrischen Grübeleien nachhängen, ist im Gegenteil die Wiederaufnahme einer *regelmäßigen und planmäßigen Arbeit* und *Beschäftigung* durchaus notwendig. Hierdurch allein können die Gedanken der Patienten abgelenkt werden und können die Kranken allmählich wieder Freude am Leben und am Beruf gewinnen. Vor jeder *Überanstrengung* ist natürlich zu warnen.

Bei den *akuten neurasthenischen Reaktionen* ist neben einer verständnisvollen gütigen psychischen Beeinflussung in allen Fällen *Ruhe* und *Schonung* das beste Mittel, um eine völlige Wiederherstellung zu erreichen. Fast immer sind die Betreffenden nach 6 bis 8 Wochen Ausspannung wieder voll leistungsfähig.

Neben der stets in die erste Linie zu stellenden *psychischen* Behandlung der Neurastheniker ist aber doch die *körperliche Behandlung keineswegs ganz außer acht zu lassen.* Wenn auch die günstigen Erfolge der körperlichen Behandlungsverfahren bei der Neurasthenie zu einem großen, wenn nicht zum allergrößten Teil auf die psychischen („suggestiven") Nebeneinflüsse zu beziehen sind, so gibt uns doch die Berücksichtigung der *körperlichen Gesamtkonstitution* oft sehr wichtige Handhaben zur therapeutischen Beeinflussung auch der neurasthenischen Symptome. Alle Behandlungsverfahren müssen aber in planmäßiger und lange genug fortgesetzter Weise vorgenommen werden, damit die Kranken eine Zeitlang unter dem *anhaltenden persönlichen Einfluß des Arztes stehen.* Nur hierdurch kann jene *geistige Schulung* und jene allgemeine Beeinflussung des ganzen Körpers erzielt werden, die allein wirklichen Erfolg verspricht. Aus dem Gesagten ergibt sich, warum gerade für Neurastheniker so oft die Behandlung in einem *Krankenhaus* wünschenswert oder gar notwendig ist.

Bei der körperlichen Behandlung der Neurastheniker sind zunächst gewisse *diätetische Vorschriften* wichtig. Sie richten sich ganz nach dem einzelnen Falle. Bei überernährten Kranken kann unter Umständen eine Entziehungskur notwendig sein, durch die das Allgemeinbefinden und die körperliche Leistungsfähigkeit oft bedeutend gefördert werden. Bei den zahlreichen mageren, meist gleichzeitig an nervös-dyspeptischen Zuständen leidenden Kranken ist dagegen die Hebung des allgemeinen Ernährungszustandes eine der wichtigsten ärztlichen Aufgaben. Auch hierbei sind ganz bestimmte Vorschriften notwendig, damit Milch, Butter, Fleisch, Eier, Mehlspeisen, künstliche Nährpräparate u. a. in genügender Menge von den Kranken genossen werden. Mit der Zunahme des Körpergewichts erzielt man oft gleichzeitig auch eine bedeutende Besserung des Kräftezustandes.

Von einigen Nervenärzten (PLAYFAIR, WEIR MITCHELL u. a.) ist die „Überernährung" der Kranken, d. h. die nach Möglichkeit gesteigerte Nahrungszufuhr bei völliger körperlicher und geistiger Ruhe, verbunden mit täglicher Massage und Faradisation der Muskeln, als besondere „Methode" zur Behandlung der Neurasthenie und verwandter nervöser Erschöpfungszustände ausgebildet worden.

„*Mastkuren*" sind gewiß manchmal sehr zweckmäßig, vor einer gar zu einseitigen Überschätzung muß jedoch dringend gewarnt werden, da sie keineswegs für alle Fälle von Neurasthenie passen. An sich ist mit der Zunahme des Körpergewichtes noch *gar kein therapeutischer Erfolg* erzielt worden, und in vielen Fällen — bei schon vorhandener Überernährung — ist sogar eine Einschränkung der Nahrungszufuhr notwendig. Namentlich sind auch alle Einseitigkeiten der Ernährung zu vermeiden, vor allem eine zu reichliche

Fleisch- und Eiweißzufuhr. Obst und Vegetabilien sind im allgemeinen zu bevorzugen. Zu *verbieten* ist in allen Fällen der reichliche Genuß *alkoholischer Getränke*, ebenso starkes *Zigarren-* und vor allem *Zigarettenrauchen*. Nichts ist verkehrter als Neurasthenikern starken Wein „zur Kräftigung" zu verschreiben. Wir haben uns schon oftmals den Dank unserer Kranken dadurch erworben, daß wir sie von einer derartigen Verordnung befreiten, die ihnen nach ihrer eigenen Erfahrung nur Unzuträglichkeiten (Hitze im Kopfe, Schwindelgefühl u. dgl.) bereitete. Tee und Kaffee sind nur im Übermaß genossen schädlich und, wenn die Kranken daran gewöhnt sind, unbedenklich zu gestatten. Was die *körperliche Bewegung* anbetrifft, so muß man sich auch hierbei nach dem einzelnen Fall richten. Dringend warnen möchten wir vor dem alltäglich gemachten großen Fehler, schwächliche und angegriffene nervöse Menschen zu längeren Spaziergängen anzutreiben. In solchen Fällen ist *körperliche Ruhe* viel notwendiger. Der gewiß vorteilhafte Genuß frischer Luft braucht darunter nicht zu leiden. Vielmehr sind gerade bei der Neurasthenie *Freiluft-Liegekuren* u. dgl. ein oft vortreffliches Unterstützungsmittel der sonstigen Behandlung. Anders verhält es sich natürlich bei einer anderen Art der Kranken, die fettleibig und schwerfällig sind. Hier ist anhaltendere *Körperbewegung* oft notwendig. Häufig empfiehlt es sich, auch durch *gymnastische Übungen* (Zimmergymnastik, schwedische Heilgymnastik u. dgl.) die Körperkraft allmählich zu stärken.

Von den die psychische Behandlung besonders unterstützenden Behandlungsverfahren sind die *Elektrotherapie* und die *Hydrotherapie* zuerst zu nennen. Vielfach gebräuchlich war früher die zuerst von BEARD und ROCKWELL ausgeübte *allgemeine Faradisation*, wobei der zum größten Teil entkleidete Kranke die beiden Füße auf eine große plattenförmige Elektrode aufsetzt, während mit einer anderen großen Schwammelektrode (oder mit der „elektrischen Hand" des Arztes, der die zweite Elektrode selbst in die andere Hand nimmt und den Strom so durch seinen eigenen Körper hindurchleitet) die einzelnen Teile des Körpers behandelt werden. In vielen Krankenhäusern werden *elektrische Bäder*, namentlich *Vierzellenbäder*, angewandt, die die Behandlung wesentlich unterstützen. Empfehlenswert ist in manchen Fällen auch die örtliche peripherische Galvanisation und Faradisation der Nerven und Muskeln, ferner der Gebrauch des *faradischen Pinsels*, namentlich am Nacken, längs der Wirbelsäule, an den Schultern und Oberschenkeln. Der größte Teil der erzielten Heilerfolge ist *zweifellos suggestiver Natur*. Es gibt jedoch nur wenige andere Methoden, durch die eine derartige suggestive Wirkung so leicht hervorgebracht werden kann wie durch die Elektrizität, und darum ist diese bei der Behandlung der Neurastheniker nicht zu entbehren, zumal man bei einem so langwierigen Leiden oft mit den Heilmitteln wechseln muß.

Hydrotherapeutische Maßnahmen können zum Teil auch zu Hause ausgeführt werden. Für schwere Neurasthenien eignet sich eine planmäßige Kur in einem Krankenhaus oder in einer Heilanstalt. Zur Anwendung kommen kalte Abreibungen, Duschen (*nicht* auf den Kopf!), laue Halb- und Vollbäder (zuweilen auch Schwimmbäder). Wir verordnen am häufigsten kurze, allmählich abgekühlte Halbbäder mit Überspülung des Oberkörpers. Auf die Darstellung weiterer Einzelheiten in bezug auf die verschiedenen hydrotherapeutischen Verfahren müssen wir hier verzichten. Die Lehrbücher der Hydrotherapie geben hierüber ausführliche Auskunft. Die Wirksamkeit der Hydrotherapie beruht zum Teil auf der zweifellos günstigen *körperlichen* Beeinflussung des Kranken, zum anderen großen Teil freilich auch hier, wie bei allen anderen Behandlungsarten, auf der suggestiven Wirkung. Statt der einfachen Wasserbäder sind oft *Salzbäder* (Neurogenbäder), *kohlensaure Bäder*, *Luftperlbäder*, *Sauerstoffbäder*, *Fichtennadelbäder* u. dgl. empfehlenswert. Hieran schließt sich der Gebrauch der *Seebäder* an, die in vielen Fällen von Neurasthenie dringend empfohlen werden müssen. Wir raten namentlich den abgemagerten und abgehetzten Neurasthenikern den Aufenthalt an der See an, da die Anregung des Appetits und die Ruhe hierbei oft von bestem Nutzen sind. Den gutgenährten Neurasthenikern dagegen tut eine *nicht zu anstrengende Mittelgebirgswanderung* die besten Dienste. — Auch die *Massage* findet als allgemeines Kräftigungsmittel bei nervösen Zuständen viel Anwendung. Ihre Beurteilung ergibt sich nach dem oben Gesagten von selbst. Am zweckmäßigsten verordnet man sie bei den Formen, die mit schmerzhaften Empfindungen im Rücken, in den Gliedmaßen u. a. verbunden sind. Eine vortreffliche *unmittelbare* Wirksamkeit entfaltet die Massage des Abdomens bei *hartnäckiger Verstopfung*.

Innere Mittel finden bei der Neurasthenie nur in *symptomatischer* oder *suggestiver Hinsicht* einen zweckmäßigen Gebrauch. Als eigentliche *Nervina* und *Tonika* gelten vor allem *Chinin, Arsen, Phosphor, Baldrianpräparate* u. a. Diese Mittel werden meist in den verschiedensten Zusammenstellungen (z. B. als *Recresal*), verordnet. *Eisen-* und *Chinapräparate* sowie *Arsen* (*Liqu. arsenicosi Fowleri, Elarson, Solarson, Optarson* u. a.) werden bei allgemeinen Schwächezuständen verordnet, *Stomachika* (*Salzsäure, Amara, Tinct. Chinae, Extr. Condurango*) bei bestehenden dyspeptischen Beschwerden. Ob die vielfach empfohlenen *Lecithinpräparate* und *Lipoid-Organpräparate* (*Promonta*) einen wirklich spezifischen Einfluß auf die Ernährung des Nervengewebes ausüben, ist zweifelhaft. Immerhin ist ein Versuch mit ihnen in geeigneten Fällen empfehlenswert. Die *Stuhlverstopfung* (s. Bd. I, S. 764ff.) soll vor allem diätetisch und nur im Notfall mit Abführmitteln behandelt werden. Bei bestehenden *vasomotorischen Erscheinungen* (Hitzegefühl, Kongestionen, Herzklopfen) verordnen wir häufig *Kalziumpräparate*. Außerdem finden die *Baldrian-* und *Brompräparate* (Pulver aus Bromkalium und Bromnatrium, Bromwasser, *Sedobrol, Nervophyll*) bei *nervösen Aufregungszuständen* vielfach Verwendung. Bei *nervösen* Kopfschmerzen, doch auch bei anderen nervösen Zuständen ist das *Antipyrin* oft von guter Wirkung. Ähnlich wirken zahlreiche verwandte Mittel (*Phenazetin, Pyramidon, Gelonida antineuralgica, Helon, Veramon, Quadronal* u. a.). Auch die *T. Gelsemii* und die *Pasta guarana* verordnen wir gelegentlich bei nervösen Kopfschmerzen.

Sehr wichtig ist die Behandlung der *sexuellen Neurasthenie*. Da viele Kranke dieser Art ihre heimlichen Sorgen verschweigen, so empfiehlt es sich, in allen Fällen, wo der Verdacht einer sexuellen Neurasthenie naheliegt, in taktvoller Weise danach zu fragen. Meist ist es den Kranken eine wahre Herzenserleichterung, sich mit dem Arzt über ihre Zweifel und Befürchtungen offen aussprechen zu können. Die Hauptsache ist die richtige *Aufklärung* der Kranken, die Beseitigung ihrer unnötigen Sorgen. Die Allgemeinbehandlung der neurasthenischen Beschwerden erfolgt ganz nach den oben angegebenen Regeln. Häufige Pollutionen werden durch *Lupulin* oder *Brompräparate* bekämpft. Besteht sexuelle Impotenz, so wirkt die psychische Behandlung oft sehr günstig ein. Örtliche Hydrotherapie und elektrische Behandlung sind wirksame Unterstützungsmittel. Die als spezifisch wirksam empfohlenen Mittel (*Spermin, Yohimbin, Muiracithin*) heilen, wenn überhaupt, wohl auch hauptsächlich durch Suggestion, können aber immerhin versucht werden. Schwierig zu entscheiden ist die Frage nach einer etwaigen Verheiratung.

Man braucht jedoch nicht zu zurückhaltend zu sein, falls es sich beiderseits um *erbgesunde* Familien handelt. Oft ist die Heirat das beste, ja vielleicht einzige Mittel, um eine Heilung herbeizuführen. Besteht auch nach der Verheiratung psychische Impotenz, so ist eine verständige ärztliche Beratung *beider* Ehegatten schon häufig von bestem Erfolg begleitet gewesen.

Eine kurze Besprechung verdient noch die meist schwierige Behandlung der neurasthenischen *Schlaflosigkeit*. Da die Schlaflosigkeit sicher in vielen Fällen nur die Folge der psychischen Erregung, namentlich des Auftretens ängstlicher Vorstellungen ist, so spielt natürlich gerade hier die suggestive Wirkung aller nur denkbaren Verordnungen die größte Rolle. Gerade diesen Umstand soll aber der Arzt sich zu Nutzen ziehen. Dringend zu warnen ist vor dem Mißbrauch stärkerer Narkotika (*Morphium* und seiner Abkömmlinge). Auch bevor harmlose Medikamente verordnet werden, soll man versuchen, ob nicht schon eine zweckmäßige *Allgemeinbehandlung* des Zustandes oder sonstige Mittel den Schlaf herbeizuführen imstande sind. Oft wirkt ein warmes, am Abend genommenes Bad schlafbringend, in anderen Fällen ein kurzes kaltes Fußbad oder ein nasser Umschlag auf den Kopf, am Nacken oder um die Waden. Die allgemeine Faradisation, abends ausgeführt, wird von manchen Kranken als schläfrig machend gerühmt. Zuweilen wirkt ein Glas Bier oder Glas Wein, abends getrunken, schlafbringend. Die häufig verordneten *Brompräparate* wirken wahrscheinlich hauptsächlich durch psychische Beeinflussung. Ausgezeichnete Erfolge hatten wir mit *Nervophyll* (abends 2 Eßlöffel). Als „leichtes Schlafmittel" leisten zuweilen Pulver aus 0,25 *Phenazetin* und 1,0 *Sacch. lactis* Gutes. Von den eigentlichen Schlafmitteln erwähnen wir vor allem *Adalin* (0,5—1,0), *Phanodorm*, *Somnifen*, *Bromural*, *Veronal*, *Noctal*, *Curral*, ferner *Evipan* und *Luminal*. Namentlich *Phanodorm* und *Adalin* haben sich einen bevorzugten Platz unter den Schlafmitteln erworben, weil sie im allgemeinen von guter Wirkung sind, keine unangenehmen Nebenwirkungen zeigen und auch bei längerem Gebrauch unschädlich sind. Im allgemeinen wird man freilich nur selten auf die Dauer mit dem Erfolg aller dieser und ähnlicher Mittel zufrieden sein. Man muß oft mit den Mitteln wechseln und wird schließlich das Hauptgewicht immer auf die *Gesamtbehandlung* der Kranken legen.

Drittes Kapitel.

Die Unfall- und Kriegsneurosen.

(*„Traumatische Neurosen"*. *Renten- oder Unfallgesetzneurosen. Begehrungsneurosen. Entschädigungsneurosen.*)

Im Anschluß an die beiden letzten Kapitel über Hysterie und Neurasthenie müssen wir jetzt — mehr aus praktischen als aus wissenschaftlichen Gründen — noch eine Reihe von Zuständen besonders besprechen, die zu den obengenannten Leiden in nächster Beziehung stehen, dabei aber doch gewisse Eigentümlichkeiten zeigen. Die in Rede stehenden Zustände entstehen im Anschluß an *körperliche* Verletzungen der verschiedensten Art, und zwar so gut wie ausschließlich im Anschluß an „*entschädigungspflichtige*" Traumen und Unfälle.

Man beobachtete sie zuerst nach *Eisenbahnunfällen* („*railway-spine*" und „*railway-brain*" der englischen und amerikanischen Nervenärzte) und hegte anfangs die Meinung, daß die *grobe Erschütterung* des Zentralnervensystems als Ursache der zurückbleibenden nervösen Symptome anzusehen sei. Später wurde für diese Zustände vielfach der Name „*traumatische Neurose*" gebraucht. Damit sollte ausgedrückt werden, daß die durch das Trauma hervorgerufenen nervösen Symptome *nicht von groben organischen Verletzungen des Nervensystems* abhängen, sondern auf feineren, anatomisch bis jetzt nicht nachweisbaren Veränderungen beruhen. Bald stellte sich aber heraus, daß bei der großen Mehrzahl der hierhergehörigen Fälle das *körperliche* Trauma als *solches* überhaupt *gar keine andere Rolle spielt als nur diejenige einer auslösenden Ursache für eine rein psychische Veränderung der von dem Trauma Betroffenen.* Das körperliche Trauma ist, wie man sich ausdrückt, mit einem „*psychischen Trauma*" verbunden. Hierher zu rechnen ist nicht nur der mit dem Unfall verbundene Schreck oder Schock, sondern die ganze Reihe der durch den Unfall veranlaßten, mit größter Lebhaftigkeit ins Bewußtsein des Verletzten eintretenden neuen *Vorstellungen*, besonders die Sorge für den weiteren Verlauf der Verletzung, für die Wiedererlangung der Arbeits- und Erwerbsfähigkeit, vor allem aber auch für die Erlangung der vermeintlichen Entschädigungsansprüche u. dgl. *Begehrungs*vorstellungen mischen sich in den Bewußtseinsinhalt ein, das Verlangen nach einer Unfallrente, nach einer *bequemeren Lebensweise* usw. Der Verunglückte glaubt durch seine Lage, durch seine gezahlten Beiträge zur Unfallversorgung, oder da ein Haftpflichtiger verantwortlich gemacht werden kann, ein „*Recht*" auf Entschädigung, auf Versorgung zu haben (*Begehrungsneurosen, Rechtsneurosen, Unfall-* oder *Rentengesetzneurosen*). Nach dem in den beiden vorhergehenden Kapiteln Gesagten ist es leicht verständlich, wie diese *primäre Änderung in dem Vorstellungsleben* des Verletzten eine erhebliche Reihe von *scheinbar körperlichen Störungen* zur Folge haben kann.

Das auf diese Weise entstehende „*Krankheitsbild*" ist ungemein kennzeichnend. Zuweilen ist der ursprüngliche Unfall (Sturz, Stoß u. dgl.) so heftig, daß unmittelbar danach die bekannten Symptome der *Commotio cerebri* und *Commotio spinalis* (Verlust des Bewußtseins, allgemeine motorische Schwäche u. dgl.) in größerer oder geringerer Heftigkeit auftreten. In anderen Fällen ist aber schon die Schwere des Unfalls oder der besondere Ort seiner Einwirkung (Stoß aufs Kreuz, auf den Rücken, in die Seite, Verletzung eines Gliedes u. dgl.) derart, daß von einer Gehirnerschütterung gar nicht die Rede sein kann. Nicht selten können anfangs wirkliche organische Verletzungen (Kontusion, Blutung, Fraktur) vorhanden sein, die aber an sich einer regelrechten raschen und vollständigen Heilung vollkommen fähig sind.

Das Kennzeichnende ist nun, daß nach dem völligen Ablauf aller stärkeren oder geringeren anfänglichen organischen Folgeerscheinungen der Verletzung doch keine restlose Genesung, wie zu erwarten war, eintritt. Der Verunglückte erholt sich, versucht wieder aufzustehen; die Besserung schreitet bis zu einem gewissen Grade fort. Trotzdem bleibt aber eine Reihe von Symptomen übrig, die nicht verschwinden und die Arbeitsfähigkeit des Betroffenen weiterhin vermindern oder ganz aufheben. Untersucht man jetzt die Betreffenden, so sind irgendwelche Zeichen gröberer Verletzungen weder am Nervensystem, noch an irgendeinem anderen inneren Organ vorhanden. Was aber sofort auffällt, ist eine eigentümliche *psychische Veränderung*. Die Verunglückten sind *trübe gestimmt*, mißmutig, *unlustig zu jeder Beschäftigung*, völlig *willensschwach*, haben keine Freude mehr am Verkehr mit der Familie und mit den Bekannten. Sie beschäftigen sich innerlich fortwährend mit dem erlittenen Unfall und dessen vermeintlichen Folgen. In sehr vielen Fällen spiegelt sich die trübe und willensschwache Stimmung der Unfallneurotiker in ihrem ganzen Äußeren, namentlich im *Gesichtsausdruck* wieder. Oft kann ein geübter Beobachter den echten „Unfallneurotiker" schon beim ersten Blick als solchen erkennen (vgl. Abb. 220). — Der *Schlaf* ist gestört, oft durch Träume beunruhigt. Von *Klagen* sind hervorzuheben vor allem meist Schmerzen an der Stelle, die durch das Trauma besonders betroffen ist, also namentlich oft im Rücken, in der Kreuzgegend, an der Seite der Brust, in der Hüfte u. a. Ferner klagen die Betreffenden über Kopfweh, Schwindel, Mattigkeit, Trübsehen, Ohrenklingen, Flimmern, Appetitlosigkeit u. dgl.

Die *Untersuchung* ergibt oft eine *allgemeine motorische Schwäche*. Manche Unfallneurotiker können noch ziemlich gut allein gehen, ermüden aber rasch; andere gehen nur langsam und steif, mit Unterstützung, klagen beim Gehen über Rückenschmerzen, halten die Hand daher auf den Rücken u. dgl. Der Ernährungszustand der Muskeln bleibt meist gut. Die elektrische Erregbarkeit der Nerven und Muskeln ist völlig normal. Die *Reflexe* sind zuweilen lebhaft, zuweilen schwach, jedenfalls nie so verändert, wie man dies bei wirklichen organischen Erkrankungen findet. Der Rachenreflex ist, wie bei allen Neurosen, oft erheblich abgeschwächt. Stärkere Veränderungen ergibt häufig, wenn auch keineswegs in allen Fällen, die Untersuchung der *sensorischen Funktionen*. Diese muß sich stets auf *sämtliche Sinnesorgane* erstrecken. Die *Haut* ist fast auf der ganzen Körperoberfläche auffallend unempfindlich gegen alle Schmerzreize, wie Nadelstiche, elektrische Ströme u. dgl. Es besteht *Analgesie*.

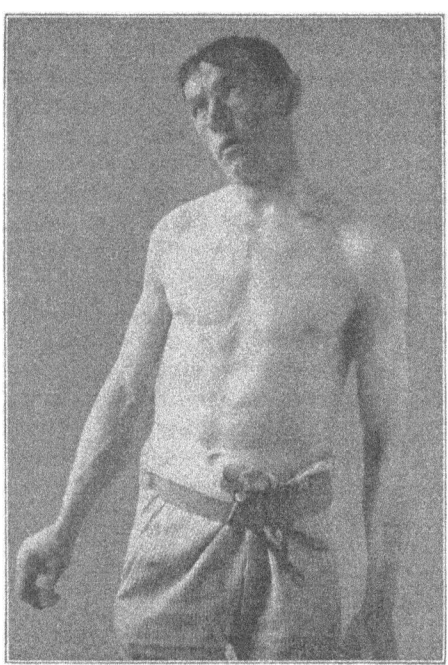

Abb. 220. Unfallneurotiker mit hysterischer Parese und hysterischem Tremor des rechten Armes.

An einzelnen Stellen finden sich manchmal auch vollkommene *Anästhesien*, die eine ganze Extremität oder nur umschriebene Teile der Gliedmaßen und des Rumpfes betreffen. Die Abgrenzung der anästhetischen Hautstellen gegen die normal empfindlichen ist undeutlich begrenzt oder auch ziemlich scharf und dabei oft sehr eigenartig angeordnet, wie dies bei organischen Nervenleiden niemals vorkommen kann. Die Untersuchung der *Augen* ergibt zuweilen Abnahme der Sehschärfe, Einengung des Gesichtsfeldes, undeutliche Farbenwahrnehmung. Sehr oft ist das *Gehör* auf einer oder beiden Seiten abgeschwächt. Der *Geruch* ist sehr stumpf, der *Geschmack* häufig völlig verloren, so daß selbst Chinin, Essig und ähnliche stark schmeckende Stoffe keine Geschmacksempfindung mehr hervorrufen. Alle diese sensorischen Anästhesien sind sicher — soweit sie nicht etwa vorgetäuscht sind — als *hysterische Reaktionen* aufzufassen. Man kann deshalb mit Recht annehmen, daß sie oft erst *durch die Untersuchung* entstehen, d. h. daß erst durch die ärztliche Untersuchung das Bewußtsein des Untersuchten in derartiger Weise verändert wird, daß eine sensorische Anästhesie zur Entwicklung kommt. An diesen

Umstand soll der Arzt bei der Untersuchung von Leuten, die einen Unfall erlitten haben, stets denken.

Neben den bisher beschriebenen, die Abschwächung der Sensibilität und Motilität betreffenden Symptomen findet man häufig auch *sensible* und *motorische Reizerscheinungen*. Schmerzen im Kopf, Flimmern vor den Augen, Ohrenklingen sind schon oben erwähnt worden. Kennzeichnender sind *Hyperästhesien* der Haut, Druckempfindlichkeit der Wirbelsäule und namentlich oft *große Druckempfindlichkeit* an den von der ursprünglichen Verletzung besonders betroffenen Körperstellen. Von motorischen Reizerscheinungen sind zu nennen: *Muskelspannungen* und *Muskelsteifigkeit*, wiederum am häufigsten an den durch das Trauma vorzugsweise betroffenen Gliedmaßen. Sehr häufig ist außerdem starkes *Zittern*. Die „Zitterer" bilden eine besonders starke Gruppe unter den Unfall- und Kriegsneurotikern. Sowohl im Kopf, als auch in den Armen und Beinen, zuweilen im ganzen Körper entsteht ein fast beständiges, bei jeder Aufregung sich steigerndes Zittern, bald in Form eines raschen feinschlägigen Tremors, bald in Form eines mehr ungleichmäßigen, stoßweise erfolgenden unregelmäßigen Schüttelns und Zuckens. Treten die Zuckungen mehr in einzelnen Stößen auf, so entstehen Zustände, die man als Myoklonus, Tick u. dgl. bezeichnet. Besonders auffallend treten diese ungewöhnlichen motorischen Reizzustände oft bei willkürlichen Zielbewegungen, vor allem auch beim Gehen auf. So entstehen die eigentümlichsten Formen von Gehstörung. Eine besondere, nicht seltene Art der Gehstörung hat man als „*pseudospastischen Gang mit Tremor*" bezeichnet, ein wunderliches Gemisch von spastischem Steifhalten der Beine, verbunden mit Zitterbewegungen und einzelnen Zuckungen (*Myoclonia trepidans*). Es kann kaum zweifelhaft sein, daß diese Gehstörung nicht organischen Ursprungs, sondern nur eine besondere Form schwerer hysterischer Dysbasie ist.

Fast immer besteht eine deutliche Beziehung der Klagen und Erscheinungen zu dem Ort der anfänglichen Einwirkung des Traumas. Hat die Verletzung den Kopf betroffen, so bilden Kopfsymptome die Hauptklage, ist eine Rumpfseite oder eine Extremität betroffen gewesen, so zeigen sich hier die meisten Beschwerden. Dabei gehen freilich die Symptome oft weit über die ursprünglich verletzte Stelle hinaus. Ist z. B. eine Schulter von einem Stoß getroffen worden, so ist nicht selten die „ganze Seite", auch das Bein usw. schwach und schmerzhaft. Allgemeine nervöse Erscheinungen, insbesondere die subjektiven Gefühle des Schwindels und des Kopfdrucks, finden sich in der Mehrzahl der Fälle auch nach peripherischen Verletzungen.

Fragt man nach der *Ursache* und nach dem eigentlichen *Wesen* dieses eigentümlichen, vor allem durch die psychischen Störungen, in zweiter Linie durch die subjektiven schmerzhaften Empfindungen, die sensorischen Anästhesien und die motorische Schwäche gekennzeichneten Zustandes, so kommen, wie erwähnt, körperliche Schädigungen durch den Unfall *nicht* in Betracht. Zwar glauben wir, daß es Krankheitszustände gibt, die man als funktionelle Störungen infolge einer wirklichen Gehirnerschütterung auffassen muß, aber für die Unfallneurosen trifft diese Annahme *nicht* zu, sondern hier ist es die Gesamtheit der mit dem Unfall verbundenen, oben bereits erörterten *psychischen Einwirkungen*, *Vorstellungen*, *Wünsche* und *Befürchtungen*, die die Neurose hervorruft. Die Weitläufigkeiten und häufigen Streitigkeiten mit Krankenkassen und Versicherungsgesellschaften tragen das ihrige dazu bei, die vom Unfall Betroffenen in Unruhe zu versetzen. Dazu kommt bei den Arbeitern, die zur Unfallversicherung gehören und bei denen am häufigsten die „*Renten- oder Unfallgesetzneurosen*" beobachtet werden, meist noch der immer lebhafte *Wunsch*, in den Besitz einer möglichst hohen Rente zu gelangen (*Begehrungsvorstellungen*), das Geltungsbedürfnis als „*Opfer der Arbeit*" angesehen zu werden und entsprechende Vorteile zu erlangen und endlich auch noch eine eigentümliche Halsstarrigkeit in ihren Ansprüchen und in ihren Ansichten von einem vermeintlichen *Recht auf Entschädigung* nach jedem Unfall („*Rechtsneurose*"). Man kann daher sicher behaupten, daß die Häufigkeit der „traumatischen Neurosen" infolge der *Unfallgesetzgebung* bedeutend zugenommen hat! Übrigens kommen Unfallneurosen in *allen* Kreisen vor. Auch der *Wohlhabende*, der jahrelang Unfallbeiträge gezahlt hat, oder der glaubt, Haftpflichtansprüche stellen zu können, führt langwierige Kämpfe mit den Versicherungsträgern und verstrickt sich immer tiefer in eine *Unfallneurose*, die rein *psychisch* bedingt ist.

So wirken also verschiedene Ursachen zum Hervorbringen eines Zustandes, der mit *hysterischen* Reaktionen die engsten Berührungspunkte hat. Andererseits haben gerade die nach Unfällen auftretenden neurotischen Erscheinungen ein gewisses *eigenartiges Gepräge*, ein Gesamtbild, wie man es bei gewöhnlicher Hysterie und Neurasthenie nicht oft findet. Kennzeichnend sind vor allem der eigentümliche seelische Zustand der Unfallneurotiker, wie er offenbar durch die besonderen äußeren Umstände mitbedingt ist, einerseits ihre Mutlosigkeit, Willensschwäche, ihre niedergedrückte Stimmung, ihre Neigung zum Klagen und Querulieren, und andererseits oft ihr anmaßendes Auftreten und immer die große *Hartnäckigkeit*, womit diese Zustände andauern und oft allen Heilbestrebungen widerstehen.

Die sichere Erkennung der Unfallneurosen hat in der Mehrzahl der Fälle keine Schwierigkeit. Namentlich läßt sich das Vorhandensein organischer Verletzungen in der Regel leicht ausschließen. Schwieriger kann die Entscheidung sein, ob es sich um eine *Unfallneurose* oder um *Simulation* handelt. Hier entscheiden nicht einzelne Merkmale — wie man gemeint hat —, sondern in letzter Hinsicht nur die genaue Beobachtung des Gesamtzustandes (wenn es nur irgend möglich ist in einem Krankenhaus) und die Berücksichtigung der allgemeinen Verhältnisse (Benehmen des Kranken, früheres Verhalten, die äußeren Umstände u. a.). Im allgemeinen müssen wir nach unseren Erfahrungen hervorheben, daß *bewußte* und *absichtliche* vollständige *Simulation nicht sehr häufig* ist, obwohl sie selbstverständlich oft genug vorkommt. Sehr häufig sind freilich *Übertreibungen* und scheinbare Simulationen, indem die Unfallneurotiker Symptome angeben, die sich bei genauerer Untersuchung als nicht vorhanden erweisen. Ein derartiges Verhalten beweist aber nichts für *bewußte* Simulation, da es bei allen Psychoneurosen (Hysterie, Neurasthenie) tagtäglich beobachtet wird. Eine hysterische Dame, die behauptet, das Bett nicht verlassen zu können, und dann, vom Arzt geführt, ganz gut geht, eine andere, die angeblich die leiseste Berührung des Rückens nicht vertragen kann und dann bei abgelenkter Aufmerksamkeit den stärksten Druck kaum fühlt, eine dritte, die angeblich schon nach einem Schluck Tee Magenschmerzen bekommt und bald darauf ein Beefsteak mit Appetit verzehrt, wird doch kein Arzt als „Simulantin" bezeichnen. Ähnliches kommt natürlich auch bei den Unfallneurosen vor, weil diese eben nichts anderes sind als ganz entsprechende Zustände.

Oft ist die praktisch wichtige Frage zu entscheiden, ob Unfallneurotiker Anspruch auf *Unfallentschädigungen* haben. Wir sind der Ansicht, daß *die begutachtenden Ärzte diese ablehnen sollten.*

Die Auffassung des deutschen Reichsversicherungsamtes zeigt folgende vielbefehdete „grundsätzliche" *Entscheidung* (Rekursentscheidung vom 24. IX. 1926 — Ia 1609 und 1610/25): „Hat die Erwerbsunfähigkeit eines Versicherten ihren Grund lediglich in seiner Vorstellung, krank zu sein, oder in mehr oder minder bewußten Wünschen, so ist ein vorangegangener Unfall auch dann nicht eine wesentliche Ursache der Erwerbsunfähigkeit, wenn der Versicherte sich aus Anlaß des Unfalles in den Gedanken, krank zu sein, eingelebt hat, oder wenn die sein Vorstellungsleben beherrschenden Wünsche auf eine Unfallentschädigung abzielen oder die schädigenden Vorstellungen durch ungünstige Einflüsse des Entschädigungsverfahrens verstärkt worden sind."

Wir halten eine Ablehnung aller Entschädigungsansprüche gerade in therapeutischer Hinsicht für notwendig, um die Kranken von ihrem Wahn eines erworbenen schweren Leidens zu heilen. In erster Linie soll man selbstverständlich zunächst immer *versuchen*, eine Besserung oder Heilung des Zustandes herbeizuführen, wobei natürlich wieder auf die richtige *psychische Beeinflussung* das meiste Gewicht zu legen ist. Außerdem kommen alle die Psychotherapie unterstützenden Behandlungsverfahren (Bäder und andere hydrotherapeutischen Maßnahmen, Elektrizität, Heilgymnastik) in Betracht, die wir in den beiden vorhergehenden Kapiteln kennengelernt haben. Auf diese Weise gelingt es zuweilen, aber leider nur sehr selten, Besserungen und auch Heilungen herbeizuführen. Die Aussichten auf einen *dauernden* Erfolg einer Behandlung sind erfahrungsgemäß nicht groß. Gerade die Unfallneurosen geben eine besonders ungünstige Prognose. Bei den Unfallneurotikern merkt man oft von vornherein, daß sie gar nicht behandelt und geheilt werden *wollen*! Ihnen ist die Unheilbarkeit ihres Zustandes zur Überzeugung geworden, und sie haben jetzt nur noch Gedanken an die möglichste *Ausnutzung* ihres Unfalls, d. h. an der Erlangung einer möglichst hohen Unfallrente! Darum ist in den meisten Fällen von einer *anhaltenden* ärztlichen Behandlung abzuraten, wenn man nicht alsbald den Eindruck erhält, daß die Betreffenden sich willig und vertrauensvoll den ärztlichen Vorschriften unterwerfen. Von größter praktischer Wichtigkeit ist es, die Unfall-, Entschädigungs- und Rentenneurosen, wenn es nur irgend möglich ist, schon bei ihrer *ersten Entstehung* „im Keim zu ersticken". Nicht selten beobachteten wir Unfallkranke, die nach der offenbar vollständigen Heilung irgendeiner leichten äußeren Verletzung nun anfingen, fortdauernd über alle möglichen Beschwerden zu klagen. Hier gilt es, gleich von vornherein derartige Klagen möglichst abzuschneiden und den Betreffenden begreiflich zu machen, daß sie nun wirklich *vollständig* wiederhergestellt sind. Die Bewilligung einer Unfallrente ist daher in solchen Fällen *ganz fehlerhaft* und erschwert in hohem Grade die Heilung, während die *sofortige völlige Abweisung* von bestem Einfluß ist. Die Unfallneurotiker sind gezwungen, ihre Arbeit wieder aufzunehmen und vergessen darüber ihre eingebildeten Beschwerden. Glaubt man aber, den Betreffenden doch eine gewisse Entschädigung zuerkennen zu müssen, so ist die Bewilligung einer *einmaligen Abfindungssumme* viel empfehlenswerter als die Gewährung einer fortlaufenden Rente. Denn durch die im letzten Falle nötigen erneuten ärztlichen Untersuchungen und durch den fast immer vorhandenen Wunsch der Betreffenden, ihre einmal erlangte Rente nicht wieder zu verlieren, wird die Heilung der Unfallneurosen sehr erschwert oder fast unmöglich gemacht. Hat sich eine Begehrungsneurose schon jahrelang festgesetzt, dann gelingt es meist nur sehr schwer, den Unfallneurotiker von der objektiven Grundlosigkeit seiner Klagen zu überzeugen.

Kriegsneurosen. In besonders großer Häufigkeit entwickeln sich alle möglichen Formen der traumatischen Neurosen und Psychoneurosen unter dem Einfluß von Kriegsereignissen. Der Weltkrieg hat daher den Ärzten in umfangreicher und mannigfaltiger Anzahl derartige Zustände zum Studium dargeboten. Man faßt alle diese Zustände unter dem Namen „*Kriegsneurosen*" zusammen im Hinblick auf die besonderen Umstände ihrer Entstehung. Dabei hat sich aber gezeigt, daß sie in grundsätzlicher Beziehung nichts Besonderes und Eigenartiges sind, sondern nur durch die Sonderumstände besonders geartete Formen der gewöhnlichen traumatischen und zuweilen auch nicht traumatischen Neurosen und Psychoneurosen darstellen. In der Ätiologie der „Kriegsneurosen" kommen genau dieselben Umstände und Fragen in Betracht, wie bei den gewöhnlichen Unfallneurosen. Zunächst haben wir eine Gruppe von Krankheitszuständen, bei denen es sich wirklich um eine schwere anfängliche *grobe Erschütterung* des Gehirns oder Rückenmarks gehandelt hat (durch Sturz, Schlag, Minenexplosion u. a.). Hier entsteht immer wieder von neuem die noch nicht völlig geklärte Frage, ob nicht doch zurückbleibende *organische* Folgen der Erschütterung den Krankheitserscheinungen zugrunde liegen. Stellt man sich auf den Standpunkt, diese Frage zu bejahen, so unterscheidet man diese Fälle als „*Kommotionsneurosen*" von den traumatischen Psychoneurosen im engeren Sinne. Da bei den Kommotionsneurosen fast stets gleichzeitig auch psychische Einflüsse hereinspielen, so ist die Abgrenzung der echten Kommotionsneurosen schwierig. Die Mehrzahl der Forscher neigt mit Recht dazu, ihr Gebiet sehr stark einzuschränken — abgesehen natürlich von den Folgen gröberer Schädel- und Gehirnverletzungen (Schädelbrüche, Blutungen u. dgl.). Die ursächlichen *psychischen* Einflüsse bestehen bei den Kriegsneurosen teils in den ungeheueren Einwirkungen des Schrecks, der Furcht, der Aufregung, wie sie der Krieg mit sich bringt, und sodann in den eigentümlichen Änderungen des Vorstellungslebens, die eine *Kriegsverletzung* in vielen Fällen begreiflicherweise nach sich zieht. Der Wunsch, den erlittenen Kriegsunfall irgendwie zur Erlangung gewisser Erleichterungen im Kriegsdienst, unter Umständen sogar der völligen Befreiung vom weiteren Dienst oder zur Erlangung sonstiger Vorteile (Urlaub, Renten, Entschädigungen) zu benutzen, ist menschlich so erklärlich, daß man die bald mehr bewußt, bald halb unbewußt auftretende Wirksamkeit der entsprechenden Vorstellungen und deren Festsetzen im Bewußtsein des Verletzten wohl verstehen kann. Rechnet man hierzu noch einerseits das Auftreten hypochondrischer Befürchtungen, gewisse Einflüsse der Umgebung (schlechtes Beispiel, Nachahmung, Einflüsterungen aller Art) und andererseits auch Wunschvorstellungen und das Geltungsbedürfnis als „*Kriegsopfer*", als „*Held*" usw. angesehen zu werden, so gewinnt man leicht einen Einblick in den psychischen Boden, auf dem das Symptomenbild der Kriegsneurose erwächst.

Was die einzelnen Formen betrifft, in denen die Kriegsneurosen auftreten, so haben wir, wie gesagt, dabei kein einziges neues Symptom kennengelernt, sondern dieselben Zustände nur in besonderer Häufigkeit und Ausbildung beobachten können, wie sie uns auch schon früher bekannt waren. Auch bei den Kriegsneurosen sehen wir zunächst Zustände allgemeiner *Nervosität* und *Neurasthenie*, die sich nur durch die veränderte geistige Stimmung und Leistungsfähigkeit und durch die bekannten allgemeinen funktionell-nervösen Symptome (Kopfschmerz, Schwindel, Kopfdruck, Schlaflosigkeit, allgemeine Schwäche, Herzklopfen, Magendarmstörungen usw.) kennzeichnen, und dann die eigentlichen schweren Kriegsneurosen, die zur *Hysterie* zu rechnen sind, und die sich in gröberen Störungen der geordneten Beziehungen zwischen den Bewußtseinsvorgängen und den Funktionen der Körperlichkeit zeigen.

Die *traumatische Hysterie* (s. das vorige Kapitel) zeigt sich bei den Kriegsneurosen in den mannigfaltigsten Formen. Da haben wir zunächst die verschiedenen Formen der psychomotorischen Reizzustände: die „*Zitterer*" mit allen möglichen Formen, Abarten und Ausdehnungen des *Zitterns*, die verschiedenen Formen der *Ticks* und der Myoklonie, ferner die psychogenen *Kontrakturen* und *tonischen Muskelkrämpfe*, endlich vor allem alle die bekann-

ten Formen der hysterischen großen *Anfälle*. Den Übergang zu den psychogenen Lähmungen bilden die *pseudospastischen* Zustände, oft mit Tremor
verbunden, die zu den wunderlichsten hysterischen Gehstörungen (mit Zittern,
Hüpfen, Stolpern, Fallen) Anlaß geben. Daneben haben wir die verschiedenartigsten *Lähmungszustände, pseudospastische Lähmungen* und namentlich
schlaffe Lähmungen, oft mit Anästhesie verbunden. Besonders häufig sind
die durch Vorstellungen entstandenen Stimmbandlähmungen oder richtiger
hysterischen Aphonien. Daran schließen sich die *hysterischen Sprachstörungen*
an, die ebenfalls bei den Kriegsneurotikern nicht selten auftreten. Völliger
hysterischer *Mutismus*, ferner alle möglichen Formen des hysterischen
Stotterns und *Stammelns* werden oft beobachtet. Auf dem Gebiet der Sensibilität finden sich einerseits die mannigfachsten Hyperästhesien und psychogenen Schmerzen, andererseits anscheinende Anästhesien und Analgesien.
Besonders auffallend sind die nicht selten beobachteten Fälle von *hysterischer
Taubheit*, die eigentümlichen Zustände hysterischer Sehstörung bis zu angeblich völliger Blindheit. Auch die typische hysterische *Hemianästhesie* wird
gelegentlich beobachtet. Diese kurze Zusammenstellung zeigt, in welcher
Mannigfaltigkeit der Formen die Kriegshysterie auftreten kann. Andererseits
ist freilich auch die eintönige Gleichartigkeit der einzelnen Fälle untereinander
hervorzuheben (die Zitterer, die Stotterer, die psychogenen Gangstörungen,
die hysterischen Anfälle usw.).

Die *Diagnose* der Kriegsneurosen ist in der Regel, wenn man die Zustände
kennt, leicht. Immerhin kann die Notwendigkeit einer allseitigen genauen
Untersuchung unter Zuziehung von Fachärzten und einer vorurteilslosen Beurteilung in jedem einzelnen Falle nicht scharf genug betont werden. Gerade
die Häufigkeit der Kriegsneurosen verführt den Arzt nur zu leicht, einmal
auch eine Neurose anzunehmen und danach zu behandeln, wo eine schwere
organische Krankheit vorliegt (multiple Sklerose, Hirntumor, Hirnabszeß u. a.).

Über die *Prognose* läßt sich schwer ein allgemeines Urteil fällen. Bei der
besonderen Art der Bewußtseinsveränderung, die dem krankhaften Zustand
zugrunde liegt, ist eine wirkliche völlige Heilung nicht häufig, jedenfalls nicht,
solange die einwirkenden schädigenden Einflüsse fortdauern. Einzelne hysterische *Symptome* können dagegen oft durch eine entsprechende Behandlung
rasch und vollständig beseitigt werden, und gerade diese auffallende Beein-
flußbarkeit der „Kriegsneurosen" durch gewisse, unzweifelhaft rein psychisch
wirkende Behandlungsverfahren ist der sicherste Beweis für die hysterische,
d. h. psychogene Natur dieser Zustände. Die große Häufigkeit der Kriegsneurosen hat daher viel zur Verbreitung der Kenntnis von der Wichtigkeit
und Bedeutung der psychischen Behandlung unter den Ärzten beigetragen.
Viele, allen erfahrenen Nervenärzten längst bekannte Dinge sind während
des Weltkrieges als vermeintlich neue Entdeckungen und Heilverfahren
veröffentlicht und bewundert worden.

Im allgemeinen sind die Grundsätze bei der *Behandlung* der „Kriegsneurosen"
natürlich genau dieselben wie bei der Behandlung der Hysterie überhaupt (s. o.).
Die Ergebnisse der Behandlung der Kriegsneurotiker sind besonders günstig,
solange der Arzt zugleich militärischer Vorgesetzter des Kranken ist und daher
seinen psychischen Einfluß auf ihn in nachdrücklicher Weise zur Wirkung
bringen kann. Vielfache erfolgreiche Anwendung haben die starken elektrischen
Ströme und die hypnotischen Behandlungsweisen gefunden. Der Arzt, welcher
weiß, worauf es im wesentlichen ankommt, wird sich seine „Methode" schon
selbst zu gestalten wissen. Niemals darf aber die Tatkraft zur Roheit verführen,
und niemals soll der Arzt seinen rein *ärztlichen* Standpunkt außer acht lassen.

DIE VERGIFTUNGEN.

I. Ätzgifte (Säuren, Laugen, Alkalien, Phenole).

Vergiftung durch Schwefelsäure (*Vitriol*). Starke örtliche Ätzschorfe der Haut, der Mundwinkel, der Lippen und der Schleimhaut des Mundes, Rachens, Ösophagus und Magens. In den schwersten Fällen rascher Tod unter Kollapserscheinungen, seltener etwas später durch Perforation der Speiseröhre mit eitriger Mediastinitis und Pleuritis oder durch Peritonitis infolge von Perforation des Magens. In der Regel jedoch längere Krankheitsdauer. In der Mund- und Rachenschleimhaut, die eine weißliche oder in schweren Fällen durch das zersetzte Blut eine schwarze Färbung (Hämatinbildung) zeigen, entwickelt sich eine schwere *ulzeröse Entzündung*. Furchtbare Schmerzen, qualvolle Würg- und Brechbewegungen. Erbrechen braunschwarzer, blutiger und nekrotischer Massen. Starker Speichelfluß. Schmerzen längs der Speiseröhre. Gefährliche Atemstörungen durch eintretendes *Glottisödem*. Leib meist aufgetrieben, gegen Druck sehr empfindlich. Zuweilen blutig-schleimige Durchfälle. Harnmenge gewöhnlich vermindert, der *Harn* oft *eiweiß- und bluthaltig*. Fieber. Allgemeiner Kollaps, kleiner frequenter Puls. In leichten Fällen *langsame Genesung* nach allmählichem Abstoßen der nekrotischen Gewebsteile. Sehr gefährlich sind die sich danach oft ausbildenden *Narbenstrikturen* im Ösophagus oder in der *Pylorus*-Gegend.

In den tödlichen Fällen ergibt der *Leichenbefund* vor allem Nekrosen, Geschwürsbildungen und Entzündungen im oberen Abschnitt des Verdauungskanals. Die Magenschleimhaut sieht meist kohlschwarz aus. Zuweilen beschränkt sich aber die Verätzung auf die oberen Teile. In späteren Stadien ausgedehnte Narbenbildung.

Behandlung: Magenschlauch wegen der Gefahr der Perforation gar nicht oder bei leichten Verätzungen nur mit allergrößter Vorsicht anwenden. In frischen Fällen sofort *Magnesia usta*, mehrere Teelöffel voll in Wasser; zur Not Aufschwemmungen *geschabter Kreide* (Kalkputz einer Wand), *geschlagenes Eiweiß* oder *Milch*. Gegen die Schmerzen *Morphiuminjektionen* und Pinseln der Mundhöhle mit 2%iger *Kokainlösung*. Später symptomatisch Eisstückchen, Analeptika. Einige Tage Nahrungsenthaltung, dann vorsichtige Ernährung mit Schleimsuppen, Milch, Eiern u. dgl. Zurückbleibende Ösophagusstrikturen sind einer chirurgischen Behandlung zu unterziehen.

Vergiftung durch Salzsäure (*Lötwasser*) und durch Salpetersäure (*Scheidewasser*). Symptome ähnlich wie bei der Schwefelsäurevergiftung. Auch hier stehen die örtlichen Erscheinungen der starken Stomatitis, Pharyngitis usw. im Vordergrund des klinischen Krankheitsbildes. Außerdem gewöhnlich Albuminurie, häufig auch Zylinder und Blut im Harn. Bei Salpetersäurevergiftung sind die verätzten Stellen, besonders die Mundwinkel, *gelblich* gefärbt (Xanthoproteinreaktion) (bei Salzsäure *weißlich*, bei Schwefelsäure *schwärzlich*). Erbrechen gelblicher, blutiger Massen. Bei der Vergiftung mit *rauchender Salpetersäure* kommt noch die *Entzündung der Luftwege* durch die eingeatmeten Dämpfe hinzu (Glottisödem!). Ausgänge und *Behandlung* wie bei der Vergiftung mit Schwefelsäure.

Vergiftung durch Oxalsäure und ihre Salze (*Bitterkleesalz*). *Örtliche Ätzwirkungen* ähnlich wie bei den übrigen Säuren, nur weniger stark. In schweren Fällen Kollaps durch Herzlähmung. Außerdem namentlich *nervöse Erscheinungen:* Ameisenkriechen, Anästhesie der Fingerspitzen, tonische und klonische Krämpfe, Trismus und Tetanus, später Paresen. Kalziumoxalatkristalle im Erbrochenen, im Kot und im Harn. Im *Harn* tritt zuweilen *Zucker* auf, außerdem kann sich eine hämorrhagische *Nephritis* entwickeln. Die wiederholt beobachtete *Anurie* beruht auf der Verstopfung der Harnkanälchen durch Kalziumoxalatkristalle.

Behandlung: Rasche Entleerung des Magens. Intravenös oder subkutan 0,8%ige *Kochsalzinfusion* mit 2—4 g *Chlorkalzium* auf jedes Liter, *Afenil*- oder andere *Kalziuminjektionen*. Darreichung von *Kalziumpräparaten* oder auch von *Kalkwasser, Zuckerkalk, Kreide, Eierschalen*), um unlösliches *Kalziumoxalat* zu bilden.

Vergiftung durch Ammoniak (durch Einatmen von Ammoniakgas oder durch Trinken). Ammoniak ruft *pseudomembranöse* Entzündung der betroffenen Schleimhautstellen hervor.

Symptome: Reizerscheinungen der Schleimhäute der Augen, des Rachens, des Kehlkopfes, der Bronchien, Husten, Atemnot. Bei schweren Vergiftungen *Lungenödem*, Bronchopneumonie. Bei Vergiftungen per os: Speichelfluß, Schluckbeschwerden, Erbrechen von stark alkalisch reagierenden Massen, Durchfälle u. a. Harn nicht alkalisch, weil das NH_3 in Harnstoff übergeht. In schweren Fällen Kollapserscheinungen, hohe Pulsfrequenz und nervöse Symptome (Schmerzen, Parästhesien, Schwindel, Krämpfe u. a.). Zurückbleibende Strikturen selten.

Behandlung: Bei Ammoniakgasvergiftung die gleiche Behandlung wie bei Vergiftung durch Phosgen (s. u. S. 905). Bei Vergiftungen per os in frischen Fällen mit großer Vorsicht Magenspülung. Vorsichtiges Darreichen von stark verdünnten *Pflanzensäuren* (Essigwasser, Zitronenwasser). Ausspülen mit saurem Wasser, Milch, Öl. Gegen Erbrechen Eis. Analeptika. Bei starken Schmerzen *Morphium*.

Vergiftung durch Kalilauge oder Natronlauge. Symptome und *Behandlung* ähnlich wie bei der Vergiftung mit Ammoniak. Im Gegensatz zu den Säurevergiftungen ist zu bemerken, daß die Alkalien nicht Wasser entziehen und Eiweiß nicht fällen, sondern lösen. Die angeätzten Stellen werden daher nicht trocken und brüchig, sondern erweicht (,,Kolliquation''). Harn alkalisch. Bei der großen Tiefenwirkung der Laugenverätzungen sind *Ösophagusstenosen* häufig.

Vergiftung durch Karbolsäure (*Lysol, Kresol* u. dgl). Örtliche Ätzwirkungen im Mund (*weißliche Schorfe*), Rachen und Magen. Bei leichten Vergiftungen Schwindel, Kopfschmerzen und Kollapserscheinungen, in schweren Fällen Bewußtlosigkeit, selten nach vorausgehenden Reizsymptomen. Enge Pupillen. Erbrechen. Puls anfangs verlangsamt, später beschleunigt. *Dunkle, olivengrüne bis schwärzliche Farbe des Harns.* Zuweilen Hämoglobinurie und hämorrhagische Nephritis.

Behandlung: Magenspülung (mit großer Vorsicht). Darmspülung. *Magnesia usta*. Kalkwasser oder Zuckerkalk (Calcaria saccharata). Eiweißlösungen, Milch, Öle, Fette, Kreide. Später Abführmittel.

II. Schwermetalle und ihre Verbindungen.

Vergiftung durch Blei. a) Die *akute Bleivergiftung* macht die Erscheinungen einer heftigen Gastroenteritis. Beste *Gegengifte:* schwefelsaure Alkalien (Natriumsulfat, Magnesiumsulfat). Auch phosphorsaure Alkalien, Eiweiß, Milch. In ganz frischen Fällen Magenspülung, Abführmittel und Einläufe. Im übrigen symptomatisch.

b) *Chronische Bleivergiftung* (häufigste gewerbliche Vergiftung, bei Schriftsetzern, Schriftgießern, Arbeitern in Akkumulatorenfabriken, Farbenreibern, Malern, Lackierern, Töpfern, Feilenhauern u. a.). Auch Speisevergiftungen durch bleihaltiges Kochgeschirr oder bleihaltige Konservenbüchsen, ferner durch bleihaltiges Stanniol (Schnupftabak, Schokolade), Leitungswasser aus bleihaltigen Röhren u. a.

Allgemeine Erscheinungen: Appetitlosigkeit, Abmagerung, Stuhlverstopfung, Muskelschwäche, besonders in den Streckmuskeln der rechten Hand, Tremor der ausgespreizten Hände. *Bleisaum* am Zahnfleisch. Sekundäre Anämie. Im Blut sind die *Retikulozyten* und die *basophil granulierten roten Blutkörperchen* stark vermehrt, ebenso die *Porphyrine* im Harn. *Behandlung:* Vegetabilische Kost. *Kalzium.* Abführmittel. Einläufe.

Wichtige Symptomengruppen: 1. *Bleikolik.* Heftige kolikartige Schmerzen, vom Nabel ausstrahlend. Meist Stuhlverstopfung, seltener Durchfall. Leib eingezogen, hart. Häufig Erbrechen. Puls verlangsamt. Oft zunächst *Blutdruckerniedrigung.* Temperatur meist normal. Harn zuweilen etwas eiweißhaltig. *Behandlung:* Bei starken Schmerzen *Opium, Skopolamin, Nitroglyzerin* und warme Umschläge. Auch *Belladonna* und *Atropin* versuchen. Gegen die Verstopfung Einläufe. Warme Bäder.

2. *Bleilähmung,* s. o. S. 478. Auch Lähmungen der Kehlkopfmuskeln infolge von Bleivergiftung sind beschrieben worden. Zuweilen *Atrophia nervi optici.*

3. *Encephalopathia saturnina.* Plötzlicher Ausbruch schwerer Gehirnerscheinungen: Epileptiforme Krämpfe, Bewußtlosigkeit, Delirien, große psychische Unruhe, sehr heftige Kopfschmerzen, Amaurosis saturnina. In schweren Fällen tritt der Tod ein. *Behandlung* symptomatisch: Laue Bäder mit Übergießungen, Narkotika, Reizmittel. *Jodkalium* kann versucht werden.

4. *Arthralgia saturnina.* Am häufigsten im Kniegelenk, seltener auch an den Gelenken der oberen Gliedmaßen. Zuweilen verbunden mit schmerzhaften Muskelkontraktionen. Gelenkveränderunge fehlen meist. *Behandlung:* warme Umschläge und Bäder.

Zu erinnern ist hier noch einmal an die Beziehungen der chronischen Bleivergiftung zur *Gicht* (s. d.), zur *Arteriosklerose* (s. d.) und zur chronischen *Schrumpfniere* (s. d.). Nicht ganz selten sind ferner infolge Bleischädigung der Keimzellen *Unfruchtbarkeit* und *Fehlgeburten.*

Vergiftung mit Quecksilber. a) *Akute Vergiftung durch Sublimat:* Starke Verätzung im Mund, Rachen, Ösophagus, Magen und Darm. Metallischer Geschmack, Erbrechen, Leibschmerzen. Infolge der *Ausscheidung* des Quecksilbers durch den *Darm* Durchfälle mit Entleerung blut- und schleimhaltiger Stühle und quälendem Tenesmus. Infolge Ausscheidung durch die Nieren schwere Nekrosen und Verkalkungen der Harnkanälchenepithelien (*Sublimatnephrose*). *Albuminurie.* Meist keine Ödeme. Oligurie, später *vollständige Anurie.* Kollapserscheinungen. Verlauf meist tödlich. Akute Sublimatvergiftungen, namentlich bei Krankenpflegerinnen, die Sublimatpastillen genommen haben. Schon wenige Stunden nach der Einverleibung des Giftes ist

Albuminurie nachweisbar. *Dann folgt ein trügerisches, euphorisches Stadium von 7—10 Tagen*, hieran schließen sich jedoch fast immer *urämische Erscheinungen* an, die den Tod zur Folge haben.

Behandlung: Wiederholte Magen- und Darmspülungen, Milch, Eiweißlösungen, Traubenzucker, Natrium bicarbonicum, vor allem auch Carbomedicinalis- oder Adsorganaufschwemmungen. Täglich mehrmals intravenöse Injektionen von 20%iger *Traubenzuckerlösung* und von 10%iger *Kochsalzlösung* (wegen der Chlorverarmung des Blutes).

b) *Chronische Quecksilbervergiftung* (*Merkurialismus*) (Arbeiter in Thermometerfabriken, physikalischen Werkstätten u. dgl., Spiegelbeleger, Vergolder u. a., nicht selten bei langdauernder Syphilisbehandlung): Sekundäre Anämie, Abmagerung mit auffallender Muskelschwäche, Magen- und Darmerscheinungen. Bei der arzneilichen Anwendung des Quecksilbers ist neben der selteneren *Quecksilberenteritis* und *Quecksilbernephrose* die *Stomatitis mercurialis* die wichtigste toxische Nebenwirkung: Auftreten übelriechender Schleimhautnekrosen mit Geschwürsbildung an der Wangenschleimhaut, am Kieferwinkel, Zahnfleisch u. a. Besonders wichtig ist der bei der chronischen Quecksilbervergiftung oft auftretende *Tremor mercurialis*. Gewöhnlich geht diesem ein Stadium auffallender *psychischer Reizbarkeit* („*Erethismus mercurialis*") vorher, und nicht selten ist irgendeine psychische Erregung, ein Schreck od. dgl. die Veranlassungsursache zum ersten Auftreten des Tremors. Der Tremor selbst ist ein ausgesprochenes *Intentionszittern*, d. h. er ist bei ruhiger Haltung des Körpers meist gar nicht vorhanden, tritt aber bei allen Bewegungen sofort hervor, ähnlich wie das Zittern bei der multiplen Sklerose. Je feinere Bewegungen die Kranken z. B. mit den Händen ausführen wollen, um so stärker wird das Zittern. Psychische Erregungen bringen meist eine beträchtliche Steigerung des Zitterns hervor. Mitunter ist das Zittern so stark, daß die Kranken das Bett nicht verlassen können. In seltenen Fällen treten auch Lähmungen auf.

Behandlung: Entfernung aus dem schädigenden Betrieb, gegebenenfalls Aussetzen der Quecksilberbehandlung. Wasserstoffsuperoxyd zum Mundspülen und Gurgeln. Reichlich Milch. Vegetabilische Kost. Keinen Alkohol. *Jodkur*. Sedativa. Hydrotherapie.

Vergiftung mit Wismut. (*Bismutum subnitricum, Wismutpräparate zur Syphilisbehandlung*). Speichelfluß, Gingivitis mit grauem Zahnfleischsaum (*Wismutsaum*), Erbrechen, Koliken, Durchfälle mit grauschwarzen Stühlen. Kopfschmerz. Nierenreizung. Basophil getüpfelte rote Blutkörperchen vermehrt. Sekundäre Anämie. Die durch Röntgenkontrastmittel, die früher mit Wismutsalzen hergestellt wurden, hervorgerufenen Vergiftungen waren vorwiegend Nitritvergiftungen (Methämoglobinbildung).

Behandlung: Magen- und Darmspülungen. Abführmittel. Analeptika. Aussetzen der Wismutbehandlung!

Vergiftung mit Kupfer (*Kupfervitriol, Grünspan*, auch nach längerem Stehen saurer oder fetter Speisen in Kupfer- und Messinggefäßen). *Akute Kupfervergiftung:* Kupfergeschmack, Erbrechen grünlicher Massen, Gastroenteritis, Kolikschmerzen, Tenesmus, blutige Stühle. Ferner *nervöse Erscheinungen* (Kopfschmerz, Schwindel, Anästhesien, Lähmungen, Delirien). Kollaps, erschwerte Atmung. Nierenreizung. *Chronische Kupfervergiftung* selten (Magen- und Darmerscheinungen, Koliken, *rötliche oder grünliche Färbung der Haare*). Folge: Leberzirrhose (?).

Behandlung: Magenspülungen mit gelbem Blutlaugensalz. Milch. Eiweißlösungen. Milchzucker. Carbo medicinalis oder Adsorgan. Magnesia usta.

Vergiftung mit Zink (*Zinkvitriol, Chlorzink, Zinkoxyd*). Bei *akuter Vergiftung* Erscheinungen schwerer Gastroenteritis, besonders starkes Erbrechen. Außerdem Albuminurie.

Behandlung: Magenspülungen, Milch, Eiweißlösungen, Tannin und kohlensaure Alkalien.

Durch überhitzte Zinkdämpfe entsteht das sogenannte *Gießerfieber* in *Rotguß* (*Messing*) verarbeitenden Betrieben (asthmaähnliche Zustände, Bronchitis, Schüttelfrost, Fieber bis 40°, Kopfschmerz). Nach 3—6 Stunden Heilung unter Schweißausbruch.

Vergiftungen durch Mangan kommen in *Braunsteinbergwerken*, beim *Verladen von Manganerzen* und vor allem in *Braunsteinmühlen* durch Einatmen von manganhaltigem Staub vor. *Erscheinungen:* Schwäche und Kribbeln in den Beinen, Zittern, Muskelstarre, Bewegungsstörungen, mimische Starre, also ein pallido-striärer Symptomenkomplex wie beim *Parkinsonismus*. Dementsprechend ergibt die Sektion schwere degenerative Veränderungen im *Pallidum, Putamen* und *Nucleus caudatus*. Ferner sind bei Braunsteinarbeitern tödliche *Lungenentzündungen* häufig. Eine wirksame *Therapie* ist nicht bekannt.

Vergiftungen durch Thallium (*Enthaarungsmittel, Rattengift*). Symptome: *Starker Haarausfall*, Magendarmstörungen (Erbrechen, Koliken, Durchfälle, später Verstopfung), *Polyneuritis*, vor allem Muskel- und Nervenschmerzen, sowie Paresen in den Beinen. Störungen (gesteigerte Erregbarkeit) des vegetativen Nervensystems. Kopfschmerzen, Unruhe, Schlaflosigkeit. Psychosen.

Behandlung: Magenspülungen, Abführmittel, Milch. *Natriumthiosulfat*, tgl. 0,6 g in 20 ccm Aqu. dest. intravenös.

Vergiftungen durch Chrom. Lösungen von Chromsalzen rufen geschwürige Verätzungen mit *gelbroten Schorfen* in Mund und Rachen hervor. *Dysenterieähnliche Gastroenteritis. Hämorrhagische Nephritis.* Stets Reststickstofferhöhungen. Tod unter *urämischen* Erscheinungen. Bei Arbeitern, die ständig mit Chromsalzen zu tun haben, oft tiefgreifende *Schleimhautgeschwüre* in Nase, Mund und Rachen. Knorpelige Nasenscheidewand mitunter zerstört. Oft ausgedehnte *schwere Hautentzündungen* an den Armen nach Arbeiten in Chromsäurelösungen (in Verchromungsanstalten).

Behandlung: Bei akuten Vergiftungen Magenspülung mit 1%iger Lösung von *schwefligoder unterschwefligsaurem Natrium*. Magnesia usta. Natr. bicarbonicum.

Vergiftung mit Barium (*Chlorbarium, Bariumnitrat und -karbonat*, vor allem bei Verwechslungen mit dem zu Röntgenkontrastbreien verwendeten unlöslichen und ungiftigen Bariumsulfat). Erbrechen, Durchfälle, Schluckbeschwerden, Herzbeklemmungen, Krämpfe, Lähmungen in den Beinen, Ohrensausen, Verminderung der Sehkraft.

Behandlung: Magenspülungen mit 1% Natr. sulf. und Magn. sulf. Abführmittel. Atropininjektion. Koffein, Cardiazol, Kampfer.

III. Metalloide und ihre Verbindungen.

Vergiftung durch Arsen (arsenige Säure [*Arsenik*], Schweinfurter Grün, Scheelesches Grün u. dgl.). a) *Akute Arsenvergiftung:* Symptome einer starken Gastroenteritis, nicht unähnlich der *Cholera*. Heftiges Erbrechen, reiswasserähnliche Durchfälle. Heftige Leibschmerzen. Auch andere Schleimhäute können Reizerscheinungen zeigen (Konjunktivitis, Bronchitis). Erscheinungen von seiten des *Nervensystems:* Schwindel, Kopfschmerz, Ohnmachten, Krämpfe, Lähmungen. Herzschwäche. Zyanose. Kollaps. Nicht selten Hautausschläge in Form von Pusteln, Ekzemen u. a. Im spärlichen Harn zuweilen Eiweiß und Blut. In schweren Fällen Tod nach 1—2 Tagen. Die *Sektion* zeigt schwerste Gastroenteritis mit Epithelverlust, Hyperämie und Hämorrhagien.

Behandlung: Magenspülungen. Im übrigen Hauptmittel *Ferrum hydricum in Aqua* ($^1/_4$—$^1/_2$ stündlich 2—4 Eßlöffel), *Ferrum oxydatum saccharatum solu-*

bile, teelöffelweise, *Magnesia usta* und besonders das aus Magnesia und Eisen-oxydhydrat bestehende offizinelle „*Antidotum Arsenici*", innerlich $^1/_4$—$^1/_2$-stündlich 1—2 Eßlöffel. Auch *Magnesia usta* allein mit gleichen Teilen *Carbo medicinalis* gemischt, hat eine günstige Wirkung. Kochsalz- und Trauben-zuckerinfusionen. Analeptika.

b) *Chronische Arsenvergiftung* (Arbeiter in Arsenikhütten, Glasfabriken, arsenhaltige Kleider, Tapeten, künstliche Blumen u. a.): Chronische Rhinitis und Konjunktivitis, chronischer Magen- und Darmkatarrh. *Arsenneuritiden* (reißende Gliederschmerzen, Parästhesien, *Arsenlähmungen* (Verlust der Re-flexe, Spasmen, Ataxien, s. S. 480). *Hauterkrankungen*, besonders trophische Störungen mit Pusteln und Ekzemen. Auffallende graue oder braune, all-gemeine oder fleckförmige Verfärbung der Haut (*Arsenmelanose*), die nicht selten auch nach länger dauerndem medikamentösem Arsengebrauch auftritt. *Arsenkeratose*. Störungen des Nagelwachstums (*Meessche Querstreifen*). Haar-ausfall. Sekundäre Anämie. Herzmuskelschädigungen mit Ödemen. Leber-schädigungen, Ikterus. Nephrosen. Psychosen. Kachexie.

Behandlung: Symptomatisch, diätetisch, stärkend.

Vergiftung mit *Arsenwasserstoff* ruft *Auflösung der roten Blutkörperchen*, *Hämoglobinurie* und *Ikterus* hervor. Starke *sekundäre Anämie* neben *Neuralgien* und schweren Nervenerscheinungen.

Praktisch wichtig sind die Vergiftungen, die nicht ganz selten nach der An-wendung organischer Arsenpräparate bei der Behandlung der Syphilis und anderer Krankheiten beobachtet werden. Das jetzt kaum mehr gebrauchte *Atoxyl* und auch das *Arsacetin* können schwere Sehstörungen und Erblindung verursachen. *Salvarsan* und seltener auch *Neosalvarsan* können in vereinzelten Fällen schwere zerebrale Krankheitserscheinungen bedingen (Bewußtlosigkeit, Krämpfe), als deren anatomische Grundlage die Sektion eine *hämorrhagische Enzephalitis* ergibt. Mitunter entstehen Nekrosen in der Leber und Ikterus (*Salvarsanikterus*). In manchen Fällen entwickeln sich hartnäckige *Haut-ausschläge* (*Salvarsandermatitis*). Diese können durch intravenöse Injektionen von *Natriumthiosulfat* (alle 2—3 Tage 0,3—1,8 g) gebessert werden.

Vergiftung mit Antimon (*Brechweinstein*). Metallischer Geschmack im Mund, Er-brechen, Gastroenteritis, Schwächegefühl, Wadenkrämpfe, Schweiße, Kollaps. *Chro-nische Antimonvergiftung* verläuft ähnlich wie Arsenvergiftung.

Behandlung: Magenspülung, Abführmittel. Eiweißlösungen, Carbo medicinalis und Adsorgan.

Vergiftung durch Phosphor. a) *Akute Phosphorvergiftung* (beim Arbeiten mit gelbem Phosphor, durch Rattengift, früher bei Herstellung von Streich-zündhölzchen): Heftige Schmerzen im Epigastrium und Erbrechen (die aus-gebrochenen Massen riechen nach Knoblauch und leuchten zuweilen im Dun-keln). 2—3 Tage Wohlbefinden. Hierauf schwere Erscheinungen: *Ikterus*, starke *Schmerzen* im Leib, *Vergrößerung der Leber*, Fieber, Bradykardie, kleiner weicher Puls, *hämorrhagische Diathese* mit Nasen-, Haut-, Magen-, Darm-, Nieren- und Uterusblutungen. Sensorium meist frei. Vor dem Tode zuweilen Sopor und Krampfanfälle. Im *Harn* Eiweiß, Blut, Zylinder, Gallenfarbstoff, selten Leuzin und Tyrosin. Der Tod erfolgt meist nach 8—14 Tagen, doch kommt auch ein ganz akuter Verlauf vor. Auch in scheinbar leichten Fällen mitunter plötzlicher Herztod.

Bei der *Sektion* wird neben ikterischer Verfärbung aller Organe, neben zahl-reichen Blutungen in den Schleimhäuten und Organen vor allem eine hoch-gradige *Fettleber* gefunden. Das Blut ist in der Leiche sehr dunkel und auf-fallend wenig geronnen.

Behandlung: In frischen Fällen langdauernde Magenspülungen mit 0,1%iger Lösung von *übermangansaurem Kali.* Abführmittel (*Bitterwasser*). Große Mengen *Carbo medicinalis* oder *Adsorgan.* Als Brechmittel wurde früher nur *Cuprum sulfuricum* verwendet. Bestes Gegengift ist das nicht rektifizierte *Terpentinöl* (30—40 Tropfen in schleimiger Flüssigkeit, z. B. Mixtura gummosa). Fette und Milch sind zu vermeiden, da der Phosphor in Fett löslich ist. Im übrigen symptomatische Behandlung (Narkotika).

b) *Chronische Phosphorvergiftung:* Phosphornekrose des Unterkiefers, seltener des Oberkiefers, ausgehend von kariösen Zähnen. Nekrose des Knochens mit reichlicher Osteophytenbildung.

IV. Halogene und ihre Verbindungen.

Vergiftung durch Chlor (*Chlorgas*). Reizung der Schleimhäute, Tränenfluß, Niesen, Schnupfen. Blutiger Auswurf. Stimmritzenkrampf. Stechen auf der Brust. Atemnot. Quälender Husten. In schweren Fällen *Bronchitis* und *Pneumonien.*

Behandlung: Frische Luft. Einatmen von warmen Wasserdämpfen oder von *Natr. thiosulfur.* 2,0, *Natr. carbon.* 0,5, *Aqua dest. ad* 100,0. Innerlich Milch, Eiweißwasser. Narkotika.

Vergiftung mit Kalium chloricum (bei Benutzung als *Gurgelwasser*). Bei Kindern sind schon nach Verschlucken weniger Gramm tödliche Vergiftungen beobachtet worden. *Starkes Blutgift. Zerstörung von roten Blutkörperchen* und Übergang des Hämoglobins in *Methämoglobin. Hämoglobinurie. Methämoglobin* im Urin und im Blut nachweisbar. In schweren Fällen *Ikterus,* Erbrechen, Durchfall, Atemnot, Zyanose. Infolge völliger Verstopfung der Harnkanälchen durch Methämoglobinschollen *Anurie. Urämie.* Leichte Fälle können heilen.

Behandlung: Magenspülungen. Abführmittel. Anregung der Diurese durch reichliche Flüssigkeitszufuhr (Mineralwässer). Herzmittel.

Vergiftung durch Jod. a) *Akuter Jodismus,* z. B. nach Trinken von Jodtinktur, nach Injektionen größerer Mengen Jodtinktur in Ovarialzysten u. dgl. beobachtet: Kollaps, Zyanose, kleiner, sehr frequenter Puls. Erbrechen blaugefärbter Massen (*Jodstärke*). Manchmal auffallende Atemnot. Schnupfen, Konjunktivitis, Stirnkopfschmerzen. Starke Rötung der Haut, Exantheme. Oligurie, Albuminurie, zuweilen Hämoglobinurie.

b) *Chronischer Jodismus,* z. B. bei fortgesetztem inneren Gebrauch von Jod oder von Jodkalium: *Schnupfen, Konjunktivitis,* Stirnhöhlenkatarrh, Angina, zuweilen sogar Glottisödem. Magenbeschwerden. Leichte Nervenerscheinungen (Schwindel, Kopfweh). *Jodexantheme* (Akne, Erytheme, zuweilen in der Form des Erythema nodosum). Nach längerem Gebrauch von Jodpräparaten kommen *thyreotoxische Zustände* vor: auffallende *Abmagerung, Schwäche, Tachykardie, nervöse Unruhe.*

Behandlung: In akuten Fällen *Natrium subsulfurosum,* auch *Soda* innerlich. Im übrigen symptomatisch. Rechtzeitiges Aussetzen des Mittels bei innerlichem Jodgebrauch! Nach EHRLICH sollen durch die innerliche Darreichung von etwa 6 g *Sulfanilsäure* die Erscheinungen des Jodismus mitunter rasch verschwinden.

Vergiftung durch Brom. a) Akute Vergiftung durch *Bromdämpfe* ruft dieselben Erscheinungen hervor wie die Chlorvergiftung. Die sehr seltenen akuten Vergiftungen durch *Bromsalze* entsprechen völlig dem Bild der Schlafmittelvergiftungen (s. u.). Akute Bromsalzvergiftungen sind nicht tödlich, falls sich keine *Bronchopneumonie* entwickelt.

b) Erscheinungen des *Bromismus* bei längerem Gebrauch von *Bromsalzen:* Mattigkeit, Muskelschwäche, psychische Apathie und Gedächtnisschwäche.

Herabsetzung der Reflexe, namentlich der Reflexerregbarkeit des Gaumens und Rachens. Schlechter Geruch aus dem Mund. Appetitlosigkeit, Durchfall. Seltener Schnupfen, Konjunktivitis. Impotenz. Fast stets *Bromakne*, deren Auftreten durch gleichzeitige Arsendarreichung verzögert werden soll.

Behandlung: Aussetzen des Mittels bei innerlichem Bromgebrauch. Kräftige *kochsalzreiche* Ernährung.

Vergiftung durch Fluor (Fluoride in Mitteln zur Schädlingsbekämpfung und zur Konservierung). *Symptome:* Erbrechen. *Gastroenteritis.* Großes Schwächegefühl. Albuminurie. Später Fieber und *Nervenerscheinungen:* Sensibilitätsstörungen, Schmerzen in den Beinen, Unsicherheit beim Gehen, Lähmungen. Bei schweren Vergiftungen Bewußtlosigkeit, Tod an Atemlähmung und Herzschwäche.

Behandlung: Magenspülungen mit Kalkwasser, Milch, Carbo medicinalis oder Adsorgan. Abführmittel (Rizinusöl). Traubenzuckerinjektionen. Analeptika.

V. Giftige Gase.

Vergiftung durch Kohlenoxyd [CO] (Leuchtgas, Kohlendunst, Auspuffgase, Explosionsgase). Kohlenoxydvergiftungen sind die *häufigsten* aller Vergiftungen (durch offene oder schadhafte *Leuchtgas*leitungen, durch schadhafte Öfen und offene Kohlenfeuer bei schlechtem Abzug der *Verbrennungsgase* in geschlossenen Zimmern, besonders auch in Arbeitsräumen und Werkstätten, bei Bränden durch *Rauchgase*, durch *Auspuffgase* von Verbrennungsmotoren, besonders von Kraftfahrzeugen (lange Fahrten in geschlossenen Kraftwagen, Laufenlassen des Motors in geschlossener Garage), bei Tunnelbauten und in Kohlenbergwerken, bei *Sprengungen* und *Schlagwetterexplosionen*, im Krieg bei *Geschoßexplosionen* und *Minensprengungen*).

Kohlenoxyd ist ein *farb-, geruch-* und *reizloses* Gas. 1 Teil CO in 10000 Teilen Luft verursacht Vergiftungserscheinungen, 1 Teil CO in 1000 Teilen Luft macht bewußtlos und führt längere Zeit eingeatmet den Tod herbei, 1 Teil CO auf 100 Teile Luft kann schlagartig, *blitzschnell* zum Tode führen. Kohlenoxyd ist ein *Blutgift*. Es verbindet sich mit Hämoglobin zu *Kohlenoxydhämoglobin* und verhindert — infolge seines etwa 250mal größeren und festeren Bindungsvermögens als Sauerstoff — die Bildung von *Oxyhämoglobin* und damit die Versorgung der Gewebe mit dem unbedingt nötigen Sauerstoff.

a) *Akute Vergiftung. Erscheinungen:* Übelkeit, Benommensein, Schwindel, Kopfdruck, *Kopfschmerzen*, Pulsieren der Schläfenarterien, Ohrensausen, Flimmern vor den Augen, *Erbrechen*. Mattigkeit und Schläfrigkeit, *die Beine versagen*, so daß der Vergiftete nicht imstande ist, sich fortzubewegen. Allmählich eintretender tiefer Schlaf (*Bewußtlosigkeit*). Unregelmäßige, später aussetzende *Atmung*. *Puls* beschleunigt, unregelmäßig, dann aussetzend. Sinken der *Körpertemperatur* und des *Blutdrucks*. Das anfänglich blasse Gesicht *rötet* sich, *fleckige Rötung* der Körperhaut. Schlaf in den Tod (durch *Atemlähmung*). Seltener vorher *rauschartige Zustände*, epileptiforme *Krampfanfälle* mit Kotabgang, später *Lähmung*. In vielen Fällen *auffallende Muskelanspannungen* und *Muskelsteifigkeit*, in anderen vollständig *schlaffe Lähmung*. — Im *Urin* in etwa 10% der Fälle *Zucker* nachweisbar, *Eiweißausscheidung* in etwa 20%, gelegentlich *Urobilinogen*. Kurz vor dem Tode oft hohes Ansteigen der *Körpertemperatur*.

Bei Überstehen der Vergiftung häufig Nachkrankheiten: *Lungenentzündungen, Nephrosen und Nephritiden, Myokarditis* (infolge multipler kleiner Blutungen im Herzmuskel), *Thromboseneigung*, fast immer *neurologisch-psychiatrische* Erscheinungen: *retrograde Amnesie, Kopfschmerzen*, Gliederschmerzen, *Neuritiden*, Störungen der Sensibilität und Motilität, Lähmungen, Sprachstörungen, Störungen des Seh- und Hörvermögens, *extrapyramidale*

Störungen infolge Schädigung von Striatum und Pallidum, besonders *Parkinsonismus, trophische Störungen*, Blasenbildungen und Hautnekrosen, Neigung zu Verbrennungen durch Wärmflaschen usw., zu Dekubitus, Speichelfluß, Störungen der Schweißsekretion, Schwankungen des Blutdrucks, des Blutzuckerspiegels, der Zahl der roten Blutzellen (Polyglobulie), *psychische Störungen*, Verwirrtheit, Psychosen, in seltenen Fällen bis zur Verblödung.

b) Bei *chronischer Vergiftung* (fortdauerndes Einatmen kleiner Kohlenoxydmengen, die durch Poren, Mauerrisse oder Erdschichten eindringen, in Werkstätten, in Fabriken, an Hochöfen usw.). *Erscheinungen: gesteigerte Reizbarkeit* und *nervöse Erschöpfbarkeit* (*Nervosität, Neurasthenie*), *Kopfschmerzen*, Übelkeit, Schwindel, vestibulare Übererregbarkeit, erhöhte Erregbarkeit des vegetativen Nervensystems, Unruhe, *psychische Störungen*, besonders Nachlassen der Konzentrationsfähigkeit, Bewußtseinstrübungen, schlechter Schlaf, *schlechtes Aussehen, sekundäre Anämie*.

Die *Sektion* ergibt vor allem mit großer Regelmäßigkeit als kennzeichnenden Befund kleine *symmetrische Erweichungsherde in beiden Stammganglien* (*Globus pallidus*). So erklärt sich das nicht seltene Auftreten ausgesprochener pallido-striärer Symptome bei der Kohlenoxydvergiftung.

Diagnose. An Kohlenoxydvergiftung *denken!* Sofort *spektroskopischer Nachweis des Kohlenoxyds im Blut*. Dessen Farbe wird durch Kohlenoxydhämoglobin *hellkirschrot*. Später sind die für *Methämoglobin* im Spektroskop sichtbaren Linien kennzeichnend. — Auch die HALDANEsche *Probe* kann versucht werden: Ein Tropfen mit Kohlenoxyd gesättigtes Blut in etwa 5 ccm Wasser fallend läßt die Lösung *rötlich* erscheinen. Ist Kohlenoxyd im Blut nicht vorhanden, erscheint die Lösung *gelblich*.

Behandlung: Frische Luft. Künstliche Atmung. Zufuhr (*Einatmen*) *von Sauerstoff*, besonders gut wirkt die *Carbogengas* genannte Mischung von 95% Sauerstoff mit 5% Kohlensäure zur Anregung des Atemzentrums. Erwärmung durch *Einpacken in Decken* (*keine* Wärmflaschen und Heizkissen wegen Neigung zu Verbrennungen infolge trophischer Störungen). Wiederholte subkutane *Lobelininjektionen, Strophanthin, Cardiazol*, Kampfer, Koffein. *Hautreize* (Besprengen mit kaltem Wasser, Schlagen der Brust mit nassem Tuch, Reiben der Glieder). Bei Erregungszuständen *kein* Morphium, sondern *Skopolamin*. *Aderlaß* mit nachfolgender Kochsalzinfusion oder besser mit nachfolgender Transfusion einer entsprechenden Menge *gruppengleichen* Blutes.

Vergiftung durch Kohlensäure [CO$_2$) (falls die Atemluft mehr als 5% CO$_2$ enthält) in Höhlen, in Gärkellern, in Bergwerken, in Fabrikräumen, bei Tunnelbauten, in Kloaken. Die Kohlensäure befindet sich infolge ihrer Schwere *am Boden*. *Erscheinungen:* Atemnot, Angstgefühl, Herzklopfen, Kopfschmerzen, Ohrensausen, Schwindel, *Zyanose, Bewußtlosigkeit*. Bei starken Vergiftungen oft krampfartige Zuckungen, Koma, Tod durch Atemlähmung.

Behandlung wie bei Kohlenoxydvergiftung.

Vergiftung durch Blausäure [HCN] (Zyankali (KCN), bittere Mandeln, Lösungsmittel von Goldverbindungen, bei Galvanoplastik, bei Ungezieferbekämpfung, in Laboratorien, ferner neben Kohlenoxyd beim Verbrennen von Filmen, Zelluloid, Grammophonplatten u. a.). Die Blausäurevergiftung beruht auf *Hemmung der Gewebsatmung*, die Körperzellen sind nicht mehr imstande, den zu ihrer Erhaltung nötigen Sauerstoff aus dem Blut aufzunehmen. Daher ist das venöse Blut *hellrot* und enthält bis 12% Sauerstoff. Daneben kommt es zur Bildung von *Zyanhämoglobin*. Tod durch „innere" Erstickung der Zellen, vor allem auch der des Atemzentrums.

Bei der akuten Vergiftung Tod blitzschnell, oft unter einem Aufschrei. Mitunter Eintritt des Todes erst nach einigen Minuten unter Atemnot und krampfartigen Zuckungen. Bei längerdauerndem Verlauf krampfartige, sehr langsame Atmung mit langer Exspiration, Atemnot, Herzklopfen, Vortreten der Bulbi, erweiterte reaktionslose Pupillen. Herzschwäche, hellrote Schleimhäute, Bewußtlosigkeit. Muskelzuckungen. Trismus. Meist tritt die Atemlähmung vor dem Herzstillstand ein.

Kennzeichnender Geruch nach bitteren Mandeln. Nachweis von Blausäure in Luft oder Erbrochenem durch Blaufärbung von *Benzidinkupferpapier*.

Behandlung: Künstliche Atmung. Aderlaß. Kochsalz- und Traubenzuckerinfusionen. Kühle Übergießungen. Reizmittel. Sauerstoffeinatmung kann versucht werden. Bei Aufnahme per os Ausspülen des Magens mit 2%iger Lösung von *Wasserstoffsuperoxyd* oder mit $1-2^0/_{00}$iger Lösung von *Kaliumpermanganat*. Auch subkutane Anwendung des *Wasserstoffsuperoxyds* in 2—3%iger Lösung oder intravenös 0,3%ige *Natriumthiosulfatlösung* (10 bis 30 ccm).

Vergiftung durch Nitrobenzol (*Mirbanöl, künstliches Bittermandelöl*, in Sprengstoffen u. a., in der chemischen Industrie). *Erscheinungen:* Starker Geruch nach bitteren Mandeln. Anfangs Eingenommensein des Kopfes. Rascher Eintritt einer bläulichen Färbung der Haut (*Methämoglobin*), die sich bald zur stärksten, blauschwarzen *Zyanose* steigert. Zunehmende Beängstigung, Atemnot, Bewußtseinsstörung bis zu vollständigem Sopor. In schweren Fällen Tod unter krampfartigen Zuckungen, in leichteren allmähliche Genesung, bei chronischen Vergiftungen sekundäre Anämie und Leberschädigung. Häufig Subikterus.

Behandlung: Frische Luft. Sauerstoffeinatmung. Künstliche Atmung. Aderlaß. Reizmittel: *Lobelin, Cardiazol, Kampfer, Koffein*. Bei Vergiftungen per os vor allem Magen- und Darmspülungen. Salinische Abführmittel. Gegebenenfalls Bluttransfusion.

Sehr ähnlich der Nitrobenzolvergiftung ist die *Vergiftung mit Anilin*, auch mit *Antifebrin, Phenacetin* u. a. Die Nitrite sind ebenfalls Blutgifte (*Methämoglobinbildner*) und wirken gefäßlähmend.

Vergiftung mit Kalkstickstoff (Düngemittel). Giftwirkung des Kalkstickstoffs beruht auf einer Cyanverbindung (*Cyanamid*). *Erscheinungen:* Nach *Einatmen* Atemnot, Brustbeklemmung, Frieren, Rötung des Gesichts, Hustenreiz, Herzklopfen. Nach *Aufnahme per os* Erbrechen und Durchfälle. Starke Schmerzen im Leib. Allgemeiner Kollaps: kühle Haut, sehr kleiner, rascher, zuweilen verlangsamter Puls. Nervöse Erscheinungen, schmerzhafte Muskelkontraktionen, in schweren Fällen Krampfanfälle und Koma.

Behandlung wie bei Blausäurevergiftung.

Vergiftung durch Nitrosegase [NO, NO₂, N₂O₄] in gewerblichen Betrieben, Verbrennungsgase bei Explosionen von Geschossen, Schießbaumwolle, Dynamit u. a., bei Verbrennung von phot. Filmen (und Röntgenfilmen!) gemeinsam mit CO und HCN. Wirkung und Krankheitserscheinungen ähnlich wie bei *Phosgen* (s. S. 905): Lungenreizung und *Lungenödem*, dazu *Nitritwirkung* (*Methämoglobinbildung*). In leichten Fällen: Atemnot, Erbrechen, Zyanose, Benommenheit. Starke Methämoglobinbildung. Bei schweren Vergiftungen: Hustenreiz, dann *nach mehrstündiger Pause scheinbaren Wohlbefindens* unter stärkster Atemnot, reichlichem blutig gelblichem Auswurf und Zyanose Entwicklung eines *hochgradigen Lungenödems*, das meist bei freiem Bewußtsein zum Erstickungstod führt. Bei Einatmen sehr hoher Konzentrationen sofortiges Auftreten des toxischen Lungenödems. Kollaps. Tod nach wenigen Stunden oder nur Erstickungsanfälle, Krämpfe, Tod durch Atemlähmung.

Behandlung wie bei Phosgenvergiftung (s. S. 906).

Vergiftung durch Schwefelwasserstoff [H₂S] (*Latrinengase* in Kloaken, in Abwässerkanälen, in Laboratorien und Fabriken, zumeist gemeinsam mit Kohlenoxyd u. a.). *Erscheinungen:* Leichte Reizung der Schleimhäute, der Haut, der Atemwege, Übelkeit, Kopfschmerz, Erbrechen, Durchfall, Aufregungszustände, Bewußtseinsstörungen. In schweren Fällen schnell *Bewußt-*

losigkeit, Atemnot, Zyanose, *Krämpfe*, *Atemlähmung* und *Tod*. Das Blut ist dünnflüssig und schwarzrot mit Stich ins Grünliche (*Sulfhämoglobin*). Geruch nach faulen Eiern.

Behandlung: Frische Luft. Künstliche Atmung. Einatmung von Sauerstoff. Aderlaß. Kochsalz- und Traubenzuckerinfusionen. Reizmittel: Lobelin, Cardiazol, Kampfer, Koffein u. a.

Vergiftung durch Schwefelkohlenstoff [CS₂] (bei Arbeitern in Kautschukfabriken, in Vulkanisieranstalten, in Kunstseidefabriken u. a.). Fast nur *chronische* Vergiftungen: Kopf- und Gliederschmerzen, Appetitlosigkeit, Sehstörungen, Schlaflosigkeit. *Schwere nervöse Erscheinungen:* Abschwächung der Sehnenreflexe, Parästhesien, Ataxie, Paresen und atrophische Lähmungen infolge *Polyneuritis*, Tremor, Krampfzustände.

Behandlung: Entfernung aus dem Betrieb. Frische Luft. Warme Bäder.

Vergiftung durch Benzin. a) *Akute Benzinvergiftung.* Nach *Einatmung:* Kopfschmerzen, Schwindel, *Rauschzustände*, Schwäche und Zittern, Herzklopfen, Hustenreiz, Zyanose, Bewußtlosigkeit, Krampfanfälle. Nach *Trinken* oder *Verschlucken* (beim Ansaugen zum Freimachen verstopfter Benzinleitungen an Kraftfahrzeugen; schon nach Verschlucken von 20—30 g Benzin schwere Vergiftungserscheinungen): Brennen im Mund, Rachen und Speiseröhre, Erbrechen, Durchfälle, mitunter Magen- und Darmblutungen, zuweilen Hautblutungen, Atemnot, Krämpfe, Bewußtlosigkeit.

b) Bei *chronischen Benzinvergiftungen rauschähnliche Zustände*, Tremor, Neuritiden, psychische Depression. Albuminurie. Sekundäre Anämie.

Behandlung: Frische Luft. Sauerstoffeinatmung. Intravenöse Kochsalz- oder Traubenzuckerinfusionen. Bei Vergiftungen durch Trinken: Magen- und Darmspülungen. Abführmittel. Reichliches Trinken von Aufschwemmungen von *Carbo medicinalis* oder *Adsorgan*. Milch. Öl. Reizmittel.

Vergiftung durch Benzol. a) *Akute Benzolvergiftung.* Nach *Einatmen* oder *Trinken:* Rauschzustände, Schläfrigkeit, Schwindel, Blutdrucksenkung, Blutungen, Zerstörung von roten und weißen Blutzellen, Krämpfe, Lähmungen, Bewußtlosigkeit, Koma, Tod durch Atemlähmung.

b) *Chronische Benzolvergiftung:* Kopfschmerzen, Brechreiz, Herzklopfen, Schlaflosigkeit, *polyneuritische Erscheinungen*, schwere allgemeine *hämorrhagische Diathese*, schwere *sekundäre Anämie* mit *Leukozytenverminderung* bis zum fast völligen Verschwinden der weißen Blutzellen.

Behandlung wie bei Benzinvergiftung. Gegebenenfalls wiederholte große *Bluttransfusionen*. Injektionen von *Leberextrakten*. Später Behandlung mit *Leberdiät*.

VI. Kampfgase.

Die bis jetzt gebräuchlichen Kampfstoffe werden am zweckmäßigsten *ihrer Wirkung nach* in Gruppen eingeteilt. Diese erhielten während des Weltkrieges, entsprechend der äußerlichen militärischen Kennzeichnung der Geschosse, besondere Bezeichnungen (1. *Tränengas-*, 2. *Blaukreuz-*, 3. *Grünkreuz-* und 4. *Gelbkreuzgruppe*).

1. **Augenreizstoffe (Tränengas).** *Bromazeton* (*B-Stoff*), *Xylylbromid* (*T-Stoff*), *Chlorazetophenon*, *Brombenzylzyanid* u. a. Verhältnismäßig harmlos, reizen die Schleimhäute, lösen starken *Tränenfluß* aus, ferner Niesen, Husten, selten Erbrechen. Nur in sehr hohen Konzentrationen Stimmritzenkrampf, Krampfhusten und Lungenschädigungen (Bronchitis, geringes toxisches Lungenödem, Bronchopneumonien). Im allgemeinen geht die Wirkung schnell vorüber.

Behandlung: Frische Luft. Wechsel der Kleidung. Bindehautkatarrh geht auf Umschläge mit kalten *Borwasserlösungen* schnell zurück.

2. **Nasen-Rachen-Reizstoffe (Blaukreuz).** *Diphenylarsinchlorid, Diphenylarsinzyanid, Diphenylaminarsinchlorid (Adamsit).* „*Kampfnebel*", die die Schleimhaut der Nase, des Rachens, der Luftwege und der Lunge reizen. Sie durchdringen Gasmasken, die nicht besonders geschützt sind („*Maskenbrecher*"). Wirkung ziemlich andauernd und nachhaltig.

Erscheinungen: Brennen der Augen und des Rachens, Fremdkörpergefühl in den Augen, starker Tränenfluß, heftiges, fortdauerndes Niesen, Krampfhusten, Speichelfluß, Übelkeit, Erbrechen, Angstgefühl, seltener Stimmritzenkrampf, Bronchitis, Bronchopneumonien. Bei sehr hohen Konzentrationen psychische Störungen, Bewußtlosigkeit, nur ganz selten toxisches Lungenödem.

Behandlung: Entfernung aus dem Giftgasbereich. Frische Luft. Wechsel der Kleidung. Mund- und Nasenduschen, sowie gründliches Ausspülen und Auswaschen der Augen mit stark verdünnten Lösungen von *Borwasser, Natrium bicarbonicum, phys. Kochsalz, übermangansaurem Kali*). Bei starker Bindehautentzündung Eintropfen $1/2$—1%iger *Zinksulfatlösung* oder Einstreichen *alkalischer Augensalbe* (mit 2% Natr. bicarb.). Bei Lichtscheu und Schmerzen Einträufeln von 2—3%iger *Novokainlösung* unter Zusatz von 5%iger *Suprareninstammlösung* ($1:1000$). Bei Tracheitis und Bronchitis: Einatmen von *Wasserdampf, alkalischen Flüssigkeiten, Emser Wasser.*

3. **Lungenreizstoffe (Grünkreuz).** *Chlorpikrin, Phosgen, Perstoff (Diphosgen, Surpalite).* Phosgen ($COCl_2$) und Diphosgen (Perstoff) sind die giftigsten bisher bekannten Gase. Sie sind farblos und haben einen leicht stechenden Geruch. Sie zerfallen bei Berührung mit Wasser, also auf Schleimhäuten, zu *Kohlensäure* und *Salzsäure* ($COCl_2 + H_2O = CO_2 + 2\,HCl$). Durch die Einwirkung kleinster Mengen Salzsäure in statu nascendi auf die Lungenalveolen sind die schweren Lungenschädigungen zu erklären.

Erscheinungen: Meist fehlen bei geringer, aber bereits schwer schädigender Vergiftung alle *Reizerscheinungen* (geringes Brennen der Augen und des Rachens) und *Abwehrreflexe* (Husten, Niesen, Brechreiz). Scheinbar leicht Gaskranke haben oft nach dem Einatmen des Giftes mehrere Stunden lang *keinerlei erhebliche Krankheitserscheinungen*. Nur die Klagen der Betroffenen (über Brustbeklemmung, Herzklopfen, Hitze), geringe Temperatursteigerungen, etwas erhöhte Pulsfrequenz, niedriger Blutdruck und die äußeren Umstände weisen in der Latenzzeit auf die Gasvergiftung hin. Langsam, im Verlauf von Stunden, oder *erst lange Zeit (bis 12 Stunden) nach dem Einatmen* des Giftes entwickeln sich stärkere Krankheitssymptome, die Erscheinungen des *Lungenödems.* Körperbewegungen, Muskelanstrengungen usw. scheinen die Verschlimmerung des Zustandes zu begünstigen oder sie auszulösen. Brennende Schmerzen unter dem Brustbein und Beklemmungsgefühl stellen sich ein. Die Atembewegungen werden beschleunigt. Unter Zyanotischwerden und fürchterlichem Ringen nach Luft entwickelt sich *hochgradiges Lungenödem:* rasselndes, „kochendes" Atmen, reichlicher, schaumiger, gelbrötlicher, zwetschgenbrühähnlicher Auswurf, stärkste Hinfälligkeit, heftigste Schmerzen, dabei selten Benommenheit. Tod durch Ersticken, seltener durch Kreislaufschädigung und Herzversagen.

Bei der *Sektion* ist die Lunge gebläht, ihr Umfang und ihr Gewicht um ein Mehrfaches vergrößert. Sie ist völlig von entzündlicher, ödematöser, aus dem Blut stammender Flüssigkeit durchtränkt. Der Vergiftete ist „in seinem eigenen Blutserum ertrunken".

In leichteren, mitunter auch in schweren Fällen geht das Lungenödem nach 2—3 Tagen zurück. Vom 4. Krankheitstag an sind die Heilungsaussichten

günstig. *Folgekrankheiten:* Selten *Hautemphysem,* oft *Thrombosen, Lungenentzündungen, Herzmuskelschädigungen,* später häufig *Lungenabszesse,* chronische *Bronchitis, Bronchiektasen, Bronchiolitis obliterans.*

Behandlung: Sofort aus Giftbereich in frische Luft *tragen.* Transporte und
Kleiderwechsel bei möglichster *Muskelruhe.* Muskelbewegungen begünstigen
und verschlimmern Lungenödem! Daher *vollkommene Ruhe* und Transporte,
soweit es nur irgend möglich ist, vermeiden. *Seelische Beruhigung!* Einpacken
in *warme Decken.* Keine Abkühlung, lieber *nicht* Kleider wechseln. *Keine*
künstliche Atmung. Lange fortgesetzte *Sauerstoffeinatmung (reiner* Sauerstoff
ohne Kohlensäurezusatz, Pulmonatorapparat *nicht* verwenden!).

Großer langsamer *Aderlaß* von 500—700 ccm. *Schwitzpackungen* haben wohl-
tuende Wirkung, dabei *reichliches Trinken* von heißer Milch, Tee, Kaffee,
Fruchtsaft, alkalischen Mineralwässern. Bekämpfung des Lungenödems durch
intravenöse Injektionen von 1 g *Chlorkalzium, Kalziumlaktat* oder *Kalzium-
saccharat* in 20 ccm einer 20%igen *Traubenzuckerlösung* (Injektionen besser
als große Infusionen) oder von 10 ccm *Calziumglukonat* intramuskulär. Herzmittel: *Strophanthin,* Kampfer, Cardiazol, Coramin, Hexeton. Auch *Digitalis*
kann versucht werden. *Keine* Narkotika (kein *Morphium*). Gegen Schmerzen
und Hustenreiz *Codein-* und *Brompräparate.* Behandlung der Entzündungserscheinungen an den Schleimhäuten und Augen wie bei den oben besprochenen
Reizstoffen. Beim Abklingen der akuten Vergiftungserscheinungen intramuskuläre *Solvochininjektionen* zur Vorbeugung einer Pneumonie.

Vorbeugung: Gasmasken mit Einsätzen zum Schutz gegen Phosgen, Salzsäure und Nitrogase schützen vollkommen gegen Lungenreizstoffe.

4. Haut- und Lungenreizstoffe (Gelbkreuz). *Dichloräthylsulfid* (**Senfgas** oder **Lost** [nach LOMMEL und STEINMÜLLER], auch *Yperit* oder *Mustardgas* ge-
nannt) und *Chlorvinylarsindichlorid* (auch **Lewisit** [nach dem Amerikaner
LEE LEWIS] oder ,,*Tau des Todes*'' genannt). Die hierher gehörigen Gifte
wirken nicht nur auf die *Atmungswege,* sondern auch auf die *Haut* und auf
die *Augen* stark ätzend ein. Senfgas ist ein schwach nach Senf riechender,
aber dennoch kaum wahrnehmbarer, sich sehr lange Zeit haltender Kampf-
stoff, der keine sofort erkennbare, unmittelbare Reizwirkung hat. Diese tritt
erst nach einiger Zeit ein. Wichtig ist, daß das Gas auch ,,viele Stunden nach
dem Zeitpunkt seines Haftens am Menschen noch Schädigungen hervorrufen
kann, ohne daß der Vergiftete den Augenblick seines Einwirkens bemerkt''
(OTTO). Den Gelbkreuzstoffen ist es ferner eigentümlich, daß sich die verätzten Hautstellen nach Fläche und Tiefe weiter ausbreiten, und daß Verlauf
und Heilung der Hautschädigung außerordentlich langwierig sind. Senfgas
durchdringt weiterhin innerhalb weniger Minuten auch Anzugstoffe, Wäsche
usw., selbst Leder, dagegen nicht *Gummi.*

Erscheinungen: Auf der *Haut,* die mit dem Gas, ohne daß der Betreffende
es merkte, in Berührung gekommen ist, machen sich erst nach 2—6 Stunden
rote Flecke bemerkbar. Unter *Juckreiz* entwickelt sich eine scharlachrote *Entzündung der Haut.* Diese hebt sich *blasig* ab. Es entstehen *Gewebsnekrosen*
und ausgedehnte *Hautblasen,* aus denen sich allmählich Geschwüre entwickeln.
— Auch die *Augenschädigungen* treten meist erst nach einigen Stunden auf.
Sie beginnen mit Brennen, Jucken und Tränen, Lidschwellung, Lidkrampf,
Pupillenverengerung. Durch die Schädigung der Augen entstehen *Zerstörungen,
Entzündungen und Vereiterung der Konjunktiva und Kornea,* vor allem *Horn-
hautgeschwüre* und *Hornhauttrübungen.* In seltenen Fällen können Perforationen
oder sekundäre Infektionen später zur *Vereiterung und Zerstörung der Bulbi*
führen.

In *Mundhöhle, Rachen, Kehlkopf* und *Luftröhre* entstehen starke Rötungen, Entzündungen und geschwürige Veränderungen, vor allem *pseudomembranöse Beläge*. Schwere *Tracheitis* und *Bronchitis. Bronchopneumonien*, die zur *Abszedierung* und *Gangräneszierung* neigen. Sehr selten (im Gegensatz zur Phosgenvergiftung) ist Lungenödem. Daher zeigen Senfgasvergiftete nicht das fürchterliche Bild des Ringens nach Luft, des Erstickens, sondern mehr den Anblick apathischer Schwerkranker mit Pneumonien.

Verlauf und Heilung sind meist außerordentlich langwierig. Folge- und Nachkrankheiten sind sehr häufig. Immerhin heilen die meisten leichten und mittelschweren Vergiftungen bei richtiger Behandlung restlos aus.

Behandlung: Auf Hautstellen, die vom Giftgas betroffen wurden, ist sofort *Chlorkalk* in wässerig-breiiger Lösung aufzutragen. Geschieht dies innerhalb der ersten halben Stunde nach der Einwirkung der Gase, so können stärkere Verätzungen verhütet werden. Schutz der Hände durch Gummihandschuhe beim Aufstreichen! *Kaliumpermanganat-, Wasserstoffsuperoxyd-* oder *Chloraminlösungen* tun die gleichen Dienste, ebenso Abreiben und Einreiben der Haut mit *Petroleum*, mit *Benzin* oder mit anderen *Kraftwagenbetriebsstoffen*, z. B. *Gasolin* oder *Olex*. Im Weltkrieg bewährten sich ferner einfache *Waschungen, Duschen* und *Bäder* nach gründlichem *Einseifen* („*Bade-Entgasungsabteilungen*“).

Bereits entzündete *Hautstellen* sind nach O. MUNTSCH in folgender Weise zu behandeln: Hautblasen nicht abtragen, nur anstechen. Entzündlich gerötete oder offene Hautstellen *nicht* pudern oder verbinden, sondern *feucht* behandeln (abwaschen, berieseln, baden, mit feuchten Tüchern bedecken). Hierzu sind zu verwenden: 1—2%ige Lösungen von *Chloramin* oder *Dichloramin*, CARREL-DAKINsche (*Chlorkalk-Borsäure-*) *Lösung, Kaliumpermanganat* ($1^0/_{00}$ig), *Rivanol* ($1^0/_{00}$ig), *Chinosol* (0,4%ig), *phys. Kochsalzlösung* oder *warmes Seifenwasser* (grüne oder alkalische Seife). Bei ausgedehnten Verätzungen *Teil-* oder *Vollbäder* in folgender Salzlösung: 1 Pfd. Maismehl und 1 Pfd. Natr. bicarb. bei 90° in 100 l phys. Kochsalzlösung aufgelöst. Zeitweise oder nachts sind die verätzten Hautstellen dick mit *Vaseline* zu bestreichen. *Oberflächenanästhetika* (Anästhesin u. a.) sollen nach O. MUNTSCH nicht angewendet werden, dagegen nach Reinigung der Wunden Heilsalben (*Scharlachrot-, Pellidol-, Combustinsalbe* u. a.).

Augenentzündungen: Gründliches, halbstündlich wiederholtes Ausspülen und Umschläge mit 1%iger *Soda-* oder 1—2%iger *Borsäurelösung*, im Notfall mit sehr verdünnter *Kochsalzlösung*. Leute, die wachblieben und die Augen spülten und auswuschen, hatten geringere Schädigungen als jene, die in Schlaf verfielen (O. MUNTSCH). Später *alkalische Augensalbe* einstreichen. *Kein Kokain*, dagegen bei großen Schmerzen 5%ige *Novokain-Suprareninlösung* einträufeln. Weiterbehandlung wie bei anderen schweren Konjunktivitiden, Hornhauttrübungen und Hornhautgeschwüren (*Atropin* u. a.).

Lungenerscheinungen: Inhalieren alkalischer Lösungen: *Natr. bicarb., Emser Salz, Kalkwasser*. Gurgeln mit alkalischen Lösungen. Bei Hustenreiz *Codein, Dicodid, Paracodin, Eukodal*. Vorbeugend gegen beginnende Lungenentzündung zweimal täglich eine intramuskuläre *Solvochininjektion. Unspezifische Reizkörpertherapie* (Milch, Pferdeserum, Tetanusserum u. a.) soll das Fortschreiten des Entzündungsvorganges in Atemwegen und Lunge verhindern. *Aderlaß* und *Sauerstoffeinatmung* sind gewöhnlich unnötig, dagegen rechtzeitig *Herzmittel* anwenden: *Strophanthin, Kampfer, Cardiazol, Coramin, Koffein. Vor allem jedoch psychische Aufmunterung der deprimierten Vergifteten nicht vergessen!*

Vorbeugung: Dichte *Leder-Gummikleidung,* mit hartem Paraffin getränkte Decken, *Gummihandschuhe* schützen die Haut. Behelfsmäßig können Kopf und Körper durch Umhüllen mit *nassen Tüchern* (die noch besser mit Kalk- oder Sodalösung getränkt sind) geschützt werden. Augenschädigungen können durch Einstreichen weißer *neutraler Vaseline* in den Bindehautsack verhindert werden. *Gasmasken* mit besonderen Einsätzen schützen auch gegen die Senf- gas- (Gelbkreuz-) Gruppe vollständig.

VII. Alkohole, Narkotika, Schlafmittel und andere Arzneimittel.

Vergiftung mit Alkohol [C_2H_5OH] (*Äthylalkohol*). a) *Akute Alkoholvergif- tung:* Rausch, psychische Erregung, Enthemmung, Streitsucht, Pulsbeschleu- nigung, Gesichtsröte, Erbrechen, depressive Zustände, Schädigung der Keim- drüsen. Bei schweren Alkoholvergiftungen: Bewußtlosigkeit, Anästhesie, weite oder enge, meist reaktionslose Pupillen, kleiner, zuweilen verlangsamter Puls, kühle, klebrige Haut, Erbrechen, schnarchende Atmung. Statt des Koma zu- weilen auch Delirien, klonische Krämpfe. Dauer solcher Fälle 3—4 Tage oder kürzere Zeit. Tod wiederholt beobachtet, namentlich auch durch *Erfrieren* infolge der starken Wärmeabgabe (Erweiterung der Hautgefäße!), wenn Be- trunkene im Freien einschlafen. Quantitative Bestimmung des Alkoholgehal- tes im Blut nach WIDMARK.

Behandlung: Magenspülung. Warme Einpackungen, warme Bäder mit Über- gießungen. Reizmittel: *Koffein, Lobelin, Kampfer, Cardiazol.* Gegebenenfalls Aderlaß.

b) *Chronischer Alkoholismus.* Erscheinungen sehr vielgestaltig: Chronische Pharyngitis, Laryngitis, Gastritis (*Vomitus matutinus*). Chron. Darmkatarrh. Gefäßerweiterungen (Acne rosacea). *Tremor alcoholicus. Psychische Störungen, Charakterveränderungen, Psychosen.* Neuritiden, selten *Polyneuritis alcoholica* und KORSAKOFFsche *Psychose* (s. o. S. 499ff.). Zahlreiche Folgekrankheiten: *Herzmuskelschädigungen, Gefäßschädigungen* (Arteriosklerose, Neigung zu Ge- hirnblutungen u. a.), *Schrumpfniere, Leberzirrhose*). Das *Delirium tremens,* eine Psychose, bricht aus bei plötzlichem Alkoholentzug, z. B. bei Verhafteten, im Anschluß an eine akute Erkrankung, bei einer Verletzung u. dgl. Psychische Verwirrung, große motorische Unruhe, Halluzinationen (kleine Tiere, fremde Stimmen u. a.), Verfolgungsideen, Aufregungszustände, Schlaflosigkeit. Dauer gewöhnlich etwa 4—5 Tage.

Chronische Trunksucht der Eltern *schädigt* mit größter Wahrscheinlichkeit *die Keimdrüsen,* deren Erzeugnisse und damit die Nachkommenschaft. Kinder von schwer Trunksüchtigen sind geistig und körperlich minderwertig. Im Deutschen Reich ist jeder Fall von schwerem Alkoholismus *meldepflichtig.* Nach dem Gesetz zur Verhütung erbkranken Nachwuchses ist bei schwerem Alkoholismus die *Unfruchtbarmachung (Sterilisierung)* auszuführen.

Behandlung: Unterbringung in Anstalt zur *Entziehungskur. Bei Delirium tremens:* Überwachung. Absonderung in Einzelzimmer. *Lumbalpunktion.* Herzmittel: *Digitalis,* Strophanthin, Kampfer, Cardiazol. Bäder mit Über- gießungen. Narkotika nur mit Vorsicht! Empfehlenswert *Paraldehyd* (3—6 g), *Skopolamin* (0,3 mg).

Vergiftung mit Methylalkohol [CH_3OH] (*Holzgeist*). Zuweilen dem Schnaps, Fusel, Punsch usw. beigemischt, auch durch Genuß von denaturiertem Al- kohol, von Schellackspiritus u. a. Sehr starkes Nervengift, das Ganglien- zellen, besonders der Retina, zerstört. *Erscheinungen* oft erst nach mehreren Stunden oder am nächsten Tag: Erbrechen, Leibschmerzen, Kopfschmerzen,

Schwindel, *Sehstörungen bis zu völliger Erblindung*, Zyanose, Atemnot, Krampf-
anfälle, weite Pupillen, motorische Schwäche, Delirium, Koma, Herzschwäche,
Tod nach einigen Tagen. Sehr schwer Vergiftete stürzen *bewußtlos* zu Boden.
Krämpfe. Kollaps. Tod durch Lähmung des Atemzentrums. Bei *chronischer*
Vergiftung ist die *Sehstörung* eins der wichtigsten Symptome.

Behandlung: Magenspülung. Abführmittel. Aderlaß. Kochsalz- und
Traubenzuckerinfusionen. Schwitzkuren. Warme Bäder. *Herzmittel.*

Vergiftung mit Äther [(C_2H_5)_2O] *(Schwefeläther)*, bei Narkosen oder durch „*Äther-
trinken*". Bei diesem: Brennen im Mund, angenehmer, rauschartiger Erregungszustand,
Gesichtsröte, Müdigkeit, tiefer Schlaf. Später starke Kopfschmerzen. Geruch der Ausatmungsluft nach Äther. Chronische *Äthervergiftung (Äthersucht)* verursacht ähnliche Erscheinungen wie der chronische Alkoholismus (Reizbarkeit, Charakterveränderungen usw.).

Vergiftung durch Chloroform [CHCl_3], fast nur bei Narkosen. Brechreiz, *Erregung,*
enge Pupillen, motorische Unruhe, Bewußtlosigkeit, Erlöschen der Sensibilität und der
Reflexe. Pulsverlangsamung, weite Pupillen, Aufhören der Atmung und schließlich
auch des Herzschlages. Gefahr des Herzstillstands, besonders bei Herzkranken. Spät-
folgen einer Chloroformvergiftung: *Leberschädigungen.*

Behandlung: Unterbrechung der Narkose. Frische Luft. Künstliche Atmung. Herz-
massage. Hautreize. Reizmittel: Kampfer, Cardiazol, Lobelin, *Icoral.*

Vergiftung durch Jodoform (bei der Anwendung des Jodoforms auf Wundflächen,
nach Injektionen von Jodoformöl u. dgl.). Vor allem Erscheinungen von seiten des
Nervensystems: Kopfschmerzen, Schwindel, Zittern, Herzklopfen, Schlaflosigkeit. Eigentümliche *Psychosen* (Erregungs- und Depressionszustände *(Suizidgefahr!)*, Verfolgungs-
wahn, Nahrungsverweigerung). In schweren Fällen Krampfanfälle, tiefes Koma. Sehr
kleiner, frequenter Puls.

Behandlung: Entfernen des Jodoforms. Reichlich Flüssigkeit. Abführmittel. Kochsalzinfusionen. Bäder.

Vergiftung durch Schlafmittel. 1. *Barbitursäuregruppe (Veronal,* Veronal-
natrium, Medinal, *Luminal,* Phanodorm). Übelkeit, Erbrechen, Kopfschmerzen, *Schlafsucht,* seltener Doppeltsehen, Erregungszustände, *Exantheme.* Der
Schlaf geht in tiefes *Koma* über. Reflexe und Pupillenreaktion bleiben lange
erhalten. Zyanose, schnarchende Atmung, kleiner, frequenter Puls, Absinken
des Blutdrucks. Bei schweren Vergiftungen Tod durch Atemlähmung. Oder
nach längerer Bewußtlosigkeit *Temperatursteigerung* und *Bronchopneumonie.*
Oft führt diese erst nach Tagen zum Tode. Bei *chronischen* Vergiftungen vor
allem *nervöse und psychische Erscheinungen:* Zittern, ataktische Störungen,
Doppeltsehen, Amnesie u. a. Albuminurie (Nephrosen). Absinken des Blutdrucks. Hämorrhagische Diathese. Sichere Diagnose durch *Barbitursäure-
nachweis im Katheterurin.*

2. *Sulfonalgruppe (Trional).* Gleiche Erscheinungen, außerdem Urobilino-
gen und *Porphyrine* im Harn (rötliches Aussehen, spektroskopischer Nachweis).
Bei *chronischer* Vergiftung hartnäckige Verstopfung, *psychische Störungen,*
Ataxie, Neuritiden, *Hämatoporphyrinurie.*

Behandlung: Magen- und Darmspülungen, gegebenenfalls mit Carbo medi-
cinalis- oder Adsorganaufschwemmungen. Abführmittel. Reizmittel: *Lobelin,
Icoral,* Kampfer, Cardiazol, *Coramin.* Lauwarme Bäder. Reichliches Trinken
von Flüssigkeiten. Harnblase überwachen (Katheterisieren)! Später feuchtwarme Brustumschläge und intramuskuläre *Solvochininjektionen.*

Vergiftung durch Digitalis *(Digitalis purpurea, Fingerhut).* Erbrechen. Durchfälle.
Starke *Verlangsamung des Pulses* (bis 40 Schläge in der Minute und noch weniger). Extrasystolie. Atemnot. Kollapserscheinungen. Kühle Gliedmaßen, Muskelzittern, Sehstörungen, Somnolenz. In den schwersten Fällen Bewußtlosigkeit und Herztod. Auch
in leichteren Fällen langsamer Verlauf.

Behandlung: Magenspülung. Darmspülung. Vollkommene Bettruhe. Alkohol, Atropin
(0,001 mehrmals subkutan). Reizmittel, Kampfer, Koffein, Cardiazol, starker schwarzer
Kaffee. Hautreize.

VIII. Alkaloide.

Vergiftung durch Morphium (Opium). a) *Akute Morphiumvergiftung:* Beginn mit Müdigkeit, Kopfweh, Verdunklung des Gesichtsfeldes, Übelkeit, Erbrechen. Erregungszustand, später Schläfrigkeit, dann Koma mit schnarchender, langsamer, zuweilen unregelmäßiger Atmung. Vollkommen schlaffe Muskulatur. *Pupillen sehr eng.* Puls oft verlangsamt, in anderen Fällen aber auch beschleunigt, klein. CHEYNE-STOKESsches Atmen. Gefahr, daß sich Bronchopneumonien entwickeln. In schweren Fällen Tod durch Atemlähmung. Bei leichten Vergiftungen Benommenheit, *Rauschzustand*, Schlaf, Kopfschmerzen, gelegentlich Hautjucken, Exantheme.

Diagnose: Nachweis von Morphium durch Injektion von 1—2 ccm *Urin* des zu Untersuchenden unter die Rückenhaut von *Mäusen.* Sind Spuren von Morphium in dem Urin vorhanden, so wird der Schwanz von der geimpften Maus tonisch S-förmig steil aufrecht gehalten. Bei Kontrolltieren, die mit normalem Urin gespritzt sind, ist dies nicht der Fall.

Behandlung: Mehrfach, etwa zweistündlich wiederholte *Magenspülungen* (auch bei subkutaner Vergiftung) mit geringem Zusatz von *Kaliumpermanganat, Carbo medicinalis* oder *Adsorgan.* Abführmittel (*Magnesium sulfuricum*). Starker schwarzer Kaffee. Halbstündlich *Atropininjektionen* (1 mg) als Gegengift versuchen. Gegen die Lähmung des Atemzentrums *Lobelininjektionen.* Sauerstoffeinatmung (Carbogen). Künstliche Atmung. Am wirksamsten sind Reizmittel (*Kampfer, Cardiazol, Coramin*), warme Bäder mit Übergießungen.

b) *Chronischer Morphinismus* (*Morphiumsucht*): Abmagerung, Anämie, Kopfschmerz, Schwindel, Doppeltsehen, Schlaflosigkeit. Tremor, *psychische Störungen. Geistiger und körperlicher Verfall.* Ethische Minderwertigkeit. Unwiderstehlicher Drang zu neuem Morphiumgenuß und Auftreten schwerer Erscheinungen bei plötzlicher Entziehung des Morphiums. Der Verdacht auf chronischen Morphinismus wird oft durch den Anblick der *Haut* mit ihren zahlreichen Narben, Pusteln und Furunkeln (infolge der vielen Injektionen) erweckt oder bestätigt.

Ähnliche Erscheinungen werden auch bei der *Heroinsucht* (*Diazetylmorphin*) und bei gewohnheitsmäßigem Gebrauch von *Laudanon, Pantopon* und *Eukodal* beobachtet.

Behandlung: Die Heilung der Morphiumsucht ist nur in Krankenhäusern und Heilanstalten möglich. Sowohl die rasche, als auch die allmähliche Entziehung des Morphiums wird angewandt.

Vergiftung durch Kokain. a) *Akute Vergiftung.* Trockenheit im Mund, *Erweiterung der Pupillen*, Blässe, *Rausch- und Erregungszustände*, Rededrang, Euphorie, sexuelle Erregung, frequente Atmung und Herztätigkeit. Bei stärkeren Vergiftungen: Kopfschmerzen, Depressionszustände, Krampfanfälle, Zittern, Lähmungserscheinungen, Exantheme, Kollaps, gegebenenfalls Tod. Auch akute *Perkain-* oder *Novokainvergiftungen* können zum Tode führen.

Behandlung: Mund-, Nasen- und Magenspülungen mit Aufschwemmungen von Carbo medicinalis oder Adsorgan. Bei Erregungszuständen *nicht* Morphium, sondern *Luminalnatrium* oder *Pernokton* intramuskulär. Herzmittel: *Kampfer, Cardiazol, Coramin.*

b) *Chronische Vergiftung* (*Kokainismus*, vor allem durch „*Schnupfen*"). *Rauschzustände, erhöhte sexuelle Erregbarkeit, erweiterte Pupillen, psychische Störungen. Halluzinatorische Parästhesien* (Käfer, Schlangen usw. unter der Haut), „*Kokaintiere*". Rasch *körperlicher und geistiger Verfall*: Abmagerung, chron. Rhinitis, Akne, *Psychosen*, Kokaindelirien, Angstzustände, Halluzinationen, Wahnideen, *Kokainparalyse.*

Behandlung: Entziehungskur.

Vergiftung mit Nikotin (Raucher, Tabaksaft, früher durch Tabaksklistiere).
a) *Akute Nikotinvergiftung:* Kopfschmerzen, kleiner, langsamer Puls, Ohnmachtsanwandlung, Beklemmungsgefühl, Speichelfluß, kalter Schweiß, Durchfälle, Erbrechen. In schweren Fällen Delirien, Bewußtlosigkeit, Krampfanfälle, Aussetzen von Puls und Atmung.

b) *Chronische Nikotinvergiftung* (starke Raucher!): Kopfschmerzen, Herzklopfen, unregelmäßige Herztätigkeit, *stenokardische Anfälle*. Zittern, Muskelschwäche. Schlaflosigkeit. *Sehstörungen* (Tabaksamblyopie, Flimmerskotom). Gastrische und intestinale Symptome (Hyperazidität, *Rauchergastritis, Zigarettenmagen*). Chronischer Rachen- und Kehlkopfkatarrh (*Raucherkatarrh*), chronische Bronchitis. Neuritis. Bewirkt *Gefäßspasmen*, daher *Hypertension, Angina pectoris* und *Dysbasia intermittens* bei starken Rauchern häufig. Begünstigung der Entstehung von *Arteriosklerose* durch anhaltendes übermäßiges Rauchen. Wahrscheinlich schädigende Wirkung auf *Keimdrüsen*, bei Frauen *Unfruchtbarkeit*, bei Männern *Herabsetzung der Potenz*.
Behandlung: Starker Kaffee. Herzmittel: *Kampfer, Cardiazol, Koffein.* Abführmittel. *Atropin.* Bäder. Chronische Nikotinvergiftung ist nur durch Entwöhnen des Rauchens zu heilen.

Vergiftung mit Atropin (*Atropa Belladonna, Tollkirsche*), Hyoscyamin (*Hyoscyamus niger, Bilsenkraut*) und Scopolamin (*Hyoscinum hydrobromicum*, auch in *Datura Stramonium, Stechapfel*). Erscheinungen bei der Vergiftung durch diese *Nachtschattenalkaloide:* Trockenheit in der Mundhöhle und im Hals. Starker Durst. Schwindel, Kopfschmerzen. Taumelnder Gang. Eigentümliche psychische Störungen, namentlich oft Halluzinationen. Aufs stärkste erweiterte Pupillen. Gefäßerweiterung: (Gesichtsröte, scharlachartige Röte der Haut). In schweren Fällen ungeheure Pulsbeschleunigung, heftiges Klopfen der Gefäße. Zuweilen Delirien, Erregungszustände, Krampfanfälle, Koma.
Hyoscyamin- und *Scopolaminvergiftungen* verursachen ähnliche Erscheinungen wie Atropin. Scopolamin ist giftiger als Atropin und wirkt *stärker* auf das Zentralnervensystem, statt Erregungszuständen *Bewußtlosigkeit, Atemlähmung*.
Behandlung: Magenspülung mit eingeöltem Magenschlauch. Darmspülungen. Abführmittel. Reichliche Flüssigkeitszufuhr. *Carbo medicinalis, Adsorgan, Tannin.* Kaffee. *Nur bei Atropinvergiftung* als Gegenmittel *Morphium* in großen Gaben. Herzmittel: *Lobelin, Kampfer, Cardiazol, Coramin.*

Vergiftung durch Strychnin (*Strychnos nux vomica, Brechnuß*). Heftige Krämpfe wie beim Tetanusanfall. Steigerung der Haut- und Sehnenreflexe. Trismus. Opisthotonus. Kleiner, sehr frequenter Puls. Zwischen den Krampfanfällen Pausen. Furchtbare Schmerzen. Bewußtsein meist beständig frei. *Zwerchfellkrampf*, Atemstillstand, Zyanose, Erstickung. Nur in leichten Fällen Heilung.
Behandlung: Vollkommene Ruhe, Vermeiden aller Reize. *Keine* Magenspülung, sondern *Brechmittel* (Apomorphin 0,01 subkutan). Gegen die Krämpfe *Chloralhydrat* oder *Paraldehyd. Rizinusöl. Carbo medicinalis, Adsorgan, Tannin.*

Vergiftung durch Coniin (*Conium maculatum, Schierling*). Bei schweren Vergiftungen *Lähmungen* von den Beinen aufsteigend, dann allgemeine Lähmung, besonders der *Atemmuskeln*, Bewußtlosigkeit und Tod. Pupillen erweitert. In leichteren Fällen Betäubung, Muskelschwäche, Erbrechen und Durchfall.
Behandlung: Magenspülung. Abführmittel. *Carbo medicinalis, Adsorgan, Tannin.* Sauerstoffeinatmung. Künstliche Atmung. Reizmittel: *Lobelin*, Kampfer, Cardiazol, Coramin.

IX. Giftige Pflanzen und Pilze.

Vergiftung mit einheimischen Giftpflanzen. Der *Schierling* (*Conium maculatum*) ist bereits oben erwähnt worden. Der *Wasserschierling* (*Cicuta virosa*) enthält ein starkes Krampfgift (*Cicutotoxin*).

Der *Goldregen* (*Cytisus Laburnum*), von Kindern nicht selten verschluckt, macht die Erscheinungen der *Cytisinvergiftung:* Erbrechen, lähmungsartige Zustände, weite Pupillen. In der Regel tritt Heilung ein.

Verwandt in ihrer Wirkung sind die S. 911 besprochenen Alkaloide der Nachtschattengewächse: der *Tollkirsche* (*Atropin*), des *Stechapfels* (*Datura Stramonium*) und des *Bilsenkrautes* (*Hyoscin*).

Sturmhut (*Aconitum Napellus*) enthält *Aconitin* und bewirkt Parästhesien der Zunge und Haut, Erbrechen, Schwindel, Ohnmacht, Krämpfe, Lähmungen der Zunge, Hände und Füße, Polyurie, schweren Herzkollaps, Atemlähmung.

Herbstzeitlose (*Colchicum autumnale*, enthält *Colchicin*) erzeugt Gastroenteritis, mitunter blutige Durchfälle, Kopfschmerzen, Schwindel, Blasenkrämpfe, Krampfanfälle, Lähmungen, Delirien.

Wolfsmilch (*Euphorbia*) und *Hahnenfuß* (*Ranunculus*) wirken heftig reizend auf den Magendarmkanal.

Solanin enthalten unreife, ausgekeimte oder faule Kartoffeln, ebenso die Beeren der Kartoffelpflanze (*Solanum tuberosum*) und andere Solanumarten (*S. nigrum*, *Nachtschatten*, *S. Dulcamara*, *Bittersüß* usw.); es macht Gastroenteritis, Herzschwäche, Mydriasis.

Vergiftungen mit *ätherischen Pflanzenölen* (*Efeu-*, *Thuja-* (*Lebensbaum*), *Sabina-* (*Wacholder*), *Eukalyptusöl*, mit *Leinöl* (*Temulinvergiftung*) u. a.), vor allem zu Abtreibungszwecken: Übelkeit, Erbrechen, Kopf- und Leibschmerzen, Durchfälle, Zyanose, Nierenreizung, Zittern, Uteruskontraktion, Krämpfe, Bewußtlosigkeit, Atemstörungen.

Behandlung der Vergiftungen durch Giftpflanzen: Magenspülungen, Darmspülung, Abführmittel (*Rizinusöl*). *Carbo medicinalis*, *Adsorgan*, *Tannin*. Reichliche Flüssigkeitszufuhr. Kochsalz- und Traubenzuckerinfusionen. Wärme. *Lobelin*, *Kampfer*, *Cardiazol*, *Coramin*. Gegebenenfalls künstliche Atmung, Sauerstoffeinatmung.

Vergiftung durch giftige Pilze. 1. *Vergiftung durch Lorcheln* (*Helvella esculenta*). Die falschen Morcheln oder Lorcheln enthalten ein Gift, das in heißem Wasser leicht löslich ist und auch beim Trocknen der Lorcheln sich zersetzt. Die längere Zeit getrockneten oder in Wasser gekochten Lorcheln sind daher unschädlich, während ihre Brühe giftig ist. Die Symptome der Lorchelvergiftung sind: Übelkeit, Erbrechen, Durchfälle, Kopfschmerzen, Koma, vor allem aber *Hämoglobinämie*, *Hämoglobinurie* und *Ikterus*. In schweren Fällen Tod unter Krämpfen, oft auch unter den Erscheinungen und dem Befund einer *akuten gelben Leberatrophie*.

2. *Vergiftung mit dem Satanspilz* (*Boletus Satanas*, leicht zu verwechseln mit dem Herren- oder Steinpilz). Gastroenteritis mit blutigen Durchfällen, schwerer Kollaps.

3. *Vergiftung mit Fliegenschwamm* (*Amanita muscaria*). Dieser Pilz enthält neben *Muscarin*, das Schweiß, Miosis und Akkommodationskrampf, Speichelfluß, Bradykardie und Atemstörungen bewirkt, das *Muscaridin* von atropinartiger Wirkung („Pilzatropin"), die bei der Vergiftung mit dem Schwamm meist überwiegt. *Symptome:* rauschartige Erregung, Delirien, Krampfanfälle, meist Mydriasis, zusammenschnürendes Gefühl im Hals, Tachykardie, in schweren Fällen Betäubung und Tod.

4. *Vergiftung mit dem Knollenblätterschwamm* (*Amanita phalloides*, mit Champignons zu verwechseln). Nach etwa 10 stündiger Latenz Verdauungsstörungen: Übelkeit, Erbrechen, Leibschmerzen, wässerige Durchfälle, später *Ikterus*, Benommenheit, Krämpfe, Tod durch Herzversagen. Die *Sektion* zeigt *Verfettung der Leber* und anderer Organe, ähnlich wie bei Phosphorvergiftung.

Behandlung bei Pilzvergiftungen wie bei Pflanzenvergiftungen (s. o.). *Atropin* (Antagonist des Muscarins) ist nur bei Muscarinvergiftung zu geben.

Vergiftung durch Mutterkorn (*Secale cornutum, Ergotin*). Mutterkorn ist das Myzel des auf Getreide schmarotzenden Pilzes *Claviceps purpurea*. Die einzelnen Vergiftungssymptome hängen von den verschiedenen wirksamen Bestandteilen des Mutterkorns ab. Am wichtigsten sind *Ergotoxin*, das in kleinen Gaben die glatten Muskeln reizt, in großen Mengen lähmt, und *Ergotamin* (*Gynergen*), das gefäßverengend und dadurch auch blutdrucksteigernd wirkt.

a) *Akuter Ergotismus:* Anfangs Übelkeit, Erbrechen, Koliken, Durchfälle. Dann Schwindel, Kopfschmerzen, Muskelschwäche, Pulsverlangsamung. In schweren Fällen Benommenheit, Atemstörungen, zuweilen Tod.

b) *Chronischer Ergotismus* (*Kribbelkrankheit*). Magendarmstörungen, Brennen und Schmerzen im Leib. Schwindel, Mattigkeit, Herzschwäche, *Hypoglykämie* (*Heißhunger*). Besonders wichtig sind die *nervösen Störungen*, von denen die Parästhesien (das „Kribbeln") am längsten bekannt sind. Ferner *nervöse Reizerscheinungen: Kontrakturen der Arm- und Beinstrecker, dabei* „Krallenhand", *schmerzhafte tetanieähnliche Krampfanfälle* (*Ergotismus convulsivus*). Mitunter *tabische* Symptome (*Ergotintabes*), Lähmungen, *Ergotinpsychosen*, Stumpfheit, Verblödung. — Eine andere Form der chronischen Mutterkornvergiftung ist der *Ergotismus gangraenosus*, bei dem an den Händen und den Füßen spontane trockene Gangrän auftritt. Die gangränösen Stellen grenzen sich ab und werden abgestoßen, wobei nicht selten Fieber, septische Vorgänge u. dgl. auftreten. Der Eintritt der Gangrän beruht auf der durch das Secale hervorgerufenen Kontraktion und Thrombose kleiner Gefäße.

Behandlung wie bei Pflanzenvergiftungen (s. o.). *Traubenzuckerinjektionen.* Vielleicht können auch gefäßerweiternde und krampflösende Mittel versucht werden, z. B. *Nitrite, Padutin, Eutonon* u. a.

X. Giftige Tiere.

Vergiftung durch Schlangenbiß. In Europa kommen im allgemeinen nur Vergiftungen durch den Biß der *Kreuzotter* (*Vipera berus*), der *Schildviper* (*Vipera aspis*) und der *Sandviper* (*Vipera ammodytes*) in Betracht. Das Sekret ihrer Giftdrüsen enthält einen fermentartig wirkenden giftigen Eiweißkörper, der rasch Blutgerinnung und Thrombosen hervorruft, und der andererseits auf das Zentralnervensystem schädigend einwirkt. Die Umgebung der Bißstelle schwillt an, wird schwärzlich gefärbt (hämorrhagisches Ödem). Lymphangitis und Lymphadenitis treten hinzu. Erbrechen, Kollaps, Hämaturie, schwere nervöse Erscheinungen (Delirien, Krämpfe). In sehr schweren Fällen Tod an Atemlähmung in wenigen Stunden oder Tagen. Bei leichten und mittelschweren Vergiftungen langsame Genesung. *Lähmungen*, die nur langsam zurückgehen, *Leberschädigungen* mit *Ikterus, Nierenschädigungen, hämorrhagische Diathese, Thrombosen* können die Genesung verzögern.

Behandlung: Vor allem versuchen, so schnell wie möglich *Schlangenserum* (gegen den Biß aller europäischen Vipern) intramuskulär 10 ccm in die Umgebung der Bißstelle zu injizieren. Bei bedrohlichen Allgemeinerscheinungen intravenös bis zu 40 ccm und mehr. Bis das Serum zur Stelle ist: breites Inzidieren oder Exzidieren der Wunde. Aussaugen des Giftes, Kauterisieren und Abschnüren des Gliedes oberhalb der Bißstelle sind kaum wirksam. Besser sind subkutane Injektionen von 3—5%iger Lösung von *Kaliumpermanganat* in die Umgebung der Wunde. Mittel zur Anregung des Kreislaufes und der Atmung: *Kampfer, Cardiazol, Hexeton, Coramin, Lobelin.* Reichlichs Trinken von Flüssigkeiten. Die therapeutische Darreichung von *Alkohol* bei Vergiftungen durch Schlangenbiß ist jedoch vom wissenschaftlichen Standpunkt *abzulehnen.*

XI. Nahrungsmittel.

Fleisch-, Wurst- und Nahrungsmittel- (Konserven, Kartoffelsalat, Milch-produkte u. a.) Vergiftungen. Die große Mehrzahl aller Fleisch- und sonstiger Nahrungsmittelvergiftungen beruht auf *bakteriellen Infektionen und Intoxikationen*. Fleisch z. B. kann dadurch „verdorben" sein, daß es von *kranken* Tieren herrührt, und zwar von solchen, die mit *Bazillen der Paratyphusgruppe* infiziert waren (Puerperalerkrankungen der Rinder, Ruhr, Polyarthritis septica der Saugtiere und andere Tierkrankheiten). Andererseits können durch bazillentragende Fleischer und Küchenangestellte, durch verunreinigte Gefäße, aber auch aus der Luft Paratyphus-, Proteus- oder Kolikeime auf das Fleisch oder die sonstigen Nahrungsmittel übertragen werden. Längeres Stehenlassen in großen Mengen, in der Wärme usw. ist zur Entwicklung der Keime und ihrer Toxine besonders günstig. Gehacktes Fleisch, Kartoffelsalat, Mayonnaisen, Süßspeisen, in wärmeren Ländern vor allem wenig geräucherte Wurst sind besonders gute Nährböden für giftbildende Bakterien (der *Paratyphus-*, der *Coli-*, der *Proteusgruppe*, der *Anaerobier* usw.). Dabei ändern die Nahrungsmittel ihr Äußeres und meist auch ihren Geschmack *nicht* erkennbar. Fast immer handelt es sich um Massenvergiftungen (Familien, Gesellschaften, *Arbeitslager, Truppenteile*). — Klinisch können wir folgende Formen der Nahrungsmittelvergiftungen unterscheiden:

1. *Gastroenteritis paratyphosa* (s. Bd. I, S. 39), hervorgerufen durch Fleisch oder andere Nahrungsmittel, die die Toxine von Keimen der Paratyphusgruppe oder auch diese selbst enthalten. Diese *Gastroenteritis* verläuft cholera- oder auch ruhrartig, *meist mit heftigsten toxischen Erscheinungen* und mit geringen Temperatursteigerungen. Heilung nach wenigen Tagen. Mitunter entwickelt sich ein langwieriger subfebriler Krankheitszustand. Todesfälle kommen vor. Weiteres und *Behandlung* s. Bd. I, S. 41.

2. *Paratyphus abdominalis B* (s. Bd. I, S. 38). Die typhöse Form, die ebenfalls durch die Bazillen der Paratyphusgruppe hervorgerufen wird, erinnert in vieler Hinsicht an einen Unterleibstyphus. (Unterschiede: Akuter Beginn, auch mit Schüttelfrost, meist stärkere Roseola, Beginn mit Gastroenteritis u. a.) Diese Form kann sich an eine akute Gastroenteritis anschließen. *Behandlung* s. Bd. I, S. 41.

3. *Ptomatropinismus:* Durch faules Fleisch oder Fleisch von Tieren mit jauchigen Erkrankungen hervorgerufen (Proteus- und Kolibazillen). Gekennzeichnet durch verschiedene Atropinsymptome (*Ptomatropin*) wie Mydriasis, Pupillenstarre, Akkomodationslähmung, Trockenheit der Schleimhäute, Aufhebung der Speichelsekretion, Dysphagie, Tachykardie, Schwindel und ähnliches, auch Darmlähmung, meist aber *Gastroenteritis*. Die Erscheinungen dauern nur einige Tage, auch die Augenerscheinungen verschwinden sehr bald vollständig. *Behandlung: Magenspülung.* Darmspülung. *Rizinusöl.* Carbo medicinalis oder Adsorgan. Hungerkost, anschließend Breikost. Reichlich ungesüßter Tee. Herzmittel. Kochsalzinfusionen.

4. **Botulismus.** Hervorgerufen durch das Toxin des anaeroben *B. botulinus*, das Degenerationen der bulbären Kerne bewirkt. B. botulinus kommt in dicken Würsten, in Schinken, in großen Fleischstücken, in Konserven (also überall dort, wo Sauerstoffmangel besteht) gelegentlich zur Wucherung. Das infizierte Fleisch kann ganz normal aussehen und schmecken. *Symptome:* Akkomodationsparese, Mydriasis, Pupillenstarre, Augenmuskellähmungen (fast immer *Ptosis*), Trockenheit, Asialie (Fehlen der Speichelabsonderung), Dys-, Aphagie, Aphonie, Bradypnoe, hochgradigste Obstipation (Darm-

lähmung), seltener Fazialis-, Hypoglossuslähmung, auch Zwerchfellähmung, öfter eine sehr große Muskelschwäche. Zerebrale Störungen, Sensibilitätsstörungen, Krämpfe, Muskelatrophien gehören nicht zum Krankheitsbild. Tod durch Atemlähmung oder Marasmus. Rekonvaleszenz dauert sehr lange, die Augenstörungen mehrere Monate. *Behandlung:* Magenspülung. Darmspülung. *Rizinusöl* (*kein* Kalomel). Möglichst frühzeitig intramuskuläre oder intravenöse Injektion von 50—100 ccm *Botulismusserum*. Falls nicht erhältlich, kann auch Diphtherieserum verwendet werden. Carbo medicinalis oder Adsorgan. Kochsalzinfusionen. Herzmittel.

Fischvergiftung (*Ichthyismus*). Der *Roggen* mancher Fische (z. B. von Barben), das *Blut* von Aalen und Muränen und das *Hautsekret* anderer Fische, z. B. von Neunaugen (falls im letzten Falle diese vor der Zubereitung nicht mit Kochsalz zur Entfernung des Hautschleimes abgerieben wurden) sind giftig. Sie verursachen *Gastroenteritis*, Erbrechen, Leibschmerzen und andere leichte Vergiftungserscheinungen. — Im übrigen sind fast alle „Fischvergiftungen" in derselben Weise wie die oben beschriebenen Nahrungsmittelvergiftungen durch *bakterielle Infektionen und Intoxikationen* (mit Bazillen der *Paratyphus-*, *Koli-* oder *Proteusgruppe*) zu erklären.

Erscheinungen: Gastroenteritis oft mit heftigsten toxischen Allgemeinerscheinungen. *Hautausschläge* (Urtikaria, Roseola, Erytheme) sind sehr häufig. — *Neurotischer Ichthyismus* mit Atropinsymptomen (*Ptomatropinismus*) kommt ebenso wie bei der Fleischvergiftung (s. o.), und zwar vor allem beim Genuß getrockneter Fische (Störe u. a.) aus dem Wolgagebiet in Rußland vor. Auch *echter Botulismus* durch Fischkonserven ist beobachtet worden.

Vergiftung durch Miesmuscheln (*Mytilus edulis*), seltener durch Austern (*Ostrea edulis*): Zusammenschnürendes Gefühl im Hals, Stumpfsein der Zähne, Kribbeln und Brennen in den Armen und Beinen, Eingenommensein des Kopfes, psychische Erregungszustände, Gefühl, als ob alles leicht sei, als ob die Kranken fliegen müßten, in späteren Stadien weite, reaktionslose Pupillen, erschwertes Sprechen, Paresen und Ataxie der Muskeln, außerdem Übelkeit, Exantheme (Urtikaria), Sinken der Eigenwärme. In schweren Fällen kann schon nach wenigen Stunden der Tod eintreten. Das Gift der Miesmuscheln ist rein dargestellt worden (*Mytilotoxin*).

Übrigens entstehen die meisten „Vergiftungen" durch eßbare Muscheln, insbesondere durch *Austern*, dadurch, daß die betreffenden Tiere Wasser, das mit Typhusbazillen, Paratyphusbazillen od. dgl. verunreinigt ist, aufgenommen haben.

Anhang.

Einige wichtige Rezepte.

1. Antipyretica, Antiarthritica, Antineuralgica.

Natrii salicylici 1,0.
D. tal. pulv. Nr. 12.
S. Viermal tägl. 1 Pulver in schwarz. Kaffee.

*

Natrii salicylici 10,0.
Aqu. Menthae pip. dil. 140,0.
M. D. S. Viermal täglich 1 Eßlöffel.

*

Aspirini (Acid. acetylo-salicylic.) 1,0.
D. tal. dos. Nr. 10. S. 3—5 Tabl. täglich.

*

Novacyli (Magn. acetylo-salicylic.) 0,5.
D. tal. dos. Nr. 20. S. 3—5 Tabl. täglich.

*

Antipyrini (Pyrazolon.phenyldimethyl.)0,5.
D. tal. dos. Nr. 10. S. 1—2 Tabletten tägl.

*

Pyrazolon. phenyldimethylic. 10,0
Aqu. Menthae pip. dil. 100,0.
M. D. S. 2 Teelöffel täglich (je 0,5 Antipyrin).

*

Salipyrini (Antipyrin. salicylic.) 0,5.
D. tal. dos. Nr. 20. S. 2—3 Tabl. tägl.

*

Pyramidoni (Dimethylamino-Antipyrin)0,3.
D. tal. dos. Nr. 10. S. 2—3 Tabletten täglich.

*

Trigemini (Pyramidon und Butylchloralhydrat) 0,25 (Caps. gelatin. elast.).
D. tal. caps. Nr. 10. S. 2—3 Kapseln tägl.

*

Melubrini (Phenyldimethylpyrazolonamidomethansulfosaures Natrium) 1,0.
D. tal. dos. Nr. 10. S. 3—4 Tabletten tägl.

*

Phenacetini (Paraacetphenetidin) 0,5.
D. tal. dos. Nr. 10. S. Dreistündlich 1 Pulver.

*

Atophani (Phenylchinolinkarbonsäure) 0,5.
D. tal. dos. Nr. 20. S. 2—3 Tabl. täglich.

*

Atophanyl. (Ampullen zur intravenösen Injektion, enthalten 0,5 Atophannatrium, 0,5 Natr. salicyl. u. Novocain.)

*

Chinin. hydrochl. 0,2.
D. tal. dos. Nr. 15 ad capsulas amylaceas.
S. Fünfmal täglich 1 Kapsel.

*

Antipyrini 1,0
Phenacetini 0,5.
M. f. pulv. D. tal. pulv. Nr. 10.
S. 1—2 Pulver täglich (bei Kopfschmerzen, neuralgischen Schmerzen u. dgl.).

*

Antipyrini 0,5
Phenacetini 0,3
Pyramidoni 0,1
Coffeini 0,2.
M. f. pulv. D. tal. pulv. Nr. 10.
S. 1—2 Pulver täglich (bei Neuralgien, tabischen Schmerzen u. dgl.).

*

Acetanilid.	Lactophenin.
Arcanol.	Novalgin.
Attritin.	Salophen.
Diplosal.	Quadronal.
Gardan.	Veramon.
Gelonida antineuralgica.	

2. Narcotica, Hypnotica, Sedativa, Nervina.

Morphini hydrochlorici 0,01
Sacchari albi 0,5.
M. f. pulvis. D. tal. pulv. Nr. 10.
S. Morphiumpulver. Abends 1 Pulver.

*

Morphini hydrochlorici 0,1
Aq. Amygdalar. amar. ad 10,0.
M. D. S. Morphiumtropfen. Bei Bedarf 15—20 Tropfen.

*

Morphini muriat. 0,1
Aq. destillat. ad 10,0.
D. Sterilisa. S. Einprozentige Morphiumlösung zur subkutanen Injektion (1 ccm enthält 0,01 Morphium).

*

Morphini hydrochlor. 0,05
Sir. simpl. ad 30,0.
M. D. S. $^{1}/_{2}$—1 Teelöffel bei Bedarf.

*

Morphini hydrochlorici 0,6
Rad. Liquir. pulv. et Succi Liquir.
depur. ana q. s. f. pil. Nr. 60.
D. S. 3 Pillen am Tage.

*

Trivalin (0,02 Morphium mit Spuren Atropin und Coff. valerian). Ampullen zu
1 ccm subkutan.

*

Dilaudidi (Dihydromorphinon) 0,0025.
D. tal. dos. Nr. 10. S. $^{1}/_{2}$—2 Tabletten tägl.
(Auch Ampullen zu 0,002 g subkutan.)

*

Dilaudidi 0,002—0,005
Olei Cacao ad 2,0.
D. tal. suppositor. Nr. 6.
S. 2—3mal täglich 1 Zäpfchen.

*

Dionini (Äthylmorphin) 0,03.
D. tal. dos. Nr. 25. S. 2—3 Tabletten tägl.
(Auch Ampullen zu 0,03 g subkutan.)

*

Heroini (Diacetylmorphin) 0,005.
D. tal. dos. Nr. 10. S. 2—3 Tabletten tägl.
(Auch Ampullen zu 0,005 g subkutan.)

*

Codeini phosphorici 0,02
Sacchari albi 0,5.
M. f. pulv. D. tal. pulv. Nr. 10.
S. 1—2 Pulver täglich.

*

Codeini phosphorici 0,3
Aq. Amygd. amar. ad 10,0.
D. S. 2—3 mal täglich 15 Tropfen.

*

Codeini phosphorici 0,6
Elix. pectorale ad 25,0.
D. S. Bei Bedarf 10—15 Tropfen.

*

Eukodali(Dihydrooxycodeinonchlorhydrat)
0,005.
D. tal. dos. Nr. 20. S. 2—5 Tabletten tägl.
(Auch Ampullen zu 0,02 g subkutan.)

*

Dicodidi (Hydrocodeinon) 0,01.
D. tal. dos. Nr. 10. S. 2—3 Tabletten täglich.

*

Paracodini(Dihydrocodein. bitartaric.) 0,01.
D. tal. dos. Nr. 20. S. 2—3 Tabletten tägl.

*

Paracodinsirup. 100,0.
D. S. Mehrmals täglich 1 Kaffeelöffel voll.

*

Tinct. Opii simpl. 20,0.
D. S. 15—20 Tropfen in Wasser.

*

Opii pulv. 0,01—0,03
Sacch. alb. 0,5.
M. f. pulv. D. tal. dos. Nr. 10.
S. 2—3mal täglich 1 Pulver.

*

Pantoponi 0,01.
D. tal. dos. Nr. 10. S. 1—2 Tabletten tägl.
(Auch in Ampullen zu 0,02 g subkutan.)

*

Papaverini 0,04.
D. tal. dos. Nr. 10. S. 1—2 Tabletten tägl.
(Auch in Ampullen zu 0,04 subkutan.)

*

Atropini sulfur. 0,01
Pulv. et Succi Liq. q. s. ut fiant pilulae
Nr. 20.
D. S. 2—3 Pillen täglich.

*

Eumydrini (Atropinmethylnitrat) 0,001.
D. tal. dos. Nr. 12. S. 2—3 Tabletten tägl.
(Auch Ampullen zu 0,001 subkutan.)

*

Eumydrini 0,0015
Papaverini 0,04
Ol. Cacao ad 2,0.
D. tal. suppos. Nr. 10.
S. Mehrmals täglich 1 Zäpfchen.

*

Scopolamini (Hyoscini) hydrobromici 0,01
Aq. dest. ad 10,0.
D. Sterilisa. S. $^{1}/_{4}$—1 ccm subkutan.

*

Strychnini nitrici 0,2—0,5
Succi et Pulv. Liquir. q. s. ad pilulas Nr. 100.
D. S. Dreimal täglich 1 Pille.
(Auch Ampullen zu 0,002 subkutan.)

*

Cocain hydrochlor 0,1.
Aq. Amygd. am. ad 10,0.
M. D. S. Dreimal täglich 15 Tropfen.
(Bei Brechreiz.)

*

Novocaini hydrochlor. 0,5
Natrii chlorati 0,8
Aquae dest. ad 100,0.
M. D. Sterilisa.
S. Nach Zusatz von 5 Tropfen einer
Suprareninlösung 1 : 1000 zur Injektion.

*

Chlorali hydrati 2,0—5,0
Aq. destillat.
Sir. cort. Aurant. ana 5,0.
M. D. S. In zwei Hälften zu nehmen.

*

Chlorali hydrati 2,5
Aq. dest. ad 10,0.
M. D. S. Abends in $^{1}/_{2}$ Tasse Milch.

*

Chlorali hydrati 5,0
Muc. Gummi arab. 40,0
Aqu. dest. ad 100,0.
M. D. S. Die Hälfte zu einem Klysma.

*

Paraldehydi 6,0
Aquae 50,0
Sirup. cort. Aurant. 20,0.
M. D. S. Abends die Hälfte, nach einer
Stunde die zweite Hälfte.

*

Veronali (Diäthylbarbitursäure) 0,5.
D. tal. pulv. Nr. 10. S. 1—2 Tabl. abends.

*

Currali (Dipropenylbarbitursäure) 0,1.
D. tal. pulv. Nr. 10. S. 1—2 Tabl. abends.

*

Noctali (β-Brompropenylisopropylbarbitursäure) 0,1.
D. tal. pulv. Nr. 10. S. 1—2 Tabl. abends.

*

Phanodormi (Cyclohexenyläthylbarbitursäure) 0,2.
D. tal. pulv. Nr. 10. S. 1—2 Tabl. abends.

*

Medinali (Veronal-Natrium) 0,5.
D. tal. pulv. Nr. 10. S. 1—2 Tabl. abends.

*

Luminali (Phenylveronal) 0,1.
D. tal. pulv. Nr. 10. S. 1—2 Tabl. abends.

*

Luminalnatrium 2,0.
Aq. dest. ad 10,0.
D. Sterilisa. S. Zur subkutanen Injektion 1—2 ccm pro dosi.

*

Kalii bromati s. Natrii bromati 5,0—10,0
Aq. destillat. ad 200,0.
M. D. S. Dreimal täglich 1 Eßlöffel.

*

Kalii bromati 5,0
Natrii bromati
Ammonii bromati ana 2,5
Aq. destillat. ad 200,0.
M. D. S. Dreimal täglich 1 Eßlöffel.

*

Kalii bromati
Kalii jodati ana 5,0
Aq. destillat. ad 200,0.
M. D. S. Dreimal täglich 1 Eßlöffel.

*

Bromoformi 1,0
Ol. Amygdal. 15,0
Gummi arab. 10,0
Sirup. Cinnamom. 30,0
Aq. destillat. ad 100,0.
M. D. S. Teelöffelweise zu nehmen.

*

Bromurali (Monobromisovalerianyl-Harnstoff) 0,3.
D. tal. pulv. Nr. 10. S. 1—2 Tabl. abends.

*

Sedobroli 2,0.
D. tal. dos. Nr. 30. S. 1—5 Tabletten täglich in heißem Wasser.

*

Nervophyll (enthält Brom). 1 Orig.-Pack.
S. Abends 1—2 Eßlöffel.

*

Adalini (Bromdiäthylacetyl-Harnstoff) 0,5.
D. tal. pulv. Nr. 10. S. 1—2 Tabl. abends.

*

Extr. Cannabis indicae 0,2—1,0
Sacchari albi 0,3.
M. f. pulv. D. tal. pulv. Nr. 6.
S. Abends 1 Pulver.

*

Tinct. Valerianae aether.
Aq. Amygdal. amar. ana 10,0.
M. D. S. Dreimal täglich 20—30 Tropfen.

*

Validoli (Mentholum valerianicum) 0,2.
D. tal. dos. Nr. 25. S. 3 Perlen mehrmals täglich.

*

Valisani (Bromisovaleriansäure) 0,25.
D. tal. dos. Nr. 30. S. 3 Perlen mehrmals täglich.

*

Valyli (Valeriansäurediäthylamid).
D. tal. dos. Nr. 25. S. 3 Perlen mehrmals täglich.

*

Tinct. Gelsemii semperv. 30,0.
D. S. Bei Bedarf 25 Tropfen.
(Bei nervösen Kopfschmerzen.)

*

Pastae Guaranae 50,0.
D. S. ½ Teelöffel in Wasser.
(Bei nervösen Kopfschmerzen.)

3. Adstringentien und Antidiarrhoica.

Acidi tannici 0,05—0,1
Opii pulv. 0,02
Sacchari albi 0.5.
M. f. pulv. D. tal. pulv. Nr. 10.
S. 2—3 stündlich 1 Pulver.

*

Tannigen oder Tannalbin 0,5—1,0.
D. tal. pulv. Nr. 10.
S. Dreimal täglich 1 Pulver.

*

Bismuti subnitrici 0,5—1,0
Opii pulv. 0,02
Sacchari albi 0,3.
M. f. pulv. D. tal. pulv. Nr. 12.
S. 2—3 Pulver täglich.

*

Bismuti subnitrici 5,0
Mucil. Gummi arab.
Sir. simpl. ana 15,0
Aq. destillat. ad 200,0.
M. D. S. Umzuschütteln. 1—2 stündlich 1 Eßlöffel.

*

Decoct. Ligni Campechiani 5,0—10,0 : 150,0
Sir. simpl. 30,0.
M. D. S. Zweistündlich 1 Eßlöffel.

*

Infus. Rad. Colombo 15,0 : 100,0
Elixir. Aurantii 10,0
Sir. simpl. 150,0.
M. D. S. Zweistündlich 1 Eßlöffel.

*

Tinct. Opii simpl. 1,0—2,0
Mucilag. Gummi arab.
Sir. simpl. ana 20,0
Aq. destillat. ad 200,0.
M. D. S. Zweistündlich 1 Eßlöffel.

4. Cardiaca und andere Rezepte zur Behandlung der Herz- und Gefäßkrankheiten.

Fol. Digitalis titr. pulv. 0,1
D. tal. pulv. (ad caps. amylac.) Nr. 20.
S. 3—5 Pulver täglich.

*

Pulv. Fol. Digitalis titr. 0,1
Diuretini 1,0.
M. f. pulvis. D. tal. pulv. Nr. 10.
S. 3 Pulver täglich.

*

Pulv. Folior. Digitalis titr. 0,1
Coff.-Natr. salicyl. 0,2.
M. f. pulv. D. tal. pulv. Nr. 12.
S. Dreimal täglich 1 Pulver.

*

Fol. Digitalis titrat. pulv. 1,0—2,0 infunde
Aq. fervidae 150,0.
D. S. 1—2 stündlich 1 Eßlöffel.

*

Infus. Folior. Digitalis titr. 1,5 : 120,0
Liq. Kalii acetici 30,0
Oxymel. Scillae 15,0.
M. D. S. Zweistündlich 1 Eßlöffel.

*

Infus. Fol. Digitalis titr. 2,0 : 150,0
Mucil. Gummi arab. 50,0.
M. D. S. Zu vier Klistieren.

*

Pulv. Fol. Digitalis titr. 0,2
Olei Cacao q. s. f. suppositor.
D. tal. dos. Nr. 10.
S. Morgens und abends 1 Zäpfchen.

*

Digitalis-Exclud in Suppositorien.
Digitalis-Dispert in Tabl. und in Supposit.
Verodigen in Tabl., in Supposit. und in Ampullen.
Digipurat in Tabl., in Supposit. und in Ampullen.
Pandigal in Tropfen, in Supposit. und in Ampullen.
Digalen in Tabl., Tropfen, Supposit. und in Ampullen.

*

Tinct. Strophanth.
Tinct. Valerian. aeth. aa 10,0.
M. D. S. Dreimal 15 Tropfen täglich.

*

Strophanthini 0,001.
O. P. zu 12 Ampullen.
D. S. 0,2—0,5 ccm einmal täglich intravenös injizieren.

*

Ol. camphorati forte 20,0.
D. ad vitr. coll. ampl. Sterilisa.
S. 1—2 ccm intramuskulär aller 2 Stunden.

*

Camphorae tritae 0,1—0,15
Sacchari lactis 0,4.
M. f. pulv. D. tal. dos. ad chartam ceratam Nr. 10.
S. ¹/₄—1stündlich 1 Pulver.

*

Camphorae 2,0
Ol. Olivarum 20,0
Gummi arab. 10,0
F. c. Aq. q. s. Emuls. 150,0
Sir. Cinnam. 20,0.
M. D. S. Zweistündlich 1 Eßlöffel.

*

Hexeton (Kampferersatz)
(Braune Ampullen zu 2,2 ccm [10proz. Lösung] zur intramuskulären Inj.; blaue Ampullen zu 1,2 ccm [1proz. Lösung] zur intravenösen Inj.)

*

Cardiazol. (Pentamethylentetrazol) 1,0
Aq. dest. ad 10,0.
M. D. S. Dreimal täglich 20 Tropfen.

*

Cardiazol. 0,1
Sacch. lact. 0,5.
M. f. pulv. D. tal. dos. Nr. 10.
S. Mehrmals täglich 1 Pulver.
(Auch Ampullen zu 0,1 g zur subkutanen Injektion.)

*

Nitroglyzerini 0,02
Spirit. vini
Tinct. Valerianae aeth. ana 10,0.
M. D. S. Nach Bedarf 15—20 Tropfen.
(Auch Nitroglyzerintabletten zu 1 mg; 1—2 Tabletten täglich.)

*

Natrii nitrosi 2,0
Aquae destillatae 120,0.
M. D. S. 3—4mal täglich 1 Eßlöffel.

*

Amylii nitros. 5,0.
D. S. Bei Bedarf 5 Tropfen aufs Taschentuch träufeln und einatmen.

*

Spasmyl. (25% Kampfer und 75% Benzylvalerianat)
D. dos. orig. (30 Perlen zu 0,25).
S. 6—12 Perlen täglich.
(Bei Angina pectoris.)

*

Tabl. Perichol. (0,1 Cadechol u. 0,03 Papaverin)
D. tal. dos. Nr. 20. S. Dreimal tgl. 1 Tabl.
(Bei Angina pectoris.)

*

Sol. Kal. jodat. 5,0 : 150,0.
D. S. Dreimal täglich 1 Eßlöffel in Milch.

*

Dijodyl. 0,3.
D. tal. dos. Nr. 20. S. Dreimal täglich eine
  Tablette nach den Mahlzeiten.

*

Sajodin. 0,5.
D. tal. dos. Nr. 20.   S. Mehrmals täglich
  1 Tablette.

*

Jodipin. 0,2.
D. tal. dos. Nr. 50. S. Bis 10 Tabletten tägl.

*

Lipojodin. 0,3.
D. tal. dos. Nr. 20. S. Dreimal tgl. 1 Tabl.

*

Jod-Calciumdiuretin, Tabl. mit 0,1 Jod-
  kalium.
Sajodin, Tabl. mit 0,15 Jod.
Jodival, Tabl. mit 0,15 Jod.
Jodfortan, Tabl. mit 0,1 Jod.
Jod-Glidine, Tabl. mit 0,1 Jod.
Jodbramag, Tabl. mit 0,01 Jod.

5. Diuretica.

Coff.-Natr. salicyl. 0,2—0,3.
D. ad caps. amyl. tal. dos. Nr. 12.
S. 4—6 Pulver täglich.

*

Sol. Coff.-Natr. salicyl. (oder Natr. benz.)
  2,0 : 10,0.
D. S. Zur subkutanen Injektion (1 ccm
  vierstündlich).

*

Coff.-Natr. salicyl. 2,0
Spir. e vino 30,0
Aq. dest. 100,0
Sirup. simpl. 20,0.
M. D. S. Mehrmals täglich 1 Eßlöffel.

*

Diuretini (Theobr.-Natr. salic.) 1,0.
D. tal. pulv. Nr. 10. S. 2—4 Pulver täglich.

*

Infus. fol. Digitalis titr. 0,5 : 150,0.
Diuretini 5,0
Sirup. simpl. 25,0.
M. D. S. Dreistündlich 1 Eßlöffel.

*

Calcium-Diuretin. 0,5.
D. tal. dos. Nr. 20. S. 3—6 Tabletten tägl.

*

Jod-Calcium-Diuretin. 0,5.
D. tal. dos. Nr. 20. S. 3—6 Tabletten tägl.

*

Agurin. (Theobr.-Natr. acet.) 0,5.
D. tal. dos. Nr. 20. S. 3—4 Tabletten tägl.

*

Theacylon. (Theobr. acetylo-salicyl.) 0,5.
D. tal. dos. Nr. 20. S. 2—3 Tabletten tägl.

*

Theominal. (Theobr. 0,3, Luminal 0,03) 0,33.
D. tal. dos. Nr. 20. S. 1—2 Tabletten in
  Wasser mehrmals täglich.

*

Theocin. (Theophyllin. Natrii acet.) 0,1.
D. tal. dos. Nr. 10. S. 2—3 Tabletten tägl.

*

Euphyllin.(Theophyll.-Aethylendiamin)0,1.
D. tal. dos. Nr. 20. S. 3—5 Tabletten tägl.
(Auch Suppositorien zu 0,36, ferner Ampul-
  len zu 0,48 zur intravenösen Injektion.)

*

Calomel. 0,2.
D. tal. pulv. Nr. 10. S. 3 Pulver täglich.

*

Salyrgan (enthält 36,6% Quecksilber).
Ampullen mit 1 ccm Inhalt zur intravenösen oder intramuskulären Injektion.

*

Infus. Bulb. Scillae 1,5 : 150,0.
Tartar. boraxat.
Sir. simpl. ana 15,0.
M. D. S. Zweistündlich ein Eßlöffel.

*

Aceti Scillae 30,0
Kalii carbon. q. s.
  ad perfectam saturationem
Aq. Petroselini 120,0.
M. D. S. Zweistündlich 1 Eßlöffel.

*

Scillaren. 0,2.
D. tal. dos. Nr. 20. S. 1—5 Tabletten tägl.
(Auch Ampullen zur intravenösen oder intra-
  muskulären Injektion.)

*

Liquori Kalii acetici
Sir. simpl. ana 25,0
Aq. Foeniculi 100,0.
M. D. S. Zweistündlich 1 Eßlöffel.

*

Rad. Ononidis
Lign. Juniperi
Fruct. Juniperi
Fruct. Petroselini ana 25,0.
M. f. species. D. S. 1 Eßlöffel zum Tee-
  aufguß.

*

Als *schweißtreibende* Teesorten gelten vor-
  zugsweise:
Flores Chamomillae vulgaris,
Flores Tiliae und
Flores Sambuci.

6. Emetica.

Apomorphini hydrochlorici 0,04
Aquae destillat. ad 5,0.
M. D. Sterilisa. S. 1—2 ccm subkutan zu
  injizieren.

*

Cupri sulfur. 0,5
Aquae destillat. ad 50,0.
M. D. S. Teelöffelweise bis zur Brech-
  wirkung.

*

7. Expectorantien.

Infus. Rad. Ipecacuanhae 0,5 : 130,0
Liq. ammon. anisati 2,5
Sir. Althaeae ad 150,0.
M. D. S. Zweistündlich 1 Eßlöffel.

*

Infus. Rad. Ipecacuanhae 0,5 : 130,0
Morph. hydrochl. 0,03
Sir. Althaeae ad 150,0.
M. D. S. Zweistündlich 1 Eßlöffel.

*

Pulv. Rad. Ipecac. 0,03
Opii pulverati 0,01
Sacchari albi 0,2.
M. fiat pulvis. D. tal. pulv. Nr. 20.
S. 1—2 stündlich 1 Pulver.

*

Infus. Rad. Senegae 10,0 : 150,0
Liq. Ammonii anisat. 4,0
Sir. simpl. 20,0.
M. D. S. Zweistündlich 1 Eßlöffel.

*

Liq. Ammonii anisat.
Tinct. Stramonii
Tinct. Opii simpl. ana 10,0.
M. D. S. Dreimal täglich 15—20 Tropfen
in Wasser.

*

Ammonii chlorat.
Succi Liquir. dep. ana 2,0
Aquae Foeniculi ad 150,0.
M. D. S. Zweistündlich 1 Eßlöffel.
(Mixtura solvens.)

*

Tartar. stibiat. 0,01
Morphini hydrochlor. 0,005—0,01
Sacchari albi 0,5.
M. f. pulv. D. tal. pulv. 10.
S. 2—3 mal täglich 1 Pulver.

*

Kalii oder Natrii jodati 5,0—10,0
Aq. destillat. ad 200,0.
M. D. S. Täglich 3—4 Eßlöffel in Wasser
zu nehmen.

*

Apomorphini hydrochlor. 0,03—0,05
Acid. hydrochlor. dilut. 0,5
Morphini hydrochlor. 0,03
Aq. Foeniculi ad 150,0.
M. D. in vitro nigro.
S. 2—3 stündlich 1 Eßlöffel.

*

Apomorphini hydrochlor. 0,05
Succ. et Pulv. Liquir. q. s.
ad pilulas Nr. 50.
D. S. 1—2 stündlich 1—3 Pillen.

*

Acidi benzoïci 0,1—0,3
Sacchari albi 0,5.
M. f. pulvis. D. tal. pulv. ad chartam cera-
tam Nr. 10.
S. 1—2 stündlich 1 Pulver.

*

Expektorantien für die Kinderpraxis.

Infus. Rad. Ipecac. 0,1—0,3 : 100,0
Aq. Amygdalar. amar. 1,5
Sir. Althaeae 15,0.
M. D. S. Zweistündlich 1 Kinderlöffel.

*

Tartari stibiati 0,03
Aq. destillat. 100,0
Sir. Althaeae 20,0.
M. D. S. Zweistündlich 1 Kinderlöffel.

*

Apomorphini hydrochlorici 0,04
Aquae destillat. 15,0
Sir. Althaeae 20,0.
M. D. S. Stündlich 15—20 Tropfen.

8. Laxantien.

Olei Ricini 30,0.
D. S. Täglich 1—2 Eßlöffel.

*

Olei Ricini 3,0
ad caps. gelat. elastic.
D. tal. dos. Nr. 10. S. 5 Kapseln auf einmal.

*

Calomel. 0,2—0,3.
D tal. pulv. ad capsul. amylaceas Nr. 5.
S. Alle 3 Stunden 1 Pulver bis zur Wirkung.

*

Natrii sulfurici 50,0
Natrii bicarbon. 6,0
Natrii chlorati 3,0.
M. f. pulvis. S. Morgens 1—2 Teelöffel in
einer Tasse warmen Wassers.
(Künstliches Karlsbader Salz.)

*

Magnesiae sulfur. 50,0
Natrii bicarbon. 10,0.
M. f. pulv. S. 1 Teelöffel voll in Wasser.

*

Tamarinden-Konserven.
Abends 1 Stück zu nehmen.

*

Normacol. 100,0.
D. S. Zweimal täglich 2 Teelöffel in einem
Glas Wasser.

*

Tuber. Jalap.
Pulv. Rhiz. Rhei
Cortic. Cinnamom. ana 0,1.
M. D. tal. dos. Nr. 5.
S. 1—2 Pulver (für Kinder).

*

Pulvis Tub. Jalap. 1,0
Calomel. 0,5.
M. f. pulv. D. tal. dos. Nr. 3.
S. ½ bis 1 Pulver.

*

Podophyllin. 0,05
Extr. Belladon. 0,01
Calomel. 0,3.
D. tal. dos. Nr. 3. S. Zweistündlich 1 Pul-
ver bis zur Wirkung.

*

Extr. Aloes
Sapon. jalapin. ana 1,5.
M. fiant pilulae Nr. 30.
S. 2—4 Stück täglich.

*

Extr. Aloes 3,0
Extr. Belladonnae 0,5
Sap. med. q. s. ad pilulas Nr. 30.
S. 1—2 Pillen täglich.

*

Extracti Cascarae Sagradae fluid. 30,0.
D. S. 1—2mal täglich $^1/_2$—1 Teelöffel.

Regulin. 100,0.
D. S. Eßlöffelweise Kompott beimischen.

*

Cort. Rhamni Frangulae 80,0
Fol. Sennae
Fol. Menthae pip. ana 20,0.
M. fiant species. D. S. Abführtee.
(1 Teelöffel zu einer Tasse Tee. Abends zu
trinken.)

*

Rad. Rhei pulv. 5,0
Natrii oder Magnesiae sulfur. 15,0
Rhiz. Zingiberis 2,0.
M. f. pulv. S. $^1/_2$—1 Teelöffel täglich.

*

Rad. Rhei pulv.
Extr. Rhei compos. ana 1,5
Extr. Belladonnae 0,3.
M. fiant pilulae Nr. 30.
S. Dreimal täglich 1 Pille.

*

Inf. Fol. Sennae 20,0 : 200,0
Magnes. sulf. 30,0
Sir. Rub. Idaei 20,0.
M. D. S. Zweistündlich 1 Eßlöffel.

Fol. Sennae 15,0
Fruct. Carvi 5,0.
M. f. species. S. $^1/_2$—1 Teelöffel auf eine
Tasse Wasser zur Teebereitung.

*

Istizini (Dioxyantrachinon) 0,3.
D. tal. dos. Nr. 10. S. 2—3 Tabl. abends.

*

Pastill. Istizin. (scatul. origin.).
D. S. Abends 1—2 Stück.

*

Purgen. (Phenolphthalein) 0,1—0,3.
D. tal. dos. Nr. 10. S. Abends 1 Tablette.

9. Roborantien.

Ferri reducti 0,2
Sacchari lactis 0,5.
M. f. pulv. D. tal. pulv. Nr. 20.
S. Täglich 2 Pulver.

*

Ferri sulfur.
Kalii carbon. pur. ana 8,0—10,0
Gummi Tragacanth. q. s. ad pilul. 100.
D. S. Dreimal täglich 2—4 Pillen.
(Blaudsche Pillen.)

Ferri sulfurici
Kalii carbon. ana 5,0
Acid. arsenicosi 0,05
Gummi Tragacanth. q. s. ad pilul. 100.
D. S. Zwei- bis dreimal täglich 2 Pillen.

*

Ferri lactici
Succi Liquir. dep. ana 6,0.
M. fiant pilul. Nr. 100.
D. S. Dreimal täglich 2—3 Pillen.

*

Ferri lactici 4,0
Acid. arsen. 0,05
Extr. Strychni 1,0
Extr. Chinae aq. 2.0
Massa pilul. ad pilulas 100.
D. S. 3 Pillen täglich. (Pilulae tonicae.)

*

Tinct. Ferri chlorati aether.
Aq. Cinnamomi ana 25,0.
M. D. S. Dreimal täglich $^1/_2$—1 Teelöffel
in Wein.

*

Ferri sulfur.
Chinini sulfur. ana 3,0
Succi Liquirit. q. s. ad pilulas Nr. 60.
S. Dreimal täglich 1—2 Pillen.

*

Tinct. Ferr. pomat.
Tinct. amar. ana 15,0.
M. D. S. Dreimal täglich 1 Teelöffel nach
dem Essen.

*

Acidi arsen. 0,3
Pip. nigr. 3.0
Succ. et Pulv. Liq. q. s. ad pil. Nr. 100.
D. S. 1 Pille täglich, steigend bis 10 Stück,
dann absteigend. (Pilul. asiaticarum.)

*

Liqu. Kalii arsenicosi (Solut. Fowleri) 5,0
Aqu. Menth. pip. ad 20,0.
M. D. S. Dreimal täglich 5 Tropfen, steigend
bis 15 Tropfen, dann abfallend.

*

Sol. Acid. arsenicos. 0,1 : 10,0.
D. S. Mit 0,1 ccm beginnend, täglich um
0,1 ccm steigend bis 1 ccm subkutan
injizieren und wieder zu 0,1 ccm ab-
steigen.

*

Sol. Natr. kakodyl. steril. (0,05 : 1,0).
D. S. Täglich 1 Ampulle subkutan injizieren.

*

Elarson. (scatul. origin.).
D. S. Drei- bis fünfmal täglich 1—2 Tabletten. (Jede Tablette enthält 0,5 mg
As. In steigenden und fallenden Dosen
zu geben.)

*

Solarson (täglich 1 Ampulle subkutan).
(Stärke I 1 ccm der 1% Lösung
= 4 mg As_2O_3.
Stärke II 2 ccm der 1% Lösung
= 8 mg As_2O_3.)

*

Optarson (täglich 1 Ampulle subkutan).
(1 ccm enthält 4 mg A_2O_3 und 1 mg
Strychnin. nitric.)

*

Arsenferratin (dreimal täglich 1 Tablette).
(Jede Tablette enthält 0,015 Fe und
0,00015 As.)

*

Arsenferratose (dreimal täglich 1 Teelöffel).
(Ein Teelöffel enthält die umstehenden
Fe- und As-Mengen.)

10. Stomachica (Digestiva) und Amara.

Acid. hydrochlor. dilut. 30,0.
D. ad vitr. patent.
S. 10—20 Tropfen in Wasser nach oder zu
den Mahlzeiten.

*

Acidol-Pepsin-Tabletten (Betainsalzsäure)
0,5.
(Stärke I stark sauer, Stärke II schwach
sauer.)
D. tal. dos. Nr. 10. S. Dreimal täglich 1
bis 2 Tabletten in Wasser aufgelöst nach
oder zu den Mahlzeiten.

*

Acid. hydrochl. dil. 3,0
Sir. Rub. Idaei 40,0
Aqu. dest. ad 200,0.
M. D. S. Zweistündl. 1 Esslöffel.

*

Acid. hydrochlor. dil. 2,0
Tinct. Aurant. 3,0
Sir. simpl. 30,0
Aqu. dest. ad 200,0.
M. D. S. Mehrmals täglich 1 Eßlöffel nach
den Mahlzeiten.

*

Acid. hydrochlor. 3,0
Pepsini 5,0
Tinct. Aurantii 5,0
Sirupi simpl. 20,0
Aquae dest. ad 200,0.
M. D. S. Nach dem Essen mehrmals täglich
1 Eßlöffel.

*

Acid. hydrochlor. dilut. 10,0
Tinct. Chinae compos. ad 40,0.
M. D. S. Dreimal täglich 10 Tropfen in
$^1/_2$ Glas Wasser zu oder nach den Mahl-
zeiten.

*

Acid. hydrochlorici non dilut.
Pepsini $\overline{aa}$ 20,0
Aq. dest. ad 200,0.
M. D. S. Dreimal täglich 1 Eßl. auf $^1/_2$ Glas
Wasser während den Mahlzeiten durch
ein Glasrohr zu trinken (LEO).

*

Paractol (Säurelimonade), Glas zu 60 g.
Während oder nach den Mahlzeiten nach
Vorschrift in Wasser aufgelöst zu nehmen.

*

Tinct. amarae 10,0
Tinct. aromat. 5,0.
M. D. S. 15—20 Tropfen.

*

Tinct. Chinae compos.
Tinct. Aurantii ana 15,0.
M. D. S. 20—25 Tropfen.

*

Decoct. cort. Chinae 10,0 : 170,0
Acidi hydrochl. diluti 3,0
Sirupi simpl. ad 200,0.
M. D. S. Dreimal tägl. 1 Eßlöffel nach dem
Essen.

*

Tinct. Strychni (s. Nuc. vomicae)
Aq. Amygd. am. ana 10,0.
M. D. S. 2—3mal täglich 10—15 Tropfen.

*

Extr. Condurango fluid. 80,0
Tinct. Aurantii 5,0
Sirupi simpl. 15,0.
M. D. S. Dreimal täglich $^1/_2$—1 Teelöffel.

*

Orexini tannici 0,3—0,5.
D. tal. pulv. Nr. 10. S. 1—2 Pulver tägl.

*

Peptozon 50,0
Extr Belladonnae 0,3.
M. D. S. Eine Messerspitze auf $^1/_2$ Glas
Wasser nach den Mahlzeiten.

*

Magnesium-Perhydrol (in Pulver u. Tabl.).
Neutralon.
Neutralon mit 0,6% Extr. Belladonnae.
Palliacol.

*

Bismuti subnitrici 0,3
Sacchari albi 0,2.
M. f. pulv. D. tal. pulv. Nr. 15.
S. 3—4 Pulver täglich.

*

Bismuti carbonici 2,0—5,0
Natrii bicarbon. 30,0
Extr. Belladonnae 0,2—0,3
Elaeosacchari Menthae 5,0.
M. f. pulv. D. ad scatulam.
S. Dreimal täglich 1 Messerspitze.

*

Magnesiae ustae
Natrii bicarbon. ana 15,0
Extr. Belladonnae 0,2
Sacchari Menthae 5,0.
M. f. pulv. S. Messerspitzenweise zu nehmen.

*

Natrii bicarbonici 30,0
Elaeosacchari Menthae 10,0.
M. f. pulv. S. Messerspitzenweise zu nehmen.

*

Pankreon. 0,25.
D. tal. dos. Nr. 50.
S. 2—6 Tabletten zu jeder Mahlzeit.

11. Einreibungen und Salben.

Olei Olivarum
Chloroformii ana 60,0.
M. D. S. Zum Einreiben.

*

Spirit. saponat.
Chloroformii ana 50,0.
M. D. S. Zum Einreiben.

*

Spirit. camphorat. 80,0
Ol. Ligni Juniperi 20,0.
M. D. S. Zum Einreiben.

*

Spirit. Formicarum 100,0
Chloroformii 20,0.
M. D. S. Zum Einreiben.
(,,Chloroformspiritus''.)

*

Andere Einreibungen bei Rheumatismus,
    Neuralgien, Lähmungen usw.
Linimentum ammoniato-camphoratum.
Linimentum ammoniatum.
Linimentum saponato-camphoratum.
Mesotan.
Rheumasan.
Spirosal.
Salit.

*

Tinct. Jodi 25,0
Olei camphor.
Ichthyol. aa 12,5.
M. f. ung. D. S. Erysipelsalbe.

*

Cocain. mur. 0,25
Menthol. 0,2
Anaesthesin. 1,0
Lanolin. ad 15,0.
M. f. ung. D. S. Hämorrhoidalsalbe.

*

Bismolanzäpfchen und -salbe.
Nohaesazäpfchen und -salbe.
Anusolzäpfchen.
Lenireninzäpfchen.
Noridalzäpfchen. (Bei Hämorrhoiden.)

*

Mentholi 2,0
Thymoli 1,0
Glycerini 5,0
Spiritus ad 100,0.
M. D. S. Äußerlich (Hautjucken).

*

Menthol. 1,0—5,0
Vaselin. ad 50,0.
M. f. ung. D. S. Äußerlich (Hautjucken).

*

Menthol. 5,0
Acid. carbol. liquef. 2,0
Spir. vini Galli ad 100,0.
M. D. S. Mentholspiritus (Hautjucken).

*

Anaesthesini 5,0
Vaselin. ad 50,0.
M. f. ung. D. S. Pruritussalbe.

*

Kalii jodati 1,0—5,0
Vaselin. ad 25,0.
M. fiat unguentum. S. Äußerlich.

*

Jothion. 3,0
Vaselini
Lanolini ana 10,0.
M. fiat ung. S. Äußerlich.

*

Jod-Vasogen. 50,0.
S. Zum Einreiben.

*

Balsami peruviani 1,0
Ung. simpl. ad 30,0.
M. f. ung. S. Äußerlich. (Bei Dekubitus.)

*

Ung. cinerei 2,0—5,0.
D. tal. dos. ad chartam cerat. Nr. 12.
S. Zum Einreiben nach Vorschrift.
(Schmierkur bei Syphilis u. a.)

*

Anhang.

Bäder und Kurorte.

1. **Indifferente Thermen**: Badenweiler (Baden), Gastein (Deutsch-Österreich), Schlangenbad (Taunus), Warmbrunn (Schlesien), Wildbad (Württemberg), Teplitz (Böhmen), Ragaz-Pfäffers (Schweiz) u. a.

2. **Alkalische Quellen**: Selters (bei Wiesbaden), Ems (Rheinprovinz), Neuenahr (Rheinprovinz), Wildungen (Waldeck), Obersalzbrunn (Schlesien) u. a.

3. **Salinische Quellen**: Elster (Sachsen), Kissingen (Unterfranken), Mergentheim (Württemberg), Karlsbad, Franzensbad, Marienbad (Böhmen), Tarasp-Schuls (Schweiz) u. a.

4. **Solbäder**: a) *Kalte Solen:* Arnstadt (Thüringen), Dürrenberg (Prov. Sachsen), Frankenhausen (Thüringen), Gmunden (Salzkammergut), Hall (Tirol), Harzburg (Braunschweig), Ischl (Salzkammergut), Kolberg (Pommern), Kösen (Thüringen), Kreuznach (Rheinprovinz), Reichenhall (Oberbayern), Salzungen (Thüringen), Sulza (Thüringen), Wittekind (bei Halle) u. a.

b) *Warme Solen:* Baden-Baden (Schwarzwald), Kissingen (Unterfranken), Münster a. St. (Rheinprovinz), Wiesbaden (Taunus) u. a.

5. **Kochsalz-Trinkquellen**: Baden-Baden (Schwarzwald), Homburg (Taunus), Kissingen (Unterfranken), Pyrmont (Waldeck), Salzschlirf (Hessen-Nassau), Wiesbaden (Taunus) u. a.

6. **Kohlensäurehaltige Solen**: a) *Kalte:* Homburg (Taunus), Kissingen (Unterfranken), Salzschlirf (Hessen-Nassau), Soden (bei Frankfurt a. M.) u. a.

b) *Warme:* Altheide (Preuß.-Schlesien), Kudowa (Preuß.-Schlesien), Nauheim (Hessen), Oeynhausen-Rehme (Westfalen), Orb (Hessen), Salzuflen (Lippe), Soden (bei Frankfurt a. M.) u. a.

7. **Jodhaltige Solen**: Tölz in Bayern (Adelheidquelle, Krankenheilquelle), Wiessee (Oberbayern), Sulzbrunn und Tiefenbach im bayr. Allgäu, Kainzenbad (Oberbayern), Soden (Werra), Hall (Deutsch-Österreich) u. a.

8. **Schwefelquellen**: Aachen (Rheinprovinz), Baden bei Wien, Baden bei Zürich, Eilsen (Schaumburg-Lippe), Kreuth (Oberbayern), Lenk (Schweiz), Nenndorf bei Hannover, Weilbach (Nassau) u. a.

9. **Eisenquellen**: Alexisbad (Anhalt), Brückenau bei Kissingen, Driburg (Westfalen), Dürkheimer Maxquelle, Elster (Sachsen), Franzensbad (Böhmen), Kudowa (Schlesien), Liebenstein (Thüringen), St. Moritz (Schweiz), Pyrmont (Waldeck), Wildungen (Waldeck), Rippoldsau, Griesbach (Kniebisbäder, Baden), Schwalbach im Taunus, Steben (Bayern) u. a.

10. **Radioaktive Quellen**: Brambach (Sachsen) (stärkste Radiumquelle), Joachimsthal (Böhmen), Gastein (Deutsch-Österreich), Flinsberg (Schlesien), Landeck (Schlesien), Baden-Baden (Schwarzwald), Steben (Oberfranken), Kreuznach (Rheinprovinz) u. a.

11. **Seebäder**: a) *Ostseebäder:* Ahlbeck (auf Usedom), Binz (auf Rügen), Boltenhagen und Brunshaupten (Mecklenburg-Schwerin), Kolberg und Cranz (Preußen), Glücksburg (Schleswig-Holstein), Göhren (auf Rügen), Heringsdorf (auf Usedom), Misdroy (auf Wollin), Müritz (Mecklenburg-Schwerin), Saßnitz (auf Rügen), Sellin (auf Rügen), Stolpmünde (Pommern), Swinemünde (auf Usedom), Travemünde (bei Lübeck), Warnemünde (bei Rostock), Wustrow (Mecklenburg-Schwerin), Zingst (Pommern), Zinnowitz (auf Usedom), Zoppot (bei Danzig) u. a.

b) *Nordseebäder: Inselbäder:* Amrum, Borkum, Helgoland, Juist, Langeoog, Norderney, Spiekeroog, Wangerooge, Westerland auf Sylt, Wyk auf Föhr. *Küstenbäder:* Büsum (Holstein), Cuxhaven.

12. **Eisenmoorbäder**: Elster (Sachsen), Kissingen (Unterfranken), Kudowa (Schlesien), Pyrmont (Waldeck), Reinerz (Schlesien), Schmiedeberg (Prov. Sachsen), Schwalbach (Nassau), Steben (Oberfranken), Traunstein (Oberbayern), Franzensbad und Marienbad (Böhmen).

13. **Schwefelmoorbäder**: Driburg (Westfalen), Eilsen (Schaumburg-Lippe), Wipfeld (Unterfranken).

14. **Schlammbäder**: Aachen (Rheinprovinz), Bentheim (Prov. Hannover), Eilsen (Schaumburg-Lippe), Homburg (Taunus), Krumbad (Schwaben), Münster a. St. (Rheinprovinz), Nenndorf bei Hannover, Baden bei Wien u. a.

15. **Sandbäder**: Köstritz (Thüringen).

16. **Traubenkurorte**: Aßmannshausen, Boppard, St. Goarshausen, Honnef, Kreuznach, Münster a. St., Rüdesheim in der Rheinprovinz, Edenkoben und Dürkheim in der Pfalz, Arco, Bozen-Gries, Meran in Süd-Tirol u. v. a.

Sachverzeichnis.

CPSIA information can be obtained
at www.ICGtesting.com
Printed in the USA
LVHW100846050921
697020LV00001B/2